M. Reiser W. Semmler (Hrsg.)

Magnetresonanztomographie

Mit 616 Abbildungen
in 1307 Einzeldarstellungen und 253 Tabellen

Springer-Verlag
Berlin Heidelberg New York
London Paris Tokyo
Hong Kong Barcelona
Budapest

Professor Dr. Maximilian Reiser
Radiologische Universitätsklinik
Sigmund-Freud-Straße 25, W-5300 Bonn

Dr. Dr. Wolfhard Semmler
Forschungsschwerpunkt Radiologische Diagnostik und Therapie
Deutsches Krebsforschungszentrum
Im Neuenheimer Feld 280, W-6900 Heidelberg

ISBN 3-540-51004-4 Springer-Verlag Berlin Heidelberg New York

Die Deutsche Bibliothek – CIP-Einheitsaufnahme
Magnetresonanztomographie: mit 253 Tabellen/M. Reiser; W. Semmler (Hrsg.). – Berlin; Heidelberg; New York; London; Paris; Tokyo; Hong Kong; Barcelona; Budapest: Springer, 1992
ISBN 3-540-51004-4
NE: Reiser, Maximilian [Hrsg.]

Reproduktion der Abbildungen:
Gustav Dreher, Württembergische Graphische Kunstanstalt GmbH, Stuttgart
Gesamtherstellung: Appl, Wemding
Einbandgestaltung: Struve & Partner, Heidelberg
21/3130-5 4 3 2 1 0 – Gedruckt auf säurefreiem Papier

Inhaltsverzeichnis

Mitarbeiterverzeichnis

Allgayer, Bernhard, PD Dr.
Institut für Röntgendiagnostik, Klinikum rechts der Isar
Ismaningerstraße 22, W-8000 München 80

Bachert, Peter, Dr. rer. nat.
Forschungsschwerpunkt Radiologische Diagnostik und Therapie
Deutsches Krebsforschungszentrum
Im Neuenheimer Feld 280, W-6900 Heidelberg

Bauer, Richard, Prof. Dr.
Abteilung Nuklearmedizin
Klinikum der Justus-Liebig-Universität Gießen
Friedrichstraße 25, W-6300 Gießen

Bongartz, Georg, PD Dr.
Institut für Klinische Radiologie, Westfälische Wilhelms-Universität
Albert-Schweitzer-Straße 33, W-4400 Münster

Brix, Gunnar, Dr. rer. nat.
Forschungsschwerpunkt Radiologische Diagnostik und Therapie
Deutsches Krebsforschungszentrum
Im Neuenheimer Feld 280, W-6900 Heidelberg

Brückmann, H., Dr.
Institut für Radiologie, Neuroradiologie
Ratzeburger Allee 160, W-2400 Lübeck

Claussen, Claus, Prof. Dr.
Abteilung für Radiologische Diagnostik
Radiologische Universitätsklinik
Eberhard-Karls-Universität Tübingen
Hoppe-Seyler-Straße 3, W-7400 Tübingen 1

Dewes, Werner, PD Dr.
Radiologische Klinik, Universität des Saarlandes
W-6650 Homburg/Saar

Dinkel, Ernst, Prof. Dr.
Abteilung für Röntgendiagnostik
Hugstetterstraße 55, W-7800 Freiburg

Erlemann, Rainer, PD Dr.
Institut für Radiologie, St. Johannes Hospital
W-4100 Duisburg-Hamborn

Friedburg, Hartmut, PD Dr.
Abteilung für Röntgendiagnostik, Zentrum Radiologie
Universität Freiburg
Hugstetterstraße 55, W-7800 Freiburg

Fürst, Günter, Dr.
Institut für Diagnostische Radiologie, Heinrich-Heine-Universität
Moorenstraße 5, W-4000 Düsseldorf

Gademann, Günther, Dr.
Radiologische Universitätsklinik
Im Neuenheimer Feld 280, W-6900 Heidelberg

Grodd, Wolfgang, PD Dr.
Abteilung Neuroradiologie, Radiologische Klinik
Hoppe-Seyler-Straße 3, W-7400 Tübingen

Hamm, Bernd, PD Dr.
Radiologische Klinik, Klinikum Steglitz, Freie Universität Berlin
Hindenburgdamm 30, 1000 Berlin 45

Hauert, Frank, Dipl.-Phys.
Forschungsschwerpunkt Radiologische Diagnostik und Therapie
Deutsches Krebsforschungszentrum
Im Neuenheimer Feld 280, W-6900 Heidelberg

Haustein, Jens, Dr.
Klinische Entwicklung Diagnostika, Schering AG
Postfach 65 03 11, 1000 Berlin 65

Kahn, Thomas, PD Dr.
Institut für Diagnostische Radiologie, Heinrich-Heine-Universität
Moorenstraße 5, W-4000 Düsseldorf

Kaick, Gerhard van, Prof. Dr.
Forschungsschwerpunkt Radiologische Diagnostik und Therapie
Deutsches Krebsforschungszentrum
Im Neuenheimer Feld 280, W-6900 Heidelberg

Kaiser, Werner A., PD Dr. med Dipl. Chem.
Radiologische Klinik, Universität Bonn
Sigmund-Freud-Straße 25, W-5300 Bonn

Kaminsky, Stephan, Dr.
Radiologische Klinik, Klinikum Rudolf Virchow
Standort Charlottenburg, Freie Universität Berlin
Spandauer Damm 130, 1000 Berlin 19

Koschorek, Frank, Dr.
Abteilung Neurologie, Zentrum Radiologie,
Klinikum der Johann Wolfgang Goethe-Universität
Schleusenweg 2–16, W-6000 Frankfurt/Main 71

Kunze, Volker, Dr.
Radiologische Universitätsklinik
Sigmund-Freud-Straße 25, W-5300 Bonn

Langer, Mathias, Prof. Dr.
Radiologische Klinik, Klinikum Rudolf Virchow
Freie Universität Berlin
Augustenburger Platz 1, 1000 Berlin 65

Laniado, Michael, Dr.
Abteilung für Radiologische Diagnostik
Radiologische Universitätsklinik
Eberhard-Karls-Universität Tübingen
Hoppe-Seyler-Straße 3, W-7400 Tübingen 1

Layer, Günter, Dr.
Radiologische Universitätsklinik
Sigmund-Freud-Straße 25, W-5300 Bonn

Lukas, Peter, PD Dr.
Institut und Poliklinik für Strahlentherapie und
Radiologische Onkologie, Klinikum rechts der Isar
Ismaningerstraße 22, W-8000 München 80

Mödder, Ulrich, Prof. Dr.
Institut für Diagnostische Radiologie, Heinrich-Heine-Universität
Moorenstraße 5, W-4000 Düsseldorf

Niendorf, Hans-Peter, Dr.
Klinische Entwicklung Diagnostika, Schering AG
Postfach 65 03 11, 1000 Berlin 65

Ott, Dorothee, Dr.
Abteilung für Röntgendiagnostik, Sektion Neuroradiologie
Hauptstraße 5, W-7800 Freiburg

Reiser, Maximilian, Prof. Dr.
Radiologische Universitätsklinik
Sigmund-Freud-Straße 25, W-5300 Bonn

Rodiek, Sven-Olaf, Dr.
Abteilung für Röntgendiagnostik und Nuklearmedizin
Krankenhaus München-Bogenhausen
Englschalkingerstraße 77, W-8000 München 81

Schubiger, Othmar, PD Dr.
Neuroradiologie, Klinik im Park, Seestraße 220, CH-8027 Zürich

von Schulthess, Gustav K., Prof. Dr. Dr.
Department Medizinische Radiologie
Klinik und Poliklinik für Nuklearmedizin
Rämistraße 100, CH-8091 Zürich

Semmler, Wolfhard, Dr. Dr.
Forschungsschwerpunkt Radiologische Diagnostik und Therapie
Deutsches Krebsforschungszentrum
Im Neuenheimer Feld 280, W-6900 Heidelberg

Thron, Armin, Prof. Dr.
Klinik für Radiologische Diagnostik, Neuroradiologie
Klinikum der RWTH
Pauwelsstraße, W-5100 Aachen

Voigt, Karsten, Prof. Dr.
Abteilung für Neuroradiologie, Radiologische Klinik
Hoppe-Seyler-Straße 3, W-7400 Tübingen

Zwicker, Christian, Dr.
Radiologische Klinik, Klinikum Rudolf Virchow
Freie Universität Berlin
Augustenburger Platz 1, 1000 Berlin 65

Abkürzungsverzeichnis

Allgemeine Begriffe in der Bildgebung

NMR	Nuclear magnetic resonance (= magnetische Kernspinresonanz)
MRT	Magnetresonanztomographie (= Kernspintomographie)
MR	magnetische Resonanz bzw. Magnetresonanz
MRA	MR-Angiographie
TOF-MRA	time-of-flight-MRA
PC-MRA	phase-contrast-MRA
MRS	Magnetresonanzspektroskopie
CSI	chemical shift imaging
2D	zweidimensional
3D	dreidimensional
MIP	maximum intensity projection
FOV	field of view = Gesichtsfeld
ROI	region-of-interest = interessierende Region
VOI	volume-of-interest = interessierendes Volumen
Pixel	picture element = Bildelement
Voxel	volume element = Volumenelement
FWHM	full width at half maximum (= Halbwertsbreite einer Spektrallinie)
DSA	digitale Subtraktionsangiographie
CT	(Röntgen-) Computertomographie
US	Ultraschall

Kontrastmittel

KM	Kontrastmittel
Gd	Gadolinium (Element der seltenen Erden)
DTPA	Diäthylentriaminpentaessigsäure (Komplexbildner)
Gd-DTPA	Gadolinium-DTPA-Dimeglumin = Magnevist Kontrastmittel für die MR-Tomographie
Gd-DOTA	Gadolinium-1,4,7,10-tetraazacyclododekan-n,n',n'',n'''-tetraessigsäure
Gd-DTPA-BMA	Gadolinium-DTPA
Gd-DO3A	Gadolinium-1,4,7,10-tetraazacyclododekan-n,n',n''-triessigsäure

SFR	stabile freie Radikale
KM-MRT	kontrastmittelunterstützte Magnetresonanztomographie (= KM-unterstützte MRT)

MR-Signal

SI	Signalintensität
S/R	Signal-Rausch-Verhältnis (auch S/N abgekürzt)
S(t)	zeitabhängiges Kernresonanzsignal

Relaxationszeiten, Pulszeiten und Aufnahmeparameter

T1	T1-Relaxationszeit (= Längsrelaxationszeit, longitudinale Relaxationszeit oder Spin-Gitter-Relaxationszeit)
T2	T2-Relaxationszeit (= Querrelaxationszeit, transversale Relaxationszeit oder Spin-Spin-Relaxationszeit)
T2*	T2*-Relaxationszeit (= effektive Relaxationszeit)
TE	Echozeit
TR	Repetitionszeit
TI	Inversionszeit
TD	Verzögerungszeit
AC	Anzahl der Akquisitionen
AQ	Signalakquisitionsphase einer Sequenz
SD	Schichtdicke
HF	Half-Fourier
$\pi/2$-Puls	90°-Hochfrequenzpuls
π-Puls	180°-Hochfrequenzpuls
τ	Pulsabstand (= Zeitverzögerungen zwischen HF-Impulsen)
t_p	Pulslänge (= Einschaltdauer des HF-Pulses)
α	Auslenkwinkel (= Flipwinkel)

Sequenzen

SE	Spinecho Allgemeine Abkürzungen: SE (1600/35, 70) Doppelspinecho-Pulssequenz mit Repetitionszeit von TR = 1600 ms und Doppelecho mit Echozeiten von TE = 35 ms und TE = 70 ms. SE (1600/35...280, 35) Multiecho-Pulssequenz mit Repetitionszeit von TR = 1600 ms und Mehrfachecho mit Echozeiten, die jeweils um 35 ms länger sind, beginnend mit einer Echozeit von TE = 35 ms, bis zu einer max. Echozeit von TE = 280 ms.
SR	saturation recovery
IR	inversion recovery (= Inversionsrückkehr) Allgemeine Abkürzung:

	IR (1400/400/35) Repetitionszeit von TR = 1400 ms, Inversionszeit TI = 400 ms und Echozeit TE = 35 ms.
STIR	short-TI-inversion recovery
GE	Gradientenecho
FLASH	fast low angle shot Allgemeine Abkürzung: FLASH (300/35/45°) Repetitionszeit von TR = 300 ms, und Echozeit TE = 35 ms, Auslenkwinkel $\alpha = 45°$.
FISP	fast imaging with steady precession Allgemeine Abkürzung: FISP (300/35/45°) Repetitionszeit von TR = 300 ms, und Echozeit TE = 35 ms, Auslenkwinkel $\alpha = 45°$.
EPI	echo planar imaging
FFE	fast field echo
GMR	gradient motion refocussing
RACE	real time acquisition and evaluation of motion technique
RARE	rapid acquisition relaxation enhancement
FAST	Fourier acquired steady state
CE-FAST	contrast-enhanced fourier acquired steady state
CPMG	Carr-Purcell-Meiboom-Gill (Spinechosequenz)
FROGS	fast rotating gradient spectroscopy
GRASS	gradient recalled acquistion in the steady state
ISIS	image selected in vivo spectroscopy
STEAM	stimulated echo acquisition mode

Wichtungen

T1w	T1-gewichtete Bilder Aufnahmen, die mit folgenden Parametern aufgenommen werden, können als T1-gewichtete Aufnahmen bezeichnet werden: SE (≤600/≤35) IR (≈ 1400/≤400/≤35) und IR (≈ 1400/≥150/≤35)
T2w	T2-gewichtete Bilder Aufnahmen, die mit folgenden Sequenzen aufgenommen werden, können als T2-gewichtete Aufnahmen bezeichnet werden: SE (≥1200/≥70)
pw (=ρw)	Protonendichtebilder oder protonengewichtete Bilder: Aufnahmen, die mit folgenden Sequenzen aufgenommen werden, können als protonengewichtete Aufnahmen bezeichnet werden: SE (≥1200/≤35)
Mischbilder	Aufnahmen, die mit folgenden Sequenzen aufgenommen werden, können als Mischbilder bezeichnet werden: SE (400. . .1000/≥70)

Bildebenen

trans.	transversale Bildebene (= axial)
frontal	koronare Bildebene (= koronal, coronar)
sagit.	sagittale Bildebene

Symbole und physikalische Begriffe

HF	Hochfrequenz
FID	free induction decay (= freier Induktionszerfall, Kernresonanzsignal nach gepulster Anregung)
FFT	Fast-Fourier-Transformation
2DFT	2D-Fourier-Transformation
SAR	specific absorption rate (= spezifische Absorptionsrate)
$\vec{S}$	Spin (Eigendrehimpulsvektor)
$\vec{I}$	Kerndrehimpulsvektor
I	Spinquantenzahl
J_{AX}	(skalare) Kopplungskonstante zwischen Kernen A und X
m	magnetische Quantenzahl
$\vec{\mu}$	magnetisches Kerndipolmoment
μ_z	z-Komponente des magnetischen Kernmoments
γ	gyromagnetisches Verhältnis
ρ=N/V	Spindichte (N = Anzahl der Spins; V = Volumen)
ρ_P	Protonendichte ($\rho_{(1H)}$ z. B. ^{1}H Spindichte)
$\vec{H}$	magnetische Feldstärke ($\vec{H} = \vec{B}+\vec{M}$)
$\vec{B}$	magnetische Induktion
$\overrightarrow{Bo}$	magnetische Induktion des externen, statischen Magnetfeldes
$\vec{B}_1(t)$	zeitabhängige magnetische Induktion des Hochfrequenzfeldes
$\vec{B}_{lok}$	lokale magnetische Induktion
$\vec{M}$	(makroskopische) Kernmagnetisierung
M_i (i=x, y, z)	(makroskopische) Magnetisierungskomponente. (Der Index bezeichnet die Richtung der Magnetisierungskomponente) M_z = Längsmagnetisierung (longitudinale Magnetisierung) M_{xy} = Quermagnetisierung (transversale Magnetisierung)
M_e	(makroskopische) Magnetisierung, die durch die Elektronen hervorgerufen wird.
M_z^{SS}	„steady -state“-z-Magnetisierung
$J(\omega)$	spektrale Dichteverteilung
σ	Abschirmkonstante
δ	chemische Verschiebung
μ_r	relative Permeabilität

χ	magnetische Suszeptibilität
ω	Präzessionsfrequenz
ω_o	Larmor-Frequenz
ω_{HF}	Frequenz der eingestrahlten Hochfrequenz
E_{mag}	magnetische Energie ($E_{mag} = \vec{\mu} \cdot \vec{B}_0$)
E_{rad}	Hochfrequenzenergie (Energie eines Photons) ($E_{rad} = \hbar \cdot \omega_0$)
Q	Güte eines Resonanzkreises
B^i (i=x, y, z)	magnetisches Zusatzfeld. (Die magnetische Induktion dieser Gradientenfelder weist parallel zum äußeren statischen Magnetfeld. Die Stärke verändert sich entlang der jeweiligen Raumrichtung x, y, z ($B^i = G^i \cdot x$).
G^i (i=x, y, z)	Stärke oder Steilheit magnetischer Gradientenfelder
Φ_n	Phasenwinkel
q	Ladung
s	Leitfähigkeit
j	Stromdichte
v	Geschwindigkeit
F_L	Lorentz-Kraft

Einheiten und Größen

T	Tesla (Einheit der magnetischen Flußdichte): $1T = Vs/m^2$)
h	Plancksches Wirkungsquantum ($\hbar = h/2\pi$; $h = 6{,}6267 \cdot 10^{-34}$ Js)
k	Boltzmann-Konstante (k = 1,3804¥10-23 J/K)
μ_k	Kernmagneton ($5{,}050824 \cdot 10^{-27}$ J/T)
γ	g-Faktor (dimensionslose Zahl)
J	Joule (Einheit der Energie: J – 1 Nm – 1 Ws)
Hz	Hertz (Hz = 1/s: Frequenzeinheit)
K	Kelvin (Temperatureinheit)
Pas	Pascalsekunden (1 Pas = 0,1 Ns/m^2; früher Poise; 1 P = 0,1 Pas)

Abkürzungen medizinischer und verwandter Begriffe

LD_{50}	letale Dosis, bei der 50% der Tiere verenden
p. i.	post injectionem
i. v.	intravenös
i. a.	intraarteriell
KG	Körpergewicht
RNV	Radionuklid-Ventrikulographie
HOCM	hypertrophe obstruktive Kardiomyopathie
HNCM	hypertrophe nichtobstruktive Kardiomyopathie

VK	Verlaufskontrolle
MEN	multiple endokrine Neoplasie
BHS	Blut-Hirn-Schranke
TIA	transitorische ischämische Attacke
RIND	reversibles ischämisches neurologisches Defizit
SAE	subkortikale arteriosklerotische Enzephalopathie
LIF	lokale intraarterielle Fibrinolyse
PTA	perkutane transluminale Angioplastie
MS	multiple Sklerose
ADE	akute dissiminierte Enzephalomyelitis
PML	progressive multifokale Leukoenzephalopathie
SSPE	subakute sklerosierende Panenzephalitis
CPM	zentrale pontine Myelinolyse
ALS	amyotropische Lateralsklerose
SA	Subarachnoidalzysten
STH	somatotropes Hormon
ACTH	adrenokortikotropes Hormon
TSH	thyreoideastimulierendes Hormon
MSH	melanozytenstimulierendes Hormon
ADH	antidiuretisches Hormon
β-HCG	human chorionic gonatropine (menschl. Chorion-gonadotropin)
ERP	endoskopische retrograde Pankreakographie
^{99m}Tc-JAG3	Technetium-markiertes Merkapto-Azetyl-Triglycin
^{123}J-MIBG	^{123}J-Meta-Benzylguanin
NN	Nebennieren
AGS	adrenogenitales Syndrom
ALL	akute lymphatische Leukämie
HKN	Hüftkopfnekrose
AVK	arterielle Verschlußkrankheit
AVM	arteriovenöse Malformation
ZNS	zentrales Nervensystem
GI-Trakt	Gastrointestinaltrakt
RES	retikuloendotheliales System
IV	Intervertebralraum
WK	Wirbelkörper
LWK	Lendenwirbelkörper
BWK	Brustwirbelkörper
HWK	Halswirbelkörper
BWS	Brustwirbelsäule
HWS	Halswirbelsäule
LWS	Lendenwirbelsäule
LAO	1. schräger Durchmesser
RAO	2. schräger Durchmesser
EF	Ejektionsfraktion
VSD	Ventrikel-Septum-Defekt
ASD	Vorhof-Septum-Defekt
EKG	Elektrokardiogramm
HK	Linksherzkatheter

QRS-Komplex	vetrikuläre Depolarisation im EGK
RR-Intervall	Basiszyklus des Grundrhythmus im EKG
EMG	Elektromyographie
CK	Creatinkinase
HIV	human immunodificiency virus
OP	Operation
RF	Raumforderung
DD	Differentialdiagnose
FIGO	Stadieneinteilung gynäkologischer Tumoren der „Fédération Internationale de Gynécologie et d'Obstétrique"
TNM	Stadieneinteilung der UICC (Union internationale contre le cancer)
WHO	World Health Organization

Abkürzungen biochemischer Begriffe

ATP	Adenosin-5'-triphosphat
ADP	Adenosin-5'-diphosphat
AMP	Adenosin-5'-monophosphat
IMP	Inosin-5'-monophosphat
NTP	Nukleosid-5'-triphosphat
NDP	Nukleosid-5'-diphosphat
PCr	Phosphokreatin (= Kreatinphosphat)
P_i	anorganisches Phosphat
NAD(H)	Nikotinamidadenindinukleotid (reduzierte Form)
α-G-6-P	α-Glukose-6-phosphat
PME	Phosphomonoester
PC	Phosphorylcholin (auch Phosphocholin)
PE	Phosphorylethanolamin (auch Phospholethanolamin)
PDE	Phosphodiester
GPC	Glycerophosphorylcholin
GPE	Glycerophosphorylethanolamin
UDPG	Uridin-diphosphat-glucose
NDPG	Nukleotiddiphosphatglucose
DPDN	Diphosphodinukleotid
NAA	N-Acetyl-aspartat
(P)Cr	Kreatin/Phosphokreatin (= Kreatinphosphat)
Cho	Cholin
Lac	Laktat
GABA	γ-Aminobuttersäure
Ins	Inositole
Tau	Taurin
Asp	Aspartat
Gln	Glutamin
Glu	Glutamat
5-FU	5-Fluoruracil

FBAL	α-Fluor-β-Alanin
FUPA	α-Fluor-β-ureidopropionsäure
DHFU	5-Fluor-5,6-dihydro-uracil
FUMP	5-Fluoruridin-5'-monophosphat
FUDP	5-Fluoruridin-5'-diphosphat
FUTP	5-Fluoruridin-5'-triphosphat
FdUMP	5-Fluor-2'-deoxyuridin-5'-monophosphat
FdUTP	5-Fluor-2'-deoxyuridin-5'-triphosphat
5-FUranuc	5-Fluoruracilnukleotide und -nukleoside (z. B.: FUMP, FUDP, FUTP, FdUMP, FdUTP)

1 Einleitung

M. Reiser und W. Semmler

Obwohl das Prinzip der magnetischen Kernresonanz bereits 1946 entdeckt und in der Folge für physikalische Anwendungen, chemische Analysen und für biologische Fragestellungen intensiv genutzt wurde, stehen klinisch einsetzbare Magnetresonanztomographen für die Bildgebung erst seit weniger als 10 Jahren zur Verfügung. Wohl kaum ein anderes diagnostisches Verfahren hat in so kurzer Zeit eine so weite Verbreitung gefunden wie die Magnetresonanztomographie (MRT), auch Kernspintomographie (KST) genannt. In ihrer Bedeutung ist sie sicherlich der Entdeckung der Röntgenstrahlen und der Entwicklung der Röntgencomputertomographie vergleichbar. Von Beginn an war ein rascher Fortschritt der technischen Entwicklung zu verzeichnen, und man hat den Eindruck, daß sich diese Entwicklung weiterhin ungebremst vollzieht.

Zunächst war die MRT speziellen klinischen Fragestellungen im Bereich des Zentralnervensystems vorbehalten und kam am Ende der bildgebenden Diagnostik zum Einsatz. Inzwischen hat sich das Indikationsspektrum deutlich erweitert, und bei verschiedenen Erkrankungen stellt die MRT heute eindeutig die Methode der Wahl dar. Infolgedessen wird die MRT immer häufiger schon frühzeitig eingesetzt, da ihre Überlegenheit gegenüber anderen Methoden durch zahlreiche Studien belegt ist. Nicht selten kann so ein langwieriger diagnostischer Stufenplan umgangen werden.

An diesem Buch haben zahlreiche Fachgelehrte des deutschsprachigen Raumes mitgearbeitet, die auf dem jeweiligen Gebiet besonders umfangreiche Erfahrungen besitzen und durch herausragende Arbeiten zum Fortschritt in der klinischen Anwendung der MRT beigetragen haben. Das Buch soll dem aktiv in der MRT tätigen Arzt helfen, die Untersuchung zielgerecht durchzuführen und eine korrekte Diagnose zu erstellen. Daneben wird aber auch versucht, den Stellenwert der MRT bei der Diagnostik verschiedener Krankheitsgruppen zu definieren und ihre Bedeutung im Kontext mit anderen Verfahren herauszuarbeiten, so daß nicht nur für den Spezialisten, sondern auch für den in der Praxis tätigen Arzt eine Hilfestellung gegeben wird. Kapitel über grundlegende Prinzipien der MR und über die Magnetresonanzspektroskopie (MRS) vervollständigen die Darstellung.

Angesichts der erwähnten technischen Fortentwicklung, der Erprobung und Einführung neuer Kontrastmittel und des rasch zunehmenden Wissens über die klinischen Anwendungen, ist es sicherlich schwierig, eine jeweils aktuelle Standortbestimmung zu erreichen. Wegen der weiten Verbreitung der MRT, die inzwischen besteht, erscheint uns jedoch eine Zusammenschau und eine praktische Anleitung angezeigt und notwendig.

Um dem Leser den Gebrauch dieses Buches zu erleichtern, haben sich die Autoren einer einheitlichen Gliederung der Einzelkapitel unterworfen. Dies mag einigen Autoren nicht leicht gefallen sein, konnte doch dem individuellen Stil nicht immer Rechnung getragen werden. Dagegen hat die weitgehend einheitliche Struktur der Kapitel den Vorteil, daß der Leser jeweils an gleicher Stelle die Ausführungen z.B. zu Untersuchungstechnik, Signalintensität und Kontrast, Befunden und Aussagekraft der Methodik findet.

Wir danken den Autoren für ihre Bereitschaft, an diesem Buch mitzuwirken und ihre Erfahrungen und Erkenntnisse allen denen zugänglich zu machen, die an einem optimalen Einsatz der MRT interessiert sind. Der Springer-Verlag hat durch intensive und kontinuierliche Unterstützung wesentlich zur Realisierung unseres Vorhabens beigetragen.

2 Grundlagen der MRT und MRS

2.1 Einleitende Übersicht

W. Semmler

In diesem Kapitel werden neben den physikalischen Grundlagen der MRT und der MRS, die technischen Komponenten des Geräts, die biologischen Wirkungen der verwendeten elektrischen und magnetischen Felder und die Grundlagen der Kontrastmittelanwendungen vorgestellt.

Die physikalischen Grundlagen der MRT und MRS sind in ihren Details nur mit Hilfe der Quantenmechanik zu verstehen. Im Kap. 2.2 wird im Unterschied zu anderen Darstellungen versucht, eine physikalisch weitgehend exakte Beschreibung beizubehalten. Damit wird die Darstellung naturgemäß etwas komplexer. Deshalb soll den detaillierten Ausführungen dieser kurze Abriß vorangestellt werden.

MR-Untersuchungen sind immer dann möglich, wenn die Atomkerne des zu untersuchenden Gewebes ein *magnetisches Moment* μ besitzen. Atomkerne mit ungerader Nukleonenzahl besitzen ein solches magnetisches Moment. Der Wasserstoffatomkern mit nur einem Proton ist der einfachste Atomkern mit einer ungeraden Nukleonenzahl; er besitzt außerdem das größte magnetische Kernmoment. Seine große natürliche Häufigkeit (nahezu 100 %) und sein ubiquitäres Vorkommen in lebender Materie sind weitere günstige Voraussetzungen, um die an sich wenig sensitive magnetische Kernresonanz für die Bildgebung zu nutzen. Deshalb kann die folgende Betrachtung auf die Wasserstoffatomkerne eingeschränkt werden.

Der MR-Tomographie liegt ein einfaches *physikalisches Resonanzphänomen* zugrunde. Im feldfreien Raum sind die magnetischen Momente einer Probe ungeordnet. Wird die Probe jedoch in ein äußeres Magnetfeld gebracht, so wird diese Unordnung aufgehoben, und die magnetischen Momente der Atomkerne nehmen einen geordneteren Zustand ein. Sie richten sich „parallel" bzw. „antiparallel" zum äußeren Magnetfeld aus. Beide Zustände haben unterschiedliche magnetische Energien ($E_m = \gamma \cdot \hbar \cdot B_0$), so daß sie im thermischen Gleichgewicht unterschiedlich besetzt sind. Durch die stärkere Besetzung des parallelen, energieärmeren Zustands bildet sich eine meßbare makroskopische Magnetisierung in Richtung des äußeren Magnetfeldes aus. Dieser Gleichgewichtszustand kann durch ein hochfrequentes elektromagnetisches Wechselfeld, das senkrecht zum äußeren Magnetfeld eingestrahlt wird, gestört werden, wenn die Energie $E_{HF} = \hbar \cdot \omega_0$ dieses elektromagnetischen Wechselfeldes exakt der magnetischen Energie E_{mag} entspricht. Die Frequenz ω_0 nennt man Resonanzfrequenz oder auch Larmorfrequenz. Durch die Einstrahlung des Hochfrequenzfeldes nimmt das Kernspinsystem zusätzliche Energie auf, die es nur dann wieder abgeben kann, wenn es an die Umgebung gekoppelt ist. Ein Maß für die Stärke der Kopplung der Kernmomente an die Umgebung ist die *T1-Relaxationszeit* (Spin-Gitter-Relaxationszeit oder auch longitudinale Relaxationszeit); ein Maß für die Stärke der Kopplung der magnetischen Momente untereinander ist die *T2-Relaxationszeit* (Spin-Spin-Relaxationszeit oder auch transversale Relaxationszeit). Typische T1-Relaxationszeiten von Geweben liegen zwischen 100 und über 2000 ms, typische T2-Relaxationszeiten zwischen 10 und 1000 ms.

In der MR-Tomographie wird die *gepulste Kernspinresonanz* verwendet, d.h. das elektromagnetische Wechselfeld wird nur für sehr kurze Zeiten (meist einige Millisekunden) eingestrahlt. Nach der Anregung des Kernspinsystems durch das Hochfrequenzfeld kann in einer Empfängerspule, die wie die Sendespule senkrecht zum äußeren Magnetfeld orientiert ist, das gedämpfte, zeitlich periodische Signal mit der Frequenz ω_0 beobachtet werden, der sogenannte *freie Induktionszerfall* (FID). Die Dämpfung des Signals wird wesentlich durch die T2-Relaxationszeiten bestimmt; die Periode des Signals durch die Stärke des äußeren Magnetfeldes. In der Praxis beeinflußt nicht nur die T2-Relaxationszeit die Dämpfung des Signals, sondern auch die technisch bedingte Inhomogenität des äußeren Magnetfeldes. Diese erzeugt eine sehr starke Dämpfung ($T2^*$-Relaxationszeit). Nur durch spezielle Pulssequenzen (z.B. Spinechosequenzen) kann man die substanzspezifische T2-Relaxationszeit bestimmen. Der Einfluß der T1-Relaxationszeit beschränkt sich im wesentlichen auf die Anfangsamplitude des Signals.

Voraussetzung für die *Bildrekonstruktion* ist die exakte Information über den jeweiligen Entstehungsort des MR-Antwortsignals. Die Ortsinformation wird durch Zusatzfelder zum statischen Magnetfeld entlang der drei Raumrichtungen gewonnen. Diese Zusatzfelder *(magnetische Gradientenfelder)* sind im Vergleich zum Hauptfeld sehr klein und werden durch zusätzliche Widerstandsspulen in der Patientenöffnung des Magneten erzeugt. Durch diese Zusatzfelder ist das Gesamtmagnetfeld in jedem Volumenelement anders und damit auch die Resonanzfrequenz. Wird eine definierte Resonanzfrequenz eingestrahlt, so können also nur die Atomkerne angeregt werden, die sich an einem Ort befinden, an dem das Magnetfeld die entsprechende Resonanzbedingung erfüllt. Geeignete Änderung der Feldgradienten ermöglicht es, den Ort eines solchen Volumenelements, bei dem die Resonanzbedingung erfüllt ist, definiert zu verschieben und so den gewünschten Bereich abzutasten. Die Signalintensität, die durch die Anzahl der Spins im Volumenelement, die Relaxationszeiten des Gewebes und die speziellen Meßparameter (z.B. Pulswiederholzeit, Echozeit etc.) bestimmt wird, wird für jedes Volumenelement einem Bildpunkt zugeordnet; somit wird sukzessiv Punkt für Punkt ein Bild aufgebaut. Dieses Verfahren erfordert einen hohen Zeitaufwand, da ein Experiment ca. 1 s dauert; bei einer Matrix von 128×128 Punkten, würde die Gesamtmeßzeit mehr als 16000 s betragen. Man verwendet deshalb heute andere Verfahren, die eine Datenaquisition im Bereich weniger Minuten oder auch Sekunden erlauben.

Im Gegensatz zur Röntgencomputertomographie (CT), bei der die Abschwächung nur durch die Elektronendichte bestimmt wird, hängt die *Signalintensität des MR-Bildes* sowohl von der Protonendichte als auch von den T1- und T2-Relaxationszeiten ab. Zusätzlich können durch Einstellung der Meßparameter die Signalintensitäten von verschiedenen Geweben unterschiedlich beeinflußt und damit die Bildkontraste variiert werden. Die Signalintensität ist also eine komplexe Funktion der Relaxationszeiten, der Pulswiederhol- und der Echozeit, deren Verständnis die Interpretation der MR-Bilder erheblich erleichtert; deshalb wird in Kap. 2.4 ausführlich auf die Problematik eingegangen.

Neben den *Spinechosequenzen* werden heute zunehmend *Gradientenechosequenzen* benutzt, während *Inversion-Rückkehr-Sequenzen* (Inversion-Recovery) nur selten angewandt werden.

Der *MR-Tomograph* ist ein komplexes System. Die Hauptkomponenten sind der Magnet, die Hochfrequenzanlage und die Gradientenspulen. Das Gesamtsystem wird von der Bedienkonsole über einen Rechner gesteuert und überwacht. Die Entwicklung der MR-Tomographie wurde erst möglich, nachdem die Entwicklung der Fourier-Transformations-NMR abgeschlossen war und die bei diesem Verfahren anfallenden großen Mengen digitaler Daten mit leistungsfähigen Rechnern bewältigt werden konnten. Auch die Entwicklung großer supraleitender Magnete mit Feldstärken $>0{,}3$ Tesla bis hinauf zu 1,5 und 2,0 Tesla gab der Entwicklung der MR-Tomographie einen starken Impuls.

Das Risiko von *Nebenwirkungen* bei der MR-Tomographie wird klein eingeschätzt, wenn man von den direkten Einwirkungen durch in den Magneten beschleunigte ferromagnetische Gegenstände absieht. Trotzdem muß den möglichen Nebenwirkungen besonderes Augenmerk geschenkt werden, da die Kenntnisse über die Wirkungen auf den lebenden Organismus bei Langzeitexpositionen von hohen statischen Magnetfeldern, von Gradientenfeldern sowie von Hochfrequenzfeldern beschränkt sind.

Die einfache Veränderung der Kontraste von Geweben mit Hilfe der Meßparameter ließen zu Beginn der Anwendung der MR-Tomographie *Kontrastmittel* überflüssig erscheinen. Die

Erfahrung lehrte jedoch, daß die Diagnostik, insbesondere im ZNS, durch Kontrastmittel verbessert werden kann. MR-Kontrastmittel beruhen auf einem völlig anderen Prinzip als Röntgenkontrastmittel. Naturgemäß nutzt man bei diesen Kontrastmittel deren magnetische Eigenschaften, um die Relaxationszeiten von Geweben gezielt zu verändern. Paramagnetische Kontrastmittel haben bislang die günstigsten Eigenschaften gezeigt, superparamagnetische Kontrastmittel stehen zur Zeit in der Erprobung.

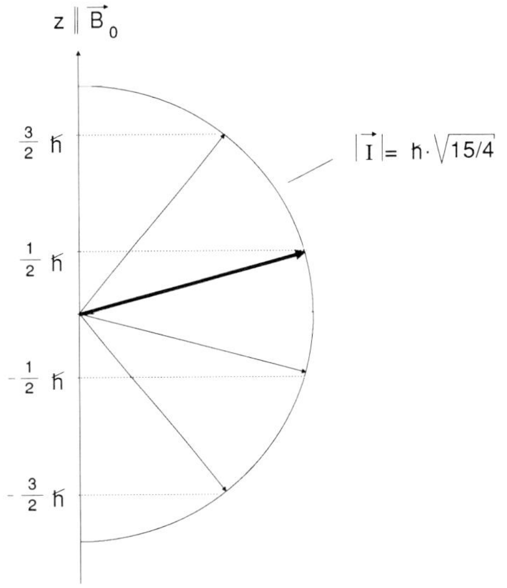

Abb. 2.1. Quantisierung des Kernspins. Vektordiagramm für den Kernspin mit den Quantenzahlen $I = 3/2$ und $m = 1/2$. Die drei anderen erlaubten Einstellmöglichkeiten sind dünn eingezeichnet

2.2 Physikalische Grundlagen

G. Brix

2.2.1 Kernspin und magnetisches Moment

Alle Atomkerne mit einer ungeraden Anzahl von Protonen und/oder Neutronen besitzen in ihrem Grundzustand einen von Null verschiedenen *Kerndrehimpuls* oder *Kernspin* $\vec{I}$, der sich aus den Eigendrehimpulsen und den Bahndrehimpulsen der den Kern bildenden Protonen und Neutronen zusammensetzt. Wie jeder Drehimpuls im atomaren und subatomaren Bereich ist auch der Kernspin $\vec{I}$ gequantelt. Die Quantisierung wird durch die beiden folgenden Regeln beschrieben:

- *Betragsquantisierung.* Der Betrag $|\vec{I}|$ des Drehimpulsvektors $\vec{I}$ kann nur die Werte $|\vec{I}| = \hbar\sqrt{I(I+1)}$ annehmen. Dabei ist $\hbar$ das Planck'sche Wirkungsquantum ($\hbar = 1{,}0545 \cdot 10^{-34}$ Js) und I die *Spinquantenzahl*, die auf halb- oder ganzzahlige Werte beschränkt ist.
- *Richtungsquantisierung.* Die Komponente I_z des Drehimpulsvektors $\vec{I}$ entlang der Richtung eines externen Magnetfeldes ist ebenfalls quantisiert. Für einen gegebenen Wert von I sind nur die diskreten Werte $I_z = \hbar m$ erlaubt, wobei die *magnetische Quantenzahl m* die Werte $-I, -I+1, \ldots, 0, 1, \ldots, I-1, I$ annehmen kann. Es gibt also insgesamt $2I+1$ Einstellmöglichkeiten des Drehimpulsvektors $\vec{I}$.

Beispiel. Abbildung 2.1 illustriert die Drehimpulsquantisierung in Form eines Vektordiagramms für einen Kern mit der Spinquantenzahl $I = 3/2$. In diesem Fall gibt es $2I + 1 = 2 \cdot 3/2 + 1 = 4$ Einstellmöglichkeiten des Drehimpulsvektors; der Betrag des Vektors ist durch den Ausdruck $|\vec{I}| = \hbar\sqrt{I(I+1)} = \hbar\sqrt{3/2 \cdot (3/2+1)} = \hbar\sqrt{15/4}$ festgelegt.

Hinweis. Häufig wird die Spinquantenzahl I kurz als „Kernspin" bezeichnet. Damit ist gemeint, daß die maximale (minimale) Komponente entlang der ausgewählten Achse den Wert $\hbar I$ ($-\hbar I$) annehmen kann.

Mit einem Kernspin $\vec{I}$ ist stets auch ein *magnetisches Kernmoment* $\vec{\mu}$ verknüpft. Dieser *Kernmagnetismus* bildet die Grundlage der magnetischen Resonanz.

Hinweis. Atomkerne verhalten sich in gewisser Hinsicht wie rotierende, positiv geladene Kugeln (Abb. 2.2). Durch die Rotation der Ladungsverteilung entsteht ein elektrischer Kreisstrom, der ein *magnetisches Dipolfeld* induziert; Richtung und Stärke des Dipolfeldes werden durch das magnetische Moment $\vec{\mu}$ beschrieben. Der Vektor $\vec{\mu}$ ist in dem betrachteten Fall kollinear zum mechanischen Eigendrehimpuls der Kugel (magnetomechanischer Parallelismus). Überraschenderweise gilt diese einfache Beziehung in der Quantenphysik auch dann, wenn der Drehimpuls eine inhärente Größe eines Teilchens (z. B. eines Elektrons oder eines Atomkerns) ist, die nicht auf eine mechanische Eigenrotation zurückgeführt werden kann.

Zwischen dem magnetischen Kernmoment $\vec{\mu}$ und dem Kernspin $\vec{I}$ gilt die einfache Beziehung

$$\vec{\mu} = \gamma \vec{I}. \qquad (1)$$

Die Proportionalitätskonstante γ wird als *gyromagnetisches Verhältnis* bezeichnet. Sie ist eine charakteristische Konstante des betreffenden Atomkerns.

Während für chemische und physikalische Untersuchungen mit Hilfe der MRS im Prinzip alle Kerne mit $I \neq 0$ geeignet sind, wird für die MRT fast ausschließlich der Kern des Wasserstoffatoms ^1H mit der Spinquantenzahl $I = 1/2$ verwendet. Dafür sind zwei Gründe ausschlaggebend:

- Das Proton, d. h. der Kern des Wasserstoffatoms, kommt mit Abstand am häufigsten in biologischen Geweben vor.

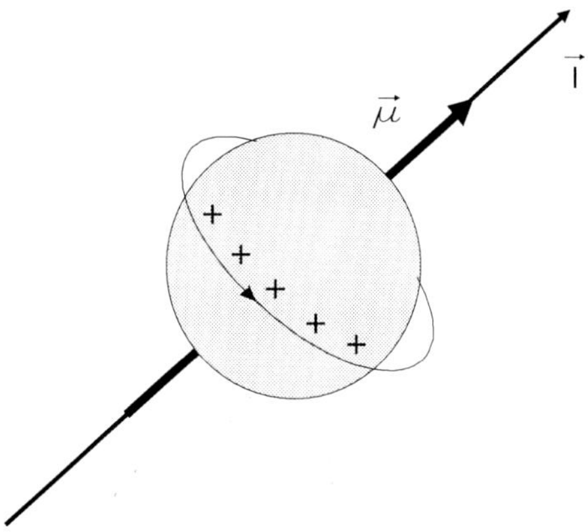

Abb. 2.2. Magnetisches Moment. Im klassischen Modell wird durch die Drehung eines geladenen Teilchens mit dem mechanischen Eigendrehimpuls $\vec{I}$ ein elektrischer Kreisstrom erzeugt, der seinerseits ein magnetisches Dipolfeld hervorruft; Richtung und Stärke des Dipolfeldes werden durch das magnetische Moment $\vec{\mu}$ beschrieben. Der Vektor $\vec{\mu}$ ist kollinear zum Eigendrehimpuls $\vec{I}$ der Kugel (magnetomechanischer Parallelismus)

- Es hat von allen stabilen Isotopen das größte gyromagnetische Verhältnis.

Für die wichtigsten in biologischen Geweben vorkommenden Kerne sind die MR-relevanten Kerneigenschaften in Tabelle 2.1 zusammengestellt.

2.2.2 Atomkern im Magnetfeld

2.2.2.1 Quantenmechanische Beschreibung

Im feldfreien Raum sind alle Orientierungen des magnetischen Moments $\vec{\mu} = \gamma \vec{I}$ energetisch gleichwertig. Das entspricht der bekannten Tatsache, daß ein Stabmagnet im magnetfeldfreien Raum beliebig ausgerichtet werden kann; seine potentielle Energie ist unabhängig von der Orientierung. Befindet sich der Kern dagegen in einem statischen, homogenen Magnetfeld der magnetischen Induktion $\vec{B}_0$ (Betrag: $B_0 = |\vec{B}_0|$), das in z-Richtung zeigt, so hat der Kern die zusätzliche potentielle Energie

$$E = -\mu_z B_0. \tag{2}$$

Dabei ist μ_z die z-Komponente des magnetischen Moments, die aufgrund der Richtungsquantelung nur die diskreten Werte $\mu_z = \gamma \hbar m$ (mit $m = -I, -I+1, \ldots, 0, 1, \ldots, I-1, I$) annehmen kann. Infolgedessen gibt es $2I+1$ äquidistante Energiezustände, die sogenannten *Kern-Zeeman-Niveaus* (Abb. 2.3)

$$E_m = -\gamma \hbar m B_0. \tag{3}$$

Hinweis. In vielen Büchern wird statt der magnetischen Induktion $\vec{B}$ die magnetische Feldstärke $\vec{H}$ benutzt. In

Tabelle 2.1. MR-relevante Eigenschaften biologisch wichtiger Atomkerne. (Nach Becker 1980 [1]; Harris 1986 [3])

Isotop	Spinquantenzahl I	Gyromagnetisches Verhältnis $\gamma/10^7$ [rad T^{-1} s^{-1}]	Resonanzfrequenz $\nu = \omega/2\pi$ bei $B_0 = 1$ T [MHz]	Natürliche Häufigkeit [%]	Relative MR-Empfindlichkeit bezogen auf ^1H [%]
^1H	1/2	26,752	42,577	99,985	100,0
^2H	1	4,1066	6,536	0,015	0,96
^{12}C	0	–	–	98,89	–
^{13}C	1/2	6,7283	10,708	1,11	1,59
^{14}N	1	1,9338	3,078	99,63	0,10
^{15}N	1/2	–2,7120	4,316	0,37	0,10
^{16}O	0	–	–	99,76	–
^{17}O	5/2	–3,6279	5,774	0,04	2,91
^{18}O	0	–	–	0,20	–
^{19}F	1/2	25,181	40,077	100,0	83,34
^{23}Na	3/2	7,0801	11,268	100,0	9,25
^{31}P	1/2	10,841	17,254	100,0	6,63

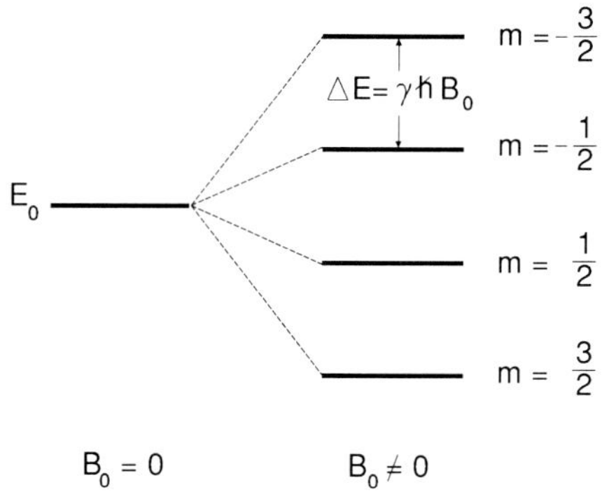

Abb. 2.3. Kern-Zeeman-Niveaus. Aufspaltung der Energieniveaus eines Kerns mit der Spinquantenzahl $I = 3/2$ in einem externen Magnetfeld der magnetischen Induktion $\vec{B}_0$, das entlang der z-Achse ausgerichtet ist. Die Energiedifferenz zwischen den vier äquidistanten Kern-Zeeman-Niveaus beträgt $\Delta E = \gamma \hbar B_0$

Materie ist aber das $\vec{B}$-Feld das „wahre" magnetische Feld, das mit den magnetischen Momenten der Atomkerne in Wechselwirkung steht. Der Zusammenhang zwischen den beiden magnetischen Feldgrößen wird in 2.2.8.1 erläutert.

Betrachtet man ein isoliertes magnetisches Moment in einem *statischen* Magnetfeld, so sind Übergänge zwischen den verschiedenen Energieniveaus aufgrund des Energieerhaltungssatzes verboten; Übergänge können nur durch ein zusätzliches *zeitabhängiges* elektromagnetisches Hochfrequenzfeld induziert werden, das mit dem magnetischen Moment in Wechselwirkung tritt. Dieser Effekt wird als *magnetische Resonanz* bezeichnet.

In der MR werden Übergänge gewöhnlich durch ein magnetisches Hochfrequenzfeld $\vec{B}_1(t)$ mit der (Kreis-) Frequenz ω_{HF} induziert, das senkrecht zur Richtung des statischen Magnetfeldes $\vec{B}_0$ eingestrahlt wird. Durch ein solches zeitabhängiges Magnetfeld können allerdings nur Übergänge induziert werden, die die Auswahlregel $\Delta m = \pm 1$ erfüllen, d.h. Übergänge zwischen *benachbarten* Energieniveaus. Da die Energie $E_{HF} = \hbar\,\omega_{HF}$ des HF-Quants mit der Energiedifferenz $\Delta E = \hbar\,\omega_0 = \gamma \hbar B_0$ zwischen zwei benachbarten Energieniveaus übereinstimmen muß (vgl. Abb. 2.3), ergibt sich die Resonanzbedingung

$$\omega_{HF} = \omega_0 = \gamma B_0. \qquad (4)$$

Es ist bemerkenswert, daß in dieser *Grundgleichung der magnetischen Resonanz* das Plancksche Wirkungsquantum $\hbar$ nicht mehr vorkommt. Aus diesem Grund kann man der quantenmechanischen Betrachtungsweise eine klassische zur Seite stellen, die durch das folgende semiklassische Modell vermittelt wird.

2.2.2.2 *Semiklassische Beschreibung*

Im Gleichgewichtszustand ist eine Kompaßnadel parallel zum Magnetfeld ausgerichtet. Lenkt man sie aus dieser Gleichgewichtslage aus, so ist sie bestrebt, in die alte, energetisch günstigere Stellung zurückzukehren; sie schwingt sich parallel zum Feld ein. Anders dagegen, wenn mit der Nadel ein Drehimpuls verknüpft ist: Aufgrund der Drehimpulserhaltung kann der „magnetische Kreisel" nicht in die energetisch günstigere Lage parallel zum Feld zurückkehren, sondern weicht senkrecht zur Feld- und Drehimpulsrichtung aus; er präzediert um die Richtung des $\vec{B}_0$-Feldes (Abb. 2.4). Die Frequenz dieser Präzessionsbewegung, die *Larmorfrequenz*, stimmt mit der in Gl. (4) angegebenen Resonanzfrequenz ω_0 überein.

Hinweis. Man kann die Präzessionsbewegung eines magnetischen Kreisels in einem externen Magnetfeld durch ein mechanisches Analogon veranschaulichen: Stößt man einen rotierenden Kinderkreisel an, so daß er ein wenig zur Seite kippt, so rotiert er zwar nach wie vor um seine eigene Achse, aber die Drehachse beginnt ihrerseits eine Kreisbewegung und beschreibt einen Kegel um die Richtung des Gravitationsfeldes – der Kreisel präzediert (Abb. 2.4). Der Unterschied zwischen dem Kinderkreisel und dem Atomkern besteht darin, daß der Kern einen inhärenten Drehimpuls besitzt, während der Kreisel zur Rotation veranlaßt werden muß.

Die Richtungsquantelung des magnetischen Moments $\vec{\mu}$ läßt sich in die klassische Beschreibung integrieren, indem man den Winkel zwischen der Magnetfeldachse und dem Präzessionskegel auf diskrete Werte einschränkt, die den $2I + 1$ erlaubten Energieniveaus entsprechen. Für Spin-1/2-Kerne ergibt sich somit ein Doppelpräzessionskegel (Abb. 2.5).

Die prinzipielle Schwierigkeit dieses semiklassischen Modells besteht darin, daß der Begriff der Bahnbewegung nur schwer mit der Quantisierung physikalischer Größen in Übereinstimmung zu bringen ist. Wie sieht z. B. die Bahnbewegung des Vektors $\vec{\mu}$ aus, wenn durch ein magnetisches Hochfrequenzfeld Übergänge zwischen den verschiedenen Präzessionskegeln bzw. Energieniveaus induziert werden? Ist

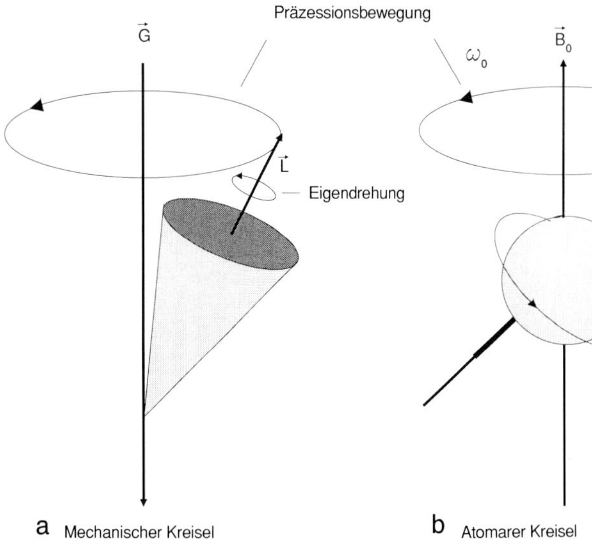

Abb. 2.4 a, b. Analogie zwischen einem magnetischen Kreisel und einem Kinderkreisel. **a** Präzessionsbewegung eines Kinderkreisels im Schwerefeld $\vec{G}$ der Erde. **b** Präzessionsbewegung eines magnetischen Moments $\vec{\mu}$ („magnetischer Kreisel") um die Feldrichtung eines statischen Magnetfeldes $\vec{B}_0$. Der fundamentale Unterschied zwischen dem Kinderkreisel und dem Atomkern besteht darin, daß der Kern einen inhärenten Eigendrehimpuls $\vec{I}$ besitzt, während der Eigendrehimpuls $\vec{L}$ des Kreisels mechanisch erzeugt werden muß

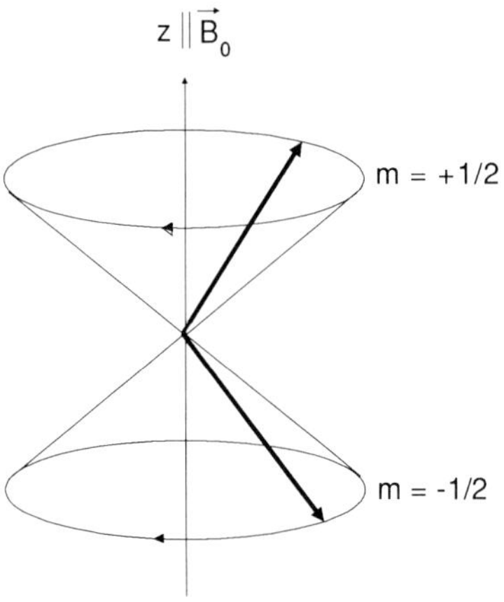

Abb. 2.5. Spinzustände eines Spin-1/2-Kerns. Doppelpräzessionskegel für einen Atomkern mit dem Kernspin $I = 1/2$. Die beiden erlaubten Spinzustände (Präzessionskegel) werden durch die magnetischen Quantenzahlen $m = \pm 1/2$ charakterisiert

dem Vektor $\vec{\mu}$ zu jedem Zeitpunkt eine wohlbestimmte Richtung im Raum zuzuordnen und ändert sich diese stetig mit der Zeit? Wenn ja, dann widerspricht dieser Vorgang dem Postulat einer quantenhaften Energie- und Drehimpulsänderung. Die angedeuteten Aporien lassen sich letztendlich nur im Rahmen einer konsequenten quantenmechanischen Behandlung des Problems lösen. Betrachtet man jedoch anstelle eines einzelnen Atomkerns die in einem realen MR-Experiment allein meßtechnisch erfaßbaren Mittelwerte der relevanten Größen über ein *Ensemble von sehr vielen Kernen,* so sind die Modellvorstellungen und Gesetze der klassischen Physik uneingeschränkt gültig.

2.2.3 Makroskopische Magnetisierung

Die mit den Atomkernen einer makroskopischen Probe verknüpften magnetischen Momente sind im feldfreien Raum – bedingt durch die thermische Bewegung der Kerne – völlig ungeordnet, so daß sie sich nach außen hin gegenseitig kompensieren. Anders verhält es sich in einem homogenen Magnetfeld $\vec{B}_0$. In diesem Fall sind nur $2I + 1$ diskrete Orientierungen der magnetischen Momente entlang der Feldrichtung erlaubt, die sich nach Gl. (3) energetisch unterscheiden. Wieviele magnetische Momente im *thermischen Gleichgewicht* eine bestimmte Orientierung einnehmen, wird durch die Boltzmann-Statistik festgelegt: Je niedriger die Energie $E_m = -\gamma \hbar B_0 m$ eines Spinzustands

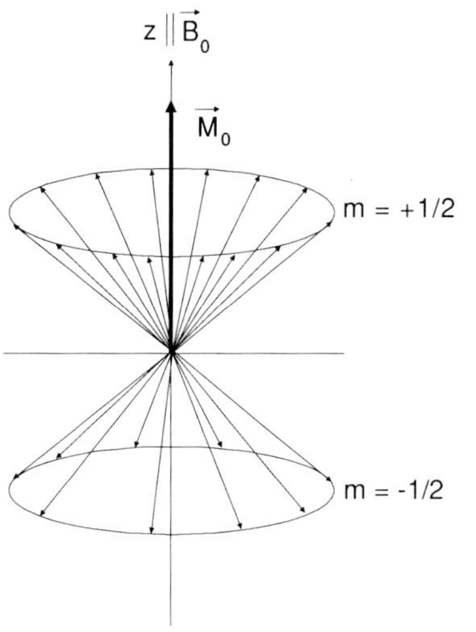

Abb. 2.6. Ursprung der Kernmagnetisierung. Die Verteilung eines Ensembles von Spin-1/2-Kernen auf die beiden erlaubten Präzessionskegel wird durch die Boltzmann-Statistik geregelt. Der Zustand mit der niedrigeren Energie ($m = +1/2$, μ_z parallel zu $\vec{B}_0$) ist stärker besetzt als der Zustand mit der höheren Energie ($m = -1/2$, μ_z antiparallel zu $\vec{B}_0$), so daß sich eine makroskopisch meßbare Magnetisierung $\vec{M}_0$ ausbildet

mit dem magnetischen Moment $\mu_z = \gamma \hbar m$ in z-Richtung ist, desto größer ist die Besetzungszahl des Niveaus.

Beispiel. Zur Verdeutlichung betrachten wir ein Ensemble von Wasserstoffatomkernen in einem Magnetfeld der magnetischen Induktion $B_0 = 1$ Tesla. Gemäß den Gesetzen der Boltzmann-Statistik ist der Zustand mit der niedrigeren Energie ($m = 1/2$, μ_z parallel zu $\vec{B}_0$) stärker besetzt als der Zustand mit der höheren Energie ($m = -1/2$, μ_z antiparallel zu $\vec{B}_0$) (Abb. 2.6). Der Energieunterschied zwischen den beiden erlaubten Niveaus ist allerdings außerordentlich gering, so daß die Niveaus nahezu gleichbesetzt sind. Bei 37 °C (Körpertemperatur) beträgt die Besetzungszahldifferenz bezogen auf die Gesamtzahl der Spins nur etwa 0,0000068!

Obwohl sich die Besetzungszahlen der Spinzustände bei Zimmertemperatur prozentual gesehen nur minimal voneinander unterscheiden, bildet sich doch – aufgrund der großen Anzahl von Spins in der Probe – ein meßbares magnetisches Moment in Richtung des $\vec{B}_0$-Feldes aus; die Kernmaterie wird im Magnetfeld magnetisiert (Kernparamagnetismus). Die meßbare *makroskopische Kernmagnetisierung* wird durch die *Magnetisierung* $\vec{M}$ beschrieben. Sie ist definiert als die Vektorsumme der magnetischen Kernmomente in der Probe bezogen auf das Volumen V der Probe. Für den Betrag M_0 der *Gleichgewichtsmagnetisierung* in Richtung des $\vec{B}_0$-Feldes berechnet man den Ausdruck

$$M_0 = \frac{1}{V} \sum_{i=1}^{N} (\mu_z)_i = \frac{N}{V} \cdot \frac{I(I+1)\gamma^2 \hbar^2 B_0}{3kT} \tag{5}$$

Dabei bezeichnet N die Gesamtzahl der magnetischen Momente in der Probe, T die absolute Temperatur der Probe und k die Boltzmann-Konstante ($k = 1{,}3806 \cdot 10^{-23}$ J/K). Der Quotient $\rho = N/V$ wird als *Spindichte* bezeichnet. Da sowohl die Temperatur (Körpertemperatur!) als auch die Spindichte bei *In-vivo*-Untersuchungen kaum verändert werden kann, läßt sich die Gleichgewichtsmagnetisierung M_0 gemäß Gl. (5) nur durch eine Erhöhung der magnetischen Induktion B_0 vergrößern.

2.2.4 Dynamik der Magnetisierung I: Resonanzanregung

Durch ein *magnetisches Hochfrequenzfeld* $\vec{B}_1(t)$, dessen Frequenz ω_{HF} mit der Larmorfrequenz ω_0 übereinstimmt, kann das thermische Gleichgewicht der Kernmagnetisierung in einem homogenen Magnetfeld $\vec{B}_0$ gestört und die Magnetisierung $\vec{M}$ gedreht werden. Während für ein atomares magnetisches Moment $\vec{\mu}$ nur diskrete Orientierungen bezüglich der Richtung des Magnetfeldes $\vec{B}_0$ erlaubt sind (Richtungsquantelung), kann die makroskopische Magnetisierung $\vec{M}$ jede beliebige Richtung einnehmen und stetig nacheinander durchlaufen. Die Wirkung des magnetischen HF-Feldes $\vec{B}_1(t)$, das mit der Larmorfrequenz ($\omega_{HF} = \omega_0$) um die Richtung des statischen $\vec{B}_0$ Feldes rotiert, läßt sich am einfachsten in einem *rotierenden Bezugssystem* analysieren. Darunter versteht man ein Koordinatensystem, das sich ebenfalls mit der Larmorfrequenz um die Achse des statischen Magnetfeldes dreht (Abb. 2.7). Der Übergang ins rotierende Koordinatensystem mit den Achsen (x′,y′, z) ist aus zwei Gründen vorteilhaft:

- Da sich die x′-y′-Ebene des rotierenden Bezugssystems synchron mit dem HF-Feld mitbewegt, ruht der $\vec{B}_1$-Vektor in diesem System. Im folgenden werden wir immer davon ausgehen, daß das statische $\vec{B}_1$-Feld in die x′-Richtung zeigt (Abb. 2.7).
- Wie in 2.2.2.2 erläutert wurde, präzediert ein magnetisches Moment $\vec{\mu}$ mit der Larmorfre-

quenz um die Achse des $\vec{B}_0$-Feldes, wenn es nicht parallel zum $\vec{B}_0$-Feld ausgerichtet ist (vgl. Abb. 2.5). Das gilt natürlich auch für die Summe der magnetischen Momente, d. h. für die makroskopische Magnetisierung $\vec{M}$. Ein Beobachter, der die Präzessionsbewegung der Magnetisierung $\vec{M}$ vom rotierenden Bezugssystem aus betrachtet, wird jedoch zu der Feststellung gelangen, daß sich die Lage der Magnetisierung nicht verändert. Von seinem Standpunkt aus betrachtet verhält sie sich so, als ob das $\vec{B}_0$-Feld gar nicht vorhanden wäre (Larmortheorem).

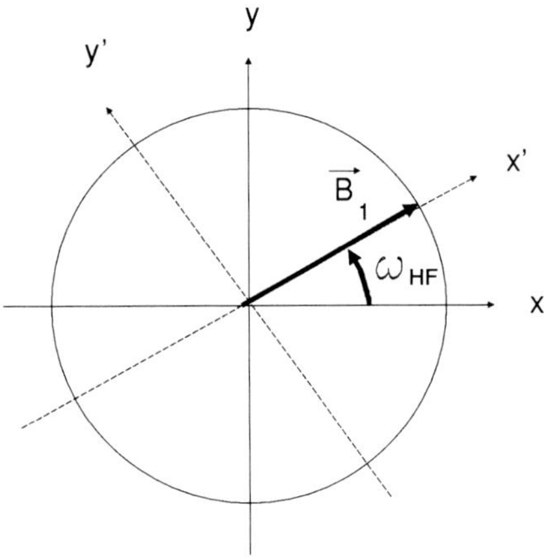

Abb. 2.7. HF-Feld im ortsfesten und im rotierenden Bezugssystem. Im ortsfesten Bezugssystem (x,y,z) rotiert das magnetische HF-Feld $\vec{B}_1(t)$ mit der Frequenz ω_{HF} in der x-y-Ebene um die z-Achse. Beobachtet man diese Rotationsbewegung aus einem rotierenden Bezugssystem (x′,y′, z) heraus, das sich ebenfalls mit der Frequenz ω_{HF} um die z-Achse dreht, so ruht der $\vec{B}_1$-Vektor. Üblicherweise wählt man die Lage des rotierenden Bezugssystems so, daß das $\vec{B}_1$-Feld in die x′-Richtung zeigt

Faßt man die beiden Einzelüberlegungen zusammen, so gelangt man zu dem Ergebnis, daß die Dynamik der Magnetisierung $\vec{M}$ im rotierenden Bezugssystem nur durch das *statische* $\vec{B}_1$-Feld bestimmt wird. Zeigt dieses in x′-Richtung, so präzediert die Magnetisierung $\vec{M}$ um die x′-Achse (Abb. 2.8 a). Für die Frequenz ω_1 dieser Präzessionsbewegung ergibt sich analog zu Gl. (4) der Ausdruck

$$\omega_1 = \gamma B_1. \qquad (6)$$

Betrachtet man diese einfache Drehbewegung der Magnetisierung $\vec{M}$ in der y′-z-Ebene des rotierenden Koordinatensystems vom ortsfesten Bezugssystem (x,y,z) aus, so ist ihr die wesentlich schnellere Präzessionsbewegung ($B_0 \gg B_1$) um das statische Grundfeld $\vec{B}_0$ überlagert. Im ortsfesten Bezugssystem bewegt sich die Spitze des Vektors $\vec{M}$ demzufolge schraubenlinienförmig auf der Oberfläche einer Kugel um $\vec{B}_0$; die Länge des Vektors $\vec{M}$ bleibt konstant (Abb. 2.8 b).

Zeigt die Magnetisierung $\vec{M}$ vor dem Einschalten des $\vec{B}_1$-Feldes in Richtung des statischen $\vec{B}_0$-Feldes, so wird die Magnetisierung $\vec{M}$ unter dem Einfluß des HF-Feldes in der Zeit t_P um den Winkel

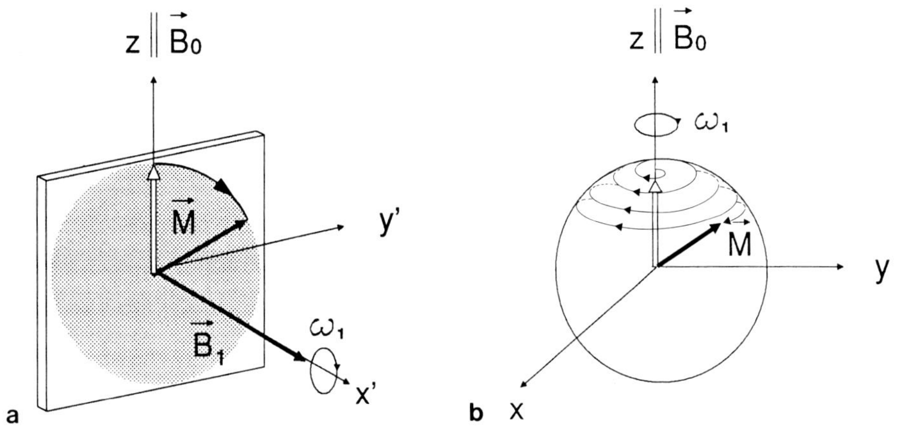

Abb. 2.8 a, b. Resonanzanregung. **a** In einem rotierenden Bezugssystem, das sich mit der Larmorfrequenz ω_0 um die $\vec{B}_0$-Feldrichtung dreht, präzediert die Magnetisierung $\vec{M}$ mit der Frequenz ω_1 um die Richtung des $\vec{B}_1$-Feldes entlang der x′-Achse. **b** Im ortsfesten Bezugssystem ist dieser einfachen Drehbewegung noch die wesentlich schnellere Präzessionsbewegung um die z-Achse überlagert, so daß sich die Spitze des Vektors $\vec{M}$ schraubenlinienförmig auf der Oberfläche einer Kugel bewegt

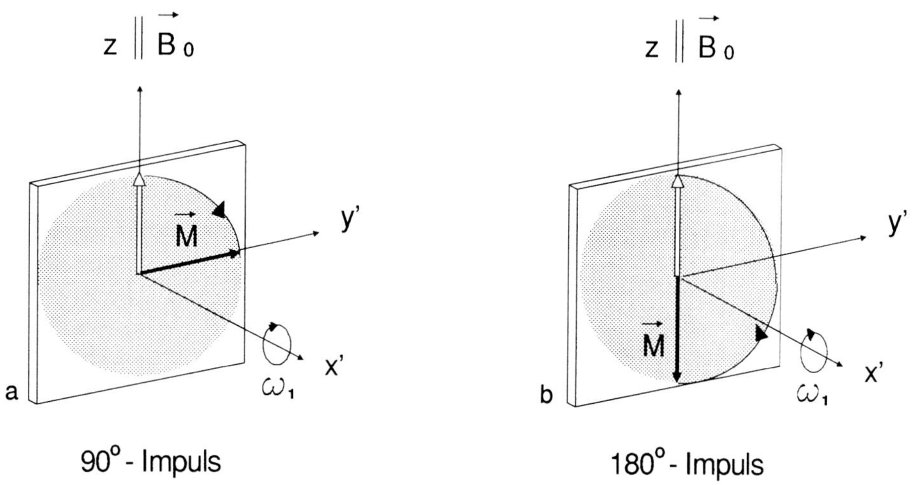

Abb. 2.9 a, b. 90°- und 180°-Impuls. Wählt man das rotierende Bezugssystem so, daß die HF-Impulse entlang der x′-Achse eingestrahlt werden, so wird die Magnetisierung $\vec{M}$ (**a**) durch einen 90°-Impuls in die y′-Richtung gedreht und (**b**) durch einen 180°-Impuls in die negative z-Richtung

$$\alpha = \omega_1 t_P = \gamma B_1 t_P \tag{7}$$

aus der Gleichgewichtslage ausgelenkt. Wählt man die Einschaltdauer t_P des HF-Feldes gerade so, daß sich die Magnetisierung im rotierenden Bezugssystem um den Winkel $\alpha = 90°$ in die y′-Richtung dreht, so spricht man von einem *90°- oder π/2-Impuls* (Abb. 2.9 a). Entsprechend ergibt ein doppelt so langer HF-Impuls bei derselben B_1-Feldstärke eine Drehung um $\alpha = 180°$. Ein solcher Impuls, der die Magnetisierung aus der positiven z-Richtung in die negative z-Richtung klappt, wird als *180°- oder π-Impuls* bezeichnet (Abb. 2.9 b).

Hinweis. Genau genommen werden durch einen kurzen HF-Impuls mit der Trägerfrequenz ω_{HF} nicht nur die Kerne angeregt, die die Resonanzbedingung $\omega_0 = \omega_{HF}$ exakt erfüllen, sondern auch Kerne, deren Resonanzfrequenz etwas von ω_{HF} abweicht. Das ist darauf zurückzuführen, daß das Frequenzspektrum eines HF-Impulses endlicher Dauer aus einem kontinuierlichen Frequenzband besteht, das um die nominelle Frequenz ω_{HF} verteilt ist (Abb. 2.10). Die Einschaltdauer t_P des Impulses und die Breite der Frequenzverteilung stehen im reziproken Verhältnis zueinander: je kürzer die Impulsdauer ist, desto breitbandiger ist das Frequenzspektrum um ω_{HF} verteilt. Wird das HF-Feld über einen sehr langen Zeitraum eingestrahlt ($t_P \rightarrow \infty$), so ist das Spektrum quasi monochromatisch.

Für die nachfolgenden Überlegungen erweist es sich als zweckmäßig, die Magnetisierung $\vec{M}$ in zwei Komponenten zu zerlegen: in die *Längsmagnetisierung* M_z parallel zur Achse des statischen $\vec{B}_0$-Feldes und in die *Quer-*

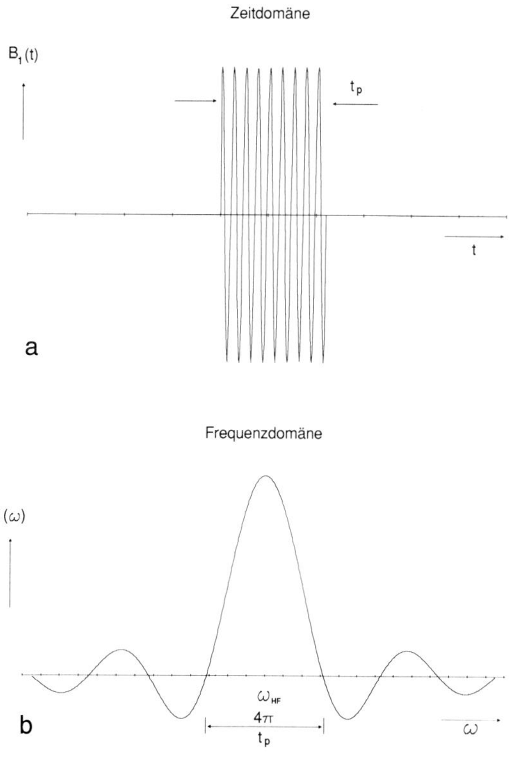

Abb. 2.10 a, b. HF-Impuls in der Zeit- und in der Frequenzdomäne. **a** HF-Impuls mit der Trägerfrequenz ω_{HF} und der Impulslänge t_P. **b** Fourier-Transformierte des HF-Impulses. Aufgrund der endlichen Dauer des HF-Impulses ist der Impuls nicht monochromatisch, sondern enthält ein ganzes Frequenzband, das um die nominelle Frequenz ω_{HF} verteilt ist

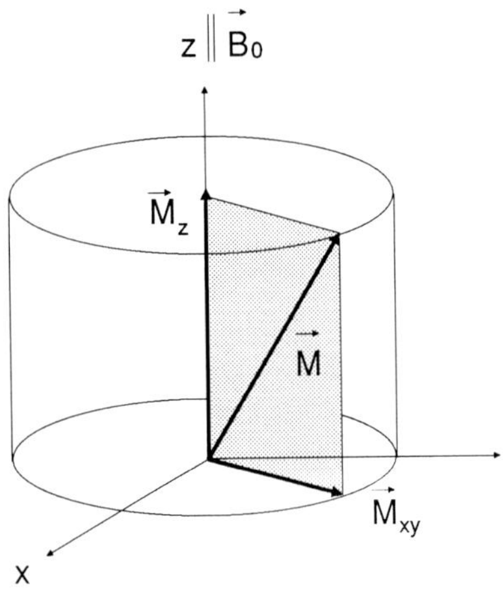

Abb. 2.11. Definition der Längs- und Quermagnetisierung. Da die Magnetisierung $\vec{M}$ im ortsfesten Bezugssystem um die z-Achse präzediert, erweist es sich als günstig, sie in zwei Komponenten zu zerlegen: in die rotierende Quermagnetisierung M_{xy} und in die Längsmagnetisierung M_z

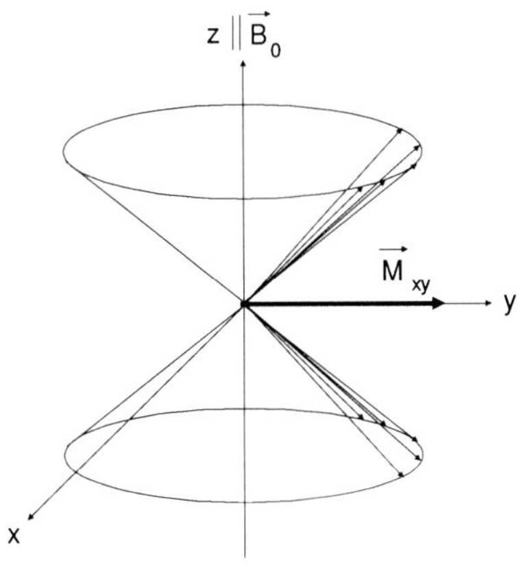

Abb. 2.12. Phasensynchronisation durch einen 90°-Impuls. Der 90°-Impuls führt bei einem Teil der magnetischen Momente $\vec{\mu}$ der Probe zu einer Phasensynchronisation („Spinpaket"), so daß sich eine makroskopische Quermagnetisierung M_{xy} ausbildet, die dem Betrag nach mit der Längsmagnetisierung vor dem 90°-Impuls übereinstimmt. In der Darstellung ist nur der geringe Bruchteil der magnetischen Momente der Probe dargestellt, die anisotrop auf die Präzessionskegel verteilt sind

magnetisierung M_{xy} senkrecht zu dieser Achse (Abb. 2.11). Im ortsfesten Bezugssystem präzediert die Quermagnetisierung M_{xy} mit der Larmorfrequenz ω_0, im rotierenden Bezugssystem ruht sie.

Es ist instruktiv, die Wirkung des 90°- bzw. des 180°-Impulses auf ein Ensemble von Spin-1/2-Kernen auch im Rahmen des semiklassischen Modells (vgl. 2.2.2.2) zu diskutieren. Durch die Wechselwirkung der HF-Impulse mit dem Spinsystem werden so lange Übergänge zwischen den beiden erlaubten Spinzuständen (Präzessionskegeln) induziert, bis die Besetzungszahlen entweder identisch (90°-Impuls) oder invertiert (180°-Impuls) sind. Der 90°-Impuls führt darüber hinaus bei einem Teil der magnetischen Momente der Probe zu einer *Phasensynchronisation,* so daß sich eine makroskopische Quermagnetisierung M_{xy} ausbildet, die dem Betrag nach mit der Gleichgewichtsmagnetisierung M_0 übereinstimmt. Oder anschaulich formuliert: Die Präzession der Quermagnetisierung kann als *gemeinsame (phasenkohärente) Präzessionsbewegung eines „Spinpakets"* beschrieben werden (Abb. 2.12).

2.2.5 Dynamik der Magnetisierung II: Relaxation

In den bisherigen Ausführungen wurde vorausgesetzt, daß Wechselwirkungen der einzelnen Kernspins untereinander und mit ihrer Umgebung vernachlässigbar sind. Diese Voraussetzung ist in realen Spinsystemen aber nicht erfüllt, da das Spinsystem nach einer HF-Anregung wieder in den thermischen Gleichgewichtszustand ($M_{xy} = 0$, $M_z = M_0$) zurückkehrt. Dieser Prozeß wird *Relaxation* genannt. Es muß zwischen zwei Relaxationsprozessen unterschieden werden:

- der Relaxation der Längsmagnetisierung M_z, charakterisiert durch die *Längs-* oder *Spin-Gitter-Relaxationszeit T1* und
- der Relaxation der Quermagnetisierung M_{xy}, charakterisiert durch die *Quer-* oder *Spin-Spin-Relaxationszeit T2.*

2.2.5.1 Physikalisches Modell der Relaxationsprozesse

In realen Spinsystemen ist jeder Kern von anderen intra- und intermolekularen magnetischen Momenten umgeben, die aufgrund von Molekülbewegungen (Rotationen, Translationen, Schwingungen) oder chemischen Austauschprozessen in ständiger thermischer Bewegung sind und ein *fluktuierendes magneti-*

sches Zusatzfeld $\vec{B}_{lok}(t)$ am Ort des *betreffenden Kerns* hervorrufen. Aufgrund des zufälligen Charakters dieser Bewegungs- und Austauschprozesse unterscheiden sich die zeitlich fluktuierenden Felder – im Gegensatz zum HF-Feld $\vec{B}_1(t)$, das von außen eingestrahlt wird – von Kern zu Kern.
Das zeitlich fluktuierende Magnetfeld $\vec{B}_{lok}(t)$ am Ort eines Kerns kann nun – wie jeder zeitabhängige Vorgang – komponentenweise in harmonische Schwingungen zerlegt werden.

Hinweis. Das mathematische Hilfsmittel zur Zerlegung einer zeitlich variierenden Funktion in harmonische (sinus- oder cosinusförmige) Funktionen ist die *Fourier-Analyse*. Sie ermöglicht die Berechnung der Intensitäten der einzelnen Frequenzkomponenten. Ist die vorgegebene Funktion *periodisch* mit der Periode T, so kann sie in eine Summe von Sinus- und/oder Cosinusfunktionen mit den diskreten Frequenzen ω, 2ω, 3ω usw. zerlegt werden ($\omega = 2\pi/T$). Für eine *nichtperiodische* Funktion ergibt sich dagegen ein kontinuierliches Spektrum von Frequenzen.

Die Intensität, mit der die harmonischen Teilschwingungen zum fluktuierenden lokalen Zusatzfeld $\vec{B}_{lok}(t)$ beitragen, wird durch die *spektrale Dichteverteilung* $J(\omega)$ beschrieben. Unabhängig von der speziellen Form dieser Verteilung gilt, daß die Dichte $J(\omega)$ der höherfrequenten Teilschwingungen um so größer ist, je schneller das Magnetfeld fluktuiert bzw. je rascher die thermische Bewegung der Moleküle ist (Abb. 2.13).
Um die Wirkung der fluktuierenden lokalen Magnetfelder $\vec{B}_{lok}(t)$ auf ein Spinsystem zu verstehen, müssen die zum $\vec{B}_0$-Feld senkrechten und parallelen Feldkomponenten getrennt besprochen werden. Während die parallele Komponente ausschließlich zur T2-Relaxation beiträgt, beeinflussen die senkrechten Komponenten sowohl die T1- als auch die T2-Relaxation.

- Durch die zum $\vec{B}_0$-Feld *senkrechten Feldkomponenten* werden – analog zum $\vec{B}_1$-Feld – Übergänge zwischen den Energieniveaus (Präzessionskegeln) des Spinsystems induziert. Die Wahrscheinlichkeit dieser Übergänge hängt allerdings davon ab, wie groß die Frequenzkomponente des fluktuierenden Feldes bei der Larmorfrequenz ω_0 ist: Je größer die spektrale Dichte $J(\omega_0)$ ist, desto mehr Übergänge werden induziert. Wie Abb. 2.13 zeigt, ist $J(\omega_0)$ dann am größten, wenn die Grenzfrequenz ω_G der spektralen

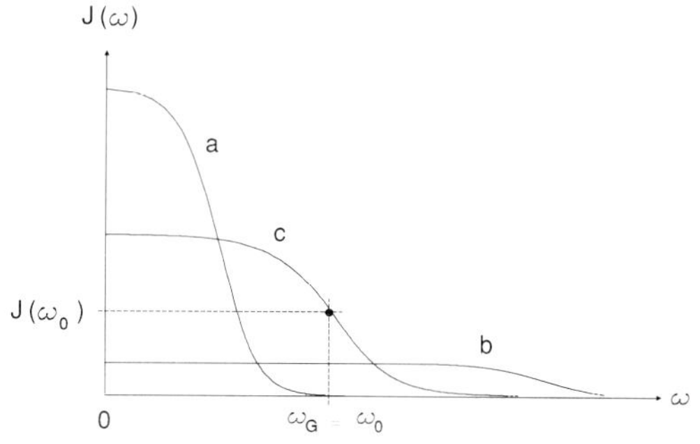

Abb. 2.13. Spektrale Dichteverteilung $J(\omega)$. Schematische Darstellung der Intensitätsverteilung der Bewegungsfrequenzen für drei Substanzen, die sich in ihrer thermischen Beweglichkeit unterscheiden. *a* Bewegen sich die Atome oder Moleküle in der Probe sehr langsam (z.B. in einem Festkörper), so ist die Intensität der höherfrequenten Bewegungskomponenten sehr gering. *b* Anders dagegen in einer Flüssigkeit. In diesem Fall bewegen sich die Atome oder Moleküle rasch, so daß die spektrale Verteilungsfunktion auch höherfrequente Komponenten in einem signifikanten Ausmaß enthält. *c* Bei einer vorgegebenen Frequenz ω_0 ist die Intensität $J(\omega_0)$ besonders groß, wenn die Grenzfrequenz ω_G der spektralen Dichteverteilung in etwa mit der vorgegebenen Frequenz ω_0 übereinstimmt. Für kleine Frequenzen ist die Intensitätsverteilung von der Frequenz unabhängig (quasistatische Frequenzanteile), so daß die spektrale Dichte in diesem Grenzfall durch den Wert $J(0)$ beschrieben werden kann

Dichteverteilung in etwa der Larmorfrequenz ω_0 entspricht. Der beschriebene Relaxationsmechanismus ermöglicht es dem angeregten Spinsystem, so lange Energiequanten $\hbar\omega_0$ abzugeben oder aufzunehmen, bis die Boltzmann-Verteilung der Energieniveaus erreicht ist. Die Energiedifferenz zwischen dem angeregten und dem Gleichgewichtszustand wird an das „*Gitter*", d. h. an die Gesamtheit der Atome und Moleküle, in die die Kernspins eingebaut sind, abgegeben. Da mit der Umbesetzung der Spinzustände (Präzessionskegel) makroskopisch eine Änderung der Längsmagnetisierung M_z verbunden ist, handelt es sich um einen T1-Relaxationsmechanismus.
Der beschriebene Prozeß trägt aber auch zur T2-Relaxation bei, da durch die lokal induzierten Übergänge zwischen den Präzessionskegeln der Phasenzusammenhang, die Phasenkohärenz, zwischen denjenigen Spins zerstört wird, die gemeinsam als Spinpaket die makroskopische Quermagnetisierung bilden (vgl. Abb. 2.12).

- Die zum $\vec{B}_0$-Feld *parallele Komponente* des zeitlich fluktuierenden Feldes $\vec{B}_{lok}(t)$ moduliert das statische Magnetfeld $\vec{B}_0$ am Ort eines Kerns und verändert somit die Präzessionsfrequenz des magnetischen Kernmoments $\vec{\mu}$. Aufgrund der unkorrelierten Schwankungen der Präzessionsfrequenzen um die Larmorfrequenz ω_0 verlieren die präzedierenden magnetischen Momente der Probe ihre Phasenkohärenz, und die Quermagnetisierung zerfällt (vgl. Abb. 2.12). Die Effektivität des Relaxationsmechanismus wird im wesentlichen von den quasistatischen Frequenzanteilen des fluktuierenden Feldes bestimmt, d. h. von der spektralen Dichte J(0) (vgl. Abb. 2.13), da sich die schnell fluktuierenden Komponenten im zeitlichen Mittel gegenseitig aufheben. Der beschriebene Mechanismus ist ein reiner T2-Prozeß, da keine Übergänge zwischen den Energieniveaus (Präzessionskegeln) induziert werden und die Längsmagnetisierung M_z demzufolge nicht verändert wird.

Aus der qualitativen Diskussion der Relaxationsmechanismen ist ersichtlich, daß die Relaxationsgeschwindigkeit von zwei Faktoren abhängt: von der *Stärke* und von der *Zeitabhängigkeit* der fluktuierenden lokalen Magnetfelder. Die Abhängigkeit von der Wechselwirkungsstärke macht man sich bei der Anwendung paramagnetischer Kontrastmittel (z. B. Gd-DTPA, vgl. 2.7) zunutze. Paramagnetische Substanzen besitzen ungepaarte Elektronenspins und somit auch ein magnetisches Moment. Bedenkt man, daß das magnetische Moment des Elektrons 658mal so groß ist wie das magnetische Moment des Wasserstoffatomkerns, so ist leicht einzusehen, warum selbst kleinste Mengen einer paramagnetischen Substanz die Relaxationszeiten drastisch erniedrigen.

2.2.5.2 *Phänomenologische Beschreibung der Relaxationsprozesse*

Für die meisten Spinsysteme mit einer hinreichend hohen thermischen Beweglichkeit lassen sich die Relaxationsprozesse phänomenologisch durch *Exponentialfunktionen mit den Zeitkonstanten* T1 bzw. T2 beschreiben. Die Längsmagnetisierung relaxiert exponentiell

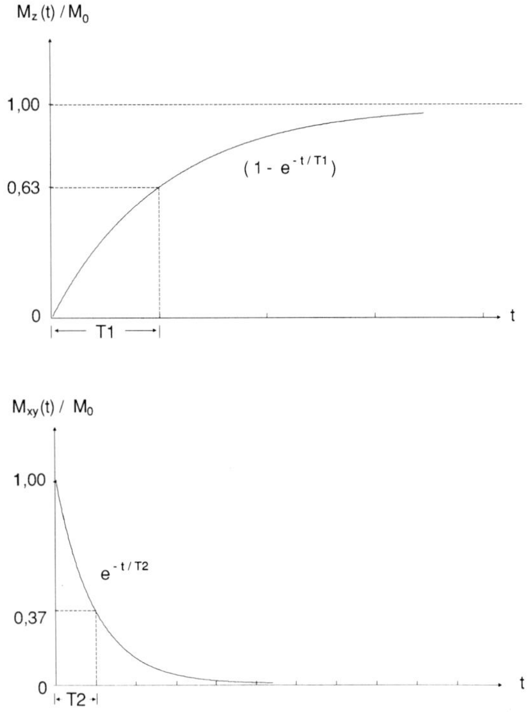

Abb. 2.14. Relaxation der Längs- und Quermagnetisierung. Nach der Anregung durch einen 90°-Impuls relaxiert die Längsmagnetisierung gegen den Gleichgewichtswert $M_z = M_0$ und die Quermagnetisierung gegen den Wert $M_{xy} = 0$. Die zeitliche Entwicklung wird durch die Längsrelaxationszeit T1 bzw. durch die Querrelaxationszeit T2 charakterisiert ($e^{-1} \cong 0{,}37$)

gegen den Gleichgewichtswert $M_z = M_0$, die Quermagnetisierung gegen den Wert $M_{xy} = 0$. In Abb. 2.14 ist der exponentielle Zerfall der Quermagnetisierung M_{xy} bzw. der exponentielle Anstieg der Längsmagentisierung M_z nach der Anregung durch einen 90°-Impuls dargestellt. Der Abbildung ist eine anschauliche Interpretation der T1- bzw. T2-Relaxationszeit zu entnehmen:

- Die Längsrelaxationszeit T1 ist die Zeit, in der die Längsmagnetisierung M_z nach einem 90°-Impuls wieder auf 63% des Gleichgewichtswertes M_0 angestiegen ist.
- Die Querrelaxationszeit T2 ist die Zeit, in der die Quermagnetisierung auf 37% ihres ursprünglichen Wertes abgefallen ist.

Der Prozeß der Querrelaxation läßt sich auch auf makroskopischer Ebene anschaulich beschreiben. Dazu zerlegen wir die Quermagnetisierung M_{xy} in verschiedene Magnetisie-

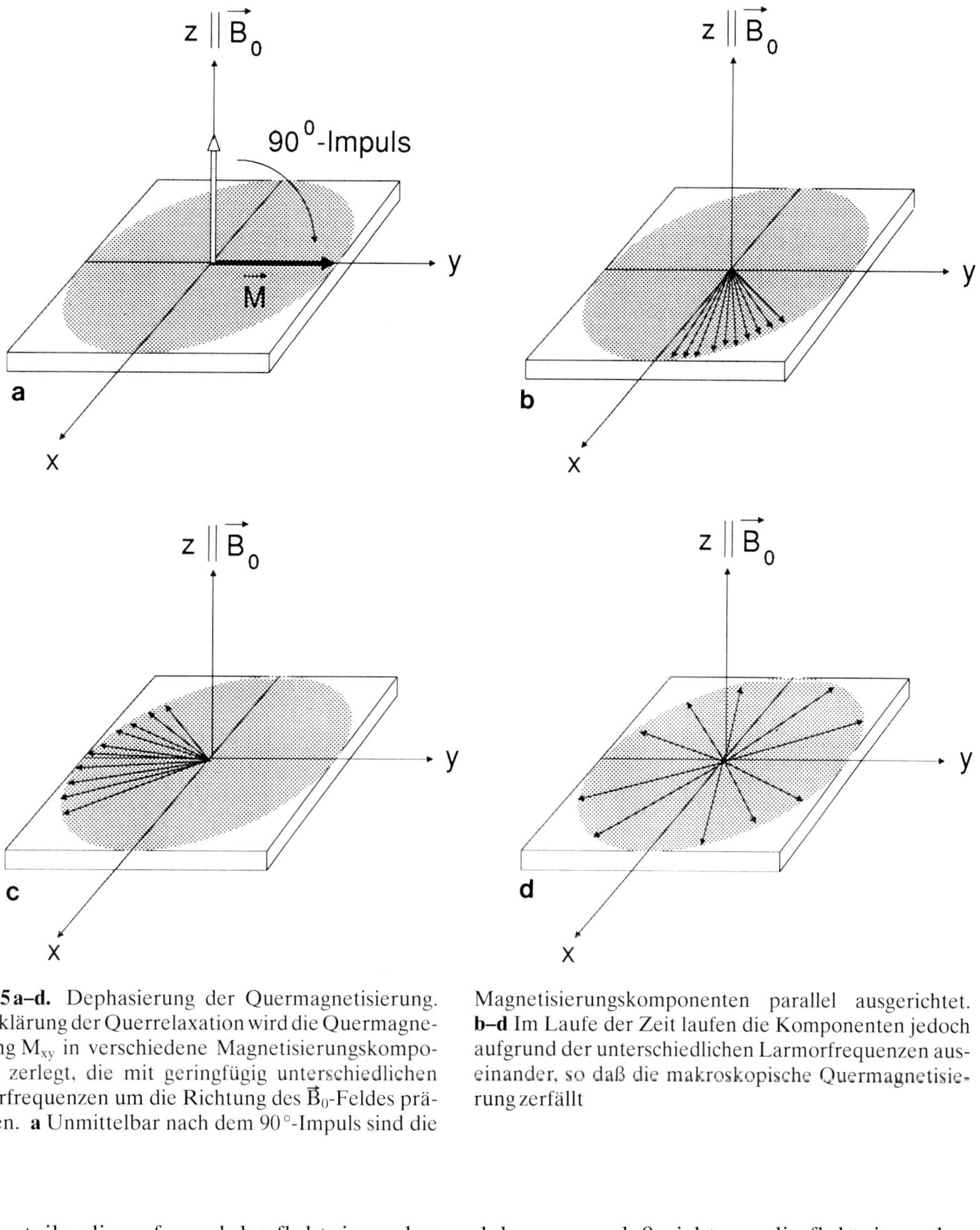

Fig. 2.15 a–d. Dephasierung der Quermagnetisierung. Zur Erklärung der Querrelaxation wird die Quermagnetisierung M_{xy} in verschiedene Magnetisierungskomponenten zerlegt, die mit geringfügig unterschiedlichen Larmorfrequenzen um die Richtung des $\vec{B}_0$-Feldes präzedieren. **a** Unmittelbar nach dem 90°-Impuls sind die Magnetisierungskomponenten parallel ausgerichtet. **b–d** Im Laufe der Zeit laufen die Komponenten jedoch aufgrund der unterschiedlichen Larmorfrequenzen auseinander, so daß die makroskopische Quermagnetisierung zerfällt

rungsanteile, die aufgrund der fluktuierenden lokalen Zusatzfelder $\vec{B}_{lok}(t)$ mit geringfügig unterschiedlichen Larmorfrequenzen präzedieren. Unmittelbar nach der Anregung zeigen alle Komponenten in die gleiche Richtung; kurz danach präzedieren aber einige Anteile schneller, andere langsamer um die Richtung des $\vec{B}_0$-Feldes. Infolgedessen kommt es zu einer *Auffächerung (Dephasierung) der Komponenten,* und die resultierende Quermagnetisierung nimmt ab (Abb. 2.15).

In realen MR-Experimenten hat die zu untersuchende Probe immer eine endliche Ausdehnung, so daß nicht nur die fluktuierenden lokalen Magnetfelder zur Querrelaxation beitragen, sondern auch technisch bedingte räumliche *Inhomogenitäten des statischen Grundfeldes* $\vec{B}_0$. Da sich die beiden Effekte überlagern, ist die resultierende *effektive Relaxationszeit T2** immer kleiner als die wahre, substanzspezifische Querrelaxationszeit T2.

Tabelle 2.2. [1]H-Relaxationszeiten biologischer Gewebe bei unterschiedlichen B_0-Feldstärken. (Nach Bottomley et al. 1984 [2])

Gewebe	T2 [ms]	T1 [s] bei 0,5 T	T1 [s] bei 1,0 T	T1 [s] bei 1,5 T
Skelettmuskel	47 ± 13	0,55 ± 0,10	0,73 ± 0,13	0,87 ± 0,16
Herzmuskel	57 ± 16	0,58 ± 0,09	0,75 ± 0,12	0,87 ± 0,14
Leber	43 ± 14	0,33 ± 0,07	0,43 ± 0,09	0,50 ± 0,11
Niere	58 ± 24	0,50 ± 0,13	0,59 ± 0,16	0,65 ± 0,18
Milz	62 ± 27	0,54 ± 0,10	0,68 ± 0,13	0,78 ± 0,15
Fett[a]	84 ± 36	0,21 ± 0,06	0,24 ± 0,07	0,26 ± 0,07
Graue Hirnsubstanz	101 ± 13	0,66 ± 0,11	0,81 ± 0,14	0,92 ± 0,16
Weiße Hirnsubstanz	92 ± 22	0,54 ± 0,09	0,68 ± 0,12	0,79 ± 0,13

[a] Im Fettgewebe tragen mehrere Protonenkomponenten zum MR-Bildsignal bei, so daß die einkomponentigen Relaxationszeiten nur grobe Richtwerte darstellen.

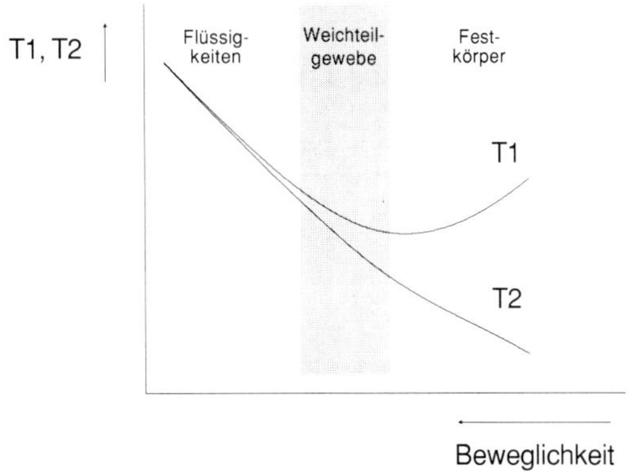

Abb. 2.16. Relaxation in Flüssigkeiten und Festkörpern. Das Relaxationsverhalten einer Substanz hängt ganz wesentlich von der thermischen Beweglichkeit der Atome und Moleküle ab. Für Flüssigkeiten mit einer hohen thermischen Beweglichkeit gilt T1 ≅ T2, für Festkörper T1 ≫ T2. Die Längsrelaxationszeit T1 ist minimal, wenn die Grenzfrequenz der spektralen Dichteverteilung J(ω) der Substanz in etwa der Larmorfrequenz entspricht (vgl. Abb. 2.13)

2.2.5.3 [1]H-Relaxationszeiten biologischer Gewebe

In *Festkörpern* und *Flüssigkeiten* laufen Relaxationsprozesse unterschiedlich schnell ab (Abb. 2.16). Während die Längsrelaxation bei Festkörpern Stunden oder sogar Tage dauern kann, sind es bei reinen Flüssigkeiten nur wenige Sekunden. Dieses unterschiedliche Verhalten ist darauf zurückzuführen, daß die spektrale Dichte $J(\omega_0)$ in der Nähe der Larmorfrequenz bei Flüssigkeiten aufgrund der raschen thermischen Bewegung der Moleküle wesentlich größer ist als bei Festkörpern, in denen die niederfrequenten Frequenzanteile dominieren (vgl. Abb. 13). Aus demselben Grund beträgt die T2-Relaxationszeit in Festkörpern in der Regel nur wenige Mikrosekunden. Anders dagegen in Flüssigkeiten: Da sich die Kerne in einer Flüssigkeit ständig bewegen, gleichen sich die zur Querrelaxation beitragenden lokalen Feldfluktuationen in Richtung des $\vec{B}_0$-Feldes weitgehend aus, so daß die Relaxationszeit T2 in diesem Fall nur wenig kleiner ist als die Längsrelaxationszeit T1.

Biologische Gewebe liegen in ihrer Konsistenz zwischen Festkörpern und reinen Flüssigkeiten; im Hinblick auf ihr Relaxationsverhalten können sie im allgemeinen als zähe oder viskose Flüssigkeiten beschrieben werden. In Tabelle 2.2 sind Relaxationszeiten für Protonen in verschiedenen biologischen Geweben zusammengestellt. Die starke Gewebeabhängigkeit der Relaxationszeiten erklärt den ausgezeichneten Gewebekontrast der MR-Bilder, der auch dann zu beobachten ist, wenn sich die Protonendichten der abgebildeten Gewebe oder Organe nur geringfügig voneinander unterscheiden. Bei der Interpretation der Relaxationszeiten sind allerdings zwei Punkte zu beachten:

- Die Längsrelaxationszeit T1 biologischer Gewebe ist frequenzabhängig, die Querrelaxationszeit T2 ist nahezu frequenzunabhängig. Bei einem Vergleich von T1-Werten muß also immer die B_0-Feldstärke bzw. die Larmorfrequenz berücksichtigt werden, bei der die T1-Werte bestimmt worden sind.
- Relaxationsprozesse sind oftmals mehrkomponentig, so daß die Beschreibung durch

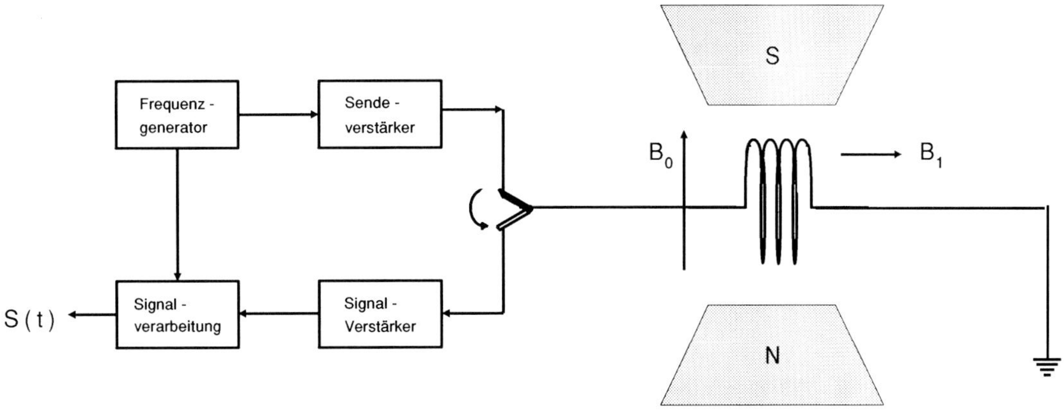

Abb. 2.17. Prinzipieller Aufbau eines MR-Experiments. Das Meßobjekt wird in einem homogenen statischen Magnetfeld $\vec{B}_0$ plaziert, in das mittels einer HF-Spule ein magnetisches HF-Feld $\vec{B}_1(t)$ senkrecht zum $\vec{B}_0$-Feld eingestrahlt wird. Nach der Anregung wird das in der HF-Spule empfangene Kernresonanzsignal der Probe über eine Empfangselektronik dem Systemrechner zugeführt

Abb. 2.18 a–c. FID-Signal und Frequenzspektrum. ▶ **a** Nach der HF-Anregung durch einen 90°-Impuls präzediert die Magnetisierung M_{xy} mit der Larmorfrequenz ω_0 um die $\vec{B}_0$-Feldrichtung und induziert in der Empfangsspule eine elektrische Spannung. **b** Das gemessene FID-Singal S(t) hat die Form einer gedämpften Schwingung, deren Frequenz mit der Larmorfrequenz ω_0 übereinstimmt. Die Dämpfung wird durch die Zeitkonstante T2* charakterisiert. **c** Berechnet man die Fourier-Transformierte des detektierten FID-Signals, so erhält man das Frequenzspektrum des Kernresonanzsignals. Die Resonanz- oder Lorentz-Kurve hat ihr Zentrum bei der Larmorfrequenz ω_0; ihre Halbwertsbreite ist über die Beziehung $\Delta\omega = 2/T2^*$ mit der charakteristischen Zeitkonstanten T2* des FID verknüpft

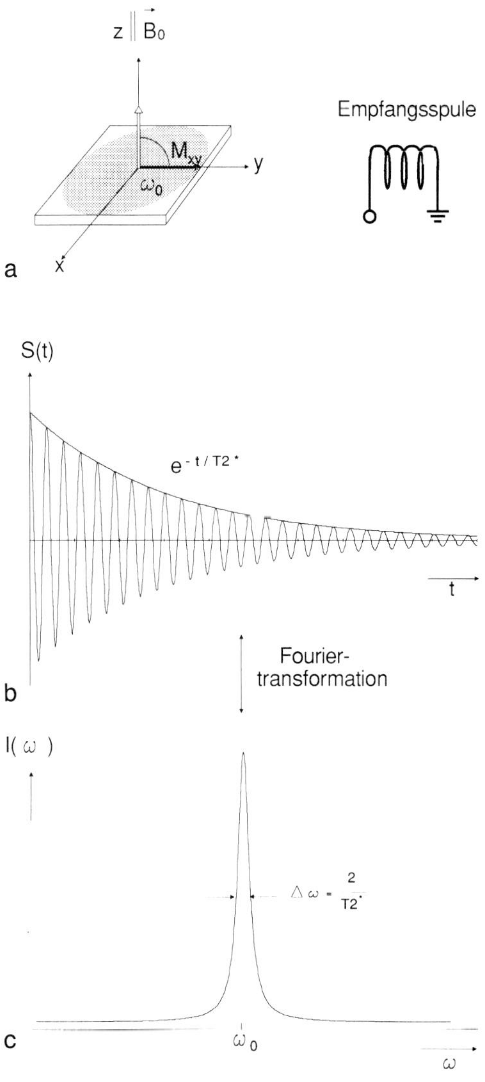

einfache Exponentialfunktionen nur eine Näherung ist. Die in Tabelle 2.2 angegebenen Relaxationszeiten stellen demgemäß gewichtete Mittelwerte über ein ganzes Spektrum von Exponentialfunktionen dar, wobei die einzelnen Exponentialfunktionen das Relaxationsverhalten der Protonen in den verschiedenen Zell- und Gewebekompartimenten beschreiben, zwischen denen nur ein langsamer Protonenaustausch stattfindet.

2.2.6 Das MR-Experiment

Der prinzipielle Meßaufbau eines MR-Experiments ist in Abb. 2.17 dargestellt. Die zu untersuchende Probe wird in einem sehr homogenen statischen Magnetfeld $\vec{B}_0$ plaziert, das entweder durch einen Permanentmagneten oder durch eine Spule erzeugt wird. Das HF-Sendesystem liefert über eine Sendespule das zur Anregung der Kernresonanz benötigte elektromagnetische Hochfrequenzfeld. Diese HF-Spule ist so angeordnet, daß das hochfrequente $\vec{B}_1$-Feld senkrecht zum $\vec{B}_0$-Feld in das Meßvolumen eingestrahlt wird.

Hinweis. Während Atomkerne mit einem Kernspin $I \geq 1$ sowohl mit der elektrischen als auch mit der magnetischen Komponente des elektromagnetischen HF-Feldes in Wechselwirkung treten können, stehen Spin-1/2-Kerne nur mit der magnetischen Komponente $\vec{B}_1(t)$ des HF-Feldes in Wechselwirkung.

Nach Beendigung der Impulsanregung induziert die präzedierende Quermagnetisierung M_{xy} ihrerseits eine schwache Wechselspannung in einer Empfangsspule, die i. allg. mit der Sendespule identisch ist (Abb. 2.18a). Die gemessene Spannung wird verstärkt, gefiltert, digitalisiert und dem MR-Systemrechner zugeführt.

Das induzierte *Kernresonanzsignal* S(t) hat die Form einer gedämpften Schwingung (Abb. 2.18b) – man spricht daher vom freien Induktionszerfall (engl.: *„Free Induction Decay", FID*). Das FID-Signal hat folgende charakteristische Eigenschaften:

- Es oszilliert mit der Larmorfrequenz ω_0 der angeregten Kerne;
- der zeitliche Zerfall erfolgt mit der Zeitkonstanten T2*;
- die Anfangsamplitude ist der Anzahl N der angeregten Spins in der Probe proportional ($N = \rho V \sim M_0 V$, vgl. Gl. (5)).

Enthält die Probe Atomkerne eines bestimmten Isotops, die sich aufgrund von intramolekularen Wechselwirkungen geringfügig in ihren Resonanzfrequenzen unterscheiden (vgl. 2.2.8 und 2.2.9), so wird in der Empfangsspule ein Signal induziert, das sich aus mehreren interferierenden Abklingkurven zusammensetzt. Eine derartige Überlagerung läßt sich aber nur noch schwer analysieren und interpretieren. Aus diesem Grund ist es in der MRS üblich, das gemessene Signal in seine Frequenzanteile zu zerlegen (Fourier-Analyse, vgl. 2.2.5.1) und als *Frequenzspektrum* darzustellen. Bei den beiden Darstellungsarten handelt es sich um verschiedene Repräsentationen des gleichen Datensatzes, die durch eine mathematische Operation, die *Fourier-Transformation*, ineinander umgerechnet werden können.

Beispiel. Abbildung 2.18b, c veranschaulicht den Zusammenhang zwischen der Darstellung des MR-Signals in der Zeit- und in der Frequenzdomäne am Beispiel einer Substanz, deren MR-Spektrum nur eine einzige Resonanzlinie aufweist.

Für die quantitative Auswertung eines MR-Spektrums sind folgende Charakteristika von Bedeutung:

- Die Resonanzkurve hat ihr Zentrum bei der Larmorfrequenz ω_0;
- die Breite $\Delta\omega$ der Kurve auf halber Höhe (Halbwertsbreite; „full-width half-maximum", FWHM) ist über die Beziehung $\Delta\omega = 2/T2^*$ mit der charakteristischen Zeitkonstanten T2* des FID verknüpft;
- die Fläche unter der Kurve ist der Anzahl der beteiligten Kerne näherungsweise proportional.

2.2.7 Standardimpulssequenzen

Meßtechnisch kann in einem gepulsten MR-Experiment immer nur das HF-Signal beobachtet werden, das von der rotierenden Quermagnetisierung M_{xy} in der Empfangsspule induziert wird (vgl. 2.2.6); die verschiedenen Experimente unterscheiden sich jedoch in der Art und Weise, wie das Spinsystem vor der Akquisition des Signals durch eine Folge von HF-Impulsen angeregt und präpariert wird. Eine definierte Abfolge von HF-Impulsen, die üblicherweise mehrfach wiederholt wird, bezeichnet man als *Impulssequenz*. Im folgenden werden die drei „klassischen" MR-Impulssequenzen beschrieben (vgl. die Bildgebungssequenzen Kap. 2.4):

- die Saturation-Recovery-Sequenz,
- die Inversion-Recovery-Sequenz und
- die Spinechosequenz.

2.2.7.1 Saturation-Recovery-Sequenz

Die Saturation-Recovery-Sequenz (SR-Sequenz) besteht nur aus einem einzigen 90°-Impuls, der die Längsmagnetisierung M_z in die x-y-Ebene klappt. Das FID-Signal wird unmittelbar nach Beendigung der HF-Anregung akquiriert. Nach einer Verzögerungszeit, der *Repetitions-* oder *Impulswiederholzeit TR,* wird die Sequenz wiederholt. Schematisch kann

die SR-Sequenz durch das Impulsschema {90°–AQ–TR} beschrieben werden (AQ = Signalakquisitionsphase) (Abb. 2.19 a).
Ist die Repetitionszeit TR groß im Vergleich zur T1-Zeit, so kann die Magnetisierung $\vec{M}$ nach der Anregung vollständig relaxieren und in die Gleichgewichtslage zurückkehren (vgl. Abb. 2.14). Die Anfangsamplitude des FID ist in diesem Fall auch nach wiederholter Anregung nur von der Gleichgewichtsmagnetisierung M_0 abhängig und zeigt keine signifikante T1- oder T2-Abhängigkeit. Wird die Repetitionszeit TR indes auf einen Wert verkürzt, der mit der T1-Zeit vergleichbar ist, so relaxiert die Längsmagnetisierung M_z nach der Anregung nicht vollständig, und der nachfolgende 90°-Impuls dreht die reduzierte Längsmagnetisierung $M_z(TR)=M_0[1-\exp(-TR/T1)]$ in die x-y-Ebene (Abb. 2.19 b, c). Unter der Voraussetzung, daß die Quermagnetisierung nach der Repetitionszeit TR auf Null abgeklungen ist ($TR \gg T2^*$), ergibt sich für die Anfangsamplitude S_{SR} des FID-Signals der Ausdruck:

$$S_{SR} \sim N\,[1-e^{-TR/T1}]. \tag{8}$$

Die Anfangsamplitude S_{SR} des FID hängt somit ausschließlich von der Längsrelaxationszeit T1 und der Anzahl N der angeregten Spins in der Probe ab.

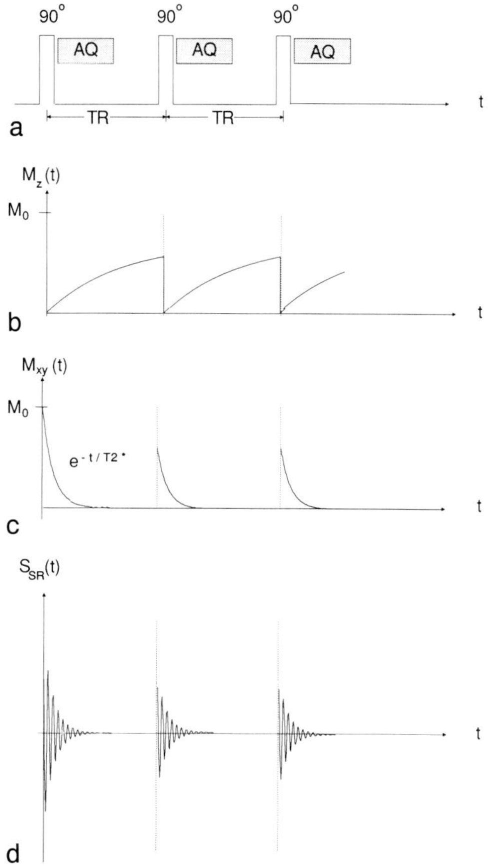

Abb. 2.19 a–d. Saturation-Recovery-Sequenz. **a** Impulsschema der Saturation-Recovery-Sequenz. **b** Durch die aufeinanderfolgenden 90°-Impulse wird jeweils die aktuelle Längsmagnetisierung in die x-y-Ebene geklappt. Während der Repetitionszeit TR nähert sich die Längsmagnetisierung wieder der Gleichgewichtsmagnetisierung M_0 an. Die Geschwindigkeit dieses Prozesses wird durch die Längsrelaxationszeit T1 charakterisiert. Man beachte, daß durch den ersten 90°-Impuls die Gleichgewichtsmagnetisierung M_0 in die x-y-Ebene geklappt wird, durch die nachfolgenden 90°-Impulse jedoch nur die reduzierte Längsmagnetisierung $M_z(TR) = M_0\,[1-\exp(-TR/T1)]$. **c** Zeitliche Entwicklung der Quermagnetisierung M_{xy} im rotierenden Bezugssystem. **d** Induziertes Kernresonanzsignal $S_{SR}(t)$ (*AQ* Signalakquisitionsphase)

2.2.7.2 Inversion-Recovery-Sequenz

Bei der Inversion-Recovery-Methode (IR-Methode) wird die Längsmagnetisierung zunächst durch einen 180°-Impuls (Inversionsimpuls) invertiert, dem nach einer *Inversionszeit* TI ein 90°-Impuls (Ausleseimpuls) folgt (Abb. 2.20). Direkt nach dem 90°-Impuls, der die teilweise relaxierte Längsmagnetisierung $M_z(TI)$ in die x-y-Ebene dreht, wird der FID akquiriert. Die IR-Sequenz wird durch das Impulsschema {180° – TI – 90° – AQ} gekennzeichnet. Die Anfangsamplitude S_{IR} des FID-Signals ist wie bei der SR-Methode direkt proportional zur Längsmagnetisierung unmittelbar vor dem 90°-Impuls. Im Gegensatz zur SR-Sequenz ist die Veränderung der Längsmagnetisierung jedoch doppelt so groß, so daß sich analog zu Gl. (8) der Ausdruck

$$S_{IR} \sim N\,[1-2\,e^{-TI/T1}] \tag{9}$$

ergibt. Bei der Ableitung dieser Beziehung wurde vorausgesetzt, daß die Längsmagnetisierung vor der Anwendung des Inversionspulses vollständig relaxiert ist. Bei einer wiederholten Anwendung der IR-Sequenz ist also darauf zu achten, daß die Repetitionszeit TR wesentlich größer ist als die Längsrelaxationszeit T1 ($TR > 5\,T1$).

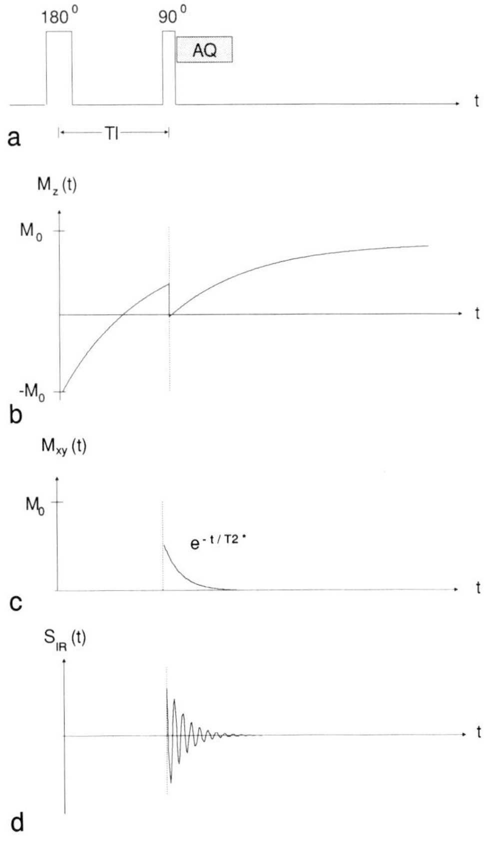

Abb. 2.20 a–d. Inversion-Recovery-Sequenz. **a** Impulsschema der Inversion-Recovery-Sequenz. **b** Zunächst wird durch einen 180°-Impuls (Inversionsimpuls) die Längsmagnetisierung invertiert, dem nach einer Inversionszeit TI ein 90°-Impuls (Ausleseimpuls) folgt, der die aktuelle Längsmagnetisierung M_z(TI) in die x-y-Ebene klappt. Nach dem 90°-Impuls nähert sich die Längsmagnetisierung der Gleichgewichtsmagnetisierung M_0 an. **c** Zeitliche Entwicklung der Quermagnetisierung M_{xy} im rotierenden Bezugssytem. **d** Induziertes Kernresonanzsignal $S_{IR}(t)$ (AQ = Signalakquisitionsphase)

Hinweis. Wird die IR-Sequenz mehrmals mit unterschiedlichen Inversionszeiten TI wiederholt, so kann der zeitliche Verlauf der Längsmagnetisierung Punkt für Punkt abgetastet werden, da die Anfangsamplitude des FID-Signals der Längsmagnetisierung zur Zeit TI proportional ist (vgl. Abb. 2.20). Dieses Verfahren wird häufig verwendet, um die Längsrelaxationszeit T1 mit Hilfe eines Kurvenanpassungsprogramms gemäß Gl. (9) zu bestimmen.

2.2.7.3 Spinechosequenz

Wie in 2.2.5.2 erläutert wurde, wird der zeitliche Zerfall der Quermagnetisierung M_{xy} durch zwei unterschiedliche Effekte verursacht: durch fluktuierende lokale Magnetfelder und durch technisch bedingte räumliche Inhomogenitäten des statischen Magnetfeldes $\vec{B}_0$. Die Quermagnetisierung M_{xy} relaxiert somit nicht mit der wahren, substanzspezifischen Relaxationszeit T2, sondern mit der effektiven Zeitkonstanten T2* (T2* < T2). Für die Bestimmung der Querrelaxationszeit T2 ist es daher notwendig, die Wirkung der Feldinhomogenitäten zu kompensieren. Dies gelingt, wie E. Hahn bereits 1950 gezeigt hat, mit der sogenannten Spinechosequenz (SE-Sequenz). Dabei nutzt man die Tatsache aus, daß die Dephasierung der Quermagnetisierung aufgrund der zeitlich konstanten Feldinhomogenitäten *reversibel* ist, während der Einfluß der fluktuierenden lokalen Magnetfelder *irreversibel* ist. Um das Prinzip der SE-Sequenz mit dem Impulsschema {90° – τ – 180° – τ – AQ} zu verstehen, vernachlässigen wir vorerst den Einfluß der fluktuierenden lokalen Magnetfelder und betrachten nur die statischen Feldinhomogenitäten. Unmittelbar nach dem 90°-Impuls zeigen alle Magnetisierungsanteile, aus denen sich die Quermagnetisierung M_{xy} zusammensetzt, in die y′-Richtung (Abb. 2.21 a). Kurz danach präzedieren aber einige Anteile schneller, andere langsamer um die Richtung des $\vec{B}_0$-Feldes, so daß die ursprüngliche Phasenkohärenz verlorengeht (vgl. Abb. 2.15). Betrachtet man diese Situation vom rotierenden Bezugssystem aus, so kommt es zu einer Auffächerung der Magnetisierungskomponenten um die y′-Achse (Abb. 2.21 b, c). Strahlt man nun nach der Zeit τ einen 180°-Impuls entlang der x′-Achse ein, so werden die Magnetisierungskomponenten bezüglich der x′-Achse gespiegelt (Abb. 2.21 d). Durch diese HF-Einwirkung wird der Drehsinn der Komponenten nicht verändert, es wird lediglich die Verteilung der Komponenten invertiert: Die schnelleren Komponenten laufen jetzt den langsameren hinterher (Abb. 2.21 e). Nach der Zeit t = 2τ zeigen die Magnetisierungskomponenten wieder in die gleiche Richtung, und das Signal erreicht ein Maximum (Abb. 2.21 f). Der 180°-Impuls bewirkt also eine *Rephasierung der dephasierten Quermagnetisierung*, die sich in einem Anwachsen des FID-Signals widerspiegelt, dem sogenannten *Spinecho* (Abb. 2.22). Nach der *Spinechozeit* TE = 2τ zerfällt das Echo – wie das ursprüngliche FID-Signal – mit der Zeitkonstanten T2*.

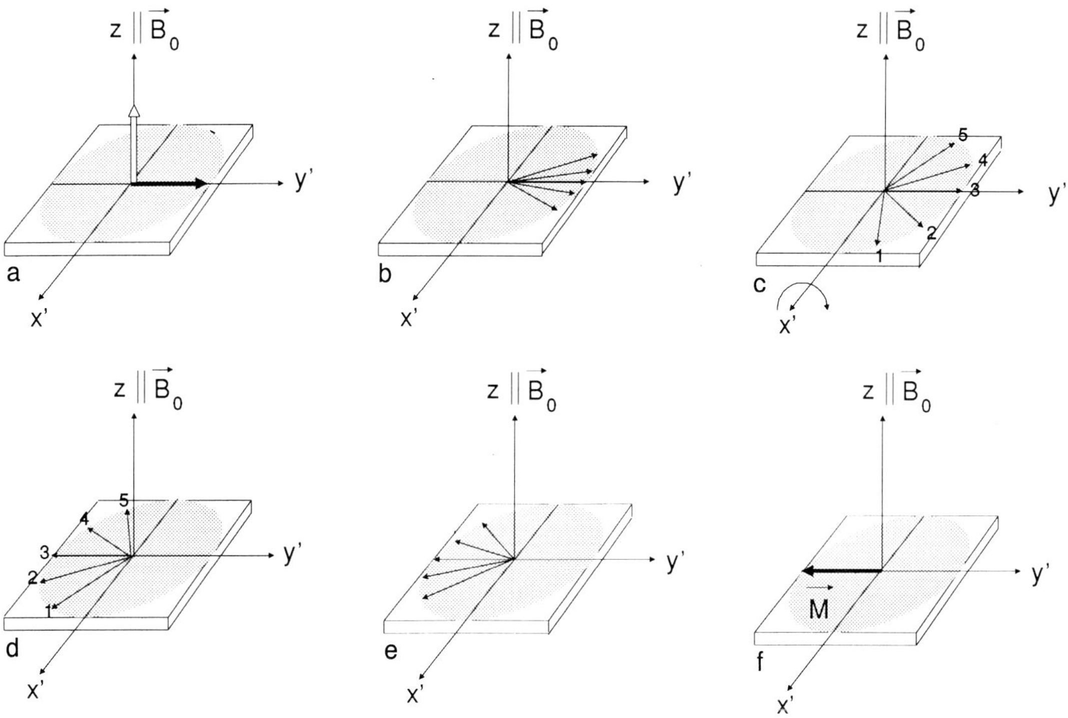

Abb. 2.21 a–f. Erklärung des Spinechoexperiments (Darstellung im rotierenden Bezugssystem). **a** Durch den 90°-Impuls wird die Magnetisierung in die x-y-Ebene geklappt. **b, c** Im Laufe der Zeit kommt es zu einer Dephasierung der Magnetisierungsanteile, die gemeinsam die Quermagnetisierung M_{xy} bilden, so daß die Quermagnetisierung mit der charakteristischen Zeitkonstanten T2* zerfällt (vgl. Abb. 2.15). Durch den 180°-Impuls, der entlang der x′-Achse eingestrahlt wird, werden die dephasierten Magnetisierungskomponenten an der x′-Achse gespiegelt (**d, e**). Da Präzessionsrichtung und -geschwindigkeit der einzelnen Magnetisierungsanteile durch den 180°-Impuls nicht verändert werden, kommt es zu einer Rephasierung der Magnetisierungskomponenten und damit verbunden zu einer Regeneration der Quermagnetisierung M_{xy}. Die Regeneration der Quermagnetisierung wird als Spinecho bezeichnet. **f** Zum Zeitpunkt TE = 2τ zeigen alle Magnetisierungsanteile wieder in die gleiche Richtung. Aufgrund der rephasierenden Wirkung des 180°-Impulses ist die Amplitude $M_z(TE = 2\tau)$ des Spinechos von den Inhomogenitäten des $\vec{B}_0$-Feldes unabhängig. Man beachte, daß die irreversible substanzspezifische T2-Relaxation in der Darstellung nicht berücksichtigt wird

Aufgrund der rephasierenden Wirkung des 180°-Impulses ist die Amplitude $S_{SE}(TE)$ des Spinechos unabhängig von den Grundfeldinhomogenitäten; der Signalverlust gegenüber dem Signal $S_{SE}(0)$ zur Zeit $t = 0$ wird ausschließlich durch die substanzspezifische Relaxationszeit T2 bestimmt. Strahlt man statt eines einzelnen 180°-Impulses zur Zeit τ eine Folge von K 180°-Impulsen zu den Zeiten τ, 3τ, 5τ, . . ., (2K–1)τ ein, so kann zwischen den einzelnen 180°-Impulsen jeweils ein Spinecho registriert werden (Abb. 2.23). Die Einhüllende der Echoamplituden $S_{SE}(2\tau k)$ ($k = 1,2,3, \ldots, K$) zerfällt exponentiell mit der Relaxationszeit T2

$$S_{SE}(2\tau k) \sim N\, e^{-2\tau k/T2}. \qquad (10)$$

Der entscheidende Vorteil der beschriebenen *Multiechosequenz* besteht darin, daß der T2-Zerfall mit einer einzigen Impulsfolge erfaßt werden kann (Abb. 2.23).

2.2.8 Einfluß der Elektronenhülle auf das lokale Magnetfeld

Bei unseren bisherigen Betrachtungen sind wir immer davon ausgegangen, daß das von der Spule erzeugte homogene Magnetfeld $\vec{B}_0$ durch die Probe nicht verändert wird. Das ist jedoch nicht der Fall, da die den Kern umgebenden Elektronen mit dem von außen angelegten Feld in Wechselwirkung treten. In biologischen Geweben, in denen die Atome chemisch ge-

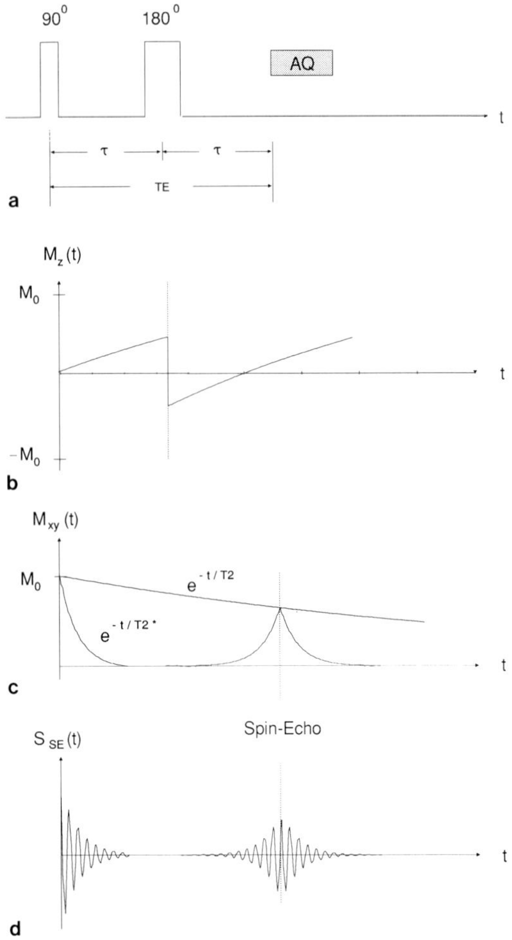

Abb. 2.22 a–d. Spinechosequenz. **a** Impulsschema der Spinechosequenz. **b** Verlauf der Längsmagnetisierung M_z. Man beachte, daß durch den 180°-Impuls zur Zeit $t = \tau$ die Längsmagnetisierung invertiert wird. **c** Zeitliche Entwicklung der Quermagnetisierung M_{xy} im rotierenden Bezugssystem. Nach der Resonanzanregung durch den 90°-Impuls zerfällt die Quermagnetisierung M_{xy} mit der charakteristischen Zeitkonstanten T2*. Der 180°-Impuls bewirkt eine als Spinecho bezeichnete Regeneration der Quermagnetisierung. **d** Induziertes Kernresonanzsignal $S_{SE}(t)$ (*AQ* Signalakquisitionsphase)

bunden sind, müssen zwei miteinander zusammenhängende Effekte berücksichtigt werden:

2.2.8.1 *Makroskopischer Effekt: Diamagnetismus*

Der Diamagnetismus ist eine allgemeine Eigenschaft der Materie und hängt mit dem Bestreben der Elektronen zusammen, das Innere

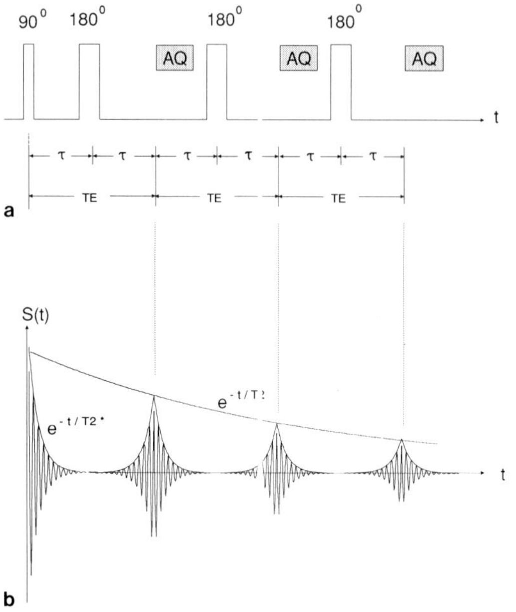

Abb. 2.23 a, b. Multiechosequenz. **a** Impulsschema der Multiechosequenz (*AQ* Signalakquisitionsphase). **b** Abfall der Echoamplituden als Funktion der Zeit. Der Signalabfall der Echoamplituden wird ausschließlich durch die substanzspezifische Querrelaxationszeit T2 bestimmt, während der Zerfall und die Regeneration des FID im wesentlichen durch die technisch bedingten Feldinhomogenitäten bestimmt wird

der Probe teilweise gegen das äußere Magnetfeld abzuschirmen. In der Elektrodynamik ist dieses Verhalten als Lenz'sche-Regel bekannt. Sie besagt, daß der durch eine Magnetfeldänderung in einer Leiterschleife induzierte Strom so gerichtet ist, daß das durch ihn hervorgerufene Magnetfeld der Änderung des primären Magnetfeldes entgegenwirkt (Abb. 2.24). Bringt man Materie in ein äußeres Magnetfeld ein, so wird in den *Elektronenhüllen* der Atome und Moleküle ein Induktionsstrom erzeugt, dessen magnetisches Moment gemäß der Lenz'schen Regel dem äußeren Feld entgegengerichtet ist. Im Gegensatz zu den Elektronen in einer makroskopischen Leiterschleife bewegen sich die Elektronen in der Atomhülle allerdings „reibungsfrei", so daß ein einmal induzierter „Elektronenstrom" so lange bestehen bleibt, bis das äußere Magnetfeld erneut verändert oder der Probenkörper wieder aus dem Magnetfeld entfernt wird.
Die Summe der induzierten magnetischen Momente der Elektronen pro Volumeneinheit be-

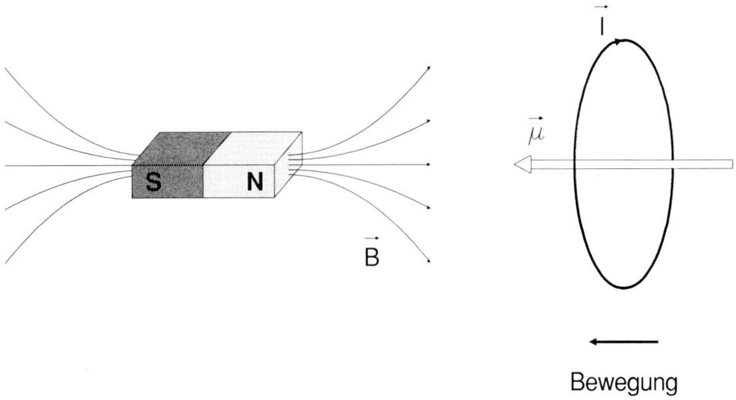

Abb. 2.24. Lenz'sche-Regel. Wird eine Leiterschleife an einen Stabmagneten mit der magnetischen Induktion $\vec{B}$ herangeführt, so wird in der Schleife ein Strom $\vec{I}$ induziert. Mit diesem Strom ist ein magnetisches Dipolfeld verknüpft, das der Änderung des primären Feldes entgegenwirkt; Stärke und Orientierung des Dipolfeldes werden durch das magnetische Moment $\vec{\mu}$ beschrieben

zeichnet man analog zur Kernmagnetisierung $\vec{M}$ als *Elektronenmagnetisierung* $\vec{M}_e$. Bei der Mittelwertbildung ist das Volumen so zu wählen, daß es einerseits eine große Anzahl von Atomen und Molekülen enthält, andererseits aber noch sehr klein ist im Vergleich zum Gesamtvolumen der Probe (1 μm^3 Wasser enthält beispielsweise $3{,}3 \cdot 10^{10}$ Wassermoleküle). Die Magnetisierung $\vec{M}_e$ ist somit per Definition eine makroskopische Größe.

Hinweis. Aus praktischen Gründen wird in der Elektrodynamik zwischen *freien* und *gebundenen* elektrischen Strömen unterschieden: Bei den freien Strömen handelt es sich um experimentell regulierbare Elektronenströme in makroskopischen Leiterschleifen, während gebundene Ströme mit atomaren und molekularen magnetischen Momenten in der Materie im Zusammenhang stehen. Das mit den freien Strömen verknüpfte magnetische Feld wird als *Magnetfeld* $\vec{H}$ bezeichnet (Einheit: Ampere/Meter), das vom Gesamtstrom, d. h. dem freien plus dem gebundenen Strom, erzeugte Feld als *magnetische Induktion* $\vec{B}$ (Einheit: Tesla). Zwischen den beiden magnetischen Feldgrößen $\vec{H}$ und $\vec{B}$ sowie der Magnetisierung $\vec{M}_e$ besteht in jedem Punkt des Raumes die Beziehung

$$\vec{B} = \mu_0(\vec{H} + \vec{M}_e), \tag{11}$$

wobei die mit den Elektronen verknüpfte Magnetisierung $\vec{M}_e$ nur im Innern der Probe von Null verschieden ist. Im materiefreien Raum gilt $\vec{B} = \mu_0\vec{H}$. μ_0 ist die magnetische Feldkonstante ($\mu_0 = 1{,}257 \cdot 10^{-6}$ Vs/Am).

Für die meisten (nichtferromagnetischen) Substanzen ist die Elektronenmagnetisierung $\vec{M}_e$ der magnetischen Feldstärke $\vec{H}$ proportional

$$\vec{M}_e = \chi\vec{H}. \tag{12}$$

Die dimensionslose Proportionalitätskonstante χ wird *magnetische Suszeptibilität* genannt. Für diamagnetische Substanzen ist χ, entsprechend der Lenz'schen-Regel, immer negativ und vom Betrag her sehr klein (z. B. Wasser: $\chi = -0{,}72 \cdot 10^{-6}$).

Beim Einbringen eines diamagnetischen Körpers in ein ursprünglich homogenes Magnetfeld $\vec{B}_0$ baut sich nach Gl. (12) eine Magnetisierung $\vec{M}_e$ auf, die ihrerseits ein magnetisches Feld erzeugt, das dem primären Feld entgegenwirkt. Infolgedessen weicht der Verlauf der $\vec{B}$-Feldlinien im Magnetisierungsgleichgewicht sowohl innerhalb als auch außerhalb des Körpers vom ursprünglichen $\vec{B}_0$-Feldverlauf ab.

Beispiel. Abbildung 2.25 zeigt den Verlauf der $\vec{B}$-Feldlinien innerhalb und außerhalb einer homogen magnetisierten diamagnetischen Kugel (χ = konstant), die in ein ursprünglich homogenes $\vec{B}_0$-Feld eingebracht wurde. Für das Feld $\vec{B}$ im Innern der Kugel berechnet man den Ausdruck $\vec{B} = (1 + 2\chi/3)\vec{B}_0$. Bei der homogen magnetisierten Kugel handelt es sich allerdings insofern um einen Idealfall, als das $\vec{B}$-Feld im Innern homogen ist; bei den meisten anderen Suszeptibilitätsverteilungen ist das $\vec{B}$-Feld auch innerhalb des Körpers inhomogen.

Aus der Diskussion ergeben sich drei wichtige Konsequenzen für die MR-Untersuchung am Menschen:

- Die Verteilung der $\vec{B}$-Feldlinien im Organismus ist von der Lage, der Größe, der Form und der magnetischen Suszeptibilität aller Gewebe und Organe des Körpers abhängig.
- Im Übergangsbereich zweier Gewebe mit unterschiedlichen magnetischen Suszeptibi-

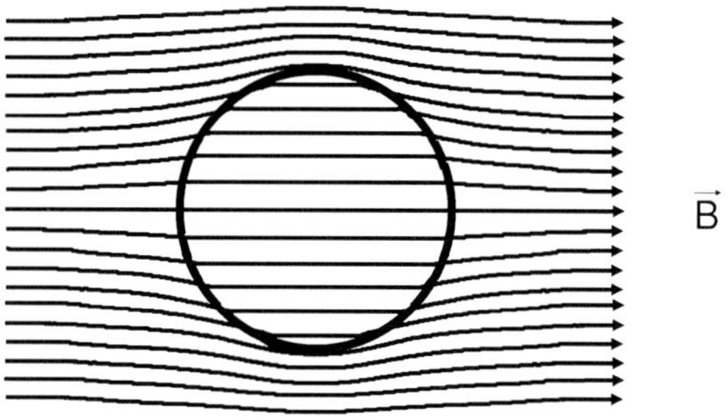

Abb. 2.25. Feldveränderung durch eine diamagnetische Kugel. Verlauf der $\vec{B}$-Feldlinien innerhalb und außerhalb einer homogen magnetisierten diamagnetischen Kugel, die in ein ursprünglich homogenes Magnetfeld eingebracht wurde. Die durch biologische Gewebe hervorgerufenen Feldveränderungen sind allerdings wesentlich schwächer als hier dargestellt

litäten treten lokale Feldinhomogenitäten auf.
- Die suszeptibilitätsbedingten Feldinhomogenitäten überlagern sich den bereits vorhandenen Inhomogenitäten des $\vec{B}_0$-Feldes.

In der MR-Tomographie sind suszeptibilitätsbedingte Feldinhomogenitäten offensichtlich unvermeidbar; sie machen sich in Form von Bildartefakten bemerkbar. Bei spektroskopischen Untersuchungen läßt sich das Problem dagegen teilweise umgehen, indem man nur MR-Signale aus kleinen, morphologisch homogenen Geweberegionen akquiriert. Darüber hinaus besteht in diesem Fall auch die Möglichkeit, das $\vec{B}$-Feld mit Hilfe externer *Shim-Spulen,* die ein schwaches magnetisches Zusatzfeld erzeugen, lokal so weit zu korrigieren, daß die Homogenität innerhalb der betrachteten Region den geforderten Ansprüchen entspricht.
Wenn wir in diesem Zusammenhang von der „Homogenität“ des $\vec{B}$-Feldes innerhalb einer definierten Region des Körpers sprechen, dann bezieht sich diese Aussage natürlich immer auf das mittlere, makroskopische Feld; auf mikroskopischer Ebene ist das Feld stets inhomogen.

2.2.8.2 *Mikroskopischer Effekt: Chemische Verschiebung*

Die Resonanzfrequenz eines Atomkerns wird durch das *lokale Magnetfeld* $\vec{B}_{lok}$ am Ort eines Kerns bestimmt und nicht durch das *makroskopische Feld* $\vec{B}$, das über ein mikroskopisch großes Volumen in der Umgebung des Kerns gemittelt wurde. Bezeichnet man die durch die Elektronenhülle des betrachteten Moleküls verursachte *lokale* Abschwächung oder Verstärkung des mittleren Feldes $\vec{B}$ am Kernort mit $\Delta\vec{B}$, so gilt:

$$\vec{B}_{lok} = \vec{B} + \Delta\vec{B}. \tag{13}$$

Nun haben experimentelle und theoretische Untersuchungen ergeben, daß die lokale Feldänderung $\Delta\vec{B}$ dem mittleren makroskopischen Feld $\vec{B}$ proportional ist. Aus diesem Grund definiert man durch

$$\Delta\vec{B} = -\sigma\vec{B} \tag{14}$$

eine von $\vec{B}$ unabhängige Größe, die sogenannte *Abschirmkonstante* σ.

Hinweis. Die Stärke des Zusatzfeldes $\Delta\vec{B}$ am Kernort hängt im allgemeinen von der Orientierung der Moleküle relativ zum Feld $\vec{B}$ ab. In Substanzen mit einer hinreichend hohen thermischen Beweglichkeit mittelt sich die Richtungsabhängigkeit jedoch zeitlich weg, so daß die Größe σ in Gl. (14) als richtungsunabhängige Konstante definiert werden konnte; sie beschreibt die über alle Raumrichtungen gemittelte chemische Verschiebung. Die anisotrope chemische Verschiebung stellt aber offensichtlich einen wirksamen Relaxationsmechanismus dar, da die Bewegung der Moleküle zeitlich fluktuierende magnetische Felder am Kernort erzeugt (vgl. 2.2.5.1).

Unter Verwendung von Gl. (14) ergibt sich für die Resonanzfrequenz des betrachteten Kerns der Ausdruck

$$\omega = \gamma\, B_{lok} = \gamma\,(1-\sigma)B. \tag{15}$$

Da eine Absolutbestimmung der Frequenzverschiebung meßtechnisch sehr schwierig ist, mißt man die Verschiebung relativ zu einer Referenzlinie mit der Frequenz ω_R und gibt die Differenz $(\omega-\omega_R)$ der Resonanzfrequenzen durch eine dimensionslose Konstante relativ zur Betriebsfrequenz $\omega_0 = \gamma B_0$ des MR-Geräts in „parts per million“ (ppm) an

$$\delta = \frac{\omega - \omega_R}{\omega_0} \cdot 10^6 \cong (\sigma_R - \sigma) \cdot 10^6. \tag{16}$$

Die *chemische Verschiebung* δ ist für die Bindung eines Atoms im Molekül charakteristisch und kann zur Lösung struktureller und biochemischer Fragestellungen herangezogen werden. Beim ^{1}H-Atomkern, der nur von einem Elektron umgeben ist, liegt die chemische Verschiebung in der Größenordnung von 10 ppm; bei Atomen mit mehreren Elektronen (z. B. ^{13}C, ^{19}F und ^{31}P) sind es dagegen einige hundert ppm. Um diese geringen Frequenzunterschiede auflösen zu können, ist ein möglichst starkes und homogenes statisches Magnetfeld erforderlich ($B_0 \geq 1{,}5$ T; $\Delta B/B_0 < 0{,}1-0{,}5$ ppm, je nach Kern).

Beispiel. Abbildung 2.26 a zeigt das Protonenspektrum von Ethanol (CH_3-CH_2-OH). Aufgrund der unterschiedlichen chemischen Umgebung der Protonen in der Hydroxyl-, der Methylen- und der Methylgruppe sind im Spektrum drei Resonanzlinien zu unterscheiden. Das Flächenverhältnis der Resonanzlinien beträgt 1:2:3 und entspricht damit der Anzahl der Protonen in den drei Atomgruppen.

2.2.9 Spin-Spin-Kopplung

In vielen MR-Spektren beobachtet man neben der chemischen Verschiebung noch eine Aufspaltung der Resonanzlinien in *Multipletts* mit charakteristischen Intensitätsverteilungen. Diese Multiplettaufspaltung wird durch die sogenannte *Spin-Spin-Kopplung* verursacht. Dabei handelt es sich um eine schwache Wechselwirkung zwischen den Kernen eines Moleküls, die *indirekt* (nämlich durch die Elektronen der chemischen Bindung) vermittelt wird.

Beispiel. Abbildung 2.26 b zeigt das bereits bekannte Protonenspektrum von Ethanol (CH_3-CH_2-OH) bei einer wesentlich höheren Auflösung als in Abb. 2.26 a, so daß die Spin-Spin-Kopplung erkennbar ist. Die Methylenresonanz ist in ein Quartett mit den relativen Intensitäten 1:3:3:1 aufgespalten und die Methylresonanz in ein Triplett mit den relativen Intensitäten 1:2:1. Da die Protonen der Hydroxylgruppe rasch zwischen verschiedenen Molekülen ausgetauscht werden, mittelt sich die Spin-Spin-Wechselwirkung weg, und die OH-Resonanzlinie spaltet nicht auf.

Um das Prinzip der Spin-Spin-Kopplung zu erläutern, betrachten wir ein Molekül, das sich aus zwei Kernen A und X zusammensetzt, die über eine Elektronenbindung miteinander gekoppelt sind (z. B. Flußsäure, H–F). Das magnetische Moment $\vec{\mu}^X$ des Kerns X ist mit einem schwachen magnetischen Feld verknüpft, durch das die Elektronenbindung gestört wird. Durch diese Änderung des Elektronenorbitals wird am Ort des Kerns A ein magnetisches Zusatzfeld erzeugt, das der Größe des magnetischen Moments $\vec{\mu}^X$ proportional ist; die Resonanzfrequenz des Kerns A hängt somit von der magnetischen Spinquantenzahl m^X des

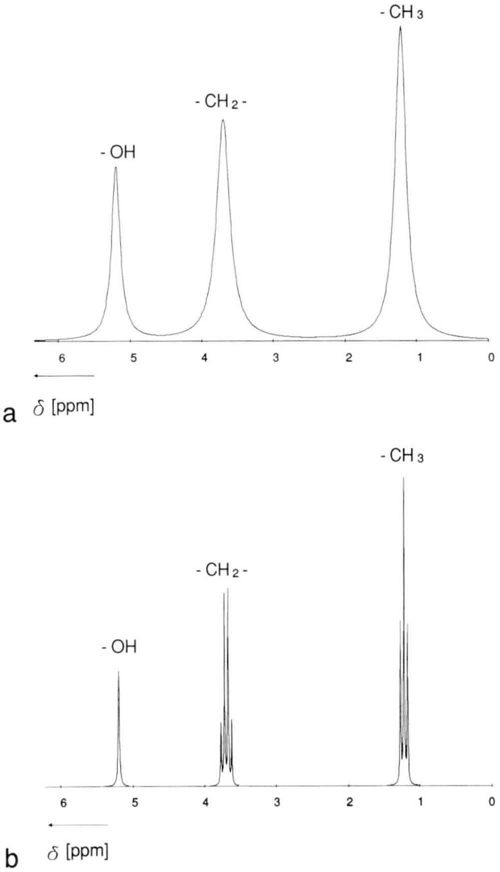

Abb. 2.26 a, b. Protonenspektrum von Ethanol (CH_3-CH_2-OH). **a** Die drei ^1H-Resonanzen können den Protonen der Hydroxyl-, Methylen- und Methylgruppe zugeordnet werden. Das Flächenverhältnis der Resonanzlinien beträgt 1:2:3 und entspricht damit der Anzahl der Protonen in den drei Atomgruppen. **b** Wird die spektrale Auflösung verbessert, so beobachtet man neben der chemischen Verschiebung noch eine Aufspaltung der Resonanzlinien in Multipletts (Spin-Spin-Kopplung): Die Methylengruppe ist in ein Quartett mit dem Intensitätsverhältnis 1:3:3:1 aufgespalten, die Methylgruppe in ein Triplett mit dem Intensitätsverhältnis 1:2:1

Kerns X ab. Für einen gegebenen Wert von I^X beobachtet man eine Aufspaltung der Resonanzlinie des Kerns A in ein Multiplett aus $2\,I^X+1$ Linien, wobei die Intensitäten der Resonanzlinien quasi identisch sind, da die $2\,I^X+1$ Spineinstellungen des Kerns X praktisch gleich wahrscheinlich sind (vgl. 2.2.3). Die analoge Betrachtung gilt für die Aufspaltung der Resonanzlinie des Kerns X. Der Abstand zwischen benachbarten Linien ist äquidistant und in beiden Spektren identisch; er wird als *(skalare) Kopplungskonstante* J_{AX} bezeichnet

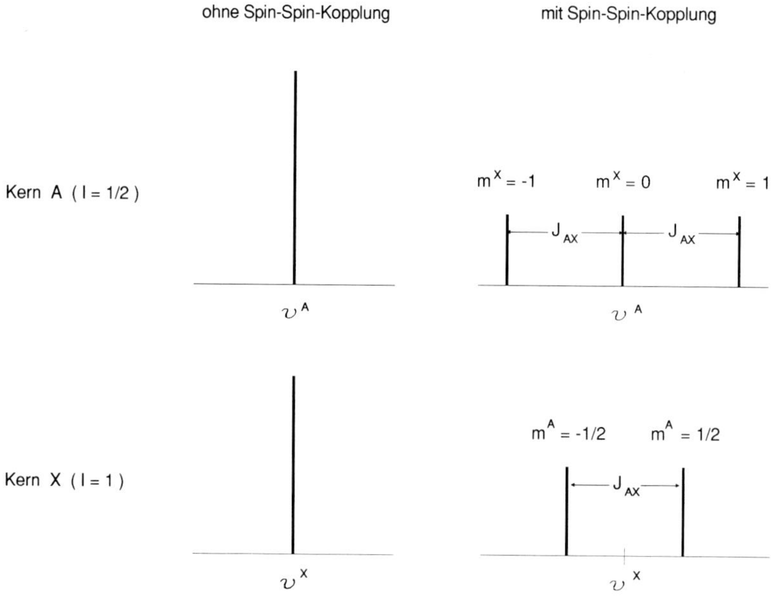

Abb. 2.27. Spin-Spin-Kopplung bei einem Zweispinsystem AX ($I^A = 1/2, I^X = 1$). Ohne Spin-Spin-Kopplung beobachtet man sowohl im A- als auch im X-Spektrum nur eine einzelne Resonanzlinie bei der Resonanzfrequenz ν^A bzw. ν^X ($\nu = \omega/2\pi$). Sind die beiden Kerne dagegen gekoppelt, so ist die A-Resonanz in ein Triplett und die X-Resonanz in ein Dublett aufgespalten. Das Aufspaltungsschema wird durch die Anzahl der erlaubten Spineinstellungen des Nachbarkerns bestimmt. Der Abstand J_{AX} zwischen benachbarten Linien ist äquidistant und in beiden Spektren gleich

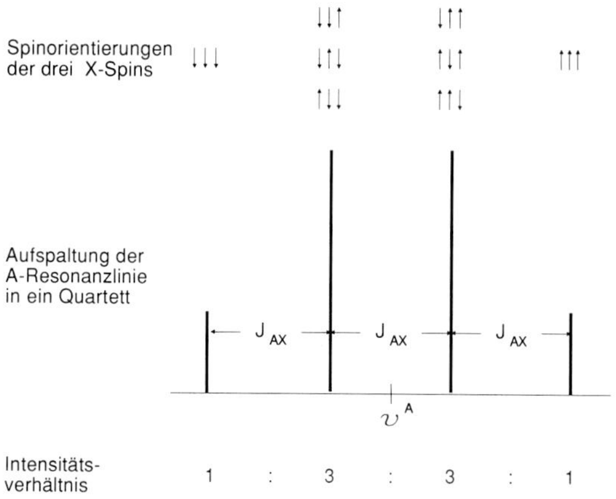

Abb. 2.28. Aufspaltungsschema der A-Resonanz bei einem gekoppelten Vierspinsystem AX_3 ($I^A = I^X = 1/2$). Der Kern A ist von drei äquivalenten Nachbarkernen X umgeben, für die es insgesamt acht verschiedene Möglichkeiten der Spinorientierung gibt. Sie sind durch Pfeile gekennzeichnet, wobei ein Pfeil jeweils die beiden erlaubten Spineinstellungen eines einzelnen X-Kerns charakterisiert (↑: $\mu_z^X = +1/2$, ↓: $\mu_z^X = -1/2$). Die Spinkombinationen {↑↑↓, ↑↓↑, ↓↑↑} und {↑↓↓, ↓↑↓, ↓↓↑} sind jeweils untereinander energetisch gleichwertig, so daß man im A-Spektrum ein Quartett mit der Intensitätsverteilung 1:3:3:1 beobachtet

und in Hertz (Hz) angegeben. Da die Spin-Spin-Wechselwirkung nur von den magnetischen Kernmomenten $\vec{\mu}^A$ und $\vec{\mu}^X$ bestimmt wird, ist der Wert der Kopplungskonstanten J_{AX} – im Gegensatz zur chemischen Verschiebung – von der Stärke des statischen Magnetfeldes unabhängig.

Beispiel. Abbildung 2.27 zeigt das Aufspaltungsschema eines AX-Spinsystems mit den Spinquantenzahlen $I^A = 1/2$ und $I^X = 1$. Die A-Resonanz ist in ein Triplett aufgespalten, die X-Resonanz in ein Dublett.

Die Überlegungen lassen sich auch auf kompliziertere Spinsysteme übertragen. Als Beispiel betrachten wir die Kopplung eines Spin-1/2-Kerns A mit drei äquivalenten Spin-1/2-Kernen X (AX_3-Spinsystem), für die es insgesamt acht verschiedene Möglichkeiten der Spinorientierung gibt. Kennzeichnen wir die beiden erlaubten Spinzustände eines einzelnen X-Kerns mit ↑ ($\mu_z^X = +1/2$) bzw. ↓ ($\mu_z^X = -1/2$), so sind dies die Zustände: ↑↑↑, ↑↑↓, ↑↓↑, ↓↑↑, ↑↓↓, ↓↑↓, ↓↓↑, ↓↓↓. Da die Spinzustände {↑↑↓, ↑↓↑, ↓↑↑} und {↑↓↓, ↓↑↓, ↓↓↑} jeweils untereinander energetisch gleichwertig sind, beobachtet man im Spektrum eine Aufspaltung der A-Resonanz in ein Quartett mit der Intensitätsverteilung 1:3:3:1 (Abb. 2.28).

Beispiel. Damit wird das in Abb. 2.26 b gezeigte Aufspaltungsmuster von Ethanol verständlich: Die beiden Methylenprotonen koppeln mit den drei CH_3-Protonen der Methylgruppe und umgekehrt, so daß die Methylresonanz in ein Triplett und die Methylenresonanz in ein Quartett aufspaltet. Im Gegensatz zur H,H-Kopplung ist die H,C- und H,O-Kopplung im allgemeinen MR-spektroskopisch nicht nachweisbar, da die Isotope ^{12}C und ^{16}O mit einer natürlichen Häufigkeit von 98,89 bzw. 99,76 % kein magnetisches Moment besitzen (vgl. Tabelle 2.1).

Hinweis. Koppelt ein Kern A mit mehreren chemisch nicht äquivalenten Kernen (z. B. in einem AMX-Spinsystem mit den Kopplungskonstanten J_{AM} und J_{AX}), so spaltet die A-Resonanz in ein Multiplett von Multipletts auf. Das Aufspaltungsschema kann in diesem Fall sukzessiv konstruiert werden.

Die angeführten einfachen Regeln gelten allerdings nur für schwach gekoppelte Spinsysteme, bei denen die Kopplungskonstanten J wesentlich kleiner sind als die durch die chemische Verschiebung bedingten Unterschiede in den Resonanzfrequenzen *(Spektren erster Ordnung)*. Ist diese Voraussetzung nicht erfüllt *(Spektren höherer Ordnung)*, so gehorchen die relativen Signalintensitäten innerhalb der Multipletts nicht mehr den besprochenen Regeln. Die Analyse eines Spektrums höherer Ordnung kann sich somit unter Umständen sehr schwierig gestalten. Aus diesem Grund wurden spezielle Doppelresonanztechniken zur *Spin-Spin-Entkopplung* entwickelt. Wird z. B. bei einem gekoppelten AX-Spinsystem während der Detektion des FID des A-Kerns ein zusätzliches Hochfrequenzfeld $\vec{B}_2(t)$ bei der Resonanzfrequenz des Kerns X eingestrahlt, so verschwindet die Multiplettaufspaltung der A-Resonanzen.

Literatur

1. Becker ED (1980) High resolution NMR. Academic Press, New York
2. Bottomley PA, Foster TH, Argersinger RE, Pfeifer LM (1984) A review of normal tissue NMR relaxation times and relaxation mechanisms from 1–100 MHz: dependence on tissue type, NMR frequency, temperature, species, excision, and age. Med Phys 11/4: 425–448
3. Harris RK (1986) Nuclear magnetic resonance spectroscopy. Longman Scientific & Technical, Harlow

Weiterführende Literatur

Abragam A (1986) Principles of nuclear magnetism. Oxford University Press, London

Becker ED (1980) High resolution NMR. Academic Press, New York

Fribolin H (1988) Ein- und zweidimensionale NMR-Spektroskopie. VCH, Weinheim

Harris RK (1986) Nuclear magnetic resonance spectroscopy. Longman Scientific & Technical, Harlow

Hauser KH, Kalbitzer HR (1989) NMR für Mediziner und Biologen. Springer, Berlin Heidelberg New York Tokyo

Rinck PA, Petersen SB, Muller RN (Hrsg) (1985) Magnetresonanz-Imaging und -Spektroskopie in der Medizin. Thieme, Stuttgart

Slichter CP (1990) Principles of magnetic resonance. Springer, Berlin Heidelberg New York Tokyo

2.3 Abbildungsverfahren

G. Brix

Unterteilt man das Meßobjekt, z. B. einen menschlichen Körper, in kleine quaderförmige Volumenelemente (Akronym: „volume element", *Voxel*) so besteht die Aufgabe in der MR-Tomographie darin, die Beiträge der einzelnen Voxel zum detektierten Summensignal voneinander zu unterscheiden und in Form von Schnittbildern (Tomogrammen) darzustellen. Dies gelingt dadurch, daß man dem homogenen Grundfeld $\vec{B}_0$ ein magnetisches Zusatzfeld mit einer *definierten Ortsabhängigkeit* überlagert, so daß die Larmorfrequenz des Kernresonanzsignals eine Funktion des Ortes wird.

2.3.1 Gradientenfelder

In der Praxis werden für die Bildrekonstruktion fast ausschließlich Gradientenfelder verwendet. Dabei handelt es sich um drei magnetische Zusatzfelder $\vec{B}^x$, $\vec{B}^y$ und $\vec{B}^z$, deren *Feldvektor in z-Richtung* zeigt und deren *Feldstärke linear* von der jeweiligen Ortskoordinate (x, y oder z) abhängt (Abb. 2.29). Bezeichnet man die z-Komponenten der drei Gradientenfelder mit B^x, B^y bzw. B^z, so gilt

$$B^x = G^x x, B^y = G^y y \text{ und } B^z = G^z z. \qquad (17)$$

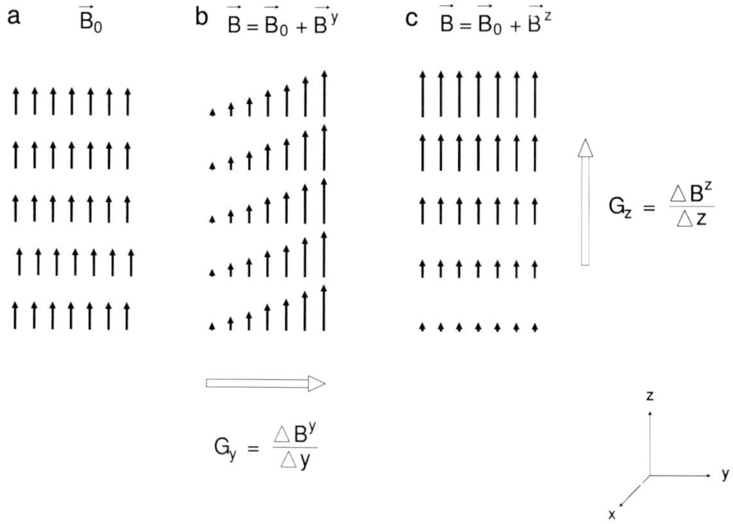

Abb. 2.29 a–c. Gradientenfelder. Für die Bildrekonstruktion werden dem homogenen Grundfeld $\vec{B}_0$ magnetische Zusatzfelder $\vec{B}^x$, $\vec{B}^y$ und $\vec{B}^z$, sogenannte Gradientenfelder, überlagert, deren Feldvektor in z-Richtung zeigt und deren Feldstärke *(Länge der schwarzen Pfeile)* linear von der jeweiligen Ortskoordinate x, y bzw. z abhängt. In **b** und **c** ist der Feldverlauf für den Fall dargestellt, daß dem $\vec{B}_0$-Feld ein Gradientenfeld $\vec{B}^y$ bzw. $\vec{B}^z$ überlagert wird. Die *offenen Pfeile* geben die Richtung der Feldänderung an, während die Konstanten G^x, G^y und G^z die Änderung der Feldstärke pro Längeneinheit beschreiben. Bezeichnet man die z-Komponenten der Gradientenfelder mit B^x, B^y und B^z, so sind die Gradientenstärken G^x, G^y und G^z durch die Beziehungen $G^x = \Delta B^x/\Delta x$ $G^y = \Delta B^y/\Delta y$ bzw. $G^z = \Delta B^z/\Delta z$ definiert

Die Proportionalitätskonstanten G^x, G^y und G^z beschreiben die *Stärke oder Steilheit der magnetischen Gradientenfelder.*

Hinweis. Häufig spricht man auch kurz von einem *x-, y- oder z-Gradienten.* Damit ist gemeint, daß sich die Stärke der magnetischen Zusatzfelder $\vec{B}^x$, $\vec{B}^y$ und $\vec{B}^z$ entlang der x-, y- bzw. z-Achse ändert (vgl. Abb. 2.29).

Damit keine Bildverzeichnungen auftreten, müssen die Gradientenstärken so gewählt werden, daß die durch die Gradientenfelder bedingten lokalen Feldänderungen größer sind als die lokalen Feldinhomogenitäten des Grundfeldes $\vec{B}_0$; typische Werte liegen zwischen 1 und 10 mT/m. Technisch werden die Gradientenfelder $\vec{B}^x$, $\vec{B}^y$ und $\vec{B}^z$ durch drei Spulensysteme (Gradientenspulen) erzeugt, die unabhängig voneinander angesteuert werden können.

Beispiel. Bei einem Patientendurchmesser in x-Richtung von X = 30 cm, einem Grundfeld von $B_0 = 1$ T und einer Gradientenstärke von $G^x = 10$ mT/m steigt das statische Magnetfeld $B = B_0 + G^x x$ innerhalb des Patienten $(-X/2 \leq x \leq X/2)$ linear von 0,9985 auf 1,0015 T an.

In der MR-Tomographie werden die Gradientenfelder auf zwei unterschiedliche Arten genutzt:

- Für die *selektive* Anregung der Kernspins in einer definierten Region des Meßobjekts (z. B. einer dünnen Objektschicht);
- für die *Ortskodierung* innerhalb einer definierten Region des Meßobjekts (z. B. einer Schicht oder eines Volumens).

2.3.2 Selektive Schichtanregung

Ein MR-Signal kann prinzipiell nur aus dem Volumen detektiert werden, dessen Kerne zuvor durch einen HF-Impuls angeregt worden sind. Diesen Zusammenhang nutzt man bei den *planaren* oder *zweidimensionalen* Abbildungsverfahren aus, um das primär dreidimensionale (3D) Rekonstruktionsproblem auf ein zweidimensionales (2D) zu reduzieren, indem man nur die Kerne in einer dünnen Körperschicht anregt.

Hinweis. Je nach Art des selektiv angeregten Teilvolumens unterscheidet man zwischen punkt-, linien-, flächen- und volumenförmigen Abbildungsstrategien (Abb. 2.30). Da die Intensität des detektierten MR-Signals der Anzahl der Kerne in dem angeregten Volumen proportional ist, unterscheiden sich die verschiedenen Strategien ganz erheblich bezüglich der Zeit, die für

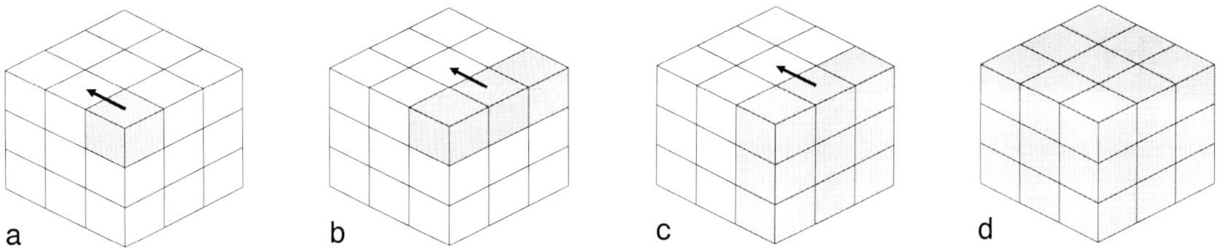

Abb. 2.30 a–d. Abbildungsstrategien. **a** Punkt-, **b** linien-, **c** flächen- und **d** volumenförmige Abtastung des Meßobjekts. Die angeregten Teilvolumina sind jeweils *dunkel* gekennzeichnet

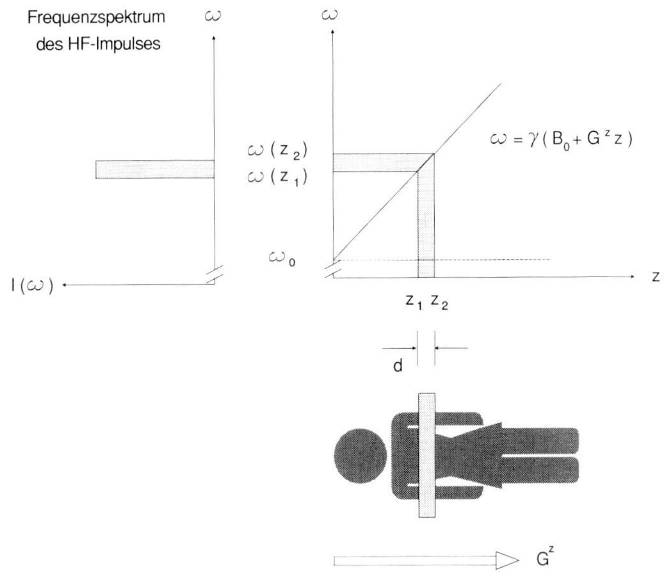

Abb. 2.31. Prinzip der selektiven Schichtanregung. Dem statischen Grundfeld $\vec{B}_0$ wird ein magnetisches Gradientenfeld $B^z = G^z\,z$ in z-Richtung überlagert (Schichtauswahlgradient), so daß die Larmorfrequenz $\omega(z) = \gamma\,(B_0 + G^z\,z)$ linear von der Ortskoordinate z abhängt. Die Objektschicht $z_1 \leq z \leq z_2$ wird somit eindeutig durch das Frequenzintervall $\omega(z_1) \leq \omega \leq \omega(z_2)$ charakterisiert. Strahlt man einen HF-Impuls ein, dessen Frequenzspektrum mit diesem Frequenzintervall übereinstimmt, so werden nur die Kerne innerhalb der gewünschten Schicht angeregt

die Akquisition qualitativ vergleichbarer MR-Bilder benötigt wird. Aufgrund der langen Meßzeiten haben sich die Punkt- und Linientechniken in der klinischen Routine nicht durchsetzen können; sie sind heute nur noch von historischem Interesse.

Um eine bestimmte Körperschicht selektiv anzuregen, wird dem homogenen Grundfeld $\vec{B}_0$ ein Gradient *(Schichtauswahlgradient)* senkrecht zur Schichtebene überlagert; für eine axiale Schicht also ein Gradient in Körperlängsrichtung. Aufgrund dieser Überlagerung variiert die Larmorfrequenz ω der Kerne entlang der Richtung des Gradienten. Wird z. B. ein Gradientenfeld $B^z = G^z\,z$ überlagert, so gilt

$$\omega(z) = \gamma\,(B_0 + G^z\,z). \qquad (18)$$

Die Objektschicht $z_1 \leq z \leq z_2$ wird demnach durch ein schmales Frequenzintervall $\gamma\,(B_0 + G^z\,z_1) \leq \omega \leq \gamma\,(B_0 + G^z\,z_2)$ charakterisiert. Strahlt man nun einen HF-Impuls ein, dessen Frequenzspektrum mit diesem Frequenzintervall übereinstimmt, so werden nur die Kerne innerhalb der gewünschten Schicht angeregt (Abb. 2.31).

Für die Definition einer Körperschicht ergeben sich daraus zwei Konsequenzen:

- Die *Dicke* $d = z_2 - z_1$ der Schicht kann variiert werden, indem entweder die Bandbreite des HF-Impulses, d. h. die Breite der Frequenz-

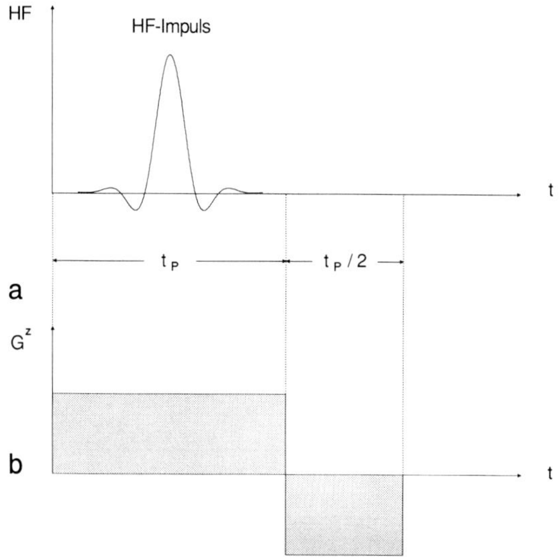

Abb. 2.32 a, b. Pulsmodulation und Gradientenrefokussierung. **a** Um ein möglichst rechteckförmiges Schichtprofil zu erhalten, wird die Form des HF-Impulses im Zeitbereich moduliert. **b** Zerlegt man eine dickere Objektschicht in mehrere dünne Teilschichten, so wird durch einen optimierten HF-Impuls zwar die Magnetisierung jeder Teilschicht um den gleichen Winkel gedreht, die Magnetisierungskomponenten sind jedoch nach der HF-Anregung dephasiert, da sich die Larmorfrequenzen der Teilschichten unterscheiden. Bei einem selektiven 90°-Impuls der Pulsdauer t_P läßt sich dieser unerwünschte Dephasierungseffekt in guter Näherung kompensieren, indem das Gradientenfeld nach der Anregung für die Zeitdauer $t_P/2$ invertiert wird

verteilung, oder die Gradientenstärke G^z verändert wird.

- Die *Lage* der Schicht kann verändert werden, indem das Frequenzspektrum des HF-Impulses bei gleicher Bandbreite verschoben wird.

Hinweis. Die praktische Realisierung der selektiven Schichtanregung setzt voraus, daß sowohl die Form des HF-Impulses als auch das Schaltschema des Schichtauswahlgradienten sorgfältig optimiert werden.

Pulsmodulation. Wie Abb. 2.10 zeigt, besteht das Frequenzspektrum eines rechteckförmigen HF-Impulses aus mehreren Frequenzbändern mit unterschiedlichen Intensitäten. Wird ein solcher Impuls zur Schichtanregung benutzt, so ist das Profil der angeregten „Schicht" nur unzulänglich definiert. Um eine möglichst gleichförmige Verteilung der Quermagnetisierung über die Schichtdicke zu erreichen, wird die Form des selektiven HF-Impulses daher so moduliert, daß das Frequenzspektrum möglichst rechteckförmig ist (Abb. 2.32 a).

Kompensationsgradienten. Unterteilt man die gewählte Objektschicht der Dicke d gedanklich in mehrere dünne Teilschichten, so wird durch einen geeignet modulierten selektiven HF-Impuls zwar die Magnetisierung aller Teilschichten um den gleichen Winkel gedreht, die Magnetisierungskomponenten sind jedoch am Ende der Anregungsperiode t_P völlig dephasiert. Das ist darauf zurückzuführen, daß sich die Larmorfrequenzen der einzelnen Teilschichten aufgrund des Schichtauswahlgradienten voneinander unterscheiden. Bei einem selektiven 90°-Impuls der Impulsdauer t_P läßt sich dieser unerwünschte Dephasierungseffekt näherungsweise kompensieren, indem das Gradientenfeld nach der HF-Anregung für die Zeitdauer $t_P/2$ umgepolt wird (Abb. 2.32 b).

2.3.3 Prinzip der Ortskodierung innerhalb eines Teilvolumens/Projektionen

Nach der selektiven Anregung einer Körperregion muß das Kernresonanzsignal der einzelnen Voxel innerhalb des definierten Teilvolumens räumlich kodiert werden. Dafür stehen zwei Techniken zur Verfügung: die *Frequenz-* und die *Phasenkodierung* des MR-Signals. Das Prinzip der beiden Kodierungstechniken wird im folgenden am Beispiel einer selektiv angeregten Axialschicht (x-y-Ebene) erklärt.

2.3.3.1 Frequenzkodierung

Befindet sich der zu untersuchende Körper in einem homogenen Magnetfeld der magnetischen Induktion $\vec{B}_0$, so präzedieren die Magnetisierungskomponenten der Voxel in der angeregten Schicht – wenn man die chemische Verschiebung vorerst vernachlässigt – mit der gleichen Frequenz um die Richtung des $\vec{B}_0$-Feldes. Das Frequenzspektrum besteht daher nur aus einer einzigen Resonanzlinie bei der Larmorfrequenz $\omega_0 = \gamma B_0$; es enthält keine räumliche Information. Überlagert man dem homogenen Grundfeld $\vec{B}_0$ jedoch *während der Akquisitionsphase des FID's* ein Gradientenfeld, z. B. $B^x = G^x x$ (Abb. 2.33), so ist die Larmorfrequenz eindeutig durch die Resonanzbedingung

$$\omega(x) = \gamma (B_0 + G^x\ x) \qquad (19)$$

mit dem Ort x verknüpft. Oder anders ausgedrückt: Alle Kerne in einem Streifen senkrecht zur Richtung des *Auslesegradienten* spüren das gleiche magnetische Feld und tragen somit mit der gleichen Frequenz $\omega(x)$ zum detektierten Kernresonanzsignal der angeregten Schicht bei; die räumliche Information ist in Form der Resonanzfrequenz kodiert.

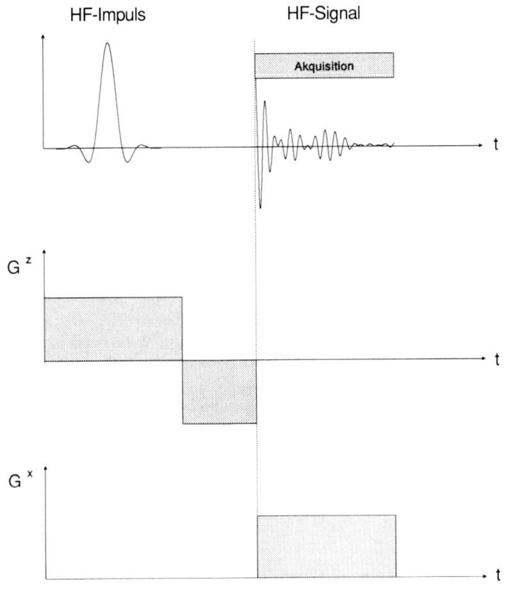

Abb. 2.33. Auslese- oder Frequenzkodiergradient. Bei der Frequenzkodierung wird dem homogenen Grundfeld $\vec{B}_0$ während der Detektion des HF-Signals ein konstantes Gradientenfeld (hier: $B^x = G^x\ x$) überlagert, so daß die Präzessionsfrequenz der Quermagnetisierung in der selektiv angeregten Körperschicht eine Funktion der Ortskoordinate x ist

Um den Beitrag der einzelnen Frequenzkomponenten zum Gesamtsignal zu bestimmen, wird das gemessene FID-Signal einer Fourier-Transformation unterzogen. Die Intensität $I(\omega)$ des resultierenden Frequenzspektrums ist proportional zur Anzahl der Kerne, die mit der Larmorfrequenz ω präzedieren (vgl. 2.2.6), d.h. der Kerne, die sich nach Gl. (19) am Ort $x = (\omega - \gamma B_0)/\gamma G^x$ befinden. Das Frequenzspektrum kann daher als *Projektion der Spindichte* auf die Richtung des Auslesegradienten interpretiert werden; es ist eine direkte, eindimensionale Darstellung der räumlichen Verteilung der angeregten Kerne in der Schicht (Abb. 2.34).

Hinweis. Bei der Erklärung der Frequenzkodierung sind wir davon ausgegangen, daß das Frequenzspektrum der angeregten Schicht in Abwesenheit des Auslesegradienten nur aus einer einzigen Resonanzlinie besteht. Ist diese Voraussetzung nicht erfüllt, setzt sich das Spektrum also aus mehreren Resonanzlinien zusammen, deren Frequenzen sich aufgrund der chemischen Verschiebung unterscheiden (vgl. 2.2.8.2), so werden diese Frequenzunterschiede bei der Dekodierung (Fourier-Analyse) des FID-Signals als Ortsinformation interpretiert. Die Folge ist, daß die Spindichteprojektionen der einzelnen Protonenkomponenten gegeneinander verschoben sind.

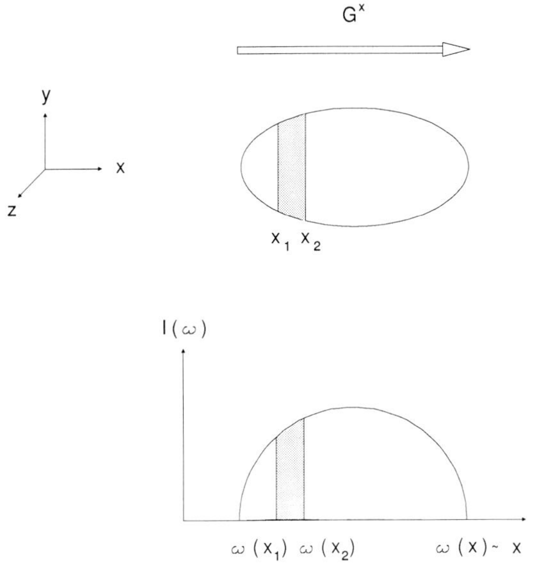

Abb. 2.34. Prinzip der Frequenzkodierung. Wird das FID-Signal einer Körperschicht in Gegenwart eines Gradientenfeldes $B^x = G^x\ x$ ausgelesen (vgl. Abb. 2.33), so tragen alle Kerne in einem Streifen senkrecht zur Richtung des Feldgradienten mit der gleichen Larmorfrequenz $\omega(x) = \gamma\,(B + G^x\ x)$ zum detektiven Kernresonanzsignal bei. Nach der Datenerfassung kann der Beitrag $I(\omega)$ der einzelnen Frequenzkomponenten zum Summensignal durch eine Fourier-Transformation des FID-Signals berechnet werden. Da die Signalintensität $I(\omega)$ des Frequenzspektrums einerseits der Anzahl der Kerne proportional ist, die mit der Frequenz ω präzedieren und die Ortsinformation andererseits in der Frequenz kodiert ist, ergibt sich durch die Fourier-Transformation eine Kurve, die die Projektion der Spindichte auf die Richtung des Gradienten darstellt

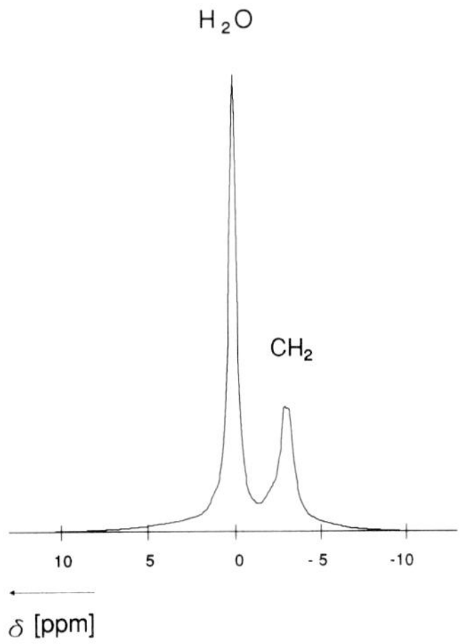

Abb. 2.35. In vivo ^{1}H-Spektrum eines menschlichen Oberschenkels bei 1,5 T. Die beiden Resonanzlinien sind den Protonen im Wasser und in den CH_2-Gruppen der Fettsäuren zuzuordnen

In der ^{1}H-Bildgebung sind die Verhältnisse vergleichsweise einfach, da im wesentlichen nur zwei Protonenkomponenten zum MR-Signal des Organismus beitragen: die Protonen der Wassermoleküle und diejenigen der CH_2-Gruppen der Fettsäuren. Da sich die Resonanzfrequenzen der beiden Komponenten um etwa 3,3 ppm unterscheiden (Abb. 2.35), werden Fett- und Wasseranteile im MR-Bild leicht in Richtung des Auslesegradienten gegeneinander versetzt abgebildet. Dieser Bildartefakt macht sich vor allem an den Grenzschichten zwischen fett- und wasserreichem Gewebe bemerkbar.

Meßtechnisch kann das FID-Signal S(t) immer nur in diskreten Schritten Δt über einen begrenzten Zeitraum t_{AQ} abgetastet und digitalisiert werden. Für die Fourier-Analyse des FID-Signals steht somit nur eine begrenzte Anzahl $N = t_{AQ}/\Delta t$ von Meßwerten zur Verfügung

$$S(\Delta t), S(2\Delta t), S(3\Delta t), \ldots, S(N\Delta t). \quad (20)$$

Infolgedessen ist auch die Ortsauflösung Δx der Spindichteprojektion auf die x-Achse begrenzt. Zwischen dem maximal auflösbaren Objektdurchmesser X, der Anzahl N und der Abmessung Δx der Ortsintervalle einerseits und dem Abtastintervall Δt, der Gradientenstärke G^x und der Anzahl der Meßwerte N andererseits besteht die Beziehung

$$\Delta x = X/N = 2\pi/\gamma G^x N \Delta t. \quad (21)$$

Beispiel. Wird das FID-Signal 256 mal im zeitlichen Abstand $\Delta t = 30\,\mu s$ in Anwesenheit eines Gradientenfeldes der Stärke $G^x = 1{,}566$ mT/m abgetastet, so ergibt sich eine Ortsauflösung entlang der x-Achse von $\Delta x = 1{,}953$ mm; der maximal darstellbare Objektdurchmesser beträgt $X = N\Delta x = 50$ cm.

Bei der Frequenzkodierung wird das Kernresonanzsignal als Funktion der Abtastzeit $t_n = n\Delta t$ $(1 \leq n \leq N)$ gemessen, d.h. der Zeit, in der die Präzessionsfrequenz durch den konstanten Auslesegradienten beeinflußt wird. Während dieser Zeit präzediert die Quermagnetisierung am Ort x unter dem Einfluß des Gradientenfeldes um den Winkel (vgl. Gl. (19))

$$\varphi_n(x) = (\gamma G^x x) t_n. \quad (22)$$

Zum Zeitpunkt der Signalerfassung ist die Ortsinformation also über die Frequenz $\omega(x)$ im Phasenwinkel $\varphi_n(x)$ kodiert. Nun kann der Phasenwinkel φ_n aber auch variiert werden, indem die Einschaltdauer des Gradienten konstant gehalten und statt dessen die Gradientenstärke in äquidistanten Schritten ΔG^x erhöht wird. Dieser äquivalente Ansatz wird *Phasenkodierung* genannt.

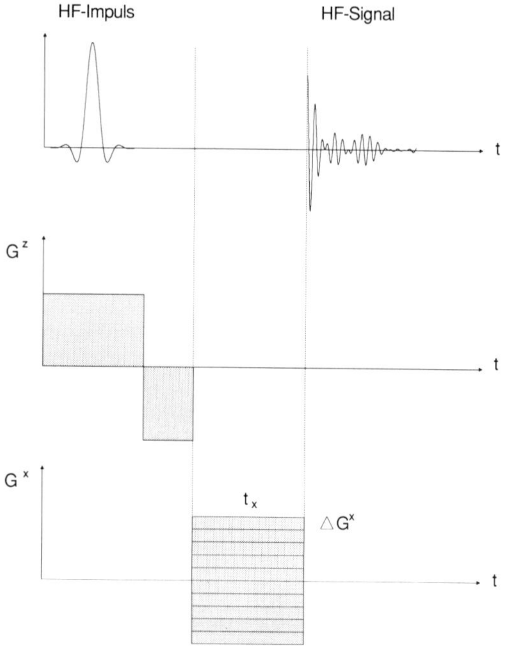

Abb. 2.36. Phasenkodiergradient. Bei der Phasenkodierung wird vor der Akquisition des FID's für eine feste Zeit t_x ein Gradientenfeld (hier: $B^x = G^x x$) eingeschaltet, dessen Stärke bei jedem Sequenzdurchgang schrittweise um den Betrag ΔG^x erhöht wird

2.3.3.2 *Phasenkodierung*

Das Konzept der Phasenkodierung läßt sich experimentell leicht realisieren, indem man *vor der Akquisition des FID's* für eine definierte Zeit t_x ein Gradientenfeld, z.B. $B^x = G^x x$ (Abb. 2.36), einschaltet. Unter der Wirkung dieses *Phasenkodiergradienten* präzediert die Magnetisierung am Ort x um den Phasenwinkel (vgl. Gl. (22))

$$\varphi(x) = (\gamma G^x t_x) x = kx. \quad (23)$$

Der Parameter $k = \gamma G^x t_x$ wird *Ortsfrequenz* genannt. Nach dem Abschalten des Phasenkodiergradienten präzedieren alle Magnetisierungskomponenten wieder mit der ursprünglichen, ortsunabhängigen Larmorfrequenz $\omega_0 = \gamma B_0$ um die Richtung des B_0-Feldes; nun allerdings mit ortsabhängigen Phasenwinkeln $\varphi(x)$. Mit anderen Worten: Bei der Phasenkodierung tragen die Magnetisierungskomponenten der angeregten Voxel zwar alle mit der gleichen Frequenz ω_0, jedoch mit unterschiedlichen Phasen $\varphi(x)$ zum detektierten FID-Signal bei.

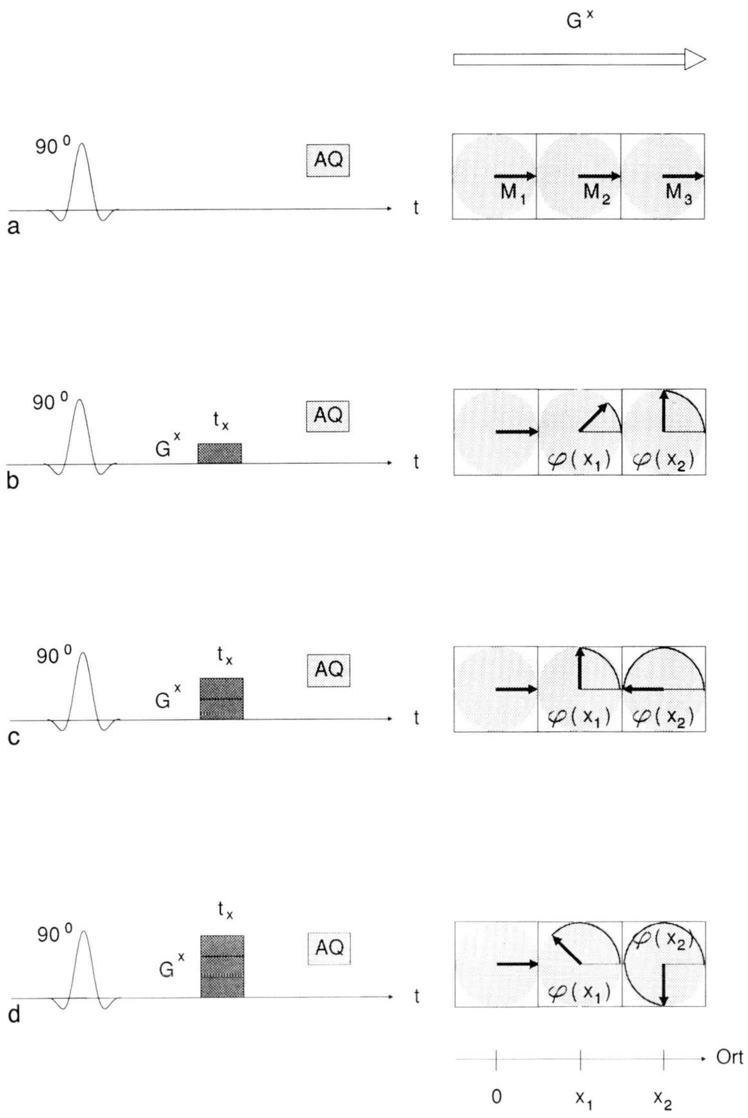

Abb. 2.37 a–d. Prinzip der Phasenkodierung (Darstellung im rotierenden Bezugssystem). Wie in Abb. 2.36 dargestellt, wird bei der Phasenkodierung vor der Akquisition (AQ) des FID's für eine konstante Zeit t_x ein Phasenkodiergradient G^x eingeschaltet, dessen Stärke bei jedem Sequenzdurchgang in äquidistanten Schritten erhöht wird (**a–d**). Unter dem Einfluß des Gradientenfeldes $B^x = G^x x$ präzedieren Magnetisierungskomponenten, die sich an unterschiedlichen Orten x befinden, unterschiedlich schnell. Wird der Gradient nach der Zeit t_x wieder abgeschaltet, so rotieren alle Komponenten wieder mit der ursprünglichen, ortsunabhängigen Frequenz $\omega_0 = \gamma B_0$ um die Richtung des $\vec{B}_0$-Feldes. Magnetisierungskomponenten, die während der Einschaltdauer t_x des Gradienten schneller präzediert sind, behalten jedoch ihren Vorsprung gegenüber den langsameren bei. Dieser Vorsprung wird durch den Phasenwinkel $\varphi(x) = \gamma G^x x t_x$ charakterisiert. In der Abbildung ist die Abhängigkeit des Phasenwinkels $\varphi(x)$ von der Gradientenstärke G^x und der Ortskoordinate x schematisch für 4 verschiedene Gradientenstärken ($G^x = 0$, ΔG^x, $2\Delta G^x$ und $3\Delta G^x$) und 3 benachbarte Voxel (mit den Magnetisierungsvektoren $\vec{M}_1$, $\vec{M}_2$ und $\vec{M}_3$) dargestellt. So dreht sich z. B. die Magnetisierung $\vec{M}_2$ am Ort x_1 unter dem Einfluß des Gradientenfeldes $B^x = \Delta G^x x$ (b) um den Phasenwinkel $\varphi(x_1) = 45°$ und die Magnetisierung $\vec{M}_3$ am Ort x_2 um den Phasenwinkel $\varphi(x_2) = 90°$

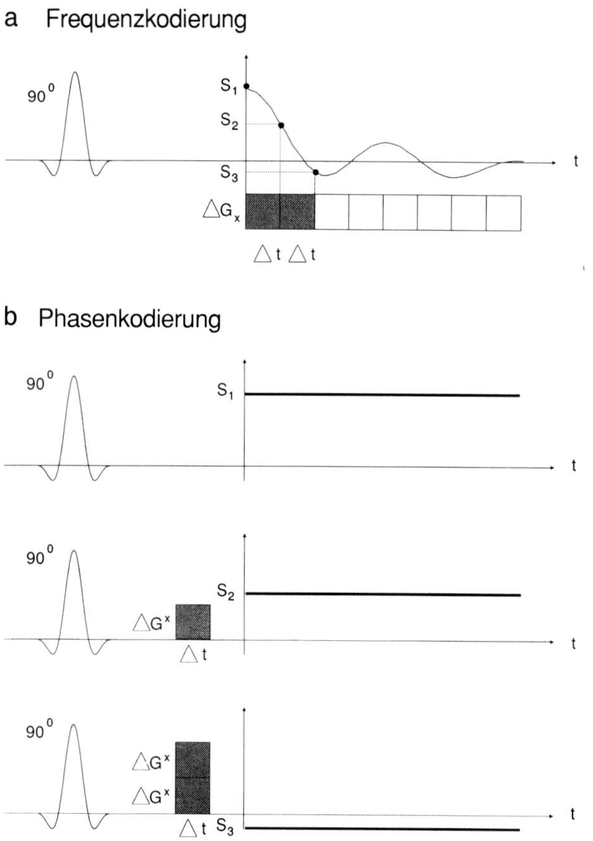

Abb. 2.38 a, b. Vergleich zwischen Frequenz- und Phasenkodierung. Bei beiden Kodierungstechniken tragen die Quermagnetisierungen aller Voxel innerhalb des angeregten Teilvolumens zum detektierten Kernresonanzsignal bei; die Ortsinformation ist jeweils in der Phasendifferenz kodiert, die sich unter dem Einfluß des Gradientenfeldes (hier: $B^x = G^x\,x$) *bis zum Zeitpunkt der Signalerfassung* zwischen den Magnetisierungskomponenten ausgebildet hat. Um die Projektion eines Objektes auf die Richtung des Gradienten zu berechnen, muß das Kernresonanzsignal N-mal (z. B. N = 128 oder 256) gemessen werden, wobei die Phasendifferenz zwischen den Magnetisierungskomponenten in definierter Weise von Messung zu Messung variiert wird. Der Unterschied zwischen den beiden Kodierungstechniken besteht lediglich darin, wie der Datensatz $\{S_1, S_2, S_3, \ldots, S_N\}$ meßtechnisch erfaßt wird. **a** Bei der *Frequenzkodierung* wird das Kernresonanzsignal in Anwesenheit eines konstanten Gradientenfeldes in äquidistanten Zeitschritten Δt abgetastet. Da die Magnetisierungskomponenten der Voxel innerhalb des betrachteten Teilvolumens unter dem Einfluß des Gradientenfeldes stetig auseinanderlaufen, besteht zwischen ihnen zu jedem Zeitpunkt $t_n = n\Delta t$, $(n = 1, \ldots, N)$ eine andere Phasendifferenz, so daß der gesamte Datensatz $\{S_1, S_2, S_3, \ldots, S_N\}$ mit einem einzigen Sequenzdurchgang erfaßt werden kann. In der Abbildung sind die drei ersten Signalwerte eingezeichnet. Man beachte, daß nur die durch das Gradientenfeld verursachte zeitliche Veränderung des MR-Signals dargestellt ist; die rasche Schwingung des Kernresonanzsignals mit der Frequenz $\omega_0 = \gamma B_0$ und der T2*-Zerfall des MR-Signals sind in der Darstellung nicht berücksichtigt. **b** Bei der *Phasenkodierung* wird vor der Signalerfassung für eine feste Zeitdauer t_x ein Phasenkodiergradient eingeschaltet, dessen Stärke bei jedem Sequenzdurchgang um den Betrag ΔG^x erhöht wird. Während der Einschaltphase des Gradientenfeldes präzedieren Magnetisierungskomponenten, die sich an unterschiedlichen Orten x befinden, unterschiedlich schnell, so daß sich eine Phasendifferenz zwischen den Magnetisierungskomponenten ausbildet, die der jeweiligen Gradientenstärke proportional ist (vgl. Abb. 2.37). Nach dem Abschalten des Gradienten rotieren alle Komponenten wieder mit der ursprünglichen, ortsunabhängigen Frequenz $\omega_0 = \gamma B_0$ um die Richtung des B_0-Feldes. In der gewählten Darstellung beobachtet man dementsprechend ein zeitlich konstantes Signal S_n $(n = 1, 2, \ldots, N)$. Um den vollständigen Datensatz $\{S_1, S_2, S_3, \ldots, S_N\}$ zu erfassen, muß die Sequenz N-mal mit jeweils unterschiedlichen Gradientenstärken G^x wiederholt werden. In der Abbildung ist die Abhängigkeit des Kernresonanzsignals von der Gradientenstärke schematisch für drei verschiedene Gradientenstärken ($G^x = 0$, ΔG^x und $2\Delta G^x$) dargestellt. Ist das Produkt aus *Gradientenstärke* und *Einschaltdauer des Gradienten bis zum Zeitpunkt der Signalerfassung* bei beiden Techniken gleich groß, so ist die Phasendifferenz zwischen den Magnetisierungskomponenten zum Zeitpunkt der Signalerfassung identisch, und man mißt das gleiche Kernresonanzsignal S. In der Abbildung ist das Produkt der beiden Größen jeweils als *dunkle Fläche* gekennzeichnet

Um die Spindichteprojektion auf die Richtung des Phasenkodiergradienten zu berechnen, wird die gewählte Impulssequenz N-mal mit unterschiedlichen Ortsfrequenzen $k_n = n\Delta k$ $(1 \leq n \leq N)$ wiederholt (Abb. 2.37). Im Gegensatz zur Frequenzkodierung wird bei der Phasenkodierung jedoch nicht der gesamte FID abgetastet, sondern immer nur das FID-Signal $S(k_n, t_0)$ zu einem definierten Zeitpunkt t_0. Nach Abschluß der N Einzelmessungen kann die Spindichteprojektion durch eine Fourier-Transformation aus dem akquirierten Datensatz

$$S(\Delta k, t_0), S(2\Delta k, t_0), S(3\Delta k, t_0), \ldots, S(N\Delta k, t_0) \quad (24)$$

berechnet werden.

Obwohl die beiden beschriebenen Kodierungstechniken unter formalen Gesichtspunkten völlig äquivalent sind (vgl. Abb. 2.38), unterscheiden sie sich doch ganz erheblich hinsichtlich der Zeit, die benötigt wird, um die Datensätze von Gl. (20) bzw. (24) für die Berechnung der Spindichteprojektion meßtechnisch zu erfassen: Bei der Frequenzkodierung ist nur ein einziger Sequenzdurchgang erforderlich, bei der Phasenkodierung muß die Sequenz dagegen N-mal wiederholt werden.

Hinweis. In der Praxis macht sich der Unterschied in den Datenakquisitionszeiten vor allem darin bemerkbar, daß die Phasenkodiertechnik gegenüber Bewegungen (Patientenbewegungen, Blut-, und Liquorpulsationen usw.) wesentlich störanfälliger ist als die Frequenzkodiertechnik. Bei der Phasenkodierung treten dagegen keine Artefakte aufgrund der chemischen Verschiebung auf.

2.3.4 Gebräuchliche Methoden der MR-Bildgebung

In der praktischen Anwendung haben sich drei Abbildungsverfahren bewährt, die sich letztendlich nur darin unterscheiden, wie die in den beiden vorangegangenen Abschnitten beschriebenen Techniken der selektiven Anregung und Ortskodierung kombiniert werden.

2.3.4.1 Die Projektionsrekonstruktionsmethode

Die Projektionsrekonstruktionsmethode, mit deren Hilfe P. Lauterbur 1973 das erste MR-Bild erzeugte, beruht auf einem in der Computertomographie verwendeten Verfahren der Bildrekonstruktion. Der Grundgedanke ist leicht zu verstehen: Kennt man die Spindichteprojektionen einer Objektschicht aus einer Vielzahl von „Blickwinkeln“ Φ_n $(1 \leq n \leq N)$, so kann die räumliche Verteilung der Spindichte in der Schicht durch eine „gefilterte Rückprojektion“ der Projektionsprofile rekonstruiert werden (Abb. 2.39).

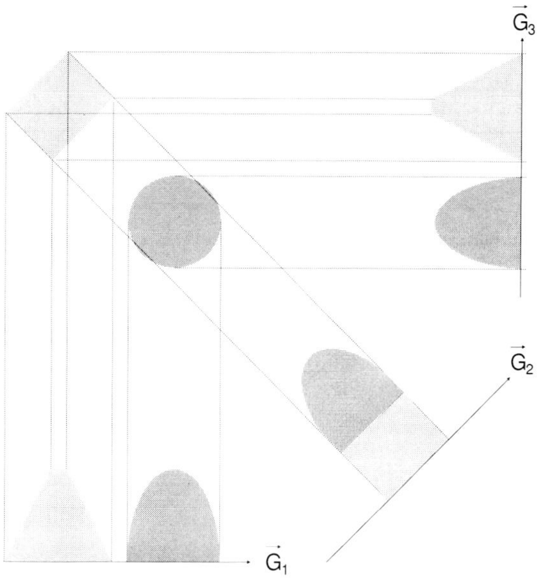

Abb. 2.39. Die Projektionsrekonstruktionsmethode. Dargestellt sind drei unterschiedliche Projektionen eines Phantoms, das aus zwei wassergefüllten Behältern besteht. Erfaßt man viele derartige Projektionen aus unterschiedlichen Blickwinkeln, so läßt sich durch eine Rückprojektion der einzelnen Profile ein räumliches Bild rekonstruieren. Für die Erfassung der Einzelprojektionen wird die Frequenzkodiertechnik verwendet, wobei der Auslesegradient schrittweise gedreht wird

Das Konzept läßt sich mit Hilfe der Frequenzkodiertechnik leicht realisieren, indem man die in Abb. 2.33 dargestellte Sequenz mehrmals wiederholt und dabei schrittweise die Richtung des Auslesegradienten in der betrachteten Schichtebene um den Winkel $\Delta\Phi$ dreht. Um ein planares Schnittbild mit $N \times N$ Bildelementen (Akronym: „picture element“, *Pixel*) zu rekonstruieren, benötigt man mindestens N Projektionsprofile mit jeweils N Punkten. Die schrittweise Drehung des Auslesegradienten um den Winkel $\Delta\Phi = 180°/N$ erfolgt elektronisch durch eine gewichtete Überlagerung der beiden orthogonal zur Schicht stehenden Gradienten.

Die Projektionsrekonstruktionsmethode ist anschaulich und leicht zu verstehen, in der mathematischen Beschreibung und Datenverarbeitung aber aufwendig. Sie hat darüber hinaus den Nachteil, daß magnetische Feldinhomogenitäten und Patientenbewegungen ausgeprägte Bildartefakte hervorrufen. Aus diesem Grund werden für die Bildrekonstruktion heute meist die im folgenden beschriebenen Fourier-Techniken verwendet.

2.3.4.2 Die 2D-Fourier-Methode

Bei der planaren Variante der Fourier-Bildgebung wird, wie bei der Projektionsrekonstruktionsmethode, zunächst selektiv eine Schicht angeregt. Die Kodierung der Ortsinformation in der Schicht erfolgt jedoch nicht durch eine sukzessive Drehung des Auslesegradienten, sondern durch eine kombinierte Phasen- und Frequenzkodierung mittels zweier orthogonaler Gradienten. Liegt die Schicht in der x-y-Ebene, so sind dies die Gradienten G^x und G^y (Abb. 2.40). Die Bildgebungssequenz wird N-mal für verschiedene Werte des Phasenkodiergradienten $G^x = n\Delta G^x$ $(1 \leq n \leq N)$ wiederholt, wobei das Kernresonanzsignal bei jedem Sequenzdurchgang N-mal zu den Zeiten $t_m = m\Delta t$ $(1 \leq m \leq N)$ in Anwesenheit des Auslesegradienten G^y digitalisiert und abgespeichert wird. Auf diese Weise erhält man für jede Kombination (k_n, t_m) der Meßparameter $k_n = n\gamma\Delta G^x t_x$ und $t_m = m\Delta t$ einen unabhängigen Meßwert $S(k_n, t_m)$, insgesamt also eine Zahlenmatrix mit $N \times N$ Datenpunkten. Aus diesem Datensatz, dem sogenannten *Hologramm* (vgl. Abb. 2.69), kann durch eine 2D-Fourier-Transformation unmittelbar ein MR-Bild der betrachteten Schicht mit einer Auflösung von $N \times N$ Pixeln rekonstruiert werden.

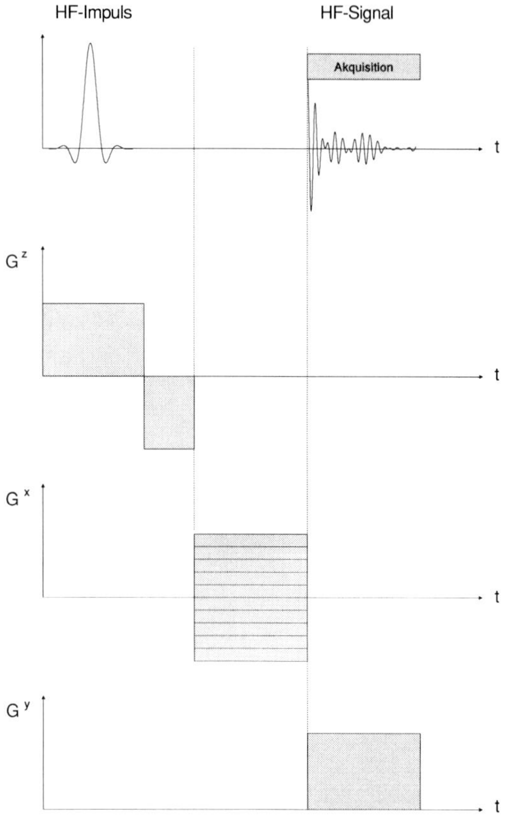

Abb. 2.40. Typische Impuls- und Gradientenfolge bei der 2D-Fourier-Bildgebung. G^z ist der Schichtauswahlgradient, G^x der Phasenkodiergradient und G^y der Auslesegradient

2.3.4.3 Die 3D-Fourier-Methode

Um die beschriebene 2D-Fourier-Technik zu einem 3D-Abbildungsverfahren zu erweitern, wird der Schichtauswahlgradient durch einen zweiten Phasenkodiergradienten ersetzt (Abb. 2.41). Das bedeutet, daß durch den HF-Impuls das gesamte Volumen der Kerne angeregt und die Ortsinformation ausschließlich durch orthogonale Gradienten kodiert wird: durch zwei Phasen- und einen Frequenzkodiergradienten. Die räumliche Auflösung in der dritten Dimension wird durch die Stärke des betreffenden Phasenkodiergradienten und die Anzahl M der Phasenkodierschritte definiert; je nach Wahl ergeben sich würfel- oder quaderförmige Voxel (isotrope bzw. anisotrope Auflösung). Um ein 3D-Hologramm mit $N \times N \times M$ unabhängigen Meßwerten zu akquirieren, muß die Bildgebungssequenz $N \times M$-mal wiederholt werden.

Beispiel. Bei den konventionellen Bildgebungssequenzen liegt die Sequenzwiederholzeit TR typischerweise in der Größenordnung der Spin-Gitter-Relaxationszeit T1, da sich erst nach dieser Zeit wieder eine nennenswerte Längsmagnetisierung aufgebaut hat. Geht man z. B. von TR = 500 ms und einer Auflösung von $256 \times 256 \times 64$ Voxeln aus, so ergibt sich eine Meßzeit von $TR \cdot N \cdot M$ = 136 min! Die 3D-Bildgebung läßt sich daher nur mit Schnellbildsequenzen realisieren (vgl. 2.4.3).

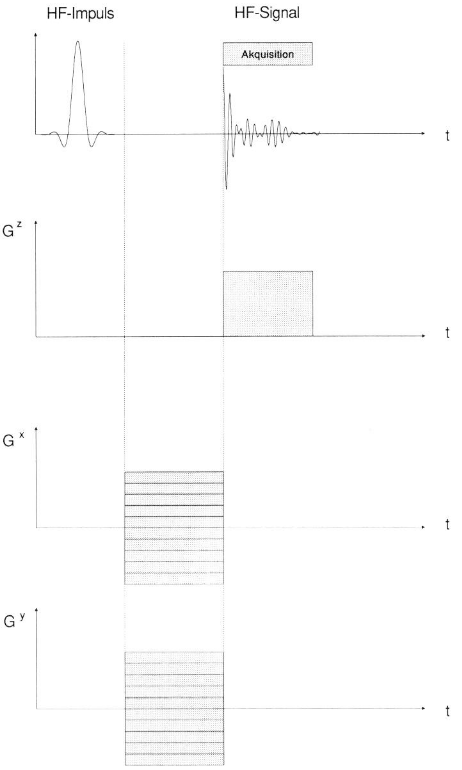

Abb. 2.41. Typische Impuls- und Gradientenfolge bei der 3D-Fourier-Bildgebung. G^z ist der Auslesegradient, G^x und G^y sind Phasenkodiergradienten

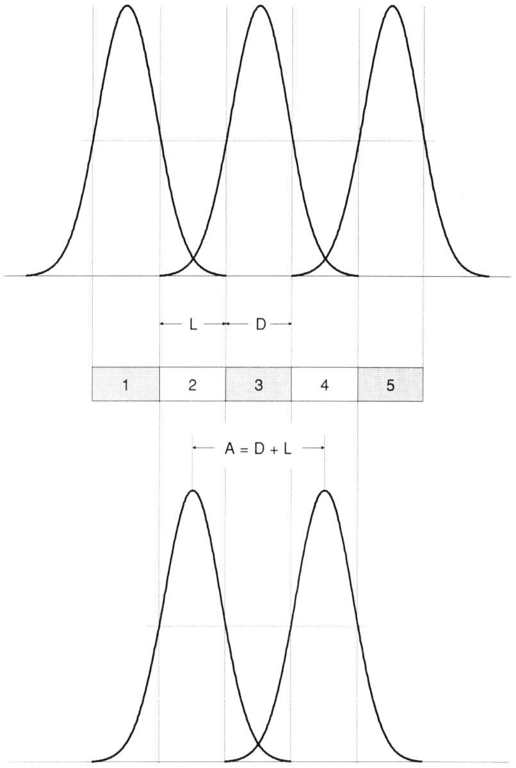

Abb. 2.43. Berücksichtigung des Schichtprofils bei der Mehrschichttechnik. Das Schichtprofil ist im allgemeinen nicht rechteck- sondern glockenförmig. Die Schichtdicke D wird daher üblicherweise als Breite auf halber Höhe (Halbwertsbreite) definiert. Um eine Überlappung benachbarter Schichten bei der Mehrschichttechnik zu vermeiden, muß die Lücke L zwischen zwei benachbarten Schichten hinreichend groß gewählt werden ($L \geq D$). Statt der Lücke L wird häufig der Abstand $A = D + L$ zwischen den Schichten angegeben. Bilder direkt aneinandergrenzender Schichten können ohne Überlappungseffekte erfaßt werden, indem in einem ersten Sequenzdurchgang zunächst die ungeradzahligen Schichten und anschließend die geradzahligen ausgemessen werden, wobei die Lücke L bei den beiden Einzelmessungen mit der Schichtdicke D übereinstimmen sollte ($A = L + D = 2D$)

Abb. 2.42. Prinzip der Mehrschichttechnik. Bei den meisten Bildgebungssequenzen ist die Zeit T, die für die selektive Schichtanregung, die Ortskodierung und die Detektion des Kernresonanzsignals benötigt wird, wesentlich kürzer als die Pulswiederholzeit TR. Die langen Warteperioden können genutzt werden, um zeitlich versetzt parallele Schichten anzuregen und das ortskodierte Signal dieser Schichten zu erfassen

▼

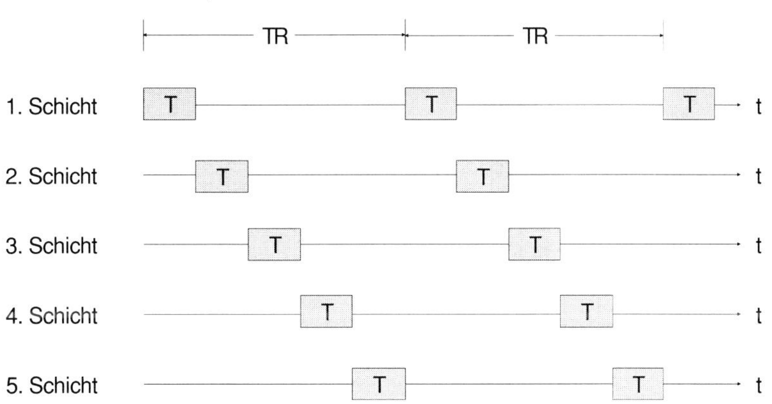

Nach der Datenakquisition können aus dem 3D-Hologramm nicht nur transversale, koronare und sagittale Schnittbilder mit einer hohen Ortsauflösung rekonstruiert werden, sondern ebenso Bilder in jeder beliebigen Schnittführung. Das ist vor allem dann von Vorteil, wenn man ein Organ oder eine Körperstruktur aus vielen verschiedenen Perspektiven betrachten will oder wenn Größe und Form der Struktur ermittelt werden sollen. Trotz dieser Pluspunkte ist die 3D-Fourier-Methode nicht in jedem Fall von Vorteil; vor allem deshalb nicht, weil die diagnostische Wertigkeit der Schnellbildsequenzen, die notwendigerweise für die Datenakquisition verwendet werden müssen, klinisch noch nicht ausreichend evaluiert ist (vgl. 2.4.3). Für diagnostische Fragestellungen wird deshalb meist die 2D-Fourier-Methode in Kombination mit der Mehrschichttechnik verwendet.

2.3.5 Mehrschichttechnik

Die Datenerfassung läßt sich bei den planaren Abbildungsverfahren wesentlich effizienter gestalten, wenn man berücksichtigt, daß für die selektive Schichtanregung, die Ortskodierung und die Erfassung des Kernresonanzsignals in der Regel nur ein Bruchteil der Zeit benötigt wird, die das Spinsystem braucht, um nach der HF-Anregung zumindest teilweise zu relaxieren, ehe es erneut angeregt werden kann. Die langen Wartezeiten können genutzt werden, um – zeitlich versetzt – benachbarte Schichten anzuregen und das ortskodierte Kernresonanzsignal dieser Schichten zu detektieren. Auf diese Weise können ohne Verlängerung der Meßzeit simultan MR-Bilder aus mehreren parallelen Schichten erfaßt werden (Abb. 2.42).

Beispiel. Nimmt man an, daß für die Anregung, die Kodierung und die Datenakquisition pro Sequenzdurchgang 50 ms benötigt werden und daß die Sequenz jeweils nach 1000 ms wiederholt wird, so können simultan 20 MR-Bilder aus benachbarten Schichten erfaßt werden.

Bei der Anwendung der Mehrschichttechnik ist allerdings zu beachten, daß der Schichtabstand nicht zu gering gewählt wird, da das Schichtprofil gewöhnlich nicht rechteck-, sondern glockenförmig ist. Um eine Überlappung der Schichten zu vermeiden, sollte die Lücke zwischen zwei benachbarten Schichten in etwa der gewählten Schichtdicke entsprechen. Bilder unmittelbar aneinandergrenzender Schichten können weitgehend ohne Überlagerungseffekte akquiriert werden, indem man in zwei Sequenzdurchgängen zunächst die ungeradzahligen und dann die geradzahligen Schichten erfaßt (Abb. 2.43).

Literatur

Hauser KH, Kalbitzer HR (1989) NMR für Mediziner und Biologen. Springer, Berlin Heidelberg New York Tokyo

Krestel E (Hrsg) (1988) Bildgebende Systeme für die medizinische Diagnostik. Siemens-Aktienges., Berlin

Lissner J, Seiderer R (1990) Klinische Kernspintomographie. Enke, Stuttgart

Lufkin RB (ed) (1990) The MRI manual. Year Book Medical, Chicago

Morris PG (1986) Nuclear magnetic resonance imaging in medicine and biology. Claredon, Oxford

Rinck PA, Petersen SB, Muller RN (Hrsg) (1985) Magnetresonanz-Imaging und -Spektroskopie in der Medizin. Thieme, Stuttgart

2.4 Bildgebungssequenzen und Bildkontraste

G. Brix

2.4.1 Bildkontrast

2.4.1.1 Determinanten der MR-Signalintensität und Kontrastoptimierung

Neben der variablen Schnittführung ist der ausgezeichnete Weichteilkontrast der rekonstruierten MR-Bilder einer der Hauptvorteile der MR-Tomographie. Er beruht im wesentlichen auf den unterschiedlichen *Relaxationszeiten* T1 und T2 der Gewebe, die in komplexer Weise die Wechselwirkung der Wasserstoffatomkerne mit ihrer Umgebung widerspiegeln; Unterschiede in den *Protonendichten* ρ spielen demgegenüber, zumindest bei Weichteilgeweben, nur eine untergeordnete Rolle.

Hinweis. Der Begriff „Protonendichte" umfaßt in der MR-Bildgebung nur denjenigen Bruchteil der Gewebe-

protonen, deren Kernresonanzsignal zum MR-Bildsignal beiträgt. Das sind im wesentlichen die Wasserprotonen und die Methylenprotonen der mobilen Fettsäuren (vgl. 2.3.3.1). Wasserstoffatomkerne, die in Zellmembranen, Proteinen oder anderen relativ unbeweglichen makromolekularen Strukturen eingebaut sind, tragen in der Regel nicht zum Bildsignal bei; ihr FID-Signal ist zum Zeitpunkt der Datenakquisition bereits auf Null abgeklungen (T2<<TE) [2].
Ein weiterer wichtiger Kontrastfaktor ist das kollektive Strömungsverhalten der Kerne. Der Einfluß des strömenden Blutes auf das MR-Bildsignal wird im Kap. 5.1 im Zusammenhang mit der MR-Angiographie gesondert behandelt.

Während der Bildkontrast eines CT-Bildes nur von der Elektronendichte der betrachteten Gewebe abhängt, wird das Kernresonanzsignal und damit der Charakter des MR-Bildes sowohl durch die intrinsischen *Gewebeparameter* ρ, T1 und T2 als auch durch die Art der verwendeten *Impulsfolge* und der entsprechenden *Aufnahmeparameter* bestimmt. Diese Variabilität des MR-Signals bietet die Möglichkeit, durch geschickte Wahl der Impulsfolge und der Aufnahmeparameter den Bildkontrast zwischen bestimmten Gewebestrukturen zu optimieren, um auf diese Weise eine möglichst gute Differenzierung zwischen ausgewählten Gewebestrukturen zu erreichen. Allerdings birgt das subtile Zusammenspiel der vielen Parameter aber auch die Gefahr von Fehlinterpretationen, da gleiche Bildsignalintensitäten keineswegs auf gleiche Gewebe rückschließen lassen. Um Fehlinterpretationen zu vermeiden, werden in der klinischen Routine immer mehrere MR-Bilder mit unterschiedlichen Aufnahmeparametern akquiriert, die so gewählt werden, daß der Bildkontrast der einzelnen Bilder hauptsächlich durch einen einzigen Gewebeparameter bestimmt wird; man spricht in diesem Zusammenhang von T1-, T2- oder ρ-*gewichteten Bildern*. Aus der Art und Weise wie sich eine Gewebestruktur auf den gewichteten MR-Aufnahmen darstellt, kann im nachhinein in etwa auf die Gewebeparameter T1, T2 und ρ zurückgeschlossen werden.
Teilweise geht man noch einen Schritt weiter und berechnet aus mehreren MR-Bildern, die mit unterschiedlichen Aufnahmeparametern akquiriert wurden, „reine" T1-, T2- und ρ-*Parameterbilder*. Der Vorteil besteht darin, daß der Bildkontrast auf den berechneten Parameterbildern in den meisten Fällen größer ist als auf den gewichteten Aufnahmen. Die berechneten Gewebeparameter können darüber hinaus benutzt werden, um verschiedene normale und pathologische Gewebe zu charakterisieren. Die Erfahrungen der letzten Jahre haben allerdings gezeigt, daß die gemessenen Relaxationszeiten ganz erheblich voneinander abweichen, so daß eine Gewebecharakterisierung oder -typisierung mit Hilfe der berechneten MR-Gewebeparameter zur Zeit nur eingeschränkt möglich ist [1, 7, 10]. Das mag zum einen an den unzulänglichen Meß- und Auswertungstechniken liegen, zum anderen aber gewiß auch daran, daß die morphologische Information der MR-Bilder und das klinische Wissen des Arztes in vielen Fällen unberücksichtigt geblieben sind.
Aus dem Gesagten geht hervor, daß auch der klinisch tätige Radiologe die Abhängigkeit des Bildkontrastes von der gewählten Bildgebungssequenz sowie von den internen und externen Parametern kennen sollte, um das diagnostische Potential der MR-Tomographie voll auszuschöpfen bzw. um Fehlinterpretationen zu vermeiden.

Hinweis. Mit dem Begriff *Bildgebungssequenz* bezeichnet man das zeitlich definierte Zusammenwirken einer *Impuls-* und einer *Gradientenfolge*, durch die das MR-Signal entsprechend den Relaxationseigenschaften des Gewebes gewichtet (vgl. 2.2) bzw. räumlich kodiert wird (vgl. 2.3).

2.4.1.2 Definition des Bildkontrasts

Im vorausgegangenen Abschnitt wurde der Terminus *Bildkontrast* intuitiv gebraucht, um die Abgrenzbarkeit benachbarter Gewebestrukturen auf einem MR Bild zu beschreiben. Dieser Begriff ist nun zu präzisieren. Bezeichnet man die Signalintensitäten zweier benachbarter Gewebestrukturen A und B mit S_A bzw. S_B, so kann der Bildkontrast K_{AB} zwischen den beiden Geweben durch den Betrag der Signaldifferenz

$$K_{AB} = |S_A - S_B| \qquad (25)$$

ausgedrückt werden.

Hinweis. Die Abgrenzbarkeit einer Gewebestruktur hängt natürlich auch vom Signal-Rausch-Verhältnis ab, da feine, schwach kontrastierte Strukturen durch das Bildrauschen maskiert werden können. Von einigen Autoren wurde deshalb vorgeschlagen, statt des in Gl. (25) definierten Kontrasts das Kontrast-Rausch-Verhältnis zur Beurteilung der Detailerkennbarkeit zu verwenden. Die Aussagekraft dieser Größe ist allerdings nur schwer zu objektivieren, da die Kontrast-Detail-Erkennbarkeit

Tabelle 2.3. Gewebeparameter für graue und weiße Hirnsubstanz bei 1,5 T

Gewebe	T1 [ms]	T2 [ms]	ρ [a. u.][a]
Graue Hirnsubstanz	972 ± 124	109 ± 17	100 ± 7
Weiße Hirnsubstanz	599 ± 90	87 ± 7	96 ± 5

[a] a. u.: „arbitrary units" (beliebige Einheiten).

ganz wesentlich von der Signalerfassung in der Retina und von der Signalverarbeitung im zentralen visuellen System des Beobachters abhängt. Für unsere Fragestellung empfiehlt es sich deshalb, nur die objektivierbaren, vom Beobachter unabhängigen Bildgrößen wie z. B. den Bildkontrast zu diskutieren. Der Einfluß der verschiedenen Systemgrößen und Aufnahmeparameter auf das Signal-Rausch-Verhältnis wird im Abschn. 2.5 gesondert besprochen.

2.4.1.3 Kontrastmodell

Um den Einfluß der Gewebe- und Aufnahmeparameter auf den Bildkontrast für die verschiedenen Bildgebungssequenzen an einem Beispiel konkret zu diskutieren, betrachten wir im folgenden immer den Kontrast zwischen weißer und grauer Hirnsubstanz. Realistische Gewebeparameter sind in Tabelle 2.3 zusammengestellt. Sie wurden für ein kleines Patientenkollektiv (n = 12) bei 1,5 T ermittelt.

2.4.2 Konventionelle Bildgebungsverfahren

2.4.2.1 Spinechosequenz

In der klinischen Routine ist die Spinecho- oder SE-Sequenz nach wie vor die am meisten verwendete Bildgebungssequenz. Das hat vor allem zwei Gründe:

- Sie ist gegenüber den statischen Grundfeldinhomogenitäten und anderen Ungenauigkeiten des MR-Systems relativ unempfindlich.
- Sie ermöglicht durch geeignete Wahl der Aufnahmeparameter TR und TE die Akquisition von T1-, T2- und ρ-gewichteten Aufnahmen.

Das Grundprinzip der SE-Technik wurde bereits in 2.2.7.3 beschrieben. Für die Bildrekonstruktion wird im allgemeinen die 2 D-Fourier-Methode verwendet. Eine der möglichen

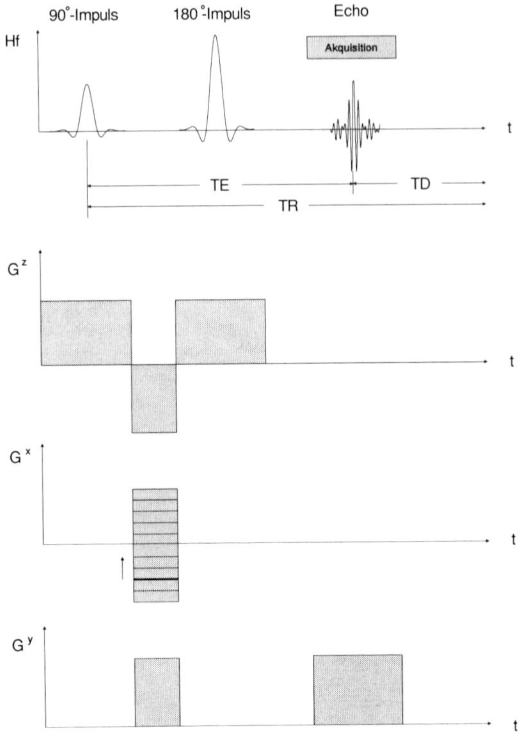

Abb. 2.44. Impuls- und Gradientenschema der SE-Sequenz. G^z Schichtauswahl-, G^x Phasenkodier-, G^y Auslesegradient

Kombinationen der SE-Impulsfolge {90°–TE/2–180°–TE/2–AQ–TD} (TE: Echo-Zeit, TD: Verzögerungszeit, AQ: Signalakquisitionsphase) und der Gradientenfolge ist in Abb. 2.44 dargestellt.
Die Signalintensität S_{SE} eines Voxels mit den Gewebeparametern ρ, T1 und T2 läßt sich in guter Näherung durch den Ausdruck

$$S_{SE} = \rho \underbrace{[1 - e^{-TR/T1}]}_{\text{T1-Faktor}} \underbrace{e^{-TE/T2}}_{\text{T2-Faktor}} \quad (26)$$

beschreiben (TR = TE + TD: Repetitionszeit). Gleichung (26) zeigt, daß die Signalintensität S_{SE} eines Voxels durch drei unabhängige Faktoren bestimmt wird, die jeweils nur von einem der drei Gewebeparameter abhängen. Daraus ergibt sich eine sehr übersichtliche Abhängigkeit des Bildsignals von den Gewebe- und Aufnahmeparametern:

- *ρ-Abhängigkeit:* Die Signalintensität ist direkt proportional zur „Protonendichte" ρ des betrachteten Gewebes, d. h. zur Anzahl der angeregten Wasserstoffatomkerne, die pro Volumeneinheit zum MR-Bildsignal beitragen. Der Einfluß der Protonendichte auf den Bildkontrast kann meßtechnisch nicht variiert werden.

- *T1-Abhängigkeit:* Nach der HF-Anregung relaxiert die Längsmagnetisierung M_z mit der Zeitkonstanten T1 gegen die Gleichgewichtsmagnetisierung M_0 (vgl. Abb. 2.23); der thermische Gleichgewichtszustand wird nach einer Zeitdauer von etwa 5T1 erreicht. Gewöhnlich wird die Impulsfolge jedoch bereits wesentlich früher wiederholt, so daß die Längsmagnetisierung zu Beginn des nächsten Sequenzzyklus um den T1-Faktor [1−exp(−TR/T1)] gegenüber der Gleichgewichtsmagnetisierung reduziert ist. Aus dieser Überlegung ergibt sich, daß der T1-Kontrast eines SE-Bildes durch die Wahl der Repetitionszeit TR variiert werden kann. In Abb. 2.45 a ist der T1-Faktor der SE-Signalgleichung für weiße und graue Hirnsubstanz in Abhängigkeit von der Repetitionszeit TR aufgetragen. Wie dieses Beispiel zeigt, wird der T1-Kontrast maximal, wenn die Repetitionszeit TR zwischen den T1-Relaxationszeiten der beiden betrachteten Gewebe liegt. Ist TR wesentlich größer als die längste T1-Zeit, so geht der T1-Kontrast gegen Null.
- *T2-Abhängigkeit:* Der Einfluß der T2-Relaxation auf die Signalintensität wird durch den T2-Faktor exp(−TE/T2) in der Signalgleichung beschrieben. Für eine vorgegebene T2-Zeit ist der Signalverlust um so größer, je größer die Echozeit TE ist. In Abb. 2.45 b ist der T2-Faktor für weiße und graue Hirnsubstanz in Abhängigkeit von der Echozeit TE aufgetragen. Der T2-Kontrast wird maximal, wenn die Echozeit TE zwischen den T2-Relaxationszeiten der beiden betrachteten Gewebe liegt. Für kleine TE-Werte (TE<<T2) geht der T2-Kontrast gegen Null, da die Signalintensitäten in diesem Grenzfall von T2 unabhängig sind.

Im allgemeinen unterscheiden sich zwei benachbarte Gewebe in allen drei Gewebeparametern, so daß die verschiedenen Faktoren der SE-Signalgleichung, die sich zum Teil gegenseitig kompensieren, gemeinsam betrachtet werden müssen. Das gilt um so mehr, als die Relaxationszeiten normalerweise positiv korreliert sind, d. h. Gewebe mit längeren T1-Zeiten haben gewöhnlich auch längere T2-Zeiten. Um

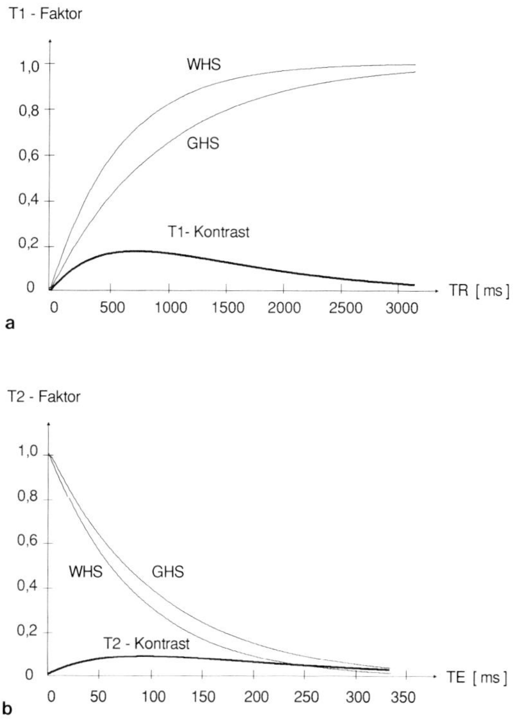

Abb. 2.45 a, b. T1- und T2-Abhängigkeit der SE-Signalintensität. **a** Aufgetragen ist der T1-Faktor [1−exp(−TR/T1)] der SE-Signalgleichung für weiße *(WHS)* und graue Hirnsubstanz *(GHS)* als Funktion der Repetitionszeit TR. Es zeigt sich, daß der T1-Kontrast zwischen den beiden Geweben sowohl für sehr große als auch für sehr kleine Repetitionszeiten gegen Null geht. Das T1-Kontrastmaximum liegt im betrachteten Fall bei TR≈750 ms, d. h. zwischen den T1-Zeiten der beiden betrachteten Gewebe (vgl. Tabelle 2.3). **b** Für den T2-Faktor exp(−TE/T2) gelten die gleichen Überlegungen. Das T2-Kontrastmaximum liegt bei TE≈100 ms

die Tragweite dieser Feststellung zu verdeutlichen, ist in Abb. 2.46 der Verlauf der Längs- und Quermagnetisierung für weiße und graue Hirnsubstanz für eine Repetitionszeit von TR = 1000 ms aufgetragen. Wie man erkennt, sind die Quermagnetisierungen der beiden Substanzen – und damit auch die Signalintensitäten ($S \propto M_{xy}$) – bei einer Echozeit von TE = 83 ms identisch, so daß die Gewebe trotz unterschiedlicher Gewebeparameter auf dem entsprechenden SE-Bild nicht zu unterscheiden sind.
In Abb. 2.47 ist der Kontrast zwischen weißer und grauer Hirnsubstanz als Funktion der Repetitions- und Echozeit aufgetragen. Wie erwartet, gibt es zwei Bereiche mit einem hohen Gewebekontrast, die durch eine kontrastarme Region getrennt sind (vgl. Abb. 2.46): Im Be-

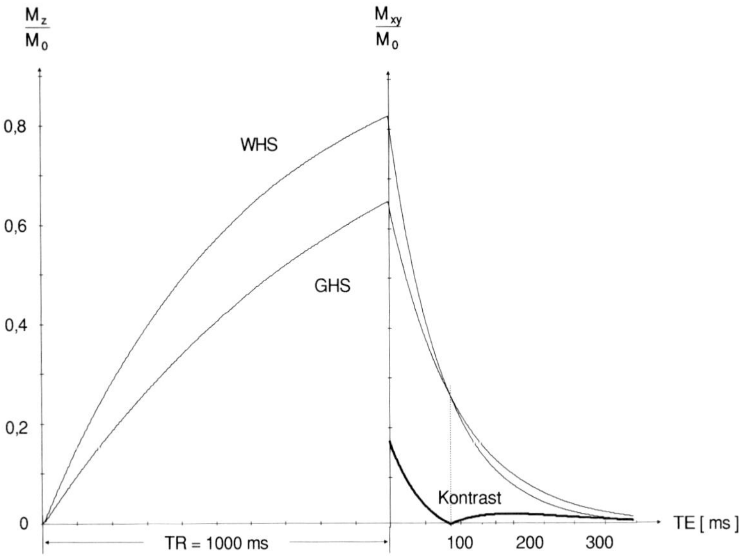

Abb. 2.46. Einfluß der Aufnahmeparameter TR und TE auf das Kontrastverhalten eines SE-Bildes. Die Abbildung illustriert das Zusammenspiel der Längs- und der Querrelaxation bei der SE-Sequenz am Beispiel der weißen *(WHS)* und grauen Hirnsubstanz *(GHS)* für eine vorgegebene Repetitionszeit von TR = 1000 ms. Im *linken* Teil der Abbildung ist die zeitliche Entwicklung der Längsmagnetisierung M_z während der Repetitionsphase ($0 \leq t \leq TR$) dargestellt. Zum Zeitpunkt t = TR wird die unvollständig relaxierte Längsmagnetisierung durch den 90°-Ausleseimpuls in die x-y-Ebene geklappt. Die T2-Relaxation der resultierenden Quermagnetisierung M_{xy} ist im *rechten* Teil der Abbildung als Funktion der Echozeit TE dargestellt. Wie man erkennt, ist das T1- und T2-Kontrastverhalten gegenläufig. Für TE = 83 ms ist der Kontrast gleich Null, so daß die beiden betrachteten Hirnsubstanzen trotz unterschiedlicher Gewebeparameter auf der entsprechenden SE-Aufnahme nicht zu unterscheiden sind (vgl. Abb. 2.48 d). Man beachte, daß das detektierte Kernresonanzsignal der Quermagnetisierung M_{xy} direkt proportional ist

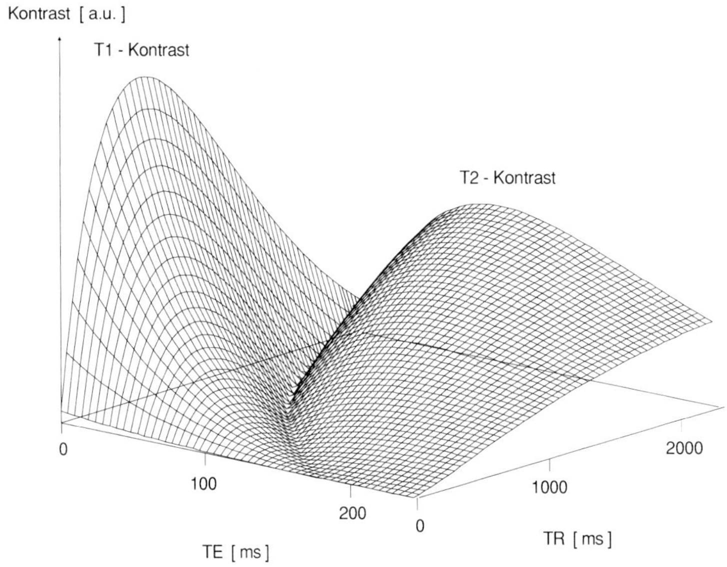

Abb. 2.47. Parameterwichtung in der SE-Bildgebung. Dargestellt ist der Bildkontrast zwischen weißer und grauer Hirnsubstanz in Abhängigkeit von der Repetitionszeit TR und der Echozeit TE. Es lassen sich zwei Regionen mit einem hohen Gewebekonstrast gegeneinander abgrenzen, die durch eine kontrastarme Region getrennt sind (vgl. Abb. 2.46): Im Bereich TE<<T2 und TR≈T1 dominiert der T1-Kontrast (T1-gewichtete Aufnahme), im Bereich TR>>T1 und TE≈T2 der T2-Kontrast (T2-gewichtete Aufnahme). Für TR>>T1 und TE<<T2 wird der Kontrast nur noch durch Unterschiede in den Protonendichten bestimmt (ρ-gewichtete Aufnahme)

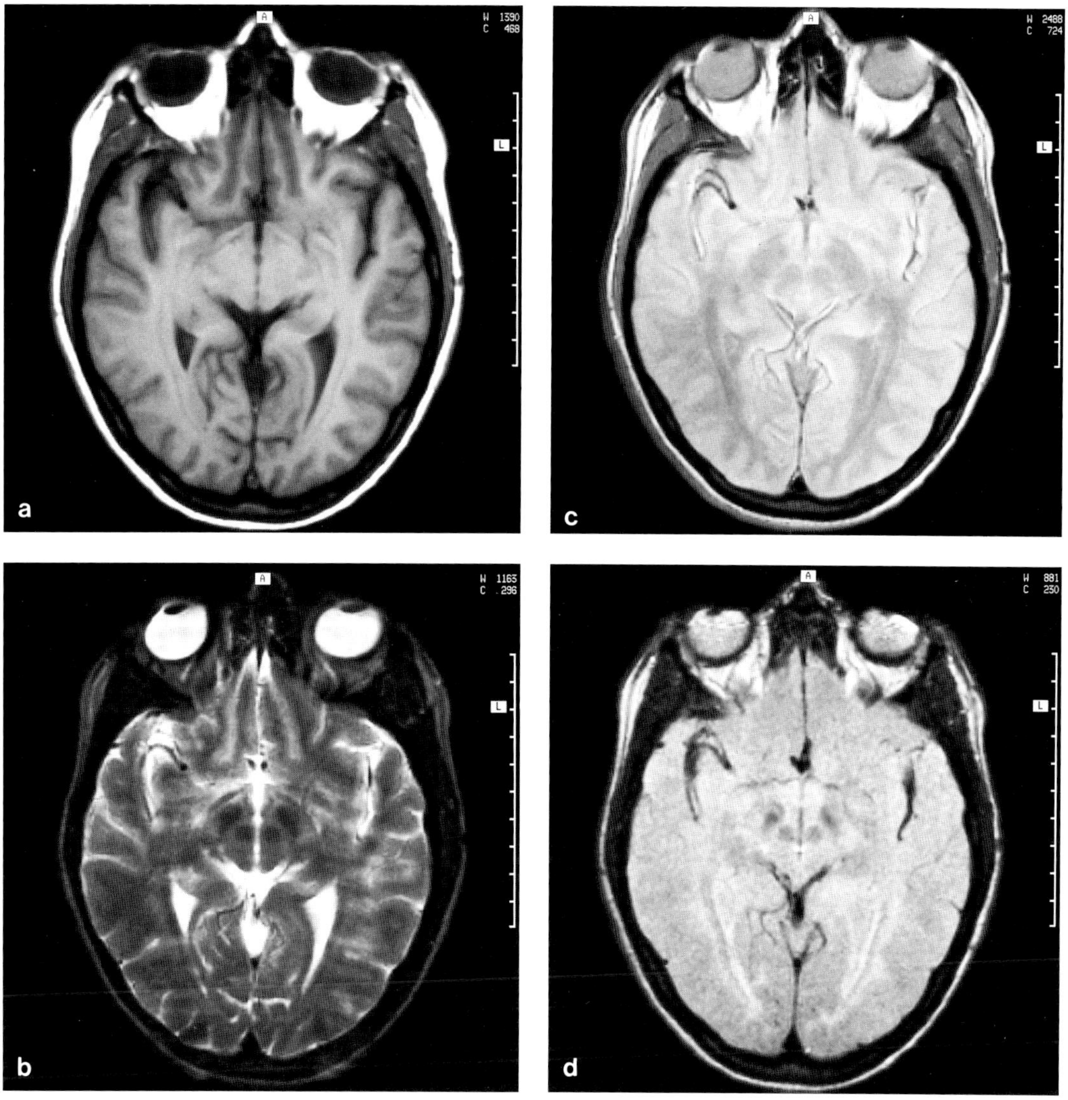

Abb. 2.48 a–d. SE-Bilder einer transversalen Kopfschicht. **a** T1 w-Aufnahme (TR/TE/N_{Aq} = 600/15/4). **b** T2 w-Aufnahme (2400/120/1). **c** ρw-Aufnahme (2400/22/1). **d** Gemischt T1/T2 w-Aufnahme (1000/85/1) mit verschwindendem Kontrast zwischen weißer und grauer Hirnsubstanz (vgl. Abb. 2.46). Die Schichtdicke beträgt bei allen Aufnahmen 5 mm

reich TE<<T2 und TR≈T1 dominiert der T1-Kontrast (T1-gewichtete Aufnahme), im Bereich TR>>T1 und TE≈T2 der T2-Kontrast (T2-gewichtete Aufnahme). Für TR>>T1 und TE<<T2 geht der Kontrast gegen Null, da die Signalintensitäten in diesem Grenzfall weitgehend von den Relaxationszeiten unabhängig sind (ρ-gewichtete Aufnahme).

Beispiel. Für TE = 15 ms liegt das Kontrastmaximum zwischen weißer und grauer Hirnsubstanz bei TR ≈ 640 ms, für TR = 2400 ms bei TE ≈ 110 ms. Um die Abhängigkeit des Bildkontrastes von den Aufnahmeparametern TE und TR zu illustrieren, sind in Abb. 2.48 vier SE-Aufnahmen einer transversalen Kopfschicht dargestellt: ein T1-gewichtetes Bild (TR/TE = 600/15), ein T2-gewichtetes Bild (2400/120), ein ρ-gewichtetes Bild (2400/22) und ein gemischt T1/T2-gewichtetes Bild mit verschwindendem Kontrast zwischen weißer und grauer Substanz (1000/85 ms).

Hinweis. Die ρ- und T2-gewichteten SE-Aufnahmen können mit einer einzigen Messung akquiriert werden, wenn eine Doppelechosequenz (z. B. TR/TE_1/TE_2 = 2400/22/120 ms) verwendet wird (vgl. Abb. 2.24).

In Tabelle 2.4 ist der Einfluß der Aufnahmeparameter TE und TR auf das Kontrastverhalten

Tabelle 2.4. Einfluß der Aufnahmeparameter TR und TE auf das Kontrastverhalten eines SE-Bildes

Wichtung	Bedingung	
ρ	TR>>T1	TE<<T2
T1	TR≈T1	TE<<T2
T2	TR>>T1	TE≈T2

eines SE-Bildes noch einmal allgemeingültig zusammengefaßt.

2.4.2.2 Inversion-Recovery-Sequenz

Um die in 2.2.7.2 erläuterte Inversion-Recovery-Technik für die MR-Bildgebung zu adaptieren, muß die klassische IR-Impulsfolge {180°–TI–90°–AQ–TD} um einen 180°-Impuls erweitert werden: {180°–TI–90°–TE/2–180°–TE/2–AQ–TD} (TI: Inversionszeit, TE: Echo-Zeit, TD: Verzögerungszeit, AQ: Signalakquisitionsphase). In der Bildgebung wird also nicht das FID-Signal unmittelbar nach dem Ausleseimpuls detektiert, sondern das Spinechosignal, das durch den zusätzlichen, rephasierenden 180°-Impuls erzeugt wird. Die Modifikation ist notwendig, um die für die Bildrekonstruktion erforderlichen Gradienten in die Sequenz zu integrieren (Abb. 2.49).

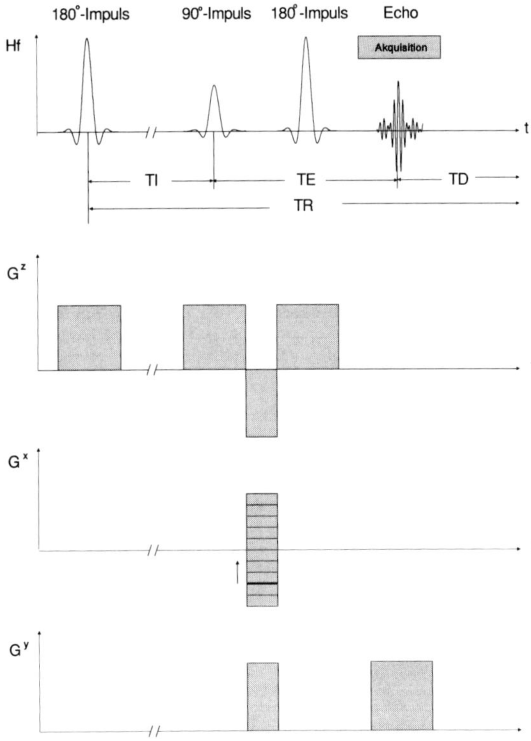

Abb. 2.49. Impuls- und Gradientenschema der IR-Sequenz. G^z Schichtauswahl-, G^x Phasenkodier-, G^y Auslesegradient

Die Signalintensität S_{IR} eines Gewebes mit den intrinsischen Parametern ρ, T1 und T2 läßt sich näherungsweise durch den Ausdruck

$$S_{IR} = \rho \underbrace{\left[1 - 2e^{-TI/T1} + e^{-TR/T1}\right]}_{\text{T1-Faktor}} \underbrace{e^{-TE/T2}}_{\text{T2-Faktor}} \qquad (27)$$

beschreiben. Der Bildkontrast eines IR-Bildes kann daher, zumindest im Prinzip, durch drei Aufnahmeparameter variiert werden: durch die Inversionszeit TI, die Echozeit TE und die Repetitionszeit TR = TI + TE + TD. Aufgrund der ausgeprägten T1-Abhängigkeit eignet sich die IR-Sequenz vor allem zur Akquisition von T1-gewichteten Aufnahmen.

- *ρ-Abhängigkeit:* Siehe 2.4.2.1.
- *T1-Abhängigkeit:* Durch den ersten 180°-Impuls der IR-Sequenz, den Inversionsimpuls, wird die Längsmagnetisierung $M_z(t)$ zur Zeit t = 0 invertiert, so daß die Längsmagnetisierung von negativen Werten her streng monoton gegen die Gleichgewichtsmagnetisierung M_0 strebt („inversion recovery"). Dieses Verhalten wird durch den T1-Faktor der IR-Signalgleichung (27) beschrieben, der sowohl von der Inversionszeit TI als auch von der Repetitionszeit TR abhängt. Um den T1-Kontrast zu optimieren, wird in der Regel die Inversionszeit TI variiert, während der Parameter TR bzw. TD möglichst groß gewählt wird (TD>>T1), damit sich nach der HF-Anregung wieder eine nennenswerte Längsmagnetisierung aufbauen kann. Der maximale Wertebereich des T1-Faktors liegt zwischen −1 und +1 und ist damit doppelt so groß wie bei der SE-Sequenz. In der MRT werden allerdings in der Regel nur die Betragssignale dargestellt („magnitude reconstruction"), so daß der Wertebereich wie bei der SE-Sequenz de facto auf das Intervall zwischen 0 und 1 eingeschränkt ist. Wird diese Darstellungsart gewählt, so nimmt der T1-Faktor zunächst ab, erreicht den Wert Null und konvergiert im weiteren Verlauf gegen die Gleichgewichtsmagnetisierung M_0. Abbildung 2.50 veran-

schaulicht die Abhängigkeit des T1-Faktors von der Inversionszeit TI für die beiden Darstellungsmöglichkeiten am Beispiel der weißen und grauen Hirnsubstanz (TR = 3000 ms). Wie dieses Beispiel zeigt, führt die Vernachlässigung des Vorzeichens des T1-Faktors bei der Betragsdarstellung zu einem destruktiven T1-Kontrastverhalten im Bereich zwischen den Nullstellen der beiden betrachteten T1-Funktionen.

Für die Beurteilung des Gewebekontrastes muß die ρ- und T2-Abhängigkeit des Bild-

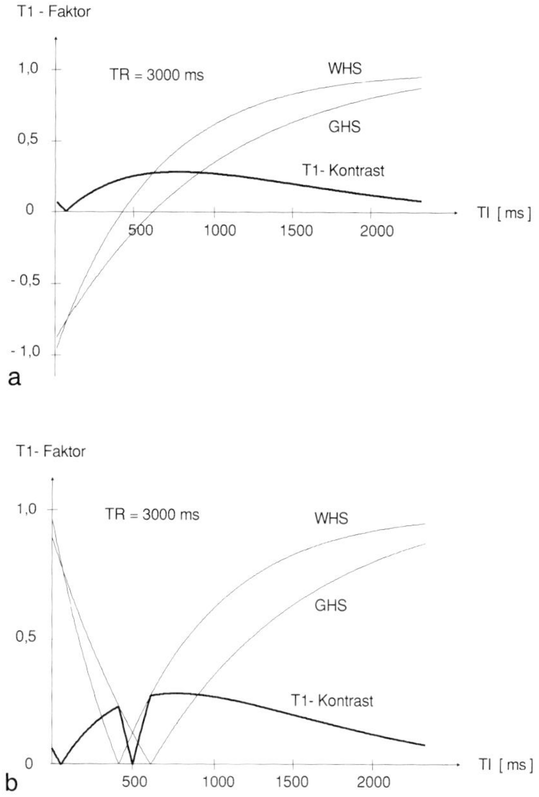

Abb. 2.50 a, b. T1-Abhängigkeit der IR-Signalintensität. Aufgetragen ist der T1-Faktor [1–2 exp(–TI/T1) + exp(–TR/T1)] der IR-Signalgleichung für weiße *(WHS)* und graue Hirnsubstanz *(GHS)* als Funktion der Inversionszeit TI für eine fest gewählte Repetitionszeit von TR = 3000 ms unter Berücksichtigung des Vorzeichens der Längsmagnetisierung M_z (**a**) und in der Betragsdarstellung (**b**). Wird die letztgenannte Darstellungsart gewählt, so kommt es im Bereich zwischen den Nullstellen der beiden Gewebekurven zu einem destruktiven T1-Kontrastverhalten. Das T1-Kontrastmaximum liegt im betrachteten Fall bei TI≈760 ms, d. h. zwischen den T1-Zeiten der beiden Gewebe (vgl. Tabelle 2.3) ▶

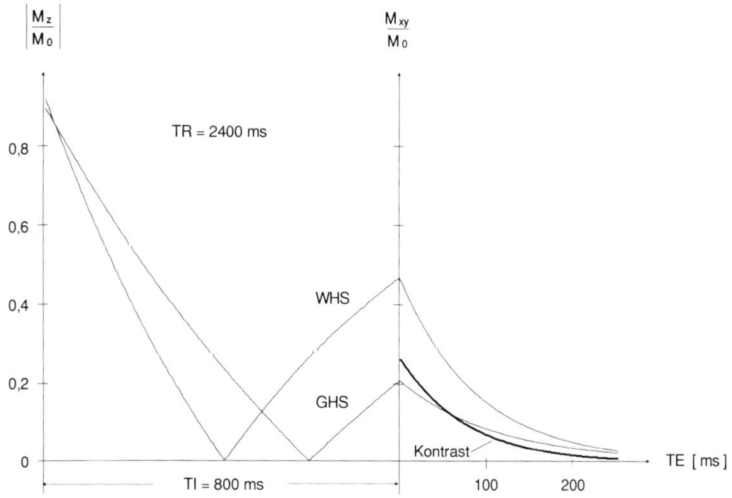

Abb. 2.51. Einfluß der Aufnahmeparameter TI und TE auf das Kontrastverhalten eines IR-Bildes (Betragsdarstellung). Die Abbildung illustriert das Zusammenspiel der Längs- und der Querrelaxation bei der IR-Sequenz am Beispiel der weißen *(WHS)* und grauen Hirnsubstanz *(GHS)* für eine Inversionszeit von TI = 800 ms und eine Repetitionszeit von TR = 2400 ms. Im *linken* Teil der Abbildung ist die zeitliche Entwicklung der Längsmagnetisierung M_z während der Inversionsphase ($0 \leq t \leq$ TI) dargestellt. Zum Zeitpunkt t = TI wird die unvollständig relaxierte Längsmagnetisierung durch den 90°-Ausleseimpuls in die x-y-Ebene geklappt. Die T2-Relaxation der resultierenden Quermagnetisierung M_{xy} ist im *rechten* Teil der Abbildung als Funktion der Echozeit TE dargestellt. Im betrachteten Fall ist das T1- und T2-Kontrastverhalten gegenläufig, so daß der Kontrast zwischen den beiden Hirngeweben mit ansteigender Echozeit rasch abnimmt. Man beachte, daß das detektierte Kernresonanzsignal der Quermagnetisierung M_{xy} direkt proportional ist

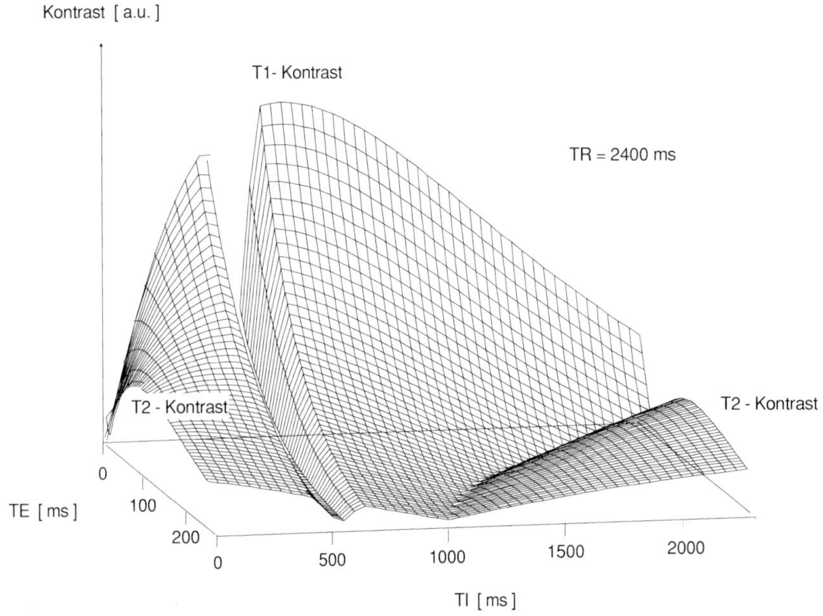

Abb. 2.52. Parameterwichtung in der IR-Bildgebung (Betragsdarstellung). Aufgetragen ist der Bildkontrast zwischen weißer und grauer Hirnsubstanz in Abhängigkeit von der Inversionszeit TI und der Echozeit TE für eine Repetitionszeit von TR = 2400 ms. Im Bereich TE<<T2 und TI≈T1 dominiert der T1-Kontrast (T1w-Aufnahme), im Bereich TI>>T1 und TE≈T2 der T2-Kontrast (T2w-Aufnahme). Man beachte den ausgeprägten Kontrasteinbruch bei niedrigen TI-Zeiten (vgl. Abb. 2.50b)

Tabelle 2.5. Einfluß der Aufnahmeparameter TE, TI und TD auf das Kontrastverhalten eines IR-Bildes (TR = TI + TE + TD)

Wichtung	Bedingung		
ρ	TI>>T1	TD beliebig	TE<<T2
	TI<<T1	TD>>T1	TE<<T2
T1	TI≈T1	TD>>T1	TE<<T2
T2	TI>>T1	TD beliebig	TE≈T2
	TI<<T1	TD>>T1	TE≈T2

signals S_{IR} mit in die Überlegungen einbezogen werden. Abbildung 2.51 veranschaulicht dies an einen konkreten Beispiel: Dargestellt ist der Gewebekontrast zwischen weißer und grauer Hirnsubstanz als Funktion der Echozeit TE für TI = 800 ms und TR = 2400 ms. Für den gewählten TI-Wert ist das T1- und T2-Kontrastverhalten gegenläufig, da die Relaxationszeiten der beiden betrachteten Gewebe positiv korreliert sind, d. h. die Substanz mit der längeren T1-Zeit weist auch die längere T2-Zeit auf. Um das komplexe Zusammenspiel der verschiedenen Gewebe- und Aufnahmeparameter in toto zu erfassen, ist der Bildkontrast zwischen weißer und grauer Hirnsubstanz in Abb. 2.52 als Funktion der gewählten Inversions- und Echozeit TI bzw. TE dargestellt. Die Abbildung zeigt, daß das T1- und T2-Kontrastverhalten für die meisten Kombinationen der Aufnahmeparameter gegenläufig ist; nur für sehr kleine TI-Werte ergibt sich eine Kontrastverstärkung.

Beispiel. In dem betrachteten Fall liegt das T1-Kontrastmaximum für TE = 20 ms bei TI ≈ 620 ms. Abbildung 2.53 a zeigt die entsprechende T1-gewichtete IR-Aufnahme (TR/TI/TE = 2400/600/20). Man vergleiche diese Aufnahme mit der in Abb. 2.48 a dargestellten T1-gewichteten SE-Aufnahme, die in der gleichen Meßzeit akquiriert wurde. Die beiden Aufnahmen unterscheiden sich vor allem darin, daß die graue Hirnsubstanz auf dem IR-Bild nicht zur Darstellung gelangt, da der T1-Faktor der grauen Hirnsubstanz für TI = 600 ms in etwa gleich Null ist (vgl. Abb. 2.50).

Der Einfluß der Aufnahmeparameter TE, TI und TD auf das Kontrastverhalten eines IR-Bildes ist in Tabelle 2.5 noch einmal allgemeingültig aufgelistet. Um den T1-Kontrast zu optimieren (T1-gewichtete Aufnahme), sollte die TI-Zeit zwischen den T1-Zeiten der beiden betrachteten Gewebe liegen und die Echozeit TE möglichst kurz gewählt werden. Da selbst für

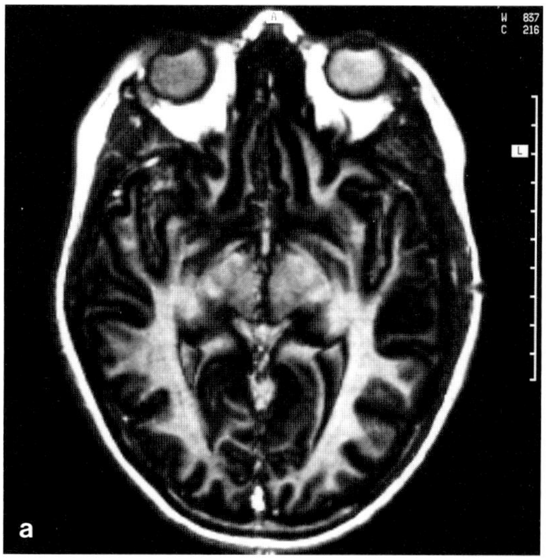

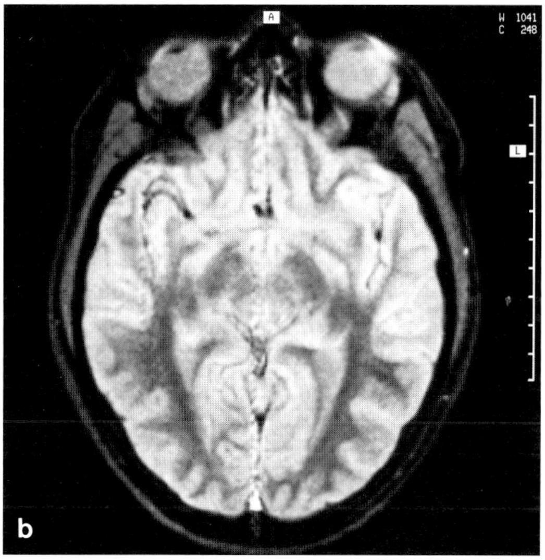

Abb. 2.53a, b. IR-Bilder einer transversalen Kopfschicht. **a** T1w-Aufnahme (TR/TI/TE/N_{Aq} = 2400/600/20/1). Die graue Hirnsubstanz stellt sich auf dieser Abbildung sehr signalarm dar, da der zugehörige T1-Faktor für TI = 600 ms in etwa gleich Null ist (vgl. Abb. 2.50). **b** STIR-Aufnahme (1500/180/20/1). Die Inversionszeit TI wurde in diesem Fall so gewählt, daß der T1-Faktor des Fettgewebes in etwa gleich Null ist, so daß die Fettstrukturen im Retrobulbär- und im Schläfenbereich auf der Aufnahme nicht zu Darstellung gelangen. Die Schichtdicke beträgt bei beiden Aufnahmen 5 mm

die Akquisition von T1-gewichteten Aufnahmen relativ lange Repetitionszeiten verwendet werden müssen (TD>>T1), ist die IR-Sequenz wesentlich ineffizienter als die SE-Sequenz. Vorteile ergeben sich vor allem dann, wenn das Bildsignal einer bestimmten Gewebestruktur unterdrückt werden soll, z. B. das retrobulbäre Fettgewebe bei der Beurteilung des Nervus opticus. In diesem Fall ist der Aufnahmeparameter TI so zu wählen, daß der T1-Faktor des zu unterdrückenden Gewebes in etwa gleich Null ist (vgl. Abb. 2.50). Für TR>3T1 läßt sich der entsprechende TI-Wert mit Hilfe der Formel TI = T1ln2 abschätzen.

Beispiel. Bei einer Feldstärke von 1,5 T beträgt die T1-Zeit von Fettgewebe etwa 260 ms (vgl. Tabelle 2.2), so daß Fettstrukturen bei einem TI-Wert von 180 ms auf dem IR-Bild nicht zur Darstellung gelangen (Abb. 2.53b). Bei niedrigeren Feldstärken liegt der entsprechende TI-Wert etwas niedriger.

Hinweis. In der angelsächsischen Literatur wird eine IR-Sequenz mit einer sehr kurzen TI-Zeit als STIR-Sequenz bezeichnet (STIR = short TI inversion recovery).

2.4.3 Der limitierende Faktor in der konventionellen MRT: die Meßzeit

Den vielen Vorteilen der konventionellen Bildgebungsverfahren steht die lange Untersuchungszeit als limitierender Faktor gegenüber. Die Aufnahmezeit T_{Scan} ergibt sich bei der Fourier-Methode (s. 2.3.4) als Produkt aus der Repetitionszeit TR, der Anzahl der für die Phasenkodierung erforderlichen Sequenzdurchgänge N_{Ph} und der Anzahl der Akquisitionen N_{Aq}

$$T_{Scan} = TR \cdot N_{Ph} \cdot N_{Aq}. \qquad (28)$$

Die Anzahl N_{Ph} der für die Phasenkodierung notwendigen Sequenzzyklen wird durch die gewünschte Auflösung der Bildmatrix bestimmt. Für die Rekonstruktion eines MR-Bildes mit einer Auflösung von 256×256 Pixeln sind z. B. 256 Sequenzdurchgänge erforderlich.
Die Repetitionzeit TR wird durch die Wahl der Parameterwichtung festgelegt. Typische Werte sind z. B. TR = 500–600 ms für T1-gewichtete und TR = 2000–2800 ms für T2- bzw. ρ-gewichtete SE-Aufnahmen.
In vielen Fällen wird die Bildgebungssequenz mehrmals wiederholt (z. B.: N_{Aq} = 2 oder 4), um das Signal-Rausch-Verhältnis zu verbessern ($S/N \propto \sqrt{N_{Aq}}$). Das gilt insbesondere für T1-gewichtete SE-Aufnahmen, die aufgrund der kurzen Repetitionszeit ein relativ niedriges Signal-Rausch-Verhältnis aufweisen.

Beispiel. Aufgrund dieser Überlegungen ergeben sich für SE-Sequenzen die folgenden typischen Meßzeiten: T_{Scan} = 2,1 min für eine T1-gewichtete (TR = 500 ms,

N_{Ph} = 256, N_{Aq} = 1) und T_{Scan} = 10,2 min für eine T2- und/oder ρ-gewichtete SE-Aufnahme (TR = 2400 ms, N_{Ph} = 256, N_{Aq} = 1).

Durch die Anwendung des Mehrschichtverfahrens (vgl. 2.3.5) kann zwar die *mittlere Aufnahmezeit pro Schicht* deutlich unter 1 min reduziert werden, die erforderliche *Meßzeit für die vollständige Akquisition eines MR-Bildes* wird jedoch nicht reduziert. In der klinischen Routine führt diese prinzipielle Limitation der konventionellen Bildgebungssequenzen u.a. zu folgenden Problemen:

- Für eine Patientenuntersuchung sind je nach Fragestellung zwischen 30 und 90 min erforderlich.
- Dem Patienten wird eine hohe Kooperationsbereitschaft abverlangt, da er während der gesamten Untersuchungszeit möglichst regungslos liegen sollte, um die Vergleichbarkeit unterschiedlich gewichteter MR-Aufnahmen zu gewährleisten.
- Schwerkranke Patienten können nicht oder nur in eingeschränktem Umfang untersucht werden.
- Die Bildqualität wird durch Bewegungsartefakte (z.B. durch Herz-, Pulsations- und Atembewegungen sowie durch die Darmperistaltik) beeinträchtigt. Dieses Problem betrifft insbesondere die Diagnostik im Thorax- und Abdominalbereich, da die MR-Bilder im allgemeinen nicht, wie z.B. in der Computertomographie, bei angehaltenem Atem akquiriert werden können.
- Dynamische Studien sind nur eingeschränkt möglich.

In den letzten Jahren sind aus den genannten Gründen verschiedene Methoden zur Meßzeitverkürzung entwickelt worden. Sie befinden sich gegenwärtig im Stadium der klinischen Erprobung, so daß eine abschließende Beurteilung noch nicht möglich ist. Zwei Ergebnisse zeichnen sich aber ab:

- Mit Hilfe der Schnellbildverfahren können viele der oben genannten Probleme gelöst werden.
- Aufgrund des zum Teil sehr komplexen Kontrastverhaltens und der ausgeprägten Artefaktanfälligkeit der Schnellbildverfahren kann auch in absehbarer Zukunft für viele diagnostische Fragestellungen nicht ganz auf die konventionellen Bildgebungssequenzen verzichtet werden.

Die entwickelten Verfahren zur Meßzeitreduktion können in zwei Kategorien eingeteilt werden, je nachdem ob die Repetitionszeit TR oder die Anzahl der für die Phasenkodierung erforderlichen Sequenzdurchgänge N_{Ph} reduziert wird (vgl. Gl. (28)). Die beiden Strategien werden in den folgenden Abschnitten getrennt besprochen.

2.4.4 Schnellbildverfahren I: Reduktion der Repetitionszeit/ Gradientenechosequenzen

2.4.4.1 Kleinwinkelanregung

Die langen Aufnahmezeiten der konventionellen Bildgebungssequenzen sind darauf zurückzuführen, daß durch den 90°-Ausleseimpuls die gesamte Längsmagnetisierung in die x-y-Ebene gedreht wird, so daß die Impulssequenz erst wiederholt werden kann, nachdem sich aufgrund der Längsrelaxation wieder eine nennenswerte z-Magnetisierung aufgebaut hat. Um MR-Bilder mit einem akzeptablen Signal-Rausch-Verhältnis zu erfassen, muß die Sequenzwiederholzeit TR in der Größenordnung der T1-Relaxationszeit liegen. Dieses Grundproblem der konventionellen Bildgebungssequenzen läßt sich allerdings umgehen, indem man für die Anregung des Spinsystems einen HF-Impuls mit einem Drehwinkel von $\alpha<90°$ verwendet, so daß nur ein Bruchteil der Längsmagnetisierung M_z in die x-y-Ebene geklappt wird. Nichtsdestoweniger erhält man eine verhältnismäßig große Quermagnetisierung.

Beispiel. Wird z.B. ein Anregungswinkel von $\alpha = 20°$ verwendet, so wird die Längsmagnetisierung M_z um 6% reduziert, während die Quermagnetisierung M_{xy} auf 34% des maximal möglichen Wertes ansteigt (Abb. 2.54).

Um das Prinzip der *Kleinwinkelanregung* zu diskutieren, vernachlässigen wir zunächst die für die Ortskodierung notwendigen Gradientenfelder und betrachten die in Abb. 55a dargestellte einfache Sequenz. Sie besteht nur aus einem einzigen HF-Impuls mit einem Anregungswinkel $\alpha<90°$ und einem *Spoilergradienten,* durch den die verbleibende Quermagnetisierung nach der Akquisition des FID's zerstört wird.

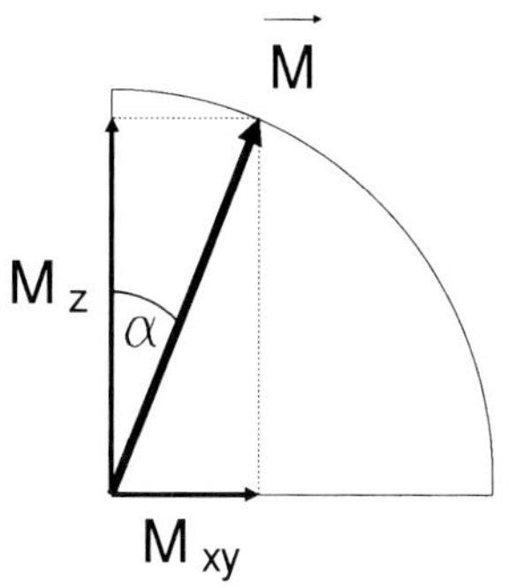

Abb. 2.54. Prinzip der Kleinwinkelanregung. Im Gegensatz zur konventionellen 90°-Anregung wird die Magnetisierung $\vec{M}$ bei der Kleinwinkelanregung lediglich um den Winkel $\alpha<90°$ gedreht, so daß die Längsmagnetisierung M_z durch die HF-Anregung nur geringfügig reduziert wird. Nichtsdestoweniger ergibt sich eine relativ große Quermagnetisierung M_{xy}

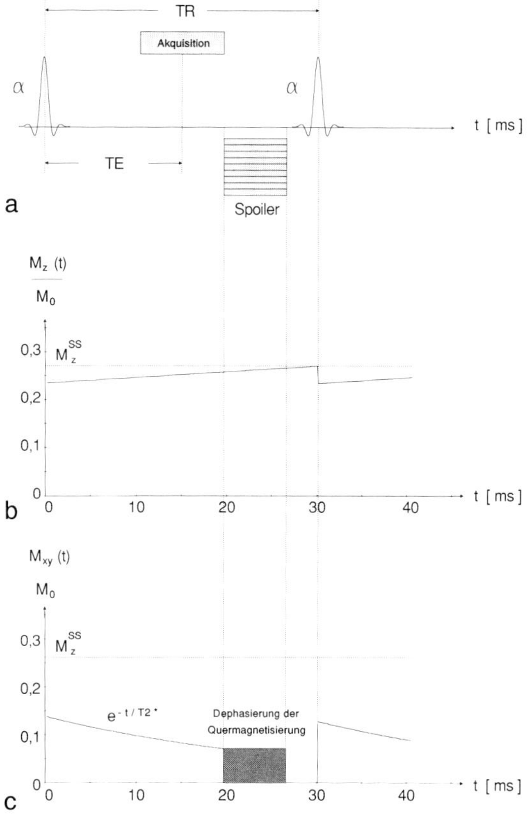

Abb. 2.55 a–c. Anregungsschema der FLASH-Sequenz. ► **a** Die Sequenz besteht aus einem einzigen HF-Impuls mit einem Anregungswinkel $\alpha<90°$ und einem Spoilergradienten, durch den die Quermagnetisierung nach der Datenakquisition zerstört wird. **b** Zeitliche Entwicklung der Längsmagnetisierung M_z im Gleichgewichtszustand. Die Steady-state-Magnetisierung ist durch M_z^{SS} gekennzeichnet. **c** Zeitliche Entwicklung der Quermagnetisierung M_{xy} im rotierenden Bezugssystem

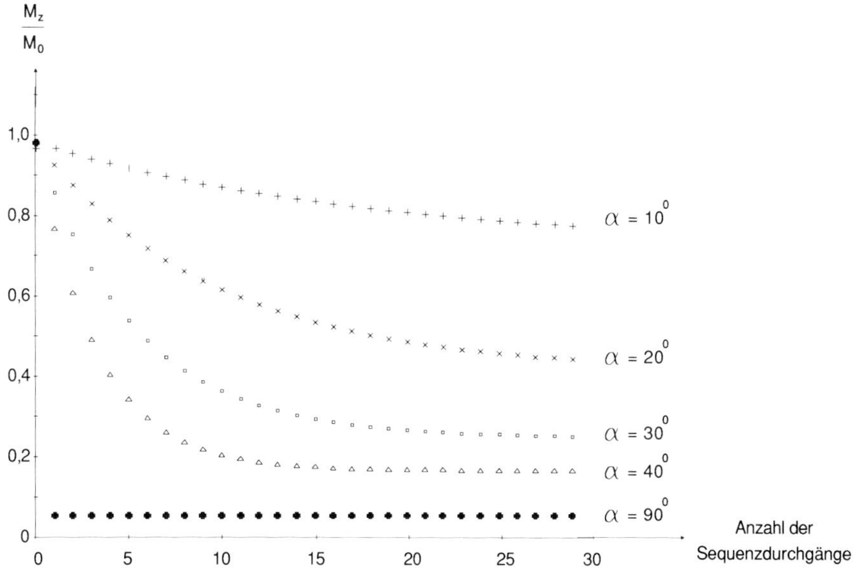

Abb. 2.56. Einschwingverhalten der Längsmagnetisierung bei der FLASH-Sequenz (TR = 25 ms, T1 = 600 ms). Wird die in Abb. 2.55 dargestellte Sequenz mehrmals wiederholt, so stellt sich nach einigen Sequenzdurchgängen eine Steady-state-Magnetisierung ein. Sie ist um so größer, je kleiner der Anregungswinkel ist. Für $\alpha = 90°$ ist der Gleichgewichtszustand bereits nach der ersten Anregung erreicht

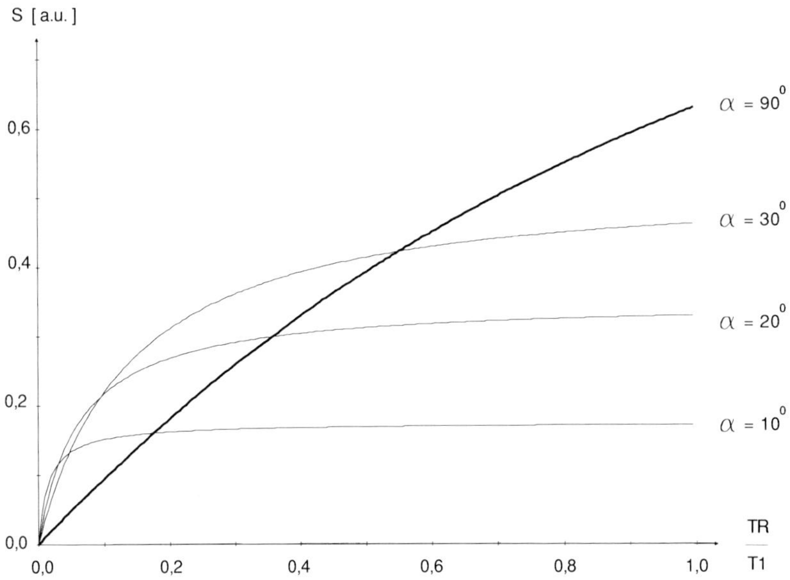

Abb. 2.57. Signalintensität der FLASH-Sequenz als Funktion von TR/T1 für verschiedene Anregungswinkel α. Für kurze Repetitionszeiten (TR<<T1) ist das detektierbare Kernresonanzsignal bei der Kleinwinkelanregung größer als bei der konventionellen 90°-Anregung

Hinweis. Die Gradientenstärke des Spoilergradienten wird bei jedem Sequenzdurchgang variiert, um zu verhindern, daß sich bei unvollständiger Dephasierung der Quermagnetisierung die Fehler von Sequenzzyklus zu Sequenzzyklus verstärken.

Wird die betrachtete Sequenz mehrmals wiederholt, so erreicht das Spinsystem bereits nach wenigen Sequenzdurchgängen einen *dynamischen Gleichgewichtszustand*. In Abb. 2.56 ist das Einschwingverhalten der Längsmagnetisierung für verschiedene Impulswinkel α am Beispiel der weißen Hirnsubstanz (T1 = 600 ms) veranschaulicht. Der Gleichgewichtswert der z-Magnetisierung, die sogenannte *Steady-state-Magnetisierung* M_z^{SS}, wird durch die Formel

$$M_z^{SS} = \frac{1 - e^{-TR/T1}}{1 - e^{-TR/T1} \cos \alpha} \quad (29)$$

beschrieben. Der Wert der Steady-state-Magnetisierung M_z^{SS} hängt sowohl vom verwendeten Anregungswinkel α als auch von der Repetitionszeit TR und der Längsrelaxationszeit T1 ab; er ist um so kleiner, je größer der Anregungswinkel α ist. Für α = 90° stellt sich – wie erwartet – bereits nach der ersten Anregung der Wert $M_z^{SS} = M_0[1-\exp(-TR/T1)]$ ein. Für die Beurteilung des Kernresonanzsignals ist allerdings nicht die Längs-, sondern die Quermagnetisierung M_{xy} zum Zeitpunkt der Datenakquisition die entscheidende Größe. Ausgehend von Gl. (29) ergibt sich für die Amplitude S des MR-Signals der Ausdruck

$$S \propto M_{xy} = M_z^{SS} \sin \alpha \, e^{-TE/T2}. \quad (30)$$

Während der Faktor exp(–TE/T2*) den Zerfall des FID-Signals während der Ausleseverzögerungszeit TE beschreibt, gibt der Faktor sin α den Bruchteil der Steady-state-Magnetisierung M_z^{SS} an, der in die x-y-Ebene geklappt wird (vgl. Abb. 2.55 b, c). Zur Veranschaulichung der Zusammenhänge ist in Abb. 2.57 die Signalstärke S als Funktion des Quotienten TR/T1 aufgetragen. Aus dieser Darstellung lassen sich zwei wichtige Aussagen ableiten:

- Im Vergleich zur konventionellen 90°-Anregung liefert die Kleinwinkelanregung bei kurzen Repetitionszeiten wesentlich größere Signalwerte.
- Bei der Kleinwinkelanregung ist das Signal bereits für TR<T1 von T1 unabhängig.

Der mit der Kleinwinkelanregung verknüpfte Signalgewinn bei kurzen Repetitionszeiten läßt sich allerdings nur um den Preis erkaufen, daß man auf den 180°-Impuls zur Erzeugung eines Spinechos verzichtet, da durch den 180°-Impuls nicht nur die Phase der Quermagnetisierung, sondern auch die Längsmagnetisierung invertiert werden würde. Das bedeutet, daß die Dephasierung der Spins aufgrund von statischen Feldinhomogenitäten sowie der chemischen Verschiebung bei der Anwendung der Kleinwinkelanregung nicht kompensiert werden kann (vgl. 2.4.4.5 bzw. 2.4.4.6). In Tabelle 2.6 sind einige Vor- und Nachteile der Kleinwinkelanregung zusammengestellt.

2.4.4.2 *Gradientenechotechnik*

Um die Vorteile der Kleinwinkelanregung für die schnelle MR-Bildgebung zu nutzen, muß die in Abb. 2.55 a dargestellte Sequenz noch durch Gradientenfelder für die Ortskodierung komplettiert werden. Das Impuls- und Gradientenschema einer typischen Schnellbildsequenz ist in Abb. 2.58 schematisch dargestellt. Wie bei den konventionellen Bildgebungssequenzen findet auch hier eine Rephasierung bezüglich des Schichtselektions- und eine Vordephasierung bezüglich des Frequenzkodiergradienten statt. Durch diese Gradientenschaltung wird die durch die *Gradienten hervorgerufene Dephasierung* der Quermagnetisierung kompensiert (vgl. 2.3.2), so daß ein Echosignal entsteht, das als *Gradientenecho* bezeichnet wird. Abbildung 2.59 veranschaulicht das De- und Rephasierungsverhalten der Quermagnetisierung für den Schichtselektions- und den Frequenzkodiergradienten im Detail.

Tabelle 2.6. Vor- und Nachteile der Kleinwinkelanregung

Vorteile	Nachteile
– Signalgewinn bei kurzen TR-Zeiten – Kürzere TE-Zeiten durch den Wegfall des 180°-Impulses – Geringe deponierte Energie	– Bildartefakte aufgrund von statischen Magnetfeldinhomogenitäten und der chemischen Verschiebung

Schnellbildsequenzen, die auf dem Prinzip der Kleinwinkelanregung beruhen und bei denen das Echosignal ausschließlich durch Gradientenumkehrung generiert wird, werden *Gradientenechosequenzen* (GE-Sequenzen) genannt.

Hinweis. Diese Bezeichnung darf allerdings nicht darüber hinwegtäuschen, daß auch bei den konventionellen Bildgebungssequenzen immer ein Gradientenecho erzeugt wird (vgl. Abb. 2.44 und 2.49). Der Unterschied besteht lediglich darin, daß bei der Spinechotechnik durch die Einstrahlung des 180°-Impulses zusätzlich noch ein Spinecho erzeugt wird, das zeitlich mit dem Gradientenecho zusammenfällt.

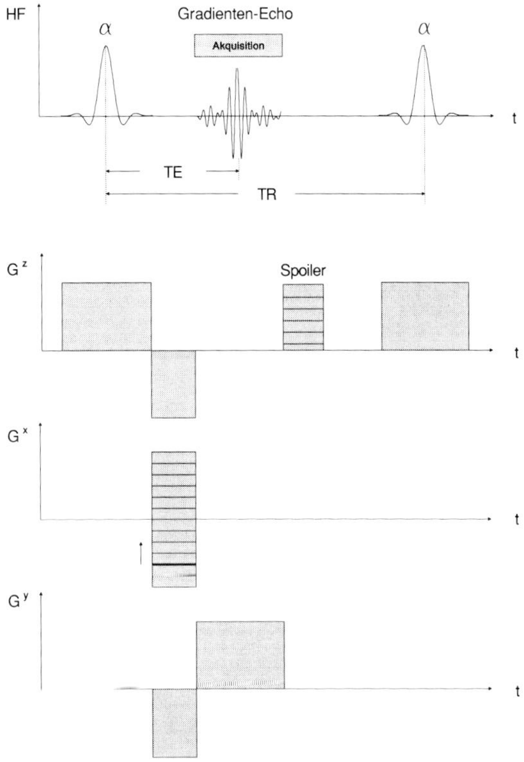

Abb. 2.58. Impuls- und Gradientenschema der FLASH-Sequenz. α Anregungswinkel, G^z Schichtauswahl-, G^x Phasenkodier-, G^y Auslesegradient

Tabelle 2.7. Nomenklatur und Charakteristika der beiden wichtigsten Gradientenechosequenzen

GE-Sequenz	Akronyme	Steady-state-Magnetisierung		Kontrast
Gespoilte GE-Sequenz	FLASH, FFE	$M_z^{SS} \neq 0$	$M_{xy}^{SS} = 0$	T1, ρ
Refokussierte GE-Sequenz	FISP, GRASS, FAST	$M_z^{SS} \neq 0$	$M_{xy}^{SS} \neq 0$	T1/T2*

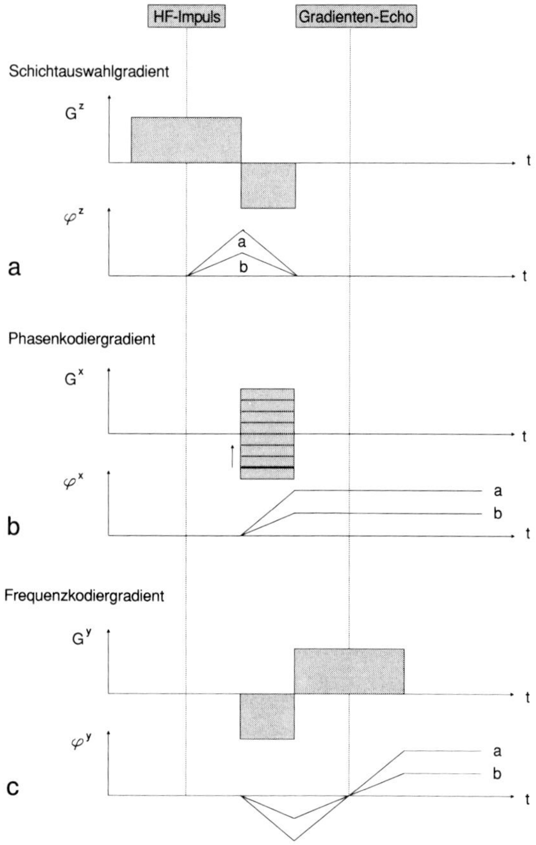

Abb. 2.59 a–c. Gradientenrefokussierung bei der FLASH-Sequenz. Durch die Umpolung des Schichtauswahl- und des Frequenzkodiergradienten wird die durch die beiden Gradienten hervorgerufene Dephasierung der Quermagnetisierung kompensiert, so daß ein Gradientenecho entsteht. In der Abbildung ist das De- und Rephasierungsverhalten für zwei Magnetisierungskomponenten *(a, b)* dargestellt, die sich an unterschiedlichen Orten befinden und somit unter dem Einfluß der drei Gradientenfelder unterschiedlich schnell präzedieren. φ_x, φ_y und φ_z sind die entsprechenden Phasenwinkel

Im Gegensatz zu den konventionellen Bildgebungssequenzen ist die Nomenklatur der GE-Sequenzen nicht einheitlich; sie wird firmenspezifisch gehandhabt (Tabelle 2.7). Für die beiden gebräuchlichsten GE-Sequenzen werden im folgenden die Bezeichnungen FLASH und FISP verwendet. Die Anregung des Spinsystems und die Ortskodierung sind bei beiden Sequenzen identisch; sie unterscheiden sich lediglich darin, daß die Quermagnetisierung bei der FLASH-Sequenz nach der Datenakquisition zerstört wird (*gespoilte* GE-Sequenz), während sie bei der FISP-Sequenz maximiert wird (*refokussierte* GE-Sequenz). Dieser Unterschied führt jedoch zu einem völlig anderen Kontrastverhalten (Tabelle 2.7).

2.4.4.3 FLASH

Die in Abb. 2.58 schematisch dargestellte gespoilte GE-Sequenz wurde 1985 von A. Haase et al. unter dem Akronym FLASH („fast low angle shot") vorgestellt [5]; ihre wesentlichen Charakteristika wurden bereits in den beiden vorangegangenen Abschnitten besprochen. Die Signalintensität S_{FLASH} eines FLASH-Bildes kann durch die Wahl der Repetitionszeit TR, der Echo-Zeit TE und des Anregungswinkels α variiert werden. Mathematisch wird der Zusammenhang zwischen den Gewebe- und den Aufnahmeparametern durch den Ausdruck

$$S_{FLASH} = \rho \cdot \underbrace{\frac{(1 - E_1)\sin\alpha}{1 - E_1 \cos\alpha}}_{\text{T1-Faktor}} \cdot \underbrace{e^{-TE/T2^*}}_{\text{T2*-Faktor}} \qquad (31)$$

beschrieben, mit $E_1 = \exp(-TR/T1)$ (vgl. 2.4.4.1).

- *ρ-Abhängigkeit:* Siehe 2.4.2.1.
- *T1-Abhängigkeit:* Im Gegensatz zur SE-Sequenz wird das T1-Kontrastverhalten der FLASH-Sequenz nicht nur von der Repetitionszeit TR beeinflußt, sondern auch von der Wahl des Anregungswinkels α. Zur Veranschaulichung ist der T1-Kontrast zwischen weißer und grauer Hirnsubstanz in Abb. 2.60 für verschiedene Anregungswinkel α als Funktion der Repetitionszeit TR dargestellt. Man erkennt, daß der T1-Kontrast im Bereich kleiner Anregungswinkel nur dann von Null verschieden ist, wenn für die Messung sehr kurze Repetitionszeiten verwendet werden. Wird der Anregungswinkel vergrößert, so verschiebt sich das T1-Kontrastmaximum zu größeren TR-Werten hin und nähert sich immer mehr dem bekannten T1-Kontrastverhalten der SE-Sequenz an. Für einen vorgegebenen TR/T1-Wert ist der T1-Faktor der FLASH-Signalgleichung (31) maximal, wenn die Bedingung

$$\alpha_E = \arccos(e^{-TR/T1}) \qquad (32)$$

erfüllt ist. Das bedeutet allerdings nicht, daß für diesen Winkel, den sogenannten Ernst-

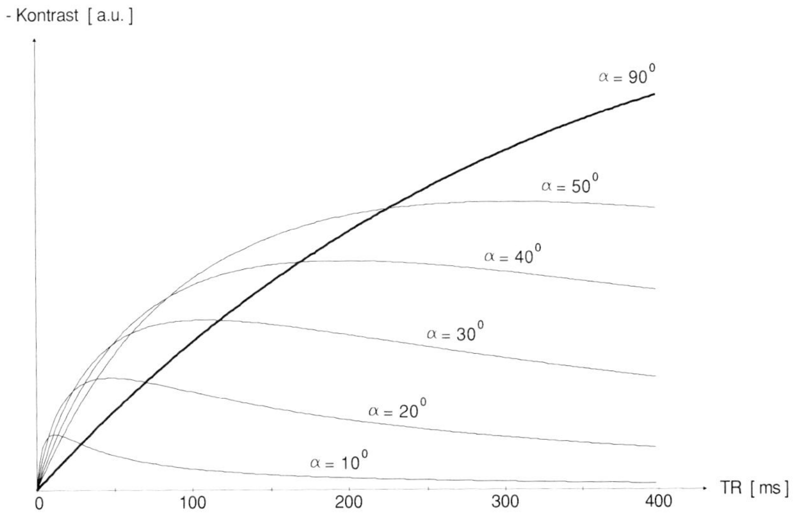

Abb. 2.60. Einfluß der Aufnahmeparameter TR und α auf das T1-Kontrastverhalten eines FLASH-Bildes. Für kleine Anregungswinkel α ergibt sich nur dann ein nennenswerter T1-Kontrast zwischen weißer und grauer Hirnsubstanz, wenn sehr kurze Repetitionszeiten verwendet werden. Wird der Winkel vergrößert, so verschiebt sich das T1-Kontrastmaximum zu größeren TR-Werten hin

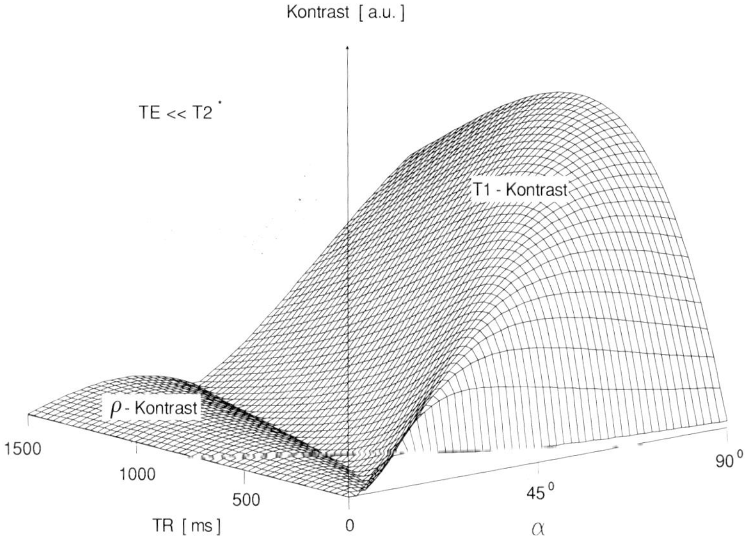

Abb. 2.61. Parameterwichtung in der FLASH-Bildgebung. Aufgetragen ist der Bildkontrast zwischen weißer und grauer Hirnsubstanz als Funktion der Repetitionszeit TR und des Anregungswinkels α für TE<<T2*. Im Bereich kleiner Anregungswinkel lassen sich zwei Kontrastbereiche gegeneinander abgrenzen: Für kurze TR-Zeiten dominiert der T1-Kontrast (T1w-Aufnahme), für längere TR-Werte der ρ-Kontrast (ρw-Aufnahme). Wird der Winkel vergrößert, so nähert sich das T1-Kontrastmaximum immer mehr dem bekannten Kontrastverhalten der SE-Sequenz (α = 90°) an. Dementsprechend müssen immer längere Repetitionszeiten gewählt werden, um ρw- oder T2*w-Aufnahmen zu akquirieren

Winkel α_E, auch der Gewebekontrast zwischen zwei Strukturen am größten ist.

In Abb. 2.61 ist der Gewebekontrast zwischen den beiden betrachteten Hirnsubstanzen für TE<<T2*, d.h. $\exp(-TE/T2^*) \approx 1$, in Form eines 3D-Plots als Funktion der Repetitionszeit TR und des Anregungswinkels α aufgetragen. Wie erwartet, lassen sich für kleine Anregungswinkel zwei Kontrastbereiche gegeneinander abgrenzen: Für kur-

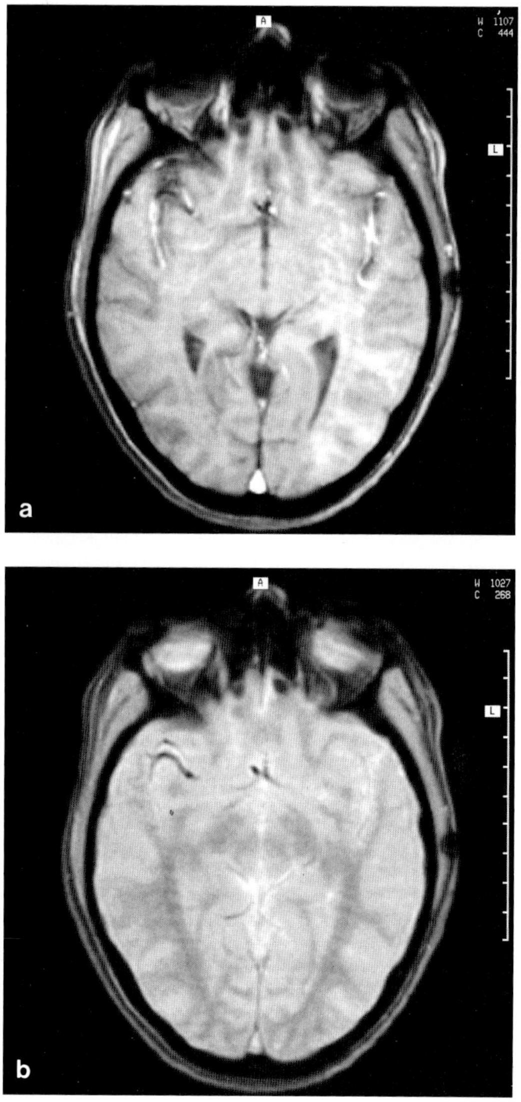

Abb. 2.62 a, b. FLASH-Bilder einer transversalen Kopfschicht. **a** T1 w-Aufnahme (TR/TE/α/N_{Aq} = 150/6/60 °/4). **b** ρ w-Aufnahme (400/6/20 °/4). Die Schichtdicke beträgt bei beiden Aufnahmen 5 mm

ze TR-Zeiten dominiert der T1-Kontrast (T1-gewichtete Aufnahme), für längere TR-Werte der ρ-Kontrast (ρ-gewichtete Aufnahme).

Beispiel. Um das diskutierte Kontrastverhalten zu illustrieren, ist in Abb. 2.62 ein T1-gewichtetes (TR/TE/α = 150/6/60 °) und ein ρ-gewichtetes FLASH-Bild (400/6/20 °) dargestellt.

– *T2*-Abhängigkeit:* Um ein T2- oder T2*-gewichtetes MR-Bild zu akquirieren, muß der Einfluß der T1-Relaxation minimiert werden. Wird eine SE-Sequenz für die Messung verwendet, so kann diese Bedingung nur erfüllt werden, wenn die Repetitionszeit TR möglichst groß gewählt wird (TR>>T1). Anders dagegen in der GE-Bildgebung: Wie Abb. 2.61 zeigt, kann der T1-Kontrast bei diesem Sequenztyp bereits für wesentlich kürzere TR-Zeiten vernachlässigt werden, wenn der Impulswinkel entsprechend klein gewählt wird. Der T2*-Kontrast eines GE-Bildes kann durch die Wahl der Echozeit TE variiert werden. Dabei ist jedoch zu beachten, daß aufgrund des raschen T2*-Zerfalls eine T2*-Wichtung bereits bei wesentlich kürzeren TE-Zeiten auftritt als bei der SE-Technik (vgl. 2.4.4.5).

Tabelle 2.8. Parameterempfehlungen für die Akquisition von gewichteten FLASH-Bildern

Wichtung	α	TR [ms]	TE [ms]
ρ	10 °–20 °	50–500	TE<<T2*
T1	40 °–80 °	20–300	TE<<T2*
T2*	10 °–20 °	50–500	15–40

In Tabelle 2.8 sind Parameterempfehlungen für die Akquisition von ρ-, T1- und T2*-gewichteten FLASH-Aufnahmen zusammengestellt.

Hinweis. In den letzten Jahren wurden spezielle FLASH-Sequenzen entwickelt, mit deren Hilfe MR-Aufnahmen mit einer Auflösung von 64 × 128 Pixeln in weniger als 200 ms akquiriert werden können [4]. Um diese extreme Zeitauflösung zu realisieren, werden in der sogenannten Snapshot-FLASH Bildgebung sehr kleine Anregungswinkel (α<5 °) und sehr kurze Repetitions- und Echozeiten verwendet (TR≈3 ms, TE≈1 ms). Wie man Gl. (31) entnimmt, hängt die FLASH-Signalintensität in diesem Fall allerdings nur noch von der Protonendichte ρ der betrachteten Gewebe ab. T1- oder T2-gewichtete Snapshot-FLASH-Aufnahmen können akquiriert werden, indem vor der eigentlichen FLASH-Sequenz spezielle Präparationsimpulse eingestrahlt werden.

2.4.4.4 FISP

1986 wurde von A. Oppelt et al. eine mit dem Akronym FISP („fast imaging with steady precession") belegte GE-Sequenz angegeben [9], die sich in ihrem Kontrastcharakter stark von der FLASH-Sequenz unterscheidet. Die Impuls- und Gradientenfolge ist in Abb. 2.63 schematisch dargestellt. An Stelle des Spoilergra-

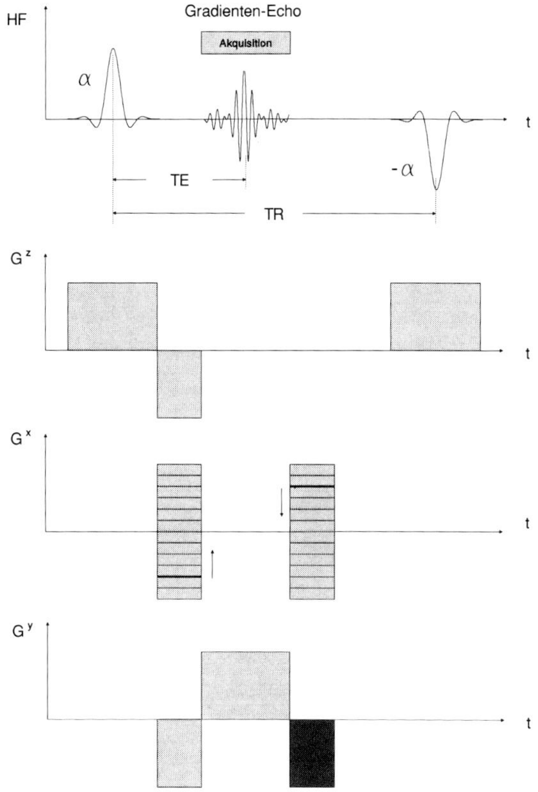

Abb. 2.63. Impuls- und Gradientenschema der FISP-Sequenz. (α Anregungswinkel, G^z Schichtauswahl-, G^x Phasenkodier-, G^y Auslesegradient). Anstelle des Spoilergradienten bei der FLASH-Sequenz treten hier refokussierende Gradientenpulse in allen drei Gradientenrichtungen, so daß die Quermagnetisierung nach der Akquisition des Gradientenechos nicht zerstört, sondern so weit wie möglich wiederhergestellt wird (vgl. Abb. 2.64). In der Praxis wird der *dunkel* gekennzeichnete Gradientenimpuls häufig weggelassen, um die Artefaktanfälligkeit der Sequenz zu verringern

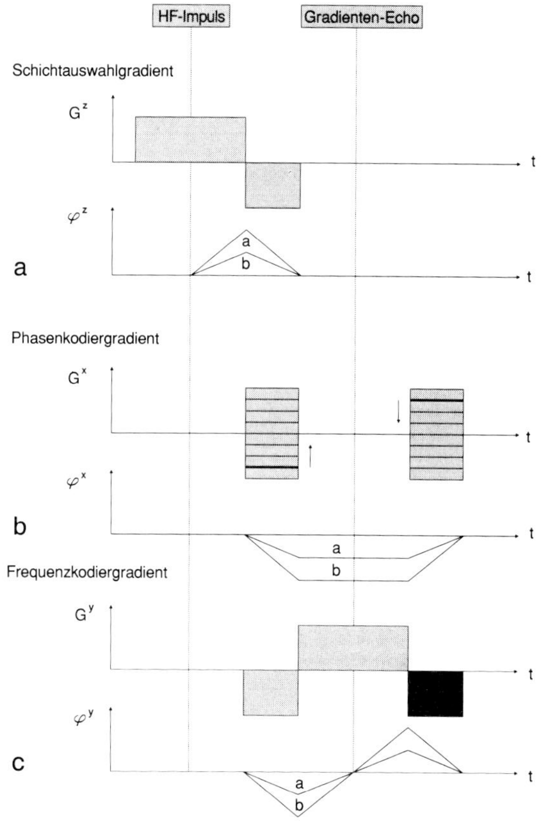

Abb. 2.64 a–c. Gradientenrefokussierung bei der FISP-Sequenz. Durch die komplizierte Gradientenschaltung wird die durch die drei Gradienten hervorgerufene Dephasierung der Quermagnetisierung nach der Akquisition des Gradientenechos vollständig kompensiert, so daß die Quermagnetisierung vor der Einstrahlung des folgenden Anregungsimpulses soweit wie möglich wiederhergestellt wird. In der Abbildung ist die De- und Rephasierung für zwei Magnetisierungskomponenten *(a, b)* dargestellt, die sich an unterschiedlichen Orten befinden und somit unter dem Einfluß der Gradientenfelder unterschiedlich schnell präzedieren. φ_x, φ_y und φ_z sind die entsprechenden Phasenwinkel. Am Ende der Sequenz sind die Magnetisierungskomponenten – unabhängig vom Ort – wieder in Phase ($\varphi_z = \varphi_y = \varphi_z = 0$)

dienten bei der FLASH-Sequenz treten hier refokussierende Gradientenpulse sowohl in Schichtselektions- als auch in Frequenz- und Phasenkodierrichtung, durch die die Quermagnetisierung nach der Datenakquisition nicht zerstört, sondern soweit wie möglich wiederhergestellt wird (Abb. 2.64). Die HF-Impulse alternieren im Vorzeichen.

Hinweis. Wie die Praxis zeigt, ist die beschriebene GE-Sequenz sehr anfällig gegenüber Inhomogenitäten des statischen Magnetfeldes, die sich in Form von störenden Bildartefakten bemerkbar machen. Ein günstigeres Verhalten ergibt sich, wenn man den in Abb. 2.63 dunkel gekennzeichneten Gradientenimpuls wegläßt, so daß nur die durch den Schichtselektions- und den Phasenkodiergradienten bedingte Dephasierung der Quermagnetisierung rückgängig gemacht wird.

Bei diesem Sequenztyp erreicht nicht nur die Längs- sondern auch die Quermagnetisierung nach einigen Sequenzdurchgängen einen Gleichgewichtszustand. Da beide Magnetisierungskomponenten am Ende eines Sequenzzyklus von Null verschieden sind, werden sie durch den nachfolgenden HF-Impuls gemischt,

d. h. ein Teil der Längsmagnetisierung wird in die x-y-Ebene gedreht und ein Teil der Quermagnetisierung in die z-Richtung. Infolgedessen sind beide Magnetisierungskomponenten sowohl von T1 als auch von T2* abhängig. Die T2*-Abhängigkeit ist um so ausgeprägter, je größer die Quermagnetisierung am Ende eines Sequenzzyklus ist, d. h. je kleiner der Quotient TR/T2* ist. Umgekehrt heißt das, daß sich das FISP-Signal für große TR-Werte (TR>>T2*) immer mehr dem FLASH-Signal annähert.

Hinweis. Der Unterschied besteht im letztgenannten Fall lediglich darin, daß die Quermagnetisierung bei der FLASH-Sequenz nach der Datenakquisition sehr schnell durch einen Spoilergradienten zerstört wird, während sie bei der FISP-Sequenz nur langsam mit T2* abklingt. Aus diesem Grund ist die FLASH-Sequenz für die Akquisition von T1- und ρ-gewichteten Aufnahmen besser geeignet als die FISP-Sequenz.

Wie die Diskussion ergeben hat, manifestiert sich das charakteristische Signalverhalten der FISP-Sequenz nur für kurze Repetitionszeiten. Für diese spezielle Situation kann die Abhängigkeit der FISP-Signalintensität von den intrinsischen Gewebeparametern T1, T2* und ρ qualitativ durch den Ausdruck

$$S_{FISP} = \rho \cdot \underbrace{\frac{\sin\alpha}{1 + T1/T2^* + (1 - T1/T2^*)\cos\alpha}}_{T1/T2^*\text{-Faktor}} \cdot \underbrace{e^{-TE/T2^*}}_{T2^*\text{-Faktor}} \quad (33)$$

beschrieben werden, der von der Repetitionszeit TR unabhängig ist. Wie diese Gleichung zeigt, hängt die Signalintensität eines FISP-Bildes für TR<<T2* und TE<<T2* nur vom Quotienten T1/T2* der Relaxationszeiten ab und nicht von deren Absolutwerten. Die FISP-Sequenz wird dementsprechend auch als T1/T2*-gewichtete GE-Sequenz bezeichnet.

Hinweis. Die allgemeine Formel für die Signalintensität der FISP-Sequenz lautet:

$$S_{FISP} = \rho \cdot \frac{(1 - E_1)\sin\alpha}{1 - E_1 E_2 - (E_1 - E_2)\cos\alpha} \cdot e^{-TE/T2^*} \quad (34)$$

mit $E_1 = \exp(-TR/T1)$ und $E_2 = \exp(-TR/T2^*)$ [11]. Aus dieser Gleichung lassen sich die beiden besprochenen Grenzfälle ableiten:
- Für TR>>T2* gilt $E_2 \approx 0$, und Gl. (34) reduziert sich auf die Signalgleichung der FLASH-Sequenz (s. Gl. (31)).
- Für TR<<T1 und TR<<T2* können die Exponentialfunktionen E_1 und E_2 durch die beiden ersten Glieder einer Taylorreihe approximiert werden, d. h. durch $\exp(-TR/T1) \approx 1 - TR/T1$ bzw. $\exp(-TR/T2^*) \approx 1 - TR/T2^*$. Unter Verwendung dieser Näherungsformeln vereinfacht sich Gleichung (34) zu (33).

- *ρ-Abhängigkeit:* Siehe 2.4.2.1.
- *T1/T2*-Abhängigkeit:* In Abb. 2.65 ist der T1/T2*-Faktor der FISP-Signalgleichung (33) als Funktion des Impulswinkels α für verschiedene T1/T2*-Quotienten aufgetragen. Wie man erkennt, ist die Signalintensität bei einem vorgegebenen Impulswinkel α um so größer, je ähnlicher die Relaxationszeiten T1 und T2* sind. Das absolute Maximum ergibt sich für α = 90° und T1 = T2*. Für einen vorgegebenen T1/T2*-Wert kann der optimale Anregungswinkel α_{opt} mit Hilfe der Formel

$$\alpha_{opt} = \arccos\left(\frac{T1/T2^* - 1}{T1/T2^* + 1}\right) \quad (35)$$

berechnet werden.

Hinweis. Die obigen Überlegungen gelten natürlich nur für stationäre Spins. Wird die Steady-state-Magnetisierung durch Flußbewegungen gestört, wie z. B. in den Blutgefäßen oder in den Liquorräumen, so verschiebt sich das Signalmaximum hin zu niedrigeren Anregungswinkeln.

- *T2*-Abhängigkeit:* Siehe 2.4.4.3.

In der Praxis werden für die Akquisition von T1/T2*-gewichteten FISP-Aufnahmen Impulswinkel zwischen 30° und 90° und Repetitionszeiten zwischen 35 und 50 ms verwendet. Auf diesen Aufnahmen stellen sich Gewebe mit einem kleinen T1/T2*-Quotienten (z. B. Fett und Liquor) signalintensiver dar als Gewebe mit einem hohen T1/T2*-Quotienten (z. B. weiße und graue Hirnsubstanz). Für die Akquisition von T1- und ρ-gewichteten Aufnahmen ist die FLASH-Sequenz besser geeignet als die FISP-Sequenz.

Beispiel. Abbildung 2.66 zeigt eine T1/T2*-gewichtete FISP-Aufnahme (FISP TR/TE/α 35/7/80°). Der Vergleich mit der entsprechenden T1-gewichteten FLASH-Aufnahme (Abb. 2.62 a) offenbart das komplementäre Kontrastverhalten der beiden GE-Sequenzen.

Abschließend sei bemerkt, daß sich aus der Forderung nach kurzen Repetitionszeiten bei der FISP-Bildgebung zwei wichtige Konsequenzen für die praktische Anwendung ergeben:

a) FISP-Aufnahmen aus benachbarten Schichten müssen sequentiell akquiriert werden; die Mehrschichttechnik ist nicht anwendbar.
b) Die FISP-Sequenz eignet sich ideal für die 3D-Fourier-Bildgebung (vgl. 2.3.4.3).

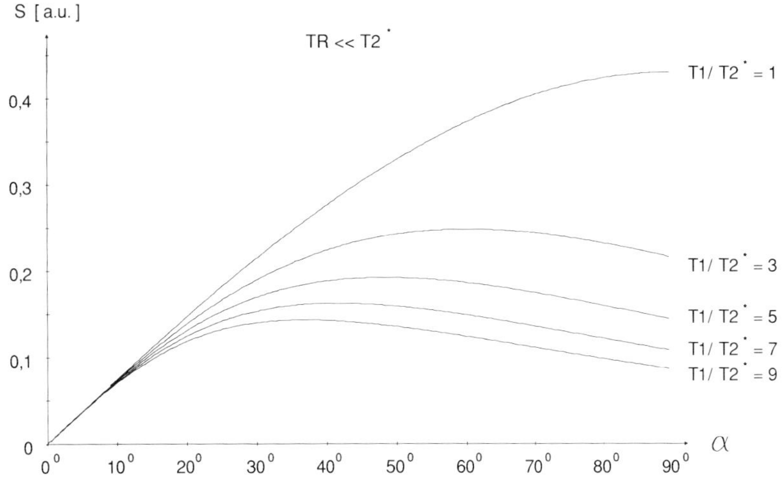

Abb. 2.65. T1/T2*-Abhängigkeit der FISP-Signalintensität. Aufgetragen ist der T1/T2*-Faktor der FISP-Signalgleichung als Funktion des Anregungswinkels α für verschiedene T1/T2*-Werte und sehr kurze Repetitionszeiten (TR<<T2*). Bei einem vorgegebenen Anregungswinkel α ist die Signalintensität um so größer, je kleiner das Verhältnis T1/T2* ist, d. h. je ähnlicher die Zeitkonstanten T1 und T2* sind

Tabelle 2.9. Verkürzung der transversalen Relaxationszeit aufgrund von statischen Magnetfeldinhomogenitäten bei 1,5 T

ΔB/Voxel [ppm]	2/γΔB [ms]	T2 [ms]	T2* [ms]
0,02	250	100	71
		1000	200
0,2	25	100	20
		1000	24

Beispiel. Für die Akquisition eines 3 D-FISP-Bilddatensatzes mit einer Auflösung von 256 × 256 × 64 Pixeln ergibt sich bei einer Repetitionszeit von TR = 35 ms eine Meßzeit von knapp 10 min.

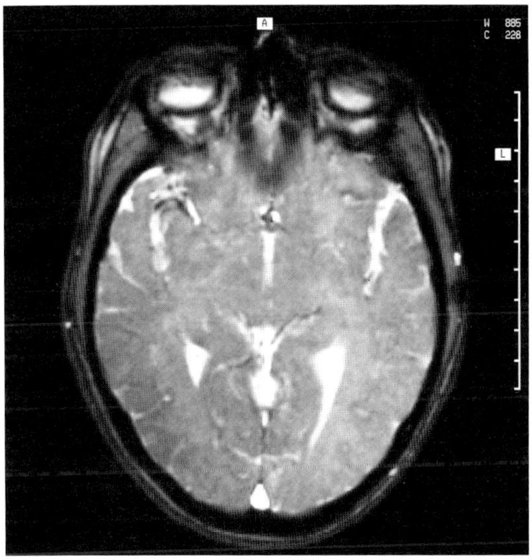

Abb. 2.66. T1/T2*-gewichtetes FISP-Bild einer transversalen Kopfschicht (TR/TE/α/N_{Aq} = 35/7/80°/4). Die Schichtdicke beträgt 5 mm. Man vergleiche diese Aufnahme mit der in Abb. 2.62a gezeigten T1w-FLASH-Aufnahme

2.4.4.5 T2-Kontrast*

Im Gegensatz zu den konventionellen Bildgebungssequenzen (SE, IR) kann die Dephasierung der Spins aufgrund von statischen Magnetfeldinhomogenitäten bei GE-Sequenzen nicht kompensiert werden, da auf den rephasierenden 180°-Impuls verzichtet werden muß (vgl. 2.4.4.1). Infolgedessen zerfällt die Quermagnetisierung M_{xy} nicht mit der gewebespezifischen Querrelaxationszeit T2, sondern mit der Zeitkonstanten T2* (vgl. 2.2.5.2 und Abb. 2.15). Sie ist im Vergleich zur T2-Zeit um so kürzer, je größer die lokale Feldinhomogenität ist. Bezeichnet man die Magnetfeldinhomogenität pro Voxel mit ΔB, so kann der Zusammenhang zwischen den drei Größen durch die Beziehung

$$1/T2^* = 1/T2 + \gamma \Delta B/2 \quad (36)$$

beschrieben werden. Realistische Zahlenbeispiele sind in Tabelle 2.9 zusammengestellt.

In der MR-Bildgebung werden lokale Magnetfeldinhomogenitäten im wesentlichen durch drei Faktoren verursacht: durch technisch bedingte Inhomogenitäten des externen Magnetfeldes, durch para- oder ferromagnetische Implantate sowie durch Suszeptibilitätsunterschiede innerhalb des Körpers.

Technisch bedingte Feldinhomogenitäten nehmen mit dem Abstand vom Zentrum des Magneten zu und können in den Randbereichen zu starken T2*-Signalverlusten führen. Bei der Verwendung von GE-Sequenzen ist daher darauf zu achten, daß die zu untersuchende Körperregion nicht zu weit vom Zentrum des Magneten entfernt ist.

Beispiel. Bei modernen MR-Tomographen ist die Magnetfeldinhomogenität über ein Kugelvolumen von 50 cm Durchmesser kleiner als 5 ppm. Nimmt man an, daß sich das Magnetfeld linear mit dem Abstand vom Zentrum des Magneten verändert, so ergibt sich bei einer Bildmatrix mit einer Auflösung von 256×256 Pixeln eine Magnetfeldinhomogenität von etwa 0,02 ppm pro Pixel (vgl. Tabelle 2.9).

Para- oder ferromagnetische Implantate (z. B. Prothesen oder Operationsclips) rufen im umgebenden Gewebe aufgrund ihrer magnetischen Materialeigenschaften starke Feldinhomogenitäten hervor, so daß es in der Nähe der Implantate zu einer drastischen T2*-Reduktion und damit verbunden zu einer Signalauslöschung kommt. In einem solchen Fall ist auf konventionelle Bildgebungssequenzen zurückzugreifen, die gegenüber Feldinhomogenitäten wesentlich unempfindlicher sind.

Suszeptibilitätseffekte: Wird ein diamagnetischer Körper in ein externes Magnetfeld eingebracht, so baut sich in seinem Innern ein schwaches magnetisches Gegenfeld auf, dessen Stärke sowohl von der Geometrie als auch von der magnetischen Suszeptibilität des Körpers abhängt (vgl. 2.2.8.1). In makroskopisch homogenen Geweben wird das GE-Signal jedoch im allgemeinen nicht durch diese induzierten Magnetfelder beeinflußt, da das Magnetfeld lokal homogen ist. Anders verhält es sich dagegen an den Grenzflächen zwischen verschiedenen anatomischen Strukturen, die sich in ihren magnetischen Suszeptibilitäten unterscheiden. In diesem Fall treten an den Grenzflächen lokale Feldgradienten auf, die zu einer T2*-Verkürzung führen. Sie können so stark sein, daß es in der Nähe der Grenzflächen zu einer vollständigen Signalauslöschung kommt. Auf GE-Bildern ist dieser Effekt vor allem in der Umgebung von Luft-Gewebe-Übergängen zu beobachten, so z. B. in der Lunge oder den paranasalen Sinus. Obwohl Suszeptibilitätsartefakte in der GE-Bildgebung unvermeidbar sind, können sie doch durch zwei Maßnahmen minimiert werden: durch eine Verkürzung der Echozeit TE sowie durch eine Verkleinerung der Voxelgröße, insbesondere der Schichtdicke. Durch diese Maßnahmen wird der Einfluß der T2*-Wichtung auf den Bildkontrast bzw. die Feldinhomogenität pro Voxel minimiert.

2.4.4.6 *Einfluß der chemischen Verschiebung auf das Signalverhalten eines GE-Bildes*

Wie Abb. 2.35 zeigt, setzt sich das ^{1}H-Spektrum des menschlichen Organismus aus zwei dominanten Peaks zusammen, deren Resonanzfrequenzen sich aufgrund der chemischen Verschiebung um etwa 3,5 ppm unterscheiden (vgl. 2.2.8.2). Sie werden den Wasserprotonen bzw. den Methylenprotonen der Fettsäuren zugeordnet. Tragen beide Protonenkomponenten zum Kernresonanzsignal eines Gewebes bei, wie z. B. im Fettgewebe oder im Knochenmark, so kommt es bei der Verwendung von GE-Sequenzen zu einer Modulation der Signalintensität in Abhängigkeit von der Echozeit TE.

Dieses interessante Phänomen ist darauf zurückzuführen, daß die Quermagnetisierung der Wasserkomponente nach der HF-Anregung etwas schneller präzediert als diejenige der Fettkomponente, so daß die beiden Magnetisierungskomponenten in regelmäßigen Zeitabständen parallel oder antiparallel orientiert sind (Abb. 2.67). Da das detektierte Kernresonanzsignal der Vektorsumme der beiden Magnetisierungskomponenten proportional ist, spiegelt sich dieses periodische Verhalten in einer Modulation des GE-Signals wieder: Das Signal ist maximal, wenn die beiden Komponenten parallel ausgerichtet sind; es ist minimal, wenn sie antiparallel ausgerichtet sind. Die Stärke der Signalmodulation hängt vom Verhältnis der beiden Protonensignale ab.

Beispiel. Bei einer B_0-Feldstärke von 1,5 T beträgt die Frequenzdifferenz zwischen der Fett- und der Wasserkomponente etwa $\Delta\omega/2\pi = 220$ Hz. Daraus ergibt sich,

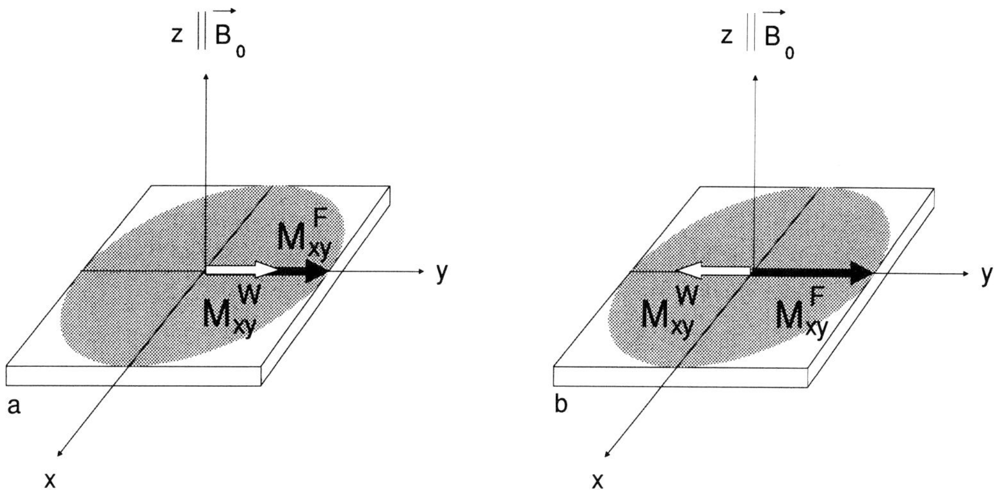

Abb. 2.67 a, b. Zeitliche Entwicklung der Quermagnetisierung im Fettgewebe. In fetthaltigen Gewebestrukturen tragen zwei Protonenkomponenten zum detektierten Kernresonanzsignal bei, deren Resonanzfrequenzen sich aufgrund der chemischen Verschiebung um etwa 3,5 ppm voneinander unterscheiden. Sie werden den Wasserprotonen bzw. den Methylenprotonen der Fettsäuren zugeordnet. Da die Quermagnetisierung der Wasserkomponente (M_{xy}^W) nach der HF-Anregung etwas schneller präzediert als diejenige der Fettkomponente (M_{xy}^F), sind die beiden Magnetisierungsvektoren in regelmäßigen Zeitabständen parallel (**a**) oder antiparallel (**b**) orientiert. In der Abbildung ist dies in einem Bezugssystem dargestellt, in dem die Quermagnetisierung der Fettkomponente ruht

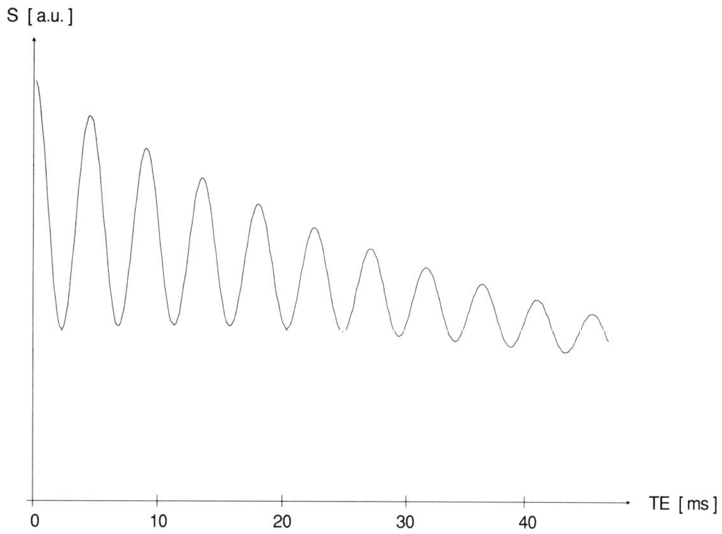

Abb. 2.68. Modulation der GE-Signalintensität in fetthaltigen Geweben. Bei einer B_0-Feldstärke von 1,5 T beträgt die Differenz zwischen den Resonanzfrequenzen der Wasser- und der Fettkomponente etwa 220 Hz, so daß die Quermagnetisierungen der beiden Protonenkomponenten alle 2,3 ms parallel oder antiparallel orientiert sind (vgl. Abb. 2.67). Dieses periodische Verhalten spiegelt sich in einer Modulation des gemessenen GE-Signals wieder: Das Signal ist maximal, wenn die beiden Quermagnetisierungen parallel orientiert sind; es ist minimal, wenn sie antiparallel ausgerichtet sind

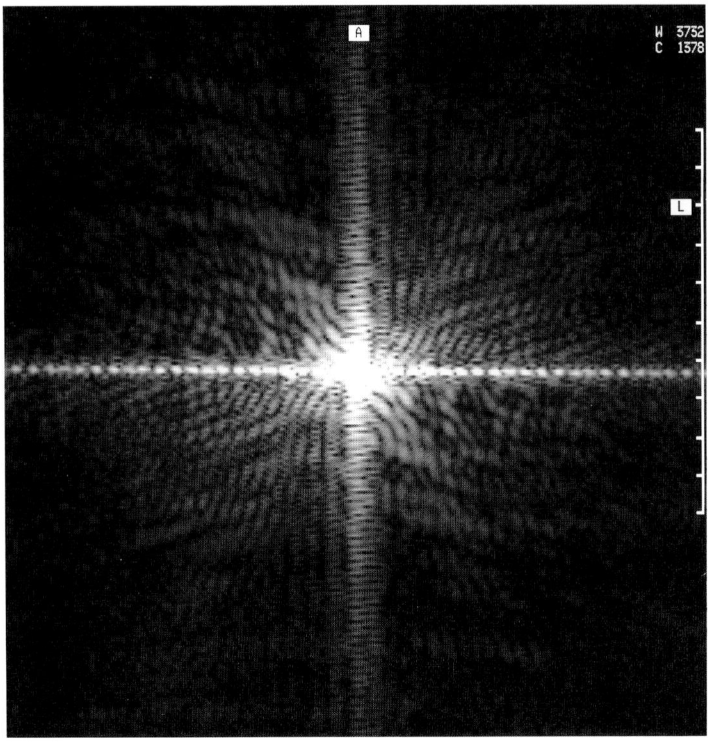

Abb. 2.69. Hologramm. Die gezeigte Rohdatenmatrix wurde mit der in Abb. 2.44 dargestellten SE-Sequenz akquiriert. Man erkennt deutlich, daß die Datenpunkte spiegelsymmetrisch zum Mittelpunkt der Matrix angeordnet sind. Diese Symmetrieeigenschaft des Hologramms wird bei der Half-Fourier-Technik ausgenutzt (vgl. Abb. 2.70)

daß die beiden Magnetisierungskomponenten nach der HF-Anregung in äquidistanten Zeitabständen von $\Delta t = \pi/\Delta\omega = 2{,}3$ ms parallel oder antiparallel orientiert sind. Abbildung 2.68 illustriert die Signalmodulation bei 1,5 T an einem konkreten Beispiel.

2.4.5 Schnellbildverfahren II: Reduktion der für die Phasenkodierung erforderlichen Sequenzdurchgänge

2.4.5.1 Half-Fourier-Technik

In der 2D-Fourier-Bildgebung wird das MR-Bild durch eine Fourier-Transformation aus dem akquirierten Rohdatensatz, dem Hologramm, berechnet. Obwohl für die Rekonstruktion eines MR-Bildes mit einer Auflösung von N×N Pixeln eine Rohdatenmatrix mit N×N Datenpunkten erforderlich ist, genügt es, nur die ersten N/2 Zeilen dieser Matrix zu messen, wenn die Symmetrie des Hologramms bei der Bildrekonstruktion berücksichtigt wird (Half-Fourier-Technik) [3].

Um diesen Punkt zu verdeutlichen, ist in Abb. 2.69 ein Hologramm dargestellt, das mit der in Abb. 2.44 illustrierten SE-Sequenz akquiriert wurde.

Hinweis. Um diese Rohdatenmatrix zeilenweise aufzubauen, wurde die Sequenz N-mal für verschiedene Werte des Phasenkodiergradienten $G^x = n\Delta G^x$ $(-N/2 \le n < N/2)$ wiederholt, wobei das Spinechosignal bei jedem Sequenzdurchgang N-mal in äquidistanten Zeitschritten Δt symmetrisch zur Echozeit TE in Anwesenheit des Auslesegradienten abgetastet, digitalisiert und abgespeichert wurde (vgl. Abb. 2.71 a).

Wie man erkennt, sind die Datenpunkte des Hologramms spiegelsymmetrisch zum Mittelpunkt der Matrix angeordnet. Aus diesem Grund ist es ausreichend, nur die Datenpunkte in der oberen Hologrammhälfte zu messen und die Rohdatenmatrix durch Spiegelung am Mittelpunkt (und komplexe Konjugation) zu vervollständigen (Abb. 2.70).
Durch die geschilderte Vorgehensweise kann die Anzahl der für die Phasenkodierung erforderlichen Sequenzdurchgänge N_{Ph} bei identi-

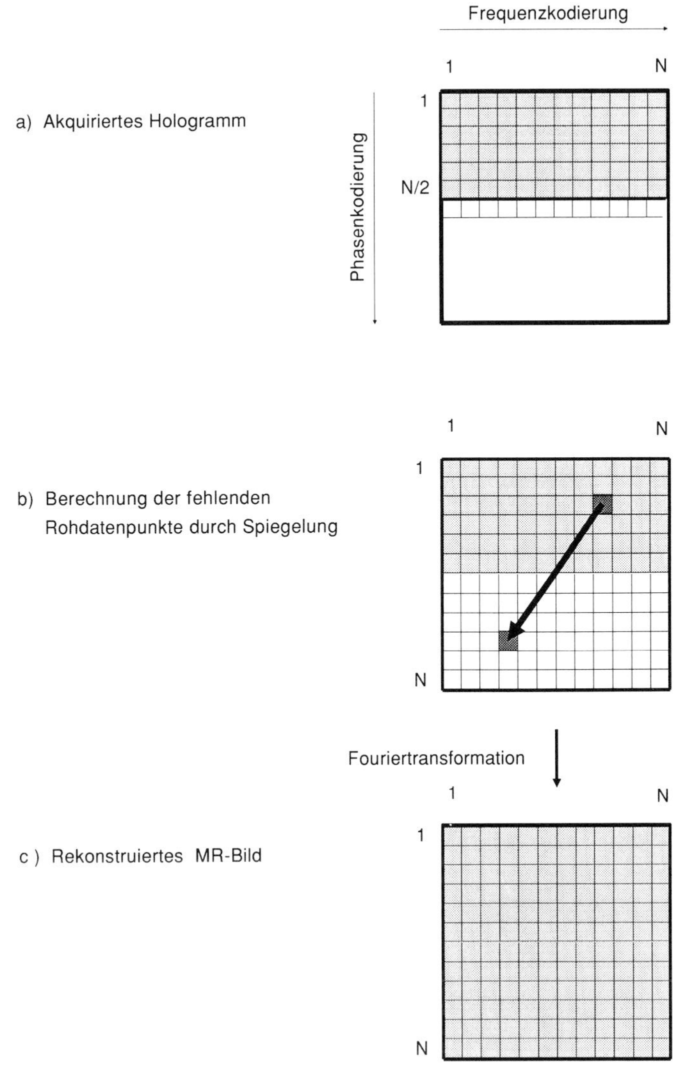

Abb. 2.70 a–c. Half-Fourier-Technik. **a** Bei dieser Technik werden nur die Datenpunkte in einer Hologrammhälfte gemessen. **b** Die fehlenden Punkte werden nach der Datenakquisition durch Spiegelung der gemessenen Datenpunkte am Mittelpunkt der Matrix berechnet (vgl. Abb. 2.69). **c** Nach diesem Vorverarbeitungsschritt kann das MR Bild wie üblich durch eine 2D-Fourier-Transformation aus dem Hologramm rekonstruiert werden

scher Ortsauflösung auf die Hälfte reduziert werden, was nach Gl. (28) einer Halbierung der Meßzeit entspricht. Die Reduktion der Aufnahmezeit ist allerdings mit einer Verschlechterung des Signal-Rausch-Verhältnisses um den Faktor $\sqrt{2}$ verknüpft.

Hinweis. In der Praxis werden gewöhnlich einige Hologrammzeilen mehr akquiriert, um noch eine Phasenkorrektur durchführen zu können. Aus diesem Grund beträgt die Meßzeiteinsparung im allgemeinen nicht ganz 50%.

2.4.5.2 Echoplanartechnik

Der Grundgedanke der von P. Mansfield bereits 1976 beschriebenen Echoplanartechnik [8] besteht darin, nach der selektiven HF-Anregung in sehr kurzer Zeit eine Serie von Spin- und Gradientenechos zu generieren, die durch eine geeignete Gradientenschaltung unterschiedlich phasenkodiert sind. Auf diese Weise können alle Zeilen des Hologramms mit einem einzigen Sequenzdurchgang akquiriert werden. Die verschiedenen publizierten Varianten

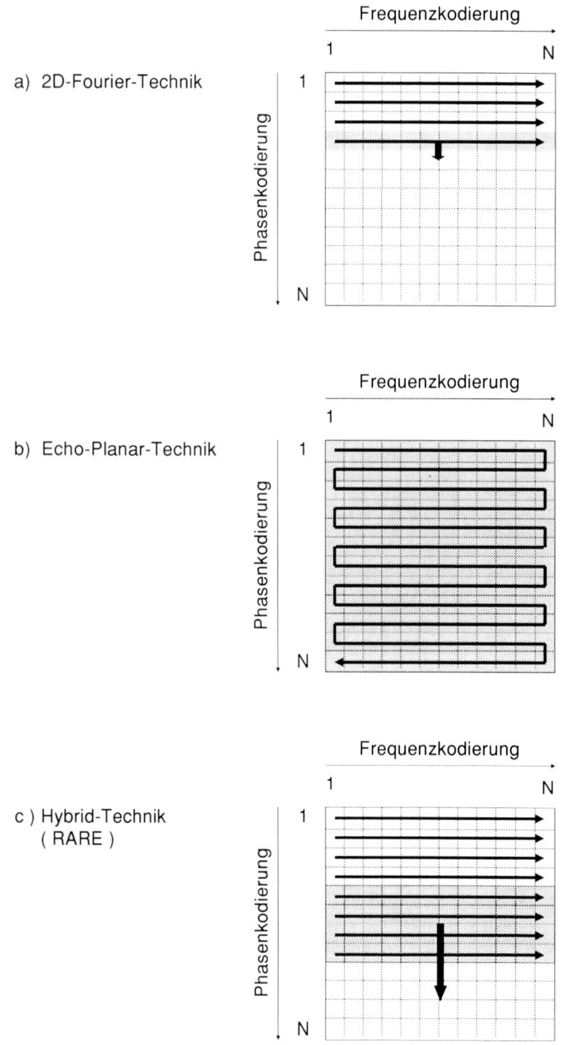

Abb. 2.71 a–c. Mögliche Abtastschemata der Rohdatenmatrix. **a** Bei der konventionellen 2D-Fourier-Technik wird pro Sequenzdurchgang nur eine Hologrammzeile akquiriert, so daß insgesamt N Sequenzdurchgänge erforderlich sind, um die Rohdatenmatrix vollständig aufzubauen. **b** Bei der Echoplanartechnik werden demgegenüber alle Hologrammzeilen mit einem einzigen Sequenzdurchgang erfaßt. Ein mögliches Abtastschema ist in der Abbildung dargestellt. **c** Das Abtastschema der Hybridtechniken liegt zwischen dem der 2D-Fourier- und dem der Echoplanarmethode; bei ihnen werden pro Sequenzdurchgang einige wenige Hologrammzeilen auf einmal erfaßt. In der Abbildung sind die Hologrammzeilen, die mit einem einzigen Sequenzdurchgang akquiriert werden, jeweils *grau* dargestellt

der Echoplanartechnik unterscheiden sich letztlich nur darin, wie die Phasenkodiergradienten geschaltet werden, d.h. in welcher Reihenfolge die Datenpunkte der Rohdatenmatrix abgetastet werden. Ein mögliches Abtastschema ist in Abb. 2.71b angegeben. Der limitierende Faktor ist offensichtlich die Geschwindigkeit, mit der die Quermagnetisierung nach der HF-Anregung zerfällt. Ist die Meßzeit wesentlich größer als die jeweilige Zerfallskonstante (T2 bzw. T2*), so sind die verschiedenen Hologrammzeilen entsprechend der Reihenfolge ihrer Erfassung unterschiedlich stark T2- bzw. T2*-gewichtet, so daß bestimmte Ortsfrequenzen über-, andere dagegen unterbetont werden. Um dieses Problem zu umgehen, muß die gesamte Datenakquisition innerhalb einer Zeitspanne abgeschlossen sein, die in etwa der Zerfallszeit der Quermagnetisierung entspricht. Die Echoplanartechnik stellt daher extreme Anforderungen an das Gradientensystem; in der Praxis werden z.B. Gradientenamplituden von etwa 40 mT/m und Schaltzeiten <0,1 ms verwendet.

Hinweis. Einer breiten klinischen Anwendung der Echoplanartechnik stehen aber nicht allein die technischen Probleme entgegen, sondern auch die bislang noch ungeklärten Fragen nach den biologischen Wirkungen schnell oszillierender magnetischer Gradientenfelder (vgl. 2.6.2.2).

2.4.5.3 Hybridtechniken

Die genannten Probleme der Echoplanartechnik lassen sich umgehen, wenn pro Sequenzdurchgang nur einige wenige Hologrammzeilen auf einmal erfaßt werden. Gelingt es, pro Anregung N_E Echos zu generieren, so kann die Anzahl der für die Phasenkodierung erforderlichen Sequenzdurchgänge und damit die Meßzeit im Vergleich zur 2D-Fourier-Technik um den Faktor $1/N_E$ reduziert werden. Im Vergleich zur Echoplanartechnik besteht der Vorteil dieser sogenannten *Hybrid-Techniken* darin, daß die technischen Anforderungen an das Gradientensystem wesentlich geringer sind, so daß sie praktisch an jedem MR-Tomographen ohne größere Hardwaremodifikationen realisiert werden können.

Eines dieser Hybridverfahren ist die RARE-Technik („rapid acquisition relaxation enhancement“) [6]. Sie beruht auf einer Multiecho-

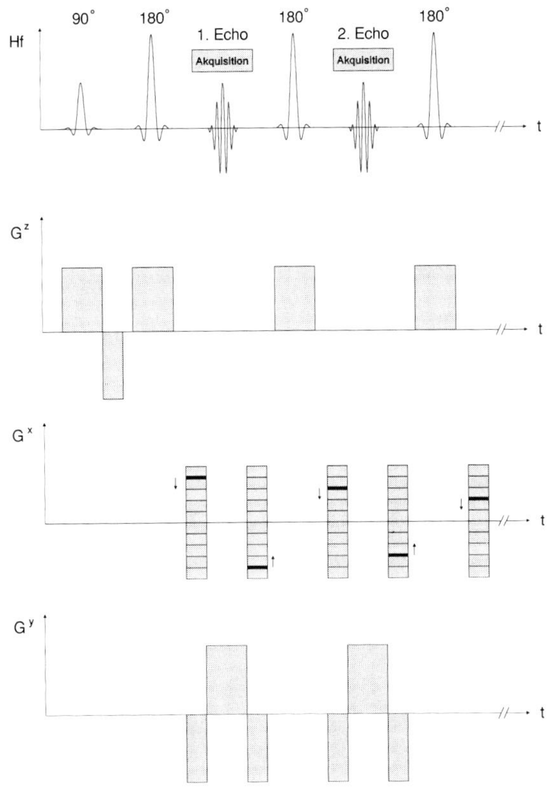

Abb. 2.72. Impuls- und Gradientenschema der RARE-Sequenz. Es handelt sich um eine Multiechosequenz, die so modifiziert wurde, daß die generierten Spinechos unterschiedlich phasenkodiert sind. G^z Schichtauswahl-, G^x Phasenkodier-, G^y Auslesegradient

sequenz (vgl. Abb. 2.23), die so modifiziert wurde, daß die generierten Spinechos unterschiedlich phasenkodiert werden (Abb. 2.72). Das Abtastschema der Rohdatenmatrix ist in Abb. 2.71 c angegeben. Das RARE-Verfahren liefert T2-gewichtete Aufnahmen, deren T2-Kontrast u. a. durch die Wahl der Echoanzahl N_E variiert werden kann. Unter diagnostischen Gesichtspunkten hat sich eine Zahl von $N_E = 8$ Echos bewährt. Die RARE-Technik läßt sich auch mit dem Mehrschichtverfahren kombinieren (vgl. 2.3.5), so daß selbst größere Volumina in relativ kurzen Zeiten untersucht werden können.

Literatur

1. Bottomley PA, Hardy CJ, Argersinger RE et al. (1987) A review of ^{1}H nuclear magnetic resonance relaxation in pathology: are T1 and T2 diagnostic? Med Phys 14/1: 1–37
2. Brix G, Schad LR, Lorenz WJ (1990) Evaluation of proton density by magnetic resonance imaging: phantom experiments and analysis of multiple component proton transverse relaxation. Phys Med Biol 35: 53–66
3. Feinberg DA, Hale JD, Watts JC et al. (1986) Halving MR imaging time by conjugation: demonstration at 3.5 kG. Radiology 161: 527–531
4. Haase A (1990) Snapshot FLASH MRI. Application to T1, T2, and chemical-shift imaging. Magn Reson Med 13: 77–89
5. Haase A, Frahm J, Matthaei D et al. (1986) FLASH imaging: rapid NMR imaging using low flip angle pulses. J Magn Reson 67: 258–266
6. Henning J, Nauerth A, Friedburg H (1986) RARE-imaging: a fast imaging method for clinical MR. Magn Reson Med 3: 823–833
7. Higer HP, Bielke G (1986) Gewebecharakterisierung mit T1, T2 und Protonendichte: Traum und Wirklichkeit. ROFO 144/5: 597–605
8. Mansfield P, Mosley AA, Baines T (1976) Fast scan proton density imaging by NMR. J Phys E 9: 271–278
9. Oppelt A, Graumann R, Barfuss H et al. (1986) FISP – Eine neue schnelle Pulssequenz für die Kernspintomographie. Elektromedica 54: 15–18
10. Pfannenstiel P, Just M, Higer HP et al. (1987) Erste klinische Ergebnisse der Gewebecharakterisierung durch T1, T2 und Protonendichte bei der Kernspintomographie. ROFO 146/5: 591–596
11. Zur Y, Stokar S, Bendel P (1988) An analysis of fast imaging sequences with steady-state transverse magnetization refocusing. Magn Reson Med 6: 175–193

Weiterführende Literatur

Edelmann RR, Hesselink JR (eds) (1990) Clinical magnetic resonance imaging. Saunders, Philadelphia

Krestel E (Hrsg) (1988) Bildgebende Systeme für die medizinische Diagnostik. Siemens-Aktienges, Berlin

Morris PG (1986) Nuclear magnetic resonance imaging in medicine and biology. Claredon, Oxford

Partain CL, Price RR, Patton JA et al. (eds) (1988) Magnetic resonance imaging. Saunders, Philadelphia

Wehrli FW (1991) Fast-scan magnetic resonance: Principles and Applications. Raven, New York

2.5 Technische Komponenten

F. Hauert

Die grundlegenden Komponenten, die zum Aufbau eines MR-Tomographen notwendig sind, ergeben sich aus der Meßmethode an sich. Aus diesem Grund sind die von den verschiedenen Firmen angebotenen Anlagen prinzi-

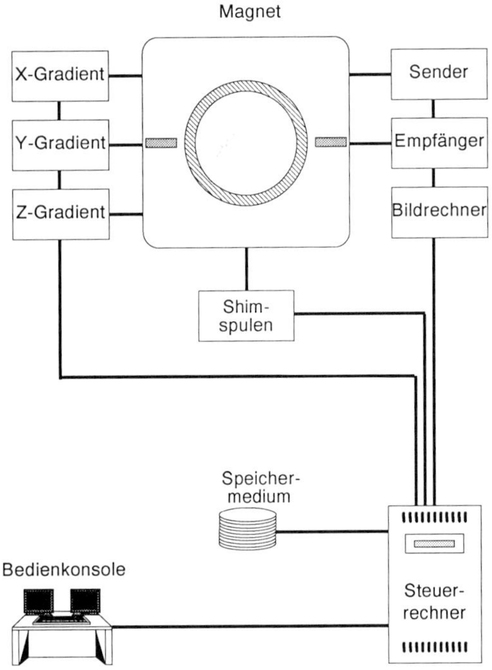

Abb. 2.73. Schematischer Aufbau eines MR-Tomographen

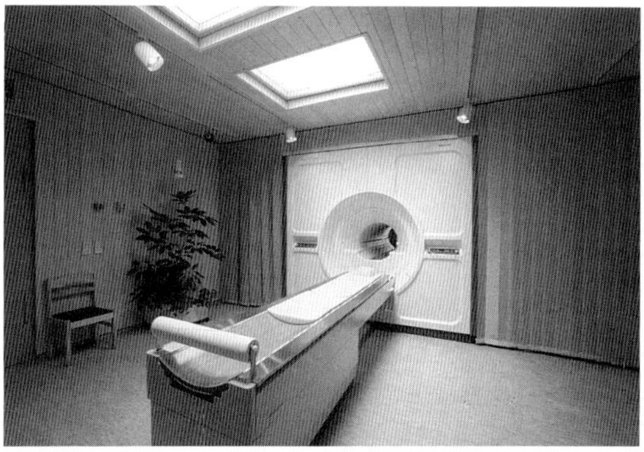

Abb. 2.74. Beispiel einer typischen MR-Anlage für den Patientenbetrieb (Magnetom SP, Siemens)

piell gleich aufgebaut. Die Hauptkomponenten eines MR-Tomographen sind:

- Der Hauptfeldmagnet zur Erzeugung eines statischen, homogenen Magnetfeldes $\vec{B}_0$.
- Die Gradientenspulen zur Erzeugung der räumlich veränderlichen Magnetfelder in drei Raumrichtungen; sie werden für die Bildrekonstruktion benötigt.
- Das Hochfrequenzsystem, mit dem die Kerne angeregt und das Resonanzsignal empfangen wird.
- Der Rechner zur Steuerung der Anlage sowie zur Berechnung und Speicherung der Bilddaten. Mittels der Bedienungskonsole hat der Benutzer die Möglichkeit, Daten einzugeben, zu lesen und sämtliche Funktionen zu kontrollieren.

Abbildung 2.73 zeigt den prinzipiellen Aufbau eines Tomographen und das Zusammenspiel der Komponenten, Abb. 2.74 ein Beispiel einer MR-Anlage.

2.5.1 Hauptfeldmagnet

Der Magnet, der das statische Magnetfeld erzeugt, muß bezüglich der Homogenität, der Stabilität und der Stärke hohe Anforderungen erfüllen. Folgende Kriterien entscheiden über die Wahl der Feldstärke.

Mit steigender Grundfeldstärke nimmt das Signal-Rausch-Verhältnis (S/R) (s. 2.5.3) und damit die Bildqualität zu. Daher könnte man vermuten, daß damit auch die Güte des gesamten Systems mit größer werdender Feldstärke wächst. Mitzuberücksichtigen sind aber eine Reihe von physikalischen Effekten, die gegen eine beliebige Erhöhung der Feldstärke sprechen:

- Die Zunahme der Feldstärke führt zu einer Verlängerung der T1-Relaxationszeit und damit bei identischen Aufnahmeparametern zu einer unerwünschten Verlängerung der Meßzeit.
- Gemäß der Gleichung $\omega_0 = \gamma \cdot B_0$ führt ein Anwachsen von B_0 gleichzeitig zur Erhöhung der Resonanzfrequenz ω_0 bzw. ν_0. Daher ist die Eindringtiefe der Hochfrequenz in das Gewebe reduziert (Skineffekt).

Hinweis. Aus dem Induktionsgesetz läßt sich ableiten, daß ein hochfrequenter Strom vorwiegend in den oberflächennahen Schichten eines elektrischen Leiters fließt. Ein Wechselstrom erzeugt um sich herum ein Magnetfeld, das auch ins Innere des Leiters greift und dort ein elektrisches Gegenfeld hervorruft, das das von außen angelegte elektrische Feld schwächt. Bei hohen Frequenzen fließt der Strom praktisch nur noch an der Oberfläche, die Mitte des Leiters bleibt stromfrei. Die Eindringtiefe des Stroms ist definiert als jene Schichtdicke, innerhalb der der Strom auf I_0/e,

Tabelle 2.10. Vergleich der drei in der MR verwendeten Magnettypen

	Supraleiter	Widerstandsmagnet	Permanentmagnet
Feldstärke	Sehr groß (bis 4 T)	Klein (bis 0,3 T)	Klein (bis 0,3 T)
Streufeld	Groß	Klein	Klein
Homogenität	Groß 15 ppm, ∅50 cm	Genügend 40 ppm, ∅50 cm	Genügend 40 ppm, ∅50 cm
Masse	Mittel	Klein	Mittel
Abmessungen	Groß	Mittel	Groß
Anschaffungspreis	Hoch	Niedrig	Hoch
Unterhaltskosten	Hoch	Hoch	Niedrig
Abschaltung	Langsam	Schnell	Nicht möglich

also 37% seines Oberflächenwertes I_0 abfällt. Dies gilt aber nur in elektrischen Leitern, in biologischem Gewebe entstehen Wirbelströme, die ein tieferes Eindringen in das Gewebe ermöglichen.

- Die Im Gewebe deponierte Leistung P erhöht sich, wie in 2.6.3 beschrieben, quadratisch mit der Magnetfeldstärke bzw. der Resonanzfrequenz und führt damit zu einer stärkeren Erwärmung des Gewebes.
- Große Feldstärken verstärken die Bildunschärfen durch die chemische Verschiebung, die bei Wasser und Fett (Resonanzfrequenzdifferenz $\delta = 3{,}5$ ppm) zum Tragen kommt und zu unschärferen Bildern an der Grenze zwischen Fettgewebe und Wasser führt. Ursache hierfür ist die Verschiebung der Fettstrukturen im MR-Bild gegenüber den Wasseranteilen (s. 2.3.3.1).
- Hohe Feldstärken führen zu größer werdenden Streufeldern, so daß Abschirmungen notwenig werden, um Störungen von Herzschrittmachern bzw. magnetomechanische Wirkungen auf ferromagnetische Objekte zu vermeiden.

Eine optimale Feldstärke läßt sich allgemein nicht angeben; sie ist von der jeweiligen Anwendung abhängig. Für die Bildgebung liegt die optimale magnetische Induktion zwischen 0,3 und 1 Tesla, für die Spektroskopie sollte sie höher sein. An Anlagen, an denen sowohl Bildgebung als auch Spektroskopie betrieben wird, liegt der Kompromiß bei etwa 1,5 Tesla.
Weiterhin entscheidend für die Qualität eines MR-Tomographen ist die Homogenität des Grundfeldes. Inhomogenitäten führen zu gemeinsamen geometrischen Verzeichnungen aller Komponenten im Bild (Suszeptibilitätseffekte; s. 2.2.8.1).

Um Störungen des homogenen Grundfeldes zu kompensieren, die durch den Patienten hervorgerufen werden, werden sogenannte Shimspulen eingebaut. Diese erzeugen bei entsprechender Wahl der Shimströme ein Zusatzfeld, welches die Inhomogenitäten ausgleicht.
Zur Zeit kommen drei verschiedene Typen von Magneten zur Erzeugung des Grundfeldes zum Einsatz, die sich, um nur einige Merkmale zu nennen, in der technischen Erzeugung und Homogenität des Feldes, in den Betriebs- und Anschaffungskosten sowie den Abmessungen unterscheiden (Tabelle 2.10).

2.5.1.1 *Supraleitende Magnete*

Fließt durch einen Leiter ein Strom, so wird dadurch ein statisches Magnetfeld erzeugt, welches dem fließenden Strom proportional ist. Spezielle Materialien haben die Eigenschaft, daß sie bei Abkühlung bis nahe an den absoluten Nullpunkt (−273 °C) dem Strom keinen elektrischen Widerstand entgegensetzen und dieser damit quasi verlustfrei fließen kann. Voraussetzung ist allerdings die ständige Kühlung, welche mit flüssigem Stickstoff (Siedepunkt −196 °C) zur Vorkühlung und flüssigem Helium (Siedepunkt −269 °C) realisiert wird. Um die Leiterspulen auf diesen niedrigen Temperaturen und gleichzeitig das Zentrum des Magneten, in dem sich der Patient befindet, auf Raumtemperatur zu halten, ist eine entsprechende Wärmeisolation notwendig. Verwendet wird dazu ein Hochvakuumtank, der sogenannte Kryostat, welcher mit Strahlungsschildern und Isolationsfolien versehen ist, die die Abdampfrate der Kühlmittel möglichst klein halten (Abb. 2.75).

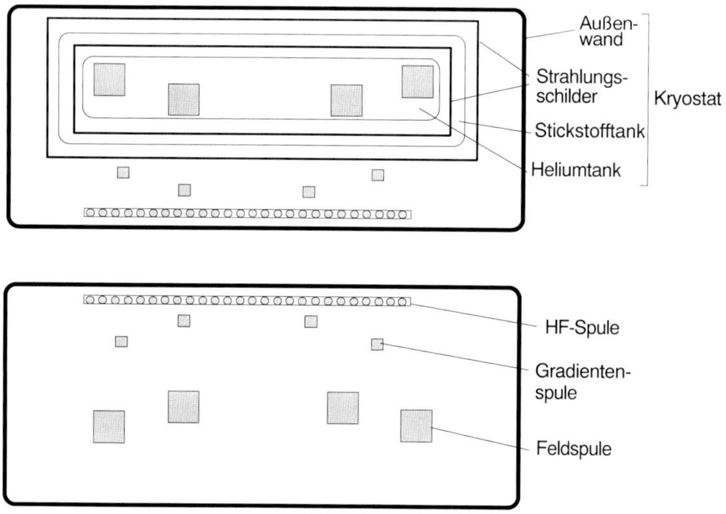

Abb. 2.75. Schematischer Längsschnitt durch einen supraleitenden Magneten. Im *oberen* Teil der Abbildung ist der Kryostat zur Kühlung der Spulen, welche zur Erzeugung des statischen Feldes benötigt werden, dargestellt sowie die außerhalb des Kryostaten liegenden Spulen des Gradienten- und Hochfrequenzsystems. Die Kälteschilde vermindern die Abdampfrate der flüssigen Kühlmittel, indem sie Wärmeverluste durch Strahlung reduzieren. Um die Wärmeverluste weiterhin klein zu halten, ist der Innenraum des Magneten evakuiert

Hinweis. Bei einer Feldstärke von 1,5 Tesla verdampfen pro Stunde ca. 2 l flüssiger Stickstoff, weshalb ständige Nachfüllungen notwendig sind. Neuere Supraleitersysteme, sogenannte „Helium-Rückverflüssiger", benötigen keine Stickstoffkühlung mehr. Das verdampfte Helium (0,5 l/h) wird im Kühlkreislauf außerhalb des Magneten wieder verflüssigt und dem Kryostaten erneut zugeführt.
Die verwendeten Leiter bestehen aus einer Niob-Titan-Legierung, wobei sich der Draht aus mehreren Fäden zusammensetzt. In diesem System sind bei einer Temperatur von –264 °C Ströme bis zu 500 A möglich.

Der Vorteil von supraleitenden Magneten liegt in den hohen erreichbaren Feldstärken bei gleichzeitig großer Homogenität von ca. 15 ppm innerhalb einer Kugel von 50 cm Durchmesser. Von Nachteil sind die hohen Anschaffungskosten und der Kühlmittelverbrauch.

Hinweis. Verliert die Magnetspule ihre supraleitenden Eigenschaften, besitzt sie also wieder einen elektrischen Widerstand, so nehmen der Strom in den Spulenwindungen und das mit ihm verknüpfte Magnetfeld rasch ab. Dieser Vorgang wird als „Quenchen" bezeichnet. In der Praxis können zwei Ursachen das Quenchen auslösen: Erstens ein Ausfall der Kühlung und zweitens Instabilitäten des Magneten, die zu lokalen Erwärmungen der Spule führen. Als Folge wird die gesamte Energie des Magneten sehr schnell in Wärme umgewandelt und das noch vorhandene Helium verdampft.

2.5.1.2 Widerstandsmagnete

Bei diesem Magnettyp wird das Magnetfeld durch normalleitende stromdurchflossene Spulen erzeugt. Die Leistungsaufnahme beträgt bis zu 100 kW. Aufgrund des vorhandenen elektrischen Widerstands wird die eingespeiste elektrische Energie teilweise in Wärme umgesetzt, die dann durch einen Wasserkühlkreislauf abgeführt wird. Wegen des hohen Energiebedarfs werden meist nur Feldstärken bis 0,3 Tesla verwendet, mit einem entsprechend kleineren Streufeld. Die für die Bildqualität mitentscheidende Homogenität des Hauptfeldes ist im Vergleich zu supraleitenden Magneten gering.

2.5.1.3 Permanentmagnete

Dieser Magnetfeldtyp unterscheidet sich von den vorher besprochenen vor allem dadurch, daß kein Strom und damit auch keine elektrische Energie nötig sind, um das Magnetfeld aufzubauen. Dieses wird durch zwei Polschuhe aus Weicheisen erzeugt, die durch ein Eisenjoch verbunden sind. Die Unterhaltskosten reduzieren sich dadurch auf ein Minimum, was allerdings mit einem hohen Eigengewicht und

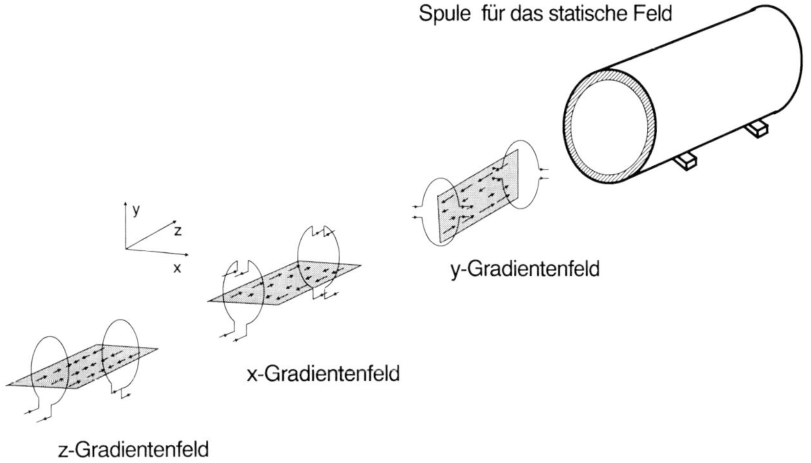

Abb. 2.76. Anordnung der Gradientenspulen. Zur Erzeugung der Gradientenfelder werden jeweils zwei Spulen benutzt. Bei dem x- und y-Gradientenfeld sind die Spulen zusätzlich geteilt, so daß der Strom in beiden Hälften entgegengesetzt fließt. Das resultierende Gradientenfeld ergibt sich aus der Vektorsumme der beiden Magnetfelder der jeweiligen Spule. Die Stärke der Magnetfelder ist durch die Länge der Pfeile angedeutet

hohen Anschaffungs- bzw. Installationskosten bezahlt werden muß.
Im weiteren Unterschied zum Widerstands- bzw. supraleitenden Magneten liegt die Richtung des Magnetfeldes nicht parallel, sondern senkrecht zur Körperachse. Die maximal erreichbare Feldstärke ist auf ungefähr 0,3 Tesla begrenzt, und auch bei der Homogenität sind gegenüber den supraleitenden Magneten deutlich schlechtere Werte in Kauf zu nehmen.

2.5.2 Gradientensystem

Die Ortslokalisation bei einer MR-Messung wird durch drei aufeinander senkrecht stehende, räumlich linear veränderliche Magnetfelder ermöglicht (Abb. 2.76). Diese Gradientenfelder werden ebenfalls mit stromdurchflossenen Spulen erzeugt und dem statischen Magnetfeld überlagert. Als Kompromiß zwischen Signal-Rausch-Verhältnis (es sinkt mit der Gradientenstärke, s. 2.5.3) und Ortsauflösung (sie steigt mit der Gradientenstärke) findet man die übliche Feldstärke der Gradienten zwischen 1 und 10 mT/m. Um mit den Pulssequenzen den Bildkontrast zu variieren, werden die Gradienten nach den jeweiligen Pulssequenzen geschaltet. Die Anstiegs- und Abfallzeiten bei diesen Schaltungen liegen im Bereich von 1 ms. Die in der Spule fließenden Ströme betragen bis zu 150 A.

Hinweis. Die Gradientenspulen sind von den Kryostaten und den Kälteschilden umgeben, in denen bei einer Änderung des Stromes in der Gradientenspule nach der Lenzschen Regel (s. 2.6.1) ein Strom induziert wird. Die Ströme erzeugen ihrerseits wieder ein Magnetfeld, das den eigentlichen Gradientenfeldern überlagert ist und diese somit verzerrt. Durch eine Änderung der Strompulsform im Gradientenverstärker, der sogenannten Wirbelstromkompensation, ist es möglich, diesen Effekt auszugleichen und somit die gewünschten Gradientenfelder bzw. Pulsformen zu erzeugen.

2.5.3 Hochfrequenzsystem

Das Hochfrequenzsystem hat die Aufgabe, die Kernspins über die Sendeantenne anzuregen und anschließend das kleine Kernresonanzsignal zu empfangen und für die Verarbeitung im Rechner aufzubereiten.
Von Bedeutung für die Qualität des Bildes ist dabei das Verhältnis der Spannung des Kernresonanzsignals zum Rauschen, das unvermeidlich in der Empfangsspule auftritt. Ziel ist es nun, die Bedingungen so zu optimieren, daß die Signalspannung groß, das Rauschen aber gleichzeitig klein bleibt.

Hinweis. Die Signalspannung S des FID ist folgenden Größen proportional:

$$S \sim \frac{\rho \cdot B_0^2 \cdot e \cdot \Delta V}{T} . \qquad (37)$$

ρ = Dichte der betrachteten Kernart,
e = Spulenempfindlichkeit,

ΔV = Größe der Volumenelemente,
T = Körpertemperatur. Die Güte einer Spule ist ein Begriff aus der Hochfrequenztechnik. Sie berechnet sich aus der Frequenz, aus der in der Spule pro Schwingung gespeicherten Energie und aus der Verlustleistung. Die thermische Bewegung der Elektronen erzeugt sowohl in der elektronischen Komponenten als auch im menschlichen Körper eine Rauschspannung R, die das Signal-Rausch-Verhältnis mindert.
Die Rauschspannung R, die in der Meßspule auftritt, läßt sich in zwei Anteile zerlegen: einen Anteil von der Spule selbst und einen zweiten vom Meßobjekt (Patient). R hängt folgendermaßen vom Quotienten aus der Rauschtemperatur T_r und der Güte Q ab:

$$\frac{T_r}{Q} = \frac{T_{Spule}}{Q_{Spule}} + \frac{T_{Pat}}{Q_{Pat}}. \quad (38)$$

Die Güte der Spulen ist jedoch so groß, daß das vom Patienten verursachte Rauschen das Spulenrauschen deutlich überwiegt.

Das Verhältnis aus Signalspannung und Rauschspannung ist das Signal-Rausch-Verhältnis S/R:

$$\frac{S}{R} \sim \rho \cdot \Delta V \cdot \sqrt{t}; \quad (39)$$

t ist die Meßzeit.
Aus dieser Gleichung ist abzulesen, daß das S/R durch die Wahl großer Volumenelemente verbessert werden kann, was aber wiederum einer hohen Ortsauflösung abträglich ist. Ebenso ist eine Verlängerung der Meßzeit nur bedingt geeignet, um das Signal-Rausch-Verhältnis zu verbessern.
Der relative Anteil des Rauschens am Signal kann nur dadurch verbessert werden, indem die Empfangsspule möglichst nahe an das Meßobjekt gebracht wird, da dann die Amplitude des Kernresonanzsignals größer ist. Durch an die zu untersuchende Region angepaßte Spulen kann das Signal-Rausch-Verhältnis oder die Ortsauflösung gesteigert werden. So werden von den meisten Herstellern spezielle Spulen für beispielsweise Kopf- oder Extremitätenuntersuchungen angeboten, die die Bildqualität im Vergleich zur Körperspule erhöhen.
Für Untersuchungen oberflächennaher Regionen kann durch Oberflächenspulen eine optimale Empfindlichkeit erreicht werden. Dieser Spulentyp wird direkt an der zu untersuchenden Region auf die Körperoberfläche gelegt. Nachteil dieser Spulenart ist aber der Abfall der Signalintensität mit dem Abstand von der Spule, was bei Körper-, Kopf- oder Extremitätenspulen nicht auftritt, da das Objekt nicht nur von einer Seite bestrahlt wird.

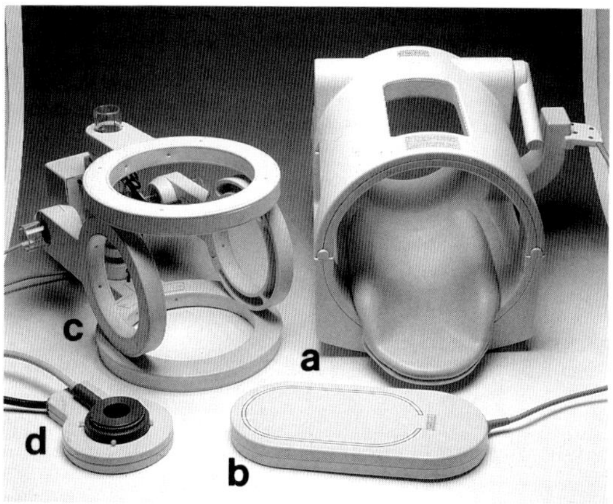

Abb. 2.77 a–d. Verschiedene Spulentypen, die bei Patientenuntersuchungen eingesetzt werden. **a** Kopfspule; **b** Wirbelsäulenspule; **c** Doppel-Helmholtz-Spule für die Bildgebung und die Spektroskopie; **d** Oberflächenspule für die Spektroskopie

Abbildung 2.77 zeigt verschiedene Spulentypen für die jeweilige Anwendung am Patienten, durch die die Bildqualität erhöht werden kann.

Hinweis. Bei allen Resonatoren ist es notwendig, sie auf einen Abschlußwiderstand von 50 Ω und ihre Eigenresonanzfrequenz mit Belastung durch den Patienten abzustimmen. Dieser Vorgang wird entweder von der Anlage selbständig ausgeführt (Autotuning) oder muß vom Anwender manuell durchgeführt werden.

Grundsätzlich gibt es zwei Möglichkeiten für den Sende- und Empfangsbetrieb: Entweder arbeitet die Sendespule gleichzeitig auch als Empfangsspule, oder es wird als Empfangsspule eine zusätzliche Spule (z. B. eine Oberflächenspule) verwendet.
Die HF-Pulse werden vom HF-Generator (Sender) erzeugt. Für die Anregung der Spins ist es notwendig, daß die Schwingungspulse mit exakter und stabiler Resonanzfrequenz generiert werden.

Hinweis. Die für die Anwendung benötigten HF-Pulse werden digital von der Sequenzsteuerung bereitgestellt. Mittels eines Digital-Analog-Wandlers werden die digitalen Daten in Spannungspulse verwandelt. Die Pulse werden anschließend einem Modulator zugeführt; im HF-Leistungssender wird das Signal verstärkt, bis die Bedingung zwischen B_1-Feld, Flipwinkel und Pulsdauer erfüllt ist. Der von der Spule empfangene FID wird in ähnlicher Weise, aber umgekehrter Reihenfolge in ein digitales Signal verwandelt, das dann dem Bildrechner zugeführt und dort weiterverarbeitet wird (Abb. 2.78).

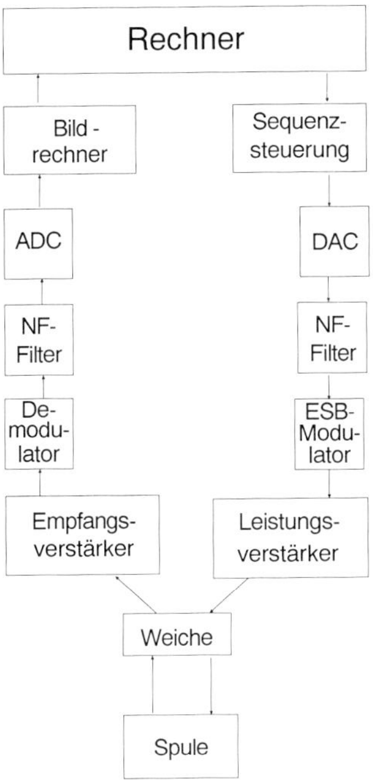

Abb. 2.78. Komponenten des Hochfrequenzsystems. Im *rechten* Teil ist die Entstehung der HF-Impulse dargestellt, im *linken* Teil das Auslesen und die Verarbeitung des Kernresonanzsignals. Die Modulatoren erzeugen Signale mit einer bestimmten Phase und Frequenz. (*ADC* Analog-Digital-Wandler, *DAC* Digital-Analog-Wandler)

2.5.4 Rechnersystem

Das gesamte Rechnersystem besteht aus dem Zentralrechner zur Steuerung der Gesamtanlage und weiteren Peripherierechnern für die Steuerung der Liege, der Gradienten, für die Bildberechnung usw. Bei den modernen Systemen ist es möglich, an einer Konsole Bilder auszuwerten und gleichzeitig Patientenuntersuchungen durchzuführen.
An den Rechner werden bezüglich der Leistungsfähigkeit hohe Anforderungen gestellt, da für die Daten große Speicherkapazitäten notwendig sind und die Bilder in möglichst kurzer Zeit berechnet werden sollen. So benötigt ein Bild bestehend aus 265×256 Bildpunkten ca. 130 kB. Besonders bei 3D-Datenakquisitionen ist eine hohe Rechenkapazität erforderlich. Die Berechnung von Angiographiebildern, die ebenfalls eine hohe Rechenkapazität benötigen, wird auf speziellen Bildrechnern durchgeführt.

2.6 Biophysikalische Wirkungen

F. Hauert

Ein Vorteil der Magnetresonanztomographie und -spektroskopie – im Vergleich zur Computertomographie oder Positronenemissionstomographie – ist der Wegfall der ionisierenden Strahlung mitsamt ihrer Risiken. Zur Sicherheit von Patienten und Personal müssen allerdings die Wirkungen von elektromagnetischen Feldern auf den menschlichen Organismus intensiv untersucht werden. In der klinischen Praxis der MRT werden Patienten einer Kombination aus 3 verschiedenen Kategorien magnetischer und elektromagnetischer Felder ausgesetzt, die unterschiedliche Wirkungen auf den Menschen haben und deshalb getrennt betrachtet werden müssen:

- statisches Magnetfeld,
- zeitlich und räumlich veränderliche Magnetfelder,
- Hochfrequenzfelder.

Im folgenden sollen zum tieferen Verständnis zuerst die zugrundeliegenden physikalischen Effekte der einzelnen Felder erläutert werden. Anschließend wird jeweils auf die biologischen Wirkungen der einzelnen Komponenten sowie, falls vorhanden, auf in vivo Ergebnisse eingegangen.

2.6.1 Statisches Magnetfeld

Alle Substanzen lassen sich bezüglich ihrer magnetischen Eigenschaften in drei Klassen einteilen, welche jeweils durch die Suszeptibilität χ gekennzeichnet sind:

- Diamagnetika ($\chi < 1$),
- Paramagnetika ($\chi > 1$),
- Ferromagnetika ($\chi >> 1$).

Allgemein ist die Suszeptibilität definiert als die durch die Elektronen hervorgerufene Magnetisierung M_e einer Probe bezogen auf die Feldstärke H

$$\chi = \frac{M_e}{H}, \quad (40)$$

wobei $M_e = |\vec{M}_e|$ bzw. $H = |\vec{H}|$ (s. auch 2.2.8.1).

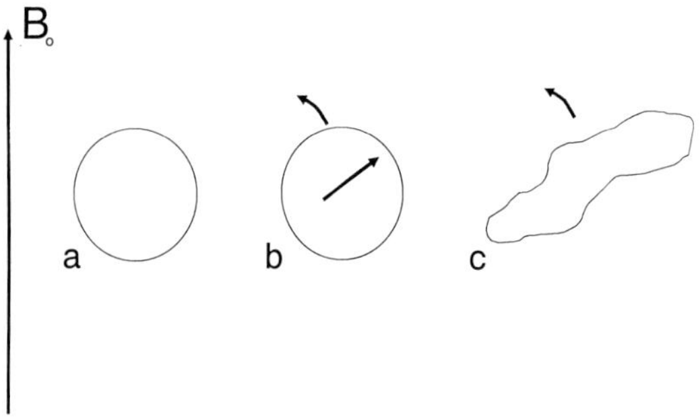

Abb. 2.79 a–c. Orientierung von Makromolekülen. **a** Bei einem kugelförmigen Molekül tritt kein Drehmoment auf, falls die Gesamtsuszeptibilität χ isotrop ist. **b** Ist die Gesamtsuszeptibilität anisotrop, so dreht sich auch das kugelförmige Molekül. **c** Bei unregelmäßig geformten Molekülen tritt unabhängig von der Suszeptibilität ein Drehmoment auf

Die physikalischen Effekte des statischen Magnetfeldes lassen sich grundsätzlich in zwei Bereiche gliedern. Dies sind zum einen Translationen bzw. Orientierungen von makroskopisch großen Körpern oder Makromolekülen (magnetomechanische Effekte). Zum anderen sind dies Wirkungen auf Ladungsträger, z. B. Ionen und Elektronen in bewegten Flüssigkeiten, wie zum Beispiel Blut, welche im folgenden als magnetohydrodynamische Effekte bezeichnet werden.

2.6.1.1 Magnetomechanische Effekte

Für den Fall einer ruhenden Probe im *homogenen* Magnetfeld sind nur Orientierungseffekte möglich. Im Gegensatz dazu kann ein *inhomogenes* Magnetfeld auch translatorische Bewegungen verursachen.

Orientierung. Die meisten biologischen Makromoleküle (z. B. Membranbestandteile, DNA) sind diamagnetisch und besitzen höchstens einige paramagnetische Zentren (z. B. Desoxyhämoglobin). Wenn die Gesamtsuszeptibilität hochmolekularer Moleküle hinreichend isotrop (richtungsunabhängig) ist, wird im homogenen Magnetfeld auf den Gesamtkomplex weder ein Drehmoment noch eine Kraft ausgeübt. Die Gesamtsuszeptibilität wird durch die Richtungsverteilung der Bindungen zwischen den Molekülen beeinflußt. Orientierungseffekte eines Makromoleküls sind demnach nur möglich, falls das Molekül bei isotroper Gesamtsuszeptibilität eine nichtkugelförmige Gestalt besitzt, oder aufgrund einer nichtisotropen räumlichen Zusammensetzung (Abb. 2.79).

Hinweis. In mikroskopischen Bereichen hat die thermische Energie kT (k = Boltzmann-Konstante, T = Temperatur) einen nicht zu vernachlässigenden Beitrag. Darunter versteht man Wärmebewegungen der Moleküle oder Kerne, die durch die vom absoluten Nullpunkt verschiedene Umgebungstemperatur bewirkt werden. Ist diese thermische Energie groß im Vergleich zu der Energie, die bei der Orientierung umgesetzt würde, so wird man keine Ausrichtung feststellen. Ob ein Molekül, das eine der oben aufgeführten Eigenschaften besitzt, nun eine Orientierung erfährt, ist also abhängig vom Verhältnis der magnetischen Energie $E_{mag} = -\frac{1}{2}\vec{M} \cdot \vec{H}$ zur thermischen Energie kT. Zu beachten ist dabei aber, daß sich das magnetische Moment der einzelnen Moleküle bei makromolekularen Verbindungen additiv verhält.

Paramagnetische oder ferromagnetische makroskopische Körper erfahren im *homogenen* Magnetfeld ebenfalls eine Orientierung, falls sie eine nicht kugelförmige Gestalt besitzen.

Translatorische Bewegungen. Nähert man sich mit einer magnetischen Substanz einem Magnetfeld (z. B. dem Feld eines MR-Tomographen), so bemerkt man eine auf diesen Körper wirkende Kraft. (Dies entspricht der bekannten Tatsache, daß Metalle von einem Magneten angezogen werden.) Die Ursache für diese Kraft ist das *inhomogene* Magnetfeld – das im Beispiel MR-Tomograph an der Magnetöffnung auftritt – und nicht, wie irrtümlicherweise oft angenommen, das homogene Magnetfeld, das auf den zentralen Bereich des Magneten begrenzt ist.
Eine auf einen Leiter wirkende Kraft kann auch durch das Phänomen der Induktion bewirkt werden. Ändert sich aufgrund der Bewegung eines Leiters im homogenen Magnetfeld die magnetische Flußdichte, so wird in seinem Inneren ein Wirbelstrom induziert. Jeder Strom erzeugt aber seinerseits wieder ein Magnetfeld, das mit dem äußeren Feld wechselwirkt. Der Stromfluß ist nach dem Lenzschen Gesetz so gerichtet, daß die entstehende Kraft der Ursache entgegenwirkt. Es wirkt also auf den Körper eine Kraft, die seiner ursprünglichen Bewegungsrichtung entgegengerichtet ist.
Metallische Implantate können daher durch Patientenbewegungen oder das Bewegen der Liege ihre Lage im Körper verändern.

2.6.1.2 *Magnetohydrodynamische Effekte*

Eine Ladung q, die sich mit der Geschwindigkeit $\vec{v}$ durch ein statisches homogenes Magnetfeld $\vec{B}_i$ bewegt, unterliegt der Lorentz-Kraft $\vec{F}_L$. Für deren Betrag gilt

$$F_L = q\,v\,B_i \sin \Theta \qquad (41)$$

wobei Θ den Winkel zwischen $\vec{v}$ und $\vec{B}_i$ bezeichnet.

Die Kraft F_L wird dann maximal, wenn die Bewegungsrichtung der Ladungen senkrecht auf den Feldlinien steht, also bei Θ = 90°. Durch die Lorentz-Kraft werden die Ladungen abhängig von ihrem Vorzeichen getrennt, woraus eine Spannung (Hall-Spannung) U_H senkrecht zum Magnetfeld und zur Bewegungsrichtung resultiert (sin 90° = 1) (Abb. 2.80):

$$U_H = E \cdot d = \frac{F_L}{q} \cdot d = v \cdot B_i \cdot d \qquad (42)$$

Dabei bezeichnet d den Durchmesser einer Kapillare oder eines Blutgefäßes und E das elektrische Feld. Im menschlichen Körper wird dieser Ladungstransport durch Bewegungen von Ionen im Blut oder im Extrazellulärraum realisiert.

In Abhängigkeit von der Lorentz-Kraft bzw. der Spannung U_H entsteht nun ein Strom, wiederum senkrecht zu $\vec{v}$ und $\vec{B}_i$, dessen Betrag gegeben ist durch

$$I = \sigma E = \sigma v B_i \qquad (43)$$

wobei mit σ die Leitfähigkeit bezeichnet wird. Man kann aus dem eben geschilderten Sachverhalt ableiten, daß sich der initiale Fluß der Ladungsträger in der Kapillare bzw. in den Nerven im Magnetfeld verringern bzw. das Strömungsprofil ändern kann. Entscheidend dafür ist das Verhältnis aus magnetischer Kraft und viskoser Kraft.

2.6.1.3 *Wirkungen*

Orientierungseffekte. In vitro haben sich seit längerem reversible Orientierungseffekte an Makromolekülen und Zellen experimentell bestätigt. So ergab sich eine Ausrichtung von DNA (ca. 1%) bei 12 T [14] bzw. von Chromosomen bei 7 T [8]. Ebenso erkannten Arbeitsgruppen verschiedene Ausrichtungen an Sichelzellen, Stäbchenzellen der Retina und

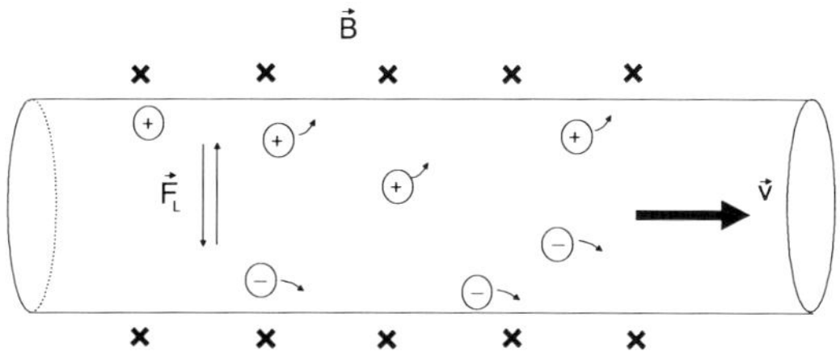

Abb. 2.80. Querschnitt durch eine Arterie. Als Konsequenz der Wechselwirkung zwischen den Ionen im Blut und dem magnetischen Feld entsteht wegen des Hall-Effekts ein elektrisches Potential, das in der Vergrößerung zu sehen ist. Die Richtung des Magnetfelds zeigt in die Papierebene hinein

Chloroblasten ab 0,35 bzw. 1 T. Durch in-vivo-Versuchsreihen konnten diese Effekte bisher jedoch nicht verifiziert werden.

Blutfluß. Bereits 1940 wurde von Lensi [12] das Ausrichten und Aneinanderlagern von Hämoglobin bzw. Erythrozyten beobachtet sowie eine Verringerung der Blutsenkungsgeschwindigkeit. Es entsteht ein „geldrollenähnliches" Gebilde, das bei kleinen Blutgefäßen und kleiner Flußgeschwindigkeit zu einer Gefäßstenose führen kann.

An Froschschwimmhäuten wurde dieses Phänomen überprüft [23]. Es zeigten sich bei 63% der untersuchten Frösche Gefäßverschlüsse, die innerhalb der Meßzeit (ca. 40 min) nicht reversibel waren, sowie Reduzierungen des Blutflusses bei Feldstärken ab 0,32 T.

Temperaturänderungen. Im statischen Magnetfeld konnten Temperaturerniedrigungen der Haut nachgewiesen werden. Diese Veränderungen sind jedoch auf Strömungseffekte des paramagnetischen Sauerstoffs [7, 13] und nicht auf physiologische Beeinträchtigungen zurückzuführen.

Nervenleitgeschwindigkeit. Ein statistisch signifikanter Einfluß des statischen Feldes auf die Nervenleitgeschwindigkeit wurde von Wikswo 1980 publiziert [24]. Bei den theoretischen Berechnungen fand sich eine Reduktion der Nervenleitgeschwindigkeit bei 24 T(!) um 10%.

EKG. Bei Untersuchungen an Tieren, Probanden und Patienten zeigten sich Veränderungen des EKGs im Magnetfeld bei Feldstärken von 1

bis 4 T. Dem an Probanden im Magnetfeld gemessenen EKG (das außerhalb des Magnetfelds völlig normal gewesen war) waren hoch- und niederfrequente Schwingungen überlagert. Diese führten dazu, daß die P-Welle nur schwer abgrenzbar und die ST-Strecke bzw. die T-Welle in der Amplitude verändert waren. Herzrhythmusstörungen ließen sich jedoch nicht nachweisen.
Bei Untersuchungen von Patienten mit koronarer Herzerkrankung ergaben sich signifikante Veränderungen der P-Welle, der ST-Strecke und der T-Welle schon bei geringen Feldstärken [22].
Sämtliche Veränderungen sind abhängig von der Feldstärke, verschwinden aber sofort nach der Exposition im Feld.

EEG. An Probanden wurden von verschiedenen Arbeitsgruppen akustisch und somatosensorisch evozierte Potentiale abgeleitet. Bei v. Klitzing [11] zeigten sich signifikante, reversible Latenzverschiebungen bei 0,35 T, während von anderen Gruppen keine signifikanten Werte gemessen wurden [10, 21].

Reproduktionsverhalten. Das Reproduktionsverhalten von Mäusen sowie pathohistologische Befunde bzw. hämatologische Werte der im Magnetfeld gezeugten Feten wurden bei 3,5 T untersucht [25]. Es wurde festgestellt, daß bei Paarung im Magnetfeld die Zahl der befruchteten Mäuse im einen Versuch von 68% auf 21% und im Referenzversuch von 84% auf 59% reduziert ist. Dieser Effekt ist jedoch bei anschließender Paarung außerhalb des Magnetfeldes vollständig reversibel. Pathohistologisch ergaben sich bei den Tieren keine Befunde in Gehirn, Nervi optici und Lungen. Bei der Blutanalyse wurden Erythrozytenzahl, Leukozytenzahl, Hämoglobingehalt, Hämatokrit und Differenzialblutbild untersucht, ohne daß auffällige Befunde zu verzeichnen waren.

Embryonale Entwicklung. Der Einfluß der MR-Untersuchungen auf die embryonale Entwicklung von Froscheiern wurde bei 0,15–4,5 T untersucht. Hierzu wurden sowohl Spermien als auch Eier 1 h einer Spinechosequenz ausgesetzt. Dann wurden die exponierten Eier mit nicht exponierten Spermien bzw. die exponierten Spermien mit nicht exponierten Eiern befruchtet. Die Embryonen wurden jeweils mit einer Kontrollgruppe verglichen. Sowohl die sofortige Untersuchung der befruchteten Eier im Mikroskop, als auch nach viertägiger Entwicklung in Medium ergaben keinerlei pathologische Veränderungen [16].

Tabelle 2.11. Zusammenfassung der Grenzwerte für statische Magnetfelder (Ganzkörperexposition)

Kanada	Bundesrepublik Deutschland	USA	Großbritannien
$B \leq 2\,T$	$B \leq 2\,T$	$B \leq 2\,T$	$B \leq 2{,}5\,T$

2.6.1.4 *Résumé*

Trotz der Vielzahl an gefundenen Effekten konnten an Personal oder Patienten bisher keine schädigenden Wirkungen festgestellt werden, die eindeutig dem Einfluß eines statischen Magnetfeldes zuzuschreiben sind. Dieser Sachverhalt erschwert die Beurteilung der oben erwähnten Forschungsergebnisse. Die Frage, ob es gar keinen negativen Einfluß auf den Organismus gibt oder ob der Körper diesen, ähnlich der Thermoregulation, kompensiert, bleibt weiterhin unbeantwortet.

2.6.1.5 *Grenzwerte*

Tabelle 2.11 gibt einen Überblick über die in einigen westlichen Staaten etablierten Grenzwerte. In der Bundesrepublik Deutschland gilt der vom Bundesgesundheitsamt festgelegte Wert von 2 T für Ganzkörperexpositionen.
Für Patienten mit Herzschrittmachern gilt eine Grenze von 0,5 mT.

2.6.2 Gradientenfelder

2.6.2.1 *Grundlagen*

Bei der Bildgebung und der lokalisierten Spektroskopie dürfen zur Ortsauflösung nur Kernspins in einer bestimmten Schicht zur Resonanz kommen. Da die Resonanzfrequenz der Spins im Magnetfeld feldstärkeabhängig ist, muß zur Ortskodierung ein Magnetfeld angelegt werden, das bezüglich einer Raumrichtung seine Stärke variiert ($d\vec{B}/dr \neq 0$). Diese Felder werden oft nur kurz als Gradient $\vec{G}$, gemessen in der Einheit mT/m bezeichnet. Beispielsweise berechnet man die Komponente B^z des Magnetfeldes in z-Richtung nach

$$B^z = z\,G^z = z\,\frac{dB}{dz}, \tag{44}$$

worin z den Wert der Koordinate in z-Richtung bedeutet.

Die maximale Stärke der Gradientenfelder beträgt, abhängig von der Homogenität des statischen Feldes, nur etwa $\frac{1}{100}$ von dessen Feldstärke, weshalb die grundlegenden biologischen Effekte, die in 2.6.1 beschrieben wurden, vernachlässigbar sind.

Bei den Bildgebungssequenzen werden die Gradienten in schneller Folge geschaltet. Dadurch entstehen zeitlich veränderliche Magnetfelder ($d\vec{B}/dt \neq 0$). Allgemein gilt, daß jedes zeitlich veränderliche Magnetfeld ein elektrisches Wechselfeld erzeugt und umgekehrt. Auf die Unterscheidung *räumlich* veränderliches Feld und *zeitlich* veränderliches Feld sei noch einmal ausdrücklich hingewiesen, da nur die Variation bezüglich der Zeit ein elektromagnetisches Wechselfeld erzeugt. Die damit entstehenden elektromagnetischen Felder bedürfen nun aber bezüglich ihrer Wirkungen einer genaueren Betrachtung.

Elektromagnetische Felder erzeugen in allen Medien mit einer von Null verschiedenen Leitfähigkeit Wirbelströme oder Induktionsströme, deren Ausprägung hauptsächlich von der Form und Größe der mikroskopischen Strukturen abhängt. Die potentielle Gefährdung des Patienten besteht darin, daß aufgrund der elektromagnetischen Wechselwirkung dieser Ströme mit physiologischen Strömen zum Beispiel elektrische Impulse in den Nervenbahnen und Synapsen oder Aktionspotentiale an Zellen beeinflußt werden können. Ziel muß es sein, eine physikalische Größe zu finden, mit der die Auswirkungen der entstehenden Effekte beurteilt werden können. Maß für die Wirbelströme ist die Stromdichte $\vec{j}$, die als meßbare physikalische Größe den Stromfluß pro Flächeneinheit angibt.

Aus den Grundgleichungen der Elektrodynamik, den Maxwellgleichungen, läßt sich der folgende Zusammenhang zwischen der Stromdichte $\vec{j}$ und der zeitlichen Änderung des Magnetfeldes $d\vec{B}/dt$ herleiten:

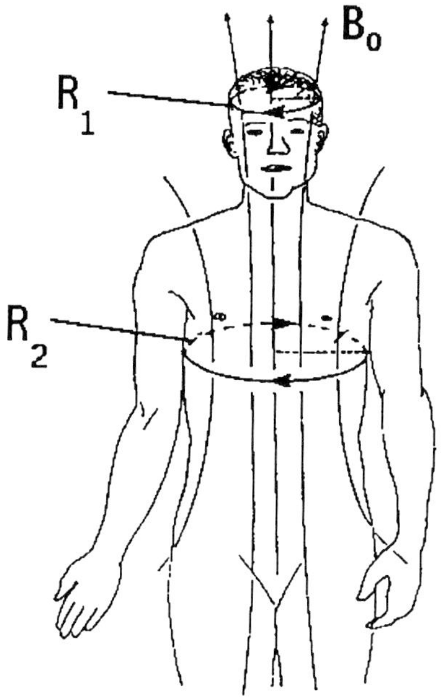

Abb. 2.81. Durch ein zeitlich wechselndes Magnetfeld werden Wirbelströme im menschlichen Körper induziert. Der Radius der Wirbelströme hängt von der Körpergeometrie ab

$$\vec{j} = -\frac{1}{2}\,R\,\sigma\,\frac{d\vec{B}}{dt}. \tag{45}$$

R bezeichnet den Radius in dem die Ströme induziert werden (Abb. 2.81), σ wieder die Leitfähigkeit.

Bei der praktischen Berechnung von Stromdichten im Gewebe mittels Gl. (45) ergibt sich aber folgende Einschränkung: Der physiologische Effekt hängt, da eine gewisse Mindestenergie erforderlich ist, stark von der Zeitdauer der elektrischen Spannung ab, die an den Gewebestrukturen anliegt. Trotz dieser Unzulänglichkeit erweist sich die Stromdichte für die Beurteilung von Schwellwerten als nützlich.

Beispiel. Nimmt man für σ den in diesem Frequenzbereich konstanten, nur noch vom Gewebe abhängigen Durchschnittswert 0,2 $(\Omega m)^{-1}$ und für R den Körperradius = 10 cm an, so erhält man nach Gl. (45) die Umrechnung j = 1 μA/cm² bei 1 T/s Magnetfeldänderung.

Hinweis. Um bestimmte physiologische Wirkungen zu erzielen, muß die entstehende Stromdichte und damit das Wechselfeld eine gewisse Zeit wirken. Da die Stromdichte j über Gl. (45) mit der Magnetfeldänderung gekoppelt ist, ist die Aussage, daß die Stromdichte eine bestimmte Zeit wirkt, äquivalent damit, daß die Amplitude des magnetischen Wechselfeldes, die sich als Produkt von Zeit und Feldänderung ergibt, einen bestimmten Wert nicht unterschreitet.

2.6.2.2 Wirkungen

Magnetophosphene. Bereits im Jahre 1986 wurden von D'Arsoval magnetische Phosphene festgestellt. Darunter versteht man eine Stimulierung des Nervus opticus und damit verbundene induzierte Lichtreize. Die Schwellenwerte der Magnetfeldänderungen liegen im Bereich von 2–5 T/s. Daraus berechnet sich eine Stromdichte von nur 0,1 $\mu A/cm^2$. Voraussetzung ist allerdings eine Mindestamplitude von 10 mT bei 20–30 Hz [5]. Bei moderneren Tomographen sind Gradientenstärken von 10 mT durchaus üblich. Sowohl bei Spinechosequenzen mit kurzen Repetitionszeiten als auch bei Schnellbildsequenzen, die in der klinischen Routine Verwendung finden, werden Schaltfrequenzen in der oben erwähnten Größenordnung verwendet.

Knochenheilung. Elektromagnetische Felder mit kleiner Frequenz finden aber auch in der medizinischen Therapie ihre Anwendung. Werden Spulen in der Nähe des Frakturspaltes angebracht, so soll der Heilungsprozeß durch die vermehrte Kalzium- und Kollagenproduktion beschleunigt werden. Die hierfür notwendige Stromdichte sollte 10 $\mu A/cm^2$ bei Pulsrepetitionsraten von 30–60 Hz nicht wesentlich unterschreiten [2].

Herzkammerflimmern. Die vielleicht wichtigste potentielle Gefahr, die von induzierten Wirbelströmen ausgeht, ist die Anregung von Herzmuskelfasern bzw. das Auslösen von Herzkammerflimmern. Diese Eigenschaft wurde unabhängig voneinander von verschiedenen Arbeitsgruppen bei teilweise abweichenden Stromdichten entdeckt. Ausgelöst wird Herzkammerflimmern aber erst bei Stromdichten von mehr als 100 $\mu A/cm^2$ direkt am Herzen.

Stimulation von Nerven und Muskeln im Abdomen. Um Nerven und Muskeln im Abdomen zu stimulieren, ist mehr Energie und damit eine höhere Stromdichte nötig. Erreicht werden diese Stromdichten bei dem in den letzten Jahren entwickelten „Echo Planar Imaging" (EPI), das bei Gradientenstärken von 40 mT/m mit Frequenzen im Bereich von 600–2000 Hz betrieben wird. Subjektive Befragungen von Probanden ergaben in neueren Studien [9], daß bei Anwendung solch hoher Gradienten leichte bis schmerzhafte Sensationen auftreten können, die jedoch sofort nach der Exposition wieder verschwinden.

Tabelle 2.12. Zusammenfassung der Grenzwerte für dynamische Wechselfelder niedriger Frequenz. τ: Schaltzeit

Kanada	Bundesrepublik Deutschland	USA	Groß-britannien
dB/dt < 3 T/s	$j < 30/\tau$ $\mu A/cm^2$ für $\tau < 10$ ms $j < 3$ $\mu A/cm^2$ für $\tau > 10$ ms	dB/dt < 3 T/s	dB/dt < 20 T/s für $\tau \geq 10$ ms

2.6.2.3 Grenzwerte

Aufgrund der bisherigen Erfahrungen und Experimente erweist es sich als äußerst schwierig, Grenzwerte für die maximal zulässige Stromdichte aufzustellen. Dementsprechend haben sich in verschiedenen Staaten unterschiedliche Grenzwerte etabliert (Tabelle 2.12).

2.6.3 Hochfrequenzfelder

2.6.3.1 Grundlagen

Um das Spinsystem anzuregen, wird beim MR-Experiment elektromagnetische Strahlung mit der vom Magnetfeld bestimmten Frequenz eingestrahlt. Verglichen mit der Frequenz der zeitlich veränderlichen Gradientenfelder ist sie sehr groß, weshalb andere Wirkungsmechanismen zum Tragen kommen. Im Gegensatz zum statischen Magnetfeld bzw. den dynamischen Gradienten hängt die Belastung des Patienten und damit die biologische Wirkung von den Meßparametern ab, die vom Arzt gewählt werden.

Bei elektromagnetischen Wellen mit einer solch hohen Frequenz sind fast ausschließlich thermische Effekte, d.h. Erwärmungen des Gewebes, zu erwarten.

Für chemische Wirkungen ist die HF-Energie zu klein. Um ein Aktionspotential durch Überschreiten des Schwellenpotentials auszulösen (10–20 mV) muß eine gewisse Mindestladung fließen. Diese Ladungsmenge kann während einer Sinushalbwelle für hohe Frequenzen nur durch eine sehr hohe Schwellenstromstärke erzeugt werden.

Hinweis. Die Erwärmung des Gewebes wird verursacht durch Reibungseffekte von Ladungsträger bzw. Molekülen, unter denen ein bei der MR verwendeter Frequenzbereich die Orientierungspolarisation von Molekülen verstanden wird.
Bei der Orientierungspolarisation werden Moleküle, die ein permanentes elektrisches Dipolmoment haben (z. B. Wassermoleküle), in einem elektrischen Wechselfeld gewissermaßen hin- und hergedreht. Durch diese ständig wechselnde Ausrichtung entlang der elektrischen Feldlinien kommt es infolge von Reibungsarbeit zur Erwärmung.
Bei der ionischen Leitung werden freie Ladungsträger (z. B. Ionen in einer salzhaltigen Flüssigkeit) im elektrischen Feld beschleunigt. Auch hier bewirken Reibungskräfte eine Erwärmung. Charakterisiert werden diese Mechanismen durch die frequenzabhängige Leitfähigkeit σ bzw. durch die Dielektrizitätskonstante ε. Die Erwärmung von Speisen in einem Mikrowellenherd wird durch diesen Effekt hervorgerufen.

Die theoretische Berechnung der im Körper absorbierten Leistung ist bei der MR immer mit großen Fehlern behaftet, da sich der Patient im Nahbereich der Sendespule aufhält und damit als ein Teil von ihr angesehen werden kann. Erst im Fernfeld können die elektromagnetischen Wellen als ebene Wellen betrachtet werden, bei denen die physikalischen Beschreibungen eine einfache, lösbare Gestalt annehmen.

Hinweis. Das Fernfeld beginnt etwa in einem Abstand von 5 Wellenlängen von der Spule. In diesem Bereich, in dem ebene, transversale Wellen vorliegen, gestaltet sich die Berechnung mittels des Poynting-Vektors einfach. Bei Frequenzen im Megahertzbereich errechnet sich jedoch eine Wellenlänge von mehreren Metern. Im Nahbereich kann die elektromagnetische Welle noch nicht als einfache, transversal fortschreitende Welle betrachtet werden, da sie in der Entstehungsphase aus mehreren Vektorkomponenten unterschiedlicher Richtung und Phasendifferenz besteht, was eine exakte Berechnung unmöglich macht.

Als physikalischer Parameter, der die Absorption der HF-Strahlung im Körper beschreibt, hat sich die „Specific Absorption Rate" (SAR) etabliert. Diese Größe ist definiert als die absorbierte Leistung pro Kilogramm Körpergewicht, hat also die Einheit W/kg.

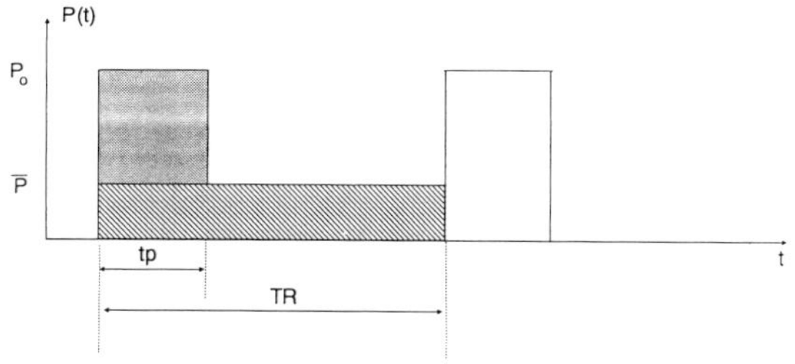

Abb. 2.82. Reduzierung der Leistung bei Impulsfolgen. Sowohl bei der Verwendung von einem Puls als auch bei einer Impulsfolge wird die gleiche Energie eingestrahlt, was an den gleichgroßen Flächen zu erkennen ist. Die in der Zeit TR eingestrahlte mittlere Leistung reduziert sich aber bei einer Folge von Impulsen von P_0 auf $P_0(t_p/TR)$

Für den Arzt ist es nun von Bedeutung, wie sich durch die Wahl der Sequenzen bzw. der Meßparameter die Leistungsdeposition im Körper und damit die Temperatur ändert.
B_1 bezeichnet im folgenden die Amplitude des bereits in 2.2 eingeführten magnetischen Hochfrequenzfeldes in der x-y-Ebene. Bei der quantitativen Bestimmung der SAR in der MR ergibt sich nach längerer Rechnung folgende Beziehung:

$$\mathrm{SAR} \sim \nu_0^2 \, B_1^2 \, \frac{t_p}{TR} . \tag{46}$$

Daraus ergibt sich:

- Die deponierte Leistung ist abhängig vom Quadrat der Frequenz. Beispielsweise würde die SAR bei Verdopplung der Feldstärke des statischen Magnetfeldes und damit auch der Resonanzfrequenz ($\nu_0 \sim B_0$), auf den vierfachen Wert ansteigen. Ebenso ändert sich mit der Wahl des zu untersuchenden Nuklids die Frequenz (s. Tabelle 2.1) und damit nach Gl. (46) die im Körper deponierte Leistung.
- Bei den verschiedenen Sequenzen, die in der MRT Verwendung finden, wird die Hochfrequenz nicht kontinuierlich eingestrahlt, sondern es werden Pulsfolgen mit der Pulsdauer t_p eines Einzelpulses verwendet. Die Pulsfolgen werden nach der Repetitionszeit TR wiederholt (Abb. 2.82). Daraus folgt, daß von der Gesamtmeßheit t nur während der Zeit t (t_p/TR) effektiv Hochfrequenz eingestrahlt wird. Je größer also die Wiederholzeit TR ist, desto kleiner ist demnach auch die SAR. Nicht berücksichtigt sind dabei Multi-

slicemessungen, bei denen die Anzahl der Schichten aber linear in die SAR-Berechnung eingeht.

Die Amplitude B_1 ist mit der Pulsdauer t_p und dem Flipwinkel α nach der Formel $B_1 = \alpha/(t_p\gamma)$ korreliert. Durch Substitution erhält man die folgende Proportionalität

$$SAR \sim \alpha^2. \tag{47}$$

Die Abhängigkeit von α in Gl. (47) erklärt die Tatsache, daß beispielsweise ein 180°-Puls eine größere Leistung erfordert als nur eine 90°-Anregung, nämlich den vierfachen Wert.

Thermoregulation. Ein Problem, das bei den theoretischen Berechnungen der Temperaturerhöhung und der Beurteilung der daraus folgenden physiologischen Konsequenzen auftritt, ist das Fehlen von quantitativen Parametern über die Reaktionen des Thermoregulationssystems. Die vom Hypothalamus gesteuerte Antwort auf die Erhöhung der Körpertemperatur an den Thermorezeptoren versucht dem weiteren Anwachsen der Temperatur durch periphere Vasodilatation entgegenzuwirken. Als Folge davon entsteht verstärkter Blutfluß, der von der Gewebeart und der jeweiligen Blutversorgung abhängt und die Wärme an die Körperoberfläche transportiert. Abgeführt wird die Wärme schließlich durch das Verdampfen von Wasser auf der Haut mit anschließender Konvektion und durch Atmung sowie durch die Wärmestrahlung. In einer Stunde können dabei maximal 1–2 kWh abgeführt werden. Beeinflußt werden diese Reaktionen auch durch Isolationen, sei es durch subkutanes Fett oder Kleidung. Ist der Wärmeabtransport dieser thermoregulatorischen Prozesse zu schwach im Vergleich zur deponierten Energie, so kommt es zur meßbaren Erhöhung der Körpertemperatur. Diese Vorgänge sind quantitativ wegen ihren vielen Abhängigkeiten aber kaum zu erfassen, weshalb SAR-Berechnungen aus den Daten von invasiven Temperaturmessungen immer mit einem Fehler behaftet sein werden [1].
Auch bei Einhaltung der vorhandenen Grenzwerte (s. Tabelle 2.13) ist bei einigen oberflächennahen Organen zusätzlich Vorsicht geboten, da dort die elektromagnetische Strahlung noch ungeschwächt auftrifft; insbesondere gilt dies für Augen, Haut oder Hoden.

Hinweis. Zur experimentellen Bestimmung der SAR im Gewebe bieten sich mehrere Möglichkeiten an: Erstens aus der Temperaturerhöhung im Gewebe, die dann „näherungsweise" in die SAR umgerechnet werden kann, und zweitens aus der Belastung der Spule. Die am Sendesystem anliegende Spannung wird vom MR-System, unter anderem abhängig von der Masse des Patienten, berechnet und angezeigt.
Bei der SAR-Bestimmung über die Leistung, die dann auf die absorbierende Masse bezogen wird, ist die an der Luft-Gewebe-Trennschicht auftretende Reflexion zu berücksichtigen. Der Reflexionskoeffizient beträgt je nach Einfallswinkel und Frequenz bis zu 60%, d. h. nur 40% der auffallenden Leistung werden im Gewebe tatsächlich absorbiert [5].

2.6.3.2 *Wirkungen*

Die Temperaturerhöhungen in vivo werden von den verschiedenen Arbeitsgruppen kontrovers diskutiert. Der Grund dafür ist in den oben erwähnten Problemen zu suchen. Uneinig ist man sich vor allem in der physiologischen Beurteilung der Temperaturerhöhungen.

Temperaturerhöhung im Auge. Mittels einer Infrarotkamera wurde bei 33 Patienten die Temperaturerhöhung am Auge bei 1,5 T bestimmt. Verwendet wurde eine Spinechosequenz mit folgenden Parametern: TR = 2000 ms, TE = 30 ms, 40 Schichten, Schichtdicke 5 mm. Die Temperaturänderungen lagen zwischen 0 und 1,8 °C, durchschnittlich bei 0,5 °C. Die maximal gemessene Temperatur betrug 34,4 °C bei einer Normaltemperatur von 32,7 °C [17].

Temperaturerhöhung bei Hunden. An verschiedenen Körperteilen bzw. Organen wurde die Temperatur in vivo bestimmt. Die eingestrahlte Hochfrequenz hatte den 6,3fachen Wert einer durchschnittlichen Untersuchung. Die Temperaturerhöhung lag zwischen 2,6 und 5,1 °C. Die daraus abgeleitete SAR betrug im Durchschnitt 7,9 W/kg [20].

Temperaturmessungen an den Hoden. Die Temperatur der Hoden wurde bei 8 Probanden vor und 60 s nach dem Imaging mittels einer Infrarotkamera bestimmt. Die SAR betrug durchschnittlich 0,72 W/kg, bei einer Meßzeit von im Mittel 23 min. Die maximal gemessene Temperatur lag bei 34,1 °C und die größte Erhöhung betrug 3,0 °C [19].

Tabelle 2.13. Zusammenfassung der Grenzwerte für Hochfrequenzfelder

Kanada	Bundesrepublik Deutschland	USA	Großbritannien
Für $\frac{1}{4}$ der Körpermasse SAR < 2 W/kg für t<15 min	SAR < 5 W/kg für Teilkörper außer den Augen	SAR < 2 W/kg für Teilkörper	SAR < 4 W/kg für Teilkörper
SAR < 1 W/kg für t ≥ 15 min	SAR < 1 W/kg für Ganzkörper	SAR ≤ 0,4 W/kg für Ganzkörper	SAR ≤ 0,4 W/kg für Ganzkörper
		SAR ≤ 0,03 W/kg ganztägig	SAR ≤ 0,03 W/kg ganztägig

Messung an Probanden. Bottomley et al. [3] berichten über den Vergleich zwischen gemessener und berechneter SAR. Gemessen wurde die deponierte Leistung über die Belastung der Spule bei 9 Probanden. Als Sequenz wurde eine Spinechosequenz verwendet: eine Schicht, TR = 2000 ms, t_p = 0,7 ms, ein Echo. Als SAR-Durchschnittswerte ergaben sich 0,19 W/kg in annähernder Übereinstimmung mit der Theorie.

2.6.3.3 Grenzwerte

Die zulässigen Werte, die die Hochfrequenzabsorption begrenzen, werden einheitlich in den verschiedenen Ländern als Specific Absorption Rate in W/kg gemessen und sind in Tabelle 2.13 im Detail aufgeführt. Bei Überschreitung der Grenzwerte müssen das Thermoregulationssystem sowie das Herz-Kreislauf-System ständig kontrolliert werden.

2.6.4 Risiken und Kontraindikationen der MR

2.6.4.1 Metallische Implantate

Bei vielen Patienten stellt sich die Frage, inwieweit implantierte, metallische Fremdkörper MR-Untersuchungen erlauben. Dabei kann es sich um Metallteile handeln, die z.B. durch Kriegsverletzungen oder operative Eingriffe inkorporiert wurden. Das Risiko wird zum einen durch Wirkungen des statischen Magnetfeldes, zum anderen durch Wirkungen der Hochfrequenzeinstrahlung bedingt.

Die Gefahr im statischen Magnetfeld besteht darin, daß die Implantate ihre Lage aufgrund von Orientierungen bzw. Translationen (s. 2.6.1.1) verändern und hierbei z.B. Nervenstrukturen oder Blutgefäße verletzen können. In Studien [4, 15] wurden sowohl die translatorischen Kräfte auf Operationsclips an der Magnetöffnung, also im inhomogenen Feld, als auch das Drehmoment bestimmt. Die Ergebnisse zeigen, daß die resultierenden Kräfte sehr stark von der verwendeten Legierung der Clips abhängen. So stieg bei Edelstahlimplantaten die gemessene Kraft bis in den Bereich von 0,1 Newton, während sie für Titan- bzw. Tantallegierungen verschwindend klein war. Für die gemessenen Drehmomente lagen übertragbare Ergebnisse vor, während Einflüsse der Wirbelströme bei kleinen Geschwindigkeiten nicht festzustellen waren [18].

Kontroverse Ansichten finden sich bei der Frage, inwieweit die Hochfrequenzeinstrahlung bei Metallimplantaten zu Regionen mit erhöhter Temperatur, sogenannten „hot spots“, führt. Metallteile im Gewebe wirken als zusätzliche Antenne und koppeln damit an die Hochfrequenzsendespule. Im Fremdkörper werden dann Wirbelströme induziert, die zu einer Wärmeentwicklung (Joule-Wärme) beispielsweise in einer Hüftendoprothese führen könnten. Entscheidend hierfür ist der spezifische Widerstand bzw. die Leitfähigkeit des Metalls. Die Leitfähigkeit von Metallen übertrifft aber die von Gewebe um einige Größenordnungen, weshalb Erwärmungen der implantierten Metallteile in der obersten Schicht (Skineffekt, s. 2.5.1) zu erwarten sind. Diese Energie wird mittels Wärmeleitung in das angrenzende Gewebe übertragen. Denkbar ist weiterhin aufgrund der als zusätzliche Antenne wirkenden

Implantate aber eine höhere Hochfrequenzabsorption des umliegenden Gewebes und eine damit verbundene Erwärmung. Ältere Untersuchungen [6] zeigen jedoch keine signifikante Temperaturerhöhung bei kleinen metallischen Fremdkörpern im Gewebe. Bei größeren Implantaten und Sequenzen mit hoher Hochfrequenzleistung sind Fälle von Erwärmungen aufgetreten, die zu Beschwerden des Patienten führten.

Zurückhaltung bei MR-Untersuchungen ist bei frisch operierten, geclipten Patienten ohne Verwendung von Titan-/Tantallegierungen sowie bei größeren Metallimplantaten (Knochennagel, Hüftendoprothese) angebracht. Außerdem sollten alle Patienten mit unbekannten inkorperierten Metallfremdkörpern in der Nähe kritischer anatomischer Strukturen sicherheitshalber nicht untersucht werden.

2.6.4.2 *Herzschrittmacher und implantierte Infusionspumpen*

Bei Patienten mit Herzschrittmachern ist im statischen Magnetfeld Vorsicht geboten, einerseits wegen der ferromagnetischen Bestandteile verschiedener Geräte und andererseits wegen möglicher Störungen der Schrittmacherfunktion. Beispielsweise können Geräte verschiedener Hersteller durch das nichtinvasive Anlegen von kleinen statischen Magneten (0,1 T!) geschaltet werden. Fest einprogrammierte Betriebsmodi oder elektronische Passwörter, die eine nichtinvasive Steuerung erlauben, werden durch das elektromagnetische Feld verändert bzw. gestört, so daß Fehlfunktionen oder Totalausfall die Folge sein können. Die bestehenden Grenzwerte sollten aus diesen Gründen unbedingt – auch bei neueren Geräten – beachtet werden.

Ebenso können Infusionspumpen als Kontraindikation betrachtet werden, da auch diese Geräte durch eine auf elektromagnetische Einflüsse sensible Elektronik gesteuert werden.

2.6.4.3 *Untersuchung hitzeempfindlicher Organe*

Bei der Untersuchung von oberflächennahen bzw. wärmeempfindlichen Organen, insbesondere Augen und Hoden, sollten die vorgegebenen SAR-Richtlinien (Tabelle 2.13) eingehalten werden. Dazu kann bei der Verwendung von Spinechosequenzen die Schichtanzahl herabgesetzt werden, die TR-Zeit sollte nicht maximal verkürzt werden. Gegebenenfalls kann auf Schnellbildsequenzen mit kleinem Flipwinkel zurückgegriffen werden.

Auch wenn bisher keinerlei schädigende Wirkung der MR auf die embryonale Entwicklung berichtet wurden, erscheint Vorsicht bei der Untersuchung schwangerer Frauen angezeigt. Theoretisch denkbar wären sowohl Thermoeffekte, als auch Wirkungen auf den fetalen Blutfluß. Andererseits ist die potentiell schädigende Wirkung ionisierender Strahlen, z.B. durch eine alternative CT-Untersuchung, hinreichend bekannt.

Literatur

1. Adair ER, Berglund LG (1986) On the thermoregulatory consequences of NMR imaging. Magn Reson Imaging 4: 312–333
2. Basset CAL, Pawluk RJ, Pilla AA (1974) Augmentation of bone repair by inductively coupled electromagnetic fields. Science 184: 575
3. Bottomley PA, Redington RW, Edelstein WA, Schenck JF (1980) Estimating radiofrequency power deposition in body NMR imaging. Magn Reson Med 2: 336–349
4. Brown MA, Carden JA, Coleman RE, McKinney R, Spicer LD (1987) Magnetic field effects on surgical ligation clips. Magn Reson Imaging 5: 443–453
5. Budinger TF (1988) Nuclear magnetic resonance (NMR) in vivo studies: known thresholds for health effects. J Comp Assist Tomogr 5/6 167: 800–811
6. Davis PL, Crooks L, Arakawa M, McRee R, Kaufman L, Margulis AR (1981) Potential hazards in NMR imaging: heating effects of changing magnetic fields and RF fields on small metallic implants. AJR 137: 857–860
7. Ecochard J, Maret G (1987) Magnetic-field-induced skin-temperature changes of animals originate from modified air convection. Naturwissenschaften 74: 39
8. Hauert F (1989) Orientierung von Chromosomen im statischen Magnetfeld. Diplomarbeit, Fakultät für Physik Universität Heidelberg. Hauert F, Maret G, Bier F, Cremer C, in preparation
9. Hentschel D, Budinger TF, Fischer H, Lewin JS, Schmitt F, Reinfelder H-E (1990) Stimulation of nerves and muscles by fast oscillating magnetic field gradients. Books of abstracts. EC NMR MB, Straßburg, p 347
10. Hong C-Z, Shellock FG (1990) Short-term exposure to a 1,5 Tesla static magnetic field does not affect somato-sensory-evoked potentials in man. Magn Reson Imaging 8: 65–69

11. Klitzing L von (1984) Statische 0,35 Tesla-Magnetfelder beeinflussen die akustisch evozierten Potentiale beim Menschen. Naturwissenschaften 71: 538
12. Lensi M (1940) Biologische Wirkungen magnetischer Felder. Strahlentherapie 67: 219–250
13. Maret G, Ecochard J (1986) Skin temperatures of animals and thermal convection of air under magnetic fields. Physica Scripta T13: 169–171
14. Maret G, von Schickfus M, Mayer A, Dransfeld K (1975) Orientation of nucleic acids in high magnetic fields. Phys Rev Lett 35: 397–400
15. New PFJ, Rosen BR, Brady TJ et al. (1983) Potential hazards and artifacts of ferromagnetic and nonferromagnetic surgical and dental materials and devices in nuclear magnetic resonance imaging. Radiology 147: 139–148
16. Prasad N, Wright DA, Ford JJ, Thornby JI (1990) Safty of 4-t MR imaging: study of effects on developing frog embryos. Radiology 174: 251–253
17. Shellock FG, Crues JV (1988) Corneal temperature changes induced by high-field strength MR imaging with a head coil. Radiology 167: 809–811
18. Shellock FG, Curtis JS (1991) MR imaging and biomedical implants, materials, and devices: An updated review Radiology 180: 541–550
19. Shellock FG, Rothman B, Sarti D (1990) Heating of the scrotum by high-field-strength MR imaging. AJR 154: 1229–1232
20. Shuman WP, Haynor DR, Guy AW, Wesbey GE, Schaefer DJ, Moss AA (1988) Superficial- and deeptissue temperature increases in anesthetized dogs during exposure to high specific absorption rates in a 1.5-T MR imager. Radiology 167: 551–554
21. Vogl T (1987) Experimental studies on the influence of in vivo MR imaging on evoked potentials in humans. Book of Abstracts, SMRM New York, p 57
22. Weikl A, Moshage W, Hentschel D, Schittenhelm R, Bachmann K (1989) EKG-Veränderungen durch Einwirkung von statischen Magnetfeldern bei der Kernspintomographie in Magneten der Feldstärke 0,5 bis 4,0 Tesla. Z Kardiol 78: 578–586
23. Wendhausen H (1986) Magnetic field-induced blood flow changes in frogs and red-green vision of man after NMR-tomography. In: Maret G, Boccara N, Kiepenhauer J (eds) Biophysical effects of steady magnetic fields. Springer-Verlag Berlin-Heidelberg-New York
24. Wikso JP, Barach JP (1980) An estimate of the steady magnetic field strength required to influence nerve conduction. IEEE Transact Biomed Eng 27/12: 722
25. Zimmermann B, Hentschel D (1987) Wirkung eines statischen Magnetfeldes (3,5 T) auf das Reproduktionsverhalten von Mäusen, auf die embryonale und fetale Entwicklung und auf ausgewählte hämatologische Parameter. Digit Bilddiagn 7: 155–161

2.7 Kontrastmittel

H. P. Niendorf und J. Haustein

2.7.1 Einleitung

Wie bei anderen bildgebenden Verfahren auch, ist das Ziel der Anwendung von Kontrastmitteln in der MRT vor allem die Erhöhung von Sensitivität und Spezifität der Methode und damit ihrer Treffsicherheit. Genauere Aussagen über die Gewebeintegrität, Perfusion und Funktion bestimmter Organsysteme können bei gleichzeitiger Anwendung geeigneter Aufnahmetechniken oft nur mit Hilfe von Kontrastmitteln gemacht werden (Tabelle 2.14). Hierdurch kann der Untersuchungsgang selbst vereinfacht oder der Einsatz anderer Methoden vermieden werden. Schon heute lassen sich klare Vorteile der kontrastverstärkten Untersuchung gegenüber der Nativuntersuchung erkennen.

Im folgenden soll zunächst ein Überblick über die theoretischen Grundlagen der Signalintensitätsveränderung mit Hilfe von Kontrastmitteln gegeben werden. Die Substanzklassen, die heute experimentell oder klinisch zur Verfügung stehen, werden beschrieben. Gd-DTPA wird im Hinblick auf seine pharmakokinetischen und pharmakologischen Eigenschaften charakterisiert, seine Anwendungsmöglichkeiten werden dargestellt, und es wird auf die klinische Verträglichkeit ausführlich eingegangen. Es werden Empfehlungen zur Dosierung und Untersuchungstechnik mit Gd-DTPA gegeben.

Den Kontrastmitteln, die sich noch in der Entwicklung befinden, wird ein eigener Abschnitt

Tabelle 2.14. Ziele der kontrastverstärkten MRT

Erhöhung der Sensitivität und Spezifität in der Differentialdiagnostik
– Tumor – Entzündung – Multiple Sklerose – Ischämie – Degenerative Prozesse – Trauma
Messung der Organperfusion
Messung der Organfunktion

gewidmet. Es sind dies weitere paramagnetische Kontrastmittel auf der Basis von Gadoliniumchelaten und die sogenannten superparamagnetischen Kontrastmittel.

2.7.2 Grundlagen

2.7.2.1 Möglichkeiten der SI-Beeinflussung

Es sind mehrere Parameter, die in der MRT den Bildinhalt und damit die diagnostische Aussagekraft des MR-Tomogramms bestimmen.
Die sogenannten Geräteparameter TR und TE können durch unterschiedliche Einstellung des Gerätes innerhalb bestimmter Grenzen variiert werden. Mit ihrer Hilfe lassen sich verschiedene SI-Determinanten im MR-Tomogramm unterschiedlich stark hervorheben: Man erhält dann T1-gewichtete, T2-gewichtete oder protonengewichtete Aufnahmen. Die Signalintensität eines Gewebes wird zum einen durch die Gewebeparameter T1 und T2 und zum anderen durch die Geräteparameter TR und TE bestimmt.
Die Zusammenhänge und Abhängigkeiten dieser Parameter für die Spinechosequenz wurden bereits ausführlich im Kapitel 2, Seite 40 bis Seite 44, beschrieben. Der Gleichung in Tabelle 2.15 ist zu entnehmen, daß durch eine Änderung der gewebespezifischen T1/T2-Relaxationszeiten und der Protonendichte die SI des Gewebes verändert werden kann. Zusammengefaßt gilt:

1. Eine Verkürzung von T1 führt zur Zunahme der SI, eine Verkürzung von T2 zur Abnahme der SI.
2. Zur Protonendichte steht die Signalintensität in einer linearen Beziehung, während sie von den Relaxationszeiten T1 und T2 exponentiell abhängig ist.

Die Gewebeparameter können durch von außen in den Körper eingebrachte Substanzen verändert werden. Dafür geeignete pharmakologische Verbindungen können im weitesten Sinne als potentielle Kontrastmittel für die MRT betrachtet werden. Eine effiziente Beeinflussung der SI und damit des Bildkontrastes ist am ehesten durch eine Veränderung von T1 oder T2 zu erreichen. Die Abhängigkeit der SI von Gewebeparametern und Kontrastmitteleinsatz ist in Tabelle 2.16 wiedergegeben.

Tabelle 2.15. Abhängigkeit der SI von den MRT-Parametern

$SI_{SE} = \rho e^{-TE/T2} (1 - e^{-TR/T1})$

Geräteparameter:
TR=Repetitionszeit
TE=Echozeit

Gewebeparameter:
T1=Spin-Gitter-Relaxationszeit
T2=Spin-Spin-Relaxationszeit
ρ=Wasserstoffatomkerndichte

Tabelle 2.16. Abhängigkeit der Signalintensität von Gewebeparametern und Kontrastmitteleinsatz

Signalintensität	Niedrig	Hoch
Protonendichte	Niedrig	Hoch
T1	Lang	Kurz
T2	Kurz	Lang
Gadolinium-DTPA	Ohne	Mit
Magnetit	Mit	Ohne

2.7.2.2 Magnetische Suszeptibilität

Magnetische Suszeptibilität beschreibt die Magnetisierbarkeit einer bestimmten Substanz in einem magnetischen Feld [3, 18].
Magnetismus entsteht durch die Bewegung elektrisch geladener Teilchen (Protonen, Elektronen) und ist daher allen Substanzen gemeinsam. Unterschiedlich ist lediglich die „Empfindlichkeit“, mit der verschiedene Substanzen auf ein äußeres magnetisches Feld reagieren, und ein Maß eben dafür ist die magnetische Suszeptibilität. Sie läßt sich qualitativ als Diamagnetismus, Paramagnetismus oder Superparamagnetismus beschreiben – die Magnetisierbarkeit nimmt in dieser Reihenfolge zu (Tabelle 2.17). Sie kann auch quantitativ als Magnetisierung pro Volumenteil angegeben werden. Wird diese Magnetisierung gegen die Feldstärke aufgetragen, so entstehen Magnetisierungskurven, die charakteristisch sind für verschiedene Substanzen mit unterschiedlicher Magnetisierbarkeit.

Diamagnetismus. Die meisten Substanzen zeigen diamagnetisches Verhalten. Sie haben eine gerade Anzahl von Elektronen mit vollständigen Elektronengruppen. Da der Spin eines jeden Elektrons durch den entgegengesetzten

Tabelle 2.17. Suszeptibilitätskategorien

Kategorie	Beispiel	Eigenschaften	Suszeptibilität[a]
Diamagnetismus	Wasser	Gepaarte Elektronen Kein permanentes Spinmoment	-10^{-6}
Paramagnetismus	Gd-DTPA	Ungepaarte Elektronen Permanente Spinmomente	$+10^{-1}$
Ferromagnetismus	Eisen Nickel Kobalt	Ungepaarte Elektronen Multidomänenpartikel	$+10^{+2}$
Superparamagnetismus	Magnetit	Ungepaarte Elektronen Eindomänenpartikel	$+10^{+2}$

[a] cm^3G^{-1} bei 20 °C.

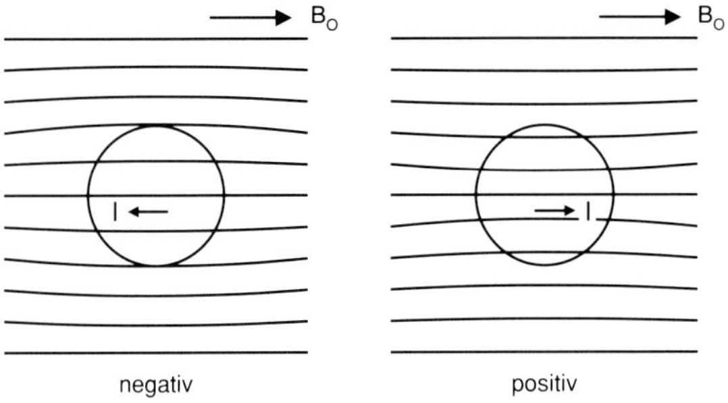

Abb. 2.83. Magnetische Suszeptibilität. Negative Suszeptibilität ist charakteristisch für diamagnetische Substanzen. Positive Suszeptibilität ist typisch für paramagnetische, superparamagnetische und ferromagnetische Substanzen. B_o externes magnetisches Feld, *I* induzierte Magnetisierung

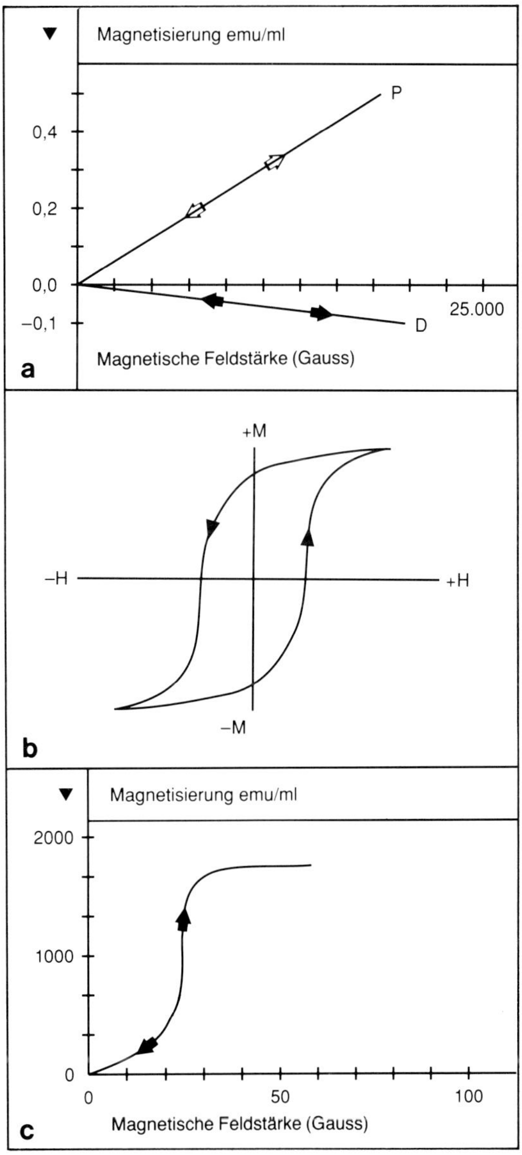

Abb. 2.84a–c. Magnetisierungskurven. **a** Diamagnetische Substanzen *(D)* besitzen eine extrem schwache magnetische Suszeptibilität, die negativ ist. Daher richtet sich das magnetische Moment von Diamagneten antiparallel aus und zeigt gegen die Feldrichtung eines äußeren magnetischen Feldes. Paramagnetische Suszeptibilität *(P)* ist im Vergleich dazu stärker und positiv ausgerichtet. Für Diamagneten und Paramagneten ist die induzierte Magnetisierung M direkt proportional zur Feldstärke B_0. **b** Ferromagneten und Ferrimagneten zeigen eine Hysteresekurve: ihre magnetische Vergangenheit beeinflußt die Größe der aktuellen Magnetisierung. Die Magnetisierungskurve ist daher verschieden für ansteigende oder abfallende Magnetisierung *(Pfeilspitzen)*. Neben dieser Hysterese unterscheiden sie sich von den Paramagneten und Superparamagneten durch eine Restmagnetisierung in der Abwesenheit von magnetischen Feldern; sie sind Permanentmagneten. **c** Superparamagneten haben eine sehr hohe positive magnetische Suszeptibilität. In der Abwesenheit eines magnetischen Feldes ist ihre Magnetisierung Null

Spin eines anderen Elektrons aufgehoben wird, ist das resultierende magnetische Moment Null. Diamagnetische Substanzen zeigen negative Suszeptibilität, d. h. in ihrer unmittelbaren Umgebung kommt es zu einer geringfügigen lokalen Abschwächung eines von außen angelegten Feldes (Abb. 2.83 und 2.84 a). Ihr Effekt auf das MR-Resonanzsignal ist unter klinisch-diagnostischen Gesichtspunkten zu vernachlässigen. Sie kommen als Kontrastmittel nicht in Frage.

Paramagnetismus. Eine paramagnetische Substanz ist durch das Vorliegen mindestens einer ungepaarten Ladung charakterisiert. Dabei gilt im allgemeinen: Je mehr ungepaarte Elektronen eine Substanz aufweist, desto größer ist ihr magnetisches Moment. Paramagnetische Substanzen zeigen positive magnetische Suszeptibilität (Abb. 2.83 und 2.84 a). Bei Anlegen eines magnetischen Feldes der Feldstärke B_0 richtet sich die Substanz entsprechend der vorgegebenen Feldrichtung aus. Die in der Substanz selbst hervorgerufene Magnetisierung wirkt sich dabei additiv zu dem bereits bestehenden magnetischen Feld der Feldstärke B_0 aus. In Gegenwart paramagnetischer Substanzen kommt es also in deren unmittelbarer Umgebung zu einer lokalen Feldstärkenerhöhung. Nach Entfernen des äußeren Magnetfeldes kehren paramagnetische Substanzen in ihren ursprünglichen ungeordneten Zustand zurück.

Ferromagnetismus. Ferromagnetische Substanzen haben ungepaarte Elektronen und positive Suszeptibilität (Abb. 2.84 b). Sie sind sogenannte Multidomänenpartikel (Abb. 2.85). In bezug auf die klinische Anwendung kann ein potentielles Verträglichkeitsproblem darin bestehen, daß die ferromagnetischen Teilchen auch nach Entfernung des äußeren magnetischen Feldes B_0 noch eine Restmagnetisierung beibehalten. Dies kann zur Partikelaggregation führen, auch sind die biologischen Effekte einer intrazellulären Restmagnetisierung nicht voraussagbar. Ferromagnetische Substanzen sind daher nicht als Kontrastmittel geeignet.

Superparamagnetismus. Wenn man die Größe von Multidomänenpartikeln mit ferromagnetischen Eigenschaften reduziert, erhält man unterhalb einer kritischen Partikelgröße (<350 Å für Fe_3O_4) sogenannte Eindomänenpartikel mit superparamagnetischen Eigenschaften. Im externen magnetischen Feld zeigen diese Partikel charakteristische Magnetisierungskurven (Abb. 2.84 c). Sie lassen sich schon bei schwachen Feldstärken vollständig magnetisieren und behalten nach Entfernung des Feldes keine Restmagnetisierung. Die magnetischen Dipolmomente einzelner superparamagnetischer Partikel sind im feldfreien Raum frei beweglich und ordnen sich zufällig an, die Einzelmagnetisierungen heben sich dadurch gegenseitig auf. Die fehlende Restmagnetisierung läßt ein Verklumpen oder eine Aggregation der Partikel, wie sie durch gegenseitige Anziehung entstehen können, nicht zu.
Insgesamt entspricht die magnetische Suszeptibilität von superparamagnetischen Verbindungen der von paramagnetischen Verbindungen, allerdings ist die durch ein äußeres Feld induzierte Magnetisierung wesentlich stärker. Die Magnetisierung von superparamagnetischen Verbindungen steigt mit wachsender Feldstärke im Bereich von 0,3–1,0 T nicht linear an. Oberhalb von 1,0 T zeigt sich kein nennenswerter Anstieg.

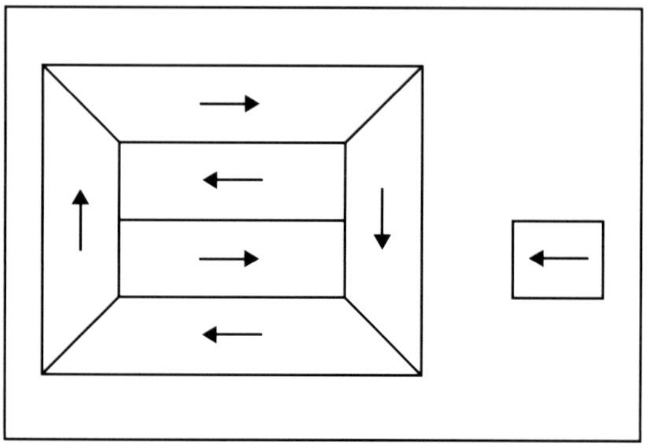

Abb. 2.85. Magnetische Domänen. Magnetische Substanzen besitzen Regionen mit spontaner Magnetisierung, die als Domänen bezeichnet werden. Jede Domäne kann durch ihre Begrenzung und durch einen Vektor charakterisiert werden, der Richtung und Größe der spontanen Magnetisierung angibt. *Links* ein Multidomänenpartikel mit ferromagnetischen Eigenschaften: die magnetischen Momente einzelner Domänen sind im feldfreien Raum ungeordnet, richten sich als Resultat einer Domänenrotation parallel im äußeren Magnetfeld aus und behalten auch ohne Magnetfeld eine Restmagnetisierung (Permanentmagnet). *Rechts* ein Eindomänenpartikel mit superparamagnetischen Eigenschaften: ungeordnete Ausrichtung im feldfreien Raum, parallele Ausrichtung im äußeren Magnetfeld

2.7.3 Paramagnetische Kontrastmittel

2.7.3.1 SI-Beeinflussung durch paramagnetische Kontrastmittel

Die magnetischen Dipolmomente paramagnetischer Substanzen sind um den Faktor 600 bis 800 stärker als die Dipolmomente von Atomkernen mit ungepaarten Ladungen, z. B. Wasserstoff. Da die magnetische Wechselwirkung proportional zum Quadrat der beteiligten magnetischen Momente ist, ist die paramagnetische Wechselwirkung zwischen Gd-DTPA und einem Proton etwa um den Faktor 500 000 stärker als die Wechselwirkung zweier Protonen untereinander.

In die Nähe von Wasserstoffatomkernen gebracht, werden die dort stattfindenden magnetischen Wechselwirkungen durch die Wirkung paramagnetischer Substanzen verstärkt. Die Wirkweise kann vereinfacht als die eines T1-Relaxationszentrums wie folgt beschrieben werden. Die mit dem „Relaxationszentrum" auftretenden zeitlich schnell flukturierenden Felder führen zu einer Verkürzung der Relaxationszeiten T1 und T2, wodurch die Relaxationsrate der Protonen erhöht wird. Durch Gd-DTPA wird überwiegend T1 verkürzt, in deutlich geringerem Umfang aber auch T2. Da eine T1-Verkürzung die SI erhöht, sind die paramagnetischen Substanzen „positive" Kontrastmittel.

Die intensivste magnetische Wechselwirkung findet jeweils zwischen dem Relaxationszentrum Gadolinium und einem an die freie Koordinationsstelle vorübergehend gekoppelten Proton statt (Abb. 2.86). Da „gebundenes" Proton und freie Protonen der Gesamtheit jedoch in einem steten und sehr raschen Wechsel stehen, ist auch der Wirkungsgrad der Gd-DTPA-Moleküle sehr hoch. Es genügt daher schon eine verhältnismäßig kleine Dosis, um die Relaxationszeit einer vorgegebenen Protonenmenge deutlich zu verkürzen.

Zwar sind die Relaxationsraten 1/T1 und 1/T2 direkt linear proportional zur Konzentration eines Kontrastmittels (Abb. 2.87), für die Signalintensität gilt dies jedoch nicht. Es ist zur Erzielung des gewünschten positiven Kontrastes wichtig, auf die richtige Dosierung zu achten. Wird durch eine zu große Dosis die optimale Gewebekonzentration von Gd-DTPA überschritten, so kommt es durch den dann überwiegenden T2-Einfluß zu einer SI-Abnahme oder zu einer Signalauslöschung (Abb. 2.88). Unter klinischen Bedingungen spielt dieses Phänomen jedoch keine Rolle (siehe 2.7.3.2).

Zusammenfassend kann festgestellt werden, daß die Kernrelaxation im allgemeinen durch Dipol-Dipol-Wechselwirkung bestimmt wird. In Gegenwart paramagnetischer Substanzen

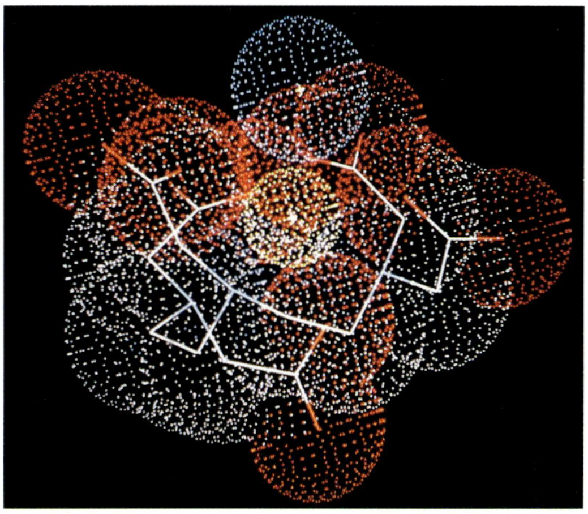

Abb. 2.86. Gd-DTPA-Kalottenmodell. Die 3D-Computergraphik zeigt ein Kalottenmodell von Gd-DTPA, im Zentrum befindet sich das Gadoliniumatom *(gelb)*, umgeben vom DTPA-Gerüst. Ein Proton *(blau)* befindet sich an der freien Koordinationsstelle

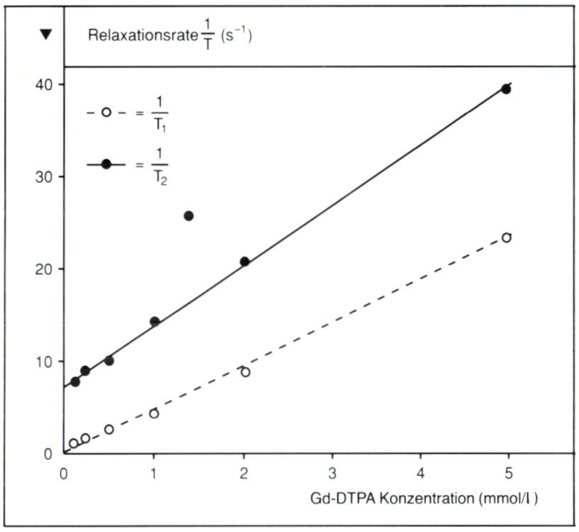

Abb. 2.87. Relaxationsraten. Die Relaxationsraten 1/T1 und 1/T2 sind als Funktion der Konzentrationen von Gd-DTPA in einer physiologischen Kochsalzlösung dargestellt. Sowohl 1/T1 als auch 1/T2 nehmen linear mit der Gd-DTPA-Konzentration zu

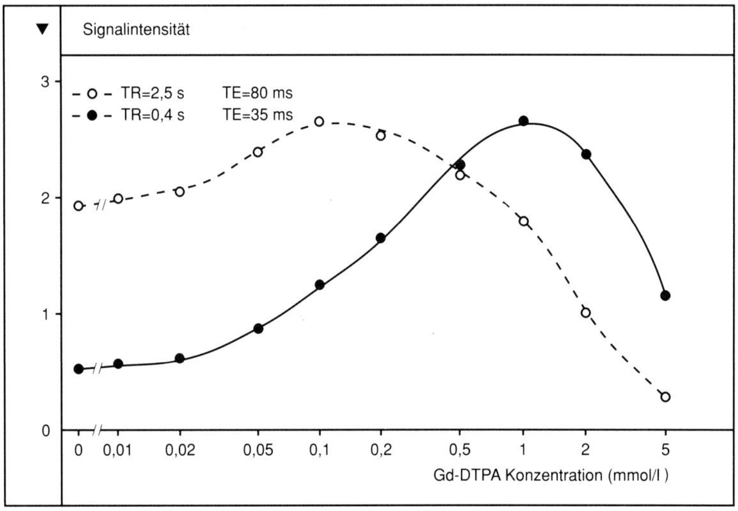

Abb. 2.88. Signalintensität. Graphische Darstellung der Signalintensität in Abhängigkeit von der Gd-DTPA-Konzentration und der Pulssequenz. Mit einer SE 400/35 ms Sequenz beträgt die Intensitätszunahme durch Gd-DTPA maximal 426%; mit einer SE 2500/80 ms Sequenz jedoch nur 34%

Tabelle 2.18. Paramagnetische SI-Beeinflussung

T1 und T2 sind relevante Determinanten für SI
Paramagnetische Verbindungen wie Gd-DTPA verkürzen vor allem T1
Aus überwiegender T1-Verkürzung resultiert eine SI-Zunahme (diese ist konzentrationsabhängig)
Erhöhte SI führt bei entsprechender Umgebungs-SI zu erhöhten Bildkontrasten (C/N)
Es resultieren verbesserte Kontrastauflösung und verbesserte Ortsauflösung
Bei geeigneter Fragestellung führen verbesserte Kontrast- und Ortsauflösung zu mehr diagnostischer Bildinformation

Tabelle 2.19. Paramagnetische Substanzen

Substanz	Ion	Konfiguration	Ungepaarte Elektronen
Seltene Erden			
– Gadolinium	(Gd^{+3})	4 f^7	7
– Dysprosium	(Dy^{+3})	4 f^9	5
Übergangsmetalle			
– Eisen	(Fe^{+3})	3 d^5	5
– Mangan	(Mn^{+2})	3 d^5	5
– Eisen	(Fe^{+2})	3 d^6	4
Stabile Freie Radikale			
– Nitroxyle			1

sind es jedoch vor allem die durch sie verstärkten magnetischen Wechselwirkungen, die die Verkürzung der Kernrelaxationszeiten und damit die gemessene Signalintensität bestimmen. Im äußeren Magnetfeld B_0 entfalten paramagnetische Substanzen also mit Hilfe ihrer eigenen starken, lokalen Magnetfelder geringer Reichweite eine Wirkung, die die Relaxationsrate von Wasserstoffkernen in ihrer Umgebung erhöht. Dieser Vorgang wird auch „proton relaxation enhancement (PRE)" genannt. Überwiegt bei diesem Vorgang die T1-Verkürzung, so wird die in einem bestimmten Volumen (Voxel) gemessene Signalintensität erhöht (Tabelle 2.18).

Von den paramagnetischen Elementen kommen wegen ihrer besonders starken paramagnetischen Wirksamkeit vor allem die Seltenen Erden und die Übergangsmetalle als wirksamer Bestandteil eines Kontrastmittels in Betracht (Tabelle 2.19).

Von allen Elementen zeigt Gadolinium aufgrund seiner besonders hohen Zahl von sieben ungepaarten Elektronen den stärksten paramagnetischen Effekt auf die longitudinale Relaxationszeit T1 der Wasserstoffkerne [6]. Obwohl die Elemente aus der Reihe der Seltenen Erden im allgemeinen eine geringere Toxizität aufweisen als beispielsweise die Schwermetalle [1], ist Gadolinium in freier ionischer Form,

z. B. als Gadoliniumchlorid, für die Anwendung am Menschen nicht geeignet.

2.7.3.2 *Gadolinium-DTPA*

Physikochemische, pharmakologische und pharmakokinetische Charakterisierung. Nach Komplexierung mit dem aus der Therapie von Schwermetallvergiftungen seit langem als effektiver Chelatbildner bekannten DTPA und Versalzung mit Methylglukamin liegt Gadolinium als wasserlöslicher Metall-Salz-Komplex vor: Gd-DTPA-dimeglumin [21].

Gd-DTPA hat bei pH 7 eine Stabilitätskonstante von 10^{23}. Es handelt sich um einen sehr stabilen Metallkomplex, aus dem Gadolinium durch keine im menschlichen Organismus vorkommende Substanz kompetitiv verdrängt werden kann. Bei entsprechenden Untersuchungen zeigte Gd-DTPA – auch im Vergleich zu anderen Gadoliniumkomplexen – aus pharmakologischer und pharmakokinetischer Sicht sehr günstige Ergebnisse. Zwar werden durch die Komplexbindung alle Koordinationsstellen des Gadoliniums bis auf eine gebunden und der paramagnetische Effekt von Gd-DTPA im Vergleich zum freien Gd^{3+}-Ion auf etwa die Hälfte reduziert, dennoch zeigt Gd-DTPA eine sehr starke und für den verfolgten Zweck voll ausreichende paramagnetische Wirkung.

Das Molekulargewicht von Gd-DTPA beträgt 550. Weitere physikochemische Daten sind in der Tabelle 2.20 zusammengefaßt. Der Komplex zeigt eine sehr gute Wasserlöslichkeit. Er liegt in einer Konzentration von 0,5 mol/l als fertige Injektionslösung vor. Die Lösung hat eine sehr geringe Viskosität. Die relativ hohe osmotische Aktivität der Lösung spielt aufgrund des im Vergleich zu Röntgenkontrastmitteln sehr geringen Applikationsvolumens für die Praxis nur eine untergeordnete Rolle.

Die akute Verträglichkeit (LD_{50}) von Gd-DTPA beträgt bei der Ratte 10 mmol/kg KG (Applikationsgeschwindigkeit: 2 ml/min). In Relation zur wirksamen Dosis beträgt somit der Sicherheitsfaktor 100 (für jodierte ionische Röntgenkontrastmittel: 10–20). Die tierexperimentell gefundenen toxikologischen und pharmakologischen Resultate ließen auf eine gute Verträglichkeit schließen.

Das Verteilungs- und Ausscheidungsverhalten von Gd-DTPA ist dosisunabhängig. Dies ist ein Hinweis darauf, daß die Substanz keinen oder nur minimalen biochemischen Wechselwirkungen mit dem Organismus unterliegt. Eine meßbare Metabolisierung, Dissoziation oder Retention des Metallkomplexes findet nicht statt.

Nach intravenöser Injektion wird eine nur wenige Minuten andauernde frühe Verteilungsphase im extrazellulären Flüssigkeitsraum und anschließend ein Absinken des Plasmaspiegels mit einer Halbwertszeit von etwa 90 min beobachtet (Abb. 2.89). Diese Halbwertszeit entspricht der renalen Ausscheidungsrate und ist direkt proportional zur glomerulären Filtrationsrate (Tabelle 2.21).

Zusammenfassend kann festgestellt werden, daß Gd-DTPA sich nach intravenöser Verabreichung rasch im Extrazellulärraum verteilt. Gd-DTPA überwindet die intakte Blut-Hirn-Schranke nicht. Es wird in unveränderter Form durch glomeruläre Filtration über die Nieren ausgeschieden. Das pharmakokinetische Verhalten von Gd-DTPA wird durch den Komplexbildner DTPA bestimmt und entspricht damit im wesentlichen dem der bekannten jodierten Uro-Angiographika.

Tabelle 2.20. Gd-DTPA: Physikochemische Daten

Stabilitätskonstante	10^{22-23} bei pH 7
Paramagnetischer Effekt	8,0 Bohr Magneton
Molekulargewicht	550 ohne Anion 938 mit Anion
Wasserlöslichkeit	>1 mol/l
Viskosität	2,9 cP bei 37 °C
Osmolalität	1,96 Osm/kg H_2O bei 37 °C

Tabelle 2.21. Gd-DTPA: Pharmakologie und Pharmakokinetik

LD_{50} Ratte	10 mmol/kg KG
Plasma HWZ	90 min
Wiederfindungsrate	
– Fäzes	<0,1% der Dosis innerhalb von 5 Tagen
– Urin	91%±13% der Dosis innerhalb von 24 h

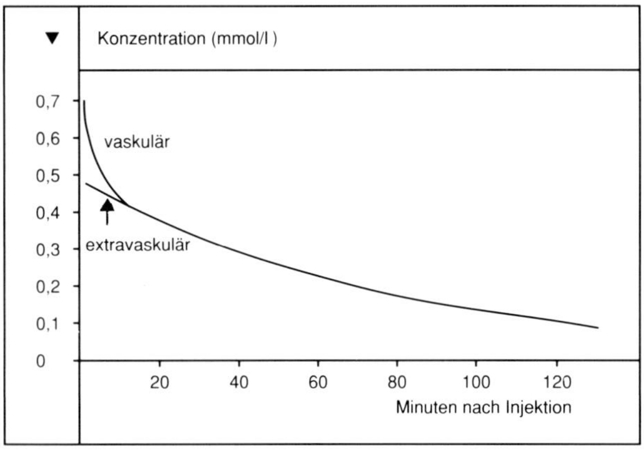

Abb. 2.89. Pharmakokinetik. Mittelwerte von 5 gesunden Probanden der Gd-DTPA-Plasmakonzentration nach intravenöser Injektion. (Nach Weinmann 1985 [22])

Intravenöse Anwendung von Gd-DTPA

Kraniale und spinale MRT mit Gd-DTPA. Die meisten klinisch-diagnostischen Erfahrungen mit Gd-DTPA wurden im Bereich des ZNS gesammelt. Die tierexperimentell näher untersuchte Eigenschaft von Gd-DTPA, die intakte Blut-Hirn-Schranke (BHS) nicht zu überwinden, begründet wesentlich die eindrucksvollen diagnostischen Resultate, die im ZNS-Bereich erzielt werden. Jedoch sind nicht alle intrakraniellen Strukturen durch die BHS geschützt. Diese zeigen daher auch physiologischerweise eine SI-Zunahme (Tabelle 2.22). Mund-, Nasen- und Rachenschleimhäute gehören ebenfalls zu den kranialen Strukturen, die normalerweise nach intravenöser Applikation von Gd-DTPA eine SI-Zunahme zeigen.

Zu einem SI-Anstieg bzw. einer Kontrastanhebung im ZNS-Bereich kommt es überall dort, wo entweder eine BHS-Funktion von vornherein nicht besteht oder wo diese nachhaltig geschädigt wurde. Das Ausmaß der SI-Zunahme in den verschiedenen Anteilen einer Läsion hängt dabei von deren Vaskularisationsgrad (KM-Angebot), dem Grad der Kapillardurchlässigkeit und der Größe des interstitiellen Raums, d. h. dem Wassergehalt ab. Letzterer ist in Tumorgewebe und in entzündlich verändertem Gewebe im allgemeinen größer als in gesundem Gewebe.

Für eine differenzierte Interpretation kontrastverstärkter MR-Tomogramme in der ZNS-Diagnostik ist es lohnend, sich mit dem morphologischen Aufbau und der Funktion der BHS etwas näher vertraut zu machen [16]. Als wesentliches morphologisches Substrat der BHS werden heute nach allgemeiner Auffassung die sog. „tight junctions" des Kapillarendothels betrachtet.

Tabelle 2.22. Signalintensitätszunahme normaler Strukturen des ZNS nach KM-Gabe. (Nach Kilgore 1986 [7])

	[%]
Weiße Hirnsubstanz	0
Graue Hirnsubstanz	5
Falx	80
Plexus chorioideus	70
Pinealis	140
Hypophyse	60
Infundibulum	80
Retina	50
Paraspinale Muskulatur	30

Tabelle 2.23. Ursachen einer BHS-Störung

Tumoren
– intraaxial
– extraaxial
Infarkt
Trauma
Entzündliche Veränderungen
Multiple Sklerose (akute Läsionen)
Bluthochdruck (>200 mm Hg)
Toxische Enzephalopathie (z. B. Blei)
Hypertone Lösungen (z. B. Mannit)

Die im allgemeinen unter dem Terminus „BHS-Störung" subsumierten Verhältnisse bzw. Ursachen für eine Kontrastverstärkung sind vielfältig (Tabelle 2.23).

Metastasen ebenso wie Meningeome, Neurinome und Adenome zeigen im allgemeinen den Kapillaraufbau ihres Ursprungsgewebes. Es

handelt sich hier also um raumfordernde Prozesse, deren Kapillarbett eine BHS-Funktion a priori gar nicht zu eigen ist. Das Tumorinterstitium ist also für Gd-DTPA frei zugänglich.
Glioblastome gehen zwar von hirneigenem Gewebe aus, das maligne Tumorgewebe mit tumortypischem Kapillarbett setzt sich aber an die Stelle des normalen, mit BHS-Funktion versehenen Hirnparenchyms. In diesen Fällen handelt es sich also eher um eine Verdrängung des normalen, mit BHS-Funktion ausgestatteten Gewebes als um eine tatsächliche Schädigung einer vorhandenen BHS. Dem entspricht auch die Tatsache, daß über die eine Kontrastverstärkung zeigenden Grenzen des zusammenhängenden vitalen Tumorgewebes hinaus durchaus vereinzelte Zellverbände maligne entarteter Zellen pathohistologisch nachweisbar sein können.
Bei entzündlichen Veränderungen und akuten MS-Läsionen, bei akuten Gefäßverschlüssen, bei Traumen und bei Strahlenschäden kann dagegen von einer tatsächlichen Schädigung der Blut-Hirn-Schrankenfunktion gesprochen werden (Abb. 2.90).
Andere Ursachen einer meist nur geringfügigen und/oder kurzfristigen Beeinträchtigung der BHS-Funktion können chronischer Bluthochdruck (>200 mm/Hg), toxische Einflüsse (z. B. Bleivergiftung) oder stark hypertone, intravaskulär applizierte Lösungen wie Mannit sein.
Das Bildmuster bestimmter Läsionen im kontrastverstärkten CT ist im Prinzip mit dem von MRT-Scans nach Gd-DTPA-Injektion vergleichbar. Das zeigt Abb. 2.91 im Fall eines Glioblastoms: Mit beiden bildgebenden Verfahren stellt sich der typische Befund eines polyzyklischen Kontrastenhancements dar. Der Arzt kann seine in der CT gewonnenen Erfahrungen also im Prinzip auch in der kontrastmittelunterstützten MRT zur Interpretation der Befunde heranziehen.
Der in der kontrastverstärkten MRT zu erzielende Bildkontrast hängt bei gleichbleibender Dosis zusätzlich vom Meßzeitpunkt nach der Injektion, von der Wahl der Aufnahmesequenz und von der Umgebungs-SI ab. Intra- und interindividuelle Dosisstudien zeigen, daß eine intravenös injizierte Dosis von 0,1 mmol/kg KG im ZNS-Bereich optimal ist für eine zuverlässige Darstellung von raumfordernden Prozessen [6, 13]. Sollte trotz unauffälliger

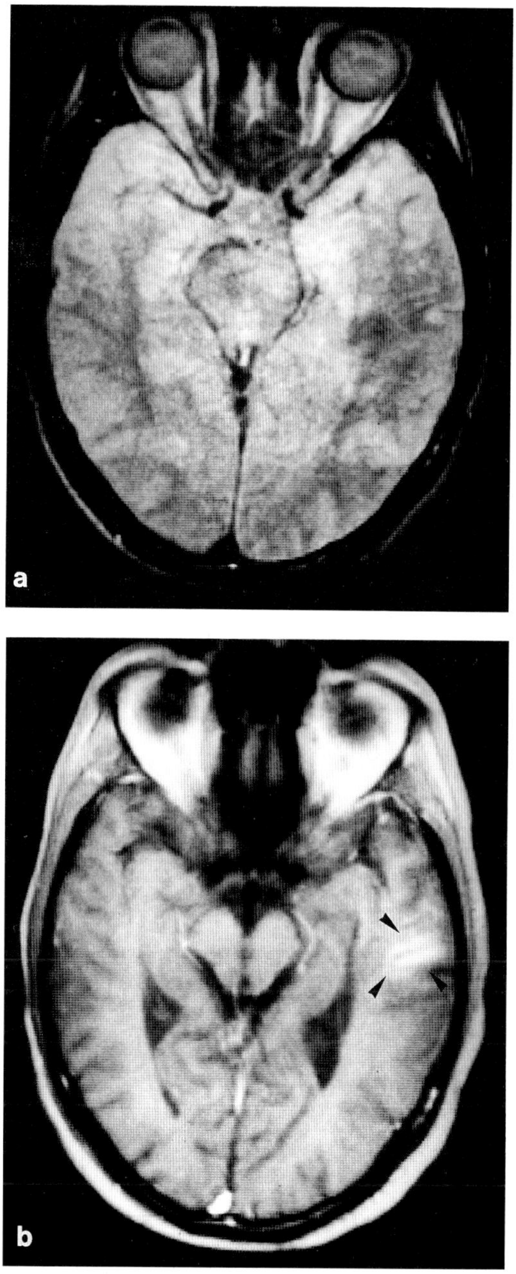

Abb. 2.90 a, b. MRT bei Hirntoxoplasmose im Rahmen des erworbenen Immunschwächesyndroms (AIDS). Die mäßig T2-gewichtete Aufnahme (**a**) zeigt regelrechte Signalintensität der dargestellten Hirnstrukturen. In T1-gewichteter Sequenz nach intravenöser Gd-DTPA-Applikation (**b**) Nachweis einer umschriebenen Kontrastverstärkung temporal *(Pfeil)*. Für diese Befundkonstellation wurde in der Literatur der Begriff der „isomagnetic lesion" geprägt. Eine Läsion ohne perifokales Ödem, ohne weitere sekundäre Zeichen einer Raumforderung und ohne Relaxationszeitveränderung des betroffenen Gewebes selbst ist für die Bildgebung allein durch die Störung der Blut-Hirn-Schrankenfunktion charakterisiert

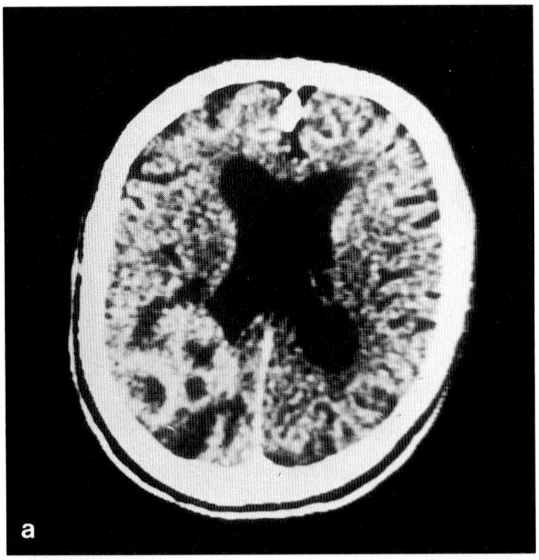

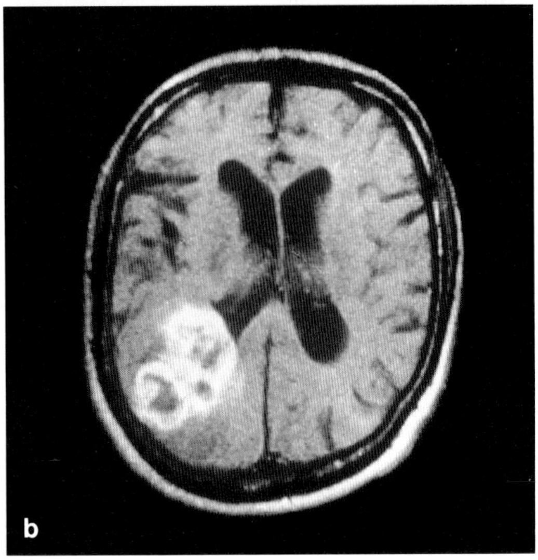

Abb. 2.91 a, b. CT und MRT bei Glioblastoma multiforme rechts parietookzipitotemporal mit typischem polyzyklischen Kontrastenhancement in der CT (**a**) und MRT (**b**)

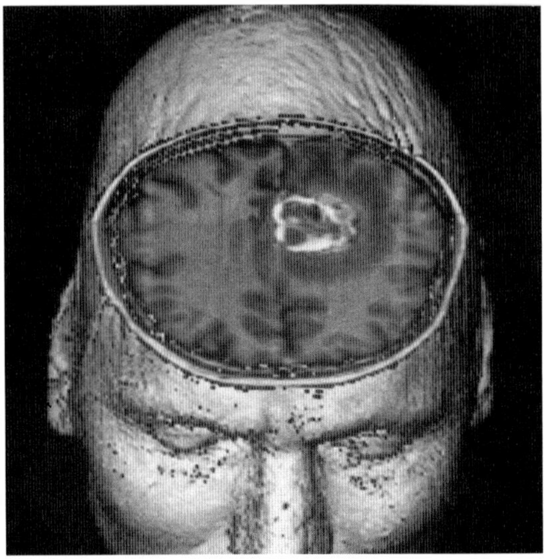

Abb. 2.92. 3D-FLASH. Hirnmetastase linksfrontal nach Injektion von 0,1 mmol/kg KG in einer 3D-FLASH-Rekonstruktion. Zentrale Nekrose. Vitales Tumorgewebe mit Kontrastverstärkung und perifokales Tumorödem sind deutlich differenziert. Die primäre Datenakquisition erfolgte mit einer 40/5-FLASH-Technik, die sehr sensitiv für Gd-DTPA ist

kontrastverstärkter MRT (0,1 mmol/kg KG) aufgrund klinischer Befunde der Verdacht auf eine intrakranielle oder intraspinale Läsion weiter bestehen bleiben, so kann die nochmalige Gabe der ursprünglichen Dosis innerhalb von 30 min nach der Erstapplikation mit unmittelbar anschließender MRT die diagnostische Zuverlässigkeit des Untersuchungsergebnisses weiter erhöhen.

Tierexperimentell wurde mit fraktionierten Dosierungen bis zu 0,3 mmol/kg KG eine stete, wenn auch immer weniger steile Zunahme der registrierten SI gemessen. Offenbar liegen die bis zu dieser Dosierung erzielbaren Gewebskonzentrationen (mit Ausnahme der ableitenden Harnwege) unter der kritischen Schwellenkonzentration, bei deren Überschreitung es zu einer SI-Abnahme oder gar zu einer Signalauslöschung kommt.

Als günstigster Meßzeitpunkt hat sich in der Mehrzahl der Fälle der Zeitraum unmittelbar nach Injektion des Kontrastmittels bis zu 30–45 min nach der Injektion erwiesen [18].

Für die diagnostisch beste Darstellung der mit Gd-DTPA erzielbaren Kontrastverstärkung wird aufgrund unserer Erfahrungen eine möglichst stark T1-gewichtete Spinechosequenz empfohlen (<SE 500/35) [9]. 3D-Flash-Techniken sind für die kontrastverstärkende MRT hervorragend geeignet (Abb. 2.92), ebenso stark T1-gewichtete Gradientenechosequenzen [10]. Aufgrund der intakten BHS-Funktion im angrenzenden gesunden Gewebe bleibt die SI der die Läsion umgebenden ZNS-Strukturen in aller Regel unbeeinflußt, so daß, abgesehen von den seltenen Fällen, in denen ein nativ hypointenses Areal nach Kontrastverstärkung isointens dargestellt wird, mit einer eindrucksvollen hyperintensen Darstellung von Arealen

mit gestörter oder nicht vorhandener BHS-Funktion gerechnet werden kann. Umgekehrt ist das Ausbleiben einer erwarteten Kontrastverstärkung nach Gd-DTPA als Hinweis auf eine nicht gestörte BHS-Funktion zu werten und stellt damit ebenfalls eine diagnostisch relevante Information dar.
Diese Empfehlungen zur sinnvollen Anwendung von Gd-DTPA konnten unabhängig vom verwendeten Magnet (resistiv/supraleitend) und unabhängig von der verwendeten Feldstärke (0,15–1,5 T) zuverlässig reproduziert werden (s. auch 2.7.5).

Ganzkörper-MRT. Die diagnostische Effektivität von Gd-DTPA nach i. v. Applikation bei Indikationen außerhalb des ZNS ist zur Zeit noch Gegenstand klinischer Prüfungen. Eine Zulassung des Bundesgesundheitsamtes lag für diese Indikationen bei Drucklegung noch nicht vor, wird aber für 1992 erwartet.
Vielversprechende Ergebnisse wurden vor allem bei Untersuchungen der weiblichen Brust, des aktiven und passiven Bewegungsapparates, im Bereich des männlichen und weiblichen Beckens, bei akuten Myokardinfarkten und bei Funktionsuntersuchungen der Niere berichtet. Für umschriebene Fragestellungen kann auch im Bereich der Leber, der Nebenniere und verschiedener anderer Organe der Einsatz von Gd-DTPA diagnostisch weiterführen.
Unterschiede im Vorgehen haben sich insbesondere im Hinblick auf die zu applizierende Dosis ergeben. Für Untersuchungen von Knochen- und Weichteilläsionen hat sich die auch in der ZNS-Diagnostik empfohlene Routinedosis von 0,1 mmol/kg KG gut bewährt. Für Untersuchungen der weiblichen Brust ist die routinemäßige Applikation von 0,16–0,2 mmol/kg KG empfehlenswert. Bei Anwendung der Flash-3D-Volumentechnik sind 0,16 mmol/kg KG derzeit die empfohlene Dosis. Die Untersuchung der weiblichen Brust sollte unmittelbar nach der Injektion bis zu 5 min p. i. durchgeführt werden. Bei dynamischen Funktionsuntersuchungen der Niere unter Anwendung schneller Sequenzen ist schon eine Dosis von 0,05 mmol/kg KG diagnostisch ausreichend. Für Untersuchungen in den anderen erwähnten Indikationsbereichen kann eine endgültige Dosisempfehlung zur Zeit nicht gegeben werden, obwohl sich anzudeuten scheint, daß die Gabe von 0,2 mmol/kg KG angezeigt ist. An dem für den ZNS-Bereich empfohlenen Untersuchungszeitpunkt und an den zu verwendenden T1-gewichteten Sequenzen kann festgehalten werden, wenngleich zukünftige technische Entwicklungen zu neuen Empfehlungen führen mögen.
Aufgrund der raschen Diffusion und Redistribution empfiehlt es sich, im Ganzkörperbereich den Untersuchungszeitraum möglichst sofort mit Beendigung der Injektion beginnen zu lassen. Er sollte je nach Fragestellung und Untersuchungstechnik im allgemeinen 5–10 min p. i. nicht überschreiten. Dies gilt natürlich insbesondere für dynamische Untersuchungen mit Bolusinjektion.

Toleranz. In der Phase I der klinischen Prüfung (Erstanwendung am gesunden Menschen) wurden pharmakokinetische und pharmakologische Daten an 20 Probanden erhoben. Über 50 klinisch-chemische Laborwerte sowie Blutdruck, Puls und EKG wurden zur Beurteilung der Verträglichkeit herangezogen. Ein geringfügiger, reversibler, dosisabhängiger Anstieg von Serumeisen und Serumbilirubin war der einzige auffällige Befund. Die Serumwerte für Eisen und Bilirubin erreichten nach Applikation von 0,25 mmol/kg KG nach 6–12 h ein Maximum und lagen nach 24 h wieder in Höhe des Ausgangswertes [12]. Mit der heute im Handel befindlichen, geringfügig modifizierten Formulierung von Gd-DTPA sind diese Befunde nicht mehr nachweisbar.
In weiteren klinischen Prüfungen wurden bei mehr als 1000 Patienten nach Applikation von 0,1 mmol/kg KG direktes und Gesamtbilirubin, SGPT, Kreatinin und Harnstoff-N im Serum gemessen. Alle Laborparameter blieben unverändert.
Die Allgemeinverträglichkeit von Gd-DTPA wurde in klinischen Prüfungen bei mehr als 15000 Patienten protokolliert. Die in diese Auswertung einbezogenen Studien wurden in Europa, USA und Japan durchgeführt. Dabei ergab sich unabhängig von der Kausalität der Begleitreaktionen eine Gesamtinzidenz von etwa 1% [11].
In einer großen, nach der Zulassung durchgeführten Verträglichkeitsstudie in den USA an über 3200 Patienten konnte die sehr gute Allgemeinverträglichkeit von Gd-DTPA erneut bestätigt werden.

Die Inzidenz von Urtikaria (0,14%) und fokalen Krampfanfällen (0,11%) war minimal. Krampfanfälle traten innerhalb des Beobachtungszeitraumes von bis zu 48 h nur bei Patienten auf, die aufgrund der akuten Grunderkrankung (Hirntumor) oder eines bekannten Anfallsleidens bereits früher Krampfanfälle gehabt hatten.

- *Bolusinjektion:* In früheren klinischen Prüfungen (von 1983 bis 1986) war die Injektionsgeschwindigkeit auf 10 ml/min begrenzt. Später wurden auch Bolusinjektionen durchgeführt, ohne daß Nebenwirkungen wie Übelkeit, Erbrechen oder andere vermehrt auftraten. Diese Beobachtungen konnten in einer klinischen Vergleichsstudie bestätigt werden. Sowohl 0,1 als auch 0,2 mmol/kg KG wurden bisher bei dynamischen MRT-Untersuchungen und ausgewählten Fragestellungen als Bolus appliziert.
- *Kinder:* In klinischen Prüfungen wurden in Europa bisher 76 Kinder im Alter von 2–18 Jahren untersucht. In der Altersklasse 2–6 Jahre wurden alle Untersuchungen in Intubationsnarkose durchgeführt. Die untersuchten Laborparameter zeigten keine Auffälligkeiten, substanzbedingte Begleitreaktionen wurden nicht beobachtet. Die Allgemeinverträglichkeit bei Kindern war somit sehr gut. In den USA durchgeführte klinische Prüfungen an über 100 Kindern kamen zu einem vergleichbaren Ergebnis.
- *Nierenverträglichkeit:* Die Prüfprotokolle von 42 Patienten mit eingeschränkter Nierenfunktion wurden retrospektiv ausgewertet. Der Vorwert für Serumkreatinin betrug 1,4–1,6 mg/dl, in 2 Fällen 2,8 mg/dl. Bei diesen Patienten wurden keine Veränderungen im Serumkreatininspiegel 24 h p.i. registriert. Allgemeine Nebenwirkungen traten nicht auf. Zur Zeit wird eine prospektive pharmakokinetische Studie an Patienten mit Serumkreatininwerten von 1,3–3,0 mg/dl durchgeführt. Erste Ergebnisse bestätigen, daß die Halbwertszeit der Elimination von Gd-DTPA proportional zur Einschränkung der Kreatininclearance verlängert ist. Innerhalb von 5 Tagen wurde jedoch eine vollständige renale Ausscheidung, analog den Patienten mit normaler Nierenfunktion, gemessen. Serumkreatininanstiege wurden nicht gefunden.

Enterale Anwendung von Gd-DTPA. In der MRT des Abdomens kann der Gastrointestinaltrakt (GI-Trakt) nicht immer und oft nur unvollständig von normalen und pathologischen Umgebungsstrukturen differenziert werden. Die Entwicklung und systematische Prüfung von oralen Kontrastmitteln wurde deshalb frühzeitig begonnen. Nach Abschluß tierexperimenteller Studien wurde die eigens für die enterale Applikation entwickelte Formulierung von Gd-DTPA erstmalig an gesunden Menschen (n=20) untersucht [8]. Hierbei zeigten sich eine gute Verträglichkeit und gute, den gesamten GI-Trakt erfassende, kontrastverstärkende Eigenschaften.

Das Ziel einer oralen oder rektalen KM-Gabe ist die eindeutige Differenzierung des GI-Traktes von den umgebenden Strukturen. Die Probandenuntersuchungen hatten gezeigt, daß die orale Gd-DTPA-Gabe zu einer verbesserten Pankreasabgrenzung führt. Die Ergebnisse der klinischen Studien haben diese Ergebnisse für das normale Pankreas bestätigt und zeigten darüber hinaus vor allem auch die verbesserte Abgrenzung des entzündlich oder tumorös veränderten Organs von Magen und Duodenum (Abb. 2.93).

Auch bei anderen Läsionen, die nicht das Pankreas betrafen, ergab sich in der Mehrzahl der Fälle eine verbesserte Abgrenzung des GI-Traktes nach Kontrastmittelgabe. Unkontrastierte Darmschlingen können oft nicht sicher von kleinen Tumoren oder Lymphomen unterschieden werden. In Analogie zur abdominellen CT gelingt auch in der MRT die Abgrenzung des nach Kontrastmittelgabe signalreich dargestellten Darms [2]. Darüber hinaus konnten Verdickungen der Magen-Darm-Wand (Lymphome, Karzinome), die in den Nativsequenzen nicht eindeutig vom Lumen differenziert waren, erst nach oraler Kontrastmittelgabe zuverlässig diagnostiziert werden.

Der Einfluß von Gd-DTPA auf das MR-Signal ist konzentrationsabhängig. Änderungen der Gd-DTPA-Konzentration, die durch Wassersekretion und Absorption im GI-Trakt auftraten, hatten jedoch auf die positive Signalintensität keinen Einfluß. Experimentelle Studien und die Ergebnisse der klinischen Prüfung bestätigen einen positiven Kontrasteffekt unabhängig davon, ob T1- oder T2-betonte Pulssequenzen eingesetzt wurden. Durch Darmbewegungen verursachte Bildartefakte können

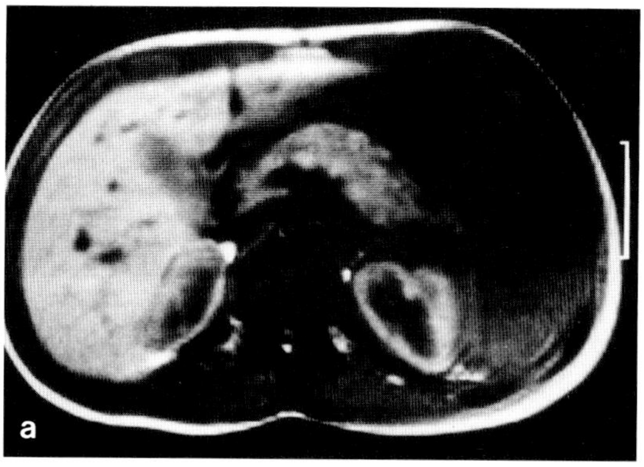

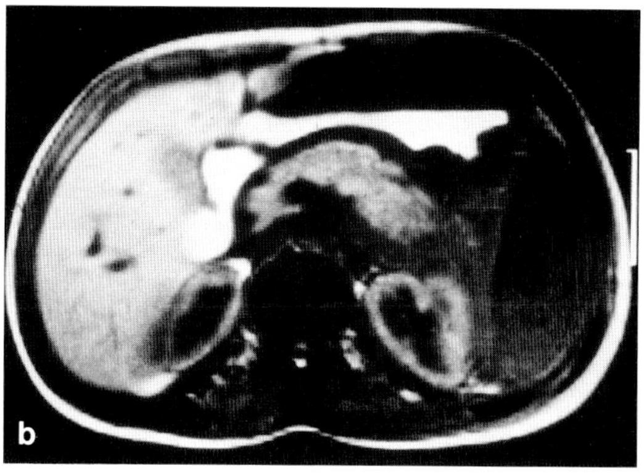

Abb. 2.93 a, b. Gd-DTPA enteral. Patient mit akuter Pankreatitis (GE 340/12, α=90°). **a** Der Nativscan zeigt mäßig vergrößerten Pankreas. **b** Nach oraler Gabe von Gd-DTPA ist die ventrale Kontur des Pankreas gegenüber Magen und Duodenum kontrastreich abgrenzbar. Des weiteren grenzt sich peripankreatische Ödemflüssigkeit hypointens gegen Magen und Pankreas ab. (Claussen 88 [2])

durch Injektion von Glucagon oder Buscopan (N-Butyl-Scopalamin) reduziert werden. Vorteilhaft erweist sich weiterhin der Einsatz von SE-Sequenzen mit kurzer Pulswiederholungszeit und kurzer Echoauslesezeit zur Verbesserung der Bildqualität. So kann durch Einsatz von SE-200/20-Sequenzen der Einfluß von Atembewegungen und kardiovaskulären Pulsationen deutlich reduziert werden.
Diese Entwicklung bedeutet möglicherweise eine erhebliche Aufwertung der MRT gegenüber der CT, die in der abdominellen Diagnostik durch kürzere Untersuchungszeiten und ihre zumeist bessere Bildqualität bis jetzt der MRT noch überlegen ist.

Intraartikuläre Anwendung von Gd-DTPA (MR-Arthrographie). Die MRT ist eine effektive Methode für die Diagnostik von Gelenkerkrankungen. Als nachteilig hat sich herausgestellt, daß Gelenkknorpel, Gelenkkapsel und die intraartikuläre Oberfläche mit verschiedenen Bandstrukturen in allen verwendeten Sequenzen signalarm erscheinen und sich damit nicht immer ausreichend differenziert darstellen lassen. So ist die nichtinvasive Diagnostik von kleinen Läsionen der Menisken oder Kreuzbänder im Kniegelenk nur unzureichend durchführbar. Chronische Veränderungen der Gelenkknorpel bei rheumatischen Erkrankungen sind nur schwer zu diagnostizieren.

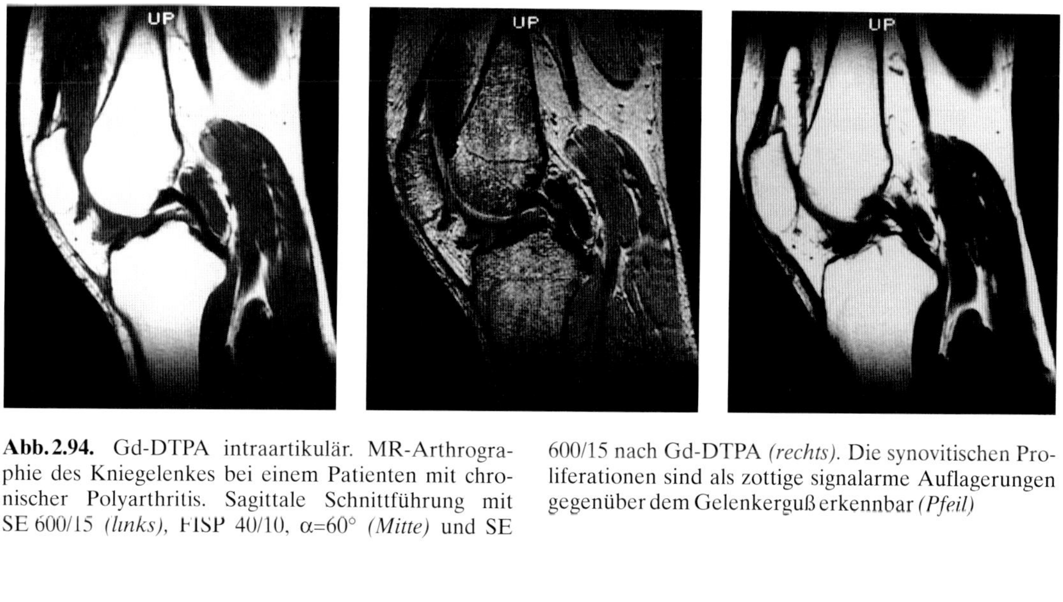

Abb. 2.94. Gd-DTPA intraartikulär. MR-Arthrographie des Kniegelenkes bei einem Patienten mit chronischer Polyarthritis. Sagittale Schnittführung mit SE 600/15 *(links)*, FISP 40/10, α=60° *(Mitte)* und SE 600/15 nach Gd-DTPA *(rechts)*. Die synovitischen Proliferationen sind als zottige signalarme Auflagerungen gegenüber dem Gelenkerguß erkennbar *(Pfeil)*

Ein positives Kontrastmittel erscheint daher geeignet, einen hohen Kontrast zu den signalarmen Binnenstrukturen im Gelenk zu geben und damit Läsionen sichtbar zu machen, die sich in der Nativdiagnostik dem Nachweis entziehen (Abb. 2.94). In Pilotstudien hat sich Gd-DTPA in einer Konzentration von 2 mmol/l als geeignet erwiesen, die exakte Knorpeldicke festzustellen und auch kleine Defekte bei Chondropathien nachzuweisen [5]. Mit Gradientenechosequenzen läßt sich nach den bislang vorliegenden Befunden das diagnostische Potential der MR-Arthrographie mit Gd-DTPA am besten ausnutzen.
Tierexperimentell wurde an histologischen Knorpelpräparaten bestätigt, daß keine auf die Applikation zurückzuführenden Veränderungen auftreten. Auch die klinische Verträglichkeit war sehr gut, Nebenwirkungen traten nicht auf.

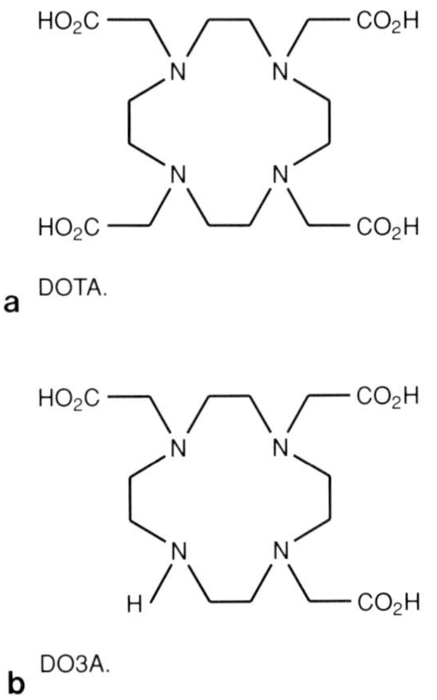

Abb. 2.95 a, b. Chelatbildner. **a** DOTA; **b** DO3A

2.7.3.3 Andere paramagnetische Kontrastmittel

Andere, teils in vorklinischer, teils in klinischer Entwicklung befindliche Gadoliniumchelate können noch nicht abschließend beurteilt werden. Einige Substanzen sind nur aus Patentanmeldungen bekannt. Obwohl viele, die Substanzen charakterisierende Daten fehlen und die publizierte klinische Erfahrung beschränkt ist, wird den niedrigosmolaren Gd-Chelaten großes Interesse entgegengebracht. Wir stellen daher einige Vertreter dieser Substanzklassen vor, die sich zur Zeit noch in der klinischen Erprobung befinden.

Gadolinium-DOTA-meglumin. Gd-DOTA ist ein Chelatkomplex mit makrozyklischer Struktur. Das DOTA-Molekül bildet einen Ring und umschließt so ein Gadoliniumion (Abb. 2.95). Für makrozyklische Metallkomplexe sind günstige thermodynamische Verhältnisse beschrieben. Bei pH 7 besitzt Gd-DOTA etwa die gleiche hohe Stabilität (log K_{eff} = 18,5) wie Gd-DTPA. Der Komplex trägt eine freie elektrische Ladung und liegt als Monomegluminsalz vor (Gd-DOTA-meglumin).
Im Komplex ist das Gadoliniumatom mit 4 Stickstoffatomen und 4 Sauerstoffatomen der Carboxylgruppen von DOTA koordinativ gebunden. Eine weitere Koordinationsstelle steht für die Bindung jeweils eines Protons zur Verfügung.
Gd-DTPA und Gd-DOTA besitzen vergleichbare Relaxivität, Pharmakokinetik und Biodistribution. Beide sind extrazelluläre Kontrastmittel, die die intakte Blut-Hirn-Schranke nicht passieren. Die Relaxivität von Gd-DOTA ist bei sehr niedrigen Feldstärken unterhalb von 0,1 T geringfügig höher. Eine klinisch-diagnostische Relevanz des Feldstärkeeinflusses konnte bisher nicht belegt werden.
Gd-DOTA wurde im Juni 1989 in Frankreich zur Anwendung am Menschen zugelassen. Die bisher vorliegenden Publikationen zeigen ein gutes diagnostisches Potential. Die allgemeine klinische Verträglichkeit wird als gut beschrieben. Eine detailliertere Beurteilung des Toleranzprofils von Gd-DOTA ist angesichts der relativ geringen Fallzahlen, insbesondere im Vergleich zu Gd-DTPA, bisher nicht möglich.

Gd-DO3A. Gd-DO3A ist aus chemischer Sicht ein Dekarboxylierungsprodukt von Gd-DOTA (Abb. 2.95 b). Im Gegensatz zu Gd-DOTA ist der Chelatkomplex nach außen elektrisch neutral. Die Chelatbindung selbst zwischen dem Ringmolekül und dem trivalenten Anion Gadolinium ist eher ionischer als kovalenter Natur.
Durch das Fehlen von Kationen liegt die Osmolalität mit 400 mosm/kg H_2O nahezu im Be-

reich der Osmolalität des Blutes (300 mosm/kg H_2O). Die Substanz sollte sich damit vor allem auch für dynamische Untersuchungen mit Bolusinjektionen größerer Volumina eignen.
Wie Gd-DTPA und Gd-DOTA ist Gd-DO3A ein wasserlösliches extrazelluläres Kontrastmittel. Die Biodistribution dieser Substanzen ist vergleichbar. Pharmakokinetische Daten zeigen eine statistisch signifikant langsamere Elimination von Gd-DO3A im Vergleich zu den beiden anderen Verbindungen [20].

Gd-DTPA-BMA. Gd-DTPA-Bismethylamid befindet sich zur Zeit in klinischer Prüfung. Die Ergebnisse der Phase-I-Prüfung an 20 Probanden wurden von Room berichtet [15]. Das Kontrastmittel wurde über 15 s (0,05 mmol und 0,1 mmol/kg KG), 30 s (0,2 mmol/kg KG) oder 60 s (0,3 mmol/kg KG) appliziert. Es trat bei einem Probanden eine leichte Nebenwirkung auf. Abgesehen von Serumeisenanstiegen traten keine Änderungen der Laborwerte auf.
Die physikochemischen Daten sind in Tabelle 2.24 zusammengefaßt.

Kontrastmittel auf der Basis freier Radikale. Stabile freie Radikale (SFR) wurden von Brasch und Mitarbeitern als potentielle extrazelluläre Kontrastmittel untersucht. Diese Gruppe läßt sich in Piperidin- und Pyrrolidinderivate unterteilen (Abb. 2.96). Zu den bisher tierexperimentell am besten untersuchten Substanzen zählen das N-Succinyl-4-amino-2,2,6,6-tetramethyl-piperidine-1-oxyl (TES) als Piperidinderivat und das 2,2,5,5-Tetramethylpyrrolidine 1 oxyl 3 carboxylic acid (PCA) als Pyrrolidinderivat.
Beide Verbindungen besitzen paramagnetische Eigenschaften, da sich zwischen Stickstoffatom und Sauerstoffatom ein ungepaartes Elektron befindet. Durch die benachbarten Methylgruppen am Ring ist das freie Elektron sterisch abgeschirmt und damit in vitro stabil gegenüber chemischen Reaktionen. Da TES und PCA jeweils nur ein freies Elektron besitzen, ist die Relaxivität gering im Vergleich zu paramagnetischen Kontrastmitteln, die auf Gadolinium basieren. Sie bewirken jedoch eine deutliche Kontrastierung des Nierenparenchyms nach i.v.-Injektion von 1,5–2 mmol/kg KG. Die LD_{50} beträgt 15–25 mmol/kg KG. Der Sicherheitsfaktor liegt damit bei etwa 10–17 und somit in der Größenordnung jodierter Röntgenkontrastmittel. Die pharmakokinetischen Eigenschaften der stabilen freien Radikale wurden von Griffith 1984 untersucht. Trotz günstiger Stabilitätsdaten unter In-vitro-Bedingungen kommt es doch in vivo zu chemischen Reaktionen, wobei Hydroxylamine ohne paramagnetische Eigenschaften entstehen. Weiterhin besteht ein potentielles Risiko durch DNA-cross-linking.
Kontrastmittel auf SFR-Basis wurden bisher nicht bis zur Anwendungsreife beim Menschen entwickelt.

Tabelle 2.24. Gd-DTPA BMA

T1-Relaxivität	4,6
Osmolalität	798
LD_{50}	34
Viskosität	2,0

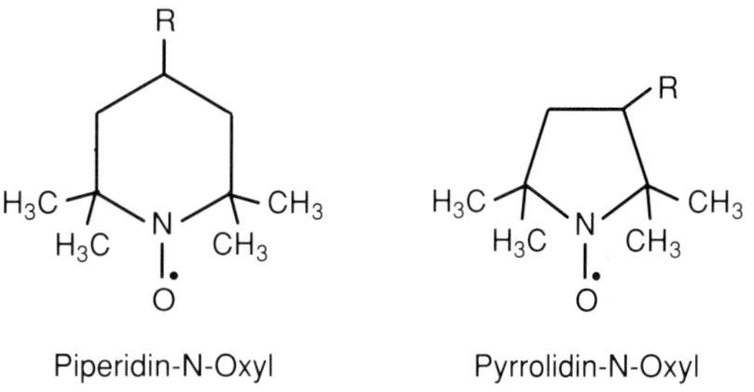

Abb. 2.96. Stabile freie Radikale. Strukturformeln zweier Nitroxidverbindungen. Durch den allgemeinen Substituenten R lassen sich die chemischen Eigenschaften dieser Verbindungen variieren. Die Stabilität dieser Radikale ist durch die Abschirmung durch 4 Methylgruppen und durch die Verlagerung des ungepaarten Elektrons vom Sauerstoffatom in die Nähe des Stickstoffatoms gegeben

2.7.4 Superparamagnetische Kontrastmittel

2.7.4.1 SI-Beeinflussung durch superparamagnetische Kontrastmittel

Superparamagnetische Kontrastmittel verkürzen selektiv die T2-Zeit, ohne wesentlichen Einfluß auf die T1-Zeit zu nehmen. Zunehmende Dosen führen über eine Signalreduktion zur Signalauslöschung, ohne den für paramagnetische Substanzen typischen biphasischen dosisabhängigen Verlauf zu zeigen. Sie können als „negative" KM bezeichnet werden.

T2-Relaxivitätswerte liegen im Bereich von 100 bis 300 $mmol^{-1}\ \mu s^{-1}$.
Der Mechanismus der T2-Verkürzung ist grundsätzlich verschieden vom Mechanismus, der zur T1-Verkürzung mit paramagnetischen Kontrastmitteln führt. Sogenannte superparamagnetische Substanzen können als „T2-Relaxationszentren" oder auch treffender als „Störfelder" bezeichnet werden. Diese Störfelder beeinflussen die Homogenität des von außen angelegten Feldes B_0. Dadurch kommt es zu einer zunehmenden Phasenverschiebung der Protonen in der xy-Ebene und zu einer Verkürzung der transversalen Relaxationszeit T2. Es handelt sich dabei nicht nur um eine lokale Wechselwirkung, sondern um einen weiterreichenden Effekt dieser durch das große magnetische Moment der Superparamagneten erzeugten Feldinhomogenitäten. Da kaum Frequenzanteile auftreten, die mit der Larmorfrequenz von Protonen übereinstimmen, sind Dipol-Dipol-Interaktionen selten. Die T1-Relaxation wird nur minimal beeinflußt.
Die T2-Relaxationsrate ist proportional zur Partikelzahl und umgekehrt proportional zum Partikelradius. Daraus geht hervor, daß kleinere Partikel effektivere superparamagnetische KM darstellen [14].

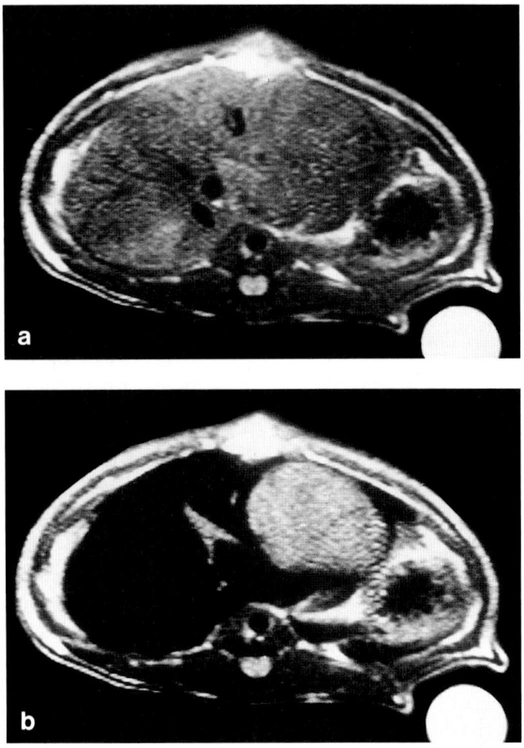

Abb. 2.97 a, b. Magnetite. Axiale Leberdarstellung mit experimentell induziertem Tumor bei der Ratte vor (**a**) und nach (**b**) intravenöser Magnetinjektion. Während das gesunde Lebergewebe Magnetite phagozytiert und eine Signalauslöschung zeigt, bleibt die Signalintensität des Tumorgewebes unverändert

2.7.4.2 Superparamagnetische Kontrastmittel

Als superparamagnetische Substanzen kommen für die MRT die Ferrite und Magnetite in Betracht. Wie der Tabelle 2.25 zu entnehmen ist, handelt es sich bei den Magnetiten um einen Spezialfall von Ferriten. Magnetite sind natürlich vorkommende Substanzen, die aber auch kommerziell hergestellt und dann mit unterschiedlichen hydrophilen Substanzen beschichtet werden können. Nach intravenöser Injektion der als Partikel vorliegenden Magnetite werden diese selektiv vom RES phagozytiert, sie stellen daher gewebespezifische Kontrastmittel dar [17]. In gesundem Lebergewebe führen sie zu einer starken T2-Verkürzung und zur Signalauslöschung.

Tabelle 2.25. Ferrite und Magnetite

Ferrite
Eisenoxidpartikel
Substanzformel: $Fe_2^{3+}O_3^-M^{2+}O$
M ist ein divalentes Metallion wie Mangan, Kupfer, Zink, Eisen
Magnetite
Eisenoxidpartikel mit zweiwertigem Eisen als divalentem Metallion
Substanzformel: Fe_3O_4

Tumoren besitzen kein RES und nehmen daher keine Magnetite auf. Die Signalintensität von Tumoren bleibt daher unverändert. Dadurch kommt es zur Kontraststeigerung: Lebergewebe erscheint schwarz, Tumorgewebe erscheint hell (Abb. 2.97). Magnetite eignen sich somit als Kontrastmittel für Leber und Milz. Es liegen vielversprechende diagnostische Ergebnisse nach i.v.-Applikation von Magnetiten beim Menschen vor.
Probleme ergeben sich bei der pharmazeutischen Zubereitung aus der Schwierigkeit, auch in vivo konstante Partikeldurchmesser herzu-

stellen. Die Partikelgröße sollte dabei 1 µm nicht überschreiten. Die innerhalb der vorgegebenen Bandbreite gewählte Partikelgröße beeinflußt den prozentualen Partikelanteil, der von Leber, Milz, Lunge und Lymphgewebe phagozytiert wird.
Magnetite wurden bisher vor allem für die Leber- und Milzdiagnostik nach intravenöser Gabe und für die Abgrenzung des Magen-Darm-Kanals nach oraler Gabe eingesetzt. Möglicherweise eignen sie sich auch für Perfusionsstudien des Gehirns oder Herzens nach intravenöser Gabe bzw. für lymphographische Studien. Hierzu liegen allerdings bisher nur wenige tierexperimentelle Daten vor.

2.7.5 Anwendungshinweise und Wechselwirkungen von Gd- DTPA (Magnevist)

Art und Dauer der Anwendung. Eine besondere Vorbereitung des Patienten für die Untersuchung ist nicht notwendig.
Die für eine magnetische Resonanztomographie (MRT) üblichen Sicherheitsregeln sind zu beachten, z.B. Ausschluß von Herzschrittmachern, ferromagnetischen Gefäßclips.
Die notwendige Dosis wird einmalig intravenös appliziert, auch als Bolusinjektion. Unmittelbar danach kann die kontrastverstärkte MRT beginnen. Optimale Kontraste werden im allgemeinen innerhalb eines Zeitraums von ca. 45 min nach Injektion von Magnevist beobachtet.
Grundsätzlich sind T1-gewichtete Aufnahmesequenzen zur Kontrastuntersuchung besonders geeignet.
Zwischen 0,14 und 1,5 T sind die Anwendungsempfehlungen unabhängig von der Feldstärke des Magneten.
Sollte trotz unauffälliger MRT weiter ein starker klinischer Verdacht auf eine intrakranielle oder intraspinale Läsion bestehen, so kann die nochmalige Gabe der ursprünglichen Gesamtdosis innerhalb von 30 min mit anschließender MRT die Aussagekraft der Untersuchung erhöhen.
Magnevist soll erst unmittelbar vor der Anwendung aufgezogen werden. Die in einem Untersuchungsgang innerhalb von 4 h nicht verbrauchte Kontrastmittellösung ist zu verwerfen.

Symptome der Intoxikation. Bei akzidenteller intravasaler Gabe des Gesamtinhalts eines Fläschchens (20 ml) ist in Abhängigkeit vom Körpergewicht allenfalls bei Säuglingen und Kleinkindern folgende, auf die Hyperosmolalität der Lösung zurückzuführende Symptomatik denkbar:

- Systematisch: Erhöhung des Pulmonalarteriendrucks, Hypervolämie, osmotische Diurese, Dehydratation.
- Lokal: Gefäßschmerz.

Eine Vergiftung durch versehentliche perorale Aufnahme des Kontrastmittels ist im Hinblick auf das geringe Abfüllvolumen (20 ml) sowie auf die äußerst geringe gastrointestinale Resorptionsrate (<1%) von Magnevist äußerst unwahrscheinlich.

Therapie von Intoxikation. In besonderen Fällen, z.B. bei versehentlicher intravenöser Überdosierung bei Patienten mit eingeschränkter Nierenfunktion, kann das Kontrastmittel durch Dialyse entfernt werden.

Wechselwirkungen mit anderen Mitteln. Keine bekannt.

Warnhinweise. Keine.

Wichtige Inkompatibilitäten. Inkompatibilitäten mit anderen Arzneimitteln sind bisher nicht bekannt.

Dosierung mit Einzel- und Tagesabgaben. Im allgemeinen ist die Gabe von 0,2 ml Magnevist je kg KG ausreichend für eine gute Kontrastierung und zur Beantwortung von klinischen Fragestellungen im Bereich des zentralen Nervensystems.

Literatur

1. Arvela P (1979) Toxicity of rare-earths. Prog Pharmacol 2: 71–114
2. Claussen C, Kornmesser W, Laniado M, Kaminsky S, Hamm B, Felix R (1988) Orale Kontrastmittel für die magnetische Resonanztomographie des Abdomens. Teil III: Erste Patientenuntersuchungen mit Gadolinium-DTPA. ROFO 148: 663–689
3. Cullity BD (1972) Introduction to magnetic materials. Addison-Wesley, Reading/MA
4. Griffith LK, Rosen GM, Rauckman EJ, Drayer BP (1984) Pharmacokinetics of nitroxide NMR contrast agents. Invest Radiol 19: 553–562

5. Hajek PC, Engel A, Kramer J, Imhof H (1988) MR arthrography: basics, technique and preliminary results. Diagn Imaging Int [Suppl] 4: 44–45
6. Haustein J, Bauer W, Hibertz T et al. (1989) Dosage of Gd-DTPA in MR-imaging of intracranial tumors in 90 cases: randomized double-blind multicenter study. Radiology (P) 365
6. James TL (1975) NMR in biochemistry. Academic Press, New York
7. Kilgore DP, Greger RK, Daniels DL, Pojunas KW, Williams AL, Haughton VM (1987) Cranial tissues: normal MR appearance after intravenous injection of Gd-DTPA. Radiology 160: 757–761
8. Kornmesser W, Laniado M, Hamm B et al. (1987) Orale Kontrastmittel für die magnetische Resonanztomographie des Abdomens, Teil II: Phase I der klinischen Prüfung von Gadolinium-DTPA. ROFO 147: 550–556
9. Laniado M, Niendorf HP, Schörner W, Felix R (1986) Spin echo and inversion recovery sequences for Gadolinium-DTPA enhanced magnetic resonance imaging of intracranial tumors. Acta Radiol [Suppl] (Stockh) 369: 469–471
10. Laniado M, Sander B, Schörner W, Kornmesser W, Deimling M, Felix R (1987) The impact of steady state imaging on Gd-DTPA-enhanced magnetic resonance imaging. Magn Reson Imaging 5: 543–544
11. Niendorf HP, Dinger JC, Haustein J, Cornelius I, Alhassan A, Clauß W (1991) Tolerance data of Gd-DTPA: a review. European Journal of Radiology 13: 15–20
12. Niendorf HP, Seifert W (1988) Serum iron and serum bilirubin after administration of Gd-DTPA-dimeglumine. A pharmacological study in healthy volunteers. Invest Radiol 23: 275–276
13. Niendorf HP, Laniado M, Semmler W, Schörner W, Felix R (1987) Dose administration of Gadolinium-DTPA in MR imaging of intracranial tumors. AJNR 8: 803–815
14. Renshaw PF, Owen CS, McLaughlin AG, Frey TG, Leigh JH (1986) Ferromagnetic contrast agents: a new approach. Magn Reson Med 3: 217–225
15. Room E (1989) Nonionic MRI contrast agents: a phase I clinical trial of the safety and tolerance of S-041 injection. Book of Abstracts, SMRI
16. Sage MR (1982) Blood-brain barrier: phenomenon of increasing importance to the imaging clinician. AJR 138: 887–898
17. Saini S, Stark DD, Hahn PF, Wittenberg J, Brady TJ, Ferruci Jr. JT (1987) Ferrite particles: a superparamagnetic MR contrast agent for the reticuloendothelial system. Radiology 162: 211–216
18. Saini S, Frankel RB, Stark DD, Ferruci JT (1988) Magnetism: a primer and review. Am JR 150: 735–743
19. Schörner W, Laniado M, Niendorf HP, Schubert C, Felix R (1986) Time-dependent changes in image contrast in brain tumors after Gadolinium-DTPA. AJNR 7: 1013–1020
20. Tweedle MF (1987) Pharmacokinetics and metabolism of gadolinium complexes in rats. Sixth Annual Meeting of the Society of Magnetic Resonance in Medicine, New York, vol. 2 (Abstract)
21. Weinmann HJ, Brasch RC, Press WR, Wesbey GE (1984) Characteristics of Gadolinium-DTPA complex: a potential NMR contrast agent. AJR 142: 619–624
22. Weinmann HJ, Laniado M, Mützel W (1985) Pharmacokinetics of Gd-DTPA/dimeglumine after intravenous injection into healthy volunteers. Physiol Chem Phys Med NMR 16: 167–172

3 Hirn, Gesichtsschädel und Hals

3.1 Untersuchungstechnik und Anatomie

F. Koschorek

In der neuroradiologischen Diagnostik bewirkte die MRT einen Fortschritt auf dem Gebiet der Darstellung feiner anatomischer Beziehungen ohne Anwendung ionisierender Strahlung. Durch die direkte multiplanare Abbildung ohne sekundäre Datenverarbeitung und durch das hervorragende Auflösungsvermögen im Weichteilgewebe lassen sich Schnittbilder erstellen, die nahezu anatomische Qualität haben. Der Einsatz flußkompensierter Gradientenschaltungen unterstützt diese Eigenschaft, da nahezu bewegungsartefaktfreie Schnitte angefertigt werden können. Diese Möglichkeiten der MRT ließen das Verfahren inzwischen zum optimalen Screeninginstrument für Erkrankungen des ZNS werden [2, 3, 4, 5, 6, 7]. Tabelle 3.1 zeigt die gerätetechnischen Grundvoraussetzungen.

Tabelle 3.1. Gerätetechnische Voraussetzungen

Feldstärke B_0	0,5 T–1,5 T
Sequenzen	SE, GE, IR
Flußkompensation	Ja
Schichtdicke	3 mm–8 mm
Schichtfolge	Minimale Lücke
Angulation	Ja, wenn möglich optionale Doppelangulation
Matrix	256^2

3.1.1 Untersuchungstechnik

Eine spezielle Vorbereitung des Patienten für die MRT-Untersuchung ist nicht erforderlich. Üblicherweise wird in Rückenlage des Patienten mit der Kopfspule untersucht. In seltenen Fällen müssen bei Erwachsenen Sedativa verabreicht werden. Bei Säuglingen und Kleinkindern wird diese Maßnahme jedoch häufiger notwendig.

Um die Möglichkeiten der MRT zur Darstellung der Anatomie des ZNS ausnützen zu können, sollte die Untersuchung des Gehirns in 2 Ebenen erfolgen: transversal und sagittal oder koronar. Inwieweit die sagittale oder koronare Schnittführung angewandt wird, hängt von der Art der Erkrankung (z. B. Mittellinienprozeß, Epilepsie) und der speziellen Fragestellung (z. B. Diagnostik, Operationsplanung, Therapiekontrolle) des anfordernden Arztes ab. Um eine Vergleichsmöglichkeit mit den gewohnten CT-Schnitten zu haben, ist es nützlich, die transversalen Schnitte zu angulieren. Eine Angulation parallel der Ebene des größten Kopfdurchmessers ergibt eine von der CT gewohnte anatomische Darstellung und die Möglichkeit, reproduzierbare Verlaufsuntersuchungen durchführen zu können. Eventuell später notwendige CT-Kontrolluntersuchungen (postoperative Kontrolle wegen Zustandsverschlechterung eines beatmungspflichtigen Patienten) werden bezüglich der groben Anatomie vergleichbar, da Fehlinterpretationen durch unterschiedliche Projektion vermieden werden, wobei natürlich auf die Differenzierung feiner anatomischer Details verzichtet werden muß. Die Vorteile der MRT gegenüber der CT gehen aus Tabelle 3.2 hervor.

Für die Untersuchung des Gehirns haben sich SE-Sequenzen und IR-Sequenzen bewährt (Tabelle 3.3). Das Schnittbild hängt von den T1- und T2-Relaxationszeiten, der Protonendichte und von der Bewegung der Protonen im Blut und im Liquor ab. Eine Änderung der Aufnahmeparameter resultiert in Änderungen der charakteristischen Signalintensitäten der untersuchten Gewebe, so ist der Liquor auf

Tabelle 3.2. MRT und CT im Vergleich

MRT	CT
Direkte multiplanare Schnitte	Sekundär errechnete Schnitte in anderen Ebenen
Hohes Auflösungsvermögen im Weichteilgewebe	Hohes Auflösungsvermögen im Knochen
Darstellung von Fluß	
Chemical shift imaging	
Keine Anwendung ionisierender Strahlung	Anwendung ionisierender Strahlung

Tabelle 3.3. Zusammenfassung der wichtigsten Sequenzen zur Untersuchung des Gehirns bei verschiedenen Feldstärken

Sequenz \ Feldstärke	0,5	1,0	1,5
SE			
T1w			
TR	400	400	500
TE	15...20	15...20	15
T2w			
TR	2500	2500	3000
TE_1	35	35	20
TE_2	140	90	100
IR			
TR	2500	2500	2500
TI	400	400	400
TE	35	35	50
GE			
T1w			
TR			500
TE			17
α			45°...90°
T2w			
TR			850
TE			17
α			10°...23°

T1w-Bildern signalarm, auf T2w-Bildern signalreich. Die Signalintensität von Blut im Gefäßlumen ändert sich mit der Folge der Gradientenschaltungen und Hochfrequenzpulse sowie mit der Blutgeschwindigkeit. Eine optimale Auswahl der Aufnahmeparameter führt zu einer optimalen anatomischen Darstellung und zu einer Erkennung von Beeinträchtigungen des Blutflusses in Arterien und Venen. In Abhängigkeit von der Fragestellung wird die Untersuchung durch das paramagnetische Kontrastmittel Gadolinium-DTPA (Magnevist) ergänzt [11].

Der Kontrast auf MR-Bildern hängt von der Art des Hochfrequenzpulses und der Pulsfolge sowie von den T1- und T2-Relaxationszeiten der untersuchten Gewebe, der Protonendichte und der Bewegung der Protonen ab. Dabei spielt auch die Änderung der Relaxationszeiten durch den Krankheitsprozeß eine Rolle. MR-Bilder unterscheiden sich von konventionellen Röntgenbildern und CT-Bildern, die beide von der Elektronendichte abhängen. Der Einfluß der Elektronendichte auf die Absorption von Photonen ist bekannt. Hingegen sind die Faktoren, die den Kontrast auf MR-Bildern verändern und damit die Diagnostik beeinflussen, bis heute noch nicht vollständig aufgeklärt. Dennoch hat die MRT zu einer Differenzierung von Geweben geführt, die bislang aufgrund ihrer Elektronendichte nicht exakt unterschieden werden konnten. Zur Darstellung von sonst schwer erkennbaren Verkalkungen sind Gradientenechosequenzen (GE-Sequenzen) gut geeignet, wobei natürlich die CT der MRT auf diesem Gebiet in der Regel überlegen sein wird. Für eine Standarduntersuchung des Gehirns sollte die Schichtdicke in Abhängigkeit von der magnetischen Feldstärke zwischen 5 mm und 7 mm liegen, wobei 5 mm erstrebenswert ist.

3.1.2 Anatomie

Um anatomische Strukturen im MR-Tomogramm leichter erkennen zu können, werden im folgenden ausgewählte Referenzschnitte gezeigt. Dadurch ist bei transversalen Schnitten ein Vergleich mit CT-Bildern leicht möglich. Die Schnittebene und die Schichthöhe gehen aus einer Übersichtszeichnung in der Ecke des Bildes hervor. Ein relativ breiter Raum wird den Liquorräumen gewidmet, da Änderungen der Form, der Lage und der Weite Hinweise auf signalisointense intrakranielle Raumforderungen, auf Hirnsubstanzminderungen oder auf Einklemmungen bei Hirndrucksteigerungen geben können. Abbildung 3.1 zeigt eine schematische Darstellung des Ventrikelsystems.

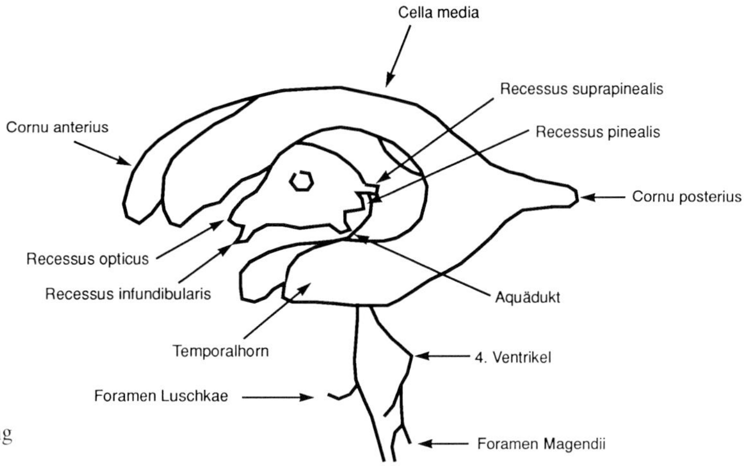

Abb. 3.1. Schematische Darstellung des Ventrikelsystems

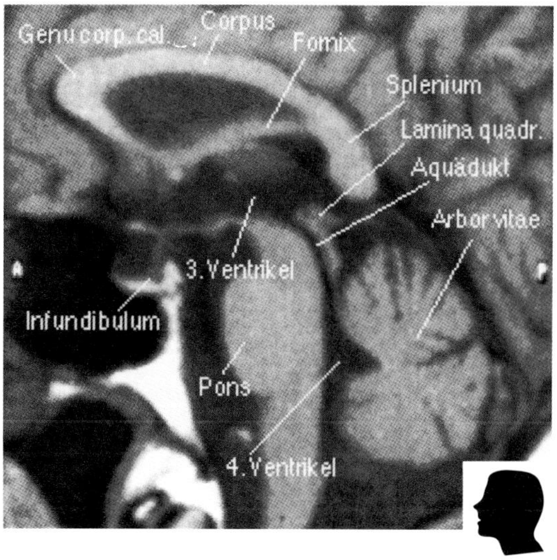

Abb. 3.2. Mediansagittaler T1w-Schnitt, SE (500 / 15), Schichtdicke 5 mm, AC=4

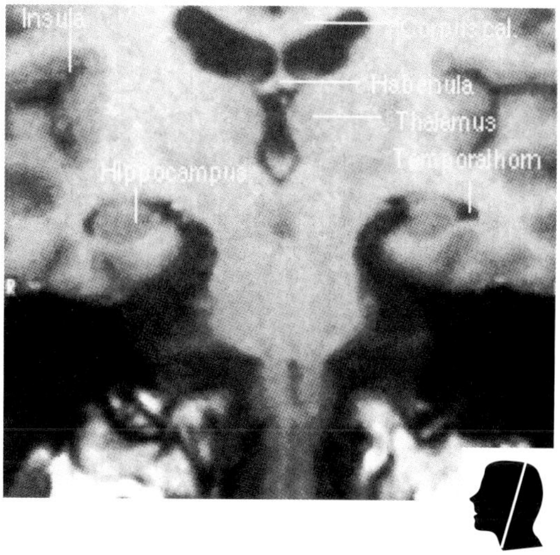

Abb. 3.3. Koronarer T1w-Schnitt, SE (500/15), Schichtdicke 5 mm, AC=4

3.1.2.1 Infratentorieller Raum

Der infratentorielle Raum wird kaudal vom Foramen magnum und rostral vom Tentorium cerebelli begrenzt, das von den Processus clinoidei anteriores entspringt. Sein lateraler Rand setzt am Os petrosum und am Os occipitale im Bereich des Sinus transversus an. Die medialen, freien Ränder liegen weiter rostral als die lateralen Ränder und umfassen das Mittelhirn. Zur Lokalisation des medialen Randes ist die koronare Schnittführung am besten geeignet (Abb. 3.2 und 3.3), da in dieser Schnittführung das Tentorium als signalarme, dachartig verlaufende Linie auf T1w- und T2w-Bildern zu erkennen ist.

Der 4. Ventrikel. Der 4. Ventrikel sollte immer identifiziert werden können, da eine Verlegung des 4. Ventrikels ein indirektes Zeichen einer Raumforderung im Bereich der hinteren Schädelgrube darstellt. Die Form des 4. Ventrikels hängt auf einem transversalen Schnitt etwas von der Schichtführung und der Lagerung des Kopfes ab. Bei regelrechter Kopflage wird er symmetrisch abgebildet, schon geringfügige

Schräglagerungen lassen ihn asymmetrisch erscheinen. Häufig ist der kaudale Anteil des Aquädukts mit angeschnitten, so daß der 4. Ventrikel die Form eines gleichschenkligen Dreiecks hat, dessen Spitze nach frontal zeigt. Oft ist er auch hufeisenartig. Auf sagittalen Schnitten, die zur Untersuchung der Mittellinienstrukturen immer durchgeführt werden sollten, ist der 4. Ventrikel als dreieckige Struktur einwandfrei zu erkennen.

Kleinhirnbrückenwinkelregion und basale Zisternen. Von den basalen Zisternen sind normalerweise die Cisterna magna und die Cisterna cerebelli superior sehr ausgeprägt. Die Cisterna magna erscheint als große, glattbegrenzte Zone nahe dem Okziput mit dem Signalverhalten von Liquor. In der Mittellinie findet man die Cisterna cerebelli superior, deren Basis nahe der Cisterna lamina quadrigemina liegt und deren Spitze nach okzipital zeigt. Die lateralen Anteile der hinteren Schädelgrube werden unter dem Begriff Kleinhirnbrückenwinkel zusammengefaßt. Im wesentlichen handelt es sich um die Gegend der Cisterna pontocerebellaris. Diese große Zisterne wird von der lateralen Kleinhirnoberfläche, dem Pons und der kleinhirnseitigen Pyramidenoberfläche umschlossen. Die Hirnnerven V–VIII liegen in der Cisterna pontocerebellaris, die Hirnnerven IX-XII in Höhe der Medulla oblongata. Da bei der MRT keine Aufhärtungsartefakte durch knöcherne Strukturen entstehen, ist diese klinisch wichtige Region mit der MRT exakt darstellbar, insbesondere, wenn koronare Schnitte gewählt werden, die ca. 12° gegenüber der Frontalebene anguliert sind. Regelmäßig läßt sich das Gefäßnervenbündel im inneren Gehörgang auf T1w-Bildern differenzieren, während die Cochlea und die Canales semicirculares auf transversalen T2w-Schnitten als signalreiche Strukturen optimal dargestellt werden. Die Hirnnerven V–VIII sind am besten auf T2w-Transversalschnitten im Bereich des Kleinhirnbrückenwinkels als signalarme Striche im Liquor erkennbar (Abb. 3.4).

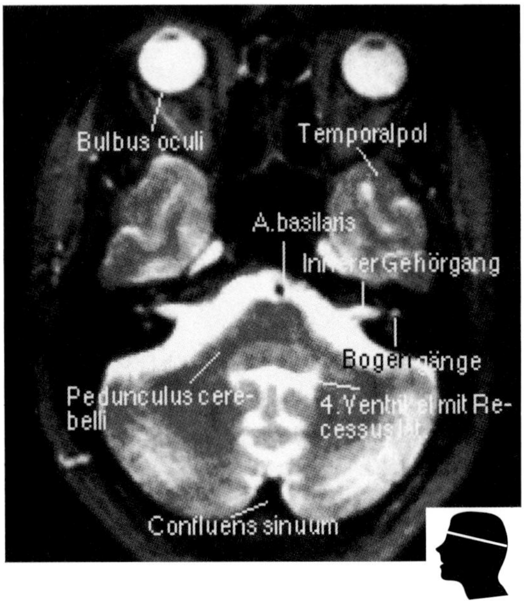

Abb. 3.4. Transversaler T2w-Schnitt, SE (3000 / 100), Schichtdicke 5 mm, AC=1

Foramen magnum. Im Foramen magnum geht die Medulla oblongata in das Zervikalmark über. Durch das Foramen magnum treten die Radices spinales n. accessorii, die Aa. vertebrales und die Schutzeinrichtungen wie Dura mater, Lig. denticulatum, Liquor und Venen- und Arterienanastomosen. Die Kleinhirntonsillen können neben der Medulla ohne das Vorliegen eines Hydrozephalus, eines raumfordernden Prozesses oder einer Arnold-Chiari-Fehlbildung symmetrisch oder asymmetrisch bis zu 2 mm in den Wirbelkanal hineinragen. Die Gegend des Foramen magnum wird in allen Projektionen artefaktfrei dargestellt, so daß raumfordernde Prozesse, Fehlbildungen im Bereich des kraniozervikalen Übergangs und die drohende Tonsillenherniation am Foramen magnum gut erkannt werden können.

Kleinhirn. Das Kleinhirn besteht aus den beiden Hemisphären, die von einer unpaaren, medial gelegenen Struktur: dem Kleinhirnwurm verbunden werden. Er liegt hinter dem 4. Ventrikel und stellt die mittlere Verbindung beider Kleinhirnhemisphären dar. Die Markmasse ist sehr schmächtig. Auf einem dünnen medianen Sagittalschnitt erstreckt sich die Markmasse baumartig in die einzelnen Läppchen des Wurmes hinein. Umgeben wird diese Struktur von der grauen Substanz. Die einzelnen Abschnitte des Kleinhirnwurms: Lingula, Lobulus centralis, Culmen, Declive, Pyramis, Uvula und Nodulus sind meist voneinander abgrenzbar. Manchmal gelingt eine teilweise Differenzierung. Eine Verwechslung mit Tumoren sollte aufgrund der artefaktfreien Darstellung der hinteren Schädelgrube bei der MRT im Gegensatz zur CT nicht möglich sein. Das Kleinhirn ist ähnlich dem zerebralen Kortex aus zentral gelegener weißer Substanz und peripher liegender grauer Rinde zusammengesetzt. Die graue Substanz ist dünner als die des zerebralen Kortex, und das Windungsrelief ist nicht so ausgeprägt wie im Bereich des Großhirns. Von den Ansammlungen grauer Substanz im Bereich der weißen Substanz des Kleinhirns kann der Nucleus dentatus in der Regel am besten dargestellt werden. Das Kleinhirn wird durch 3 symmetrisch-lateral gelegene Kleinhirnschenkel mit dem Hirnstamm verbunden. Durch das Velum medullare superius ist der Kleinhirnschenkel mit dem Mittelhirn und durch das Velum medullare inferius mit der Medulla oblongata verbunden.

A. basilaris. Gefäße lassen sich aufgrund des typischen flußbedingten Signalverlusts mit der MRT einwandfrei differenzieren. Aus der Vereinigung der beiden Aa. vertebrales entsteht die A. basilaris. Üblicherweise liegt die A. basilaris als Zone punktförmigen Signalverlusts, der 3 mm im Durchmesser mißt, vor dem Pons auf transversalen Schnitten. Auf einem medianen Sagittalschnitt ist die A. basilaris fast immer als signalloses Band, hinter dem Clivus vor dem Hirnstamm gelegen, erkennbar. Manchmal verläuft sie als Normvariante auch konkav, konvex oder S-förmig gebogen.

3.1.2.2 Supratentorieller Raum

Der supratentorielle Raum reicht vom Tentorium und den restlichen Anteilen der Schädelbasis bis zur Kalotte. Durch die mediansagittal liegende, signalarme Falx cerebri wird er in 2 Hälften unterteilt. Im supratentoriellen Raum liegen die beiden Großhirnhemisphären mit dem Frontallappen, dem Temporallappen, dem Parietallappen und dem Okzipitallappen, das Zwischenhirn mit dem Thalamus, dem Epithalamus, dem Subthalamus und dem Hypothalamus, die Basalganglien, die Seitenventrikel und der 3. Ventrikel des Ventrikelsystems. Ferner gehört zum supratentoriellen Raum die Sellaregion mit der Hypophyse und dem Chiasma opticum. Regelmäßig können

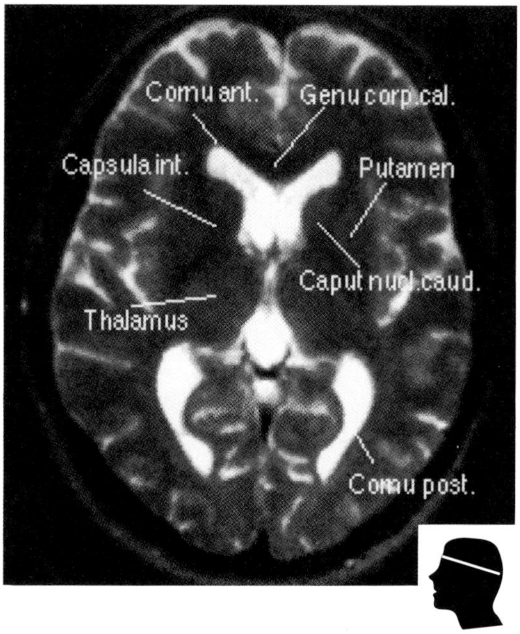

Abb. 3.5. Transversaler T2w-Schnitt, SE (3000 / 100), Schichtdicke 5 mm, AC=1

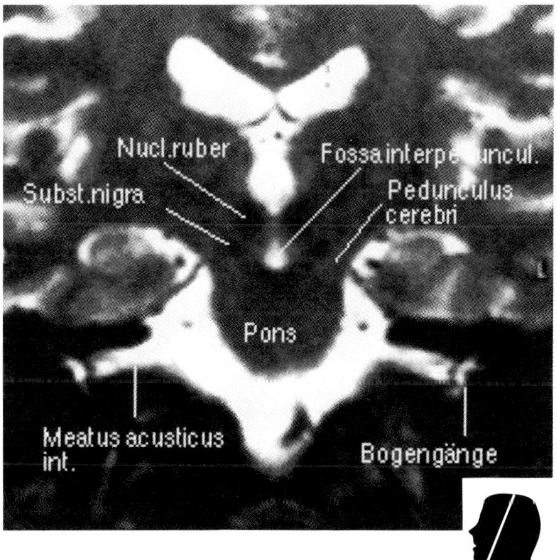

Abb. 3.6. Koronarer T2w-Schnitt, SE (3000 / 100), Schichtdicke 5 mm, AC=1

die venösen Blutleiter des Gehirns und mehr oder weniger große Abschnitte der Arterien des Circulus arteriosus cerebri bei MR-Untersuchungen als signalarme Strukturen auf T1w-Bildern und als in Abhängigkeit von der Pulssequenz mehr oder weniger signalreiche,

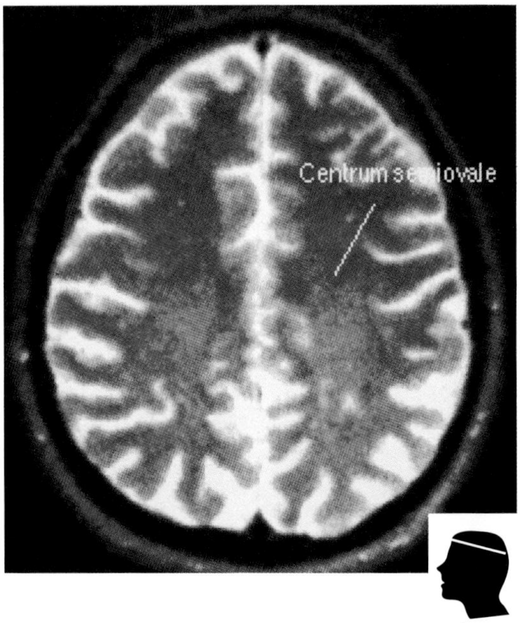

Abb. 3.7. Transversaler T2w-Schnitt, SE (3000 / 100), Schichtdicke 5 mm, AC=1

gefäßartig konfigurierte Strukturen auf T2w-Bildern dargestellt werden. Die Endabschnitte der A. carotis interna werden ebenfalls abgebildet (Abb. 3.5–3.7).

Cisterna interpeduncularis. Die Cisterna interpeduncularis, die das Chiasma opticum gegen die Schädelbasis abpolstert, ist fünfeckig auf transversalen Schnitten. Die Basis, die vom Pons begrenzt wird, zeigt nach okzipital. Die seitliche Begrenzung bildet der Uncus hippocampus, die kraniale der Gyrus rectus. Innerhalb der Cisterna interpeduncularis liegen die Basilarisspitze und die Anfangsstrecken der Aa. cerebelli superiores und der Aa. cerebri posteriores. Zahlreiche feine Gefäße ziehen durch die Zisterne zum Mittel- und Zwischenhirn. Der N. oculomotorius tritt von hinten oben in die Zisterne ein und verläßt sie nach laterobasal. Auf einem transversalen Schnitt stellen sich die Wülste der Hirnschenkel in Form breiter Rinnen dar.

Der 3. Ventrikel. Der 3. Ventrikel ist ein in der Mittellinie gelegener Spaltraum, der üblicherweise um 5 mm mißt. Der vordere, kleinere Teil wird vom Telenzephalon, der hintere, größere Teil vom Zwischenhirn begrenzt. Die Vorderwand des 3. Ventrikel wird oben durch die Commissura rostralis, unten von der Lamina terminalis gebildet. Das Dach ist die Tela choroidea, die sich vom Foramen interventriculare bis über die Epiphyse dorsalwärts erstreckt. Die Hinterwand des 3. Ventrikels stellen der Recessus suprapinealis, der Recessus pinealis, die Commissura epithalamica und der Beginn des Aquädukts dar. Beim Hydrozephalus sind die Recessus verplumpt, bei Tumoren, die suprasellar wachsen, werden sie komprimiert und mit dem Boden des 3. Ventrikels angehoben. Auf einem koronaren Schnitt wird der 3. Ventrikel zwischen und unterhalb der Hauptteile der Vorderhörner birnenförmig dargestellt. Die Wände des 3. Ventrikels, die Recessus und die vordere und hintere Kommissur werden auf einem mediansagittalen Schnitt regelmäßig dargestellt.

Ventrikelgröße. Wie bei der CT ist die exakte Größe der Ventrikel bei der MRT aufgrund von Teilvolumeneffekten schwierig festzustellen. Für eine grobe Orientierung sind der Evans-Index, bestimmt als weitester Durchmesser der Vorderhörner, oder der Cella-media-Index, bestimmt als Quotient aus weitestem Abstand der Cella media und dem Abstand der Tabula interna beiderseits, geeignet. Dabei muß aber gesagt werden, daß zur Feststellung einer Atrophie in der Regel die Bestimmung der Weite des 3. Ventrikel ausreicht. Durch die Möglichkeit der direkten multiplanaren Abbildung kann das Volumen annähernd bestimmt werden, was jedoch zeitaufwendig ist. In kürzester Zeit leistet das geschulte Auge des Erfahrenen für den klinischen Alltag mindestens dasselbe: Form- und Größenänderungen werden mit einem Blick erfaßt. Vielfach besteht eine leichte Asymmetrie des Ventrikelsystems zugunsten des linken Seitenventrikels, der dann diskret erweitert erscheint. Bei der Beurteilung solcher Befunde sollte immer der periphere Liquorraum über der Konvexität mit betrachtet werden, da eine Verlegung der Hirnfurchen, die auf T2w-Bildern gut erkennbar ist, ein indirekter Hinweis auf einen raumfordernden Prozeß sein kann. Eine untere Grenze der Norm der Ventrikelgröße kann nicht gegeben werden. Nur Verlaufsuntersuchungen können einen Hinweis auf eine pathologische Einengung des Ventrikelsystems geben.

Seitenventrikel. Die Seitenventrikel bestehen aus Vorderhorn, Cella media, Hinterhorn und Temporalhorn. Durch die Foramina interventricularia Monroi stehen die Seitenventrikel mit dem 3. Ventrikel in Verbindung. Je nach Schädelkonfiguration haben die Seitenventrikel unterschiedliche Form und Ausdehnung. Dolichozephale Schädel haben gewöhnlich ein langgestrecktes Ventrikelsystem mit einer Spornbildung des linken Hinterhorns oder auch beider Hinterhörner. Beim brachyzephalen Schädel sind die Vorderhörner und die Hinterhörner gewöhnlich unregelmäßig konturiert bis eingekerbt. Die Hinterhörner weisen bei diesem Schädeltyp keinen Sporn auf.
Die Größe der Hinterhörner variiert beträchtlich. Unter Umständen können sie ganz fehlen. Die durchschnittliche Länge der Hinterhörner beträgt 20 mm [12], gemessen dorsal vom Trigonum. Bei Abwesenheit des Hinterhorns bildet der Calcar avis die hintere Begrenzung des Trigonums, was auf sagittalen Schnitten eine Raumforderung vortäuschen kann. Auch einseitige erhebliche Erweiterungen eines Hinterhorns kommen vor. Auf transversalen Schnitten ist diese Erweiterung dann oft vom übrigen Ventrikelsystem abgesetzt und kann so eine ischämische Läsion vortäuschen.
Die Temporalhörner ziehen vom Trigonum leicht geschwungen vorwärts/abwärts und enden 25 mm [13] hinter dem Temporalpol. Die Länge der Temporalhörner, gemessen vom Trigonum, beträgt ungefähr 40 mm [12]. Der Abstand der Seitenkante der Unterhörner von der Mittellinie beträgt durchschnittlich 43 mm [13]. Die Weite der Temporalhörner mißt näherungsweise 3 mm [8, 9].

Plexus chorioideus. Im Trigonum des Seitenventrikels liegt der Plexus chorioideus, der manchmal ausgedehnt verkalkt sein kann. In ihm wird der Liquor produziert. Die größte Entfaltung erreicht der Plexus chorioideus im Hinterhorn. Durch das Foramen interventrikulare Monroi zieht er in den 3. Ventrikel. Der Plexus des 4. Ventrikels verläßt über die Foramina Luschkae den inneren Liquorraum und bildet im äußeren Liquorraum das sog. Bochdalek-Blumenkörbchen, das manchmal auf koronaren T2w-Schnitten als signalarme Zone erkannt werden kann.

Tabelle 3.4. Altersabhängigkeit der Eisenablagerung im Gehirn

Region	Alter
Globus pallidus	ca. 6 Monate
Substantia nigra	ca. 9–12 Monate
Nucleus ruber	ca. 18–24 Monate
Nucleus dentatus	ca. 3–7 Jahre

Basalganglien und extrapyramidales System. Auf MR-Schnitten werden die Basalganglien und Teile des extrapyramidalen Systems zum Teil aufgrund ihrer anatomischen Lage und ihrer Form und teilweise aufgrund ihres charakteristischen Signalverhaltens erkannt, wobei die koronare oder die transversale Schnittführung die beste Zuordnung ermöglicht.
Unter den Basalganglien versteht man graue Kernmassen innerhalb der weißen Substanz des Endhirns, die funktionell eine Einheit bilden: Nucleus caudatus, Putamen, Claustrum und das Corpus amygdaloideum. Nucleus caudatus und Putamen haben eine wichtige Funktion im extrapyramidalen System, zu dem auch das Pallidum, die Substantia nigra, der Nucleus ruber und der Nucleus subthalamicus gehören. Da das Pallidum, die Substantia nigra und der Nucleus ruber in Abhängigkeit vom Alter (Tabelle 3.4) stark eisenhaltig sind [14], kommt es bei MR-Untersuchungen zu lokalen Suszeptibilitätsänderungen in diesem Bereich, wodurch diese Strukturen besonders gut auf T2w-Bildern als Zonen von mehr oder weniger starkem Signalverlust erkennbar sind [10].

Thalamus. Der Thalamus ist eine große ovaläre Ansammlung grauer und weißer Substanz, die beiderseits des 3. Ventrikels liegt und ungefähr 30 mal 15 mm im Durchmesser mißt. Es handelt sich um unterschiedliche Zellanhäufungen, die durch Züge von weißer Substanz getrennt werden. Dadurch lassen sich 3 größere Zellgruppen unterscheiden: eine laterale, eine mediale und (durch rostrale Gabelung der weißen Substanz) eine anteriore Zellgruppe. Nach lateral zu liegt der Thalamus posteromedial des Knies und des hinteren Schenkels der Capsula interna. Als 4. große Zellgruppe schließt sich kaudal das Pulvinar thalami mit dem darunterliegenden Corpus geniculatum mediale und laterale an. Das Corpus geniculatum mediale empfängt Fasern der Hörbahn, die von hier als Radiatio acustica zur Heschl-Windung im Operculum ziehen. Das Corpus geniculatum laterale stellt das primäre Sehzentrum dar: Hier endet der Tractus opticus und hier beginnt die Radiatio optica, die bis zum Sulcus calcarinus zieht.

Corpus callosum, Capsula interna und Marklager. Das Marklager wird von der Hirnrinde, von den Seitenventrikeln und vom Corpus striatum begrenzt. Seine Nervenfasern kann man in Projektionsfasern, Assoziationsfasern und in Kommissurenfasern einteilen. Die Projektionsfasern ziehen kortikofugal zur Capsula interna, die eine bumerangähnliche Form auf transversalen Schnitten hat. Die Spitze des Bumerangs zeigt nach medial. Der vordere Schenkel enthält die frontalen kortikopontinen Fasern, der hintere Schenkel die kortikospinalen und sensorischen Fasern. Auf T2w-Bildern stellt sich der vordere Schenkel der Capsula interna im Vergleich zum hinteren Schenkel oft als signalärmere Struktur dar, die als dünnes, signalarmes Band in die Corona radiata übergeht. Der Grund für dieses Signalverhalten könnte im unterschiedlichen Gehalt an paramagnetischen Ionen zu suchen sein.
Den Hauptanteil der weißen Substanz stellen die Assoziationsfasern dar. Sie verbinden als Fibrae arcuatae benachbarte Windungen, als Faszikel und als Cingulum weiter entfernt liegende Hirnareale miteinander. – Das Corpus callosum ist die größte Ansammlung von Kommissurenfasern. Es verbindet mit der Commissura anterior die beiden Hirnhemisphären und bildet das Dach der Vorderhörner und die Körper der Seitenventrikel. Man unterscheidet: Rostrum, Genu, Korpus und Splenium.

Hirnfurchen. Die großen Hirnfurchen, die die Hirnlappen begrenzen, stellen wichtige Landmarken auf MR-Bildern dar. Man unterscheidet die Zentralfurche, die die Parietallappen von den Frontallappen trennt, die Fissura parietooccipitalis, die die posteriore Grenze des Parietallappens bildet, die Fissura lateralis, die die Grenze zwischen den Frontallappen, den Temporallappen und den Parietallappen bildet und die Fissura interhemispherica, die die beiden Hirnhemisphären trennt. Aufgrund des guten Kontrasts zwischen Liquor und Hirnsubstanz können die großen Hirnfurchen am besten auf T2w-Schnitten dargestellt werden.

Literatur

1. Atlas SW, Zimmermann RA, Bilaniuk LT, Rorke L, Hackney DB, Goldberg HI, Grossman RI (1986) Corpus callosum and limbic system: neuroanatomic MR evaluation of developmental anomalies. Radiology 160: 355–362
2. Bradley WG, Waluch V, Yadley RA, Wycoff RR (1984) Comparison of CT and MR in 400 patients with suspected disease of the brain and cervical spinal cord. Radiology 152: 695–702
3. Bradley WG, Korman KE, Crues J (1985) Central nervous system high-resolution magnetic resonance imaging: effect of increasing spatial resolution on resolving power. Radiology 156: 93–97
4. Brant-Zawadzki M (1988) MR imaging of the brain. Radiology 167: 1–10
5. Brant-Zawadzki M, Davis PL, Crooks LE, Mills CM, Norman D, Newton TH, Sheldon P, Kaufman L (1983) NMR demonstration of cerebral abnormalities: comparison with CT. AJR 140: 847–854
6. Brant-Zawadzki M, Badami JP, Mills CM, Norman D, Newton TH (1984a) Primary intracranial tumor imaging: a comparison of magnetic resonance and CT. Radiology 150: 435–440
7. Brant-Zawadzki M, Norman D, Newton T et al. (1984b) Magnetic resonance of the brain: the optimal screening technique. Radiology 152: 71–77
8. Childe AE, Penfield W (1937) Anatomic and pneumographic studies of the temporal horn. Arch Neurol Psychiatry 37: 1021
9. Childe AE, Penfield W (1944) The role of X-rays in the study of local atrophic lesions of the brain. Am J Psychiatry 101: 30
10. Drayer BP, Burger P, Darwin R, Riederer S, Herfkens R, Johnson GA (1986) Magnetic resonance imaging of brain iron. Am J Neuroradiol 7: 373–380
11. Hallgren B, Sourander P (1958) The effect of age on nonhaemin iron in the human brain. J Neurochem 3: 41–51
12. Kilgore DP, Breger RK, Daniels DL, Pojunas KW, Williams AL, Haughton VM (1986) Cranial tissues: normal MR appearance after intravenous injection of Gd-DTPA. Radiology 160: 757–761
13. Last RJ, Tompsett DH (1953) Casts of the cerebral ventricles. Br J Surg 40: 525
14. Lingren E (1947) The normal temporal horn and its deformities by tumors in the middle cerebral fossa. Proc R Soc Med 40: 859

3.2 Intrakranielle Tumoren

W. Grodd, C. Claussen, K. Voigt

3.2.1 Einleitung

Die Angaben über die Inzidenz und Prävalenz intrakranieller Tumoren schwanken bei verschiedenen Autoren aufgrund unterschiedlicher Selektionen und durch den Gebrauch verschiedener Nomenklaturen erheblich. Für die technisch entwickelten Länder ergibt sich eine Manifestationsrate von annähernd 1 Fall auf 20000 Einwohner pro Jahr [66, 100]. Intrakranielle Tumoren repräsentieren somit etwa 10% aller bösartigen Neubildungen und ungefähr 2% aller Todesfälle, die durch maligne Neubildungen verursacht werden. Von Patienten mit diagnostizierten Hirntumoren werden dabei ein Drittel durch chirurgischen Eingriff, Strahlen- und Chemotherapie geheilt, ein Drittel hat eine Überlebensrate von 3–5 Jahren und ein Drittel verstirbt innerhalb von 12 Monaten nach Beginn der klinischen Symptome [100].

Das Hirngewebe zeichnet sich gegenüber anderen Geweben durch einige Besonderheiten wie die Existenz einer Blut-Hirn-Schranke (BHS), das Fehlen eines Lymphgefäßsystems und eine beengte intrakranielle Lage aus. Die meisten hirneigenen Tumoren unterscheiden sich von bösartigen Neubildungen des Körperstammes dadurch, daß sie bis auf wenige Ausnahmen nicht metastasieren (eine Ausbreitung über den Liquor ist jedoch möglich), in allen Altersgruppen vorkommen, nicht selten ihre biologische Aktivität ändern und schnell zu tumorbedingten Massenverschiebungen führen [100].

Unter den verschiedenen Klassifikationen der Hirngeschwülste wird heute überwiegend die histogenetische Einteilung verwendet, die auch der WHO Klassifikation zugrundeliegt [100]. Die wesentlichen Gruppen sind in Tabelle 3.5 aufgeführt. Allerdings wird aus praktischen Erwägungen von manchen Autoren [58, 70] eine einfachere Aufteilung der intrakraniellen Tumoren in hirneigene Tumoren (i.e. Tumoren des Neuroepithels) und Tumoren extrazerebralen Ursprungs (i.e. Tumoren des Mesoderms und Metastasen) vorgenommen. Schließlich ist auch eine Einteilung nach der Topik der Tumoren gebräuchlich, bei der die

Tabelle 3.5. Häufigkeit, Altersverteilung und Prädominanz intrakranieller Tumoren

Tumorart	Häufigkeit[a] [%]	Prädilektionsalter[b]	Geschlecht[b] (M:W)
1. *Neuroepitheliale Tumoren*			
Glioblastome	15	45–65	6:4
Astrozytome, insg.	12,3	35–45	4:3
– anaplastisch	4	35–55	1:1
– pilozytisch	2,7	5–10	9:11
Oligodendrogliome	4,6	35–55	5:4
Ependymone	1,9	10–40	6:4
Medulloblastome	1,5	5–20	7:3
Pinealistumoren	0,3	5–15	2:1
Plexuspapillome	0,4	5–20	1:1
2. *Tumoren der Nervenscheidenzellen*			
Neurinome	6,6	35–60	1:2
Neurofibrome	0,05	10–30	2:1
3. *Tumoren der Meningen*			
Meningeome	18,5	35–70	5:9
Hämangioperizytome	0,24	40–50	5:9
4. *Maligne Lymphome*			
Maligne Lymphome	1,7	45–65	1:1
5. *Vaskuläre Tumoren*			
Hämangioblastome	1,3	30–60	2:1
6. *Keimzelltumoren*			
Germinome	0,15	5–20	9:1
Teratome	0,3	20–40	1:1
7. *Mißbildungstumoren*			
Kraniopharyngeome	1,9	5–35	2:1
Epidermoide/Dermoide	1,0	25–40	1:1
Kolloidzysten	0,5	30–40	1:1
Lipome	0,4	20–40	1:1
Hamartome	0,32		
8. *Vaskuläre Fehlbildungen*			
Kavernöse Hämangiome	0,21	20–60	1:1
a.-v.-Fehlbildungen	0,3	11–30	1:1
9. *Hypophysentumoren*			
Hypophysenadenome	12,4	25–60	1:1
Hypophysenkarzinome	0,01		
10. *Regionale Tumoren*			
Chordome	0,4	20–40	3:2
Chondrome	0,05	10–50	2:3
Glomustumoren	0,05	40–70	1:3
Ästhesioneuroblastome	0,06	30–50	1:1
11. *Sonstige Tumoren*			
Metastasen	13,8	40–70	7:4
Fibrome, Osteome	0,25		
Verschiedene	3,5		

[a] Nach Kazner et al. 1988 [45].
[b] Nach Zülch 1986 [100].

infratentoriellen den supratentoriellen Tumoren aufgrund ihrer unterschiedlichen Symptomatologie und ihres verschiedenen Prädilektionsalters einander gegenübergestellt werden [84, 88].

Auch bei der relativen Häufigkeit der einzelnen Tumorarten variieren die Angaben stark je nach Art und Ort der Studie [45, 63, 66, 100]. Zu den größten Gruppen der hirneigenen Tumoren gehören die Glioblastome, die Astrozytome und die Oligodendrogliome. Bei den Tumoren extrazerebralen Ursprungs sind die Meningeome, die Hypophysenadenome, die Neurinome und schließlich die Metastasen anderer Tumoren am häufigsten (s. Tabelle 3.5).

Einzelne Tumorarten bevorzugen bestimmte Altersklassen und zeigen häufig eine Prädominanz für ein Geschlecht (s. Tabelle 3.5) sowie eine bevorzugte Lokalisation [100]:

Im *Kindes- und Jugendalter* findet man häufig Medulloblastome und pilozytische Astrozytome des Kleinhirns, Tumoren des Hirnstamms und des Zwischenhirns (Kraniopharyngeome, Gliome, Pinealome) und in den Großhirnhemisphären Ependymome. Hemisphärengliome sind selten; Meningeome, Hypophysenadenome und Neurinome treten kaum auf. Supra- und infratentorielle Tumoren kommen etwa gleich häufig vor.

Im *mittleren Lebensalter* überwiegen Astrozytome und Oligodendrogliome der Großhirnhemisphären, Meningeome, Hypophysenadenome, sowie Neurinome der Hirnnerven und unter den seltenen Kleinhirntumoren die Hämangioblastome (Lindau-Tumoren).

Mit dem *Involutionsalter* treten Glioblastome und Hirnmetastasen an die erste Stelle. In diesem Alter ist auch die absolute Zahl der Hirntumoren besonders hoch: 20 % aller Hirntumoren kommen im 6. Lebensjahrzehnt vor [70].

Das in der allgemeinen Tumorpathologie übliche Staging ist in der Neuroonkologie nicht anwendbar, weil nicht mit entsprechenden Lymphknotenbeteiligungen zu rechnen ist. Zur Bewertung der Malignität wird aber bei den Hirntumoren ein Grading angewandt, das sich auf histologische Kriterien wie den Grad der Entdifferenzierung, die Pleomorphie des Tumors, die Invasivität des Wachstums und das Vorkommen regressiver Veränderungen stützt. Bei Astrozytomen und anderen Gliomen erfolgt eine Einteilung in Grad I–IV nach WHO (benigne, semibenigne, wenig maligne und hoch maligne) [100], wobei allerdings das Astrozytom Grad IV auch histologisch oft nicht vom Glioblastom unterschieden werden kann.

Klinisch haben die verschiedenen Tumoren zunächst unspezifische Zeichen und Folgen einer intrakraniellen Raumforderung und Druckerhöhung gemeinsam [63], wie stetige Progredienz (die aber auch bei Entzündungen, seltener bei vaskulären Prozessen und Blutungen vorkommt), vielfach Kopfschmerzen (stetig, diffus, oft auch nachts), psychische Veränderungen (Reizbarkeit, Ermüdbarkeit, Gedächtnisschwäche, allgemeines und hirnorganisches Psychosyndrom) und epileptische Anfälle (fokal oder generalisiert). Hinzu kommen dann im Verlauf fokale klinische Syndrome, die zum Teil lokalisatorisch verwertbar sind, aber auch sekundär durch Verschiebungen und Druck auf andere Hirnteile irreführend sein können.

3.2.2 Untersuchungstechnik

3.2.2.1 Patientenvorbereitung und -lagerung

Zunächst ist neben der Aufklärung des Patienten über Art und Dauer der Untersuchung einschließlich der eventuellen Kontrastmittelgabe auf die unbedingt notwendige Kooperation (ruhiges Liegen, kein Husten, keine Kopf- und Augenbewegungen) und die unvermeidbaren Begleitumstände wie Lagerung in einem engen Rohr (Klaustrophobie) und lautes Klopfen während der Bildakquisition hinzuweisen. Neben den bekannten Kontraindikationen ist bei voroperierten Patienten mit Hirntumoren ferner zu beachten, daß keine magnetisierbaren Metallimplantate (Dura- oder Gefäßclips, Drainagenadeln, Shuntkatheter) vorhanden sind. Die meisten heute verwendeten Shuntsysteme sind zwischenzeitlich nicht magnetisch und daher mit einer MRT-Untersuchung vereinbar, im Zweifelsfall muß sich der Untersucher jedoch durch Röntgenaufnahmen und Rückfragen bei dem Operateur vergewissern. Auch magnetisch verstellbare, subkutan implantierte Ventile stellen in der Regel keine Kontraindikation dar, jedoch müssen sie unmittelbar nach der Untersuchung unbedingt neu justiert werden. Die Körperlagerung auf

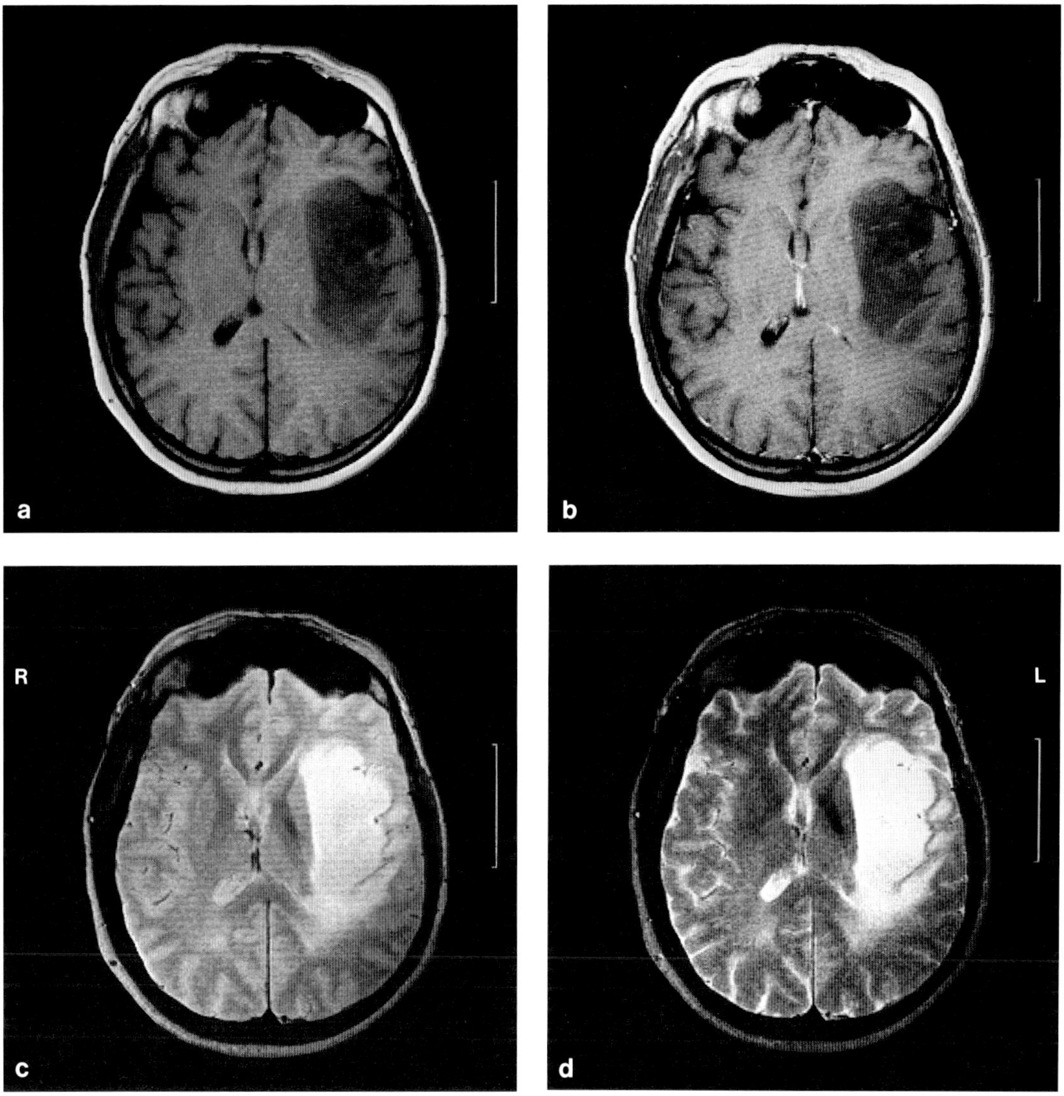

Abb. 3.8a–d. 58jährige Patientin mit temporalem Astrozytom Grad II. T1w-SE-Aufnahmen vor (**a**) und nach (**b**) Gd-DTPA, schwach (**c**) und stark (**d**) T2-gewichtete SE-Bilder. Der Tumor zeigt keine Kontrastanfärbung und nur wenig begleitendes Ödem

dem Rücken sollte so bequem wie möglich sein (Knierolle); die Kopflagerung hat sich weitgehend nach der vorgegebenen Geometrie der Kopfspule zu richten, wodurch sich in Abhängigkeit von der vorhandenen Kyphose der oberen BWS eine Abweichung von der in der CT üblichen Orbitomeatalebene ergibt.

3.2.2.2 Sequenzen

Für eine komplette Untersuchung des Gehirns sind sowohl T1w- als auch T2w-Aufnahmen notwendig, da graue und weiße Substanz unterschiedliche Relaxationszeiten und eine unterschiedliche Protonendichte haben und auch die Mehrzahl der Tumoren eine Verlängerung beider Relaxationszeiten aufweist (Abb. 3.8). Die meist angewendete Meßsequenz ist die SE-Technik. Dabei sind T2w-SE-Bilder sehr empfindlich für pathologische Veränderungen des Hirnparenchyms und werden deshalb von manchen Autoren als optimale Screeningtechnik vorgeschlagen [12]. Die T1w-Aufnahmen dienen der schnellen anatomischen Orientierung, der Unterscheidung von Normalgewebe

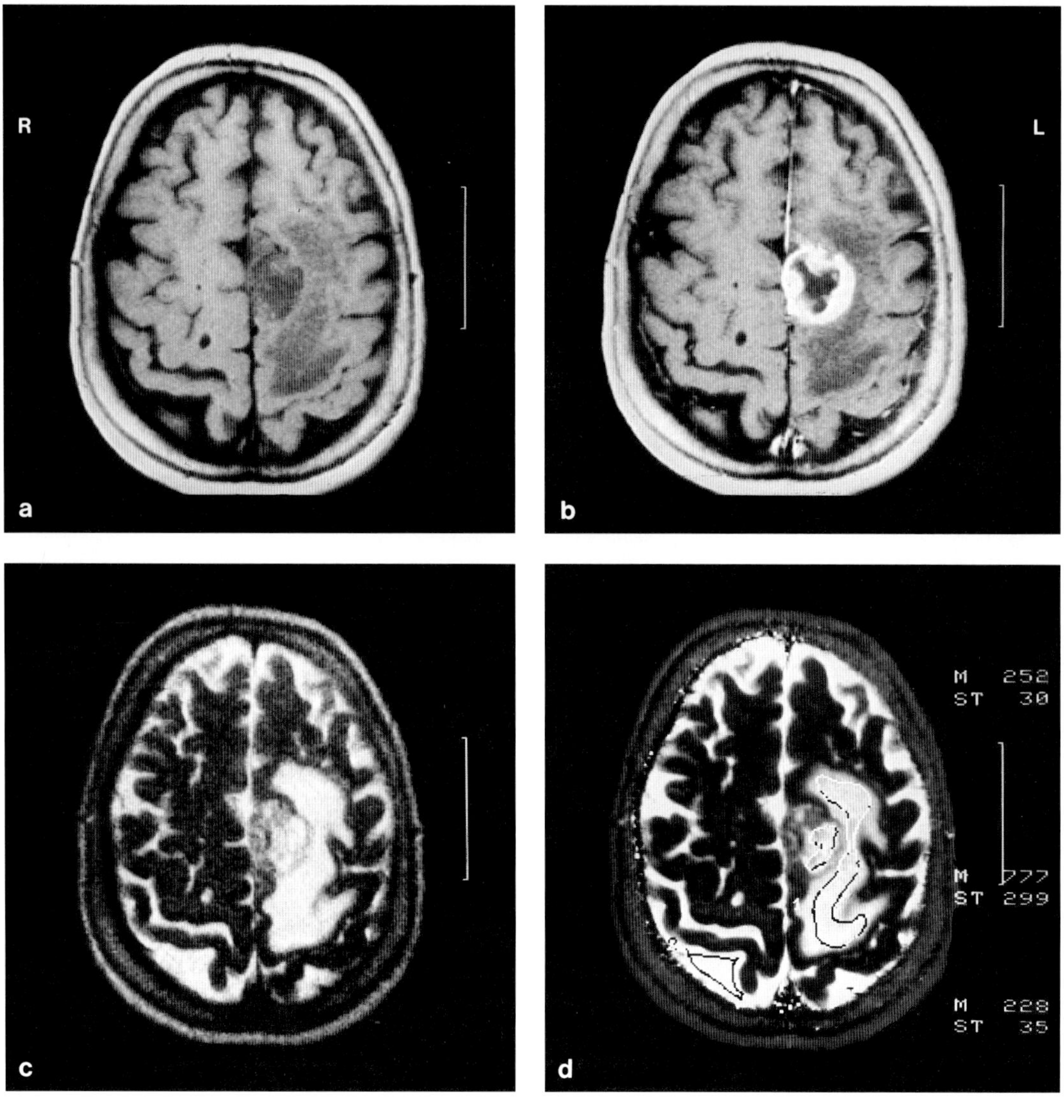

Abb. 3.9 a–d. 56jähriger Patient mit präzentralem Astrozytom Grad III–IV. T1w-SE-Aufnahmen vor (**a**) und nach (**b**) Gd-DTPA, (**c**) stark T2-gewichtetes SE-Bild und (**d**) kalkuliertes T2-Bild mit angegebenen T2-Zeiten (*Werte oben:* Ödem, *Mitte:* Liquor, *unten:* Nekrose; *M* Mittelwert, *ST* Standardabweichung) aus einer Multiechosequenz mit 16 Echos. Nach Kontrastmittelgabe gute Differenzierung von vitalem Tumor mit ringförmiger Kontrastanfärbung und zentraler Nekrose. Auf den T2w-Bildern sind Tumorkapsel von Ödem und anhand der T2-Zeiten Ödem von Liquor zu unterscheiden. Die Nekrose hat jedoch ähnliche T2-Werte wie das Ödem

gegenüber Liquor und Blutungen und haben Bedeutung für die Kontrastmittelgabe. Bei den T2w-Aufnahmen werden durch Verwendung einer SE-Doppelechosequenz (gleichzeitig schwach und stark) T2w-Bilder gewonnen, die zur Beurteilung von Veränderungen der Protonendichte und der T2-Zeit ausreichen. Werden dabei symmetrische Echos angewendet mit einer relativ langen Echozeit (40–60 ms) für das erste Echo, so erhält man ein sog. balanciertes Bild, bei dem Liquor und graue Substanz gleiche SI haben und das zugleich sehr sensitiv Marklagerveränderungen anzeigt. Kürzere Echozeiten für pw-SE-Bilder sind nur in Ausnahmefällen zur differenzierten Beurteilung der Marklagerfasern notwendig. Soll genauer zwischen Tumor, begleitendem Ödem und Liquor unterschieden werden, so ist eine Multi-

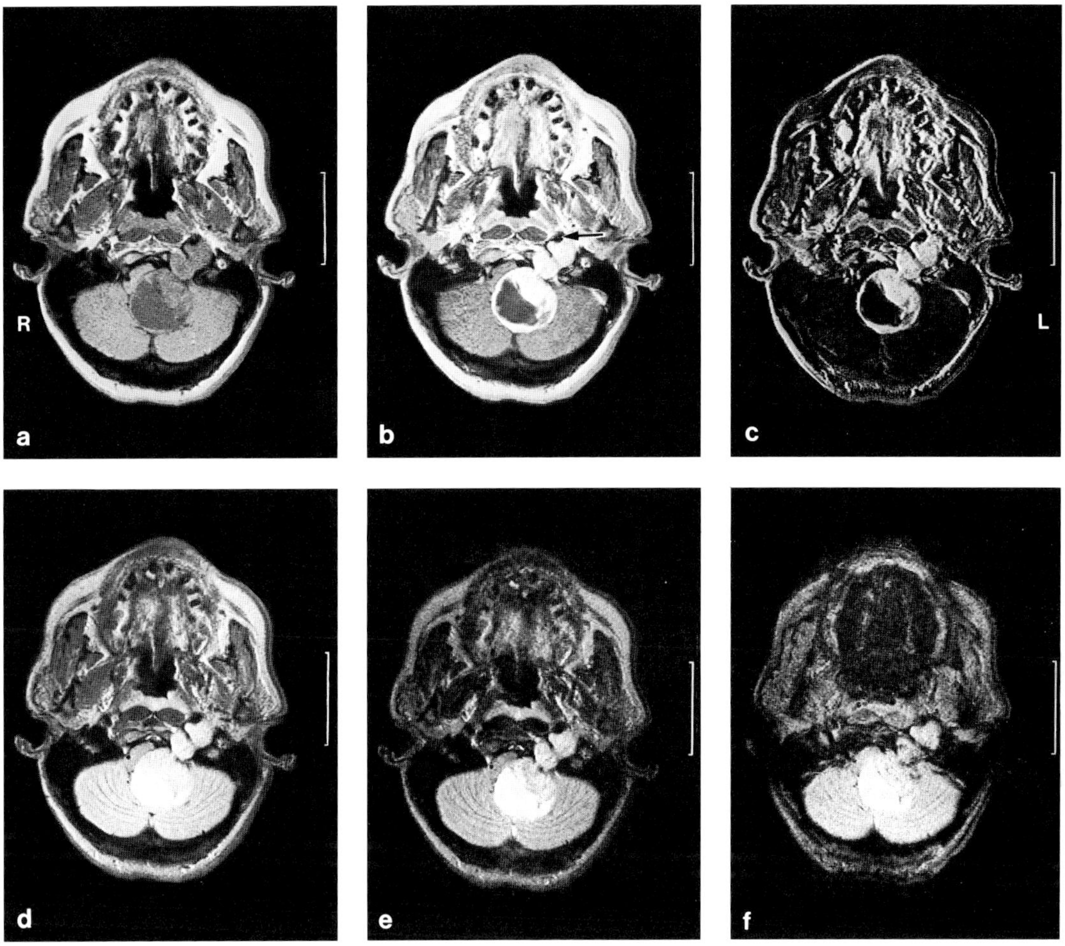

Abb. 3.10 a–f. 43jährige Patientin mit Neurinom des N. hypoglossus. T1w-SE-Aufnahmen vor (**a**) und nach (**b**) Gd-DTPA, **c** Subtraktion von **a** und **b**, schwach (**d**) und stark (**e**) T2-gewichtete Aufnahmen mit SE-Sequenz, **f** stark T2-gewichtete Aufnahme mit GE-Sequenz. Der deutlich anreichernde und scharf begrenzte Tumor zeigt eine zystische Nekrose und ist links extrakraniell gegen die A. carotis int. *(Pfeil)* vorgewachsen. **f** hat ähnliche Charakteristika wie **e**, zeigt allerdings Phasenkontraste zwischen Fett und anderem Gewebe und größere Suszeptibilitäsartefakte bei schlechterem S/R

echosequenz (CPMG) mit mindestens 8 Echos anzuwenden (Abb. 3.9). Je nach Art der vorhandenen Kopfspule (zirkular oder linear polarisiert) sind in der Regel 1 oder 2 Akquisitionen bei einer Schichtdicke von 5 mm mit einem Zoom von 1,3 und einem FOV von 25–30 cm ausreichend.

Manche Autoren empfehlen ferner IR-Sequenzen [98], die eine starke TI-Wichtung besitzen. Sie werden allerdings von den meisten Untersuchern aufgrund ihrer begrenzten Multischichtkapazität und ihres schlechten S/R-Verhältnisses selten verwendet. Auch eine Modifikation dieser Sequenz mit kurzer Inversionszeit, die sog. STIR-Technik [93], hat im Bereich des Gehirns bisher wenig Anwendung gefunden. Als weitere Technik sind GE-Sequenzen, insbesondere die FLASH- [36], FFE-, GRASS- oder FAST-Sequenz mit verschiedenen Flipwinkeln, für die Diagnostik von Bedeutung. Das gilt vor allem für die T2w-GE-Sequenz (kleine Flipwinkel von 10–15° mit TE von 20–35 ms), die im Multischichtverfahren als zeitsparende Methode zur Gewinnung von T2w-Aufnahmen (Abb. 3.10) eingesetzt werden kann [50] und sehr empfindlich Änderungen der magnetischen Suszeptibilität anzeigt. Sie ist allerdings aus diesem Grunde auch sehr störanfällig und im Bereich der Übergänge von lufthaltigen Strukturen zu Parenchym wie

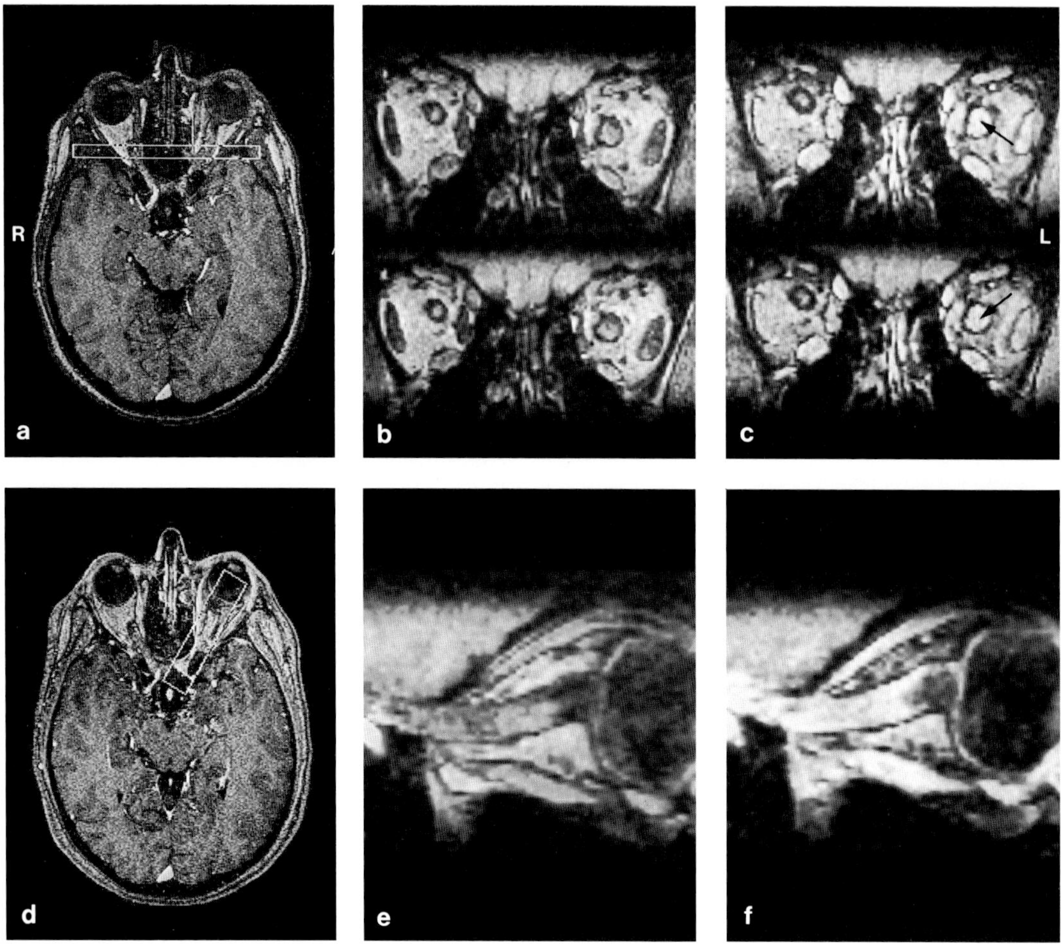

Abb. 3.11 a–f. 25jährige Patientin mit Optikusscheidenmeningeom. **a, d** Axiale FLASH-30°-Bilder mit einer Schichtdicke von 0,8 mm aus einem 3D-Datensatz (TR 40 ms, TE 7 ms, 64 Partitionen) vor (**a**) und nach (**d**) Gd-DTPA; **b, c** koronare Sekundärrekonstruktionen vor und nach Gd-DTPA; **e, f** paraxiale Rekonstruktion entlang des N. opticus vor und nach KM. Der Tumor ist nativ isointens mit dem Nerven, zeigt aber ebenso wie die Augenmuskeln eine deutliche Kontrastmittelaufnahme. Er ummauert und komprimiert den N. opticus *(Pfeile)* und hat den Canalis opticus durchwachsen

Tabelle 3.6. Zeitparameter und Flipwinkel für Multischichtsequenzen bei 1,5 Tesla

Bezeichnung	Sequenz	TR/TE [s/ms]	Flipwinkel (Grad)	Anwendung
T1-Wichtung	SE FLASH	0,6/15 0,1–0,2/7–10	 70–90	Anatomische Orientierung, Blutungen, Kontrastmittelapplikation
T2-Wichtung (schwach)	SE FLASH	2,0/22–50 0,1–0,2/10–15	 20–30	Differenzierung von grauer und weißer Substanz, Blutungen, Demyelinisierungen, Gefäße
T2-Wichtung (stark) CPMG	SE FLASH	2,0/100 0,2–0,4/20–35 2,0/30–240	 10–15	Differenzierung von Tumor/Ödem und Ödem/Liquor, Eisenablagerungen, Zysten
Protonenwichtung	SE FLASH	3–4/15 0,2–0,4/7–10	 30	Bahnsysteme, Gefäße

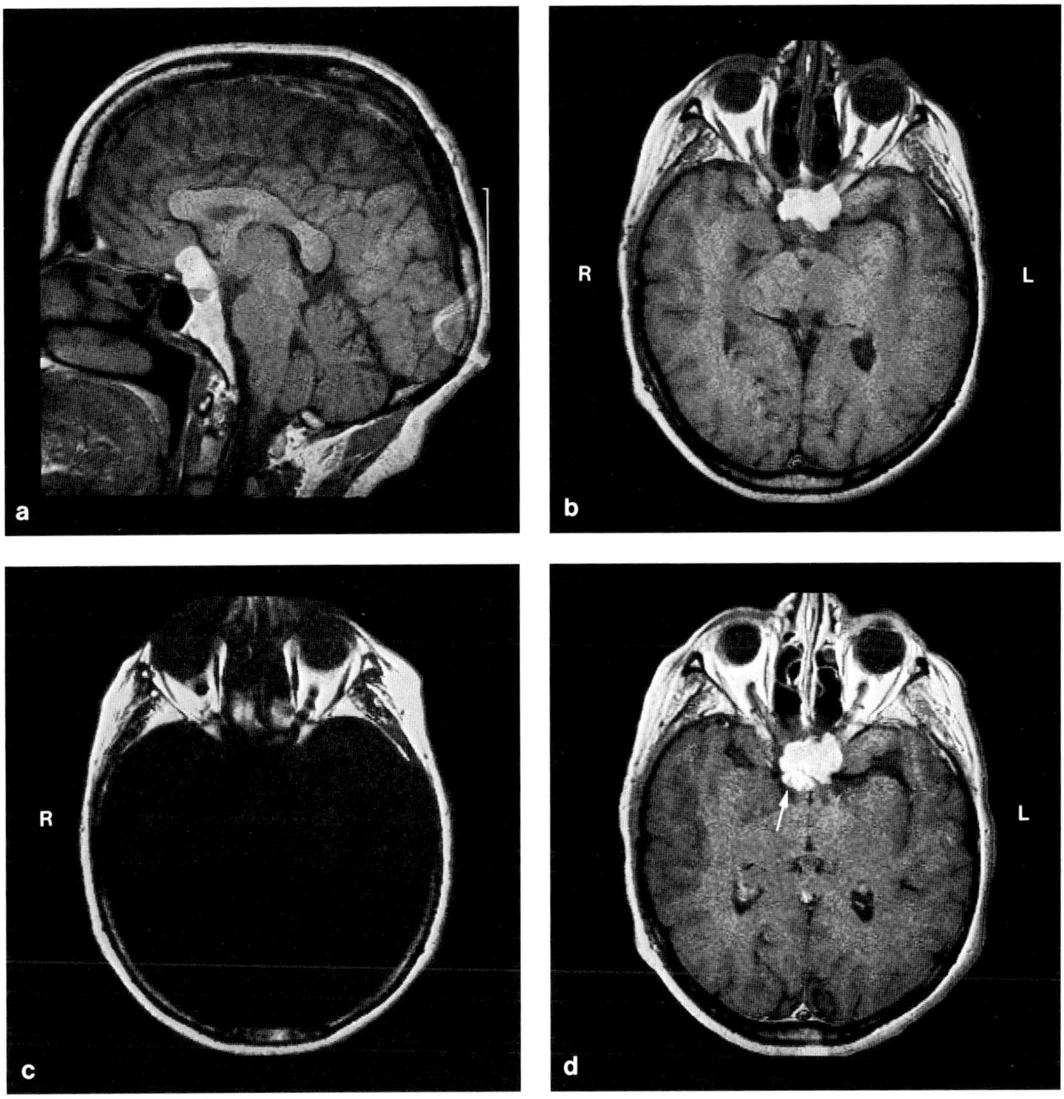

Abb. 3.12 a–d. 43jährige Patientin mit Kraniopharyngeom. **a, b** T1w-SE-Bilder vor und **d** nach Gd-DTPA, **c** Fettbild. Der supraselläre, zystische Tumor ist überwiegend signalhell und zeigt nur retrochiasmal eine umschriebene Kontrastanfärbung (*Pfeil*). Auf dem Fettbild keine Darstellung der Tumorzyste, da diese kein Fett, sondern Flüssigkeit mit kurzer T1-Zeit (z. B. Blut) enthält

Nasennebenhöhlen und Felsenbein nur mit Vorsicht und möglichst kurzen Echozeiten anzuwenden. Die FLASH-Sequenz eignet sich bei kurzer TR (22–50 ms) besonders für eine dreidimensionale Datenakquisition (3D) und erlaubt dann bei genügender Anzahl von Partitionen und dünnen Schichten die Erstellung eines isotropen Datensatzes mit der Möglichkeit der sekundären Rekonstruktion in beliebigen Raumebenen (Abb. 3.11). Schließlich sind auch Sequenzen anwendbar, die eine selektive Bildgebung der Fett- oder Wasserkomponente aufgrund der vorhandenen chemischen Verschiebung erlauben [14, 35]. Mit ihrer Hilfe kann dann nichtinvasiv eine auf T1w-Bildern signalreiche Struktur wie eine intrakranielle Blutung von einer fetthaltigen Substanz sicher unterschieden werden (Abb. 3.12). Die genaue Wahl der einzelnen Parameter wie TR, TE und Flipwinkel für die verschiedenen Sequenzen hängt dabei entscheidend vom verwendeten Gerät und der Betriebsfeldstärke ab. Eine Übersicht über die bei 1,5 Tesla verwendeten Zeiten für Standardsequenzen gibt Tabelle 3.6.

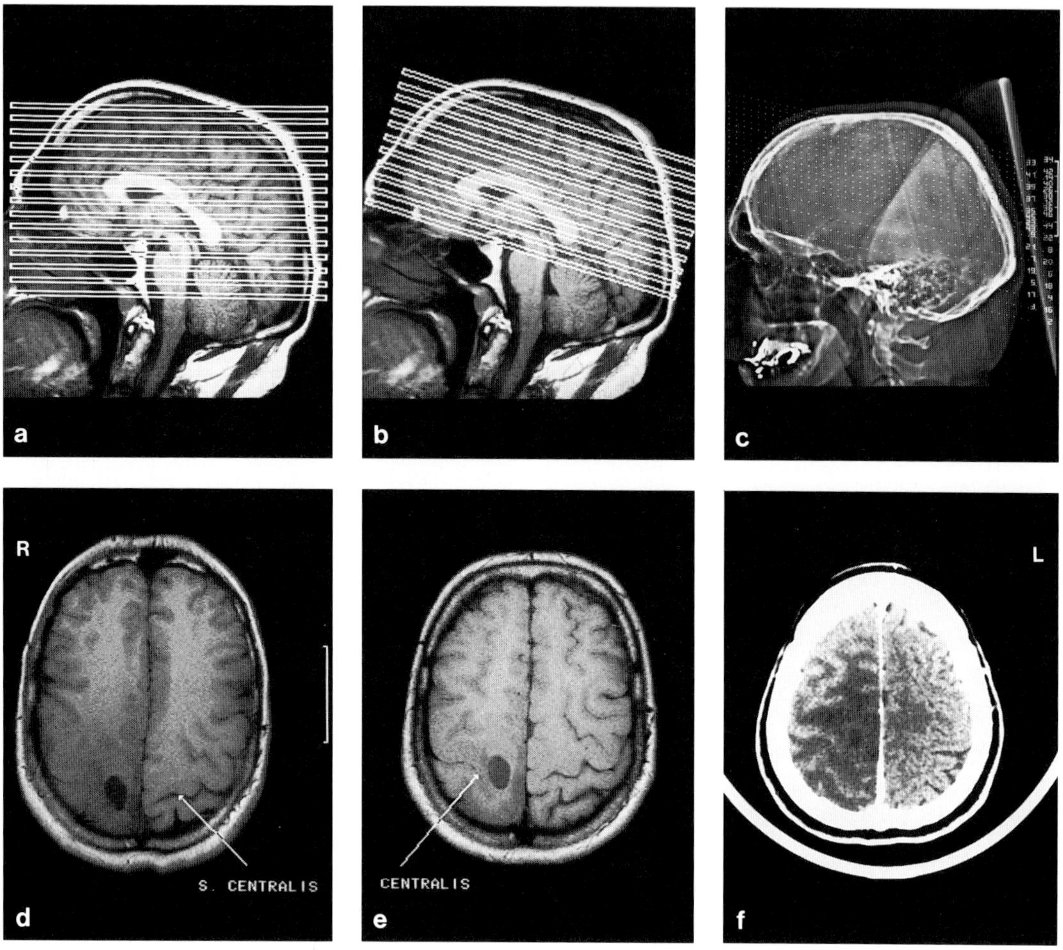

Abb. 3.13 a–f. 35jähriger Patient mit Mischgliom Grad III–IV. **a, b** Sagittale T1w-Bilder mit eingezeichneter Lage der orthogonalen und paraxialen Schichten; **c** seitliches CT-Topogramm; **d** orthogonal axiales, **e** paraxiales T1w-SE-Bild und **f** axialer CT-Scan. Die präzentrale Lage des zystischen Tumors ist auf der paraxialen Schicht und dem CT-Scan besser zu erfassen als auf dem orthogonalen Bild (**d**), da sich die Lokalisation um eine Windung nach dorsal verschiebt

3.2.2.3 Bildebenen

Obwohl die sagittale Bildebene einen einzigartigen Überblick über die medianen Strukturen im Kopfbereich bietet und daher bei allen Mittellinienprozessen obligat ist, sind die paramedianen Sagittalschichten aufgrund der fehlenden Symmetrie weniger hilfreich und werden selten verwendet. Am häufigsten werden in der MRT des ZNS axiale Schichten erstellt, die einen Vergleich mit CT-Befunden erlauben. Die orthogonale Schnittführung in der MRT ergibt gegenüber der CT eine Kippung der Bildebene nach ventrokaudal (5–20°), die bei der Lokalisation frontoparietaler Prozesse zu berücksichtigen ist (Abb. 3.13). Die koronare Schnittführung sollte vor allem bei mittellinienüberschreitenden Prozessen angewendet werden, die einen Seitenvergleich verlangen (Läsionen des Balkens, para- und supraselläre Tumoren; Abb. 3.14), oder wenn basale Prozesse der hinteren und mittleren Schädelgrube ohne wesentliche Partialvolumeneffekte dargestellt werden sollen.

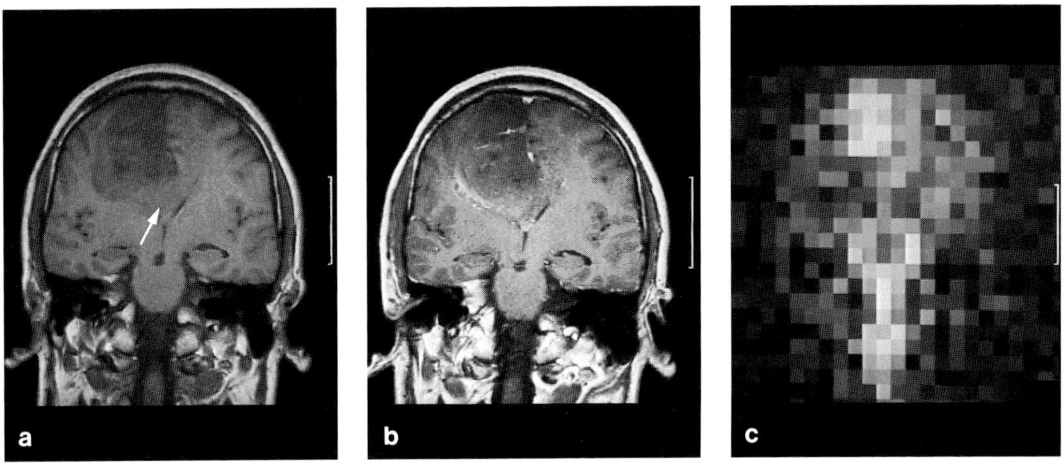

Abb. 3.14a–c. 39jähriger Patient mit glialem Mischtumor Grad III. T1w-Se-Bilder vor (**a**) und nach (**b**) Gd-DTPA; **c** Natriumbild mit einer FLASH-3D-Sequenz (TR 40 ms, TE 4,5 ms, 32-Matrix). Der Tumor hat den Balken infiltriert *(Pfeil)*, zeigt nur eine geringe, randständige Kontrastmittelaufnahme und wenig begleitendes Ödem. Auf dem Natriumbild (**c**) sind der Tumor und die basalen Zisternen aufgrund ihres erhöhten Natriumgehaltes erkennbar

3.2.2.4 Kontrastmittelapplikation

Die Verabreichung von Kontrastmittel wie Gd-DTPA (Magnevist) erweist sich als hilfreich, wenn eine Differenzierung von vitalem Tumorgewebe und begleitendem Ödem trotz Variation der Meßparameter und Sequenzen in der nativen Untersuchung nicht erzielbar ist [17] (s. Abb. 3.9). Auch zur Unterscheidung von vitalem Tumor und zentraler Nekrose ist die Kontrastmittelgabe sinnvoll. Da anders als bei Röntgenkontrastmitteln die signalverstärkende Wirkung indirekt über eine nichtlineare Verkürzung der T1-Relaxationszeit hervorgerufen wird [31], kann bei gut durchbluteten Strukturen eine höhere Signalverstärkung als in der CT (mit einer Zunahme bis 200 %) erzielt werden (Abb. 3.15). Deshalb kann der Einsatz von KM in der MRT auch dann sinnvoll sein, wenn in der CT kein oder nur ein sehr geringes Enhancement vorliegt (wie bei Kavernomen, niedriggradigen Astrozytomen oder Gliomen) oder der Prozeß aufgrund der geringen Ausdehnung (Abb. 3.16) oder seines geringen Signals sonst vom Rauschen nicht sicher getrennt werden kann (kleine Neurinome und en plaque wachsende Meningeome) [80].

Zur Messung der Dynamik der Kontrastaufnahme kann die Anflutung von Gd-DTPA mit repetierenden GE-Sequenzen (z.B. FLASH 40–70°) verfolgt werden: dabei ist eine Zeitauflösung von etwa 5–10 s möglich (s. Abb. 3.16).

Der Zeitbereich der optimalen Signalanhebung liegt dabei innerhalb der ersten 15 Minuten [77]. Um eine optimale Kontrastverstärkung zu erreichen, bedarf es einer T1w-Sequenz (SE oder GE), da die Signalverstärkung ausschließlich Folge der hervorgerufenen T1-Verkürzung ist. Werden dabei die Meßparameter und die Patientenposition vor und nach KM-Applikation nicht verändert, so kann man durch Subtraktion der Bilder sehr einfach eine Übersicht über alle kontrastaufnahmenden Strukturen gewinnen (s. Abb. 3.10). Analog zur CT gilt für die native wie kontrastmittelunterstützte MRT, daß histologisch die Tumorinfiltration meist die radiologisch ermittelten Tumorgrenzen überschreitet [23]. Die stärkere Signalanhebung in der MRT kann aber auch zu Problemen führen, wie in der Diagnostik sellärer und parasellärer Tumoren, da sowohl die normale Hypophyse und die benachbarten Sinus cavernosi schnell eine starke Signalanhebung zeigen.

3.2.2.5 Heterokerne

Neben Protonen sind grundsätzlich auch andere Kerne für die MRT und MRS geeignet. Allerdings ist für die Bildgebung nur ^{23}Na von den

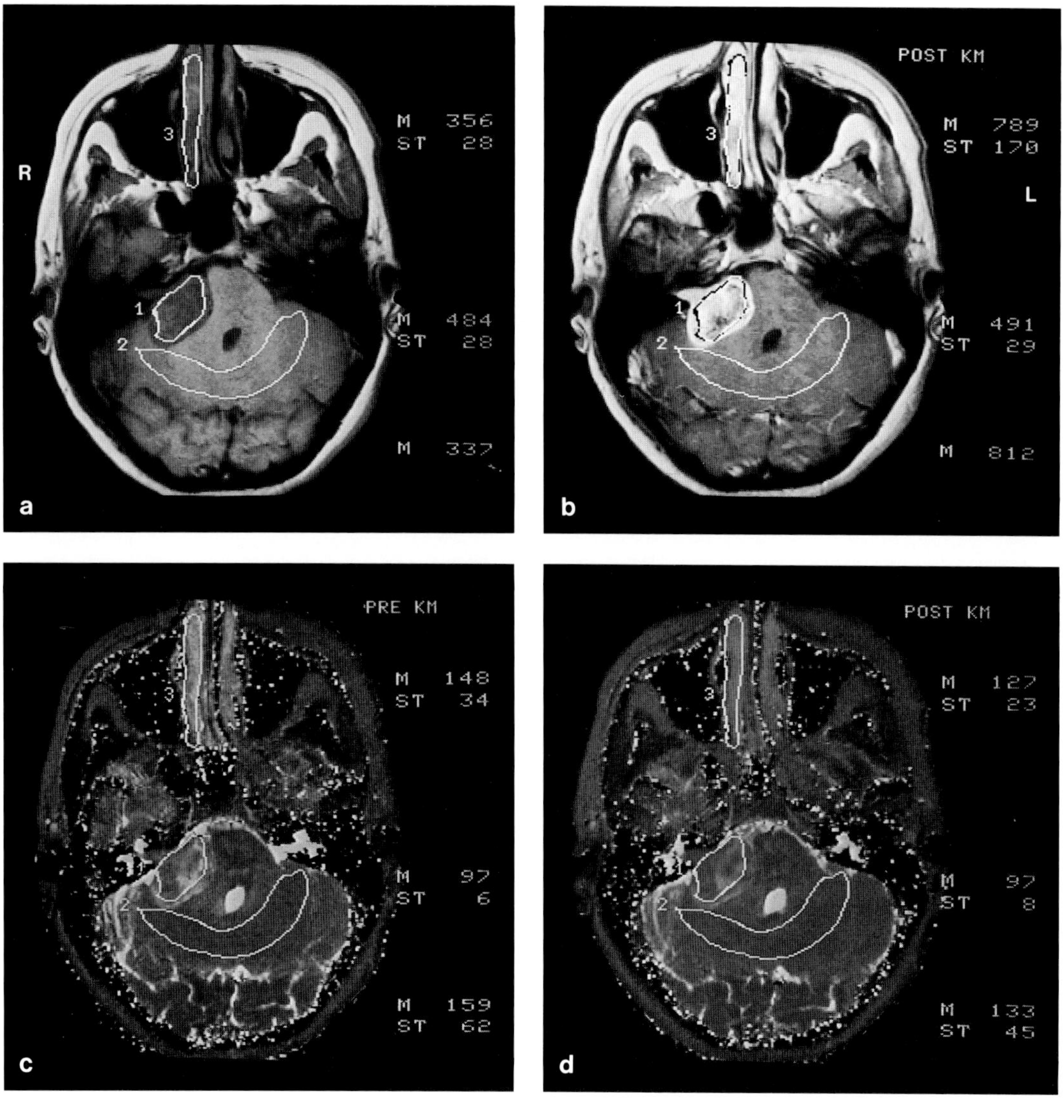

Abb. 3.15 a–d. 47jährige Patientin mit großem Akustikusneurinom. T1w-SE-Aufnahmen mit Angaben der Signalintensität vor (**a**) und nach (**b**) Gd-DTPA; kalkulierte T2-Bilder mit angegebenen T2-Werten aus einer Multiechosequenz mit 16 Echos vor (**c**) und nach (**d**) Gd-DTPA (*Werte oben:* Tumor, *Mitte:* Kleinhirn, *unten:* Nasenschleimhaut; *M* Mittelwert, *ST* Standardabweichung). Nativ hat der Tumor eine niedrigere Signalintensität als Hirnstamm und Kleinhirn, die nach Gd-DTPA um 120% ansteigt. Einen ähnlich starken Signalanstieg verzeichnet auch die Nasenschleimhaut (+140%). Die starke Signalanhebung beruht auf einer T1-Verkürzung, während die T2-Zeiten fast unverändert bleiben (Tumor −14%, Parenchym 0%, Nasenschleimhaut −17%)

physiologisch im Menschen vorkommenden Elementen geeignet. Mit diesem Kern wurden im Bereich des Gehirns tierexperimentelle und klinische Studien durchgeführt [32, 39], die zeigen, daß vor allem Tumoren durch ihren erhöhten Natriumgehalt darstellbar sind (s. Abb. 3.14), während das normale Hirnparenchym aufgrund seiner sehr kurzen T2 kein Signal erzeugt. Ob die Natriumbildgebung auch klinische Bedeutung erlangen wird, läßt sich gegenwärtig noch nicht beurteilen.

3.2.3 Relaxationszeiten, Signalintensitäten und Kontrastverhalten

Die Relaxationszeiten T1 und T2 für normales Hirngewebe sind vielfach bestimmt worden [7,

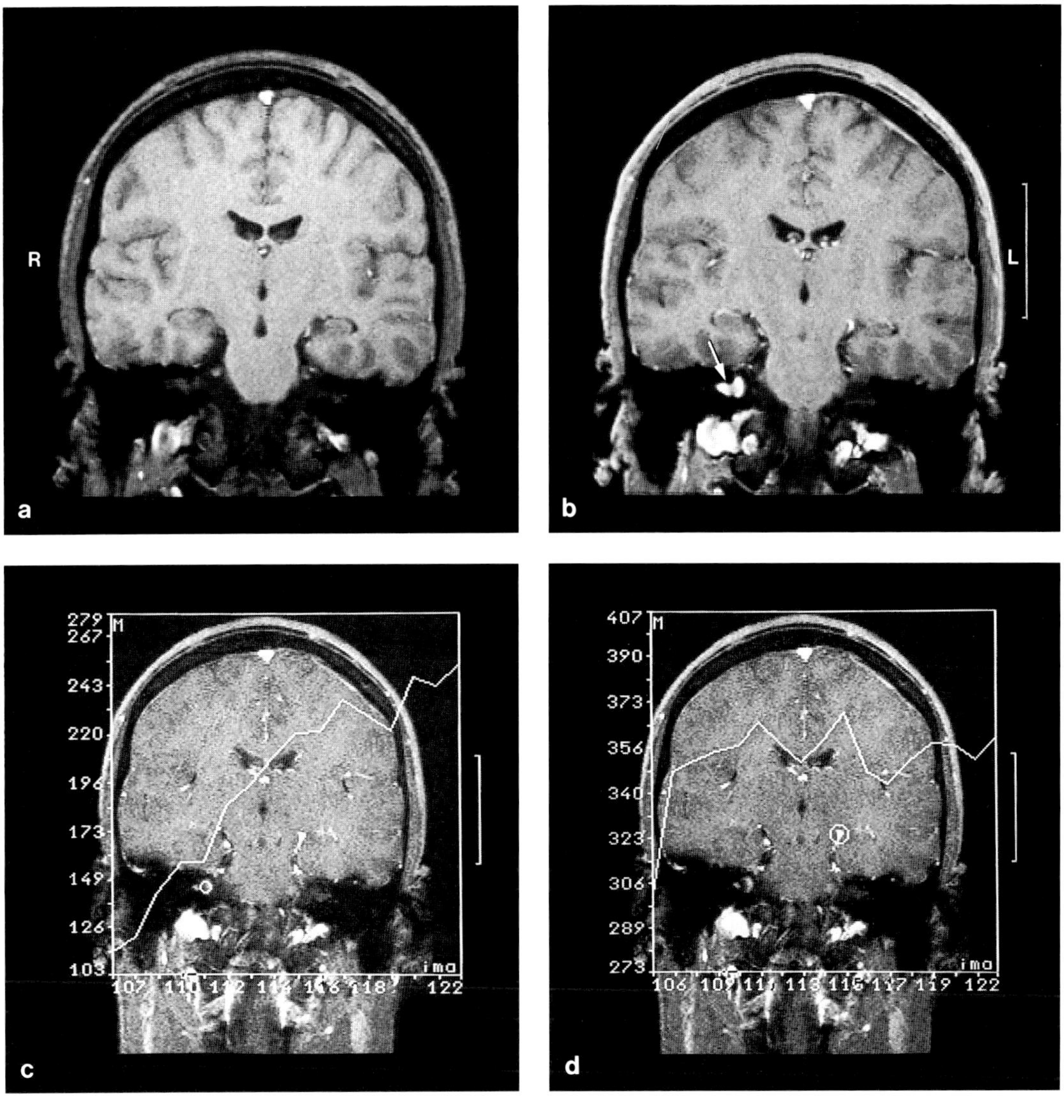

Abb. 3.16a–d. 25jähriger Patient mit intrakanikulärem Akustikusneurinom. Koronare T1w-GE-Aufnahmen (FLASH 70°, TR 200 ms, TE 10 ms) vor (**a**) und nach (**b**) Gd-DTPA; **c, d** Dynamik der KM-Anflutung mittels 16 repetierender GE-Bilder im Abstand von 9 s. Das rechtsseitig rein intrameatal wachsende Neurinom ist erst nach seiner starken Kontrastmittelanfärbung (*Pfeil*) gut zu erkennen und zeigt (*Kreis* in **c**) ein über 2,5 min langsam ansteigendes Signal im Unterschied zum sofortigen Signalanstieg einer linkstemporobasal gelegenen Vene (*Kreis* in **d**)

48, 94, 95]. So hat die zell- und wasserreichere graue Hirnsubstanz eine um etwa 30 % längere T1- und eine um etwa 15 % längere T2-Zeit als die mehr lipidhaltige weiße Hirnsubstanz. Allerdings schwanken die angegebenen T1- und T2-Werte für normale Hirnsubstanz beträchtlich, da sie vom Alter [41], dem Wassergehalt [27], der Feldstärke [51] und der Temperatur abhängig sind und ihre Genauigkeit durch die verwendeten Meßmethoden begrenzt wird. Eine Übersicht über die bei 0,5 und 1,4 Tesla bestimmten Werte von normaler grauer und weißer Substanz gibt Tabelle 3.7. Eine vereinfachte Zusammenstellung des Signalverhaltens für verschiedene Gewebe und häufig vorkommende pathologische Veränderungen gibt Tabelle 3.8.

Tabelle 3.7. T1- und T2-Relaxationszeiten und Protonendichte D normaler Hirngewebe

Gewebe	0,5 Tesla[a]		1,4 Tesla[b]		
	T1 [ms]	T2 [ms]	T1 [ms]	T2 [ms]	D [%]
Graue Substanz (kortikal)	518±36	79±3	871±73	87±2	86
Graue Substanz (Thalamus)	574±31	82±3	703±34	75±4	93
Weiße Substanz (Corpus callosum)	373±20	71±5	509±39	69±8	76
Weiße Substanz (kortikal)	–	–	515±27	74±5	77
Liquor (Seitenventrikel)	756±32	121±23	1900±353	250±3	100

[a] Nach Wehrli et al. 1984 [94].
[b] Nach Wehrli et al. 1984 [95].

Tabelle 3.8. Signalintensität normaler und pathologischer intrakranieller Strukturen bei T1w- und T2w-SE-Bildern, bezogen auf die weiße Substanz (1,5 T)

Struktur	T1-Wichtung	T2-Wichtung (schwach)	T2-Wichtung (stark)
Weiße Substanz	0	0	0
Graue Substanz	–	+	+
Liquor	–––	+	+++
Fett	+++	+	0
Solide Tumoren	0/––	+	0/++
Nekrosen, Zysten	–––	+	+++
Blut	+/+++	++	+++
Ödem	––	+	++/+++
Verkalkungen, Knochen	Kein Signal	Kein Signal	Kein Signal

0 isointens, +/– gering hyper-/hypointens, ++/–– mäßig hyper-/hypointens, +++/––– deutlich hyper-/hypointens.

3.2.3.1 Nativuntersuchungen

Benigne und maligne Hirntumoren und Metastasen sind auf T1w-Bildern in der Regel signalärmer als das umgebende Parenchym. Sie lassen sich gut gegen den dunkleren Liquor, aber schlecht oder nicht vom perifokalen Ödem abgrenzen (Abb. 3.17). Zysten zeigen ein niedriges, liquorisointenses Signal, das jedoch durch erhöhten Proteingehalt oder paramagnetische Bestandteile verändert sein kann (s. Abb. 3.12). Verkalkungen erzeugen aufgrund der geringen Protonendichte und ihrer Festkörperstruktur kein Signal, können jedoch eine Weichteilmatrix haben und isointens zum Parenchym erscheinen. Hier geben T2w-GE-Bilder am besten das in der CT feststellbare Ausmaß wieder (Abb. 3.18) [5]. Blutungen sind gut erkennbar vor allem im subakuten Stadium [9]; die Methämoglobinbildung führt hier zu einer T1-Verkürzung mit typischer Signalanhebung (Abb. 3.19), wie sie sonst nur bei Fettgewebe oder nach Kontrastmittelgabe zu finden ist.

Auf T2w-Aufnahmen sind die Mehrzahl der benignen und malignen Tumoren isointens oder leicht hyperintens zum normalen Hirngewebe. Ist der Tumor von einem starken Ödem umgeben, so tritt auch hier das Problem der Differenzierung auf. Zwar läßt sich das Ödem oft aufgrund seiner Beschränkung auf das Marklager und durch seine typische Konfiguration erkennen, aber die Grenzziehung zum Tumor fällt schwer. Es bedarf dann einer Multiechosequenz, um Tumor, Ödem und Liquor zu unterscheiden (s. Abb. 3.9). Aber auch dann gelingt die Differenzierung nicht immer, und Tumornekrosen bleiben schwer erfaßbar (s. Abb. 3.17). Subakute Blutungen sind auch auf T2w-Bildern heller als das umgebende Gewebe (s. Abb. 3.19). Sie sind meist an einem dunklen Randsaum durch die peripher beginnende Hämosiderinbildung zu erkennen. Dieser paramagnetische Randsaum kann mit zunehmender Alterung größer werden, während sich gleichzeitig das Signal im Zentrum der Blutung vermindert. Allerdings scheint bei Tumorblutungen im Gegensatz zu intrakraniellen extrazerebralen Blutungen der zeitliche Ablauf der Entwicklung und Resorption verlangsamt zu sein [22]. Oft bleibt als Residuum einer Blutung nur eine umschriebene Signalauslöschung als Folge der Hämosiderinablagerung übrig, die auf GE-Sequenzen noch deutlicher zur Darstellung kommt (s. Abb. 3.18).

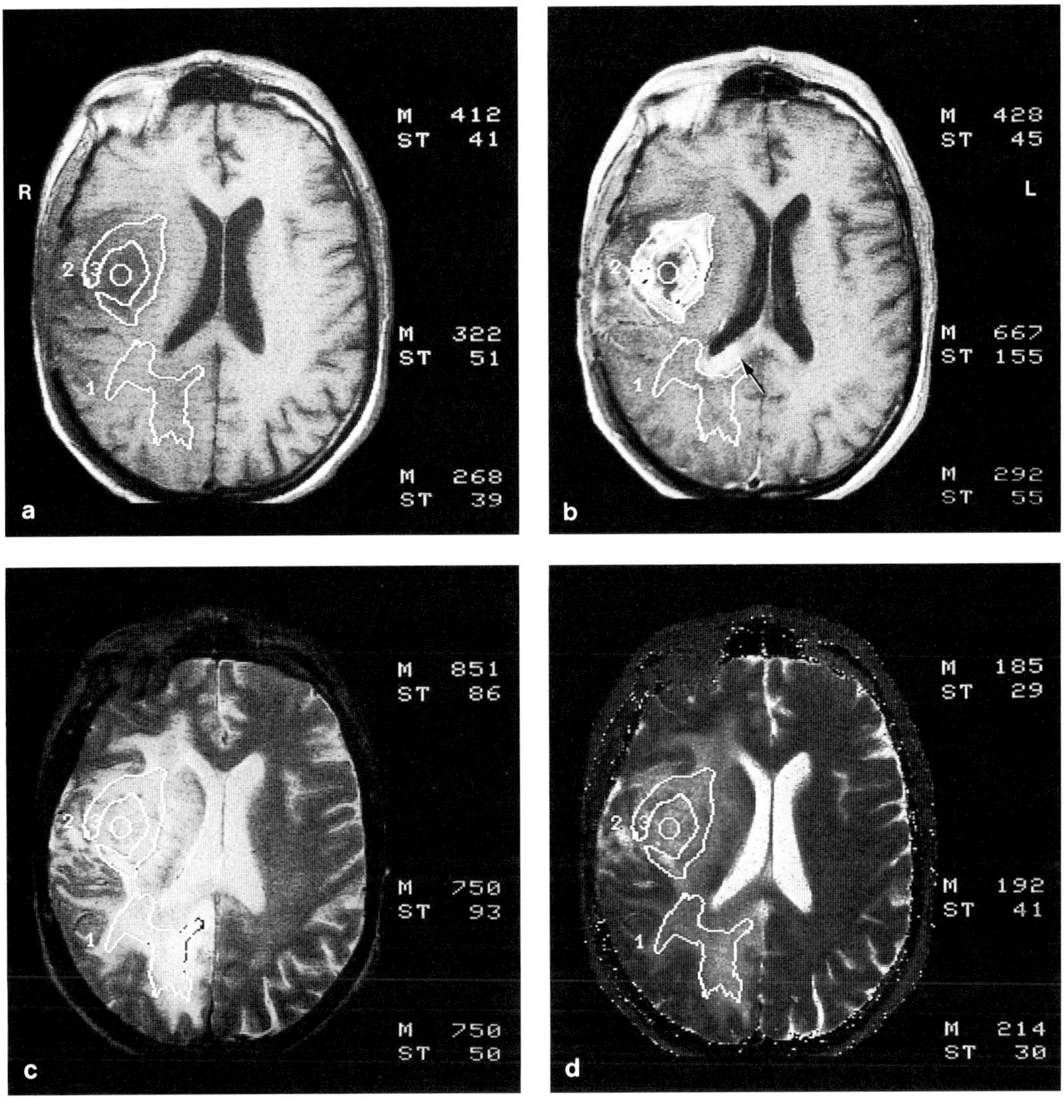

Abb. 3.17 a–d. 37jähriger Patient mit Glioblastomrezidiv temporal. T1w-SE-Bilder vor (**a**) und nach (**b**) Gd-DTPA; **c** stark T2-gewichtetes SE-Bild und kalkuliertes T2-Bild aus einer Multiechosequenz mit 16 Echos. Alle Bilder mit Angabe der Signalintensität bzw. T2-Zeit (*Werte oben:* Marklager, *Mitte:* Tumor, *unten:* Nekrose; *M* Mittelwerte, *ST* Standardabweichung). Der ringförmige Tumor zeigt eine zentrale Nekrose *(Region 3)*. Auf **a, c** und **d** lassen sich Tumor, Ödem und Nekrose nicht sicher unterscheiden. Nach KM-Gabe läßt sich eine weitere Tumorabsiedlung im dorsalen Balken rechts nachweisen *(Pfeil)*

Auf stark T2-gewichteten Aufnahmen ist schließlich noch das Problem der Pulsationsartefakte durch Liquor und Gefäße zu beachten, das bei höherer Feldstärke zunimmt und zu Signalüberlagerungen und zu Bildstörungen führt, die die Diagnostik vor allem im Bereich des Hirnstamms stark einschränken können (Abb. 3.20).
Zu diesem Zwecke wurden flußkompensierte Sequenzen entwickelt, durch die eine Ortsfehlkodierung durch laminaren Fluß vermieden werden kann [34, 65].

3.2.3.2 *Kontrastmitteluntersuchungen*

Extrazerebrale Tumoren besitzen keine BHS und sind deshalb gut mit Kontrastmitteln nachweisbar. Auch die schnell wachsenden hirneigenen Tumoren lassen eine BHS vermissen

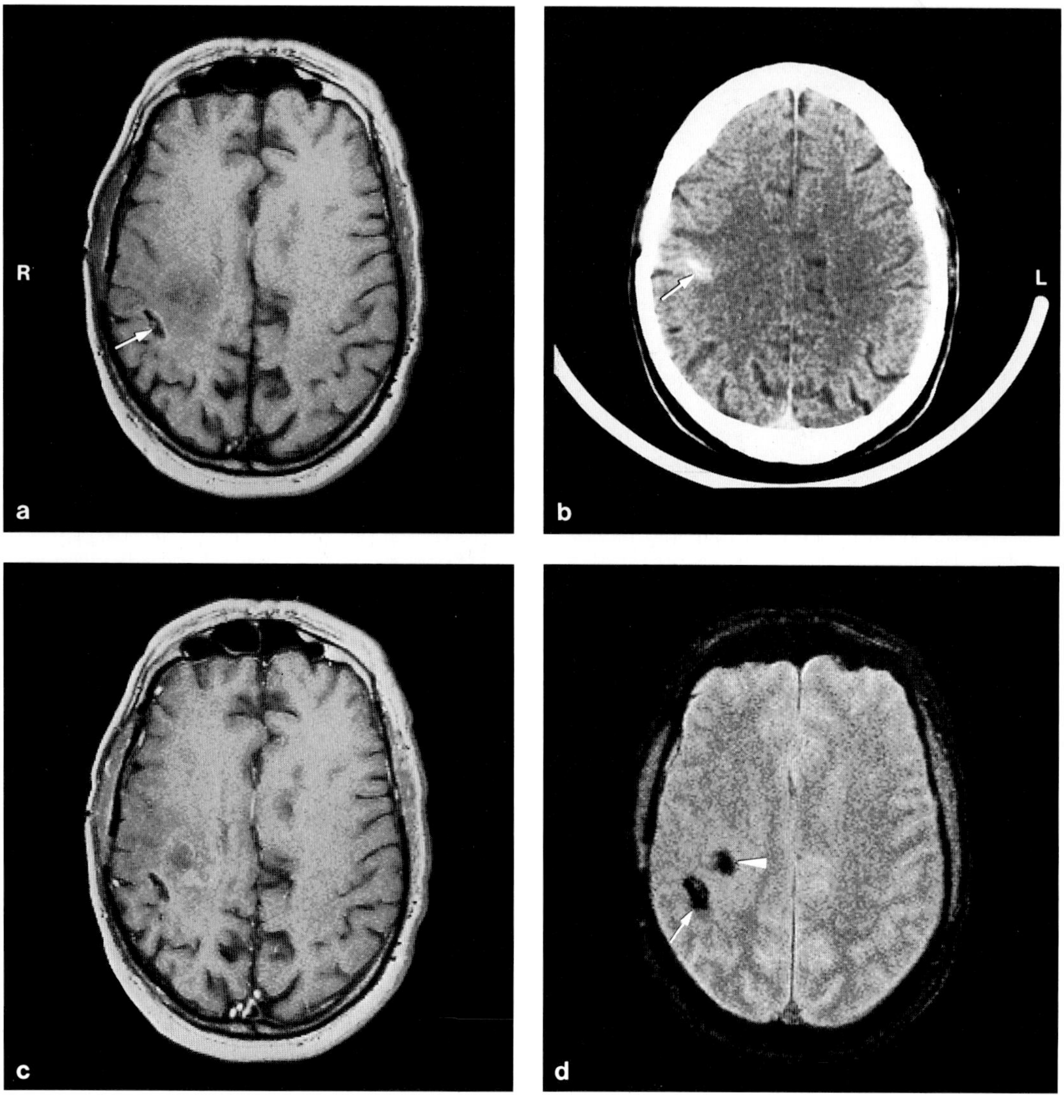

Abb. 3.18 a–d. 50jähriger Patient mit Glioblastomrezidiv nach Radiatio. T1w-SE-Bilder vor (**a**) und nach (**c**) Gd-DTPA; **b** CT-Scan und **d** T2w-GE-Bild (FLASH 10°, TR 400 ms, TE 12 ms). Der kleine, unscharf begrenzte, hochfrontal gelegene Tumor mit mäßigem Ödem zeigt nur eine geringe, schlierenförmige Kontrastanfärbung. Eine kleine, subkortikale Verkalkung *(Pfeil)* bleibt auf allen MRT-Bildern ohne Signal, wird aber im Vergleich zum CT auf dem GE-Bild am besten in der Gesamtausdehnung erfaßt. Auf dem GE-Bild ist neben der Verkalkung eine weitere Signalauslöschung *(Pfeilspitze)* durch Reste einer 6 Wochen alten Blutung zu erkennen

und zeigen daher eine unterschiedliche Signalverstärkung.

Diagnostische Schwierigkeiten können bei der Abgrenzung gegen Gewebe und Strukturen mit physiologisch kurzer T1-Zeit, wie Fettgewebe und Blutungen, entstehen, wenn primär (ohne entsprechende T1-gewichtete, native Aufnahmen) Kontrastmittel gegeben wurde (Abb. 3.21). Ferner ist auch die physiologische Anfärbung normaler Schädel- und Hirnstrukturen wie Plexus, Dura, venöse Blutleiter und Schleimhaut zu beachten [47] (Tabell 3.9). Ein Feldstärkenvergleich der T1-abhängigen Kontrastverstärkung mit Phantomen bei 0,5, 1 und 1,5 Tesla zeigt, daß bei gleicher T1-Gewichtung in SE-Technik kein nennenswerter Unterschied in der Signalanhebung vorhanden ist.

Die Verlängerung von TR und TE bringt dagegen wesentliche Einbußen in der Signalverstärkung mit sich, so daß TR nicht länger als die T1-

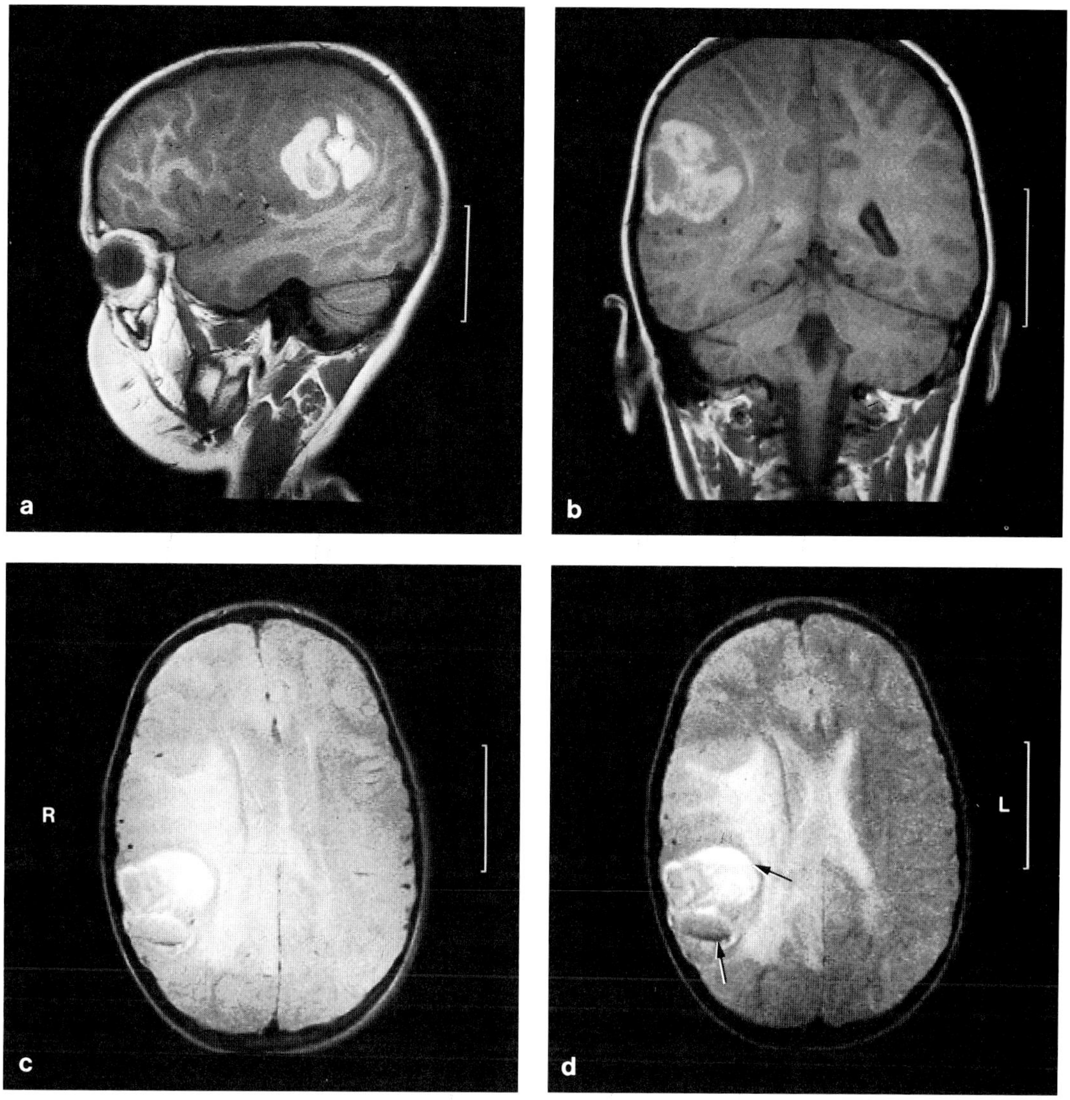

Abb. 3.19 a–d. 8jähriger Patient mit Mischgliom Grad III und Blutung. **a, b** T1w-SE-Bilder, **c, d** schwach und stark T2-gewichtete SE-Bilder. Die 1 Woche alte Blutung hat auf allen Bildern ein überwiegend hohes Signal. Auf den T2w-Bildern zeigt sich ein doppeltes Schichtungsphänomen *(Pfeile)* als Ausdruck der unterschiedlich weit fortgeschrittenen Blutumwandlung und Resorption

Tabelle 3.9. Kontrastanhebung normaler Hirn- und Schädelstrukturen nach i.v.-Gabe von 0,1 mmol/kg Gd-DTPA bei 1,5 Tesla (SE 0,6/15)

Keine oder wenig (maximal 15 %):
Alle zerebralen Gewebe wie graue und weiße Substanz, Thalamus, Balken, Hirnstamm, Kleinhirn und Liquor, Parotis, Fett

Mäßig bis deutlich (20–50 %):
Zunge, Nackenmuskulatur, Clivus, Pinealis

Stark (bis 200 %):
Sinus sagittalis, Sinus cavernosus, Hypophyse, Plexus, Dura, Mund- und Nasenschleimhaut (maximal 200 %, wie stark anreichernde Tumoren)

Werte des untersuchten Gewebes und TE so kurz wie möglich sein sollte [31].

3.2.4 Hirneigene Tumoren

Am Aufbau des ZNS sind neben den Nervenzellen als zweites Gewebselement die Neurogliazellen (kurz: Glia) beteiligt. Man unterscheidet 2 Neurogliatypen: die Makroglia mit Astrozyten und die Oligodendroglia mit Oligodendrozyten. Die Glia ist an allen Degenera-

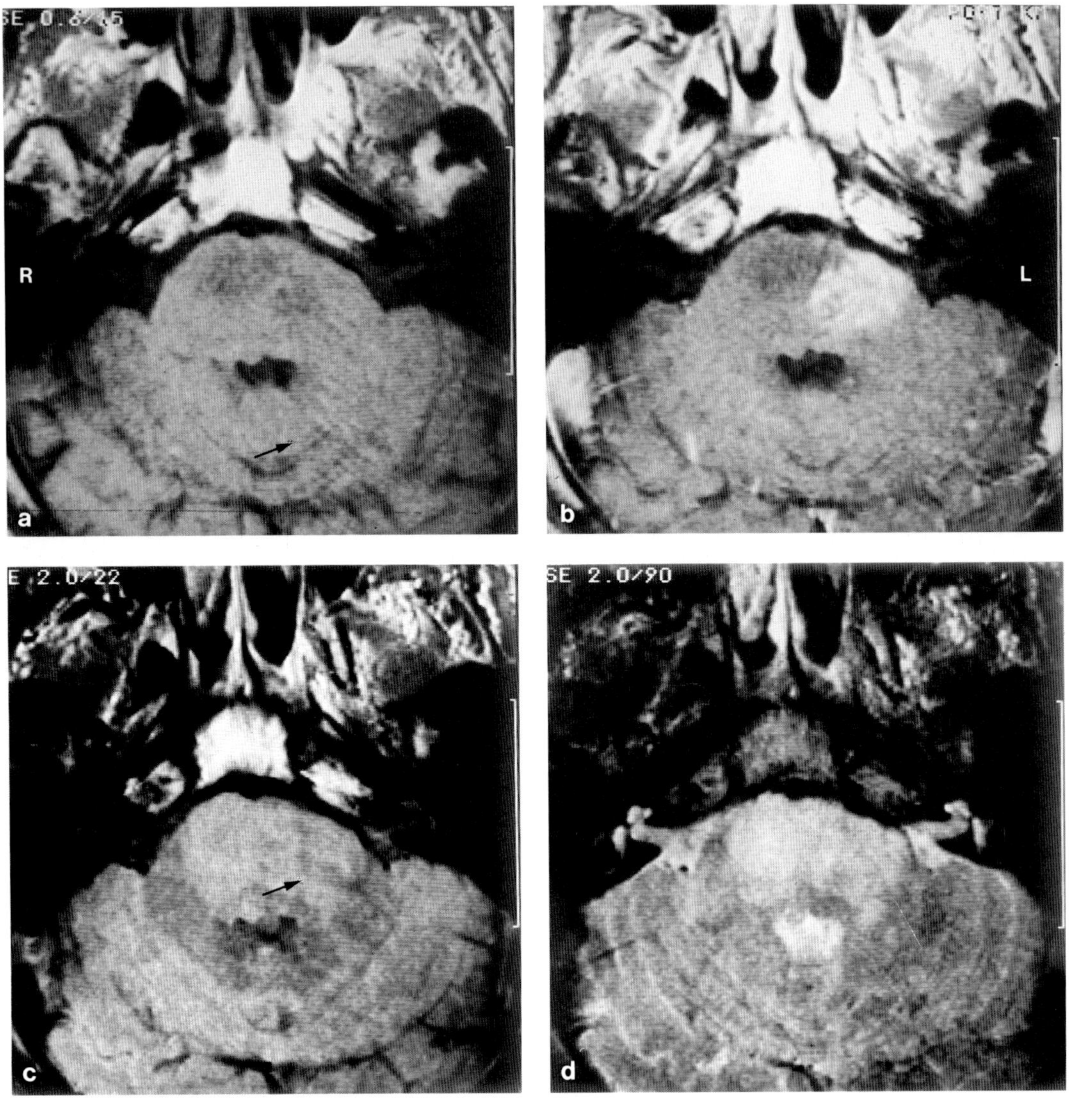

Abb. 3.20 a–d. 54jähriger Patient mit Ponsgliom Grad III. T1w-SE-Bilder vor (**a**) und nach (**b**) Gd-DTPA, **c, d** protonen- und stark T2-gewichtete SE-Bilder mit Flußkompensation. Der Tumor zeigt ein ausgeprägtes Begleitödem und ist auf nativen Aufnahmen deshalb nicht abgrenzbar. Die in **a** und **c** sichtbaren Flußartefakte *(Pfeile)* durch die A. carotis interna sind bei **d** nicht nachweisbar

tions- und Regenerationsvorgängen beteiligt und zur Narbenbildung fähig. Sie ist die Hauptquelle der hirneigenen Tumoren, da ihre Anzahl die der Nervenzellen um etwa das 10fache übersteigt und da die Nervenzellen – bis auf wenige Ausnahmen – weder zur Regeneration noch zu unkontrolliertem Wachstum befähigt sind.

3.2.4.1 Astrozytome

Diese Tumoren nehmen ihren Ausgang von den Astrozyten; sie machen etwa 10 % aller intrakraniellen Tumoren aus und wachsen vor allem in den Großhirnhemisphären mit Bevorzugung des frontalen und temporalen Lappens. Das Manifestationsalter liegt für die niedrig malignen Astrozytome zwischen dem 25. und 35. Lebensjahr, für die höher malignen Astrozytome zwischen dem 35. und 55. Lebensjahr,

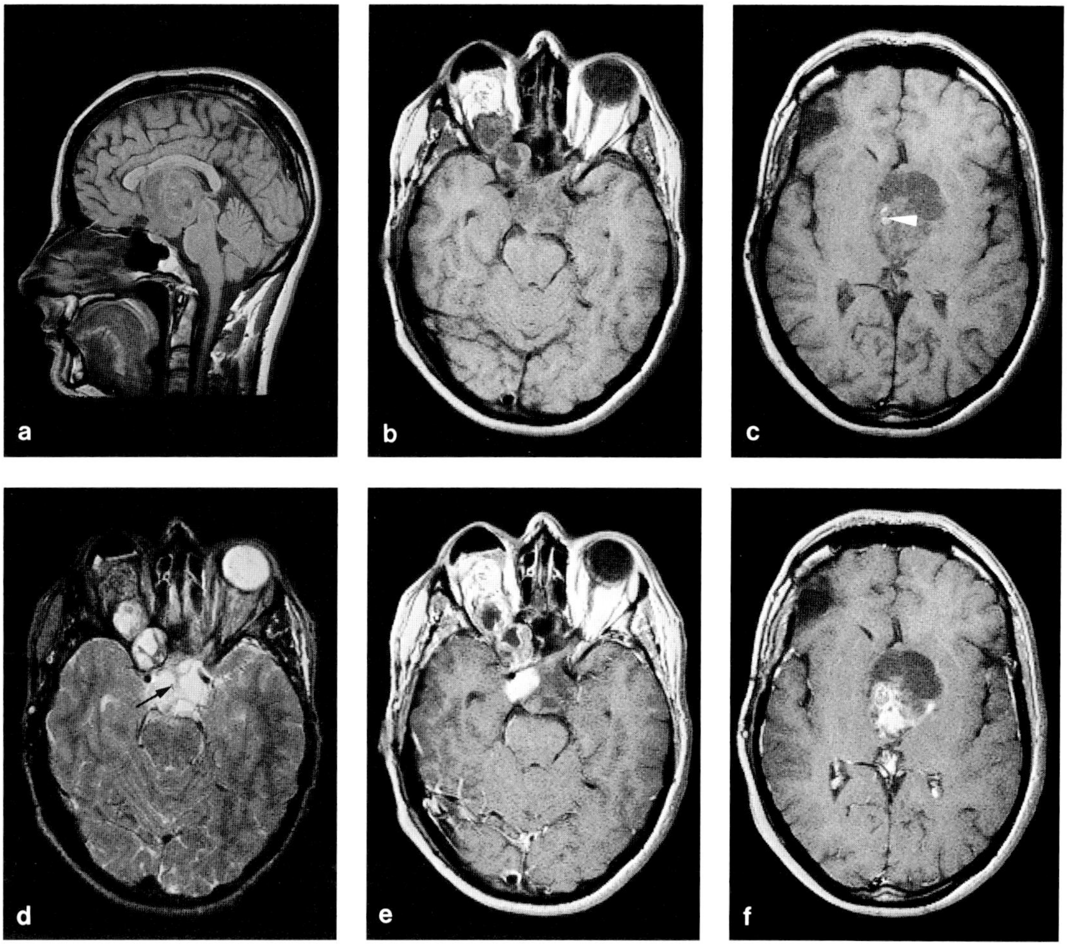

Abb. 3.21 a–f. 31jährige Patientin mit Chiasmagliom Grad II–III. **a–c** T1w-SE-Bilder vor, **e, f** nach Gd-DTPA, **d** stark T2-gewichtetes SE-Bild. Der teils zystische, teils solide Tumor wächst sanduhrförmig in die rechte Orbita (Zust. n. Enukleation des rechten Auges), hebt das Chiasma an *(Pfeil)* und reicht vom Fornix bis in die Fossa interpeduncularis. Die soliden Anteile zeigen eine deutliche Kontrastanfärbung, die bei fehlender nativer Aufnahme die kleine Einblutung (*Pfeilspitze* in **c**) überdeckt hätte

mit leichter Prädominanz des männlichen Geschlechts. Sie wachsen infiltrierend, sind an ihren Rändern schlecht abgrenzbar und verändern in der Regel nicht die Form des Gehirns. Klinisch bestehen langsam und manchmal über Jahre zunehmende Symptome wie Kopfschmerzen, progrediente Hemiparese, Ataxie, epileptische Anfälle und psychische Veränderungen. Histologisch werden die Astrozytome in 3 Gruppen untergliedert:

- *Grad I–II:* Wenig zelldichte Tumoren des Großhirns mit weitgehender Isomorphie und unscharfen Grenzen (s. Abb. 3.8), bei denen fibrilläre, protoplasmatische und gemästetzellige Astrozytome unterschieden werden. Zu den Grad-I-Astrozytomen gehören als eine Sondergruppe die pilozytischen (auch piloiden) Astrozytome (Abb. 3.22). In dieser Gruppe werden ältere Bezeichnungen wie Spongioblastom, Hypothalamusgliom, Optikusgliom und Infundibulom zusammengefaßt. Die pilozytischen Astrozytome sind Tumoren des Kleinhirns und der Mittellinie. Sie bevorzugen das Kindes- und Jugendalter und haben zumindest bei Lokalisation im Kleinhirn eine wesentlich bessere Prognose als die Großhirnastrozytome und werden deshalb als Grad I der WHO klassifiziert [100].
- *Grad III:* Anaplastische Astrozytome sind Tumoren mit höherer Zelldichte, Polymor-

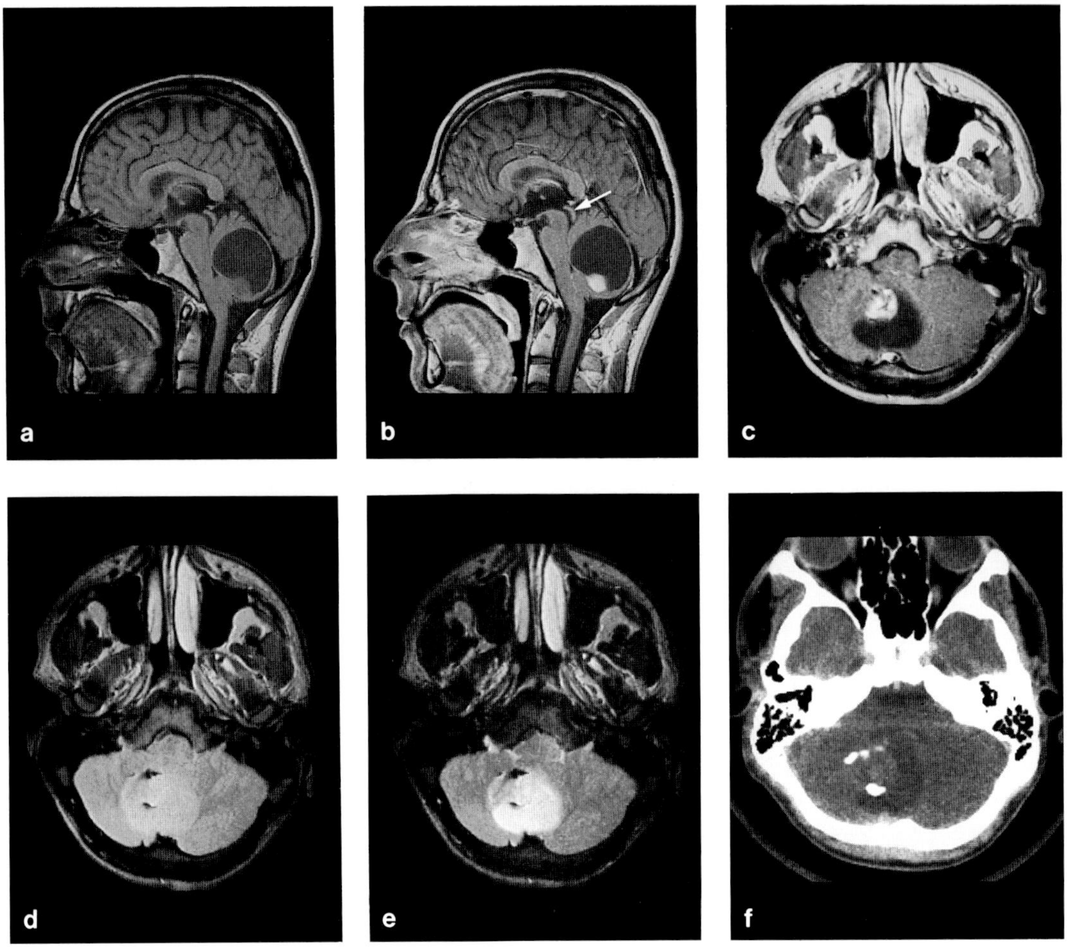

Abb. 3.22 a–f. 23jähriger Patient mit pilozytischem Astrozytom. **a–c** T1w-SE-Bilder vor (**a**) und nach (**b, c**) Gd-DTPA; **d, e** T2w-SE-Bilder, **f** nativer CT-Scan. Der große, zystische Tumor zeigt kein umgebendes Ödem, aber eine kräftige Kontrastierung des soliden Tumoranteils und schollige Verkalkungen, die nur als Signalaussparungen auf T2w-Bildern erkennbar sind. Er komprimiert den 4. Ventrikel von dorsal und hat zu einer Liquorpassagebehinderung mit Erweiterung des Aquädukts *(Pfeil)* geführt

phien, Blutungen, kleineren Nekrosen und pathologischen Gefäßen. Bei ihnen ist das Grundmuster der Astrozyten noch erkennbar, allerdings ist der Übergang in einen Grad-IV-Tumor oft fließend und schwierig zu bestimmen (s. Abb. 3.9).

- *Grad IV:* Diese Malignitätsstufe wird zu den Glioblastomen gerechnet.

Seltenere Formen sind die subependymalen Riesenzellastrozytome, die den periventrikulären Knoten der tuberösen Sklerose entsprechen, und die Astroblastome, die seltene Tumoren aus den Reifungsstadien zwischen Spongioblasten und Astrozyten darstellen, deren Eigenständigkeit jedoch umstritten ist [66].

Astrozyten sind auf T1w-Bildern nur wenig signalärmer, auf T2w-Bildern jedoch deutlich signalreicher als das normale Parenchym. Die niedrig malignen Astrozytome zeigen kein oder nur ein geringes begleitendes Ödem und keinerlei Kontrastanfärbung (s. Abb. 3.8). Ihr Nachweis und die Erfassung der Ausdehnung gelingt jedoch mit der MRT besser als mit der CT [10, 45].

Die anaplastischen Astrozytome können sehr variabel sein und solide zystische sowie nekrotische Anteile aufweisen (s. Abb. 3.9). In der MRT erscheinen sie ausgedehnter als in der CT. Das Signalverhalten in der Nativuntersuchung unterscheidet sich wenig von den niedrig malignen Formen. Auf den T1w-Bildern ist die SI

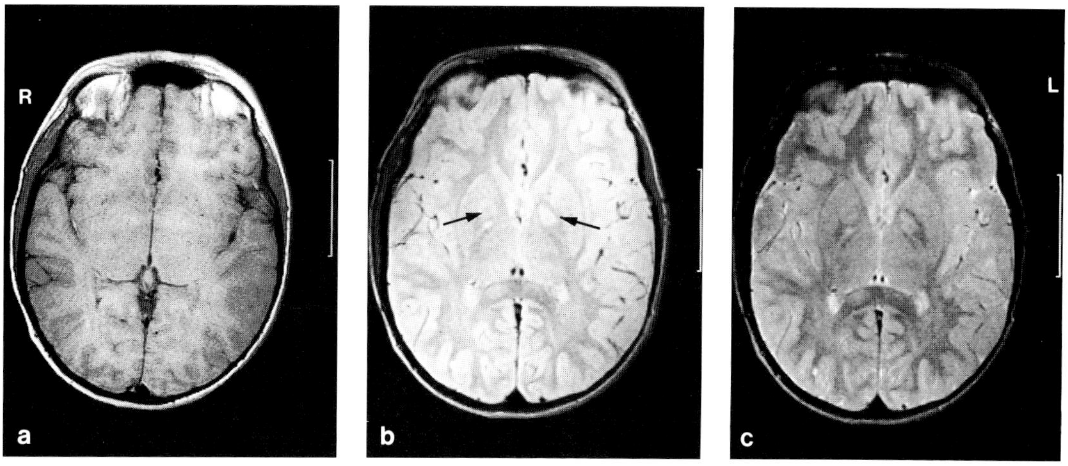

Abb. 3.23 a–c. 12jähriger Patient mit Neurofibromatose Typ I. **a** T1w-SE-Bild, **b, c** T2w-SE-Bilder. Es finden sich bilaterale Hamartome im Knie der Capsula interna und in den medialen Anteilen des Globus pallidus *(Pfeile)*, die keine sichere Raumforderung zeigen und nur auf den T2w-Bildern erkennbar sind

durch erhöhten Wassergehalt erniedrigt. Sie sind meist von einem geringen bis mittelgradigen Ödem umgeben, das sich auf T2w-Bildern gut erfassen läßt, aber eine genaue Begrenzung des Tumor unmöglich macht (s. Abb. 3.9). Eine Tumoreinblutung läßt sich aufgrund der typischen Signalveränderung sicher erkennen. Die soliden Tumoranteile zeigen in der überwiegenden Mehrzahl wie in der CT eine Kontrastverstärkung nach KM-Gabe [58], was die Abgrenzung von Nekrosen oder zystischen Anteilen erlaubt. Um eine Verwechselung mit Einblutungen zu vermeiden, empfiehlt sich jedoch die vorherige native T1w-Durchschichtung.

Bei den bulbopontinen Tumoren handelt es sich überwiegend um langsam wachsende Astrozytome (fibrillär oder pilozytisch), seltener um anaplastische Astrozytome des ersten und zweiten Lebensjahrzehnts. Wenn die Gefäße oder der Liquor durch Pulsationen störende Artefakte hervorrufen (s. Abb. 3.20), empfehlen sich bei dieser Lokalisation flußkompensierte T2w-SE-Sequenzen. Da etwa 60 % der Tumoren eine KM-Aufnahme zeigen, ist zur Tumor-Ödem-Differenzierung auch hier eine KM-Applikation sinnvoll [45].

Auch die piloiden Astrozytome haben das vorbeschriebene Signalverhalten und zeigen vor allem im Kleinhirn oft große Zysten und eine Kontrastanfärbung des soliden Tumorknotens (s. Abb. 3.22). Die nicht seltenen Verkalkungen können dagegen nur indirekt durch das fehlende Signal erfaßt und in einzelnen Fällen nur anhand ihrer Konfiguration von Gefäßen unterschieden werden. Diese Tumoren kommen vorwiegend im Kleinhirn und in der Mittellinie vor. Selten sind sie in den Großhirnhemisphären mit Bevorzugung des medialen Schläfenlappens zu finden. Die Optikusgliome sind an der Auftreibung des Sehnerven und des Chiasmas leicht zu erkennen (s. Abb. 3.21). Bei sehr kleinen Tumoren im Bereich des N. opticus und des Chiasmas ist die Gabe von KM zu empfehlen, da hier die sonst sehr sensitiven T2w-Bilder durch Partialvolumeneffekte der benachbarten Liquorräume irreführend sein können. Bei allen Mittellinientumoren ist eine sagittale Schnittführung anzuraten, um die Beziehung zum Chiasma, zur Hypophyse, zum Hirnstamm und Aquädukt bei möglichen Liquorzirkulationsstörungen zu erfassen.

Astrozytome oder Hamartome der Sehbahn (Abb. 3.23), die bei der zentralen Form der Neurofibromatose gehäuft auftreten [66] und mit der CT oft nur schwer erfaßbar sind, lassen sich gut auf T2w-Bildern darstellen [15, 71]. Auch die subependymalen Riesenzellastrozytome bei der tuberösen Sklerose sind aufgrund der typischen Lokalisation wie in der CT gut zu erkennen [60], wobei die Verkalkungen als kleine Zonen mit vermindertem Signal erscheinen können (Abb. 3.24).

Schließlich existieren Tumoren, die als Mischgliome, Oligoastrozytome [66, 100] oder manchmal einfach als Gliome bezeichnet wer-

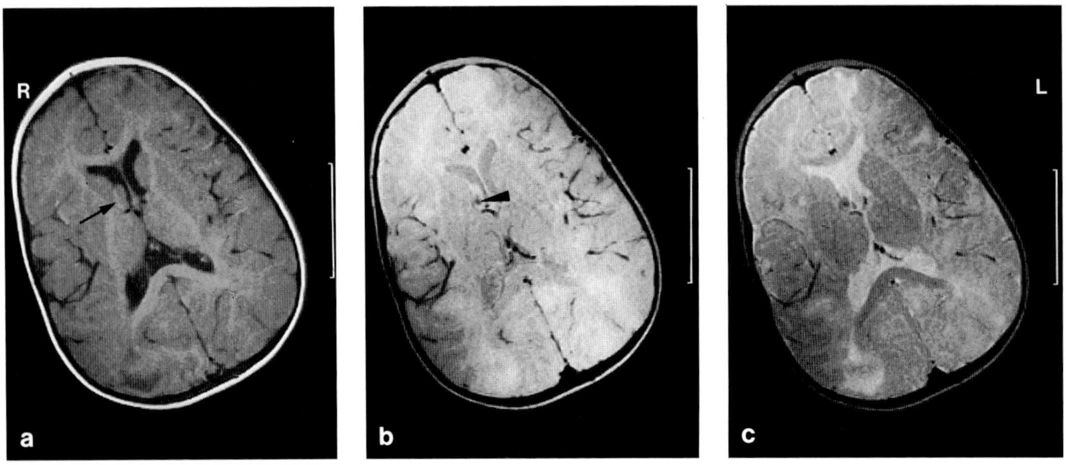

Abb. 3.24 a–c. 8 Monate altes Kind mit tuberöser Sklerose. **a** T1w-SE-Bild, **b, c** T2w-SE-Bilder. Der subependymale Knoten liegt unmittelbar angrenzend an den Nucleus caudatus rechts *(Pfeil)* und zeigt in **b** und **c** eine kleine Signalauslöschung *(Pfeilspitze)*, die einer Verkalkung entspricht. Diese ist in **a** aufgrund der noch vorhandenen Gewebematrix nicht zu erkennen

den, da sie histologisch sowohl Charakteristika der Astroglia als auch der Oligodendroglia haben. Sie sind deshalb nicht immer eindeutig zu klassifizieren. Laut WHO [100] werden sie den Oligodendrogliomem zugerechnet und als Grad-II-Tumoren eingeordnet, sind aber in der Bildgebung meist nicht von Astrozytomen gleicher Malignität zu unterscheiden (s. Abb. 3.14 und 3.19).

3.2.4.2 Glioblastome

Glioblastome sind die häufigsten hirneigenen Tumoren. Sie wachsen rasch und infiltrierend und treten überwiegend zwischem dem 40. und 60. Lebensjahr auf, wobei Männer fast doppelt so häufig betroffen sind wie Frauen. Sie finden sich vor allen in den Großhirnhemisphären, bevorzugen die Frontal- und Temporalregion und wachsen gelegentlich durch den Balken hindurch in beide Hemisphären (Schmetterlingsgliome) sowie in die Stammganglien. Sie repräsentieren etwa 50 % aller Gliome [66] und etwa 90 % der Großhirngliome des Erwachsenen [45]. Die Anamnese beträgt Wochen bis wenige Monate. Neben allgemeinen Tumorsymptomen treten bald Paresen, Sprachstörungen und andere fokale Ausfälle auf. Die Überlebenszeit beträgt auch nach Operation und/oder Strahlentherapie in der Regel nur 6–12 Monate [66].

Das Glioblastom ist die am stärksten anaplastisch modifizierte Form der Gliazelltumoren mit dem höchsten Malignitätsgrad. Es findet sich eine relativ scharfe Abgrenzung von Teilen des Tumors und ein ausgesprochen buntes Aussehen am fixierten Gewebe (Glioblastoma multiforme). In etwa 6 % findet sich ein multizentrisches Wachstum [66] mit verstreuten Läsionen, die gelegentlich sogar in der anderen Hemisphäre liegen können. Der Tumor bevorzugt das Marklager und bildet ein ausgeprägtes begleitendes Ödem. Er zeigt eine hohe Tumorzelldichte mit deutlicher Kern- und Zellpolymorphie. Es treten aber auch isomorphe Partien und ausgedehnte Nekrosen auf. Dazu kommen ausgeprägte Gefäßproliferationen und Blutungen unterschiedlichen Alters. Ein Übergang zu sarkomatösen Komponenten ist möglich. Auch Kalkablagerungen sind manchmal nachweisbar und werden als Zeichen einer etwas günstigeren Prognose gewertet [66]. Entsprechend dem bunten histologischen Bild ist auch die MRT bei einzelnen Tumoren recht unterschiedlich. Die soliden Tumoranteile sind auf T1w-Bildern signalärmer als das gesunde Parenchym (Abb. 3.25). Besteht jedoch ein ausgeprägtes Umgebungsödem, so ist der Tumor weder auf T1- noch auf T2w-Bildern abgrenzbar. Selbst eine Multiechosequenz führt oft nicht zu der notwendigen Unterscheidung (s. Abb. 3.17). Gleiches gilt für die häufig auftretenden ausgedehnten Nekrosen, die nur

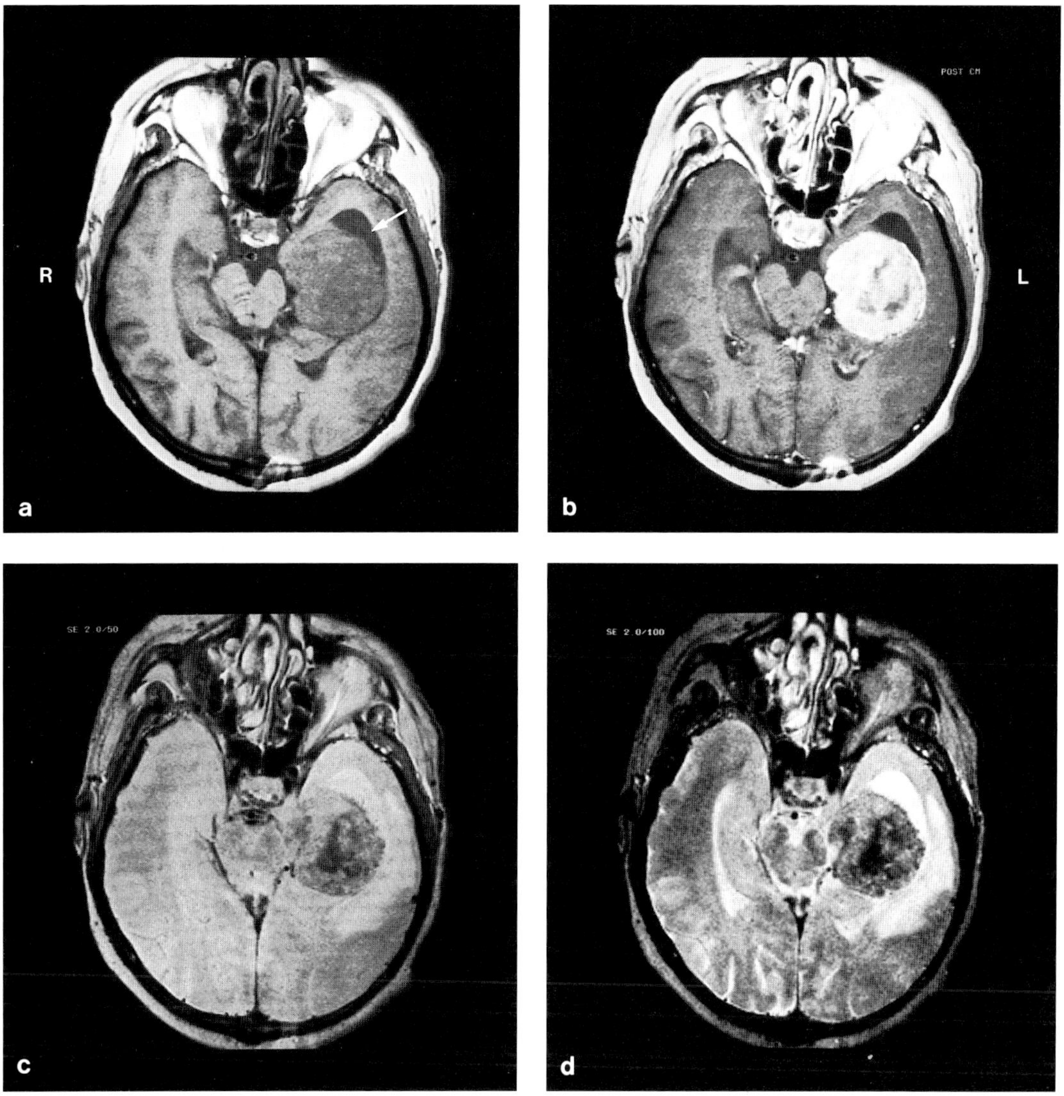

Abb. 3.25 a–d. 59jähriger Patient mit temporobasalem Glioblastom. T1w-SE-Bilder vor (**a**) und nach (**b**) Gd-DTPA; **c, d** schwach- und stark T2-gewichtete SE-Bilder. Der große, rundliche Tumor ist relativ scharf begrenzt, zeigt ein nur mäßiges Begleitödem und hat das Temporalhorn amputiert und erweitert *(Pfeil)*. Nach KM-Gabe färbt er sich stark aber inhomogen an, wobei die zentralen Signalminderungen diffusen Verkalkungen entsprechen

durch ihre überwiegend rundliche Konfiguration nativ erfaßbar sind. Bei den Glioblastomen ist daher die Kontrastmittelgabe sehr hilfreich und sollte unbedingt durchgeführt werden. Die gefäßreichen Tumoranteile zeigen sich mit KM manchmal als ring- oder girlandenartiger Randwall. Darüber hinaus erlaubt das KM meist eine Unterscheidung zwischen soliden und nekrotischen Anteilen und dem begleitendem Ödem. Zudem ist die KM-Gabe geeignet, weitere Absiedlungen (s. Abb. 3.17), Rezidive oder ein multizentrisches Wachstum aufzudecken (Abb. 3.26). Bestehende Blutungen sind durch ihre typischen Signalveränderungen erkennbar, während Kalkablagerungen dem direkten Nachweis entgehen (s. Abb. 3.18 und 3.25).

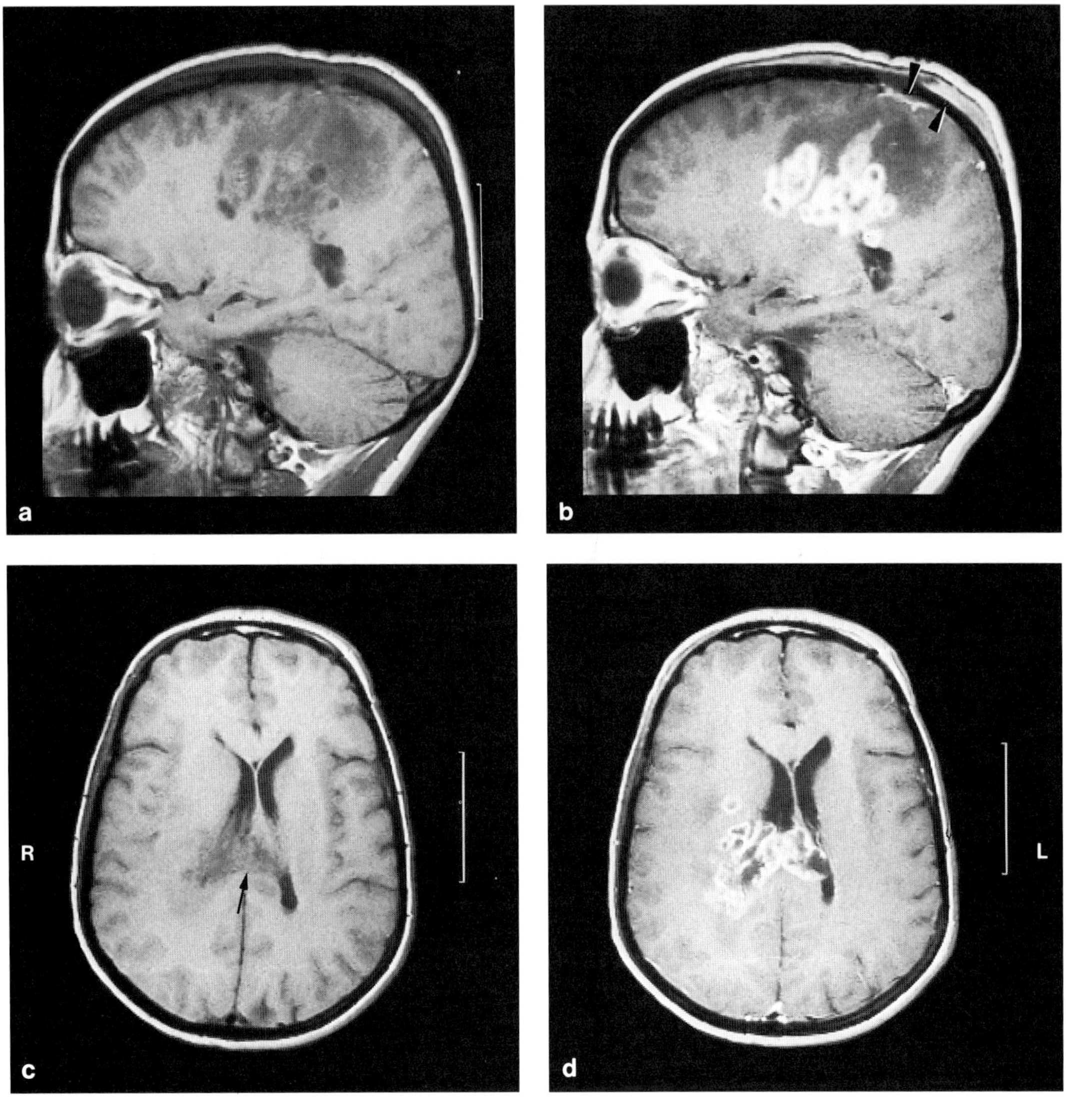

Abb. 3.26 a–d. 46jährige Patientin mit multizentrischem Glioblastom. T1w-SE-Bilder vor (**a, c**) und nach (**b, d**) Gd-DTPA. Der Tumor hat den hinteren Balken durchsetzt *(Pfeil)* und wächst multifokal mit vielen zystischen Nekrosen, die ringförmige Kontrastanfärbungen zeigen. Zust. n. stereotaktischer Biopsie mit KM-Anreicherungen in der Galea und der Duranarbe *(Pfeilspitzen)*

3.2.4.3 Oligodendrogliome

Das Oligodendrogliom ist ein Großhirntumor des Erwachsenenalters mit einer Häufung zwischen dem 35. und 55. Lebensjahr und leichter Bevorzugung des männlichen Geschlechts. Nur die Oligodendrogliome des Thalamus werden auch bei jüngeren Patienten gefunden [100]. Diese Tumoren leiten sich von der Oligodendroglia ab und wachsen infiltrierend, gehören aber zu den ausgereifteren und verhältnismäßig benignen Gliomen. Sie unterscheiden sich hinsichtlich ihrer Vorzugslokalisation nicht von den Astrozytomen (35 % frontal, 31 % temporal, 23 % parietal, 6 % occipital und 5 % im oralen Hirnstamm) [66]. Rindennahe Oligodendrogliome können girlandenförmig entlang der Gyri wachsen und in den Subduralraum vordringen [55]. Der Tumor wächst sehr langsam, und es vergehen meist mehrere Jahre zwischen den ersten Symptomen und der Diagnosestellung. Dabei entwickeln sich neben den lokalen Tumorsymptomen besonders häufig epileptische Anfälle,

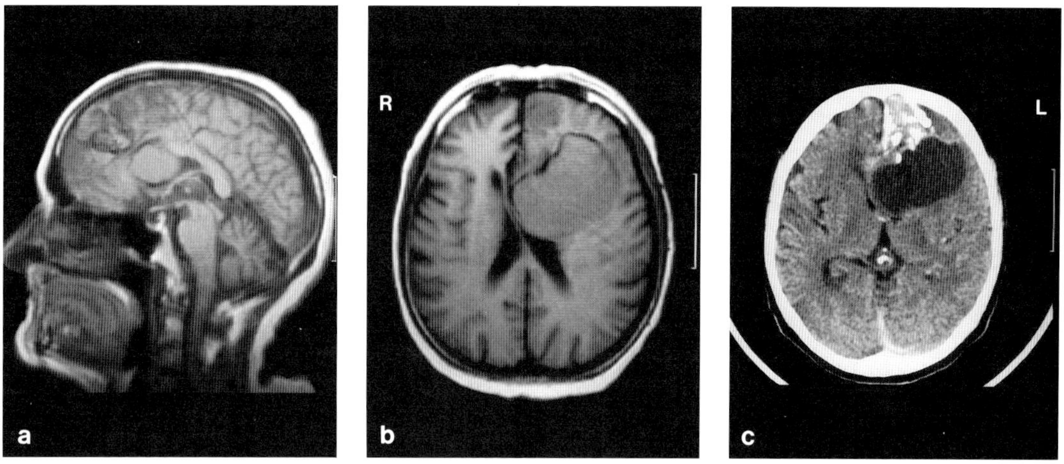

Abb. 3.27 a–c. 70jährige Patientin mit zystischem Oligodendrogliom. **a** Sagittales und **b** axiales T1w-SE-Bild, c CT-Scan mit KM. Der überwiegend zystische Tumor ist in den Balken eingewachsen und zeigt frontal gyriforme Verkalkungen, die nur im CT-Scan zu erkennen sind. Auf **a** ist eine Verwechslung mit Gefäßstrukturen möglich. Tumor, Zyste und Verkalkungen sind auf den T1w-Bildern isointens

die bei etwa der Hälfte der Patienten das erste Tumorsymptom darstellen [63].

Mikroskopisch zeigt sich im Vergleich zu den Astrozytomen eine geringere Infiltrationsbreite. Typischerweise dominiert ein rundkerniger Zelltyp mit oft regressiven Veränderungen des Zelleibs, so daß von einer Honigwabenstruktur gesprochen werden kann. In den Randpartien finden sich häufig zahlreiche Kalkkonkremente, die sehr charakteristisch, wenn auch nicht spezifisch für das Oligodendrogliom sind [66]. Auch andere regressive Veränderungen wie Blutungen und Zysten kommen vor. Je nach Anaplasie des Tumors werden wie bei den Astrozytomen 3 Grade unterschieden, wobei bei den höheren Stadien die pathologischen Gefäße vermehrt sein können. Stark anaplastische Oligodendrogliome zeigen verstärkte Zellpolymorphien mit riesen- und monsterzellulären Elementen analog zu den anaplastischen Astrozytomen.

Auch in der MRT gibt es für die Oligodendrogliome keine spezifischen Zeichen. Sie gleichen in vielen Aspekten den Astrozytomen und erscheinen auf den T1w-Bildern etwas signalärmer oder aber isointens zum umgebenden Parenchym (Abb. 3.27). Sie können auf diesen Bildern nur aufgrund der raumfordernden Wirkung und degenerativer Veränderungen wie Zysten (s. Abb. 3.27) oder Blutungen erkannt werden. Auf den T2w-Aufnahmen sind sie besonders auf balancierten Bildern durch ihre Signalerhöhung besser abgrenzbar, da auch das perifokale Ödem meist wenig ausgeprägt ist (Abb. 3.28). Sie sind jedoch im Vergleich zur CT besser und genauer in Größe und Ausdehnung zu erfassen, was für die Planung der Strahlentherapie von Bedeutung sein kann [82]. Die in etwa 50% der Fälle anzutreffenden, unregelmäßig konfigurierten größeren Kalkareale, die eine spezifische Diagnose in der CT sehr erleichtern [58], sind nur indirekt zu erkennen (s. Abb. 3.27) und können bei entsprechender Konfiguration als Gefäße fehlgedeutet werden. Da schließlich auch die Kontrastmittelgabe nur bei den anaplastischen Tumoren zur Anreicherung führt [45], stützt sich die Bilddiagnose des Oligodendroglioms im wesentlichen auf die Kombination von Zysten, Blutungen und Verkalkungen in Zusammenhang mit einem nur gering ausgeprägten Ödem.

3.2.4.4 Ependymome

Ausgangsgewebe der Ependymome ist das Ependym, die einschichtige Zellauskleidung der Hirnkammern und des Zentralkanals im Rückenmark.

Das Ependymom repräsentiert etwa 2% der intrakraniellen und etwa 5% der hirneigenen Tumoren und kommt vor allem bei Kindern

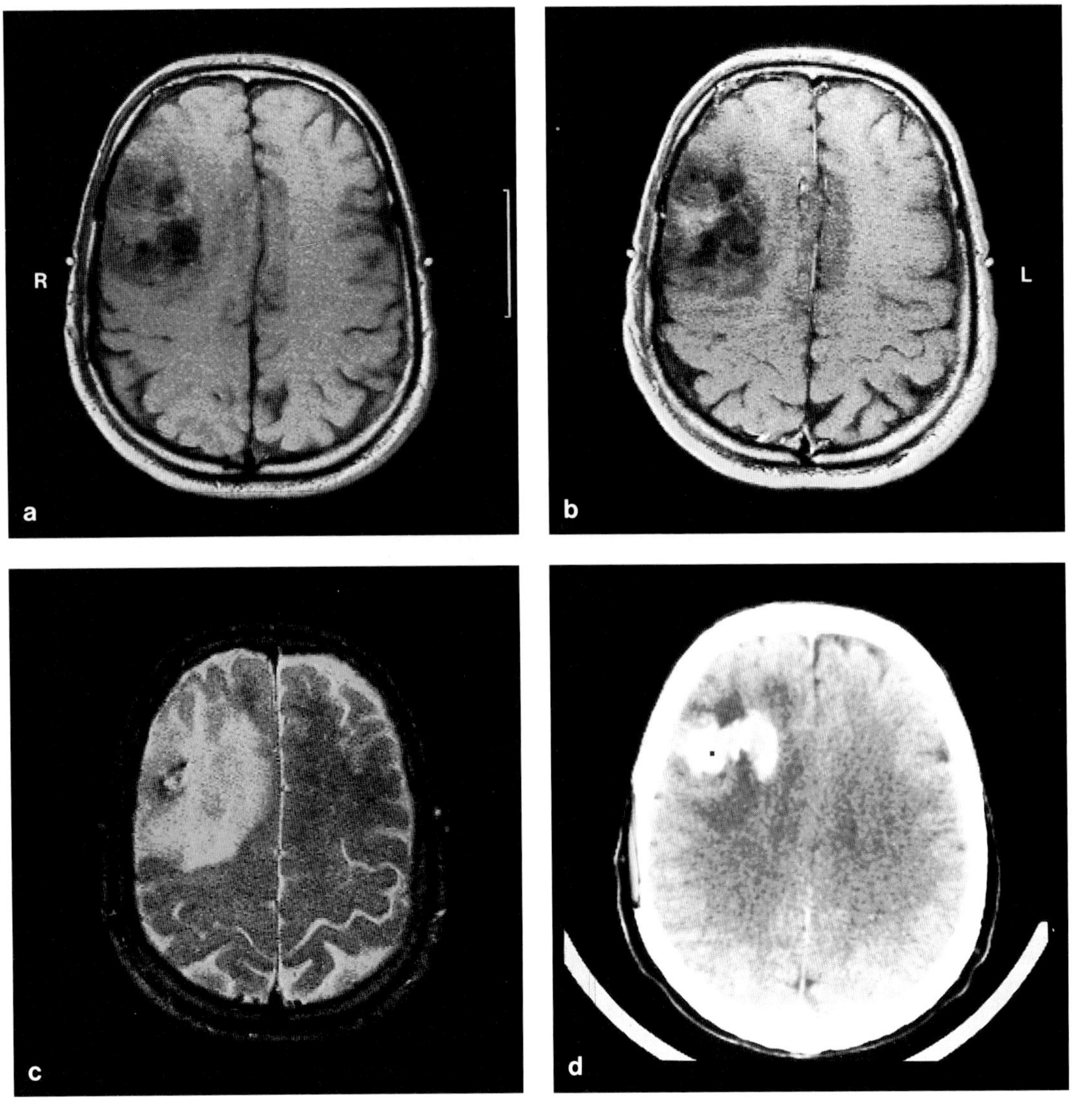

Abb. 3.28 a–d. 63jähriger Patient mit Oligodendrogliom. T1w-SE-Bilder vor (**a**) und nach (**b**) Gd-DTPA; **c** stark T2-gewichtetes SE-Bild, **d** nativer CT-Scan. Der Tumor zeigt zystische Umwandlungen und ist vom umgebenden Ödem nicht sicher abgrenzbar. Nach KM-Gabe nur geringfügige Anfärbung einzelner lateraler Tumoranteile. Die Verkalkungen entgehen zum großen Teil der Darstellung und sind auf T1w-Aufnahmen nicht von Tumorzysten zu unterscheiden

und Jugendlichen mit leichter Bevorzugung des männlichen Geschlechts vor. Die Tumoren sind mit absteigender Häufigkeit am Boden des 4. Ventrikels, an den Seitenventrikeln und am 3. Ventrikel lokalisiert. Bei den supratentoriellen Ependymomen sind Kinder und Erwachsene gleich häufig, bei den infratentoriellen Ependymomen Kinder und Jugendliche doppelt so häufig vertreten [1]. Intraspinal sind sie besonders häufig in der Lumbalregion lokalisiert [100].

Makroskopisch ist das Ependymom meist gut abgrenzbar, wächst exophytisch in das Ventrikellumen vor und hat ein blumenkohlähnliches Aussehen mit starker Vaskularisation. Mikroskopisch findet sich eine rosettenartige, radiäre Anordnung der Tumorzellen um ein zentrales Gefäß. Allerdings gibt es vielfältige Varianten, wie das myxopapilläre, das papilläre, das subependymale und das anaplastische Ependymom, so daß die Diagnose schwierig sein kann. Der Tumor hat die Neigung, sich auf dem Li-

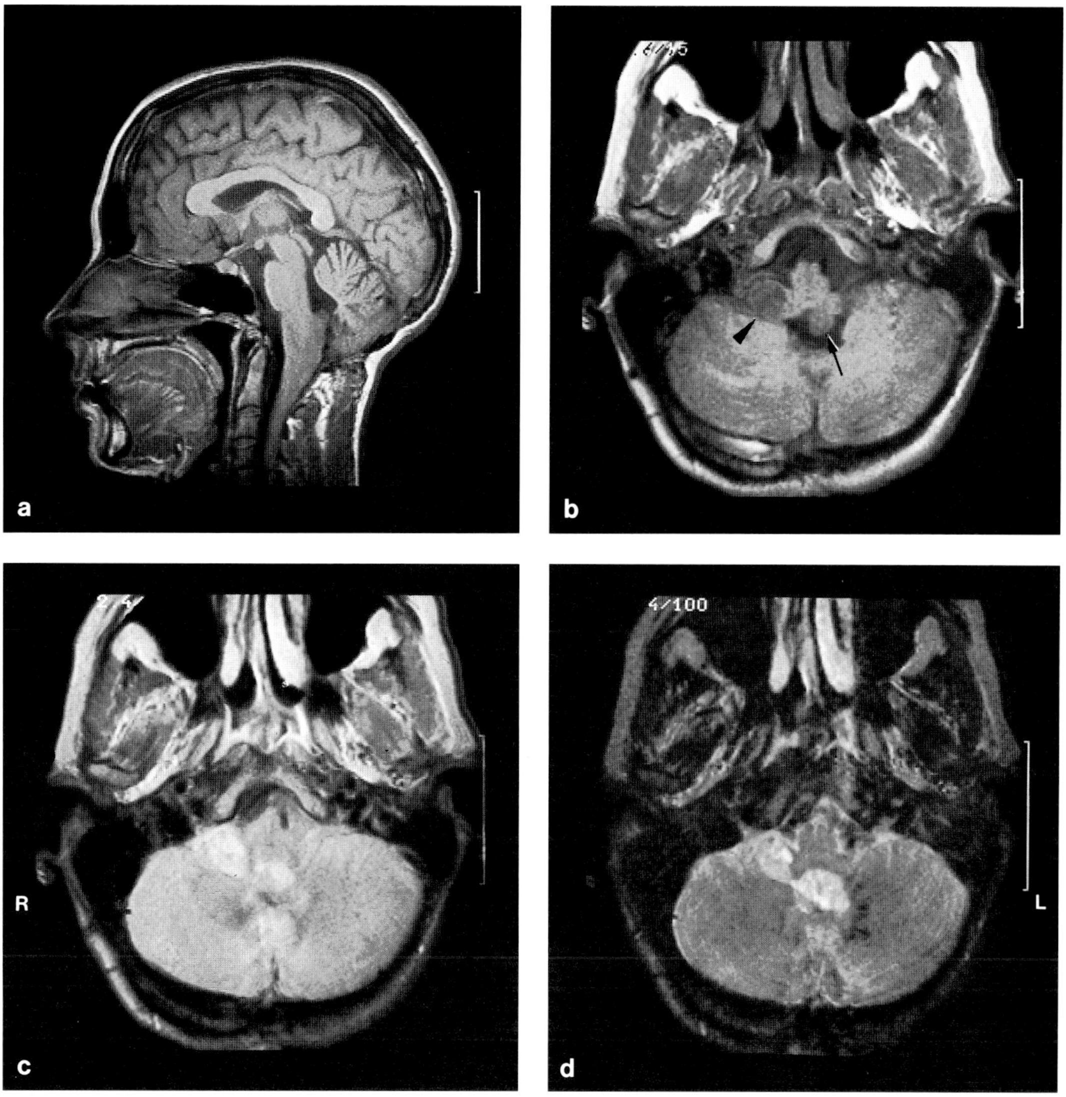

Abb. 3.29 a–d. 32jährige Patientin mit Ependymom des 4. Ventrikels. **a, b** T1w-SE-Bilder, **c, d** schwach und stark T2-gewichtete SE-Bilder. Der Tumor sitzt am Boden der Rautengrube *(Pfeil)* und ist über den Recessus lateralis des 4. Ventrikels rechts durch das Foramen Luschkae in die perimedulläre Zisterne vorgewachsen *(Pfeilspitze)*. Er ist scharf demarkiert, auf **a** und **b** signalärmer als das Parenchym und zeigt kein umgebendes Ödem

quorwege auszubreiten [66]. Je nach Lokalisation kann er sowohl zerebelläre Symptome als auch Liquorabflußbehinderungen mit entsprechenden Hirndruckzeichen verursachen.
In der MRT sind die Ependymome des 4. Ventrikels gut auf T1w-Bildern erkennbar. Sie sind relativ scharf begrenzt, signalärmer als das Parenchym und von diesem und vom Liquor zu unterscheiden (Abb. 3.29). Zur genauen Lokalisation sind sagittale Bilder zu empfehlen, die auch einen möglichen Tiefstand der Tonsillen aufzeigen [37]. Auf den T2w-Bildern ist der Tumor signalintensiver als das umgebende Parenchym und isointens zum Liquor, so daß hier die Abgrenzung schwierig sein kann. Ein Ödem ist meist nicht vorhanden (s. Abb. 3.29). Störungen der Liquorzirkulation sind aufgrund der Liquordiapedese als unscharf begrenzte Signalanhebung an den Vorder- und Hinterhörnern der Seitenventrikel zu erfassen. Nach Kontrastmittelgabe kommt der Tumor wie in der CT signalreich zur Darstellung.

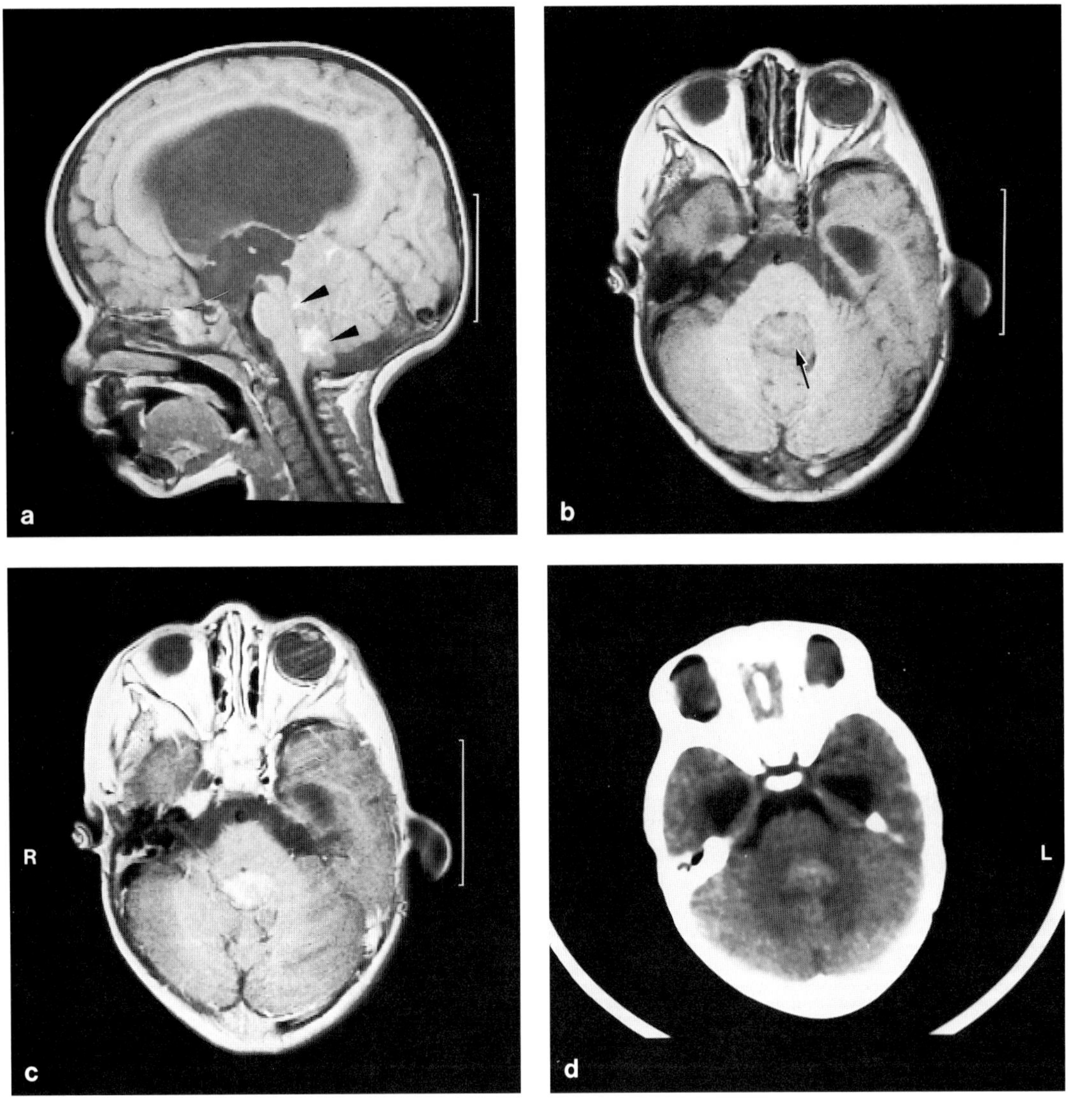

Abb. 3.30 a–d. 1 jähriges Kind mit Medulloblastom des Kleinhirnwurms. **a–c** T1w-SE-Bilder vor (**a, b**) und nach (**c**) Gd-DTPA; **d** nativer CT-Scan. Der Tumor *(Pfeil)* komprimiert den 4. Ventrikel von dorsal und hat zu einem Verschlußhydrozephalus geführt. Er ist nativ signalärmer als das Parenchym, zeigt aber auf **a** einige signalhelle Einblutungen *(Pfeilspitzen)*. Nach KM deutliche Kontrastanfärbung des im CT (**d**) nativ leicht hyperdensen Tumors

3.2.4.5 Medulloblastome

Das Medulloblastom ist ein maligner Tumor (Grad IV) des Kindes- und Jugendalters mit Bevorzugung des männlichen Geschlechts, der seinen Ausgang von unreifen Nervenzellen nimmt und etwa 20% aller Hirntumoren bei Jugendlichen ausmacht [100]. Er liegt in 9 von 10 Fällen im unteren Kleinhirnwurm [63] und ist damit die häufigste bösartige Geschwulst der hinteren Schädelgrube im Kindesalter. Medulloblastome sind sehr strahlenempfindlich [45], breiten sich in der Umgebung des 4. Ventrikels aus und bilden Liquormetastasen sowohl nach supra- wie nach infratentoriell. Dem Sitz entsprechend gehören zu den klinischen Leitsymptomen Kopfschmerz, Erbrechen als Zeichen der gestörten Liquorpassage mit resultierendem Hirndruck sowie Ataxie und Hirnstammsymptome.

Es handelt sich um einen unscharf begrenzten, zelldichten Tumor mit gelegentlich palisaden-

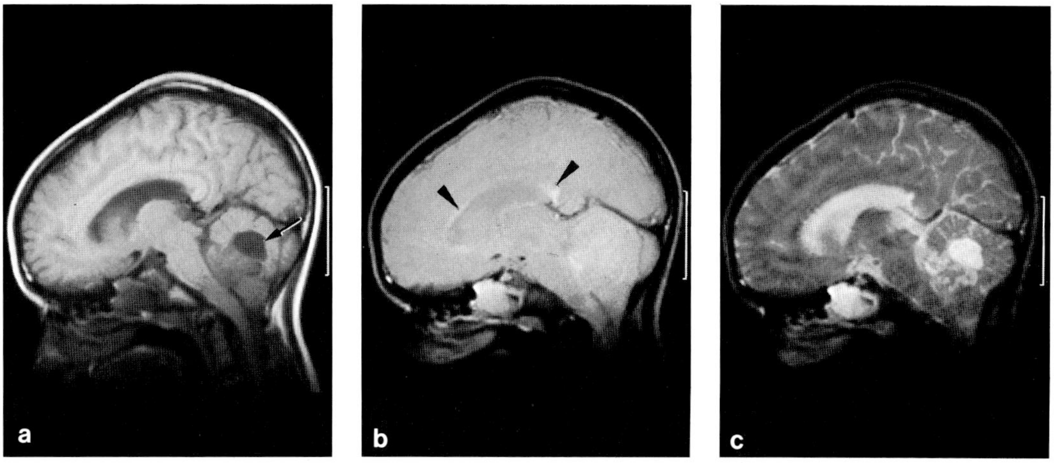

Abb. 3.31 a–c. 11jährige Patientin mit Rezidiv eines Medulloblastoms. **a** T1w-SE-Bild, **b, c** schwach und stark T2-gewichtete SE-Bilder. Der Tumor hat dorsal eine Zyste im Kleinhirnwurm *(Pfeil)* gebildet, komprimiert ventral den 4. Ventrikel und führt zu einem Liquoraufstau mit transependymaler Liquordiapedese, die auf dem balancierten Bild (**b**) als feine radiäre Signalanhebungen im Corpus callosum *(Pfeilspitzen)* zu erkennen sind

und rosettenförmiger Zellanordnung. Der eher gefäßarme Tumor neigt dazu, sich entlang der Gefäße auszubreiten und zeigt nur selten regressive Veränderungen wie Blutungen, Nekrosen, Verkalkungen und Zysten [100]. Sonderformen sind das Medullomyoblastom, bei dem zwischengeschaltete quergestreifte Muskelfasern beobachtet werden, und das desmoplastische Medulloblastom (Arachnoidalsarkom des Kleinhirns), ein Tumor, der häufiger bei Adoleszenten und Erwachsenen auftritt und als weniger maligne eingestuft wird [66].

In der Bildgebung zeigt sich meist ein relativ scharf begrenzter Tumor am Dach des 4. Ventrikels, der in der CT leicht hyperdens sein kann und in der MRT aufgrund der Verlängerung von T1 und T2 zu erkennen ist [37]. Die genaue Lage in der hinteren Schädelgrube und der häufig vorhandene Hydrozephalus sind auf sagittalen T1w-Bildern gut zu erfassen (Abb. 3.30). Zum Nachweis der gestörten Liquorpassage mit intrakranieller Drucksteigerung eignen sich besonders balancierte Bilder, die eine periventrikuläre Liquordiapedese empfindlich nachweisen (Abb. 3.31). Die Kontrastmittelaufnahme ist ebenso wie in der CT überwiegend positiv (s. Abb. 3.30) und sollte vor allem bei Verdacht auf eine Liquorabsiedlung erfolgen.

3.2.4.6 Pinealistumoren

Die Tumoren der Epiphyse sind seltene, nicht einheitliche Geschwülste mit einer Häufigkeit von etwa 0,5 %, die vor allem bei Jugendlichen mit leichter Bevorzugung des männlichen Geschlechts auftreten. Dazu zählen das relativ gutartige Pineozytom (Pinealozytom), das im allgemeinen gut abgrenzbar ist und nicht invasiv, langsam progredient wächst (Grad I–III) und seinen Ursprung von der Pinealis selbst nimmt. Weitere Pinealistumoren sind das Pinealoblastom, das maligner eingestuft wird (Grad IV) und das Germinom, das als Keimzelltumor keine ursprüngliche Beziehung zur Pinealis besitzt, aber als die häufigste Pinealisgeschwulst gilt [45]. Ganz selten ist die Pinealis Sitz eines endodermalen Sinustumors, des Dottersacktumors [66]. Alle Pinealistumoren führen durch Kompression der Vierhügelplatte zu einer charakteristischen klinischen Symptomatik mit vertikaler Blicklähmung (Parinaud-Syndrom) und intrakranieller Drucksteigerung.

Mikroskopisch zeigen die Pineozytome das Grundmuster der Pinealis mit einem bunten Bild von Blutungen, Nekrosen, Gallertzysten und Verkalkungen. Bei den Pinealoblastomen haben die Zellen Ähnlichkeit mit denen des Medulloblastoms. Hier sind Blutungen und Nekrosen häufiger. Das Germinom kommt nicht nur in der Epiphyse, sondern auch in der

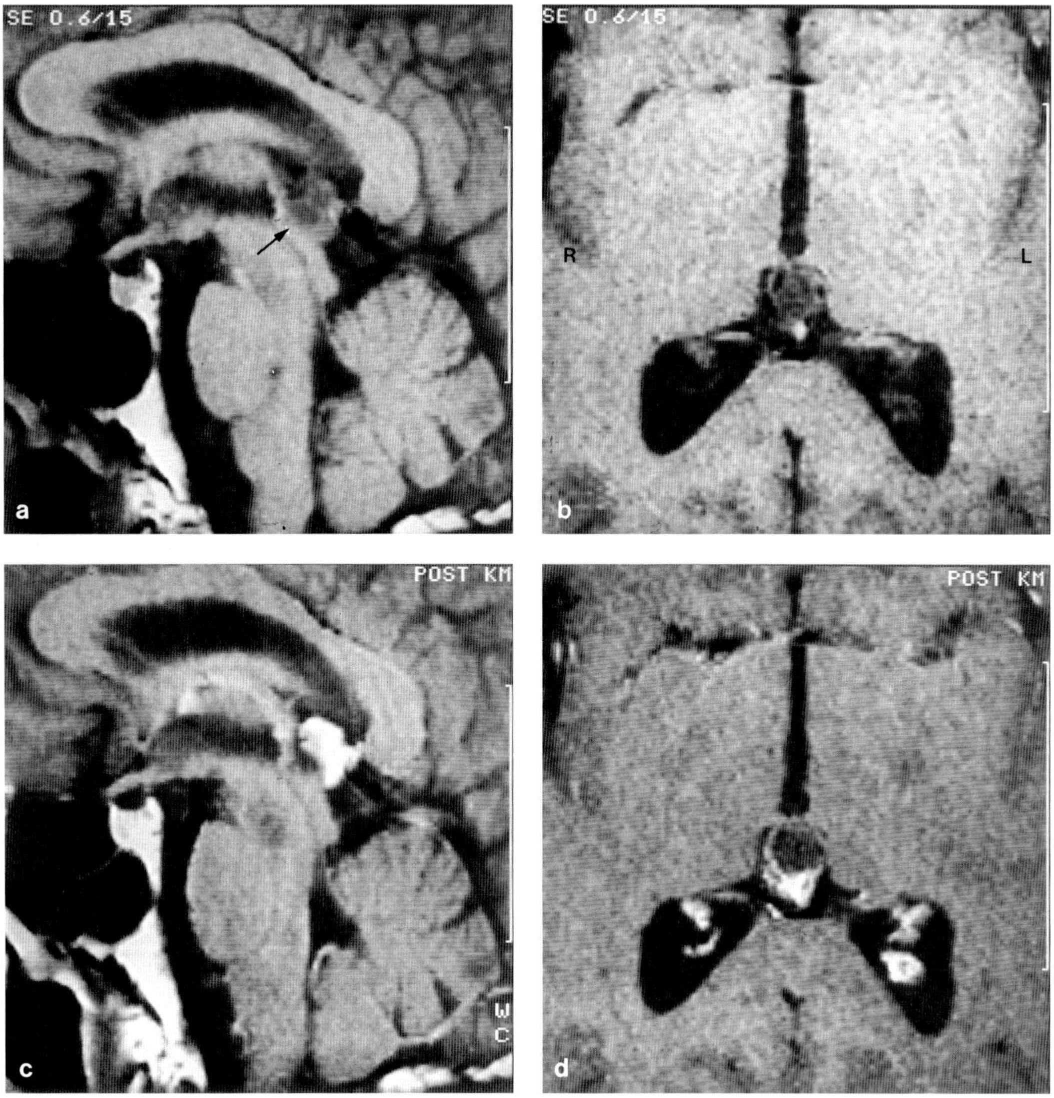

Abb. 3.32 a–d. 39jähriger Patient mit Pineozytom der Pinealis. **a, c** Sagittale und **b, d** transversale T1w-SE-Bilder vor (**a, b**) und nach (**c, d**) Gd-DTPA. Der kleine, teils zystische, teils solide Tumor komprimiert die Colliculi cranialis der Lamina tecti *(Pfeil)* und läßt sich erst nach KM-Gabe sicher abgrenzen

Umgebung des Infundibulums, der Neurohypophyse und des Chiasmas vor, mit relativ typischen, zytoplasmareichen Zellen [66]. Germinome neigen ebenfalls zur Ausbreitung auf dem Liquorweg.

Auch in der MRT bieten die Pinealistumoren ein buntes Bild, wobei die Diagnose aufgrund der typischen Lokalisation gestellt werden kann. Es empfehlen sich sagittale T1w-Bilder zur Lagebestimmung wie auch zum Nachweis einer Aquäduktstenose (Abb. 3.32). Allerdings kann der Tumor auf diesen Bildern oft nicht vom benachbarten Parenchym unterschieden werden (Abb. 3.33). Die T2-Relaxationszeiten sind bei allen Tumoren unspezifisch verlängert [62], so daß sie sich gut demarkieren. Ein Ödem ist selten nachweisbar. Wie die normale Pinealis selbst nehmen auch die meisten Tumoren homogen oder ringförmig Kontrastmittel auf und werden dadurch deutlich demarkiert. Solide, sehr kleine Tumoren können jedoch aus diesem Grunde manchmal von der normalen Pinealis nur durch ihre andersartige Konfiguration unterschieden werden. Zysten

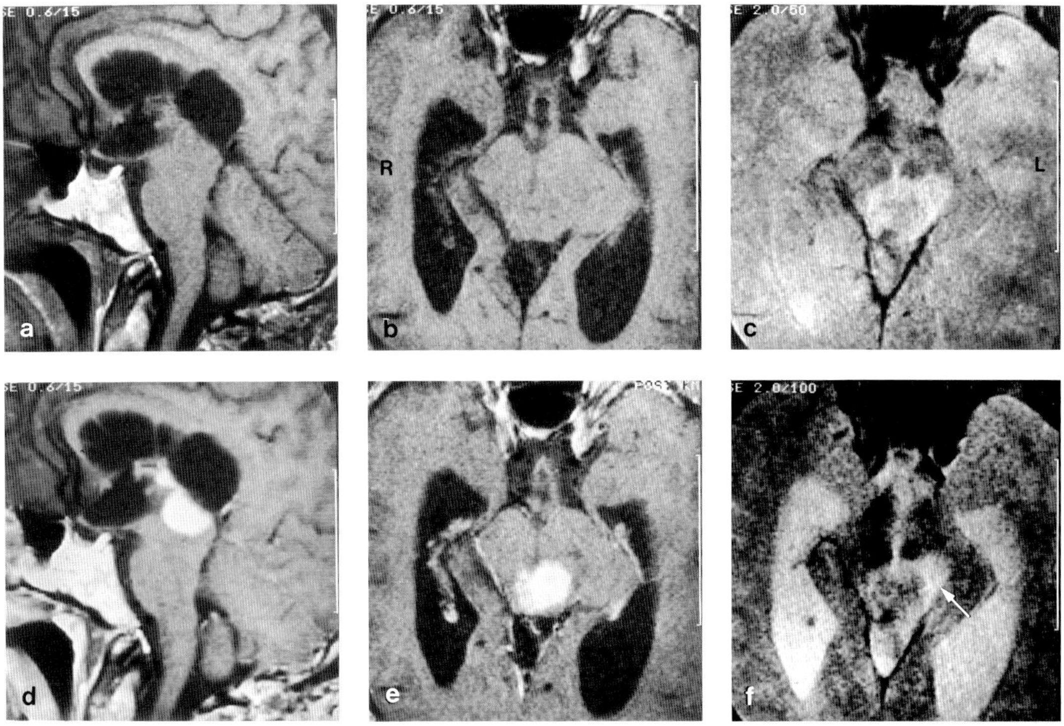

Abb. 3.33 a–f. 31jähriger Patient mit teilreseziertem Germinom der Pinealis. **a, d** Sagittale und **b, e**, transversale T1w-SE-Bilder vor (**a, b**) und nach (**d, e**) Gd-DTPA; **c, f** schwach und stark T2-gewichtete SE-Bilder. Der in den Hirnstamm eingewachsene Tumor ist auf den nativen T1w-Bildern nicht abgrenzbar. Auf den T2w-Aufnahmen ist keine sichere Unterscheidung von Tumor und Ödem *(Pfeil)* möglich, nach KM dagegen deutliche Demarkierung des Tumors

sind aufgrund des Signalverhaltens einfach zu erkennen (Abb. 3.34), während Verkalkungen dem direkten Nachweis entgehen.

3.2.4.7 Plexuspapillome

Plexuspapillome sind seltene, vom Plexus chorioideus ausgehende, meist relativ gutartige Tumoren des Kindes- und Jugendalters (Grad I) mit Vorzugssitz an den septumnahen Partien der Seitenventrikel und der Kleinhirnbrückenwinkel.

Eine maligne Variante ist das anaplastische Plexuspapillom (Grad III–IV), auch Plexuskarzinom genannt, das nicht immer scharf abgetrennt werden kann. Der gut vaskularisierte Tumor wächst papillär gegen das Hirngewebe vor, wobei die Grundstruktur des Plexus chorioideus oft noch erkennbar ist. Klinisch bestehen Zeichen der intrakraniellen Drucksteigerung, die teils durch Überproduktion, teils durch Passagebehinderung des Liquors hervorgerufen wird [45].

In der MRT kann der Tumor auf T1w-Aufnahmen isointens zur grauen Substanz sein (Abb. 3.35), ist aber auf T2w-Aufnahmen signalreicher als das umgebende Parenchym. Der Tumor ist meist relativ gut begrenzt, zeigt Signalheterogenitäten [53] und Beziehungen zum Plexus. Er ist von mäßigem Ödem umgeben und zeigt nach KM-Gabe analog zur CT eine starke Kontrastmittelaufnahme.

3.2.5 Tumoren extrazerebralen Ursprungs

Unter den Tumoren extrazerebralen Ursprungs werden alle nicht hirneigenen Tumoren subsummiert, die intrakraniell vorkommen können. Es sind dies die Tumoren der Hirnhäute, der Nervenscheiden, der Hypophyse und vaskuläre Fehlbildungen sowie Metastasen aus

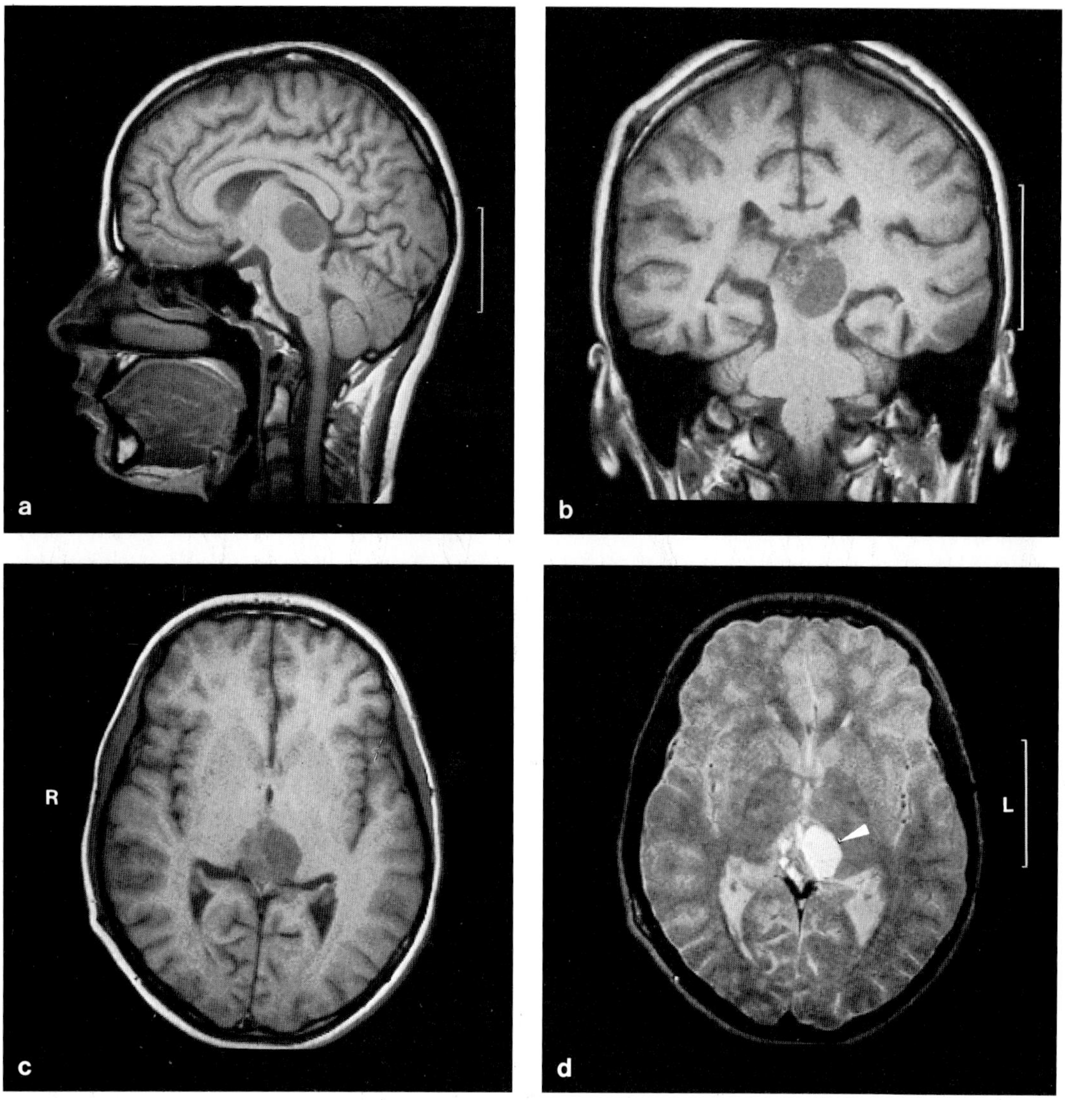

Abb. 3.34a–d. 14jährige Patientin mit Germinom der Pinealis. **a** Sagittales, **b** koronares und **c** axiales T1w-Bild, **d** axiales stark T2w-SE-Bild. Der teils zystische, teils solide Tumor wächst verdrängend links gegen den Thalamus *(Pfeilspitze)* vor, hat aber noch zu keiner Behinderung der Liquorpassage geführt

anderen Organen, Lymphome, dysontogenetische Tumoren und Geschwülste, die durch lokale Ausbreitung das ZNS einbeziehen. Sie machen etwa 60 % aller intrakraniellen Tumoren aus. Nachfolgend werden nur diejenigen von ihnen vorgestellt, die in anderen Kapiteln nicht näher behandelt werden.

3.2.5.1 Meningeome

Bei den Meningeomen handelt es sich um benigne Tumoren, die von der harten Hirnhaut ausgehen und über Jahre langsam verdrängend wachsen. Selten können sie maligne entarten. Sie machen über 15 % aller intrakraniellen Tumoren aus. Ihr Prädilektionsalter liegt zwischen dem 35. und 70. Lebensjahr mit deutlicher Bevorzugung von Frauen (zerebral 2:1; spinal 4:1) [66]. Ursprung sind Zellen der Leptomeningen, insbesondere die Arachnoidalzellen in den Pacchioni-Granulationen. Vorzugssitz ist in der Reihenfolge der Häufigkeit: Falx cerebri, Großhirnkonvexität, Olfaktoriusrinne, Tuberculum sellae, Keilbeinflügel, Cavum Meckeli, Tentorium, Kleinhirnbrückenwinkel,

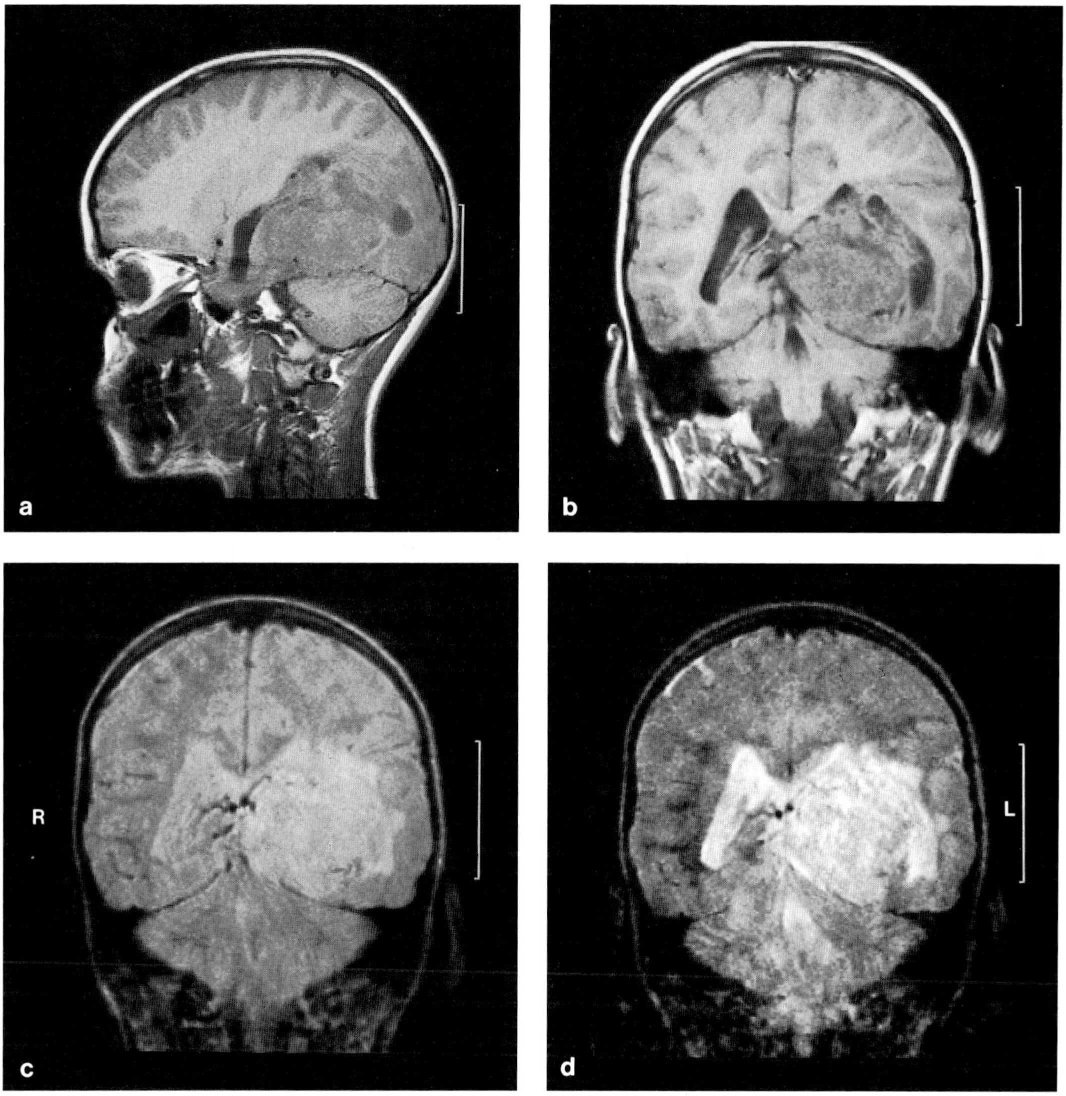

Abb. 3.35 a–d. 9jährige Patientin mit Plexuspapillom. **a** Sagittales und **b** koronares T1w-SE-Bild; **c, d** koronare, schwach und stark T2-gewichtete SE-Bilder. Der relativ scharf begrenzte Tumor geht vom Plexus des linken Seitenventrikels aus, wächst verdrängend über die Mittellinie und ist auf den T1w-Aufnahmen annähernd isointens zur grauen Substanz, demarkiert sich jedoch auf dem stark T2-gewichteten Bild

Clivus und kraniozervikaler Übergang [55]. Im Gegensatz zur scharfen Abgrenzung gegen das neuroektodermale Hirngewebe werden andere Gewebe mesodermalen Ursprungs wie Dura mater, Knochen, Periost, Gefäße und Muskulatur durchwachsen, ummauert oder reaktiv verändert. Meningeome können auch multipel auftreten oder flächenhaft (en plaque) entlang der Dura wachsen. Wegen ihres langsamen, rein expansiven Wachstums bleiben sie oft jahrelang symptomlos oder werden von unspezifischen Mißempfindungen begleitet. Die spezielle Symptomatik variiert entsprechend der Lokalisation: so können bei Konvexitätsmeningeomen Krampfanfälle, bei Olfaktoriusmeningeomen psychoorganische Störungen und bei basalen Meningeomen Hirnnervenausfälle beobachtet werden.

Histologisch werden die Meningeome in meningotheliomatöse, fibröse, psammomatöse, papilläre, angiomatöse und anaplastische Tumoren unterteilt. Es sind faser- und gefäßreiche Tumoren mit regressiven Veränderungen wie Kalkeinlagerungen (Psammome) und Zy-

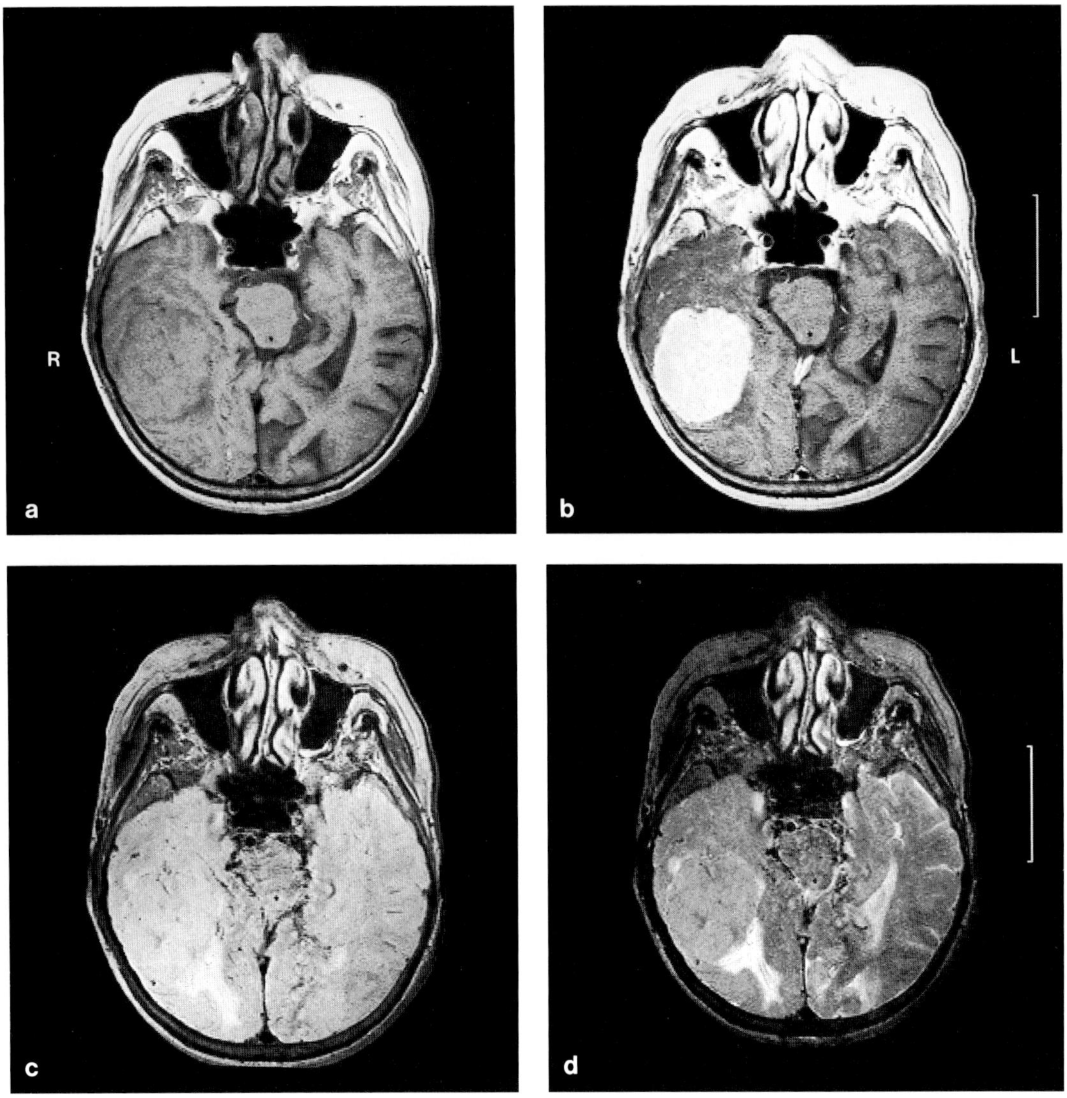

Abb. 3.36 a–d. 82jährige Patientin mit lateralem Tentoriummeningeom. Axiale T1w-SE-Bilder vor (**a**) und nach (**b**) GD-DTPA; **c, d** schwach und stark T2-gewichtete SE-Bilder. Der Tumor liegt dem Felsenbein und Tentorium auf und zeigt nur ein gering ausgeprägtes Ödem. Er ist auf allen nativen Aufnahmen isointens zum Parenchym, zeigt aber eine starke KM-Aufnahme

sten. Bei den angiomatösen Meningeomen ist das Hämangioperizytom eine seltene Sonderform [100] mit höherer Zelldichte, vermehrten Nekrosen und Mitosen und schlechterer Prognose, dessen Zuordnung zu den Meningeomen allerdings umstritten ist [66]. Als maligne müssen Meningeome eingestuft werden, die infiltrierend gegen das Hirngewebe oder den Knochen vorwachsen, eine ausgeprägte Kernpolymorphie zeigen und einen hohen Mitoseanteil besitzen.

In der MRT sind die Meningeome in der überwiegenden Anzahl sowohl auf T1w- als auch auf allen T2w-Aufnahmen isointens mit dem umgebenden Hirnparenchym, da sich ihre Relaxationszeiten oft nicht wesentlich vom Hirngewebe unterscheiden [16, 43, 89]. Sie stellen sich daher *indirekt* durch ihre raumfordernde Wirkung mit Verdrängung normaler Hirnstrukturen und dem oft vorhandenen Begleitödem sowie durch ihre andersartige Grundstruktur dar (Abb. 3.36). Allerdings ist die

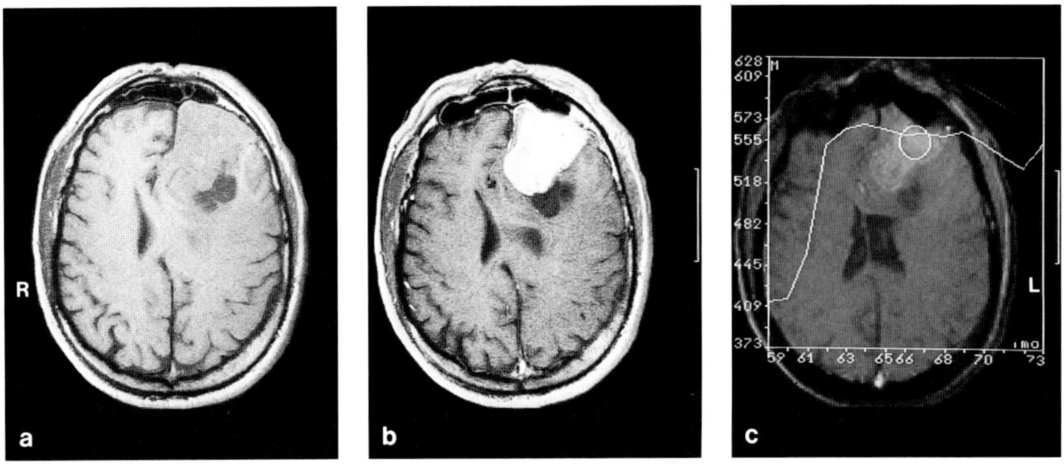

Abb. 3.37 a–c. 65jähriger Patient mit frontalem Falxmeningeom. **a, b** Axiale T1w-SE-Bilder vor und nach KM; **c** Dynamik der KM-Anflutung mittels 15 repetierender GE-Bilder (FLASH 50°) im Abstand von 9 s. Der Tumor ist nativ isointens und zeigt eine peritumoröse Zyste. Nach KM-Gabe ist das Maximum der Signalanhebung im soliden Anteil des Tumors (*Kreis* in **c**) innerhalb von etwa 20 s erreicht

MRT gerade bei Lokalisationen im Bereich des Hirnstamms sowie der vorderen und mittleren Schädelgrube durch die freie Wahl der Schnittführung der CT weit überlegen [83]. Die Kontrastmittelaufnahme ist immer stark und überwiegend homogen (s. Abb. 3.36), erfolgt innerhalb von Sekunden nach der Injektion (Abb. 3.37) und sollte deshalb zur genaueren Abgrenzung und insbesondere bei flächenhafter Ausbreitung (s. Abb. 3.11) regelmäßig erfolgen, da sie die Beziehung zur Dura aufzeigen kann. Die gelegentlich vorkommenden Verkalkungen sind nicht direkt darstellbar, während die seltenen zystischen Komponenten einfach zu erkennen sind (s. Abb. 3.37).

3.2.5.2 Neurinome

Das Neurinom (Synonym: Neurolemmom, Schwannom) ist ebenso wie seine Variante, das Neurofibrom, ein benigner Tumor (Grad I) der Hüllzellen (Schwann-Zellen) der Hirnnerven und des peripheren Nervensystems. Neurinome machen etwa 6% aller intrakraniellen Tumoren aus, manifestieren sich am häufigsten zwischen dem 35. und 60. Lebensjahr, wobei Frauen doppelt so häufig wie Männer betroffen sind. Die bevorzugte Lokalisation ist der Kleinhirnbrückenwinkel: hier sind es vom N. statoacusticus ausgehende Geschwülste, die häufig im distalen Abschnitt des Nerven im Meatus acusticus internus (intrameatal) beginnen und gegen den Hirnstamm vorwachsen [58]. In etwa 2–3% der Fälle finden sich Akustikusneurinome doppelseitig. Häufiger werden sie auch im Rahmen einer Neurofibromatose gefunden. Neben den Akustikusneurinomen können – jedoch seltener – Neurinome des N. trigeminus, des Spinalkanals und noch seltener des N. trochlearis, des N. vagus und N. hypoglossus auftreten [100]. Die Akustikusneurinome erzeugen ein charakteristisches klinisches Bild: progredienter Hörverlust, Ohrgeräusche und Gleichgewichtsstörungen. Bei den Neurinomen anderer Hirnnerven entwickeln sich entsprechende Hirnnervenausfälle.

Makroskopisch sind die verdrängend wachsenden Neurinome in der Regel scharf abgegrenzt und von derber Konsistenz. Es dominieren polar orientierte Zellen mit länglichen Kernen, die in (als „Palisadenstellung" beschriebenen) Zügen angeordnet sind. Die Tumoren sind stark durchblutet und können mit zunehmender Größe regressive Veränderungen mit Verfettungen, Nekrosen und Einblutungen aufweisen. Eine maligne Entartung ist selten, kommt aber vor.

Die MRT der Neurinome belegt exemplarisch den diagnostischen Vorteil dieser Methode gegenüber röntgenologischen Bildverfahren. Die „Knochenblindheit" der MRT bringt es mit sich, daß kompakter Knochen aufgrund seiner

Festkörperstruktur und seines geringen Protonengehalt kein Signal erzeugt, während im Knochen verlaufende Weichteile ohne Artefakte abgebildet werden [19]. Da das Felsenbein weitgehend kompakt und frei von Knochenmark ist, können Tumoren im Felsenbein gut erfaßt werden (s. Abb. 3.15). Da es immer zu einer deutlichen Signalanhebung nach Kontrastmittelgabe kommt, ist die MRT die überlegene Methode vor allem beim Nachweis kleiner, rein intrameatal wachsender Akustikusneurinome (s. Abb. 3.16). Durch sie kann die invasivere Luftmeatographie weigehend vermieden werden [25, 58]. – Auf T1w-Bildern sind Neurinome einer gewissen Größe durch ihre scharfe Begrenzung zum Hirnstamm und leichte Signalminderung ebenfalls gut zu erkennen [44], während dies auf T2w-Bildern schwierig sein kann (s. Abb. 3.10). Die Kontrastanfärbung ist im Unterschied zu den Meningeomen, die eventuell differentialdiagnostisch abgegrenzt werden müssen, langsam und über einige Minuten ansteigend (s. Abb. 3.16). Der enge Bezug zu den Hirnnerven ermöglicht deshalb zusammen mit dem Signalverhalten, der scharfen Begrenzung und der Kontrastanfärbung fast immer die sichere Artdiagnose auch bei unüblicher Lokalisation (s. Abb. 3.10), so daß die kontrastunterstützte MRT für den Nachweis eines intrakraniellen Neurinoms die bildgebende Methode der Wahl ist [18, 80].

3.2.5.3 Metastasen

Hirnmetastasen sind hämatogene Absiedlungen extrazerebraler Primärtumoren. Je nach dem Untersuchungsgut wird eine unterschiedliche Häufigkeit angegeben (in einer neurochirurgischen Serie mit 5 %, in einer unselektierten Autopsiestudie mit 37–41 %). Bei 10–20 % der Karzinomtoten kann mit Hirnmetastasen gerechnet werden [66]. In 15 % der Fälle ist dabei kein Primärtumor nachweisbar.

In der CT-Diagnostik werden Hirnmetastasen nach den Glioblastomen und den Meningeomen als die häufigsten intrazerebralen Raumforderungen angegeben. Entsprechend der Häufigkeit der malignen Tumoren und ihrer Tendenz zur Metastasierung finden sich am häufigsten Metastasen des Bronchialkarzinoms (bei Männern) und des Mammakarzinoms (bei Frauen), gefolgt von Metastasen des malignen Melanoms, des Hypernephroms und von Karzinomen des Magen-Darm-Trakts. Die Alters- und Geschlechtsinzidenz entspricht der der Primärtumoren und ist daher nicht genau anzugeben: in der Regel haben die Patienten das mittlere Lebensalter überschritten; Männer sind etwas häufiger befallen als Frauen.

Metastasen finden sich in allen supra- und infratentoriellen Hirnregionen, wahrscheinlich korrespondierend zum Volumen von Zerebrum und Zerebellum im Verhältnis von etwa 8:1 [100]. Es können durale, subdurale, leptomeningeale und intraparenchymatöse Metastasen unterschieden werden, wobei Karzinommetastasen im Parenchym die Rindenmarkgrenze als Sitz zu bevorzugen scheinen [66]. Die klinischen Symptome hängen von der Lokalisation der in etwa der Hälfte der Fälle multiplen Metastasen und dem Umgebungsödem ab, das bedeutend umfangreicher als der eigentliche metastatische Tumor sein kann. Histologisch sind die Metastasen gegenüber dem Hirngewebe meist scharf abgegrenzt, können aber entlang der Gefäße oder gegen das angrenzende Hirngewebe vorwachsen und bei oberflächennahem Sitz zur Aussaat in die Leptomeningen führen, so daß eine zelluläre Diagnostik im Liquorsediment möglich wird.

In der MRT wie in der CT unterscheiden sich Metastasen nicht von anderen malignen Hirntumoren. In ihrem biologischen Verhalten ähneln sie Glioblastomen; sie sind überwiegend nodulär und rundlich und von variabler Größe, scharf oder unscharf begrenzt, solide oder zystisch mit Nekrosen oder Einblutungen. Da sie als extrazerebrale Tumoren keine Blut-Hirn-Schranke besitzen, färben sie sich in etwa 95 % der Fälle nach KM-Gabe deutlich an [45], wobei das Kontrastmittelverhalten einzelner Metastasen sehr unterschiedlich sein kann [58]. Bei zystisch-nekrotisch zerfallenden Metastasen finden sich häufig Ringfiguren, die dem Glioblastom ähneln können (vor allem beim Bronchialkarzinom; Abb. 3.38). Beim Mammakarzinom herrschen dagegen knotenförmige Absiedlungen vor. Metastasen des malignen Melanoms weisen häufig zentrale Einblutungen auf [58] und erscheinen daher auf T1w-Bildern hyperintens und auf T2w-Bildern signalärmer als das normale Parenchym [97]. Ferner wurde bei den Melanomen nachgewiesen, daß melanotische Tumoren durch vorhan-

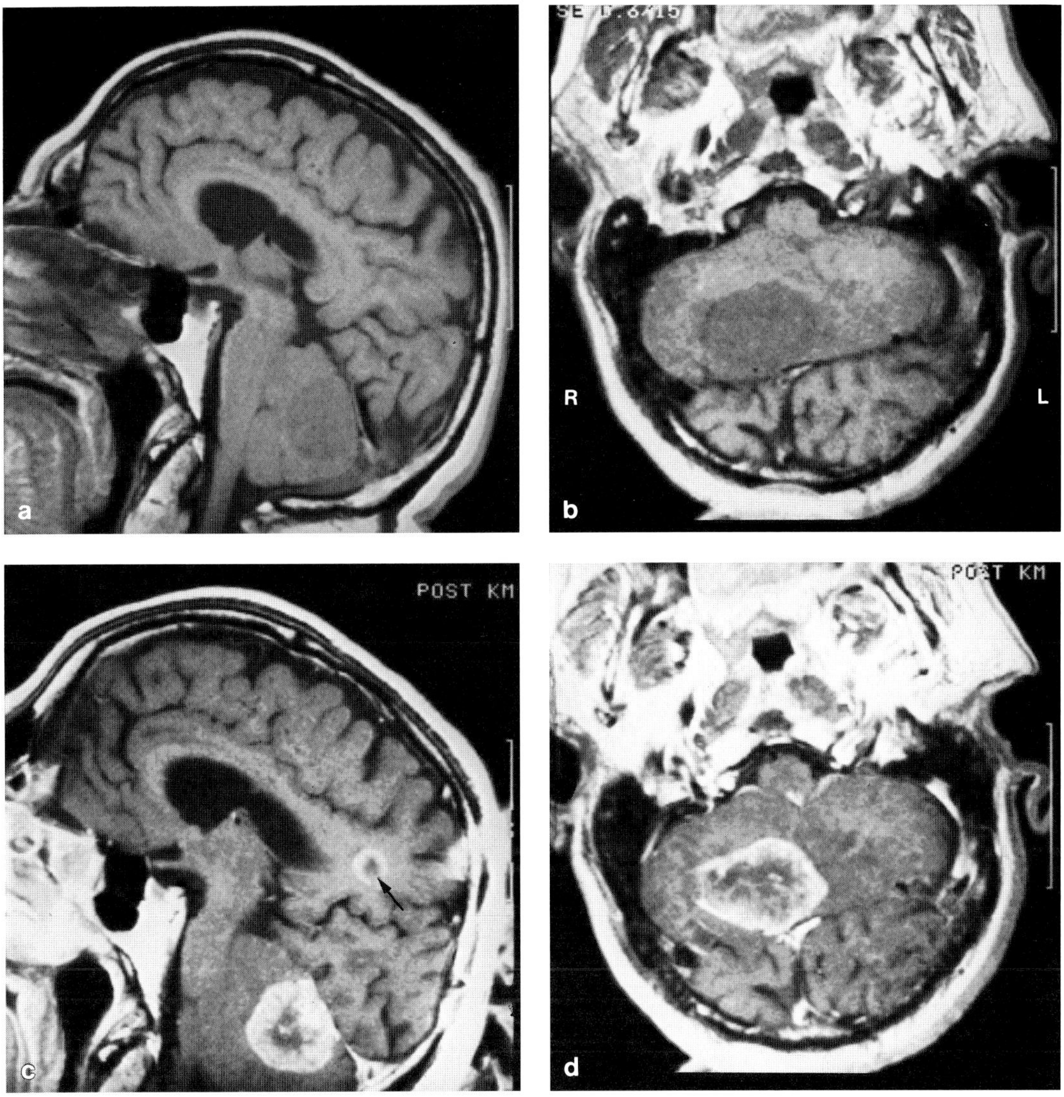

Abb. 3.38 a–d. 67jähriger Patient mit Metastasen eines Bronchialkarzinoms. **a** Koronares und **b** axiales T1w-SE-Bild vor und **c, d** nach Gd-DTPA. Es findet sich eine große, zentral nekrotische Metastase in der rechten Kleinhirnhemisphäre mit ringförmiger KM-Aufnahme. Eine weitere kleine Metastase liegt supratentoriell benachbart zum Sulcus parietooccipitalis und ist erst nach KM-Gabe an der ringförmigen Kontrastanfärbung *(Pfeil)* zu erkennen

dene freie Radikale oder paramagnetische Metallkomplexe T1 und T2 verkürzen, daß aber in der Bildgebung nicht zwischen hämorrhagischen amelanotischen und nichthämorrhagischen melanotischen Absiedlungen unterschieden werden kann [3].

Das multiple und multilokuläre Auftreten von Tumoren (s. Abb. 3.38) spricht für Metastasen, da es bei hirneigenen Tumoren nur in Ausnahmefällen vorkommt. Wie die CT ist die MRT weitgehend unspezifisch und bietet in den meisten Fällen keine artdiagnostischen Zusatzinformationen [45]. So zeigt ein Vergleich zwischen kontrastunterstützter CT und nativer MRT eine weitgehend gleichgroße Treffsicherheit [87]. Allerdings beinhalten die freie Wahl der Schnittführung und das Fehlen von Knochenartefakten bei der Diagnostik von infratentoriellen Absiedlungen einen wichtigen Vorteil der MRT. Bei der Anwendung von KM in der MRT steigt die Anzahl der detektierbaren Läsionen erheblich, da vor allem kleine

Metastasen und solche ohne wesentliches Begleitödem sichtbar werden [38, 75]. In Hinblick auf die Sensitivität von MRT und CT kann unter Berücksichtigung dieser Vorteile noch kein abschließender Vergleich gezogen werden. Ähnliches gilt für die leptomeningealen Metastasen, wo bisher für die native MRT keine Verbesserung gegenüber der kontrastangehobenen CT beschrieben wurde [21], sich mit der Anwendung von Kontrastmitteln in der MRT jedoch eine Überlegenheit abzeichnet. Daher gilt insgesamt für die Diagnostik von Hirnmetastasen in der MRT, daß sehr kleine Tumoren mit ausgedehntem Ödem metastasenverdächtig sind und daß bei Verdacht auf Absiedlungen in der hinteren Schädelgrube die kontrastunterstützte MRT die Methode der Wahl (vor der CT) ist und auch zum Ausschluß multipler Metastasen eine Kontrastmittelgabe obligat sein sollte.

3.2.5.4 Maligne Lymphome

Maligne Lymphome können primär im ZNS auftreten; das ZNS kann aber auch Manifestationsort bei fortgeschrittenen Lymphomen anderer Lokalisation sein. Die Aufnahme dieser Tumorgruppe in die WHO-Klassifikation [100] bei primär intrazerebraler Manifestation ist relativ neu. Sie wachsen solide oder diffus und können bei primär extrakranieller Lage (Nasennebenhöhlen, Epipharynx) unter Destruktion der knöchernen Schädelbasis nach intrakraniell infiltrieren. Sie sind dann nicht von primären Malignomen dieser Region zu unterscheiden. Auch die extradurale und durale Ausbreitung wird beschrieben [68]. Insgesamt haben diese Tumoren einen Vorzugsitz im Zwischenhirn und in der weiteren Umgebung des Infundibulums und wurden früher aufgrund ihrer morphologischen Vielgestaltigkeit mit den verschiedensten Namen wie Lymphosarkom, Retikulosarkom, leptomeningeales Sarkom, perivaskuläres Sarkom, diffuses Sarkom, Rundzellensarkom, Granulome der Infundibularregion oder auch Granulomenzephalitis bezeichnet. Ihre Einordnung erfolgt nach der Kieler Klassifikation von Lennert [57], und die prognostische Wertigkeit wird mit Grad III–IV angegeben [45].

Maligne Lymphome sind seltene Tumoren des Gehirns (etwa 1,5 % aller Hirntumoren). Da sie sehr strahlensensibel sind, stellt die Bestrahlung bei primärem Sitz im ZNS die Therapie der Wahl dar [67]. Das bevorzugte Erkrankungsalter liegt zwischen dem 45. und 65. Lebensjahr ohne Bevorzugung eines Geschlechts. In neuerer Zeit werden sie in zunehmendem Maße bei Patienten mit Aids beobachtet. Für die primär zerebralen Lymphome wird ein deutliches Überwiegen der Non-Hodgkin-Lymphome beschrieben. Die klinischen Leitsymptome sind abhängig von der Lokalisation; dabei reicht die Vorgeschichte meist nur wenige Wochen bis Monate zurück.

Als solide Tumoren erscheinen sie auf T1w-Bildern signalarm (meist unscharf begrenzte Raumforderungen mit deutlichem Begleitödem). Auf T2w-Aufnahmen sind sie signalreicher als das Parenchym [30], aber vom Ödem zu trennen. Des öfteren lassen sich Signalminderungen im Tumor erkennen, die auf ältere Einblutungen hinweisen (Abb. 3.39). Die Lymphome nehmen stark und homogen Kontrastmittel auf (s. Abb. 3.39), so daß die KM-Gabe zur Diagnostik obligat sein sollte. Insgesamt ist ihre Diagnose in der MRT wie in der CT nicht spezifisch [2, 30], so daß das maligne Lymphom eine Ausschlußdiagnose bleibt. Der rasche Rückgang der Kontrastmittelaufnahme und der Tumorgröße unter hochdosierter Cortisontherapie oder bei einer Kombinationstherapie mit zytostatischen Medikamenten ist jedoch hinweisend auf die Diagnose.

3.2.5.5 Hämangioblastome

Von den vaskulären Tumoren sollen nachfolgend nur die Hämangioblastome (Angioblastom, Hämangioendotheliom, Lindau-Tumor und -Zyste) besprochen werden, da die vaskulären Fehlbildungen im engeren Sinne in Kap. 3.3 behandelt werden. Das Hämangioblastom ist ein benigner Tumor (Grad I) des Gefäßsystems mit einer Häufigkeit von etwa 1 % aller intrakraniellen Tumoren. Es ist der häufigste Kleinhirntumor des Erwachsenenalters mit einem Häufigkeitsgipfel zwischen dem 30. und 60. Lebensjahr. Es besteht eine Bevorzugung des männlichen Geschlechts im Verhältnis von 2:1. Bei Kindern stellt der Tumor eine Rarität dar. Gelegentlich werden familiäres Vorkommen und multiple Hämangioblastome beschrieben. Liegt gleichzeitig eine Angioma-

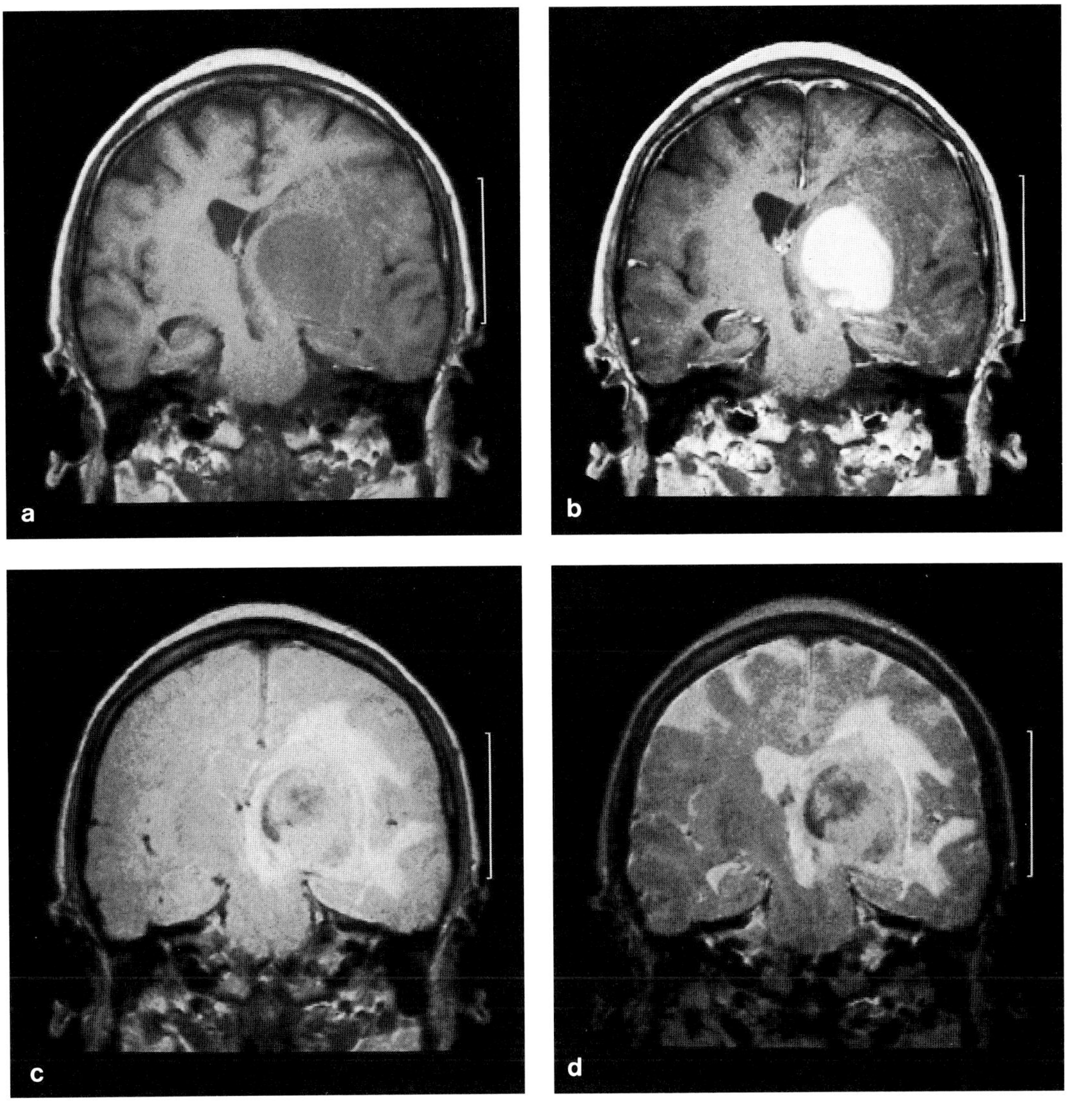

Abb. 3.39 a–d. 65jährige Patientin mit Non-Hodgkin-Lymphom der Stammganglien. Koronare T1w-SE-Bilder vor (**a**) und nach (**b**) Gd-DTPA, **c, d** schwach und stark T2-gewichtete SE-Bilder. Der auf **a** hypointense, homogen erscheinende Tumor nimmt deutlich und homogen KM auf und zeigt in **c** und **d** ein ausgeprägtes Umgebungsödem und Signalminderungen, die älteren Einblutungen entsprechen

tosis retinae (Hippel-Krankheit) vor, so spricht man von der Hippel-Lindau-Erkrankung, einer Phakomatose [91], für die eine Erblichkeit gesichert ist [66]. Die infratentorielle Lokalisation erklärt die Art der klinischen Symptome: okzipitale Kopfschmerzen, Schwindel, Erbrechen und Hydrozephalus.

Es handelt sich um scharf abgegrenzte Tumoren mit zystischer Umwandlung, wobei die soliden Randpartien oft nur einen kleinen Anteil am Rande der Zyste ausmachen. Die Zyste ist mit liquorähnlicher Flüssigkeit gefüllt, während der solide Anteil eine intensive Gefäßbildung aufweist. Verkalkungen finden sich fast nie [96]. Der solide Tumoranteil zeigt sich angiographisch als ein kräftig angefärbter Knoten, im Unterschied zu den überwiegend angiographisch meist nicht nachweisbaren pilozytischen Astrozytomen. Die zystischen Anteile der Tumoren lassen sich sehr gut mit der MRT aufgrund des flüssigkeitstypischen Signalverhaltens erfassen, und ihre Diagnostik ist durch die bessere Darstellung der Beziehungen zum Hirnstamm der CT überlegen [24, 76]. Der auf

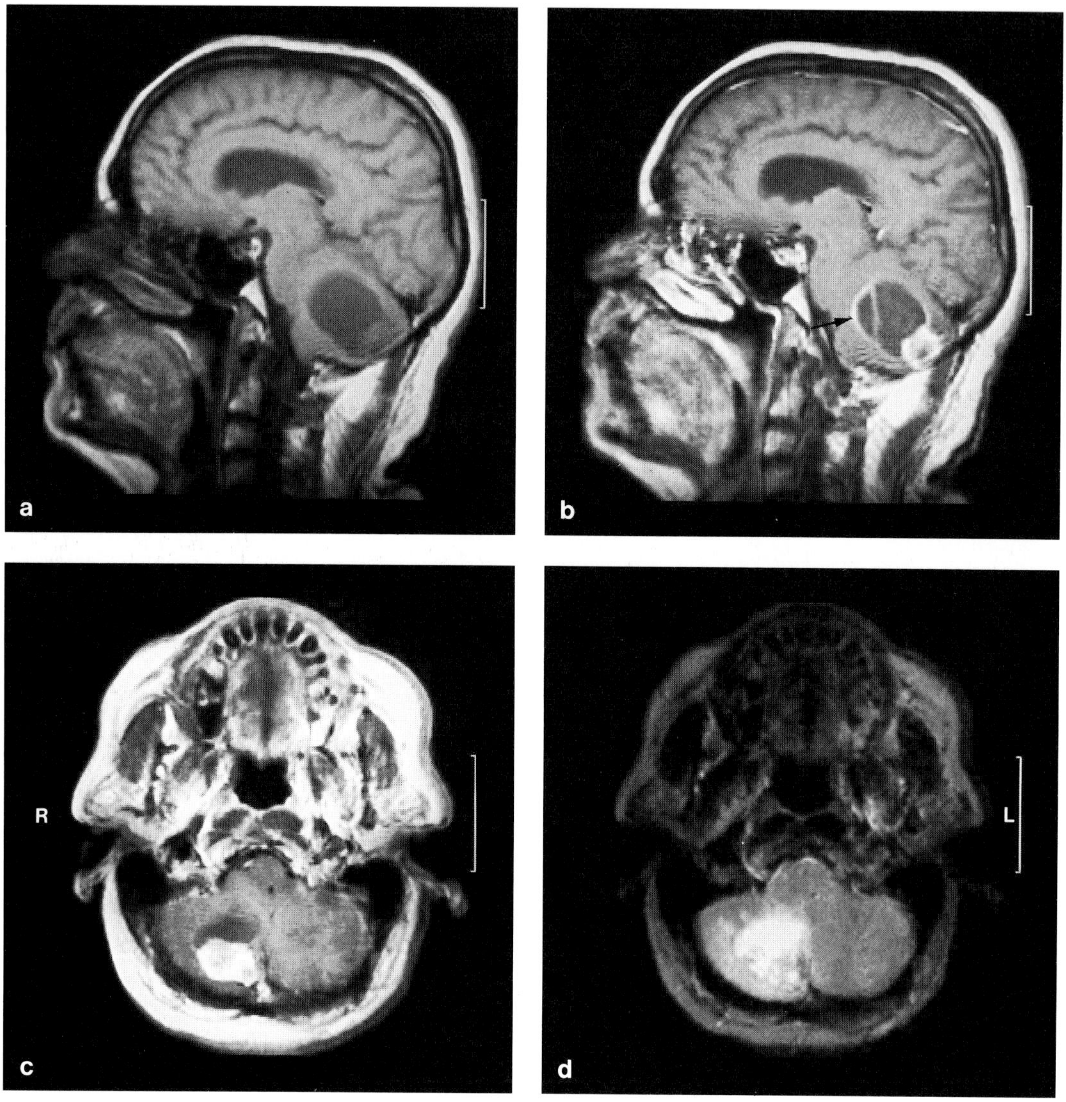

Abb. 3.40 a–d. 63jähriger Patient mit Hämangioblastom des Kleinhirns. **a** T1w-SE-Bilder vor und **b, c** nach Gd-DTPA; **d** stark T2-gewichtetes SE-Bild. Der überwiegend zystische Tumor im Bereich der rechten Kleinhirnhemisphäre zeigt ein mäßiges Umgebungsödem und einen dorsobasalen, soliden Tumorknoten mit deutlicher KM-Anfärbung. Nach KM-Gabe kommt es auch zu einer Anfärbung der Zystenkapsel *(Pfeil)*

T1w- und T2w-Bildern zum normalen Hirnparenchym isointense Tumorknoten zeigt nach KM-Gabe eine starke Signalanreicherung (Abb. 3.40) mit schnellem Anstieg und lang anhaltendem Plateau [33]; dabei läßt sich manchmal auch eine KM-Anfärbung der Zystenwand nachweisen.

3.2.5.6 Dysontogenetische Tumoren

Bei dieser Gruppe handelt es sich um Tumoren, bei denen Fehlbildungen in der Organdifferenzierung mit versprengten, nicht weiterentwickelten Zellnestern die Grundlage der Geschwulstentstehung bilden. Dabei fällt es vielfach schwer, die Grenze zwischen Mißbildung und Geschwulst zu ziehen, da sich das Wachstum manchmal erst spät entwickelt. Zu diesen Tumoren gehören Kraniopharyngeome, Epi-

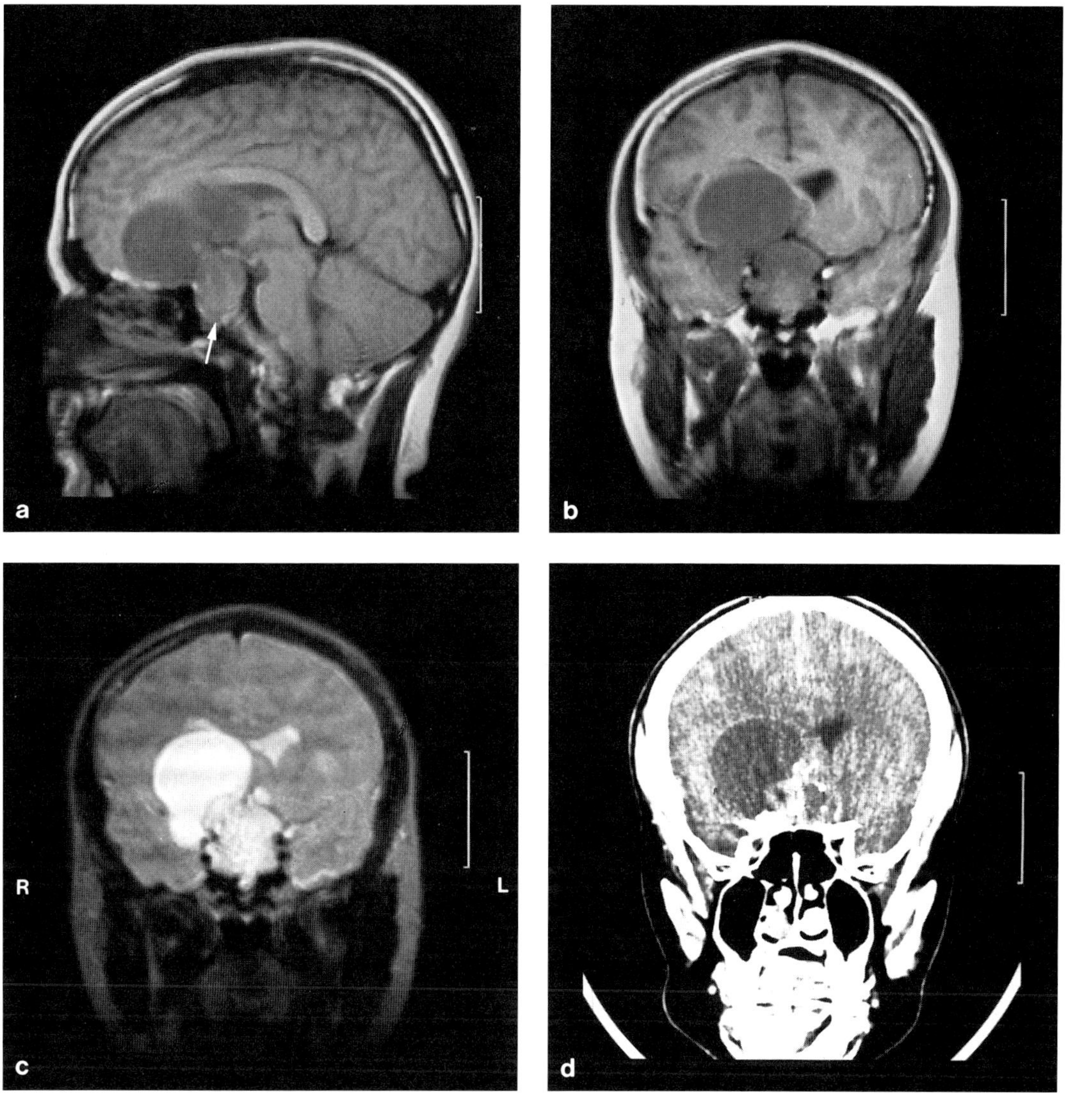

Abb. 3.41 a–d. 16jähriger Patient mit zystischem Kraniopharyngeom. **a, b** T1w-SE-Bilder, **c** stark T2-gewichtetes SE-Bild, **d** CT-Scan mit KM. Der solide Anteil des Tumors füllt die supraselläre Zisterne aus und komprimiert die Hypophyse *(Pfeil)*; der zystische Anteil ist gegen das Vorderhorn des rechten Seitenventrikels und den Balken vorgewachsen und vom soliden Anteil nur auf dem T2w-Bild zu unterscheiden

dermoid- und Dermoidzysten, Zysten der Rathke-Tasche, Kolloidzysten, Arachnoidalzysten, enterogene Zysten, Lipome und Hamartome. Es sind seltene intrakranielle Tumoren des Kindes- bis mittleren Erwachsenenalters (s. Tabelle 3.5), die mit Ausnahme der Kraniopharyngeome keine Dominanz für ein Geschlecht zeigen. In der Bildgebung stellen sie sich durch ihre andersartige Gewebematrix und heterogene Zellstruktur sehr unterschiedlich, aber im einzelnen oft typisch dar, so daß ihre Diagnose in Zusammenhang mit der Lokalisation möglich wird.

Kraniopharyngeome gehen vom Boden der Sella von Resten des Ductus craniopharyngealis aus, wachsen langsam in Richtung auf den 3. Ventrikel vor und verursachen meist schon in der Kindheit entsprechend ihrem Sitz klinische Symptome wie Seh- und Hirnnervenstörungen, endokrine Funktionsausfälle und führen bei Foramen-Monroi-Blockade zu einem ein- oder doppelseitigen Hydrozephalus. Es sind gut ab-

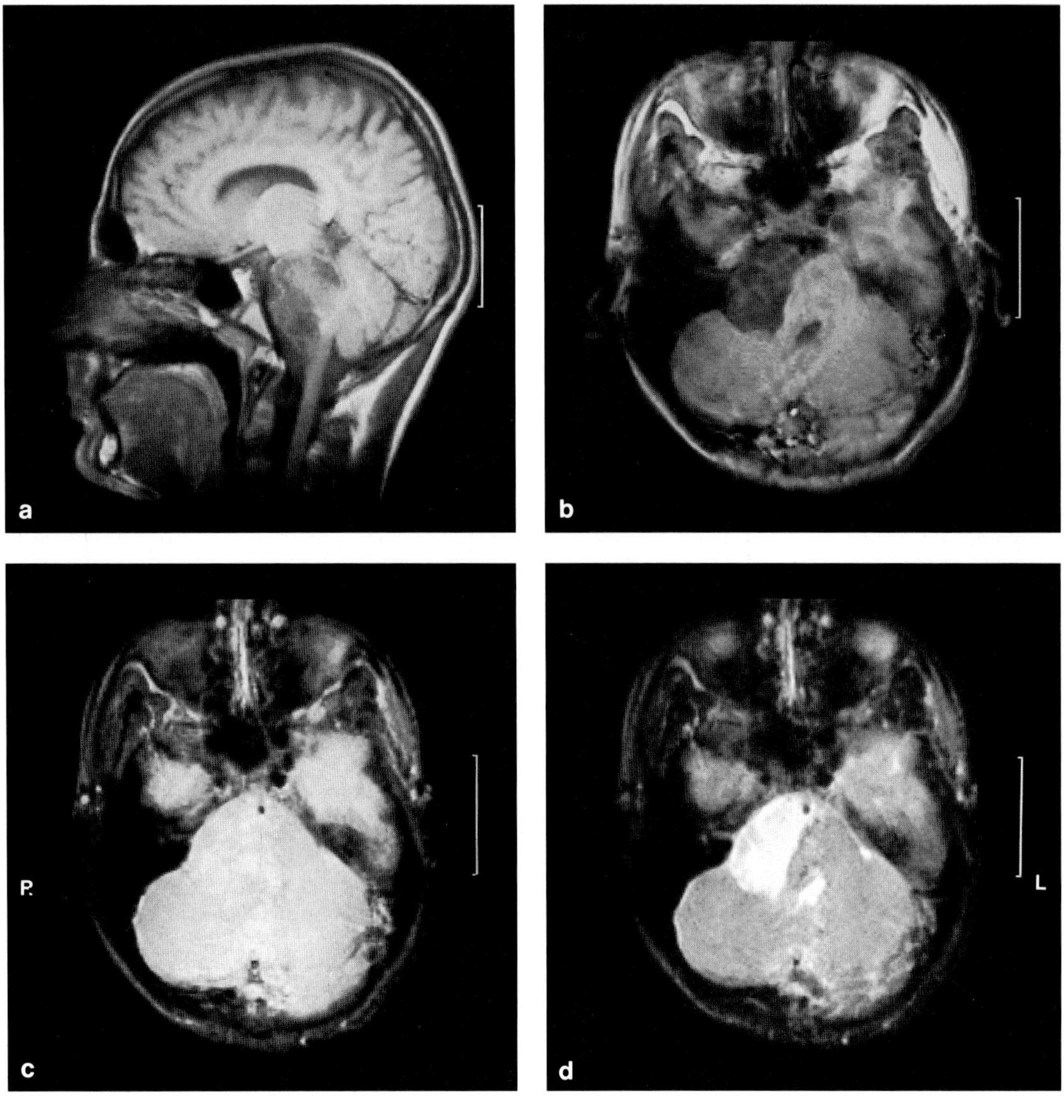

Abb. 3.42 a–d. 16jähriger Patient mit parapotinem Epidermoid. **a, b** T1w-SE-Aufnahmen, **c, d** schwach und stark T2-gewichtete SE-Aufnahmen. Der vom Mittelhirn bis zum Foramen magnum reichende rechtsparapontin gelegene zystische Tumor komprimiert den Hirnstamm von rechts und ist auf allen Bildern annähernd liquorisointens, zeigt aber deutliche Signalheterogenitäten

gekapselte Tumoren mit starken regressiven Veränderungen wie Verkalkungen und Zysten, die mit wasserklarer oder öliger (cholesterinhaltiger) Flüssigkeit ausgefüllt sein können und des öfteren Einblutungen zeigen. In der MRT läßt sich ihre Ausdehnung auf sagittalen und koronaren Bildern besser als mit der CT erfassen [72] (Abb. 3.41), wobei jedoch die Verkalkungen nicht darstellbar sind [26]. Je nach Inhalt können die Zysten sich wie Liquor (s. Abb. 3.41) oder aufgrund ihres hohen Eiweißgehalts und stattgehabter Einblutungen signalreich auf T1- und T2w-Bildern verhalten [6] (s. Abb. 3.12). Nach KM-Gabe kommt es lediglich zu einer Anfärbung der soliden Tumoranteile, die auch eine Unterscheidung gegenüber zystischen Formationen erschweren kann. Die *Epidermoide,* die auch als Perlgeschwülste oder Cholesteatome bezeichnet werden, treten wie die *Dermoide* vorwiegend im mittleren Lebensabschnitt in Erscheinung und können sehr umfangreich werden. Die Epidermoide bestehen aus Epidermis und Bindegewebe sowie einer Anhäufung von Hornschuppen, die in Schichten gelagert und von einer dünnen Membran umgeben sind. Es kann zum Platzen solcher Zysten und dann zum Bild einer akuten aseptischen Meningitis kommen. Hierbei werden Teile des Zysteninhalts innerhalb des Liquorraums verstreut und rufen lokale Granulome hervor. Enthält die Zystenwand nicht nur typische Epithelschichten, sondern auch Hautanhangsgebilde (Talg- und seröse Drüsen, Haarbälge), so wird von einem Dermoid gesprochen [66]. Die Epidermoide finden sich bevorzugt in der Kleinhirnbrückenwinkelregion, parapontin und supraselläar, die Dermoide meist im Bereich der Mittellinie (parasellär), an den Schließungslinien der vorderen Schädelgrube, der Orbita, der Pinealisregion und der hinteren Schädelgrube [45, 96].

Während Epidermoid und Dermoid in der CT hypo- bis isodens sind, lassen sich mit der MRT anhand des Zysteninhalts das Epidermoid [20, 37, 85, 92] mit seinem liquorähnlichen Signalverhalten (Abb. 3.42) und das Dermoid [4, 45] mit seinen fetthaltigen Bestandteilen (Abb. 3.43) auf T1w-Bildern meist unterscheiden. Auch ihre genaue Ausdehnung und Lagebeziehung sind mit der MRT besser zu erfassen. Sie sind immer scharf begrenzt, zeigen aber Signalheterogenitäten und nehmen weder nach intravenöser noch nach intrathekaler Gabe Kontrastmittel auf, da sie nicht vaskularisiert sind und keine direkte Verbindung zu den äußeren Liquorräumen haben. Die bei Dermoiden vorkommenden, wandständigen oder zentralen Verkalkungen entgehen dem Nachweis in der MRT.

Ein weiterer zystischer Mißbildungstumor ist die *Kolloidzyste,* auch Paraphysenzyste, Ependym- oder Foramen-Monroi-Zyste genannt, da sie vorwiegend am Foramen interventriculare vorkommt. Es ist eine wenige Millimeter bis kirschgroße Zyste, die zu plötzlichen oder intermittierenden Verschlüssen des Foramens mit Drucksteigerungen in einem oder beiden Seitenventrikeln mit resultierenden Kopfschmerzattacken führen kann. Ob es sich bei diesen Raumforderungen um Reste der Paraphyse, versprengtes respiratorisches Epithel oder um Epithelzellen des Plexus handelt, ist umstritten [66]. Die in der CT typischerweise runde, glatt begrenzte und in etwa 80% der Fälle hyperdense Zyste [45] nimmt kein KM

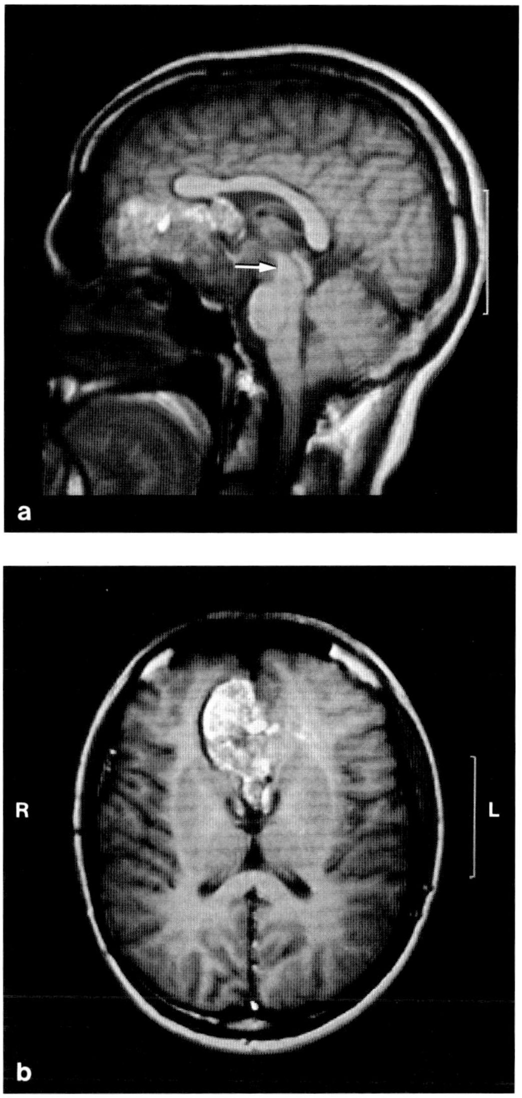

Abb. 3.43 a, b. 35jähriger Patient mit Dermoid der vorderen Schädelgrube. **a** Sagittales und **b** axiales T1w-SE-Bild. Man erkennt einen großen, scharf begrenzten, der Rhinobasis aufsitzenden Tumor, der auch die supraselläre Zisterne ausfüllt und den Hirnstamm aufrichtet *(Pfeil).* Die kranialen Anteile sind aufgrund des hohen Fettgehaltes überwiegend hyperintens

auf und wird anhand der typischen Lokalisation identifiziert. In der MRT wird ein variables Erscheinungsbild in Abhängigkeit vom Zysteninhalt (Cholesterin, Mukus und Blut) beschrieben [53, 74, 81]. Überwiegend wird ein auf T1w-Bildern leicht und auf T2w-Bildern stark hyperintenser Tumor gefunden [11], der manchmal eine zentrale Signalminderung aufweist (Abb. 3.44). Dieses unterschiedliche

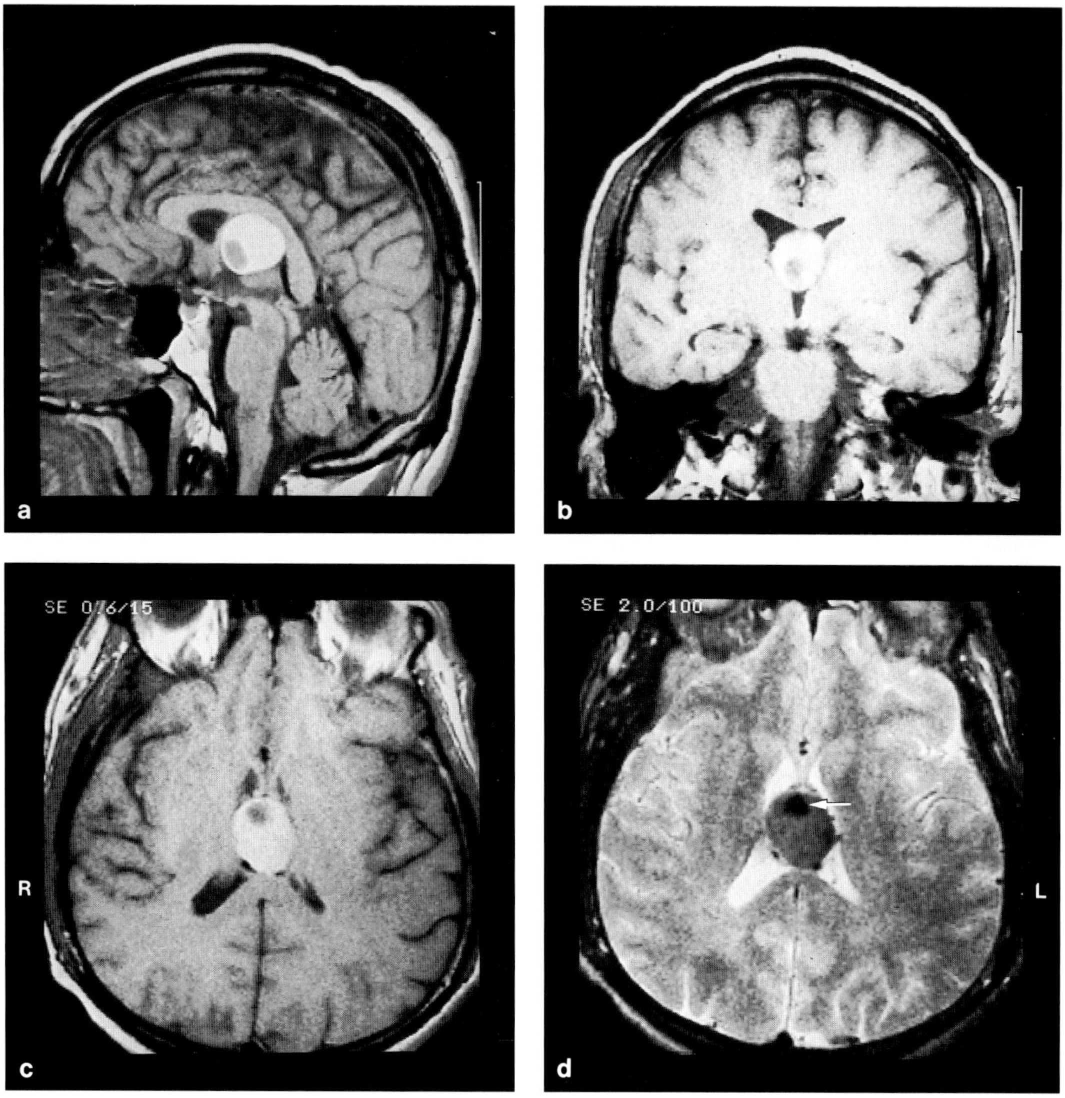

Abb. 3.44 a–d. 47jähriger Patient mit großer Kolloidzyste. **a–c** T1w-SE- und **d** stark T2-gewichtete SE-Aufnahmen. Die Zyste ist auf allen T1w-Bildern signalreich, zeigt aber eine umschriebene Signalminderung, die auf dem T2w-Bild einer Signalauslöschung entspricht *(Pfeil)* und am ehesten durch paramagnetische Ablagerungen von Eisen hervorgerufen wird

Signalverhalten ist wahrscheinlich auf Einblutungen und Blutabbauvorgänge zurückzuführen, die zu einer T1-Verkürzung mit Signalanhebung auf T1w-Bildern und bei zunehmender Hämosiderinablagerung aufgrund der T2-Verkürzung zu einer Signalauslöschung auf T2w-Bildern führen.

Ähnlich problemlos ist die Diagnostik der *Arachnoidalzyste,* eines meist abgeschlossenen Hohlraums zwischen Arachnoidea und Pia mater, die als kongenitale Fehlbildung entsteht. Bevorzugter Sitz ist die Fissura Sylvii, die Fossa temporalis und die Cisterna magna [45, 55]. Die MRT stützt sich wie die CT neben der Lokalisation auf die glatte Begrenzung, die liquoridentischen Signaleigenschaften (Abb. 3.45) und die meist nur mäßig raumfordernde Wirkung durch das langsame, über Jahre dauernde Wachstum [99]. Eine Kommunikation mit dem Subarachnoidalraum läßt sich nur mit Hilfe intrathekaler KM-Gabe nachweisen [45]. Eine Besonderheit sind hier die kongenitalen

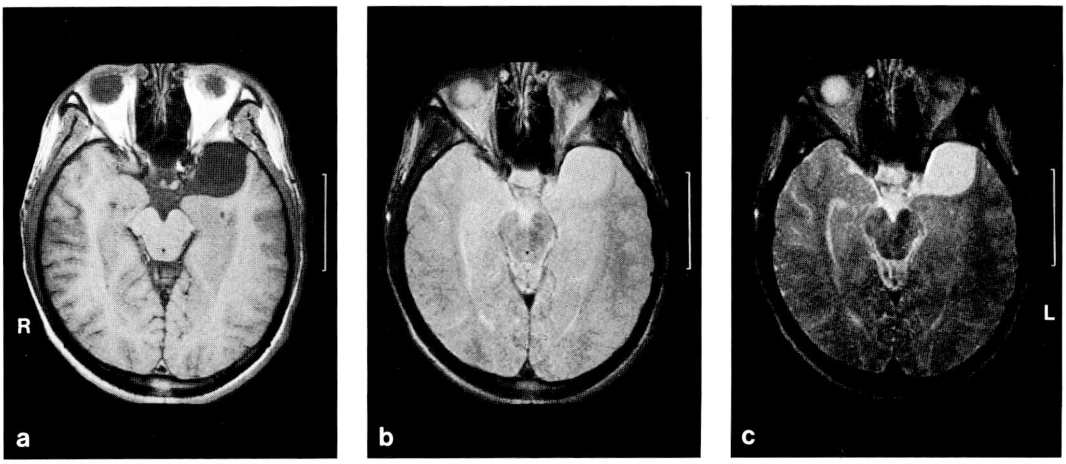

Abb. 3.45 a–c. 21jähriger Patient mit Arachnoidalzyste. **a** T1w-, **b, c** schwach und stark T2-gewichtete SE-Bilder. Die links temporopolar gelegene Zyste ist glatt begrenzt, nur mäßig raumfordernd ohne umgebendes Ödem und zeigt SI, die dem des Liquors entsprechen

suprasellaren Arachnoidalzysten, die aufgrund ihrer dünnen Membran weder in der CT noch in der MRT sicher erfaßt werden und bei denen oft nur der resultierende obstruktive Hydrozephalus diagnostiziert werden kann.

Da *enterogene Zysten* sehr selten sind, sollen abschließend nur noch die *Lipome* und *Hamartome* vorgestellt werden. Lipome sind seltene, benigne Tumoren (Grad I), die intrakraniell, bevorzugt (50%) in der Balkenregion [100], seltener auch in der Tuber-cinereum- und Vierhügelregion vorkommen [45]. Sie sind häufig mit anderen Mißbildungen, vor allem einer teilweisen oder vollständigen Aplasie des Corpus callosum, vergesellschaftet und können durch epileptische Krampfanfälle auffällig werden [66]. Sie stellen sich aufgrund des hohen Fettgehalts in der MRT weitgehend unabhängig von der verwendeten Feldstärke [46] signalintensiv auf T1w-Bildern dar (Abb. 3.46), so daß ihre Diagnose ähnlich wie in der CT in Zusammenhang mit der Lokalisation einfach ist. Die eventuell notwendige Unterscheidung zur intrakraniellen Blutung ist anhand der Klinik und der fehlenden Raumforderung zu treffen; andernfalls kann (vor allem bei spinalen Prozessen) eine Fett-Wasser-Trennung sinnvoll sein.

Die hypothalamischen neuronalen *Hamartome* bestehen z. T. aus atypisch geformten Nervenzellen, die sich im Infundibularbereich, vor allem dem Tuber cinereum oder – seltener – in den Corpora mamillaria, tumorähnlich verdichten. Sie sind scharf begrenzt, auf T1w-Bildern überwiegend isointens zum Hirnparenchym [45, 53] und zeigen keinerlei KM-Anfärbung. Klinisch können sie das Bild einer Pubertas praecox hervorrufen.

Andere auch als Hamartome bezeichnete Mißbildungstumoren [45] sind Wucherungen aus gliomähnlichen Geweben, die bevorzugt im mediobasalen Schläfenlappen vorkommen, in der WHO-Klassifikation aber zu den neuronalen Tumoren, den Gangliozytomen, gerechnet werden [100]. Sie können zystisch erscheinen, zeigen selten kleine Verkalkungen und führen zu komplex fokalen (psychomotorischen) Anfällen, die häufig gegen eine medikamentöse Therapie resistent sind. Sie sind mit der MRT bei Befall des basalen Temporallappens konkurrenzlos durch die koronare Schnittführung [42, 78, 90] als signalangehobene Bezirke auf T2w-Aufnahmen nachweisbar.

3.2.5.7 *Regionale Tumoren mit intrakranieller Invasion*

Zu den Tumoren, die das ZNS beeinträchtigen können, gehören auch solche, die von benachbarten Strukturen des Kopfes ausgehen und lokal gegen das Gehirn vorwachsen; dazu gehören Tumoren des Glomus jugulare, skeletogene Tumoren wie das Chordom und das

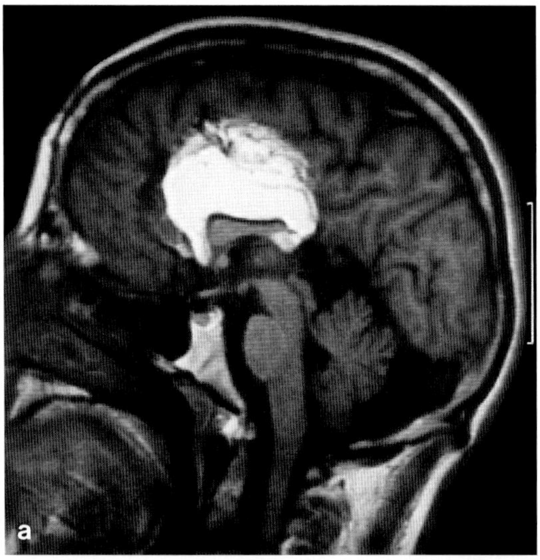

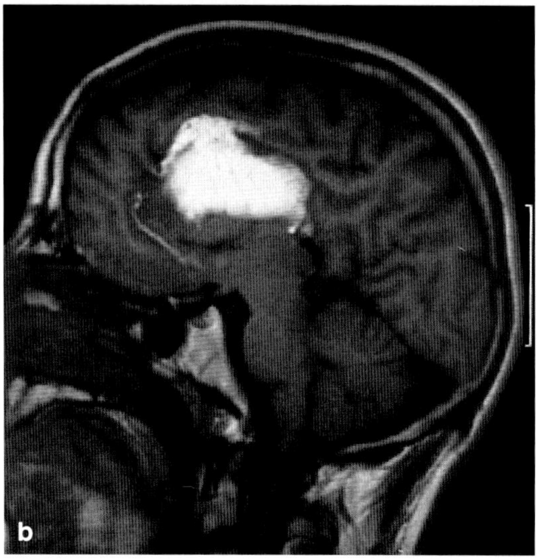

Abb. 3.46 a, b. 31 jähriger Patient mit Balkenlipom. Sagittale T1w-SE-Bilder. Das große, signalreiche Lipom ersetzt große Anteile des Balkens

Chondrom und die Gesichtsschädeltumoren wie Karzinome des Epipharynx und der Nasennebenhöhlen und die Ästhesioneuroblastome der Riechschleimhaut.

Der *Glomus-jugulare-Tumor* (auch Paragangliom oder Chemodektom) ist die häufigste echte Geschwulst des Mittelohrs, die vorwiegend zwischem dem 40. und 70. Lebensjahr vorkommt, mit deutlicher Bevorzugung des weiblichen Geschlechts [66, 100]. Auch eine familiäre Häufung wird beschrieben. Diese Tumoren gehen zu 90 % vom Glomus jugulare innerhalb des Canalis venae jugularis unmittelbar unterhalb der Paukenhöhle aus. Sie können in die Paukenhöhle einbrechen und durch das Foramen jugulare nach intrakraniell in den Kleinhirnbrückenwinkel vorwachsen und zu entsprechender klinischer Symptomatik führen. Die sehr gefäßreichen Tumoren gelten als gutartig (Grad II–III), obwohl sie lokal invasiv und destruierend wachsen, umfangreiche Gewebsdefekte verursachen können und maligne Transformationen beschrieben sind. Die Diagnose kann schon durch die native Röntgendiagnostik und die CT [28] gestellt werden, da charakteristische Knochendestruktionen auftreten. Die MRT bringt außer der freien Wahl der Schnittebene mit besserer Darstellung der anatomischen Beziehungen zum Hirnstamm keine wesentliche Zusatzinformation (Abb. 3.47). Der Tumor ist inhomogen und überwiegend isointens auf T1w- und T2w-Bildern [37], nimmt gut KM auf, ist aber schwer abgrenzbar, da die schnell durchflossenen Gefäße und die Knochendestruktionen nur begrenzt darstellbar sind.

Die ebenfalls seltenen intrakraniellen *Chordome* liegen stets im Bereich der Schädelbasis, wo sie sich sub- und parasellär oder am Clivus entwickeln, da sie sich von der Chorda dorsalis ableiten. Das Hauptmanifestationsalter liegt zwischen dem 30. und 40. Lebensjahr, ohne wesentliche Bevorzugung für ein Geschlecht. Die weichen, gelatinösen, oft unregelmäßig verkalkenden Tumoren wachsen im Knochen destruierend, außerhalb des Knochens expansiv (vorzugsweise in Richtung auf den Nasopharynx oder das Chiasma). Nativ-röntgenologisch ist dabei eine Arrosion der Clivus- oder Densspitze oder des vorderen Atlasbogens charakteristisch [28]. Klinisch finden sich Hirnnervenausfälle, Kopf- und Gesichtsschmerzen sowie progressive Kleinhirnfunktionsstörungen [54, 56]. Die in der CT leicht hyperdensen Tumoren nehmen gut KM auf und können als Mittellinientumoren mit der MRT auf sagittalen und koronaren Schnitten besser in Ausdehnung und ihrer Lagebeziehung erfaßt werden [64] (Abb. 3.48). Sie sind auf T1w-Bildern überwiegend hypo- bis isointens, auf T2w-Bildern signalintensiver als normales Parenchym [37, 86] und nehmen deutlich KM auf (s. Abb. 3.48).

Chondrome sind histologisch gutartige Tumoren, die in der Dura der Falx, vorwiegend aber in der Dura der Schädelbasis an den Synchon-

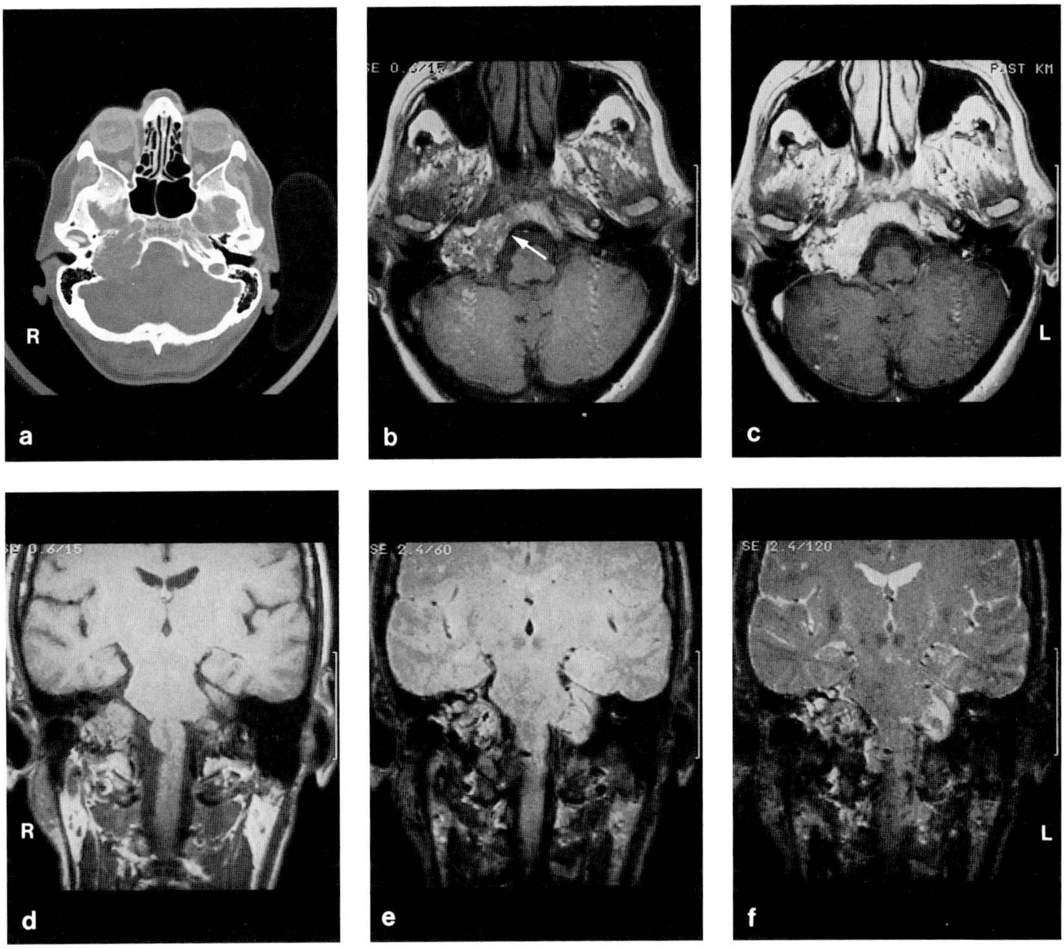

Abb. 3.47 a–f. 53jährige Patientin mit Glomus-jugulare-Tumor. **a** Axialer CT-Scan; **b, d** T1w-SE-Bilder vor und **c** nach Gd-DTPA; **e, f** schwach und stark T2-gewichtete SE-Bilder. Der vom rechten Foramen jugulare ausgehende Tumor hat die Spitze des Felsenbeins und den lateralen Clivus destruiert *(Pfeil)* und ist nach intrakraniell extradural bis zur parapotinen Zisterne vorgewachsen. Der inhomogene Tumor ist weitgehend isointens zum normalen Hirnparenchym und nimmt stark KM auf. Die Knochendestruktionen sind nur im CT-Scan direkt zu erfassen

drosen und in der Nähe des Foramen lacerum entstehen [100]. Es sind langsam wachsende Tumoren des Jugend- und mittleren Lebensalters, mit leichter Bevorzugung des weiblichen Geschlechts. Sie sind von elastischer Konsistenz mit regressiven Veränderungen wie Schleim- und Zystenbildung, Verkalkungen und Verknöcherungen, wachsen überwiegend expansiv und unterscheiden sich nicht von Chondromen des übrigen Körpers. Die klinischen Zeichen hängen vom Sitz sowie der Ausdehnung und Wachstumsrichtung ab. Sie können den Knochen bei gleichzeitiger Verkalkung destruieren, überschreiten aber meist nicht die Dura. Sie müssen jedoch mit der Dura entfernt werden, um Rezidive zu vermeiden [100]. Maligne Formen dieses Tumors stellen das Osteosarkom bzw. das Osteochondrosarkom dar. In der CT finden sich überwiegend leicht hyperdense, oft grobschollig verkalkte Tumoren, die uncharakteristische Knochendestruktionen verursachen [28] und nur geringfügig KM aufnehmen [55]. In der MRT fallen die relativ scharf begrenzten Tumoren durch ihre Signalminderung auf T1w- und hohe SI auf T2w-Bildern auf [37]. Das Signal kann auf stark T2-gewichteten Bildern das des Liquors erreichen (Abb. 3.49) und ist für diese Tumoren re-

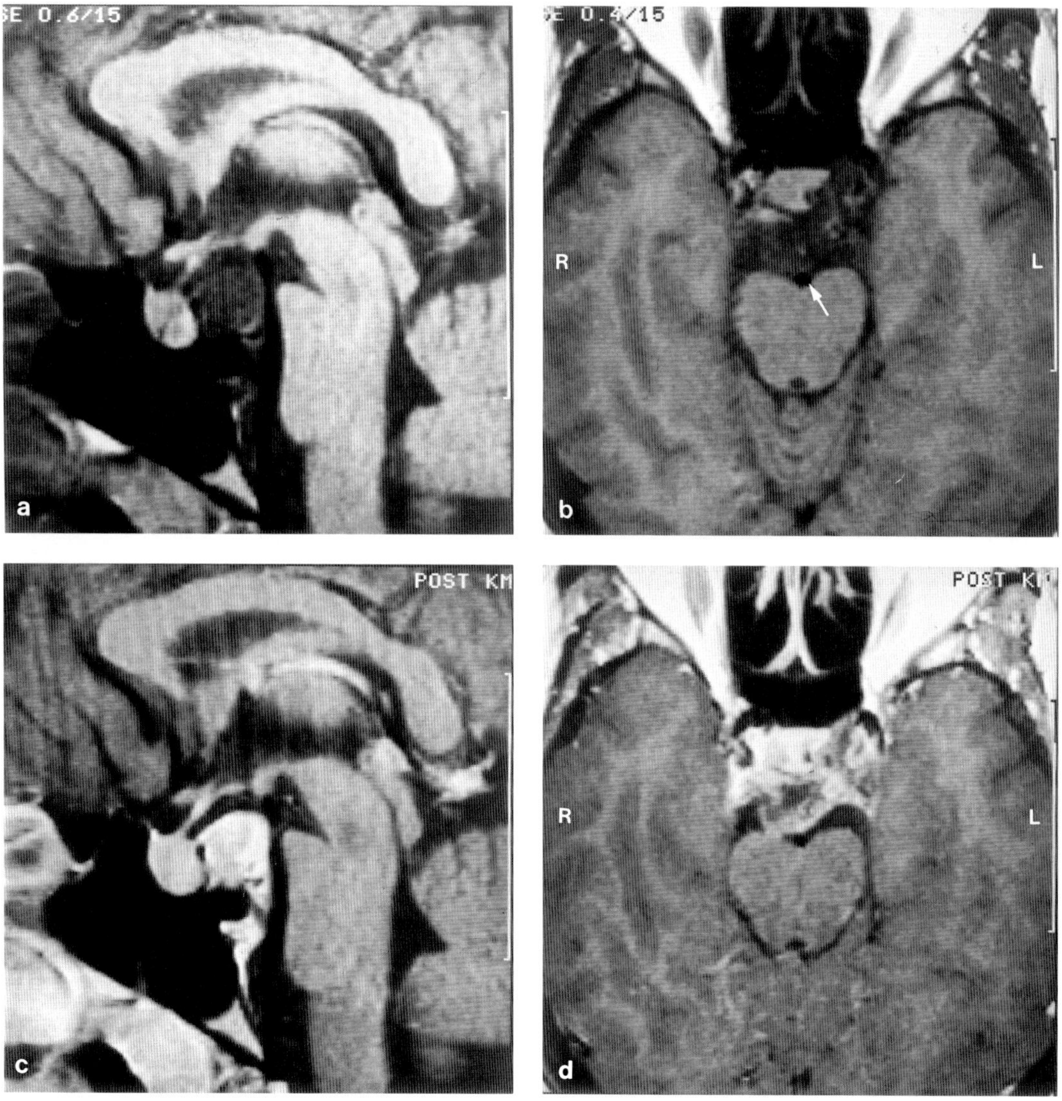

Abb. 3.48 a–d. 28jährige Patientin mit Chordom des Clivus. **a, b** T1w-SE-Bilder vor und **c, d** nach Gd-DTPA. Der Tumor destruiert den Clivus und das Dorsum sellae links, wächst verdrängend gegen die Brücke vor und komprimiert die A. basilaris *(Pfeil)*. Er ist unscharf begrenzt, heterogen und überwiegend signalarm, zeigt aber eine deutliche KM-Aufnahme

lativ typisch. Wieder gilt, daß sie bei ihrer meist medianen Lage mit der MRT übersichtlicher dargestellt werden können.

Die *Ästhesioneuroblastome* oder Olfaktoriusneuroblastome sind seltene maligne Nasentumoren (Grad IV). Ihr Altersgipfel liegt zwischen dem 30. und 50. Lebensjahr, ohne Bevorzugung eines Geschlechts [100]. Der Tumor geht von der Riechschleimhaut im oberen Drittel der Nasenhöhle aus und wächst infiltrierend in die Siebbeinzellen, die Orbita und die vordere Schädelgrube. Bei einer Invasion der Frontobasis kann es zu Hirnabzessen kommen. Da diese Tumoren stark vaskularisiert sind, zeigen sie in der CT eine starke Kontrastmittelanreicherung. Gelegentlich finden sich auch Verkalkungen [61]. In der MRT sind sie auf T1w- und T2w-Aufnahmen überwiegend isointens [45, 61, 73], nehmen nach KM-Gabe stark an Signal zu, wodurch die Unterscheidung zur normalen Schleimhaut schwierig werden kann (Abb. 3.50). Obwohl die oft vor-

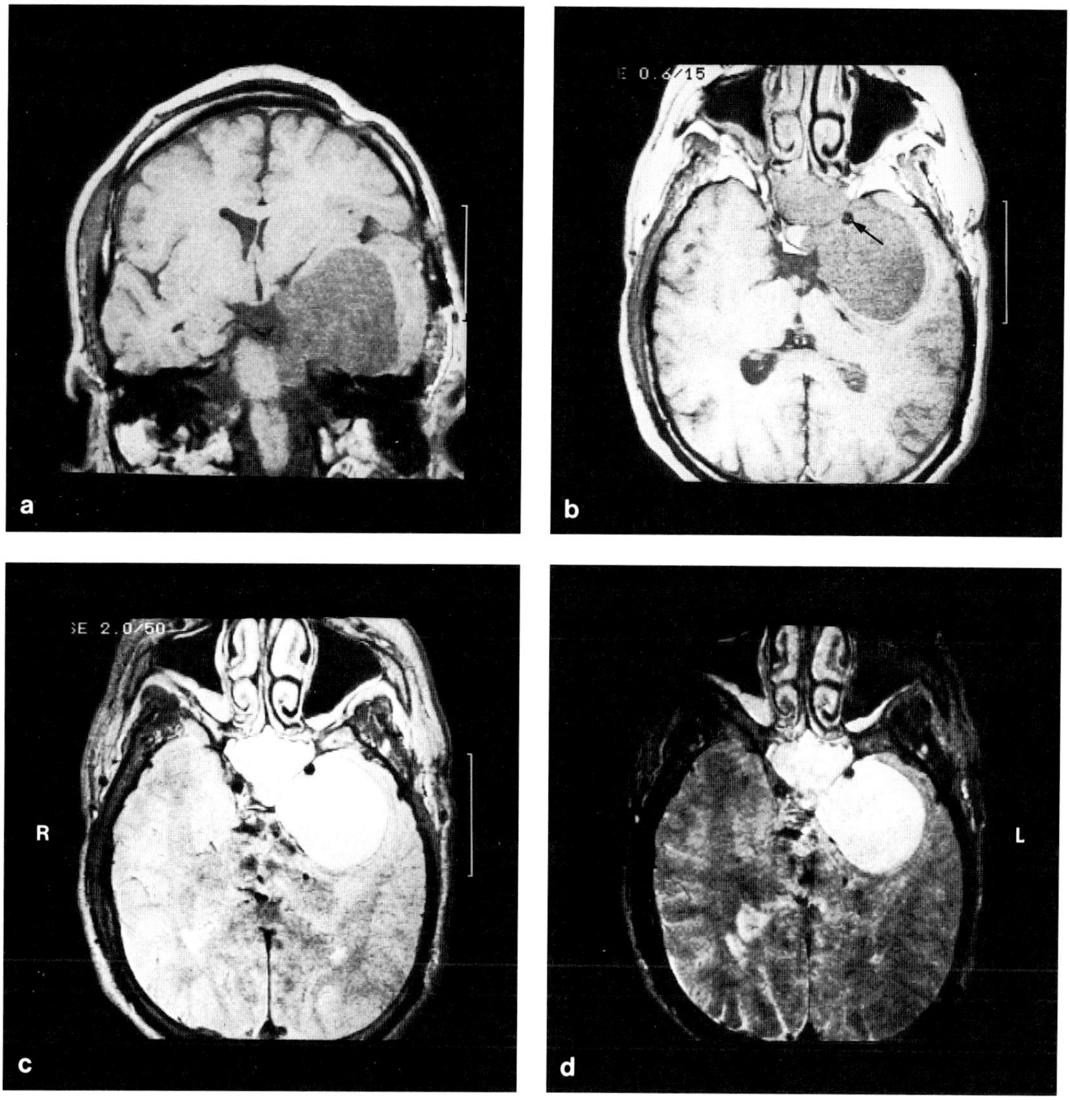

Abb. 3.49 a–d. 52jähriger Patient mit Chondrom der Schädelbasis. **a** Koronares und **b** axiales T1w-SE-Bild, **c, d** axiale, schwach und stark T2-gewichtete SE-Bilder. Der extradurale Tumor ist verdrängend in die linke mittlere Schädelgrube, die Sella und die parapontine Zisterne vorgewachsen und hat die linke A. carotis int. ummauert *(Pfeil)*. Aufgrund der relativ langen T2-Zeit ist der Tumor auf den T2w-Aufnahmen gut vom Parenchym abgrenzbar

handenen Knochendestruktionen nicht darstellbar sind, läßt sich in der MRT mit sagittalen und koronaren Bildern oft ein besserer Überblick über die Tumorausdehnung gewinnen [45].

3.2.6 Art- und Differentialdiagnose, Dignität

Aufgrund der großen Anzahl verschiedener intrakranieller Tumoren und des überwiegend unspezifischen Signalverhaltens ist die Artdiagnose der Hirntumoren ähnlich wie in der CT oft nur durch eine Synopsis morphologischer und klinischer Befunde möglich, die insbesondere folgende Faktoren berücksichtigt [45]:

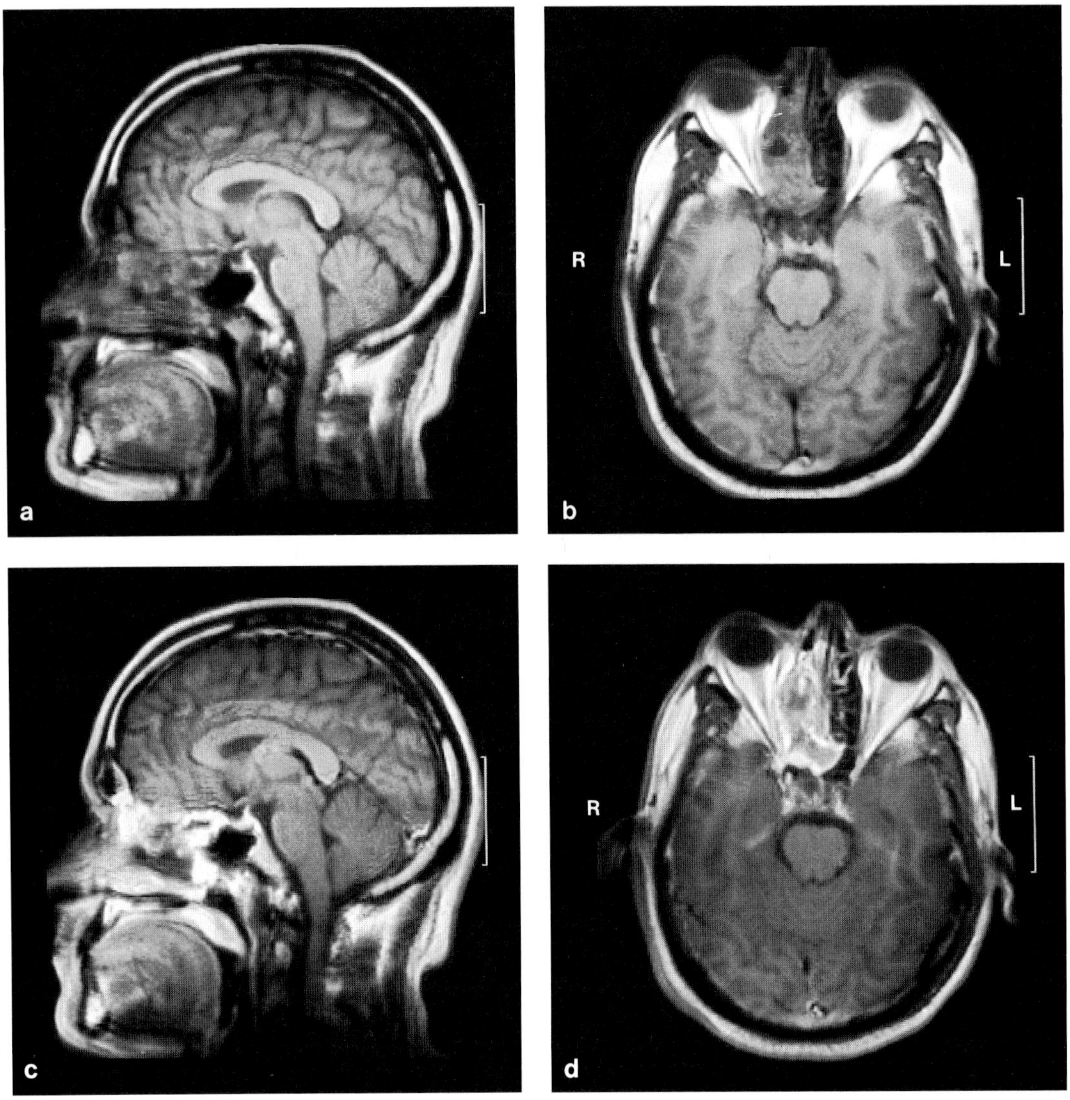

Abb. 3.50 a–d. 36jähriger Patient mit Neuroästhesioblastom. **a, b** T1w-SE-Bilder vor und **c, d** nach Gd-DTPA. Der Tumor ist auf den Nasenhöhlenhauptschacht und die Etmoidalzellen beschränkt und wölbt sich gegen die rechte, mediale Orbitawand vor. Er ist überwiegend isointens zum Hirnparenchym, zeigt aber nach Gd-DTPA randbetonte Kontrastanfärbung

1. Erkrankungsalter und Geschlecht,
2. Lokalisation,
3. Signalverhalten (T1- und T2-gewichtete Bilder),
4. Signalanhebung nach Kontrastmittelgabe (Höhe und zeitlicher Verlauf),
5. Tumorkonfiguration,
6. Binnenstruktur des Tumors und
7. perifokales Ödem.

Dabei sind aufgrund der Lokalisation und insbesondere nach Kontrastanfärbung in vielen Fällen die extrazerebralen Tumoren (mit Ausnahme der Metastasen und Lymphome) gut von den hirneigenen Geschwülsten zu unterscheiden [45]. Das Signalverhalten allein erlaubt jedoch keine Tumorartdiagnose im engeren Sinne. Auch die Hoffnung, durch Bestimmung der Relaxationszeiten zu einer höheren Spezifität für tumoröse Erkrankungen zu gelangen [8, 40, 52], hat sich nicht erfüllt.

Es lassen sich allerdings anhand des unterschiedlichen Signalverhaltens der einzelnen Tumoren im Vergleich zum normalen Hirn-

Tabelle 3.10. Signalintensitäten einzelner Hirntumoren (relativ zur weißen Substanz), begleitendes Ödem und Signalanhebung nach Kontrastmittelgabe

Tumorart	Signalintensität		Begleitendes Ödem	Kontrastanfärbung
	T1w	T2w		
Hirneigene Tumoren				
Astrozytome (Grad I+II)	–	+	0/+	0
Astrozytome (Grad III)	–	+	+	+
Glioblastome	–	++	++	++
Oligodendrogliome (Grad I+II)	–/0	+	0/+	0
Ependymome	–	++	0/+	++
Medulloblastome	–	++	+	+
Pinealistumoren	–	+	0/+	++
Plexuspapillome	–/0	+	+	++
Tumoren extrazerebralen Ursprungs				
Meningeome	–/0	0/+	0/+	++
Neurinome	–	0/+	0	++
Metastasen	–	+	++	++
Maligne Lymphome	–	+	+	++
Hämangioblastome	–	++	0/+	+
Kraniopharyngeome	+	++	0/+	+
Epidermoide	–	++	0	0
Dermoide	+	–/+	0	0
Kolloidzysten	+	–	0	0
Lipome	+	–	0	0
Hamartome	–/0	+	0	0
Arachnoidalzysten	–	++	0	0
Glomustumoren	–/0	0/+	0	++
Chordome	–/0	+	0	+
Chondrome	–	++	0	0
Ästhesioneuroblastome	–/0	0/+	0	+

Signalintensität: – niedrigere, –/0 niedrigere bis gleiche, 0/+ gleiche bis höhere, + höhere, ++ viel höhere, –/+ niedrigere oder höhere.
Ödem/Kontrastanfärbung: 0 ohne, + mäßig, ++ stark.

parenchym bestimmte Gruppen bilden, die in der Regel zutreffen und die Artdiagnostik erleichtern können (Tabelle 3.10):

- Zu den Strukturen mit *vermindertem oder fehlendem Signal* auf T1w- und T2w-Bildern gehören Verkalkungen, kompakter Knochen, Gefäße und Ablagerungen paramagnetischer Substanzen, die immer mehr oder minder starke Signalauslöschungen zeigen.
- Gewebe mit *hoher Signalintensität* auf T1w- und auf T2w-Bildern finden sich oft bei Kraniopharyngeomen, Dermoiden, Cholesterolzysten und Tumoren mit Einblutungen.
- Gewebe mit *fett-isointensem Signalverhalten* (hohes Signal auf T1w- und geringeres Signal auf T2w-Bildern) kommen bei Lipomen, Kolloidzysten, subakuten Tumorblutungen und gelegentlich bei Dermoiden und Metastasen des malignen Melanoms vor.
- Gewebe mit *weitgehend isointensem* Signal auf T1w- und T2w-Bildern zeigen sich bei Meningeomen, Hamartomen, Glomus-jugulare-Tumoren und Ästhesioneuroblastomen.
- Bei der überwiegenden Anzahl von Tumoren zeigt sich schließlich eine *Signalminderung auf T1w-* und eine *Signalzunahme auf T2w-Bildern.* Hierzu zählen außer der heterogenen Gruppe der Pinealistumoren fast alle hirneigenen Tumoren sowie Metastasen, Neurinome, Lymphome, Epidermoide, Arachnoidalzysten, Chordome und Chondrome.

Die Abgrenzung gegen ischämische Infarkte ist fast immer aufgrund der Klinik und der Begrenzung auf ein arterielles Versorgungsgebiet möglich [13]. Schwierig bis unmöglich kann die Differenzierung gegenüber Entzündungen, Parasitosen und Hirnabszessen sein [79], da hier ähnliche Zeichen der Raumforderung mit Ödem und Schrankenstörungen vorhanden sein können. Die plötzliche und bedrohliche klinische Verschlechterung und der Liquorbefund sind jedoch hinweisend für die Diagnose eines entzündlichen Prozesses. Auch die Abgrenzung einer tumorösen Neubildung gegenüber vaskulären Malformationen kann besonders im Fall der Kavernome schwierig sein [29], und es sind stark T2-gewichtete SE- oder GE-Sequenzen zu empfehlen, die die vorhandenen paramagnetischen Hämosiderinablagerungen als Signalauslöschungen relativ typisch abbilden.

Wie die vorangegangene Vorstellung der einzelnen Hirntumoren zeigt, ist eine sichere Unterscheidung zwischen benignen und malignen Tumoren mit der MRT nicht möglich, da gleichsinnige Verlängerungen der Relaxationszeiten T1 und T2 für fast alle Tumoren und eine Vielzahl anderer pathologischer Veränderungen bestehen. Selbst die histologische Aufarbeitung birgt im Falle der Hirntumoren eine beträchtliche Unsicherheit. Zur Beurteilung der Dignität müssen deshalb zusätzliche Kriterien wie Verlauf und Grad der klinischen Verschlechterung, Ausmaß der Raumforderung und des perifokalen Ödems sowie das Vorhandensein regressiver Veränderungen wie Nekrosen und Einblutungen als Hilfen herangezogen werden.

Für die *hirneigenen Tumoren* kann insgesamt festgestellt werden: Je schneller sich die klinischen Symptome entwickeln und je stärker die raumfordernde Wirkung und das umgebende Ödem sind, um so höher ist der wahrscheinliche Malignitätsgrad. Finden sich zusätzlich Nekrosen und Einblutungen und kommt es aufgrund fehlender oder gestörter Blut-Hirn-Schranke zur Signalanhebung nach i.v.-KM-Gabe, so dürfte bei den Gliomen ein Tumor des Grades III–IV vorliegen. Der Nachweis von glatt begrenzten Zysten und scholligen Verkalkungen spricht dagegen für eine weniger maligne Ausprägung. Ähnliches gilt für die *extrazerebralen Tumoren.* Diese zeigen allerdings in vielen Fällen eine Signalerhöhung nach Kontrastmittelgabe, und nur wenige Tumoren wie die Epidermoide, Dermoide, Hamartome, die Kolloid- und Arachnoidalzysten und die Chondrome lassen jede Kontrastverstärkung vermissen. Die als Zeichen der Malignität in der CT einfach faßbaren knöchernen Destruktionen bei extrazerebralen Tumoren entgehen der MRT.

3.2.7 Wertigkeit der MRT und Vergleich mit anderen bildgebenden Verfahren

In der bildgebenden Diagnostik von Hirntumoren ist die konventionelle Schädelübersicht im Regelfalle wenig hilfreich, um einen genauen Hinweis auf Umfang, Lokalisation und Art der Raumforderung zu geben. Sie kann zwar gut die relativ häufig vorkommenden Verkalkungen (Kraniopharyngeom 80%, Ependymom 40%, Oligodendrogliom 39%, Astrozytom 13%, Meningeom 10% und Gliom 5%) erfassen [49], die Schnittbildverfahren CT und MRT sind jedoch als überlegene Methoden anzusehen.

Für einen Vergleich der diagnostischen Wertigkeit vom CT und MRT sind neben der Sensitivität und Spezifität auch die Verfügbarkeit, die Schwere der Erkrankung (mit eventueller Intensivüberwachung), die Lokalisation der Raumforderung und die Kontraindikationen der MRT (Metallimplantate und Herzschrittmacher) zu beachten. Zweifelsohne ist die MRT gegenüber der CT aufgrund der besseren Gewebsdifferenzierung, der höheren Sensitivität für Parenchymveränderungen und der freien Wahl der Schnittführung die prinzipiell überlegene Methode bei der Diagnostik von Hirntumoren, obwohl Verkalkungen nicht erfaßt werden, die Untersuchungsdauer in der Regel länger und eine Intensivüberwachung schwieriger ist. Sind beide Methoden verfügbar, so ist der MRT der Vorzug zu geben. Allerdings wird wahrscheinlich aufgrund der in absehbarer Zeit weiterbestehenden größeren Verbreitung die CT in den meisten Fällen als erste Methode zum Einsatz kommen und in vielen Fällen diagnostisch hinreichende Ergebnisse liefern. Die MRT ist dann als ergänzende Methode von Bedeutung, da die anatomische Zuordnung insbesondere bei Tumoren im Bereich des Hirnstamms, der hinteren Schädelgrube, des Temporallappens, der Sella und bei kalottennahen Prozessen durch koronare und sagittale Schichten besser getroffen werden kann.

Zur angiographischen Diagnostik ergeben sich keine wesentlichen Überschneidungen, da die MRT zwar die Gefäße als signalarme Struktu-

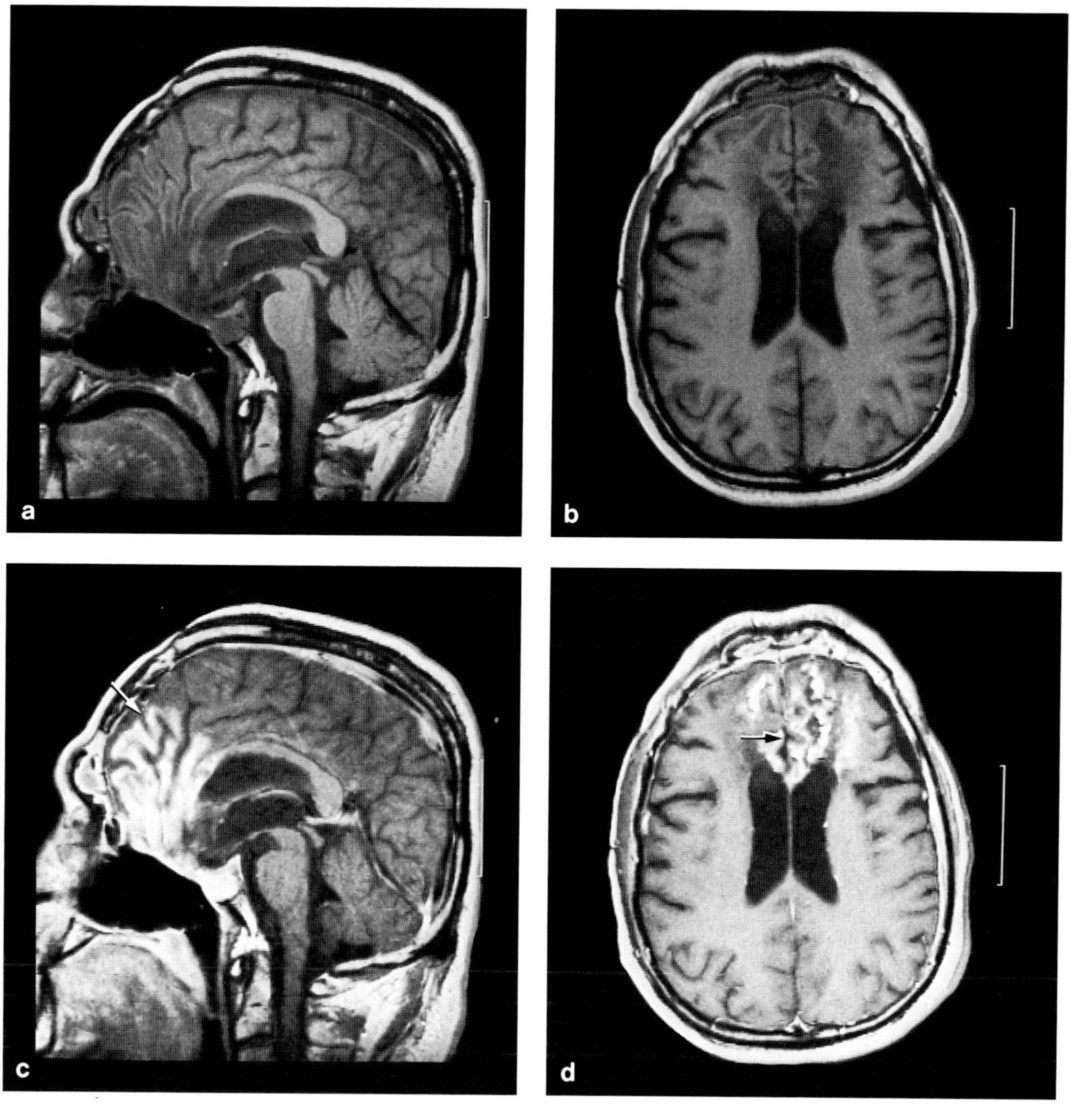

Abb. 3.51 a–d. 37jähriger Patient mit frontaler Radionekrose. **a, b** T1w-SE-Bilder vor und **c, d** nach Gd-DTPA. Bei Zust. n. OP und RT eines Neuroästhesioblastoms zeigt sich der operative Defekt im Bereich der Siebbeinzellen und des Nasenhöhlenhauptschachts. Nach KM-Gabe findet sich eine subkortikale Kontrastanfärbung entlang der Gyri des frontalen Interhemisphärenspaltes *(Pfeile)*. Trotz des bestehenden frontalen Marklagerödems mit Aufquellung der einzelnen Gyri sind die Sulci erhalten, und es besteht kein Hinweis auf einen Rezidiv- oder Resttumor

ren darstellen kann, aber durch ihre Begrenzung auf die jeweilige Schnittebene keinerlei Übersicht über den Gefäßverlauf erlaubt. Dies wird sich jedoch sicher durch die z. Z. in der Entwicklung befindlichen MR-Angiographietechniken in näherer Zukunft ändern [59].

Für die postoperativen Kontrollen bleibt die CT die einfachere und ungefährlichere Methode, vor allem wenn metallische Materialien wie Gefäßclips, Shunts oder radioaktive Strahler eingebracht wurden. Jedoch scheint sich bei den Therapiefolgen für die seltene Komplikation einer Radionekrose des Gehirns die kontrastunterstützte MRT als die Methode der Wahl herauszustellen, da es mit ihr in einem Teil der Fälle anhand der subkortikalen Kontrastaufnahme möglich ist, die radiogene Hirnparenchymschädigung vom Rezidivtumor zu unterscheiden [69] (Abb. 3.51).

3.2.8 Diagnostisches Vorgehen

Nach der Erhebung von Anamnese und klinischem Befund mit neurologischem Status (ggf. einschließlich elektrophysiologischer Diagnostik) ist bei Verdacht auf eine intrakranielle Raumforderung als nächstes eines der beiden Schnittbildverfahren MRT oder CT durchzuführen. Dabei hat sich für das Vorgehen in der MRT aufgrund der noch fortschreitenden Entwicklung und des damit verbundenen unterschiedlichen Ausrüstungsstandes bisher noch kein feststehendes Schema entwickelt. Es empfiehlt sich, mit einer kurzen Serie (T1w) sagittaler Schichten zu beginnen, um einen orientierenden Überblick über die medianen Hirnstrukturen (Balken, Hypophyse, Aquädukt, hintere Schädelgrube und kraniozervikaler Übergang) zu erhalten. Anschließend sollte das gesamte Gehirn zumindest mit einer T2w-Sequenz in axialer oder koronarer Schnittführung durchgeschichtet werden, um eine Gesamtbeurteilung zu ermöglichen. Hierbei ist eine lückenlose Durchschichtung in der Regel nicht erforderlich. Sollte sie z.B. bei kleinen oder räumlich differenzierten Strukturen notwendig werden, ist eine Durchschichtung mit Schichtlücke (Gap) in 2 Messungen vorteilhaft, um eine Qualitätseinbuße der Bilder durch Mitanregung von Nachbarschichten („cross talk“) zu vermeiden. Die verwendete Schichtdicke und der Schichtabstand werden von Gerätetyp und -konfiguration bestimmt, sollten aber analog zur CT 8 mm nicht übersteigen.

Pathologische Befunde sollten darüberhinaus sowohl in T1w- als auch in T2w-Bildern dargestellt werden, um das Signalverhalten im einzelnen beurteilen zu können. Bei manchen Befunden mit komplexer anatomischer Lage ist eine Darstellung in 2 Ebenen (T1w) sinnvoll. Bei Tumoren extrazerebralen Ursprungs und bei erschwerter Differenzierung von Ödem, Zyste und solidem Tumoranteil ist die Kontrastmittelgabe sinnvoll. Sie sollte bei Erstdiagnostik nicht primär, sondern erst nach einer T1w-Durchschichtung erfolgen, um Blutungen oder Fett von kontrastanreichernden Strukturen zu unterscheiden. Bei manchen Tumoren extrazerebralen Ursprungs (z.B. Tumoren des Kleinhirnbrückenwinkels, der Sella und der Pinealis) kann dann auf eine zeitaufwendige T2w-Durchschichtung verzichtet werden, da diese Tumoren aufgrund ihrer Lagebeziehung und der Kontrastanreicherung auf T1w-Aufnahmen hinreichend gut beurteilt werden können.

3.2.9 Indikationen

Die Diagnostik von Hirntumoren war eine der ersten MRT-Indikationen, die von der Kassenärztlichen Vereinigung (KV) anerkannt wurden. Der Ausschuß für Untersuchungs- und Heilmethoden der Kassenärztlichen Bundesvereinigung sieht die Indikation für eine MRT-Untersuchung gemäß § 386a der RVO als gegeben an, wenn eine „eingehende neurologische Diagnostik sie notwendig macht“. Dabei ist die MRT von besonderem Wert bei Tumoren des Hirnstamms, der mittleren und hinteren Schädelgrube, der Sella und des Chiasma opticum, der Pinealis und der Kleinhirnbrückenwinkelregion, während Raumforderungen der Großhirnhemisphäre oft mit der CT gleich gut erkannt werden können.

Literatur

1. Arendt A (1975) Ependymomas. In: Vinken JP, Bruyn GW (eds) Handbook of clinical neurology, vol XVIII/3. North Holland, Amsterdam, p 105
2. Arasaki K, Kwee IL, Nakada T (1987) Limbic lymphoma. Neuroradiol 29: 389–392
3. Atlas SW, Grossman RI, Gomori JM, Guerry DP, Hackney DB, Goldberg HI, Zimmerman RA, Bilaniuk LT (1987) MR Imaging of intracranial metastatic melanoma. J Comput Assist Tomogr 11: 577–582
4. Atlas SW, Bilaniuk LT, Zimmermann RA (1988) Orbit. In: Stark DD, Bradley WG (eds) Magnetic resonance imaging. Mosby, St. Louis, pp 570–613
5. Atlas SW, Grossman RI, Hackney DB et al. (1988) Calcified intracranial lesions: Detection with gradient-echo-acquisition rapid MR imaging. AJR 150: 1383–1389
6. Baierl P, Fink U, Mayr B, Bauer WM, Oeckler R (1987) Kernspintomographie bei Kraniopharyngeomen. ROFO 147: 386–392
7. Bottomley PA, Forster TH, Arsinger RE, Pfeifer LM (1984) A review of normal tissue hydrogen NMR relaxation times and relaxation mechanism from 1–100 MHz: dependence of tissue type, NMR frequency, temperature, species, excision, and age. Med Phys 11: 425–448
8. Bottomley PA, Hardy CJ, Arsinger RE, Allen-Moore G (1987) A review of ^{1}H nuclear magnetic resonance in pathology: Are T1 and T2 diagnostic? Med Phys 14: 1–34
9. Bradley WG (1988) MRI of hemorrhage and iron in the brain. In: Stark DD, Bradley WG (eds) Magnetic resonance imaging. Mosby, St. Louis, pp 359–374

10. Bradley WG, Waluch V, Yadley RA, Wycoff RR (1984) Comparison of CT and MR in 400 patients with suspected disease of the brain and cervical spinal cord. Radiology 152: 695–702
11. Brant-Zawadzki M, Kelly W (1987) Brain tumors. In: Brant-Zawadzki M, Norman D (eds) Magnetic resonance imaging of the central nervous system. Raven, New York, pp 151–185
12. Brant-Zawadzik M, Norman D, Newton TH, Kelly W, Kjos B, Mills CM, Dillon W, Sobel D, Crooks LE (1984) Magnetic resonance of the brain: the optimal screening technique. Radiology 152: 71–77
13. Brant-Zawadzki M, Weinstein P, Bartkowsky H, Moseley M (1987) MR imaging and spectroscopy in clinical and experimental cerebral ischemia: a review. AJNR 8: 39–48
14. Braun M, Jung WJ, Lutz O, Oeschey R (1987) Selective non-excitation of water or fat protons in magnetic resonance imaging. Z Naturforsch 42a: 1391–1395
15. Brown EW, Riccardi VM, Mawad M, Handel S, Goldman A, Bryan RN (1987) MR imaging of optic pathways in patients with neurofibromatosis. AJNR: 1031–1036
16. Bydder GM (1988) Clinical application of Gadolinium-DTPA. In: Stark DD, Bradley WG (eds) Magnetic resonance imaging. Mosby, St. Louis, pp 182–200
17. Claussen C, Laniado M, Schörner W, Niendorf HP, Weinmann HJ, Fiegler W, Felix R (1985) The use of Gadolinium-DTPA in magnetic resonance imaging of glioblastomas and intracranial metastases. AJNR 6: 669–674
18. Curati WL, Graif M, Kingsley DPE, Niendorf HP, Young IR (1986) Acoustic neuromas: Gd-DTPA enhancement in MR imaging. Radiology 158: 447–451
19. Daniels DL, Millen SJ, Meyer GA et al. (1987) MR detection of tumor in the internal auditory canal. AJNR 8: 249–252
20. Daniels D, Haughton VM, Czervionke LF (1988) Skull base. In: Stark DD, Bradley WG (eds): Magnetic resonanca imaging. Mosby, St. Louis, pp 524–569
21. Davis PC, Friedman NC, Frey SM, Malko JA, Hoffman JC, Braun IF (1987) Leptomeningeal metastasis: MR imaging. Radiology 163: 449–454
22. Destian S, Sze G, Krol G, Zimmerman RD, Deck MD F (1988) MR imaging of hemorrhagic intracranial neoplasms. AJNR 9: 1115–1122
23. Earnest F, Kelly PJ, Scheithauer BW, Kall BA, Cascino TL, Ehman RL, Forbes GS, Axley PL (1988) Cerebral astrocytomas: histopathological correlation of MR and CT contrast enhancement with steroetatic biopsy. Radiology 166: 823–827
24. Elster AD, Arthur DW (1988) Intracranial hemangioblastomas: CT and MR findings. J Comput Assist Tomogr 12: 736–739
25. Enzmann DR, O'Donohue J (1987) Optimizing MR imaging for detecting small tumors in the cerebellopontine angle and the internal auditory canal. AJNR 8: 99–106
26. Freeman MP, Kessler RM, Allen JH, Price AC (1987) Craniopharyngeoma: CT and MR imaging in nine cases. J Comput Assist Tomogr 11: 810–814
27. Fullerton GD (1988) Physiologic basis of magnetic relaxation. In: Stark DD, Bradley WG (eds) Magnetic resonance imaging. Mosby, St. Louis, pp 36–55
28. Galanski M, Peters PE (1986) Hirnschädel. In: Frommhold W, Dihlmann W, Stender H-S, Thurn P (Hrsg) Schädel–Gehirn. Thieme, Stuttgart (Radiologische Diagnostik in Klinik und Praxis, Bd V/1)
29. Gomori JM, Grossmann RI, Goldberg HI, Hackney DB, Zimmermann RA, Bilaniuk LT (1986) Occult cerebral vascular malformations: high field MR imaging. Radiology 158: 707–713
30. Greco A, Jelliffe AM, Maher EJ, Leung AW L (1988) MR imaging of lymphomas: impact on therapy. J Comput Assist Tomogr 12: 785–791
31. Grodd W, Brasch RC (1986) Magnetopharmazeutische Kontrastveränderungen in der Kernspintomographie. ROFO 145: 130–139
32. Grodd W, Klose U (1988) Sodium-MR-imaging of the brain: initial clinical results. Neuroradiology 30: 399–407
33. Guhl L, Mironov A, Schroth G (1987) Contribution of MRI to the diagnosis haemangioblastomas. J Neurol 235: 95–98
34. Haacke EM, Lenz GW, Nelson AD (1987) Improving image qualitiy in the presence of motion by using rephasing gradients. AJR 148: 1251–1258
35. Haase A, Frahm J, Hänicke W, Matthaei D (1985) 1H NMR chemical shift selective (chess) imaging. Phys Med Biol 30: 341–344
36. Haase A, Frahm J, Matthaei D, Häenicke W, Merboldt KD (1986) FLASH imaging: rapid NMR imaging using low flip angle pulses. J Magn Res 67: 258: 266
37. Hasso AN, Fahmy JL, Hinshaw DB (1988) Tumors of the posterior fossa. In: Stark DD, Bradley WG (eds) Magnetic resonance imaging. Mosby, St. Louis, pp 425–450
38. Healy ME, Hesselink JR, Press GA, Middleton MS (1987) Increased detection of intracranial metastases with intravenous Gd-DTPA. Radiology 165: 619–624
39. Hilal SK, Maudsley AA, Ra JB, Simon HE, Röschmann P, Wittekoek S, Cho ZH, Mun SK (1985) In vivo imaging of sodium-23 in the human head. J Comp Assist Tomogr 9: 1–7
40. Hilger HP, Bielke G (1986) Gewebecharakterisierung mit T1, T2 und Protonendichte: Traum und Wirklickeit. ROFO 144: 597–605
41. Holland BA (1987) Diseases of the white matter. In: Brant-Zawadzki M, Norman D (eds) Magnetic resonance imaging of the central nervous system. Raven, New York, pp 259–277
42. Jack CR, Sharbrough FW, Marsh WR (1988) Use of MR for quantitative evaluation of resection for temporal lobe epilepsy. Radiology 166: 463–468
43. Just M, Higer HP, Grigat M et al. (1987) MR-Tomographie intrakranieller Meningeome. ROFO 146: 705–710
44. Just M, Higer HP, Vahldiek G, Bohl J, Kunze S, Hey O, Pfannenstiel P (1987) MR-Tomographie benigner Hirntumoren. ROFO 147: 386–392
45. Kazner E, Wende S, Grumme T, Stochdorph O, Felix R, Claussen C (1988) Computer- und Kernspintomographie intrakranieller Tumoren aus kli-

nischer Sicht. Springer, Berlin Heidelberg New York Tokyo
46. Kean DM, Smith MA, Douglas RHB, Martyn CN, Best JJK (1985) Two examples of CNS lipomas demonstrated by computet tomography and low field (0.08T) MR imaging. J Comput Assist Tomogr 9: 494–496
47. Kilgore DP, Breger RK, Daniels DL, Pojunas KW, Williams AL, Haughton VM (1986) Cranial tissue: normal MR appearance after intravenous injection of Gd-DTPA. Radiology 160: 757–761
48. Kjos BO, Ehman RL, Brant-Zawadzki M, Kelly WM, Norman D, Newton TH (1985) Reproducibility of relaxation times and spin density calculated from routine MR imaging sequences: clinical study of the CNS. AJR 144: 1165–1170
49. Köhler/Zimmer AE (1982) Grenzen des Normalen und Anfänge des Pathologischen im Röntgenbild des Skeletts, 12. Aufl. Thieme, Stuttgart
50. Kölbel G, Klose U, Hess CF, Küper K, Grodd W (1988) Parametergewichtete MR-Bilder und ihre Optimierung: Theorie und Bildbeispiele für die FLASH-Sequenz im Vergleich zur Spinecho-Sequenz. ROFO 148: 674–682
51. Koenig SH, Brown RD (1984) Relaxation of solvent protons by paramagnetic ions and its dependence on magnetic field and chemical environment: implications for NMR imaging. Magn Reson Med 1: 478–495
52. Komiyama M, Yagura H, Baba M, Yasui T, Hakuba A, Nishimura S, Inoue Y (1987) MR imaging: possibility of tissue characterization of brain tumors using T1 and T2 values. AJNR 8: 65–70
53. Kortman KE, Bradley WG (1988) Supratentorial neoplasm. In: Stark DD, Bradley WG (eds): Magnetic resonance imaging. Mosby, St. Louis, pp 375–424
54. Krayenbühl H, Yasargil MG (1975) Cranial chordomas. Prog Neurol Surg 6: 435–463
55. Lange S, Grumme T, Kluge W, Ringel K, Meese W (1988) Zerebrale und spinale Computertomographie. Schering AG, Berlin
56. Larson TC, Houser OW, Laws ER (1987) Imaging of cranial chordomas. Mayo Clinic Proc 62: 886–893
57. Lennert K (1978) In: Lymph Nodes; Part B: Malignant Lymphomas. Springer, Berlin Heidelberg New York (Handbuch der speziellen pathologischen Anatomie und Histologie, Bd I/3)
58. Marquardt B, Voigt K (1986) Kraniozerebrale Tumoren. In: Frommhold W, Dihlmann W, Stender H-S, Thurn P (Hrsg) Schädel–Gehirn. Thieme, Stuttgart (Radiologische Diagnostik in Klinik und Praxis, Bd V/1)
59. Masaryk TJ, Modic MT, Ross JS et al. (1989) Intracranial circulation: preliminary clinical results with three-dimensional (volume) MR angiography. Radiology 171: 793–799
60. McMurdo SK, Moore SG, Brant-Zawadski M, Berg BO, Koch T, Newton TH, Edwards MSB (1987) MR imaging of intracranial tuberous sclerosis. AJNR 8: 77–82
61. Mödder U (1986) Nase, Nasennebenhöhlen und Parapharyngealraum. In: Frommhold W, Dihlmann W, Stender H-S, Thurn P (Hrsg) Schädel–Gehirn. Thieme, Stuttgart (Radiologische Diagnostik in Klinik und Praxis, Bd V/1)
62. Müller-Forell W, Schroth G, Egan PJ (1988) MR imaging in tumors of the pineal region. Neuroradiology 30: 224–231
63. Mumenthaler M (1986) Neurologie, 8. Aufl. Thieme, Stuttgart
64. Oot RF, Melville GE, New PF et al. (1988) The role of MR and CT in evaluating clival chordomas and chondrosarcomas. AJR 151: 567–575
65. Pattany PM, Phillips J, Chiu LC, Lipcamon JD, Duerk JL, McNally JM, Mohaptra SN (1987) Motion artefact suppression technique (MAST) for MR imaging. J Comp Assist Tomogr 11: 369–377
66. Pfeiffer J (1984) Neuropathologie. In: Remmele W (Hrsg) Pathologie, Bd 4. Springer, Berlin Heidelberg New York Tokyo
67. Petersen D, Schmidt B (1986) Strahlentherapie intrakranieller und spinaler Manifestationen maligner Lymphome. In: Pirschel J, Hübener KH (Hrsg) Radiologische Diagnostik und Strahlentherapie maligner Lymphome. Thieme, Stuttgart, S 250–255
68. Petersen D, Voigt K (1986) Neuroradiologische Diagnostik maligner Lymphome. In: Pirschel J, Hübener KH (Hrsg) Radiologische Diagnostik und Strahlentherapie maligner Lymphome. Thieme, Stuttgart, S 174–189
69. Petersen D, Thron A. Grodd W (1988) MR imaging of cerebral radiation necrosis: Gyriform subcortical enhancement with Gd-DTPA. Radiology 169 (P): 142
70. Poeck K (1987) Neurologie, 7. Aufl. Springer, Berlin Heidelberg New York Tokyo
71. Pomeranz SJ, Shelton JJ, Tobias J, Soila K, Altman D, Viamonte M (1987) MR of visual pathways in patients with neurofibromatosis. AJNR 8: 831–836
72. Pusey E, Kortman KE, Flannigan BD, Bradley WG (1987) MR of craniopharyngeomas: tumor delineation and characterization. AJNR 8: 439–444
73. Regenbogen VS, Zinreich SJ, Kim KS, Kuhajda FP, Applebaum BI, Price JC, Rosenbaum AE (1988) Hyperostotic esthesioneuroblastoma: CT and MR findings. J Comput Assist Tomogr 12: 52–56
74. Roosen N, Gahlen D, Stork W et al. (1987) Magnetic resonance imaging of olloid cysts of the third ventricle. Neuroradiology 29: 10–14
75. Russell EJ, Geremia GK, Johnson CE, Huckman MS, Ramsey RG, Washburn-Bleck J, Turner DA, Norusis M (1987) Multiple cerebral metastases: detectability with Gd-DTPA-enhanced MR imaging. Radiology 165: 609–617
76. Sato Y, Waziri M, Smith W, Frey E, Yuh WTC, Hanson J, Franken EA (1988) Hippel-Lindau disease: MR imaging. Radiology 166: 241–246
77. Schörner W, Laniado M, Niendorf HP, Schubert C, Felix R (1986) Time-dependent changes in image contrast in brain tumors after Gadolinium-DTPA. AJNR 7: 1013–1020
78. Schörner W, Meencke HJ, Felix R (1987) Temporal-lobe epilepsy: comparison of CT and MR imaging. AJR 149: 1231–1239
79. Schroth G, Voigt K (1986) Entzündliche kraniozerebrale Erkrankungen. In: Frommhold W, Dihlmann W, Stender H-S, Thurn P (Hrsg) Schädel-Ge-

hirn. Thieme, Stuttgart (Radiologische Diagnostik in Klinik und Praxis, Bd V/1)
80. Schroth G, Grodd W, Guhl L, Grauer M, Klose U, Niendorf H-P (1987) Magnetic resonance imaging in small lesions of the central nervous system: improvement by Gd-DTPA. Acta Radiologica 28: 667–672
81. Scotti G, Scialfa G, Colombo N, Landoni L (1987) MR in the diagnosis of colloid cyts of the third ventricle. AJNR 8: 370–372
82. Shuman WP, Griffin BR, Haynor DR, Jones DC, Johnson JS, Cromwell LD, Laramore GE (1987) The utility of MR in planning the radiation of oligodendrogliomas. AJNR 8: 93–98
83. Spagnoli MV, Goldberg HI, Grossman RI, Bilaniuk LT, Gomori JM, Hackney DB, Zimmermann RA (1986) Intracranial meningeomas: High field MR imaging. Radiology 161: 369–375
84. Stark DD, Bradley WG (1988) Magnetic resonance imaging. Mosby, St. Louis
85. Steffey DJ, De Filipp GJ, Spera T, Gabrielsen TO (1988) MR imaging of primary epidermoid tumors. J Comput Assist Tomogr 12: 438–440
86. Sze G, Uichanco LS, Brant-Zawadzki M et al. (1988) Chordomas: MR imaging. Radiology 166: 187–191
87. Sze G, Shin L, Krol G, Johnson C, Liu D, Deck MD (1988) Intraperenchymal brain metastases: MR imaging versus contrast-enhanced CT. Radiology 168: 187–194
88. Taveras JM, Ferrucci JT (1986) Radiology, diagnosis-imaging-intervention, vol 3. Lippincott, Philadelphia
89. Treisch J, Schörner W, Laniado M, Felix R (1987) Charakteristika intrakranieller Meningeome in der magnetischen Resonanztomographie. ROFO 146: 207–214
90. Triulzi F, Franceschi M, Fazio F, Del Mascio A (1988) Nonrefractory temporal lobe epilepsy: 1,5-T MR imaging. Radiology 166: 181–185
91. Van der Hoeve J (1933) Les phacomatoses de Bourneville, de Recklinghausen et de von Hippel-Lindau. Acta Neurol Psychiatr Belg 33: 752 762
92. Vion-Dury J, Vincentelli F, Jiddane M, Van Brunnen Y, Rumeau C, Grisoli F, Salamon G (1987) MR imaging of epidermoid cysts. Neuroradiology 29: 333–338
93. Vries LS, Bydder GM (1988) Tumors of the central nervous system. In: Partain CL, Price RR, Patton JA, Kulkarni MV, James AE (eds) Magnetic resonance imaging, 2nd edn. Saunders, Philadelphia
94. Wehrli FW, Fall JR, Glover GH, Grigsby N (1984) The dependence of nuclear magnetic resonance (NMR) image contrast on intrinsic and pulse sequence timing parameters. Magn Reson Imag 2: 3–16
95. Wehrli FW, Fall JR, Shutts D, Berger R, Herfkens RJ (1984) Mechanism of contrast in NMR imaging. J Comput Assist Tomogr 8: 369–380
96. Williams AL, Haughton VM (1985) Cranial computed tomography. Mosby, St. Louis
97. Woodruff WW, Djang WT, McLendon RE, Heinz ER, Voorhees DR (1987) Intracerebral malignant melanoma. Highfield-strength MR imaging. Radiology 165: 209–213
98. Young IR (1988) Special pulse sequences and techniques. In: Stark DD, Bradley WG (eds) Magnetic resonance imaging. Mosby, St. Louis
99. Zimmerman RA, Bilaniuk LT (1988) Pediatric central nervous system. In: Stark DD, Bradley WG (eds) Magnetic resonance imaging. Mosby, St. Louis, pp 683–714
100. Zülch KJ (1986) Brain tumors. Springer, Berlin Heidelberg New York Tokyo

3.3 Intrazerebrale Blutungen und zerebrovaskuläre Erkrankungen

A. Thron und H. Brückmann

3.3.1 Einleitung

Die Gruppe der vaskulären kraniozerebralen Erkrankungen umfaßt pathogenetisch sehr unterschiedliche Krankheitsbilder, deren Gemeinsamkeit darin besteht, daß sie von einer angeborenen oder erworbenen Veränderung der hirnversorgenden Blutgefäße ihren Ausgang nehmen.

In diesem Kapitel sind die intrakraniellen Blutungen und der Hirninfarkt zu behandeln, darüber hinaus aber auch die spezifischen Erkrankungen der hirnversorgenden Blutgefäße. Bei den intrakraniellen Blutungen wird zwischen den traumabedingten Blutungen und den sog. spontanen intrakraniellen Blutungen unterschieden. In die erste Gruppe zählen vor allem das epidurale und subdurale Hämatom, beim Schädelhirntrauma treten aber auch subarachnoidale und intraparenchymale Einblutungen auf. Die spontanen intrakraniellen Blutungen umfassen vor allem die Subarachnoidalblutung und Hirnblutung.

Häufig mit Blutungen einhergehende Gefäßläsionen stellen die arteriellen Aneurysmen dar, arteriovenöse Durafisteln und Gefäßmißbildungen verschiedenster Art (s. Tabelle 3.17). Auch dem zerebralen Gefäßinsult können verschiedene Erkrankungen der hirnversorgenden Arterien zugrunde liegen, zusätzlich können Zirkulationsstörungen im zentralen Nervensystem auch durch Venen- und Sinusthrombosen verursacht sein. – Zum Zweck besserer Übersichtlichkeit werden Blutungen

sowie zerebrale Gefäßinsulte und ihre zugrundeliegenden Gefäßläsionen getrennt dargestellt.
Vor Einführung der MRT war die zerebrale Angiographie die wichtigste Methode, Art und Ausdehnung von Läsionen hirnversorgender Gefäße zu bestimmen. Ultraschalluntersuchungen, insbesondere die Dopplersonographie haben sich als nichtinvasive Techniken zunächst zur Beurteilung der extrakraniellen Gefäßverhältnisse etabliert. Inzwischen findet die transkranielle Dopplersonographie für intrakranielle Blutflußuntersuchungen auch in der Routine Anwendung.
Die Auswirkungen vaskulärer Erkrankungen auf das Hirnparenchym oder seine Hüllen in Form von Blutungen oder Ischämien waren bislang eine diagnostische Domäne der CT. Ihre Einschränkungen, z. B. bei der Darstellung der hinteren Schädelgrube, sind bekannt. Auch die zerebrale Angiographie hat als diagnostisches Verfahren methodische Grenzen. Sie ist invasiv und damit potentiell komplikationsträchtig. Nicht alle Gefäßmalformationen sind angiographisch nachweisbar (z. B. Kavernome). Häufig lassen sich Gefäßwandveränderungen oder thrombosierte Abschnitte von Aneurysmen oder arteriovenösen Malformationen nur indirekt oder unzureichend darstellen. Die MRT als nichtinvasives Verfahren bietet die Möglichkeit, sowohl Veränderungen hirnversorgender Gefäße als auch Parenchymveränderungen zu beurteilen. Aus diesem Grund ist sie auch bei zerebrovaskulären Erkrankungen zu einem wichtigen ergänzenden Zusatzverfahren geworden, dessen klinischer Wert aber nicht nur nach der Sensitivität und Spezifität des Verfahrens zu bemessen ist, sondern auch nach dem klinisch Sinnvollen.

3.3.2 Untersuchungstechnik

3.3.2.1 Patientenvorbereitung und -lagerung

Bewußtseinsklare und kooperative Patienten bieten im allgemeinen keine Probleme in der Untersuchungsvorbereitung. Klaustrophobie fällt bei den akuten Erkrankungen dieser Gruppe nicht ins Gewicht und ist sonst nicht häufiger als im allgemeinen Krankengut. Sie kann bei leichterer Ausprägung durch eine Sedierung (z. B. mit 5–10 mg Valium i. v.) meist überwunden werden.
Nicht zu vergessen sind Fragen nach vorausgegangenen Metallsplitterverletzungen (vor allem auch des Auges!) oder nach Operationen, bei denen metallisches Material wie Aneurysmaklips oder Kavafilter eingebracht worden sein können. Bei bewußtseinsgestörten Patienten ist diesem Problem besondere Aufmerksamkeit zu widmen. Es ist eine gezielte Fremdanamnese zu erheben und ggf. auf Operationsnarben zu achten. Im Zweifelsfall ist eine Röntgenübersichtsaufnahme von Schädel, Thorax und Abdomen zu fordern.
Bei überwachungspflichtigen Patienten ist ein Pulsfühler oder ein EKG-Monitoring mit geeigneten Elektroden in Kombination mit einer Sichtüberwachung oder einem Atemgürtel erforderlich. Ein Großteil der Patienten mit einer akuten zerebrovaskulären Erkrankung (Subarachnoidalblutung, Hirnblutung, ischämischer Insult, Sinusthrombose) sind bewußtseinsgestört, unruhig und/oder aphasisch, so daß eine MR-Untersuchung unmöglich ist, wenn nicht eine tiefe Sedierung oder Vollnarkose durchgeführt wird (MR-kompatible Narkosegeräte sind mittlerweile verfügbar). Letzteres ist aus Gründen der neurologischen Verlaufsbeobachtung aber oft unerwünscht. Die MRT wird in diesen Fällen also nur durchzuführen sein, wenn die konventionelle Diagnostik unergiebig war und von dieser Untersuchung wesentliche therapeutische Entscheidungen abhängen. Dies ist nach unserer Erfahrung selten.
Bei der Lagerung kann unseres Erachtens auf eine Angulation verzichtet werden, da einer möglichst bequemen Kopfpositionierung zur Vermeidung von Bewegungsstörungen absoluter Vorrang einzuräumen ist (ggf. kann eine CT-entsprechende Schichtlage durch paraxiale Schichten erreicht werden).

3.3.2.2 Abbildungsebenen

Feste Regeln über die notwendigen Abbildungsebenen bei vaskulären Prozessen des Gehirns bestehen nicht. Die in Tabelle 3.11 getroffene Zuordnung kann deshalb nur Anhaltspunkte geben. Soll eine Läsion topisch genau zugeordnet werden, dann ist eine Darstellung in wenigstens 2 Ebenen erforderlich. Dies gilt

Tabelle 3.11. Abbildungsebenen

Fragestellung	Untersuchungsregion	Bevorzugte Bildebene[a]	Schichtdicke [mm]
Gefäßverschlüsse AVM-Lokalisation Hirninfarkttypologie	Hals Schädelbasis Gehirn	Koronar	4–5
Mittellinienprozesse (z. B. AVM im Balken oder Ventrikel) Hirnstammläsion Hirnvenenthrombosen	Gehirn	Sagittal	3–5
Hirninfarkttypologie Gefäßprozesse im Karotissiphon Basale Hirngefäße	Gehirn Schädelbasis	Transversal	3–5

[a] Zur Ergänzung ggf. zusätzliche Untersuchung in einer zweiten orthogonalen Ebene (evt. auch paraxialen Ebene).

z. B. auch für kleinere ischämische oder hämorrhagische Läsionen im Hirnstamm. Hierbei kann mit einer zweiten (meist sagittalen) Ebene entschieden werden, ob es sich um eine echte Läsion und nicht etwa um ein Flußartefakt handelt. Zusätzlich kann die Veränderung genauer lokalisiert werden. Prinzipiell ist die sagittale Ebene als eine von 2 Ebenen dann wünschenswert, wenn es sich um eine mittelliniennahe Läsion handelt. Paraxiale Schichten sind gelegentlich erforderlich, z. B., um die Sammelvene eines venösen Angioms auf eine längere Strecke in der Schicht abzubilden. Die Schichtdicke richtet sich allein nach der Größe der abzubildenden Struktur oder Läsion. Im allgemeinen sind 5 mm ausreichend, bei kleinen Gefäßstrukturen oder Hirnstamminfarkten sind Schichtdicken von 3 und 4 mm ohne Schichtlücke erforderlich. Da bei noch dünneren Schichten das S/R schlecht wird, ist es nach unserer Erfahrung nicht empfehlenswert, bei T2w-Sequenzen weniger als 4 mm und bei T1w-Sequenzen weniger als 3 mm Schichtdicke zu wählen. Falls ausnahmsweise doch einmal angezeigt, ist kompensatorisch eine Erhöhung der Akquisitionen mit entsprechend langer Aufnahmezeit erforderlich.

3.3.2.3 *Untersuchungssequenzen*

Zur Beurteilung von Läsionen des Hirnparenchyms ist eine Spinechotechnik mit Flußkompensation als Basisuntersuchung angezeigt. Die in Tabelle 3.12 aufgeführten Kombinationen verschiedener Untersuchungssequenzen

Tabelle 3.12. Untersuchungssequenzen

Zerebrale Blutung
SE, T1w und T2w
Zerebraler Gefäßinsult
SE, Protonendichte (TR > 2000, TE 15–30 ms), T2w
AV-Malformation und Aneurysma
SE, T1w, T2w;
GE: FLASH, FISP (40/15 °/8)
Angiogr. okkulte vaskuläre Malformation
SE, T2w; GE
Gefäßwanddissekat oder Thrombose
SE, T1w, T2w; GE (jeweils in 2 Ebenen)
Wenig kooperativer Patient: verkürztes Untersuchungsprotokoll, z. B. Half-Fourier

sind dadurch begründet, daß erst die Synopsis von T1w-SE-Aufnahmen mit protonengewichteten und T2w-Aufnahmen eine genaue Darstellung anatomischer Details und die Identifikation sowie Interpretation auch sehr kleiner Läsionen erlauben. Vor allem die Differenzierung von Ödem, vaskulärer Demyelinisierung oder astrozytarer Gliose einerseits und zystischem Parenchymdefekt bzw. Kolliquationsnekrose andererseits ist allein auf den pw-Bildern möglich. Liquorähnliche Flüssigkeit kommt hierbei noch hypointens, Ödem oder vaskuläre Demyelinisierung aber bereits hyperintens zur Darstellung. Auf stark T2-gewichteten Aufnahmen sind beide Läsionen nicht unterscheidbar signalintensiv (s. Abb. 3.70). Die SE-Technik erlaubt darüber hinaus die Altersabschätzung von Blutungen durch den Vergleich der Signalcharakteristika zwischen T1- und T2w-Bildern (s. 3.3.3 und Abb. 3.52). Auch bei arteriovenösen Malfor-

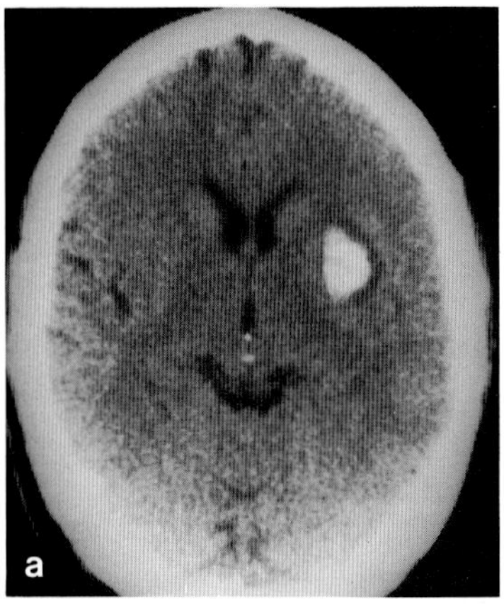

Abb. 3.52 a–d. 58jähriger Patient mit linksseitiger Stammganglienblutung. Resorptionsverlauf. MR-Aufnahmen bei 1,5 T. **a** Computertomographie 2 h nach dem akuten Ereignis mit der typischen blutwertigen Hyperdensität im linken Linsenkern. **b** Transversale Aufnahmen: *links* T1w, SE (270/15); *Mitte* pw, SE (2000/30); *rechts* T2w, SE (2000/90). MR-Befund 20 h nach akutem Ereignis (Stadium I). Leicht hyperintense Darstellung der Blutung, insbesondere in T2-Wichtung (s. Tabelle 3.13). **c** Transversale Aufnahmen: *links* T1w, SE (800/19); *Mitte* pw, SE (2200/15); *rechts* T2w, SE (2000/90). Kontrolle nach 4 Tagen (Stadium III). In T1-Wichtung besteht ein hyperintenser Rand bei noch isointensem Blutungszentrum, in T2-Wichtung eine deutliche Hypointensität der gesamten Blutung (s. Tabelle 3.13). Perifokales hyperintenses Ödem. **d** Transversale Aufnahmen: *links* T1w, SE (200/15); *Mitte* pw, SE (2000/15); *rechts* T2w, SE (2200/90). Kontrolle nach 4 Wochen. Es besteht ein hyperintenser, noch nicht vollständig resorbierter Hämatomrest (Methämoglobin). Dunkler Hämosiderinrandsaum

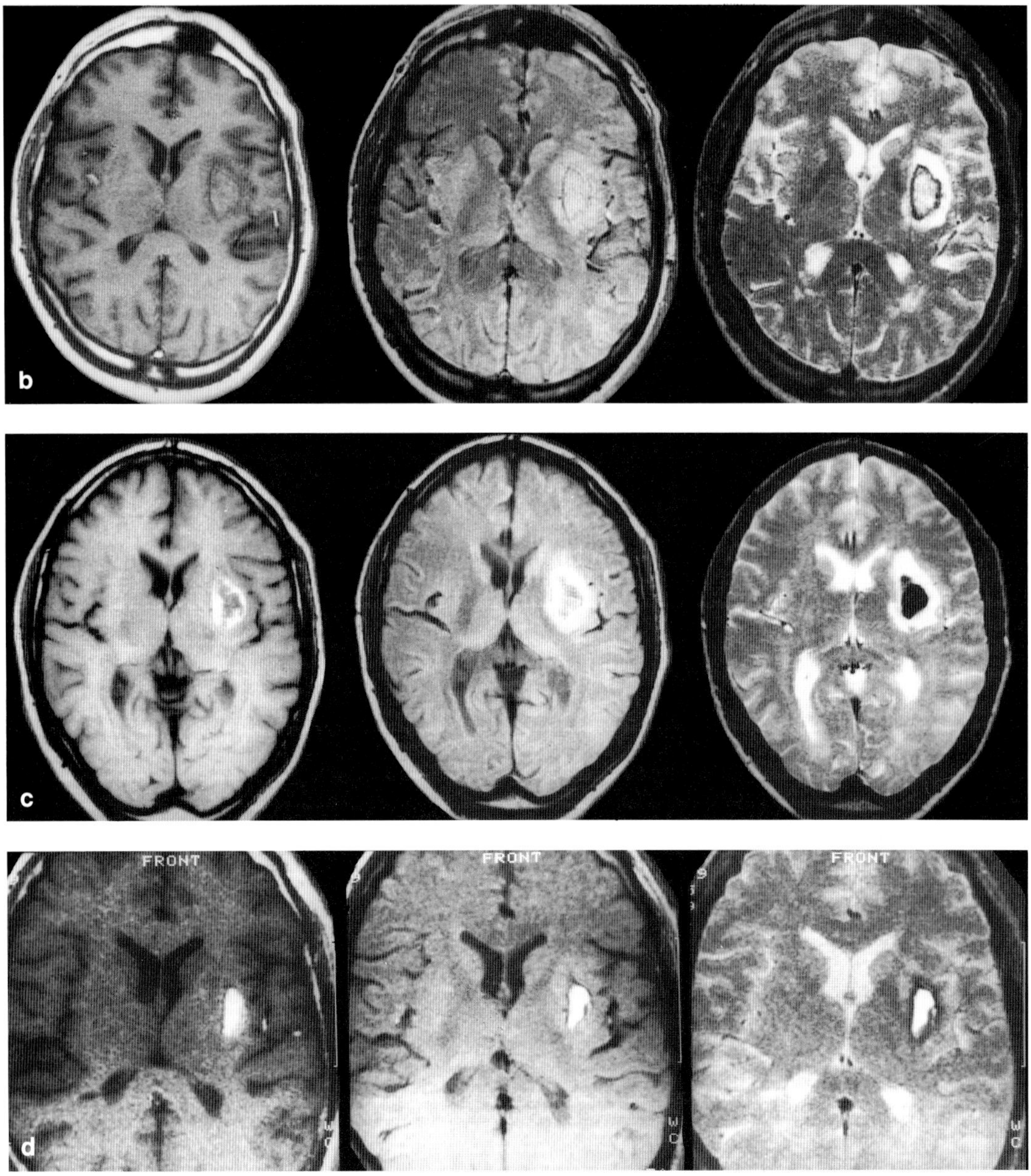

Tabelle 3.13. Signalcharakteristika intrakranieller Hämatome in SE-Sequenzen. (Mod. nach Gomori [15] und Zimmermann [33])

	Signalintensität	
	T1w	T2w
Akutes Hämatom		
< 1. Tag, Stadium I, intrazelluläres Oxyhämoglobin	Leicht hyperintens	Deutlich hyperintens
1.–3. Tag, Stadium II, intrazelluläres Deoxyhämoglobin	Isointens	Deutlich hypointens
Subakutes Hämatom		
4.–6. Tag, Stadium III, intrazelluläres Methämoglobin	Vom Rand zum Zentrum fortschreitend hyperintens	Hypointens
> 1 Woche, Stadium IV, → freies Methämoglobin	Hyperintens	Hyperintens
Subakut bis chronisches Hämatom > 4 Wochen, Hämosiderinablagerung am Blutungsrand	Hyperintens (Randsaum leicht hypointens)	Hyperintens (Randsaum stark hypointens)

mationen sind zusätzlich zu den T1-gewichteten Bildern mit günstigem S/R T2-gewichtete SE-Bilder zur Abschätzung regressiver Hirnparenchymveränderungen (Gliose) in der Nachbarschaft des Angiomkonvoluts hilfreich (s. Abb. 3.58 und 3.59).
Aufgrund der geringeren Meßzeit bieten sich „Half-Fourier-Messungen" bei wenig kooperativen Patienten an, was bei Patienten mit Hirninfarkt oder Blutung häufiger gegeben ist. Die schnelle Bildgebung mit GE-Techniken (z. B. FLASH, FISP) wird nur ergänzend angewandt. Sie weisen ein schlechteres S/R auf, sind aber empfindlicher für magnetische Suszeptibilitätsstörungen. Damit eignen sie sich besonders zum Nachweis von Blut und Blutabbauprodukten. Auch zum Nachweis von Fluß sind neben T2-Bildern mit langer Auslesezeit (durchflossene Blutgefäße dunkel) schnelle GE-Sequenzen (durchflossene Blutgefäße hell) geeignet. Die im Spinechobild ebenfalls dunkel erscheinenden Verkalkungen oder Hämosiderinablagerungen des Gewebes können so unterschieden werden. Die nichtinvasive MR-Angiographie (z. B. 3D-FISP (40/15°/8) [14] beruht auf dem Einsatz von GE-Techniken und ergibt bereits heute erstaunlich gute Bilder (s. Abb. 3.55 und 3.57). Unter Variation des Flipwinkels können unterschiedlich schnell durchflossene Anteile z. B. eines arteriovenösen Angioms selektiv hervorgehoben werden. Sie können die zerebrale Angiographie jedoch vorläufig nicht ersetzen.

3.3.2.4 Kontrastmittelanwendung

Wie im Kap. 2.3. ausführlich dargestellt, kann MR-tomographisch durch KM-Applikation (z. B. Gadolinium-DTPA) der Ort einer gestörten Blut-Hirn-Schranke oder einer erhöhten Vaskularisationsdichte deutlicher hervorgehoben werden. Bei den in diesem Kapitel zu besprechenden vaskulären Läsionen können KM-Anwendungen gelegentlich zur Differentialdiagnose beitragen (s. 3.3.6.4 und 3.3.6.5).
Da in der MRT der nicht mehr ganz frische Hirninfarkt sich zu keinem Zeitpunkt auf T2w-Bildern maskiert (entsprechend der sog. Foggingphase im CT), ist von der Darstellung dieser Bluthirnschrankenstörung meist kein diagnostischer Vorteil zu erwarten (s. 3.3.6.4).

3.3.3 Relaxationszeiten, Signalintensitäten und Kontrastverhalten

In der MRT ist intraparenchymales Blut in Abhängigkeit vom Alter der Blutung unterschiedlich gut nachzuweisen, was aus den paramagnetischen Eigenschaften des Hämoglobin und seinen Abbauprodukten resultiert. Am wenigsten charakteristisch stellt sich das bei ganz frischen Einblutungen vorliegende Oxyhämoglobin dar, im Gegensatz zu dem sich nach Tagen bzw. Wochen entwickelnden Deoxy- und Methämoglobin sowie vor allem dem in den Makrophagen aufgenommenen Hämosiderin. Der Tabelle 3.13 entsprechend ist im Resorptionsverlauf einer Hirnblutung zu unterscheiden zwischen der Phase des akuten (1.–3. Tag), des subakuten (4. Tag bis ca. 4. Woche) und des chronischen Hämatoms (älter als 4 Wochen). Aufgrund der sehr kurzfristigen Änderung der MR-Signalcharakteristika sind beim akuten und subakuten Hämatom jeweils 2 Stadien zu differenzieren, die eine Altersabschätzung der Blutung erlauben. Verursacht durch die unterschiedlichen Hämoglobinabbauprodukte, die im Verlauf der Resorption einer Blutung entstehen, ergeben sich folgende typische Signalcharakteristika in SE-Sequenzen (s. auch Tabelle 3.13 und Abb. 3.52) [1, 5, 10, 11, 14, 15, 19, 33]:

1. Das *akute Hämatom* ist in ganz frischem Zustand (Stadium I, < 24 h) auf T1w-Bildern leicht, auf T2w-Bildern deutlicher hyperintens (s. Abb. 3.52 b). In diesem Stadium ist noch von intrazellulärem Oxyhämoglobin auszugehen. Mit der im Zentrum der Blutung beginnenden Umwandlung in intrazelluläres Deoxyhämoglobin entsteht eine in T1-Gewichtung isointense, in T2-Gewichtung deutlich hypointense Signalstärke (Stadium II). Bereits in dieser frühen Phase entsteht auch das die Blutung umgebende Marklagerödem. Es stellt sich auf T2w-Bildern deutlich hyperintens dar. Im weiteren Resorptionsverlauf nimmt es bis zur 2. oder 3. Woche an Ausdehnung zu, um danach allmählich abzunehmen. Zwischen Blutung und Marklagerödem ist schon zu einem frühen Zeitpunkt eine leicht hypointense Ringbildung auf T2w-Aufnahmen erkennbar, deren Genese noch unklar ist (s. Abb. 3.52 b).
2. Das *subakute Hämatom* (Abb. 3.52 c) ist charakterisiert durch die Bildung von Methämoglobin, zunächst intrazellulär, später in freier Form. Dieser oxydative Prozeß beginnt am Rand der Blutung und führt hier zu einer deutlichen Hyperintensität, zunächst nur auf T1w-Bildern, mit der Zunahme freien Methämoglobins auch auf T2w-Bildern (Stadium III). Ähnlich wie die Veränderung der Röntgenabsorptionsdichte im CT schreitet diese Signaländerung vom Rand zum Zentrum der Blutung fort (Stadium IV). Die oben bereits erwähnte hypointense Ringbildung hat in diesem Stadium deutlich zugenommen. Sie ist jetzt verursacht durch hämosiderinspeichernde Makrophagen, die sich in dem Granulationsgewebe des Blutungsrandes anhäufen.
3. Beim *chronischen Hämatom* (Abb. 3.52 d) führt diese durch starke Hämosiderineinlagerungen charakterisierte Hämatomumgebung deshalb zu einer leichten Hypointensität in T1- und einer ausgeprägten Hypointensität in T2-Bildern, wobei im Zentrum Reste noch nicht resorbierten Methämoglobins oder später das narbige Residuum des Hirnparenchymdefektes nachzuweisen sind. In diesem Stadium verschwindet auch das die Blutungsresorption begleitende Marklagerödem.

Die signalbestimmenden biochemischen Prozesse und Relaxationszeiten sind noch nicht vollständig geklärt und sollen hier nur angedeutet werden. Die *leichte initiale* Hyperintensität akuter Hämatome (Stadium I) auf T1w-Bildern wird auf die hohe Protonendichte der noch nicht koagulierten und retrahierten Blutung zurückgeführt [33]. Die *initiale* Hyperintensität auf T2w-Bildern soll Folge einer relativen T2-Verlängerung (im Vergleich zum Hirnparenchym) sein.

Die im Stadium II eintretende Hypointensität auf T2w-Bildern ist Folge einer T2-Verkürzung durch paramagnetische Effekte bzw. Suszeptibilitätsstörungen des intrazellulären Deoxyhämoglobins. Die Signalanhebung auf T1w-Bildern im Stadium III bis IV wird verursacht durch intra- oder extrazelluläres Methämoglobin, das zu einer starken Verkürzung der T1-Relaxationszeit führt, ähnlich wie bei paramagnetischen Kontrastmitteln (s. Kap. 2.3.). Die im Stadium III und IV nachzuweisende Hyperintensität auf T2w-Bildern hängt mit der Lyse der Erythrozyten zusammen. Das freie Methämoglobin hebt die T2-verkürzenden Effekte wieder auf.

Variationen dieser Signalcharakteristika zwischen verschiedenen Patienten, innerhalb verschiedener Kompartimente des intrakraniellen Raumes und im zeitlichen Ablauf sind möglich [33]. Diese Intensitätsvariationen spiegeln die komplexen biochemischen Veränderungen wider, die vor allem während der ersten Woche nach einer Blutung ablaufen. Das Bild kann zusätzlich dadurch kompliziert werden, daß gleichzeitig Blutungen verschiedenen Alters vorliegen, was zu einem höchst heterogenen Signalmuster im MR-Bild führt.

Innerhalb eines *ischämischen Hirninfarkts* kommt es zu einer Verlängerung der T1- und T2-Relaxationszeiten, so daß die Läsion auf T2w-SE-Sequenzen deutlich signalangehoben, in T1w-SE-Sequenzen signalabgeschwächt dargestellt ist.
Handelt es sich – wie bei embolischen Hirninfarkten häufig – um hämorrhagisch imbibierte Infarkte, dann überlagern sich die Signalmuster von Hirnödem oder Parenchymnekrose mit denen der Hämoglobinabbaustufen, so daß die Veränderungen ausnahmsweise auch isointens erscheinen können.

3.3.4 Blutungen

3.3.4.1 Hirnblutungen

Etwa 25 % der zerebralen Apoplexien sind auf Hirnblutungen zurückzuführen. Halbseitenlähmungen, Hirnnervenausfälle, Kleinhirnsymptome, Aphasie und Koma können das Krankheitsbild bestimmen. Die nichttraumatischen Hirnblutungen sind am häufigsten im 5. bis 7. Lebensjahrzehnt (Tabelle 3.14), vor allem im Zusammenhang mit arterieller Hypertonie und dadurch verursachten Gefäßveränderungen wie Hyalinose und Mikroaneurysmen.
Als klassische hypertensive Massenblutung wird die Stammganglienblutung angesehen, insgesamt treten in einem computertomographisch untersuchten Krankengut etwas häufiger lobäre Hirnblutungen auf (Tabelle 3.15). Weitere wichtige Ursachen, die vor allem bei jüngeren Patienten immer zu berücksichtigen sind, stellen Aneurysmen der Hirngefäße (meist mit zusätzlicher Subarachnoidalblutung), arteriovenöse Malformationen und andere Gefäßmißbildungen dar, seltener Tumoren (Abb. 3.53), Blutgerinnungsstörungen, Entzündungen und Venenthrombosen.
Der Nachweis frischer Blutungen ist klinisch von erheblicher Bedeutung und gilt bis heute als eine Domäne der CT. Durch die hohe Röntgenabsorptionsdichte der Proteinkomponente des Hämoglobins können computertomographisch auch kleine Blutkollektionen im Hirnparenchym oder in den Hirnhäuten als hyperdense Läsion dargestellt werden. Ab einer gewissen Blutmenge ist auch im Liquorraum verteiltes Blut als eine Subarachnoidalblutung zuverlässig zu erkennen.
In der MRT zeigt intraparenchymales Blut mit dem Hämoglobinabbau einhergehende Veränderungen der Signalcharakteristika, wobei akute Blutungen weniger gut als subakute und ältere Hämatome nachzuweisen sind. Die in verschiedenen Phasen der Blutungsresorption auftretenden Signalmuster wurden bereits ausführlich dargestellt (s. Tabelle 3.13 und Abb. 352).

Tabelle 3.14. Durchschnittsalter bei nichttraumatischen Hirnblutungen in Jahren

Ursache	
Arterielle Hypertonie	61,0
Gefäßmalformation (mit Aneurysma)	37,7
Gerinnungsstörung	
– medikamentös induziert	64,0
– bei Systemerkrankung	49,8
Tumor/Metastase	66,8
Seltene oder unbekannte Ursache	52,5
Gesamt	58,0

Tabelle 3.15. Lokalisation und wichtigste Ursachen von Hirnblutungen

Lokalisation	[%]	Blutungsursache [%]				
		Hypertonie	Gefäßmalfomation	Gerinnungsstörung	Tumor Metastase	Selten oder unbekannt
Lobär	51	50	12	16	7	15
Stammganglien, Thalamus	41	73	–	7	2	18
Kleinhirn, Hirnstamm	5,5					
Multipel	1,5					
Intraventrikulär	1					

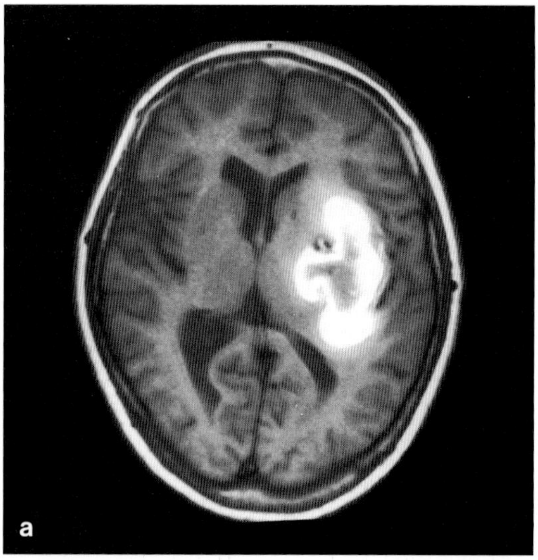

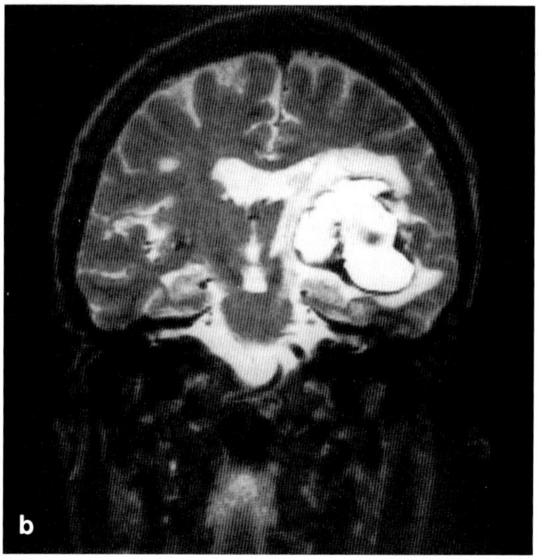

Abb. 3.53 a, b. 35jähriger Patient mit einer 2 Wochen alten Stammganglienblutung, die sich bei der Operation als Tumorblutung erwies. MR-Aufnahmen bei 1,5 T. **a** T1w-Aufnahme, SE (700/26). Den Signalcharakteristika einer 2 Wochen alten Blutung entsprechend liegt Methämoglobin vor, das zentral noch intrazellulär, peripher frei ist. **b** T2w-Aufnahme, SE (2200/90). Auch hier typisches Signal für überwiegend freies Methämoglobin. Schmaler signalfreier Randsaum durch Hämosiderin und peripher hohes Signal durch kollaterales vasogenes Ödem. Beide Aufnahmen lassen keinen sicheren Rückschluß auf den zugrundeliegenden Tumor zu

3.3.4.2 Subarachnoidalblutungen

Die bei weitem häufigste Ursache einer Einblutung in die äußeren Liquorräume ist die Ruptur eines Aneurysmas. Sie geht mit akuten heftigen Kopfschmerzen einher. Nackensteifigkeit und Bewußtseinstrübung bis zum Koma sind häufig, neurologische Ausfälle seltener.

Rein subarachnoidales Blut ist in der MRT nicht gut nachweisbar. Dies kann damit zusammenhängen, daß sich im Liquor weniger Deoxyhämoglobin bildet und damit die T2-Verkürzung ausbleibt. Möglicherweise ist aber auch der Liquorfluß bzw. die Liquorpulsation Grund für eine Maskierung von Signaländerungen. Aus klinischen Untersuchungen und In-vitro-Messungen ergibt sich, daß ein Blutanteil im Liquor von 60 % zu Relaxationszeiten führt, die denen von normalem Hirngewebe entsprechen. Es ist deshalb erst dann im MRT eine isointense Darstellung zu erwarten [9, 27]. Wenn es im Zusammenhang mit einer Subarachnoidalblutung zu kleineren parenchymalen Einblutungen in der Nachbarschaft des Aneurysmas gekommen ist (was in 30 % der Fälle geschieht), stellen sich diese wie ein intrazerebrales Hämatom dar. Bei chronisch rezidivierender Subarachnoidalblutung mit zunehmender Hämosiderinablagerung in den weichen Hirnhäuten (Hämosiderose) wird eine im T1-Bild leichte, im T2-Bild stärkere Signalabschwächung an der Hirnoberfläche nachgewiesen.

3.3.4.3 Subdurale und epidurale Blutungen

Das akute epidurale und subdurale Hämatom ist fast immer Traumafolge, während beim chronischen subduralen Hämatom der meist älteren Patienten ein Trauma nicht immer zu eruieren ist. Antikoagulanzientherapie ist eine häufige Mitursache ein- oder beidseitiger Subduralhämatome. Kopfschmerzen und wechselnde Bewußtseinsstörungen stehen beim chronisch subduralen Hämatom im Vordergrund, neurologische Ausfälle können hier fehlen oder gering sein.

Prinzipiell finden die gleichen Änderungen, des Signalverlaufs wie bei Hirnblutungen statt, wobei auch hier Nachblutungen zu komplexen Signaländerungen führen können. Bei der Pachymeningosis haemorrhagica interna kann gut das schichtenweise aufeinandergelagerte ältere und frische Blut differenziert werden. Die Gesamtausdehnung auch kleiner sub- und epiduraler Blutkollektionen ist in der MRT sehr gut beurteilbar (Abb. 3.54) [31]. Dies liegt

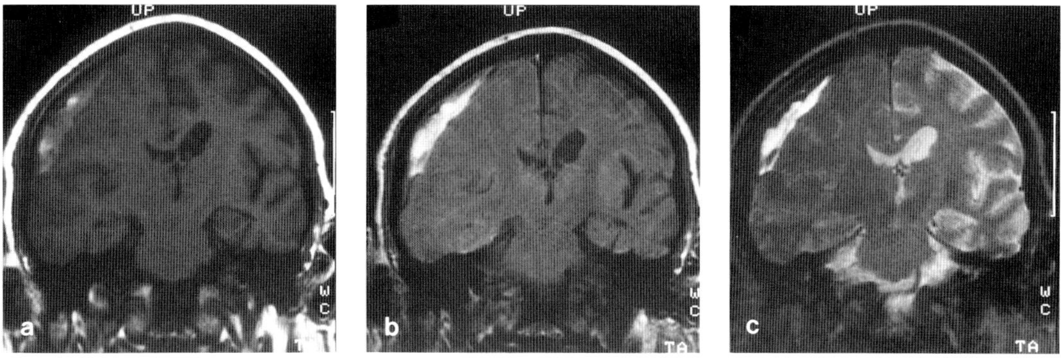

Abb. 3.54 a–c. 54jähriger Patient mit mehrere Tage altem, mehrzeitig entstandenem subakutem Subduralhämatom rechts. MR-Aufnahme bei 1,5 T. **a** T1w-Aufnahme, SE (500/15). Überwiegend isointense subdurale Blutkollektion mit kleineren hyperintensen Anteilen. **b** pw-Aufnahme, SE (2200/15). Überwiegend hyperintense, in schmalen Streifen isointense Darstellung des Hämatoms. **c** T2w-Aufnahme, SE (2200/90). Die unterschiedlichen Blutanteile stellen sich mit stärkerem Signalunterschied dar

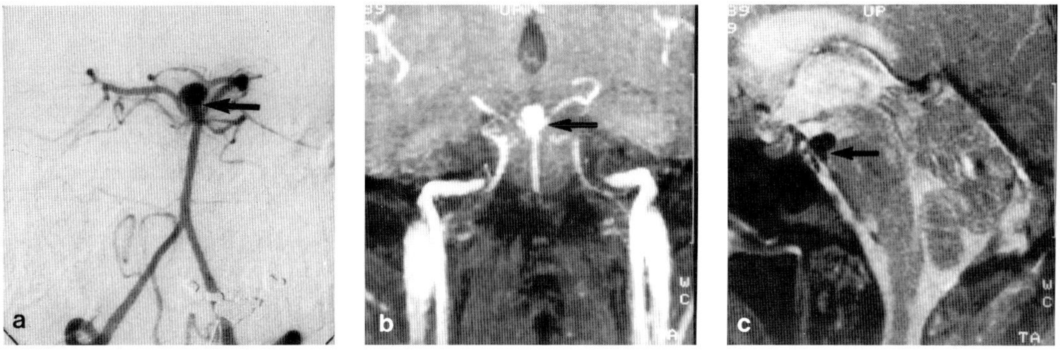

Abb. 3.55 a–c. 44jähriger Patient mit sakkulärem Aneurysma der Basilarisspitze. MR-Aufnahmen bei 1,5 T. **a** Vertebralisangiographie in a.-p.-Projektion mit Nachweis der gestielten Gefäßaussackung *(Pfeil)*. **b** Koronare 3D-MR-Angiographie, FISP (40/15°/8). Das Aneurysma ist zwischen Basilarisspitze und den von hier abgehenden Aa. cerebri posteriores ähnlich gut wie im arteriellen Angiogramm (**a**) erkennbar *(Pfeil)*. **c** Sagittale T2w-Aufnahme, SE (2200/90). Das schnell durchflossene Aneurysma kommt signalfrei zur Darstellung *(Pfeil)*

zum einen an der multiplanaren Darstellbarkeit und zum anderen an der hohen Signaldifferenz zwischen Gehirn und frischen oder älteren Hämatomen (s. 3.3.3).

3.3.5 Vaskuläre Prozesse

3.3.5.1 Aneurysmen

Echte Aneurysmen (im Gegensatz zum Aneurysma spurium) stellen meist umschriebene, seltener fusiforme Aussackungen der Arterienwand dar. Sie werden symptomatisch durch Ruptur der abnorm verdünnten Gefäßwand oder durch Größenzunahme. Der Raumforderungseffekt sog. gigantischer oder tumoröser Aneurysmen kann zu kompressionsbedingten neurologischen Ausfällen führen, weshalb sie auch als „paralytische Aneurysmen" bezeichnet werden.

Sakkuläre Aneurysmen stellen sich auf T2w-Aufnahmen als signalleere Aussackungen der zerebralen Arterien dar (Abb. 3.55 b). Bei großen oder gigantischen Aneurysmen entstehen komplexere Bilder, da hier turbulenter Fluß häufig zu gemischten Signalintensitäten führt und darüber hinaus thrombosierte Aneurysmaanteile verschiedenen Alters vorliegen können. Die schichtweise Ablagerung

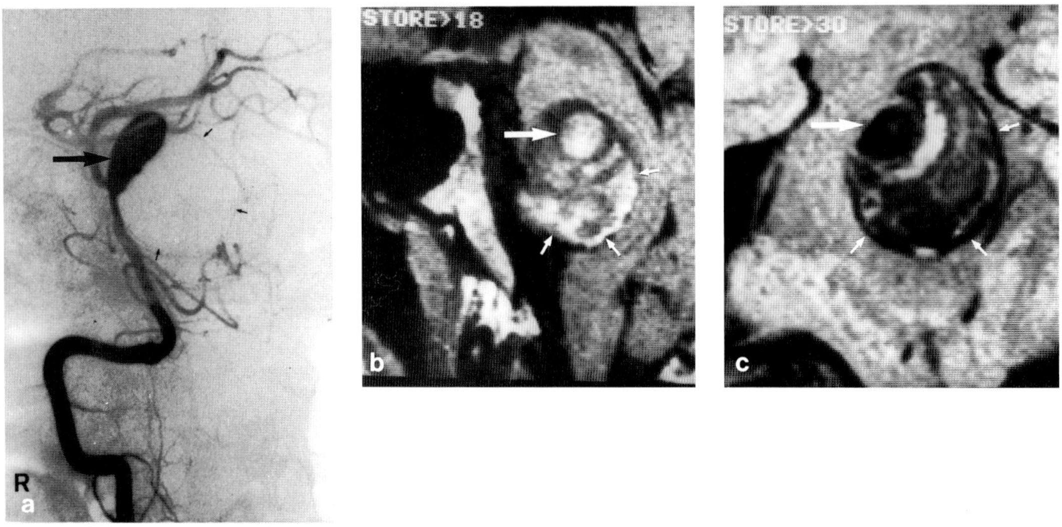

Abb. 3.56 a–c. 18jähriger Patient mit einem wachsenden teilthrombosierten Riesenaneurysma im mittleren Drittel der A. basilaris. MR-Aufnahmen bei 1,5 T. **a** Die Vertebralisangiographie rechts in Schrägprojektion zeigt die große aneurysmatische Raumforderung mit einem apikal durchströmten Aneurysmaanteil *(großer Pfeil)* und einem nur durch Verlagerungszeichen erkennbaren thrombosierten Abschnitt *(kleine Pfeile)*. **b** Sagittale, vergrößerte T1w-Aufnahme, SE (600/15). Der apikale, frei durchflossene Aneurysmaanteil kommt bei turbulenter Strömung signalangehoben zur Darstellung *(großer Pfeil)*, darunter schichtweise Ablagerungen von Thromben mit verschiedener Signalintensität. **c** Koronare, vergrößerte pw-Aufnahme, SE (4000/26). In dieser Sequenz ist der freie Aneurysmaanteil signalleer dargestellt *(großer Pfeil)*, die schichtweise abgelagerten thrombotischen Anteile sind jetzt zum Teil signalintensiver, zum Teil durch Hämosiderineffekte signalärmer dargestellt *(kleine Pfeile)*

von Thromben und Verkalkungen der Aneurysmawand kann ein typisches Bild ergeben wie in Abb. 3.56 b und c. Auch mit einer nichtinvasiven MR-Angiographie (FLASH- oder FISP-Sequenzen) können größere Aneurysmen direkt dargestellt werden (s. Abb. 3.55 c), andererseits kann turbulenter Fluß in gigantischen Aneurysmen zu falsch-negativen Befunden führen. Die Aneurysmasuche sollte aus folgenden Gründen vorläufig der intraarteriellen zerebralen Angiographie vorbehalten sein:

Das mit einer Aneurysmablutung einhergehende akute Krankheitsbild der Subarachnoidalblutung verlangt eine rasche und sichere Klärung der Blutungsquelle, damit durch eine Frühoperation Rezidivblutungen verhindert werden. Als Blutungsquelle kommen auch sehr kleine Aneurysmen von 1–3 mm Größe in Betracht. Multiple Aneurysmen sind mit 15 % relativ häufig und sollten sämtlich erfaßt werden. Zum Aneurysmanachweis gehört auch die Darstellung der exakten Lagebeziehung zum Trägergefäß. Die Abgrenzung aneurysmavortäuschender Gefäßschlingen kann schwierig sein.

Die diagnostische Sicherheit der MRT und MR-Angiographie ist für diese genannten Anforderungen noch unklar.

3.3.5.2 *Arteriovenöse Durafisteln*

Es handelt sich um arteriovenöse Kurzschlüsse zwischen duraversorgenden Arterien und den duralen Sinus, seltener auch pialen Venen. Ob es sich um angeborene Malformationen oder um erworbene Läsionen handelt, ist gegenwärtig noch ungeklärt. Zahlreiche Faktoren, insbesondere das späte Manifestationsalter mit einem Mittel von ca. 55 Jahren, sprechen eher für eine erworbene Störung. Thrombosen in den benachbarten Sinusabschnitten sind häufig.

Selbst große Durafisteln der schädelbasisnahen Sinus sind computertomographisch nicht nachzuweisen und auch für die MRT-Diagnostik problematisch. Bei ausgeprägter Arterialisierung kann im Sinus ein Signalverlust durch

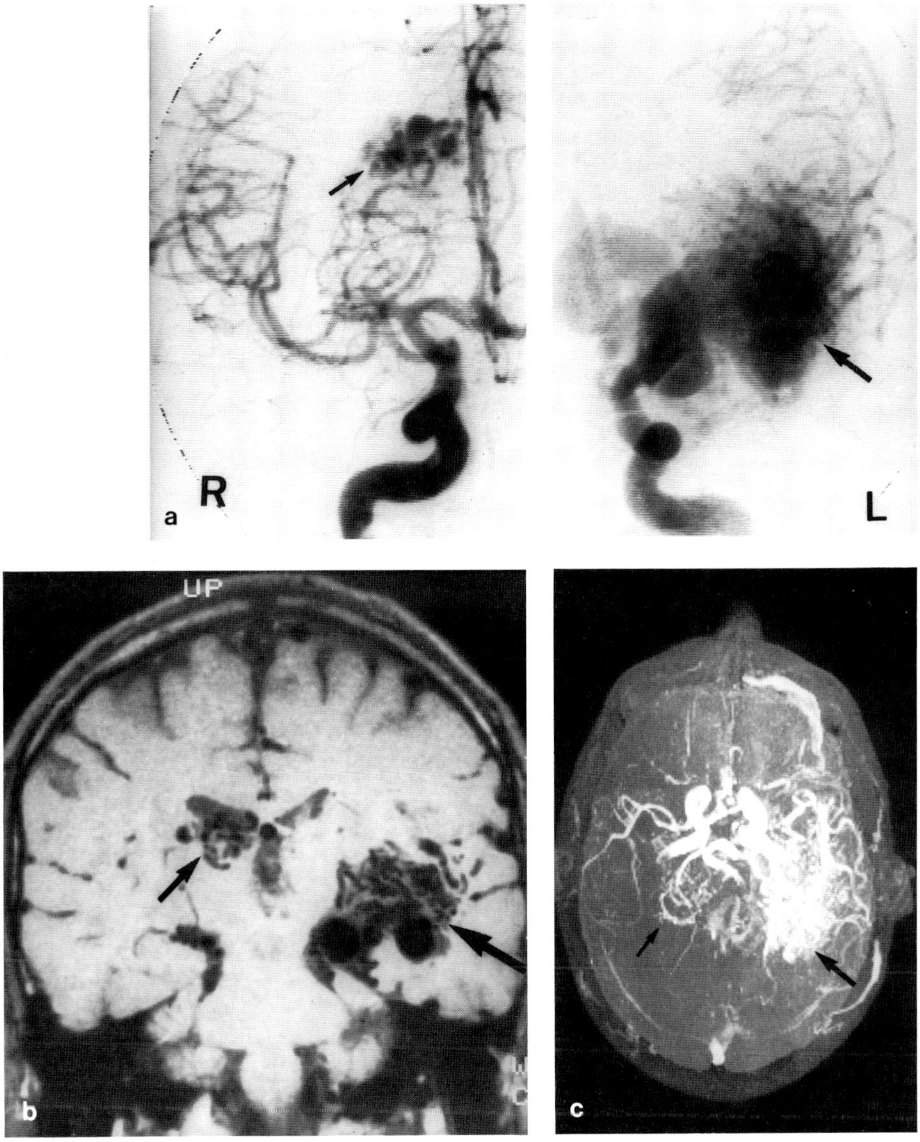

Abb. 3.57 a–c. 22jähriger Patient mit bihemisphärischen arteriovenösen Malformationen. MR-Aufnahmen bei 1,5 T. **a** Arteriogramme der A. carotis interna beiderseits in a.-p.-Ansicht. Sehr ausgedehnte, überwiegend temporal gelegene Gefäßmalformation links *(großer Pfeil)* mit rascher Drainage in stark erweiterte temporale Venen. Kleinere, von Chorioidal- und Stammganglienarterien versorgte AVM im Thalamus und Nucleus caudatus rechts *(kleiner Pfeil)*. **b** Koronare Aufnahme, SE (700/22). Ähnlich gute Darstellung beider AVMs *(Pfeile)* wie im arteriellen Angiogramm bei gleichzeitig übersichtlicher Darstellung der Morphologie des Gehirns. Neben dem eigentlichen Angiomnidus sind auch die dicken Drainagevenen durch relativ hohen Fluß signalleer dargestellt. **c** Transversale 3D-MR-Angiographie, FISP (50/20°/8). Ungewohnte transversale Ansicht auf die basalen Anteile der A. carotis und A. basilaris und die von hier versorgten arteriovenösen Malformationen *(großer und kleiner Pfeil)*

schnellen Fluß eintreten, was bei duralen Fisteln am Sinus cavernosus noch am leichtesten nachzuweisen ist. Führt der Shunt ausnahmsweise in Oberflächenvenen des Gehirns, dann entstehen in der CT und MRT Bilder wie bei echten pialen arteriovenösen Malformationen. Diese Form der Durafistel wird häufig durch atypisch lokalisierte Blutungen symptomatisch. Die Erhärtung des klinischen Verdachts (u. a. pulssynchrones Kopfgeräusch) ist mit der

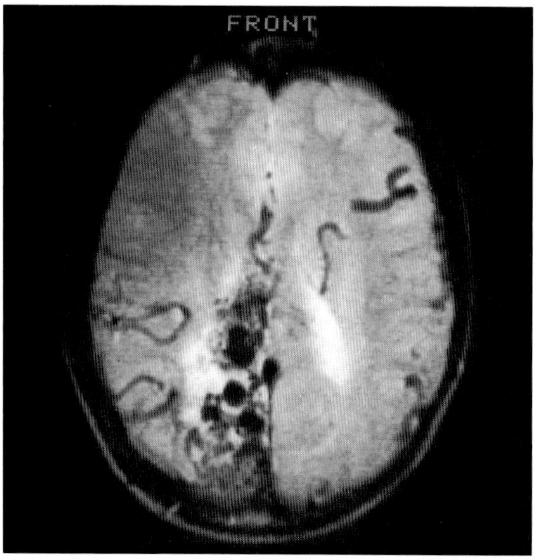

Abb. 3.58. 20jähriger Patient mit paramedianer arteriovenöser Malformation parietookzipital. MR-Aufnahme bei 1,5 T; transversale T2w-Aufnahme, SE (1600/120). Die Signalanhebung im Gewebe zwischen den überwiegend signalleeren Gefäßstrukturen ist am ehesten auf eine Gliose des benachbarten Hirnparenchyms zurückzuführen.

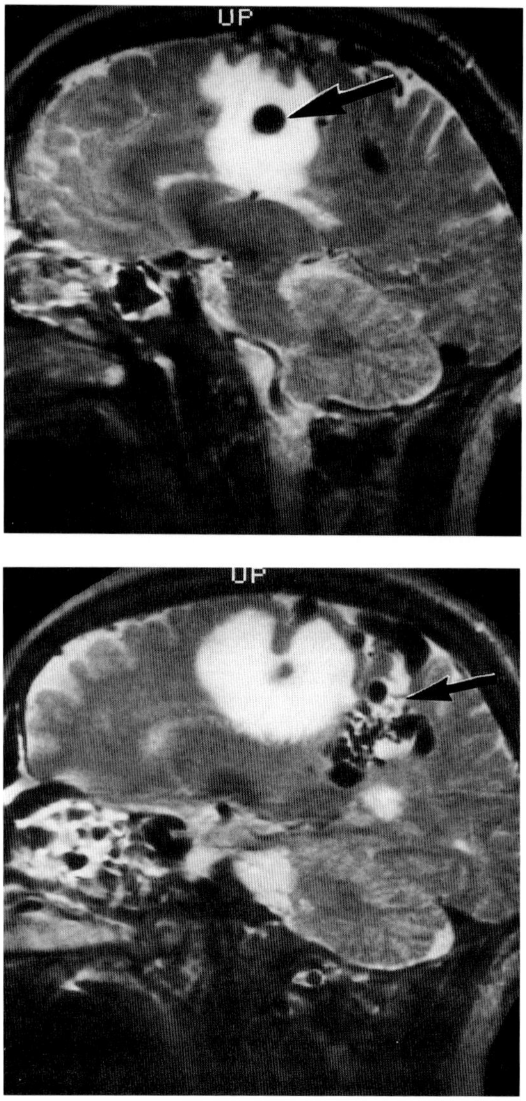

Abb. 3.59. 59jähriger Patient mit fokalen Anfällen der ► rechten Hand bei linksparietaler arteriovenöser Malformation. MR-Aufnahmen bei 1,5 T; sagittale T2w-Aufnahmen, SE (2200/90). Nur geringe Signalanhebung (Gliose?) in der Nachbarschaft des parietal gelegenen Angiomnidus *(kleiner Pfeil)*. Rostral hiervon, also frontal gelegen, besteht eine sehr viel ausgedehntere hyperintense Parenchymveränderung (Gliose?) um eine stark dilatierte Drainagevene *(großer Pfeil)*. Vermutlich ist diese reaktive Parenchymveränderung für die fokalen Anfälle verantwortlich

Dopplersonographie möglich, die genaue Diagnostik erfolgt angiographisch durch selektive Darstellung der A.-carotis-externa-Äste sowie der A. carotis interna.

3.3.5.3 AV-Malformationen

Wie bei den Durafisteln handelt es sich um Gefäßfehlbildungen mit schnellem Fluß. Zerebrale AVMs werden ganz oder vorwiegend von hirnversorgenden (pialen) Arterien gespeist. Angiographisch können Formen mit fistelartigem AV-Kurzschluß von glomerulären Typen differenziert werden. Daneben sind kompakte von diffus verteilten Formen zu trennen, die Größe reicht vom „Mikroangiom" bis zur monströsen, nahezu eine Hemisphäre ausfüllenden Malformation.

Das auch in den drainierenden Venen noch schnellfließende Blut stellt sich in der MRT ganz überwiegend in Form signalfreier knäuelförmiger oder tubulärer Strukturen dar. Vereinzelte punktförmige Signalanhebungen auch auf stark T1-gewichteten Aufnahmen (s. Abb. 3.60) beruhen unseres Erachtens eher auf flußbedingter Signalverstärkung als auf Veränderungen des benachbarten Hirnparenchyms. Letztere sind sehr viel besser auf pw- oder T2w-Sequenzen erkennbar, hier jedoch auch nur bei flächiger Ausdehnung von flußabhängigen Erhöhungen der Signalintensität differenzierbar (s. Abb. 3.58). Die immer wieder behauptete Möglichkeit, die arteriellen Zuflüsse und die venösen Drainagegefäße arteriovenöser Malformationen im MRT differenzieren zu können [20, 24], trifft unseres Erachtens nur bedingt zu. Im allgemeinen sind die zuführenden Arterien von geringerem Kaliber als die drainierenden Venen (s. Abb. 3.57, 3.59 und 3.60) und weisen folglich eine relativ höhere Flußgeschwindigkeit auf. Durch die deutliche Signaldifferenz zum Gehirn und die Möglichkeit einer Abbildung in mehreren Ebenen ist MR-tomographisch die exakteste Lokalisation der AV-Malformation in Bezug zu wichtigen zentralnervösen Strukturen möglich. Hierzu eignen sich stark T1-gewichtete Aufnahmen am besten (s. Abb. 3.57 und 3.59). Darüber hinaus läßt sich auch besser als im Angiogramm feststellen, ob die Malformation als zusammenhängendes Gefäßkonvolut vorliegt oder ob es sich um Gefäßkanäle handelt, die das Hirnparenchym über weite Bereiche durchdringen. In diesem Fall geben Aufnahmen in stärkerer T2-Gewichtung zumindest Hinweise auf eine begleitende Gliose oder Atrophie des benachbarten Hirnparenchyms (Abb. 3.58 und 3.59) [20]. Während Verkalkungen auf üblichen SE-Sequenzen von flußbedingter Signalleere nicht gut differenzierbar sind, können Einblutungen sehr gut durch die bekannten Signalcharakteristika abgegrenzt werden (Abb. 3.60).

3.3.5.4 Venöse Angiome

Hierbei handelt es sich um eine venöse Dysplasie mit Drainage über erweiterte Medullarvenen und kaliberstarke transparenchymale Sammelvenen. Die angiographisch nachzuweisenden, dysontogenetischen venösen Fehlbildungen stimmen allerdings nicht immer mit dem überein, was nach histologischen Klassifikationen als venöses Angiom gilt. Die Veränderung wird nicht selten als Zufallsbefund entdeckt, Kopfschmerzen und Anfallsleiden kommen jedoch in 50 bzw. 30% des Patientenguts vor [29]. Die vergleichsweise häufigen venösen Angiome des Kleinhirns weisen eine höhere Blutungsneigung auf als die in supratentorieller Lage. Trotzdem ist eine operative Therapie nicht indiziert, weil man mit

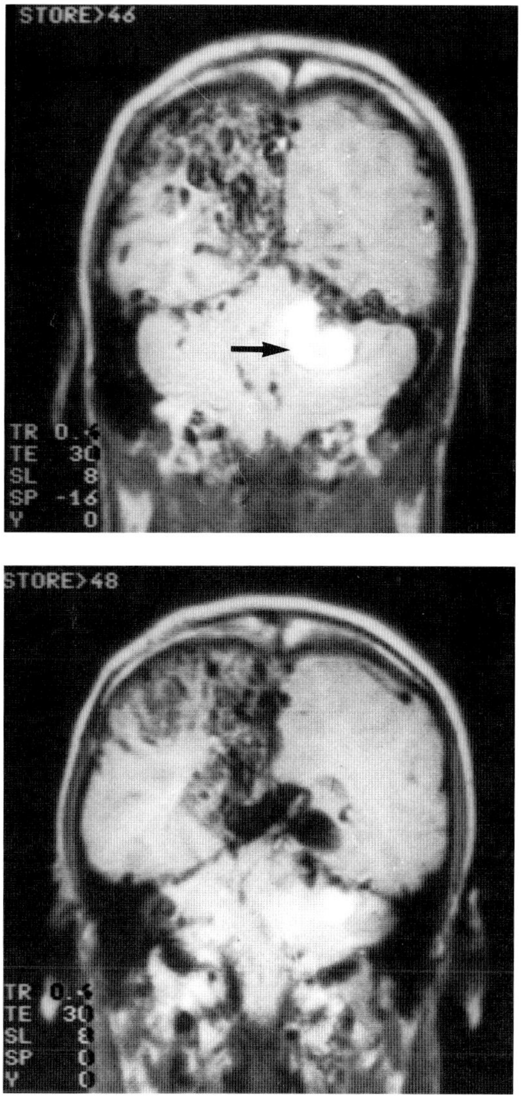

Abb. 3.60. 19jähriger Patient mit einer ausgedehnten rechtshemisphärischen AV-Malformation. Koronare T1w-Aufnahmen, SE (400/30). Eine wenige Tage alte Kleinhirnblutung kontralateral *(Pfeil)* ist als signalintensiver Herd in der Nachbarschaft von Drainagevenen gut vom Angiom zu unterscheiden. Das angiographisch schnell durchflossene Angiom zeigt nicht nur signalleere Strukturen, sondern auch zahlreiche flußbedingte Signalanhebungen. Ein Teil der drainierenden Venen ist an ihrem großen Kaliber erkennbar, insgesamt ist aber eine Differenzierung von arteriellen und venösen Anteilen schwierig

den dysplastischen Venen auch den Drainageweg für einen Teil des Hirnparenchyms unterbindet.
Wenn Umgebungsveränderungen am Gehirn (z. B. Verkalkungen, Gliose) fehlen, dann ist

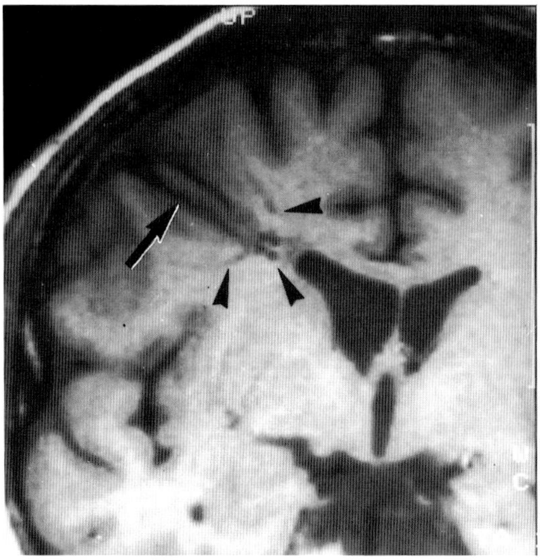

Abb. 3.61. 56jähriger Patient mit rechtsfrontalem venösen Angiom. MR-Aufnahme bei 1,5 T. Die koronare T1w-Aufnahme, SE (600/19), zeigt in dieser Sequenz und Schichtführung eine signalleere transparenchymale Sammelvene *(großer Pfeil)*. Unmittelbar periventrikulär konvergieren erweiterte Medullarvenen („Medusenhaupt") auf die Sammelvene *(Pfeilspitzen)*

ein kleines venöses Angiom im MRT nicht in allen Fällen gut nachweisbar [8]. Ähnlich wie in der Computertomographie wird die abnorm dicke, transparenchymal verlaufende Sammelvene senkrecht, schräg oder parallel zu ihrem Verlauf geschnitten. In den meisten Fällen stellt sich die Sammelvene in der MRT signalleer dar, selten kann sie die für langsamen venösen Fluß typische flußbedingte Signalanhebung zeigen [2]. Gelegentlich gelingt es, das auf die Sammelvene konvergierende medusenhauptförmige Geflecht kleiner Medullarvenen aus dem tiefen Marklager oder dem Periventrikulärraum mitdarzustellen (Abb. 3.61). KM-Applikation ist meist hilfreich.

3.3.5.5 Kavernome und Teleangiektasien

Teleangiektasien stellen Gefäßausweitungen mit kapillarem Wandaufbau dar (Haemangioma capillare ectaticum), die besonders häufig im Hirnstamm angetroffen werden.

Kavernome bestehen aus dicht aneinanderliegenden Gefäßektasien von venösem Wandaufbau, die nicht durch dazwischen gelagertes Hirngewebe getrennt werden. Da angiographisch keine oder nur eine extrem späte Kontrastierung in intrazerebralen Kavernomen erreicht wird, ist hämodynamisch von einer Malformation mit extrem langsamem Fluß auszugehen.

Diese beiden Malformationstypen bilden den größten Teil der angiographisch stummen (deshalb auch als okkult bezeichneten) vaskulären Malformationen. Darüber hinaus sind in diese Gruppe aber auch sehr kleine arteriovenöse Angiome zu rechnen, die aufgrund der Gefäßgröße, von Verkalkungen oder Thrombosen sich angiographisch nicht nachweisen lassen. Okkulte oder kryptische vaskuläre Malformationen können somit verschiedenen histologischen Typen zugehören [22, 25].

Auch die MRT vermag diese verschiedenen Typen nicht zu differenzieren. Durch den Nachweis von gekammerten Bluträumen mit fehlendem oder sehr langsamem Fluß, von Mikroblutungen oder von Blutabbauprodukten im Randbereich einer solchen Gefäßläsion hat sich die MRT jedoch als eine außerordentlich sensitive Technik in der Diagnose angiographisch okkulter Malformationen erwiesen [13, 16, 21].

Das intrazerebrale kavernöse Angiom ist gekennzeichnet durch ein Zentrum mit signalintensiven Punkten, die häufig gruppiert beieinanderliegen und das von einem signalarmen oder -leeren Randsaum umgeben ist (Abb. 3.62). Die beschriebenen Signaländerungen sind ausgeprägter auf T2w- als auf T1w-Bildern. Die ringförmig die Malformation umgebende Hypointensität ist nach histologischen Untersuchungen Ausdruck einer starken Hämosiderineinlagerung, die aus früheren (Mikro-) Blutungen in die Umgebung der Malformation resultiert. Zentral wird das Bild durch stehendes oder langsam fließendes Blut charakterisiert, daneben überlagern sich Blutungen, Thrombosen, Verkalkungen und Hämosiderineffekte in den Septen zwischen den blutführenden Abschnitten. Ob Kavernome nur beim Vorliegen einer frischen Einblutung zentrale Bereiche hoher Signalintensität im T1w- und T2w-Bild aufweisen, ist gegenwärtig noch unklar. Das Bild eines Kavernoms kann erwartungsgemäß aber auch von einer weitgehend resorbierten intraparenchymalen Blutung anderer Genese imitiert werden, so daß die Unterscheidung vielfach nur durch Verlaufskontrollen getroffen werden kann. Da sich seit Einführung der MRT kryptische vaskuläre Malformationen in sehr großer Zahl (häufig auch als Zufallsbefund) nachweisen lassen, ist von einer sehr viel höheren Inzidenz solcher Malformationen auszugehen [16, 20, 21], als bisher angenommen wurde. Eine Operationsindikation ist in Abhängigkeit vom klinischen Befund und der Lage der Fehlbildung gegeben.

3.3.5.6 Sinusthrombosen

Häufige klinische Zeichen einer Thrombose zerebraler Venenblutleiter sind neben Kopfschmerzen fokale neurologische Ausfälle, Krampfanfälle und Störungen des Bewußtseins. Vielfach verläuft die Erkrankung aber auch symtomarm unter dem Bild eines Pseudotumor cerebri mit Kopfschmerzen, Übelkeit und Erbrechen. Kommt es durch chronische venöse Abflußstörungen zu einem dauerhaft erhöhten intrakraniellen Druck, sind Stauungspapillen mit Gesichtsfeldeinschränkungen und Visusverfall eine häufige Folge [30].
Blande oder septische Sinusthrombosen sind in der MRT meist direkt nachweisbar, ebenso wie die fakultativ dabei auftretenden ödematösen und hämorrhagischen Veränderungen des vom Gefäßverschluß abhängigen Hirnparenchyms [23, 30].
Thrombosierte zerebrale Sinus zeigen zeitabhängige typische Änderungen ihrer Signalcharakteristik, die in den ersten Wochen ähnlich verlaufen wie bei intrazerebralen Hämatomen. Hämosiderineffekte treten in den venösen Sinus allerdings nicht auf. Das Signalmuster des intraluminalen Thrombus läßt Rückschlüsse auf sein Alter zu.
Bei einer frischen Sinusthrombose fehlt in T1w-Aufnahmen die sonst typische flußbedingte Signalleere. Zirka vom 1. bis 4. Tag erscheint der venöse Blutleiter auf T2w-Bildern stark hypointens, in Protonengewichtung hypo- bis isointens. In diesem frühen Stadium kann das wenig auffällige Signalmuster leicht als Normalbefund fehlgedeutet werden, so daß zusätzliche flußsensitive GE-Sequenzen wichtige Zusatzinformationen bieten. Entsprechend dem Signalverhalten von Hämatomen entsteht in der subakuten Phase eine deutliche Hyperintensität, zunächst auf T1w-, dann auch auf T2w-Bildern (Abb. 3.63), die vom Rand

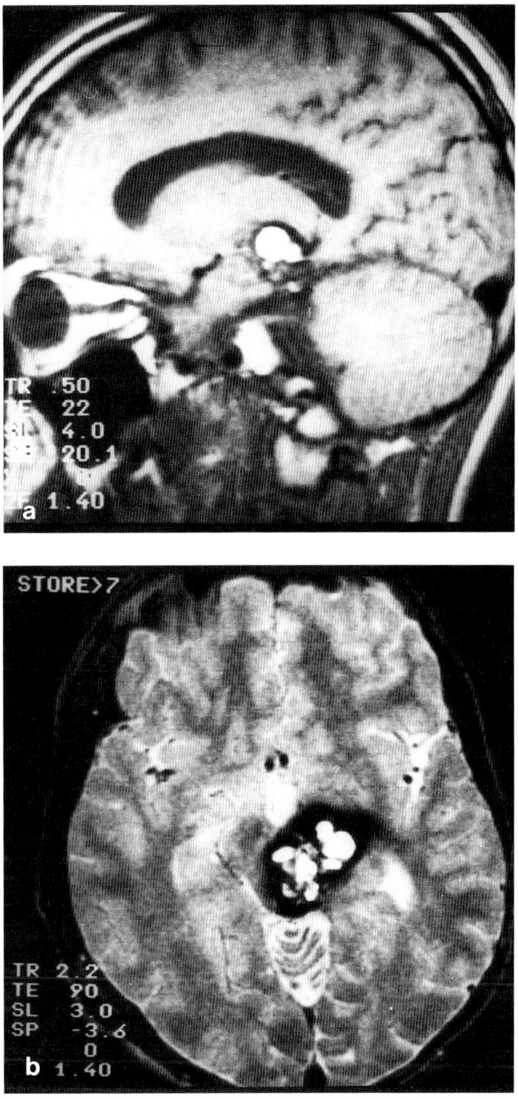

Abb. 3.62 a, b. 15jähriger Patient mit großem Kavernom (angiographisch okkulte Gefäßmalformation) im Mittelhirn und Hirnschenkel links. MR-Aufnahmen bei 1,5 T. **a** Parasagittale T1w-Aufnahme, SE (500/22). Zentrale Anteile der Low-flow-Malformation sind schon auf T1w-Aufnahmen stark hyperintens. Schmaler, mäßig signalarmer Randsaum durch Hämosiderineinlagerung. **b** Transversale T2w-Aufnahme, SE (2200/90). Typisches Bild einer kavernösen Fehlbildung mit beerenartig gruppierten, sehr signalintensen Teilen der vaskulären Fehlbildung und einem in dieser Wichtung sehr viel breiteren und ganz signalleeren Randsaum. Zusätzliche Verkalkungen lassen sich von den durch Hämosiderin verursachten Signalminderungen nicht differenzieren

Tabelle 3.16. Klassifikation zerebraler Ischämien nach dem zeitlichen Verlauf

I a	*Transitorisch ischämische Attacke (TIA)* Umschriebene neurologische Funktionsstörungen, innerhalb von 24 h vollständig reversibel
I b	*Reversibles ischämisches neurologisches Defizit (RIND)* Komplett rückbildungsfähige neurologische Funktionsstörung innerhalb von etwa 3 Tagen
II	*Progredienter Insult* Über Stunden (meist über 6–48 h) sich entwickelnde (entweder mit fluktuierender Symptomatik, mit Remission oder mit kontinuierlich fortschreitender Verschlechterung der neurologischen Ausfälle einhergehende) ischämische Gewebsläsion
III	*Vollendeter Infarkt* Kennzeichnend sind neurologische Ausfälle, die sich stabilisiert haben und länger als 2–3 Wochen persistieren

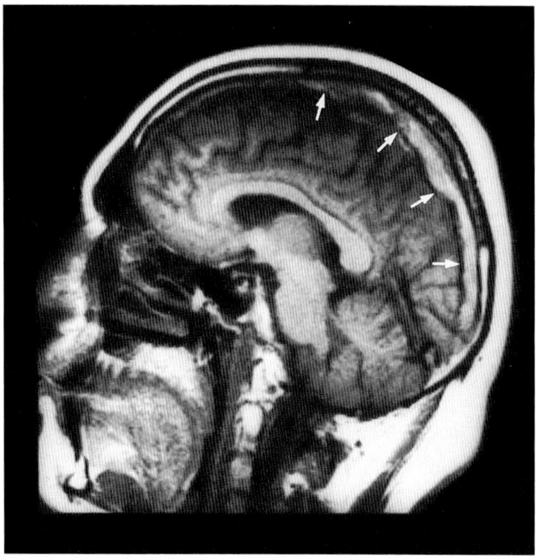

Abb. 3.63. 45jähriger Patient mit mehrere Tage alter Sinus-sagittalis-superior-Thrombose. Sagittale T1w-Aufnahme, SE (400/15). Sowohl der Sinus sagittalis superior als auch der Confluens sinuum zeigen inhomogen hyperintenses Signal *(Pfeile)*

zum Zentrum rasch fortschreiten (bis zum 10. bis 14. Tag). Dieser Befund muß abgegrenzt werden von einer flußbedingten Signalanhebung, was jedoch meist leicht durch eine zweite Ebene (senkrecht zum Fluß) mit Anfertigung von T2w-Bildern gelingt. In späteren Stadien (ca. ab der 3. bis 4. Woche) kann eine Organisation des Thrombus (isointens) oder die Rekanalisation des Gefäßes mit Wiederauftreten flußbedingter Signalleere beobachtet werden.

Tabelle 3.17. Klassifikation zerebraler Infarkte nach pathogenetischen Gesichtspunkten

Makroangiopathien
- Territorialinfarkt (thrombembolisch)
- Endstrom- und Grenzzoneninfarkt (hämodynamisch)

Mikroangiopathien
- subkortikale vaskuläre Leukenzephalopathie
- lakunäre Infarkte

3.3.6 Hirninfarkte

Zerebrale Gefäßinsulte beruhen auf einer umschriebenen Durchblutungsstörung des Gehirn, dessen Ursache in 3 Viertel der Fälle eine fokale Mangeldurchblutung und in einem Viertel eine Hirnblutung (Rhexisblutung) ist. Die umschriebene zerebrale Minderdurchblutung führt zunächst nur zu einer Beeinträchtigung des Funktionsstoffwechsels. Ein in dieser Phase reversibles Geschehen äußert sich als klinisch transitorisch-ischämische Attacke (TIA) oder reversibles ischämisch-neurologisches Defizit (RIND). TIA und RIND stellen also vorübergehende Funktionsstörungen dar, im Gegensatz zum fortschreitenden oder vollendeten Schlaganfall, der bleibende neurologische Ausfälle hinterläßt. Dieser ist durch eine Störung des Strukturstoffwechsels und eine irreversible Hirngewebsschädigung (Infarkt) gekennzeichnet. Die bislang übliche Einteilung zerebraler Ischämien nach dem zeitlichen Verlauf (Tabelle 3.16) hat sich als unzureichend erwiesen, da nur eine pathogenetische Zuordnung des Infarkts ein therapeutisches Konzept ermöglicht (Tabelle 3.17 und Abb. 3.64; s. auch 3.3.6.3).

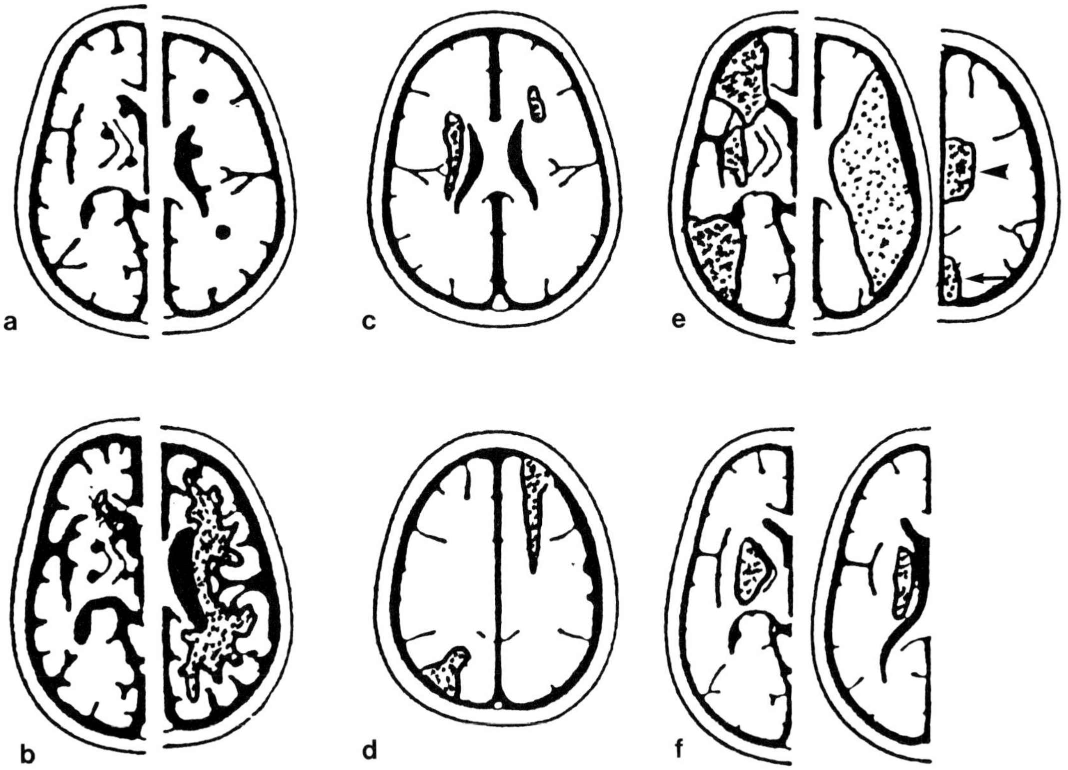

Abb. 3.64 a–f. Ischämische Läsionsmuster im Großhirn. **a** Prädilektionsstellen lakunärer Infarkte (Mikroangiopathie). **b** Multiple lakunäre Infarkte und periventrikuläre Dichteminderung im Marklager als Ausdruck der subkortikalen arteriosklerotischen Encephalopathie (Mikroangiopathie). **c** Endstrominfarkte im subkortikalen Marklager (Makroangiopathie). **d** Vorderer und hinterer Grenzzoneninfarkt mit kortikal-subkortikaler Ausdehnung (Makroangiopathie, hämodynamisch bedingt). **e** Territorialinfarkte der A. cerebri media in verschiedener Ausdehnung sowie des Anterior- *(Pfeilspitze)* und Posteriorgebietes *(Pfeil)* (Makroangiopathie, thrombembolisch). **f** Linsenkerninfarkt im Territorium der Aa. lenticulostriatae (Mikroangiopathie, thrombembolisch). (Mod. nach Ringelstein [26])

3.3.6.1 Pathophysiologie des Infarkts

Wenn die regionale Hirnperfusion unter den kritischen Wert von 10–20 ml/100 g/min fällt, wird eine Kaskade von Stoffwechselveränderungen in dem ischämischen Hirngewebsabschnitt ausgelöst. Entscheidend sind dabei die resultierende Laktatazidose und lokale Gewebshyperglykämie, weil diese die Osmolarität und die Elektrolythomöostase verändern; damit verbunden ist ein bereits in den ersten 30 Minuten der Ischämie einsetzender Wasser- und Natriumeinstrom von extra- nach intrazellulär, der für die rasche Entwicklung des zytotoxischen (intrazellulären) Ödems verantwortlich ist [6]. In diesem Zeitraum nimmt der Wassergehalt in dem regional ischämischen Hirngewebe um 3–5 % zu. Bei weiter anhaltender Ischämie erfolgt eine irreversible Schädigung der Mitochondrien und der Zytoplasmamembran. Die Folge ist eine Permeabilitätsstörung des Gefäßendothels. So führt die damit verbundene, nach 6 h einsetzende Blut-Hirn-Schranken-Störung zu einem weiteren Einstrom von Wasser und Makromolekülen, unter denen vor allem die aus dem endovaskulären Raum einfließenden Proteine die Entstehung des vasogenen Ödems begünstigen. Die aus dem zytotoxischen und vasogenen Ödem resultierende Zunahme des Wassergehaltes innerhalb des ischämischen Gewebsbezirkes bestimmt am stärksten die Signaländerung im MR-Bild [5, 6].

3.3.6.2 *Infarktverlauf*

Berücksichtigt man diese pathophysiologischen Bedingungen in der akuten Infarktphase, dann sollte man erwarten können, daß das MRT eine hohe Empfindlichkeit besitzt, bereits in den ersten Stunden nach Eintritt des ischämischen Insultes die pathomorphologischen Veränderungen nachzuweisen. Tierexperimentelle Untersuchungen zeigten auch, daß die Ischämie bereits in den ersten Stunden nach Verschluß des versorgenden Gefäßes im entsprechenden Hirngewebsabschnitt eintrat [5, 6]. Es gibt bislang nur wenige Arbeiten, die Aufschluß darüber geben, inwieweit diese tierexperimentell erhobenen Daten auf Untersuchungen an Schlaganfallpatienten übertragbar sind. Nach unseren eigenen Erfahrungen ist der Infarkt in pw-Aufnahmen nicht viel früher als computertomographisch nachzuweisen, wenn man mit einem CT-Gerät der 3. Generation untersucht. Innerhalb der ersten 12–24 h ist ein frischer Hirninfarkt abgrenzbar, was auf einer Verlängerung der T1- und T2-Relaxationszeiten beruht. In Untersuchungen mit T2w-SE-Sequenzen demarkiert sich der Infarktbezirk signalreich, in Untersuchungen mit T1-Wichtung hingegen signalarm. MR-Bilder mit langer TR und TE zeigen den Infarkt in dieser Phase am kontrastreichsten. Das für das Signalverhalten verantwortliche Ödem nimmt in den ersten 3–7 Tagen noch zu, verändert sich dann allerdings in der 2. Woche kaum noch. Entsprechend entwickelt sich die Massenverschiebung. In der 3. Woche bildet sich die Massenverschiebung, bedingt durch die Ödemrückbildung, zurück.
Endzustand ist nach 6–8 Wochen ein zystischer oder bei kleinen Läsionen narbiger Gewebsdefekt, der in T2w-Aufnahmen eine hohe Signalintensität aufweist.

3.3.6.3 *Infarkttypologie*

Die Röntgen-CT ermöglichte bereits intravital, die auf autoptischen Untersuchungen basierende Infarkttypologie vorzunehmen. Hierdurch war es erstmalig möglich, Einblicke in die Ätiologie und den klinischen Verlauf der Infarkte zu gewinnen. Wir unterscheiden *mikro- und makroangiopathische Infarktmuster* (s. Abb. 3.64 und Tabelle 3.17).

Die *Makroangiopathien* beruhen auf Wandveränderungen oder Verschlüssen der größeren hirnversorgenden Arterien. Sie beinhalten auf thrombemolische Ereignisse zurückzuführende Territorialinfarkte einerseits und aus hämodynamisch wirksamen Stenosen resultierende Endstrom- und Grenzzoneninfarkte andererseits [26].
Territorialinfarkte enstehen durch einen embolischen oder thrombotischen Verschluß einer oder mehrerer pialer Arterien, wobei die Infarktausdehnung entscheidend durch die Funktion des Kollateralkreislaufs und die Lokalisation des arteriellen Verschlusses bestimmt wird. Am häufigsten sind Territorialinfarkte im Versorgungsgebiet der A. cerebri media; diese dehnen sich in die Hirnrinde und in Abhängigkeit von der Ödementwicklung ins angrenzende Marklager aus (Abb. 3.65). Kleinere Territorialteilinfarkte im Media- und Posteriorterritorium sind bei Patienten mit erweiterten äußeren Liquorräumen gelegentlich kaum zu identifizieren, da Liquor und Infarktödem annähernd gleiche Signalwerte haben (s. Abb. 3.65 c). Wesentlich früher und häufiger als bei der computertomographischen Untersuchung findet man in der MRT sekundäre Einblutungen in einen Infarkt. Ab dem 3.–5. Tag ist dann eine Signalanhebung auf T1w-Aufnahmen feststellbar. Im weiteren Zeitverlauf wird das Signalverhalten durch die Anteile von Blutung und Infarkt bestimmt (vgl. Tabelle 3.13). Eine *hämorrhagische Infarzierung* wird nur bei Territorialinfarkten beobachtet (Abb. 3.66) [17, 26]. Besonders häufig findet man Einblutungen beim *Linsenkerninfarkt* – einer Sonderform des Territorialinfarktes im Versorgungsgebiet der lentikulostriären Arterien (Abb. 3.67) [26].
Einen ganz entscheidenden Vorteil bietet die MRT bei der Beurteilung der Infarktausdehnung im vertebrobasilären Gefäßterritorium, insbesondere im Hirnstamm- und Mittelhirnbereich (Abb. 3.68). Darüber hinaus gelingt es mit der MRT erstmalig intravital, kleinere Infarkte in der Medulla oblongata darzustellen, wobei am häufigsten der dorsolaterale Medulla-oblongata-Infarkt ist, der sich klinisch als Wallenberg-Syndrom manifestiert (Abb. 3.69). Makroangiopathische Infarktmuster sind auch der Endstrom- und Grenzzoneninfarkt. Sie werden sehr viel seltener als der Territorialinfarkt beobachtet.

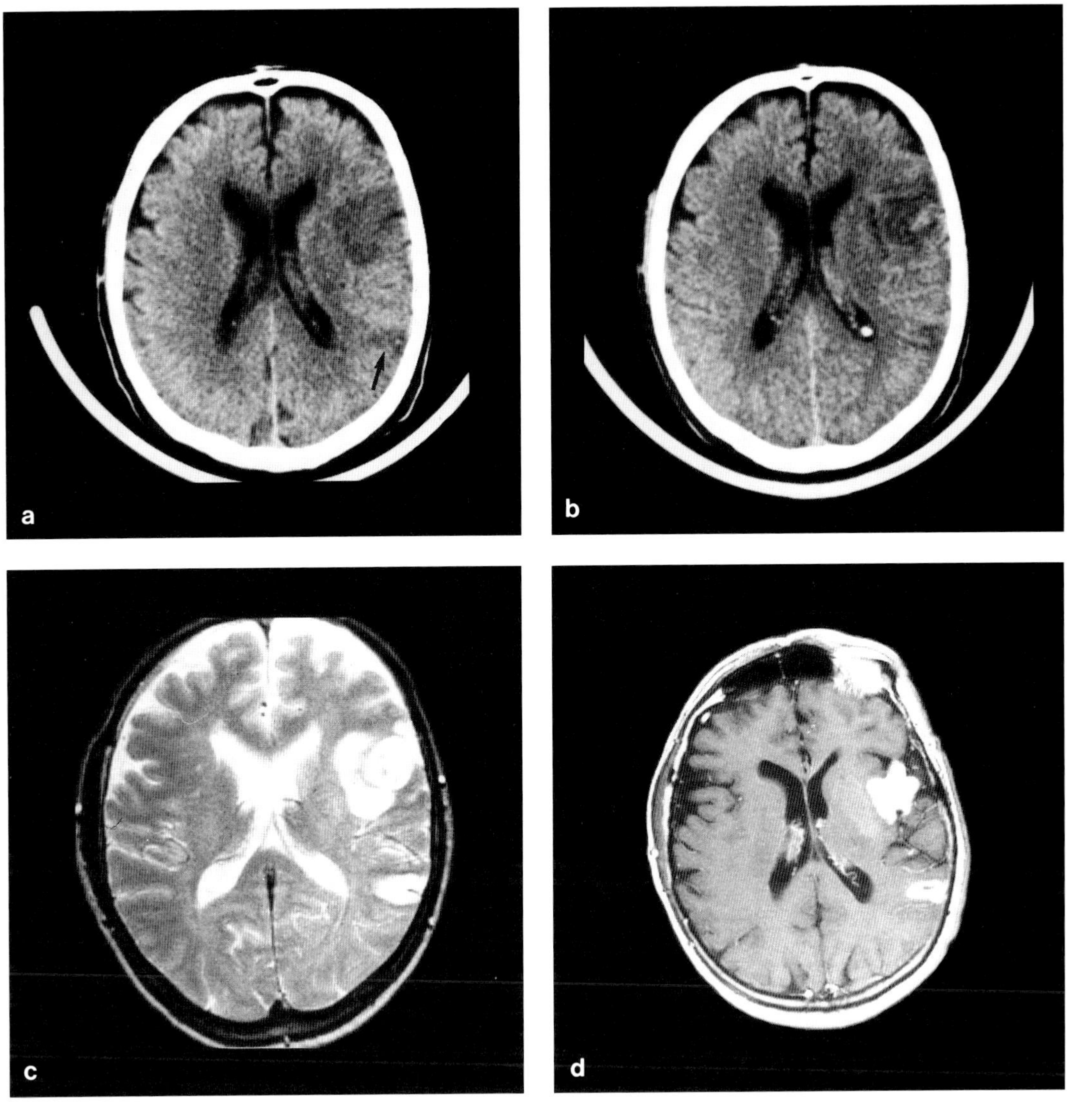

Abb. 3.65 a–d. 54jähriger Patient mit akut aufgetretener, nicht klassifizierbarer Aphasie und Hemiparese rechts. MR-Aufnahmen bei 1,5 T. **a** Transversale CT-Schicht am 2. Tag. Media-Territorialteilinfarkte links im Operculum sowie in der oberen Temporalwindung. **b** CT-Kontrolle am 12. Tag. Der im Operculum gelegene Infarkt weist eine geringe hämorrhagische Imbibierung auf. **c** Transversale T2w-Aufnahme, (SE 2200/90). Territorialteilinfarkt am 2. Tag (in gleicher Deutlichkeit wie **a**). **d** Transversale, Gd-DTPA angehobene T1w-Aufnahme, SE (500/22). Blut-Hirn-Schranken-Störung innerhalb der Territorialteilinfarkte am 12. Tag

Endstrominfarkte entstehen im terminalen Versorgungsgebiet der langen penetrierenden Markarterien und sind die Folge hochgradiger Stenosen oder Verschlüsse der A. carotis interna oder der A. cerebri media. Sie sind typischerweise im Marklager nachzuweisen. Ihre Abgrenzung gelingt am genauesten in pw und T2w-Sequenzen (s. Abb. 3.72 a).

Echte, d. h. hämodynamisch verursachte *Grenzzoneninfarkte* stellen eine außerordentliche Rarität dar. Sie sollen typischerweise zwischen den Gefäßterritorien der großen Hirnarterien liegen. Am häufigsten wird ein zwischen allen drei großen pialen Arterien im sog. Dreiländereck parietookzipital gelegener Grenzzoneninfarkt beschrieben. Er dehnt sich über den Kortex auch nach subkortikal ins angrenzende Marklager aus.

Die beiden Varianten der *Mikroangiopathie* sind die lakunären Infarkte und die subkortika-

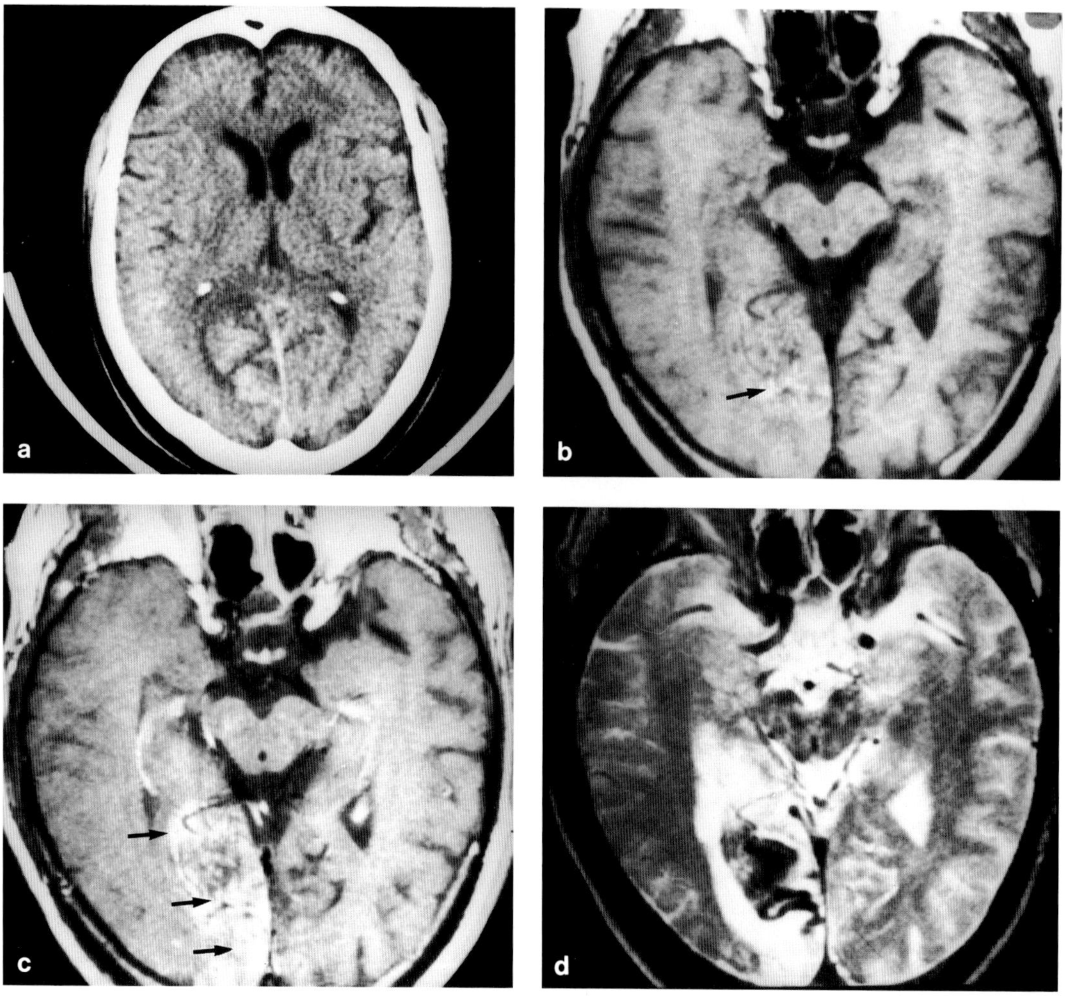

Abb. 3.66 a–d. 76jähriger Patient mit Hemianopsie nach links seit 5 Tagen. MR-Aufnahmen bei 1,5 T. **a** CT in transversaler Schicht zeigt einen hämorrhagischen Territorialinfarkt im Versorgungsgebiet der rechten A. cerebri posterior. **b** T1w-Aufnahme, SE (600/22). Die Sulci rechts okzipital sind verstrichen; angedeutet hyperintense Bereiche *(Pfeil)* innerhalb des kaum erkennbaren Territorialinfarkts. **c** T1w-Aufnahme, SE (300/22), nach 0,1 mmol/kg KG Gd-DTPA i. v.; streifige Signalanhebung *(Pfeile)* innerhalb des jetzt besser erkennbaren Territorialinfarkts. **d** T2w-Aufnahme, SE (2000/70). Innerhalb des hyperintensen Infarktödems stellt sich zu diesem Zeitpunkt die hämorrhagische Imbibierung stark hypointens dar (intrazelluläres Methämoglobin)

le arteriosklerotische Enzephalopathie (SAE) (Abb. 3.70).

Wenn dieser Befund mit einer dementiellen Entwicklung des Patienten und sich häufig gut zurückbildenden „kleinen Schlaganfällen" einhergeht, spricht der Befund für einen Morbus Binswanger [32].

Lakunäre Infarkte finden sich bei der arteriellen Hypertonie und sind im akuten Infarktstadium bis zu 15 mm große Läsionen, die sich vornehmlich im Hirnstamm, in den Stammganglien und im Marklager, also im Versorgungsgebiet der perforierenden Hirnarterien, finden. Bei T1w-Untersuchungen sind sie liquorisointens, T2w-hyperintens (s. Abb. 3.70). Frische lakunäre Infarkte, insbesondere im Hirnstamm, lassen sich im MRT weitaus besser abgrenzen als im CT.

Die *subkortikale vaskuläre Leukenzephalopathie* kommt bevorzugt bei älteren Patienten mit arterieller Hypertonie vor. Computertomographisch finden sich periventrikuläre, fleckförmige oder flächig-konfluierende Dichteminderungen als Ausdruck einer Demyelinisierung

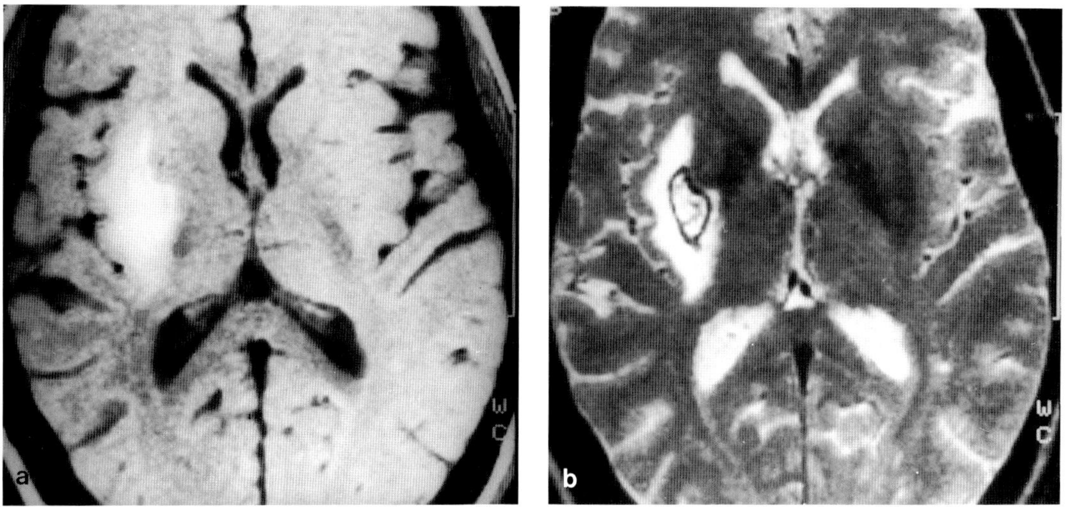

Abb. 3.67 a, b. 42jährige Patientin mit rekanalisierter Mediaembolie nach fibrinolytischer Therapie (initiale Hemiparese zurückgebildet). 6. Tag nach akutem Ereignis. MR-Aufnahmen 1,5 T. **a** Transversale pw-Aufnahme, SE (1800/22). Zwischen Infarkt und Blutung im rechten Linsenkern ist nicht zu unterscheiden. **b** Transversale T2w-Aufnahme, SE (2000/90). Am deutlichsten kommen die Kompartimente von Infarktödem und zentraler Einblutung im rechten Linsenkern hierbei zur Darstellung

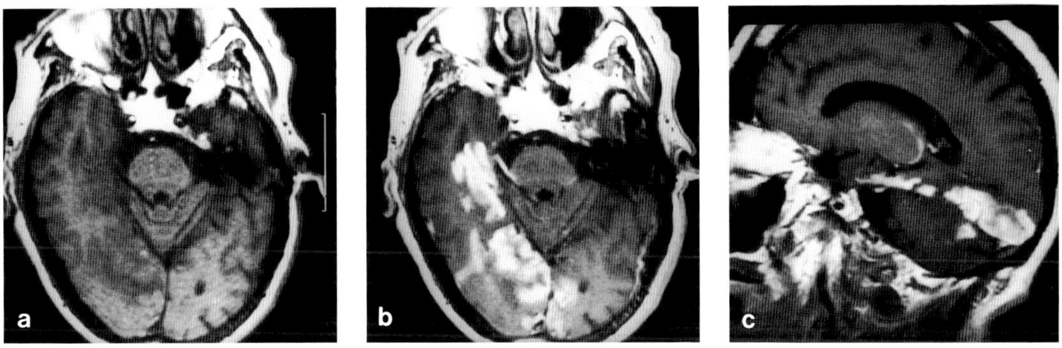

Abb. 3.68 a–c. 52jähriger Patient mit kortikaler Blindheit seit 7 Tagen. MR-Aufnahmen bei 1,5 T. **a** Transversale T1w-Aufnahme, SE (600/22). Nur schlecht abgrenzbare Hypointensität im rechten Okzipitallappen. **b** Transversale T1w-Aufnahme, SE (300/22), nach KM-Anhebung mit Gadolinium-DTPA. Deutliche Schrankenstörung im Infarktgebiet rechts okzipital, darüber hinaus kleiner Infarkt links im Bereich der Kalkarina, der in **a** und auf computertomographischen Schichten nicht erkennbar war. **c** Die sagittale T1w-Aufnahme, SE (300/22), nach Gadolinium-DTPA zeigt zusätzlich einen kleinen infratentoriellen Territorialinfarkt im Versorgungsgebiet der rechten A. cerebelli superior. In Verbindung mit den bilateralen Okzipitalinfarkten erhärtet dies den Verdacht auf eine zugrundeliegende Basilarisspitzenembolie

vaskulärer Genese [32]. Diese entsprechen im MRT meist symmetrisch im Marklager angeordneten, hyperintensen Läsionen, die sowohl subkortikal als auch unmittelbar periventrikulär nachweisbar sind. Sie sind besonders gut in protonengewichteten Aufnahmen abgrenzbar, da sie in dieser Sequenz bereits signalintensiv zur Darstellung kommen, während Liquor und zystische Parenchymdefekte noch hypointens sind. Deutlicher, aber von reiner Flüssigkeit nicht mehr differenzierbar sind sie auf T2w-Aufnahmen (s. Abb. 3.70).

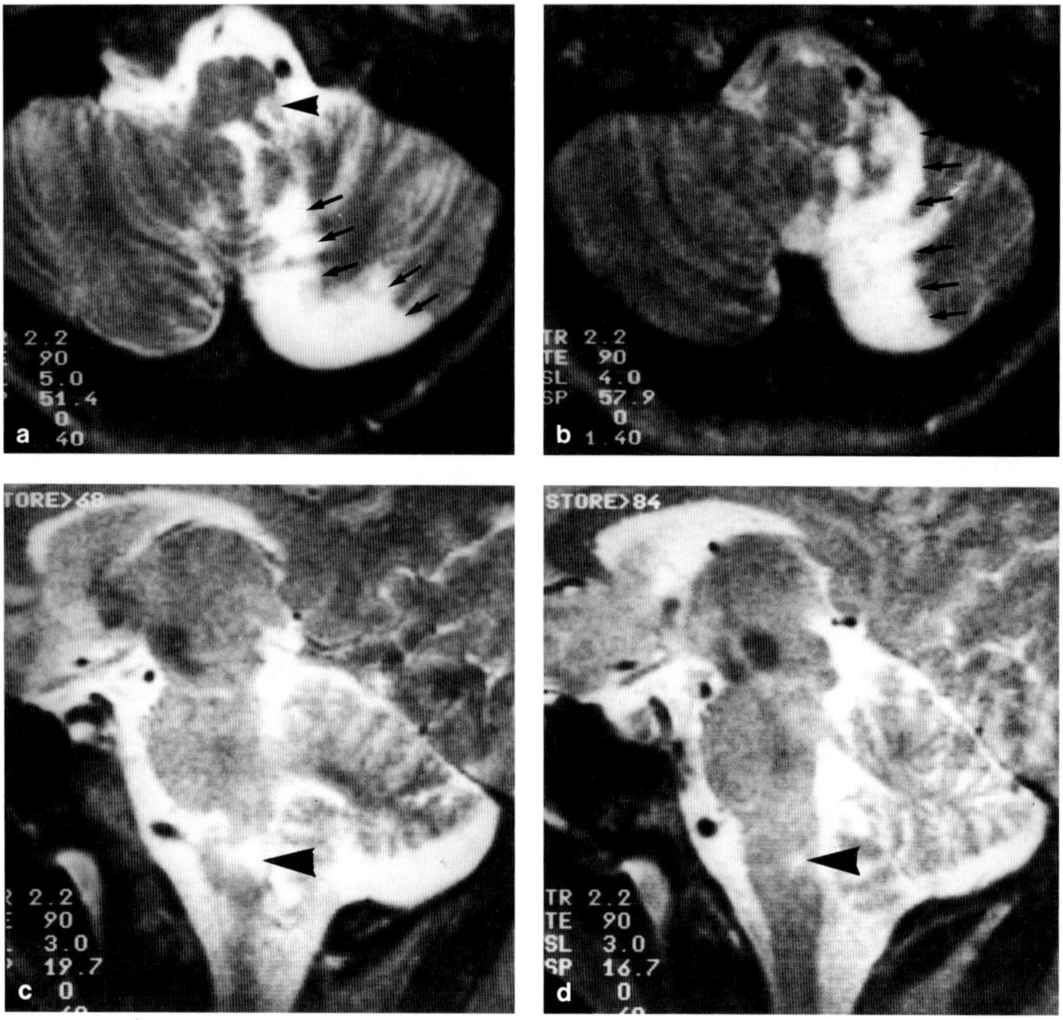

Abb. 3.69 a–d. 32jährige Patientin mit Wallenberg-Symptomatik. MR-Aufnahmen bei 1,5 T. **a, b** Transversale T2w-Aufnahmen – SE (2200/90) – des Hirnstamms und des Kleinhirns. Die hyperintensen, scharf demarkierten Läsionen entsprechen Territorialinfarkten im Versorgungsgebiet der A. cerebelli inferior posterior links *(Pfeile)* und einem Infarkt der dorsolateralen Medulla oblongata *(Pfeilspitze)*. **c, d** Sagittale T2w-Aufnahmen, SE (2200/90). Die ergänzende zweite Schichtebene bestätigt den zusätzlichen linksseitigen dorsolateralen Medulla-oblongata-Infarkt, der computertomographisch nicht nachweisbar war

3.3.6.4 KM-unterstützte MRT beim Hirninfarkt

Um eine Blut-Hirn-Schranken-Störung in der MRT nachzuweisen, ist eine KM-Applikation, z. B. von Gadolinium-DTPA, in einer T1w-Untersuchungssequenz erforderlich (s. Abb. 3.65 d und 3.66 c). Die Blut-Hirn-Schranken-Störung ist in der 3. Woche eines Infarktes am ausgeprägtesten. Da in dieser Phase der Infarkt computertomographisch schlechter oder nicht nachweisbar ist (Foggingphase), wurde häufig eine KM-Untersuchung durchgeführt. Eine Foggingphase, gibt es bei der MRT-Untersuchung des Infarktes aber nicht, so daß die Indikation zu einer KM-verstärkten MRT für den Infarktnachweis in der Regel entfällt. Untersuchungen weisen darauf hin, daß mit Gadolinium-DTPA sensitiver und früher als mit KM-verstärkter CT-Untersuchung eine Blut-Hirn-Schranken-Störung beim Infarkt nachweisbar ist. Sie tritt innerhalb der ersten Woche nach einem Insult auf, mit einer maximalen Ausprägung zwischen dem 10. und 20. Tag. Besonders typisch für die Schrankenstörung ischämischer Läsionen ist die girlandenförmi-

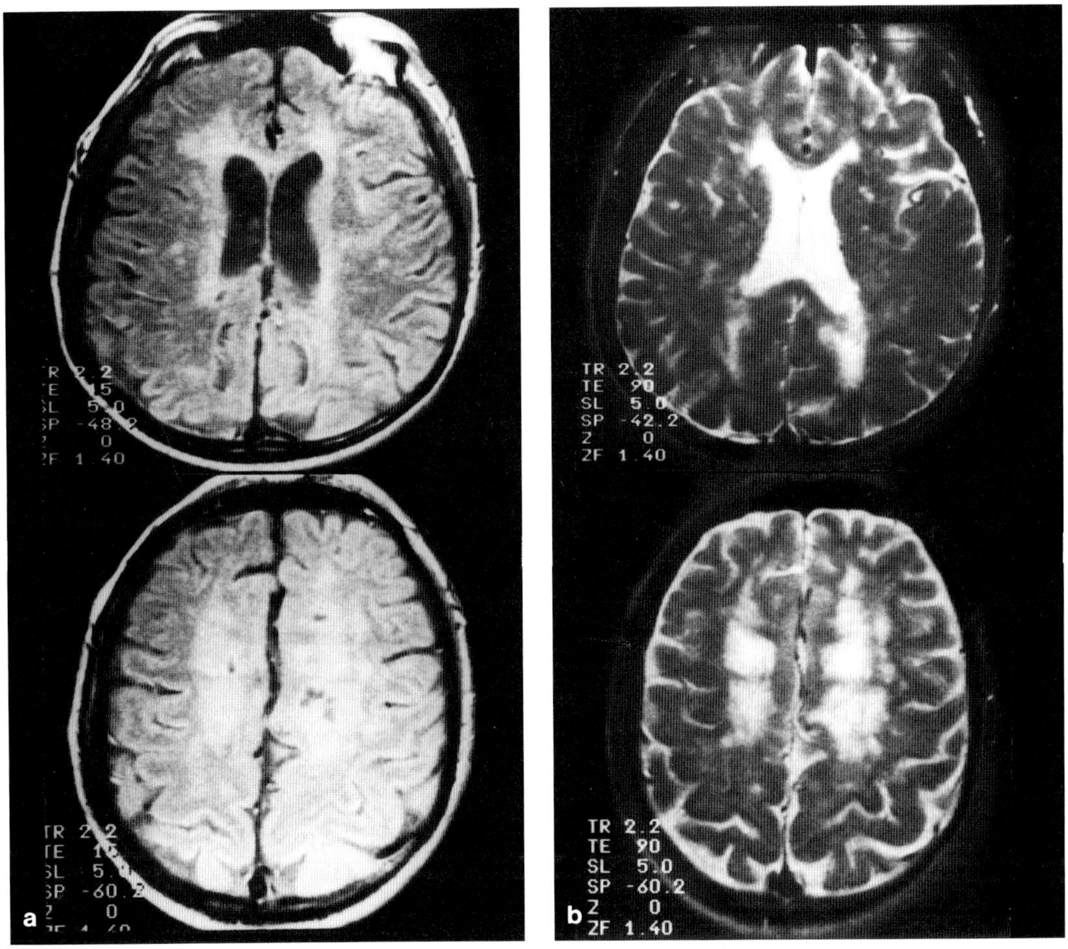

Abb. 3.70 a, b. 66jähriger Patient mit zerebraler Mikroangiopathie. Aufnahmen bei 1,5 T. **a** Transversale pw-Aufnahmen, SE (2200/15). Lakunäre zystische Nekrosen stellen sich hypointens dar, während gliöse Narben oder Zonen diffuser vaskulärer Demyelinisierung gering hyperintens erscheinen. **b** Transversale T2w-Aufnahmen, SE (2200/90). Hierbei sind alle Läsionen stark signalangehoben. Während die Ausdehnung der Veränderungen im subkortikalen Marklager deutlicher nachweisbar ist, ist die Differenzierung der einzelnen Läsionen sowie ihre Abgrenzbarkeit gegenüber dem Ventrikelsystem schlechter möglich

ge Signalanhebung, die dem Verlauf der Hirnwindungen folgt.

3.3.6.5 Okkludierende Gefäßerkrankungen

Makroangiopathische Infarktmuster, wie sie oben im einzelnen beschrieben wurden, lassen sich entweder auf gefäßokkludierende Läsionen im extrakraniellen oder intrakraniellen Abschnitt der hirnversorgenden Arterien oder aber auf kardialembolische Ereignisse zurückführen. Zum Nachweis entsprechender Befunde sind angiographische und Ultraschalltechniken etablierte Verfahren. Auch mit der MRT ist es möglich, dem Infarkt zugrundeliegende Gefäßverschlüsse oder Gefäßdissektionen nachzuweisen. In der Spinechotechnik stellen sich schnell durchflossene Gefäße signalfrei dar. Ein Gefäßverschluß durch einen Thrombus oder Embolus soll in Spinechosequenzen in allen 3 Wichtungen zu einem hirnisointensen Signal führen und sich damit deutlich von den übrigen, durch eine Signalauslöschung gekennzeichneten Gefäßstrecken abheben. Dieses Signalverhalten setzt einen grundsätzlichen Unterschied zwischen venösen und arteriellen Thromben voraus. Dieser soll darauf beruhen, daß nur wenige Erythrozyten im präzipitierten Fibringerinsel eines arteriellen Thrombus enthalten sind,

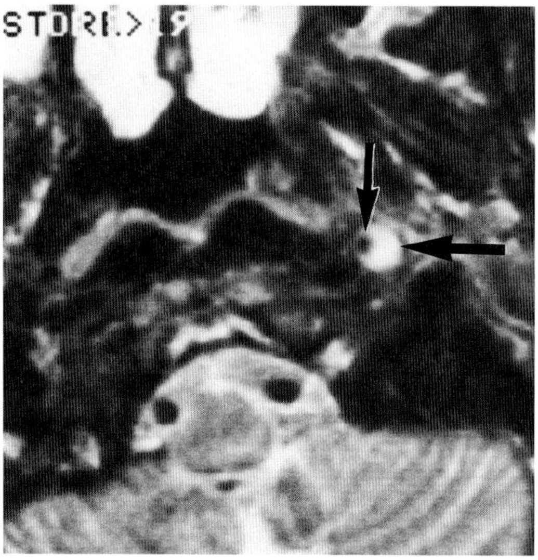

Abb. 3.71. 49jährige Patientin mit Hemiparese rechts bei Dissektion der A. carotis interna links. MR-Aufnahmen bei 1,5 T. Die transversalen T2w-Aufnahmen, SE (2200/90), zeigen eine halbmondförmige, deutliche Signalanhebung im Querschnitt der A. carotis interna links, die einem intramuralen Hämatom entspricht. Das noch frei durchflossene signalleere Lumen liegt exzentrisch *(Pfeile)*

was zur Folge hat, daß beispielsweise die durch Methämoglobinbildung innerhalb eines intraparenchymatösen Hämatoms bekannte hohe Signalintensität ausbleibt. Es ist unseres Erachtens aber noch nicht gesichert, daß die Isointensität des arteriellen Thrombus in allen Stadien der Organisation besteht. Wir haben in einzelnen Fällen Hyperintensitäten intraluminal bei arteriellen Thromben beobachtet. Diese können aber auch durch langsam fließendes Blut verursacht werden, etwa bei einer langstreckigen hochgradigen Karotisstenose. Daher lassen die bisherigen geringen Erfahrungen nur den Schluß zu: Ist das intraarterielle Signal nicht aufgehoben, so müssen andere angiologische Verfahren herangezogen werden.
Ebenso liegen bisher nur begrenzte Erfahrungen mit der MRT-Darstellung von Gefäßwanddissekaten vor. Durch die subintimale oder intramurale Einblutung kommt es nach Tagen zu exzentrischen Signalanhebungen (Abb. 3.71). Ein ähnlicher Befund ist auch bei der Unterblutung atheromatöser Plaques zu erwarten.
Welche Rolle die für Fluß sensitiven FLASH- oder FISP-Sequenzen für die Diagnostik der gefäßokkludierenden Erkrankungen spielen wird, kann zum jetzigen Zeitpunkt noch nicht abschließend beurteilt werden [12].

3.3.7 Art- und Differentialdiagnose

Blutungen sind aufgrund der charakteristischen Signalmuster in den hier beschriebenen SE-Sequenzen so gut wie immer ein eindeutiger Befund. Die Differentialdiagnose zwischen einer spontanen Hirnblutung und einer Tumorblutung ist aber nicht in allen Fällen sicher zu treffen [1, 28], was auch für kontrastmittelunterstützte Untersuchungen gilt. Die paramagnetischen Effekte der Hämoglobinabbauprodukte können die Signalcharakteristika so stark überlagern, daß auch nach KM-Gabe nicht immer ein Signalanstieg im Tumor dargestellt werden kann. Auf der anderen Seite zeigen größere intrazerebrale Hämatome ab der 2.–3. Woche ein randständiges, tumorähnliches Enhancement. Es ensteht durch Kapillarneubildungen in dem die Blutung abgrenzenden und resorbierenden Granulationsgewebe. Die differentialdiagnostischen Schwierigkeiten solcher ringförmig KM-aufnehmenden Blutungszysten bestehen in der CT vor allem gegenüber zentralnekrotischen Tumoren und gegenüber Abszessen. In der MRT reduziert sich das Problem auf die Unterscheidung zwischen einer einfachen älteren Blutung und einem eingebluteten Tumor. In der Regel ist der eine ältere Blutung umgebende Ring aber dünner und gleichmäßiger als die Randzone eines Tumors.
Bei den *vaskulären Prozessen* stellen sich differentialdiagnostische Probleme fast nur bei Befunden, die wie ein Kavernom imponieren. Ähnliche Bilder erzeugen andere kleine Gefäßmalformationen, die mit rezidivierenden Blutungen und/oder Verkalkungen einhergehen [25]. Ist die in T2w-Bildern oder GE-Sequenzen betonte Signalminderung eher auf Verkalkungen als auf Hämosiderineffekte zurückzuführen, sollte immer auch an ein Oligodendrogliom gedacht werden. Diese Differentialdiagnose wird noch dadurch erschwert, daß Kavernome mit frischen Einblutungen ein tumorähnliches perifokales Ödem zeigen können.
Bei Aneurysmen und venösen Angiomen ist die Artdiagnose bei positivem Nachweis unproblematisch. Es muß jedoch betont werden,

daß in der MRT falsch-negative Befunde bei diesen Erkrankungen nicht ausgeschlossen sind, was vor allem auch für gigantische Aneurysmen und AV-Durafisteln gilt. Falsch-negative Befunde lassen sich bei der Frage nach Sinusthrombosen vermeiden, wenn das in Abschn. 3.3.5.6 angegebene Untersuchungsprogramm eingehalten wird.

In seltenen Fällen können Schwierigkeiten auftreten, den *Hirninfarkt* von einem niedriggradigen Gliom zu unterscheiden. Wenn der klinische Befund für einen Insult untypisch ist und die bei einem frischen Infarkt in T2-Wichtung hyperintense Läsion nicht sicher einem Gefäßterritorium zugeordnet werden kann, muß differentialdiagnostisch ein niedriggradiges Astrozytom berücksichtigt werden. In diesen Fällen kann die gadoliniumunterstützte MRT weiterhelfen. Bei einem Territorialinfarkt ist zumindest zwischen der 2. und 4. Woche eine gyrale Anreicherung zu erwarten. Eine Enzephalitis führt ebenfalls im Frühstadium zu einer hyperintensen Läsion in T2w-Aufnahmen. Wegen der akuten therapeutischen Konsequenzen ist besonders die Herpes-simplex-Enzephalitis hervorzuheben. Typischerweise sind bei dieser Erkrankung der mediale Temporallappen, die Inselrinde, der Gyrus cinguli und Gyrus rectus betroffen. Computertomographisch finden sich frühestens nach 4 Tagen erste Veränderungen, in der MRT ist das pathognomonische Verteilungsmuster der Läsionen 1–2 Tage früher diagnostizierbar.

Gelegentlich lassen sich im Stammganglienareal gelegene Läsionen schwierig zuordnen. Bei Läsionen, die im Übergang zwischen Linsenkern zum Zentrum semiovale liegen, kann nicht immer zwischen Linsenkerninfarkt und Endstrominfarkt unterschieden werden. In diesen Fällen sind koronare Schichten hilfreich (Abb. 3.72 a). Die zugrundeliegende hämodynamisch wirksame Stenose ist meist arteriosklerotisch, gelegentlich aber auch vaskulitischer Ursache (Abb. 3.72 b). Bei einem isolierten hämorrhagischen Linsenkerninfarkt ist die Differenzierung von einer Linsenkernblutung gelegentlich nur möglich, wenn Befunde zur Durchgängigkeit der A. cerebri media vorliegen (z. B. transkranieller Dopplerbefund). Liegen multiple hyperintense Läsionen beiderseits im Stammganglienareal vor, muß, insbesondere wenn es sich um junge Patienten handelt, eine Vaskulitis der basalen perforierenden Endarterien mit berücksichtigt werden (Abb. 3.73). Ferner sollte bedacht werden, daß in den basalen Stammganglien gelegene lakunäre Infarkte mit erweiterten perivaskulären Räumen (Robin-Virchow-Räumen) verwechselt werden können, die vornehmlich im lateralen Stammganglienareal liegen und meist weniger als 2–3 mm im Durchmesser messen.

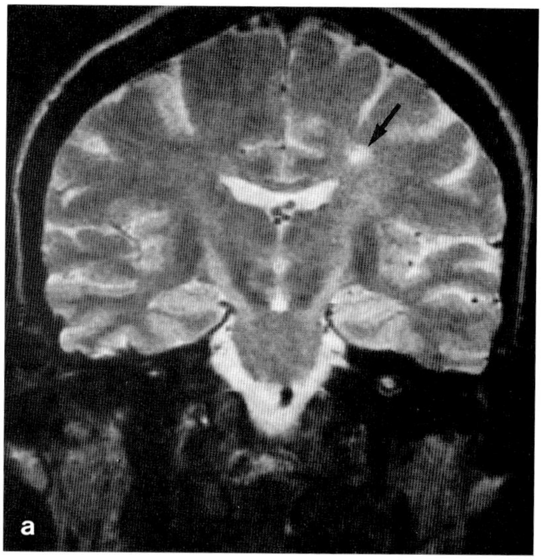

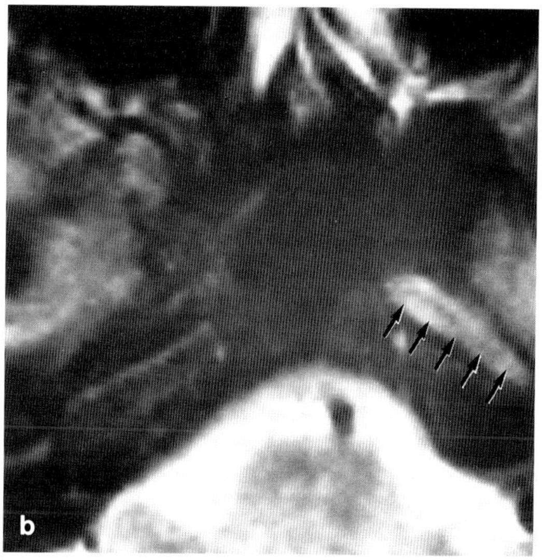

Abb. 3.72 a, b. 22jährige Patientin mit Hemiparese rechts bei Takayashu-Syndrom. MR-Aufnahme bei 1,5 T. **a** Koronare T2w-Aufnahme, SE (2200/90). Endstrominfarkt *(Pfeil)*. **b** Die transversale T2w-Vergrößerungsaufnahme, SE (2200/90), weist auf die Ursache hin: aufgehobene Signalauslöschung intraluminal sowie Gefäßwandhyperintensität der A. carotis interna im Schädelbasisabschnitt (Angiitis, *Pfeile*)

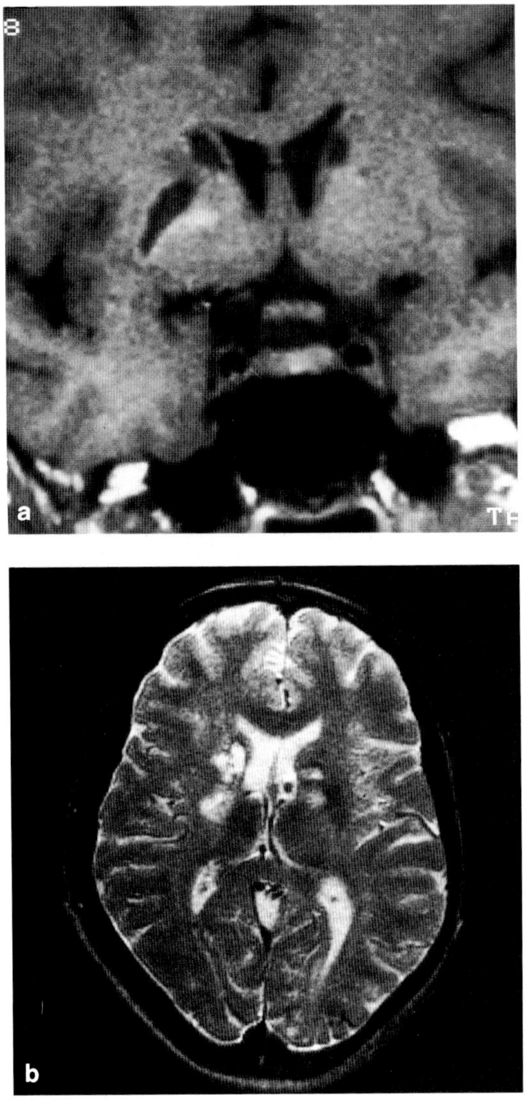

Abb. 3.73 a, b. 42jährige Patientin mit zum Teil hämorrhagischen Infarzierungen in den Stammganglien bei Vaskulitis. MR-Aufnahmen bei 1,5 T. **a** Koronare T1w-Aufnahme, SE (500/15). Polygonal konfigurierte zystische Nekrosen in beiden Nuclei caudati und im rechten Linsenkern, deren randständige Hyperintensität einer hämorrhagischen Imbibierung entspricht. **b** Die transversale T2w-Aufnahme, SE (2200/90), zeigt die entsprechenden Läsionen hyperintens mit abschnittsweise hypointensem Randsaum

Tabelle 3.18. Wertigkeit von CT, MRT und Angiographie bei intrakraniellen Blutungen

	CT	MRT	Angiographie
1. Chron.-subdurales Hämatom	++	+++	++
2. Subarachnoidalblutung	+++	+	indirekt
3. Hirnblutung akut	++	+	+
subakut	+	+++	+

+ eingeschränkt, ++ gut, +++ sehr gut.

Tabelle 3.19. Wertigkeit von CT, MRT und Angiographie bei intrakraniellen Gefäßmißbildungen und Venenthrombosen

	CT	MRT	Angiographie
1. Aneurysma	+	+	+++
2. AV-Durafistel			
– Sinus	–	–	+++
– piale Vene	+	+	+++
3. Gefäßmißbildungen			
– AV-Malformation	++	+++	+++
– venöses Angiom	++	++	+++
– kavernöses Angiom	+	+++	–
– Teleangiektasie	–	–	–
4. Sinusthrombose	+	+++	+++
5. Zerebrale Venenthrombose	–	+	++

– ohne Wert, + eingeschränkt, ++ gut, +++ sehr gut.

Im Hirnstamm kann die Unterscheidung zwischen einem lakunären Infarkt im Bereich der Rami ad pontem und einem Demyelinisierungsherd Schwierigkeiten bereiten. In den meisten Fällen wird der klinische Befund sowie der Nachweis der SAE im periventrikulären Marklager eine Diagnose ermöglichen. Nun sind aber die bisherigen computertomographischen Kriterien für eine SAE durch neuere kernspintomographische Untersuchungen in Frage gestellt worden [3, 4].

Denn hierbei hat sich gezeigt, daß mit zunehmendem Alter auch die Nachweishäufigkeit von multiplen hyperintensen Marklagerläsionen (white matter lesions) steigt, ohne daß klinisch Hinweise auf eine zerebrale Mikroangiopathie vorliegen. Welche Bedeutung diese Veränderungen haben, ist noch nicht ganz klar, da systematische pathomorphologische Untersuchungsergebnisse noch nicht zur Verfügung stehen. Auf gar keinen Fall kann aus dem Grad der periventrikulären demyelinisierenden Atrophie (SAE) auf eine dementielle Entwicklung rückgeschlossen werden. Ferner sollte berücksichtigt werden, daß diese Marklagerveränderungen nicht spezifisch für eine bestimmte Krankheitsentität sein können. Wir haben vergleichbare Verteilungsmuster signalintensiver Läsionen des Marklagers auch bei Vaskulitis und multipler Sklerose gesehen. Welche Krankheitsbilder im einzelnen bei Marklagerveränderungen differentialdiagnostisch berücksichtigt werden sollten, geht aus dem Kap. 3.4 hervor.

3.3.8 Wertigkeit der MRT und Vergleich mit anderen bildgebenden Verfahren

Die diagnostische Wertigkeit der MRT im Vergleich mit CT und Angiographie ist für intrakranielle Blutungen in Tabelle 3.18, für Gefäßmalformationen und Venenthrombosen in Tabelle 3.19 zusammenfassend dargestellt.
Bei Prozessen, die an ein länger zurückliegendes Blutungsereignis denken lassen, ist die MRT jeder anderen Methode aufgrund ihrer hohen Sensitivität im Nachweis von Blutabbauprodukten überlegen. Auch bei jenem Teil angiographisch okkulter vaskulärer Malformationen, die computertomographisch als hyperdense und verkalkte Prozesse auffallen, gibt die ergänzende MRT meist entscheidende Hinweise auf den vaskulären Charakter der Läsion. Eine akute Hirnblutung beim älteren hypertensiven Patienten kann schneller und besser computertomographisch geklärt werden. Liegt bei jüngeren Patienten der Verdacht nahe, daß der Blutung eine Gefäßmalformation zugrunde liegt, kann eine MRT in vielen Fällen bereits diagnostisch bedeutsame Hinweise geben. Sie kann allerdings nicht die in diesen Fällen immer notwendige angiographische Klärung ersetzen. Dies gilt auch für die in ihrer diagnostischen Wertigkeit noch nicht sicher beurteilbare MR-Angiographie.
Akute extrazerebrale Hämatome sind schneller und diagnostisch ausreichend mit der CT zu erfassen. Bei chronisch subduralen Flüssigkeitskollektionen (Hygrom oder Hämatom) ist die Gesamtausdehnung des Befundes und die Differenzierung zwischen Blut und reiner Flüssigkeit in der MRT besser als in der CT beurteilbar. Die akute Hirnblutung und die akute Subarachnoidalblutung sind nach unserer Erfahrung computertomographisch besser als mit der MRT darzustellen.
Ist der CT-Befund beim klinischen Verdacht auf eine Subarachnoidalblutung negativ, weil die Blutung zu gering war oder ein früher Untersuchungszeitpunkt verpaßt wurde, und war der Liquorbefund wegen artifizieller Blutung unergiebig, kann gelegentlich eine MRT durch Nachweis kleiner Einblutungen in der Nachbarschaft des Aneurysmas die Diagnose klären. Bei Riesenaneurysmen und arteriovenösen Malformationen wird die MRT schon gegenwärtig als fast obligate Zusatzuntersuchung zur Angiographie angesehen, da sie dem Neurochirurgen oder endovaskulär therapierenden Neuroradiologen wichtige Zusatzinformation über die Lagebeziehung zwischen Malformation und Hirnparenchym sowie über stattgehabte Blutungen und regressive Hirngewebsveränderungen (Gliose) in der Nachbarschaft der Gefäße liefert. Dies gilt jedoch nicht oder nur eingeschränkt für den klinisch oder dopplersonographisch erhobenen Verdacht auf eine kranielle Durafistel. Die MRT kann auch in diesen Fällen Hinweise auf den Drainageweg und begleitende Parenchymblutungen geben. Auch bei unauffälligem MRT ist die selektive Angiographie in diesen Fällen obligat. Bei einer Sinusthrombose ist die MRT der CT diagnostisch sicher überlegen, wobei die diagnostische Wertigkeit bei thrombotischen Verschlüssen pialer Hirnvenen noch zu klären bleibt. Ob auf die zerebrale Angiographie hier schon ganz verzichtet werden kann, ist zumindest fraglich. Für Verlaufskontrollen ist die MRT aber in jedem Fall ausreichend.
Die Vorteile der MRT gegenüber der CT bei Hirninfarkten gehen aus Tabelle 3.20 hervor, wobei vor allem die bessere Erkennbarkeit und topographische Zuordnung von Infarkten in allen Infarktstadien herauszustellen ist. Eine Foggingphase wie bei der CT Untersuchung gibt es in der MRT von Infarkten nicht. Im CT ist insbesondere im Hirnstamm- und Mittelhirnbereich häufig die Entscheidung schwierig, ob tatsächlich ein Infarkt vorliegt oder aber, ob ein Aufhärtungsartefakt einen Infarkt vortäuscht. Die MRT bietet bei Anwendung flußkompensierter Sequenzen eine artefaktfreiere Darstellung der hinteren Schädelgrube in verschiedenen Raumebenen, so daß die Infarktausdehnung im Hirnstamm auch in sagittaler Ebene beurteilbar ist. Dies erleichtert sehr die Korrelation zwischen klinischem Befund und Topik des Infarkts.

Tabelle 3.20. Gegenüberstellung der diagnostischen Wertigkeit von MRT und CT beim Hirninfarkt

	MRT	CT
1. Differenzierung Blutung/Infarkt in der Frühphase	+	+++
2. Erkennbarkeit des Infarkts (Groß- u. Kleinhirn)	+++	++
Erkennbarkeit des Infarkts (Hirnstamm)	+++	+
3. Früher Infarktnachweis	++	+
4. Hämorrhagische Imbibierung des Infarkts	+++	+
5. Topographie des Infarkts	+++ (Hirnstamm!)	+
6. Klassifizierung des Infarkts	+++	++
7. Identifizierung zugrundeliegender Gefäßläsionen im gleichen Untersuchungsgang	++	+
8. Bestimmung des Infarktalters	+	+++
9. Darstellbarkeit des Infarkts während des gesamten Infarktverlaufs	++	Foggingphase
10. Untersuchungsdauer und Untersuchbarkeit des Patienten	+	+++
11. Verfügbarkeit und Kosten	+	+++

+ eingeschränkt, ++ gut, +++sehr gut.

Die dargestellten Vorteile der MRT bei der Diagnostik eines Infarkts reichen jedoch nicht aus, um der MRT im klinischen Alltag den Vorzug zu geben. Patienten mit Apoplexie sind häufig unruhig und bewußtseinsgetrübt und überwachungspflichtig. Neuere Therapieverfahren, wie z. B. lokale intraarterielle Fibrinolyse (LIF), fordern in der akuten Infarktphase rasche diagnostische Entscheidungen [7]. Hierzu hat sich das CT bewährt, da mit großer Zuverlässigkeit in wenigen Minuten sicher eine intrazerebrale Blutung ausgeschlossen und damit eine Therapieentscheidung gefällt werden kann.

Aus klinischer Sicht gibt es zur Zeit noch keine überzeugenden Indikationen zur MRT-Untersuchung von supratentoriellen Infarkten.

Bei der Suche nach der Infarktursache, also dem Ort und der Ursache einer Gefäßverlegung, spielen heute dopplersonographische, echokardiographische und invasive angiographische Untersuchungen eine entscheidende Rolle. Während mit der Echokardiographie eine kardiale Emboliequelle nachgewiesen werden kann, gelingt es mit Hilfe der unterschiedlichen sonographischen Verfahren, in vielen Fällen die Lokalisation der Gefäßokklusion oder aber den Stenosegrad hinreichend zu beurteilen. Dadurch wird die Indikation zur intraarteriellen zerebralen Angiographie entscheidend beeinflußt. Inwieweit die nicht invasive MR-Angiographie diese Methoden zu ersetzen oder zu ergänzen vermag und als Grundlage für die Entscheidung zu gefäßrekanalisierenden (PTA, Fibrinolyse) oder gefäßrekonstruktiven (Karotisdesobliteration) Eingriffen verwertbar ist, werden zukünftige Entwicklungen und Validisierungen der Methodik zeigen.

3.3.9 Indikationen

Unter Berücksichtigung der Tabellen 3.14 und 3.15 können folgende Indikationen in unterschiedlicher Wichtigkeit herausgestellt werden:

- Verdacht auf angiographisch okkulte Gefäßmalformation,
- AV-Malformation,
- Verdacht auf Sinusthrombose,
- Hirnstamminfarkt,
- Gefäßdissektion.

Eine Domäne der MRT ist die Darstellung der angiographisch okkulten Gefäßmalformation, insbesondere der kavernösen Angiome. Aber auch bei arteriovenösen Malformationen bietet die multiplanare Darstellung in der MRT Vorteile. So können die Beziehung der Gefäßmißbildung zum umgebenden oder benachbarten Hirnparenchym und dessen sekundäre Ver-

änderungen, z.B. in Form von Gliose oder Blutungsresiduen, die Indikation zum operativen oder interventionellen neuroradiologischen Eingriff mit beeinflussen. Auch die exakte Lagebeziehung zu klinisch wichtigen Arealen wie der Zentralregion oder den Sprachregionen ist in der MRT besser als mit anderen Verfahren festzustellen.
Für die Diagnostik der Sinus- und Hirnvenenthrombosen ist die MRT-Indikation relativ. Wegen der in Abschn. 3.3.5.6 dargestellten zeitabhängigen Veränderungen der Signalcharakteristik des Thrombus kann zumindest in Zweifelsfällen auf die zerebrale Angiographie noch nicht verzichtet werden.
Bei den Hirninfarkten spielt die MRT in der akuten Diagnostik meist keine Rolle. Sie stellt allerdings für die Hirnstammdiagnostik wegen der besseren räumlichen Darstellung der Infarkte eine wesentliche Bereichung dar. Die Bedeutung der MRT für die Diagnostik gefäßokkludierender Erkrankungen ist noch zu klären, immerhin kann ein intramurales Hämatom direkter als in der Angiographie abgebildet werden.

Literatur

1. Atlas SW, Grossman RJ, Gomori JM, Hackney DB, Goldberg HJ, Zimmermann RA, Bilaniuk LT (1987) Hemorrhagic intracranial malignant neoplasms: spin-echo MR-imaging. Radiology 164: 71–77
2. Augustyn GT, Scott JA, Olson E, Gilmor RL, Edwards MK (1985) Cerebral venous angiomas: MR imaging. Radiology 156: 391–395
3. Bradley WG, Waluch V, Brant-Zawadzki M, Yadley RA, Wycoff RR (1984) Patchy, periventricular white matter lesions in the elderly: a common observation during NMR imaging. Noninvas Med Imaging 1: 35–41
4. Brant-Zawadzki M, Fein G, Van Dyke C, Kiernan R, Davenport L, DeGroot J (1985) Magnetic resonance imaging of the aging brain: patchy white matter lesions and dementia. AJNR 675–682
5. Brant-Zawadzki M, Solomon M, Newton TH, Weinstein P, Schmidley J, Norman D (1985) Basic principles of magnetic resonance imaging in cerebral ischemia and initial clinical experience. Neuroradiology 27: 517–520
6. Brant-Zawadzi M, Pereira B, Weinstein P et al. (1986) MRI of acute experimental ischemia in rats. AJNR 7: 7–11
7. Brückmann H, Ferbert A, del Zoppo GJ, Hacke W, Zeumer H (1986) Acute vertebral-basilar thrombosis: angiological – clinical comparison and therapeutic implications. Acta Radiol 369: 38–42
8. Cammarata C, Han JS, Haaga JR, Alfidi RJ, Kaufmann B (1985) Cerebral venous angiomas imaged by MR. Radiology 155: 639–643
9. Chakeres DW, Bryan RN (1986) Acute subarachnoid hemorrhage: in vitro comparison of magnetic resonance and computed tomography. AJNR 7: 223–228
10. Di Chiro G, Brooks RA, Girton ME, Caporale T, Wright DC, Dwyer AJ, Horne III MK (1986) Sequential MR studies of intracerebral hematomas in monkeys. AJNR 7: 193–199
11. Dooms GC, Uske A, Brant-Zawadzki M et al. (1986) Spin-echo MR imaging of intracranial hemorrhage. Neuroradiology 28: 132–138
12. Dumoulin CL, Hart HR (1986) Magnetic resonance angiography. Radiology 161: 717–720
13. Gomori JM, Grossman RI, Goldberg HI, Hackney DB, Zimmermann RA, Bilaniuk LT (1986) Occult cerebral vascular malformations: high-field MR imaging. Radiology 158: 707–713
14. Gomori JM, Grossman RI, Goldberg HJ, Zimmermann RA, Bilaniuk LT (1985) Intracranial hematomas: imaging by high-field MR. Radiology 157: 87–93
15. Gomori JM, Grossman RI, Hackney DB, Goldberg HI, Zimmermann RA, Bilaniuk LT (1987) Variable appearance of subacute intracranial hematomas on high-field spin-echo MR, AJNR 8: 1019–1026
16. Griffin C, DeLaPaz R, Enzmann D (1987) Magnetic resonance appearance of slow flow vascular malformations of the brainstem. Neuroradiology 29: 506–511
17. Hornig CR, Dorndof W, Agnoli AL (1986) Hemorrhagic cerebral infarction – a prospective study. Stroke 17: 179–185
18. Katz BH, Quencer RM, Kaplan JO, Hinks RS, Post MJD (1989) MR imaging of intracranial carotid occlusion. AJNR 10: 345–350
19. Komiyama M, Baba M, Hakuba A, Nishimura S, Inoue Y (1988) MR imaging of brainstem hemorrhage. AJNR 9: 261–268
20. Lee BCP, Herzberg L, Zimmerman RD, Deck MDF (1985) MR imaging of cerebral vascular malformations. AJNR 6: 863–870
21. Lemme-Plaghos L, Kucharczyk W, Brant-Zawadzki M, Uske A, Edwards M, Norman D, Newton TH (1986) MR imaging of angiographically occult vascular malformations. AJNR 7: 217–222
22. Lobato RD, Perez C, Rivas JJ, Cordobes F (1988) Clinical, radiological, and pathological spectrum of angiographically occult intracranial vascular malformations. J Neurosurg 68: 518–531
23. Macchi PJ, Grossman RI, Gomori JM, Goldberg HI, Zimmermann RA, Bilaniuk LT (1986) High-field MR imaging of cerebral venous thrombosis. J Comput Assist Tomogr 10: 10–15
24. Noorbehesht B, Fabrikant JI, Enzmann DR (1987) Size determination of supratentorial arteriovenous malformation by MR, CT and angio. Neuroradiology 29: 512–518
25. Rapacki TF, Brantley MJ, Furlow TW, Geyer CA, Toro VE, George ED (1990) Heterogeneity of cerebral cavernous hemangiomas diagnosed by MR imaging. J Comput Assist Tomogr 14: 18–25)
26. Ringelstein EB, Zeumer H, Schneider R (1985) Der Beitrag der zerebralen Computertomographie zur Differentialtypologie und Differentialtherapie des ischämischen Hirninfarktes. Fortschr Neurol Psychiatr 53: 315–336

27. Satoh S, Kadoya S (1988) Magnetic resonance imaging of subarachnoid hemorrhage. Neuroradiology 30: 361–366
28. Sze G, Krol G, Olsen WL et al. (1987) Hemorrhagic neoplasms: MR mimics of occult vascular malformations. AJNR 8: 795–802
29. Thron A, Petersen D, Voigt K (1982) Neuroradiologie, Klinik und Pathologie der zerebralen venösen Angiome. Radiologe 22: 389–399
30. Thron A, Wessel K, Linden D, Schroth G, Dichgans J (1986) Superior sagittal sinus thrombosis: neuroradiological evaluation and clinical findings. J Neurol 233: 283–288
31. Young IR, Bydder GM, Hall AS, Steiner RE, Worthington BS, Hawkes RC, Holland GN (1983) Extracerebral collections: recognition by NMR imaging. AJNR 4: 833–834
32. Zeumer H, Schonsky B, Sturm KW (1980) Predominant white matter involvement in subcortical arteriosclerotic encephalopathy (Binswanger's Disease). J Comput Assist Tomogr 4: 14–19
33. Zimmermann RD, Heier LA, Snow RB, Liu DPC, Kelly AB, Deck MDF (1988) Acute intracranial hemorrhage: intensity changes on sequential MR scans at 0,5 T. AJNR 9: 47–57

Weiterführende Monographien und Lehrbücher

Brant-Zawadzki M, Kucharaczyk W (1987) Vascular disease: ischemia. In: Brant-Zawadzki M, Norman D (eds.) Magnetic resonance imaging of the central nervous system. Raven, New York, pp 221–234
Poeck K (1987) Neurologie. Ein Lehrbuch für Studierende und Ärzte. Springer, Berlin Heidelberg New York Tokyo
Thron A, Voigt K (1986) Vaskuläre kraniozerebrale Erkrankungen. In: Dihlmann W, Stender HS (Hrsg) Radiologische Diagnostik in Klinik und Praxis, Bd IV/1. Thieme, Stuttgart S 370–425

3.4 Infektionen, Entzündungen, Erkrankungen der weißen Hirnsubstanz

S. O. Rodiek

3.4.1 Einleitung

Erkrankungen infektiöser und entzündlicher Natur sind bis auf wenige Ausnahmen nicht an ein bestimmtes Lebensalter gebunden. Demgegenüber zeigen Entmarkungskrankheiten eine stärkere altersabhängige Inzidenz. So werden Leukodystrophien bereits im frühen Kindesalter manifest, während Initialsymptome der häufigsten demyelinisierenden Erkrankung, der multiplen Sklerose, meistens in der 3. oder 4. Lebensdekade in Erscheinung treten. In der Mehrzahl entzündlicher Erkrankungen des Gehirns findet sich mit der MRT frühzeitig ein pathologisches Substrat. Aus der Morphologie und dem Signalverhalten lassen sich bestimmte Reaktionsmuster des Hirngewebes oder der Hirnhäute ableiten.

Tabelle 3.21. Aufgabe der MRT bei entzündlichen Prozessen

Prozeßlokalisation
Gewebecharakterisierung
Frühdiagnose
Komplikationsnachweis
Verlaufskontrolle
Defektnachweis

Die erste Aufgabe der MRT ist es, ein solches Substrat zu lokalisieren, die Art der Gewebsreaktion zu analysieren und bedrohliche Komplikationen rechtzeitig aufzudecken (Tabelle 3.21). Später dient die MRT der Überwachung des Krankheitsverlaufes, der Überprüfung von Therapiemaßnahmen sowie der Feststellung von Residualveränderungen.

3.4.2 Untersuchungstechnik

3.4.2.1 Patientenvorbereitung und -lagerung

Wesentliches hierzu wurde bereits unter 3.2.2.1 und 3.3.2.1 gesagt. Vor allem bleibt zu beachten, daß Patienten mit eingeschränkter Bewußtseinslage, die motorisch unruhig sind, eine ausreichende Sedierung benötigen, um eine Beeinträchtigung der Bildqualität durch Bewegungsartefakte zu vermeiden. Wegen der mitunter langen Untersuchungszeiten ist die Möglichkeit einer Aspiration zu bedenken und ggf. eine Untersuchung in Intubationsnarkose zu erwägen.
Auch Begleitpersonen, die sich am Magneten aufhalten, müssen entsprechend aufgeklärt werden.

Tabelle 3.22. Abbildungsebenen

Bildebene	Untersuchungs-region	Fragestellung
Transversal	Hemisphären Hintere Schädelgrube Hirnstamm	Herdparameter Massenverschiebung Hydrozephalus
Koronar	Konvexität Hirnbasis Kleinhirn-brückenwinkel	Hemisphärenvergleich Kalottennahe Prozesse
Sagittal	Hirnstamm Kleinhirn Sellaregion Basalzisternen IV. Ventrikel	Herdparameter Zisternale und ventrikuläre Läsionen

Nach der Entleerung der Blase ist eine bequeme Lagerung des auf dem Rücken liegenden Patienten eine wichtige Voraussetzung für einen ungestörten Untersuchungsablauf.
Als Referenzebene für die anzufertigenden Parallelschichten eignet sich die Kanthomeatalebene. Sie entspricht der Verbindung des äußeren Augenlidwinkels mit dem Zentrum des Porus acusticus externus und läßt sich über ein Lichtvisier direkt am Patienten einstellen. – Im Anschluß an die ersten Aufnahmen kann man bedarfsweise eine weitere Feinregulierung der Schichtposition auf elektronischem Wege vornehmen.

3.4.2.2 Abbildungsebenen

Die transversale und koronare Ebene erlauben einen unmittelbaren Seitenvergleich beider Hemisphären auf einem Bild (Tabelle 3.22). Dies ist vorteilhaft in der Beurteilung umschriebener raumfordernder Prozesse, einer Massenverschiebung, eines Hydrozephalus oder einseitiger diskreter Signalabweichungen.
Transversale Schichten sind für die Beantwortung der häufigsten Fragestellungen zweckmäßig und lassen sich bedarfsweise durch die anderen Ebenen ergänzen, vor allem wenn bestimmte Strukturen noch besser herausgearbeitet werden sollen. Sie eignen sich auch zum Vergleich mit Computertomogrammen.
In Hirnbasisbereichen, der Konvexität und im Kleinhirnbrückenwinkel gelegene Veränderungen lassen sich dagegen übersichtlicher in koronarer Ebene erfassen.
Die sagittale Ebene ist wiederum nützlich, um mittelliniennahe Prozesse des Hirnstammes und Kleinhirns, im Sellabereich, in den basalen Zisternen und innerhalb medianer Ventrikelabschnitte zu lokalisieren.

3.4.2.3 Untersuchungssequenzen

Für die Routinediagnostik infektiöser, entzündlicher und demyelinisierender Veränderungen des zentralen Nervensystems haben SE-Sequenzen eine weite Verbreitung gefunden.
T1w-Aufnahmen dienen der anatomischen Orientierung, der Wiedergabe von Kompressionen und Verlagerungserscheinungen, von Größen- und Formveränderungen des Ventrikelsystems sowie von Einschmelzungen und Defekten des Hirngewebes.
pw- und T2w-Aufnahmen eignen sich zum hochempfindlichen Nachweis akut entzündlicher Hirngewebsläsionen sowie aller anderen Veränderungen, die mit einem vermehrten Flüssigkeitsgehalt im Gewebe einhergehen.
IR-Sequenzen ergeben eine besonders kontrastreiche Darstellung von Hirnrinde und Marklager, so daß sie speziell zur Beurteilung von Störungen der Myelinisierung im Säuglings- und Kindesalter geeignet sind.
Jüngeren Studien gemäß werden IR- und SE-Sequenzen diesbezüglich inzwischen als komplementär eingestuft [30].
Nachteilig zu bewerten ist die Tatsache, daß ventrikelnahe und in der Nachbarschaft des Subarachnoidalraumes gelegene Herde bei multipler Sklerose in IR-Sequenzen unzulänglich zu erkennen sind.
Vorläufigen Berichten zufolge bieten derzeit verfügbare Schnellbildverfahren, wie T2w-FLASH-Sequenzen, aufgrund verminderter Sensitivität und bislang reduzierter Bildqualität bis jetzt noch keine vollwertige Alternative zu T2w-SE-Sequenzen, deren hohe Aussagekraft nur in einem geringen Prozentsatz erreicht wird. Die Kontrastauflösung speziell kleiner Läsionen der weißen Hirnsubstanz wird als unzureichend eingestuft [3].
Die Gewebecharakterisierung mit SE-Sequenzen erfolgt bei T1w-Aufnahmen gewöhnlich in 10 oder 7 mm dicken Schichten mit Datenak-

Tabelle 3.23. Gebräuchliche Untersuchungssequenzen

Morphologie, Entzündungsfolgen	T1w: SE(500/30), SD = 7 mm, AC = 2
Akut entzündlicher Prozeß	T2w: SE(1600/30,70), SD = 7 mm, AC = 2 T2w: SE(2000/60,120), SD = 10 mm, AC = 1 T1w, Gd-DTPA: SE(500/30), SD = 7 mm, AC = 2

Tabelle 3.24. Auswirkung der Kontrastmittelanwendung

Hohe SI entzündlicher Prozesse
Verkürzung der Aufnahmezeit
Nachweis der Blut-Hirn-Schranken-Störung
Differenzierung von Herd und Ödem

quisitionen. Die gleiche Untersuchungsstrategie gilt für kontrastverstärkte T1w- bzw. pw-Aufnahmen. T2w-Aufnahmen werden bevorzugt in der Doppelechotechnik gemessen. Hier kommen 7 mm dicke Schichten mit 2 Akquisitionen bzw. 10 mm dicke Schichten mit 1 Akquisition zur Anwendung (Tabelle 3.23).
Zur Darstellung kleinerer intrakranieller Strukturen kann man die Schichtdicke noch weiter reduzieren. Das dadurch verringerte Signal-Rausch-Verhältnis bewirkt indes eine Einbuße des räumlichen Auflösungsvermögens. Dieser Nachteil läßt sich durch eine Steigerung der Akquisitionen ausgleichen, ein Vorgehen, das auch der Reduktion von Bewegungsartefakten dient.

3.4.2.4 Kontrastmittelanwendung

Im Vergleich zu T2w-Tomogrammen verbinden KM-verstärkte T1w-Aufnahmen den Vorteil einer kürzeren Aufnahmezeit mit dem einer kontrastreicheren Wiedergabe anatomischer Details. Eine Signalanhebung nach KM-Gabe im pathologisch veränderten Gewebe präsentiert sich im T1w-Bild als ein Bezirk, der heller als gesundes Hirngewebe in Erscheinung tritt, das keine intensiven Signale aufweist. Die Anwendung paramagnetischer KM ist bei entzündlichen zerebralen Prozessen mit pathologischer Durchlässigkeit der Blut-Hirn-Schranke für Kontrastmittelmoleküle von diagnostischem Wert. Dabei findet sich eine unterschiedliche KM-Kinetik von vitalem und nekrotischem Hirngewebe. Akut entzündete intrakranielle Strukturen zeigen gewöhnlich wenige Minuten p.i. eine markante Signalanhebung (Tabelle 3.24). Anschließend kommt es innerhalb eines Zeitraumes von etwa 30 min durch KM-Diffusion zu einer fortschreitenden Zunahme der SI innerhalb nekrotischen Gewebes, wodurch sich dieses auf den späten Postkontrastaufnahmen gegenüber den vitalen Hirnstrukturen weniger gut differenzieren läßt. Es empfiehlt sich infolgedessen, den Aufnahmezeitpunkt in die frühe Postkontrastphase zu legen.
Paramagnetische KM ermöglichen mit höherer Sicherheit als Nativsequenzen die Abgrenzung eines akut entzündlichen Fokus von einem perifokalen Begleitödem (Abb. 3.74). Im Unterschied zu T2w-Aufnahmen erfährt die Ödemzone nach KM-Gabe keine klinisch relevante Verkürzung von T1. Sie läßt in Postkontrastaufnahmen einen entsprechenden Signalanstieg vermissen und bewirkt somit ein deutlicheres Hervortreten des eigentlichen Fokus. Entzündlich veränderte extrazerebrale Strukturen wie die Hirnhäute erfahren unabhängig von einer Blut-Hirn-Schranken-Störung nach KM-Gabe ebenfalls einen Signalanstieg.

3.4.3 Relaxationszeiten, Signalintensitäten und Kontrastverhalten

Grundsätzlich ist davon auszugehen, daß akut entzündliche Veränderungen des Hirnparenchyms wegen einer vermehrten Flüssigkeitseinlagerung die T1- und T2-Relaxationszeiten verlängern. Unabhängig von der Ätiologie werden die Läsionen am sichersten durch T2w-Aufnahmen erfaßt (Tabelle 3.25). Dieser Meßmodus ist für sich allein genommen dabei wenig spezifisch, so daß sich eine Ergänzung durch T1w- oder pw-Aufnahmen empfiehlt, um damit eine weitergehende Gewebedifferenzierung zu erzielen.

3.4.3.1 Akute Entzündungen

Das akut entzündete Hirngewebe gibt sich in T2w-Aufnahmen als signalintensives Areal zu

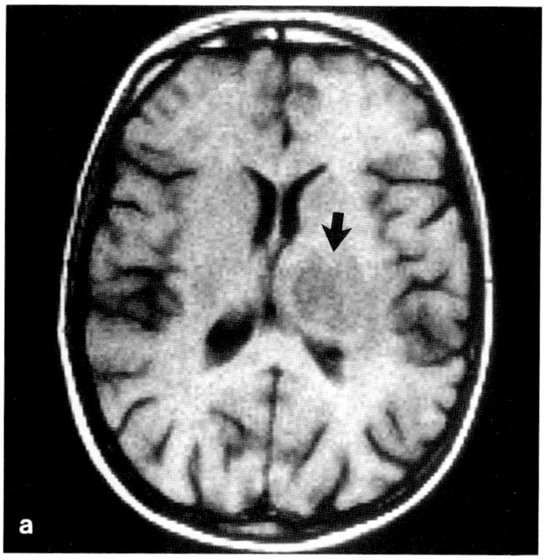

Tabelle 3.25. Signalintensitäten im T1w- und T2w-Bild im Vergleich zum Hirnparenchym

Substrat	T1w	T2w[a]
Akute Läsionen		
– Zerebritis	–	+
– Hirnödem	–	+
– Kolliquation	–	=
– subakute Blutung	+	+
– entzündl. Liquor	–	+
Chronische Veränderungen		
– Hirnsubstanzdefekt	–	=
– Glianarbe	–	+
– Verkalkungen	=/–	=/–

+ hohe SI, = isointense SI, – niedrige SI.
[a] Bei Isointensität von Hirn und Liquor.

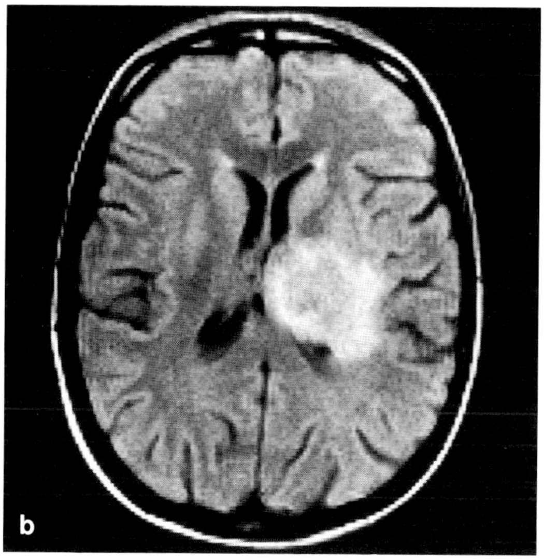

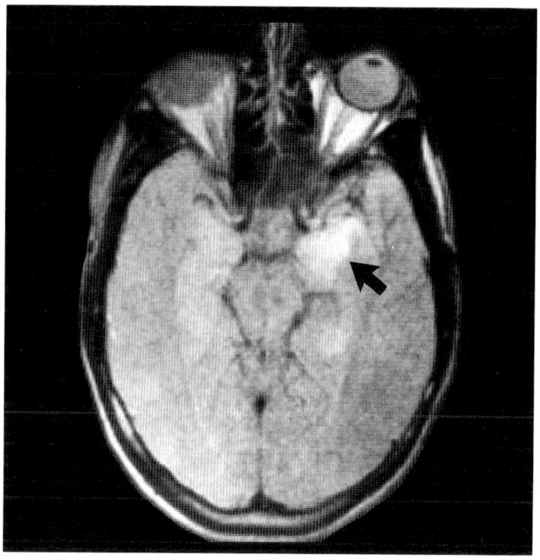

Abb. 3.75. 20jähriger Patient mit akuter Herpes-simplex-Enzephalitis. T2w-Aufnahme, SE (1600/90), bei 0,5 T. Als typischer Befund findet sich im medialen Temporallappen ein Bezirk mit pathologisch erhöhter Signalintensität *(Pfeil)*

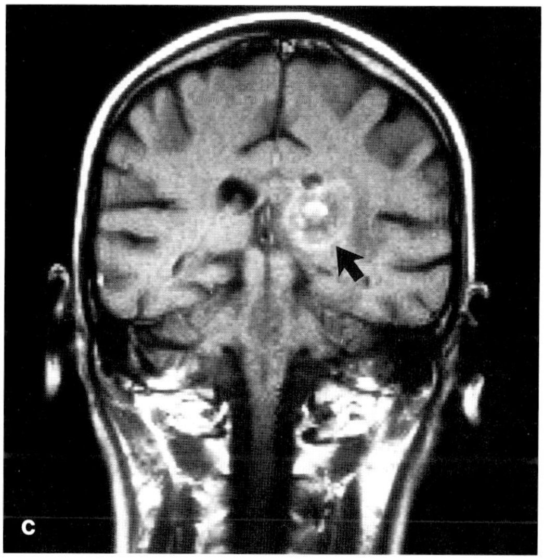

◀ **Abb. 3.74 a–c.** 29jährige Patientin mit zerebralem Toxoplasmoseabszeß bei erworbenem Immunschwächesyndrom (AIDS). MR-Aufnahmen bei 0,5 T. **a** Transversale T1w-Aufnahme, SE (500/30). Nachweis eines gering signalarmen Herdes im Thalamus mit lokaler raumfordernder Wirkung *(Pfeil)*. **b** Transversale pw-Aufnahme, SE (1600/30). Deutliche Signalanhebung des Herdes mit marginaler Akzentuierung. **c** Koronare T1w-Aufnahme, SE (500/30), nach i.v.-Gabe von 0,1 mmol/kg KG Gd-DTPA (Magnevist). Es resultiert eine Kontrastverstärkung im Bereich der Abszeßkapsel *(Pfeil)* ohne Beteiligung des Begleitödems erkennen (Abb. 3.75). Im Vergleich zum Ventrikelliquor erfolgt ein früherer und intensiverer Signalanstieg bereits in mäßig T2-gewichteten Aufnahmen. Eine gleichzeitige Abschwächung des Signals im T1w-Bild ist häufig weniger markant, während eine raumfordernde Komponente deutlicher hervortreten kann.

3.4.3.2 *Hirnödem*

Ein vasogenes Hirnödem ähnelt in seinem Signalverhalten weitgehend dem Aspekt des akut entzündeten Hirngewebes. In T2w-Aufnahmen ist es durch ein intensives und homogenes Signal gekennzeichnet. Das Hirnödem findet sich mit Vorliebe im Marklagerbereich, dessen fingerförmige Konfiguration nachgezeichnet wird. Bei perifokalem Ödem kann es erforderlich sein, die Meßparameter zu variieren oder paramagnetische KM zu applizieren, um den Fokus sichtbar zu machen.

3.4.3.3 *Pathologische Flüssigkeiten*

Einschmelzendes Hirngewebe als Infektionsfolge ist im T1w-Bild durch eine geringe Signalstärke charakterisiert, die niedriger ausfällt als die von intaktem Hirngewebe, jedoch höher ist als die von Liquor. Das Signal erfährt in T2w-Aufnahmen eine Intensitätszunahme.
Zystische Gewebsdefekte als Folge einer Kolliquationsnekrose bieten ein liquoräquivalentes Signalverhalten. In aller Regel trifft man in der Nähe der Defekte auf ausgeweitete Liquorräume, die oft zum Herd hin verzogen sind.
Die Signalparameter von Zystenflüssigkeiten vitaler parasitärer Zysten gleichen ebenfalls denen des Liquors.
Kommt es zu entzündlichen Vorgängen innerhalb der Liquorräume, so bewirkt dies eine Zunahme des Zell- und Eiweißgehaltes mit konsekutiver Verkürzung von T1 und T2 (Tabelle 3.26). Als Folge davon registriert man einen gewissen Signalanstieg in den Liquorräumen, der am eindrucksvollsten im pw- oder mäßig T2-gewichteten Aufnahmen in Erscheinung tritt, da der intakte Liquor unter diesen Bedingungen eine geringere SI aufweist.

Tabelle 3.26. T2-Relaxationszeiten bei Infektionen. (Nach Schroth et al. [27])

Substrat	T2 in [ms]
Normales Hirngewebe	90–100
Normaler Liquor	700
Herpes-simplex-Enzephalitis	135
Abszeßinhalt	150
Empyem	200
Purulenter Liquor	180

3.4.3.4 *Glianarben*

Nach Ablauf entzündlicher Prozesse können sich Glianarben entwickeln, die mitunter ein beträchtliches Ausmaß erreichen. Bei leichter T2-Gewichtung mit Isointensität zwischen Hirngewebe, ventrikulärem Liquor und Hirnsubstanzdefekt verursacht die Glianarbe ein hyperintenses Signal, das in deutlichem Kontrast zur Umgebung steht (Abb. 3.76).
Mit stärkerer T2-Gewichtung verliert sich dieser Kontrast durch eine Angleichung der SI von Liquor, Defekt und Glianarbe. In korrespondierenden T1w-Aufnahmen ist die Glianarbe durch eine diskrete Signalminderung charakterisiert. Nach akuten nekrotisierenden Virusenzephalitiden werden Glianarben vorzugsweise in der Umgebung zystischer Residuen angetroffen. Das von ihnen ausgehende hohe Signal wird auf eine mikrozystische Enzephalomalazie zurückgeführt [18].

3.4.3.5 *Parenchymblutungen*

In der Akutphase entzündlicher Erkrankungen sind Hämorrhagien des Hirnparenchyms keine Seltenheit. Einblutungen finden sich bei nekrotisierenden Enzephalitiden, Zerebritiden und innerhalb von Abszeßmembranen. Signalstärke und Signalmuster erfahren zeitabhängige Veränderungen und werden durch das Stadium der Blutung geprägt (s. 3.3.3).
Akute Einblutungen kommen signalarm im T1w-Bild zur Darstellung. Subakute Hämorrhagien treten dagegen durch die Gegenwart von Methämoglobin in T1w- und T2w-Aufnahmen mit hoher Signalstärke in Erscheinung.

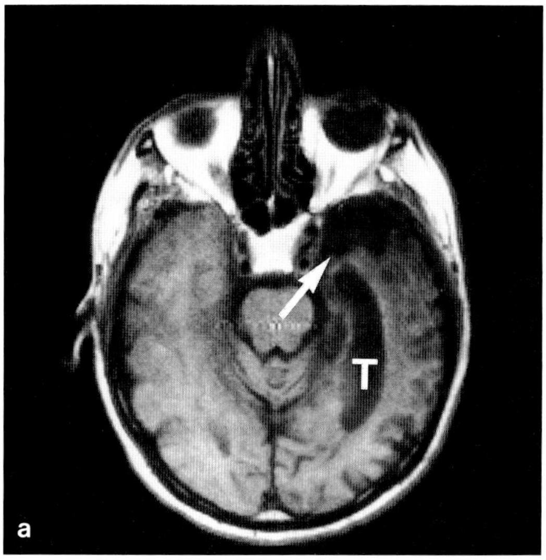

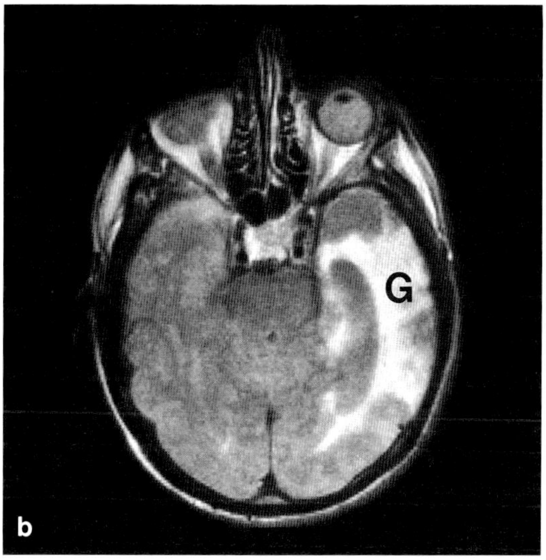

Abb. 3.76 a, b. 52jähriger Patient mit Residualzustand nach Herpes-simplex-Enzephalitis. MR-Aufnahmen bei 0,5 T. **a** Transversale T1w-Aufnahme, SE (500/30). Man erkennt einen zystischen Defekt des Temporalpols *(Pfeil)*, eine mäßige Signalabschwächung der angrenzenden temporalen Glianarbe und eine Aufweitung des ipsilateralen Temporalhorns *(T)*. **b** Transversale T2w-Aufnahme, SE (1600/70). Der intraventrikuläre Liquor und der zystische Defekt sind isointens mit dem gesunden Hirngewebe. Die temporale Glianarbe *(G)* zeigt demgegenüber einen markanten Signalanstieg

3.4.3.6 Parenchymverkalkungen

Parenchymverkalkungen als Folge entzündlicher Prozesse werden am ehesten im chronischen Stadium beobachtet, so daß sie in der floriden Phase selten von Bedeutung sind. In Zusammenhang mit perinatalen Infektionen können sie nach Virusenzephalitiden und Toxoplasmose auftreten. Kalkhaltige Einlagerungen finden sich außerdem im Kapselbereich alter Abszesse, nach spezifischen Infektionen und nach dem Absterben von Zystizerkusblasen. In der MRT äußern sich kleinere Verkalkungen allenfalls als umschriebene Signalauslöschungen, die man leicht übersehen kann. Computertomographisch ist der Nachweis zuverlässiger.

Tabelle 3.27. Charakterisierung und Klinik der Meningitiden

Wesentliche Faktoren	Typische Symptomatik
Lymphozytäre, eitrige, granulomatöse Formen Leptomeningeales Exsudat Hirngewebsaffektion möglich	Kopfschmerzen Nackensteifigkeit Bewußtseinsstörung Fieber Liquorpleozytose

3.4.4 Infektionen und Entzündungen

3.4.4.1 Meningitis

Meningitiden werden hauptsächlich durch virale oder bakterielle Mikroorganismen hervorgerufen, die sich bevorzugt im Bereich der Leptomeninx absiedeln. Man unterscheidet lymphozytäre oder aseptische, eitrige und granulomatöse Formen. Die Meningen werden hämatogen-metastatisch, fortgeleitet von einem Herd in der Nachbarschaft oder durch offene Hirnverletzungen infiziert. Sie neigen zur Absonderung eines serösen oder eitrigen Exsudats in den Subduralraum. Beim Übergreifen der Infektion auf das Hirngewebe entwickeln sich Meningoenzephalitiden.

Klinische Leitsymptome in der Akutphase sind Kopfschmerzen mit Nackensteifigkeit und Fieber, in schweren Fällen auch Bewußtseinstrübung, Herdsymptome und zerebrale Krampfanfälle (Tabelle 3.27). Diagnostisch wegweisend sind der Liquorbefund mit Zellvermehrung und der bakteriologische Befund. Pathologische MRT-Befunde sind bei unkomplizierten Meningitiden nur inkonstant nachweisbar und können vor allem bei milden Verlaufsformen gänzlich fehlen. Ein entzündliches Exsudat zeigt sich im akuten Stadium als

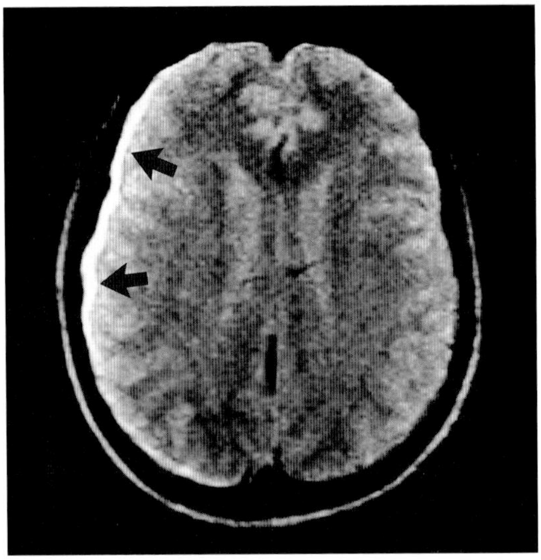

Abb. 3.77. 53jährige Patientin mit lymphozytärer Meningoenzephalitis. Transversale T2w-Aufnahme, SE (2320/80), bei 0,15 T. Das entzündliche Exsudat kommt als schmaler, signalintensiver Saum über der Konvexität zur Geltung *(Pfeile)*, während sich Hirngewebe und Liquor signalisointens verhalten. Der CT-Befund war negativ

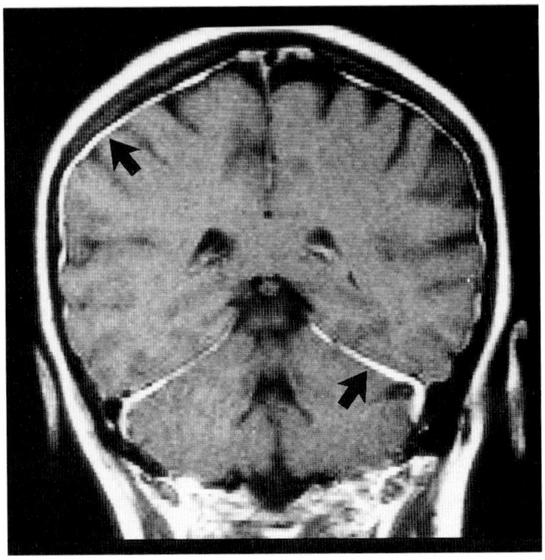

Abb. 3.78. 59jährige Patientin mit aseptischer Meningitis. Koronare T1w-Aufnahme, SE (500/30), nach i.v.-Gabe von 0,1 mmol/kg KG Gd-DTPA (Magnevist) bei 0,5 T. Nachweis einer intensiven meningealen Signalanhebung im Bereich der Konvexität und des Tentoriums *(Pfeile)*

schmaler subduraler Erguß, der als signalintensiver extrazerebraler Saum in T2w-Bildern in Erscheinung tritt (Abb. 3.77).

Solche schmalen Ergüsse entgehen im Akutstadium auch unter optimalen Untersuchungsbedingungen dem computertomographischen Nachweis.

Darüber hinaus werden mit der MRT meningitisbedingte Komplikationen erfaßt. Dazu zählen akute Liquorzirkulationsstörungen mit Hydrozephalus, Begleitenzephalitiden und meningovaskuläre Infarzierungen, Ependymitis und Hirnabszesse. Arachnitische Adhäsionen in den basalen Zisternen machen sich in pw-SE-Aufnahmen durch ein höheres Signal im Vergleich zum Liquor bemerkbar. Meningitische Spätfolgen beinhalten zerebrale Atrophien, Hydrozephalus und Erweichungsherde.

Auch bei primär chronischer Meningitis wie bei HIV- oder tuberkuloseinduzierten Formen sind native MRT-Untersuchungen nicht selten unergiebig [23]. Mit höherer Zuverlässigkeit lassen sich Meningitiden nachweisen, wenn paramagnetische Kontrastmittel eingesetzt werden (Abb. 3.78). Ein solches Vorgehen ist wirkungsvoller als die alleinige Variation der Meßparameter [13] (Tabelle 3.28).

Tabelle 3.28. Aussagekraft der MRT bei Meningitis

T1w SE	–
T2w SE	(+)
T1w SE nach Gd-DTPA	+

+ hoch, (+) gering, – keine.

Die selteneren Pachymeningitiden, die mit einer Verdickung und Fibrose der Dura einhergehen, erscheinen in T2w-Sequenzen mit hypointensem Signal [19].

3.4.4.2 *Ependymitis*

Infektionen des Ventrikelsystems werden als Ependymitis oder Ventrikulitis bezeichnet. Sie entstehen durch retrograde Ausbreitung von Meningitiden, durch benachbarte Hirnabszesse, bei Virusinfektionen und durch infizierte Ventrikeldrainagen. Oft befällt eine Infektion das gesamte Ventrikelsystem und produziert ein entzündliches Exsudat, das einen obstruktiven Hydrozephalus hervorrufen kann.

Klinisch finden sich Fieber und Zeichen einer intrakraniellen Drucksteigerung mit Kopf-

Abb. 3.79 a–c. 66jährige Patientin mit Ependymitis ▶ nach purulenter Meningitis. MR-Aufnahmen bei 0,15 T. **a** Transversale T2w-Aufnahme, SE (2320/80). Unscharf begrenzte Zone mit hohem Signal im Okzipitallappen, die keine Unterscheidung zwischen entzündetem Ependym und Begleitödem erlaubt. **b** Transversale T1w-Aufnahmen, SE (620/40), nach i.v.-Gabe von 0,1 mmol/kg KG Gd-DTPA (Magnevist). Intensive Kontraststeigerung des entzündlich verdickten und kompartimentalisierten Ependyms *(Pfeil)*. Isointensität des Begleitödems. Mäßig hohe Signalintensität der vom Ependym umschlossenen putriden Flüssigkeit im Vergleich zum Ventrikelliquor. **c** Die nächst höhere Schicht unter gleichen Aufnahmebedingungen wie bei **b** zeigt die Ausbreitung der Infektion entlang des Hinterhornependyms *(Pfeil)*

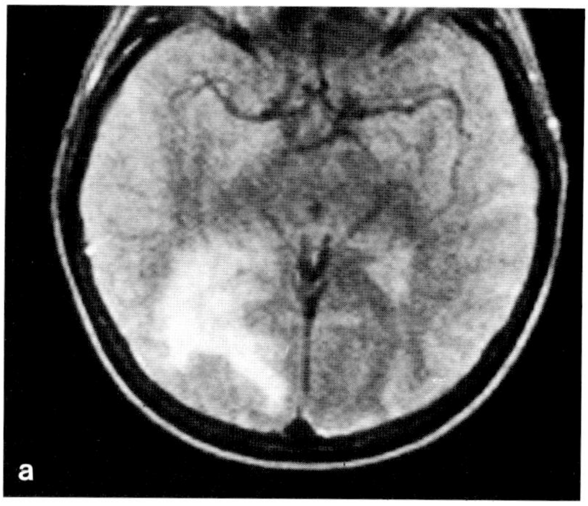

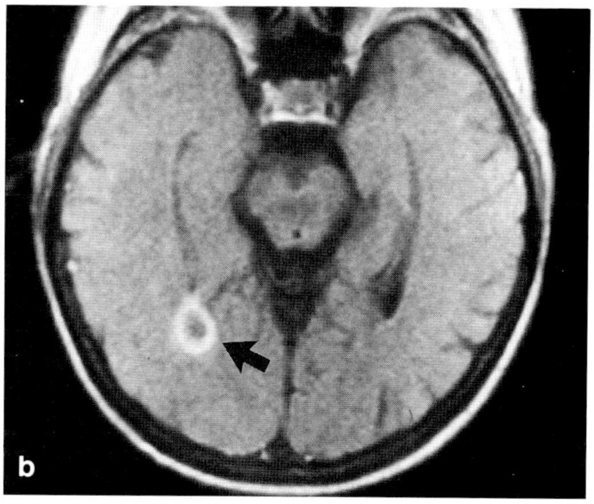

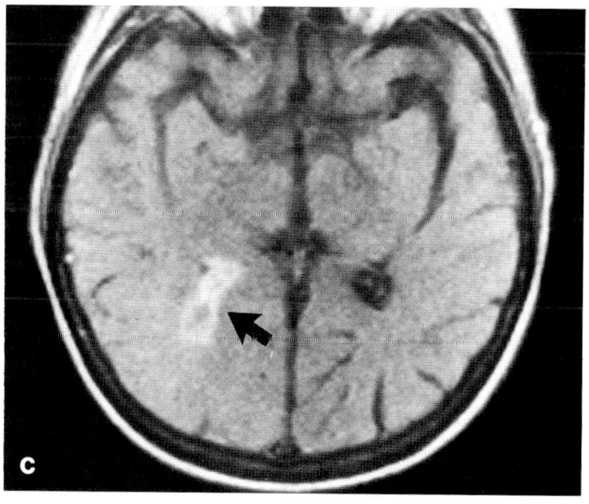

Tabelle 3.29. Charakterisierung und Klinik der Ependymitis

Wesentliche Faktoren	Typische Symptomatik
Häufig nach Meningitis, Hirnabszeß und Virusinfektionen	Hirndruckzeichen – Kopfschmerzen – Psychosyndrom – spontanes Erbrechen
Verschlußhydrozephalus und ventrikuläre Verklebungen durch Exsudat	Liquorpleozytose Fieber

Tabelle 3.30. Signalmuster bei Ependymitis im Vergleich zum Hirnparenchym

Substrat	T2w	T1w/Gd-DTPA
Ependym	+	+
Perifokalödem	+	=
Entzündl. Liquor	+	=
Normaler Liquor	=	–

+ hohe SI, = isointense SI, – niedrige SI.

schmerzen, Benommenheit, Teilnahmslosigkeit und spontanem Erbrechen (Tabelle 3.29). MRT-Aufnahmen ergeben ein pathologisch erhöhtes Signal des ventrikulären Liquors und der periventrikulären Strukturen. Mitunter sind die entzündlichen Wandveränderungen auf einen bestimmten Abschnitt des Ventrikelsystems beschränkt. Eine solche Kompartimentalisation beruht auf Verklebungen durch das entzündliche Exsudat (Abb. 3.79).

Periventrikuläre Signalanhebungen können ein beträchliches Ausmaß erreichen. In T2w-Aufnahmen gelingt es nicht immer, das entzündlich geschwollene Ependym vom Begleitödem oder vom Liquortranssudat zu unterscheiden (Tabelle 3.30). Nach der Injektion paramagnetischer Kontrastmittel läßt sich das infizierte Ependym als signalintensives periventrikuläres Band identifizieren. Ein perifokales Ödem bleibt im kontrastverstärkten Bild ohne nennenswerten Signalanstieg und überla-

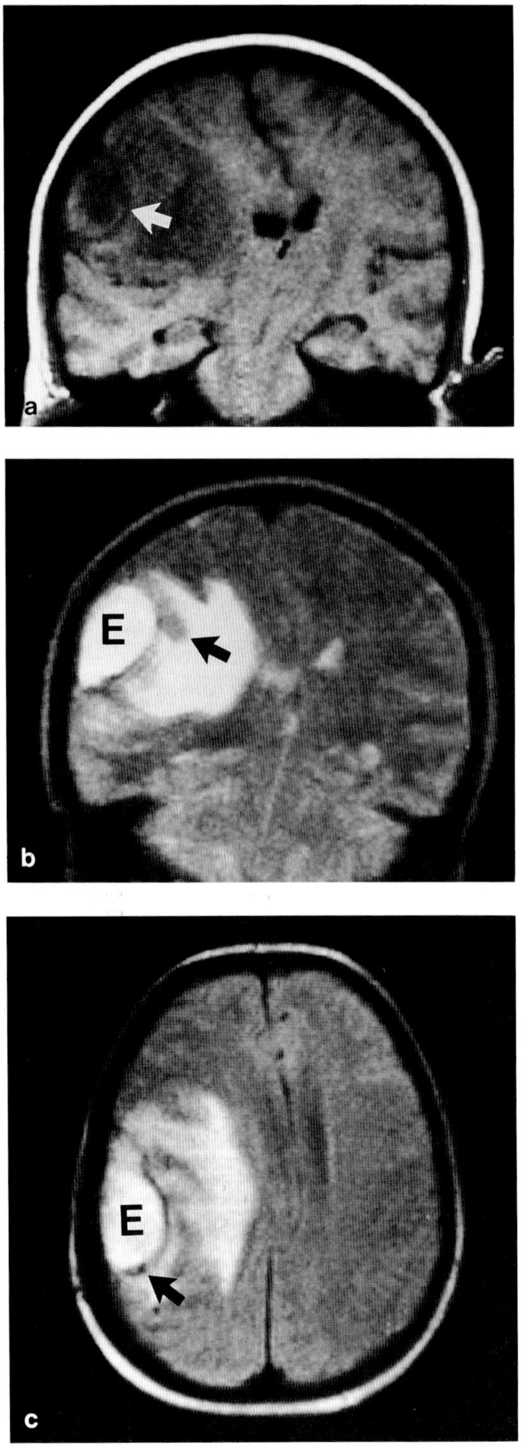

◄ **Abb. 3.80 a–c.** 38jähriger Mann mit operativ gesichertem subduralem Empyem. MR-Aufnahmen bei 0,5 T. **a** Koronares T1w-Bild, SE (500/30). Das subdurale Empyem ist signalärmer als das Hirngewebe, jedoch etwas signalintensiver als der Ventrikelliquor *(weißer Pfeil)* und läßt sich kaum von der entzündlichen Begleitreaktion abgrenzen. Exzessive Verlagerung der Mittellinienstrukturen mit subfalziner Herniation. **b** Koronares T2w-Bild, SE (2000/120). Das kalottenständige Empyem *(E)* und die perifokale Begleitreaktion gehen mit einem homogenen hohen Signal einher. Der zwischen beiden befindliche Hirnrindenstreifen ist signalärmer dargestellt *(Pfeil)*. **c** Transversales T2w-Bild, SE (1600/70). Das ovalär geformte Empyem *(E)* wird von einer signalarmen, schwieligen Membran gesäumt, innerhalb derer Signalauslöschungen von abgedrängten Gefäßen zutage treten *(Pfeil)*

Tabelle 3.31. Charakterisierung und Klinik der Empyeme

Wesentliche Faktoren	Typische Symptomatik
Sub- oder epidurale Eiteransammlung	Krampfanfälle Herdsymptome Kopfschmerzen Psychosyndrom Fieber Hirndruckzeichen
Fokus häufig rhinogen, otogen, Kalottenbereich	
Hirn- und Gefäßabdrängung	
Begleitentzündung des Hirngewebes	

gert somit den Fokus nicht. Intraventrikuläres, vom entzündeten Ependym und von Septierungen eingeschlossenes Exsudat tritt nach Kontrastmittelgabe signalreicher hervor als der normale Liquor. Der Plexus choroideus wird wegen seiner intraventrikulären Lage ebenfalls in das entzündliche Geschehen miteinbezogen.

3.4.4.3 Empyem

Intrakranielle Empyeme sind subdural oder epidural gelegene Eiteransammlungen, die bevorzugt im Jugendalter auftreten. Sie entwickeln sich nach kurzer Latenz durch die Ausbreitung von Sinusitiden, Otitiden, Infektionen der Kalotte, nach Meningitiden und nach Schädelverletzungen.

Klinisch finden sich Kopfschmerzen, Krampfanfälle, Hemiparesen, psychische Veränderungen, Hirndruckzeichen und gelegentlich Fieber (Tabelle 3.31).

Beim epiduralen Empyem sind die Beschwerden meistens weniger dramatisch, da die Dura das Gehirn vor einer unmittelbaren Ausbreitung der Infektion bewahrt.

Tabelle 3.32. MRT-Leitkriterien bei Empyemen

Subdurale oder epidurale Lage
Glatte Herdgrenzen
Liquides Signalverhalten
Zentripetale Gefäßabdrängung
Signalarme Membran/Dura
Begleitödem bei subduraler Lage
Raumforderungszeichen

Im Computertomogramm können Teilvolumeneffekte und Knochenartefakte den Nachweis eines Empyems unmöglich machen. Diese Nachteile entfallen bei der MR-Tomographie, die den Sitz und die Ausdehnung solcher Prozesse besser wiedergibt. Im Vergleich zum Hirngewebe äußert sich das Empyem in T1w-Aufnahmen als signalarme Zone, die sich vorzugsweise im Bereich der Konvexität oder innerhalb des Interhemisphärenspaltes entwickelt. Die SI ist gegenüber dem normalen Liquor erhöht (Abb. 3.80). Wegen geringer Unterschiede der SI sind die Komponenten aus Empyemflüssigkeit, Empyemmembran und entzündlicher Begleitreaktion des angrenzenden Hirnparenchyms im T1w-Bild nur schwer zu differenzieren. Aufgrund der extrazerebralen Lage des Prozesses finden sich verstrichene Hirnwindungsfurchen, eine Kompression des Ventrikelsystems und eine Massenverschiebung (Tabelle 3.32).

T2w-Aufnahmen bringen den flüssigen Empyeminhalt und die Begleitentzündung des Hirnparenchyms mit hohem Signal zur Abbildung. Zwischen Empyem und Marklager befindet sich die häufig weniger stark ödematös veränderte Hirnrinde, die sich durch eine geringere SI auszeichnet. An der Grenze zwischen Hirnrinde und Empyemflüssigkeit läßt sich die granulomatöse Empyemmembran als signalarmes Band erkennen. In dieser verlaufen von der Kalotte abgedrängte oberflächliche Venen, die man als punktuelle Signalaussparungen wahrnimmt. Beim subduralen Empyem wird nach Gabe eines paramagnetischen Kontrastmittels eine Akkumulation innerhalb der Membran beobachtet (Abb. 3.81). Bei epidural gelegenen Empyemen ist nach KM-Gabe ein Signalanstieg der abgedrängten, entzündlich veränderten Dura zu erwarten.

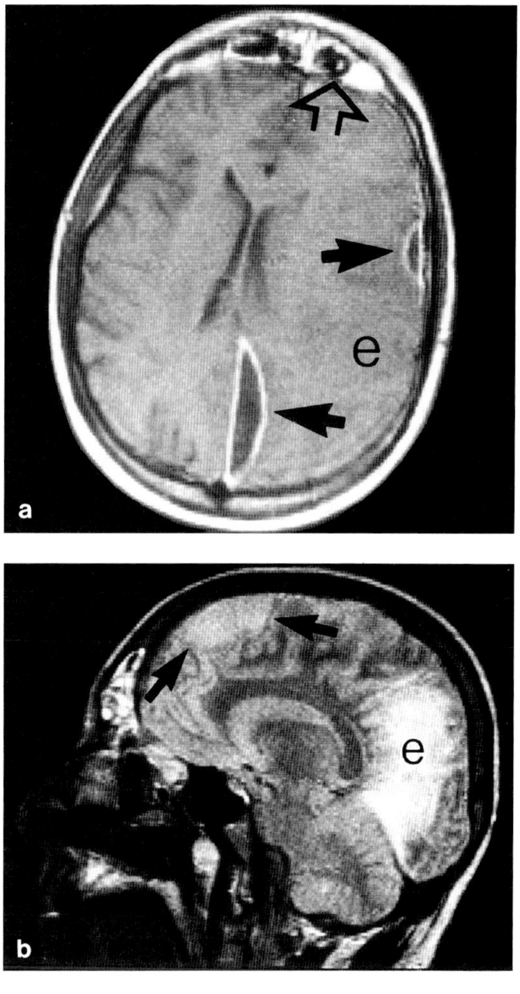

Abb. 3.81 a, b. 28jähriger Mann mit subduralem Empyem bei eitriger Sinusitis frontalis. MR-Aufnahmen bei 0,5 T. **a** Transversale T1w-Aufnahme, SE (500/30), nach i. v.-Gabe von 0,1 mmol/kg KG Gd-DTPA (Magnevist). Die signalarme subdurale Eiteransammlung im Interhemisphärenspalt und über der Konvexität ist von einer signalintensiven Empyemmembran umgeben *(solide Pfeile)*. Verstrichene Hirnwindungsfurchen aufgrund des Begleitödems *(e)*. Die vereiterte Stirnhöhle wurde drainiert *(offener Pfeil)*. **b** Sagittale T2w-Aufnahme, SE (1600/70). Über der frontalen Konvexität wird das Hirnparenchym durch das Empyem abgedrängt *(Pfeile)*. Im Unterschied zur kontrastverstärkten Aufnahme ist die Empyemmembran nicht sicher abgrenzbar. Signalreiches Begleitödem parietookzipital *(e)*. Pathologisch erhöhtes Signal des Stirnhöhlenfokus

3.4.4.4 Zerebritis

Unter einer Zerebritis versteht man einen entzündlichen zerebralen Fokus in der Frühphase einer purulenten Infektion des Gehirns. Die Zerebritis ist gewöhnlich das Vorstadium eines

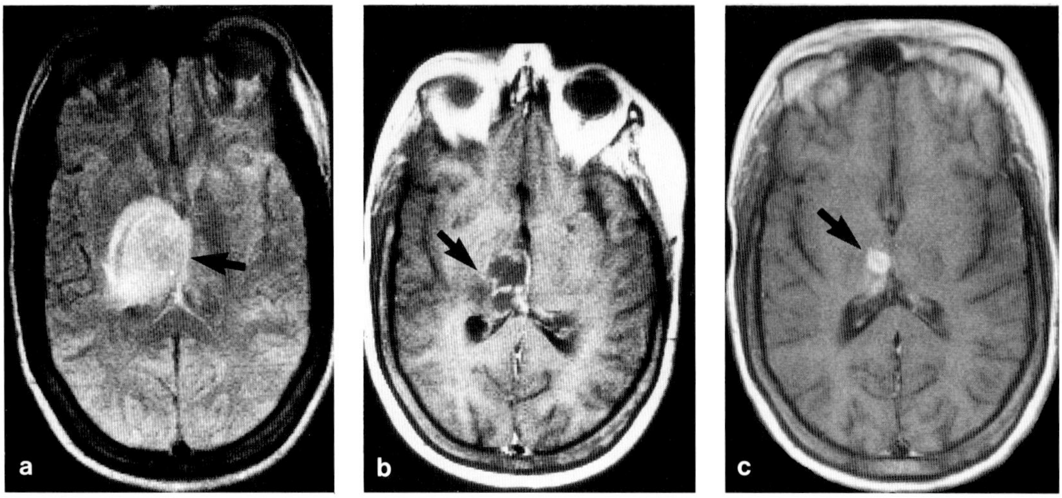

Abb. 3.82 a–c. 33jährige Frau mit Zerebritis des Thalamus bei entzündlichem Liquorsyndrom. MR-Aufnahmen bei 0,5 T. **a** Transversales T2w-Bild, SE (2000/60). Inhomogenes erhöhtes Signal des entzündlich veränderten Hirngewebes mit unscharfen Konturen *(Pfeil)*. **b, c** Transversale T1w-Bilder, SE (450/30), nach i. v.-Gabe von 0,1 mmol/kg KG Gd-DTPA (Magnevist). **b** Man erkennt signalarme Parenchymnekrosen mit einer irregulären Kontrastanhebung *(Pfeil)* und eine Kompression des 3. Ventrikels. **c** Unter antibiotischer Behandlung zeigt sich 6 Wochen später ein kleiner, intensiv kontrastierter Residualabszeß *(Pfeil)*

Tabelle 3.33. Charakterisierung und Klinik der Zerebritis

Wesentliche Faktoren	Typische Symptomatik
Fokale Eiterung ohne Abkapselung	Neurologische Herdzeichen
Oft Vorstadium eines Hirnabszesses	Krampfanfälle

Tabelle 3.34. MRT-Leitkriterien bei Zerebritis

Inhomogenes Herdsignal
Unscharfe Herdgrenzen
Diffuse Kontrastanhebung
Markantes Begleitödem
Raumfordernder Effekt

Hirnabszesses. Das erkrankte Hirnareal ist ödematös geschwollen, hyperämisch und zeigt Erweichungen und hämorrhagische Veränderungen. Die Invasion der Keime erfolgt hämatogen-metastatisch, durch eine Fortleitung infektiöser Herde oder durch eine unmittelbare Kontamination beim Trauma. Klinisch dominieren neurologische Herdzeichen und Krampfanfälle (Tabelle 3.33).

T2w-Aufnahmen ergeben einen signalreichen, inhomogenen Herd mit unregelmäßigen und unscharfen Konturen (Tabelle 3.34). Das perifokale Ödem bietet demgegenüber einen mehr homogenen Aspekt. Paramagnetische Kontrastmittel bewirken eine diffuse oder irreguläre Signalanhebung innerhalb der infizierten Region (Abb. 3.82), ein Befund, der auch tierexperimentell erhoben wurde [4]. Wenn die Zerebritis nicht ausheilt, resultiert nach etwa 10 Tagen eine Einschmelzung von Hirngewebe, kenntlich an einer zentral reduzierten SI in T2w-Aufnahmen.

Anders als beim blanden Hirninfarkt gestaltet sich der Verlauf nach septisch-embolisch bedingter Infarzierung. Während beim blanden Infarkt gewöhnlich nach einer Woche eine erhebliche Rückbildung des Ödems und der raumfordernden Wirkung einsetzen, führt der septisch-embolische Infarkt zu einer weiteren Progredienz der Raumforderung. Dieser durch die Zerebritis hervorgerufene Effekt bildet sich erst nach der Demarkierung eines Hirnabszesses wieder zurück (Abb. 3.83).

Als postzerebritische Residuen bringt die MRT vielfältige Parenchymläsionen wie Gewebsdefekte, Glianarben, Abszeßkapseln und hirnatrophische Veränderungen zur Darstellung.

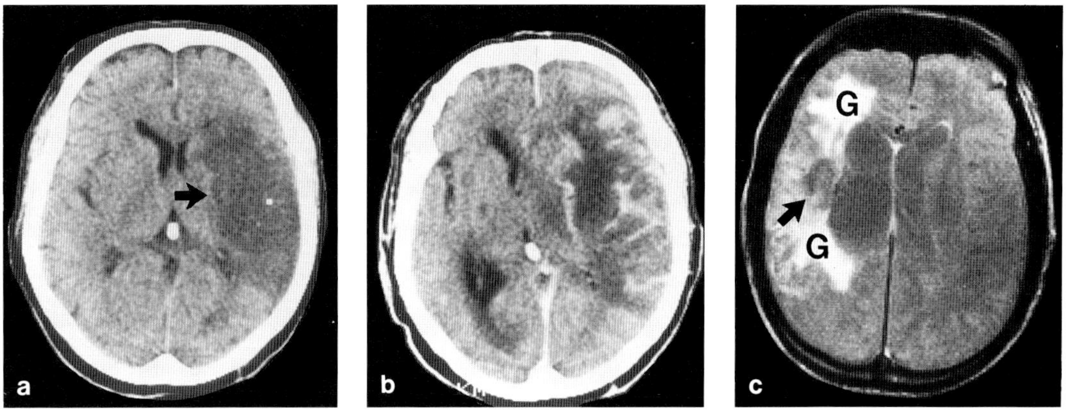

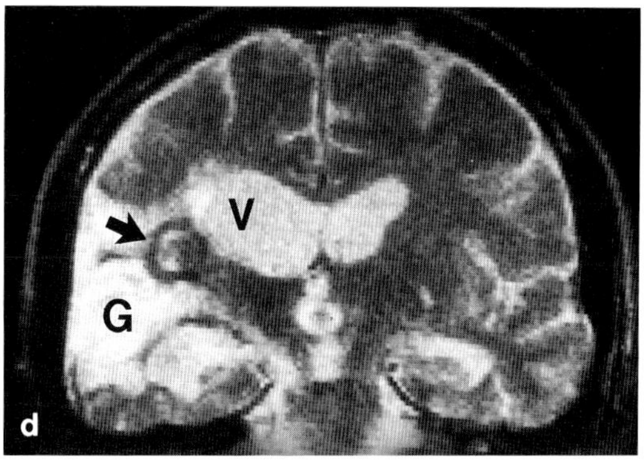

Abb. 3.83 a–d. 61jähriger Mann mit Zerebritis nach septisch-embolischem Mediainfarkt und nachfolgender Abszedierung. **a** Axiales natives Computertomogramm vom 3. Krankheitstag. Beginnende Demarkierung eines hypodensen Mediainfarkts *(Pfeil)* ohne Verlagerung der Mittellinienstrukturen. **b** Axiales kontrastverstärktes Computertomogramm vom 13. Krankheitstag. Der zerebritische Mediainfarkt zeigt eine unregelmäßige und diffuse Kontrastaufnahme. Kompression des angrenzenden Seitenventrikels, Mittellinienstrukturverlagerung und Liquorabflußstörung. **c** Transversale T2w-Aufnahme, SE (1600/70), bei 0,5 T, 7 Monate nach Krankheitsbeginn und zwischenzeitlicher stereotaktischer Abszeßdrainage. Als Residualveränderungen erkennt man eine Verziehung des Septum pellucidum und Aufweitung des Seitenventrikels zum Herd hin. Innerhalb einer größeren signalreichen Glianarbe *(G)* entspricht ein isointenses Areal dem ehemaligen Hirnabszeß *(Pfeil)*. **d** Koronare T2w-Aufnahme, SE (2000/120), 7 Monate nach Krankheitsbeginn. Zwischen dem hydrozephal erweiterten Seitenventrikel *(V)* und der signalreichen Glianarbe *(G)* präsentiert sich eine signalarme Ringstruktur, die der residualen Abszeßkapsel entspricht *(Pfeil)*

Tabelle 3.35. Charakterisierung und Klinik von Hirnabszessen

Wesentliche Faktoren	Typische Symptomatik
Fokale Eiterung mit Einschmelzung	Kopfschmerzen Herdsymptome
Abszeßkapsel	Krampfanfälle
Begleitödem	Hirndruckzeichen
Nach Trauma, fortgeleiteten und hämatogenen Infektionen	Bewußtseinstrübung evtl. Liquorbefund

3.4.4.5 Hirnabszeß

Für die Entstehung von Hirnabszessen sind wie bei der Zerebritis fortgeleitete Infektionen rhinogenen oder otogenen Ursprungs, hämatogene Streuungen aus anderen Infektionsquellen und offene Hirnverletzungen von Bedeutung. Hirnabszesse treten solitär, multipel oder mehrfach gekammert in Erscheinung.

Die klinische Symptomatik und der Verlauf von Hirnabszessen sind variabel. Ähnlich den Beschwerden bei Hirntumoren werden Kopfschmerzen, von der Lokalisation abhängige Herdsymptome, Krampfanfälle, Hirndruckzeichen und Bewußtseinstrübung angetroffen (Tabelle 3.35).

Nach experimentellen Befunden verlaufen die Stadien der Hirnabszeßentwicklung bei unterschiedlichen bakteriellen Erregern weitgehend stereotyp. Allerdings werden von virulenten Keimen Läsionen in größerer Ausdehnung mit verzögerter Heilungstendenz hervorgerufen [9].

Elementare Bestandteile eines ausgereiften Hirnabszesses setzen sich aus Abszeßinhalt, Abszeßkapsel und Perifokalödem zusammen. Diese Komponenten treten in nativen MR-To-

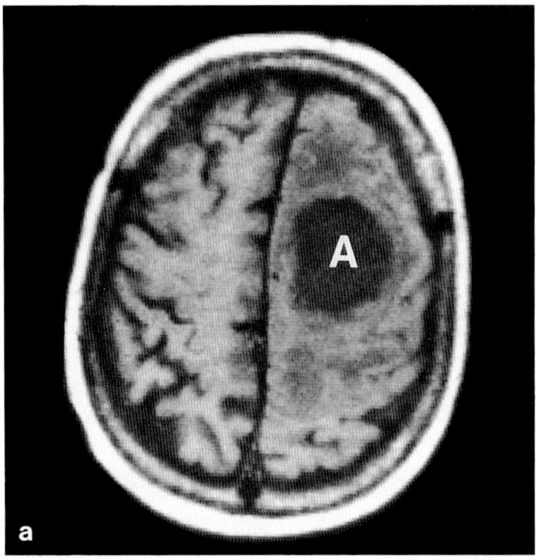

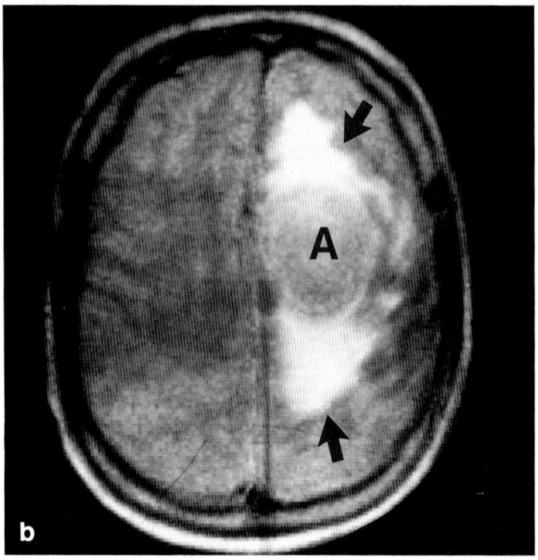

Abb. 3.84 a, b. 51 jähriger Mann mit akutem frontalen Hirnabszeß. MR-Aufnahmen bei 0,5 T. **a** Transversales T1w-Bild, SE (500/30). Der eingeschmolzene Abszeßinhalt *(A)* bietet ein liquorähnliches Signal, während das perifokale Ödem nur diskret hypointens hervortritt. Die Abszeßkapsel ist isointens. Die angrenzenden Hirnwindungsfurchen sind verlegt. **b** Transversales T2w-Bild, SE (1600/70). Ausgeprägter Signalanstieg des perifokalen Ödems *(Pfeile)*. Abszeßinhalt *(A)* und Hirngewebe sind nunmehr isointens. Der kompressive Effekt ist weniger deutlich zu erkennen

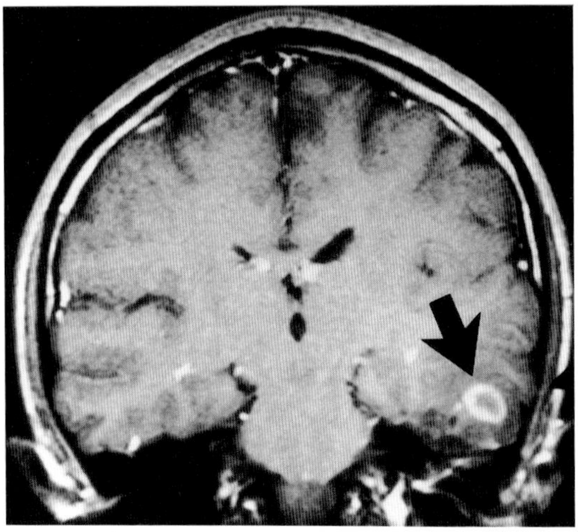

Abb. 3.85. 32 jähriger Mann mit otogenem Hirnabszeß nach Felsenbeinoperation. Koronare T1w-Aufnahme, SE (450/19), nach i. v.-Gabe von 0,1 mmol/kg KG Gd-DTPA (Magnevist) bei 1,5 T. Im Gyrus temporalis inferior kommt eine intensive Kontrastanhebung der ringförmigen Abszeßkapsel zur Darstellung *(Pfeil)*

Tabelle 3.36. Signalmuster beim Hirnabszeß im Vergleich zur SI des Hirnparenchyms

Substrat	T1w	T2w	T1w/Gd-DTPA
Abszeßinhalt	–	=	–
Abszeßkapsel	=	=	+
Perifokales Ödem	–	+	=

+ hohe SI, = isointense SI, – niedrige SI.

mogrammen in unterschiedlicher Deutlichkeit zutage (Abb. 3.84). Der Abszeßinhalt besteht hauptsächlich aus Zelldetritus und Eiter und kann unterschiedlich viskös sein, was sich in einer Inhomogenität des Signals widerspiegelt. Der im T1w-Bild signalarm erscheinende Abszeßinhalt erfährt im T2w-Bild eine geringere Signalsteigerung als das Perifokalödem (Tabelle 3.36). In der Gegenwart von gasbildenden Bakterien kann sich ein Gas-Flüssigkeits-Spiegel ausbilden, über dem das Gas als signalfreie Zone kenntlich ist [27].

Bei jüngeren Abszessen entspricht die Signalintensität der Abszeßkapsel gewöhnlich derjenigen des Hirngewebes, während ältere Abszeßkapseln mit bindegewebiger Organisation signalärmer in Erscheinung treten. Hier können auch Kalkeinlagerungen auftreten.

Die kollagene Kapsel reifer Abszesse macht sich nach Applikation paramagnetischer Kontrastmittel als signalreiche, ringförmige Formation bemerkbar (Abb. 3.85).

Das Signalverhalten der Perifokalregion erstreckt sich vom diskret signalarmen Saum im T1w-Bild bis zur signifikanten Intensitätzu-

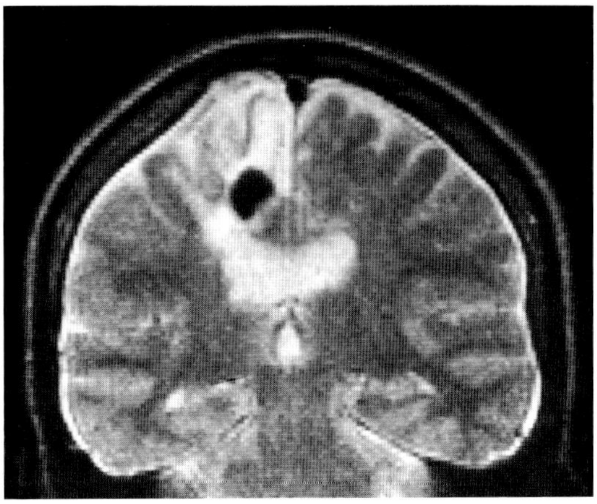

Abb. 3.86. 43jährige Patientin, die im Alter von 14 Jahren nach abszedierender Meningitis am Hirnabszeß operiert wurde. T2w-Aufnahme, SE (2000/120), bei 0,5 T. Wiedergabe eines signalreichen Marklagerdefektes bei weitgehender Verschonung der Hirnrinde. Die ehemalige Abszeßhöhle wurde mit Pantopaque aufgefüllt und erscheint als Signalauslöschung

Tabelle 3.37. Charakterisierung und Klinik von granulomatösen Erkrankungen und Pilzinfektionen

Wesentliche Faktoren	Typische Symptomatik
Oft pulmonale Infektionsquelle Hirnstamm und Hirnbasis bevorzugt Sarkoidose auch periventrikulär, Hypothalamus	Unwohlsein Leistungsknick Kopfschmerzen Hirnnervenlähmungen Liquorveränderungen

Tabelle 3.38. MRT-Leitkriterien granulomatöser und fungaler Infektionen

Meningitis, Zerebritis, Abszeß oder Granulom möglich
Sensitivität nach Gd-DTPA verbessert
Keine spezifischen Kriterien
Mikrobiologischer Nachweis nötig

nahme im T2w-Bild und wird auf eine Astrozytenschwellung und ein interstitielles vasogenes Ödem zurückgeführt [11].
Als gefürchtete Komplikationen eines Hirnabszesses gelten die eitrige Durchwanderungsmeningitis und die Ruptur des Abszesses mit Ventrikeleinbruch, die von einem Signalanstieg des ventrikulären Liquors begleitet ist.
Der Kortex ist gegenüber Infektionen prinzipiell unempfindlicher als die weiße Hirnsubstanz. Infolgedessen sieht man nach überstandenen Infektionen bisweilen Nekrosen des Marklagers, die bis an die Hirnrinde heranreichen, dieselbe jedoch weitgehend verschonen (Abb. 3.86).

3.4.4.6 Granulomatöse Erkrankungen und Pilzinfektionen

Bei intrakranieller Tuberkulose und bei Pilzinfektionen können sich alle Formen der Entzündung wie Meningitiden, Zerebritiden, Abszesse und Granulome entwickeln. Eine hämatogene Streuung pulmonaler und anderer infektiöser Herde ist häufig. Dennoch läßt sich speziell bei der Tuberkulose der Primärherd nur selten nachweisen.
Die tuberkulöse Meningitis äußert sich durch unspezifische Prodromalsymptome mit Unwohlsein, Leistungsknick, Kopfschmerzen und Hirnnervenlähmungen (Tabelle 3.37). Der Liquor zeigt unter anderem eine lymphozytäre Pleozytose. Die Symptomatik bei Sarkoidose und bei Pilzinfektionen ist ähnlich. Eine Infiltration des Hypothalamus durch die Sarkoidose äußert sich klinisch als Diabetes insipidus.
Spezifische MR-Veränderungen sind bei diesen Erkrankungen jedoch nicht bekannt (Tabelle 3.38). Charakteristisch ist Präferenz der basisnahen Abschnitte, wobei tuberkulöse Meningitiden wie auch Pilzmeningitiden aufgrund ihres chronischen Verlaufes ein dickes membranöses Exsudat hervorrufen können. Ein solches Exsudat imponiert im T1w- und T2w-Bild etwas signalintensiver als der ventrikuläre Liquor. Es ist aber nicht ungewöhnlich, daß derartige Veränderungen überhaupt erst nach der Verabreichung von Gd-DTPA manifest werden [22].
Tuberkulome, die gern im Hirnstamm auftreten, sind ringartig oder nodulär konfiguriert und oft von einem mächtigen Ödem umgeben [31].
Der Tatbestand einer Kontrastmittelverstärkung nach Gd-DTPA und eines perifokalen Begleitödems dienen bei Granulomen als Hinweis auf eine persistierende Aktivität der Erkrankung, woraus sich therapeutische Konsequenzen ableiten lassen [28]. – Im Computer-

tomogramm können demgegenüber Verkalkungen ganz im Vordergrund stehen.
Die Erfahrungen über die MRT bei zerebraler Sarkoidose sind limitiert. In T2w-Aufnahmen werden signalintensive Herde abgebildet, die im periventrikulären Bereich, im Hirnstamm und im Hypothalamus auftreten [16].

3.4.4.7 *Enzephalitis*

Enzephalitiden werden meistens durch Viren verursacht und führen zu einer diffusen Ausbreitung der Entzündung. Bei der primären Virusenzephalitis wird das Gehirn direkt von den Erregern befallen, häufig auf hämatogenem Wege. Das Infektionsrisiko ist bei Patienten mit Aids und bei immunsuppressiver Therapie erhöht. Klinische Leitsymptome sind ein plötzlicher Beginn mit Vigilanzstörungen bis hin zum Koma, psychomotorische Unruhe, Krampfanfälle, Lähmungen, Fieber, EEG- und Liquorveränderungen (Tabelle 3.39).
Davon abweichend entwickeln sich para- und postinfektiöse Enzephalitiden nach vorangegangenem Virusinfekt oder nach Schutzimpfungen und verursachen neben den oben erwähnten Symptomen gern zerebelläre Störungen. Der Krankheitsverlauf ist variabel, so daß zwischen völliger Ausheilung, schweren Hirngewebsdefekten und letalem Ausgang alle Übergangsformen möglich sind. Die Untersuchungsergebnisse verschiedener Arbeitsgruppen unterstreichen die hohe Sensitivität der MRT im Nachweis von Enzephalitiden. Oft sind zum gleichen Zeitpunkt angefertigte Computertomogramme unergiebig, wie bei postviraler Enzephalitis und bei Herpes-simplex-Enzephalitis [1].
Die MRT ist auch die Methode der Wahl zum Nachweis einer steroidresponsiven postinfektiösen und postvakzinalen disseminierten Enzephalomyelitis bei Kindern, die unerkannt und unbehandelt früher häufig fatal verlief.
Im T2w-Bild finden sich multifokale Läsionen der weißen Hirnsubstanz im Groß- und Kleinhirn sowie im Hirnstamm [8]. Enzephalitische Herde werden mit der MRT frühzeitiger und in größerer Zahl als mit der Computertomographie nachgewiesen [29]. – Bei entzündlichen Hirnstammprozessen gelingt mit der MRT eine eindrucksvolle Darstellung von Läsionen, die im CT kein entsprechendes Korrelat aufweisen (Abb. 3.87).
Unabhängig von der Genese lassen die meisten Enzephalitiden keine bestimmte Prädilektion erkennen. Bei der häufigsten sporadischen Virusenzephalitis, der Herpes-simplex-Enzephalitis (Typ I) erfolgt dagegen regelhaft ein Befall des limbischen Systems. Früheste Signalabweichungen machen sich im medialen Temporallappen und in der Inselregion bemerkbar (Abb. 3.75 und 3.88). Die signalintensiven Bezirke mit Tendenz zu rascher Progredienz manifestieren sich nicht selten bilateral (Tabelle 3.40). Oft werden die Stammganglien weniger stark betroffen oder gänzlich ausgespart. In unterschiedlichem Ausmaß erkranken benachbarte Hirnareale des Temporallappens, vorzugsweise der Frontallappen und der Gyrus cinguli.
Das Signalmuster bei Herpes-simplex-Enzephalitis kann bereits in der Frühphase durch hämorrhagische Veränderungen beeinflußt werden, die stadienabhängig sind. Intrakranielle Drucksteigerung und entzündliche Infarzierungen können den Zustand weiter verschlimmern. Unbehandelt kommt es häufig zu ausgedehnten Hirngewebsnekrosen, während

Tabelle 3.39. Charakterisierung und Klinik der Enzephalitiden

Wesentliche Faktoren	Typische Symptomatik
Primäre, para- und postinfektiöse Formen	Plötzlicher Beginn
Immunsuppression	Bewußtseinsstörung
Diffuse Entzündung, evtl. Hämorrhagien	Unruhe, Fieber, Anfälle, Lähmungen
Prädilektion bestimmter Erreger	EEG- und Liquorveränderungen
	Milde bis schwerste Verlaufsformen

Tabelle 3.40. MRT-Leitkriterien bei Herpes-simplex-Enzephalitis

Prädilektion medialer Temporallappen
Unscharfe Herdgrenzen
Unilaterale/bilaterale Manifestation
Hämorrhagische Areale
Kompressionseffekt
Rasche Progredienz

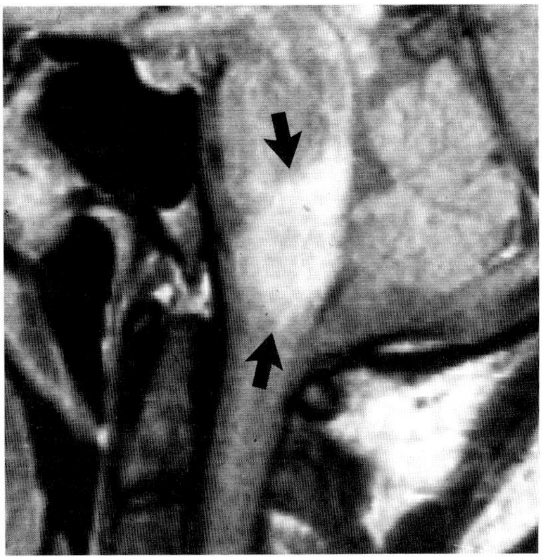

Abb. 3.87. 42jähriger Mann mit Hirnstammenzephalitis bei Infektion durch Zytomegalievirus. Sagittale T2w-Aufnahme, SE (1600/70), bei 0,5 T. Medulla oblongata und kaudale Ponsabschnitte zeigen eine pathologisch gesteigerte Signalintensität *(Pfeile)*

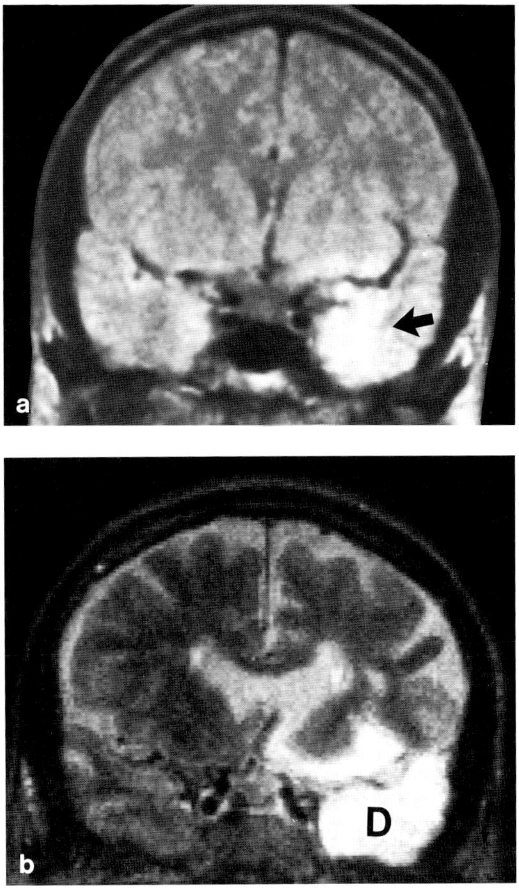

Abb. 3.88 a, b. 20jähriger Patient mit akuter Herpes-simplex-Enzephalitis. MR-Aufnahmen bei 0,5 T. **a** Koronares T2w-Bild, SE (2000/60). Im medialen Temporallappen unscharf begrenztes, signalreiches Areal *(Pfeil)*, in dessen oberer Partie die signalarme mittlere Hirnarterie verläuft. **b** Koronares stark T2-gewichtetes Bild, SE (2000/120). Ein Jahr nach Krankheitsbeginn ergibt die Kontrolluntersuchung einen ausgedehnten temporalen Hirnsubstanzdefekt *(D)* mit Atrophie der Umgebung

eine frühzeitige virostatische Therapie die ernste Prognose verbessert. Das Residualstadium ist durch zystische Defekte in typischer Verteilung, Glianarben und hirnatrophische Veränderungen gekennzeichnet.

3.4.4.8 Parasitosen

Die Neurozystizerkose hat unter den zystischen Parasitosen die größte Bedeutung erlangt. Die Erkrankung wird nach Verzehr kontaminierter Lebensmittel durch die Larven des Schweinebandwurmes (Taenia solium) hervorgerufen. Die Larven durchdringen die menschliche Darmschleimhaut, um über Blut- und Lymphbahnen ins Gehirn zu gelangen, wo sich dann innerhalb weniger Monate Zystizerkusblasen entwickeln.

Im wesentlichen klagen die Patienten über Kopfschmerzen und zerebrale Krampfanfälle. Gelegentlich bestehen auch Herdzeichen, Kleinhirnsymptome, Hirndruck und Muskelverkalkungen. Häufig wird über einen Aufenthalt in Endemiegebieten berichtet (Tabelle 3.41). In den bildgebenden Verfahren äußert sich die Erkrankung durch eine mannigfaltige Morphologie, die ganz vom Biozyklus des Parasiten geprägt ist. Zur Beobachtung kommen vitale Zystizerkusblasen, entzündliche Gewebereaktionen in Gegenwart degenerierender Zysten und kalzifizierte Granulome. Die glatt begrenzten und rundlich geformten vitalen Zystizerkusblasen setzen sich aus einer Zystenwand, der Zystenflüssigkeit und einem exzentrisch gelegenen Skolex zusammen, der im wesentlichen den Bandwurmkopf enthält (Tabelle 3.42).

Die Erreger treten meistens disseminiert und selten solitär im Subarachnoidalraum, im Parenchym oder innerhalb des Ventrikelsystems auf. Vereinzelt werden razemöse Formen an-

Tabelle 3.41. Charakterisierung und Klinik der Neurozystizerkose

Wesentliche Faktoren	Typische Symptomatik
Zystizerkusblasen im Parenchym, subarachnoidal und ventrikulär lokalisiert	Kopfschmerzen Krampfanfälle Herdzeichen
Biozyklusmerkmale der Zystizerkusblasen – vitale: Skolex – degenerierende: Ödem – abgestorbene: verkalkt	Ataxie, Schwindel Muskelverkalkungen

Tabelle 3.42. Signalmuster bei Zystizerkose im Vergleich zur SI des Hirnparenchyms

Substrat	T1w	T2w	T1w/Gd-DTPA
Zystenflüssigkeit	–	+	–
Zystenwand	=	–	+
Skolex	=	+	+
Perifokalödem	=	+	=

+ hohe SI, = isointense SI, – niedrige SI.

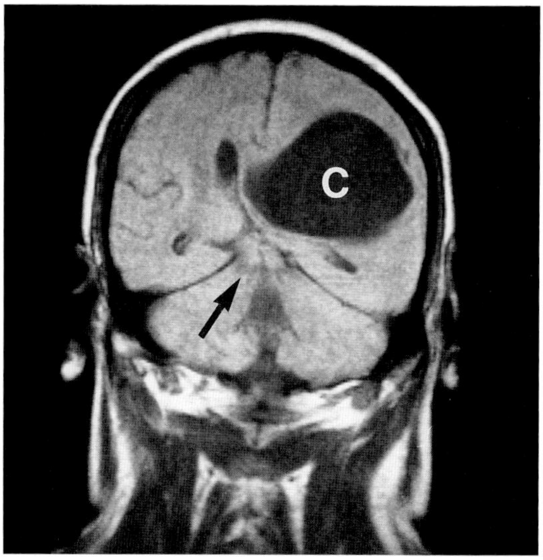

Abb. 3.89. 30jähriger Mann mit operativ gesicherter Zyste bei Neurozystizerkose. Koronare pw-Aufnahme, SE (1600/35), bei 0,5 T. Große vitale Zyste *(C)* mit Mittellinienverlagerung und beginnender tentorieller Hirnstammeinklemmung *(Pfeil)*. Zystenflüssigkeit und ventrikulärer Liquor sind signalarm abgebildet

getroffen. Die Zystenflüssigkeit intakter Zystizerkusblasen erscheint im T1w-Bild homogen signalarm und verhält sich liquoräquivalent (Abb. 3.89).
In T2w-Aufnahmen kann die Zystenwand als zarte Membran hervortreten und sich signalarm gegenüber der Zystenflüssigkeit und dem Hirngewebe abheben [24].
Diagnostisch bedeutsam ist auch der wandständige Skolex, der sich im T1w-Bild als kleiner heller Knoten vor dem dunklen Hintergrund der Zystenflüssigkeit zu erkennen gibt. Der Skolex läßt sich selbst in kleinen Zysten häufig diagnostizieren. In T2w-Aufnahmen übertrifft das von ihm ausgehende Signal das der Zystenflüssigkeit.
Intakte Zystizerkusblasen bewegen sich in einer Größenordnung von Millimetern bis zu mehreren Zentimetern. Ihre Umgebung ist frei von Signalveränderungen. Erst im Stadium der Degeneration entwickeln sich signalintensive perifokale Begleitödeme. Innerhalb solcher Ödemzonen sind absterbende Zystizerkusblasen schwer zu differenzieren (Abb. 3.90). Erst nach KM-Applikation kommt es zur Signalanhebung der Zystenwand, die dann deutlicher hervortritt.
Die abgestorbenen Parasiten neigen zur Ausbildung verkalkter Granulome, die bisweilen als kleine Signalauslöschungen erkennbar sind. Mit Ausnahme solcher Granulome werden die übrigen Stadien der Zystizerkose mit der MRT wesentlich sensitiver als mit der CT nachgewiesen.
Geeignete Chemotherapeutika wie Praziquantel (Cysticide) bewirken eine forcierte Zystendegeneration, wobei die MRT als effektives Instrument der Therapiekontrolle dient.
Als weitere parasitäre Erkrankung mit Ausbildung von großen Zysten ist die Echinokokkose zu berücksichtigen, die bevorzugt bei Kindern auftritt. Intrakranielle Absiedelungen sind hierzulande selten. Beobachtet werden zystische, ödematöse und kalzifizierte Parenchymläsionen [2, 10].
Deutlich steigende Tendenz haben Hirninfektionen durch Toxoplasmose, was auf die Zunahme immungeschädigter Patienten zurückzuführen ist. Bei Aids stellt die Toxoplasmose die häufigste Ursache zerebraler Komplikationen dar (Abb. 3.91). Zur Beobachtung kommen in erster Linie Hirnabszesse mit Prädilektion der Stammganglien (s. Abb. 3.74), multiple noduläre Herde mit hoher Signalintensität oder zerebritische Veränderungen [17, 32].

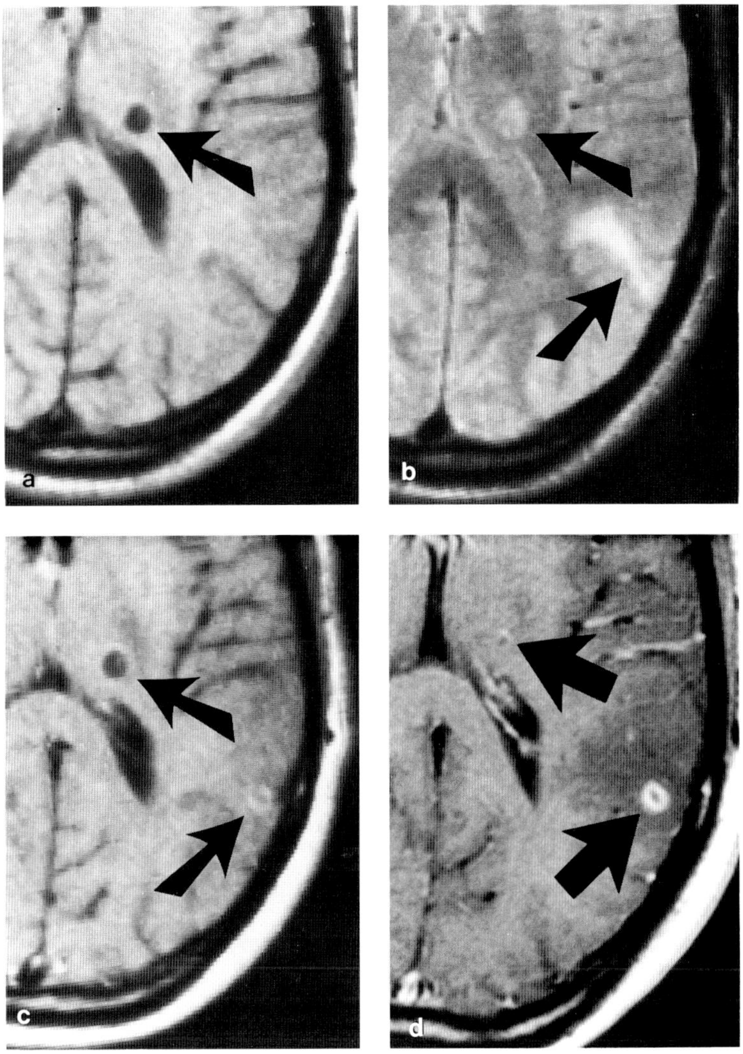

Abb. 3.90 a–d. 26jähriger Mann mit zerebraler Neurozystizerkose. MR-Aufnahmen bei 0,5 T. **a** Transversales T1w-Bild, SE (500/30). Nachweis einer kleinen vitalen Zyste in der Nähe des Seitenventrikels *(Pfeil)*. **b** Transversales T2w-Bild, SE (1600/70). Isointenses Signal von Zyste und ventrikulärem Liquor *(oberer Pfeil)*. Im dorsalen Temporallappen kommt eine entzündliche Parenchymreaktion signalreich zur Darstellung *(unterer Pfeil)*, ohne daß die Ursache erkennbar wäre. **c** Transversales T1w-Bild, SE (500/30), nach i.v.-Gabe von 0,1 mmol/kg KG Gd-DTPA (Magnevist). Deutliches Hervortreten des wandständigen Skolex innerhalb der vitalen Zyste *(oberer Pfeil)*. Als Urheber der entzündlichen Parenchymreaktion zeigt sich die signalintensive Zystenwand einer degenerierenden Zyste *(unterer Pfeil)*. **d** Transversales T1w-Bild, SE (450/19), nach i.v.-Gabe von 0,1 mmol/kg KG Gd-DTPA (Magnevist) bei 1,5 T. Die Kontrolluntersuchung 27 Monate nach dem Ausgangsbefund ergibt eine deutliche Regression der ventrikelnahen Zyste *(oberer Pfeil)* bei weiterer Persistenz der kortikalen Zyste, die noch eine deutliche Kontrastanhebung zeigt *(unterer Pfeil)*

Die MRT ist zur Diagnostik derartiger Veränderungen besser geeignet als die CT, ohne allerdings spezifische Veränderungen aufzuzeigen.

3.4.4.9 Multiple Sklerose

Die multiple Sklerose (MS) ist die häufigste Form demyelinisierender Erkrankungen mit einer bislang ungeklärten Ätiologie. Betroffen werden vorwiegend Frauen der jüngeren und mittleren Jahrgänge. Charakteristisch ist ein

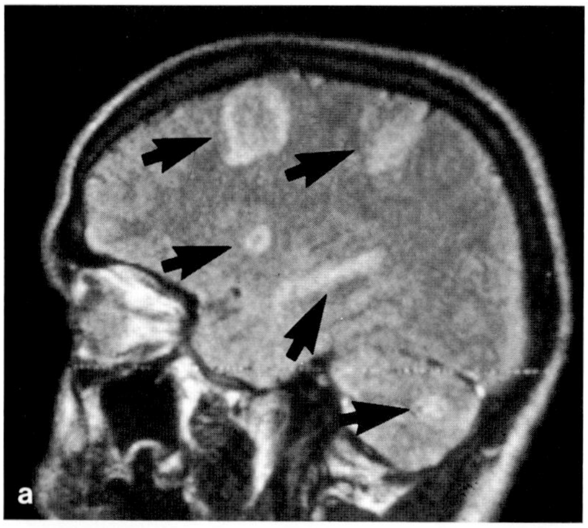

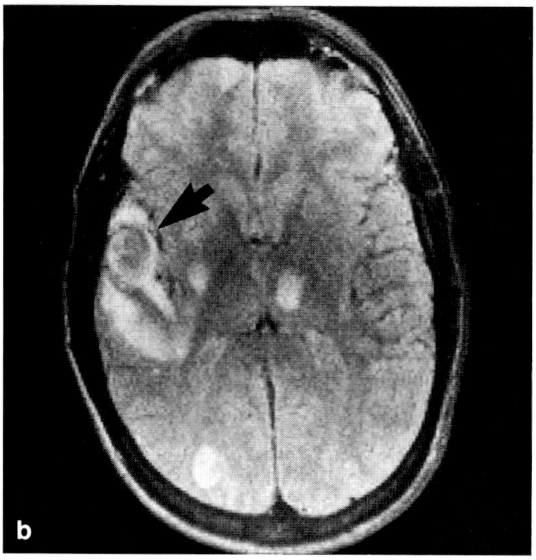

Abb. 3.91 a, b. 38jähriger Patient mit gesicherter Toxoplasmose bei Aids. MR-Aufnahmen bei 0,5 T. **a** Sagittale T2w-Aufnahme, SE (1600/70). Nachweis multipler, teilweise abszedierender Läsionen im Bereich des Groß- und Kleinhirns *(Pfeile)*. **b** Transversale T2w-Aufnahme, SE (2000/60). Es zeigen sich signalreiche Toxoplasmoseherde im Bereich des Thalamus, der Stammganglien und des Kortex. Eingeschmolzener temporaler Herd mit Ödemsaum *(Pfeil)*

schubförmiger Krankheitsverlauf mit zwischenzeitlichen Remissionen der Symptome. Daneben gibt es primär chronische Verlaufsformen.

Die klinischen Symptome sind vielgestaltig und wechselhaft. Häufig festzustellen sind Sehstörungen, Augenmuskellähmungen, spastische Paraparesen der Beine, Störungen der Sensibilität, der Kleinhirnfunktionen und der Blasentätigkeit. Der Liquorstatus und die evozierten Potentiale sind nahezu immer pathologisch verändert (Tabelle 3.43).

Tabelle 3.43. Charakterisierung und Klinik der multiplen Sklerose

Wesentliche Faktoren	Typische Symptomatik
Ätiologie ungeklärt Häufiges Vorkommen 20.–40. Lebensjahr Disseminierte Entmarkungsherde von variabler Größe Prädilektion periventrikulär, Hirnstamm, Balken, Kleinhirn, Myelon	Sehstörungen, Augenmuskellähmungen Spastische Paresen Störungen der Sensibilität, des Kleinhirns und der Blase Liquor und evozierte Potentiale verändert Verlauf schubförmig oder primär chronisch

Tabelle 3.44. Signalmuster bei multipler Sklerose im Vergleich zur SI des Hirnparenchyms

Substrat	T1w	T2w	T1w/Gd-DTPA
Frische Plaques	=	+	+
Alte Plaques	=/–	+	=/–

+ hohe SI, = isointense SI, – niedrige SI.

Entmarkungsherde sind in ihrer Größe variabel und treten meistens multipel auf. Sie werden mit der MRT in höherer Anzahl entdeckt als mit der CT, auf die verzichtet werden kann.

Eine Erstmanifestation der MS zeigt in der MRT eine gleich häufige Affektion periventrikulärer und nichtperiventrikulärer Hirnareale. Erst nach langjährigen Verläufen überwiegt schließlich eine periventrikuläre Herdanordnung [26].

Weitere Prädilektionen sind der Balkenabschnitt, der Hirnstamm, das Kleinhirn und das Halsmark.

Als Ursache für eine Verlängerung der T2-Relaxationszeit von MS-Herden werden das Vorkommen neutraler Fette, eines Ödems oder einer astrozytären Gliose diskutiert, während die Verlängerung der T1-Relaxationszeit auf eine chronische fibrilläre Gliose zurückgeführt wird [7].

MS-Plaques lassen sich am zuverlässigsten in mäßig T2-gewichteten Aufnahmen mit isointensem Signal von Hirngewebe und Liquor identifizieren (Tabelle 3.44). Sie geben sich häufig als noduläre signalintensive Herde zu erkennen (Abb. 3.92). Im T1w-Bild sind sie

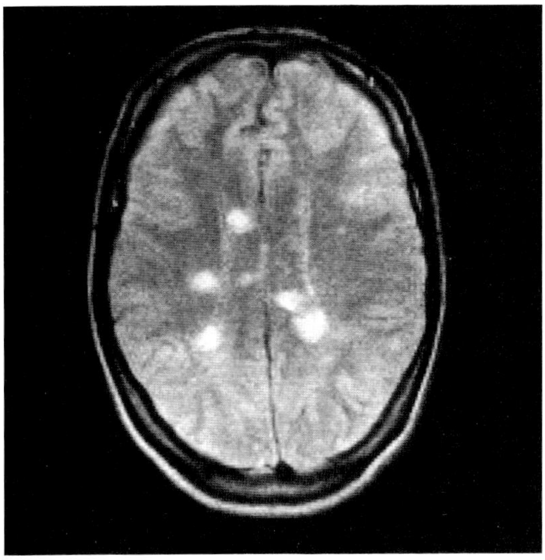

Abb. 3.92. 24jährige Frau im akuten Schub einer multiplen Sklerose. Transversale T2w-Aufnahme, SE (1600/70), bei 0,5 T. Bei isointensem Signal von Hirngewebe und Liquor manifestieren sich mehrere periventrikuläre Entmarkungsherde durch eine Signalanhebung

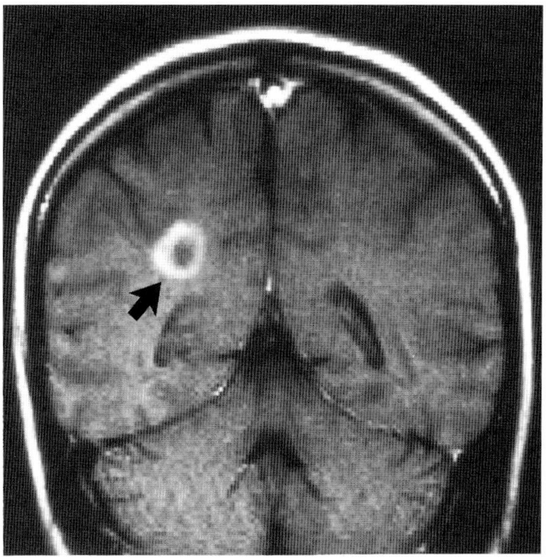

Abb. 3.94. 26jährige Patientin mit der Erstmanifestation einer multiplen Sklerose. MR-Aufnahme bei 0,5 T. Koronares T1w-Bild, SE (500/30), nach i. v.-Applikation von 0,1 mmol/kg KG Gd-DTPA (Magnevist). Im supraventrikulären Marklager kommt hier einer von mehreren ringförmig Kontrastmittel aufnehmenden frischen Entmarkungsherden zur Darstellung *(Pfeil)*

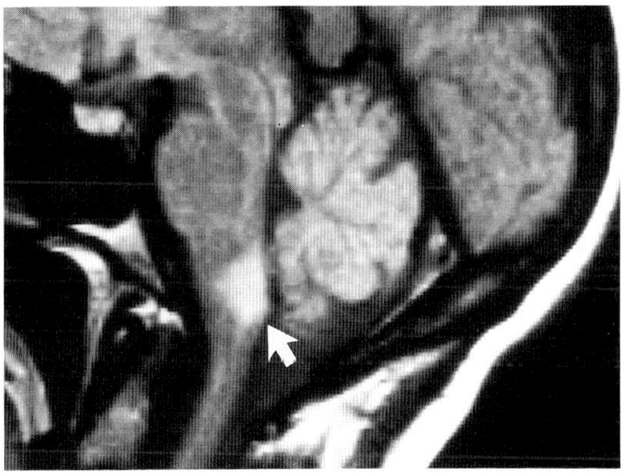

Abb. 3.93. 34jährige Frau mit akuter multipler Sklerose. Sagittale pw-Aufnahme, SE (1600/35), bei 0,5 T. Großer signalintensiver Entmarkungsherd in der dorsalen Medulla oblongata *(Pfeil)*. Ein kontrastverstärktes CT war unauffällig

nicht mit gleicher Sicherheit erfaßbar und imponieren als signalarme Areale. Die artefaktfreie Wiedergabe des Hirnstammes in der MRT erlaubt eine sichere topographische Zuordnung der Läsionen auch in dieser Region (Abb. 3.93).

Therapeutisch relevant ist die Unterscheidung von frischen und älteren Entmarkungsherden, da nur die frischen auf eine Behandlung ansprechen. Hier ist die Anwendung von Gd-DTPA hilfreich [12]. Verlaufsuntersuchungen haben gezeigt, daß nur in frischen Herden paramagnetisches Kontrastmittel während einiger Wochen Dauer angereichert wird und in dieser Zeit Entmarkungsherde an anderen Stellen auftauchen können. Eine Therapie mit Kortikosteroiden kann akute Herde zum Verschwinden bringen oder zumindest die Anzahl und Intensität kontrastaufnehmender Plaques erheblich reduzieren [14].

Bei frischen Herden überwiegen in den ersten Minuten nach Injektion von Gd-DTPA signalreiche Ringformationen (Abb. 3.94). Nach 24minütigem Kontrastanstieg wird ein Plateau erreicht [15]. – Eine Signalverstärkung nach Gd-DTPA findet sich auch bei floriden, spinal lokalisierten Herden (Abb. 3.95).

Unter Patienten mit dem Erstsymptom einer isolierten Optikusneuritis fanden sich nach 8monatigem Intervall zu 20% weitere Herde in der MRT, die klinisch kein Korrelat aufwiesen und somit dennoch eine Progression anzeigten [20]. Entmarkungen des N. opticus

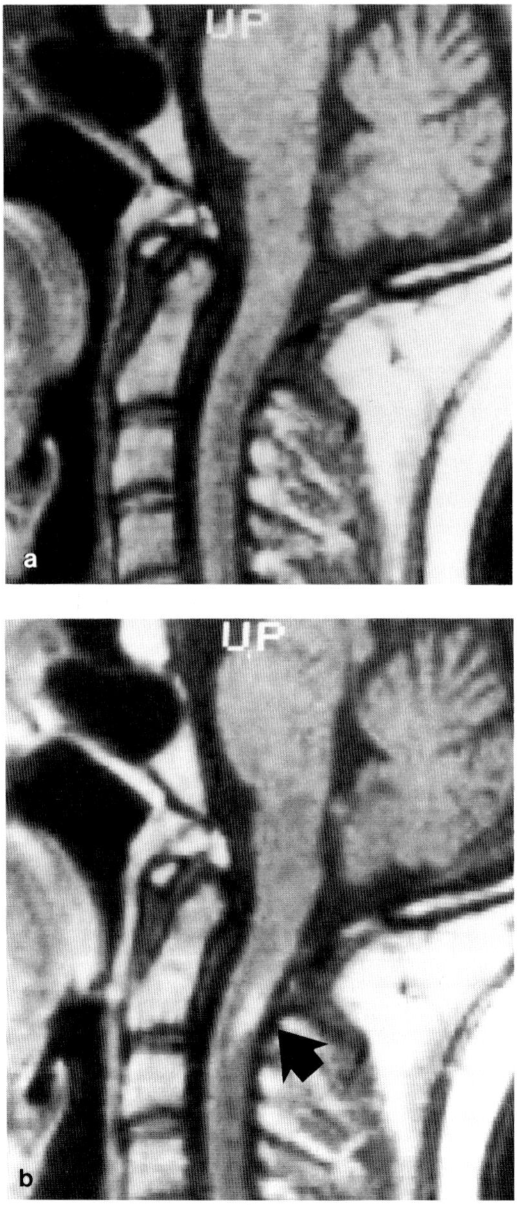

Abb. 3.95 a, b. 33jährige Patientin im akuten Schub einer multiplen Sklerose. MR-Aufnahmen bei 0,5 T. **a** Sagittales T1w-Bild, SE (500/30). Form- oder Signalveränderungen des Halsmarks sind nicht festzustellen. **b** Sagittales T1w-Bild, SE (500/30), nach i. v.-Gabe von 0,1 mmol/kg KG Gd-DTPA (Magnevist). In Höhe von HWK 2 erscheint im dorsalen Myelonabschnitt ein frischer Entmarkungsherd mit hohem Signal *(Pfeil)*

lassen sich durch Kombination einer STIR-Technik zur Unterdrückung des orbitalen Fettsignales mit einer Orbitaspule bereits in 5 mm dicken Schichten nachweisen [21].

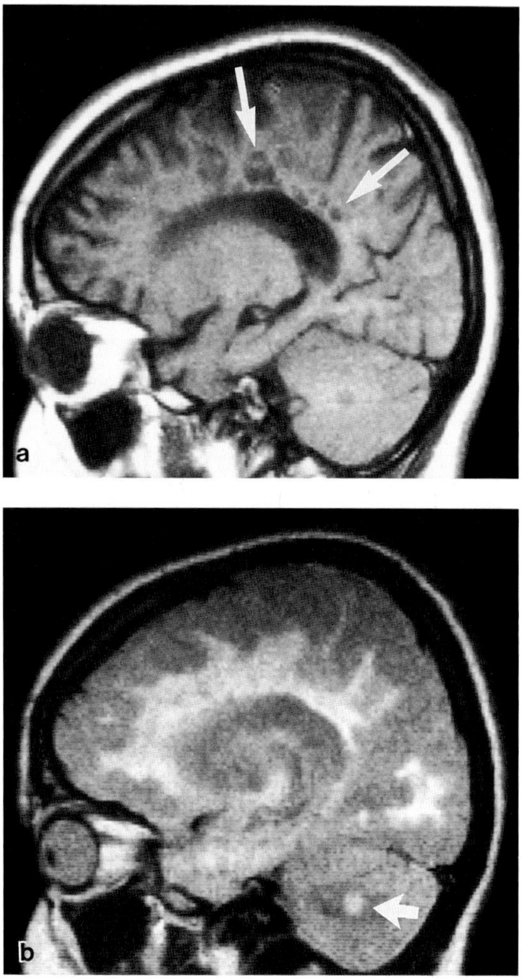

Abb. 3.96 a, b. 22jährige Patientin mit langjährig bestehender multipler Sklerose. Sagittale MR-Aufnahmen bei 0,5 T. **a** T1w-Bild, SE (500/30). Vor allem im Corpus callosum zeigen sich mehrere wie ausgestanzt wirkende, signalarme Plaques *(Pfeile)*. Fortgeschrittene Mark- und Rindenatrophie. **b** T2w-Bild, SE (1600/70). Signalreiche Darstellung ausgedehnter, konfluierender periventrikulärer Plaques, die ein hahnenkammähnliches Aussehen zeigen. Solitärherd im Kleinhirn *(Pfeil)*

Eine weitere Aufgabe der MRT in der Frühphase einer MS liegt im Ausschluß von andersartigen Erkrankungen, die eine ähnliche klinische Symptomatik hervorrufen können. Hierzu zählen vor allem Neoplasmen.

Kommt es später nach vorübergehender Voll- oder Teilremission einer MS zu einer erneuten Exazerbation, so läßt sich mit der MRT der weitere Krankheitsverlauf objektivieren. Unmittelbare prognostische Rückschlüsse hinsichtlich der Häufigkeit und des Schweregrades von

Tabelle 3.45. Charakterisierung, Klinik und Differentialdiagnose dysmyelinisierender Erkrankungen (Leukodystrophien). (Nach Drayer [7])

Typ	Manifestationsalter	Ätiologie	Klinische Symptomatik	Prädilektion der Entmarkung
Metachromatische Leukodystrophie	Kindheit	Arylsulfatase A-Mangel	Gangstörungen, Demenz	Diffus
M. Krabbe	Frühkindlich	Galaktozerebrosidasemangel	Nystagmus, retardierte Entwicklung	Diffus
M. Pelizaeus-Merzbacher	Konnatal	Unbekannt	Bewegungsstörungen, Nystagmus, nur Knaben	Diffus
M. Alexander	Frühkindlich	Unbekannt	Makrozephalie, Krämpfe	Frontal, diffus
M. Canavan bzw. spongiöse Degeneration	Frühkindlich	Störung d. Aminosäuremetabolismus	Makrozephalie, retardierte Entwicklung	Diffus
Adrenoleukodystrophie	Kindheit	evtl. Fettsäurenstörung	Leistungsknick, nur Knaben	Okzipitoparietal
M. Leigh	Säuglingszeit, Kindheit	Mitochondrale Zytopathie	Progrediente Dystonie, Dysarthrie	Striatum, Hirnstamm

Exazerbationen ergeben sich aus den Befunden jedoch nicht.

Als Spätfolge einer langjährig bestehenden MS beobachtet man hirnatrophische Veränderungen, die gern den Balkenabschnitt einbeziehen [6]. Nach wiederholten Krankheitsschüben werden im chronischen Stadium nicht selten konfluierende Herdformationen sichtbar, die im T1w-Bild wie ausgestanzt anmuten und im sagittalen T2-Bild einen hahnenkammähnlichen Aspekt erzeugen (Abb. 3.96).

Zur diagnostischen Sicherung einer MS ist es erforderlich, den MRT-Befund mit den klinischen und paraklinischen Untersuchungsergebnissen zu korrelieren. MRT-Befunde allein sind hier nicht ausreichend beweiskräftig. Eine ähnliche Befundkonstellation findet sich auch bei kleineren Läsionen vaskulären Ursprungs. Gleichwohl manifestieren sich ischämische Läsionen seltener im Corpus callosum und treten häufiger in den Basalganglien in Erscheinung.

3.4.4.10 Andere Erkrankungen der weißen Hirnsubstanz

Am unausgereiften Gehirn manifestieren sich diverse dysmyelinisierende Erkrankungen bzw. Leukodystrophien. Ursächlich sind Stoffwechselstörungen, Enzymdefekte und bisher unbekannte Faktoren anzuführen (Tabelle 3.40). Derart erkrankte Kinder fallen vor allem durch Bewegungsstörungen und eine retardierte geistige Entwicklung auf.

Einen Marklagerbefall in überwiegend diffuser Form zeigen bereits in frühen Lebensabschnitten die metachromatische Leukodystrophie, der M. Pelizaeus-Merzbacher, der M. Krabbe, der M. Alexander und der M. Canavan. Die Adrenoleukodystrophie läßt dagegen eine überwiegend okzipitale Akzentuierung der Herde erkennen [7].

Charakteristisch ist das Verteilungsmuster signalintensiver Zonen bei der subakut nekrotisierenden Enzephalomyelopathie, M. Leigh [5]. Bei dieser autosomal-rezessiven neurodegenerativen Erkrankung läßt sich das exakte Ausmaß einer bilateral symmetrischen Degeneration der Stammganglien und des Hirnstamms besser mit der MRT präzisieren als mit der CT [25] (Abb. 3.97).

Ähnlichkeiten in der Verteilung der Läsionen ergeben sich beim M. Wilson, einer angeborenen Störung des Kupferstoffwechsels. Nach längerer Krankheitsdauer kommt es hier außerdem zu schweren hirnatrophischen Veränderungen (Abb. 3.98).

Im Unterschied zu dysmyelinisierenden wird bei demyelinisierenden Erkrankungen die ausgereifte weiße Hirnsubstanz in Mitleidenschaft gezogen. Außer der multiplen Sklerose sind im Erwachsenenalter weitere Formen der Entmarkung differentialdiagnostisch in Erwägung zu ziehen. Es handelt sich dabei um eine ätiolo-

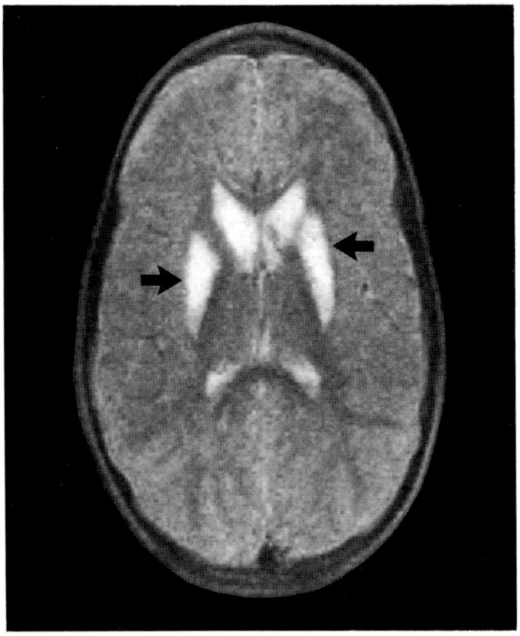

Abb. 3.97. Entmarkungsherde bei M. Leigh, einer subakut nekrotisierenden Enzephalomyelopathie. 6jähriger Knabe. Transversales T2w-Bild, SE (1500/120), bei 0,5 T. Die Aufnahme zeigt ein liquoräquivalentes hohes Signal in den Putamina *(Pfeile)* und im Kaudatumkopf beiderseits. (Aus Sartor [25])

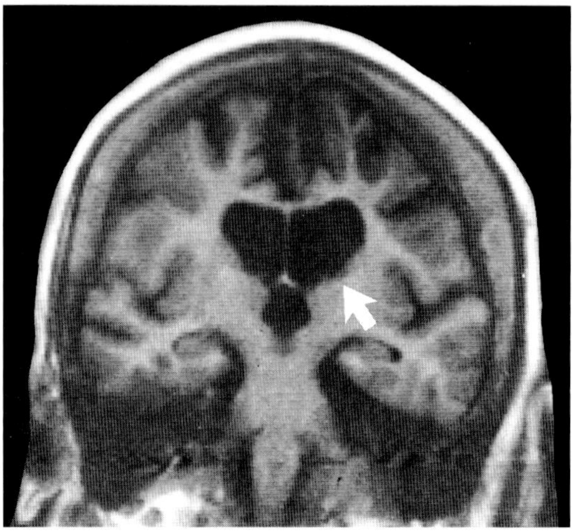

Abb. 3.98. 50jährige Patientin mit langjährigem M. Wilson. Koronare IR-Aufnahme (400/1500/35) bei 0,5 T. Fortgeschrittene Mark- und Rindenatrophie unter Einbeziehung des Kaudatumkopfs *(Pfeil)*

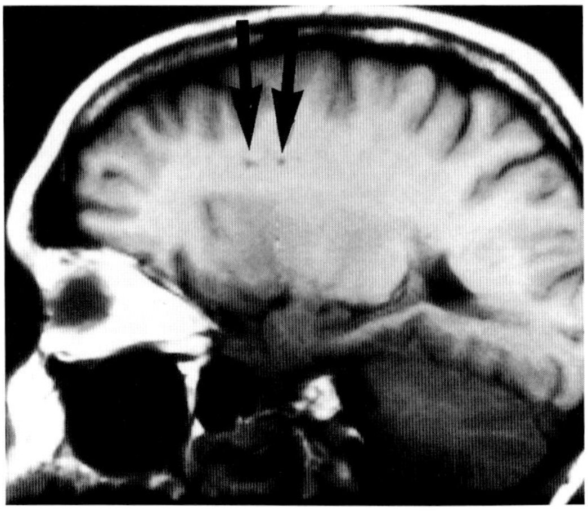

Abb. 3.99. Systemischer Lupus erythematodes einer 29jährigen Patientin. Sagittale T1w-Aufnahme, SE (500/30), bei 0,5 T. Die kleinen signalarmen Läsionen im periventrikulären Marklager *(Pfeile)* sind Ausdruck einer Mikroangiopathie

gisch heterogene Gruppe von Erkrankungen mit unterschiedlicher klinischer Symptomatologie (Tabelle 3.46). Eine diffuse Ausbreitung von Entmarkungsherden findet sich nach virusbedingten Infektionen, wie bei akuter disseminierter Enzephalomyelitis, progressiver multifokaler Leukenzephalopathie und subakut sklerosierender Panenzephalitis. Andere Ursachen einer Demyelinisierung umfassen Bestrahlungsfolgen, gefäßabhängige Prozesse wie Vaskulitiden (Abb. 3.99), die subkortikale arteriosklerotische Enzephalopathie, Entmarkungen im hohen Lebensalter sowie Intoxikationsfolgen.

Spätfolgen nach Bestrahlung mit diffuser Entmarkung der weißen Hirnsubstanz und zerebraler Atrophie kommen mehrere Monate oder Jahre nach einer Radiatio zur Beobachtung (Abb. 3.100). – Eine erhöhte Vulnerabilität des Marklagers ergibt sich bei einer Kombination der Bestrahlung mit einer Chemotherapie.

Im hohen Lebensalter stellt eine Degeneration des Marklagers einen in der MRT häufig anzutreffenden Befund dar (Abb. 3.101). Bevorzugt werden das periventrikuläre Marklager, das Centrum semiovale sowie mitunter subkortikale Marklagerabschnitte. Derartige Läsionen, die bisweilen eine beträchtliche Ausdehnung aufweisen, sind nicht zwangsläufig mit einem kognitiven oder neurologischen Defizit korreliert.

Tabelle 3.46. Charakterisierung, Klinik und Differentialdiagnose demyelinisierender Erkrankungen

Typ	Manifestationsalter	Ätiologie	Klinische Symptomatik	Prädilektion der Entmarkung
Multiple Sklerose (MS)	20–40 Jahre	Unbekannt	Schubweiser Verlauf, neurologisches Defizit	Periventrikulär, Hirnstamm, Balken, Kleinhirn, Myelon
Akute disseminierte Enzephalomyelitis (ADE)	Kindheit	Postinfektiös, postvakzinal	Progredientes neurologisches Syndrom	Zerebrum, Hirnstamm, Kleinhirn
Progressive multifokale Leukenzephalopathie (PML)	Adult	Immunschwäche, Papovavirus	Progrediente Herd- u. Allgemeinsymptome	Parietookzipital, diffus
Subakut sklerosierende Panenzephalitis (SSPE)	Juvenil	Jahre nach Maserninfektion	Progrediente Demenz, Hyperkinesen, Muskeltonuserhöhung	Diffus
Zentrale pontine Myelinolyse (CPM)	Adult	Elektrolytstörung, Alkoholismus	Tetraplegie, Pseudobulbärparalyse	Ponszentrum, extrapontin
Bestrahlungsfolgen	Jedes Alter	Monate bis Jahre nach Radiatio	Asymptomatisch oder Herdsymptome	Fokal, diffus, evtl. Hirnatrophie
M. Wilson (hepatolentikuläre Degeneration)	10–40 Jahre	Serumzäruloplasminmangel	Dysarthrie, Tremor, Rigor, Demenz	Basalganglien, Hirnstamm, Marklager
Systemischer Lupus erythematodes	Jüngere Frauen	Immunkomplexvaskulitis	Zerebrale Ischämien, Systembefall, Labor	Marklager, Basalganglien, Hirnstamm
Subkortikale arteriosklerotische Enzephalopathie (Binswanger)	Über 60 Jahre	Hypertonus, Atherosklerose	Demenz, Inkontinenz	Periventrikulär, subkortikal, Basalganglien
Senile Entmarkung	Über 70 Jahre	Mikroangiopathie	evtl. kognitives Defizit	Centrum semiovale, periventrikulär

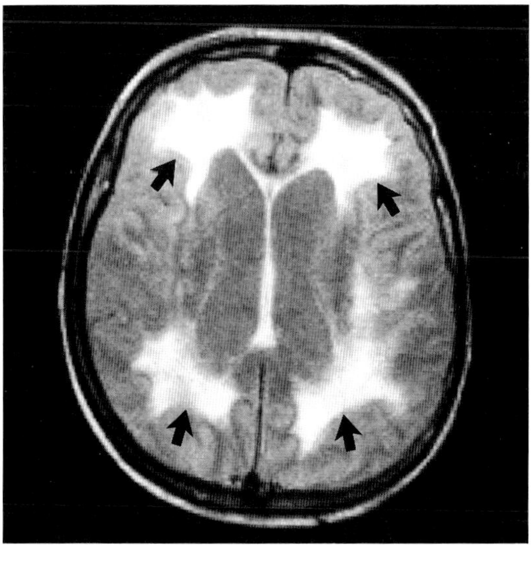

Abb. 3.100. 47jährige Patientin mit Marklagerdegeneration nach Bestrahlung 8 Jahre zuvor wegen Astrozytom. Transversale T2w-Aufnahme, SE (1600/70), bei 0,5 T. Pathologisch erhöhte Signalintensität des bilateralen periventrikulären *(Pfeile)* und supraventrikulären Marklagers mit zerebraler Atrophie

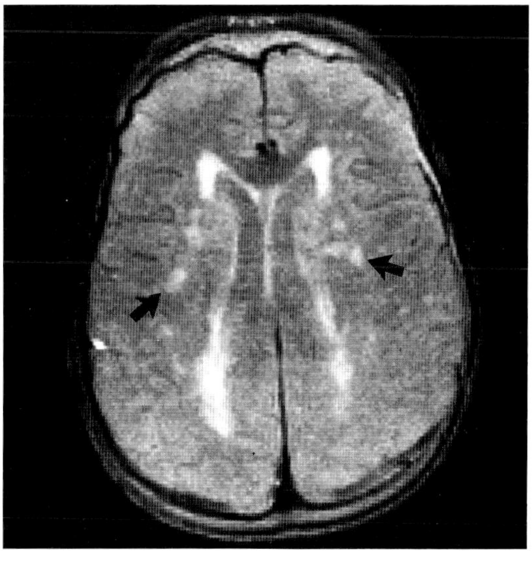

Abb. 3.101. 78jährige Patientin mit seniler Marklagerdegeneration. MR-Aufnahmen bei 0,5 T. Transversales Bild, SE (2000/60). Charakteristische symmetrische Verteilung der Erweichungsherde mit periventrikulärem und subkortikalem Sitz *(Pfeile)*

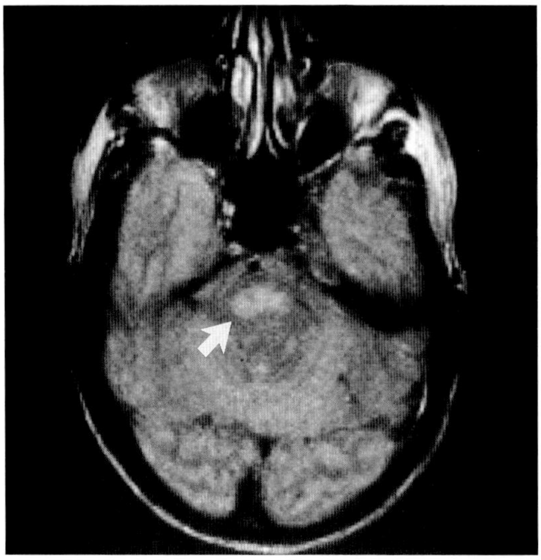

Abb. 3.102. 51jähriger Mann mit zentraler pontiner Myelinolyse. Transversale T2w-Aufnahme, SE (1600/70), bei 0,5 T. Quer durch den Pons erstreckt sich ein breites Band mit abnorm erhöhter Signalintensität *(Pfeil)*. Negativer CT-Befund

Dieses Verteilungsmuster überschneidet sich weitgehend mit dem bei subkortikaler arteriosklerotischer Enzephalopathie (M. Binswanger), einer mit Demenz und Inkontinenz einhergehenden Erkrankung. Nicht zuletzt erinnert das Befallsmuster auch an Demyelinisierungsherde bei multipler Sklerose.

Die zentrale pontine Myelinolyse, die unter chronischem Alkoholabusus oder nach forcierter Korrektur von Elektrolytstörungen, speziell des Natriums, auftritt, gibt sich in der MRT durch pontine und seltener durch extrapontine Signalabweichungen zu erkennen. T2w-Aufnahmen bringen die Erweichungsherde mit hohem Signal zur Abbildung, während die Kolliquationen im T1w-Bild signalarm hervortreten (Abb. 3.102). Ähnliche Erweichungsherde entwickeln sich auch durch andere toxische Einflüsse, wie durch die Inhalation von Amylnitrit.

3.4.5 Art- und Differentialdiagnose

Nur in Ausnahmefällen kann aus dem MRT-Befund eine spezifische Artdiagnose abgeleitet werden, wie es beim Vollbild einer Neurozystizerkose gelingt. Nach wie vor ist die

Tabelle 3.47. Muster der Signalanhebung nach Applikation von Gd-DTPA

Diffus	Ringförmig	Nodulär	Bandartig
Zerebritis	Hirnabszeß	Akute Herde bei MS	Ependymitis Meningitis
Enzephalitis	Akute Herde bei MS	Granulome	Empyemmembran Zystizerkusblasenwand

Einbeziehung klinischer Daten für die Befundbeurteilung unverzichtbar.

Bei infektiösen Erkrankungen ergeben sich in aller Regel allgemeine und unspezifische Reaktionen des Hirngewebes und der Hirnhäute auf eingedrungene Mikroorganismen. Für die Artdiagnose ist man in den meisten Fällen auf eine bakteriologische bzw. histologische Untersuchung des pathologischen Substrats angewiesen.

Mit der MRT kann man jedoch das Reaktionsmuster sowie die Lokalisation, die Anzahl und die Größe entzündlicher Herde mit hoher Genauigkeit bestimmen. Oft lassen sich daraus Rückschlüsse ziehen, die ein weiteres, gezieltes diagnostisches oder therapeutisches Vorgehen gestatten. Die MRT dient auch dem Nachweis bedrohlicher Komplikationen, die ein unmittelbares Eingreifen durch operative Entlastung oder Liquordrainage erfordern.

Durch den Einsatz von Gd-DTPA lassen sich infektiöse und entzündliche Prozesse wesentlich besser von Begleitreaktionen unterscheiden als mit Nativsequenzen allein. Ein weiterer Vorteil beruht in der Möglichkeit, bei chronisch rezidivierenden Erkrankungen wie der MS durch Kontrastmittelgabe zwischen akuten und nichtfloriden Herden zu differenzieren.

Die Muster der Signalanhebung nach Gd-DTPA erlauben eine weitere Aufschlüsselung der zugrundeliegenden Prozesse (Tabelle 3.47). Diffuse Formen in teils streifiger, teils fleckiger Gestalt finden sich bei schlecht abgrenzbaren Herden wie bei Zerebritiden und Enzephalitiden. Ringförmige Muster werden beim Hirnabszeß, bei frischen Entmarkungsherden der multiplen Sklerose und bei degenerierenden Zystizerkusblasen angetroffen. Bei multipler Sklerose und bei granulomatösen Erkrankungen sind außerdem noduläre Formen

Tabelle 3.48. Differentialdiagnose infektiöser und entzündlicher Erkrankungen

Typ	Klinik	Verlauf	SI	SI nach Gd-DTPA	Verteilungsmuster
Meningitis					
Meningiosis carcinomatosa	Liquorbefund, Primärtumor	Progredient	T1w = T2w =	T1w +	Leptomeningealer Raum
Ependymitis					
Subependymaler Tumor	Liquorbefund, keine entzündl. Anamnese	Progredient	T1w – T2w +	T1w+	Periventrikulär, Balkenbeteiligung
Transependymale Liquorabsorption	Hydrozephalus	Reversibel	T1w = T2w+	T1w 0	Gleichmäßiger Saum, periventrikulär
Empyem					
Subduralhämatom im subakuten Stadium	Keine entzündliche Vorgeschichte	Größenabnahme	T1w + T2w +	T1w 0	Subdurale Lage, kein Begleitödem
Zerebritis					
Hirninfarkt im subakuten Stadium	Plötzlicher Beginn	Regression ab 2. Woche	T1w – T2w +	T1w +, gyriform	Gefäßterritoriale Ausbreitung
Hirnabszeß					
Nekrotischer Tumor	Kurze Anamnese, pathol. Angiogramm	Rasche Progression	T1w – T2w +	T1w +, ringförmig	Keine Prädilektion
Frische Herde bei MS	Liquorbefund, evozierte Potentiale	Remission	T1w = T2w +	T1w +, ringförmig	Marklager, Hirnstamm, Kleinhirn
Enzephalitis					
Gliom niedriger Malignität	Entzündl. Parameter fehlen, evtl. Kalk	Langsame Progression	T1w – T2w +	T1w gering + oder 0	Glatte Tumorkonturen, Hemisphären, Hirnstamm
Gliomatosis cerebri	Entzündl. Parameter fehlen, seltenes Vorkommen	Langsame Progression	T1w – T2w +	T1w oft 0	Häufig temporal, Balken bilateral
Metastasen	Primärtumor, häufig Begleitödem	Progredient	T1w – T2w +	Häufig T1w +	Ubiquitär, Mark-Rinden-Grenze
Neurozystizerkose					
Echinokokkose bzw. Hydatidose	Megazysten, Kinder, Leber, Lunge, ossär	Progredient, raumfordernd	T1w – T2w +	Unbekannt	Großhirnhemisphären, evtl. Tochterzysten

+ hohe SI, = isointense SI, – niedrige SI, 0 keine Signalanhebung.

der Signalverstärkung festzustellen. Sich flächenhaft ausbreitende Entzündungen verursachen ein bandartiges Signal, das man bei Meningitiden, Ependymitis und in Empyemmembranen vorfindet.
Die MRT ist nicht zuletzt geeignet, den Verlauf einer Erkrankung und damit verbundene Residualveränderungen aufzuzeigen. Gelegentlich läßt sich daraus retrospektiv die Artdiagnose ableiten.
Die meisten intrakraniellen Läsionen sind unabhängig von der Ätiologie durch signalintensive Zonen im T2w-Bild gekennzeichnet. Weder aus den Signalintensitäten noch aus den berechneten T1- und T2-Relaxationszeiten lassen sich Kriterien ableiten, um definitiv entzündliche von nichtentzündlichen Läsionen zu unterscheiden.
Vor allem Neoplasmen können verschiedene entzündliche Reaktionsmuster des Gehirns imitieren (Tabelle 3.48).
Durch Metastasen wird bisweilen das Bild einer multiplen Sklerose nachgeahmt. Es fehlen bei Neoplasmen allerdings im weiteren Verlauf die entsprechende Klinik und die für MS typische spontane Befundrückbildung sowie die nachlassende Kontrastierung unter Gd-DTPA. Maligne Tumoren mit zentraler Einschmelzung, Perifokalödem und ringförmiger Kontrastierung der Tumorperipherie können wie auch frische MS-Herde Hirnabszessen zum Verwechseln ähnlich sehen. Wenn Klinik und Ver-

lauf uncharakteristisch sind, Blut- und Liquorkulturen wie beim chronischen Hirnabszeß negativ ausfallen, so ist im Zweifelsfall eine bioptische Sicherung der Läsion anzustreben.
Diffus infiltrierende Neoplasmen des Hirngewebes erinnern bisweilen an enzephalitische Prozesse. Im Unterschied zu akuten Enzephalitiden weisen besonders Gliome niedriger Malignitätsstufe gelegentlich Verkalkungen auf. Eine akut nekrotisierende Herpes-simplex-Enzephalitis dürfte dank ihres foudroyanten Verlaufs mit Fieber und dank ihres typischen Verteilungsmusters kaum Anlaß zur Verwechslung geben.
Subependymal lokalisierte Neoplasmen, wie Lymphome oder Karzinommetastasen, müssen gegenüber einer Infektion des Ependyms abgegrenzt werden. Für die Infektion sprechen Fieber, ein intraventrikuläres Exsudat und der entzündliche Liquorstatus. Weitere differentialdiagnostische Überlegungen haben einen transependymären Liquoraustritt bei Verschlußhydrozephalus sowie eine periventrikuläre Hyperintensität als Spielart des Normalen zu berücksichtigen.
Im Bereich der Meningen schließlich führen nicht nur entzündliche Erkrankungen, sondern auch Läsionen tumoröser und traumatischer Genese zu einer Signalanhebung und zu einer pathologischen Akkumulation von Gd-DTPA. Klinische Daten wie vorausgehende Infektion, Trauma, Tumoranamnese und Liquorstatus liefern entscheidende Hinweise.
Subdural gelegene Exsudate bei Meningitis und subdurale Empyeme sind von subduralen Hämatomen zu unterscheiden. Wiederum ist der Liquorbefund wegweisend. Ein indirekter Hinweis auf entzündliche Vorgänge beim subduralen Empyem ergibt sich mitunter aus dem Nachweis einer ausgeprägten Begleitreaktion des angrenzenden Hirngewebes, die beim subduralen Hämatom gewöhnlich fehlt. Das Hämatom durchläuft seinerseits stadienabhängige Signalveränderungen.
Nicht zuletzt sind zerebrale Ischämien differentialdiagnostisch von Bedeutung. Im Stadium der Blut-Hirn-Schranken-Störung ist bei Infarkten wie bei Zerebritiden und Enzephalitiden mit einer pathologischen Kontrastmittelanreicherung zu rechnen. Gegenüber einer diffusen Signalanhebung der entzündlichen Prozesse neigen Infarkte eher zu einem gyriformen Muster in gefäßtypischer Verteilung. Ferner ist für Infarkte ein plötzlicher Beginn der Symptomatik charakteristisch.
Beim septischen Hirninfarkt sind beide Krankheitsbilder miteinander verflochten.

3.4.6 Wertigkeit der MRT und Vergleich mit anderen bildgebenden Verfahren

Konventionelle neuroradiologische Untersuchungsverfahren wie die Röntgennativdiagnostik, Hirnszintigraphie und zerebrale Angiographie haben in der Primärdiagnostik entzündlicher Gehirnerkrankungen an Bedeutung verloren. Spezielle Fragestellungen an die Angiographie erstrecken sich auf den Nachweis von Kapselgefäßen beim Hirnabszeß im Unterschied zu tumorbedingten Gefäßneubildungen und auf die Auswirkung von postinfektiösen Vaskulitiden und von Kollagenosen auf das Gefäßsystem.
Die wichtigste Alternativmethode zur MRT ist ohne Zweifel die kraniale Computertomographie. Ein abschließender Vergleich beider Verfahren wird erst nach Vorliegen größerer Fallzahlen möglich sein. Auch wurde das erste paramagnetische Kontrastmittel für klinische Zwecke erst kürzlich in der BRD offiziell zugelassen, so daß Ergebnisse einer breiten klinischen Anwendung erst in Zukunft zu erwarten sind. Trotz dieser Einschränkungen sind für einzelne Anwendungsbereiche bereits heute verschiedene Tendenzen erkennbar (Tabelle 3.49).
Vorteile bringt die MRT durch den frühzeitigen Nachweis entzündlicher Prozesse, was für die Wahl des therapeutischen Vorgehens bedeutsam ist. Überdies ist die MRT in solchen

Tabelle 3.49. Aussagekraft von MRT und CT für spezielle Anwendungsbereiche

Parameter	MRT	CT
Frühdiagnose	+	(+)
Hirnbasisprozesse	+	–
Konvexitätsprozesse	+	–
Vollständigkeit der Herde	+	–
Gewebecharakterisierung	+	(+)
Blut-Hirn-Schranken-Störung	+	+
Verkalkungen	–	+
Komplikationen	+	+
Residualveränderungen	+	(+)

+ hohe, (+) geringe, – keine Aussage.

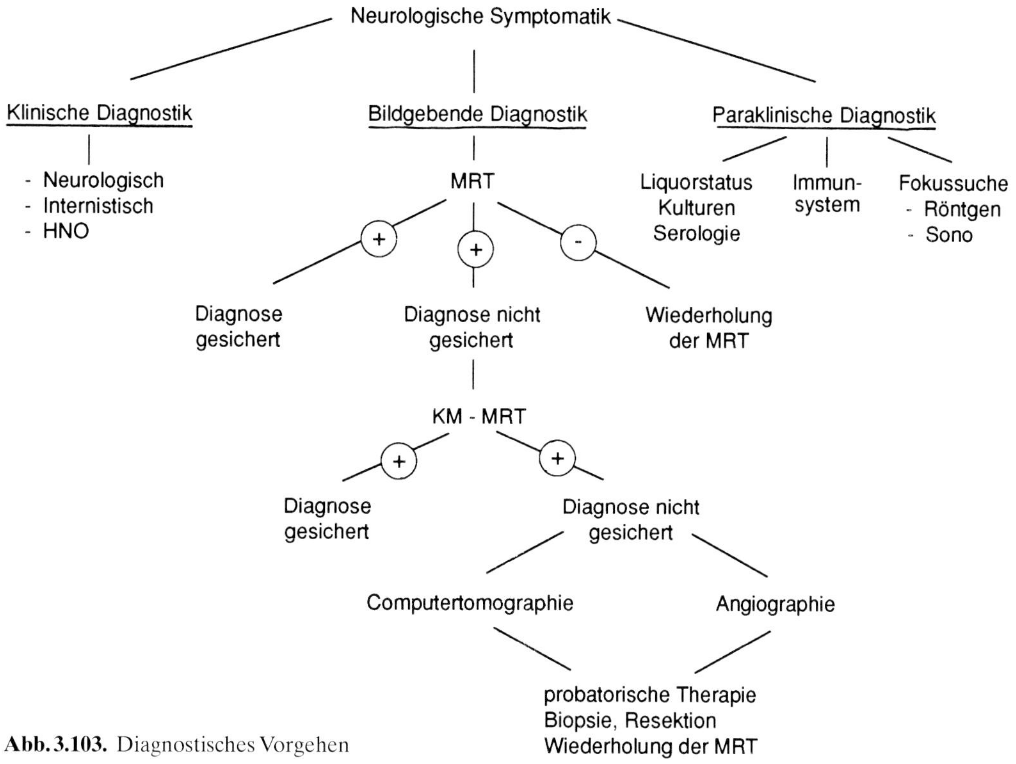

Abb. 3.103. Diagnostisches Vorgehen

Regionen überlegen, deren Wiedergabe mit der CT durch Knochenaufhärtungsartefakte in aller Regel nur in eingeschränkter Qualität möglich ist, wie im Bereich des Hirnstamms, der schädelbasisnahen Abschnitte und bei schmalen, unmittelbar der Kalotte anliegenden Konvexitätsprozessen.
Dank höherer Sensitivität erfaßt man mit der MRT eine größere Anzahl infektiöser, entzündlicher oder demyelinisierender Herde als mit der CT und gewinnt somit ein vollständigeres Bild der krankhaften Veränderungen. Die hohe Nachweisempfindlichkeit gilt auch für zerebrale Ödeme. – Störungen der Blut-Hirn-Schranke sind mit beiden Verfahren nach Kontrastmittelapplikation demonstrabel.
Die Computertomographie bietet dagegen Vorteile beim Nachweis von akuten Hämatomen und von Verkalkungen, so daß sich beide, CT und MRT, in Teilbereichen ergänzen. Das diagnostische Potential der MRT übertrifft bis auf geringe Einschränkungen deutlich das Leistungsspektrum der übrigen radiologischen Methoden, so daß der primäre Einsatz der MRT bei entzündlichen Prozessen gerechtfertigt ist.

3.4.7 Diagnostisches Vorgehen

Die Tatsache, daß das zentrale Nervensystem durch verschiedene begünstigende Faktoren einer erhöhten Infektionsgefahr ausgesetzt ist, sollte bereits zu Beginn der diagnostischen Überlegungen berücksichtigt werden. Als prädisponierende Faktoren gelten unter anderem eine Schwächung des Immunsystems durch Aids, langdauernde Steroidbehandlung, Chemotherapie, Diabetes, konsumierende Erkrankungen, infektiöse Herde speziell im Kopfbereich, Schädel-Hirn-Trauma sowie operative Eingriffe am Schädel.
Im Rahmen der klinischen Untersuchung und Fokussuche sind neurologische, internistische und HNO-Befunde von besonderer Bedeutung. Wichtige Zusatzinformationen lassen sich aus paraklinischen Befunden, vor allem aus der Analyse des Liquors und des Blutes, herleiten.
Ergibt sich durch eine Korrelation der klinischen Untersuchung, der paraklinischen Daten und der bildgebenden Diagnostik eine schlüssige Diagnose, dann können als nächster Schritt Therapiemaßnahmen eingeleitet werden

(Abb. 3.103). Ein initial negativer MRT-Befund sollte bei Persistenz oder Progredienz der klinischen Symptomatik kontrolliert werden. Läßt sich ein positiver MRT-Befund nicht ausreichend differenzieren, so sollte überprüft werden, ob dies nach der Gabe von Gd-DTPA möglich ist. Bei weiterhin ungewisser Diagnose können spezielle Gewebsveränderungen, wie frische hämorrhagische Läsionen und Verkalkungen, besser mit der CT nachgewiesen werden. Läsionen vaskulärer Genese sind durch eine zerebrale Angiographie abzuklären.
Ist ein Befund dann immer noch unklar, empfiehlt es sich, unter Berücksichtigung des klinischen Bildes eine der nachfolgend angeführten weiterführenden Maßnahmen einzuleiten:

- Probatorische medikamentöse Therapie, wie sie beispielsweise bei Toxoplasmose oder multipler Sklerose durchgeführt wird;
- stereotaktische Biopsie oder Resektion eines Herdes zur histologischen und bakteriologischen Aufarbeitung;
- Verlaufsuntersuchung mit MRT zur Überprüfung des biologischen Verhaltens einer Läsion und einer Änderung des Verteilungsmusters.

3.4.8 Indikationen

Gegenwärtig ist die MRT die Methode der Wahl zum Nachweis entzündlicher, infektiöser und die Myelinisierung betreffender Erkrankungen des zentralen Nervensystems. Eine Einschränkung des Verfahrens ergibt sich bei den oben angeführten Kontraindikationen, bei kooperationsunfähigen Patienten und evtl. bei solchen, die einer intensiven Überwachung bedürfen.
Indikationen für die MRT-Untersuchung umfassen primäre intrakranielle Erkrankungen, die sich im Bereich des Hirngewebes, der Liquorräume und der Hirnhäute abspielen, wie sie in Tabelle 3.50 aufgeführt sind. Weitere Indikationen erstrecken sich auf Sekundärfolgen, die als unmittelbare Komplikationen auftreten, und auf Residualveränderungen im Spätstadium solcher Erkrankungen sowie auf die Überprüfung therapeutischer Maßnahmen.
Aus medizinischer Sicht ist bezüglich der Indikationsstellung für die MRT bei den genannten Erkrankungen international eine weitgehende Übereinstimmung festzustellen.
In der BRD sind die Leistungen der Krankenkassen in der Gebührenordnung für Ärzte festgelegt. Darin ist die MRT des Kopfes als eigene Position aufgeführt. In den Richtlinien zur Durchführung der MRT in der kassenärztlichen Versorgung ist eine Kostenübernahme speziell für Tumoren des Gehirns, Temporallappenepilepsie und multiple Sklerose angeführt. Mittels eingehender neurologischer Diagnostik ist zuvor die Notwendigkeit einer MRT-Untersuchung festzustellen. Bei multipler Sklerose wird außerdem eine Untersuchung visuell evozierter Potentiale vorausgesetzt. Infektiöse Erkrankungen des Gehirns, die häufig eine tumorähnliche Symptomatik aufweisen, sind in dieser Indikationsliste zwar nicht speziell genannt, werden aber als Indikation zur MRT-Untersuchung heute bereits akzeptiert.

Tabelle 3.50. Indikationen für die MRT-Untersuchung

1. *Primäre Erkrankungen*
   Hirnparenchym
   - Hirnabszeß, Zerebritis
   - Enzephalitis
   - Granulome, Pilzinfektionen
   - Parasitosen
   - Dys- und Demyelinisierung

   Hirnhäute und Liquorräume
   - Meningitis
   - Empyem
   - Ependymitis
2. *Sekundärfolgen*
   - Hydrozephalus
   - arachnoidale Adhäsionen
   - Infarzierungen
   - Hirnsubstanzdefekt
   - Glianarben
   - Hirnatrophie
3. *Therapiekontrolle*

Literatur

1. Anand AK, Halthore SN (1987) MRI in the evaluation of post viral encephalitis. In: Calabró A, Leonardi M (eds) Computer aided neuroradiology. CIC, Roma, p 154
2. Bauer WM, Obermüller H, Vogl T, Lissner J (1984) MR bei zerebraler alveolärer Echinokokkose. Digit Bilddiagn 4: 129–131
3. Bauer WM, Gutheil R, Heywand SH, Fink U, Tilling R, Hilbertz T, Vogl T (1988) Diagnostic potential of T2-weighted gradient echo (FLASH) sequences in

MRI of the brain. Soc of Magn Reson in Med, 7th annual meeting. Book of abstracts. Vol 1, p 63
4. Brasch RC, Weinmann HJ, Wesbey GE (1984) Contrast-enhanced NMR imaging: animal studies using gadolinium-DTPA complex. AJR 142: 625–630
5. Davis PC, Hoffmann JC, Braun IF, Ahmann P, Krawiecki N (1987) MR of Leigh's disease (subacute necrotizing encephalomyelopathy). AJNR 8: 71–75
6. Dietemann JL, Beigelmann C, Vouge M et al. (1989) Multiple sclerosis and corpus callosum atrophy: relationship of MRI findings to clinical data. In: Nadjmi M (ed) Imaging of brain metabolism. Springer, Berlin Heidelberg New York Tokyo, pp 405–407
7. Drayer BP (1987) Magnetic resonance imaging of multiple sclerosis. BNI Q Vol 3/4: 65–73
8. Dunn V, Bale JF, Zimmerman RA, Perdue Z, Bell WE (1986) MRT in children with postinfectious disseminated encephalomyelitis. Magn Reson Imaging 4: 25–32
9. Enzmann DR, Britt RR, Obana WG, Stuart J, Murphy-Irwin K (1986) Experimental staphylococcus aureus brain abscess. AJNR 7: 395–402
10. Gordillo T, Millán JM, Escudero L, Orduna M, Roger R, de la Fuente M (1986) Multiple intracranial hydatid cysts. Neuroradiology 28: 285
11. Grossmann RI, Wolf G, Biery D et al. (1984) Gadolinium enhanced Nuclear Magnetic Resonance images of experimental brain abscess. J Comput Assist Tomogr 8/2: 204–207
12. Grossmann RI, Gonzalez-Scarano F, Atlas SW, Galetta S, Silberberg DH (1986) Multiple Sclerosis: Gadolinium Enhancement in MR imaging. Radiology 161: 721–725
13. Henkes H, Schörner W, Sander B, Felix R (1988) MRI of the meninges: normal and pathological findings. In: Felix R, Claussen CD (eds) Second European congress of NMR in medicine and biology, Berlin, June 23–26. Abstract book, p 24
14. Kappos L, Städt D, Rohrbach E, Heun R, Keil W, Ratzka M (1989) Gadolinium-DTPA enhanced MRI in multiple sclerosis: a new method to monitor disease activity and treatment efficacy. In: Nadjmi M (ed) Imaging of brain metabolism. Springer, Berlin Heidelberg New York Tokyo, pp 409–412
15. Kermode AG, Tofts PS, Mc Donald WI, Mac Manus DG (1988) Towards quantification of Gadolinium-DTPA leakage in multiple sclerosis. Soc of Magn Reson in Med, 7th annual meeting. Works in progress, p 21
16. Leung AWL, Greco A (1987) MRI findings in cerebral sarcoidosis. In: Calabró A, Leonardi M (eds) Computer aided neuroradiology. CIC, Roma, pp 251–253
17. Levy RM, Rosenbloom S, Perrett LV (1986) Neuroradiologic findings in AIDS: a review of 200 cases. AJNR 7: 833–839
18. Marshall V, Flannigan BD, Bradley WG (1986) The MR appearance of gliosis: correlation with histopathology. Soc of Magn Reson in Med, 5th annual meeting. Book of abstracts, pp 799–800
19. Martin N, Masson C, Henin D, Mompoint D, Marsault C, Nahum H (1989) Idiopathic cranial pachymeningitis. Assessment with CT and MR imaging. In: Nadjmi M (ed) Imaging of brain metabolism. Springer, Berlin Heidelberg New York Tokyo, p 492
20. Miller DH, Ormerod IEC, Mc Donald WT et al. (1986) A clinical and MRI follow up study of isolated optic neuritis. Soc of Magn Reson in Med, 5th annual meeting. Book of abstracts, vol 3. p 774–775
21. Miller DH, Johnson G, McDonald WI, MacManus D, duBoulay EPGH, Kendall BE, Moseley IF (1986) Detection of optic nerve lesions in optic neuritis with magnetic resonance imaging. Soc of Magn Reson in Med, 5th annual meeting. Works in progress, p 99–100
22. Offenbacher H, Fazekas F, Schmidt R, Payer F, Lechner H (1988) MRI in tuberculous meningitis: a report of two cases. Soc of Magn Reson in Med, 7th annual meeting. Works in progress, p 4
23. Post MJD, Tate LG, Quencer RM, Hensley GT, Berger JR, Sheremata WA, Maul G (1988) CT, MR und pathology in HIV encephalitis and meningitis. AJNR 9: 469–476
24. Rodiek SO, Rupp N, Gräfin von Einsiedel H (1987) MR- und CT-Muster der Neurozystizerkose. ROFO 146: 570–577
25. Sartor K, Geyer CA, Prensky AJ, Abramson CL, Hodges III FJ, Gado MH (1986) Computed tomography and magnetic resonance imaging in children with rare movement disorders. Acta Radiol [Suppl] 369: 658–663
26. Schörner W, Baum K, Henkes H, Girke W, Felix R (1988) Früherkennung der multiplen Sklerose: MR-Befunde bei der Erstmanifestation der multiplen Sklerose. ROFO 149/1: 63–68
27. Schroth G, Kretschmar K, Gawehn J, Voigt K (1987) Advantage of magnetic resonance imaging in the diagnosis of cerebral infections. Neuroradiology 29: 120–126
28. Steinbrich W, Heindel W, Glathe S (1988) MR imaging in the evaluation of intracranial infections. Soc of Magn Reson in Med, 7th annual meeting. Book of abstracts, vol 1, p 6
29. Tarr RW, Edwards KM, Kessler RM, Kulkarni MV (1987) MRI of mumps encephalitis: comparison with CT evaluation. Pediatr Radiol 17: 59–62
30. Valk J, van der Knaap MS (1987) The role of T2w images in the assessment of progress of myelination in infants and children. Soc of Magn Reson in Med, 6th annual meeting. Works in progress, p 1
31. Venger BH, Dion FM, Rouah E, Handel SF (1987) MR imaging of pontine tuberculoma. AJNR 8: 1149–1150
32. Zee Ch-S, Segall HD, Roger C, Ahmadi J, Apuzo M, Rhodes R (1985) MR imaging of cerebral toxoplasmosis: correlation of computed tomography and pathology. J Comput Assist Tomogr 9/4: 797–799

Weiterführende Literatur

Elster AD (1988) Cranial magnetic resonance imaging. Churchill Livingstone, New York, pp 183–255
Holland BA (1987) Diseases of white matter. In: Brant-Zawadzki M, Norman D (eds) Magnetic resonance imaging of the central nervous system. Raven, New York, pp 259–277

Maravilla KR (1988) Multiple Sclerosis. In: Stark DD, Bradley WG (eds) Magnetic resonance imaging. Mosby, St. Louis, pp 344–358
Moseley I (1988) Magnetic resonance imaging in diseases of the nervous system. Blackwell Scientific, Oxford
Pfeiffer J (1984) Neuropathologie. In: Remmele W (Hrsg) Pathologie 4. Springer, Berlin Heidelberg New York Tokyo, S 154–190
Sze G (1988) Infections and inflammatory diseases. In: Stark DD, Bradley WG (eds) Magnetic resonance imaging. Mosby, St. Louis, pp 316–343
Zimmerman RA, Bilaniuk LT, Sze G (1987) Intracranial infection. In: Brant-Zawadzki, Norman D (eds) Magnetic resonance imaging. Raven, New York, pp 235–257

3.5 Atrophie, degenerative Erkrankungen, Hydrozephalus und Liquorflußstörungen

W. Dewes

3.5.1 Einleitung

Dem morphologischen Bild des schrumpfenden Gehirns liegen neben dem Prozeß der physiologischen Hirnalterung eine Vielzahl unterschiedlicher Hirngewebsveränderungen zugrunde. Das ausgereifte menschliche Gehirn besitzt ca. 10 Milliarden Nervenzellen, wobei die Hirnreifung in etwa ab dem 16. Lebensjahr abgeschlossen ist. Nach 4–5 Jahren (also mit dem 20. und 21. Lebensjahr) beginnt der Abbauprozeß des Gehirns, bei dem täglich mehr als 1000 Nervenzellen zugrunde gehen. Pathomorphologische Grundlagen der Hirnalterung sind neben der Nervenzellatrophie Fibrosen der Leptomeningen, subpiale und subependymale Fasergliosen, die Erhöhung des Lipofuszingehalts der Nervenzellen, die intraneural eingelagerten Hirano-, Levi- und Marinescu-Körper sowie granulovakuoläre Degenerationen, senile Drusen oder Alzheimer-Fibrillenveränderungen. Hinzu kommen Axonschwellungen, die beim physiologischen und pathologischen Alterungsprozeß des Gehirns vorkommen. Neben den Veränderungen der Nervenzellen kommt es zu einer Gliareaktion in Form von Astrozytenverdichtungen und Amyloideinlagerungen. Die Tatsache, daß derartige Veränderungen im alternden Gehirn nachzuweisen sind, deutet nicht zwangsläufig auf einen pathologischen Alterungsprozeß hin. Verschiebungen in der Relation der einzelnen Veränderungen jedoch charakterisieren das pathologische Altern. So finden sich beispielsweise bei 50 % der Menschen im mittleren und höheren Alter Alzheimer-Fibrillenveränderungen in geringem Ausmaß. Erst ein Überwiegen bestimmter Veränderungen kennzeichnet den pathologischen Alterungsprozeß.
Gemessen am Gesamtvolumen des Gehirns, dessen Anteil an Nervenzellen inklusive ihrer Fortsätze ungefähr 60 % der Gehirnsubstanz ausmacht, bedeutet der tägliche physiologische Zelluntergang, daß im Alter von 70 Jahren ca. 25–26 Mio. Nervenzellen abgestorben sind und damit die Gesamtgehirnmasse um 0,15–0,16 % reduziert ist. Der mittlere temporotemporale Durchmesser des Gehirns beträgt etwa 12–13 cm. Demnach würde sich der physiologische Alterungsprozeß mit einer Verringerung des Transversaldurchmessers des Gehirns um weniger als 1 mm bei einem angenommenen Alter von 70 Jahren niederschlagen. Dies jedoch nur unter der Annahme, daß das Gehirn eine kugelförmige Gestalt hätte und daß keine Sulci die Oberfläche vergrößerten. – Entsprechend ist der physiologische Hirnabbauprozeß mit den radiologischen bildgebenden Verfahren der Computer- oder Kernspintomographie nicht zu erfassen. Daraus folgt aber direkt, daß dem Begriff „Erweiterung der inneren und/oder äußeren Liquorräume“ immer polypathische Hirngewebsveränderungen zugrunde liegen, die im fortgeschrittenen Alter zu dem physiologischen Hirnabbauprozeß hinzukommen, ohne daß dem Bild der Hirnschrumpfung unbedingt eine pathologische Bedeutung beigemessen wird. Andererseits korreliert eine Zunahme der Ventrikelweite eng mit dem Nachlassen der zerebralen Leistungsfähigkeit [2, 11, 28, 36, 37].

3.5.2 Untersuchungstechnik

3.5.2.1 Patientenvorbereitung und -lagerung, Spulenwahl

Patientenvorbereitung und -lagerung erfolgen wie bei den anderen MRT-Untersuchungen des Gehirns, des Hirnstamms und des Spinalkanals: Die Patienten werden in der Regel in Rückenlage untersucht, nachdem sichergestellt wurde, daß keine Kontraindikationen bestehen.

Für Untersuchungen des Gehirns, des Hirnstamms und des Liquorflusses wird die Kopfspule und für die Untersuchungen des Spinalkanals werden Oberflächenspulen eingesetzt. Für die Untersuchung des zervikalen Spinalkanals kann neben der Oberflächenspule wahlweise auch die Kopfspule verwendet werden, sofern die Architektur der Kopfspule so gestaltet ist, daß die Positionierung des zervikalen Spinalkanals innerhalb des homogenen, zentralen Anteils der Spule möglich ist. Dies bedeutet, daß die Patienten möglichst tief in der Spule positioniert werden müssen. Bei Verwendung der Oberflächenspule sollte entweder mit einer Rechteckspule mit einer Kantenlänge von ca. 20 cm oder mit einer Ringspule mit bis zu 20 cm Durchmesser gearbeitet werden. Bei größeren Spulen wird in der Regel die Ortsauflösung zu schlecht, bei wesentlich kleineren Spulen wird die Orientierung erschwert, und das Signal-Rausch-(SR-)Verhältnis verschlechtert sich insbesondere im Randbereich der Spule deutlich.

3.5.2.2 *Abbildungsebenen*

Zur Beurteilung des Ausmaßes einer Großhirnatrophie haben sich transversale und koronare Schichtebenen bewährt, bei der Abklärung einer atrophischen Veränderung des Kleinhirns sind auch sagittale Schichten nützlich. Die Hirnstammatrophie kann in der Regel in der koronaren Abbildungsebene gut beurteilt werden. In der transversalen Schichtebene sind die Weite der Sylvius-Furchen, der Inselzisternen, der basalen Zisternen und des Sulcus centralis sowie die Konfiguration und die Maße des 2. Ventrikels zu beurteilen. Die Weite der parietal gelegenen Hirnfurchen sowie die Weite des 3. Ventrikels kann in den koronaren Schichten ermittelt werden, die Ausmaße des 4. Ventrikels lassen sich in sagittalen Schichten gut darstellen (Tabelle 3.51).

Tabelle 3.51. Abbildungsebenen und Zuordnung der anatomischen Strukturen

Schichtebene	Anatomische Strukturen
Transversal	Frontale, temporale und okzipitale Furchen, Inselzisternen, Sylvius-Furchen, basale Zisternen, Ventrikel, Groß- und Kleinhirn, Basalganglien
Koronar	Parietale und temporale Furchen, Interhemisphärenspalt, 3. Ventrikel, Balken, Hirnstamm und Basalganglien, Temporallappen
Sagittal	Frontale, okzipitale und parietale Furchen, Kleinhirnfurchen, 2. und 4. Ventrikel, basale Zisternen, Groß- und Kleinhirn, Balken und Medulla oblongata mit Pons und Olive

3.5.2.3 *Untersuchungssequenzen*

Zur ausschließlichen Beurteilung des Ausmaßes einer Atrophie sind T1w-SE-Sequenzen geeignet, da hierbei der Kontrast zwischen dem dunkel dargestellten Liquor und dem Gehirn bzw. dem Myelon sehr gut ist. Daneben liefern T1w-Sequenzen auch bei dünnen Schichten ein gutes SR-Verhältnis und eine entsprechend hohe räumliche Auflösung. Pathologische Gewebsveränderungen werden mit T1w-Sequenzen nicht empfindlich erfaßt.

Zur Darstellung der pathologisch veränderten Hirngewebsbezirke ist wie bei allen MRT-Untersuchungen des Gehirns die Verwendung einer pw- und T2w-SE-Sequenz mit EKG-Triggerung und Flußkompensation sinnvoll. Bei den meisten Geräteherstellern ist die Fluß kompensation 1. Ordnung sowie die Möglichkeit der EKG-Triggerung fester Bestandteil der Hard- und Software. Die Fluß- oder Bewegungskompensation 1. Ordnung reduziert die lineare Phasenverschiebung der Spins; Bewegungen höherer Ordnung wie beschleunigte Flüsse und beschleunigte fortgeleitete Bewegungen wie Gefäßpulsationen oder Turbulenzen werden nicht kompensiert. Die Anwendung der EKG-Triggerung, bei der jeweils mit der R-Zacke des EKGs der 90°-Puls eingestrahlt wird, minimiert vor allem die Gefäßpulsationen dadurch, daß die Bildprofile immer in der gleichen Bewegungslage akquiriert werden. Dadurch werden bewegungsbedingte Phasenverschiebungen reduziert. Die Kombination der EKG-Triggerung mit der Flußkom-

Tabelle 3.52. Untersuchungssequenzen

	SE	IR	GE
T1-gewichtet	Hirnatrophie	Mißbildung	Hirnstammatrophie
Protonen-gewichtet	Entmarkungsherde	–	–
T2-gewichtet	Läsionen des Gehirns, Entmarkungsherde, entzündliche Herde, Leuko-Araiosis	–	Läsionen des Hirnstamms und der Basalganglien, Läsionen des Rückenmarks, hämorrhagische Läsionen des Gehirns, Verkalkungen

pensation 1. und 2. Ordnung (bei einigen Herstellern ebenfalls angeboten) erbringt in der Regel ein stark artefaktreduziertes Bild.
Zur Beurteilung des Hirnstamms ist die zusätzliche Verwendung von koronaren T2w-GE-Sequenzen in dünner Schichttechnik (z. B. 4 mm) sinnvoll, da durch die GE-Sequenzen einzelner Hersteller ein besseres SR-Verhältnis erzielt wird als mit den entsprechenden SE-Sequenzen. Ferner sind die GE-Sequenzen wegen der kurzen Echozeiten allgemein weniger durch Pulsationsartefakte gestört. Hierbei ist jedoch das Kontrast-Rausch-Verhältnis für signalintensive Hirngewebsläsionen gegenüber den SE-Sequenzen etwas reduziert, so daß signalintensive Läsionen beispielsweise bei Ödemen oder bei Entmarkungen nicht so deutlich dargestellt werden. – Andererseits sind die GE-Sequenzen wesentlich empfindlicher gegenüber Änderungen der Suszeptibilität, d. h., sie reagieren auf lokale Magnetfeldinhomogenitäten, verursacht durch paramagnetische Substanzen (z. B. Hämosiderinablagerungen in Makrophagen bei hämorrhagischen Kontusionen), oder auf signalfreie Bezirke (z. B. Verkalkungen, Luft) wesentlich sensibler mit umschriebener Signalminderung als die SE-Sequenzen. GE-Sequenzen reduzieren die Meßzeiten um mehr als 50 %, so daß die Patienten die Untersuchungen in der Regel besser tolerieren. Entsprechend werden auch die Artefakte infolge willkürlicher Bewegungen reduziert.
Zur Beurteilung des Spinalkanals gilt bezüglich der Untersuchungssequenzen Entsprechendes, wobei jedoch in der Regel auf die Verwendung von pw- und T2w-SE-Sequenzen verzichtet werden kann, da diese bei einer Meßzeit von bis zu 30 min oft durch Bewegungsartefakte gestört sind. Untersuchungen des Spinalkanals werden mit sagittalen T1w-SE-Sequenzen und mit sagittalen T2w-GE-Sequenzen routinemäßig durchgeführt, wobei bei einzelnen Fragestellungen zur Ergänzung Sequenzen in anderen Ebenen und mit anderen Wichtungen angezeigt sind.
Untersuchungssequenzen zur Beurteilung des Liquorflusses werden als EKG-getriggerte Multiphasen-GE-Sequenzen ohne Flußkompensation in sagittaler Schichtorientierung durchgeführt, wobei es sich bewährt hat, innerhalb eines RR-Intervalls 8 Bilder zu akquirieren. Hierdurch ist eine TR-Zeit von einem Achtel des Herzzyklus vorgegeben. Bei Echozeiten von ca. 30 ms und bei Wahl eines Flipwinkels von ca. 10° ergeben sich stark T2-gewichtete Einzelbilder, die, als Endlosschleife formiert (sog. Cine-Mode), den Liquorfluß in den Foramina Monroi, dem Aquädukt und dem Foramen Magendii in Echtzeit darstellen. Hierbei werden zweckmäßigerweise Schichtdicken von 6–8 mm verwendet, damit der Liquorfluß in beiden Foramina Monroi erfaßt werden kann (Tabelle 3.52).

3.5.2.4 *Kontrastmittelanwendung*

Für die Diagnostik von hirnatrophischen Prozessen und des Liquorflusses im MRT spielt die Verwendung von paramagnetischen Kontrastmitteln keine Rolle und ist entsprechend auch nicht indiziert.

3.5.3 Relaxationszeiten, Signalintensitäten und Kontrastverhalten

Die Relaxationszeiten für das ZNS-Gewebe bei atrophischen Prozessen sind uncharakteristisch. Während die in den MR-Tomogrammen

Tabelle 3.53. T1- und T2-Relaxationszeiten des Gehirns bei Gesunden und Patienten mit atrophischen Hirngewebsveränderungen (in ms bei 1,5 Tesla)

		Kortex	Mark	Liquor	Stammganglien
Gesunde	T1	1000–1200	600–700	um 2500	750–850
	T2	130–160	120–160	(um 1000)[a]	120–150
Umschriebene und flächige signalintensive Bereiche					
Patienten	T1	900–1900			
	T2	200–600			

[a] Die T2-Wert-Berechnung bei Proben mit langer T2-Zeit weist in der Regel Probleme auf, die zu großen Ungenauigkeiten führen.

sichtbar nichterkrankten Areale des ZNS sich bezüglich der Relaxationszeiten wie die entsprechenden Gewebsbereiche bei Gesunden verhalten, d. h., die T1- und T2-Werte sind normal (Tabelle 3.53), zeigen signalintensive erkrankte Bereiche erhöhte T1- und T2-Werte. Je höher die Signalintensitäten in den T2w-Sequenzen sind, desto höher sind auch die T1- und T2-Werte. Die T2-Werte reichen dabei von 200–600 und die T1-Zeiten von 900–1900 ms. Wenn Hirngewebe liquide umgewandelt ist, liegen die Relaxationszeiten entsprechend höher (s. Tabelle 3.53).

3.5.4 Atrophie, degenerative Erkrankungen des ZNS, Hydrozephalus und Liquorflußstörungen

3.5.4.1 Pathologische Hirnschrumpfung

Globale oder regionale Hirnschrumpfung in Verbindung mit Verschiebungen in den Relationen der oben angeführten pathomorphologischen Veränderungen sind als pathologische hirnatrophische Erkrankungen definiert. Ursachen solcher hirnatrophischer Prozesse sind, neben der Alzheimer-Erkrankung, arteriosklerotische Veränderungen, die Pick-Atrophie, die Jakob-Creutzfeld-Erkrankung und Mischbilder dieser Erkrankungen (vor allem mit der Atherosklerose, oder ein gemeinsames Vorkommen der Jakob-Creutzfeld- und der Alzheimer-Erkrankung). Die Alzheimer-Erkrankung ist mit ca. 45 % die häufigste Ursache einer globalen Hirnschrumpfung und rangiert noch vor den arteriosklerotischen Veränderungen (Tabelle 3.54) [11, 28, 36, 37, 39].

Systematrophien werden Erkrankungen genannt, bei denen ganze oder mehrere funktionell hintereinandergeschaltete neuronale Systeme degenerativ-atrophisch verändert sind, wobei die Nervenzelle primär und die Glia sekundär geschädigt ist. Hierzu gehören der Morbus Parkinson, die myatrophe Lateralsklerose, die Chorea Huntington ebenso wie beispielsweise die Friedreich-Erkrankung. Andere Ursachen wie metabolische, toxische, infektiöse, traumatische oder paraneoplastische Prozesse können ebenfalls zu globalen oder regionalen Atrophien oder zu Systematrophien führen [1, 5, 17–19, 25, 33].

Prinzipiell ist eine MR-tomographisch nachgewiesene Atrophie des ZNS nur in Verbindung mit den klinischen Angaben einer Erkrankungsentität zuzuordnen. Aus den morphologisch faßbaren Veränderungen im MRT kann in der Regel nicht auf die Ursache der Hirnatrophie geschlossen werden. Zusätzliche Befunde wie Verkalkungen (Morbus Fahr), Hämorrhagien (Z. n. Schädel-Hirn-Trauma, s. Abb. 3.115), periventrikuläre Entmarkungen (Enzephalomyelitis disseminata, s. Abb. 3.113 und 3.114) oder Entmarkungen des Marklagers und Rindennekrosen (Arteriosklerose, s. Abb. 3.110 und 3.112) können die Differentialdiagnosen weiter einengen [1, 21, 23, 26, 29, 31].

Nur bei wenigen Erkrankungen gibt dagegen der Verteilungstyp der atrophischen Veränderungen Hinweise auf die Ursache der Atrophie. Beispielsweise liegt bei der Alper-Erkrankung, einer teils hereditären als auch teils symptomatischen Erkrankung des Kleinkindes, hauptsächlich eine Atrophie der Konvexitätsrinde vor [30].

Die Alzheimer-Erkrankung zeichnet sich vorwiegend durch die globale Atrophie der Hirnrinde aus, wobei die frontotemporale oder die parietookzipitale Region bevorzugt betroffen sind (Abb. 3.104 und 3.105) [22].

Die Pick-Atrophie ist durch den bevorzugten Befall des Frontal- und Schläfenlappens (Abb. 3.106) und die Friedreich-Krankheit durch den atrophischen Prozeß in den Goll-Strängen der Hinterstränge und durch Atrophie des Kleinhirns charakterisiert [21].

Eine Atrophie des Nucleus caudatus mit Erweiterung der Seitenventrikel kommt bei der Chorea Huntington vor [35].

Tabelle 3.54. Erkrankungsentitäten und Lokalisation der Atrophie sowie Besonderheiten

Erkrankung	Lokalisation der Atrophie	Besonderheiten
Friedreich-Krankheit	Hinterstränge, Kleinhirn, Medulla oblongata	Kindheit, Verlauf über 30 Jahre, autosomal-rezessiv vererbbar
Spinozerebellare Atrophie	Rückenmark, Olive, Kleinhirn Brückenkerne	Erwachsenenalter, Verlauf über Jahrzehnte
Zerebellare Atrophie		
– angeborene frühe Form	Kleinhirnrinde	Frühe Kindheit, Debilität
– späte Form	Oberwurm, Lobus quadrangularis anterior	Erwachsenenalter, Rumpfataxie
Chorea Huntington	Nucleus caudatus, Putamen, Pallidum, Großhirnrinde	4. Dezennium, Verlauf bis 20 Jahre, autosomal-dominant vererbbar, bei Weißen häufiger als bei Schwarzen
Morbus Parkinson	Substantia nigra, Locus coeruleus (Pallidum, Hirnrinde)	6. und 7. Dezennium, m:w = 3:2, dominant und rezessiv vererbbar
Parkinsonismus (arteriosklerotisch, postenzephalitisch, durch Intoxikation)	Substantia nigra, Locus coeruleus, Vaguskern, Zwischenhirn, Tegmentum und auch andere Stammganglien, Hirnrinde, Markräume	Erwachsenenalter
Myatrophische Lateralsklerose (ALS)	Motorische Nervenzellen des Rückenmarks und der motorischen Hirnnervenkerne	4.–7. Dezennium, m:w = 2:1, autosomal-dominant vererbbar
Pick-Atrophie	Rinde des Stirn- und Schläfenlappens	4.–6. Dezennium, Verlauf über ein Jahrzehnt, Zinktransportstörung?
Morbus Alzheimer	Frontotemporale Hirnrinde und parietookzipitale Hirnrinde und alle Mischformen, Kombination mit anderen Systematrophien und degenerativen Erkrankungen	6. Dezennium, Verlauf über 10 Jahre, m:w = 2:3
Toxische Schädigung	Alle Rindenareale und Markräume	Erkrankungsalter entsprechend dem Zeitpunkt der Noxe
Traumatische Schädigung	Alle Rindenareale und Markräume, Hirnstamm, Medulla, Rückenmark	
Metabolische Erkrankungen	Großhirn, Kleinhirn	
Entzündliche und infektiöse Prozesse (Leukoenzephalitis, Polioenzephalitis, Mischformen)	Alle Hirnareale, Rückenmark	Erkrankungsalter entsprechend dem Zeitpunkt der Noxe
Slow-Virus-Erkrankungen		
– Jakob-Creutzfeld	Großhirn- und Kleinhirnrinde, Thalamus	2.–8. Dezennium, Verlauf bis zu einem Jahr
– Gerstmann-Sträussler	Großhirn- und Kleinhirnrinde, Stammganglien	4.–6. Dezennium, Verlauf über mehrere Monate, familiäre Belastung
Multiple Sklerose	Großhirnmark (-rinde), Balken, Pons, Kleinhirn, Medulla oblongata, Rückenmark	2.–3. Dezennium, Verlauf über 15–30 Jahre, familiäre Häufung, m:w = 1:2, Nord-Süd-Gefälle
Paraneoplastisch-atrophische Prozesse	Vorwiegend Kleinhirnrinde (-mark) (auch Großhirn)	Erkrankungsalter entsprechend dem Zeitpunkt der Noxe
Zerebrovaskuläre Erkrankungen	Alle Hirnareale	Vorwiegend Erwachsenenalter, Risikofaktoren: Hypertonie, orale Kontrazeptiva, Nikotinabusus, Übergewicht, Herzfehler, Herzrhythmusstörungen
Morbus Binswanger	Marklager des Großhirns mit weitgehender Schonung der Rinde	Erwachsenenalter, Verlauf über Jahre

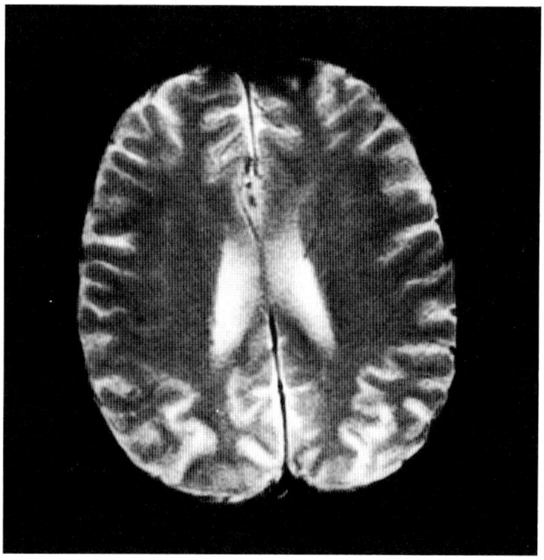

Abb. 3.104. Alzheimer-Erkrankung, vorwiegend okzipitoparietale symmetrische Hirnrindenatrophie bei einem dementen 60jährigen Patienten. GE (600/35/15°), SD = 8 mm, bei 1,5 T

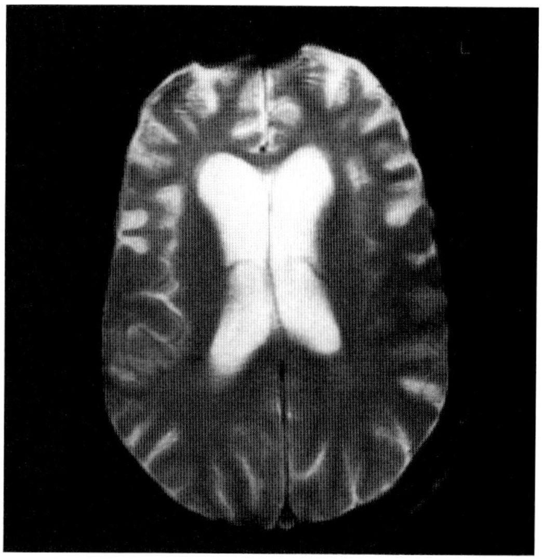

Abb. 3.106. Pick Atrophie (Mischform), frontale Hirnrindenatrophie und Markschrumpfung bei einem 54jährigen Patienten mit leichter Demenz. GE (810/35/15°), SD = 7 mm, bei 1,5 T

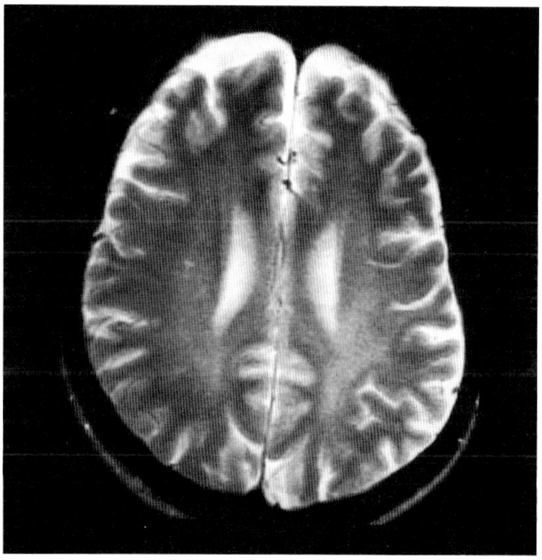

Abb. 3.105. Alzheimer-Erkrankung, vorwiegend frontotemporoparietale Hirnrindenatrophie mit Leuko-Araiosis bei einem 46jährigen Patienten mit leichter Demenz. SE, TR (EKG-getriggert) >1600 ms, TE = 100 ms, SD = 8 mm, bei 1,5 T

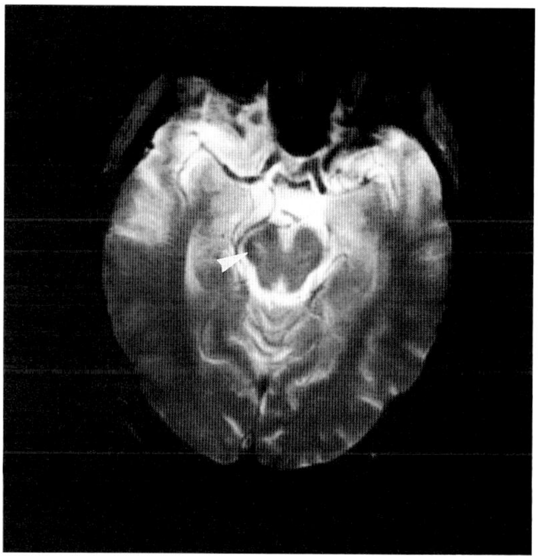

Abb. 3.107. Myatrophe Lateralsklerose, streifige Signalintensitätserhöhung im Vorderstrang der Medulla oblongata in Höhe der Decussatio lemniscorum *(Pfeil)* bei einem 59jährigen Mann. GE (770/35/15°), SD = 6,7 mm, bei 1,5 T

Bei der myatrophischen Lateralsklerose, einer autosomal-dominant vererbbaren Degeneration der motorischen Nervenzellen mit bevorzugter Lokalisation im Zervikalmark, sind Männer doppelt so häufig betroffen wie Frauen. Das mittlere Manifestationsalter liegt um das 60. Lebensjahr. Selten können MR-tomographisch Bezirke erhöhter Signalintensität im Bereich der Pyramidenvorder- oder -seitenstränge nachgewiesen werden (Abb. 3.107) [28].

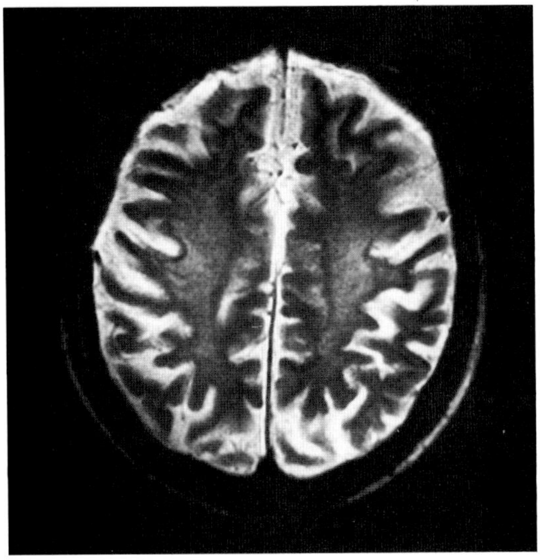

Abb. 3.108. Mitochondriale Enzephalomyopathie (Ophthalmoplegia plus und Kearns-Sayre-Syndrom), Hirnrindenatrophie und signalintensive disseminierte Marklagerveränderungen bei einem 44jährigen Mann mit Ophthalmoplegie, Reizleitungsstörungen des Herzens und Nachweis von „ragged red fibers" im Muskelbiopsat. SE, TR (EKG-getriggert) >1500 ms, TE = 100 ms, SD = 6,7 mm, bei 1,5 T

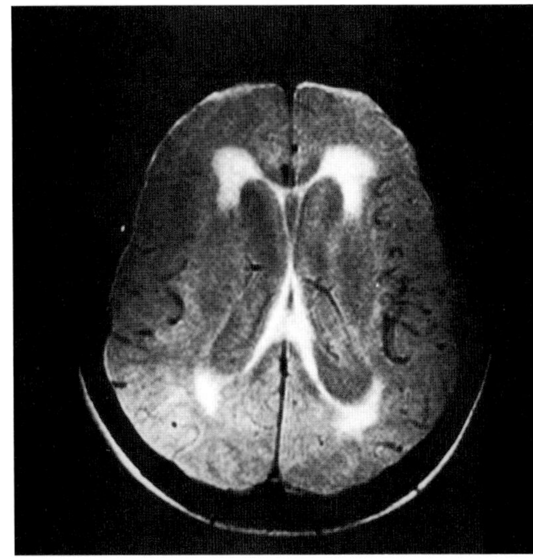

Abb. 3.110. Morbus Binswanger, flächige signalintensive Marklagerveränderungen (Leuko-Araiosis) bds. periventrikulär und entlang der äußeren und inneren Kapsel bei einem 42jährigen Patienten mit „Gedächtnisstörungen", vorwiegende Markatrophie. SE, TR (EKG-getriggert) >1500 ms, TE = 50 ms, SD = 8 mm, bei 1,5 T

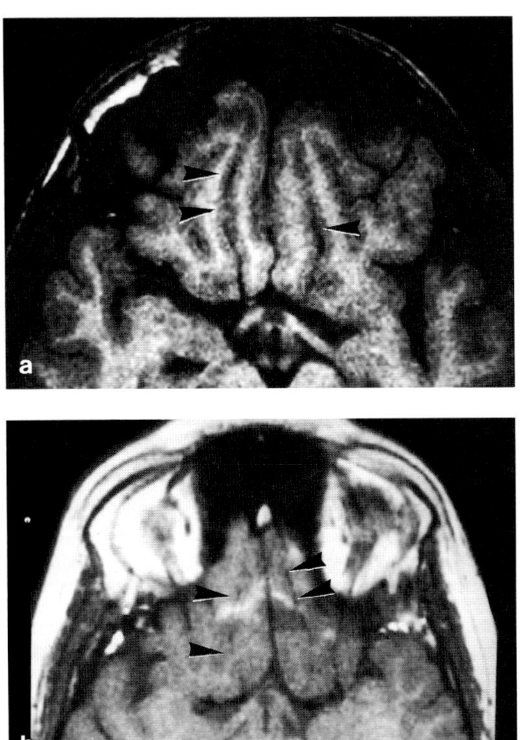

◀ **Abb. 3.109. a** Normale Darstellung des Sulcus olfactorius (←). SE (550/30), SD = 2,8 mm, bei 1,5 T. **b** Hypogonadotroper Hypogonadismus mit Riechhirnatrophie (Kallmann-Syndrom), Atrophie des Sulcus olfactorius (←) bei einer 17jährigen Patientin. SE (500/30), SD = 3 mm, bei 1,5 T

Bei der mitochondrialen Enzephalomyopathie sieht man bevorzugt die Atrophie der Hirnrinde im parietalen Bereich, kombiniert mit Signalintensitätserhöhungen des Marklagers (Abb. 3.108) [41].

Der Nachweis einer Atrophie des Riechhirns (z. B. bei hypogonadotropem Hypogonadismus) ist indirekt im MRT mit dem Nachweis eines teilweise oder gar nicht angelegten Sulcus olfactorius zu führen (Abb. 3.109) [6].

Der Morbus Binswanger ist eine sehr seltene arteriosklerotische Erkrankung der Markraumarterien mit Mikronekrosen des Marklagers unter weitgehender Schonung der Hirnrinde. In der Literatur sind weniger als 50 histologisch gesicherte Fälle bekannt (Abb. 3.110) [16].

Sämtliche Infektionen wie Leukoenzephalitis oder Polioenzephalitis, chronische Intoxikationen (Abb. 3.111) und die Arteriosklerose

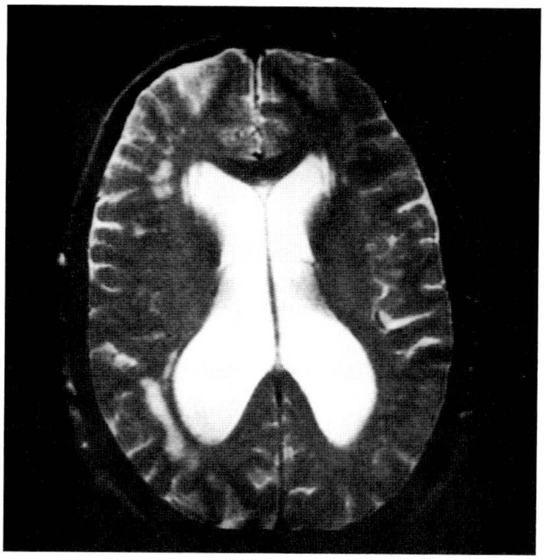

Abb. 3.111. Chronische Intoxikation mit organischen Lösungsmitteln, teils umschriebene, teils flächige Marklagerveränderungen (rechts mehr als links) mit vorwiegender Markatrophie und Ventrikulomegalie bei einem 42jährigen Mann mit ausgeprägten Konzentrationsstörungen. SE, TR (EKG-getriggert) >1800 ms, TE = 100 ms, SD = 8 mm, bei 1,5 T

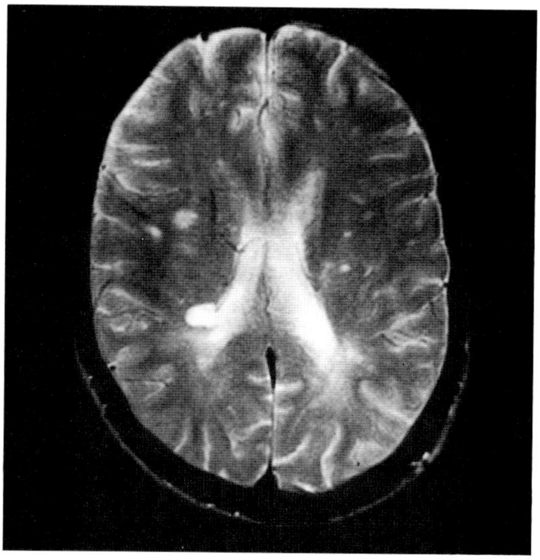

Abb. 3.113. Encephalomyelitis disseminata mit umschriebenen Entmarkungsherden und flächigen signalintensiven Marklagerveränderungen bds. periventrikulär bei einer 26jährigen Patientin. SE (2000/100), SD = 8 mm, bei 1,5 T

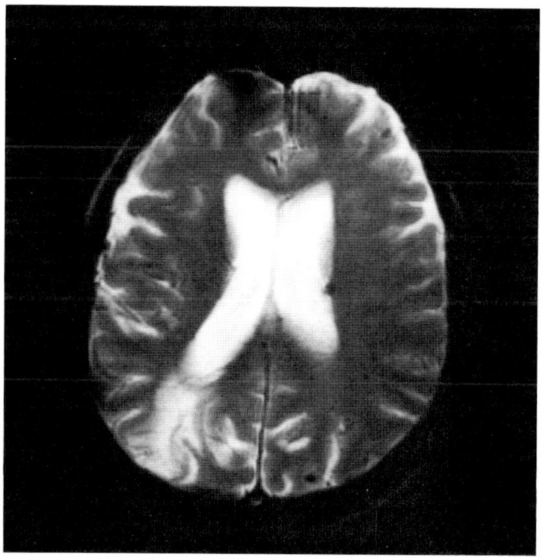

Abb. 3.112. Infarkt rechts okzipital mit signalintensiver Glianarbe, und bei Z. n. mehreren Traumen kleine hämorrhagische Kontusionen im Kortex, subkortikal und subependymal links. Vorwiegende Hirnrindenatrophie rechts und Markatrophie bds. bei einem 64jährigen Patienten. GE (860/35/15°), SD = 8 mm, bei 1,5 T

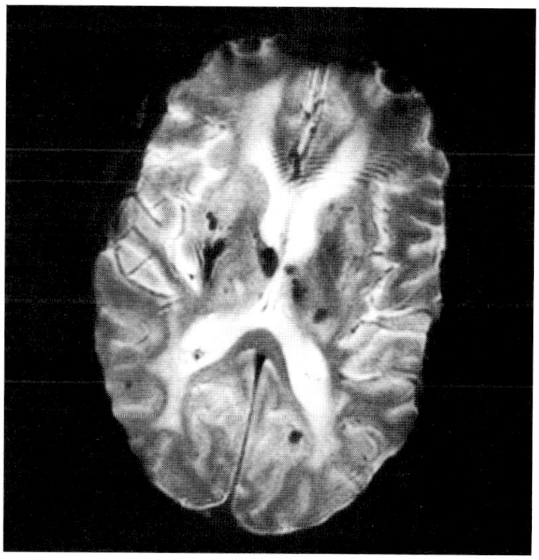

Abb. 3.114. Langzeitdialyse (>10 Jahre), signalintensive Marklagerveränderungen im Sinne einer Leuko-Araiosis und multiple kleine Hämorrhagien bds. im Stammganglienbereich und subkortikal, vorwiegend Hirnrindenatrophie bei einem 56jährigen Patienten. GE (820/35/15°), SD = 6,7 mm, bei 1,5 T

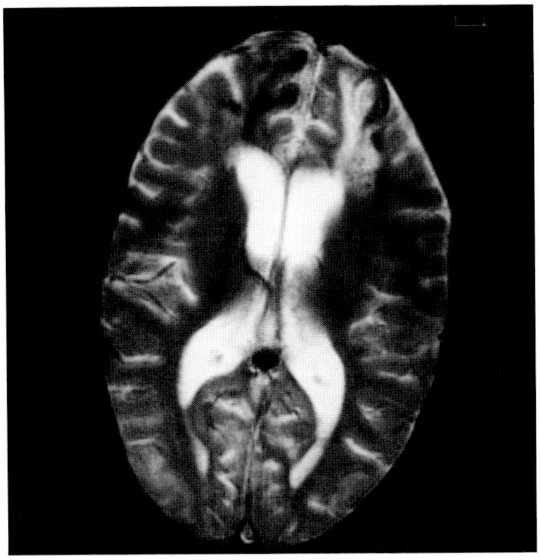

Abb. 3.115. Z. n. Schädel-Hirn-Trauma (42 Monate zuvor), bifrontale, teils hämorrhagische Kontusionen mit Hämosiderinablagerungen in Makrophagen, teils signalintensive Veränderungen bei Nervenzelluntergängen und Ausbildung von Glianarben. Vorwiegende globale Markraumatrophie und frontale Rindenatrophie bei einer 25jährigen Patientin. GE (830/35/15°), SD = 8 mm, bei 1,5 T

(Abb. 3.110 und 3.112) können sowohl bevorzugt Rindenatrophien als auch Markatrophien globaler als auch regionärer Art verursachen. Ebenso kann bei der Encephalomyelitis disseminata neben der Markatrophie auch eine Hirnrindenatrophie gesehen werden (Abb. 3.113 und 3.114) [3, 12, 17, 23, 27, 38].

Häufig kommen Mischformen der oben aufgeführten Erkrankungen vor und führen zu nicht systematisierbaren Atrophien. Diese Reihe von Beispielen zeigt, daß hirnatrophische Veränderungen als Folge- oder Begleiterscheinungen bei einer Vielzahl von Erkrankungen des ZNS vorkommen, wobei häufig Entmarkungsprozesse der weißen Hirnsubstanz sichtbar sind. Diese Entmarkungen zeigen je nach Alter alle Übergänge von frischen Nekrosen bis zu Pseudozysten. Der multifaktoriellen Genese dieser Marklagerveränderungen trägt der Begriff der „Leuko-Araiosis" Rechnung, der 1987 von Hachinski als Überbegriff für die vielfältigen Läsionen der weißen Hirnsubstanz eingeführt wurde [16, 12].

Die bildgebende Diagnostik mittels MRT kann den Grad der Hirnschrumpfung sehr zuverlässig erfassen. Die Hirngewebsveränderungen der Leuko-Araiosis werden entweder überhaupt nicht oder gleichförmig als Bezirke erhöhter Signalintensität im T2w-MRT, als vermindert signalintensive Bereiche im T1w-MRT und als Zonen leicht erhöhter Signalintensität im pw-MRT abgebildet. Lediglich zusätzliche Substrate wie Verkalkungen, Blutungen und hämorrhagische Kontusionsherde oder Eiseneinlagerungen in den Stammganglien verändern das MRT-Bild (Tabelle 3.54 und Abb. 3.115) [9, 10, 35, 40].

3.5.4.2 Hydrozephalus und Liquorflußverhalten

Die Liquorproduktion erfolgt im Plexus chorioideus und in den Arachnoidalzellen der Virchow-Robin-Spalträume. Es werden durchschnittlich 150–250 ml Liquor pro Tag gebildet, die über die Arachnoidalvilli der Pacchioni-Granulationen und über die spinalen Wurzeltaschen resorbiert werden [4, 7, 34].

Als Ursache für eine Ventrikulomegalie kommen ein intraventrikulärer Hydrocephalus internus, ein extraventrikulärer obstruktiver Hydrocephalus internus und ein Hydrocephalus e vacuo in Betracht. Für den intraventrikulären Hydrocephalus internus sind Abflußbehinderungen im Bereich des Aquädukts oder der Foramina Luschkae bzw. des Foramen Magendii ursächlich. Diese können durch gliotische oder fibrotische Vernarbungen oder Verklebungen im Rahmen von Entzündungen oder Subarachnoidalblutungen entstehen oder auf kongenitalen Mißbildungen des Aquädukts beruhen. Tumoren der hinteren Schädelgrube sowie andere Raumforderungen, wie Zysten, können ebenfalls eine Abflußbehinderung des Liquors verursachen. Subarachnoidalblutungen und Meningitiden werden ebenfalls als Ursache für eine Abflußstörung des Liquors durch Verklebungen des Aquädukts oder der Foramina genannt. Eine mögliche Pathogenese des obstruktiven extraventrikulären Hydrocephalus internus stellen ebenfalls Entzündungen oder Subarachnoidalblutungen dar, die zu einer Resorptionsstörung des Liquors in den Pacchioni-Granulationen führen. Der Hydrocephalus e vacuo tritt bei diffusen markzerstörenden Prozessen infolge der Markschrumpfung auf (Tabelle 3.55) [20, 28, 36, 37, 39].

Tabelle 3.55. Hydrozephalusformen

	Ursachen	MRT
Intraventrikulärer Hydrocephalus internus	Abflußbehinderung des Aquädukts oder der Foramina Luschkae, Monroi, Magendii; Tumoren der hinteren Schädelgrube, des Mittel- und Stammhirns; Mißbildungen, postentzündliche oder posttraumatische Verklebungen der Foramina oder des Aquädukts	Erweiterte innere Liquorräume, je nach Lokalisation der Obstruktion; in den Multiphasen-GE-Sequenzen je nach Ausprägung erhöhtes Flußphänomen oder Stop ohne Flußphänomen
Extraventrikulärer obstruktiver Hydrocephalus internus, Hydrocephalus mal- bzw. aresorptivus	Resorptionsstörungen im Bereich der Pacchioni-Granulationen, entzündlich oder tumorbedingte Meningeosis	Erweiterte innere und äußere Liquorräume, in den Multiphasen-GE-Sequenzen erhöhte Flußphänomene in die Ventrikel
Hydrocephalus e vacuo	Markzerstörende Prozesse wie z. B. multiple Sklerose, Arteriosklerose o. ä.	Erweiterte innere, ggf. auch äußere Liquorräume, Leuko-Araiosis, Entmarkungsherde, in den Multiphasen-GE-Sequenzen ggf. normale oder verstärkte Flußphänomene

Der erhöhte intraventrikuläre Druck bei den obstruktiven Formen des Hydrozephalus führt zu einer Mark- und Rindenschrumpfung mit z.T. erheblichem neurologischen Krankheitsbild [12, 14, 18–20, 24, 32].
Ein erheblicher Vorteil der Gradientenechotechnik ist die Anwendung von T1w- und T2w-Sequenzen zur Darstellung von Bewegungsabläufen. Bei Hirnuntersuchungen wird Liquorfluß durch die Foramina Monroi, den 3. Ventrikel, den Aquädukt oder den 4. Ventrikel mit Hilfe von EKG-getriggerten Bildern innerhalb einer Herzphase darstellbar (Abb. 3.116). Bei Patienten mit einer erhöhten Liquorflußgeschwindigkeit – z. B. durch eine Aquäduktstenose – ist das Strömungsphänomen sehr deutlich zu erkennen. Fließender Liquor grenzt sich von stehendem oder sehr langsam fließendem Liquor signalfrei, d. h. schwarz, innerhalb des sehr hellen übrigen Liquors ab. Liquorfluß im Aquädukt ist in der Multiphasensequenz, getriggert auf den Herzschlag, deshalb sichtbar, weil fließende Spins sich aus der Ebene hinausbewegen und dadurch kein Signal mehr erzeugen. Das heißt aber, daß die schnell fließenden Spins wegen der Signalauslöschung ebenfalls erkannt werden. Eine Quantifizierung des Flusses ist bislang dahingehend möglich, daß die Fließrichtung und die Flußgeschwindigkeit errechnet werden können, im MRT sind sie nicht erkennbar. Die Flußmenge kann z.Z. nicht routinemäßig bestimmt werden. Somit beschränkt sich die Anwendung der Liquorflußstudien in der kernspintomographischen Routinediagnostik auf die Feststellung eines Stops des Liquorflusses. Dies gelingt jedoch sehr zuverlässig (Abb. 3.117). Bei einer vollständigen Liquorabflußbehinderung beispielsweise bei einem Hydrozephalus internus infolge einer Meningoenzephalitis ist ein Stop des Liquorflusses im Aquädukt sicher nachweisbar. Raumforderungen des Kleinhirns oder der Medulla führen ebenfalls zu Liquorabflußbehinderungen. Bei diesen Patienten ist ein Stop des Liquorflusses in den 4. Ventrikel sicher beurteilbar. Bei Patienten mit Septum-pellucidum-Zysten und Verlegung der Foramina Monroi kann der Nachweis erbracht werden, daß kein Liquorfluß mehr vorhanden ist. Im Bereich des Aquädukts kann jedoch noch Strömung in geringem Ausmaß nachweisbar sein. Der Fluß in beiden Foramina Monroi wird im sagittalen Mittelschnitt erfaßt. Es kann nicht zwischen Flüssen aus dem rechten oder linken Foramen unterschieden werden. Hierzu sind parasagittale Schichten erforderlich [8, 15].
Bei Patienten mit Normaldruckhydrozephalus können unterschiedlich stark ausgeprägte Flußphänomene im Bereich des Aquädukts, des 3. und 4. Ventrikels sichtbar gemacht werden (s. Abb. 3.116). Der Pathomechanismus

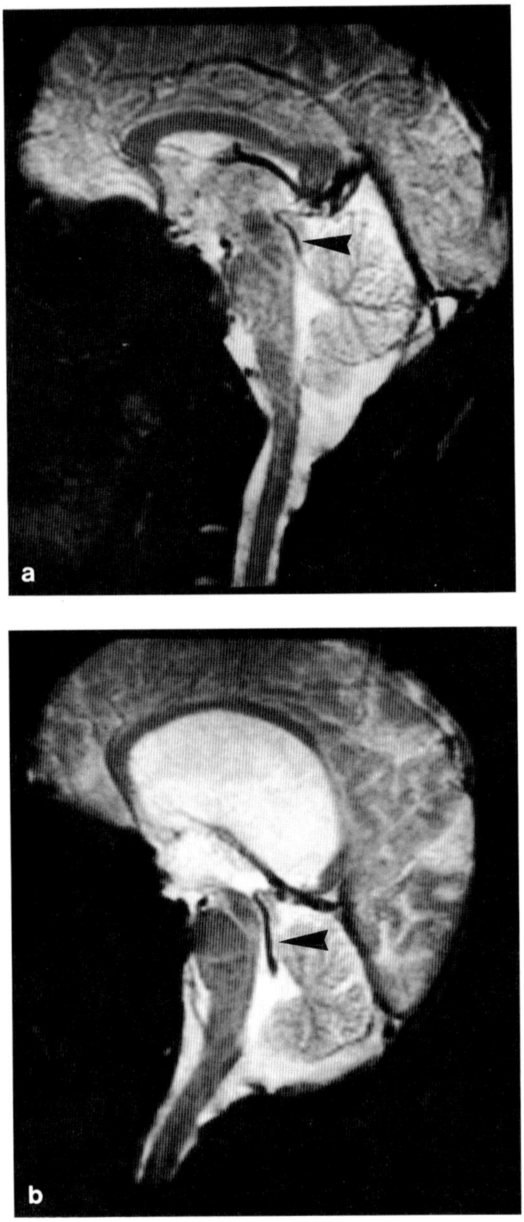

Abb. 3.116 a, b. Dunkle Liquorflußphänomene. **a** Normaler maximaler Liquorfluß (←) im Aquädukt bei einer 29jährigen Probandin. GE-8-Phasen-Sequenz. EKG-getriggert (900/35/10°), SD = 6 mm, bei 1,5 T. **b** Vermehrter maximaler Liquorfluß im Aquädukt und in den 4. Ventrikel (←). Vorwiegende Markraumatrophie und Hirnrindenatrophie, Ventrikulomegalie bei einem 60jährigen Patienten mit intermittierendem Normaldruckhydrozephalus und Demenz. GE-8-Phasen-Sequenz, EKG-getriggert (800/35/10°), SD = 8 mm, bei 1,5 T. TR = 800 ms, TE = 35 ms, FW = 10°, 8 mm Schichtdicke.

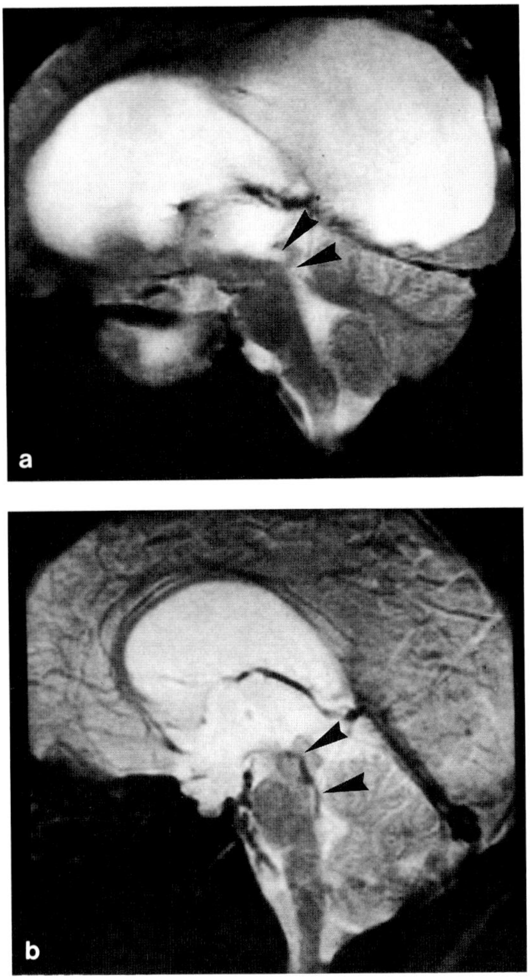

Abb. 3.117. a Aquäduktverschluß nach Meningoenzephalitis mit Verschlußhydrozephalus, kein Nachweis von Flußphänomenen im Aquädukt (←). GE-8-Phasen-Sequenz, EKG-getriggert (800/35/10°), SD = 8 mm, bei 1,5 T. **b** Nach endoskopischer Lösung der Aquäduktverklebungen – Instrument wurde durch das rechte Vorderhorn des 2. Ventrikels, das Foramen Monroi rechts und den 3. Ventrikel bis zum Aquädukt vorgeschoben (Prof. Dr. Entzian, Neurochirurgische Klinik der Universität Bonn) – turbulente Strömung ausweislich irregulärer Flußphänomene im Aquädukt und im 4. Ventrikel (←), Regredienz der Ventrikulomegalie, bei einem 8 Monate alten Kind. GE-8-Phasen-Sequenz, EKG-getriggert (700/35/10°), SD = 8 mm, bei 1,5 T

der unterschiedlich deutlichen Flußphänomene bei diesen Patienten ist bislang nicht ausreichend geklärt.

3.5.5 Differentialdiagnosen

Differentialdiagnostische Kriterien für die Ursache einer im MRT nachgewiesenen Hirnatrophie mit oder ohne Leuko-Araiosis bzw. Nekrosen der Kortex werden hauptsächlich anhand des neurologischen und psychiatrischen Status und der übrigen klinischen und paraklinischen Daten des Patienten erbracht (s. Tabelle 3.54). Zu dem MR-tomographisch nachgewiesenen hirnatrophischen Prozeß selbst gibt es keine weiteren Differentialdiagnosen.
Differentialdiagnostische Überlegungen bei Liquorflußstörungen beinhalten vorwiegend den Ausschluß eines Tumors oder eines anderen raumfordernden Prozesses. Sind raumfordernde Ursachen für eine Liquorflußstörung ausgeschlossen, so ermöglicht die Multiphasen-GE-Sequenz den Nachweis eines Verschlusses der einzelnen Foramina oder den Nachweis eines Aquäduktverschlusses. Unterscheidungen zwischen den einzelnen Formen eines Hydrozephalus gelingen nur in Verbindung der funktionellen mit den morphologischen MR-Sequenzen und mit den klinischen Angaben. Zur Differenzierung der einzelnen Hydrozephalusformen ausschließlich aus den funktionellen Multiphasen-GE-Sequenzen liegen bislang keine ausreichenden Erkenntnisse vor.

3.5.6 Wertigkeit der MRT und Vergleich mit anderen bildgebenden Verfahren

Die Computertomographie und bei Säuglingen die Sonographie sind zum Nachweis des Ausmaßes der Hirnschrumpfung im Großhirnbereich gleichwertige Untersuchungsverfahren. Bei atrophischen Prozessen im Hirnbasisbereich ist die MRT der CT überlegen, da die für die CT bekannten Aufhärtungsartefakte bei starken Dichtesprüngen des Gewebes bei der MRT nicht auftreten und Suszeptibilitätsartefakte an Luft- bzw. Knochen-Gewebe-Grenzen durch die Wahl entsprechender Untersuchungssequenzen (z.B. T1w-SE-Sequenzen) vermeidbar sind. Dies trifft auch für die Beurteilung der atrophischen Prozesse des Kleinhirns, des Hirnstamms und des Rückenmarks zu. Zum zusätzlichen Nachweis einer Leuko-Araiosis oder von Kortexnekrosen ist die MRT unter Verwendung von T2w-Sequenzen der CT überlegen. Ein weiterer Vorteil der MRT gegenüber der CT ist die exaktere Mark-Rinden-Trennung und somit die genaue Differenzierung zwischen Mark- und Rindenatrophie. Bezüglich der Bestimmung der Weite des 2. Ventrikels ist die CT als gleichwertig einzustufen. Für die Bestimmung der Weite des 3. Ventrikels, des Aquädukts und des 4. Ventrikels gelten die oben erwähnten, methodisch bedingten Vorteile für die MRT, die sich aus der Möglichkeit der artefaktfreien Darstellung der Stammganglienbereiche und der hinteren Schädelgrube im MRT ergeben [8, 9, 13, 35].

3.5.7 Diagnostisches Vorgehen, Indikationen

Die MRT ist anerkanntermaßen die Methode der Wahl zum Nachweis von intrazerebralen Erkrankungen und von Erkrankungen des Rückenmarks. Dementsprechend ist sie ebenfalls die Methode der Wahl zum Nachweis von atrophischen ZNS-Prozessen. Die Durchführung einer Computertomographie bei dieser Fragestellung kann entfallen. Die Indikation zur MRT ergibt sich aus dem exakten Nachweis des Ausmaßes des atrophischen Prozesses sowie aus der gleichzeitigen Nachweismöglichkeit eines Leuko-Araiosis oder von Kortexläsionen. Die Applikation von paramagnetischem Kontrastmittel ist bei der Fragestellung nach einem atrophischen Prozeß nicht indiziert. Zum Ausschluß einer Raumforderung oder eines Tumors als Ursache einer Liquorflußstörung ist die zusätzliche Anwendung einer kontrastmittelunterstützten MR-Untersuchung vorteilhaft.

Literatur

1. Bakay L, Lee JC, Lee GC, Peng JR (1977) Experimental cerebral contusion. J Neurosurg 47: 525
2. Barron SA, Jakobs L, Kinkel WR (1976) Changes in size of normal lateral ventricles during aging determined by computerized tomography. Neurology 26: 1011

3. Craig JR, Johnson L, Lundberg GD, Tatter D, Edmondson HA, McGah S (1980) An autopsy survey of clinical and anatomical diagnoses associated with alcoholism. Arch Pathol Lab Med 104: 452
4. Cutler J, Page L, Galicich J, Watters GV (1968) Formation and absorbtion of cerebrospinal fluid in man. Brain 91: 707
5. Dewes W, Moskopp D, Kurthen M, Solymosi L, Harder T (1989) MR-Tomographie nach Schädel-Hirn-Trauma: Vergleich mit Computertomographie, Elektro-Enzephalographie und neurologischem Status. ROFO 150: 316
6. Dewes W, Krahe T, Klingmüller D, Harder T (1987) MR-tomographische Befunde beim Kallmann-Syndrom. ROFO 147: 400
7. Dirnhofer R, Sigrist T (1979) Zur Rolle – hämorrhagisch infarzierter – Arachnoidalzotten beim posttraumatischen Hirnödem. Acta Neuropathol (Berl) 45: 161
8. Dijk van P (1986) Multiphase mode imaging and cine display permit dynamic flow MR imaging. Diagn Imaging Oct: 163
9. Drayer BP (1988) Imaging of the aging brain: Part I. Normal findings. Radiology 166: 785
10. Drayer BP (1988) Imaging of the aging brain: Part II. Pathologic conditions. Radiology 166: 797
11. Earnest MP, Heaton RK, Wilkinson WE, Manke WF (1979) Cortical atrophy, ventricular enlargement and intellectual impairment in the aged. Neurology 29: 1138
12. Eichler H, Dewes W, Buer R (1989) MR-Tomographie einer akuten hämorrhagischen Leukoenzephalitis im Kindesalter. ROFO 150: 480
13. Fischer AQ, Azis E (1987) Diagnosis of cerebral atrophy in infants by near-field cranial sonography. Radiology 163: 838
14. Gammal TE, Allen MB, Brooks BS, Mark EK (1987) MR evaluation of hydrocephalus. AJR 149: 807
15. Gieseke J, Dewes W, Träber F, de Last F (1988) CSF-Fluß mit Cine MRT und geschwindigkeitssensitive Gradientenschaltung. Biomed Tech (Berlin) 3/2: 163
16. Hachinski VC, Potter P, Merskey H (1987) Leuko-Araiosis. Arch Neurol 44: 21
17. Hirner A (1969) Elektronenmikroskopische Untersuchungen zur formalen Genese der Balkenläsionen nach experimenteller Cyanidvergiftung. Acta Neuropathol (Berl) 13: 350
18. Inzelberg R, Treves T, Reider I (1987) Computed tomography brain changes in Parkinsonian dementia. Neuroradiology 29: 535
19. Jack CR, Mokri B, Laws ER, Houser OW, Baker HL, Paterson RC (1987) MR-findings in normal-pressure hydrocephalus: significance and comparison with other forms of dementia. J Comput Assist Tomograph 11: 923
20. Kazner E, Wende S, Grumme T, Stochdorph O, Felix R, Claussen C (1988) Computer- und Kernspintomographie intrakranieller Tumoren aus klinischer Sicht. Springer, Berlin Heidelberg New York Tokyo
21. Katzman R, Karasu TB (1975) Differential diagnosis of dementia. In: Fields WS (ed) Neurological and sensory disorders in the elderly. Stratton Intercontinental Medical Book, New York
22. Kido DK, Caine ED, LeMay M (1989) Temporal lobe atrophy in patients with Alzheimer's disease: a CT study. AJNR 10: 551
23. Köster O, Dewes W, Klehr U, Träber F (1989) MRT des Gehirns bei Patienten unter Langzeitdialyse. ROFO 150: 598
24. Lorenzo AV, Page LK, Watters GV (1970) Relationship between cerebrospinal fluid formation, absorbtion and pressure in human hydrocephalus. Brain 93: 679
25. Machen BC, Williams JP, Lum GB (1987) Magnetic resonance imaging in neuronal ceroid lipofuscinosis. CT 11: 160
26. Maytal J, Alvarez LA, Elkin CM, Shinnar S (1987) External hydrocephalus: Radiologic spectrum and differentiation from atrophy. AJR 148: 1223
27. Ostertun B, Dewes W, Süß H, Steudel A, Harder T (1988) MR-Tomographie nichttumoröser Erkrankungen des Gehirns und des Zervikalmarks. ROFO 148: 408
28. Peiffer J (1984) Neuropathologie. In: Remmele W (Hrsg) Pathologie Bd. 4. Springer, Berlin Heidelberg New York Tokyo
29. Povlishock JT, Becker DP, Miller JD, Jenkins LW, Dirtrich WD (1979) The morphopathologic substrat of concussion? Acta Neuropathol (Berl) 47: 1
30. Sandbank U, Lerman P (1972) Progressive cerebral poliodystrophy – Alper's disease. J Neurol Neurosurg Psychiatry 35: 749
31. Savazzi GM, Cusmano F, Degasperi T (1985) Cerebral atrophy in patients with long-term hemodialysis treatment. Clin Nephrol 23: 89
32. Scheffner D, Lipinski C (1980) Nichteitrige Enzephalitis, Meningoenzephalitis, Enzephalomeningitis und Enzephalopathie. In: Bachmann KD, Everbeck, H, Joppich G, Kleihauer E, Rossi E, Stalder GR (Hrsg) Pädiatrie in Praxis und Klinik. Bd 3. Thieme, Stuttgart S 810
33. Seitelberger F (1969) General neuropathology of degenerative processes of the nervous system. In: Neurosciences research, vol 2. Academic Press, New York
34. Shabo AL, Maxwell DS (1968) The morphology of arachnoidal villi. A light and electron microskopic study in the monkey. J Neurosurg 29: 451
35. Starkstein SE, Folstein SE, Brandt J (1989) Brain atrophy in Huntington's disease: a CT-scan study. Neuroradiology 31: 156
36. Stochdorph O (1977) Nervensystem. In: Eder M, Gedigk P (Hrsg) Lehrbuch der allgemeinen Pathologie und der pathologischen Anatomie. Springer, Berlin Heidelberg New York
37. Virchow R (1862) Die Cellularpathologie und ihre Begründung auf physiologische und pathologische Gewebslehre. Hirschwald, Berlin
38. Wernicke C (1881–1883) Die akute hämorrhagische Polioenzephalitis superior. In: Lehrbuch der Gehirnkrankheiten, Bd II. Theodor Fischer Verlag Kassel und Georg Thieme Verlag Leipzig, S. 229
39. Wolff J (1968) Die Astroglia im Gewebsverband des Gehirns. Acta Neuropath [Suppl] (Berl) IV: 33
40. Zeiss J, Brinker RA (1988) MR imaging of cerebral hemiatrophy. J Comput Assist Tomograph 12: 640
41. Zierz S, Jahns G, Wersebe von O, Jerusalem F (1988) Klinische und biochemische Heterogenität der Ophthalmoplegia plus und Therapieversuch mit Coenzym Q. In: Mortier W, Pothmann R, Kunze K (Hrsg) Aktuelle Aspekte neuromuskulärer Erkrankungen. Thieme, Stuttgart, S. 282

3.6 Kongenitale Fehlbildungen des Gehirns

D. Ott* und E. Dinkel

3.6.1 Einleitung

Zerebrale Fehlbildungen treten bei 0,1–0,9% aller Neugeborenen auf. Ursächlich sind genetische Störungen, exogene Schädigungen wie Infektionen, Medikamente, ionisierende Strahlen sowie Stoffwechselstörungen. Das Schädigungsmuster ist nach einem allgemeinen teratogenen Prinzip eher vom Zeitpunkt als von der Art der Schädigung abhängig. Besondere Vulnerabilität besteht in der 3.–4. Embryonalwoche während der Ausbildung des Neuralrohrs.
Durch die Sonographie werden zahlreiche zerebrale Fehlbildungen schon pränatal diagnostiziert. Die MR-Tomographie stellt die anatomischen Veränderungen und ihre topographischen Beziehungen detaillierter und übersichtlicher dar. Assoziierte Parenchymläsionen wie Myelinisierungs- und Migrationsstörungen sowie Neoplasien können durch den hohen Gewebekontrast der MRT erkannt und klassifiziert werden.

3.6.2 Untersuchungstechnik

3.6.2.1 Patientenvorbereitung

Die Diagnostik der zerebralen Fehlbildungen erfolgt in der Regel im Kindesalter mit Ausnahme der asymptomatischen Formen sowie der sich erst im späteren Lebensalter manifestierenden Phakomatosen und Gefäßmißbildungen. Die Untersuchung bei Kindern unter 5 Jahren erfordert eine Planung mit Eltern, Pädiatern und Anästhesiologen und wird meist unter stationären Bedingungen durchgeführt. Bei Säuglingen reicht bisweilen die postprandiale Ruhephase zur Untersuchung aus. Eine Sedierung, z.B. mit Chloralhydrat-Rectiole, sollte von einem pädiatrisch oder anästhesiologisch geschulten Arzt überwacht werden. Häufig ist jedoch eine Vollnarkose nötig, wobei die MR-tomographischen Anforderungen unter Niederfeldbedingungen mit Plastiktrachealtuben und -stethoskopen einfach zu erfüllen sind. Für Hochfelduntersuchungen müssen besonders abgeschirmte Monitoranlagen zur Verfügung stehen.

3.6.2.2 Spulenauswahl

Da die Relation Objektgröße/Spulendurchmesser über das S/R-Verhältnis die anatomische Auflösung beeinflußt, sollte immer die kleinstmögliche Spule verwendet werden. Bei Neugeborenen eignen sich zumeist sog. Kniespulen. Die Verwendung üblicher „Kopfspulen" erlaubt jedoch die Darstellung des oberen Spinalkanals ohne Umlagerung des Patienten. Oberflächenspulen kommen aufgrund ihrer geringen Eindringtiefe für zerebrale Untersuchungen nicht zur Anwendung.

3.6.2.3 Abbildungsebenen

Die 3 orthogonalen Standardebenen reichen in der Regel zur kompletten Abklärung der anatomischen Verhältnisse aus. Je nach Fragestellung und erwarteter Diagnose wird das Untersuchungsprogramm modifiziert. Alle mittelliniennahe Prozesse sowie rhombenzephale Dysplasien stellen sich am übersichtlichsten in sagittaler Schnittführung dar. Die Klassifikation von Balkenfehlbildungen erfolgt in der Regel anhand koronarer und sagittaler Schnittbilder. Paraxiale Abbildungsebenen bieten sich z. B. zur Darstellung der Nn. optici an.

3.6.2.4 Untersuchungssequenzen

Da zur Diagnosestellung der Fehlbildungen die Beurteilung der anatomischen Verhältnisse grundlegend ist, kommen vor allem T1w-Sequenzen zur Anwendung. Die pathologischen Ventrikelformen werden häufig zur Fehlbildungsklassifikation herangezogen. Eine optimierte Ventrikeldarstellung gelingt mit GE-Sequenzen mit starker T2-Gewichtung oder mit stark T2-gewichteten Schnellsequenzen wie z. B. RARE.

---

* Für die freundliche Überlassung von Bildmaterial möchte ich mich bei Herrn Dr. Ch. Bösch, Kinderspital Zürich, bedanken.

Sowohl Gewebsschädigungen mit erhöhtem Wassergehalt (Ischämie, Demyelinisierung, Tumor) als auch Gefäßmalformationen grenzen sich besonders kontrastreich in den T2w-Aufnahmen ab.
Bei Kindern bis 6 Monate sollten zur Frage der Markreifung T1w-Aufnahmen eingesetzt werden, wobei IR- und GE-Sequenzen den besten Kontrast zwischen myelinisierten und nichtmyelinisierten Arealen bieten. T2w-Bilder werden erst bei zunehmender Markreifung etwa ab 6 Monate angewendet.
Das Kontrastverhalten von grauer und weißer Substanz in T1w- und T2w-Sequenzen ist deutlich altersabhängig (s. 3.6.3). Um Sättigungsphänomene durch die generell längeren Relaxationszeiten zu vermeiden, empfehlen sich daher altersbezogene Modifikationen der Standardprogramme (Tabelle 3.56).

3.6.2.5 *Kontrastmittelanwendung*

In der Abklärung kongenitaler zerebraler Fehlbildungen besteht zumeist keine Indikation zur Kontrastmittelanwendung. Eine KM-unterstützte Untersuchung ist überwiegend zum Ausschluß assoziierter Tumoren, v.a. in der Gruppe der Phakomatosen, indiziert. Bei der Neurofibromatose und der Hippel-Lindau-Erkrankung erscheint eine Kontrastmitteluntersuchung im Rahmen der Erstdiagnose sowie bei weiteren präoperativen Planungsuntersuchungen obligat. Langsam durchflossene Gefäßmalformationen wie z.B. venöse Angiome werden ebenfalls nach KM-Gabe besser sichtbar. Die KM-Dosierung erfolgt wie üblich bezogen auf das Körpergewicht.

3.6.3 Relaxationszeiten, Signalintensität und Kontrastverhalten

Die postnatale Hirnreifung führt zu einer Reduktion des Wassergehalts der weißen und grauen Substanz mit gleichzeitigem Anstieg der Protein- und Lipidkonzentration. Protonen innerhalb der Myelinmembranen werden zudem immobiler, wirken daher weiter verkürzend auf T1 und T2. Tabelle 3.57 gibt die entsprechende Altersabhängigkeit und Relaxationszeiten für graue und weiße Substanz wieder.

Tabelle 3.56. Altersbezogene Untersuchungsparameter

Neugeborene bis 3 Monate	
T1w:	IR (2400/600)
	SE (400/≤ 30)
T2w:	SE (3000/120–200)[a]
3 bis 6 Monate	
T1w:	IR (2000/500)
	TR (400/≤ 30)
T2w:	SE (3000/120–200)
Ältere Kinder	
T1w:	IR (1400–1600/400)
	SE (300/≤ 30)
T2w:	SE (2000/30–120)

[a] Keine Marklagerbeurteilung (s. Text).

Tabelle 3.57. Altersabhängigkeit der Relaxationszeiten. (Nach Holland et al. [15], gemessen bei 0,35 T)

Relaxationszeiten	[ms]	0 Mon.	6 Mon.	12 Mon.
Weiße	T1	1615 +/–120	1150 +/–60	580 +/–50
Substanz	T2	91 +/–6	64 +/–6	57 +/–5
Graue	T1	1590 +/–60	1300 +/–70	890 +/–75
Substanz	T2	88 +/–8	67 +/–7	69 +/–3

Die altersabhängige, für graue und weiße Substanz unterschiedlich verlaufende Änderung der Relaxationszeiten erklärt die physiologische „Kontrastumkehr“ in T2w-Aufnahmen. Beim Neugeborenen besitzt das noch unmyelinisierte Marklager im T2w-Bild eine höhere Signalintensität (SI) als die graue Substanz (Abb. 3.118). Der physiologische Zeitpunkt der isointensen Übergangsphase liegt geräte- und parameterabhängig bei 6–10 Monaten. Spätestens mit einem Jahr soll bei regelrechter Markreifung ein Signalverhalten entsprechend dem Marklager des Erwachsenen vorliegen.
Die T1-Relaxationszeiten der grauen und nichtmyelinisierten weißen Substanz erlauben bei Geburt keine gute Differenzierung. Der Grad der Myelinisierung ist am besten anhand von IR-Aufnahmen zu beurteilen, da myelinisierte Bahnen im Vergleich zu grauer und nichtmyelinisierter weißer Substanz signalintensiver abgebildet werden. Die früheste Beurteilung physiologischer und pathologischer Myelinisierung gelingt daher mit T1w-Aufnahmen; erst ab ca. 6 Monaten werden T2w-Bilder aussagekräftig.

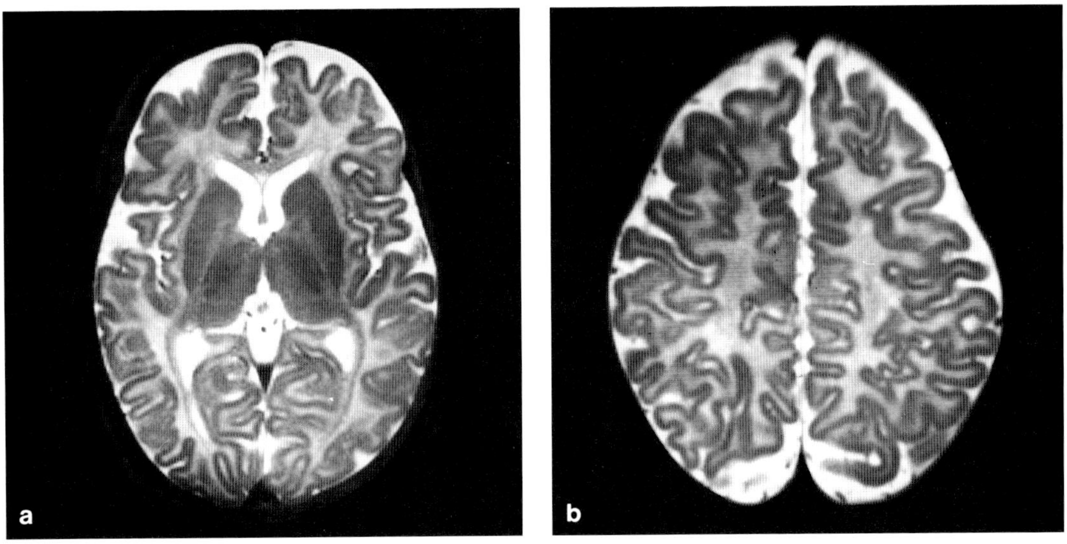

Abb. 3.118 a, b. T2w-Aufnahmen eines 11 Monate alten Säuglings mit schwerer hypoxischer Hirnschädigung. Fehlende Kontrastumkehr bei deutlicher Markreifungsverzögerung und Atrophie

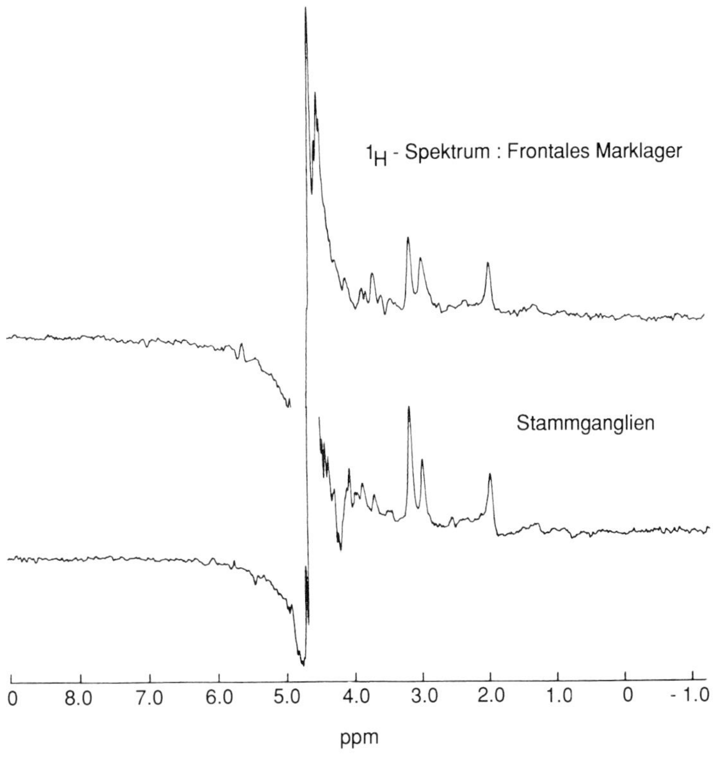

Abb. 3.119. Volumenselektive Protonenspektroskopie eines 2 Monate alten Säuglings. Deutlich höhere Konzentration der cholinenthaltenden Komponenten bei 3,2 ppm in den Stammganglien (beginnende Myelinisierung) im Vergleich zum Frontallappen (noch unmyelinisiert). Die Konzentration von N-Azetylaspartat (NAA bei 2,0 ppm) ist im noch unreifen Gehirn niedriger als beim Erwachsenen. (TR=1700/TE=270 ms, Voxelgröße=8 cm^3)

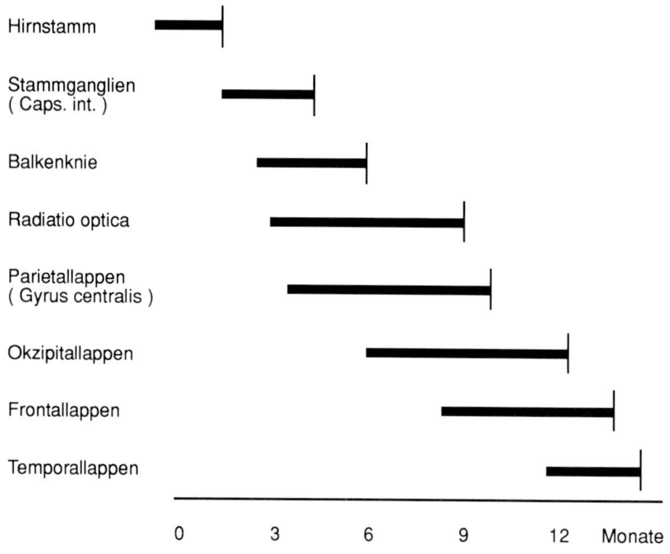

Abb. 3.120. Zeitverlauf der Myelinisierung

Eine ergänzende Beurteilung der Markreifung ist MR-spektroskopisch möglich, wobei neben der Phosphorspektroskopie zur Beurteilung eines gestörten Energiehaushalts die Protonenspektroskopie besonders geeignet ist. Am Tiermodell konnte parallel zur Markreifung ein Anstieg des protonenspektroskopisch nachweisbaren N-Azetylaspartats nachgewiesen werden. Gleichzeitig kann während der Markreifung eine relative Konzentrationserhöhung der membrangebundenen Cholinphosphate im Vergleich zum reifen Gehirn gemessen werden (Abb. 3.119).

3.6.4 Normale Hirnentwicklung und Entwicklungsstörungen

3.6.4.1 Normale Hirnentwicklung

Das Neuralrohr faltet sich aus dem Ektoderm der Keimscheibe bis zum Ende der 4. Embryonalwoche. Die angrenzende Zone bildet die Neuralleiste. Initial entwickeln sich 3 Hirnbläschen am Kopfende des Neuralrohrs, das Pros-, Mes- und Rhombenzephalon. Ab der 5. Woche ist die Trennung des Prosenzephalon in das paarige Telenzephalon (Endhirn) und Dienzephalon (Zwischenhirn) sichtbar. Aus dem Rhombenzephalon entstehen Metenzephalon und Myelenzephalon. Mit Ausbildung dieser 5 sekundären Hirnbläschen entstehen aus dem Lumen des Neuralrohrs die Ventrikel und der Zentralkanal. Die Nerven- und Gliazellen des Gehirns entstehen aus der Wand des Neuralrohrs, wobei zur Bildung der Hirnrinde Nervenzellen in die Marginalzone auswandern müssen (Migration). Aus der Neuralleiste entwickeln sich die peripheren Ganglien, Schwann-Zellen und überwiegend das autonome Nervensystem.

Das stärkste Wachstum erfährt das phylogenetisch junge Endhirn, das sich in einer frontookzipitalen Rotationsbewegung über die älteren Hirnabschnitte ausdehnt. Parallel zur Ausformung des Großhirns entstehen die Seitenventrikel mit Frontal-, Okzipital- und Temporalhorn. Die mit 13 Wochen noch physiologisch lissenzephale Hirnoberfläche erfährt eine starke Größenzunahme, so daß beim Neugeborenen die Gyrierung von Groß- und Kleinhirn praktisch abgeschlossen ist.

Die Glialzellproliferation, insbesondere der Oligodendrozyten, findet während der zweiten Hälfte der uterinen Entwicklung statt. Die Myelinisierung der Markscheiden erfolgt von den Nervenzellen zellulifugal in bestimmter zeitlicher Ordnung (Abb. 3.120). Postnatal entwickelt sich die weiße Substanz mit der Markreifung bis zur zweiten Lebensdekade weiter. Die Synaptogenese erfolgt am raschesten in der frühen postnatalen Periode. Synapsenneubildungen entstehen auch ohne neuronale Funktion, ein adäquater Reiz erscheint jedoch für die Stabilisierung einer synaptischen Verbindung notwendig.

Tabelle 3.58. Klassifikation der Fehlbildungen

Dysgenesien	Alobäre Holoprosenzephalie Semilobäre Holoprosenzephalie Lobäre Holoprosenzephalie
Dysrhaphien	Kraniale Dysrhaphien – Anenzephalie – Fehlbildung des Corpus callosum – Fehlbildung des Septum pellucidum – dysrhaphische Äquivalente – Enzephalozelen Rhombozerebellare Dysrhaphien – Hypoplasie des Kleinhirns – Dandy-Walker-Syndrom – Arnold-Chiari-Syndrom – Aquäduktstenose
Migrationsstörungen	Lissenzephalie Pachygyrie Polymikrogyrie Heterotopien Schizenzephalie
Volumenstörungen	Mikroenzephalie Megalenzephalie
Perinatalschädigungen	Hydranenzephalie Porenzephalie
Subarachnoidalzysten	
Kongenitale Gefäßmißbildungen	Arteriovenöse Mißbildungen Aneurysmen Aneurysma der V. Galeni Kavernöse Angiome Venöse Angiome Angiodysplasien Sinus pericranii
Phakomatosen	Neurofibromatose Sturge-Weber-Syndrom Tuberöse Sklerose Hippel-Lindau-Syndrom
Basiläre Impression und Kraniostenosen	

3.6.4.2 Klassifikation der Fehlbildungen

In der Einordnung der kongenitalen Fehlbildungen wird zumeist eine Klassifikation nach Embryogenese und Morphologie versucht, wobei Entwicklungshemmungen von Entwicklungsfehlleitungen getrennt werden (Tabelle 3.58).
Zu den Hemmungsfehlbildungen gehören die Schlußanomalien und Agenesien von Hirnanteilen. Dysplasien umfassen Heterotopien und Dyshistiogenesien. Die dyshistiogenetischen Erkrankungen lassen sich nicht mehr eindeutig den Fehlbildungen zuordnen, da z.B. die blastomatösen Veränderungen bei den Phakomatosen postnatal progredient sind und letztlich einer Tumorgenese entsprechen. Dagegen sind Marklagerläsionen, die als Störung der postnatalen Markreifung auftreten, definitionsgemäß Entwicklungsstörungen oder Malformationen.

3.6.4.3 Definitionen

Fehlbildungssyndrom. Zusammentreffen von Fehlbildungen aufgrund einer vermuteten oder bekannten gemeinsamen Ätiologie, zumeist genetisch bedingt.

Embryopathie. Fehlentwicklungen eines normal angelegten Embryos durch exogene Noxen.

Dysplasie. Fehlbildung als Folge gestörter morphologischer Gewebs- und Organentwicklung (Dystophie bzw. Dyshistiogenesie).

Hamartie (Dyshistiogenesie). Örtlich atypisch differenziertes Keimgewebe, häufig Geschwulstbildungen (Hamartom), potentiell maligne.

Teratom. Embryonale Mischgeschwulst, vermutlich durch Entwicklungsstörung entstanden, aus mehreren organartigen Teilen bestehend (Abb. 3.121).

Dystopie (Heterotopie). Regelrecht differenziertes, jedoch verlagertes Gewebe.

Phakomatosen. Fehlbildungen, die mit nävusartigen Veränderungen an Haut, Augen, ZNS und anderen Organen einhergehen.

Assoziation. Überzufällig häufiges simultanes Auftreten verschiedener Fehlbildungen ohne gemeinsame Ursache.

3.6.4.4 Ursachen der kongenitalen Fehlbildungen

Jüngste Untersuchungen zeigen faßbare chromosomale Schädigungen für das familiäre Hippel-Lindau-Syndrom und die Neurofibromatose II, die ein Krankheitsverständnis auf molekularbiologischer Ebene versprechen.

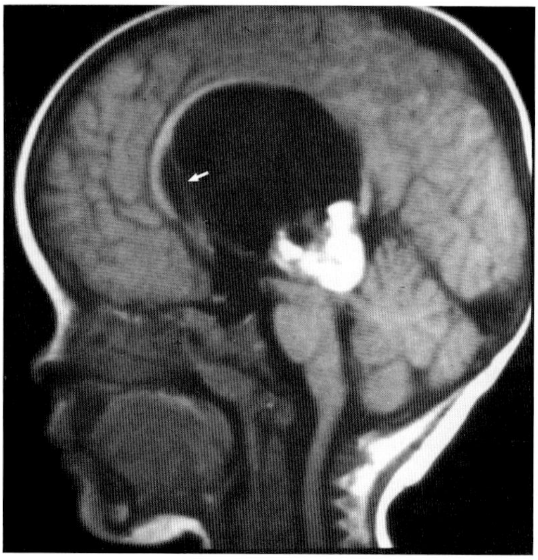

Abb. 3.121. Operativ gesichertes Teratom mit Fettanteilen (hyperintens im T1 w), kleineren Verkalkungen und Ausbildung einer großen Zyste (vordere Zystenwand *mit Pfeil markiert*) unterhalb des Balkens

Andere syndromale Kopplungen weisen aufgrund der assoziierten Fehlbildungen (Skelett, Nieren etc.) und des Erbmodus auf ähnliche chromosomale Defekte hin.
Infektionen wie Toxoplasmose, Röteln, Zytomegalie führen in einer vulnerablen Phase zu typischen zerebralen Schädigungen mit Mikrozephalie, Verkalkungen und Porenzephalie. Alkohol und bestimmte andere pharmakologische Noxen beeinträchtigen die Hirnentwicklung, wobei die alkoholische Embryopathie häufig eine unspezifische Minderung der intellektuellen Reifung hervorruft. Vermutlich ursächlich wirksame arterielle Gefäßverschlüsse konnten bei der Holoprosenzephalie sowie bei Porenzephalie nachgewiesen werden. Die Teratogenität von Hypervitaminosen ist tierexperimentell für Vitamin A und C belegt mit Aborten und Anenzephalien. Bei den meisten kongenitalen Fehlbildungen wird jedoch keine teratogene Ursache gefunden.

3.6.5 Fehlbildungstypen

3.6.5.1 Dysgenesien

Diese Fehlbildungen entstehen in der frühen Embryonalentwicklung durch eine Störung der Vorderkopfanlage (Prosenzephalon) bei geschlossenem Neuralrohr. Neben der Azephalie gehören die Aprosopie, Zyklopie und Holoprosenzephalie zu dieser meist nicht mit dem Leben vereinbaren Gruppe.

Holoprosenzephalie. Zwischen der 4. und 8. Gestationswoche teilt sich das Prosenzephalon in das Dienzephalon, aus dem die Augenanlage hervorgeht, und in das Telenzephalon mit Anlage der Großhirnhemisphären. Eine Störung dieser Entwicklung beeinträchtigt die Trennung der Großhirnhemisphären und konsekutiv der Seitenventrikel mit unterschiedlicher Ausprägung je nach Zeitpunkt der Schädigung. Es entsteht die alobäre, semilobäre oder lobäre Holoprosenzephalie, die oft mit einer dysmorphischen Fazies mit Hyper- oder Hypotelorismus, gelegentlich Zyklopie oder Lippen-Kiefer-Gaumen-Spalte sowie dysplastischen Extremitäten und Fehlbildungen der inneren Organe assoziiert ist. Die Häufigkeit der Holoprosenzephalien wird mit 1:16000 Geburten angegeben, meist sporadisch auftretend. Assoziationen mit folgenden Erkrankungen sind beschrieben: mütterlicher Diabetes mellitus, Chromosomenaberrationen (Trisomie 13–15), Aminosäurenstoffwechselstörung, endokrine Erkrankungen, frühe intrauterine Infektionen (Röteln, Toxoplasmose).

Alobäre Holoprosenzephalie. Anstelle der Seitenventrikel und des 3. Ventrikels existiert nur ein zentraler hufeisenförmiger Hohlraum mit fehlender Differenzierung der Großhirnhemisphären. Die Thalamuskerne und das Corpus striatum sind in der Medianebene fusioniert. Falx cerebri, Corpus callosum, Fornix, Bulbus, N. olfactorius und Tractus opticus fehlen.
Die Diagnose ist leicht zu stellen anhand der typischen Ventrikelform und des fehlenden Interhemisphärenspalts als differentialdiagnostisches Kriterium zur Hydranenzephalie. Häufig sind auch eine unpaare A. cerebri anterior sowie hypoplastische Aa. cerebri mediae; die Sinus sagittales und der Sinus rectus fehlen.

Die Kinder sterben früh und zeigen schwere Störungen der Psychomotorik und Thermoregulation sowie Krampfanfälle.

Semilobäre Holoprosenzephalie. Bei dieser milderen Form liegt eine Teildifferenzierung der Großhirnhemisphären mit partieller Anlage des Interhemisphärenspalts (okzipital) und rudimentären Okzipitalhörnern vor. Der zentrale Ventrikel ist kleiner als bei der alobären Form, und das Hirnvolumen ist deutlich reduziert.
Die diagnostischen Kriterien sind der solitäre zentrale Ventrikel – überwiegend okzipital vergrößert – mit nur angedeuteten Temporal- und Okzipitalhörnern, ein partiell ausgebildeter Interhemisphärenspalt, fehlender bis rudimentärer 3. Ventrikel, Fusion der Thalami, allenfalls hypoplastisches Corpus callosum und eine minimale Entwicklung der tiefen Hirnvenen. – Regelmäßig treten eine geistige Retardierung sowie endokrine Störungen auf.

Lobäre Holoprosenzephalie. Sie weist eine nur frontal unvollständige Teilung des Großhirns auf mit fehlendem Bulbus und N. olfactorius (Arhinenzephalie). Die partielle Fusion der Vorderhörner mit fehlendem Septum pellucidum ergibt eine annähernd viereckige Konfiguration der im übrigen regelrecht gestalteten Seitenventrikel. Das Corpus callosum kann normal, hypo- oder aplastisch sein. Außer einer prominenten Massa intermedia sind die Thalami meist regelrecht getrennt. MR-tomographisch ist die typische Form der Vorderhörner sowie der Nachweis der Fusionierung frontal durch Kontinuität der grauen und weißen Substanz über die Mittellinie diagnostisch entscheidend.

3.6.5.2 Dysrhaphien

Kraniale Dysrhaphien als Schlußstörungen des Neuralrohres umfassen als Maximalvariante die Cranioschisis totalis (Azephalie) und partialis (Meroenzephalie), daneben Zephalozelen der Konvexität und Basis, Kommissurenmangel, Monoventrikel und auch pathologisch wenig bedeutsame dysrhaphische Äquivalente wie die Septum-pellucidum-Zyste.

Tabelle 3.59. Assoziierte zerebrale Fehlbildungen bei Aplasie des Corpus callosum

Mikrozephalie
Holoprosenzephalie
Hypoplasie oder Aplasie der Falx cerebri
Septooptische Dysplasie (Morsier-Syndrom)
Aplasie von Hirnnervenkernen (Möbius-Syndrom)
Gyrierungsstörungen
Heterotopie der grauen Substanz
Aplasie des Septum pellucidum
Enzephalozele
Arnold-Chiari-Syndrom
Dandy-Walker-Krankheit
Arachnoidalzysten im Interlobärspalt
Intrazerebrale Hamartome der Mittellinie (Balkenlipom)
Hydrocephalus internus
Aquäduktstenose
Kommunizierende porenzephale Zysten

Anenzephalie. Diese schwerste – mit dem Leben nicht vereinbare – Fehlbildung tritt mit einer Häufigkeit von etwa 1:1000 auf. In England macht diese Mißbildung die Hälfte aller Anomalien des ZNS aus. Trotz des Begriffs „Anenzephalie" fehlt meist nur das Prosenzephalon, seltener besteht eine komplette Akranie. Die Diagnose wird pränatal sonographisch gestellt, häufig besteht ein Polyhydramnion durch den neurogen gestörten Schluckakt.

Fehlbildungen des Corpus callosum. Das Corpus callosum ist die wichtigste Kommisur zwischen den beiden Großhirnhemisphären. Der Grad der Myelinisierung bestimmt die Größe, bei Frühgeborenen ist das Corpus callosum daher schmaler als beim reifen Neugeborenen mit Abschluß der Markreifung erst innerhalb des ersten Lebensjahres. Die Agenesie des Corpus callosum, die sich – ätiologisch ungeklärt – während der 12.–20. Schwangerschaftswoche manifestiert, kann isoliert oder assoziiert mit anderen zerebralen Fehlbildungen vorkommen (Tabelle 3.59). Andere Kommissuren sind in unterschiedlichem Ausmaß betroffen. Die isolierte Agenesie des Corpus callosum zeigt oft keine oder nur geringe Symptome, die mittels spezieller neuropsychologischer Testung

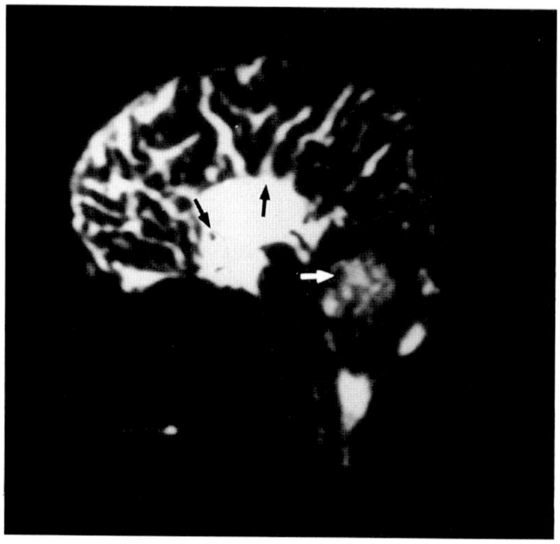

Abb. 3.122. Extrem stark T2-gewichteter Sagittalschnitt bei asymptomatischer Balkenaplasie. Senkrecht verlaufende Sulci reichen bis zum 3. Ventrikel als Zeichen der Zingulumaplasie *(schwarzer Pfeil nach oben)*. Einziges Kommissurensystem: Commissura anterior *(schwarzer Pfeil nach unten)*. Zur Untersuchung führte ein Kleinhirnabszess mit teilweise flüssig nekrotisierendem Gewebsmaterial *(weißer Pfeil)*

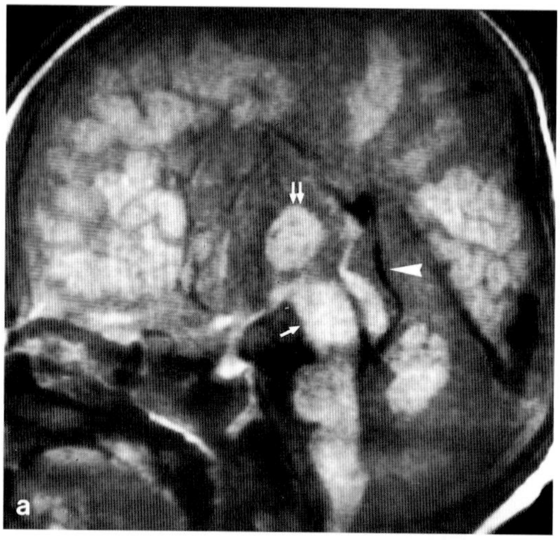

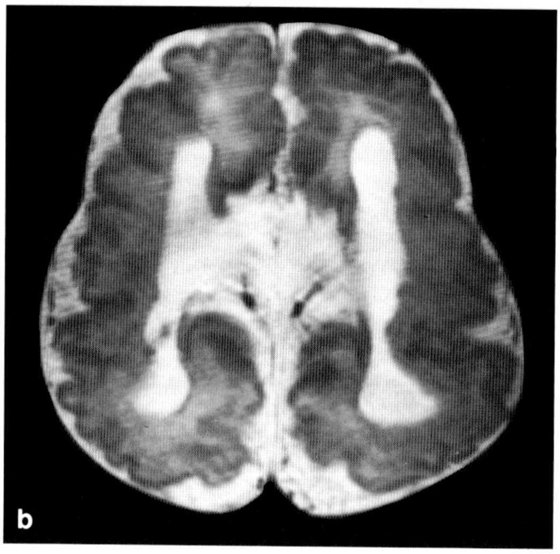

Abb. 3.123 a, b. Komplette Balkenaplasie mit assoziierter Dandy-Walker-Variante. **a** T1 w-Sagittalschnitt: *Pfeil:* prominentes Mesenzephalon; *Pfeilspitze:* V. praecentralis cerebelli, die zur deutlich nach kranial verlagerten V. magna Galeni führt, Tentoriumshochstand; *Doppelpfeil:* vergrößerte Adhaesio interthalamica, sog. Massa intermedia. **b** T2 w-Transversalschnitt mit Darstellung der Distanzierung beider Seitenventrikel

objektiviert werden können (Abb. 3.122). MR-tomographisch läßt sich das Corpus callosum am besten in der Sagittalebene darstellen, wobei zum Nachweis eventuell assoziierter Lipome eine T1 w-Sequenz geeignet ist (Abb. 3.123). Die genaue Form der Seitenventrikel läßt sich im Koronarschnitt besser erfassen, der über das Vorhandensein oder Fehlen des Septum pellucidum Auskunft geben kann (Abb. 3.124). Die Abgrenzung der myelinisierten Commissura anterior gelingt auch im Transversalschnitt bei stark T2-gewichteten Aufnahmen. Bei komplettem isoliertem Balkenmangel findet sich ein charakteristisches Bild im MRT (Tabelle 3.60).

Tabelle 3.60. Kriterien der Corpus-callosum-Agenesie

Corpus callosum nicht darstellbar
Distanzierung der Seitenventrikel
Stierkopfkonfiguration im Koronarschnitt auf Höhe der Foramina Monroi
Lateralisierung der Foramina Monroi, besonders ausgeprägt bei begleitendem Fehlen des Septum pellucidum
Okzipitalhörner mäßig bis deutlich ausgeweitet
Medialseitige Gyri der Großhirnhemisphären radiär angeordnet bis zum 3. Ventrikel (fehlender Gyrus cinguli)

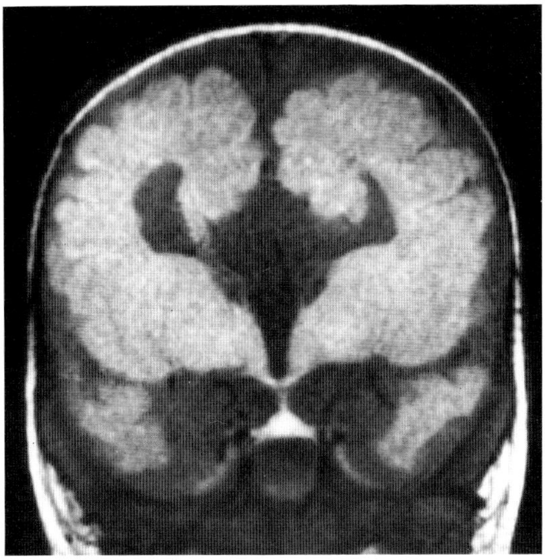

Abb. 3.124. Typische Stierkopfform der Ventrikel bei kompletter Balkenagenesie mit Aplasie des Septum pellucidum

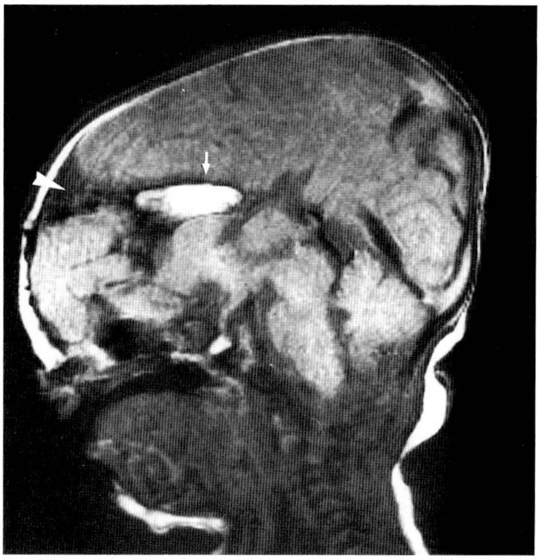

Abb. 3.125. Komplette Balkenaplasie mit assoziiertem Balkenlipom *(Pfeil)* und offener Schizenzephalie *(Pfeilspitze)*, Gyrierungsstörung und Gesichtsanomalien

Balkenlipome. Balkenlipome treten isoliert oder mit einem Balkenmangel assoziiert auf. Sie gehören zu den Mittellinienhamartomen und können neben Fettgewebe Gefäßanteile enthalten, die infolge des Blutungsrisikos bisweilen eine Operationsindikation darstellen. In der Regel entsprechen sie jedoch einem Zufallsbefund ohne Krankheitswert. Aufgrund des typischen Signalverhaltens in der MRT (kurze T1-, lange T2-Zeit) sind Balkenlipome als hyperintense Struktur im T1 w- wie im T2 w-Bild leicht zu diagnostizieren (Abb. 3.125). Es empfiehlt sich eine T1 w-Sagittalserie, ergänzt durch eine T2 w-Aufnahme zur Erfassung angiomatöser Anteile oder parenchymatöser Läsionen. Gelegentlich vorkommende Verkalkungen führen v.a. bei GE-Technik zu Signalauslöschungen, lassen sich jedoch besser mit der Computertomographie oder Nativaufnahmen des Schädels erfassen.

Fehlbildungen des Septum pellucidum. Die Aplasie des Septum pellucidum kommt selten als isolierte Fehlbildung vor. Sie führt zu einem frontalen Monoventrikel, der meist erweitert ist. Das gleiche Bild ergibt sich beim ausgeprägtem Hydrocephalus internus mit sekundärem Fehlen des Septum pellucidum; es wird ein Zerreißen des Septums infolge der Druckerhöhung angenommen. Die Holoprosenzephalien sind fast immer mit einem partiellen oder totalen Septum-pellucidum-Mangel kombiniert. Für die MR-tomographische Diagnostik ist die geeignetste Schnittführung koronar, wobei in Einzelfällen die partielle Agenesie nicht sicher von der totalen zu trennen ist (Abb. 3.126).

Dysrhaphische Äquivalente. Als dysrhaphische Äquivalente werden Mittellinienzysten (meist ohne pathologische Potenz) bezeichnet. Bei bis zu 10% aller Untersuchungen findet man ein Cavum septi pellucidi, seltener ein Cavum Vergae oder Cavum septi interposti. In Einzelfällen liegt eine raumfordernde Zystenbildung vor, die zur Foramen-Monroi-Blockade führen kann. Differentialdiagnostisch entscheidend ist die anatomische Lage der Zysten, die in transversalen und koronaren Schnitten gut zu beurteilen ist.

Enzephalozelen. Es handelt sich um hernienartige Ausstülpungen von Hirnteilen (Enzephalozele) und Hirnhäuten (Meningozelen) durch einen Defekt im Schädeldach (Cranium bifidum in Analogie zu Spina bifida). Selten prolabieren auch Ventrikelteile. Man spricht dann von Meningoenzephalozystozelen. Häufigkeiten um 1 : 2000 werden angegeben, wobei in Europa und den USA die okzipitale Lokalisation

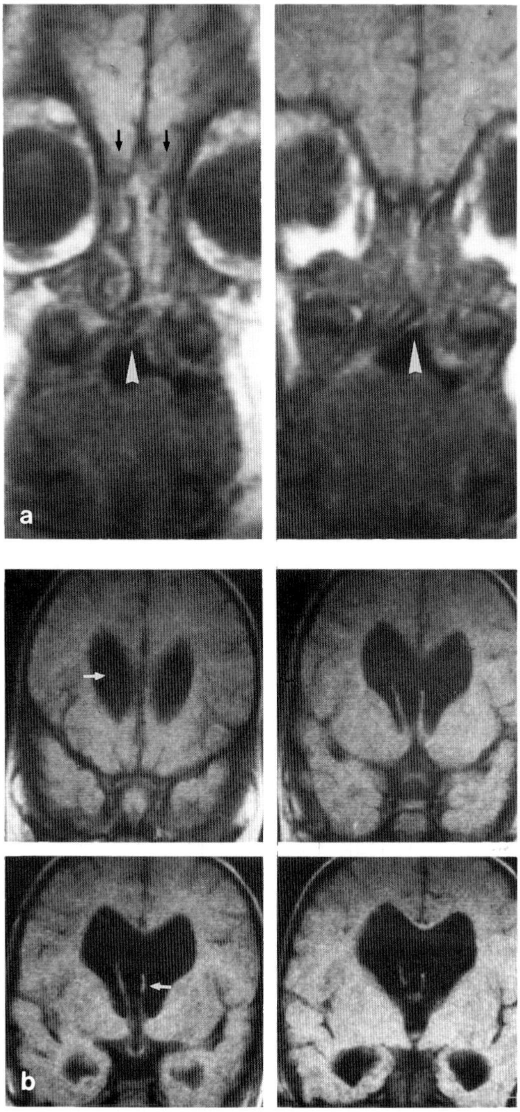

Abb. 3.126. **a** Frontaler Monoventrikel bei Septum-pellucidum-Aplasie mit assoziierter Gaumenspalte *(weiße Pfeilspitzen)* und beidseitiger ethmoidaler Enzephalozele *(schwarze Pfeile)*. **b** Pathologisches Septum im rechten Vorderhorn *(weißer Pfeil oben)*; Columna fornicis *(weißer Pfeil unten)*

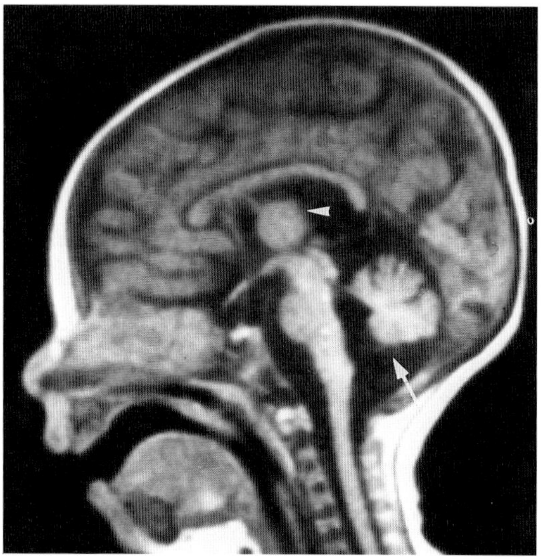

Abb. 3.127. Kleinhirnhypoplasie besonders des Unterwurmes *(Pfeil)* mit weiten infratentoriellen Liquorräumen. *Pfeilspitze:* verbreiterte Massa intermedia

Tabelle 3.61. MRT-Kriterien der Enzephalozele

Mikrozephalus mit Cranium bifidum
Hirn- und Liquorprolaps in eine von Haut überdeckte Zele durch den knöchernen Defekt
Heterotopien von Neuroglia, inselartig in der Zelenwand
Fakultativ Ventrikelprolaps (Enzephalozystozele)
Oft Hydrocephalus internus
Assoziierte Fehlbildungen

mit 75%, in Asien dagegen die nasofrontale weitaus am häufigsten vorkommt. Diese Fehlbildungen sind fast immer mit einem Hydrozephalus kombiniert. Diagnostisch und prognostisch wichtig ist die Differenzierung des Zeleninhalts (Abb. 3.128). Kraniale Meningozelen, bei denen nur die Hirnhäute mit Liquor in die Zele prolabieren, sind extrem selten. Die MRT-Kriterien einer Enzephalozele sind in Tabelle 3.61 zusammengefaßt.

Rhombozerebellare Dysrhaphien. Häufigere Fehlbildungen in dieser Dysplasiegruppe sind Entwicklungsstörungen am Kleinhirn. Zerebellare Hypoplasien kommen isoliert oder im Rahmen des Dandy-Walker- und Arnold-Chiari-Syndroms vor. Die kongenitale Aquäduktstenose kann auch zu rhombozerebellaren Fehlentwicklungen gezählt werden.

Hypoplasie des Kleinhirns. Eine isolierte Hypoplasie des Kleinhirns tritt bei verschiedenen Krankheitsbildern auf, beispielsweise bei chromosomalen Aberrationen wie der Trisomie 18. Bei der Beurteilung des Kleinhirns von Frühgeborenen muß die physiologische Unreife berücksichtigt werden. Da es sich zumeist um Wurmatrophien handelt, eignet sich vor allem

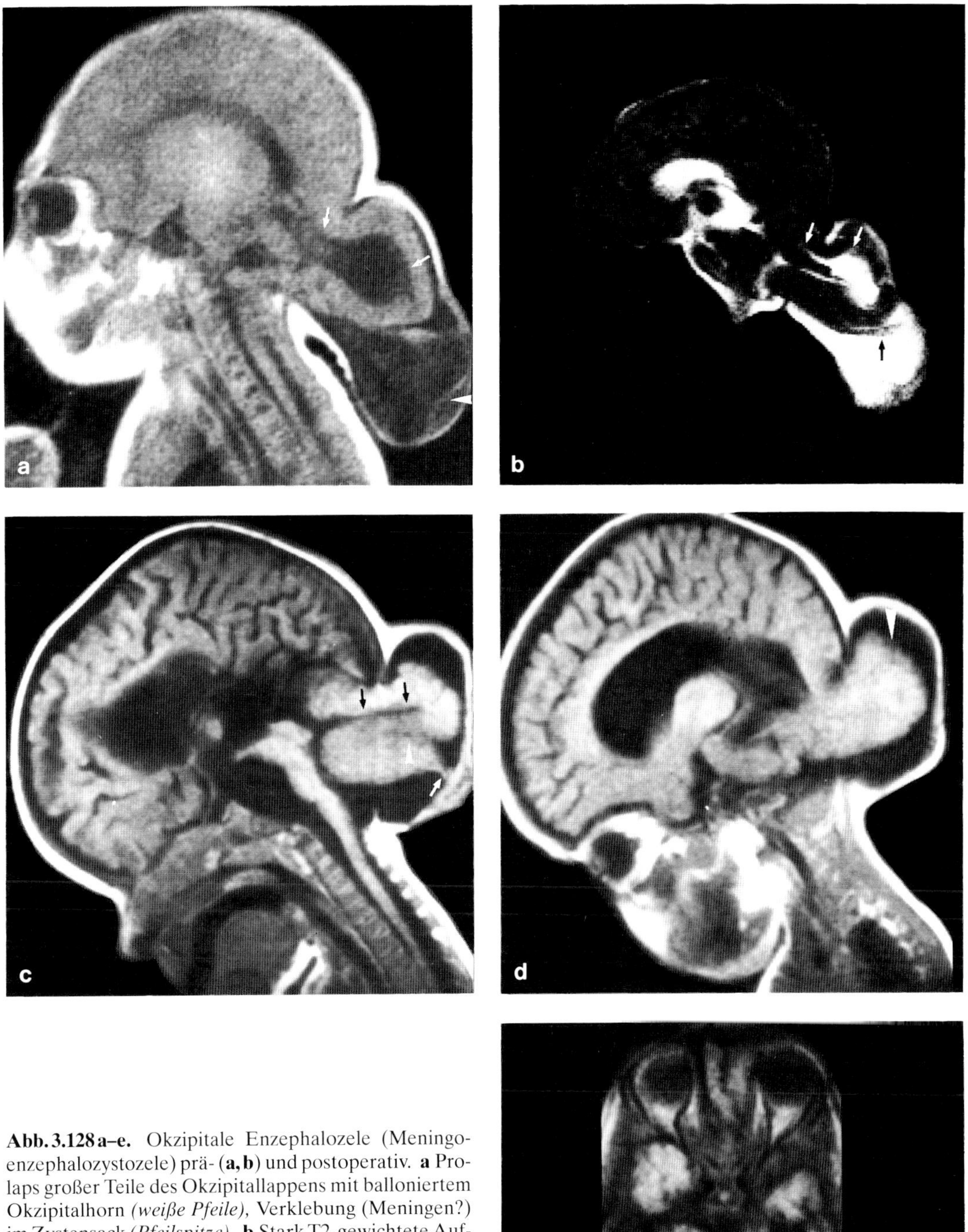

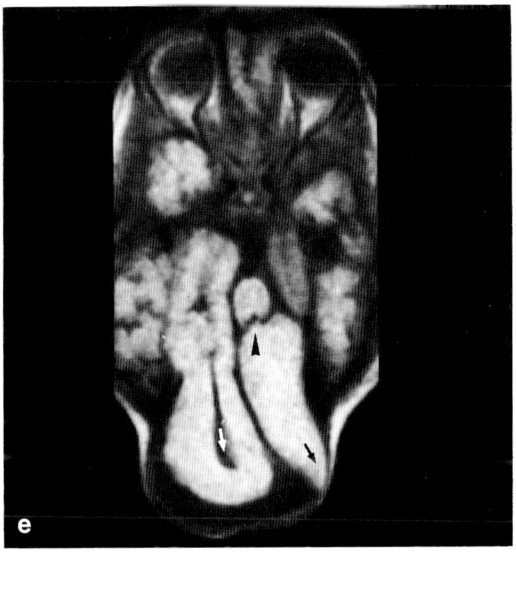

Abb. 3.128 a–e. Okzipitale Enzephalozele (Meningoenzephalozystozele) prä- (**a, b**) und postoperativ. **a** Prolaps großer Teile des Okzipitallappens mit balloniertem Okzipitalhorn *(weiße Pfeile)*, Verklebung (Meningen?) im Zystensack *(Pfeilspitze)*. **b** Stark T2-gewichtete Aufnahme mit besserer Abgrenzung des Okzipitalhornes *(weiße Pfeile)*, der *schwarze Pfeil* markiert einen (Kleinhirn-)Tentoriumsanschnitt, der mit der Zystenwand verklebt ist. **c–e** Postoperative Aufnahmen nach Entfernung des größeren Zystensackes und Shuntanlage. **c** Kollabiertes Okzipitalhorn *(schwarze Pfeile)*, hypoplastisches Tentorium, *(Pfeilspitze)*, Verklebung zwischen Zystenwand und Kleinhirn *(weißer Pfeil)*. **d** Herniierter Okzipitallappen. **e** Deformiertes lissenzephales Kleinhirn und kleiner 4. Ventrikel *(schwarze Pfeilspitze)*, Adhäsion von Kleinhirn und Zystenwand *(schwarzer Pfeil)*, Okzipitalhorn *(weißer Pfeil)*

die sagittale Schnittführung (Abb. 3.127). Die hohe örtliche Auflösung im MRT erlaubt neben der globalen Volumenbeurteilung eine Atrophiezuordnung zu einzelnen Kleinhirnfolien. Bei großen retrozerebellaren Zysten kann eine sekundäre Kleinhirnatrophie differentialdiagnostische Probleme bereiten.

Dandy-Walker-Syndrom. Als Dandy-Walker-Syndrom oder -Malformation wird die massive Erweiterung des 4. Ventrikels bei fehlendem Foramen Magendii bezeichnet, meist mit einem stark ausgeprägten Hydrozephalus einhergehend. Es fehlt die Kommunikation zum basalen Zisternensystem; die Aussackung des 4. Ventrikels nach dorsal wird auch als retrozebelläre Zyste bezeichnet, entspricht jedoch anatomisch keiner eigentlichen Subarachnoidalzyste. Der Vermis cerebelli inferior ist rudimentär angelegt oder aplastisch, die Kleinhirnhemisphären sind hypoplastisch, der Vermis superior ist nach rostral verlagert, mit entsprechenden Gefäßverlagerungen. Die Anhebung des Tentoriums durch die raumfordernde Wirkung der „Zyste" kommt auf koronaren und sagittalen MR-Tomogrammen gut zum Ausdruck. Es bestehen Assoziationen zu anderen Mißbildungen (Balkenagenesie, Holoprosenzephalie, Migrationsstörungen). Tabelle 3.62 führt die entsprechenden diagnostischen Kriterien im MRT auf.

Tabelle 3.62. Diagnostische Kriterien des Dandy-Walker-Syndroms

„Zystische" Aufweitung des 4. Ventrikels
Aplasie oder Hypoplasie des Kleinhirnwurms
Hypoplasie der Kleinhirnhemisphären
Tentoriumhochstand
Hydrocephalus internus
Kombination mit telenzephalen Fehlbildungen

Dandy-Walker-Variante. Die Dandy-Walker-Variante ist häufiger als das echte Syndrom und weist einen vergrößerten 4. Ventrikel mit abgrenzbarem Velum medullare posterius auf; die Kommunikation zu den basalen Zisternen über das offene Foramen Magendii ist erhalten. Die Erweiterung des retrozerebellaren Liquorraumes ist geringer, der Unterwurm hypoplastisch; Heterotopien und Balkenmangel kommen gehäuft vor (Abb. 3.129).

Differentialdiagnostisch müssen die weitaus häufigere retrozerebellare Subarachnoidalzyste und erweiterte Cisterna cerebellomedullaris sowie der seltenere isolierte 4. Ventrikel abgegrenzt werden. Bei der retrozerebellaren Subarachnoidalzyste (im angelsächsischen Sprachraum „Blake's pouch" genannt) ist das Foramen Magendii offen, der 4. Ventrikel muß eindeutig von der Subarachnoidalzyste abgrenzbar sein. Diese läßt sich von einer weiten Cisterna magna nur dann sicher differenzieren, wenn eine Membran zwischen Zyste und Zisterne nachweisbar ist. Signalminderungen durch Liquorfluß im 4. Ventrikel und in der Cisterna magna erlauben es zudem, nicht mit dem Subarachnoidalraum kommunizierende Zysten zu diagnostizieren. Im Einzelfall bleibt die Abgrenzung dieser rhombozerebellaren Dysplasien in der reinen Bildgebung unklar, da sich die Klassifikation an den exakten Liquorzirkulationsverhältnissen orientiert.

Arnold-Chiari-Syndrom. Chiari beschrieb 1891 und 1895 vier unabhängige komplexe Fehlbildungen des unteren Hirnstamms, Kleinhirns und Os occipitale, die häufig mit spinalen Dysrhaphien (s. Kap. 4) kombiniert sind [7].

- *Chiari I:* Dieser Typ umfaßt einen Tonsillentiefstand (Tonsillen ragen mehr als 1 cm unter das Foramen magnum in den Wirbelkanal) und eine variable Kaudalverlagerung des Unterwurms. Das Aquädukt ist verlängert, der 4. Ventrikel klein, nicht verlagert. Ein mäßiger Hydrocephalus internus kann in 20–25 % der Fälle vorkommen, spinale Dysrhaphien fehlen; es kommt jedoch in bis zu 75 % der Fälle zur Hydromyelie überwiegend zervikal, seltener thorakal.

  Wie bei allen kraniozervikalen Prozessen übertrifft die MR-tomographische Abklärung alle anderen Untersuchungsmodalitäten und erfaßt anhand eines mediosagittalen Bildes alle diagnostisch wichtigen Veränderungen. Bei gering ausgeprägter Hydromyelie kann die Treffsicherheit durch eine zusätzliche axiale T1 w-Serie aufgrund geringerer Partialvolumeneffekte erhöht werden.

  Die häufig assoziierten knöchernen Anomalien werden im MRT nur teilweise erkannt, so daß sich eine zusätzliche Röntgen-Nativaufnahme, gegebenenfalls ein CT, empfiehlt.

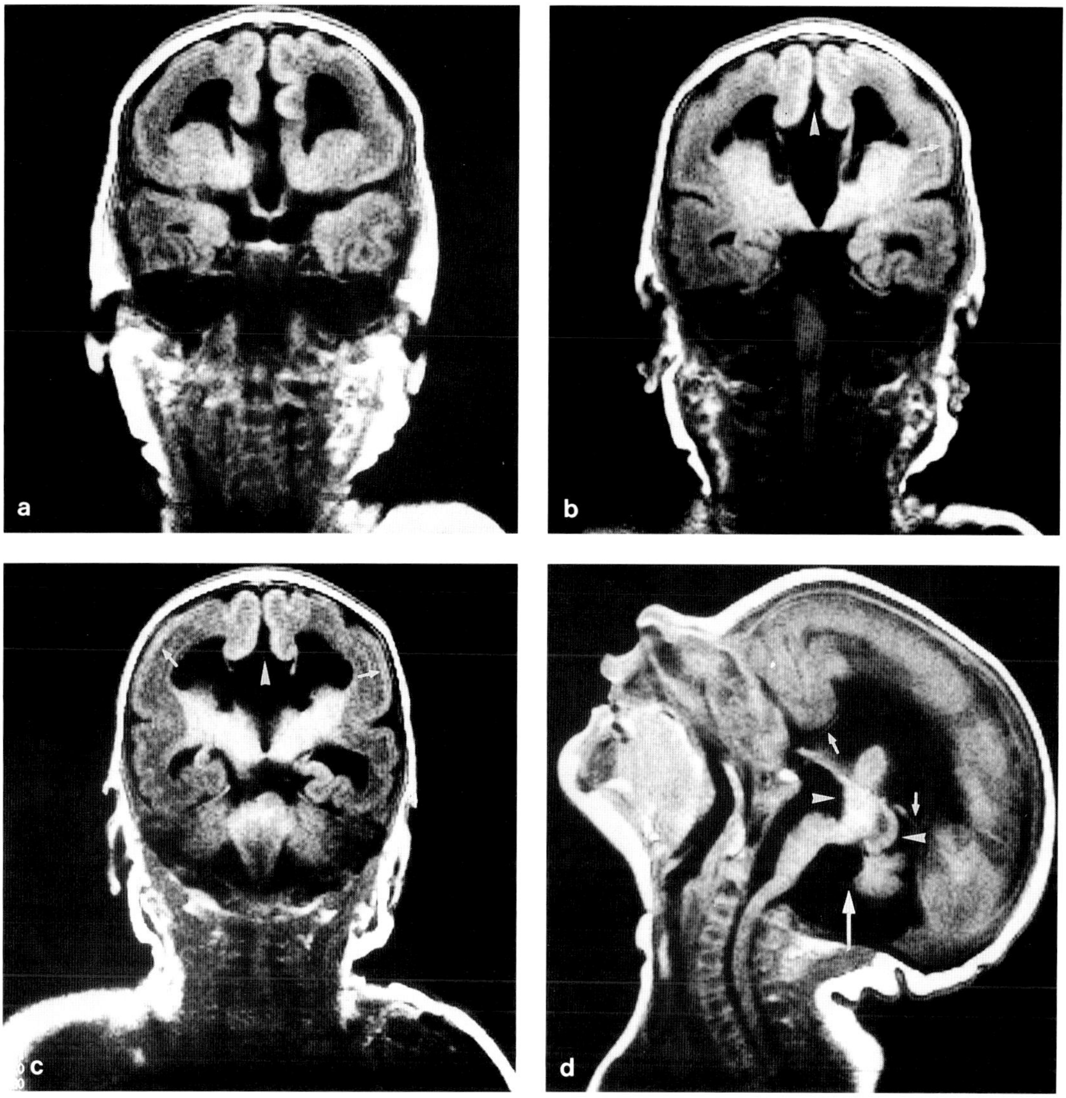

Abb. 3.129 a–d. Dandy-Walker-Variante mit assoziiertem komplettem Balkenmangel und Pachygyrien. **a–c** Fledermausartige Ventrikelform durch weiten Abstand zwischen den Seitenventrikeln und Kommunikation des 3. Ventrikels mit dem frontalen Interhemisphärenspalt *(Pfeilspitze)*. Typische Verdickung der grauen Substanz an pachygyren Hirnabschnitten *(Pfeil)*. **d** *Pfeile:* Angelegte Commissura anterior et posterior; *Pfeilspitzen:* verdickt erscheinendes Mesenzephalon; *großer Pfeil:* Anlage des Velum medullare posterius, deutliche Wurmatrophie, Aplasie des Unterwurms

In 25 % der Fälle liegt eine basiläre Impression, in 10 % ein Klippel-Feil-Syndrom, in 10 % eine C 1-Assimilation zum Okziput und in 5 % eine inkomplette Ossifikation des Atlasrings vor.

- *Chiari II:* Diese häufigste Form (etwa 1:500 Lebendgeburten), die auch als Arnold-Chiari-Syndrom bezeichnet wird, hat keine Beziehung zum Typ I. Sie ist charakterisiert durch Tiefstand von Pons und Medulla oblongata, Prolaps des Unterwurms in den Zervikalkanal, Ausziehung des 4. Ventrikels (Abb. 3.130 und 3.131). Spinale Dysrhaphien sind fast obligat in Form von Meningomyelozelen und Meningozelen, Hydromyelien und Fixationen des Filum terminale (tethered cord syndrome, s. Kap. 4). Die MRT-Kriterien dieser komplexen Fehlbildung sind in Tabelle 3.63 zusammengefaßt.

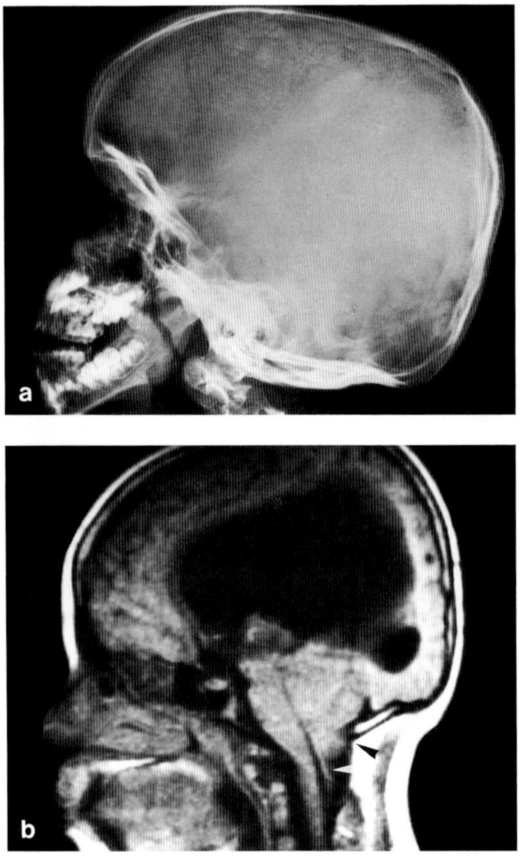

Abb. 3.130 a, b. Arnold-Chiari-II-Malformation mit ausgeprägter Platybasie. **a** Schädeldysplasie. **b** Prolaps von Tonsillen *(weiße Pfeilspitze)* und Unterwurmanteilen *(schwarze Pfeilspitze)* in den Zervikalkanal bei weitem Foramen magnum. Deutlicher Hydrozephalus

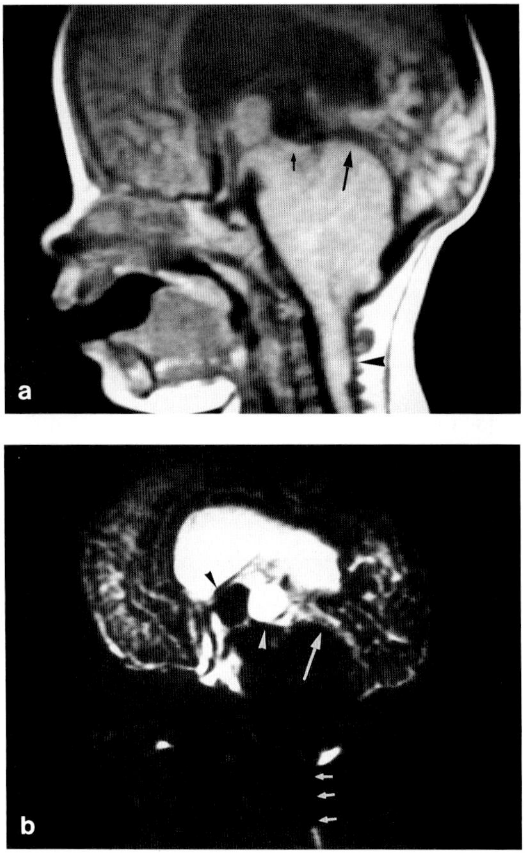

Abb. 3.131 a, b. Arnold-Chiari-Syndrom II. **a** T1 w-Sagittalschnitt. Kleinhirntiefstand, Gewebsbrücke dorsal des Rückenmarks bis C4 *(Pfeilspitze)*. „Tektaler Schnabel" *(schwarzer kurzer Pfeil)*, konkave Vorwölbung des Tentoriums *(schwarzer langer Pfeil)*. **b** Stark T2-gewichteter Sagittalschnitt. Breite Massa intermedia *(schwarze Pfeilspitze)*, tektaler Schnabel *(weiße Pfeilspitze)*, dorsale Subarachnoidalraumkompression durch Tonsillentiefstand bis C4 *(kurze weiße Pfeile)*. Hochgedrängtes Kleinhirn mit konkavem Tentorium *(langer weißer Pfeil)*

- *Chiari III:* Bei dieser schweren Form liegt zusätzlich eine okzipitale oder hochzervikale Enzephalozele vor, in die die Medulla oblongata und große Teile des Zerebellums einschließlich des 4. Ventrikels prolabiert sind.
- *Chiari IV:* Als Chiari Typ IV wird eine deutliche zerebellare Hypoplasie bezeichnet, die der oben erwähnten Dandy-Walker-Variante entspricht.

Aquäduktstenose. Die kongenitalen Aquäduktstenosen sind sehr viel seltener als postinfektiös oder posthämorrhagisch durch Gliose entstandene Formen. Nach der physiologischen Engstellung des Aquädukts bis zum 6. Fetalmonat kann die normale Erweiterung auf die adulte Weite ausbleiben, entsprechend einer kongenitalen Aquäduktstenose. Ein mechanisches Hindernis im Bereich des Aquädukts führt zur typischen Hydrozephaluskonfiguration mit erweitertem Seiten- und 3. Ventrikel bei gleichzeitig schmalem 4. Ventrikel (Abb. 3.132). – Als wichtiges diagnostisches Zeichen einer Passagebehinderung im MRT ist das fehlende „flow void" (Signalauslöschung

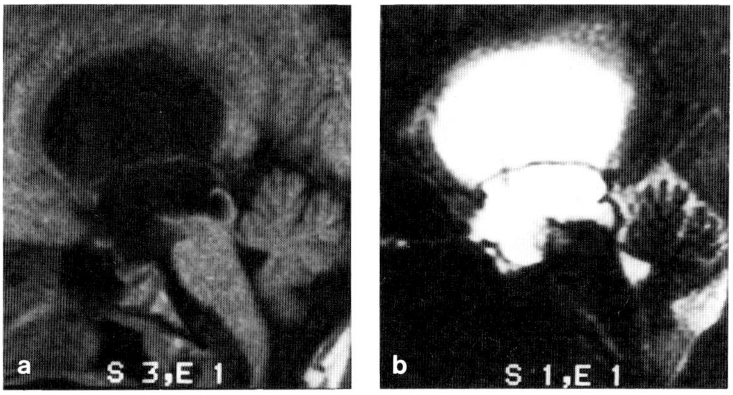

Abb. 3.132 a, b. Hochgradige Aquäduktstenose (distaler Abschnitt) mit konsekutivem Hydrozephalus: Vergleich von T1 w- (**a**) und stark T2-gewichteten Aufnahmen (**b**)

Tabelle 3.63. MRT-Kriterien der Chiari-II-Malformation (Arnold-Chiari-Syndrom)

Dysplasie und Tiefstand des Kleinhirns meist bis zur Oberkante von C 1 mit zungenartiger Vorwölbung einer schmalen Gewebsbrücke bis C 4, gelegentlich noch tiefer
Hirnstammverlängerung, die Medulla reicht in den Spinalkanal, mit Knickbildung und erkennbarer Vorwulstung dorsal des Rückenmarks
Variable Erweiterung des intrazervikalen Abschnitts des 4. Ventrikels, Aquäduktverlängerung
Hydrozephalus, vor allem okzipital
50 % fehlendes Septum pellucidum, selten Balkenmangel
Breite Massa intermedia in 90 %
Konische Fusion der Vierhügelplatte („tektaler Schnabel")
Hypoplastisches Tentorium, weite Inzisur, kurzer Sinus rectus
Tiefer Tentoriumsansatz mit kleiner Fossa posterior
Großes Foramen magnum und schmaler Atlasbogen
Kraniale Ausbreitung des Cerebellums mit Vorwölbung durch die Inzisur möglich
Kaudalverlagerung des Rückenmarks; die oberen Zervikalwurzeln aszendieren zu den Foramina
Spinale Dysrhaphien

durch Fluß) zu nennen. Durch die höhere Liquorflußgeschwindigkeit im Aquädukt als physiologischer Engstelle des kommunizierenden Ventrikelsystems ergibt sich dort in den üblichen Sequenzen eine Signalauslöschung, die feldstärkenabhängig auch im 4. Ventrikel nachweisbar ist. Die Positivdarstellung von Liquor im T2 w-Bild im proximalen Aquädukt beweist beispielsweise eine pathologische Abflußbehinderung mit Flußverlangsamung. Tumoröse Prozesse der Vierhügelregion insbesondere der Pinealis müssen differentialdiagnostisch ausgeschlossen werden.

3.6.5.3 Migrationsstörungen

Die Migrationsstörungen bezeichnen alle Fehlbildungen, die im Zusammenhang mit der Wanderung der Neuroblasten und der Bildung von Gyri und Sulci stehen. Diese Auswanderung der Neuroblasten erfolgt zwischen der 6. und 15. Schwangerschaftswoche. An Fehlbildungen können auftreten: Lissenzephalie, Pachygyrie, Polymikrogyrie, Heterotopien der grauen Substanz und Schizenzephalie.

Lissenzephalie. Lissenzephalie (glattes Gehirn) bezeichnet streng genommen eine Agyrie, wobei die Primärfurchen (Sulcus lateralis) erhalten sind. Trotz der reduzierten Zahl der Nervenzellschichten des Kortex ist die graue Substanz bei Lissenzephalie im Vergleich zum Normalbefund deutlich verdickt. Neben der vollständigen Agyrie kann eine partielle Form mit Pachygyrie einzelner Hirnabschnitte vorkommen (Abb. 3.133). Die diagnostischen Kriterien im MRT zeigt Tabelle 3.64. Man unterscheidet 3 Formen der Lissenzephalie:

- Typ I: Assoziation mit dysmorphischer Fazies und Mikrogyrie, meist in Form erblicher

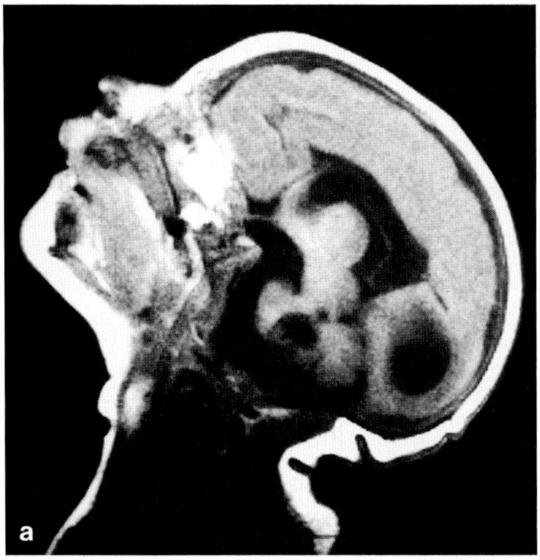

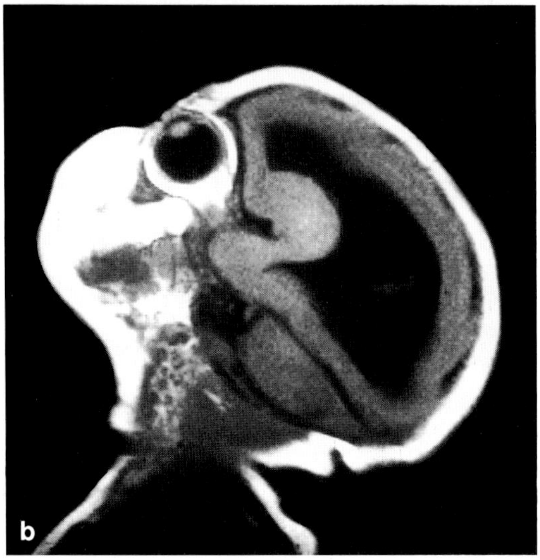

Abb. 3.133 a, b. Partielle Lissenzephalie mit überwiegend glatter Hirnoberfläche, obligat erkennbarer Fissura Sylvii sowie pachygyren Abschnitten frontoparietal, deutlicher Hydrozephalus

Syndrome (z. B. Miller-Dieker, Neu-Laxova, Norman-Roberts);
- Typ II: Hydrozephalus und begleitende Anomalien der hinteren Schädelgrube, Megalenzephalie;
- Typ III: isolierte Lissenzephalie (beste Prognose).

Pachygyrie. Die Pachygyrie, auch Makrogyrie genannt, ist eine leichtere Gyrierungsstörung mit flachen Windungen, hypoplastischem Marklager und verbreiterter grauer Substanz

Tabelle 3.64. MRT-Kriterien der Lissenzephalie

Diagnostische Kriterien
Glatte Hirnoberfläche (oft kombiniert mit pachygyren Zonen)
Taillierung des Hirns im Axialschnitt (Fehlen der Opercula)
Verdickung der grauen Substanz
Hypoplasie der weißen Substanz (Fehlen der Digitationen, oft auch des Claustrums und der Capsula extrema)
Zusatzkritieren (fakultativ)
Mäßiger Hydrozephalus (Kolpozephalie = betonte Erweiterung der Trigona und Okzipitalhörner)
Hypoplasie oder Aplasie des Corpus callosum
Heterotopien an den Ventrikelhörnern

Tabelle 3.65. Heterotopieassoziierte Fehlbildungen

Lissenzephalie
Schizenzephalie
Balkendysgenesie
Tuberöse Sklerose
Neurofibromatose

(jedoch nur 4 Zellschichten). Sie kann den ganzen Kortex oder nur umschriebene Areale betreffen. Diese Entwicklungsstörungen führen immer zu schwerster Retardierung, meist Anfällen; die Kinder überleben die frühe Kindheit.

Polymikrogyrie. Unter Polymikrogyrie, auch Mikrogyrie genannt, versteht man zu viele und zu schmale Gyri, wobei die Sulci nicht immer die Oberfläche erreichen. Bisweilen läßt sich diese Störung differentialdiagnostisch schwer von der Pachygyrie oder von Hirnsubstanzstörungen anderer Genese unterscheiden.

Heterotopien. Heterotopien nennt man Verbände von Nervenzellen, die während der Migration auf dem Weg zum Kortex liegengeblieben sind. Sie können als isolierte Fehlbildung vorkommen oder Teil einer komplexeren Störung sein (Tabelle 3.65). Diagnostisch wegweisend ist ihre Lokalisation im Marklager ventrikelnah oder subkortikal und die zur grauen Substanz isointense Signalgebung.

Schizenzephalie. Es besteht eine transzerebral verlaufende Säule grauer Substanz vom Ventri-

Tabelle 3.66. MRT-Kriterien der Schizenzephalie

Typ I
Säulenartige Anordnung grauer Substanz vom Ventrikel zum Kortex
Deckung des Defekts durch angrenzenden Kortex
Meist symmetrisch im Bereich der Sulci centrales oder laterales
Zusatzkriterien (fakultativ)
Polymikrogyrie
Fehlendes Septum pellucidum, bei zusätzlicher Heterotopie
Übergangsform zur septooptalen Dysplasie
Typ II
Großer Defekt der Großhirnhemisphäre mit Liquoransammlung
Bandförmige Zone grauer Substanz in der Defektwand
Ventrikeldivertikel, mit dem kortikalen Subarachnoidalraum kommunizierend
Heterotopien
Aplasie des Septum pellucidum
Oft Balkenagenesie
Hydrozephalus

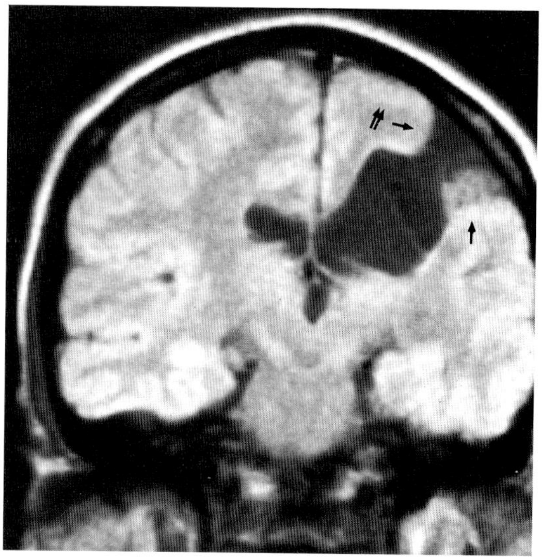

Abb. 3.134. Asymptomatische Schizenzephalie (offene Form). Der Ventrikeldefekt ist von einer Säule grauer Substanz *(Pfeile)* bis zum Subarachnoidalraum berandet. Umschriebene Pachygyrie mit Verdickung der grauen Substanz

Tabelle 3.67. Mikrozephalieassoziierte Syndrome

Bloch-Sulzberger
Bloom
Cornelia de Lange
Dubowitz
Fanconi (inkonstant)
Goltz-Gorlin
Meckel
Roberts
Rubinstein-Taybi
Seckel
Smith-Lemli-Opitz

Tabelle 3.68. Makrozephalieassoziierte Syndrome

Megalenzephalie
Robinow
Sotos-Weaver
Relative Makrozephalie
MMM (Miller, McKusick, Malvaux)
Mulibrey
Russel-Silver

kel zum Kortex, die eine pial-ependymale Grenzzone einschließt. Diese Fehlbildung entsteht im 2. Schwangerschaftsmonat als Ausdruck einer gestörten Differenzierung der Hirnbläschenwand in 3 Schichten. Je nach Vorliegen eines begleitenden Hydrozephalus teilt man die Schizenzephalien in 2 Untergruppen auf, deren MRT-Charakteristika in Tabelle 3.66 aufgelistet sind.

- *Typ I:* Die dystope graue Substanz umfaßt nur eine kleine Zone ohne Ventrikeleinschluß, die ependymale Grenzzone ist fusioniert; es liegt kein Hydrozephalus vor. Die angrenzenden normalen Kortexanteile wölben sich über den Defekt (geschlossene Schizenzephalie).
- *Typ II:* Es liegt ein größerer Defekt der Kortexoberfläche mit großem Ventrikeldivertikel und gleichzeitig bestehendem Hydrozephalus vor (offene Schizenzephalie). Die bandförmige graue Zellschicht ist das differentialdiagnostisch wichtigste Kriterium zur Abgrenzung einer großen Subarachnoidalzyste oder eines porenzephalen Defekts (Abb. 3.134).

3.6.5.4 Volumenstörungen des Gehirns

Mikrozephalie. Dieses Krankheitsbild ist häufig mit anderen Fehlbildungen assoziiert und kommt bei einer Reihe von Syndromen vor (Tabelle 3.67), z. B. nach einer Rötelninfektion

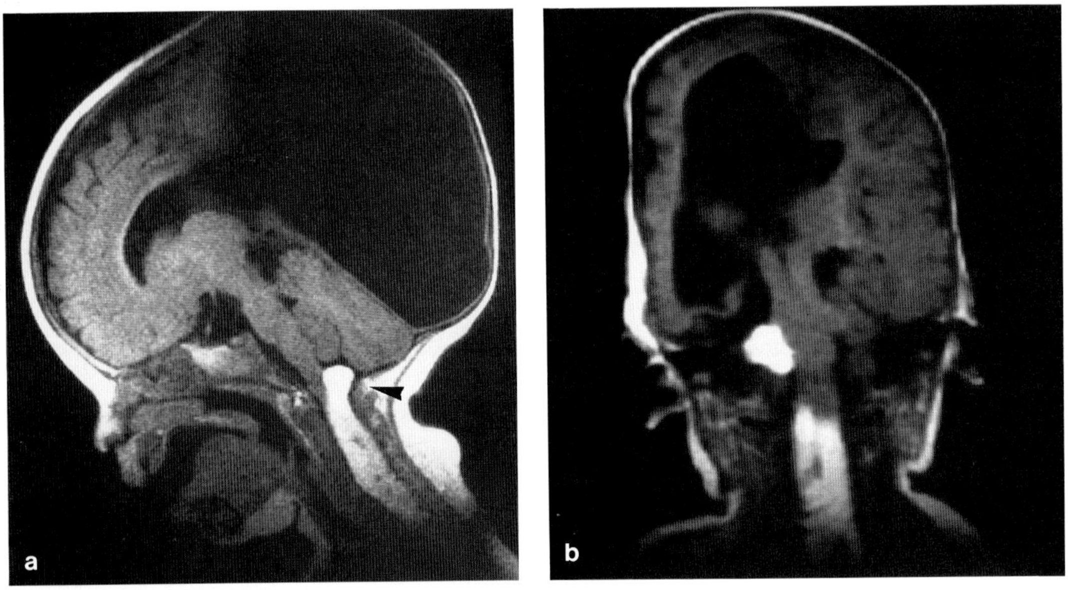

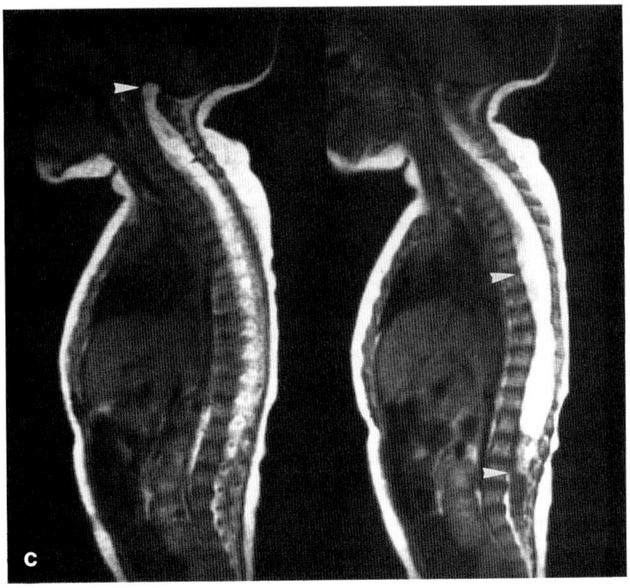

Abb. 3.135 a–c. Goldenhar-Syndrom mit ausgeprägter Dysmorphie, Porenzephalie, und Lipomen. **a** Schädelvergrößerung aufgrund der großen porenzephalen Zyste. Die *Pfeilspitze* markiert das am Foramen magnum dorsal des Rückenmarks beginnende Lipom. **b** Porenzephalie rechts. Kleinhirnbrückenwinkellipom rechts. **c** Spinale Ausdehnung des Lipoms *(weiße Pfeilspitzen)* bis LWK 4

oder intrauteriner Bestrahlung. Diese Störung geht meist mit Schädeldeformierungen (Vogelkopf) und Demenz bis Idiotie einher.

Makrozephalie. Die Makrozephalie kann als sog. relative Makrozephalie das dysproportionale Schädelwachstum bezeichnen oder einer echten Megalenzephalie entsprechen. Von letzterer spricht man bei einem Hirngewicht über 2000 g ohne Hydrozephalus. Auch bei der Makrozephalie sind syndromale Kopplungen bekannt (Tabelle 3.68 und Abb. 3.135).

Die MRT kann neben dem pathologisch großen oder kleinen Hirnvolumen alle begleitenden Fehlbildungen nachweisen, die bei den einzelnen Syndromen variabel sein können. Bei Mikrozephalien sind dysplastische Veränderungen des Cortex cerebri, vor allem Pachy- und Mikrogyrien zu erwarten. Durch geeignete Parameterwahl zur Kontrastoptimierung zwischen weißer und grauer Substanz (in Abhängigkeit vom Alter des Patienten, s. Tabelle 3.56) kann die Verdickung der grauen Substanz bei Pachygyrie und Lissenzephalie gut erfaßt werden.

3.6.5.5 Perinatalschädigungen

Die weitaus häufigsten Perinatalschädigungen entstehen im Rahmen einer Asphyxie oder zerebralen Blutung. Die Bedeutung der MRT liegt hier v. a. in der Beurteilung konsekutiver Myelinisierungsstörungen. Zur Diagnose und Differentialdiagnose von Markreifungsstörungen muß auf Spezialliteratur verwiesen werden [26].
Von den eigentlichen Fehlbildungen werden die Hydranenzephalie und Porenzephalie üblicherweise den Perinatalschädigungen zugeordnet.

Hydranenzephalie. Bei dieser äußerst seltenen Hirnschädigung fehlen die Großhirnhemisphären, so daß die Kindesentwicklung zunächst normal ist, dann jedoch auf dem Stand eines Neugeborenen sistiert. Eine häufige Ursache besteht im Verschluß beider Aa. carotides internae, wobei das Parenchym des Versorgungsgebiets der Aa. vertrebrales erhalten bleibt. Von der Holoprosenzephalie ist diese Erkrankung durch die regelrechte Anlage der Falx cerebri abzugrenzen. Die Differentialdiagnose zum massiven Hyrocephalus internus gelingt über den Nachweis isoliert vorhandener Anteile des Okzipitallappens.

Porenzephalie. Ein Porus ist ein Hohlraum im Hirnparenchym, der mit dem Ventrikelsystem oder dem Subarachnoidalraum kommuniziert und durch einen Wanddefekt der Hirnbläschen entstanden ist. Als Ursache werden Nekrosen auf dem Boden von Arterien- oder Venenverschlüssen angenommen, wobei angiographische Untersuchungen sowohl Gefäßverschlüsse als auch avaskuläre Bezirke nachweisen konnten. Gelegentlich fehlt die Kommunikation zum Liquorsystem. Dann bietet der Porus differentialdiagnostische Probleme zu zystischen Raumforderungen.

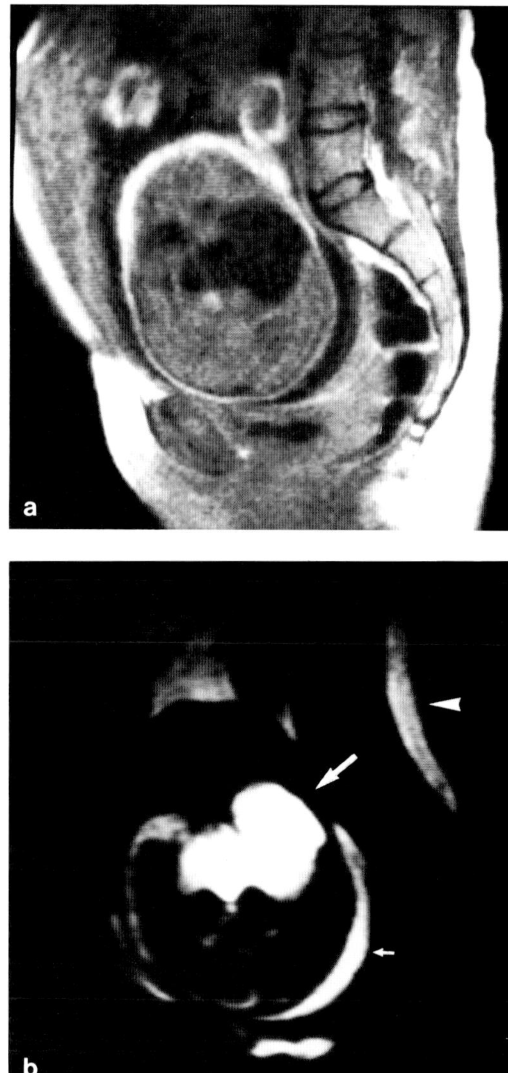

Abb. 3.136. **a** Intrauteriner Nachweis einer perisylvischen Hypoplasie mit kongenitaler Subarachnoidalzyste. **b** Stark T2-gewichtete Aufnahme (*langer Pfeil:* mit Liquor gefüllte Subarachnoidalzyste, begleitende Hypoplasie temporal rechts; *kleiner Pfeil:* Amnionflussigkeit; *Pfeilspitze:* mütterlicher Spinalkanal)

3.6.5.6 Subarachnoidalzysten

Robinson (1964) postulierte als Ursache der häufigen Subarachnoidalzysten (Synonym: Arachnoidalzysten oder SA-Zysten) eine Entwicklungsstörung. Sie können aber auch sekundär durch postmeningitische oder posthämorrhagische Verklebungen der Arachnoidea entstehen. Überwiegend werden sie als Zufallsbefund diagnostiziert, mit Hauptlokalisation in der mittleren Schädelgrube. Selten treten Anfälle, Hirndrucksymptome oder fokale Symptome auf, in Einzelfällen auch Blutungskomplikationen. Auch von spontanen Rückbildungen, vermutlich durch Entleerung in den Subarachnoidalraum, wurde berichtet.
Die primäre Arachnoidalzyste ist häufig mit einer Großhirnteilaplasie vergesellschaftet, die

Tabelle 3.69. MRT-Kriterien der Subarachnoidalzyste

Zystische Raumforderung
Signalintensität wie Liquor oder stärker im T2w-Bild, je nach Proteingehalt oder Liquorpulsation
Gelegentlich Agenesie oder Hypoplasie der angrenzenden Hirnstrukturen
Selten druckbedingte Parenchymläsion
Gelegentlich Gefäßverlauf durch die Zyste (A. cerebri media)
Typische Lokalisation (temporal, infratentoriell)

Tabelle 3.70. Entwicklungsstadien der Hirngefäße [24]

1. Bildung der primitiven Gefäßplexus aus Angioblastensträngen
2. Differenzierung in primitive Arterien, Venen und Kapillaren
3. Trennung des äußeren duralen vom leptomeningealen System (letzteres liefert später die zerebralen Gefäße)
4. Adaptation der beiden Gefäßsysteme an die Entwicklung der zerebralen und extrazerebralen Strukturen
5. Histologische Ausdifferenzierung

am ehesten als Übergangsform der Dysgenesie zur Migrationsstörung betrachtet werden kann. Es kommt um den 5.–6. Fetalmonat zur Entwicklungshemmung bei der Ausbildung der Opercula, vor allem des Temporallappens, seltener des Frontal- oder Parietallappens (Abb. 3.136). Die diagnostischen Kriterien im MRT sind in Tabelle 3.69 aufgeführt. Differentialdiagnostisch müssen andere zystische Raumforderungen sowie Parenchymdefektbildungen ausgeschlossen werden. Besondere differentialdiagnostische Schwierigkeiten können zystische Hämangioblastome sowie die sich ebenfalls in den subarachnoidalen Spalträumen ausbreitenden Epidermoide bereiten. Bei fokalen Symptomen muß gegebenenfalls mit KM-MRT die Differenzierung erfolgen. Epidermoide, die wenig Cholesterol aufweisen, können in konventionellen T1w- und T2w-Aufnahmen liquorähnliches Signalverhalten besitzen. Stärkere T2-Gewichtung mit TE>200 ms ermöglicht die Differenzierung. Die funktionelle Unterscheidung zwischen kommunizierenden und nichtkommunizierenden Subarachnoidalzysten ist hinsichtlich der therapeutischen Möglichkeiten von Bedeutung. Kompartimente mit unterschiedlicher Flußdynamik können gelegentlich anhand von Signalminderungen des Liquors oder durch spezielle flußspezifische Sequenzen differenziert werden.

3.6.5.7 *Kongenitale Gefäßfehlbildungen*

Fließende Protonen beeinflussen die Signalgebung in der MRT in sehr komplexer Weise. Dies führt bei konventionellen SE-Sequenzen zur signalfreien Darstellung von Arterien und größeren Venen. Unter Ausnutzung der physikalischen Flußeffekte kann im Kernspinexperiment eine intravaskuläre Signalanhebung abhängig von Flußgeschwindigkeit und -richtung erzielt werden (z. B. GE-Aufnahmen mit großen Pulswinkeln). Darauf aufbauend erlauben neuere Sequenzen MR-angiographische (MRA) 2D und 3D Abbildungen. Für die Bildgebung ist entscheidend, daß Gefäße auch ohne Kontrastmittelgabe aufgrund von MR-Flußphänomenen gut abgrenzbar sind und meist auch arterieller von venösem Fluß unterscheidbar ist. Diese Grundvoraussetzungen zusammen mit der sensitiven Erfassung von frischen und älteren Blutungen machen die MRT zu einem geeigneten Nachweis- und Untersuchungsverfahren bei der Abklärung kongenitaler Gefäßmalformationen.

Entwicklung der Hirngefäße. Die Entwicklung der Hirngefäße kann nach Streeter in 5 Stadien eingeteilt werden, wobei Störungen in diesen Stadien jeweils andere Fehlbildungstypen verursachen (Tabelle 3.70).

Arteriovenöse Malformationen. Arteriovenöse Malformationen (AVMs) entstehen durch Persistenz des primitiven Gefäßgeflechts mit sekundärer Arterialisation der abführenden Venen. Sie können in der Kopfhaut, in der Dura oder intrazerebral liegen, wobei auch Mischformen mit duraler und pialer Gefäßversorgung vorkommen. Arteriovenöse Malformationen sind in etwa 7% mit arteriellen Aneurysmen assoziiert. Selten sind sie multifokal, z. B. im Rahmen des Wyburn-Mason- oder auch Bonnet-Dechaume-Blanc-Syndrom, eine Kombination von retinalen, fazialen, duralen und zerebralen Gefäßfehlbildungen.

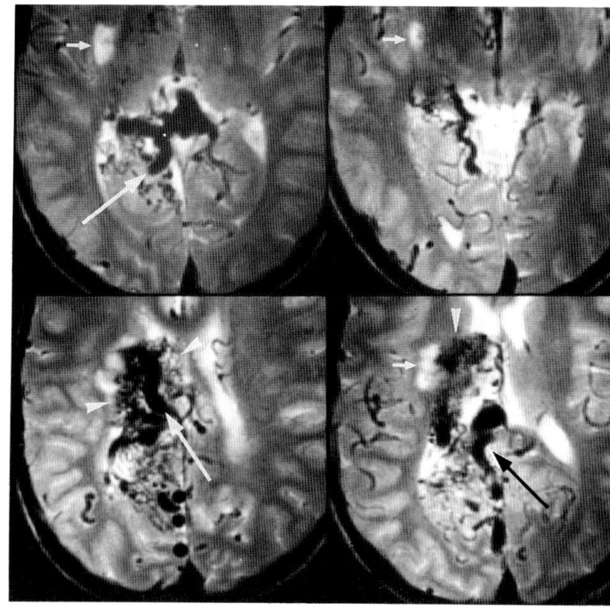

▲ **Abb. 3.137.** 16jähriger Junge mit leichter Hemiparese. AVM mit Ischämie im dorsalen Putamen *(kurze Pfeile)*. Nidus *(Pfeilspitzen)* und erweiterte drainierende Venen *(lange Pfeile)* sind gut differenzierbar (T2 w)

Klinisch werden AVMs durch Subarachnoidalblutungen, intraparenchymatöse Blutungen, Krampfanfälle oder durch Kompressions-, gelegentlich auch Ischämiesyndrome manifest.

Die Differenzierung von Nidus und den hauptzuführenden Gefäßen ist bei Anwendung multiplanarer Schichten fast immer möglich. Es empfehlen sich T2 w-Sequenzen vor allem in transversaler und koronarer Richtung, bei infratentoriellen AVMs ergibt die sagittale Schnittführung eine bessere anatomische Darstellung (Abb. 3.137 und 3.138). Eine T1 w-Serie ist notwendig zum Nachweis von Methämoglobin, gegebenenfalls zur besseren Differenzierung der beteiligten Hirnstrukturen, während die Gefäße bei T1-Gewichtung vor allem in ihrem subarachnoidalen Verlauf nicht gut differenzierbar sind. Durch direkten Druck, Ischämie oder Blutung bedingte Parenchymschäden erscheinen in den T2 w-Aufnahmen hyperintens. Eine angiographische Untersuchung ist zur Planung einer Operation oder Embolisation unerläßlich, Verlaufskontrollen können mit der MRT durchgeführt werden.

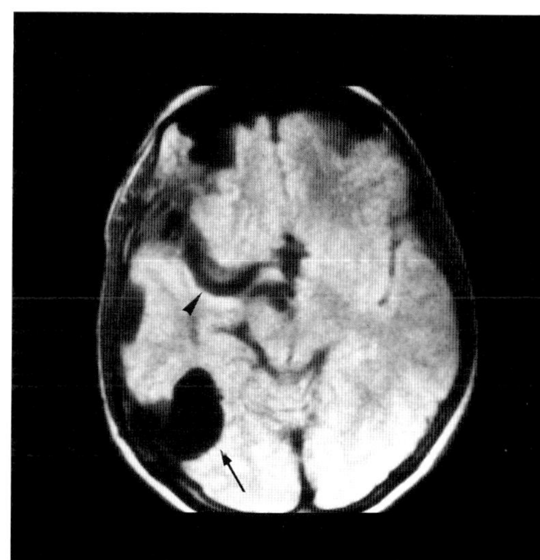

Abb. 3.138. AVM mit umschriebener kortikaler arteriovenöser Fistel mit distaler venöser Erweiterung (sog. venous pouch, *Pfeil*). Erweiterung der A. cerebri media durch stark erhöhten Blutfluß *(Pfeilspitze)*

Aneurysmen. Arterielle Aneurysmen treten bei Erwachsenen je nach Sektionsstatistik in knapp über 1 % auf, sehr viel seltener sind sie bei Kindern beschrieben. Daraus wird allgemein geschlossen, daß die Mehrzahl der Aneurysmen arteriosklerotisch erworben sind. Bei kindlichen Aneurysmen überwiegen jedoch die kongenitalen und extrem seltene

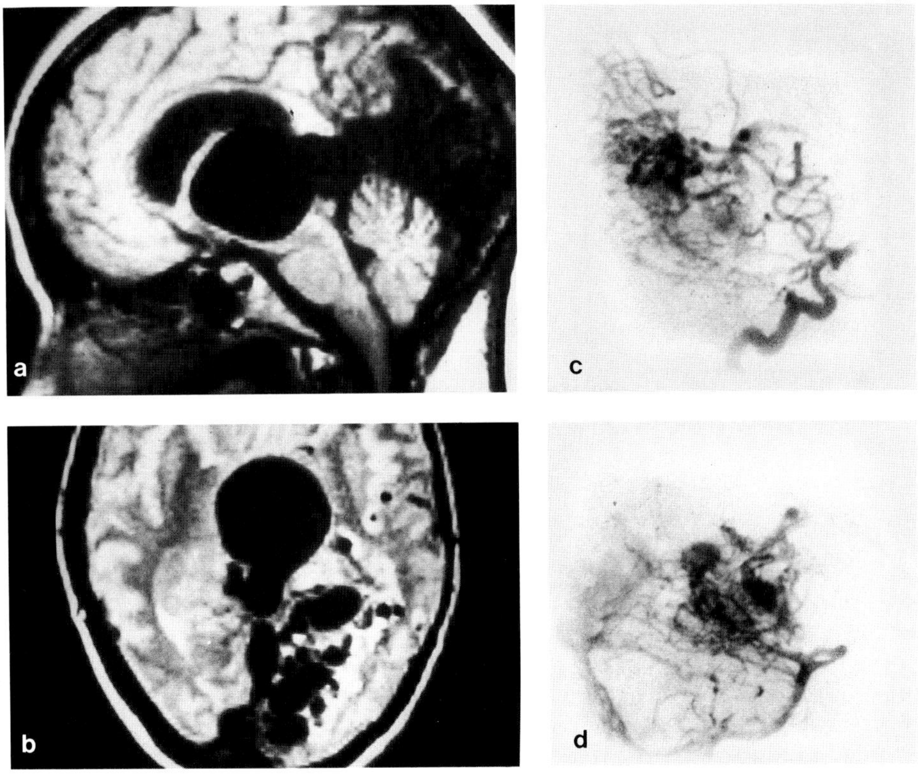

Abb. 3.139. a, b Massiv erweiterte V. magna Galeni und okzipital gut erkennbarer Nidus der AVM. **c** Karotisangiographie und **d** Vertebralisangiographie mit Angiomversorgung über Äste der A. cerebri media (**c**) und A. cerebri posterior (**d**)

Tabelle 3.71. Kongenitale, mit zerebralen Aneurysmen assoziierte Erkrankungen

Polyzystische Nieren
Aortenstenose
Angiome
Neurofibromatose
Ehlers-Danlos-Syndrom
Persistierende Primitivgefäße

Fälle posttraumatischen oder postinfektiösen Ursprungs. Als weiteres Unterscheidungsmerkmal kindlicher (eher kongenitaler) Aneurysmen gilt der durchschnittlich größere Durchmesser und eine differente Lokalisationsverteilung. Kongenitale Aneurysmen sind familiär gehäuft, ohne daß ein eindeutiger Erbgang nachweisbar wäre.

Assoziationen mit anderen angeborenen Erkrankungen konnten gezeigt werden (Tabelle 3.71). Bis zu 10 % der Patienten mit einer polyzystischen Nierenerkrankung erleiden eine Subarachnoidalblutung. Bei 7 % der zerebralen AVMs finden sich vermutlich sekundär flußbedingte Aneurysmen. Auch im Rahmen von persistierenden Primitivgefäßen treten Aneurysmen gehäuft auf, z. B. in 14 % bei der A. trigemina primitiva.

Der MR-tomographische Nachweis von Aneurysmen ist bislang nur an kleineren Kollektiven untersucht worden. Größere (>3 mm) Aneurysmen sind jedoch bei geeigneter Schnittführung (vor allem parallel zum Circulus Willisi, parallel zur supraklinoidalen A. carotis interna und zur A. basilaris) gut erkennbar. Höhere Feldstärken (ab 1 Tesla) erleichtern die Diagnostik durch bessere Abbildung der flußabhängigen Kontraste bei gleichzeitig höherer Ortsauflösung. Der direkte Nachweis der Thrombusbildung, vor allem in Riesenaneurysmen, bietet zusätzliche Informationen über die Angiographie hinaus.

Aneurysma der V. Galeni. Das sog. Aneurysma der V. Galeni entspricht einer aneurysmatischen Erweiterung der V. Galeni auf dem

Boden einer AV-Malformation (Abb. 3.139). Aufgrund des arteriovenösen Shunts sind hämodynamische Komplikationen (zerebrale Minderdurchblutung, Herzinsuffizienz) als Frühmanifestation bei Kleinkindern häufig. Als Leitsymptom kann ein Shuntgeräusch über der Schädelkalotte gefunden werden. Bei geringerer hämodynamischer Wirkung manifestiert sich das Aneurysma erst im frühen Erwachsenenalter als große Raumforderung mit sekundärem Okklusionshydrozephalus.
MR-tomographisch ist eine eindeutige Diagnosestellung möglich anhand der großen signalfreien Raumforderung an typischer Lokalisation mit sekundärem Okklusionshydrozephalus. Geeignet erscheint eine sagittale Schnittführung unter Anwendung einer flußspezifischen Sequenz, z. B. GE oder die Kombination eines sagittalen T1 w-Bilds mit transversalen T2 w-Bildern, zur Differenzierung einer Zyste mit vergleichbarem Signalverhalten im T1 w-Bild. Die Angiographie erfolgt zum Nachweis der arteriellen Zuflüsse aus der A. carotis interna oder A. basilaris. Neben der neurochirurgischen Exstirpation besteht die Möglichkeit einer Embolisation, trotzdem ist die Prognose des V.-Galeni-Aneurysmas mit einer Mortalitätsrate von ca. 50 % noch immer ausgesprochen schlecht.

Kavernöse Angiome. Diese als vaskuläre Hamartome einzustufenden Gefäßmißbildungen sind erst seit der Einführung der Computertomographie und zunehmend mit dem Einsatz der MRT diagnostizierbar. Sie stellen die Hauptgruppe der sog. angiographisch okkulten Angiome dar und manifestieren sich klinisch vor allem mit Krampfanfällen und rezidivierenden Mikroblutungen, seltener führen sie zu großen intraparenchymatösen Blutungen. Eine familiäre Häufung konnte in letzter Zeit bewiesen werden; es besteht eine Assoziation mit venösen Angiomen. Das typische Erscheinungsbild im MRT ist in Tabelle 3.72 aufgeführt.
Mit höherer Feldstärke nimmt die durch Hämosiderin bedingte Magnetfeldinhomogenität zu, dies erleichtert die Erkennung des signalfreien Randsaums von Hämangiomen. Kavernome kommen gehäuft pontin und frontal vor, nicht selten auch multilokulär.

Tabelle 3.72. MRT-Kriterien der kavernösen Angiome

Signalinhomogenität mit gemischt hyperintens-hypointensem Signalverhalten im T1 w- und T2 w-Bild
Hypointenser Randsaum im T2 w-Bild durch Hämosiderin als Resorptionprodukt chronischer Mikroblutungen
Keine größeren zu- oder abführende Gefäße sichtbar
Oft venöse Angiome benachbart

Venöse Angiome. Diese seltenen Angiome bleiben klinisch oft latent, da Blutungen nur mit einer Inzidenz bis 20 % auftreten. Im MRT ist regelmäßig eine erweiterte drainierende Vene nachweisbar; bisweilen zeigt sich das Phänomen der Doppelechorephasierung aufgrund der überwiegend laminaren Flußeigenschaften. Der Nidus kann als kleines Konvolut von Medullarvenolen im Nativbild nur bei höheren Feldstärken erkannt werden. Das sog. Medusenhaupt wird nach KM-Gabe regelmäßig hyperintens abgebildet.
Die Abgrenzung von Venendysplasien ohne angiomatöse Komponente kann im Einzelfall die Angiographie erfordern. Die Operationsindikation muß sorgfältig abgeklärt werden, da venöse Angiome häufig eine wichtige Drainagefunktion übernehmen und postoperative Infarzierungen des benachbarten Hirnparenchyms beobachtet wurden.

Sinus pericranii. Als Sinus pericranii wird eine pathologisch erweiterte Kommunikation intra- und extrakranieller Venen durch die Emmissarien bezeichnet; sie kann kongenital und traumatisch oder infektiös erworben sein. Klinisch findet sich eine Weichteilschwellung. MR-tomographisch kann in der Regel der Verdacht auf eine venöse Gefäßmißbildung erhoben werden. Die endgültige Abklärung erfolgt üblicherweise angiographisch durch Punktion des Venenkonvoluts.

Angiodysplasien. Hierunter fallen Fehlbildungen der Gefäßwände, die in diffuse und regionale angiomatöse Phakomatosen eingeteilt werden. Zu den diffusen zählt die familiäre teleangiektatische Phakomatose (Osler-Rendu-Weber), das Mafucci-Syndrom, die Glomusangiomatose (Bailey) und die Ataxia teleangiectatica (Louis-Bar). Tabelle 3.73 faßt die Syndrome mit regionaler Angiodysplasie zusammen.

Tabelle 3.73. Regionale Angiodysplasien

Enzephalofaziale Sturge-Weber-Angiomatose
Wyburn-Mason-Syndrom (multifokale AVMs)
Divry-Bogaert-Angiomatose
Cobb-Syndrom
Klippel-Trénaunay-Weber-Syndrom
Louis-Bar-Niveauangiomatosen
Hippel-Lindau-Syndrom

Tabelle 3.74. Diagnostische Kriterien der Neurofibromatose. (Nach Martuwa 1988 [19])

Neurofibromatose I

Mindestens 2 der folgenden Befunde:
- 6 und mehr Café-au-lait Flecken (größter Durchmesser 5 mm vor der Pubertät, danach > 15 mm)
- Mindestens 2 Neurofibrome bzw. 1 plexiformes Neurofibrom
- Pigmentflecken axillär/inguinal
- Optikusgliom
- Mindestens 2 Irishamartome (Lisch-Knötchen)
- Typische knöcherne Anomalien wie Keilbeindysplasie, Verdünnung der Kompakta der langen Röhrenknochen
- Vater, Geschwister oder Kind mit bekannter Neurofibromatose I

Neurofibromatose II

Einer der folgenden Befunde:
- Bilaterale Akustikustumoren (nachgewiesen im CT oder MRT)
- Vater, Geschwister oder Kind mit Neurofibromatose II und entweder unilaterale Raumforderung des N. acusticus oder 2 der folgenden Befunde: Neurofibrom, Meningeom, Gliom, Schwannom oder juveniler subkapsulärer posteriorer Linsenkatarakt

Das Osler-Rendu-Weber-Syndrom umfaßt multilokuläre Teleangiektasien, v.a. im Gastrointestinaltrakt, AVMs (insbesondere pulmonal) und seltener arterielle zerebrale Aneurysmen. Die häufigen fokalneurologischen Symptome dieser Patienten sind zumeist Folge bakterieller Abszesse oder nichtinfizierter Emboli aus den pulmonalen AVMs. Daraus ergibt sich die Indikation zu deren Embolisationsbehandlung. Die teleangiektatischen Läsionen lassen sich im allgemeinen MR-tomographisch nicht erfassen, während der Nachweis kleinerer Malformationen durch KM-Gabe erleichtert wird. Wie bei den anderen Angiomatosen kann das Ausmaß der Gefäßpathologie bezüglich kleinkalibriger Gefäße immer noch besser angiographisch geklärt werden.

3.6.5.8 Phakomatosen

Die Phakomatosen (von van der Hoeve nach gr. phakos=Geburtsmal benannt) entsprechen einer Dyshistiogenese. Sie werden als neurokutane Syndrome oder neuroektodermale Dysplasien bezeichnet. Sie umfassen die Recklinghausen-Neurofibromatose (Typ I und II), die tuberöse Sklerose (Bourneville-Pringle oder Epiloia), die Hippel-Lindau-Erkrankung, das Sturge-Weber-Syndrom und die Ataxia teleangiectatica (Louis-Bar). Es bestehen meist autosomal-dominante Erbgänge mit einer hohen Rate von Spontanmutationen.

Neurofibromatose. Die Neurofibromatose ist die häufigste Erkrankung des neurokutanen Formenkreises mit einer Häufigkeit von etwa 1:3000 Lebendgeburten und Dominanz des männlichen Geschlechts (2:1). Es können alle Organsysteme mit unterschiedlicher Häufigkeit betroffen sein (im Sinne von Dysplasien oder blastomatösen Neoplasien). Es werden heute 2 Formen unterschieden, deren chromosomale Lokalisation ebenfalls differiert (Gen auf Chromosom 17 für Neurofibromatose I, auf Chromosom 22 für Neurofibromatose II). Die diagnostischen Kriterien sind Tabelle 3.74 zu entnehmen.

Der MR-Befund bilateraler Tumoren der Nn. acustici allein ist ausreichend zur Diagnose einer Neurofibromatose II. Die MRT ist durch die multiplanaren Darstellungsmöglichkeiten und fehlende Strahlenbelastung in besonderer Weise zur Abklärung dieser komplexen Erkrankung geeignet. Vor allem die KM-unterstützte Untersuchung besitzt eine sehr hohe Sensitivität im Nachweis zerebraler und spinaler Tumoren und kombinierter Dysplasien (Tabellen 3.75 und 3.76), so daß die MRT die Methode der Wahl zur Erstdiagnose und Verlaufskontrollen darstellt. Die häufig nachweisbaren multifokalen Hyperintensitäten in T2w-Aufnahmen (v.a. im Kleinhirn, den Stammganglien und dem Centrum semiovale) werden als Dysplasieäquivalente gewertet, lassen sich jedoch ohne KM-Gabe nicht sicher von multiplen Gliomen abgrenzen.

Sturge-Weber-Syndrom. Charakteristisch sind ein einseitiger Naevus flammeus des Gesichts, Epilepsie, geistige Retardierung, kontralaterale Hemiparesen und kongenitales Glaukom.

Tabelle 3.75. Hamartome und Dysplasien des ZNS bei Neurofibromatose

Hamartome
Glial
Meningeoangiomatose
Schwannose
Dysplasien
Aquäduktstenose
Heterotopien im Marklager
Polymikrogyrie
Pachygyrie
Makrenzephalie
Syringomyelie
Meningozele (v. a. thorakal)
Durale Ektasie

Tabelle 3.76. MRT-Kriterien der Neurofibromatose (ausgenommen Meningeome und Gliome)

Im T2 w-Bild hyperintense Läsionen (nach Bilianuk et al. [3] >50%) unklarer Genese, „Dysplasieäquivalente" im Cerebellum, Hirnstamm, Globus pallidus, Thalamus, Corpus callosum und Centrum semiovale
Heterotopien im Marklager (isointens zur grauen Substanz)
Plexiforme Neurofibrome, vor allem orbital, assoziiert mit knöcherner orbitaler Dysplasie: gering hyperintens zu Muskelgewebe im T1 w-, stark hyperintens im T2 w-Bild, gelegentlich hypointenses Zentrum (fibröse Matrix
Gyrierungsstörungen (Pachygyrie, Mikrogyrie)
Aquäduktstenose
Megalenzephalie

Dem Hautnävus liegt ein kapillares oder teleangiektatisches Angiom zugrunde. Zerebral finden sich meningeale Angiomatosen mit progredienten Rindenverkalkungen und ipsilateral ausgeprägter Hirnatrophie, bevorzugt okzipital und parietal. Der Buphthalmus (30%) ist Folge einer Chorioideaangiomatose. Angiodysplasien und Adenome der inneren Organe sind selten vorhanden.

Die Rindenverkalkungen können bereits ab dem 2. Lebensjahr in 50–60% der Fälle nativradiologisch erfaßt werden. Im MRT ist die Hemiatrophie diagnostisch wegweisend. Daneben finden sich Demyelinisierungen bis zur Markgliose und dysplastische Hirnvenen (Abb. 3.140). Die typischen MR-Befunde sind in Tabelle 3.77 aufgeführt.

Tabelle 3.77. MRT-Befunde der Sturge-Weber-Erkrankung

Hemiatrophie des Großhirns
Venendysplasie (korkenzieherartig)
Fehlende innere und oberflächliche Hirnvenen mit prominenten Umgehungskreisläufen
Fleckförmige Gliose (kortikal und im Marklager)
Progressive Demyelinisierung
Kortikale Hypointensität (T2 w, GE) entsprechend der Rindenverkalkung
Angiomatose des Plexus choriodeus

Tuberöse Sklerose. Mit einer Häufigkeit von 1:50000 bis 1:150000 ist die tuberöse Sklerose deutlich seltener als die anderen neurokutanen Syndrome. Die typische Trias besteht aus Adenoma sebaceum, Epilepsie und geistiger Retardierung. Eine familiäre Häufung ist bekannt, oligo- und monosymptomatische formes frustes kommen vor, insbesondere als Spätmanifestationen.

Pathogenetisch wird eine Persistenz des embryonalen Charakters von Keimresten diskutiert, die zu multitoper Tumorbildung führt.

Als frühestes Symptom fallen depigmentierte Hautflecken auf, gefolgt von Adenoma sebaceum und Epilepsie. Typische Hirnveränderungen sind die kortikalen Tubera, heterotope Riesenzellen, subependymale Knötchen mit Verkalkungsneigung und Riesenzellastrozytome. Die Verkalkungen treten erst im späteren Krankheitsverlauf auf.

Zur Darstellung der heterotopen Zellverbände und Tubera sind T1 w-Aufnahmen günstig, müssen aber von einer T2 w-Sequenz zum besseren Tumornachweis ergänzt werden. Die Differenzierung zwischen subependymalen Riesenzellen und eigentlichen Riesenzellastrozytomen kann aufgrund einer KM-Anreicherung im CT oder MRT erfolgen. Die Tumoren stellen sich üblicherweise im T2 w-Bild hyperintensiver als die nicht entarteten subependymalen Riesenzellverbände dar. Operative Konsequenzen ergeben sich jedoch nur bei Hirndrucksymptomen auf dem Boden einer Foramen-Monroi-Blockade (häufige Tumorlokalisation; Abb. 3.141). Tabelle 3.78 zeigt die typischen MRT-Befunde.

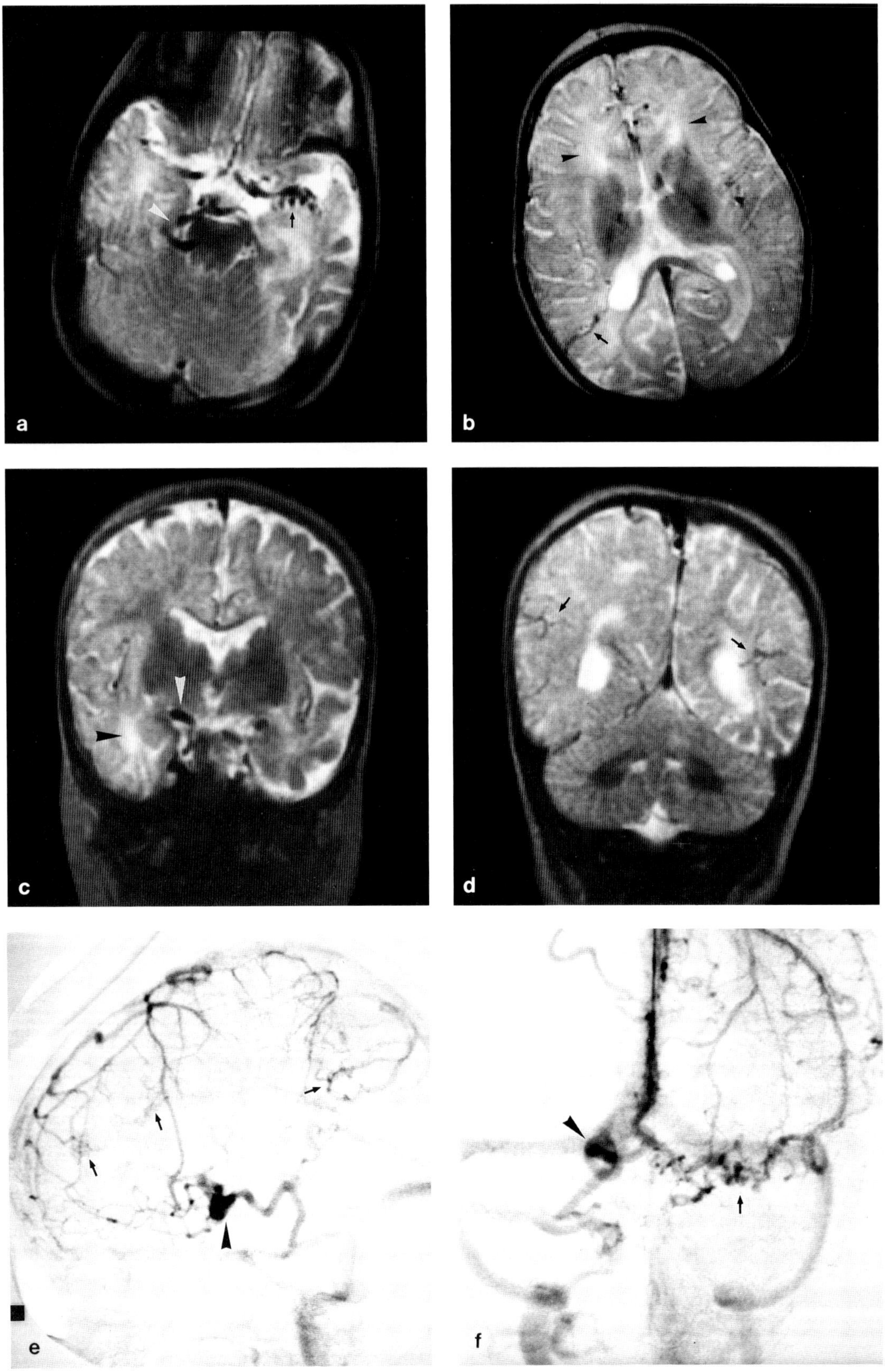
a
b
c
d
e
f

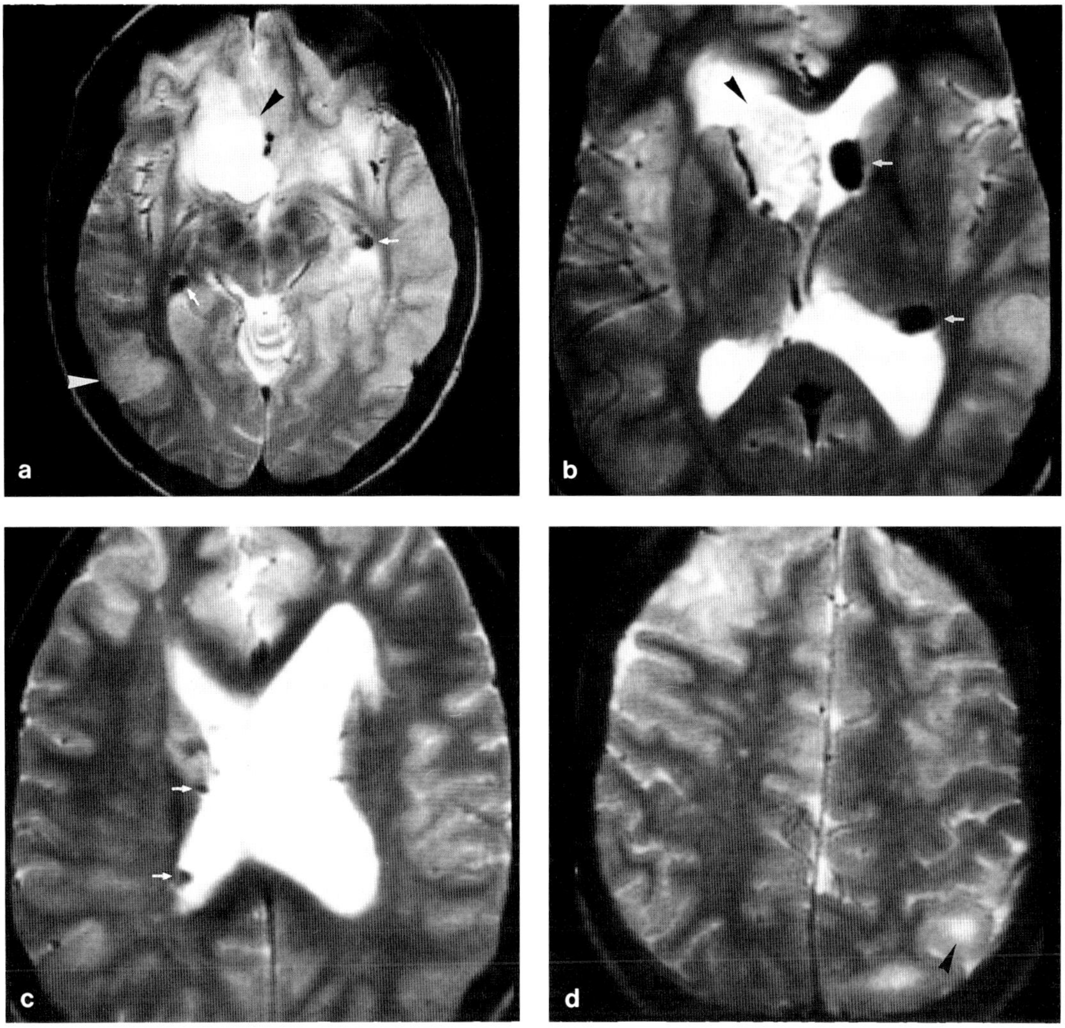

◄ **Abb. 3.140 a–f.** 2jähriges Kind mit Sturge-Weber-Syndrom (T2 w). **a–d** Hemiatrophie linksseitig. Korkenzieherartige Venendysplasien *(kleine schwarze Pfeile)*. Frontal und temporal betonte bilaterale Demyelinisierungen *(schwarze Pfeilspitzen)*. Weite venöse Gefäßschleife *(weiße Pfeilspitzen)*. Regelrechte Myelinisierung des Kleinhirnmarklagers. **c, f** Venöse Phase des Karotisangiogramms: Korkenzieherartige Venendysplasien entsprechend dem MR-Befund *(kleine schwarze Pfeile)*. Teilaplasie der inneren Hirnvenen. Basale schleifenartige Venendysplasie mit Drainage der V. basalis Rosenthal (*schwarze Pfeilspitzen*, entsprechend den weißen im MRT)

Abb. 3.141 a–d. Transversale T2 w-Aufnahme eines Patienten mit tuberöser Sklerose mit Riesenzellastrozytom am Foramen Monroi *(schwarze Pfeilspitzen)*, gut abgrenzbarer, hyperintenser basal zystischer Anteil (**a**). Multiple subependymale Verkalkungen mit Signalauslöschung *(weiße Pfeile)* (**a–c**). Hyperintense kortikale Tubera *(Pfeilspitzen)* (**a, d**)

Hippel-Lindau Syndrom. Diese familiär gehäufte, komplexe mesenchymale Dysplasie führt zur Ausbildung von Tumoren und Zysten im ZNS, der Retina und häufig auch an den viszeralen Organen. Jüngste genetische Untersuchungen konnten eine gemeinsame chromosomale Lokalisation (Nr. 3) für Nierenkarzinome und das Hippel-Lindau-Syndrom nachweisen. Tabelle 3.79 gibt Aufschluß über das Auftreten der häufigeren Tumoren.

10–40 % aller klinisch manifesten Hämangioblastome sind – regional verschieden – mit der prognostisch ungünstigeren familiären Form des Hippel-Lindau-Syndroms assoziiert. Die

Tabelle 3.78. MRT-Befunde am ZNS bei tuberöser Sklerose

Verbreiterung der Gyri infolge der Tubera mit subkortikaler Hypointensität im T1 w- und Hyperintensität im T2 w-Bild
Subependymale Knötchen, vor allem im Bereich der Foramina Monroi, seltener am 3. und 4. Ventrikel oder auch Aquädukt
Heterotopien der grauen Substanz im Marklager, besonders frontal, jedoch erhöhte Signalgebung im T2 w-Bild gegenüber grauer Substanz aufgrund der starken Gliose
1,7–10 % Riesenzellastrozytome (intraventrikulär oder subependymal) nicht selten mit Foramen-Monroi-Blockade
Selten andere Neoplasien
Hydrozephalus

Tabelle 3.79. Häufige Tumorassoziation beim Hippel-Lindau-Syndrom (in %)

Hämangioblastome	35–65
Retinale Angiomatose	46
Nierenadenome/-karzinome/-zysten	32
Phäochromozytome	14
Zystadenom des Nebenhodens	15

typische Lokalisation ist zerebellar, selten treten im Rahmen des Syndroms spinale Hämangioblastome auf, die in 80 % mit syrinxartiger Zystenbildung einhergehen.
Die MRT ist ein geeignetes Untersuchungsverfahren zur Darstellung der vaskulären und zystischen Anteile der Tumoren. Der eigentliche Gefäßanteil stellt sich im T1 w- und T2 w-Bild üblicherweise hypointens gegenüber dem Hirnparenchym und dem Zystenanteil dar. Je nach Stromagehalt kann ein solider Tumoranteil hyperintens im T2 w-Bild mit signalausgelöschten Gefäßschlängelungen imponieren. Sollte nach den T2 w-Sequenzen der Gefäßnidus nicht abgrenzbar sein, z. B. bei großer Zyste, ist die Gabe von Gadolinium-DTPA erforderlich, da der operative Erfolg nicht von der Zystenentfernung, sondern von der Exzision des Gefäßanteils abhängt. Gelegentlich stellt sich die Angiomatosis retinae durch ein hypointenses Gefäßkonvolut intraorbital dar, das durch Thrombosierung auch hyperintens (vor allem bei T1 w) werden kann. Als Rarität kann eine Liquoraussaat der Angioblasten erfolgen, wobei eine tapetenartige Auskleidung der Subarachnoidalräume mit Hämangioblastomen entstehen kann.

3.6.5.9 Basiläre Impression und Kraniostenose

Die Beurteilung knöcherner Strukturen ist mit der MRT schwieriger als mit Nativbild und CT. Die mit knöchernen Dysplasien einhergehenden Hirnveränderungen oder sekundären Druckfolgen machen die MRT jedoch zum sinnvollen Zusatzdiagnostikum beispielsweise bei der basilären Impression und bei Kraniostenosen.

Basiläre Impression. Die basiläre Impression läßt sich auf dem Nativröntgenbild erkennen; die oft grotesken Hirnstammdeformierungen, vor allem auch assoziierte Syringomyelien, können am besten mit sagittalen T1 w-Aufnahmen erfaßt werden (Abb. 3.142). Entscheidend zur Operationsindikationsstellung und -planung ist die Beurteilung der Hirnstammkompression, die über das indirekte Maß der Liquorraumauspressung möglich ist. Dabei sind vor allem dynamische Untersuchungen in Reklinations- und Inklinationsstellung wichtig, da grenzwertige Kompressionen nur in Provokationsstellung manifest werden.

Kraniostenosen. Kraniostenosen sind Schädeldeformierungen aufgrund verfrühter Nahtschlüsse. Je nach betroffener Naht entsteht ein kompensatorisch vermehrtes Schädelwachstum mit typischer Schädelform wie Turrizephalus (Abb. 3.143), Brachy-, Skapho- und Dolichozephalus. Die Häufigkeit verteilt sich nach Robinson (1985) wie folgt: 36 % bilaterale koronale Synostosen, 28 % sagittale Synostosen, 20 % multiple Nahtschlüsse, je 6 % unilaterale koronale bzw. metopische Verschlüsse. Neben dem kosmetischen Aspekt bildet die sekundäre Beeinträchtigung des Hirnwachstums eine Operationsindikation. CT und MRT können die Volumenverhältnisse und mögliche Druckschäden gut erfassen. Die Schädelnähte sind im MR gut als signalfreie Trennungslinien der hyperintensen, da markhaltigen Spongiosa zu erkennen. Sekundäre Liquorzirkulationsstörungen können gelegentlich mit der MRT, eventuell in Kombination mit speziellen Flußtechniken, nachgewiesen werden. Die Operationsplanung hingegen erfolgt am besten anhand von CT-Rekonstruktionen, wobei insbesondere die Anwendung von dreidimensionalen Darstellungsprogrammen eine bedeutende Hilfe für den Chirurgen darstellt.

3.6.6 Wertigkeit der MRT und Vergleich mit anderen bildgebenden Verfahren

Die schweren Fehlbildungen wie Holoprosenzephalie und Hydranenzephalie sind mit Sonographie und CT ausreichend diagnostizierbar; bei fehlender therapeutischer Konsequenz stellen die zusätzlichen anatomischen Detailinformationen der MRT keine Untersuchungsindikation dar.
Bei der Mehrzahl der zerebralen Fehlbildungen jedoch ist die MRT Methode der Wahl. Die Vorteile liegen in der Gesamterfassung aller assoziierten Fehlbildungen und der übersichtlichen Darstellung auch komplexer topographischer Beziehungen. Die für die Prognose entscheidende Myelinisierung wird erst durch den Einsatz der MRT beurteilbar.
Der hohe Gewebskontrast zwischen grauer und weißer Substanz erleichtert die Diagnose der Migrationsstörungen. Insbesondere die mit vielen Fehlbildungstypen assoziierten Heterotopien grenzen sich MR-tomographisch eindeutig ab.
Dysrhaphien, vor allem rhombozerebellare Fehlbildungen mit oft komplexer Morphologie, sind MR-tomographisch exakt zu klassifizieren und in ihrer Gesamtheit – inklusive spinaler Dysplasien – zu erfassen.
Für die Gruppe der Phakomatosen gilt, daß die MRT heute Methode der ersten Wahl ist. Nur bei den reinen Gefäßdysplasien bietet die Angiographie eine bessere Abbildung der pathologischen Strukturen, sie wird daher beim Sturge-Weber- und Hippel-Lindau-Syndrom ergänzend eingesetzt. Auch in der Abklärung kongenitaler Gefäßmalformationen gewinnt die MRT zunehmend an Bedeutung, ohne die Angiographie bisher zu ersetzen. Die Nachweisrate kleinerer Gefäßmalformationen ist angiographisch noch immer höher als in der MRT oder MRA. Auch die Gefäßversorgung und das Flußverhalten einer Fehlbildung ist angiographisch exakter darzustellen. Dagegen bietet die MRT zusätzliche Information hinsichtlich Parenchymtopographie, Blutungskomplikationen und anderen Läsionen. Bezüglich der Kavernome als häufigste Vertreter der sog. angiographisch okkulten Angiome ist die diagnostische Treffsicherheit der MRT sogar der CT überlegen.
Bei knöchernen Dysplasien ist eine diagnostische Kombination von Nativröntgenaufnah-

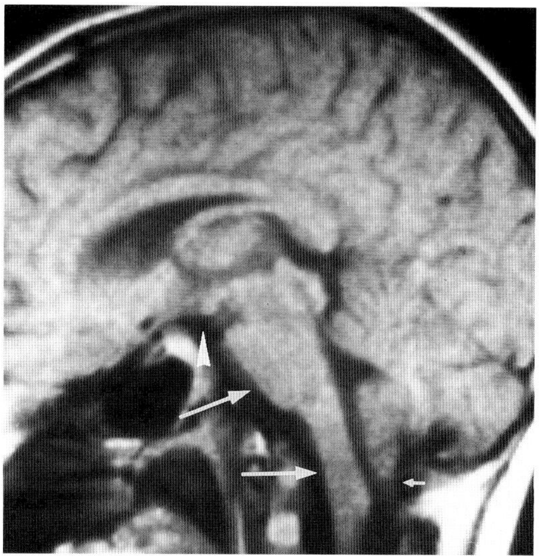

Abb. 3.142. Basiläre Impression mit zeltförmiger Anhebung der Schädelbasis *(Pfeilspitze)*, Hirnstammkompression mit pontiner und medullärer Abflachung *(lange Pfeile)*. Assoziierter Tonsillentiefstand als Arnold-Chiari I *(kurzer Pfeil)* (T1 w)

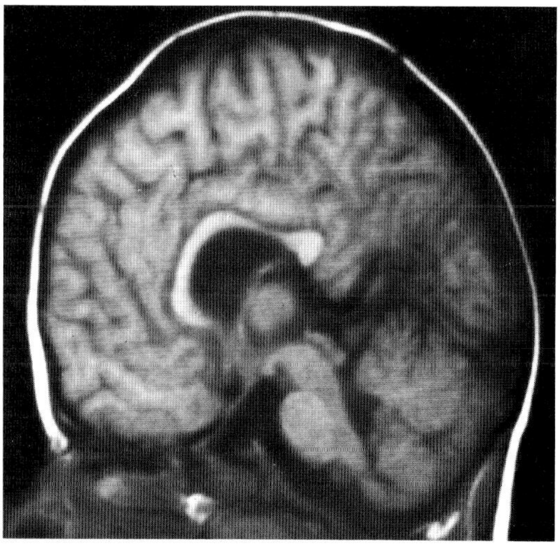

Abb. 3.143. Turrizephalus mit begleitender Deformierung von Tentorium und Balken (T1 w)

me, CT und MRT (selten Angiographie) für eine präoperative Planung geeignet, wobei das MRT die Verlagerung, Kompression oder auch Dysplasie der angrenzenden Hirnareale am übersichtlichsten darstellt.

Literatur

1. Archer CR, Darwish H, Smith K (1978) Enlarged cisternae magnae and posterior fossa cysts simulating Dandy-Walker Syndrome on computed tomography. Radiology 127: 681–686
2. Barkovich AJ (1990) Pediatric Neuroimaging. Raven press, New York
3. Beltramello A, Mazza C (1985) Spontaneous disappearance of a large middle fossa arachnoid cyst. Surg Neurol 24: 181–183
4. Bilianuk LT, Zimmerman RA, Hochman M et al. (1987) MR of the Sturge-Weber syndrome. AJNR 8: 945
5. Braffman BH, Bilianuk LT, Zimmerman RA (1988) The central nervous system manifestations of the phakomatoses on MR. Radiol Clin N Am 26/4: 773–800
6. Byrd SE, Naidich TP (1988) Common congenital brain anomalies. Radiol Clin North Am 26/4: 755–772
7. Chiari A (1896) Über Veränderungen des Kleinhirns, der Pons und der Medulla oblongata in Folge von congenitaler Hydrocephalie des Grosshirns. Wien Akad Denkschr 63: 71–116
8. Cowley AR, Moody DM, Alexander E et al. (1979) Distinctive CT appearance of cyst of the cavum septi pellucidi. AJR 133: 548–550
9. Dittrich H, Straßburg H-M, Dinkel E, Hackelöer BJ (1985) Zerebrale Ultraschalldiagnostik in Pädiatrie und Geburtshilfe. Springer, Berlin Heidelberg New York Tokyo
10. Dublin AB, French BN (1980) Diagnostic image evaluation of hydranencephaly and pictorially similar entities on computed tomography. Radiology 137: 81–91
11. Fitz CR (1982) Midline anomalies of the brain and spine. Radiol Clin North Am 20/1: 95–104
12. Galassi E, Tognetti F, Gaist G et al. (1981) CT scan and Metrizamide CT cisternography in arachnoid cysts of the middle cranial fossa: classification and pathophysiologic aspects. Surg Neurol 17: 363–369
13. Gomori JM, Grossman RI, Bilaniuk LT et al. (1986) Occult cerebral vascular malformations: high-field MR imaging. Radiology 158: 707–713
14. Harwood-Nash DC, Fritz CHR (1976) Neuroradiology in infants and children. Mosby, St. Louis MO
15. Holland BA, Haas DK, Norman D, et al. (1986) MRI of normal brain maturation. AJNR 7: 201–208
16. Jacobi G, Vetterman H (1981) Aneurysmen der Vena magna Galeni und andere vaskuläre Malformationen der inneren Hirnvenen beim Kind. In: Hirt HR (Hrsg) Aktuelle Neuropädiatrie II. Thieme, Stuttgart, S 67–82
17. Kucharczyk W, Lemme-Pleghos L, Uske A et al. (1985) Intracranial vascular malformations: MR and CT imaging. Radiology 156: 383–389
18. Loeser et al. (1968) Agenesis of the corpus callosum. Brain 91: 553–570
19. Martuza RL, Eldridge R (1988) Neurofibromatosis 2 (bilateral acoustic neurofibromatosis) N Engl. J Med Mar 17: 318 (11): 684–688
20. Naidich TP, McLone DG, Fulling KH (1983) The Chiari II malformation. Part IV: The hindbrain deformity. Neuroradiology 25: 179–197
21. Naidich TP, Zimmerman RA (1987) Common congenital malformations of the brain. In: Brant-Zawadzki M, Norman D (eds) Magnetic resonance imaging of the central nervous system. Raven, New York/NY, pp 131–150
22. Piepgras U (1984) Die neurokutanen Systemerkrankungen. Thieme, Stuttgart
23. Robinson WL, Gellad FE, Haney PJ et al. (1985) Craniosynostosis: a clinical, radiological and pathological evaluation of 50 cases. Concepts Pediatr Neurosurg 5: 118–125
24. Streeter GL (1918) The developmental alterations in the vascular system of the brain of the human embryo. Contrib Embryol 8 (24): 7–38
25. Titelbaum DS, Hayward JC, Zimmerman RA (1989) Pachygyriclike changes: topographic appearance at MR imaging and CT and correlation with neurologic status. Radiology 173 (3): 663–667
26. Valk J, van der Knaap MS (1989) Magnetic resonance of myelin, myelination, and myelin disorders. Springer, Berlin Heidelberg New York Tokyo
27. Wolpert SM, Anderson M, Scott RM. Kwan ESK, Runge VM (1987) Chiari II malformation: MR imaging. AJR 149: 1033–1042
28. Zimmerman RA, Bilianiuk LT (1988) Pediatric central nervous system. In: Stark DD, Bradley WG (eds) Magnetic resonance imaging. Mosby, St. Louis/ILL
29. Zimmerman RA, Bilaniuk LT, Grossman RI et al. (1983) CT in migratory disorders of human brain development. Neuroradiology 25: 257–263

3.7 Sellaregion und Hypophyse, Chiasma Opticum

O. Schubiger

3.7.1 Einleitung

Die Sella turcica beherbergt die Hypophyse, die als übergeordnete endokrine Drüse die Hormonproduktion in anderen endokrinen Drüsen regelt. Die Sekretionsrate der Hypophysenhormone wird durch die Höhe des Hormonspiegels des von der Hypophyse geregelten Endhormons im Blut gesteuert (Feedback-Mechanismus). Die Hormonproduktion erfolgt im Vorderlappen der Hypophyse, der Adenohypophyse.

1. Gonadotrope Hormone regeln über östrogene und androgene Hormone (z. B. follikelstimulierendes Hormon, luteinisierendes Hormon) den Geschlechtszyklus bei der Frau und stimulieren die Spermiogenese beim Mann. Sie sind u.a. verantwortlich für die Entwicklung der sekundären Geschlechtsmerkmale in der Pubertät. Klinisch hat das Prolaktin eine spezielle Bedeutung. Eine Hypersekretion von Prolaktin verursacht bei der Frau eine Galaktorrhö und eine sekundäre Amenorrhö, beim Mann eine Gynäkomastie sowie Potenz- und Libidostörungen.
2. Wachstumshormon (somatotropes Hormon, STH) regelt das Körperwachstum. Eine Überproduktion von STH führt beim Kind zum Riesenwuchs, beim Erwachsenen zur Akromegalie.
3. Adrenokortikotropes Hormon (ACTH) regelt die Produktion und Ausschüttung von Kortikosteroiden in der Nebenniere. Eine Überproduktion von ACTH führt zum Cushing-Syndrom mit sekundärer bilateraler Nebennierenrindenhyperplasie.
4. Thyreoideastimulierendes Hormon (TSH) und melanophorenstimulierendes Hormon (MSH) sind mindestens für neuroradiologische Zwecke ohne große Bedeutung.

Beim Hypopituitarismus ist die Produktion aller Hypophysenvorderlappenhormone vermindert oder fehlt ganz, und es treten entsprechende hormonale Ausfälle auf. Ein tumorbedingter Hypopituitarismus tritt klinisch oft nicht in Erscheinung und wird erst bei Laboruntersuchungen erkannt. Im Gegensatz zum Hypopituitarismus werden tumorbedingte Hormonüberproduktionen oft frühzeitig erkannt, noch bevor andere Tumorsymptome auftreten.

Der Hinterlappen der Hypophyse ist der Speicher des im Hypothalamus (Nucleus supraopticus und paraventricularis) produzierten antidiuretischen Hormons (ADH) und des Oxytocins. Fehlende Sekretion von ADH verursacht einen Diabetes insipidus.

Die Hypophyse ist nicht nur als endokrines Organ von Bedeutung, sondern ebensosehr auch wegen ihrer zentralen Lage in der Schädelbasis. Sie weist enge Nachbarschaftsbeziehungen zum Sinus cavernosus, zum Chiasma opticum und zum Hypothalamus auf. Ein die Sella überschreitender Hypophysentumor wirkt unabhängig von der evtl. verminderten oder gesteigerten Hormonproduktion als raumfordernder Prozeß, der die angrenzenden Strukturen, allen voran das Chiasma opticum, beeinträchtigt. Bei einer Chiasmakompression treten recht typische, diagnostisch verwertbare Gesichtsfeldausfälle auf. Am bekanntesten und beinahe pathognomonisch für ein Hypophysenadenom ist die bitemporale Hemianopsie, die durch eine zentrale Kompression des Chiasmas von unten hervorgerufen wird.

3.7.1.1 Anatomie

Die Sella turcica, der Türkensattel, in dem die Hypophyse eingebettet ist, ist eine halbkugelige Vertiefung im Sphenoid, deren Form von der Seite betrachtet an einen Türkensattel erinnert.

Der von einer feinen Knochenlamelle gebildete Sellaboden setzt sich hinten in das Dorsum sellae fort. Der ungefähr rechte Winkel zwischen Vorderwand der Sella und Planum sphenoidale wird durch den Sulcus chiasmatis gebrochen. Lateral wird die Sella nicht von einer Knochenlamelle, sondern vom Sinus cavernosus begrenzt, dessen obere Grenze durch das sich zwischen den vorderen und hinteren Klinoidfortsätzen ausspannende Lig. interclinoideum gebildet wird. Hypophyse und Sinus cavernosus werden durch eine feine Duraduplikatur voneinander abgegrenzt. Die laterale Wand des Sinus cavernosus wird von der Dura gebildet. Diese kräftige Dura zieht nach lateral unten zum großen Keilbeinflügel und bildet unter dem Sinus cavernosus eine weitere Tasche, das Cavum Meckeli, das das Ganglion Gasseri des N. trigeminus beherbergt (Abb. 3.144).

Die Hypophyse wird in den aus Drüsengewebe bestehenden Vorderlappen (Adenohypophyse) und den Hinterlappen (Neurohypophyse) gegliedert. Zwischen Adeno- und Neurohypophyse liegt die Pars intermedia. Im Vorderlappen werden gonadotrope Hormone, STH, ACTH, TSA und MSH produziert. Der Hinterlappen ist der Speicher für die in den Nuclei supraoptici und paraventriculares gebildeten Hormone Oxytocin und ADH, die über das Infundibulum (Hypophysenstiel) in den Hin-

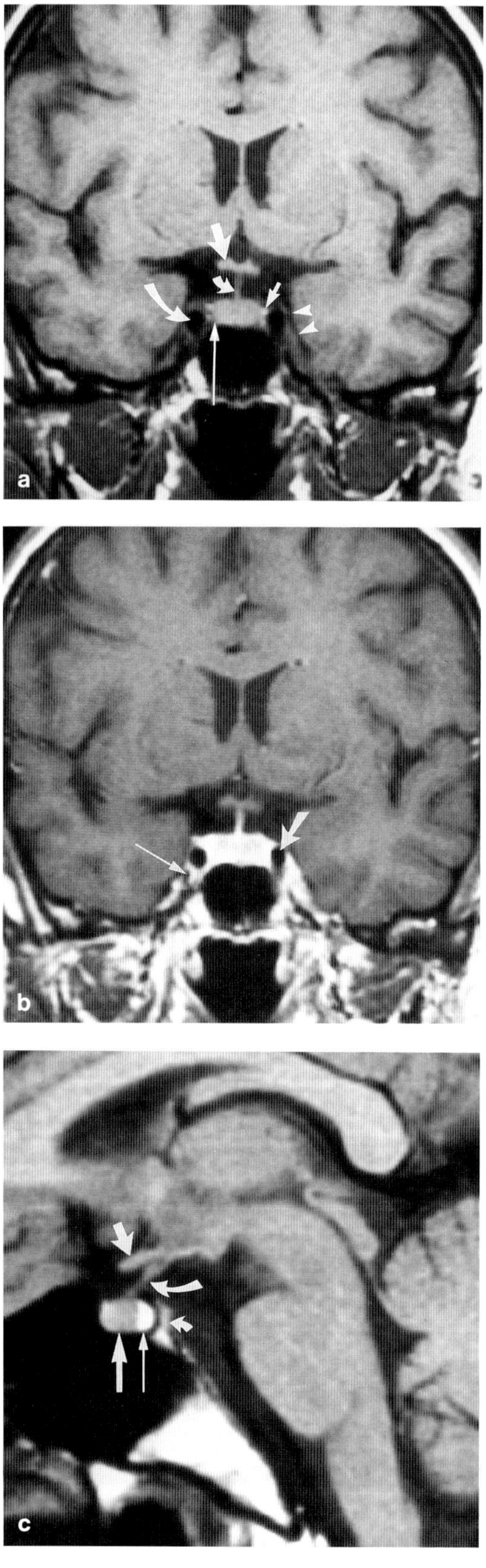

◄ **Abb. 3.144 a–c.** Normale Hypophyse. T1w-Bilder, SE (500/20). **a** Koronares Nativbild. Homogene Hypophyse. Duraduplikatur zwischen Hypophyse und Sinus cavernosus *(langer Pfeil)*. Kleine Fettinseln im medialen Kompartiment des Sinus cavernosus *(kurzer Pfeil)*. Im Sinus cavernosus verlaufende Karotiden *(langer gebogener Pfeil)*. Dura zusammen mit dem Subarachnoidalraum lateral des Sinus cavernosus *(Pfeilköpfe)*. Zentrisch inserierendes Infundibulum *(kurzer gebogener Pfeil)*. Chiasma opticum *(dicker Pfeil)*. **b** Koronares Bild nach 0,05 mmol Gd-DTPA/kg KG i.v. Homogene Signalanhebung der Hypophyse, des Infundibulums und des Sinus cavernosus. Flow-void-Phänomen in den Karotiden *(dicker Pfeil)*. Als Hypointensitäten in der Wand des Sinus dargestellte Hirnnerven *(dünner Pfeil)*. **c** Sagittales Nativbild. Hyperintenser Hinterlappen *(dünner langer Pfeil)*, isointenser Vorderlappen *(dicker langer Pfeil)*. Fetthaltige Spongiosa im Dorsum sellae *(kurzer gebogener Pfeil)*. Infundibulum *(gebogener Pfeil)*. Chiasma opticum *(kurzer dicker Pfeil)*

terlappen gelangen. Das Infundibulum besteht aus den Axonen der hormonproduzierenden Neuronen in den Nuclei paraventriculares und supraoptici und enthält ein Venengeflecht aus dem Hypothalamus, das in einem Pfortaderkreislauf im Vorderlappen endet und die hypothalamischen „releasing factors", die die Hormonproduktion regeln, zur Adenohypophyse bringt [3].

Der Sinus cavernosus ist ein mehrfach gekammerter venöser Blutleiter, der über den Sinus petrosus in den Bulbus der V. jugularis drainiert. Der venöse Blutzufluß erfolgt aus den V. ophthalmicae superiores, der Hypophyse und der Dura der mittleren Schädelgrube. Im Venengeflecht des Sinus cavernosus eingebettet, verläuft die A. carotis interna, die im Sinus eine Schlinge, den sog. Siphon bildet. Die A. carotis verursacht an der Lateralwand der Sella eine kleine Rinne, den Sulcus caroticus. In der Lateralwand des Sinus cavernosus verlaufen die Hirnnerven III (oculomotorius), IV (trochlearis) und VI (abducens), die über die Fissura orbitalis superior in die Orbita gelangen. Das unterhalb des Sinus cavernosus gelegene Cavum Meckeli enthält das Trigeminusganglion (Ganglion Gasseri), zu dem sich die 3 Trigemiusäste vereinigen. Die Trigeminusäste gelangen über die Fissura orbitalis superior (N. ophthalmicus), das Foramen rotundum (N. maxillaris) und das Foramen ovale (N. mandibularis) in das Cavum Meckeli. Die ins Brachium pontis ziehende Trigeminuswurzel tritt durch den Porus trigeminus, eine Duratasche zwischen Lig. petroclinoideum und Pyramidenspitze, aus dem Cavum Meckeli aus. Zwischen Sella und Hypothalamus liegt die Cisterna suprasellaris. Die Grenze zwischen Zisterne und Hypophyse wird durch eine Duraduplikatur, das Diaphragma sellae, gebildet. Das Diaphragma sellae setzt lateral am Lig. interclinoideum, hinten am Oberrand des Dorsum sellae und vorn am Tuberculum sellae an. Ungefähr im Zentrum des Diaphragma sellae findet sich eine Öffnung, durch die das Infundibulum in die Sellaloge eintritt. Das Infundibulum ist gleichsam die Verlängerung des Bodens des 3. Ventrikels, der einen spitzwinkligen Ausläufer, den Recessus infundibularis, entwickelt. Vor dem Hypophysenstiel vereinigen sich die durch das Foramen opticum unter dem vorderen Klinoidfortsatz in das Schädelinnere eintretenden Nn. optici zum Chiasma opticum. Dieses liegt über dem Diaphragma sellae vor dem Infundibulum. Die aus dem Chiasma austretenden Tracti optici verlaufen um den Hirnschenkel herum zum Corpus geniculatum laterale. Unmittelbar nach dem Chiasma liegen die Tracti optici im Boden des 3. Ventrikels und bewirken eine zweite Ausziehung des Ventrikels, den Recessus chiasmatis. Im Chiasma opticum kreuzen die von den nasalen Quadranten der Bulbi kommenden Fasern auf die Gegenseite, während die von den temporalen Quadranten stammenden Fasern ungekreuzt lateral durch das Chiasma ziehen. Dadurch wird das linksseitige Gesichtsfeld in die Sehrinde rechts, das rechtsseitige Gesichtsfeld in die Sehrinde links projiziert. Eine zentrale Schädigung des Chiasmas, bei der vor allem die kreuzenden Fasern betroffen werden, verursacht einen Ausfall im temporalen Gesichtsfeld beidseits, eine sog. bitemporale homonyme Hemianopsie.

3.7.2 Untersuchungstechnik

3.7.2.1 Patientenvorbereitung und -lagerung

Für eine Hypophysenuntersuchung sind – abgesehen von den für jede MRT nötigen Vorbereitungsmaßnahmen – keine speziellen Vorbereitungen erforderlich.

3.7.2.2 Spulenwahl

Die Hypophysendarstellung erfolgt optimal mit der normalen Kopfspule. Oberflächenspulen haben sich nicht bewährt.

3.7.2.3 Abbildungsebenen

Die wichtigste Abbildungsebene ist die koronare. Sagittale Bilder sollen in keinem Untersuchungsprotokoll fehlen. Auf transversale Bilder kann oft verzichtet werden. Es ist unerläßlich, die Untersuchung mit dünner Schichtung durchzuführen (SD = 3 mm oder weniger). Der Schichtabstand soll wenn möglich gleich der SD sein oder höchstens 10 % mehr als diese betragen. Ideal sind sich überlappende Schichten, was aber wegen des Zeitaufwands meist nicht möglich ist.

3.7.2.4 Untersuchungssequenzen

Bewährt haben sich wegen der guten anatomischen Darstellung T1w-Bilder. T2w-Bilder sind wesentlich weniger informativ.

3.7.2.5 Kontrastmittelanwendung

Die Verabreichung von Gd-DTPA gehört zu jeder Hypophysenuntersuchung. Eine KM-Dosis von 0,05 mmol Gd-DTPA/kg KG ist in der Regel ausreichend. Die vom Hersteller empfohlene Dosis von 0,1 mmol Gd-DTPA/kg KG führt – mindestens bei Verwendung eines Hochfeldgeräts – oft zu einer zu starken Signalanhebung. Wichtig ist die Anfertigung der Bildserie unmittelbar nach KM-Injektion. Das im eigenen Institut an einem Hochfeldgerät (1,5 T) erprobte und bewährte Untersuchungsprotokoll ist in Tabelle 3.80 wiedergegeben.

3.7.3 Relaxationszeiten, Signalintensitäten und Kontrastverhalten

Der Hypophysenvorderlappen weist auf T1w-Bildern die gleich SI wie weiße Hirnsubstanz auf. Nach KM-Verabreichung kommt es zu einer mäßigen, homogenen Signalanhebung.

Tabelle 3.80. Untersuchung der Hypophyse

	Orientierung	Sequenz (SE)	SD [mm]	Matrix	Meßzeit [min]
1. Übersichtsaufnahme	Mediosagittal	300–400/20	5–10	128×256	0,5
2. T1w-Nativaufnahme	Koronar	500–600/20	3	256×256	6–7
3. T1w-Aufnahme nach KM-Gabe	Koronar	500–600/20	3	256×256	6–7
4. T1w-Aufnahme nach KM-Gabe	Sagittal	500–600/20	3	256×256	6–7
5. T2w-Aufnahme	Transversal	2000–2500/20,80	3–5	256×256	10–12

Der Hinterlappen erscheint im T1w-Nativbild hyperintens und kann so vom Vorderlappen abgegrenzt werden. Die Hyperintensität wird durch die im Hinterlappen gespeicherten Sekretgranula hervorgerufen. Diese Hyperintensität fehlt bei Patienten mit Diabetes insipidus, aber auch bei 10–48% der Normalbevölkerung [3]. Dies dürfte mit dem Funktionszustand, d. h. mit der Menge des gespeicherten Hormons, zusammenhängen. Die Pars intermedia kann nicht abgegrenzt werden.

Der Sinus cavernosus ist im Nativscan meist gar nicht oder nur schlecht von der Hypophyse abzugrenzen. Die eine Abgrenzung erlaubende Duraduplikatur zwischen Hypophyse und Sinus cavernosus (s. Abb. 3.144a) ist nur bei knapp 10% sichtbar [2]. Die im Sinus cavernosus verlaufende A. carotis interna wird als hypointenser Schlauch dargestellt. Der Sinus cavernosus selbst ist leicht inhomogen. Gelegentlich enthält er kleine Fettinseln, die hyperintens erscheinen. Nach KM-Verabreichung zeigen das im Sinus langsam fließende Blut und die vor KM-Gabe hypointense laterale Dura eine kräftige Signalanhebung. Dadurch wird die Abgrenzung zur Hypophyse, die meist eine etwas geringere Signalanhebung als der Sinus aufweist, möglich. Das von Liquor umspülte Chiasma opticum und das Infundibulum werden isointens zur weißen Hirnsubstanz abgebildet, das Infundibulum zeigt eine Signalanhebung nach Kontrastmittelverabreichung.

3.7.4 Pathologische Veränderungen der Adenohypophyse

3.7.4.1 Mikroadenom der Hypophyse

Von einem Mikroadenom spricht man bei einer Tumorgröße von 10 mm oder weniger. Die Unterscheidung von Mikro- und Makroadenomen ist von der Klinik, Diagnostik und auch von der Therapie her sinnvoll. Allerdings ist die Festlegung der Tumorgröße auf 10 mm willkürlich. Es gibt auch größere Adenome, die zwar definitionsgemäß nicht mehr als Mikroadenome zu bezeichnen sind, sich aber biologisch, klinisch und therapeutisch nicht von einem Mikroadenom unterscheiden.

Ein Mikroadenom füllt die Sella mehr oder weniger aus, hat aber keine oder höchstens eine sehr geringe supraselläre Ausdehnung. Deshalb kommt es nicht zu einer Kompression des Chiasma opticum. Das klinische Erscheinungsbild eines Mikroadenoms ist denn auch nicht das einer Raumforderung, sondern das einer Hormonstörung. Diese Hormonstörung – Galaktorrhö und sekundäre Amenorrhö bei Frauen mit einem prolaktinproduzierenden Adenom (Prolaktinom), Akromegalie beim STH-produzierenden Adenom, M. Cushing beim ACTH-produzirenden Adenom – ist das einzige klinische Symptom. Da solche Störungen die Patienten meist schon frühzeitig ärztliche Hilfe aufsuchen lassen, kann die Diagnose eines hormonell aktiven Tumors frühzeitig gestellt werden, noch bevor der Tumor große Ausmaße erreicht und als Raumforderung in Erscheinung tritt.

Häufigstes Mikroadenom ist das Prolaktinom. Junge Frauen sind wesentlich häufiger betroffen als Männer. Beim Vorliegen eines Mikroprolaktinoms ist das Prolaktin in der Regel auf den 3- bis 5fachen Normalwert erhöht. Geringere Erhöhungen bis auf den doppelten Normalwert sind nicht unbedingt durch einen Tumor bedingt, sondern können medikamentös hervorgerufen werden, z. B. durch Alpha-Methyldopa, Reserpin, Phenothiazine, Antidepressiva oder Kontrazeptiva. Die Diagnose eines Mikroprolaktinoms beim Mann ist meist langwieriger als bei der Frau. Die durch die Prolaktinerhöhung hervorgerufene Abnahme

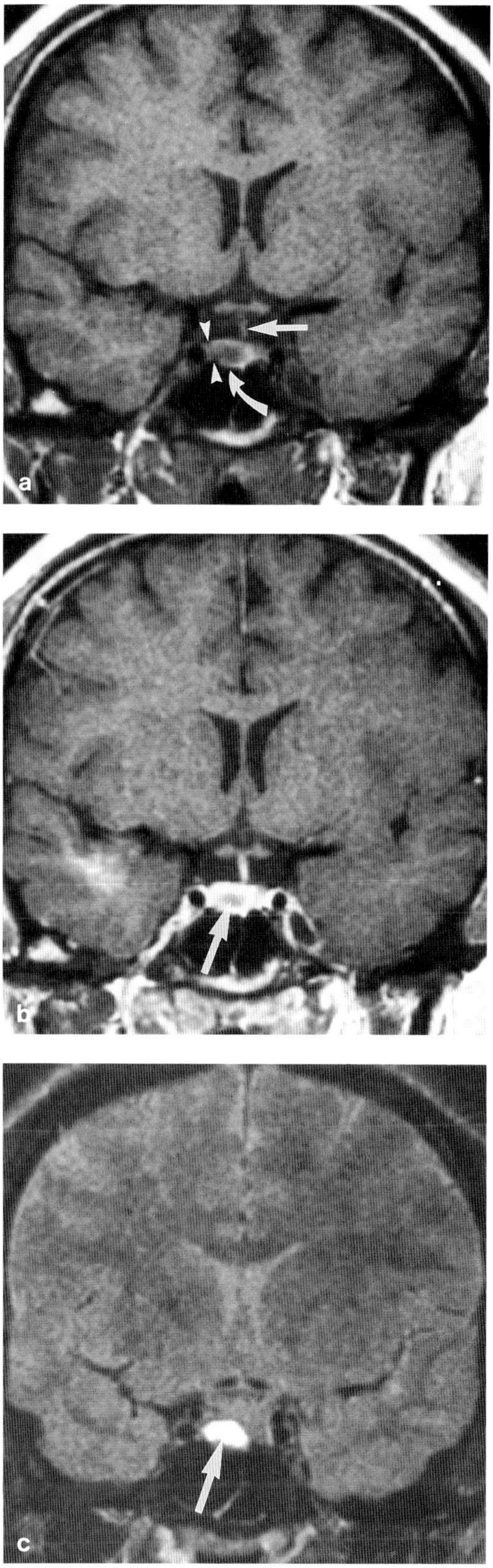

Abb. 3.145 a–c. Mikroprolaktinom der Hypophyse. ▶ **a** Koronares T1w-Nativbild, SE (500/20). Hypointenses Mikroprolaktinom. Ipsilateral abgesenkter Sellaboden *(gebogener Pfeil)*. Feines Septum *(Pfeilköpfe)* zwischen Adenom und Sinus cavernosus. Exzentrisch inserierendes Infundibulum *(Pfeil)*. Das Diaphragma sellae verläuft gerade. **b** Koronares T1w-Bild, SE (500/20), nach 0,05 mmol Gd-DTPA/kg KG i. v. Signalanhebung in der Hypophyse, hypointenses Mikroadenom *(Pfeil)*. **c** Koronares T2w-Bild, SE (2500/80). Hyperintenses Mikroadenom *(Pfeil)*

der Potenz und Libido beim Mann wird meist erst spät als Ausdruck einer organischen Hormonstörung erkannt. Ebenfalls oft verzögert wird die Diagnose eines STH-produzierenden Adenoms. Dies speziell dann, wenn das STH nur wenig erhöht ist und die Akromegalie sehr langsam auftritt und vom Patienten und seiner Umgebung erst spät bemerkt wird. Auch ein ACTH-produzierendes Cushing-Adenom kann über längere Zeit unerkannt bleiben, wenn die Klinik als banale Adipositas verkannt wird.

Als Therapie eines Mikroadenoms wird die Adenomexstirpation auf transsphenoidalem Weg empfohlen. Von der Therapie eines Mikroprolaktionoms mit Bromocriptin wird von neurochirurgischer Seite meist abgeraten. Da Bromocriptin zu keiner echten Heilung führt, sondern lediglich die Hormonproduktion unterdrückt, muß die medikamentöse Therapie lebenslänglich erfolgen. Beim Absetzen des Bromocriptins muß mit dem erneuten Auftreten der Hyperprolaktinämie gerechnet werden. Von einigen Neurochirurgen wird hingegen eine kurzfristige präoperative Bromocriptinverabreichung empfohlen, da es dadurch zu einer besseren Demarkierung des Adenoms und damit zu einer Operationserleichterung kommen kann.

Das Mikroadenom der Hypophyse erscheint im T1w-Nativbild in über 3 Vierteln als scharf begrenzte Hypointensität [36]. Ebenso häufig weist ein Mikroadenom im Postkontrastscan ein geringeres Enhancement auf als die normale Restdrüse, so daß es im Vergleich zur Restdrüse hypointens zur Darstellung kommt. Im T2w-Bild ist das Mikroadenom meist hyperintens (Abb. 3.145). Ein Mikroadenom kann im Nativscan (Abb. 3.146) oder im Postkontrastscan (Abb. 3.147) isointens zur Restdrüse sein. Die Durchführung eines Nativscans und eines

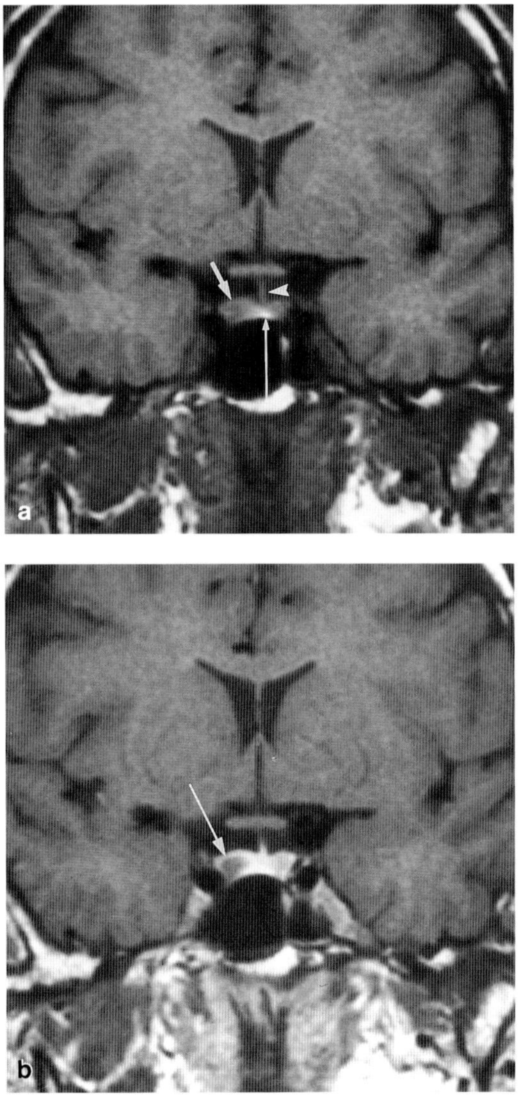

Abb. 3.146 a, b. Mikroprolaktinom der Hypophyse, sichtbar erst nach Gd-Injektion. **a** Koronares T1w-Nativbild, SE (500/20). Homogene, aber rechts voluminösere Hypophyse als links *(Pfeil)*. Exzentrisch links inserierendes Infundibulum *(Pfeilkopf)*. Mit dargestellte hyperintense Anschnitte (partial volume effect) des Hinterlappens *(langer dünner Pfeil)*. Ipsilaterale Absenkung des Sellabodens. **b** Koronares T1w-Bild nach 0,05 mmol Gd-DTPA/kg KG i.v. Das im Nativbild (**a**) isointense Mikroadenom zeigt eine geringe Signalanhebung *(Pfeil)*

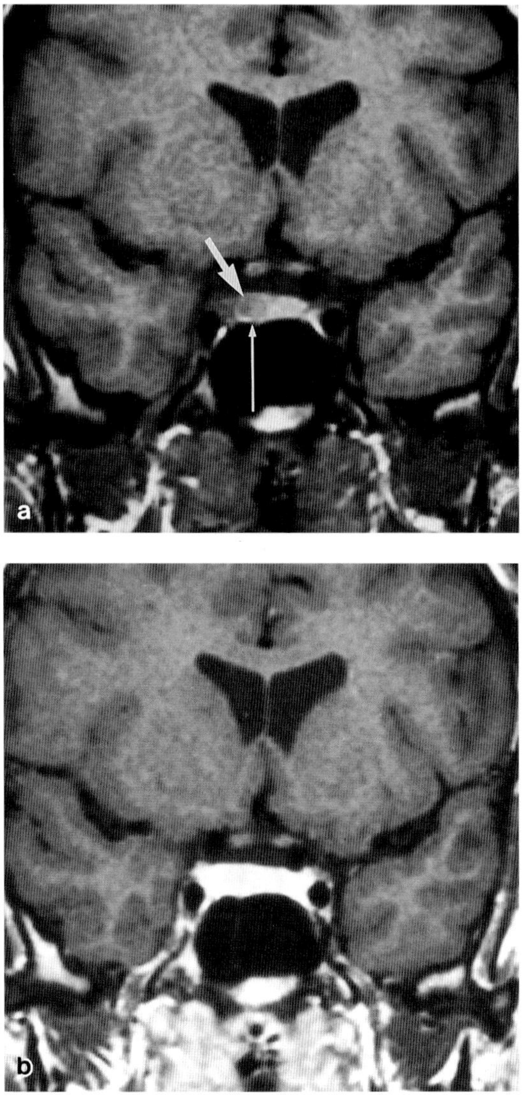

Abb. 3.147 a, b. STH-produzierendes Mikroadenom der Hypophyse, sichtbar im Nativbild. **a** Koronares T1w-Nativbild, SE (500/20). Hypointenses Mikroadenom *(Pfeil)*. Leichte Anhebung des Diaphragma sellae und Absenkung des Sellabodens *(langer dünner Pfeil)*. **b** Koronares T1w-Bild nach 0,05 mmol Gd-DTPA/kg KG i.v. Mikroadenom und Restdrüse zeigen ein identisches Enhancement. Das Mikroadenom kann nicht mehr abgegrenzt werden

Postkontrastscans erhöht die direkte Nachweisquote und ist deshalb zu fordern [9, 20, 22]. Genau wie im CT ist der zeitliche Ablauf der Signalanhebung wichtig. Es scheint, daß ein Großteil der Mikroadenome in einem Spätscan eine Signalanhebung aufweisen und isointens zur Restdrüse werden. Nebst diesem häufigen Grundmuster können sich aber Mikroadenome fast unter jedem Bild präsentieren. So gibt es Mikroadenome, die im sofort angefertigten Postkontrastscan eine stärkere Signalanhebung aufweisen als die Restdrüse, d. h. hyper-

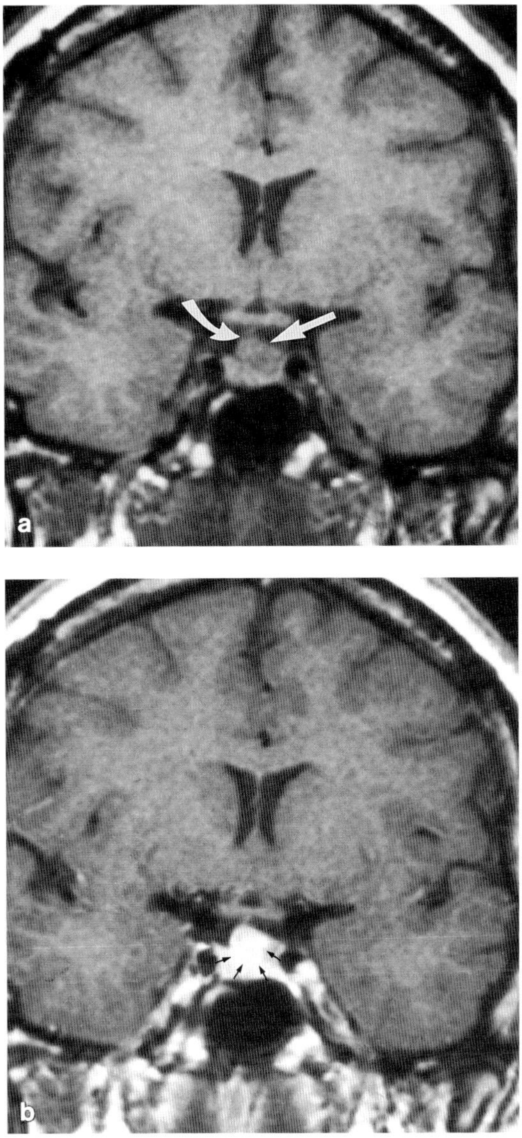

Abb. 3.148 a, b. Mikroadenom der Hypophyse mit geringer Signalanhebung. **a** Koronares T1w-Nativbild, SE (500/20). Anhebung des Diaphragma sellae *(Pfeil)*. Das Infundibulum *(gebogener Pfeil)* weicht nach rechts ab. Nicht abgrenzbares Mikroadenom. **b** Koronares T1w-Bild nach 0,05 mmol Gd-DTPA/kg KG i.v. Homogene Signalanhebung des Mikroadenoms *(Pfeile)*

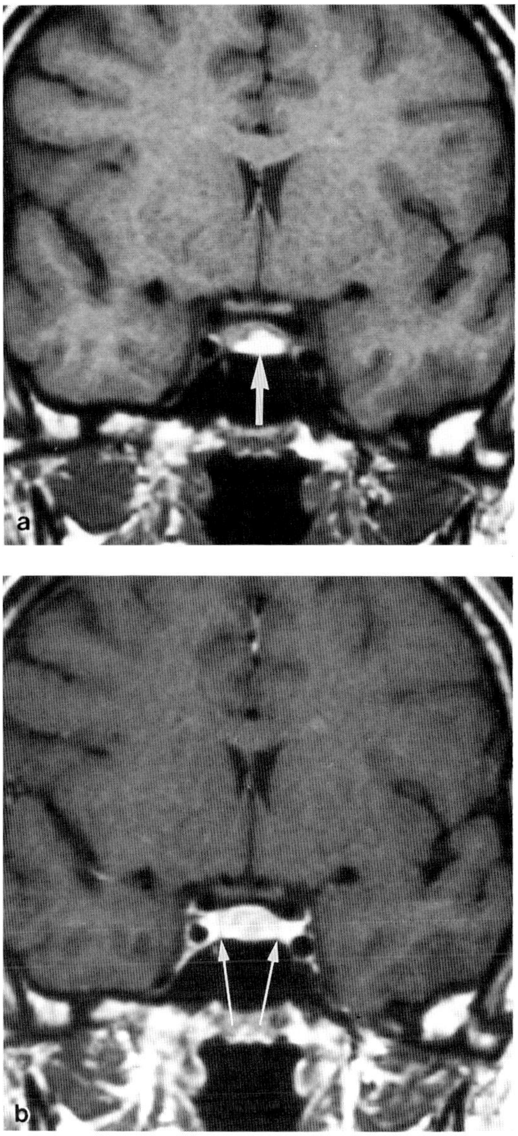

Abb. 3.149 a, b. Blutig imbibiertes Mikroprolaktinom. **a** Koronares T1w-Nativbild, SE (500/20). Stark hyperintenses Mikroadenom *(Pfeil)*. **b** Koronares T1w-Bild nach 0,05 mmol Gd-DTPA/kg KG i.v. Die Restdrüse zeigt ein kräftiges Enhancement. Blutig imbibiertes Adenom und Restdrüse weisen dieselbe Signalintensität auf. Geringer Signalunterschied zwischen Hypophyse und Sinus cavernosus, wodurch eine Abgrenzung möglich wird *(Pfeile)*

intens zur Abbildung kommen (Abb. 3.148). Auch kann ein Mikroadenom im Postkontrastscan eine ringförmige Signalanhebung aufweisen [6]. Ein kleiner Teil der Mikroadenome (im eigenen Krankengut 7%) kommt im T1w-Nativscan hyperintens zur Abbildung. Bei der Operation findet man bei diesen Fällen blutig-nekrotisches Tumorgewebe oder Tumorblutungen (Abb. 3.149). Es scheint, daß solche Einblutungen gehäuft unter Bromocriptintherapie auftreten [7, 8]. Der direkte Adenomnachweis erfolgt wie auch im CT nicht zu 100%.

Die für die Computertomographie erarbeiteten indirekten Zeichen eines Mikroadenoms sind auch auf die MRT übertragbar. Mit ihnen kann die Nachweisquote von Mikroadenomen erhöht werden: Die Absenkung des Sellabodens ist im MRT genausogut sichtbar wie im CT, hingegen ist die ebenfalls als indirektes Zeichen bekannte Verdünnung des Sellabodens im MRT nicht ersichtlich. Generell darf aber eine Asymmetrie des Sellabodens nicht überbewertet werden. Es ist dies ein sehr unzuverlässiges indirektes Zeichen, da einseitige Absenkungen des Sellabodens recht häufig sind, vor allem bei exzentrisch ansetzenden Septen im Sinus sphenoidalis. Einen indirekten Hinweis auf ein Mikroadenom liefert auch die Höhe der Hypophyse. Die für die CT erarbeiteten Maximalwerte von 8–10 mm können für die MRT übernommen werden. Weitere indirekte Zeichen eines Mikroadenoms sind die einseitige Anhebung des Diaphragma sellae und ein verlagertes, exzentrisch in der Hypophyse inserierendes Infundibulum. Doch auch dieses indirekte Zeichen hat nur einen beschränkten Wert. Nicht selten wird das Infundibulum sogar zur Seite des Adenoms verzogen.

Selbst bei intensiver Suche nach einem Mikroadenom entgeht ein gewisser Prozentsatz der Mikroadenome dem direkten Nachweis. Die geringste Nachweisquote findet man bei Cushing-Adenomen [20]. Der sicherste Nachweis eines Cushing-Adenoms erfolgt nach wie vor durch Hormonbestimmungen aus dem Sinus petrosus beider Seiten. Bei klinischem Verdacht auf ein Cushing-Adenom muß deshalb bei negativem MRT und negativem CT unbedingt eine Katheterisierung der Sinus petrosi mit seitengetrennter Hormonbestimmung unter Stimulation erfolgen.

Ein Mikroadenom ist kein Zufallsbefund, den man anläßlich einer Schädeluntersuchung findet, sondern im Gegenteil ein oft schwierig nachweisbarer Tumor, der mit allen Mitteln der Kunst gesucht werden muß. Allerdings kann man zufälligerweise auf Signalveränderungen in der Hypophyse stoßen, die aber ohne entsprechende Hormonstörung nicht als pathologischer Befund angesprochen werden dürfen. Es kann sich dabei um symptomlose Mikroadenome ohne Erhöhung des Gesamthormonspiegels handeln. Solche meist nur 1–3 mm großen Mikroadenome findet der Pathologe in einem recht hohen Prozentsatz. Aber auch Pars-intermedia-Zysten, wie man sie pathologisch-anatomisch sehr oft findet, können gleich aussehen.

3.7.4.2 Makroadenom der Hypophyse

Hypophysenadenome mit einem Durchmesser von über 10 mm werden als Makroadenome bezeichnet. Klinisch steht bei Makroadenomen meist nicht die Hormonstörung, sondern die Raumforderung im Vordergrund. Bei Bestimmung der Hormonspiegel im Blut wird man zwar häufig erhöhte oder erniedrigte Werte feststellen, doch werden diese Hormonstörungen von den Patienten nicht bemerkt oder nicht als krankhaft empfunden. Ein Teil der Makroadenome (im eigenen Krankengut 42%) sind hormonell inaktiv. Die prozentualen Angaben hormoneller Aktivität schwanken beträchtlich. Wird die hormonelle Aktivität mit klinischen Parametern bestimmt, ist der Prozentsatz ein ganz anderer, als wenn nur jene Adenome als hormonell inaktiv bezeichnet werden, die auch histochemisch keine Hormone produzieren.

Klinisches Leitsymptom eines Makroadenoms ist neben den oft vorhandenen unspezifischen Kopfschmerzen die bitemporale Hemianopsie, die durch die zentrale Kompression des Chiasmas von unten hervorgerufen wird.

Makroadenome präsentieren sich im T1w-Bild als isointense, scharf begrenzte Tumoren (Abb. 3.150). Je größer die Tumoren, desto häufiger sind zystische Umwandlungen (Abb. 3.151 und 3.152). Der Zysteninhalt variiert, z.T. findet man Blutabbauprodukte nach durchgemachten intratumoralen Blutungen, z.T. ist der Zysteninhalt wäßrig. Entsprechend ist auch die Signalintensität der Zysten im MRT variabel: Methämoglobin wird im T1w-Bild hyperintens dargestell, während eiweißarme Flüssigkeit hypointens zur Abbildung kommt. In Blutungszysten kann ein Schichtungsphänomen mit Spiegelbildung auftreten (Abb. 3.153) [36]. Der solide Teil eines Makroadenoms und die Kapsel eines zystischen Adenoms zeigen eine mäßige, oft etwas inhomogene Signalanhebung.

Ein Makroadenom führt regelmäßig zu einer Sellavergrößerung. Diese kann symmetrisch oder asymmetrisch sein. Proportional zur Tumorgröße werden die Sinus cavernosi nach lateral abgedrängt. Gelegentlich persistiert auf

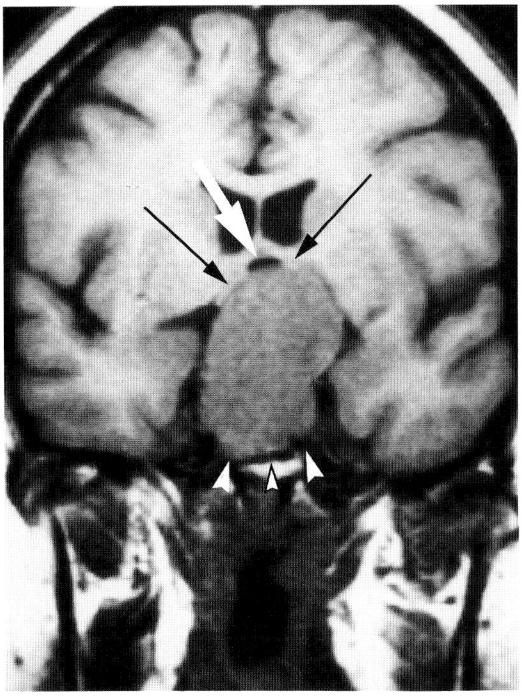

Abb. 3.150. Makroadenom der Hypophyse. Koronares T1w-Nativbild, SE (500/20). Vergrößerte Sella mit abgesenktem Sellaboden *(Pfeilköpfe)*. Das annähernd 4 cm große Adenom ist homogen isointens und liegt etwa zu gleichen Teilen intra- und suprasellär. Die Nn. optici *(schwarze Pfeile)* sind über der Konvexität des Tumors unmittelbar lateral des angehobenen 3. Ventrikels *(Pfeil)* sichtbar

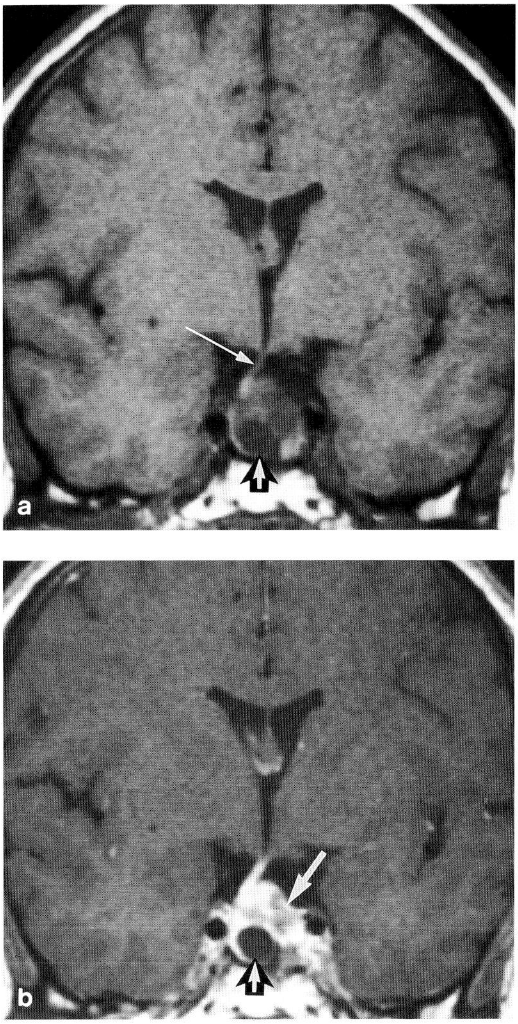

Abb. 3.152 a, b. Partiell zystisch umgewandeltes Makroadenom der Hypophyse. **a** Koronares T1w-Nativbild, SE (500/20). Inhomogenes, hauptsächlich intraselläres Adenom. Gut 1 cm große, homogen hypointense Zyste *(kurzer dicker Pfeil)*. Exzentrisch rechts inserierendes Infundibulum *(Pfeil)*. **b** Koronares T1w Bild nach 0,05 mmol Gd-DTPA/kg KG i. v. Homogen hypointense Tumorzyste *(kurzer dicker Pfeil)*. Inhomogene Signalanhebung im soliden Tumorteil *(Pfeil)*

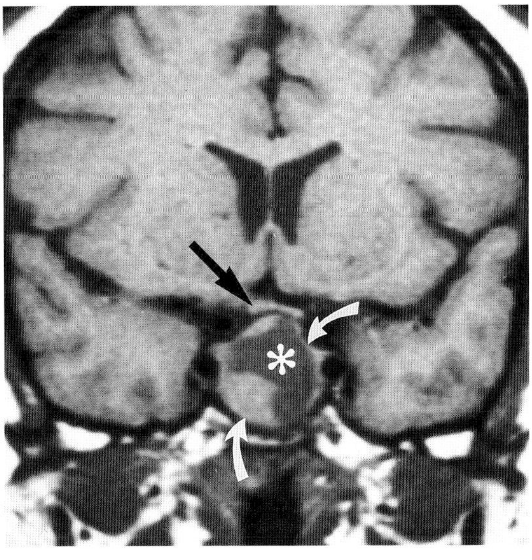

◄ **Abb. 3.151.** Vorwiegend intraselläres makrozystisches Hypophysenadenom. Koronares T1w-Nativbild, SE (500/20). Größtenteils intraselläres, kugeliges Adenom. Anhebung des Chiasmas *(Pfeil)* durch den suprasellären Teil. Solitäre, unregelmäßige, homogen hypointense Zyste *(Stern)*. Homogenes isointenses Tumorgewebe am Rande *(gebogene Pfeile)*

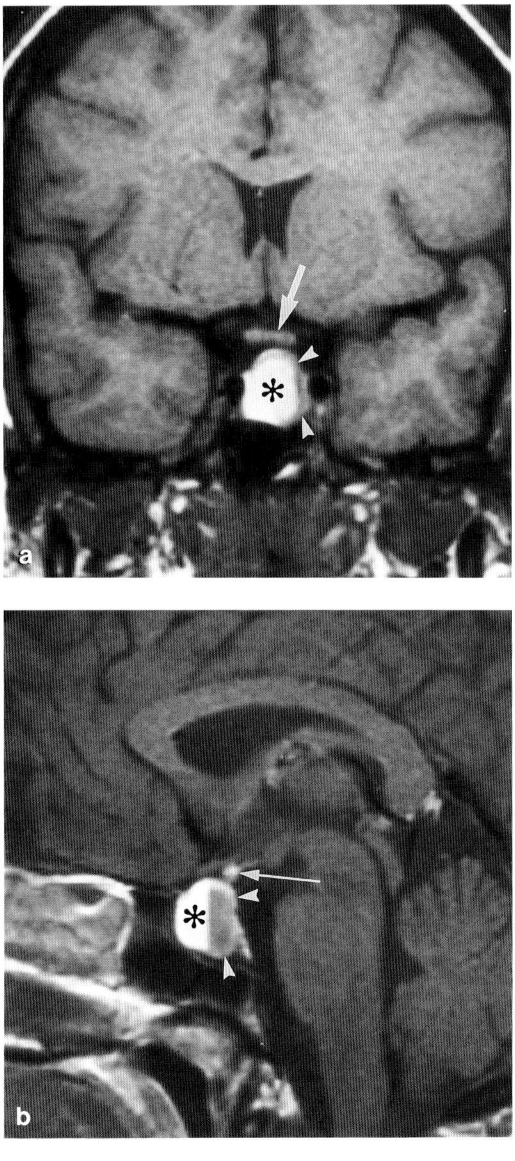

Abb. 3.153 a, b. Blutungszyste in größtenteils intrasellärem Makroadenom der Hypophyse. **a** Koronares T1w-Nativbild, SE (500/20). Homogen hyperintenses Adenom *(Stern)*. Schmaler isointenser Gewebesaum am Rande *(Pfeilköpfe)*. Nicht komprimiertes Chiasma *(Pfeil)*. **b** Sagittales T1w-Bild nach 0,05 mmol Gd-DTPA/kg KG i.v. Spiegelbildung mit dem hyperintensem Zysteninhalt oben *(Stern)*. Mäßige Signalanhebung des kapselartig die Zyste umgebenden Tumorgewebes *(Pfeilköpfe)*. Hinterlappen nicht sichtbar. Es bleibt dahingestellt, ob es sich bei der Hyperintensität im Infundibulum *(Pfeil)* um ein Hinterlappenregenerat handelt

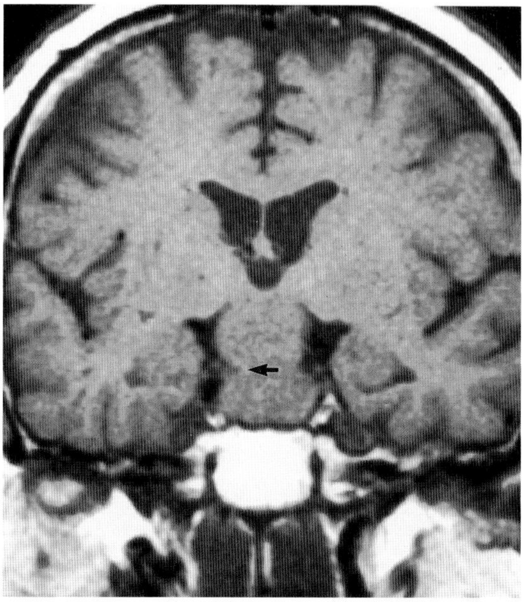

Abb. 3.154. Intra- und supraselläres Hypophysenadenom. Koronares T1w-Nativbild, SE (500/20). Geringe Einschnürung des intra- und supraselllaren Tumorteils auf Höhe des Diaphragma sellae *(Pfeil)*. Dadurch entsteht ein angedeutet hantelförmiger Tumor

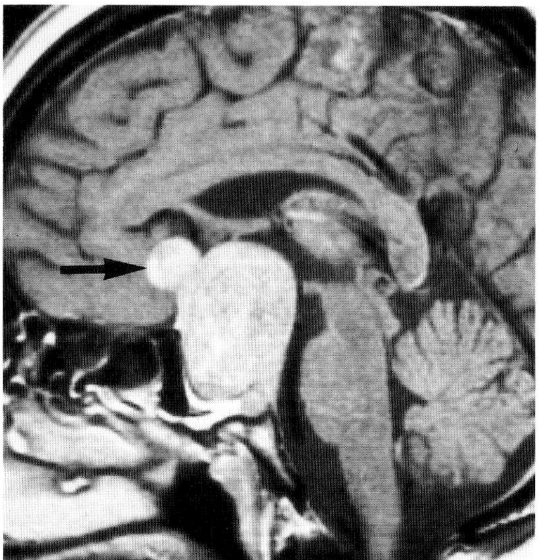

Abb. 3.155. Großes Hypophysenadenom mit einer „Tochtergeschwulst". Sagittales T1w-Bild, SE (500/20), nach 0,05 mmol Gd-DTPA/kg KG i.v. Das große Adenom weist im vorderen Teil einen kleinen, vom Haupttumor abgehenden Tumorknoten auf *(Pfeil)*

Höhe des Diaphragma sellae eine Tumoreinschnürung durch Reste des derben Diaphragma sellae. Dadurch kann ein sanduhrförmiger Tumor mit supra- und infradiaphragmalem Tumorteil entstehen (Abb. 3.154). Seltener weist der suprasellläre Tumorteil mehrere nach verschiedenen Richtungen weisende Tumorausläufer auf (Abb. 3.155). In transversaler Projektion liegt der suprasellläre Tumorteil in der Regel im Zentrum der Cisterna suprasellaris. Das angehobene Chiasma opticum ist meist als dünner Gewebestreifen über der Tumorkuppe sichtbar, die angehobenen oder in seltenen Fällen nur nach vorn verlagerten A1-Segmente der Aa. cerebri anteriores werden als Flow-void-Hypointensitäten dargestellt. Im CT gelegentlich vorhandene intratumorale oder kapsuläre Verkalkungen werden kaum je im T1w-Bild, allenfalls im T2w-Bild dargestellt. Glücklicherweise erreichen Makroadenome heute nur noch selten eine derartige Größe, daß sie bis zum Foramen Monroi reichen und einen Okklusivhydrozephalus der Seitenventrikel verursachen.

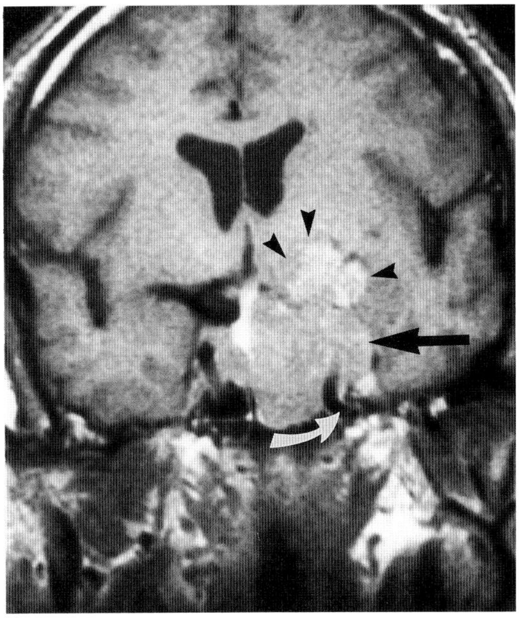

Abb. 3.156. Invasiv in den Sinus cavernosus links und das Gehirn einwachsendes Hypophysenadenom. Koronares T1w-Bild, SE (500/20), nach 0,05 mmol Gd-DTPA/kg KG i.v. Tumorbesetzter Sinus cavernosus links *(Pfeil)*. Tumorummauerte A. carotis *(gebogener Pfeil)*. Der suprasellläre Tumor ist zum Gehirn kaum abgrenzbar *(Pfeilköpfe)*. Unregelmäßige Signalanhebung im Adenom

3.7.4.3 *Invasiv wachsende Hypophysenadenome*

Obwohl histologisch keine maligne Entartung gefunden wird, können Hypophysenadenome invasiv in die Umgebung, vor allem in den Knochen des Sphenoids und in den Sinus cavernosus, einwachsen [36]. Invasives Wachstum bedeutet meist, daß der Tumor nicht total reseziert bzw. enukleiert werden kann und eine postoperative Radiotherapie erforderlich wird. Der bildliche Nachweis des invasiven Wachstums ist anzustreben, weil es vor allem beim transsphenoidalen Zugang operativ nicht immer erkennbar ist. Exzessive Erhöhungen des Prolaktinwerts auf das Zehnfache der Norm sind ein wichtiger klinischer Hinweis auf eine Invasion des Sinus cavernosus.

Im eigenen Krankengut wurde bei 37 von 84 mit kontrastverstärktem MRT untersuchten Hypophysenadenomen invasives Wachstum gefunden. Invasivität ist mit zunehmender Tumorgröße häufiger, wird aber selten schon bei Mikroadenomen gefunden. Im eigenen Krankengut zeigten alle Makroadenome mit einer Tumorgröße über 34 mm Zeichen invasiven Wachstums [25].

Eine direkte Invasion des Zerebrums ist selten und kann dann diagnostiziert werden, wenn die Grenze zwischen Tumor und Hirnparenchym nicht mehr gezogen werden kann (Abb. 3.156). Als Schlüsselstruktur zur Diagnose invasiven Wachstums hat sich der Sinus cavernosus erwiesen [12]. Unerläßlich ist die intravenöse KM-Verabreichung [6, 25]. Dank der geringeren Signalanhebung des Tumors gegenüber dem Sinus cavernosus kann in der T1w-Postkontrastaufnahme der Tumor vom Sinus cavernosus abgegrenzt werden. Gegenüber dem Sinus leicht hypointense Tumorzapfen, die ober- und unterhalb der Karotis in den Sinus einwachsen, können im MRT frühzeitig erkannt werden (Abb. 3.157–3.159). Problemlos ist die Diagnose, wenn der ganze Sinus vom Tumor besetzt ist, d. h., wenn die Karotis vollständig im Tumor eingebettet ist (s. Abb. 3.156). Interessanterweise „respektiert" aber auch ein invasiv wachsendes Hypophysenadenom die A. carotis, die zwar umwachsen, nicht aber eingeengt wird.

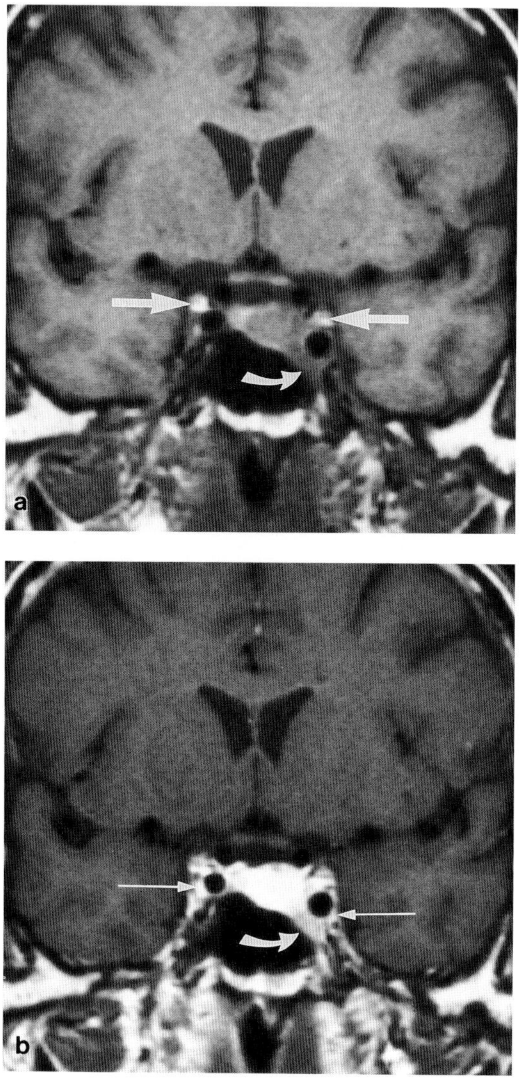

Abb. 3.157 a, b. Hypophysenadenom mit Invasion des linken Sinus cavernosus. **a** Koronares T1w-Nativbild, SE (500/20). Das hypointense Adenom wächst unterhalb der A. carotis in das untere Kompartiment des Sinus cavernosus ein *(gebogener Pfeil)*. Fettinseln im obern Kompartiment *(Pfeile)*. **b** Koronares T1w-Bild nach 0,05 mmol Gd-DTPA/kg KG i. v. Der unterhalb der Karotis in den Sinus cavernosus einwachsende Tumorzapfen *(gebogener Pfeil)* zeigt eine geringere Signalanhebung als die nicht tumorbefallenen Kompartimente des Sinus cavernosus *(Pfeile)*

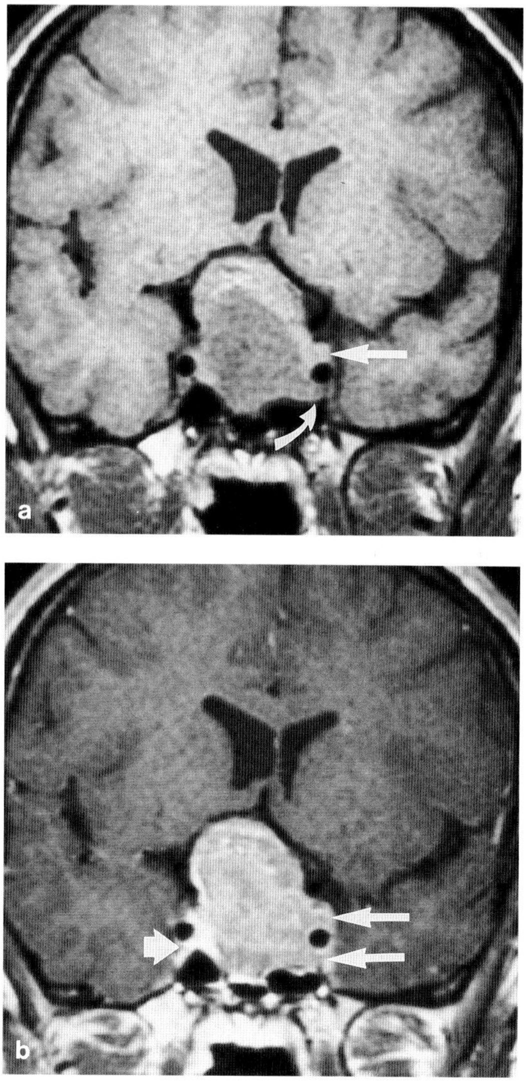

Abb. 3.158 a, b. Hypophysenadenom mit Invasion des linken Sinus cavernosus. **a** Koronares T1w-Nativbild, SE (500/20). Verdicktes oberes Kompartiment des linken Sinus cavernosus *(Pfeil)*. Nicht vom Sinus abgrenzbarer Tumor im untern Kompartiment *(gebogener Pfeil)*. **b** Koronares T1w-Bild nach 0,05 mmol Gd-DTPA/kg KG i. v. Inhomogene Signalanhebung des Tumors. Bis in das obere und untere Kompartiment des linken Sinus cavernosus zu verfolgendes Tumorgewebe *(Pfeile)*. Kräftige Signalanhebung im rechten Sinus cavernosus *(kurzer dicker Pfeil)*. Der Tumor kann gut vom Sinus abgegrenzt werden

3.7.4.4 Hypophysenapoplexie

Unter dem Begriff Hypophysenapoplexie wird die Apoplexie eines Hypophysenadenoms verstanden. Typischerweise handelt es sich um einen Infarkt, oft mit sekundärer Einblutung (Abb. 3.160). Oft erfolgt ein Durchbruch der Blutung durch die Tumorkapsel in den Subarachnoidalraum. Das klinische Erscheinungsbild ist recht typisch: Innerhalb von Stunden entwickelt sich eine schwere bis totale Sehstörung, meist begleitet von massiven Kopf-

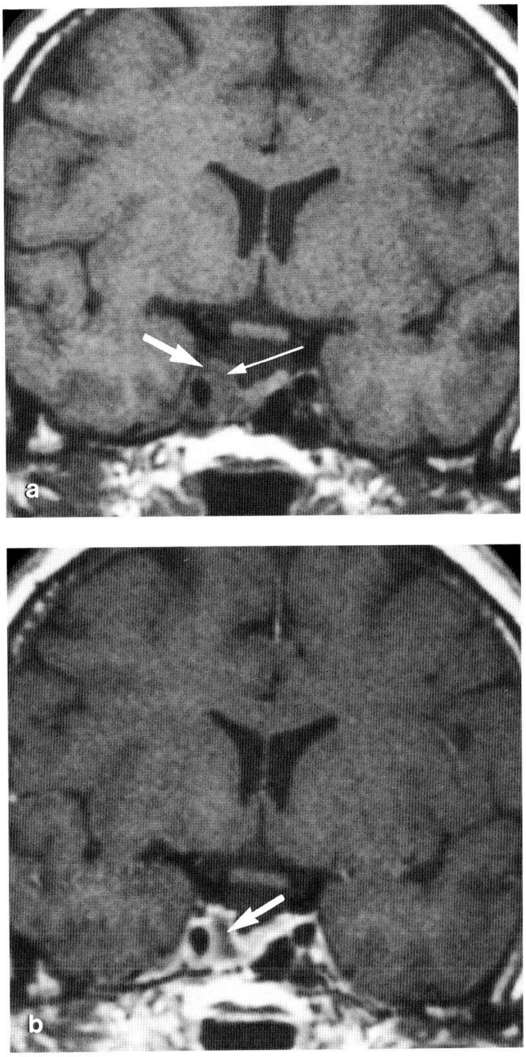

Abb. 3.159 a, b. Nichtinvasives Hypophysenadenom in partiell leerer Sella. **a** Koronares T1w Nativbild, SE (500/20). Nicht vom Sinus cavernosus abgrenzbares Adenom rechts *(dünner langer Pfeil)*. Die Verbreiterung des oberen Kompartiments *(dicker Pfeil)* läßt eine Invasion des Sinus vermuten. Nebenbefund: Partiell leere Sella mit nach unten konvexem Diaphragma sellae. **b** Koronares T1w-Bild nach 0,05 mmol Gd-DTPA/kg KG i.v. Gut abgrenzbares, hypointenses Adenom *(Pfeil)*. Normale Signalanhebung im Sinus. Ein Invasion des Sinus kann ausgeschlossen werden

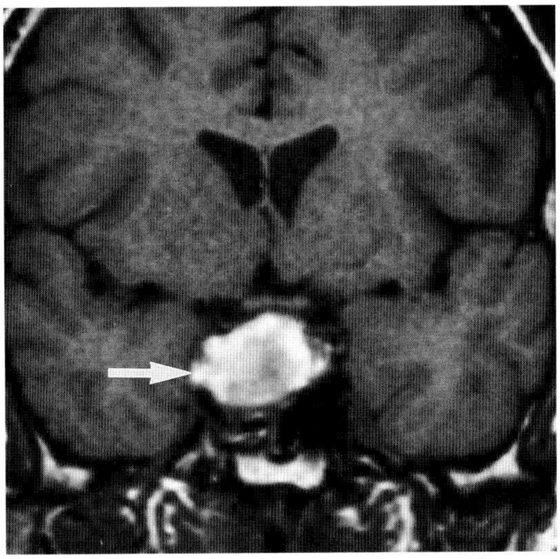

Abb. 3.160. Hypophysenapoplexie mit akuter Ophthalmoplegie rechts. Koronares T1w-Nativbild, SE (500/20). In den Randbezirken hyperintenses Hypophysenadenom, übergreifend auch auf den rechten Sinus cavernosus *(Pfeil)*. Operation: Nekrotisches, blutig imbibiertes Tumorgewebe

schmerzen. Die in kurzer Zeit im Rahmen des Ödems oder der Einblutung in den Infarkt stattfindende Volumenzunahme im Adenom führt zu einer akuten Chiasmakompression. Das MRT zeigt den Tumor, der von frischem (isointensem) Blut durchsetzt ist (Abb. 3.161). In schweren Fällen, wenn die Tumorkapsel einbricht, tritt Blut auch in die Cisterna suprasellaris über, und die ganze Sellaregion wird dann blutig durchtränkt. Im akuten Stadium ist die Diagnose im CT wesentlich einfacher als im MRT, da eine frische Blutung im CT charakteristische Dichteveränderung aufweist, während im MRT typische Signalveränderungen erst etwas später zu erwarten sind (s. 3.3).

3.7.4.5 *Die postoperative Sella*

Die Diagnose eines Rezidivtumors oder eines Tumorrests ist nach subfrontalem oder pterionalem operativem Zugang einfach zu stellen. Da kein Fremdgewebe in die Tumorhöhle implantiert wird, ist ein persistierender oder neu auftretender sellärer oder supraselllärer Weichteilknoten mit positivem Enhancement nach Verabreichung von Gd-DTPA gleichbedeutend mit einem Rezidiv.

Weniger charakteristisch verhält es sich nach einer transsphenoidalen Adenomexstirpation. Beim transsphenoidalen Zugang wird der operativ gesetzte Defekt im Sellaboden plastisch gedeckt. Dazu wird neben Knochenfragmenten quergestreifte Muskulatur, Faszie und Fett verwendet. Die Plastik liegt oft teilweise intra-

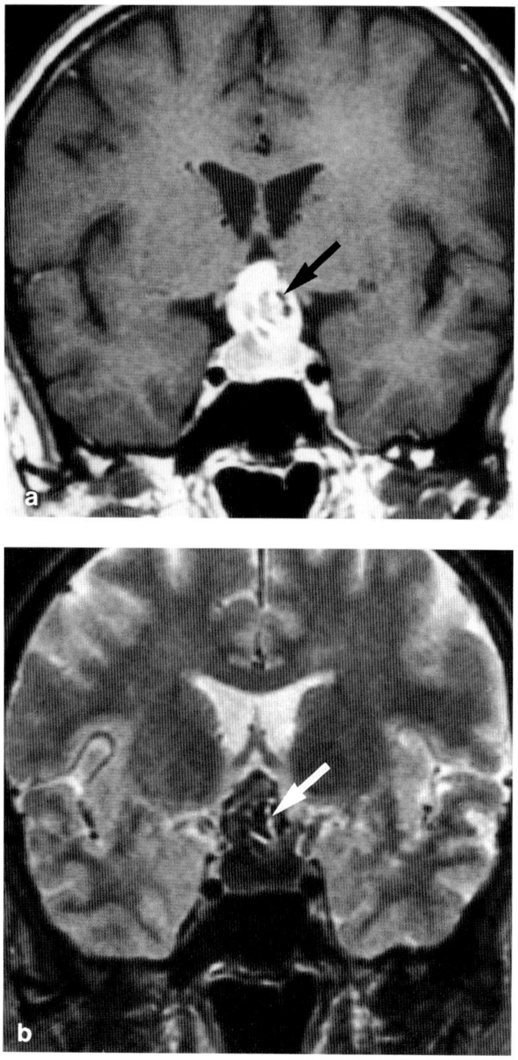

Abb. 3.161 a, b. Hypophysenapoplexie mit akuter, fast vollständiger Erblindung. **a** Koronares T1w-Bild nach 0,05 mmol Gd-DTPA/kg KG i. v. Hyperintense, zentral stellenweise hypointense frische Tumorblutung *(Pfeil)*. Kein Durchbruch der Blutung in den Subarachnoidalraum. **b** Koronares T2w-Bild, SE (2500/80), nach 0,05 mmol Gd-DTPA/kg KG i. v. Hypointense Blutung. Deutliche Signalinhomogenitäten im obern Tumorteil *(Pfeil)*

sellar. Dadurch kann die Sella partiell von Fremdgewebe ausgefüllt sein. Dieses implantierte Gewebe weist eine wechselnde Signalintensität auf und zeigt ein unregelmäßiges Enhancement. Ein Adenomrezidiv kann die genau gleiche Signalintensität und dieselbe Signalanhebung aufweisen wie das implantierte Gewebe. Vom Signalverhalten her kann deshalb ein Rezidiv nicht verläßlich diagnostiziert werden. Lediglich die Form des Fremdgewebes kann als Unterscheidungsmerkmal dienen: Das zur Rekonstruktion des Sellabodens verwendete Gewebe hat meist die Form einer Platte und legt sich etwa parallel zum Sellaboden, während ein Tumorrezidiv eher knotig in Erscheinung tritt. Die definitive Diagnose eines Rezidivs kann oft erst durch Verlaufskontrollen, wenn das Rezidiv weiter wächst, gestellt werden. Entscheidend zur Rezidivdiagnostik sind bei hormonaktiven Tumoren Hormonbestimmungen. Es hat sich bewährt, ungefähr 3 Monate postoperativ eine erste MRT-Kontrolle durchzuführen und gleichzeitig die Hormontiter zu bestimmen, um einen Basiswert für spätere Verlaufskontrolle zu haben.

3.7.4.6 Partiell leere Sella

Das Syndrom der partiell leeren Sella verursacht eine Vergrößerung der Sella infolge transdiaphragmaler zisternaler Herniation. Pathogenetisch postuliert man eine für den Durchtritt des Infundibulums zu weite Öffnung im Diaphragma sellae. Die Liquorpulsationen führen zu einem Liquoreintritt in die Sella und zu einer symmetrischen Sellavergrößerung in allen Richtungen. Das Hypophysengewebe wird ausgewalzt und legt sich schalenförmig an die Sellakonturen. Die vergrößerte Sella ist gleichsam austapeziert von einem unter Umständen nur millimeterdicken Gewebesaum.

Das klinische Bild variiert. Meist handelt es sich um einen Zufallsbefund ohne klinisches Korrelat. Gelegentlich ist das Syndrom der partiell leeren Sella auch mit leichten Hormonstörungen kombiniert. In seltenen Fällen können uncharakteristische Virusstörungen auftreten, wenn das Chiasma in die vergrößerte Sella herniiert [24]. Die Kombination einer partiell leeren Sella mit einem Mikroadenom ist keine Seltenheit. Es wird diskutiert, ob es sich bei diesen Fällen um einen Zustand nach Hypophysenapoplexie mit Tumorschrumpfung und nicht primär um eine zisternale Herniation handelt.

Diagnostisch bietet die partiell leere Sella kaum Probleme. Der nicht verlagerte, frei im Liquor verlaufende und in das Hypophysengewebe einstrahlende Hypophysenstiel ist im MRT regelmäßig sichtbar (Abb. 3.162).

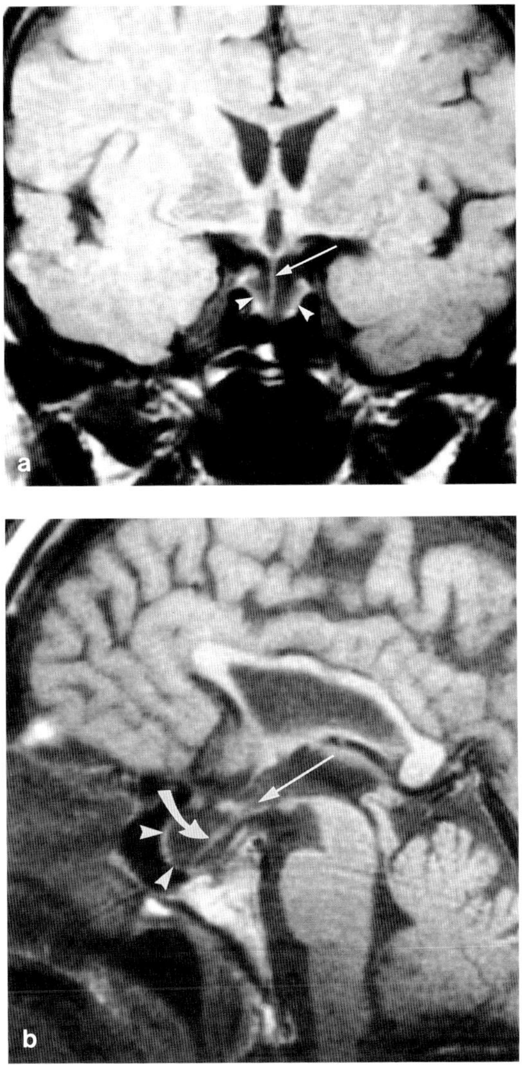

Abb. 3.162 a, b. Partiell leere Sella (2 verschiedene Patienten). **a** Koronares T1w-Nativbild, SE (500/20). Symmetrisch ausgebuchteter Sellaboden. Ein ca. 2 mm breiter Saum von Drüsengewebe legt sich dem Sellaboden an *(Pfeilköpfe)*. Das Infundibulum *(Pfeil)* ist lang und verläuft im Zentrum der Sella bis zur Insertion in das Drüsengewebe gerade. **b** Sagittales T1w-Nativbild, SE (500/20). In allen Richtungen vergrößerte Sella, von einem schmalen Saum von Drüsengewebe austapeziert *(Pfeilköpfe)*. Das Infundibulum *(gebogener Pfeil)* inseriert in das Drüsengewebe. Tief stehender, aber nicht in die Sella herniierter Recessus infundibularis des 3. Ventrikels *(Pfeil)*

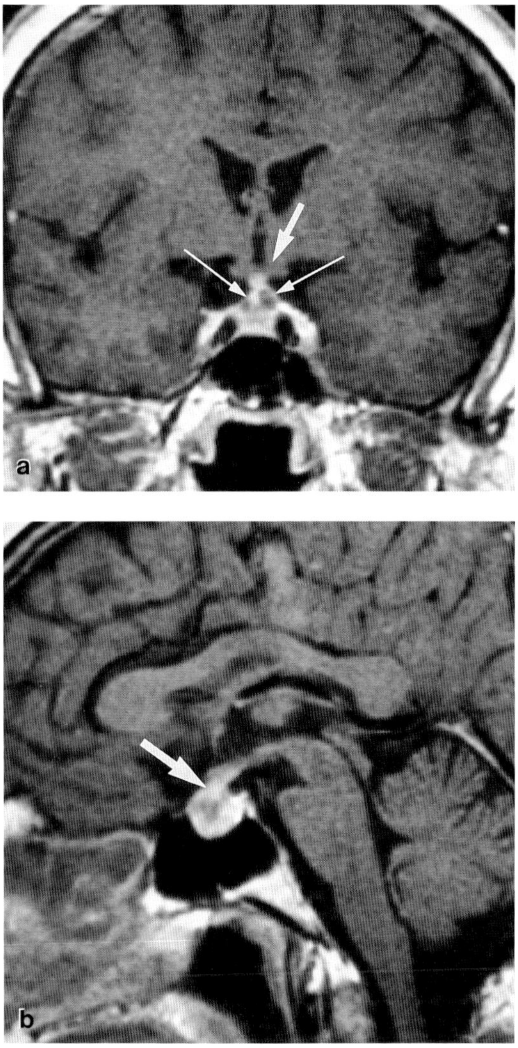

Abb. 3.163 a, b. Metastase eines Mammakarzinoms in der Hypophyse mit Diabetes insipidus. **a** Koronares T1w-Bild, SE (500/20), nach 0,05 mol Gd-DTPA/kg KG i. v. Tumor mit inhomogener Signalanhebung in normal großer Sella. Pyramidenförmiges Tumorwachstum entlang dem Infundibulum *(dünne lange Pfeile)*. Der oberste Tumorausläufer erreicht das Chiasma *(Pfeil)*. **b** Sagittales, T1w-Bild, SE (500/20), nach 0,05 mmol Gd-DTPA/kg KG i. v. Tumorwachstum im und entlang dem Infundibulum *(Pfeil)*

Liegt zusätzlich ein Adenom vor, stellt sich dieses als knotiger Bezirk, oft mit anderem Signalverhalten als die Restdrüse, dar. Ein wichtiger Hinweis auf ein Adenom ist bei der partiell leeren Sella ein exzentrisch inserierendes Infundibulum.

3.7.4.7 Andere seltene Affektionen der Hypophyse

Hypophysäre Metastasen werden pathologisch-anatomisch häufig gefunden [7]. Besonders das Mammakarzinom prädisponiert zu

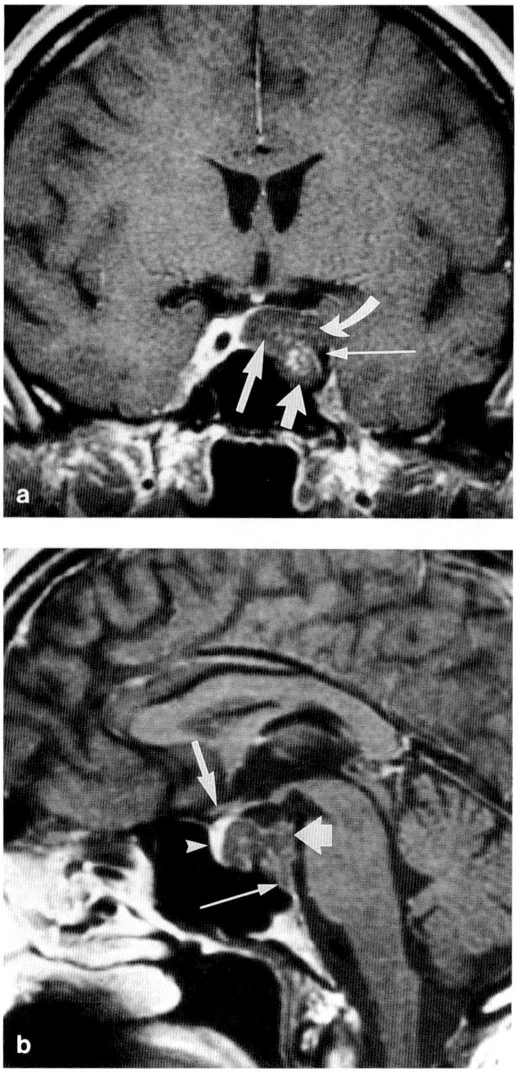

Abb. 3.164 a, b. Rostrales Klivuschordom mit Invasion der Sella. **a** Koronares T1w-Bild, SE (500/20), nach 0,05 mmol Gd-DTPA/kg KG i.v. Intrasellarer Tumor *(Pfeil)* mit geringer, feinfleckiger Signalanhebung. Ein Tumorausläufer nach unten *(kurzer dicker Pfeil)* führt zu einer eindrücklichen einseitigen Absenkung des Sellabodens. Ein weiterer Tumorausläufer wächst oberhalb der Karotis *(langer dünner Pfeil)* in den Sinus cavernosus ein *(gebogener Pfeil)*. Geringe supraselläre Tumorausbreitung. **b** Sagittales T1w-Bild, SE (500/20), nach 0,05 mmol Gd-DTPA/kg KG i. v. Der intraossäre Tumor treibt das Dorsum sellae auf *(kurzer dicker Pfeil)* und wächst auch in den rostralen Clivus ein *(langer dünner Pfeil)*. Die Hypophyse wird halbmondförmig an die Vorderwand der Sella gepresst *(Pfeilkopf)*. Leichte Anhebung des Chiasmas *(Pfeil)*

hypophysären Metastasen. Aber auch andere Karzinome, z. B. Bronchuskarzinome, können in die Hypophyse metastasieren. Diagnostische Schwierigkeiten gibt es kaum, obwohl Metastasen morphologisch genau gleich wie ein Hypophysenadenom aussehen können. Der klinische Kontext erlaubt in der Regel die richtige Diagnose, da Hypophysenmetastasen kaum je solitär auftreten, sondern im Rahmen einer generalisierten Metastasierung. Metastasen haben eine auffallende Affinität zum Infundibulum und verursachen deshalb sehr oft ein Diabetes insipidus (Abb. 3.163).

Sehr selten kann auch einmal ein rostrales Klivuschordom ein invasiv wachsendes Hypophysenadenom imitieren (Abb. 3.164). Auch kann ein Karzinom aus dem Sinus sphenoidalis oder ein nasopharyngeales Karzinom sekundär in die Hypophyse einbrechen. In diesen Fällen sollten keine differentialdiagnostischen Probleme auftreten, wenn die Hauptmasse des Tumors extrasellär liegt.

Sehr selten führen auch Funktionsstörungen im Endorgan zu pathologischen Sellavergrößerungen infolge einer vermehrten hypothalamischen Stimulation mit Freisetzung von hypophyseotropen Hormonen (releasing factors) [16]. Bei der Hypothyreose, beim Klinefelter- und Turner-Syndrom oder beim Nelson-Syndrom werden in der Schilddrüse, den Gonaden bzw. Nebennieren zu wenig Hormone produziert, und es kommt infolge des verminderten Hormonspiegels im Blut zur vermehrten Ausschüttung von hypophyseotropen Hormonen, die die Produktion der glandotropen Hypophysenhormone anregen. Eine länger bestehende Überproduktion der Hypophysenhormone führt zu einer Hypertrophie der Hypophyse mit entsprechender Volumenzunahme der Drüse.

Dasselbe wird auch während der Gravidität beobachtet:

Der in der Gravidität erhöhte Spiegel an Hypophysenhormonen führt zu einer Hypophysenvergrößerung, die sich post partum wieder zurückbildet. Im Gegensatz zum hypointens erscheinenden autonomen Mikroadenom weist die hypertrophe Drüse eine normale, homogene Signalintensität und in allen Anteilen eine gleichmäßige Signalanhebung nach KM-Verabreichung auf. Differentialdiagnostisch ist bei der Hyperplasie der Hypophyse auch an die lymphozytäre Adenohypophysitis zu denken,

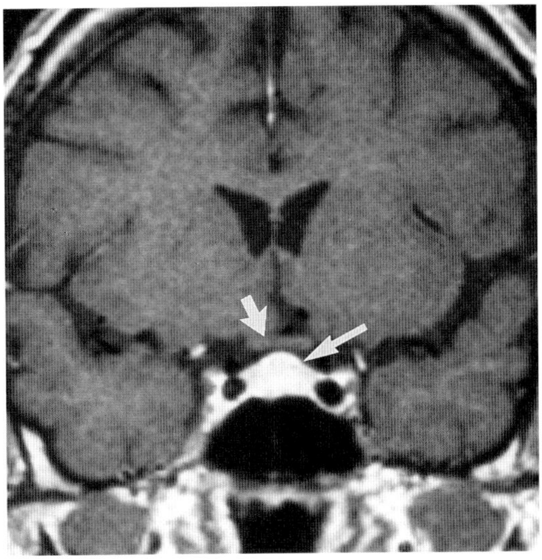

Abb. 3.165. Lymphozytäre Adenohypophysitis. Koronares T1w-Bild, SE (500/20), nach 0,05 mmol Gd-DTPA/kg KG i. v. Deutlich vergrößerte Hypophyse mit homogener, kräftiger Signalanhebung. Der supraselläre Teil *(Pfeil)* der Hypophyse reicht beinahe bis an das Chiasma *(kurzer dicker Pfeil)*

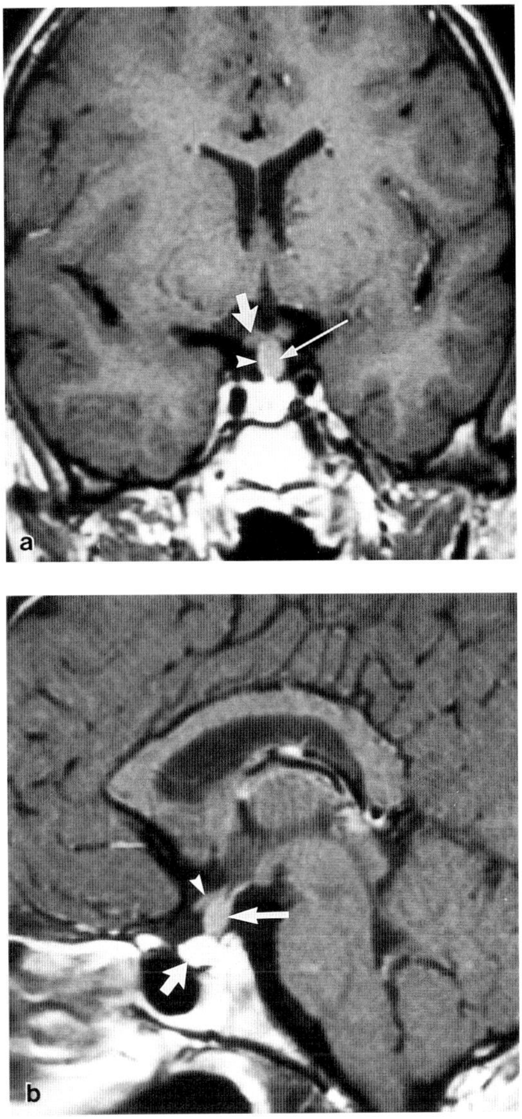

Abb. 3.166 a, b. Choristom im Infundibulum **a** Koronares T1w-Bild, SE (500/20), nach 0,05 mmol Gd-DTPA/kg KG i. v. Ovaler Tumor mit geringer Signalanhebung im Infundibulum *(Pfeil)*. Am rechten Tumorrand ist noch der leicht hyperintense Rest des Infundibulums sichtbar *(Pfeilkopf)*. Der Tumor reicht bis an das Chiasma *(kurzer dicker Pfeil)*. **b** Sagittales T1w-Bild, SE (500/20), nach 0,05 mmol Gd-DTPA/kg KG i. v. Der Tumor liegt ausschließlich im Infundibulum *(Pfeil)*. Normales Drüsengewebe in der Sella *(kurzer dicker Pfeil)*. Geringe Anhebung des Chiasmas *(Pfeilkopf)* ▶

die ebenfalls als normointense Drüsenvergrößerung in Erscheinung tritt (Abb. 3.165) [40].

Als Rarität können bakterielle, abszedierende Entzündungen vorkommen [27]. Allerdings tritt ein Hypophysenabszess in der Regel nicht hämatogen, sondern nach einer bakteriellen Meningitis auf, sodaß die Diagnose mit der entsprechenden klinischen Vorgeschichte zu stellen ist.

3.7.5 Pathologische Veränderungen der Neurohypophyse

3.7.5.1 Tumoren der Neurohypophyse

Primäre Tumoren der Neurohypophyse sind größte Raritäten. Eine allgemein akzeptierte Nomenklatur existiert nicht. Zu erwähnen ist das Choristom (Infundibulom), das entweder im Hinterlappen der Hypophyse oder häufiger im Infundibulum lokalisiert ist (Abb. 3.166). Choristome verursachen uncharakteristische und inkonstante Hormonstörungen. Häufiger als primäre Hinterlappentumoren sind Metastasen, wobei auch von den Metastasen das In-

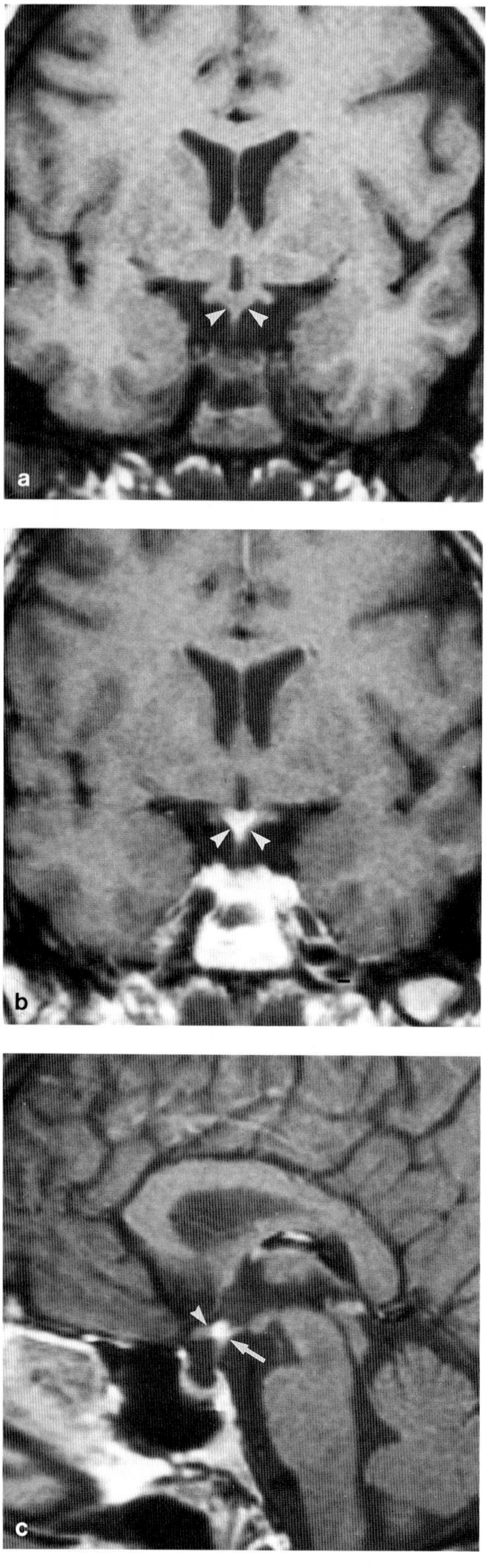

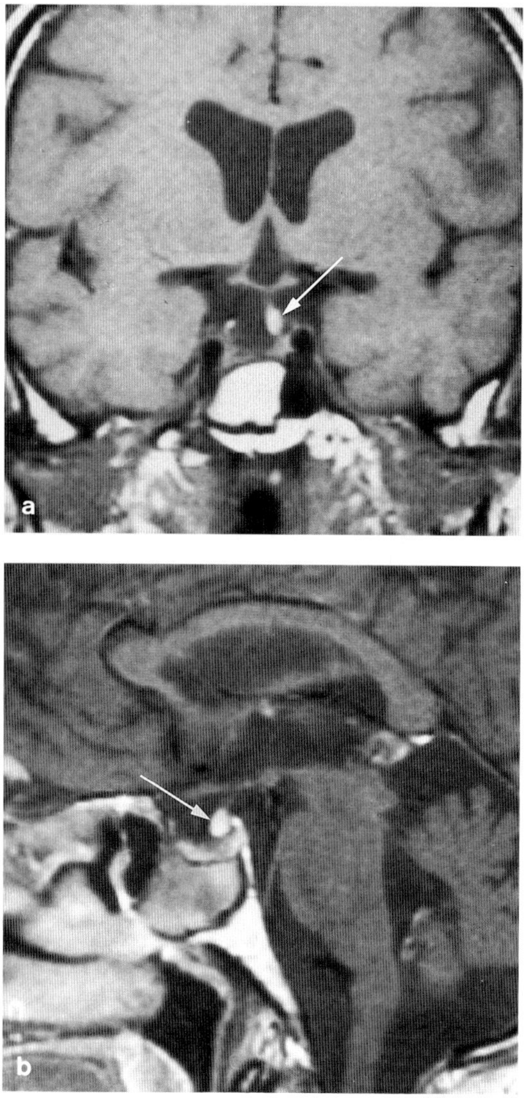

Abb. 3.168 a, b. Hinterlappenregenerat nach totaler Hypophysektomie. **a** Koronares T1w-Nativbild, SE (500/20). Hyperintenses Knötchen *(Pfeil)* am Ende des schräg nach links verlaufenden rudimentären Infundibulums. **b** Sagittales T1w-Bild, SE (500/20), nach 0,05 mmol Gd-DTPA/kg KG i. v. Das Hinterlappenregenerat *(Pfeil)* liegt am distalen Ende des Infundibulums

◄ **Ab. 3.167 a–c.** Leukämisches Infiltrat im Infundibulum mit Diabetes insipidus. Klinik und morphologisches Bild normalisierten sich vollständig nach einem Chemotherapiezyklus. **a** Koronares T1w-Nativbild, SE (500/20). Das proximale Infundibulum ist leicht verdickt *(Pfeilköpfe)* und nicht genau vom Chiasma abzugrenzen. **b** Koronares T1w-Bild, (SE 500/20), nach 0,05 mmol Gd-DTPA/kg KG i. v. Kräftige, homogene Signalanhebung im knotig verdickten Infundibulum *(Pfeilköpfe)*. **c** Sagittales T1w-Bild, SE (500/20), nach 0,05 mmol Gd-DTPA/kg KG i. v. Leukämisches Infiltrat *(Pfeil)*, wahrscheinlich mit Übergriff auf das Chiasma *(Pfeilkopf)* fundibulum bevorzugt wird (Abb. 3.167) [35]. Im Gegensatz zum Choristom unterbrechen Metastasen die hypothalamo-neurohypophysäre Achse häufig und verursachen durch die Unterbindung der Adiuretinausschüttung einen Diabetes insipidus.

3.7.5.2 „Ektoper" Hypophysenhinterlappen

Bei hypophysärem Zwergwuchs, in der Regel bedingt durch eine geburtstraumatische Schädigung der hypothalamo-hypophysären Achse, fehlt das Infundibulum und der hyperintense Hypophysenhinterlappen im dorsalen Anteil der Sella. Dafür findet man in einem hohen Prozentsatz ein kleines Stilrudiment, das in einem hyperintensen Knötchen endet. Es wird angenommen, daß es sich dabei um ein Regenerat des Hinterlappens handelt [17]. Dies erklärt auch, weshalb Patienten mit hypophysärem Zwergwuchs nur Ausfallssymtome der Vorderlappenhormone, aber keinen Diabetes insipidus aufweisen. Ein ähnliches Phänomen kann man gelegentlich bei Makroadenomen beobachten. Bei nicht abgrenzbarem Hinterlappen findet sich gelegentlich dort, wo die Insertion des Hinterlappens zu vermuten ist, eine punktförmige Hyperintensität, die dem Hinterlappen entsprechen dürfte. Damit ist ebenfalls eine Erklärung gegeben, weshalb selbst große Hypophysenadenome kaum je einen Diabetes insipidus verursachen. Auch nach traumatischer Stildurchtrennung und nach operativen Eingriffen mit Stildurchtrennung findet man gelegentlich eine Hyperintensität, d. h. ein Hinterlappenregenerat am Stilstumpf (Abb. 3.168) [5].

3.7.6 Supra- und paraselläre pathologische Veränderungen

3.7.6.1 Das Kraniopharyngeom

Kraniopharyngeome bestehen aus Plattenepithel und Mesenchym. Sie entstehen aus sog. Erdheim-Epithelnestern, die an der Dorsalfläche der Hypophyse und in der Umgebung des Hypophysenstiels als Reste des fötalen Hypophysengangs liegen. Kraniopharyngeome sind mehrheitlich suprasellär, selten intrasellär und als Rarität infrasellär lokalisiert. Sie treten gehäuft bei Kinder über 2 Jahren und wieder bei Erwachsenen im 5. Dezennium auf. Sie können morphologisch ein vielfältiges Bild aufweisen. Der Anteil an soliden und zystischen Tumorteilen wechselt, als Extreme findet man rein solide und rein zystische Kraniopharyngeome. Fast regelmäßig finden sich Verkalkungen, die grobschollig oder streifig/schalenförmig sein können. Der Zysteninhalt ist uneinheitlich und weist einen mehr oder weniger großen Anteil an Cholesterin auf. Genauso variabel ist das biologische Verhalten der Kraniopharyngeome. Die Mehrzahl verhält sich rein expansiv und führt zu einer Kompression der angrenzenden Strukturen, speziell des Chiasmas und des rostalen 3. Ventrikels. Seltener umwachsen oder infiltrieren Kraniopharyngeome das Chiasma.

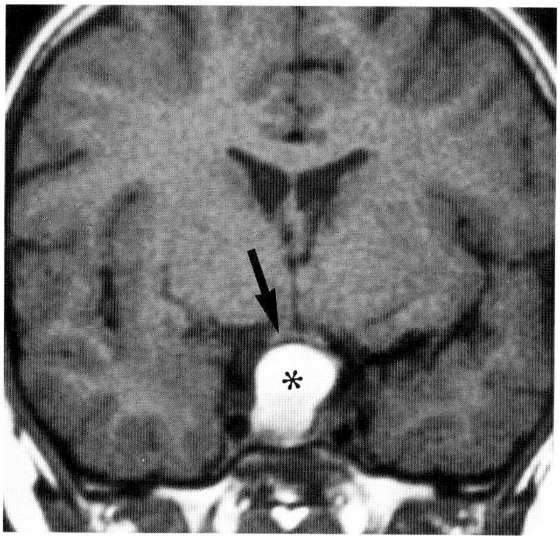

Abb. 3.169. Zystisches Kraniopharyngiom. Koronares T1w-Nativbild, SE (500/20). Zystischer Tumor intra- und suprasellär *(Stern)*. Homogen hyperintenser Zysteninhalt. Das Chiasma *(Pfeil)* wird angehoben

Das MRT-Bild der Kraniopharyngeome ist ebenso bunt wie das pathologisch-anatomische Bild. Der solide Tumorteil ist iso- bis hypointens im T1w-Bild, iso- bis hyperintens im T2w-Bild und zeigt eine Signalanhebung nach KM-Verabreichung. Der Zysteninhalt ist ebenso variabel und weist Signalintensitäten auf, die zwischen denen von Wasser und Fett liegen, je nach Höhe des Cholesteringehaltes in der Zystenflüssigkeit. Die im CT typischerweise darstellbaren Verkalkungen sind im MRT schlech-

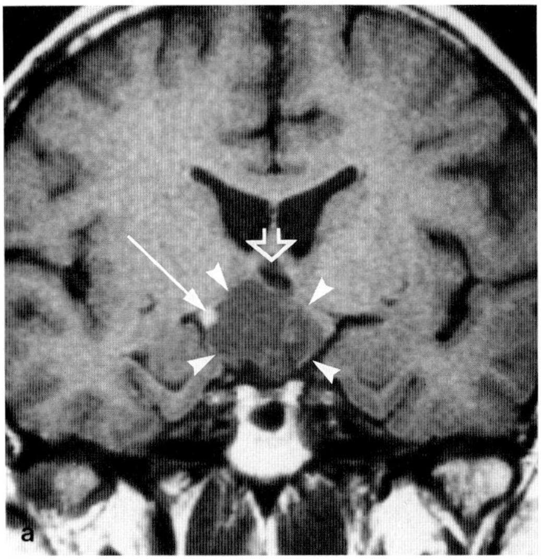

◄ **Abb. 3.170 a–c.** Teils solides, teils zystisches intra- und supraselläres Kraniopharyngeom mit Invasion des Chiasmas. **a** Koronares T1w-Nativbild, SE (500/20). Großer, etwas inhomogener Tumor *(Pfeilköpfe)* in der Cisterna suprasellaris. Kleiner hyperintenser (fetthaltiger) Bezirk *(Pfeil)* am rechten Tumorrand. Die soliden und zystischen Tumoranteile sind im Nativscan kaum voneinander abzugrenzen. Chiasma nicht sichtbar. Im CT sichtbare kleine Verkalkungen sind im MRT nicht erkennbar. Angehobener rostraler 3. Ventrikel *(offener Pfeilkopf)*. **b** Koronares T1w-Bild, SE (500/20), nach 0,05 mmol Gd-DTPA/kg KG i. v. Große Zyste *(Stern)* im linken Tumorteil. Größtenteils solider rechter Tumorteil *(Pfeil)*. Tumorumwachsenes, nicht abgrenzbares Chiasma. **c** Sagittales T1w Bild, SE (500/20) nach 0,05 mmol Gd-DTPA/kg KG i. v. Im oberen Teil ist der Tumor makrozystisch *(Pfeil)*, während im unteren Teil nur kleine Zysten vorkommen. Invasion der Sella im hinteren Teil *(langer dünner Pfeil)*. Vorn ist noch ein Rest von normalem Drüsengewebe sichtbar *(kurzer gebogener Pfeil)*

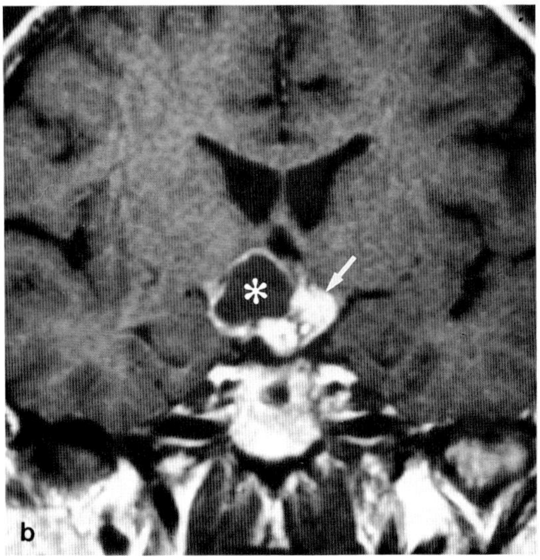

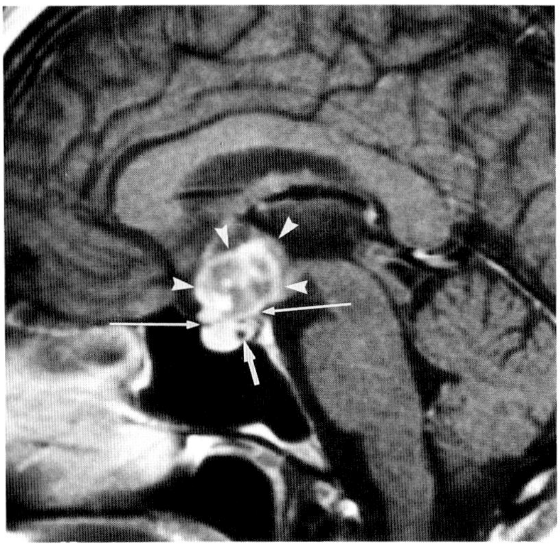

Abb. 3.171. Supraselläres, partiell zystisches Kraniopharyngeom. Sagittales T1w-Bild nach 0,05 mmol Gd-DTPA/kg KG i. v. Scharf begrenzter Tumor *(Pfeilköpfe)* mit wabenförmiger Signalanhebung. Deutlich von der Hypophyse abgesetzter Tumor. Diaphragma sellae *(dünne lange Pfeile)*. Kleine Pars-intermedia-Zyste *(Pfeil)*

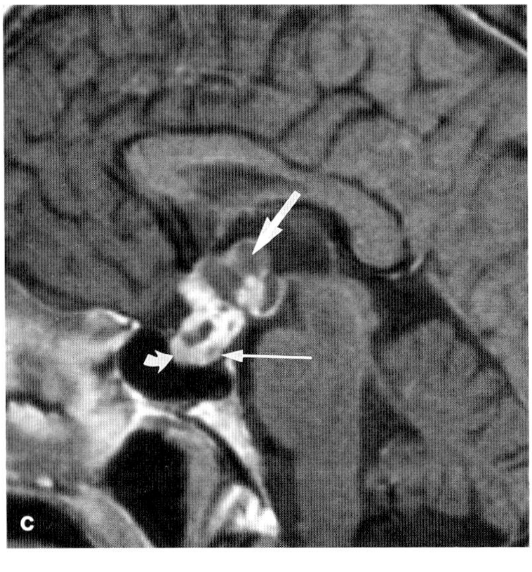

ter oder gar nicht sichtbar, besonders wenn sie sehr klein sind [7]. Hingegen ist die Tumorbeziehung zum Chiasma opticum im MRT wesentlich besser zu analysieren als mit jeder andern bildgebenden Untersuchung (Abb. 3.169–3.171).

Mit Kraniopharyngeomen oder zystischen Hypophysenadenomen können die Zysten der Rathke-Tasche verwechselt werden. Es handelt sich um epitheliale Zysten, bestehend aus einem einfachen kubischen Epithel. Sie stammen wie alle epithelialen Zysten supraselllär von der Rathke-Tasche ab und liegen rein supra- oder intra- und suprasellär. Die Übergänge zu Kraniopharyngeomen sind fließend, und man kann diskutieren, ob die Zysten der Rathke-Tasche und solide Kraniopharyngeome die beiden Extremformen des gleichen Tumors sind. Im MRT ist der Zysteninhalt liquoräquivalent oder leicht hyperintens im T1w-Bild und hypointens im T2w-Bild (Abb. 3.172). Bei den nicht liquorisointensen Zysten ist der Inhalt zähflüssig wie Schleim [15].

3.7.6.2 Meningeome

Ungefähr 20% aller intrakraniellen Meningeome sind in der Sellaregion lokalisiert. Von der Dura ausgehend, sind sie im Gegensatz zu Hypophysenadenomen und zu Kraniopharyngeomen nicht im Zentrum der Cisterna suprasellaris, sondern exzentrisch, in der Regel prä- oder suprasellar lokalisiert [13]. Typische Ursprungsorte sind das Tuberculum sellae (Abb. 3.173) und die Dura lateral des Sinus cavernosus (Abb. 3.174). Am duralen Ursprung weist der darunterliegende Knochen oft eine Hyperstose auf, das Planum sphenoidale wird aufgeworfen. Das Meningeom breitet sich vom Ursprung gleichmäßig in alle Richtungen aus und füllt mit zunehmender Größe die Cisterna suprasellaris aus. Das Chiasma wird kaum je umwachsen, sondern der Tumor schiebt das Chiasma vor sich her. Hingegen umwachsen Meningeome häufig die Gefäße, speziell die supraklinoidale A. carotis interna. Die von einem Meningeom umwachsenen Gefäße werden im Gegensatz zu den von einem invasiven Hypophysenadenom umwachsenen Gefäßen frühzeitig eingeengt.

Die MRT-Morphologie sellarer Meningeome ist die gleiche wie die der auch anderswo vorkommenden kranialen Meningeome: Sie erscheinen hypointens gegenüber der weißen Substanz im T1w-Bild und hyperintens auf dem T2w-Bild und weisen eine Signalanhebung nach KM-Verabreichung auf. Geringe Abweichungen von diesem generellen Muster kommen je nach histologischer Untergruppe vor [29]. Gelegentlich vorhandene Verkalkungen sind im MRT allgemein schlechter sichtbar als im CT. Die im Zentrum des Tumors von der Dura einstrahlenden Gefäße können als besenreiserartige Hypointensitäten sichtbar werden. Gefäßummauerungen mit Stenosen werden gut dargestellt, und auch der Grad der Chiasmakompression ist nicht nur abschätzbar, sondern direkt bildlich dargestellt.

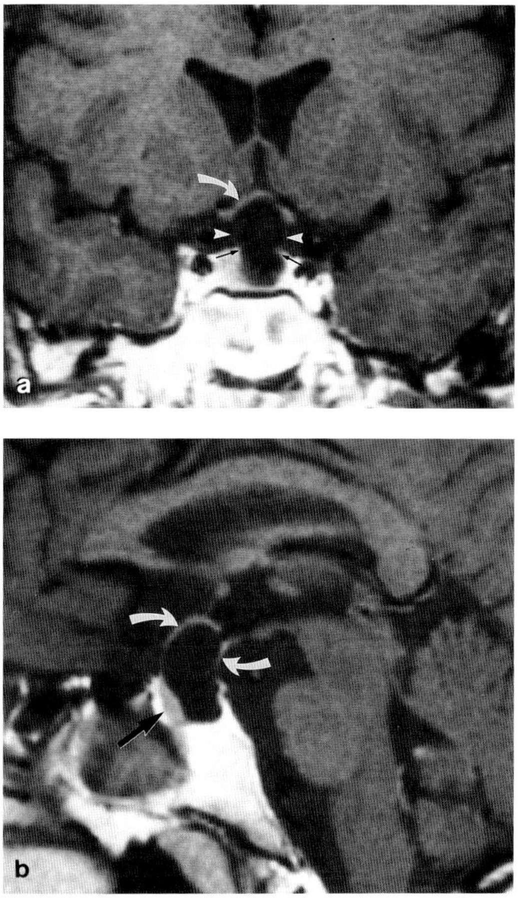

Abb. 3.172 a, b. Zyste der Rathke-Tasche. **a** Koronares T1w-Bild, SE (500/20), nach 0,05 mmol Gd-DTPA/kg KG i. v. Intra- und suprasellare Zyste in Form einer Acht. Nicht sicher abgrenzbare Zystenwand *(Pfeilköpfe)*. Einschnürung auf Höhe des Diaphragma sellae *(schwarze Pfeile)*, wodurch die Form einer Acht entsteht. Bogig verformtes, angehobenes Chiasma *(gebogener Pfeil)*. Der Zysteninhalt ist liquorisointens. **b** Sagittales T1w-Bild, SE (500/20). Die Zystenwand suprasellar ist nicht sichtbar, wird aber vorn durch das Chiasma *(nach oben gebogener Pfeil)*, hinten durch das Infundibulum *(nach unten gebogener Pfeil)* markiert. Die Zyste füllt die Sella weitgehend aus, nur vorn ist noch etwas Drüsengewebe sichtbar *(Pfeil)*

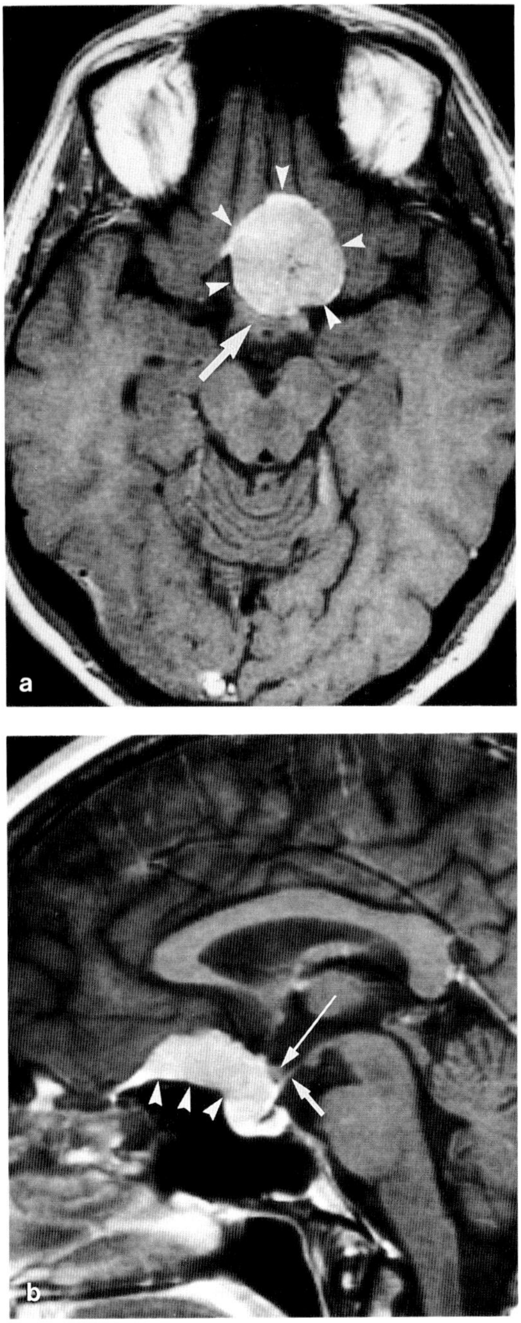

Abb. 3.173 a, b. Tuberculum-sellae-Meningeom. **a** Transversales T1w-Bild, SE (600/20), nach 0,05 mmol Gd-DTPA/kg KG i. v. Scharf begrenzter Tumor *(Pfeilköpfe)* mit ziemlich homogener Signalanhebung. Der Tumor liegt exzentrisch vorn in der Cisterna suprasellaris. Das Chiasma *(Pfeil)* liegt hinter dem Tumor. **b** Sagittales T1w-Bild, SE (500/20), nach 0,05 mmol Gd-DTPA/kg KG i. v. Der halbkugelige Tumor sitzt der Dura am Planum sphenoidale und am Tuberculum sellae breit auf *(Pfeilköpfe)*. Infundibulum *(Pfeil)* und Chiasma *(langer dünner Pfeil)* werden nach hinten abgedrängt

3.7.6.3 Supra- und paraselläre Riesenaneurysmen

Riesenaneurysmen, d. h. Aneurysmen mit einem Durchmesser von mehr als 2,5 cm, stellen im eigenen Krankengut nach Hypophysenadenomen, Kraniopharyngeomen und Meningeomen die vierthäufigste supra-/paraselläre Raumforderung dar [13]. Im Gegensatz zu den kleineren sackförmigen Aneurysmen, die Subarachnoidalblutungen hervorrufen, verursachen Riesenaneurysmen Symptome einer Raumforderung [11]. Die Verwechslung mit Tumoren ist deshalb häufig. Der Circulus arteriosus Willisii, dessen Bifurkationen Prädilektionsstellen von Aneurysmen sind, bildet in axialer Projektion gleichsam den Rand der Cisterna suprasellaris. Aneurysmen sind deshalb genau wie die Meningeome, aber im Gegensatz zu Hypophysenadenomen und Kraniopharyngeomen, exzentrisch in der Cisterna suprasellaris lokalisiert. Druckarrosionen am Sphenoid sind vor allem bei Karotisaneurysmen obligat. Das MRT-Bild variiert. Der thrombotische Teil erscheint in allen Pulssequenzen je nach Alter der Thromben mehr oder weniger hyper- bis hypointens. Oft hat man eine zwiebelschalenförmige Anordnung der thrombotischen Anteile [18]. Der offene Teil des Aneurysmas kommt infolge des Flowphänomens hypointens, infolge der turbulenten Strömung oft inhomogen zur Abbildung (Abb. 3.175) [7]. Flowphänomene und zwiebelschalenartig abgelagerte Thromben sind im MRT oft schwer oder nicht voneinander zu unterscheiden [4]. Nach Gd-Verabreichung kann es im Lumen des Aneurysmas im T1w-Bild zu einer Signalanhebung kommen, bedingt durch die langsame intraaneurysmale Zirkulation.

Das MRT-Bild eines Riesenaneurysmas ist ebenso wie das CT-Bild ziemlich charakteristisch, und Verwechslungen mit Tumoren sollten nicht vorkommen.

3.7.6.4 Andere seltene supra- und paraselläre pathologische Veränderungen

Wesentlich seltener findet man in der Cisterna suprasellaris Keimzelltumoren, wozu man nebst Teratomen und Germinomen im weiteren Sinne auch Dermoide und Epidermoide

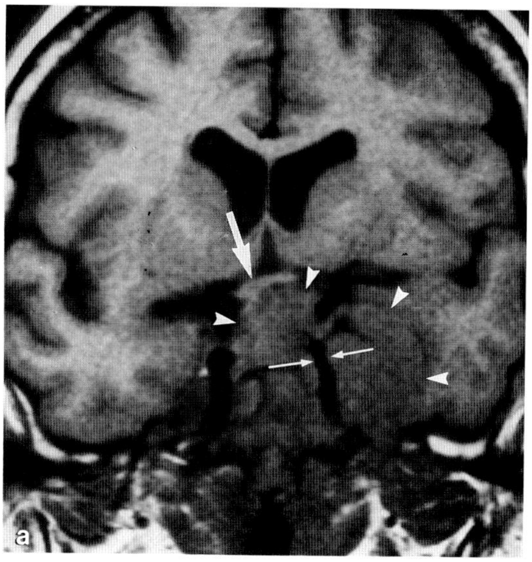

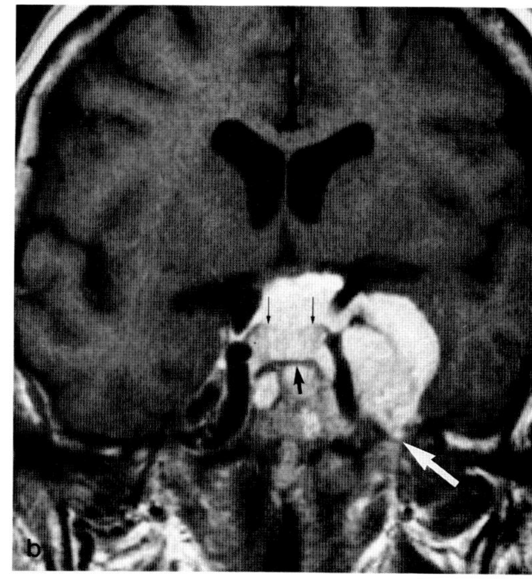

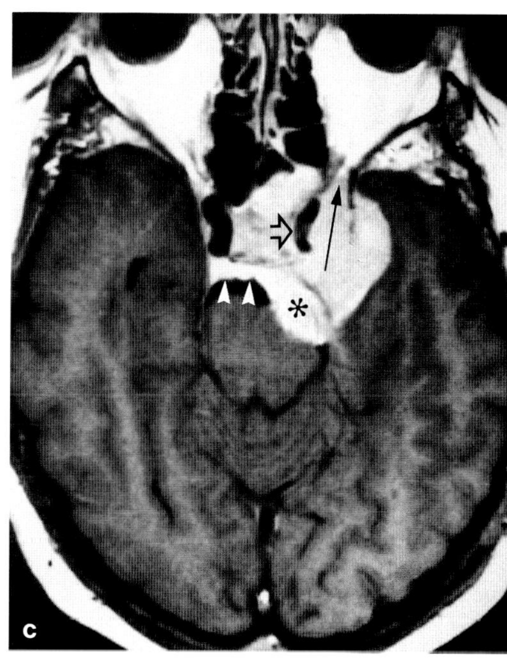

Abb. 3.174 a–c. Parasellares Meningeom links. **a** Koronares T1w-Nativbild, SE (500/20). Schlecht abgrenzbarer, homogen hypointenser sellärer, supra- und parasellärer Tumor *(Pfeilköpfe)*. Vollständig tumorumwachsene und im Siphon deutlich eingeengte linke A. Carotis interna *(feine Pfeile)*. Verkantetes, angehobenes Chiasma *(Pfeil)*. **b** Koronares T1w-Bild, SE (500/20), nach 0,05 mmol Gd-DTPA/kg KG i.v. Kräftige, homogene Signalanhebung im Tumor. Die vom Tumor durchwachsenen Sellastrukturen *(kurze dünne Pfeile* Dorsum sellae, *kurzer dicker Pfeil* Sellaboden) kommen noch schemenhaft zur Darstellung. Einwachsen des Tumors in das Foramen ovale *(Pfeil)*. **c** Transversales T1w-Bild, SE (600/20), nach 0,05 mmol Gd-DTPA/kg KG i.v. Tumorwachstum entlang der Dura retroklival *(Pfeilköpfe)*. Knotiger infratentorieller Tumorausläufer präpontin links *(Stern)*. Tumorwachstum entlang der Fissura orbitalis superior in die Orbita *(langer dünner Pfeil)*. Deutliche Einengung der vollständig vom Tumor umwachsenen A. carotis interna *(offener Pfeilkopf)*

(Abb. 3.176) zählen kann. Die MRT-Diagnostik der Teratome und Dermoide stützt sich auf den Nachweis von Fett bzw. Cholesterin allein oder im Wechsel mit andern Gewebeanteilen. Bei Knaben kommen Germinome isoliert suprasellär oder kombiniert mit Germinomen in der Pinealisregion vor. Die Diagnose einer Keimzellgeschwulst kann bei gleichzeitigem Tumorbefall des Corpus pineale vermutet werden. Durch Hormonbestimmungen (Alphafetoprotein, chorionepitheliale Gonadotropine) wird die Diagnose u. U. erhärtet. Im Rahmen von granulomatösen Entzündungen, speziell bei der Boeck-Sarkoidose oder bei der Tuberkulose, findet man Granulome in der Cisterna suprasellaris.

Zu erwähnen bleibt noch die supraselläre Arachnoideazyste, die mit dem Syndrom der partiell leeren Sella oder einer Epidermoidzyste verwechselt werden kann. Im Gegensatz zur partiell leeren Sella wirkt die Arachnoideazyste als Raumforderung. Dadurch wird das In-

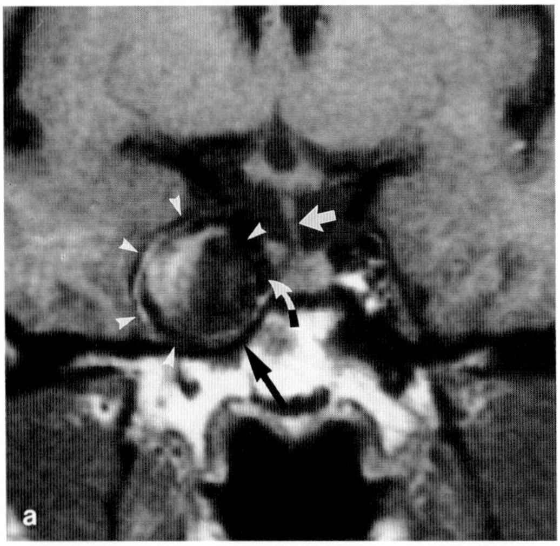

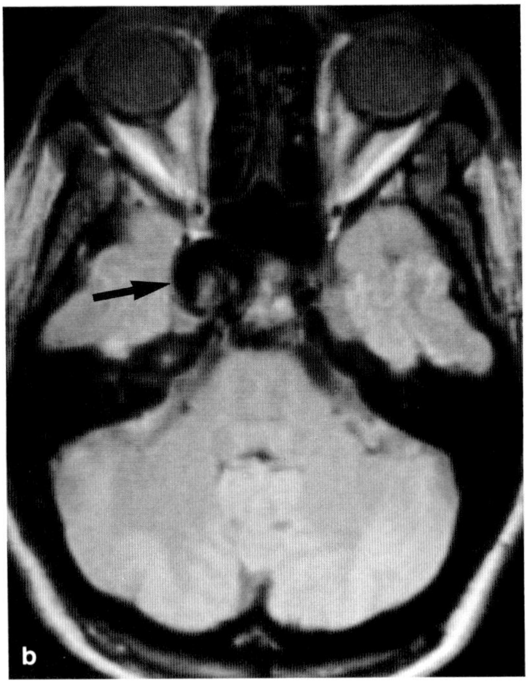

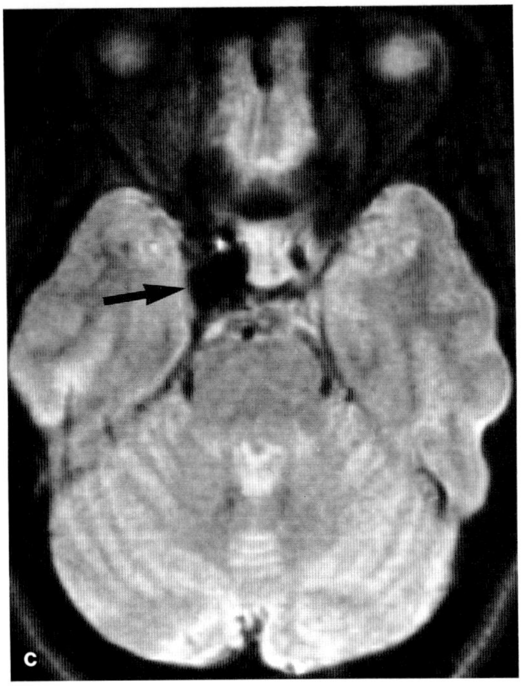

Abb. 3.175 a–c. Offenes Riesenaneurysma, ausgehend von der A. carotis interna rechts. **a** Koronares T1w-Nativbild, SE (500/20). Kugeliger parasellärer „Tumor“ mit scharfer Begrenzung *(Pfeilköpfe)*. Die Läsion weist ein buntes Signalmuster auf. Lateral herrschen hyperintense Strukturen vor, medial liegt eine beinahe kugelige Hypointensität. Am medialen Rand kann man die A. carotis vermuten *(gebogener Pfeil)*. Druckarrosion an der Lateralwand des Sphenoids *(Pfeil)*. Sinus cavernosus und Cavum Meckeli sind nicht abgrenzbar. Kompression der Hypophyse und Verlagerung des Infundibulums zur Gegenseite *(kurzer dicker Pfeil)*. **b** Transversales pw-Bild, SE (2000/25). Das runde Aneurysma *(Pfeil)* ist im vordern Teil halbmondförmig hyperintens, im hintern Teil isointens. **c** Transversales T2w-Bild, SE (2000/80). Die intraaneurysmale Zirkulation kommt homogen hypointens zur Darstellung *(Pfeil)*. Diese Schicht liegt 15 mm weiter kranial als in **b**

fundibulum verlagert, während es bei der partiell leeren Sella im Zentrum der Zisterne liegt und geradlinig in die Sella und das Hypophysengewebe einstrahlt. Die Differenzierung einer Arachnoideazyste gegenüber einer Epidermoidzyste kann, falls vorhanden, durch den Nachweis von Cholesterin, d.h. einer von Liquor verschiedenen Signalintensität, erfolgen [9]. Wie in der hintern Schädelgrube können auch supraselläre Epidermoide gelegentlich verkalken [37]. Im Zweifelsfall kann auch die Wachstumscharakteristik eines Epidermoids ein wichtiges differentialdiagnostisches Merkmal sein: Arachnoideazysten wachsen rein expansiv-verdrängend, während Epidermoide oft die Tendenz haben, vor allem die Gefäße, aber auch das Infundibulum und das Chiasma zu umwachsen.

Tumoren im Hypothalamus, histologisch handelt es sich meist um Gliome oder Metastasen, obliterieren die Cisterna suprasellaris frühzeitig und können mit anderen Tumoren verwechselt werden. Die Unterscheidung des intraaxialen Ursprungs dieser Tumoren ist im MRT we-

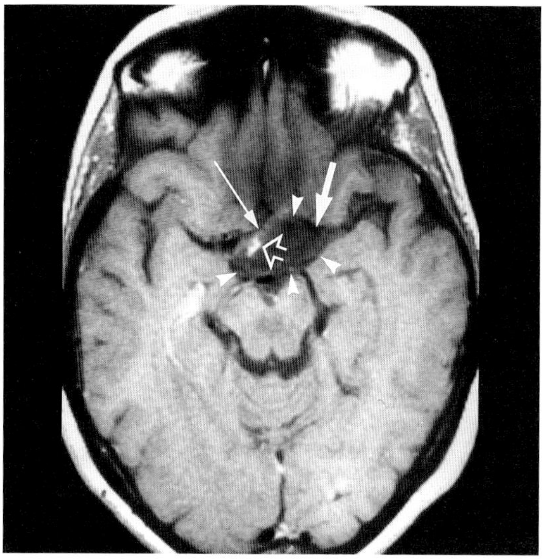

Abb. 3.176. Supraselläres Epidermoid. Transversales T1w-Nativbild, SE (500/20). Das Epidermoid füllt die Cisterna suprasellaris aus und weitet sie auf der linken Seite aus *(Pfeilköpfe)*. Verlagerung der Karotisbifurkation nach vorn *(Pfeil)* und des Chiasma nach vorn rechts *(langer dünner Pfeil)*. Gleiche Signalintensität des Epidermoids wie Liquor, nur an einer Stelle ist ein fettiger Bezirk sichtbar *(offener Pfeilkopf)*

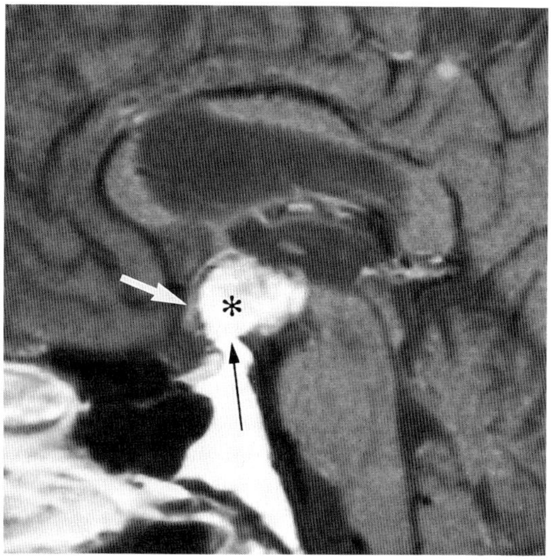

Abb. 3.177. Hypothalamisches Gliom (Spongioblastom). Sagittales T1w-Bild, SE (500/20), nach 0,05 mmol Gd-DTPA/kg KG i.v. Retro- und supraselIärer Tumor mit kräftiger Signalanhebung *(Stern)*. Verlagerung des Chiasmas nach vorn und oben *(weißer Pfeil)*. Zisternale Tumorausbreitung. Der Tumor erreicht das Dorsum sellae *(schwarzer Pfeil)*

sentlich besser als im CT, so daß die Artdiagnostik dieser Tumoren im MRT erleichtert wird (Abb. 3.177 und 3.178).

3.7.7 Pathologische Veränderungen des Sinus cavernosus

Von den im Sinus cavernosus verlaufenden Hirnnerven 3, 4 und 6 gehen sehr selten Neurinome aus [1, 23]. Häufiger sind vom Ganglion Gasseri ausgehende Trigeminusneurinome, die im Cavum Meckeli lokalisiert sind und sekundär den Sinus cavernosus komprimieren [21]. Neurinome sind scharf begrenzte, im T1w-Bild hypointens und im T2w-Bild hyperintens erscheinende extraaxiale Tumoren. Große Neurinome sind meist partiell zystisch umgebaut. Eine Signalanhebung nach KM-Verabreichung ist regelmäßig vorhanden (Abb. 3.179).

Infolge des expansiven Wachstums verursachen Trigeminusneurinome Druckarrosionen am Sphenoid. 3 Formen von Trigeminusneurinomen sind zu unterscheiden:

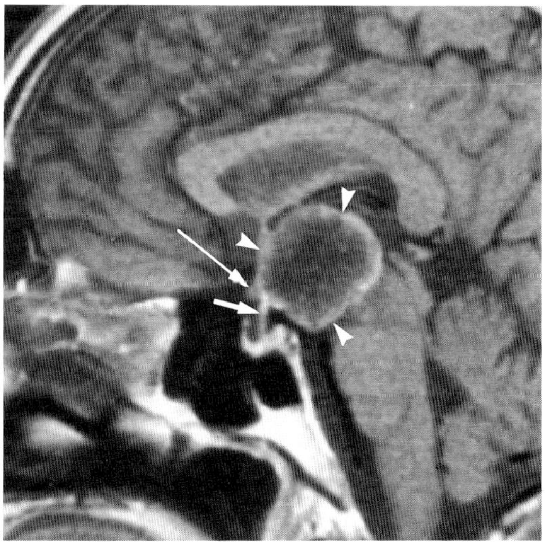

Abb. 3.178. Metastase im Hypothalamus. Sagittales T1w-Bild, SE (500/20) nach 0,05 mmol Gd-DTPA/kg KG i.v. Hypointenser Tumor mit geringer schalenförmiger Signalanhebung *(Pfeilköpfe)*. Das Infundibulum *(kurzer Pfeil)* und das Chiasma *(langer Pfeil)* werden nach vorn abgedrängt

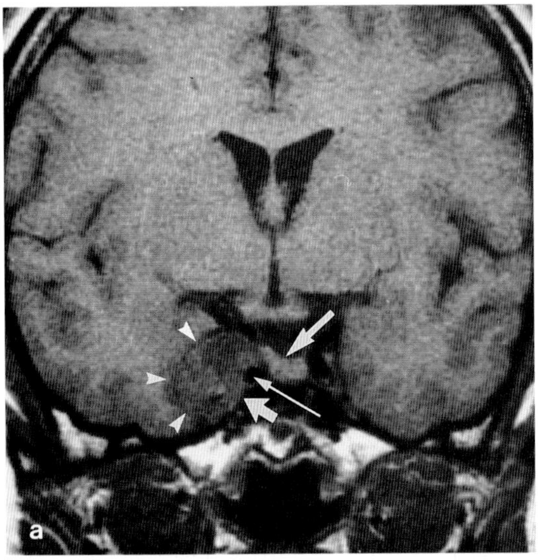

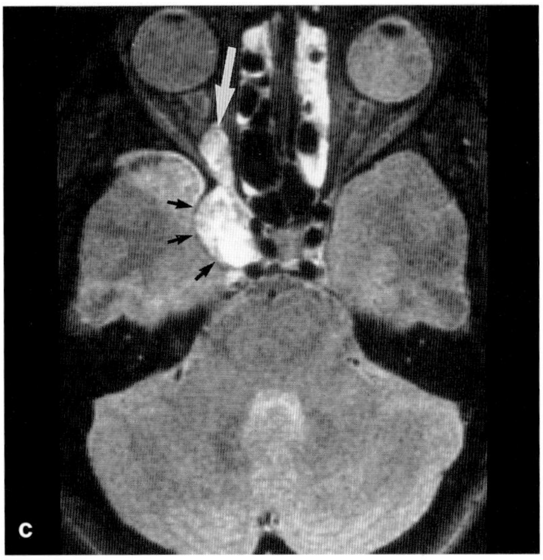

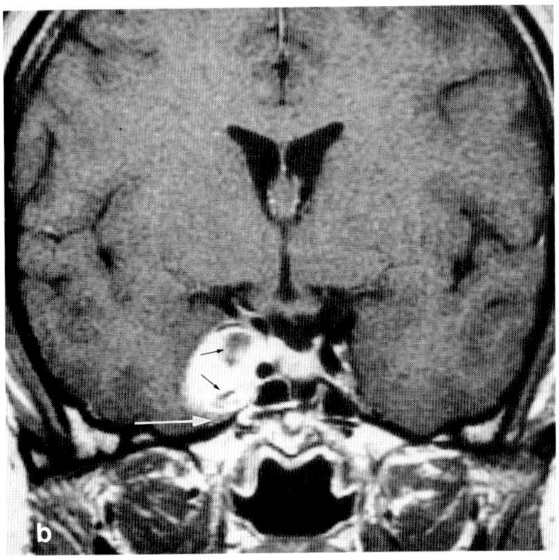

Abb. 3.179 a–c. Neurinom im Sinus cavernosus. **a** Koronares T1w-Nativbild, SE (500/20). Expansiv wachsender hypointenser Tumor *(Pfeilköpfe)*. Druckarrosion an der Lateralwand des Sphenoids *(kurzer dicker Pfeil)*. Die Karotis wird nach medial abgedrängt *(langer dünner Pfeil)*, die Hypophyse wird komprimiert *(Pfeil)*. **b** Koronares T1w-Bild, SE (500/20) nach 0,05 mmol Gd-DTPA/kg KG i. v. Tumor mit kräftiger Signalanhebung. Im Tumor sind einzelne nekrotische Areale *(kurze Pfeile)*. Spitzer Winkel zwischen Tumor und Sphenoid *(langer Pfeil)*. **c** Transversales T2w-Bild, SE (2000/80). Das Neurinom ist von der Dura bzw. der Lateralwand des Sinus cavernosus umgeben *(kurze Pfeile)*. Über die Fissura orbitalis superior in die Orbita einwachsender Tumorzapfen *(Pfeil)*

1. Ausschließlich in der mittleren Schädelgrube lokalisierte (paraselläre) Neurinome. Ausgangspunkt dieser Neurinome ist das Ganglion Gasseri.
2. Ausschließlich infratentoriell lokalisierte Trigeminusneurinome. Ausgangspunkt dieser Neurinome ist die Trigeminuswurzel nach dem Austritt aus dem Porus trigeminus.
3. Sanduhrförmige Neurinome mit Tumoranteilen in der mittleren und in der hinteren Schädelgrube. Der derbe Tentoriumansatz, der den oberen Rand des Porus trigeminus bildet, verursacht eine sanduhrförmige Einschnürung zwischen den beiden Tumorknoten. Ausgangspunkt dieser Neurinome ist die Trigeminuswurzel beim Durchtritt durch den Porus trigeminus.

Lymphome und Metastasen sind weitere Tumoren, die im Sinus cavernosus gelegentlich vorkommen [30]. Lymphome und Metastasen werden im T1w-Bild hypo- und im T2w-Bild hyperintens dargestellt (Abb. 3.180). Primäre Nasennebenhöhlenkarzinome können per continuitatem oder über die Fissura orbitalis cerebralis entlang den Nerven in den Sinus cavernosus einwachsen und als paraselläre Raumforderung imponieren (Abb. 3.181).
Die Thrombose des Sinus cavernosus ist im MRT dank der typischen, je nach Alter der Thromben verschiedenen Signalintensitäten

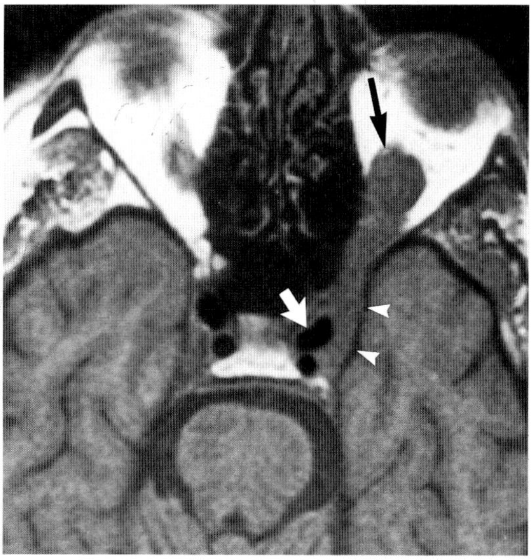

Abb. 3.180. Lymphom im Sinus cavernosus. Transversales T1w-Nativbild, SE (500/20). Der verdickte Sinus cavernosus *(Pfeilköpfe)* enthält einen isointensen Tumor mit einem zapfenförmigen Ausläufer in die Orbita *(Pfeil)*. Die A. carotis *(kurzer dicker Pfeil)* wird weder verlagert noch komprimiert

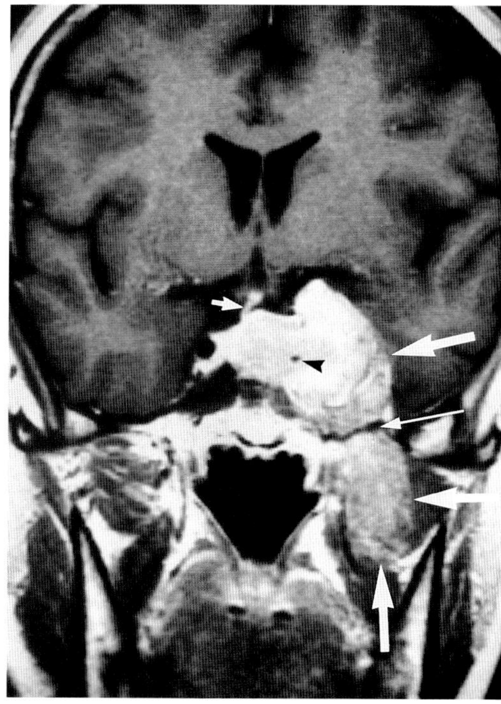

Abb. 3.181. Zylindrom, ausgehend vom Epipharynx mit Infiltration des Sinus cavernosus. Koronares T1w-Bild, SE (500/20), nach 0,05 mmol Gd-DTPA/kg KG i. v. Riesiger parapharyngealer und parasellärer Tumor *(Pfeile)*. Die durchwachsene Basis der mittleren Schädelgrube ist noch als dünne Hypointensität sichtbar *(langer dünner Pfeil)*. Cavum Meckeli, Sinus cavernosus und Sella sind tumordurchsetzt. Als feine Hypointensität abgrenzbare stenosierte A. Carotis interna *(Pfeilkopf)*. Das Infundibulum weicht nach der Gegenseite aus *(kurzer dicker Pfeil)*

im T1w- und T2w-Bild verläßlich zu diagnostizieren (Abb. 3.182).

Im Rahmen von Schädel-Hirn-Traumen, oft mit einer Latenz von Tagen oder gar Monaten, seltener spontan, treten arterielle Fisteln zwischen der A. carotis und dem Sinus cavernosus auf (Fistulae caroticocavernosae, CC-Fisteln). Die arterielle Fistel entsteht durch Ausriß der hypophyseomeningealen Gefäße aus der Carotis interna und wird oft auch versorgt aus Meningealgefäßen der Carotis externa. Als Therapie hat sich der Fistelverschluß mit ablösbaren Ballonkathetern auf arteriellem, seltener auf venösem Weg bewährt. Leitsymptom einer CC-Fistel ist der pulsierende Exophthalamus mit Stauung und Hyperämie der episkleralen Venen und Chemose. Diagnostisches Leitsymptom im MRT ist die vermehrte Strömung im Sinus cavernosus und die Dilatation der V. ophthalmica superior mit Blutabfluß retrograd über den Venenwinkel und faziale Venen.

3.7.8 Pathologische Veränderungen des Chiasma opticum

Das Chiasma opticum ist im MRT eine wichtige Leitstruktur, die eine Typisierung und Charakterisierung der verschiedenen Tumoren der Sellaregion erleichtert. Die Charakterisierung einer Läsion als infra- und suprachiasmatisch erlaubt wichtige differentialdiagnostische Einschränkungen. Das Chiasma kann aber auch selbst krankhaft verändert sein.

Wichtigster chiasmaler Tumor ist das Optikusgliom, das vorwiegend im Rahmen einer Neurofibromatose auftritt [10]. Kleine Gliome beschränken sich auf das Chiasma, während große Gliome oft entlang einem oder beiden Nn. optici nach vorn in die Orbita oder entlang den Tracti optici nach hinten vorwachsen. Bei

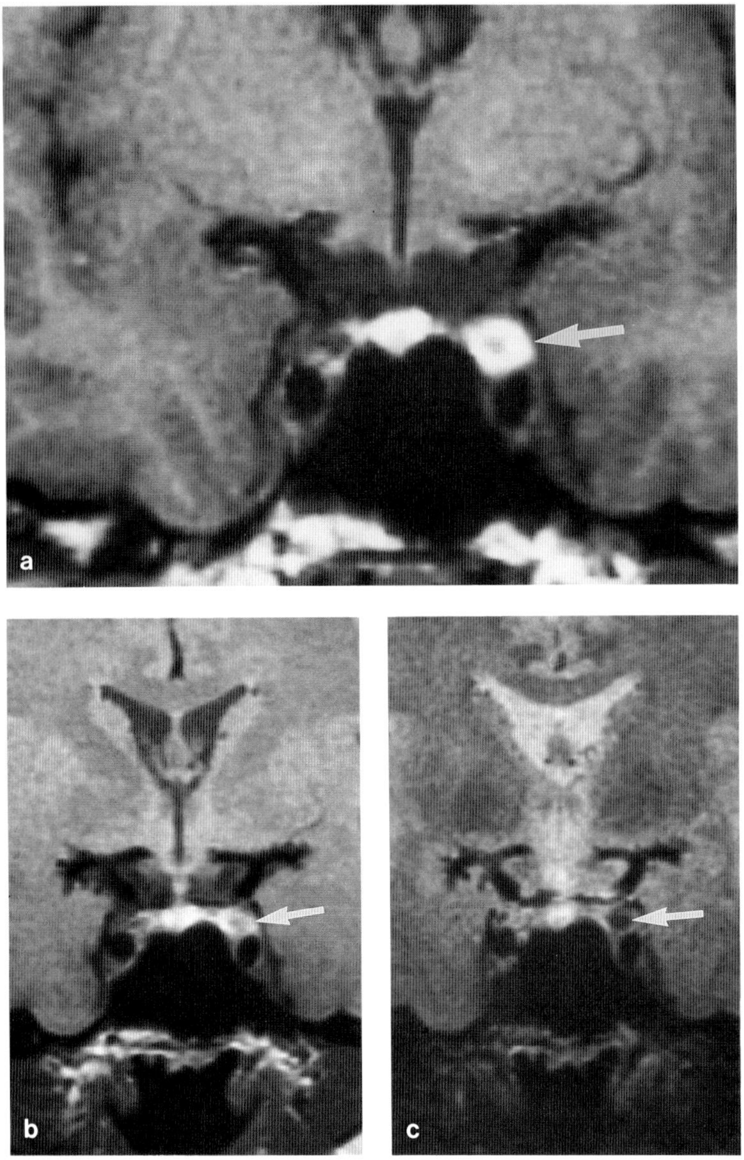

Abb. 3.182 a–c. Thrombose des Sinus cavernosus links. **a** Koronares T1w-Nativbild, SE (500/20). Die ungefähr eine Woche alte Thrombose *(Pfeil)* wird als Hyperintensität mit kleiner zentraler Hypointensität dargestellt. **b** Koronares pw-Bild, SE (2000/25). Hyperintense Thrombose *(Pfeil)* mit zentraler Hypointensität. **c** Koronares T2w-Bild, SE (2000/80). Hypointense Thrombose *(Pfeil)*

Tumorausdehnung in die Orbita wird das Foramen opticum erweitert. Das MRT-Bild ist das gleiche wie das anderer Gliome: Hypointensität im T1w-Bild, Hyperintensität im T2w-Bild. Optikusgliome sind meist homogen, seltener weisen sie zystisch-nekrotische Bezirke auf [7]. Das Kontrastverhalten variiert. Während einzelne Tumoren eine starke oder inhomogene Signalanhebung aufweisen, fehlt sie bei andern (Abb. 3.183 und 3.184). Die zweite wichtige Affektion, die den N. opticus und das Chiasma betrifft, ist die Retrobulbärneuritis, die sich bei einem Teil der Patienten im weiteren Verlauf zum Vollbild einer multiplen Sklerose entwickeln kann. Der Nachweis von entzündlichen Veränderungen, die sich als Hyperintensitäten im T2w-Bild darstellen, gelingt nur in einem Teil der Fälle und nur bei Anfertigung dünner Schichten. Wegen des nicht unerheblichen Aufwandes wird vielerorts die Läsi-

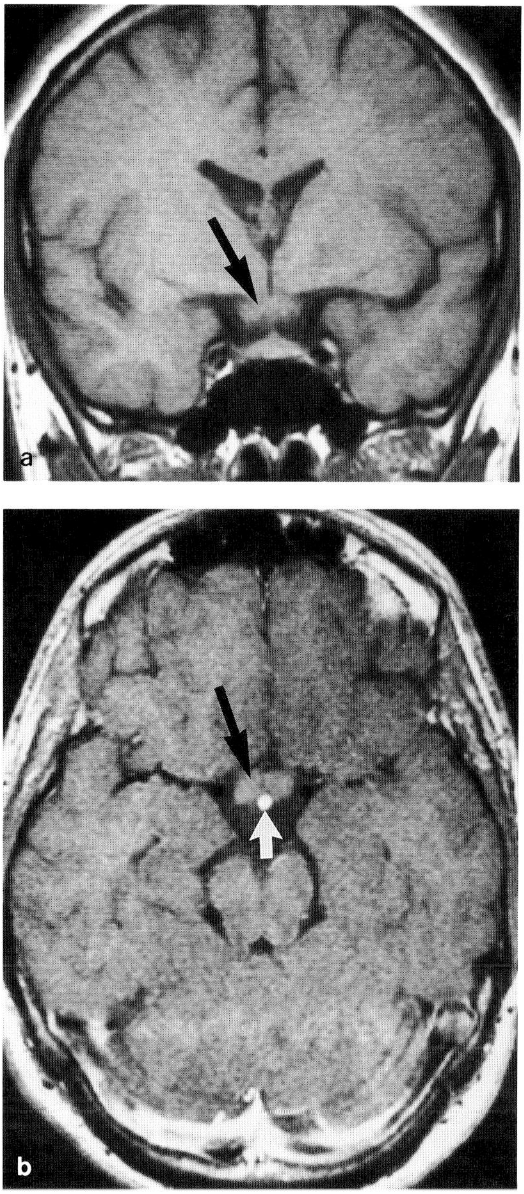

Abb. 3.183 a, b. Kleines Optikusgliom im Chiasma. **a** Koronares T1w-Nativbild, SE (500/20). Diffus verdicktes Chiasma *(Pfeil)*. **b** Transversales T1w-Bild, SE (600/20) nach 0,05 mmol Gd-DTPA/kg KG i. v. Optikusgliom *(schwarzer Pfeil)* ohne Signalanhebung. Homogene Signalanhebung im Infundibulum *(weißer Pfeil)*

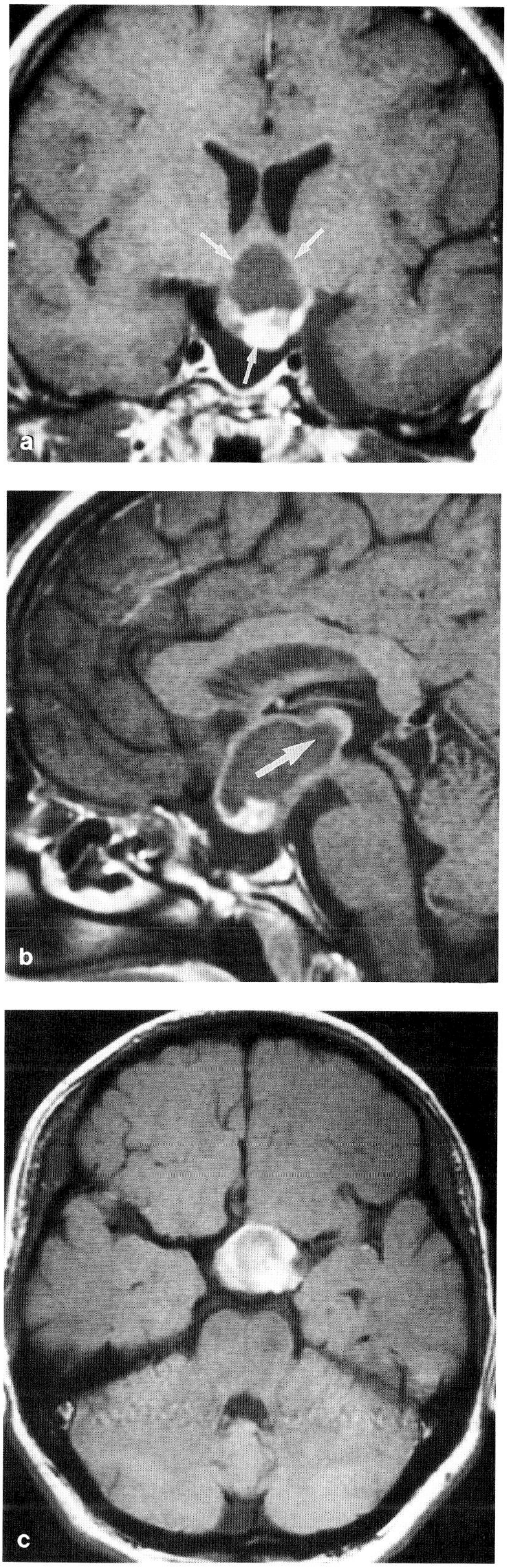

Abb. 3.184 a–c. Großes Optikusgliom. **a** Koronares ▶ T1w-Bild, SE (500/20), nach 0,05 mmol Gd-DTPA/kg KG i. v. Inhomogener, im untern Anteil solider, im oberen Anteil zystischer Tumor *(Pfeile)*. Kräftige Signalanhebung in den soliden Tumorteilen. Nebenbefund: partiell leere Sella. **b** Sagittales T1w-Bild, SE (500/20), nach 0,05 mmol Gd-DTPA/kg KG i. v. Der Tumor wächst hauptsächlich nach oben/hinten in den 3. Ventrikel *(Pfeil)*. **c** Transversales pw-Bild, SE (2000/25). Der Tumor liegt zentral in der Cisterna suprasellaris

on des Chiasmas gar nicht gesucht, sondern es werden übliche T2w-Serien durch das Zerebrum gelegt zur Darstellung evtl. vorhandener MS-Plaques. Wichtiger als der direkte Nachweis einer entzündlichen Veränderung ist bei diesen Patienten der Ausschluß einer anderen, vor allem raumfordernden Läsion, was mit wesentlich weniger Aufwand mit dünnen T1w-Schichten möglich ist.

3.7.9 Art- und Differentialdiagnose

Klinisches Bild, Lokalisation, Signalmuster und Kontrastverhalten einer Läsion erlauben in einem hohen Prozentsatz recht verläßliche art- und differentialdiagnostische Aussagen.
Tumorlokalisation: Bei einem rein intrasellären Tumor handelt es sich mit allergrößter Wahrscheinlichkeit um ein Mikroadenom der Hypophyse. Bei einem soliden intra- und suprasellären Tumor ist ebenfalls in erster Linie an ein Hypophysenadenom zu denken. Zysten mit blutigem Inhalt kommen bei Hypophysenadenomen vor, während fetthaltige Zysten und Verkalkungen beim Kraniopharyngeom zu erwarten sind. Bei einem soliden rein suprasellaren Tumor dürfte es sich um ein Gliom (Optikus oder Hypothalamus) handeln, während ein zystischer Tumor einem Kraniopharyngeom entspricht. Bei prä-, para- und retrosellär lokalisierten soliden Tumoren ist in erster Linie an ein Meningeom zu denken, besonders wenn ein breitbasiger Kontakt zur Dura besteht. Inhomogene, zwiebelschalenartige „Tumoren", evtl. mit einem Flow-void-Phänomen im Inneren, werden durch Riesenaneurysmen vorgetäuscht. Bei Tumoren im Sinus cavernosus, die den Konturen des Sinus mehr oder weniger folgen, handelt es sich am ehesten um Lymphome, während bei mehr kugeligen Tumoren in erster Linie an Neurinome zu denken ist.
Mit diesen wenigen Unterscheidungsmerkmalen wird es auch dem Ungeübten möglich sein, in der überwiegenden Mehrzahl der Tumoren der Sellaregion eine korrekte Artdiagnose zu stellen.

3.7.10 Diagnostisches Vorgehen

Erster Schritt jeder neuroradiologischen Diagnostik ist die Klinik. Vom zuweisenden Kliniker unter Umständen nicht genannte Hormontiter können für die Diagnostik von Mikroadenomen entscheidend sein und sind deshalb zu erfragen. Auch eine Visusstörung muß präzisiert werden, damit sie topographisch einer Läsion im Chiasmabereich oder in der Sehrinde zugeordnet werden kann. Kann aufgrund des klinischen Bildes auf eine Pathologie in der Sellaregion geschlossen werden, ist keine „Routineuntersuchung" des Schädels durchzuführen, sondern eine gezielte Sellauntersuchung (wie in 3.7.2 erläutert). T1w-Bilder vor und nach Gd-Verabreichung werden in einem hohen Prozentsatz der Fälle diagnostisch zum Ziel führen. Zusätzliche T2w-Bilder wird man vor allem dann anfertigen, wenn ein Zysteninhalt besser definiert werden soll oder wenn ein peritumorales Ödem, z. B. bei Meningeomen oder Gliomen, besser abgeschätzt werden soll.
Zusätzliche transversale T1w- oder T2w-Projektionen sind bei pathologischen Veränderungen im Sinus cavernosus nützlich. Um den Untersuchungsgang dem vorliegenden Problem anzupassen, ist zu fordern, daß die Diagnostik während des Untersuchungsablaufs zu erfolgen hat, und nicht erst nach Abschluß der Untersuchung anhand der am Negatoskop aufgehängten Bilddokumente.

3.7.11 Wertigkeit der MRT und Vergleich mit anderen bildgebenden Verfahren

Der entscheidende Vorteil der MRT ist, abgesehen von der Unschädlichkeit der Methode, der sehr gute Weichteilkontrast. Dadurch können die für die Operationsplanung wichtigen Strukturen, speziell das Chiasma opticum, der rostrale 3. Ventrikel und die Karotiden ideal dargestellt werden. Es wird heute ohne Belastung des Patienten eine Abbildungsqualität erreicht, die sich durchaus mit einer Pneumoenzephalotomographie vergleichen läßt. Die MRT ist deshalb die Untersuchungsmethode der Wahl bei Patienten mit klinischem Verdacht auf ein Makroadenom der Hypophyse oder einen sonstigen supra- oder parasellären raumfordernden Prozeß.
Die CT hat ihren unbestrittenen Wert in der Knochendarstellung. Dies kann besonders bei Meningeomen diagnostisch nützlich sein. Im Bedarfsfall kann eine CT als Zweituntersu-

chung nach einer MRT durchgeführt werden. Im MRT ist die Nachweisquote eines Mikroadenoms nicht 100%, und es gibt immer wieder Mikroadenome, die im CT besser zur Darstellung kommen. Bei dringendem Verdacht auf ein Mikroadenom trotz negativem MRT ist deshalb die Durchführung einer dynamischen CT in direkter koronarer Projektion zu empfehlen.

Die Angiographie hat ihren Platz in der Tumordiagnostik verloren. Sie ist nur noch dann angezeigt, wenn die Kenntnis der genauen Gefäßverhältnisse für die Operationsplanung nötig ist. Dies ist z. B. bei Aneurysmen der Fall. Auch wünschen viele Neurochirurgen eine Angiographie zur Darstellung und evtl. Embolisation der Tumorgefäße bei Meningeomen. Daß eine Angiographie generell nur bei selektiver oder superselektiver arterieller Kontrastmittelinjektion sinnvoll ist, ist selbstverständlich. Konventionelle Übersichtsbilder sind diagnostisch unergiebig. Im Rahmen der Operationsvorbereitung können von Neurochirurgen jedoch Übersichtsbilder gewünscht werden, speziell wenn eine Kraniotomie nötig ist.

3.7.12 Indikationen

Die Indikation zu einer Sellauntersuchung wird von der Klinik gegeben. Nur in seltenen Ausnahmefällen findet man eine pathologische Veränderung der Sellaregion „zufällig" anläßlich einer Routineuntersuchung des Gehirns. Ist einmal die Indikation zu einer Untersuchung der Sella gestellt, soll die treffsicherste und die aussagekräftigste Untersuchungsmethode, gewählt werden. Dies ist z. Z. zweifellos die MRT. – Eine „aufbauende" Diagnostik, beginnend mit der einfachsten Untersuchung und nötigenfalls fortgesetzt durch weiterführende Verfahren, ist heute nicht mehr vertretbar. Bei klinischem Verdacht auf eine pathologische Veränderung in der Sellaregion muß eine neuroradiologische Spezialuntersuchung durchgeführt werden, gleichgültig ob ein evtl. vorhandenes Übersichtsbild „positiv" oder „negativ" ist.

Literatur

1. Akimura T, Kameda H, Abiko S, Aoki H, Kido T (1989) Infrasellar craniopharyngioma. Neuroradiology 31: 180–183
2. Aoki S, Barkovich AJ, Nishimura K et al. (1989) Neurofibromatosis types 1 and 2: cranial MR findings. Radiology 172: 527–534
3. Brooks BS, El Gammal T, Allison JD, Hoffman WH (1989) Frequency and variation of the posterior pituitary bright signal on MR images. AJNR 10: 943–948
4. Colombo N, Berry I, Kucharczyk J et al. (1987) Posterior pituitary gland: appearance on MR images in normal and pathologic states. Radiology 165: 481–485
5. Danziger J, Wallace S, Handel S, Samaan NB (1979) The sella turcica in end organ failure. Radiology 131: 111–115
6. Davis PC, Hoffman JC, Malko JA, Tindall GT, Takei Y, Avruch L, Braun IF (1987) Gadolinium-DTPA and MR imaging of pituitary adenoma: a preliminary report. AJNR 8: 817–823
7. Doppman JL, Frank JA, Dwyer AJ et al. (1988) Gadolinium DTPA enhanced MR imaging of ACTH-secreting microadenomas of the pituitary gland. J Comput Assist Tomogr 12: 728–735
8. Dwyer AJ, Frank JA, Doppman JL et al. (1987) Pituitary adenomas in patients with Cushing disease: Initial experience with Gd-DTPA-enhanced MR imaging. Radiology 163: 421–426
9. El Gammal T, Brooks BS, Hoffman WH (1989) MR imaging of the ectopic bright signal of posterior pituitary regeneration. AJNR 10: 373–382
10. Elster AD, Challa VR, Gilbert TH, Richardson DN, Contento JC (1989) Meningiomas: MR and histopathologic features. Radiology 170: 857–862
11. Fujisawa I, Kikuchi K, Nishimura K et al. (1987) Transection of the pituitary stalk: development of an ectopic posterior lobe assessed with MR imaging. Radiology 165: 487–489
12. Fujisawa I, Asato R, Kawata M et al. (1989) Hyperintense signal of the posterior pituitary on T1-weighted MR images: an experimental study. J Comput Assist Tomogr 13: 371–377
13. Gupta RK, Jena A (1989) Sellar abscess associated with tuberculous osteomyelitis of the skull: MR findings. AJNR 10: 448
14. Hansmann ML, Hoover ED, Peyster RG (1986) Sixth nerve neuroma in the cavernous sinus: CT features. J Comput Assist Tomogr 10: 1030–1032
15. Hungerford GD, Biggs PJ, Levine JH, Shelley BE, Perrot PL, Chambers JK (1982) Lymphoid adenohypophysitis with radiologic and clinical findings resembling a pituitary tumor. AJNR 3: 444–446
16. Karnaze MG, Sartor K, Winthrop JD, Gado MH, Hodges FJ (1986) Suprasellar lesions: Evaluation with MR imaging. Radiology 161: 77–82
17. Kaufman B, Tomsak RL, Kaufman BA, Arafah B'U, Bellon M, Selman WR, Modic MT (1989) Herniation of the suprasellar visual system and third ventricle into empty sellae: morphologic and clinical considerations. AJNR 10: 66–76

18. Kelly WM, Kucharczyk W, Kucharczyk J, Kjos B, Peck WW, Norman D, Newton TH (1988) Posterior pituitary ectopia: An MR feature of pituitary dwarfism. AJNR 9: 453–460
19. Kilgore DP, Breger RK, Daniels DL, Pojunas KW, Williams AL, Haughton VM (1986) Cranial tissue: normal MR appearance after intravenous injection of Gd-DTPA. Radiology 160: 757–761
20. Kucharczyk W, Davis DO, Kelly WM, Sze G, Norman D, Newton TH (1986) Pituitary adenomas: High-resolution MR imaging at 1.5 T. Radiology 161: 761–765
21. Kucharczyk W, Peck WW, Kelly WM, Norman D, Newton TH (1987) Rathke cleft cysts: CT, MR imaging, and pathologic features. Radiology 165: 491–495
22. Kulkarni MV, Lee KF, McArdle CB, Yeakley JW, Haar FL (1988) 1.5-T MR imaging of pituitary microadenomas: technical considerations and CT correlation. AJNR 9: 5–11
23. Lee BCP, Deck MDF (1985) Sellar and juxtasellar lesion detection with MR. Radiology 157: 143–147
24. Macpherson P, Hadley DM, Teasdale E, Teasdale T (1989) Pituitary microadenomas. Does Gadolinium enhance their demonstration? Neuroradiology 31: 293–298
25. Newton DR, Dillon WP, Norman D, Newton TH, Wilson CB (1989) Gd-DTPA-enhanced MR imaging of pituitary adenomas. AJNR 10: 949–954
26. Olsen WL, Brant-Zawadzki M, Hodes J, Norman D, Newton TH (1987) Giant intracranial aneurysms: MR imaging: Radiology 163: 431–435
27. Peck WW, Dillon WP, Norman D et al. (1988) High-resolution MR imaging of microadenomas at 1.5 T: experience with Cushing disease: AJNR 9: 1085–1091
28. Post MJD, Mendey DR, Kline LB, Acker JD, Glaser JS (1985) Metastatic disease to the cavernous sinus: clinical syndrome and CT diagnosis. J Comput Assist Tomogr 9: 115–120
29. Schubiger O (1982) Computertomographischer Nachweis von Metastasen im Hypothalamus-Hypophysenhinterlappen-System. CT-Sonographie 2: 127–129
30. Schubiger O (1984) Neuroradiologie der Sellaregion. Praxis 73: 1007–1018
31. Schubiger O, Valavanis A, Hayek J, Dabir K (1980) Neuroma of the cavernous sinus. Surg Neurol 13: 313–316
32. Schubiger O, Valavanis A, Hayek J (1980) Computed tomography in cerebral aneurysms with special emphasis on giant intracranial aneurysms. J Comput Assist Tomogr 4: 24–32
33. Schubiger O, Valavanis A, Gessaga E (1983) Dense suprasellar epidermoid cyst. Neuroradiology 24: 269–271
34. Schubiger O, Valavanis A, Wichmann W (1987) Growth-mechanism of giant intracranial aneurysms; demonstration by CT and MR imaging. Neuroradiology 29: 266–271
35. Schubiger O, Wichmann W, Valavanis A (1989) Invasive pituitary adenomas. Value of Gadolinium enhanced high-field MRI. Int. Congress of Radiology Paris, 1.–7. July 1989
36. Scotti G, Yu C-Y, Dillon WP et al. (1988) MR imaging of cavernous sinus involvement by pituitary adenomas. AJNR 9: 657–664
37. Sloper JC, Adams CWM (1956) The hypothalamic elaboration of posterior pituitary principle in man. Evidence derived from hypophysectomy. J Pathol 72: 587–602
38. Tampieri D, Melançon D, Ethier R (1989) MR imaging of epidermoid cysts. AJNR 10: 351–356
39. Valavanis A, Schubiger O, Naidich TP (1987) Clinical imaging of the cerebello-pontine angle. Springer, Berlin Heidelberg New York Tokyo
40. Yousem DM, Arrington JA, Zinreich SJ, Kumar AJ, Bryan RN (1989) Pituitary adenomas: Possible role of Bromocriptine in intratumoral hemorrhage. Radiology 170: 239–243
41. Yuh WTC, Wright DC, Barloon TJ, Schultz DH, Sato Y, Cervantes CA (1988) MR imaging of primary tumors of trigeminal nerve an Meckel's cave. AJNR 9: 664–670

3.8 Orbita

M. Langer und C. Zwicker

3.8.1 Einleitung

Die Diagnostik von orbitalen Raumforderungen ist durch die komplexe Anatomie und die engen räumlichen Beziehungen erschwert. Neben der bewährten Computertomographie und Sonographie hat sich in den letzten Jahren die Magnetresonanztomographie etablieren können.

Primäre und sekundäre orbitale Tumoren sind gegenüber hirneigenen Neoplasien selten. In ca. 80–90% handelt es sich um primäre Tumoren der Orbitawand oder des Orbitainhaltes, wobei bei den extraokulären Tumoren Optikusgliome, Meningeome, Lymphome, Tränendrüsentumoren und Metastasen am häufigsten sind. Neben sekundär die Orbita mit einbeziehenden Malignomen aus dem Nasennebenhöhlenbereich sind direkte Infiltrationen von Systemerkrankungen des hämatopoetischen Systems und benigne Raumforderungen wie Osteome abzugrenzen (Tab. 3.81).

Das intraokuläre maligne Melanom findet sich in den USA bei ca. 0,02–0,06% aller Patienten mit Augenerkrankungen [46]. Die Manifestation ist fast immer einseitig, 85% sind in der

Tabelle 3.81. Orbitatumoren

	Häufigkeit [%]	Altersgipfel in Lebensjahren
Malignes Melanom	1–4	50–70
Retinoblastom	<1	bis 10
Optikusgliom	2–3	10–60
Lymphom	7–14	50–60
Tränendrüsentumoren	5	30–50
Metastasen	2–9	50–70
Hämangiom	8–16	50–70
Pseudotumor	8	50–70

Tabelle 3.82. Abbildungsebenen

Bildebene	Untersuchungsregion
Transversal	Alle
Koronar	Augenmuskulatur, apikale und caudale Raumforderungen
Sagittal	Apikale und caudale Raumforderungen, Prozesse in der Orbitaspitze
Paraaxial	Verlauf des N. opticus

Aderhaut, 9% im Ziliarkörper und 6% in der Iris lokalisiert.

Das Retinoblastom ist ein Tumor des Kindesalters und 2 Drittel aller Retinoblastome werden vor dem Ende des 3. Lebensjahres diagnostiziert.

Häufige benigne Raumforderungen der Orbita sind die Endokrine Orbitopathie, der Pseudotumor orbitae, die Hamartome, hier besonders die Hämangiome. Eher selten sind Neurofibrome. Die gesamte Gruppe der mesenchymalen Tumoren (Liposarkom und Fibrom sowie Chondrome und Osteome) stellt im Orbitabereich nur einen sehr kleinen Anteil der Tumoren dar.

3.8.2 Untersuchungstechnik

3.8.2.1 Patientenlagerung und Spulen

Intrabulbäre Raumforderungen sowie Prozesse im vorderen und mittleren Orbitatrichter sollten mit Oberflächenspulen untersucht werden. Dabei empfiehlt es sich, bei bilateralen Läsionen oder wenn der Vergleich zur Gegenseite erforderlich ist, beide Augen zu untersuchen. Bei gesichertem einseitigen Befund ist die Darstellung des betroffenen Auges ausreichend. Dazu werden unterschiedlich konfigurierte Oberflächenspulen mit einem Durchmesser von 8–14 cm eingesetzt. Diese erlauben eine hohe Detailauflösung und eine geringe Schichtdicke. Größere Spulendurchmesser und sog. Kopfspulen (Durchmesser 30 cm) sind für Übersichtsaufnahmen und für die Abklärung von Raumforderungen im Bereich der Orbitaspitze einzusetzen.

3.8.2.2 Abbildungsebenen

Die Standardabbildungsebene für die MRT der Orbita ist transversal; zusätzliche Informationen sind vorwiegend durch koronare Schnittebenen bei Raumforderungen im Bereich der Tränendrüse sowie bei der Endokrinen Orbitopathie und bei myogenen Erkrankungen zu gewinnen (Tabelle 3.82). Die sagittale Abbildungsebene ist indiziert, wenn pathologische Prozesse im kranialen oder kaudalen Abschnitt des Orbitatrichters oder des Bulbus oculi zu erwarten sind. Bei Verwendung von 0,5-T-Magneten empfiehlt sich eine Schichtdicke von 0,5–1 cm, wobei die Schichten lückenlos aneinandergefügt werden. Bei 1,5-T-Systemen ist nach Angaben der Arbeitsgruppe von Atlas et al. [2–6] eine Schichtdicke von 3–5 mm möglich. Dreidimensionale Untersuchungssequenzen, welche ein Untersuchungsvolumen erfassen, sind theoretisch bei kleinen Tumoren vorteilhaft, werden aber aufgrund der langen Meßzeiten von 20–30 min derzeit in der Routinediagnostik nicht eingesetzt.

3.8.2.3 Untersuchungssequenzen

Zur genauen räumlichen Abgrenzung der anatomischen Strukturen bei orbitalen Raumforderungen haben sich T1w-SE- Aufnahmen mit TR von 400–800 ms und TE von 20–30 ms (bei 0,5-T- bzw. 1,5-T-Kernspintomographen) am besten bewährt (Tabelle 3.83).

T2-gewichtete Sequenzen vorwiegend mit einer TR von 1600–3000 ms und einer TE von 20–240 ms als Multiecho-SE-Sequenz sind vor allem zur Differenzierung von malignen Melanomen und Blutungen indiziert. Inversion-Recovery-Sequenzen, hier insbesondere STIR-

Tabelle 3.83. Untersuchungssequenzen

	Sequenzen	SD [mm]	AC
0,5 T			
T1w	SE (400/30)	5	2–4
T2w	SE (1600/30–240)	10	1
1,5 T			
T1w	SE (600/20)	3–5	1–2
T2w	SE (2000/20–200)	10	1

Tabelle 3.84. Kontrastmittelapplikation

Diagnostischer Gewinn zu erwarten	Vaskuläre Prozesse Entzündliche Tumoren Meningeome Metastasen Gliome Melanome Retinoblastome
Diagnostischer Gewinn fraglich	Endokrine Orbitopathie Blutung Tränendrüsentumoren

Aufnahmen mit kurzen Inversionszeiten von T1=100–150 ms, bei denen das retroorbitale Fett weitgehend signalfrei dargestellt wird, sind wertvoll für die Abgrenzung von Tumoren [3], die im retroorbitalen Fettgewebe gelegen sind.

Dabei ist für die genaue Festsetzung der Untersuchungssequenzen die Softwareausstattung der Kernspintomographen maßgeblich, so daß je nach verfügbarer Geräteausstattung unterschiedliche Meßsequenzen zum Einsatz kommen können.

Bei T1w-Aufnahmen werden in der Regel mit 2 Datenakquisitionen die besten Resultate erzielt. Gegebenenfalls können bei sehr ruhigen Patienten auch 4 Bildmittelungen durchgeführt werden. Aufgrund der langen Meßzeiten in den T2w-Sequenzen erfolgt hier nur eine Bildakquisition.

Die Gradientenechosequenzen, z. B. FLASH, FISP oder GRASS, sind derzeit an der Orbita noch nicht ausreichend untersucht, so daß ihre klinische Wertigkeit noch nicht abschließend beurteilt werden kann. Folgende Einschränkungen bei Verwendung der GE-Sequenzen sind jedoch zu berücksichtigen: Durch große Differenzen der magnetischen Suszeptibilität, z. B. durch Lufteinschlüsse oder Grenzflächen zwischen den paranasalen Sinus und orbitalen Strukturen, kann eine artifizielle Signalminderung, die pathologische Prozesse verdecken kann, hervorgerufen werden.

Außerdem ist die höhere Empfindlichkeit bei GE-Sequenzen gegenüber Bewegungsartefakten zu berücksichtigen.

Nach Daniels führt die Trennung von Fett- und Wasserbildern zu einer sehr guten und artefaktfreien Darstellung des N. opticus aufgrund der Vermeidung von Chemical-shift-Artefakten [16]. Wegen der Verdoppelung der Meßzeit wird diese Methode allerdings nur in Einzelfällen angewendet.

3.8.2.4 Kontrastmittelapplikation

Zur Kontrastmittelapplikation bei orbitalen Raumforderungen liegen bisher nur wenige Ergebnisse vor. Bei malignen Melanomen ist ein Kontrastenhancement durch Gadolinium-DTPA wegen der starken Vaskularisation nach ersten eigenen Erfahrungen an kleinen Fallzahlen zu erwarten; ebenso ist die Abgrenzung von Optikusscheidenmeningeomen gegenüber anderen Erkrankungen durch intravenöse Gadolinium-DTPA-Applikation besser möglich (Tabelle 3.84). Derzeit wird ausschließlich mit wissenschaftlicher Fragestellung Gadolinium-DTPA intravenös appliziert, um Schrankenstörungen bei Trübungen der brechenden Medien zu analysieren [23, 36], wobei im Tierversuch eine Zerstörung der Blut-Kammerwasser-Schranke durch Zunahme der Signalintensität in der Vorderkammer und im Glaskörper nachgewiesen werden konnte.

3.8.3 Normale Anatomie

Die beste anatomische Zuordnung ist mit Oberflächenspulen, Schichtdicken zwischen 3 und 5 mm und T1w-Meßsequenzen zu erreichen. Dabei ist eine multiplanare Darstellung der orbitalen Strukturen möglich. Mit dieser Technik können Glaskörper und Linse in T1w- und T2w-Aufnahmen differenziert werden (Abb. 3.185). In T1w-Aufnahmen sind der signalarme Glaskörper und das Kammerwasser von der signalintensen Linsenkapsel abzugrenzen. Der Linsenkern erscheint signalarm. T2w-

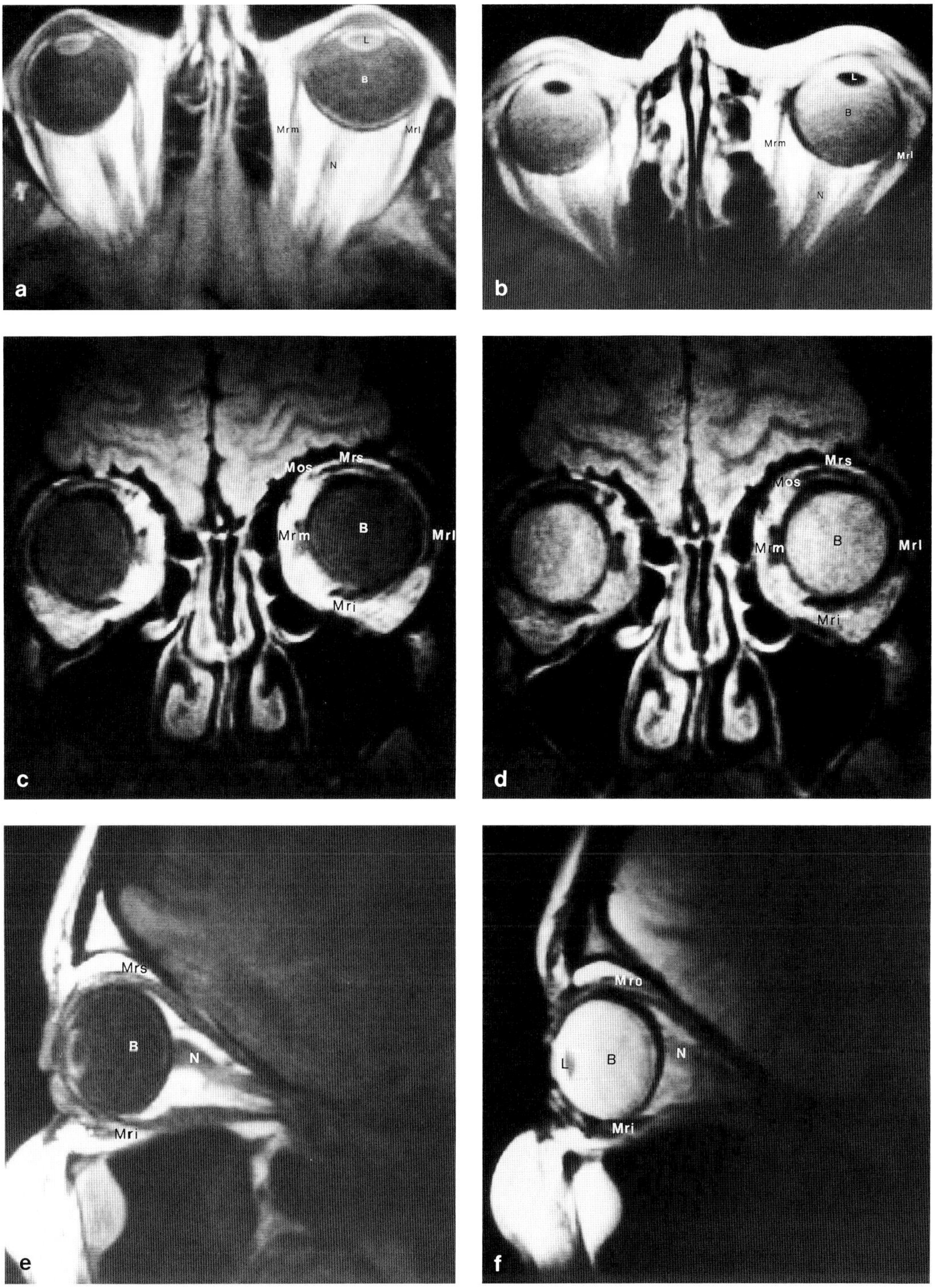

Abb. 3.185 a–f. 40jährige Frau, Normalbefund. **a, c, e** T1w-Aufnahmen, SE (400/30), **b, d, f** T2w-Aufnahmen (1600/70) bei 0,5 T in transversaler (**a, b**), koronarer (**c, d**) und sagittaler (**e, f**) Schnittführung. (*L* Linse, *B* Bulbus, *N* N. opticus, *Mrm* M. rectus medialis, *MrL* M. rectus lateralis, *Mos* M. obliquus superior, *Mrs* M. rectus superior, *Mri* M. rectus inferior)

Aufnahmen sind den T1w-Meßsequenzen in der Ortsauflösung deutlich unterlegen.
Bei T2w-Aufnahmen kommt es zu einer signalintensiven Abbildung von Glaskörper und Kammerwasser, während die Linse signalarm dargestellt wird. Besonders T2w-Aufnahmen mit langer Repetitions- und Echozeit, aber auch in geringerem Umfang T1w-Aufnahmen, zeigen bei spontanen Augenbewegungen sog. Geisterbilder, deren Ausmaß von der Bewegungsrichtung und -geschwindigkeit abhängig ist. Auf T1w-Aufnahmen zeigen Choroidea und Retina gegenüber der Sklera bei optimaler Untersuchungstechnik eine etwas höhere Signalintensität, so daß diese Strukturen unterscheidbar sind, wobei eine sichere Abgrenzung der Retina selbst nicht möglich ist (s. Abb. 3.185).
Aufgrund des hohen Signalunterschieds bei T1w-Aufnahmen sind die signalarmen Augenmuskeln und der N. opticus im signalintensiven retroorbitalen Fettgewebe kontrastreich abgrenzbar. In der koronaren Ebene kann der Querschnitt der Augenmuskeln im Seitenvergleich (quantitativ) erfaßt werden.
In der Abhängigkeit von der verwendeten Feldstärke ist sowohl peribulbär als auch im Bereich des N. opticus mit Chemical-shift-Artefakten zu rechnen, welche als parallel zum Sehnerven verlaufende, signalarme Bänder die Abgrenzbarkeit der einzelnen Strukturen beeinträchtigen können [7, 13].

3.8.4 Pathologie

3.8.4.1 Intrabulbäre Raumforderungen

Maligne Melanome. Das maligne Melanom der Uvea stellt den häufigsten bösartigen intraokulären Tumor des Erwachsenen dar. Der Tumor ist in der Regel einseitig lokalisiert und ist um das 50. Lebensjahr gehäuft zu beobachten.
Das melanotische maligne Melanom hat charakteristischerweise eine hohe Signalintensität in T1-gewichteten Aufnahmen. In T2-gewichteten Aufnahmen ist eine niedrige Signalintensität nachweisbar (Abb. 3.186). Das maligne Melanom hat im Vergleich zu anderen malignen Tumoren eine kürzere T1- und T2-Zeit [24, 32, 33]. Dies beruht auf dem paramagnetischen Effekt des Melanins und wird in erster Linie auf die Bildung freier Radikale und damit

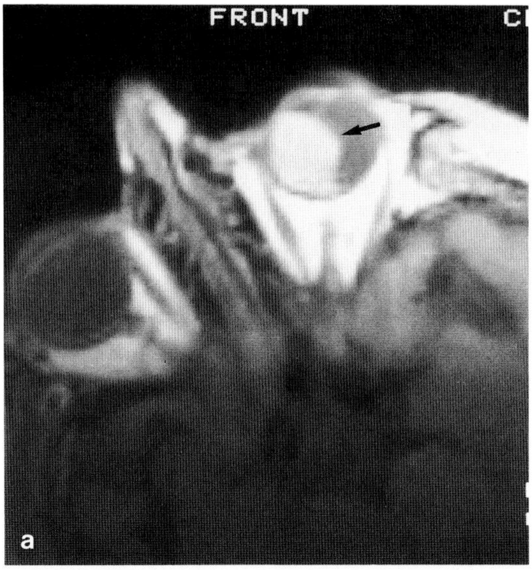

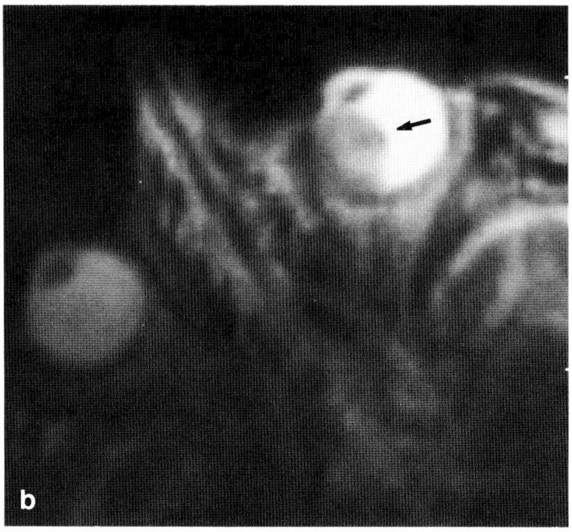

Abb. 3.186 a, b. 66jährige Patientin. Malignes Melanom des linken Auges. MR-Aufnahmen bei 0,5 T. **a** Axiale T1w-Aufnahme (SE 400/30): signalintensiver, glatt begrenzter, intrabulbärer Tumor (←). **b** Axiale T2w-Aufnahme (SE 1600/180): deutlich geringeres Signal des malignen Melanoms im Vergleich zum Glaskörper (←)

verbundener Dipol-Dipol-Wechselwirkungen gegenüber den Protonen mit Verkürzungen von T1 und T2 zurückgeführt [2, 24] (Tabelle 3.85). Spinechoaufnahmen sind in der Lage, maligne melanotische Melanome von Blutungen, die älter als 5–7 Tage sind, zu differenzieren, da die Blutungen sowohl im T1w- als auch im T2w-Bild eine hohe Signalintensität zeigen (Abb. 3.187).
Die hohe Signalintensität subakuter Blutungen im T1w- und T2w-Bild beruht auf der Um-

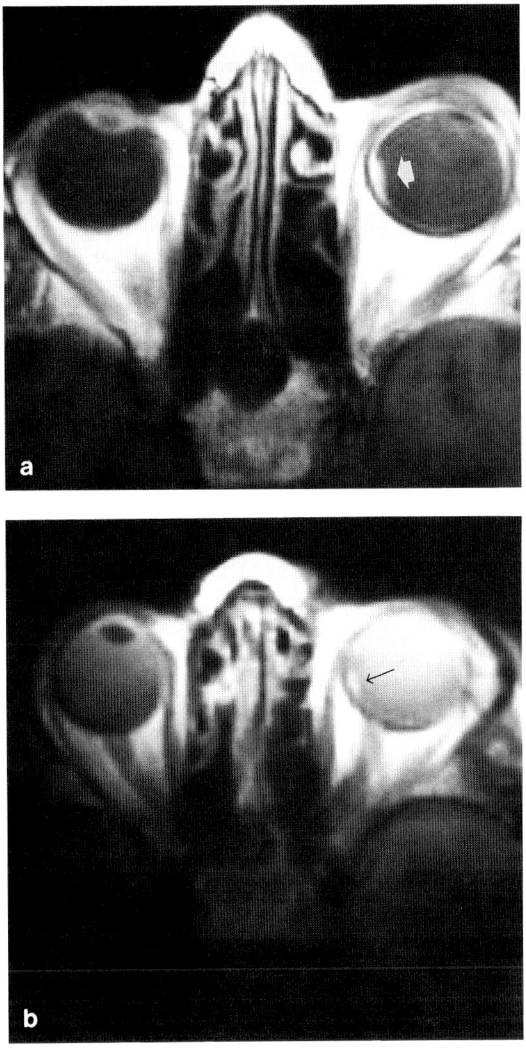

Abb. 3.187 a, b. 72jährige Patientin. Ältere subretinale Blutung des linken Auges. MR-Aufnahmen bei 0,5 T. **a** Axiale T1w-Aufnahme (SE 400/30): nasal gelegene, flach erhabene signalintensive Raumforderung (←). **b** Axiale T2w-Aufnahme (SE 1600/120): signalintensive Darstellung der Hämorrhagie und damit schlechter Kontrast vom ebenfalls signalintensiven Kammerwasser (←)

Tabelle 3.85. Signalintensitäten im T1- und T2-gewichteten Bild (orbitale Tumoren)

Pathologisches Substrat	T1w	T2w
Malignes Melanom	+	–
Retinoblastom	–	–
Ältere Blutung	+	+
Hämangiom	–	+
Lymphom	–	(+)
Pseudotumor orbitae	(–)	(+)

+ hoch, (+) gering erhöht, – niedrig, (–) gering erniedrigt.

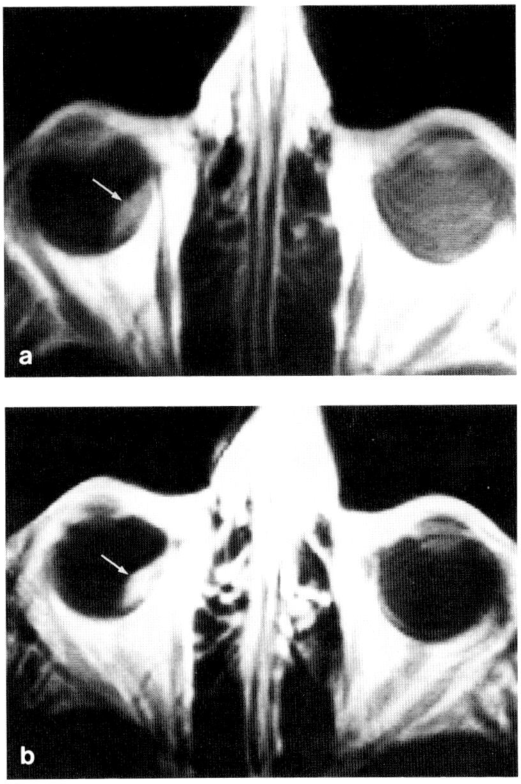

Abb. 3.188 a, b. 81jährige Patientin. Malignes, flach erhabenes Aderhautmelanom des rechten Auges. MR-Aufnahmen bei 0,5 T. **a** Axiale T1w-Aufnahme (SE 400/30): signalintensiver Tumor im nasalen Bulbus (←). **b** Axiale T1w-Aufnahme (SE 400/30) nach i. v.-Applikation von 0,2 mmol/kg KG Gd-DTPA: deutliche Signalintensitätszunahme des stark vaskularisierten Tumors (←)

wandlung von Hämoglobin in Methämoglobin, das eine Verkürzung der T1- und eine Verlängerung der T2-Zeit verursacht (s. Tabelle 3.85). Das seltene amelanotische Melanom (5% aller Melanome) zeigt ein uncharakteristisches Signalverhalten, da der paramagnetische Melanineffekt fehlt. Deshalb können amelanotische Melanome in der MRT nicht von anderen nichtmelaninhaltigen Veränderungen differenziert werden.

Durch Anwendung paramagnetischer Kontrastmittel ist beim malignen Melanom eine Signalintensitätszunahme im T1w-Bild nachweisbar (Abb. 3.188). Dies kann vermutlich auf die gute Vaskularisation des malignen Melanoms zurückgeführt werden. Inwieweit dadurch amelanotische Melanome von anderen nicht melaninhaltigen Tumoren des Auges differenziert werden können, ist derzeit noch nicht zu entscheiden.

Retinoblastome. Das Retinoblastom ist der häufigste intraokuläre Tumor des Kindesalters, und 80–90% der Fälle treten vor dem 3. Lebensjahr auf.
Das Erscheinungsbild in der MRT ist nach den Untersuchungen verschiedener Arbeitsgruppen variabel. Es kann morphologisch demjenigen eines malignen Melanoms gleichen. In der Mehrzahl der Fälle ist jedoch der Tumor in Spinechoaufnahmen mit T1- und T2-Wichtung von relativ geringer Signalintensität, so daß eine Differentialdiagnose zum malignen Aderhautmelanom möglich ist (s. Tabelle 3.85).
Insbesondere die geringe Signalhöhe im T2w-Bild ist von dem Ausmaß der Tumorverkalkungen abhängig. Diese Tumorverkalkungen, die ein klassiches Zeichen des Retinoblastoms in der Computertomographie darstellen, sind bekanntermaßen auf Spinechoaufnahmen nicht direkt abgrenzbar. Die intravenöse Applikation von paramagnetischen Kontrastmitteln kann beim Retinoblastom sinnvoll sein, da diese Tumoren in ihren nichtkalzifizierten Abschnitten im CT Kontrastmittel aufnehmen [47] und zu erwarten ist, daß in der MRT die nichtverkalkten Tumoranteile nach Gadolinium-DTPA in analoger Weise eine SI-Erhöhung erfahren [47].

3.8.4.2 Retrobulbäre Raumforderungen

Optikusgliome. Gliomatöse Neubildungen im Bereich des N. opticus sind in der Regel pilozytische Astrozytome. Sie werden in 75% bis zum 10. Lebensjahr und in 90% bis zum 20. Lebensjahr manifest. Gliomatöse Tumoren des N. opticus im höheren Lebensalter sind *maligne* Astrozytome (im Gegensatz zum Optikusgliom des Jugendlichen) [34].
Die Signalintensität der Optikusgliome gleicht in T1w- und T2w-Sequenzen weitgehend der grauen Hirnsubstanz. Durch die hohe Signalintensität des Liquors in T2w- und dessen niedriges Signal in T1w-Aufnahmen können Optikusgliome bei optimaler Untersuchungstechnik mit paraaxialer Schnittführung im Verlauf des N. opticus auch intraorbital von der Umgebung abgegrenzt werden.
Nach Untersuchungen von Edwards [19] zeigte das gliomatöse Gewebe eine geringgradig höhere Signalintensität im T2w-Bild als das normale Gewebe, z. B. im Bereich des Chiasma opticum [18, 19].
Eine Abgrenzung gegenüber Opticusscheidenmeningeomen wird durch die Anwendung von paramagnetischem Konrastmittel erleichtert. Ebenso wie in der CT ist bei den Meningeomen in der MRT eine deutliche Signalintensitätszunahme nach intravenöser Gadolinium-DTPA-Applikation zu erkennen, während dies für die Gliome nicht in gleichem Maße zu erwarten ist.

Meningeome. Die orbitalen Meningeome, in der Regel Opticusscheidenmeningeome, stellen 3 bis 7% aller Orbitatumoren dar [5]. Daneben ist eine sekundäre Mitbeteiligung des Cavum orbitae durch intrakranielle Meningeome oder, in seltenen Fällen, durch versprengte Arachnoideazellen möglich.
80% der Meningeome treten bei Frauen auf. Der Altersgipfel liegt in der 3.–5. Dekade. In unmittelbarer Nachbarschaft vom N. opticus gelegene Meningeome sind isointens zur Muskulatur auf T1w-Aufnahmen [5]. Diese Tumoren zeigen auf T2w-Aufnahmen eine gleiche oder niedrigere Signalintensität wie das orbitale Fett [10, 44].
Tumorkalzifikationen oder reaktive Knochenveränderungen können in der MRT im Gegensatz zum CT nicht befriedigend diagnostiziert werden.

Hämangiome. Die häufigste gutartige retrobulbäre Raumforderung stellt das Hämangiom dar. Im Erwachsenenalter liegt in der Regel ein kavernöses Hämangiom, bei Kindern ein kapillares Hämangiom vor.
In der MRT ist das Bild der Hämangiome variabel: Auf T1w-Aufnahmen zeigen die Hämangiome überwiegend eine niedrige Signalintensität mit weitgehender Isointensität gegenüber der Muskulatur (Abb. 3.189; s. Tabelle 3.85). Relativ typisch für Hämangiome ist das Auftreten von kleinen Zonen erhöhter Signalintensität auf T1w-Aufnahmen, die durch Thromben erklärt werden. Auf T2w-Aufnahmen sind die Hämangiome in der Regel signalintensiv im Vergleich zu den Augenmuskeln und dem N. opticus. Bei sehr starker T2-Wichtung (TE $\leq$ 120 ms) ist das Hämangiom regelmäßig

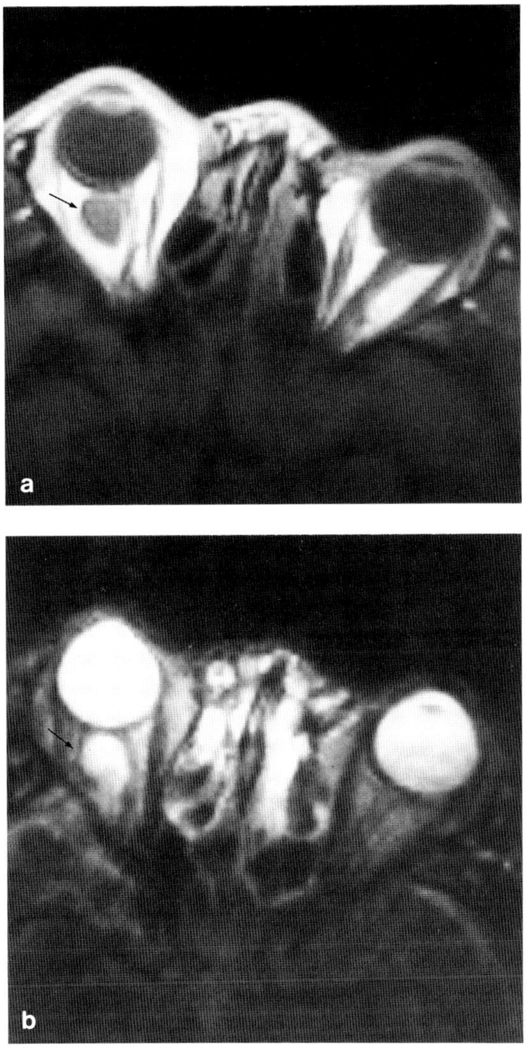

Abb. 3.189 a, b. 23jähriger Patient. Retroorbitales, kavernöses Hämangiom des rechten Auges. MR-Aufnahmen bei 0,5 T. **a** Axiale T1w-Aufnahme (SE 400/30): signalarmer, vom Bulbus und N. opticus abgrenzbarer Tumor (←). **b** Axiale T2w-Aufnahme (SE 1600/180): signalintensiver Tumor (←) mit guter Abgrenzbarkeit vom signalarmen Fett

gegenüber dem umgebenden Gewebe hyperintens abgrenzbar.
Untersuchungen zu Auswirkungen von paramagnetischem Kontrastmittel auf das Signalverhalten bei Hämangiomen liegen bisher nicht vor.

Lymphome der Orbita. Das Signalverhalten orbitaler Lymphome ist im Vergleich zu anderen retrobulbären Raumforderungen mit Ausnahme des Hämangioms uncharakteristisch. Es ist im Vergleich zum orbitalen Fettgewebe signalärmer in T1w-Sequenzen und weist eine Signalintensitätszunahme in geringerem Ausmaß als das Hämangiom in T2w-Sequenzen auf.

Pseudotumor orbitae. Der Pseudotumor orbitae entspricht einer diffusen oder umschriebenen entzündlichen retrobulbären Raumforderung unklarer Genese und ist in T1w-Aufnahmen isointens zum Muskel und hypointens zum orbitalen Fett.
Er kann sowohl im retroorbitalen Fettkörper als auch in der Augenmuskulatur auftreten. Auf T2w-Aufnahmen ist der Pseudotumor orbitae von gleicher Signalintensität oder gering hyperintens im Vergleich zum Fettgewebe. In Einzelfällen liegt eine deutliche Hyperintensität eines erkrankten, verdickten Muskels gegenüber der nichtbefallenen Muskulatur vor [6].
Im Rahmen von Verlaufsuntersuchungen unter Therapie (Cortison) ist bei positivem Behandlungsverlauf eine Normalisierung der MRT-Befunde festzustellen.
Untersuchungen zur Veränderung des Signalverhaltens durch paramagnetisches Kontrastmittel, insbesondere im Hinblick auf die differentialdiagnostische Abgrenzung gegenüber metastastischen Prozessen oder entzündlichen Prozessen, liegen nicht vor.

Tränendrüsentumoren. 50–60% der Tränendrüsentumoren sind phleomorphe Adenome, wobei in 5–10% Karzinomanteile im Adenom vorkommen können. Adenoidzystische Karzinome sind in 20–30% und andere Karzinome in weiteren 5–10% nachweisbar.
In der MRT zeigt sich, daß das pleomorphe Adenom in T1w-Sequenzen weitgehend homogen ist und annähernd gleiche Signalintensität wie die graue Hirnsubstanz hat (Abb. 3.190).
In T2w-Aufnahmen kommt eine deutlich inhomogene Signalstruktur zur Darstellung, wobei flüssige Anteile eine hohe Signalintensität gegenüber der Muskulatur zeigen und solide Anteile ihr weitgehend isointens sind.
Lymphome der Tränendrüse und Tränendrüsenpseudotumoren sind auf T2w-Aufnahmen häufig relativ signalarm, mit weitgehender Isointensität zum Fett.

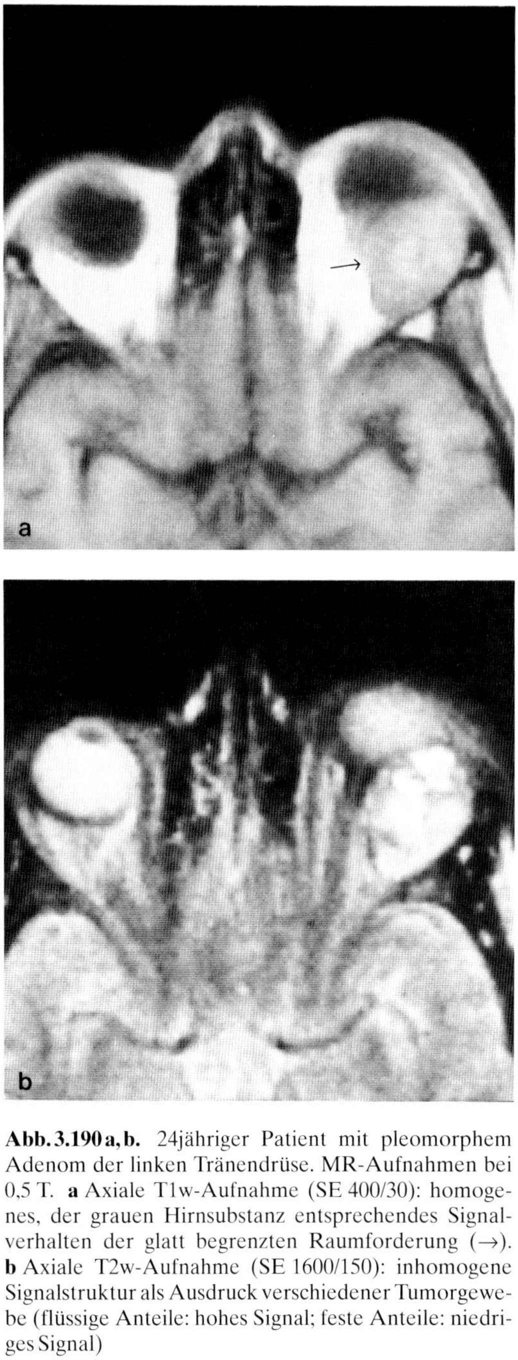

Abb. 3.190 a, b. 24jähriger Patient mit pleomorphem Adenom der linken Tränendrüse. MR-Aufnahmen bei 0,5 T. **a** Axiale T1w-Aufnahme (SE 400/30): homogenes, der grauen Hirnsubstanz entsprechendes Signalverhalten der glatt begrenzten Raumforderung (→). **b** Axiale T2w-Aufnahme (SE 1600/150): inhomogene Signalstruktur als Ausdruck verschiedener Tumorgewebe (flüssige Anteile: hohes Signal; feste Anteile: niedriges Signal)

Metastasen. 2–9% der orbitalen Raumforderungen sind Metastasen, die am häufigsten von einem Bronchial-, Mamma-, gynäkologischen oder gastrointestinalen Karzinom ausgehen.
Metastasen in der Augenmuskulatur zeigen in T1w-Sequenzen eine geringere Signalintensität als das umgebende Fettgewebe, während sie auf T2w-Aufnahmen gegenüber dem Fett hyperintens zur Darstellung kommen.
Im Vergleich zum entzündlichen Pseudotumor ist diese Signalintensitätserhöhung auf T2w-Aufnahmen deutlich ausgeprägter, aber geringer als bei Hämangiomen.
Choroidale Metastasen bei Mamma-, Bronchial-, Prostata-, Hoden-, Nieren- und gastrointestinalen Karzinomen haben häufig eine En-plaque-Ausbreitung mit geringer Tumordicke. In diesen Fällen kann durch eine intravenöse Gd-DTPA-Applikation die Signalintensität im T1w-Bild angehoben und damit die Abgrenzung zu uvealen Strukturen verbessert werden.

3.8.4.3 Nichttumoröse retrobulbäre Prozesse

Endokrine Orbitopathie. Als eine Autoimmunerkrankung führt die Endokrine Orbitopathie durch Einlagerung von Mucopolysacchariden in die Augenmuskulatur und das retrobulbäre Fett zu einem nicht schmerzhaften Exophthalmus. Dabei kann als Komplikation durch Optikuskompression eine progrediente Sehverschlechterung auftreten.
Die Endokrine Orbitopathie betrifft am häufigsten den M. rectus inferior und den M. rectus medialis. Im Rahmen der Endokrinen Orbitopathie ist eine Verdickung der Muskeln vorwiegend im Bereich des Muskelbauches und der Orbitaspitze zu beobachten (Abb. 3.191) [21].
Erste Untersuchungen zeigten, daß im akuten Stadium der Endokrinen Orbitopathie auf T2w-Bildern der erkrankte Muskelabschnitt in einzelnen Arealen wegen des Ödems gering hyperintens gegenüber dem nichtbetroffenen Gewebe ist und daß sich dieser Befund bei gutem Behandlungserfolg langsam zurückbildet.
Nach langem Krankheitsverlauf sind die betroffenen Augenmuskeln wegen der Fibrose isointens zur normalen Muskulatur auf T1w-Aufnahmen und isointens zum Fett, d. h. von geringer Signalintensität, auf T2w-Sequenzen.

Myositis. Die Myositis kann als Komplikation von Entzündungen im Bereich der Nasennebenhöhlen, von Autoimmunerkrankungen (z. B. Lupus erythematodes) oder auch idiopathisch auftreten. Aufgrund der akuten Kontraktilitätseinschränkung des betroffenen

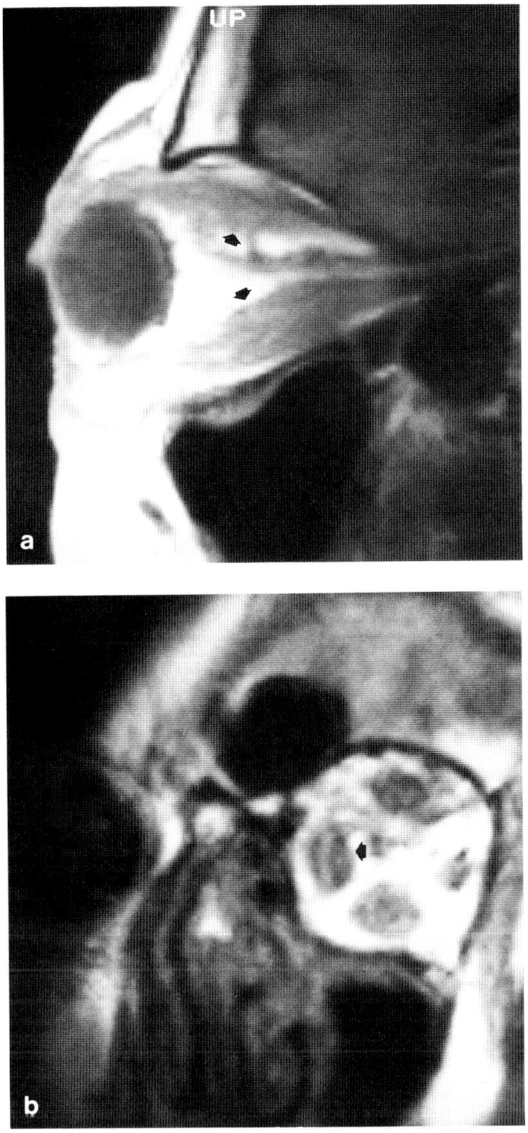

Abb. 3.191 a, b. 62jährige Patientin. Lang persistierende endokrine Orbitopathie mit exzessivem Exophthalmus. MR-Aufnahmen bei 0,5 T. **a** Sagittale T1w-Aufnahme (SE 400/30): spindelförmige Auftreibung der Mm. recti superior und inferior (←). **b** Koronare T1w-Aufnahme (SE 400/30): deutliche Verdickung der Mm. recti superior, inferior und medialis (←). Geringere Auftreibung des M. rectus lateralis

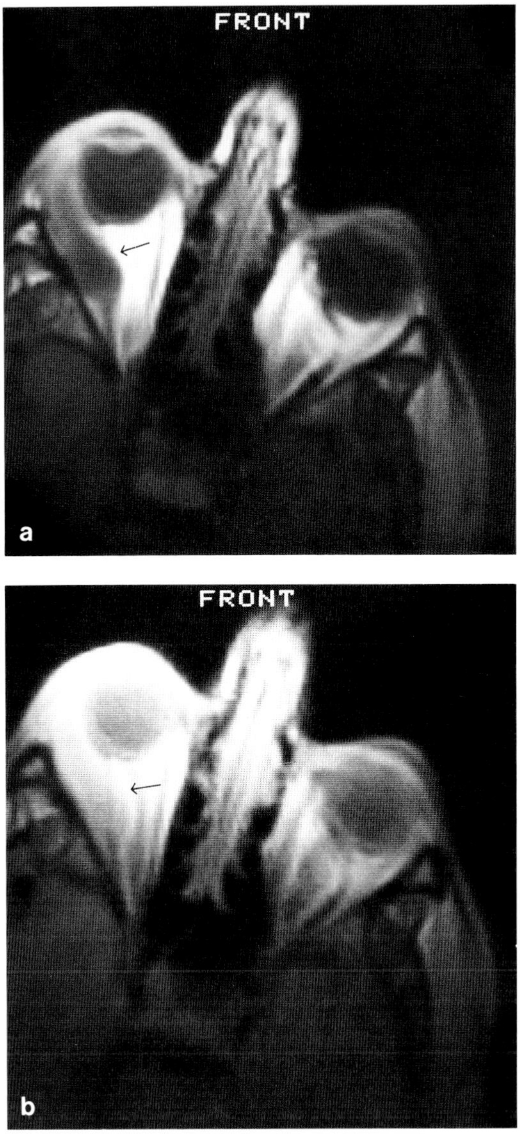

Abb. 3.192 a, b. 34jähriger Patient. Myositis des M. rectus lateralis rechts mit Befall des Muskelansatzes. MR-Aufnahmen bei 0,5 T. **a** Axiale T1w-Aufnahme (SE 400/30): signalarme Auftreibung des M. rectus lateralis (←) unter Aussparung des Muskelursprungs. **b** Axiale T2w-Aufnahme (SE 1600/90): signalintensive Darstellung des betroffenen Muskelabschnitts (←)

Muskels kommt es zu schmerzhaften Doppelbildern. Die entzündliche Myositis zeigt im Gegensatz zur Endokrinen Orbitopathie im T2w-Bild eine größere, relativ homogene Signalintensitätszunahme gegenüber dem normalen Muskelgewebe. Im T1w-SE-Bild sind die betroffenen Augenmuskeln signalarm (Abb. 3.192) und zeigen keinen Signalunterschied zur nichterkrankten Muskulatur. Die Entzündung ist typischerweise nicht im Bereich des hinteren Muskelabschnitts, sondern in der Ansatzregion des Muskels am Bulbus lokalisiert. Neben dem unterschiedlichen Signalverhalten ist auch durch die Befundlokalisa-

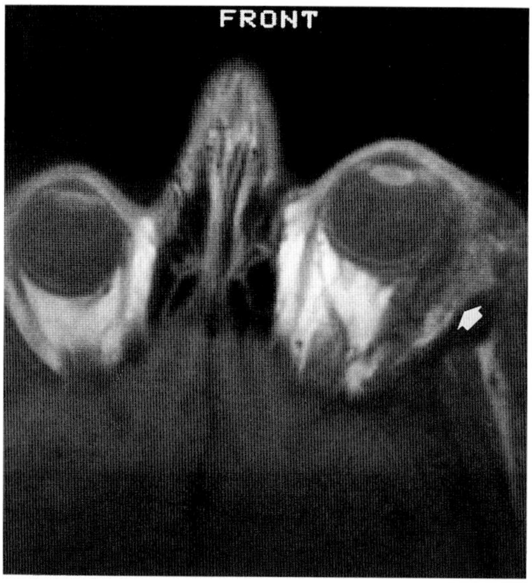

Abb. 193. 22jähriger Patient mit angiomatöser Mißbildung im Bereich der linken Orbita. MR-Aufnahme bei 0,5 T. Axiale T1w-Aufnahme (SE 400/30): Auftreibung des M. rectus lateralis mit multiplen tubulären, signalfreien Strukturen (←)

tion eine Differenzierung zwischen Myositis und Endokriner Orbitopathie möglich.

Gefäßprozesse. Arteriovenöse Angiome stellen sich in der MRT in T1w-Aufnahmen als längliche, signalarme, unregelmäßig begrenzte, häufig tubuläre Strukturen im retroorbitalen Fett dar (Abb. 3.193). Im T2w-Bild bleiben diese Veränderungen bei höheren Flußgeschwindigkeiten signalarm, können jedoch bei geringerem Fluß je nach Flußrichtung inhomogene oder hohe Signalintensitäten aufweisen.
Eine Fistelbildung zwischen A. carotis interna und Sinus cavernosus geht sehr oft mit einer Dilatation der V. ophthalmica superior einher. Dieses Gefäß stellt sich wegen des hohen Blutflusses sowohl in T1w- als auch T2w-Sequenzen weitgehend signalfrei dar [11, 39]. Allerdings kann die Drainage einer Carotis-cavernosus-Fistel auch über andere Venen, z. B. den Sinus petrosus, erfolgen, ohne daß eine Erweiterung der V. ophthalmica superior eintritt. Außerdem kann auch eine Strömungsumkehr in der V. ophthalmica ohne Dilatation vorliegen.

3.8.5 Relaxationszeiten

Für orbitale Raumforderungen liegen nur von wenigen Arbeitsgruppen einzelne Messungen für T1- und T2-Zeiten vor [20]. Es wurde in postmortalen Untersuchungen von Gomori [24] an enukleierten Augen mit Aderhautmelanomen festgestellt, daß mit ansteigendem Melaningehalt des Tumors die T1- und T2-Zeiten zunehmend kürzer werden.
Die klinischen Untersuchungen von Markl et al. [35] zeigten bei den anderen, nicht melaninhaltigen Raumforderungen nach Berechnung der Relaxationszeiten eine Verlängerung von T1- und T2-Zeiten gegenüber normalem Gewebe.
Messungen der Relaxationszeiten von Tumoren der Orbita werden nicht zuletzt dadurch erschwert, daß sie meist sehr klein sind, so daß die Messung durch Partial-volume-Effekte beeinträchtigt werden kann.
Es kann daher nicht verwundern, daß bisher nur von einzelnen Autoren Meßergebnisse mitgeteilt wurden.
Weiterhin ist zu berücksichtigen, daß insbesondere die Messung der T1-Relaxationszeiten stark von der Feldstärke des Magneten abhängig und damit bei unterschiedlichen Anlagen nicht vergleichbar ist.

3.8.6 Magnetresonanzspektroskopie

Derzeit sind nur vereinzelte Angaben zur 31-Phosphor- und 1-H-Spektroskopie bei malignen Aderhautmelanomen bekannt [4, 24, 25]. Im Vergleich zu normalen Fibroblasten zeigen die Melanome eine ungewöhnlich hohe Konzentration von Phosphorylcholin und von Phosphordiestern. Weitere Angaben zur MRS anderer Raumforderungen und zu In-vivo-Messungen liegen nicht vor.

3.8.7 Differentialdiagnose

Aufgrund der Signalintensität erscheint es möglich, das intraokuläre maligne Melanom von einer älteren Blutung oder anderen intrabulbären Raumforderungen zu differenzieren [20, 30, 38, 49]. Dies gilt nicht für das seltene amelanotische Melanom, das wegen des Fehlens des paramagnetisch wirksamen Melanins ein uncharakteristisches Signalverhalten zeigt. Die Abgrenzung und Artdiagnose der übrigen Tumoren im Bereich des Bulbus oculi allein auf der Basis des Signalverhaltens ist nicht zuverlässig möglich.

Im extraokulären Raum ist die Myositis eines Augenmuskels von Veränderungen im Rahmen der Endokrinen Orbitopathie durch die Lokalisation und in der Mehrzahl der Fälle durch das Signalverhalten in T2w-Meßsequenzen unterscheidbar [18, 21, 49]. Aufgrund der Konfiguration ist ggf. ein kapillares oder kavernöses Hämangiom von anderen Raumforderungen differenzierbar. Die Injektion von Gadolinium-DTPA verspricht einen diagnostischen Zugewinn bei hypervaskularisierten Tumoren, der jedoch bisher noch nicht anhand ausreichend großer Untersuchungskollektive belegt ist [23, 36] (Abb. 3.194).

Das Retinoblastom ist aufgrund der klinischen Symptomatik und des CT-Befundes mit Nachweis von Kalzifikationen meist eindeutig zuzuordnen. Das Signalverhalten im MRT ist eher unspezifisch.

Die Differenzierung zwischen Optikusgliom und Optikusscheidenmeningeom wird durch die intravenöse Applikation von Gadolinium-DTPA erleichtert, da wie bei intrakraniellen Meningeomen ein deutlich stärkeres Enhancement im Vergleich zu zerebralen Gliomen eintritt [45].

Das pleomorphe Adenom der Tränendrüse kann von anderen Tumoren dieser Lokalisation u. E. durch ein relativ homogenes Signalmuster im T1w-Bild und ein sehr inhomogenes Signalverhalten im T2w-Bild (Areale hoher Signalintensität und fast fehlender Signalintensität) unterschieden werden [30].

Alle anderen extrabulbären Raumforderungen sind durch ihr Signalverhalten nicht eindeutig zu differenzieren. Vielmehr stützt sich die Differentialdiagnostik auf die Lokalisation, Ausdehnung sowie den klinischen Befund.

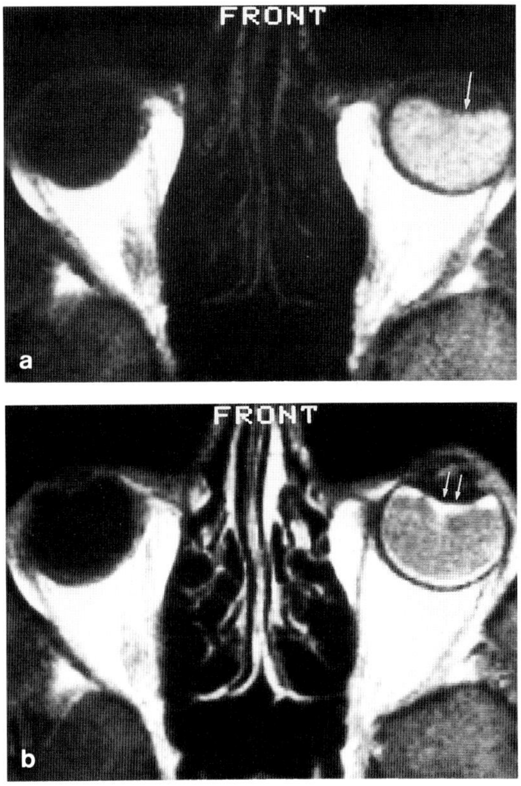

Abb. 3.194 a, b. 31jähriger Patient mit Amotio retinae bei M. Behcet des linken Auges. MR-Aufnahmen bei 0,5 T. **a** Axiale T1w-Aufnahme (SE 400/30): mäßig signalintensive Darstellung des subretinalen Exsudats (←). Keine Abgrenzbarkeit der Netzhaut. **b** Axiale T1w-Aufnahme (SE 400/30) nach i. v.-Applikation von 0,2 mmol/kg KG Gd-DTPA. Sehr gute Differenzierung von Exsudat und Retina durch ausgeprägte KM-Anreicherung der Netzhaut

3.8.8 Vergleich mit anderen bildgebenden Verfahren

Die Sonographie, sowohl als A-Scan als auch als B-Scan, vermag insbesondere intraokuläre Prozesse zum Teil mit hoher artdiagnostischer Sicherheit nachzuweisen und zuzuordnen. Eine Einschränkung erfährt der hochauflösende Ultraschall im Bereich der Orbitaspitze durch die Artefakte von den angrenzenden knöchernen Strukturen und die geringe Eindringtiefe.

Die Computertomographie ist als Schnittbildverfahren der ersten Wahl zur Darstellung extraokulärer Raumforderungen zu sehen [22, 28, 31]. Hier sind insbesondere Veränderungen, welche die angrenzenden knöchernen Strukturen miteinbeziehen, wie z. B. Meningeome, oder extern infiltrierende Prozesse wie Nasennebenhöhlentumoren oder Mukozelen zu nennen. Bei intraokulären Tumoren stellt die CT für das Retinoblastom durch den Nachweis der charakteristischen Kalzifikationen die geeignete Methode dar.

Der Wert der MRT ist zum einen in der multiplanaren Darstellung in Verbindung mit der

guten anatomischen Abbildung sowohl intrabulbärer als auch retrookulärer Prozesse zu sehen. Durch die MRT sind insbesondere Veränderungen, die durch den Canalis opticus bis in den Bereich des Chiasma opticum reichen, am exaktesten darzustellen [15, 16]. Eine Erhöhung der Spezifität der Diagnostik durch die MRT ist allenfalls für melanotische Melanome im Vergleich zu Hämorrhagien oder zu anderen Tumoren des Bulbus oculi zu sehen. Gleichwertig sind MRT und CT in der Diagnostik von Tumoren des N. opticus. Bei entzündlichen Veränderungen der Augenmuskeln kann die MRT im Gegensatz zur CT in Einzelfällen durch Nachweis von Signalveränderungen strukturelle Gewebsalterationen erfassen. Im Rahmen von Operationsplanung, insbesondere bei der operativen Therapie der Endokrinen Orbitopathie, erweist sich die Darstellung der knöchernen Strukturen durch die CT gegenüber der MRT als vorteilhaft.
Insgesamt ist festzustellen, daß die MRT zum gegenwärtigen Zeitpunkt zum einen durch die Untersuchungslänge, zum anderen durch die nur in Einzelfällen gegebene höhere Spezifität keine primären Indikationen in der ophthalmologischen Diagnostik hat.

3.8.9 Diagnostisches Vorgehen (Abb. 3.195)

Die Abklärung pathologischer Veränderungen im Bereich des Auges stützt sich primär auf die klinische Diagnostik. Funduskopie und Fluoreszenzangiographie erlauben mit hoher Sicherheit eine konklusive Diagnostik. Diese Methoden sind jedoch bei Trübung der brechenden Medien nicht einzusetzen. Als nichtinvasives Verfahren stellt die Ultraschalluntersuchung den nächsten Untersuchungsgang dar. Bei intrabulbären Veränderungen liefert diese Methode in einem hohen Prozentsatz zuverlässige artdiagnostische Aussagen. Indikationen zur MRT bestehen in der Differenzierung des malignen melanotischen Aderhautmelanoms von einer älteren Blutung, die mit hoher Treffsicherheit möglich ist. Die CT wird zum Nachweis bzw. Ausschluß eines Retinoblastoms eingesetzt. Bei retrobulbären Raumforderungen ist die CT zur weiteren diagnostischen Abklärung einzusetzen, da sie umfassender als die MRT zu diagnostisch konklusiven Aussagen führt. Die MRT-Indikationen im Retrobulbärraum sind, wie oben aufgeführt, begrenzt. Indikationen bestehen bei computertomographisch unklarem Befund, bei Veränderungen im Bereich des N. optius sowie entzündlichen Erkrankungen.

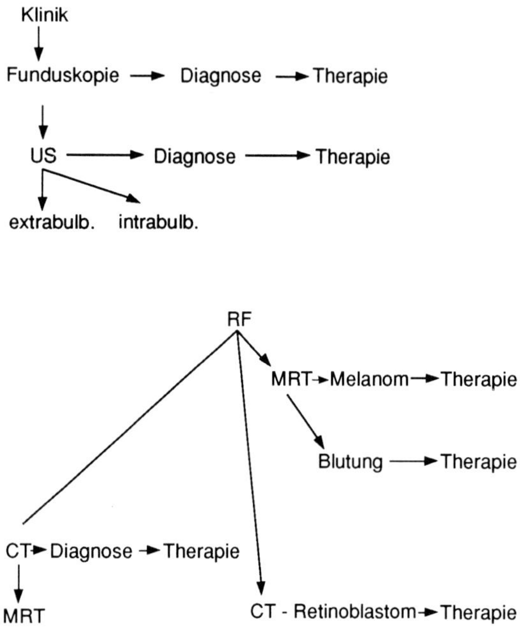

Abb. 3.195. Diagnostisches Vorgehen bei orbitalen Raumforderungen

Literatur

1. Albert DM, Rubenstein RA, Scheie HG (1967) Tumor metastases to the eye: 1. Incidence in 213 adult patients with generalized malignancy. Am J Ophthalmol 63: 723–726
2. Atlas SW, Grossmann RI, Guerry D (1986) Spinecho MR imaging of intracranial melanoma metastases. Presented at the 72nd Scientific Assembly and Annual Meeting, Radiological Society of North America, Chicago
3. Atlas SW, Grossmann RI, Hackney DB (1987) STIR MR imaging of orbital lesions. Presented at the 1987 Annual Meeting of the American Society of Neuroradiology, New York
4. Atlas SW, Grossmann RI, Axel L (1987) Proton spectroscopic phase dependent MR imaging of orbital lesions. Radiology 64: 510–514
5. Atlas SW, Zimmerman RA, Bilaniuk LT (1987) The Orbit. In: Lee SH, Rao KCVG (eds) Cranial computed tomography and MRI. McGraw-Hill, New York
6. Atlas SW, Grossman RI, Savino PJ et al. (1987) Surface-coil MR of orbital pseudotumor. AJNR 8: 141–146

7. Babcock EE, Brateman L, Weinred JC (1985) Edge artifacts in MR images: chemical shift effect. J Comput Assist Tomogr 9: 252–257
8. Balchunas WR, Quencer RM, Byrne SF (1983) Lacrimal gland and fossa masses: evaluation by computed tomography and A-mode echography. Radiology 149: 751–758
9. Bilaniuk LT, Atlas SW, Zimmerman RA (1987) MR imaging of the orbit. Radiol Clin Am
10. Bilaniuk LT, Schenck JF, Zimmerman RA (1985) Ocular and orbital lesions: surface coil MR imaging. Radiology 156: 669–674
11. Bradley WG, Waluch V, Lai K (1984) Appearance of rapidly flowing blood on magnetic resonance images. AJR 143: 1167–1174
12. Brant-Zawadzki M, Badami JP, Mills CM, Norman D, Newton TH (1984) Primary intracranial tumor imaging: A comparison of magnetic resonance and CT. Radiology 150: 435–440
13. Brateman L (1986) Chemical shift imaging: a review. AJR 146: 971–980
14. Bydder GM, Steiner RE, Young IR, Hall AS, Thomas DJ, Marshall J, Pallis CA, Legg NJ (1982) Clinical NMR imaging of the brain: 140 cases. AJR 139: 215–236
15. Daniels DL, Herfkens R, Gager WE (1984) Magnetic resonance imaging of the optic nerves and chiasm. Radiology 152: 79–83
16. Daniels CL, Kneeland JB, Shimakawa A (1986) MR imaging of the optic nerve and sheath: correcting the chemical shift misregistration effect. Am J Neuroradiol 7: 249–253
17. Dresner SC, Rothfus WE, Slamovitz TL (1984) Computed tomography of orbital myositis. AJR 143: 671–674
18. Edwards JH, Hyman RA, Vacirca SJ (1985) 0,6 T magnetic resonance imaging of the orbit. Am J Neuroradiol 6: 253–258
19. Edwards JH, Hyman RA, Vacirca SJ, Boxer MA, Packer S, Kaufman IH, Stein HL (1985) 0,6 T magnetic resonance imaging of the orbit. AJR 144: 1015–1020
20. Enochs WS, Bennett HF, Brown RD (1986) Protein relaxation rates in synthetic melanin solutions: implications for mechanisms of enhanced relaxation in melanin-containing tissues. Book of abstracts, Fifth Annual Meeting, Society of Magnetic Resonance in Medicine, Montreal, p 1135
21. Enzmann DR, Donaldson SS, Kriss JP (1979) Appearance of Graves' disease on orbital computed tomography. J Comput Assist Tomogr 3: 815–819
22. Forbes GS, Sheedy PF, Waller RR (1980) Orbital tumors evaluated by computed tomography. Radiology 136: 101–111
23. Frank JA, Dwyer AJ, Girton M et al. (1986) Opening of blood-ocular barrier demonstrated by contrast-enhanced MR imaging. J Comput Assist Tomogr 10: 912–916
24. Gomori JM, Grossman RI, Shields JA (1986) Choroidal melanomas: correlation of NMR spectroscopy and MR imaging. Radiology 158: 443–445
25. Gomori JM, Grossman RI, Shields JA (1986) Ocular MR imaging and spectroscopy: an ex vivo study. Radiology 160: 201–205
26. Grannemann D, Zwicker C, Langer M (1988) Zur Diagnose orbitaler Raumforderungen – ein Vergleich von Kernspin- und Computertomographie. Fortschr Ophthalmol 85: 327–329
27. Han JS, Benson JE, Bonstelle CT (1984) Magnetic resonance imaging of the orbit: a preliminary experience. Radiology 150: 755–759
28. Hawkes RC, Holland GN, Moore WS (1983) NMR imaging in the evaluation of orbital tumors. Am J Neuroradiol 4: 254–256
29. Krohel GB, Krauss HR, Winnick J (1982) Orbital abscess: presentation, diagnosis, therapy and sequelae. Ophthalmology 85: 492–498
30. Langer M, Zwicker C, Grannemann D (1987) Kernspintomographische Untersuchungen von orbitalen Raumforderungen. Digit Bilddiagn 7: 112–118
31. Li KC, Poon PY, Hinton P, Willinsky R, Pavlin CJ, Jurwitz JJ, Buncic JR, Henkelman RM (1984) MR imaging of orbital tumors with CT and ultrasound correlations. J Comput Ass Tomogr 12: 1039–1047
32. Mafee MF, Peyman GA, Grisolano JE (1986) Malignant uveal melanomas and simulating lesions: MR imaging evaluation. Radiology 160: 773–780
33. Mafee MF, Peyman GA, McKusick MA (1985) Malignant uveal melanoma and similar lesions studied by computed tomography. Radiology 156: 403–408
34. Mancuso AA, Hanafee WN (1985) Computed tomography and magnetic resonance imaging of the head and neck. Williams & Wilkins, Baltimore London Los Angeles Sydney
35. Markl AA, Riedel KG, Oeckler R (1986) MR imaging of orbital disease using surface coils and contrast agents. Radiology 161: 286
36. McRobbie DW, Plehwe W, Lerski RA, Forster M, Kohner E (1987) Gadolinium-DTPA as a contrast agent in MRI of the eye. Book of abstracts, Annual Meeting, Society of Magnetic Resonance in Medicine, New York, p 172
37. Moseley Y, Brant-Zawadski M, Mills C (1983) Nuclear magnetic resonance imaging of the orbit. Brit J Ophthal 67: 333–342
38. Peyster RG, Augsburger JJ, Shields JA (1985) Choroidal melanoma: comparison of CT, fundoscopy and US. Radiology 156: 675–680
39. Savino PJ, Grossman RI, Schatz NJ (1986) High field magnetic resonance imaging in the diagnosis of cavernous sinus thrombosis. Arch Neurol 43: 1081–1082
40. Schenck JF, Hart HR, Foster TH (1985) Improved MR imaging of the orbit at 1,5 T with surface coils. Am J Neuroradiol 6: 193–196
41. Schenck JF, Hart HR, Foster TH et al. (1985) Improved MR imaging of the orbit at 1,5 T with surface coils. AJR 144: 1033–1036
42. Sobel DF, Kelly W, Kjos BO (1985) MR imaging of orbital and ocular disease. Am J Neuroradiol 6: 259–264
43. Sobel DF, Mills C, Char D (1984) NMR of the normal and pathologic eye and orbit. Am J Neuroradiol 5: 345–350
44. Sullivan JA, Harms SE (1986) Surface coil MR imaging of orbital neoplasms. Am J Neuroradiol 7: 29–34

45. Treisch J, Schörner W, Laniado M, Felix R (1987) Charakteristika intrakranieller Meningeome in der magnetischen Resonanztomographie. ROFO 146,2: 207–214
46. Vaughan D, Asbury T (1983) Ophthalmologie. Springer Berlin Heidelberg New York Tokyo
47. Zimmerman RA, Bilaniuk LT (1979) Computed tomography in the evaluation of patients with bilateral retinoblastomas. J Comput Tomogr 3: 251–257
48. Zimmerman RA, Bilaniuk LT, Yanoff M et al. (1985) Orbital magnetic resonance imaging. Amer J Ophthal 100: 312–317
49. Zwicker C, Langer M, Grannemann D (1988) Die kernspintomographische Untersuchung orbitaler Erkrankungen mit Oberflächenspulen. Klin Monatsbl Augenheilk 192: 317–324

3.9 Schädelbasis, Felsenbein

U. Mödder und G. Fürst

3.9.1 Einleitung

Seit Einführung spezieller Rekonstruktionsalgorithmen zur Berechnung hochauflösender Schnittbilder gestattet die Röntgen-Computertomographie eine detaillierte Darstellung der Schädelbasis, der Mittel- und Innenohrstrukturen. Der ausgezeichneten räumlichen Auflösung steht jedoch eine geringere Dichteauflösung gegenüber, so daß die Computertomographie sich besonders zur Untersuchung von Strukturen mit hohen Dichtedifferenzen eignet. Auch bei Wahl dünner Schichten von 1–2 mm sind Teilvolumeneffekte nicht vollständig auszuschließen, so daß z. B. kleine intrakanalikuläre Neurinome oft nicht erkannt oder ausgeschlossen werden können. Die MR-tomographische Untersuchung schädelbasisnaher Hirnanteile sowie der temporalen Verläufe der 7. und 8. Hirnnerven wird durch die Signalfreiheit der Schädelbasis erheblich vereinfacht. Anders als bei der Röntgen-CT stellen Teilvolumeneffekte mit knöchernen Strukturen und Aufhärtungsartefakte bei der MRT des Felsenbeins kein Problem dar (Tabelle 3.86). Ähnlich gelingt im Bereich der gesamten Schädelbasis erstmals die Darstellung bisher nicht bzw. unzureichend abbildbarer neuraler Elemente. Die freie Wahl der Abbildungsebene erweist sich bei der komplexen Anatomie der Schädelbasis und des Felsenbeins als besonderer Vorteil.

Tabelle 3.86. Vergleich von MRT und CT

Vorteile der MRT:	Höherer Weichteilkontrast Multiplanare Abbildungsmöglichkeit ohne Patientenumlagerung Keine Aufhärtungsartefakte durch knöcherne Strukturen Direkte Abbildung neuraler Strukturen Keine Strahlenexposition
Vorteile der CT:	Höhere Ortsauflösung Bessere Darstellung von Knochen und Verkalkungen Kürzere Untersuchungszeit

3.9.2 Untersuchungstechnik

3.9.2.1 Patientenvorbereitung und -lagerung

Die Untersuchung der Schädelbasis erfolgt in Rückenlage. Um eine konstante Position des Kopfes über die gesamte Untersuchungsdauer zu garantieren, erweist sich der Einsatz von Lagerungshilfen (vorgeformte Kopfunterlage, Kunststoffkissen unterschiedlicher Größe) als hilfreich. Kleine Kissen oder Kunststoffkeile zwischen Spulenwandung und Schläfen können Drehbewegungen des Kopfes verhindern. Transversale, koronare und sagittale Schichtebenen sollten in bzw. senkrecht zur Orbitomeatallinie, besser noch zur Verbindungslinie zwischen vorderer und hinterer Kommissur angelegt werden. Eine orientierende sagittale Tomographie ist für eine optimierte Schichtebenenwahl hilfreich, für die Lokalisation der Kommissuren Voraussetzung.

3.9.2.2 Spulenwahl

Die komplexe Anatomie der Schädelbasis und des Felsenbeins setzt den Einsatz hochauflösender Technik voraus. Schichtdicken zwischen 2,5 und 5 mm, eine 256×256-Matrix und eine Pixelgröße von nicht mehr als 0,95 mm gestatten eine zufriedenstellende Darstellung. Die beschriebene Ortsauflösung wird mit Hilfe

Tabelle 3.87. Abbildungsebenen zur Darstellung von Gefäß- und Nervenverläufen

Abbildungsebene	Region	Nerven- und Gefäßverläufe
Axial und paraaxial	Vordere Schädelbasis	N. opticus (Canalis opticus) N. III, IV, V_1, VI (Fiss. orb. sup.)[a]
	Mittlere Schädelbasis	N. maxillaris (Sinus cavernosus, For. rotundum, Fossa pterygopalatina)
	Felsenbein und hintere Schädelbasis	N. VII, VIII (Can. acusticus int.) N. IX, X, XI (For. jugulare) N. XII (Can. hypoglossus) V. jugularis (For. jugulare)
Koronar	Vordere Schädelbasis	N. opticus (Can. opticus) N. III, IV, V_1, VI (Fiss. orb. sup.)[a]
	Mittlere Schädelbasis	N. III, IV, VI, V_1 (Sinus cavernosus) A. carotis (Sinus cavernosus) N. maxillaris (For. rotundum) N. mandibularis (For. ovale)
	Felsenbein und hintere Schädelgrube	N. VIII (Kleinhirnbrückenwinkel, Can. acusticus int.) N. VII (Felsenbein, mastoidales Segment)
Sagittal und parasagittal	Vordere Schädelbasis	N. opticus (Can. opticus) N. III, IV, V_1, VI (Fiss. orb. sup.)[a]
	Mittlere Schädelbasis	N. maxillaris (For. rotundum) N. mandibularis (For. ovale)
	Felsenbein und Schädelbasis	N. VII (mastoidales Segment) N. IX, X, XI (For. jugulare) V. jugularis (For. jugulare)

[a] Strukturen meist nicht differenzierbar.

von Standardkopfspulen in akzeptablen Untersuchungszeiten erreicht. Eine Steigerung der räumlichen Auflösung, wie sie zur Darstellung anatomischer Details, z. B. im Bereich des Innenohrs, wünschenswert ist, ist mit einer drastischen Abnahme des S/R verbunden bzw. erfordert Akquisitionen und damit eine überproportionale Verlängerung der Untersuchungszeit. (So hat z. B. die Verkleinerung der Pixelbreite von 0,95 mm auf 0,625 mm eine Abnahme des S/R bei konstanter Schichtdicke um den Faktor 2,3 zur Folge. Um bei verbesserter In-plane-Auflösung mit derselben Spule die Bildqualität nicht zu verändern, müßte die Meßzeit um den Faktor 5,3 erhöht werden.) Die Anwendung von Oberflächenspulen gestattet eine Verbesserung des S/R um mehr als den Faktor 4 [17]. Um den Preis eines begrenzten Bildausschnitts und somit Verzicht auf einen Seitenvergleich ist eine Verbesserung der örtlichen Auflösung oder eine Verkürzung der Untersuchungszeit möglich. Bei Wahl einer Pixelgröße unterhalb 1 mm ist prinzipiell eine weitere Reduktion der Schichtdicke (unterhalb 2,5 mm) wünschenswert. Zu berücksichtigen ist jedoch, daß eine Verlängerung der Untersuchungszeiten mit einer erhöhten Wahrscheinlichkeit von Bewegungsartefakten verbunden ist.

3.9.2.3 *Abbildungsebenen*

Die Wahl der Abbildungsebene hat die im Vergleich zur CT weitaus schlechtere Darstellung der knöchernen Basisstrukturen zu berücksichtigen. Mit Ausnahme des Felsenbeins erweist sich die transversale Schichtführung infolge der terrassenförmig hintereinander angeordneten Basisabschnitte und dem häufigen Wechsel von dicken und dünnen Knochen als weniger aussagekräftig. Die Beteiligung der Schädelbasis durch intra- und extrakranielle Prozesse läßt sich weitaus besser durch eine koronare und sagittale Schichtanordnung klären. Foramina, Kanäle und Fissuren entziehen sich der direkten Darstellung, häufig gelingt jedoch ihre Abbildung indirekt durch Dokumentation von Gefäß- und Nervenverläufen (Tabelle 3.87). Unabhängig vom untersuchten

Tabelle 3.88. Signalhöhen, Kontrastmittelverhalten, Kalzifikationen und Sklerosen. Vordere Schädelgrube

	T1w	T2w	Gd-DTPA	Kalzifikationen	Hyperostosen/Sklerosen
Meningeome	–	+	↑↑	+	+
Karzinome	–	+	↑–↑↑	–	–
Sarkome	–	+	↑↑	–	–
Osteome	–	–	0	+	+
Muko-/Pyozelen	+	+	0	–	+
Fibröse Dysplasie	–	–/+	0–↑	–	+

+ hohe SI, – niedrige SI, ↑ Anstieg, 0 kein Anstieg.

Tabelle 3.89. Signalhöhen, Kontrastmittelverhalten, Kalzifikationen und Sklerosen. Hintere Schädelgrube und Felsenbein

	T1w	T2w	Gd-DTPA	Verkalkungen	Hyperostosen/Sklerosen
Akustikusneurinome	–	+	↑↑	–	–
Meningeome	–	+	↑↑	+	+
Epidermoide	–/+	+	0/↑	+	+
Glomustumoren	–	+	↑↑	–	–
Chordome	–	+	↑–↑↑	+	(+)
Neurinome	–	+	↑↑	–	–
Sekundäre Felsenbeintumoren	–	+	0–↑↑	–/+	(+)

+ hohe SI, – niedrige SI, ↑ Anstieg, 0 kein Anstieg, (+) nicht obligat.

Basisabschnitt sollte zur Untersuchungsoptimierung eine orientierende Sequenz mit kurzer TR-Zeit angefertigt werden. Die Beteiligung der vorderen und mittleren Schädelbasis durch intrakranielle Prozesse gelingt durch koronare und sagittale Tomogramme hervorragend. Extrakranielle Veränderungen, insbesondere mit Ausgang von den Ethmoidalzellen, dem Sinus sphenoidalis und vom Epipharynx, lassen sich häufig durch eine sagittale Schichtwahl übersichtlich darstellen. Transversale und koronare Schichten sind bei der Abbildung der Kleinhirnbrückenregion von Vorteil und lassen einen Seitenvergleich zu. Sagittale Tomogramme bieten hier weniger Vorteile.

3.9.2.4 Untersuchungssequenzen und Kontrastmittelapplikation

Zur Untersuchung der Schädelbasis haben sich T_1-gewichtete SE-Aufnahmen bewährt. Durch eine signalreiche Darstellung der basalen Liquorräume in T2w-Sequenzen lassen sich basisnahe Strukturen häufig schlechter abgrenzen. Durch Applikation eines Kontrastmittels (z. B. Gd-DTPA) kann der Kontrast zwischen Tumor und benachbarten Strukturen verbessert werden. Dieser Effekt kommt insbesondere bei T1w-Sequenzen zum Tragen. Da diese eine bessere anatomische Auflösung und das pro Zeiteinheit günstigere S/R aufweisen, läßt sich die Abbildungsqualität häufig verbessern. Dies gilt insbesondere für die Darstellung der Schädelbasis mit ihren eng beieinanderliegenden Strukturen. Berücksichtigt werden muß, daß viele basisnahe Strukturen physiologischerweise eine Kontrastverstärkung aufweisen [14]. Neben Hypophyse und Infundibulum zeigen die Wände des Sinus cavernosus, die kavernösen Abschnitte der Hirnnerven III–VI, das Ganglion Gasseri und die basisnahen Segmente der Nn. maxillaris und mandibularis, ferner NNH und Nasenschleimhaut eine deutliche Kontrastverstärkung. Hingegen wird keine Kontrastmittelakkumulation in den endo- und perilymphhaltigen Felsenbeinstrukturen und den Hirnnerven VII und VIII festgestellt. Nicht selten erlaubt die Kontrastmittelanwendung eine bessere Beurteilung der Tumorbinnenstruktur und in einigen Fällen die Abschätzung der Tumorperfusion bei Anwendung sequentieller Aufnahmen mit GE-Sequenzen (Tabellen 3.88 und 3.89).

3.9.3 Vordere Schädelbasis

3.9.3.1 Normale Anatomie – Abgrenzung

Die vordere Schädelgrube wird gebildet durch die Pars orbitalis des Stirnbeins, die Lamina cribrosa des Siebbeins sowie den Körper und die kleinen Flügel des Keilbeins. Sie ist im Vergleich zur mittleren und hinteren Schädelgrube höhergelegen. Ein- bzw. austretende Strukturen sind die Nn. olfactorii, die A. ethmoidalis anterior und die V. emissaria. Pathologische Veränderungen dieser Region gehen von intrakraniellen Strukturen, von den Ethmoidalzellen, der Nasenhaupthöhle und den Augenhöhlen aus. Eine Entstehung in der knöchernen Schädelbasis selbst ist selten.

3.9.3.2 Meningeome

Zu den intrakraniellen Prozessen mit Beteiligung dieses Basisabschnitts zählen im wesentlichen Meningeome mit Ausgang von der Olfaktoriusrinne und den kleinen Keilbeinflügeln. Klinisch werden häufig erst ausgedehntere Tumoren mit Sehstörungen und psychischen Veränderungen im Sinne eines Frontalhirnsyndroms auffällig. Eine Hyposmie im Frühstadium wird seltener bemerkt.
Insbesondere bei der am häufigsten vorkommenden, endotheliomatösen Form des Meningeoms weichen die Relaxationszeiten nur geringfügig von denen benachbarten Hirngewebes ab. Die verläßliche Abgrenzung vor allem kleinerer Raumforderungen gelingt oft erst nach Kontrastmittelgabe. Hyperostosen und Verkalkungen lassen sich weniger sicher darstellen als mit Hilfe der CT. Besser hingegen ist das perifokale Ödem in stark T2-gewichteten Sequenzen zu erkennen. Die Wahl multipler Abbildungsebenen sowie der bessere Weichteilkontrast nach Kontrastmittelgabe ermöglichen eine bessere neurochirurgische Operationsplanung und lassen die MRT der CT zumindest als gleichwertig erscheinen.

3.9.3.3 Extrakranielle Tumoren

Extrakranielle Prozesse mit Beteiligung der Frontobasis gehen von Nasenhaupt- und Nasennebenhöhlen und gelegentlich von den

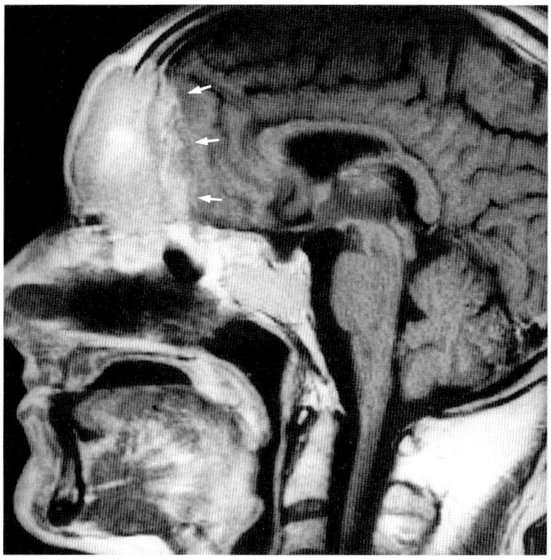

Abb. 3.196. 51jähriger Patient mit einem von den Ethmoidalzellen ausgehenden Karzinom. Sagittale T1W-Aufnahme, SE (500/30), nach Gd-DTPA-Applikation. Tumorwachstum mit Beteiligung des Sinus frontalis und sphenoidalis. Einbruch in die vordere Schädelgrube *(Pfeile)* sowie in die Nasenhaupthöhle

Augenhöhlen aus. Maligne Tumoren dieser Region sind meist Karzinome (Abb. 3.196), seltener Ästhesioneuroblastome. Mit einer intrakraniellen Beteiligung ist in etwa 25% der Fälle zu rechnen. Im Kindesalter beziehen gelegentlich Rhabdomyosarkome und Neuroblastome die Schädelbasis ein. Sie gehen in der überwiegenden Zahl der Fälle von den Augenhöhlen, dem Nasopharynx und den Infratemporalregionen aus, gelegentlich auch von den Nasennebenhöhlen. Knöcherne Destruktionen der Schädelbasis lassen sich im MR-Bild nicht direkt nachweisen, sondern werden durch eine Aufhebung bzw. Unterbrechung der signalfreien Basisstrukturen erkennbar.

3.9.3.4 Muko- und Pyozelen

Muko- und Pyozelen sind Komplikationen einer chronischen Sinusitis, eines Traumas oder eines operativen Eingriffs und betreffen vorwiegend die Frontal- und Ethmoidalzellen. Seltener ist ein Auftreten im Sinus sphenoidalis. Neurologische Komplikationen können bei Verlagerung der Stirnhöhlenhinterwand entstehen. MR-tomographisch finden sich glattbegrenzte Raumforderungen mit homogenen, in-

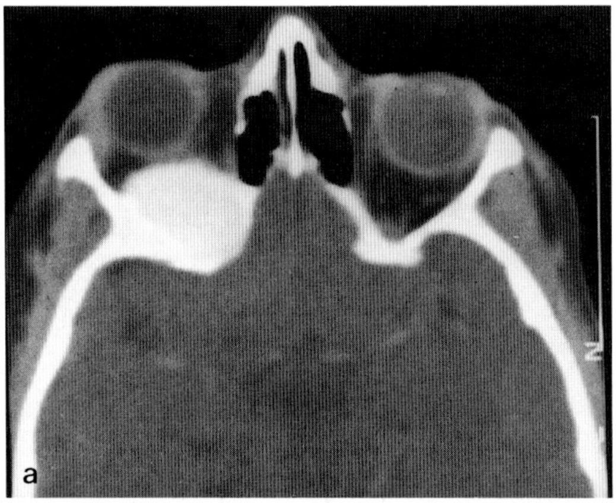

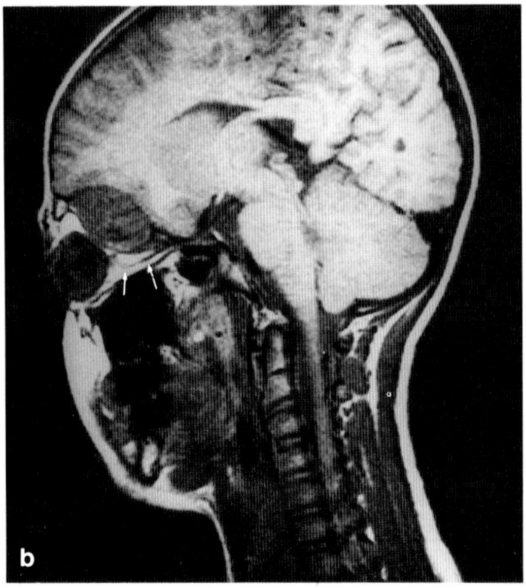

Abb. 3.197 a, b. Fibröse Dysplasie des Orbitadaches. 23jähriger Patient mit schmerzloser Protrusio bulbi. **a** Axiales Tomogramm. Glatt begrenzte, osteoproliferative Raumforderung. **b** Sagittales T1w-Tomogramm, SE (500/30). Hypointense Raumforderung mit überwiegend homogener Binnenstruktur. Verlagerung des M. rectus superior und des N. opticus nach kaudal *(Pfeile)*

tensitätsreichen Resonanzmuster. Unabhängig von der Untersuchungssequenz weisen diese Prozesse eine hohe Signalintensität auf.

3.9.3.5 Fibröse Dysplasie

Zu den Erkrankungen mit Ursprung in der Schädelbasis gehört die fibröse Dysplasie, die im Rahmen einer mono- oder polyostotischen Form häufig die vordere oder mittlere Schädelbasis betrifft. Während im Bereich der Mandibula häufig zystische Formen beobachtet werden, finden sich im Bereich der Schädelbasis überwiegend sklerosierende Veränderungen (Abb. 3.197). Kernspintomographisch lassen sich die Verdickung der Basisstrukturen nachweisen sowie gelegentlich zystische und sklerosierende Anteile differenzieren.

3.9.4 Mittlere Schädelbasis

3.9.4.1 Normale Anatomie – Abgrenzung

Die mittlere Schädelbasis schließt als Zentralregion die Sella ein. Die seitlichen Gruben werden von den großen Keilbeinflügeln und dem Schläfenbein gebildet. Sie werden durch eine Vielzahl von Foramina und Fissuren durchbrochen. Krankhafte Veränderungen der Sella werden an anderer Stelle (s. 3.7) behandelt und sollen hier nur bezüglich ihrer möglichen Beteiligung der Schädelbasis erwähnt werden. Bei ausgedehnten Hyphophysenadenomen ist neben einer supra- und parasellären Ausbreitung ein Wachstum nach infrasellar in den Sinus sphenoidalis und den Nasopharynx möglich (Abb. 3.198).

Zu den dysontogenetischen Tumoren zählen die Kraniopharyngeome, die mit wenigen Ausnahmen in der Suprasellaregion entstehen und ebenfalls zu einer Beteiligung der Basisstrukturen führen können [13]. Charakteristische Merkmale dieser Tumoren sind neben Kalzifikationen zystische Formationen, die signalreich in T2w-Sequenzen erscheinen. Das Signalverhalten bei T1w-Aufnahmen ist unterschiedlich. Kurze T_1-Relaxationszeiten können ihre Ursache in einem hohen Cholesteringehalt haben, können jedoch auch Folge einer Blutung sein [1, 22].

Die häufigste Raumforderung der Präsellaregion ist das Meningeom. Ausgangspunkt können das Tuberculum sellae, das Planum sphenoidale und der Sulcus chiasmatis sein.

3.9.4.2 Parasellaregion

Die Parasellaregion erstreckt sich zwischen Fissura orbitalis superior und Pyramidenspitze und schließt den Sinus cavernosus ein. In diesem Abschnitt der Schädelbasis verläuft eine

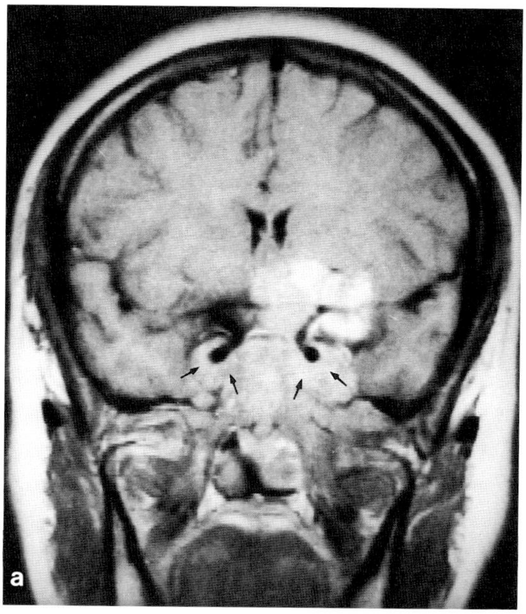

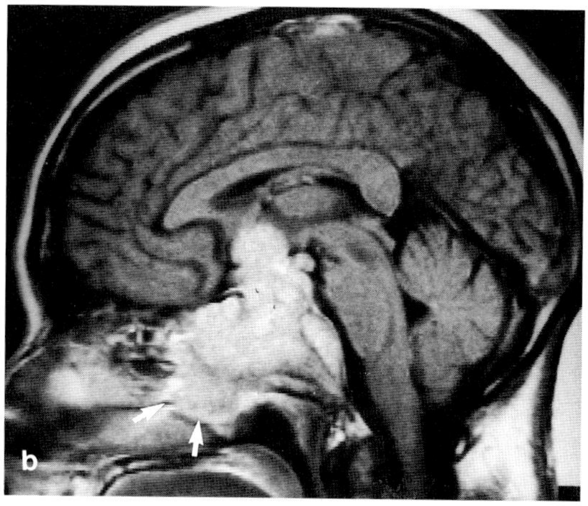

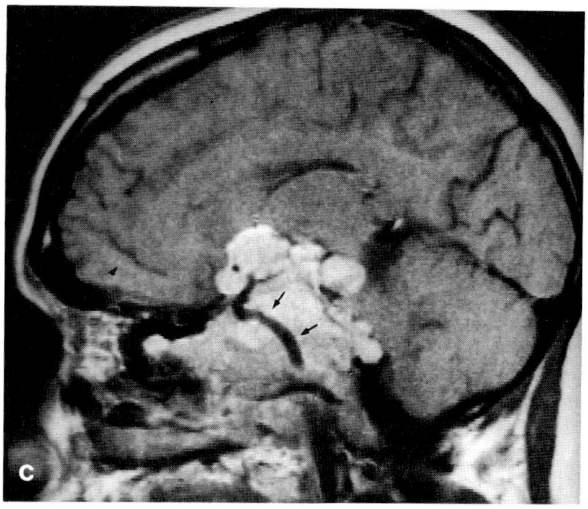

Abb. 3.198 a–c. Großes Hypophysenadenom. Koronares (**a**) und sagittale (**b, c**) T1w-Tomogramme, SE (500/30), nach Gd-DTPA-Applikation. Kaudale Tumorausdehnung in den Sinus sphenoidalis, Nasopharynx und die Nasenhöhle *(weiße Pfeile)*. Laterale Expansion in die Sinus cavernosi mit Ummantelung der Karotiden *(schwarze Pfeile)*. Kraniale Ausdehnung weit in die supraselläre Zisterne. Anhebung basaler Hirnanteile. Knollenförmige Tumorabschnitte reichen in die präpontine Zisterne. Ausgeprägte Signalanhebung nach KM-Applikation

Vielzahl von Nerven, so daß das klinische Erscheinungsbild parasellarer Veränderungen äußerst vielgestaltig sein kann. Neben ausgedehnten Hypophysenadenomen sind Meningeome die häufigsten Tumoren dieser Region. Sie nehmen ihren Ausgang vom Os sphenoidale und vom Sinus cavernosus (Abb. 3.199).

Wie bei Meningeomen anderer Lokalisationen wird die Darstellung durch Kontrastmittelapplikation oft deutlich verbessert. Osteodestruktionen der mittleren Schädelbasis finden sich bei parasellarer Lage häufiger und werden computertomographisch verläßlicher nachgewiesen.

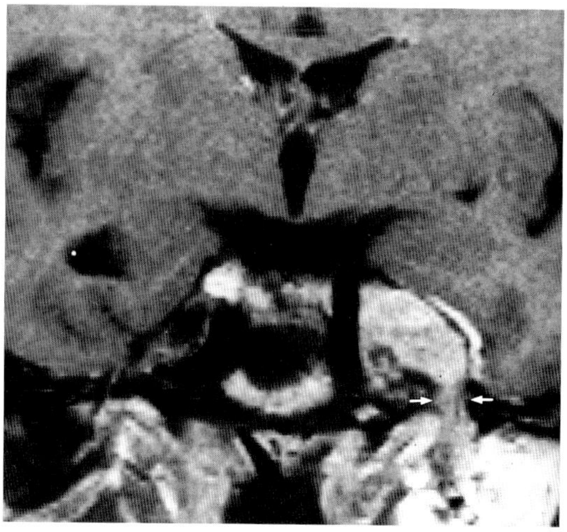

Abb. 3.199. Paraselläres Meningeom mit extrakranieller Ausdehnung durch das Foramen ovale *(Pfeile)*. Ausgeprägtes Kontrastmittelenhancement. Koronares T1w-Tomogramm, SE (500/30), nach KM-Applikation. Im Vergleich zur Gegenseite Atrophie der infratemporalen Muskulatur. Gegen ein Neurinom des N. mandibularis sprach eine computertomographisch nachweisbare schalenförmige Verkalkung

3.9.4.3 *Nervale Strukturen*

Der komplizierte Verlauf des N. trigeminus kann kernspintomographisch übersichtlich durch koronare und parasagittale Tomogramme erfaßt werden [8]. Nach seinem anterolate-

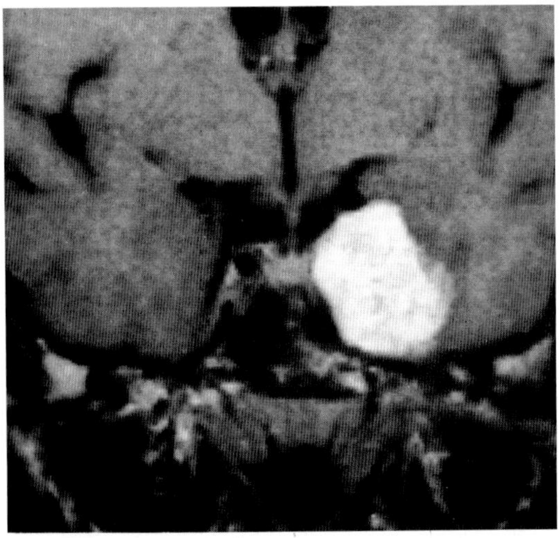

Abb. 3.200. Neurinom des Ganglion Gasseri. Koronares T1w-Tomogramm, SE (500/30). Ausgeprägte Signalanhebung nach KM-Applikation. Regelrechte Darstellung der Hypophyse und des Infundibulums. Verlagerung des linken Sinus cavernosus und des linken Temporallappens

ralen Austritt durch die Pons durchbohrt er die Dura nahe der Pyramidenspitze und bildet das Ganglion Gasseri. Die 3 Äste verlassen das Neurokranium durch die Fissura orbitalis superior (N. ophthalmicus), das Foramen rotundum (N. maxillaris) und das Foramen ovale (N. mandibularis). Neurinome des N. trigeminus sind selten und können eine extra- und intradurale Manifestation aufweisen. Häufigster Ursprungsort ist das Ganglion Gasseri (Abbildung 3.200). Seltener gehen Neurinome von den Ästen des Hirnnerven V aus. Sie führen oft zu einer Aufweitung des entsprechenden Foramen. Wie bei anderen Neurinomen läßt sich eine ausgeprägte Signalverstärkung nach Kontrastmittelapplikation feststellen. Zu den Knochentumoren der mittleren Schädelbasis zählen Chondrome und Chordome (s. 3.9.5.4). Nicht selten weisen extrakranielle Prozesse eine Beteiligung des mittleren Basisabschnitts auf. An erster Stelle sind hierbei Malignome des Epipharynx zu nennen, die sich über das Foramen lacerum und ovale ausbreiten können [26]. Benigne Tumoren des Nasopharynx sind selten. In diese Gruppe gehört das juvenile Angiofibrom, das in der Nasenhaupthöhle oder im Nasopharynx entsteht. Häufig finden sich ausgedehnte Osteodestruktionen. In der Regel fällt die Erkrankung durch eine behinderte Nasenatmung und Nasenbluten auf. Betroffen sind üblicherweise männliche Jugendliche in der 2. Lebensdekade. Neben einer lateralen Ausbreitung in die Fossa pterygopalatina ist eine Beteiligung der Orbita, der Infratemporalregionen und des Sinus sphenoidalis möglich. Die Diagnose gelingt mit MRT und CT vergleichbar gut. Charakteristischerweise findet man eine ausgeprägte Kontrastmittelaufnahme.

3.9.5 Hintere Schädelbasis

3.9.5.1 Normale Anatomie – Abgrenzung

Die hintere Schädelgrube wird begrenzt durch das Dorsum sellae, durch die obere Felsenbeinkante sowie dorsal durch den Sulcus sinus transversi. Pathologische Veränderungen dieser Region betreffen die Kleinhirnbrückenwinkelregion, das Foramen jugulare, das Foramen magnum, den Canalis hypoglossi, den Clivus bzw. ihre Umgebung sowie die Liquordrainage. Weit im Vordergrund stehen die tumorösen Erkrankungen. Die klinische Symptomatik wird bestimmt durch Irritationen bzw. Ausfälle der Nerven VII bis XII sowie Auswirkungen auf das Kleinhirn.

3.9.5.2 Kleinhirnbrückenwinkel

Etwa 4 Fünftel aller Tumoren dieser Region sind Akustikusneurinome (s. 3.9.6). Mit ca. 10% stehen Meningeome an zweiter Stelle der Häufigkeitsskala (Abb. 3.201).
Ursprungsort ist häufig der Winkel zwischen Felsenbeinpyramide und Clivus. Die enge Beziehung zur Dura bedingt die flache Außenkontur entlang der Pars petrosa, die als differentialdiagnostisches Kriterium verwandt werden kann. Anders als das Akustikusneurinom weist das Meningeom in der Regel keinen intrakanalikulären Ausläufer auf. Als weiteres typisches Merkmal intrakranieller Meningeome gelten Verkalkungen, die in 20% der Fälle beobachtet werden. Die seltene Hyperostose bzw. Sklerose der Tumorbasis [10] ist kernspintomographisch nicht nachzuweisen, wenn nicht eine gleichzeitige Volumenzunahme vorliegt. Größere Tumorverkalkungen können gelegentlich als signallose Strukturen abgegrenzt

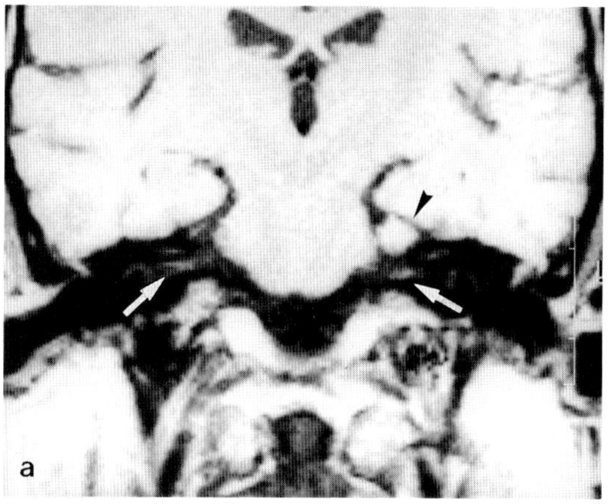

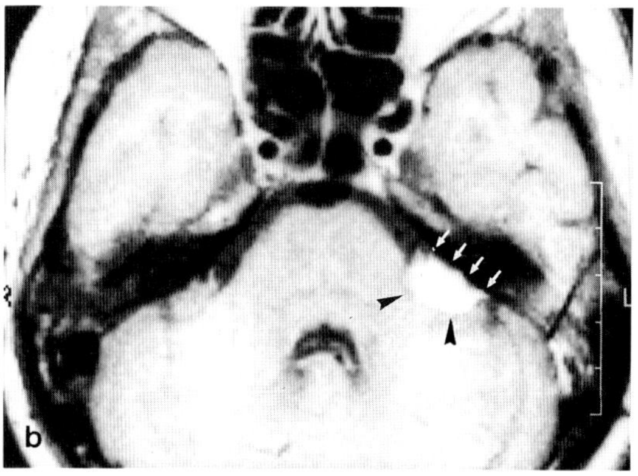

Abb. 3.201 a, b. Operativ gesichertes Meningeom des Kleinhirnbrückenwinkels *(Pfeilspitzen)*. T1w-Tomogramme, SE (500/30), nach KM-Applikation: **a** koronar, **b** transversal. Die flache Außenkontur des Tumors entlang der Pars petrosa *(kleine Pfeile)* und die fehlende Beziehung zum N. vestibulocochlearis *(große Pfeile)* erlauben die Abgrenzung vom Akustikusneurinom

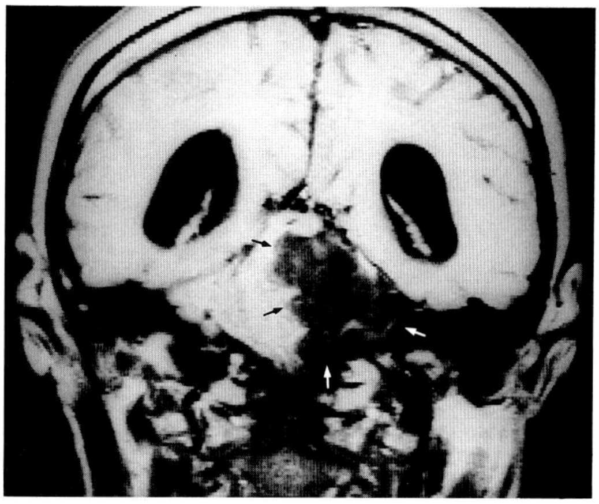

Abb. 3.202. Epidermoid im Bereich des linken Kleinhirnbrückenwinkels. Koronares T1w-Tomogramm, SE (500/30), nach KM-Applikation. Unregelmäßig begrenzte, glatt konturierte Raumforderung *(Pfeile)* mit niedriger, abschnittsweise Liquor entsprechender Signalhöhe. Verlagerung von Pons und Kleinhirn. Okklusionshydrozephalus durch Kompression des Aquädukts. Geringfügiges marginales Gadoliniumenhancement

werden. In der Spinechotechnik weisen Meningeome einen relativ geringen Kontrast zum normalen Hirngewebe auf [27]. Entsprechend anderen Ursprungsorten kommt es nach Gabe von Gd-DTPA zu einem ausgeprägtem Enhancement.

Epidermoide machen etwa 1% aller Hirntumoren aus [20]. Als Prädilektionsstellen gelten neben der Kleinhirnbrückenregion die subarachnoidalen Zisternen in der Mittellinie der Schädelbasis. Seltener betroffen sind die Ventrikel, darunter vor allem der vierte. Diese Tumoren sind ektodermalen Ursprungs und enthalten abgeschilferte, geschichtete Epithelmassen. Ursächlich wird ein Einschluß von epithelialen Elementen in die Neuralleiste zum Zeitpunkt ihres Schlusses in der 3.–5. Fetalwoche angenommen. Das ausgesprochen langsame Tumorwachstum erklärt die häufig zu beobachtende Diskrepanz zwischen großen Tumoren und milder klinischer Beschwerdesymptomatik zum Zeitpunkt der Diagnose. Computertomographisch lassen sich Epidermoide durch die niedrige Röntgendichte infolge des hohen Gehalts von Cholesterin und Lipiden und die nicht seltenen Verkalkungen charakterisieren [9]. Kernspintomographisch findet man gut abgrenzbare Tumoren. Das Ausbleiben eines kollateralen Ödems wird mit Hilfe von T2w-Sequenzen verläßlich dokumentiert und gilt als Hinweis auf die benigne Natur des Tumors [29]. Metastasen zeigen dagegen meist ein ausgeprägtes perifokales Ödem und gelegentlich ossäre Destruktionen. Das Resonanzverhalten der Tumoren ist nicht einheitlich. Die Signalintensitäten liegen in T1w-Sequenzen zwischen denen von Hirn und Liquor [23]. Bei T2-Wichtung ähneln sie denen des Liquors, so daß eine Abgrenzung von den benachbarten Zisternen erschwert sein kann. In einem von uns untersuchten Fall konnte nach Gabe von Gd-DTPA ein geringgradiges Enhancement in marginalen Tumorabschnitten festgestellt und so die Abgrenzbarkeit zu Nachbarstrukturen verbessert werden (Abb. 3.202). Eine dem Fettgehalt entsprechend hohe Signalstärke findet sich seltener

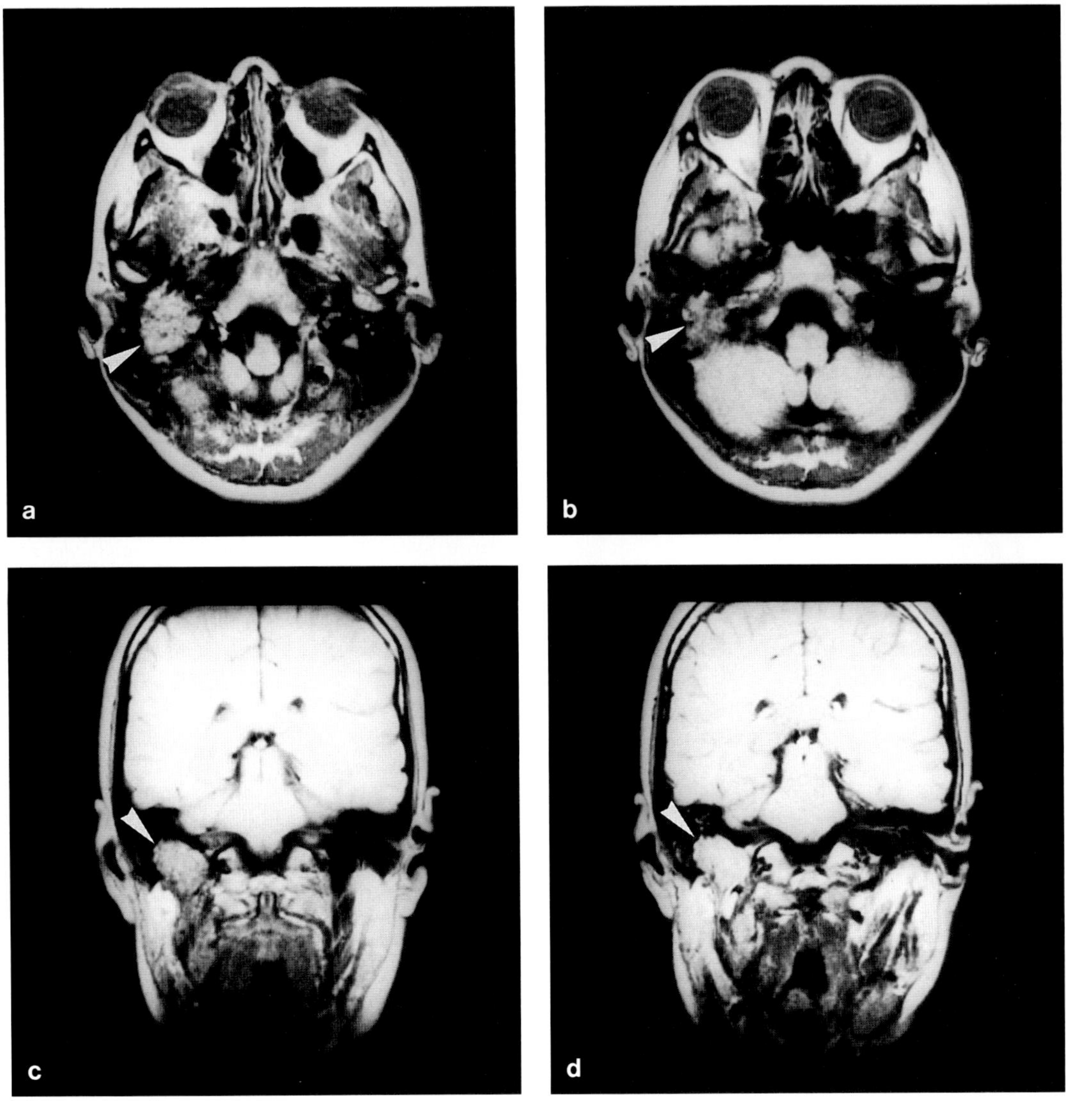

Abb. 3.203 a–d. Globus-jugulare-Tumor rechts *(Pfeilköpfe).* **a, b** Transversale T1w-Schichtbilder. **c, d** Koronare T1w-Tomogramme, SE (500/30), vor (**c**) und nach (**d**) Applikation von Gd-DTPA Weichteiltumor mit lobulierter Oberfläche in der Fossa jugularis. Ausdehnung in die Felsenbeinpyramide. Zarte signalfreie Binnenstrukturen, die Tumorgefäßen entsprechen. Ausgeprägte Signalanhebung nach KM-Applikation

[15]. In kristalliner Form vorliegendes Cholesterol und Keratin, Mikrokalzifikationen sowie unterschiedliche Hydratation werden als Ursachen für das variable Erscheinungsbild diskutiert.

Selten vorkommende Tumoren dieser Region werden an anderer Stelle beschrieben. Neben Arachnoidalzysten, deren Relaxationszeiten denen des Liquors entsprechen, müssen Chondrome in die differentialdiagnostischen Überlegungen mit einbezogen werden. Ausgedehnte Tumoren angrenzender Strukturen (Neurinome kaudaler Hirnnerven, Epipharynxtumoren und Aneurysmen) können ebenfalls zu einer Beteiligung der Kleinhirnbrückenregion führen.

3.9.5.3 Foramen jugulare und Canalis hypoglossi

Die knöchernen Ränder der eng benachbarten Kanäle sind kernspintomographisch nicht darstellbar. Hingegen lassen sich die neurovaskulären Strukturen abgrenzen [7]. Für die Darstellung des Foramen jugulare (V. jugularis, Nn. IX–XI) erweist sich die parasagittale Schnittführung, für den Canalis hypoglossi die axiale als vorteilhaft. Die klinische Beschwerdesymptomatik wird bestimmt durch Beeinträchtigung der obengenannten Hirnnerven. Glomustumoren gehen aus den chemorezeptorischen, nicht chromaffinen Paraganglionzellen hervor. Häufig betroffen sind neben der Karotisbifurkation der Bulbus venae jugularis und der Plexus tympanicus. Auffällig ist die kernspintomographisch gut darstellbare lobulierte Tumoroberfläche (Abb. 3.203). Charakteristisch ist darüber hinaus eine inhomogene Binnenstruktur. Signalarme, geschlängelte Strukturen entsprechen Gefäßen und sind bei der Untersuchung der reich vaskularisierten Tumoren häufig zu beobachten. Die Überlegenheit der MRT gegenüber der CT rechtfertigt ihren primären Einsatz [30]. Ausschlaggebend ist der höhere Weichteilkontrast sowie die häufig computertomographisch schwierige Abgrenzung des Tumors von der V. jugularis. Durch Flußphänomene sind Glomustumoren verläßlich von einem verlagerten Bulbus venae jugularis oder einem weiten Jugularvenenkanal zu differenzieren. Ferner lassen sich in die Vene reichende Tumorzapfen erkennen [16]. Die Bestimmung der kranialen und kaudalen Tumorausdehnung gelingt deshalb mit Hilfe der MRT zuverlässiger als mit der CT. Nach Gabe von Gd-DTPA läßt sich ein ausgeprägtes Enhancement feststellen. Wie Vogl et al. [30] berichten, ist mit Hilfe der „Fast imaging technique" nach Bolusapplikation von Gd-DTPA ein dem hohen Vaskularisationsgrad des Tumors entsprechender steiler Signalanstieg und eine schnelle Auswaschphase charakteristisch. Neurinome der Hirnnerven IX–XII sind selten und müssen den Verdacht auf eine Neurofibromatose lenken. Da die Signalintensitäten nicht immer wesentlich von denen normalen Hirngewebes abweichen, läßt sich die Darstellbarkeit durch Gabe eines paramagnetischen Kontrastmittels verbessern [3].

3.9.5.4 Clivus und Foramen magnum

Meningeome des Clivus und des Foramen magnum repräsentieren nur etwa 10% der infratentoriellen Meningeome. Zum Zeitpunkt der Diagnose weisen sie oft bereits eine beträchtliche Größe auf. Die neurologische Beschwerdesymptomatik wird häufig durch eine Beeinträchtigung des Hirnstamms sowie der Gefäße der hinteren Schädelgrube bestimmt (Abb. 3.204). Bezüglich des Signalverhaltens und der Kontrastmittelaufnahme lassen sich nach unseren Erfahrungen keine Unterschiede zu Meningeomen anderer Lokalisation feststellen.

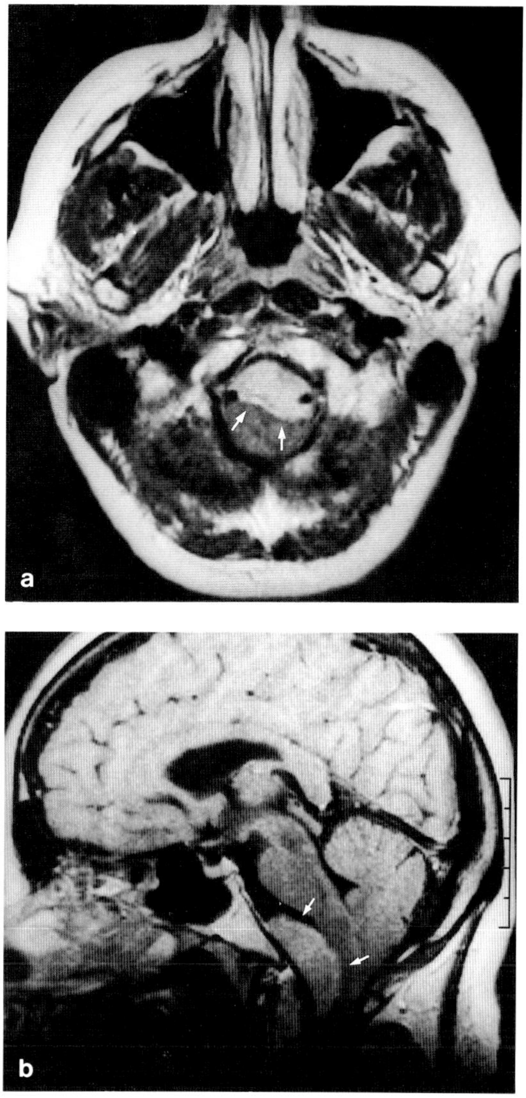

Abb. 3.204 a, b. Meningeom im Bereich des Clivus und des Foramen magnum *(Pfeile)*. Transversales (**a**) und sagittales (**b**) T1w-Tomogramm nach Gabe von Gd-DTPA. Dorsalverlagerung des Hirnstamms. Die linke Vertebralarterie wird durch den Tumor weitgehend ummantelt. Zunahme der Signalhöhe nach i. v.-KM-Gabe

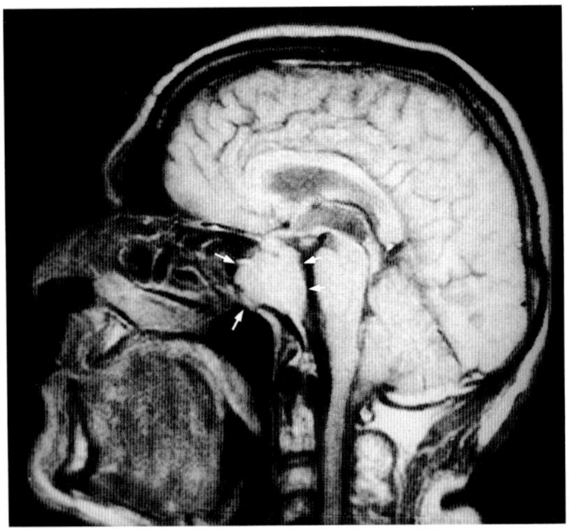

Abb. 3.205. Flach ulzerierendes Karzinom des Epipharynxdachs *(längere Pfeile)* mit ausgedehntem Wachstum im Bereich des Clivus *(kurze Pfeile)*. Homogene Kontrastmittelaufnahme. T1w-Tomogramm, SE (500/30), nach KM-Applikation

Chordome entstehen aus Resten der Chorda dorsalis. Die überwiegende Zahl der intrakraniellen Chordome geht vom Clivus aus und führt hier zu ausgedehnten Osteodestruktionen. Eine Ausdehnung in den Nasopharynx wird häufig gesehen, eine Beteiligung des Foramen jugulare seltener. Kernspintomographisch finden sich in T2w-Sequenzen mittelgradige bis hohe Signalstärken bei oft inhomogener Binnenstruktur. Ursache sind meist myxoide Tumorabschnitte [2]. Knochendestruktionen und die häufig nachweisbaren Kalzifikationen lassen sich im Gegensatz zur CT kernspintomographisch nur indirekt nachweisen. Dieser Nachteil wird jedoch durch die überlegene Darstellung der benachbarten nervalen Strukturen, insbesondere durch sagittale Tomogramme, aufgewogen. Tumornachweis und -charakterisierung gelingen mit Hilfe der MRT und CT vergleichbar gut [25]. Weitere Raumforderungen, die Clivus und Foramen magnum einbeziehen, sind primäre Knochentumoren (Chondrome, Riesenzelltumoren) und Metastasen. Häufig führen auch Epipharynxtumoren zu ausgedehnten Destruktionen des Clivus (Abb. 3.205).

3.9.6 Felsenbein

3.9.6.1 Normale Anatomie

Die Darstellung der Schädelbasis und des Felsenbeins ist gekennzeichnet durch die Resonanzeigenschaften kompakten und spongiösen Knochens. Als Folge der Protonenarmut bzw. extrem langer T1- und kurzer T2-Zeiten erscheinen sie unabhängig von den Aufnahmeparametern signalarm. Im Gegensatz zur CT sind knöcherne Strukturen einschließlich der Gehörknöchelkette und der pneumatisierten Nebenräume nicht differenzierbar. Verglichen mit der CT und pluridirektionalen konventionellen Tomographie finden sich angenähert komplementäre Kontrastverhältnisse. Die zarten endo- und perilymphhaltigen Labyrinthstrukturen, die Windungen der Cochlea sowie Sacculus und Utriculus lassen sich infolge ihrer langen T2-Relaxationszeiten insbesondere in SE-Sequenzen mit langer TR deutlich vom hypointensem Knochen abgrenzen. Als Leitstrukturen dienen bei der MRT die im T2W-Tomogramm hyperintensen Labyrinthstrukturen und die Cochlea. Die Cochlea liegt ventral des Canalis acusticus internus. Wie Sacculus und Utriculus erscheint sie als rundes oder sackförmiges Gebilde. Mediodorsal lassen sich Vestibulum und Bodengänge abgrenzen. Abhängig von der Schichtführung weisen die Bogengänge eine schleifenförmige oder bei orthogradem Anschnitt eine punktförmige Konfiguration auf. Insbesondere der horizontal verlaufende Canalis semicircularis lateralis läßt sich in axialen Tomogrammen oft in seinem gesamten Verlauf darstellen.

Nervus facialis und vestibulocochlearis sind die neuralen Leitstrukturen bei der Untersuchung des Felsenbeins und der Kleinhirnbrückenwinkelregionen. Der N. facialis verläuft im oberen Abschnitt des inneren Gehörgangs und kann durch seinen charakteristischen Verlauf identifiziert werden. Der distal des Ganglion geniculi zunächst horizontale, tympanale Verlauf wird mit axialen Schichten erfaßt. Der vertikale Anteil läßt sich oft in koronaren und sagittalen Tomogrammen übersichtlich darstellen. Der Austritt aus der Schädelbasis durch das Foramen stylomastoideum wird durch Fettgewebe markiert. Der N. statoacusticus läßt sich bei axialer und koronarer Schnittführung in seinem gesamten intra- und extrameatalem Verlauf gut abgrenzen. Koronare Schichtbilder erlauben die Differenzierung eines oberen von einem unteren Anteil. In stark T2-gewichteten SE-Sequenzen stellt sich der Liquor der zerebellopontinen Zisterne hell dar, so daß die Abgrenzbarkeit der Hirnnerven VII und VIII erschwert sein kann. Eine weitere Leitstruktur ist die V. jugularis interna, die durch Strömungsphänomene üblicherweise signalfrei abgebildet wird.

3.9.6.2 Akustikusneurinome

Acusticusneurinome machen bis zu 90% der Tumoren des Kleinhirnbrückenwinkels aus [28]. Sie treten meist im mittleren Lebensalter auf, d. h. zwischen dem 40. und 50. Lebensjahr. Fast immer gehen sie aus dem vestibulären Abschnitt des 8. Hirnnerven hervor. Die Prädilektionsstelle liegt im Meatus acusticus internus, am Treffpunkt der peripheren Neurolemmascheiden und der Neuroglia des Hirnstamms. In der Regel treten Akustikusneurinome solitär auf, eine bilaterale Manifestation findet sich gehäuft im Rahmen einer Neurofibromatose. Der N. facialis ist nur selten beteiligt. Klinisch steht die Innenohrschwerhörigkeit im Vordergrund. Weitere Symptome können Tinnitus und Gleichgewichtsstörungen sein. Akustikusneurinome stellen in 5–10% der Fälle die Ursache für eine einseitige sensoneurale Ertaubung dar. Die hochauflösende CT galt bislang als das verläßlichste Nachweisverfahren, mit dem Neurinome über 5 mm bzw. größere, überwiegend extrameatale Tumoren sich in der Regel gut darstellen lassen. Schwierigkeiten ergaben sich beim Nachweis kleinerer intrameataler Neurinome durch Teilvolumeneffekte infolge ossärer Strukturen. In Kombination mit der Luftzisternographie läßt sich die Nachweisempfindlichkeit der CT steigern [21]. Eine unvollständige Luftfüllung infolge meningealer Verklebungen, enger Gehörgangslichtungen und technischer Probleme schränken den Wert des Verfahrens jedoch ein. Die MRT ermöglicht die direkte, nichtinvasive Darstellung der zerebellopontinen Zisterne und des Gefäßnervenbündels. Acusticusneurinome werden in T2w-Sequenzen signalreich, in T1w-Tomogrammen hypointens abgebildet. Große extrameatale Raumforderungen lassen sich in ihrer Beziehung zum benachbarten Hirnstamm und

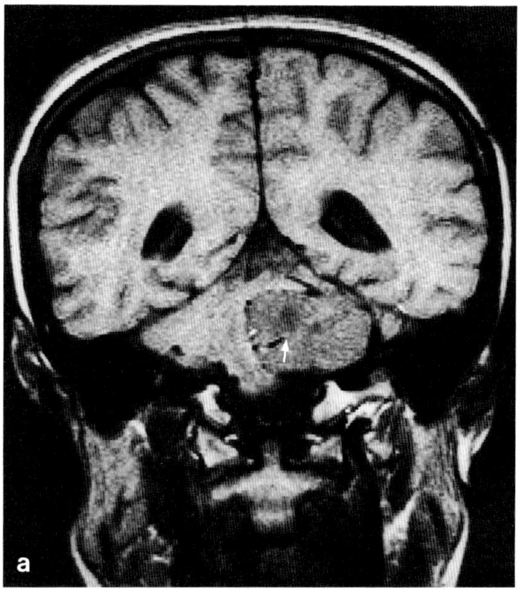

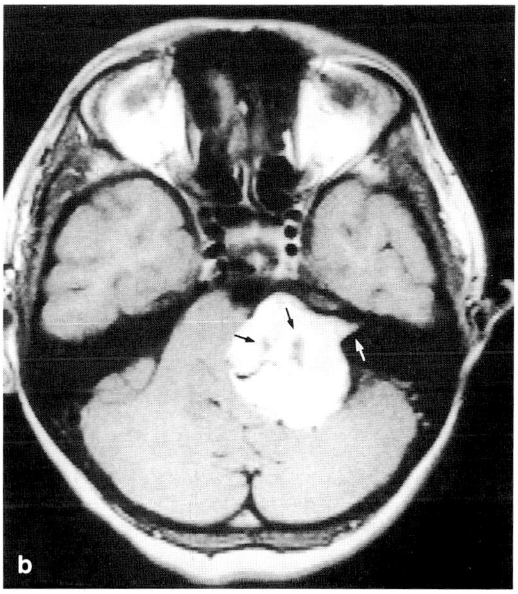

Abb. 3.206 a, b. Großes Akustikusneurinom links; T1w-Tomogramme. **a** Koronar vor, **b** transversal nach KM-Gabe. Verlagerung des Kleinhirnwurms. Nachweis eines in den inneren Gehörgang reichenden Tumorausläufers (*weißer Pfeil* in **b**). Bereits vor Kontrastmittelgabe erkennbarer, zentral nektrotischer Bereich (*Pfeil* in **a**), die nach KM-Gabe (**b**) als hypointense Areale erkennbar sind (*schwarze Pfeile*)

Kleinhirn genau definieren. Die differentialdiagnostische Abgrenzung zu anderen Tumoren des Kleinhirnbrückenwinkels ist durch den Nachweis des in den inneren Gehörgang reichenden Tumoranteils möglich (Abb. 3.206).

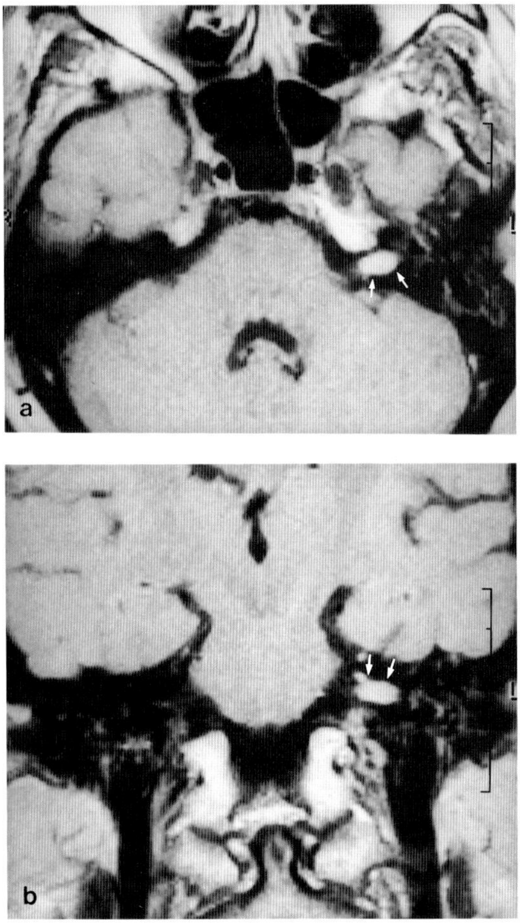

Abb. 3.207 a, b. Intrameatales Akustikusneurinom *(Pfeile)* mit ausgeprägtem KM-Enhancement. Transversales (**a**) und koronares (**b**) T1w-Tomogramm, SE (500/30)

Wir konnten allerdings in einem Fall die Imitation eines Akustikusneurinoms durch eine ausgedehnte Metastase eines Bronchialkarzinoms beobachten.

Zentrale Nekrosen großer Neurinome lassen sich nach KM-Applikation besonders gut sichtbar machen. Der Nachweis ausschließlich intrameataler Neurinome gelingt kernspintomographisch verläßlicher als mit Hilfe der CT [6]. Durch Applikation von Gd-DTPA läßt sich die Sensitivität der MRT zur Erfassung auch kleiner Neurinome und bei Verdacht auf rezidivierendes Tumorwachstum verbessern (Abb. 3.207) [5]. Als praktisch und zeitsparend durchführbar haben sich T1w-SE- und IR-Sequenzen in hochauflösender Technik nach Kontrastmittelgabe bewährt. Allerdings muß das Akustikusneurinom von lipomatösen Gewebsanteilen im Foramen lacerum abgegrenzt werden.

Weniger als 5% der Fazialisparesen werden durch Neurinome des 7. Hirnnerven verursacht [19]. Sie können entlang des gesamten Nervenverlaufs vorkommen, bevorzugen jedoch das Ganglion geniculi [12]. Die klinische Symptomatik hängt von der Lokalisation des Tumors ab. So verursachen Fazialisneurinome des Kleinhirnbrückenwinkels und des Meatus acusticus internus durch Kompression des N. VIII eine Schallempfindungsstörung, Tumoren im Bereich des Tympanons bei Beteiligung der Ossikel eine Schalleitungsschwerhörigkeit. Die Abbildungscharakteristika ähneln denen der Akustikusneurinome.

3.9.6.3 Maligne Tumoren

Maligne Prozesse im Bereich des Schläfenbeins sind in der überwiegenden Zahl der Fälle epithelialen Ursprungs und gehen vom äußeren Gehörgang, selten vom Mittelohr aus. In der Regel findet sich ein diffus in das Felsenbein eindringender Weichteilprozeß. Mit zunehmender Tumorgröße ist eine Ausdehnung in die mittlere und hintere Schädelgrube, nach dorsal in das Mastoid und den Canalis facialis sowie nach medial in das Innenohr und bei ventraler Ausbreitung eine Beteiligung des Kiefergelenks möglich. Kernspintomographisch weisen Karzinome des Felsenbeins sowohl in T1w- als auch T2w-Sequenzen eine mittlere Signalintensität auf und sind von der dunklen Knochenstruktur gut abzugrenzen. Eine exakte Bestimmung der osteodestruierenden Veränderungen, insbesondere der Ausschluß kleiner Knochenusuren an den Gehörgangs- und Paukenhöhlenwänden, ist nur mit Hilfe der konventionellen Tomographie und der CT möglich. Nach Gabe von Gd-DTPA kommt es in Plattenepithelkarzinomen nur zu einem geringgradigen Enhancement. Hierzu liegen jedoch bisher nur wenige Erfahrungen vor. Die Beziehung des Tumors zu den benachbarten Regionen ist für die Therapieplanung außerordentlich wichtig und ist – insbesondere durch eine koronare und sagittale Schnittführung – übersichtlich darstellbar. Entsprechend der ubiquitären Verteilung mesenchymaler Gewebe finden sich in seltenen Fällen auch Sarkome

im Bereich des Ohrs. Bevorzugt ist das Kindesalter. Kernspintomographisch ist eine verläßliche Unterscheidung von Karzinomen nicht möglich.
Metastasen im Bereich der Schädelbasis und des Felsenbeins kommen gehäuft bei Patienten mit Bronchial-, Schilddrüsen- und Mammakarzinomen vor. Nicht selten findet man die Beteiligung der Schädelbasis und insbesondere des Mastoids im Rahmen einer Histiozytose X. Die Erkrankung kommt bei Kindern und jungen Erwachsenen vor und beruht auf einer Histiozytenproliferation. Computertomographisch sind die Veränderungen der knöchernen Mittelohr- und Innenohrstrukturen exakt zu bestimmen [4, 18]. Kernspintomographisch lassen sich die Grenzen der granulomatösen Weichteilmasse feststellen. Gleichzeitig gelingt die Darstellung der häufig begleitenden zervikalen Adenopathie (Abb. 3.208).
Schließlich findet man gelegentlich eine Beteiligung des Felsenbeins durch infiltrierende Prozesse des Gesichtsschädels. Zu nennen sind fortgeschrittene Parotistumoren, Basaliome und ausgedehnte Lymphknotenmetastasen.

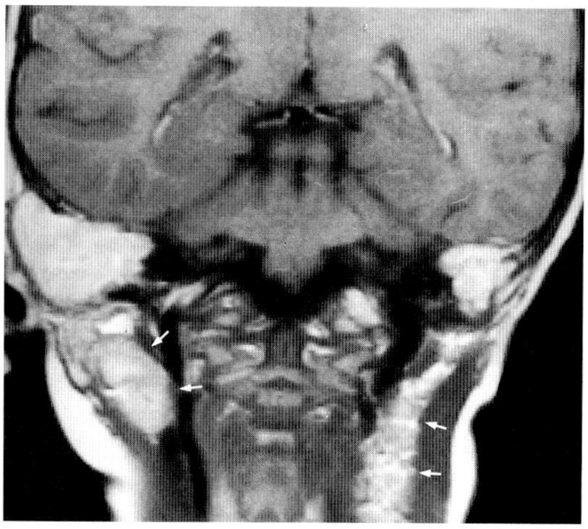

Abb. 3.208. Histiozytose X. Koronares T1w-Schichtbild nach KM-Applikation. Granulomatöse Tumoren in beiden Felsenbeinen. Zervikale Lymphadenopathie beiderseits *(Pfeile)*

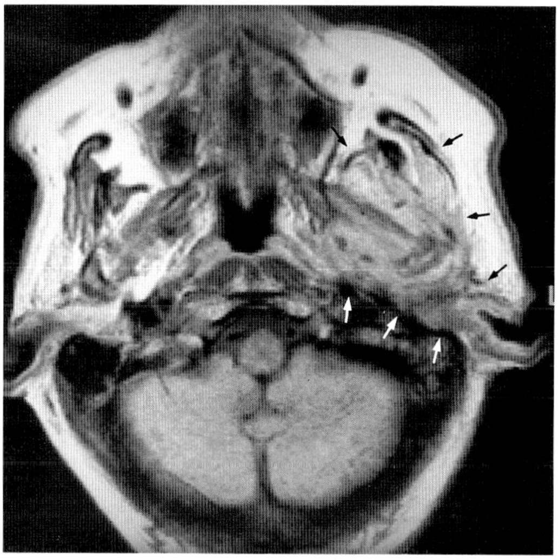

Abb. 3.209. Otitis necroticans externa. Transversales T1w-Tomogramm nach KM-Applikation. Unscharf begrenzte Raumforderung mit inhomogener, mäßiggradiger Signalanhebung nach KM-Gabe *(schwarze Pfeile)*. Infiltration der Pterygoid- und Massetermuskulatur. Beteiligung des Felsenbeins *(weiße Pfeile)*

3.9.6.4 Entzündliche Erkrankungen

Die häufigsten entzündlichen Erkrankungen des Schläfenbeins sind Erkrankungen des Mittelohrs und treten in der Regel als akute seröse, seromuköse oder eitrige Otitis media auf. Insbesondere die eitrige Mittelohrentzündung kann im Bereich der pneumatisierten Zellen zu einer Knocheneinschmelzung führen. Eine Mastoiditis entsteht durch Beteiligung des Warzenfortsatzes, die seltenere Petrositis infolge einer Beteiligung der Pyramide. Die konventionelle radiologische Klärung erfolgt in der Regel durch die Aufnahmen nach Schüller, Stenvers oder Mayer und in speziellen Fällen mit Hilfe der pluridirektionalen Tomographie. Kernspintomographisch lassen sich die entzündlichen Infiltrationen unabhängig von der Aufnahmesequenz signalreich vom dunklen Knochen abgrenzen. Nicht anders als bei der Darstellung tumoröser Prozesse ist ein direkter Nachweis der Knochendestruktion nicht möglich. Hingegen gelingt eine genaue Abgrenzung zum Endokranium und den Innenohrstrukturen. Eine septische Sinustrombose oder ein intrakranieller Abszeß als entzündliche Komplikationen können zuverlässig erfaßt werden. Die röntgenologische Diagnose einer Mastoiditis beruht auf dem Nachweis einer Verschattung bzw. knöcherner Destruktionen mastoidaler Zellen und kann bei Pneumatisationsstörungen und anlagebedingt großen Einzelzellen schwierig sein. In Zweifelsfällen er-

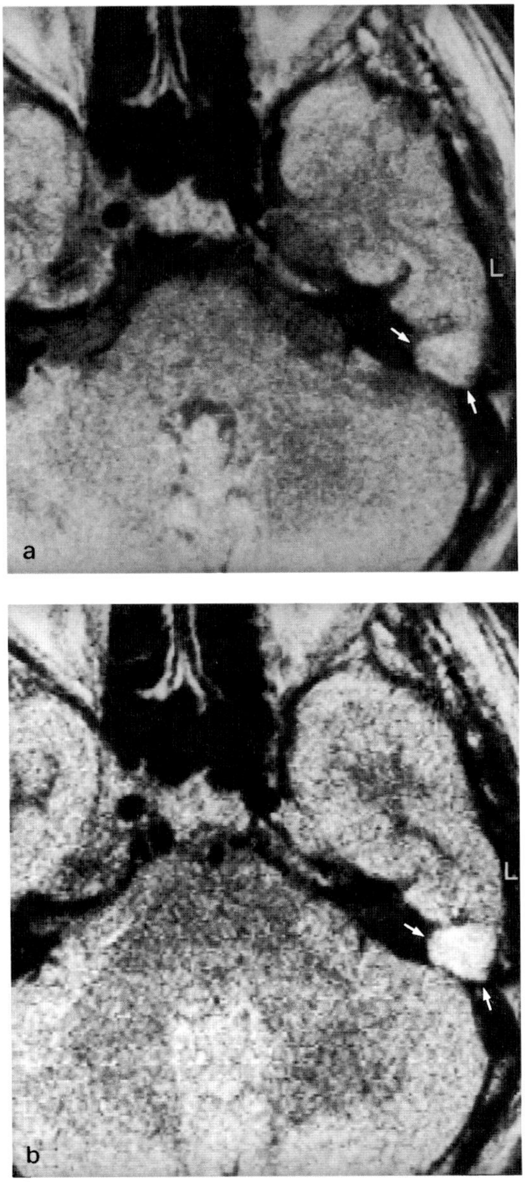

Abb. 3.210 a, b. Operativ gesichertes epitympanales Rezidiv eines Cholesteatoms *(Pfeile)*. **a** Transversale Spindichteaufnahme, SE (1500/30). **b** T2w-Tomogramm, SE (1500/60). Mittelgradige Signalhöhe im 1., hohe Signalintensität im 2. Echo

scheint der Einsatz der MRT trotz bislang nur eingeschränkter Erfahrungen sinnvoll.
Ähnliches gilt für die Otitis necroticans externa (Abb. 3.209). Diese vom äußeren Gehörgang ausgehende Entzündung kann das Kiefergelenk, im ungünstigeren Fall das Mastoid und die Schädelbasis beteiligen.

Das sekundäre Cholesteatom, weitaus häufiger auftretend als das primäre und genuine Cholesteatom, weist einen pathogenetischen Zusammenhang mit der chronischen Mittelohreiterung auf. Klinisch handelt es sich um langsam wachsende meso- oder epitympanale Prozesse (Abb. 3.210). Die hochauflösende CT gestattet eine detaillierte Darstellung der Mittelohranatomie und kann als Methode der Wahl gelten [24], da sie gleichzeitig pathologische Weichteilstrukturen und knöcherne Defekte nachweisen kann. Hingegen ist eine eindeutige Artdiagnose oder Klassifzierung, insbesondere die Abgrenzung von Granulationsgeweben, oft nicht möglich. Kernspintomographisch weisen die aus geschichteten Epithelmassen bestehenden Tumoren ähnlich den Epidermoidtumoren mittlere Signalstärken in T1w-und hohe Signalintensitäten in T2w-Sequenzen auf. Die Lagebeziehung des Tumors zu Innenohrstrukturen und Schädelbasis läßt sich gut bestimmen. In welchem Umfang und mit welcher Genauigkeit eine Gewebecharakterisierung durch Bestimmung der Relaxationszeiten möglich ist, bleibt zu prüfen. Eine Abgrenzung von Cholesteringranulomen des Mittelohrs scheint zumindest möglich. Diese imponieren in T1w-Sequenzen heller als Cholesteatome.

3.9.6.5 Traumata

Über die Wertigkeit der MRT bei der Beurteilung von Felsenbeinbrüchen liegen bislang nur wenige Mitteilungen vor. Im Gegensatz zur CT, die in der Regel eine genaue Beschreibung des Frakturverlaufs und eine Beurteilung der Ossikelkette zuläßt, werden Frakturen kernspintomographisch nur dann sichtbar, wenn sie zu Blutungen oder Liquoransammlungen geführt haben [31]. Eine Dislokation der Ossikel läßt sich allenfalls durch den Nachweis von Blut und Liquor im Mittelohr vermuten. Hingegen sind intrakranielle Komplikationen wie subdurale, epidurale Hämatome und hämorrhagische Kontusionen verläßlicher zu erkennen. Das Signalverhalten von Blutungen (Abb. 3.211) ist zeitabhängig und wird durch die Umwandlung von Oxyhämoglobin über Desoxy- in Methämoglobin und schließlich in Hämosiderin charakterisiert [11]. Frische Blutungen erscheinen im T1w-Bild hypointens, sind je-

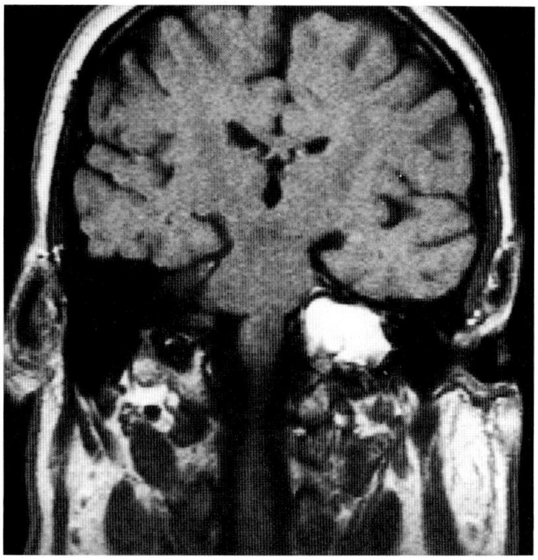

Abb. 3.211. Operativ gesicherte Blutung unbekannter Ursache im Bereich der Felsenbeinpyramide links. Seit 2 Monaten progrediente Beschwerdesymptomatik infolge einer Schädigung des N. facialis und vestibulocochlearis. Natives T1w-Tomogramm, SE (500/30). Hohe Signalintensität durch paramagnetisches Methämoglobin

doch im signalarmen Felsenbein gut abzugrenzen. Mit zunehmender Zeit kommt es in Folge einer Methämoglobinbildung zu einer Signalerhöhung im T1w-Bild, so daß eine Abgrenzung von tumorösen Erkrankungen möglich ist.

3.9.7 Wertigkeit der MRT und Vergleich mit anderen bildgebenden Verfahren

Konventionelle Röntgendiagnostik und Röntgen-CT verlieren durch die MRT nicht an Bedeutung. Ihre Domäne ist die direkte Darstellung knöcherner Strukturen und ihrer Foramina, Fissuren und Kanäle. Obwohl die Schädelbasis vollständig dargestellt wird, ist der Stellenwert konventioneller Übersichtsaufnahmen (sagittale, laterale und axiale Projektion) jedoch durch Überlagerungen erheblich eingeschränkt. So müssen pathologische Veränderungen in der Regel erhebliche Ausmaße aufweisen, um auf Übersichtsaufnahmen erfaßt zu werden. Störende Überlagerungen werden besonders durch den Gesichtsschädel in der sagittalen bzw. durch die Halswirbelsäule in der axialen Projektion hervorgerufen, so daß häufig Zusatzaufnahmen in Spezialprojektionen oder konventionelle Schichtaufnahmen erforderlich sind.

Mit der Röntgen-CT gelingt aufgrund der überlagerungsfreien Darstellung und ihres hohen räumlichen Auflösungsvermögens die Abbildung der knöchernen Schädelbasis und des Felsenbeins am besten. Eine Beteiligung durch intra- und extrakranielle Prozesse kann besonders durch koronare Tomogramme in der Regel nachgewiesen bzw. ausgeschlossen werden. Begleitende Weichteilveränderungen bei pathologischen Knochenbefunden werden im Vergleich zur pluridirektionalen konventionellen Tomographie besser erfaßt.

Infolge des ausgezeichneten Weichteilkontrasts, fehlender Teilvolumeneffekte mit knöchernen Strukturen und freier Angulation der Abbildungsebenen ist MR-tomographisch eine direkte Darstellung basisnaher neurovaskulärer Strukturen möglich. Trotz einer im Vergleich zur Röntgen-CT unterlegenen Abbildung knöcherner Details können osteodestruktive Veränderungen auch MR-tomographisch erfaßt werden. Ferner nehmen pathologische Prozesse der Region in der Regel nicht von der Schädelbasis selbst ihren Ausgang, sondern entstammen in der Mehrzahl der Fälle intra- oder extrakraniellen Strukturen und involvieren die knöcherne Schädelbasis sekundär.

Eine Abschätzung der Wertigkeit beider Schichtbildverfahren muß nicht nur die Vielzahl tumoröser und entzündlicher Entitäten, sondern auch die komplexe Anatomie berücksichtigen, die für viele Regionen eine angepaßte Untersuchungstechnik erfordert. So lassen sich computertomographisch Veränderungen der vorderen Schädelbasis mit beiden Methoden vergleichbar gut, bei Vorliegen knöcherner Destruktionen häufig besser mit Hilfe der Röntgen-CT darstellen, insbesondere wenn dem Patienten eine koronare Untersuchung zugemutet werden kann. Ähnliches gilt für die Untersuchung des Felsenbeins. Hingegen bietet die MRT erhebliche Vorteile bei der Untersuchung der mittleren Schädelbasis und der hinteren Schädelgrube (Tabelle 3.90). Diagnostische Hinweise auf die zugrundeliegende Histologie aus der Abschätzung der Signalintensitäten, Bestimmung der Relaxationszeiten und der Beurteilung des Resonanzmusters können nur selten abgeleitet werden. Beispiele dafür sind Muko- und Pyozelen, Epidermoid-

Tabelle 3.90. Regionen, die günstiger mit Hilfe der MRT untersucht werden können

Region	Tumor (Beispiele)
Parasellarregion	Tumoren im Bereich des Sinus cavernosus (Meningeome, Neurinome)
For. rotundum	Neurinome des N. max.
For. ovale	Neurinome des N. mandibularis Intrakranielle Ausdehnung von Epipharynxmalignomen
Kleinhirn-brückenwinkel	Akustikusneurinome
Felsenbein	Fazialisneurinome
For. jugulare	Glomustumoren Neurinome der Nn. IX, X und XI
Can. hypoglossi	Neurinom des N. XII
For. magnum	Tumoren mit Beteiligung Hirnstamms

Tabelle 3.91. Methodenvergleich von MRT und CT

Meningeome	MRT = CT
Sekundäre Schädelbasistumoren	MRT ≥ CT
Osteome	MRT < CT
Muko-/Pyozelen	MRT = CT
Fibröse Dysplasie	MRT = CT
Neurinome	MRT > CT
Epidermoide	MRT ≥ CT
Glomustumoren	MRT > CT
Chordome	MRT ≥ CT
Sekundäre Felsenbeintumoren	MRT = CT

tumoren und Kraniopharyngeome. Erwähnt werden sollte allerdings, daß die Röntgen-CT durch den Nachweis von Verkalkungen und fettgeweblichen Tumoranteilen ebenfalls Rückschlüsse auf die Zusammensetzung einer Raumforderung zuläßt. Die exakte topographische Zuordnung eines pathologischen Prozesses gelingt MR-tomographisch meist besser und liefert durch die Klärung des anatomischen Bezugs häufig bereits einen artdiagnostischen Hinweis.

3.9.8 Diagnostisches Vorgehen

Eine abschließende Beurteilung der diagnostischen Wertigkeit der MRT im Vergleich zur CT ist z.Z. noch nicht möglich. Nach den bisher vorliegenden Erfahrungen ist die MRT der CT bei nahezu allen Fragestellungen gleichwertig oder überlegen (Tabelle 3.91). Ausgenommen davon sind der Nachweis wenig ausgedehnter Osteodestruktionen, Frakturen und Dysplasien des Mittel- und Innenohrs. In der Regel werden heute basisnahe Pathologien mit Hilfe der CT aufgeklärt. Bei definitiver Diagnose sind keine weiteren Untersuchungen erforderlich. Bei unzureichender Klärung sollte die Präzisierung eines pathologischen Befundes MR-tomographisch erfolgen. Der primäre Einsatz der MRT ist jedoch auch bei gezielten Fragestellungen gerechtfertigt, insbesondere wenn das klinische Bild neurologisch auf einem umschriebenen Schädelbasis- oder Felsenbeinabschnitt eingegrenzt werden kann (s. Tabelle 3.90).

Literatur

1. Baierl P, Fink U, Mayr B, Bauer WM, Oeckler R (1987) KST der Kraniopharyngiome. RÖFO 146/5: 578–583
2. Brant-Zawadski M, Norman D (1987) 1-81? 1-81? 1-81? In: MRI of the central nervous system. Raven, New York, p 355
3. Breger RK, Papke RA, Pojunas KW et al. (1987) Benign extraaxial tumors: contrast enhancement with Gd-DTPA. Radiology 163: 427–429
4. Cunningham MJ, Curtin HD, Butkiewicz BL (1988) Histiocytosis X of the temporal bone: CT findings. J Comp Assist Tomogr 12/1: 70–74
5. Curati WL, Graef M, Kingsley DPE, Niendorf HP, Young IR (1986) Acoustic Neuromas: Gd-DTPA Enhancement in MR Imaging. Radiology 158: 447–451
6. Daniels DL, Herfkins R, Koehler PR, Millen SJ, Schaffer KA, Williams AL, Haughton VM (1984) MRI of the internal auditory canal. Radiology 151: 105–108
7. Daniels DL, Schenck JF, Foster T et al. (1985) MRI of the jugular foramen. Am J Neuroradiol 6: 699–703
8. Daniels DL, Pech P, Pojunas KW, Kilgory DP et al. (1986) Trigeminal nerve: anatomic correlation with MRI. Radiology 159: 577–583
9. Davis KR, Roberson GH, Taveras JN, New PJ, Treon R (1976) Diagnosis of epidermoid tumors by computed tomography. Radiology 119: 347–351
10. Gold LHA, Kieffer SA, Peterson HP (1969) Intracranial meningiomas; a retrospective analysis of diagnostic value of plain skull films. Neuroradiology 19: 873–878
11. Gomorri JM, Grossman RI, Goldberg MI, Zimmerman RA, Bilaniuk LT (1985) Intracranial hematomas: imaging by high field MR. Radiology 157: 87–93
12. Horn KL, Crumley RL, Schindler RA (1981) Facial neurilemmomas. Laryngoscope 91: 1326–1331
13. Karnaze MG, Sartor K, Winthrop JD et al. (1986) Supracellar lesions: evaluation with MRI. Radiology 161: 77–82

14. Kilgore DP, Breger RK, Daniels DL, Pojunas KW, Williams AL, Haughton VM (1986) Cranial tissues: normal MR appearance after intravenous injection of Gd-DTPA. Radiology 160: 757–761
15. Latack JT, Kartush JM, Kemink JL, Graham MD, Knake JE (1985) Epidermoidomas of the cerebellopontine angle and temporal bone: CT and MR Aspects. Radiology 157: 361–366
16. Lee BC, Kneeland JB, Deck MD, Cahill PT (1984) Posterior fossa lesions; MRI. Radiology 153: 134–143
17. Lenz M, König H, Sauter R, Schrader M (1985) KST des Felsenbeins und Kleinhirnbrückenwinkels. RÖFO 143/1: 1–8
18. Mitnick JS, Pinto RS (1980) CT in the diagnosis of eosinophilic granuloma. J Comput Assist Tomogr 4: 791–793
19. Neely JG, Alford BR (1974) Facial nerve neuromas. Arch Otolaryngol 100: 298–301
20. Paillas JF, Toga M, Hassoun J, Salamon G, Grisoli F (1982) 1-81? 1-81? 1-81? In: Les tumeurs cérebrales. Masson, Paris, p 211
21. Pinto RS, Kricheff IT, Bergeron RT, Cohen N (1982) Small acoustic neuromas: detection by high resolution gas CT cysternography. AJR 139: 129–132
22. Pusey E, Kortman KE, Flamingan BD, Tsuruda J, Bradley WG (1987) MR of craniopharyngiomas. Tumor delineation and characterization. AJR 149: 383–388
23. Steffey DJ, De Filipp GJ, Spera T, Gabrielsen TO (1988). MRI of primary epidermoid tumors. J Comput Assist Tomogr 12 (3): 438–440
24. Swartz JD, Goodman RS, Russell KB, Marlowe FI, Wolfson RJ (1983) High resolution CT of the middle ear and mastoid. Part II. Radiology 148: 455–459
25. Sze G, Vichanco LS, Brant-Zawadski M, Davis RL et al. (1987) Chordomas: MR imaging. Radiology 166: 187–191
26. Teresi LM, Lufkin RB, Vinuela F et al. (1987) MRI of the nasopharynx and the floor of the middle cranial fossa. Part II. Malignant tumors. Radiology 164: 817–821
27. Treisch J, Schörner W, Laniado M, Felix R (1987) Charakteristika intrakranieller Meningeome in der magnetischen Resonanztomographie. RÖFO 146, 2: 207–214
28. Valvassori GE (1988) Diagnosis of retrocochlear and central vestibular disease by MRI. Ann. Otol. Rhinol. Laryngol. 97: 19–22
29. Vion-Dury J, Vinceritelli F, Jiddane M, Van Bunnen Y, Rumeau C, Grisolli F, Salamon G (1987) MRI of epidermoid cysts. Neuroradiology 29: 333–338
30. Vogl T, Bauer M, Schedel H, Brüning R, Mees K, Lissner J (1988) Kernspintomographische Untersuchungen von Paragangliomen des Glomus caroticum and Glomus jugulare mit Gd-DTPA. RÖFO 148/1: 38–46
31. Zimmermann RA, Bilaniuk LT, Hacknay OB, Goldberg HI, Grossman RI (1987) MRI in temporal bone fracture. Neuroradiology 29: 246–251

3.10 Gesichtsschädel und Hals

G. Gademann

3.10.1 Einleitung

Die Gesichtsschädel- und Halsregion ist gekennzeichnet durch eine komplexe Anatomie, bestehend aus einer Vielzahl parallel verlaufender Strukturen unterschiedlichen Gewebes und einer engen Nachbarschaft von feinen knöchernen Strukturen und luftgefüllten Höhlen im Gesichtsschädel. Während der Pharynx- und Larynxbereich mit der direkten Inspektion und die lateralen Halsweichteile mit der Palpation im Rahmen der HNO-ärztlichen Untersuchung gut erreichbar sind, können sich im Nasopharynx und Nebenhöhlenbereich diagnostische Schwierigkeiten, insbesondere bei tumoröser oder entzündlicher Verlegung der Nasenhöhle, ergeben. Reine Schädelbasisprozesse sind meist nur durch ihre neurologischen Symptome klinisch erkennbar. Als Ergänzung oder Ersatz der konventionellen Radiographie und Tomographie kommt die CT besonders bei onkologischen Fragestellungen verstärkt zum Einsatz. Für die zervikalen Lymphknotenregionen bewährt sich der Ultraschall. Die MRT steht am ehesten mit der CT in Konkurrenz und muß ihre Einsetzbarkeit für Erkrankungen des Kopf-Hals-Bereichs noch festigen [10].

3.10.2 Untersuchungstechnik

3.10.2.1 Patientenvorbereitung und -lagerung

Für alle MR-Untersuchungen des Kopf-Hals-Bereichs muß Zahnersatz so weit wie möglich entfernt werden. Kronen oder Zahnfüllungen erzeugen meist nur lokale Bildverzerrungen von wenigen Millimetern und wirken sich weniger dramatisch aus als in den CT-Bildern. Störend und darum zu vermeiden sind permanente Bewegungen, wie Kauen oder starkes Atmen, weniger störend vereinzeltes Schlucken und Husten, doch sollte auch dies möglichst unterlassen werden.
Der Patient ist auf dem Rücken, den Kopf in einer stabilen Kopfschale, zu lagern. Seitliche

Tabelle 3.92. Untersuchungstechniken

	Pharynx	Nasopharynx Nasennebenhöhlen	Parotis	Schilddrüse
Lagerung	Kopf in leichter Retroflexion	Gesichtsebene horizontal	Kopf in leichter Anteflexion	Kopf in leichter Retroflexion
Zentrierung	Unterhalb des Kinns	Infraorbital	Spulenmitte	Spulenmitte
Spule	Kopfspule/Halsspule	Kopfspule	Runde OFS (∅ ca. 10 cm)	Ovale, flexible OFS
Untersuchungsgebiet	Kieferwinkel bis suprajugular	Stirnhöhle/laterales Halsdreieck	Spulenbereich	Spulenbereich

Kissen oder ein Stirnband machen Bewegungen bewußter. Für Untersuchungen des Gesichtsschädels sollte infraorbital zentriert werden, dabei liegt die Gesichtsebene parallel zum Tisch (deutsche Horizontale). Oropharynxlarynxregion sowie die Schilddrüse werden in leichter Retroflexion des Kopfs mit Zentrierung unterhalb des Kinns untersucht, die Parotis in leichter Anteflexion. Tabelle 3.92 gibt eine Übersicht.

3.10.2.2 Spulen

Das S/R-Verhältnis in den Bildern reicht bei Verwendung der Ganzkörperspule oft zur Darstellung der Gesichts- und Halsregion nicht aus, so daß Spezialspulen angewendet werden müssen. Der Gesichtsschädel (Nasopharynx, NNH) kann durch eine tiefe Lagerung in die Kopfspule gut dargestellt werden. Für die kaudale Halsregion sollten Spezialspulen (Helmholtz-Anordnung) oder leicht gewölbte Oberflächenspulen zur Anwendung kommen. Für die Untersuchung der Ohrspeicheldrüse sollte die Paarigkeit des Organs für eine vergleichende Diagnostik ausgenutzt und zumindest eine Übersicht in der Kopfspule gewonnen werden. Ansonsten empfiehlt sich für eine höhere Auflösung der Drüse eine flache, dem Organ aufgelegte Oberflächenspule von ca. 10 cm Durchmesser. Die Schilddrüse kann sehr gut durch flexible, quer auf die distale Halsregionen aufgelegte Oberflächenspulen dargestellt werden.

3.10.2.3 Untersuchungssequenzen

Zur näheren Charakterisierung der Weichteilstrukturen empfiehlt es sich immer, Bilder mit unterschiedlichen Aufnahmesequenzen anzufertigen. Dies sollte eine deutlich T1-gewichtete SE-Sequenz (z. B. SE ≤ 600/10–20) und eine Doppelechosequenz sein, die eine spindichtebetonte und eine T2-betonte Aufnahme erzeugt. Die Zeitdauer der Sequenz wird je nach dem Zustand des Patienten zwischen etwa 5 und 10 min liegen (d. h. TR ca. 1200–2000 ms). Für die T2w-SE-Sequenzen genügt eine Echozeit TE von ca. 70 ms.

Die sog. schnellen Sequenzen, wie FLASH, FISP, GRASS, FFE, FAST etc. werden im Gesichts- und Halsbereich derzeit überwiegend für Übersichtsbilder und kaum für die klinische Diagnostik angewandt. Nachteilig sind der verminderte Kontrastumfang und die starken Flußartefakte, die eine Differenzierung zwischen Gefäß und Lymphknoten erschweren. Der in den Tabellen 3.93 und 3.94 aufgezeigte Untersuchungsablauf kann im wesentlichen standardisiert durchgeführt werden und benötigt etwa 40 min.

Tabelle 3.93. Ablauf einer MR-Untersuchung im Halsbereich (außer Nasopharynx)

Wichtung (SE)	Schnittführung
1. Messung: T1w (500–600/10–20)	Transversal
2. Messung: pw/T2w (1200–2000/30, 70–80)	Transversal
3. Messung: T1w (600/10–20)	Frontal (bei Mittellinienprozessen sagittal)
4. Messung: T1w (500–600/10–20)+KM	Transversal

3.10.2.4 Kontrastmittelanwendungen

Für die Kontrastmittelverstärkung mittels eines paramagnetischen Kontrastmittels sind immer T1w-Aufnahmen erforderlich. Ihre Anwendung im Halsbereich wird derzeit noch unterschiedlich beurteilt; im Vergleich zu ZNS-Untersuchungen spielt sie eine eher untergeordnete Rolle. Einzelne Läsionen wie Glomustumoren, Meningeome oder Neurinome nehmen in der überwiegenden Mehrzahl das Kontrastmittel auf, während andere, z.B. Mundhöhlenkarzinome, diese Eigenschaft nicht immer besitzen. Es kommt immer zu einer starken Anflutung des Kontrastmittels in der Schleimhaut, so daß eine flächenartige Ausbreitung von Tumoren nicht besser sichtbar gemacht werden kann [3]. Die Tumordarstellung nach Kontrastmittelgabe ist meist vergleichbar mit der im T2w-Bild, bei allerdings besserem S/R-Verhältnis und kürzeren Aufnahmezeiten. Eine Kontrastierung der Gefäße wie bei der CT-Untersuchung ist nicht notwendig, da sie einen ausgezeichneten natürlichen Kontrast durch den Fluß besitzen.

3.10.2.5 Abbildungsebenen

Die wichtigste Schnittführung für den Kopf-Hals-Bereich mit Ausnahme des Nasopharynx bleibt die transversale (wie bei der CT). Als Ergänzung folgt eine Untersuchung in frontaler Schnittführung. Lediglich bei reinen Mittel-

Tabelle 3.94. Ablauf einer MR-Untersuchung des Nasopharynx

Wichtung (SE)	Schnittführung
1. Messung T1w (500–600/10–20)	Sagittal
2. Messung pw/T2w (1200–2000/30, 70–80)	Transversal
3. Messung T1w (500–600/10–20)	Frontal
4. Messung T1w (500–600/10–20)+KM	Schnittführung mit bester Befunddarstellung

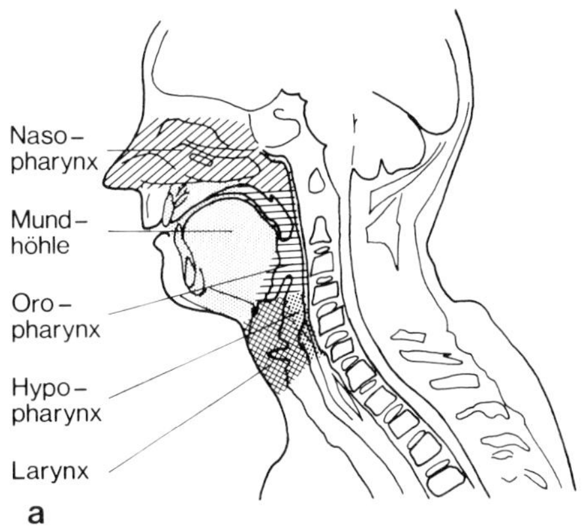

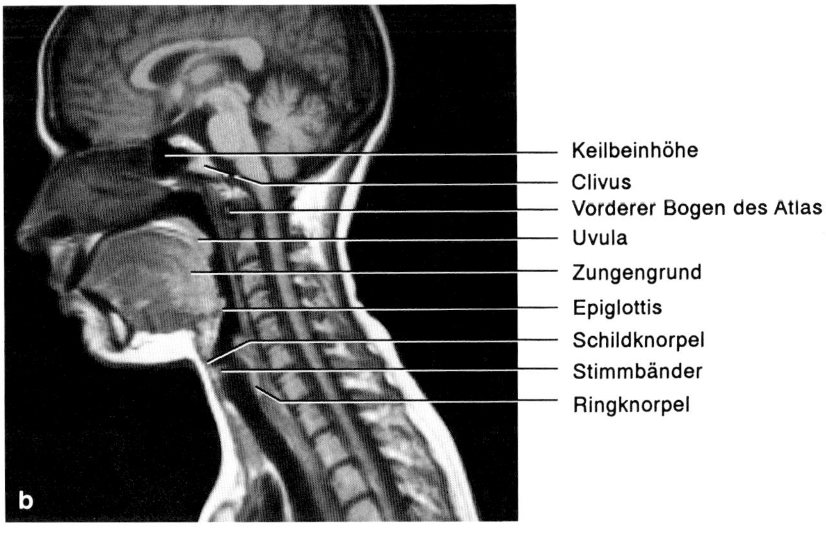

Abb. 3.212. a Mediansagittalansicht der Gesichts-Hals-Region mit der Einteilung in anatomische Abschnitte gemäß der UICC [13]. **b** MR-Mediansagittalschnitt der Halsregion (T1w) mit Kennzeichnung der wichtigsten anatomischen Strukturen

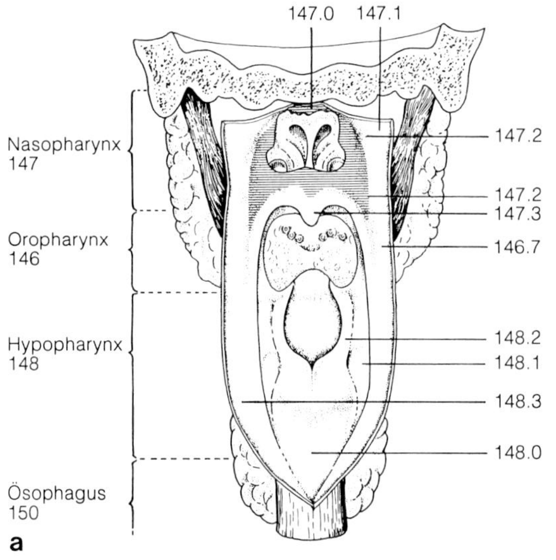

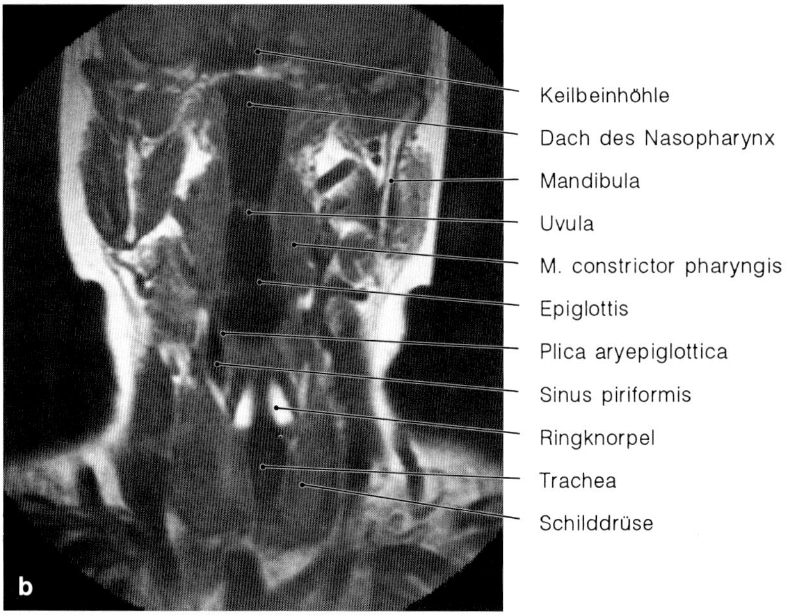

Abb. 3.213. a Schema der Frontalansicht der Gesichts-Hals-Region mit der Einteilung in anatomische Abschnitte gemäß der UICC (aus [13]). **b** MR-Frontalschnitt (T1w) der Normalanatomie mit Kennzeichnung der wichtigsten anatomischen Strukturen: Die von der UICC vorgeschlagene Einteilung des Pharynx ist gut zu erkennen. Grenzstrukturen sind die Uvula des weichen Gaumens zwischen dem Nasopharynx und dem Oropharynx und die Epiglottis mit den Vallekeln zwischen Oropharynx und Hypopharynx

linienprozessen, z. B. an der dorsalen Wand des Pharynx, sollte die sagittale Schnittführung benutzt werden. Dies gilt primär auch für den Nasopharynx (s. Tabellen 3.93 und 3.94). – Bei allen Pharynx- und Larynxtumoren müssen die primären Lymphabflußgebiete mit dargestellt werden, d. h. in der Regel ein Untersuchungsgebiet vom Kieferwinkel bis zur Supraklavikularregion. Die frontale Schnittführung ist dafür am geeignetsten.

3.10.3 Normale Anatomie

In Längsschnitten (sagittal und frontal) ist die Einteilung des oberen aerodigestiven Traktes in Nasopharynx, Oropharynx und Hypopharynx sowie Mundhöhle und Larynx sehr gut erkennbar (Abb. 3.212 und 3.213). Sie wird in der UICC-Tumorklassifikation benutzt [13]. Die Grenze zwischen dem Nasopharynx und dem Oropharynx wird von der Uvula des weichen Gaumens, zwischen dem Oropharynx und Hypopharynx/Larynx von der Epiglottis und den Vallekeln gebildet. Im Sagittalschnitt zeigt sich die für Nasopharynxprozesse wich-

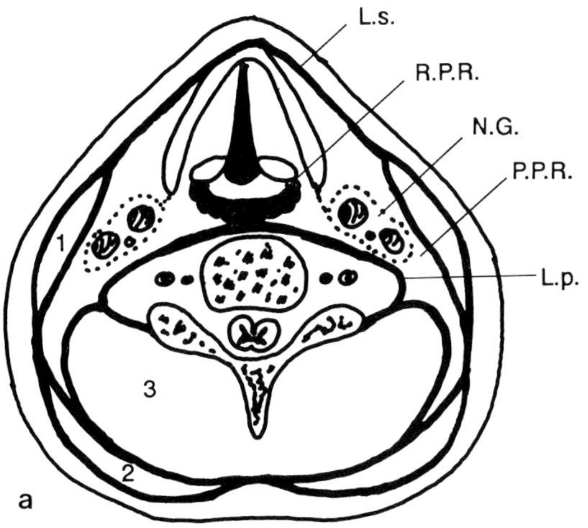

Abb. 3.214. **a** Schema der Halskompartimente am Transversalschnitt. *L. s.* Lamina superficialis fasciae cervicalis, *L. p.* Lamina praevertebralis fasciae cervicalis, *R. P. R.* Retropharyngealraum, *P. P. R.* Parapharyngealraum, *N. G.* Gefäß-Nerven-Strang des Halses, *1* M. sternocleidomastoideus, *2* M. trapezius, *3* Nackenmuskulatur. **b** MR-Transversalschnitt durch den Larynx auf Höhe der falschen Stimmbänder. Man erkennt die signalintensive Zone des teilweise ossifizierten Schildknorpels dorsal und ventral *(Pfeilspitzen)* und die dazwischenliegende signalärmere Zone des hyalinen Knorpels *(offene Pfeile)*

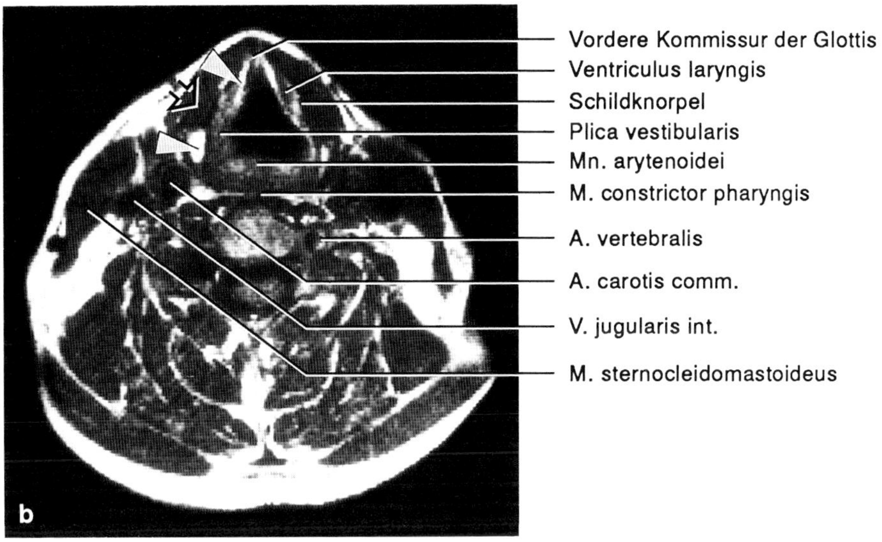

tige mediane Schädelbasisregion, im Frontalschnitt die Schädelbasis zur mittleren Schädelgrube und die klinisch wichtige Fossa pterygopalatina.

Die Halsregion ist durch Muskeln und Faszien in anatomische Kompartimente aufgeteilt, die sich großteils entlang der Körperlängsachse erstrecken und natürliche Grenzen für pathologische Prozesse darstellen. So unterscheidet man z. B. eine oberflächliche, eine mittlere und eine tiefe Halsfaszie (Abb. 3.214). Zur Klärung der Frage, wo ein Prozeß seinen Ursprung nimmt, sind die meist lateralen oder medialen Verschiebungen solcher Grenzstrukturen sehr aussagekräftig, so daß die transversale Schnittführung dafür besonders geeignet ist.

3.10.4 Signalverhalten und Relaxationszeiten

Die Anatomie der Halsregion wird am besten im T1w-Bild dargestellt, da das fetthaltige, signalintensive Bindegewebe stark zu den eher signalarmen Muskeln kontrastiert. Letztere dienen üblicherweise als interner Standard, auf den die Begriffe „signalarm, isointens, signalreich", bezogen werden. Im pw-Bild kommt es zu einer Signalanhebung der Muskeln, im T2w-Bild erscheinen sie nahezu signallos. Verwirrend vielfältig und örtlich unterschiedlich ist das Kontrastverhalten des Kehlkopfskeletts. Der hyaline oder elastische Knorpel ist eher isointens zum Muskel, zeigt

jedoch bei Ossifizierung einen für Knochen typischen Aufbau mit kortikalen signallosen Lamellen und einer signalintensiven Markzone [1].
Krankhafte Prozesse, seien es Primärtumoren oder metastatisch befallene Lymphknoten sind meist durch verlängerte Relaxationszeiten gekennzeichnet. Sie stellen sich im T2w-Bild signalreicher und im T1w-Bild signalärmer als Muskelgewebe dar.
Schleimhautschwellungen entzündlicher Genese oder zystische Veränderungen besitzen in der Regel eine hohe Signalintensität im T2w-Bild. Eine Eigenschaft dieser Aufnahmen ist ein zwar deutlich reduziertes S/R-Verhältnis, was jedoch durch eine parallel angefertigte pw-Aufnahme bei vergleichender Interpretation keinen größeren Nachteil bedeutet. Meist läßt sich das pathologische Areal bereits in den pw-Bildern durch eine relativ hohe Signalintensität (verlängertes T2) erkennen.

3.10.5 Pathologie

Wie bei der CT betreffen die Indikationen zur MRT überwiegend die tumorösen Erkrankungen oder Tumorverdacht. So liegen hierüber auch die meisten Erfahrungen vor, sowohl vom eigenen Patientengut als auch der Literatur. Die MRT von gutartigen Erkrankungen wie benignen Tumoren, Zysten, Entzündungen oder Anomalien spielt eine untergeordnete Rolle und soll in diesem Rahmen nicht behandelt werden.

3.10.5.1 Nasopharynx und Nasennebenhöhlen

Wichtig ist die Differenzierung des Tumors von entzündlichen Schleimhautveränderungen des Nasopharynx und der Nasennebenhöhlen. Hierbei weist die MRT Vorteile zur CT auf, insbesondere in der besseren Weichteildifferenzierung und durch Abbildung in Längsschnitten. Wenngleich man in der Vergangenheit gerade die paranasale Region wegen der Darstellbarkeit der knöchernen Lamellen für das Aufgabengebiet der CT hielt [2], kommt man zunehmend zu der Überzeugung, daß die MRT gerade in diesem Bereich durch die klare Darstellung auch dünner Weichteilsäume und die fehlende Überlagerung von Knochenstrukturen [9] die Methode der Wahl ist.

Tabelle 3.95. Tumoren des Nasopharynx und der Nasennebenhöhlen

Plattenepithelkarzinom
Adenokarzinom
Lymphoepitheliales Karzinom
Weichteiltumoren – Leiomyosarkom – embryonales Rhabdomyosarkom – Lipom, Liposarkom – Neurofibrom – Myxom – Fibrom, Fibrosarkom
Juveniles Angiofibrom
Maligne Lymphome, Plasmozytom
Papillom
Olfaktoriusneuroblastom
Malignes Melanom
Tumoren der Speicheldrüsen (s. Tabelle 3.97)
Teratom bei Kindern
Dermoidzyste
Nasale Gliome
Tumorähnliche Veränderungen – Granuloma gangraenescens – Mukozele

Tabelle 3.95 zeigt eine Liste der bösartigen und gutartigen Geschwülste im Nasopharynx und Nasennebenhöhlenbereich. Den weitaus größten Anteil bilden Plattenepithel- und Adenokarzinome.
Die Tumoren kommen in der Regel im T2w-Bild heller zur Darstellung als das Umgebungsgewebe. Sie werden lediglich noch von Zysten und entzündlichen Schleimhautschwellungen in ihrer Signalintensität übertroffen, so daß eine Unterscheidung oder Trennung von entzündlichen und tumorösen Veränderungen zu treffen ist. Infiltrationen in den Knochen können durch hohe Signale in den sonst üblichen signalarmen Kortikalisstrukturen, z. B. der Schädelbasis, gut dargestellt werden (Abb. 3.215). Eine Aufnahme von paramagnetischem Kontrastmittel wird nicht bei allen pathologischen Veränderungen gesehen. Unscharfe Begrenzungen, wie zum Beispiel zum Fett oder Knochenmark im T2w-Bild oder zur Muskulatur in der T1-Wichtung treten dann klar hervor [11]. Auch meningeale Infiltratio-

Abb. 3.215 a–c. Plattenepithelkarzinom des linken ▶ Naso- und Oropharynx. Es handelt sich um das Rezidiv eines Oropharynxtumors nach Bestrahlung, das nach kranial gewachsen ist. Auffällig wurde das Rezidiv durch Hirnnervenausfälle. **a** Im Nativ-CT erkennt man insbesondere die knöchernen Destruktionen der linken Schädelbasis *(Pfeile)* kaum jedoch den eigentlichen Tumor, der in **b** bereits im T1w-Sagittalschnitt (SE 600/20) als ausgedehnte Zone mittlerer Signalintensität zur Darstellung kommt. Die Umschlingung der A. carotis interna bis zum Siphon *(Pfeil)* und die Infiltration der Schädelbasis wird eindrucksvoll demonstriert. **c** Im pw-Frontalschnitt (SE 2000/20) sieht man die Durchsetzung der Schädelbasis zur linken mittleren Schädelgrube mit Verdickung der Meningen *(Pfeil)*. Der Tumor zeigt in dieser Sequenz eine deutliche Signalzunahme

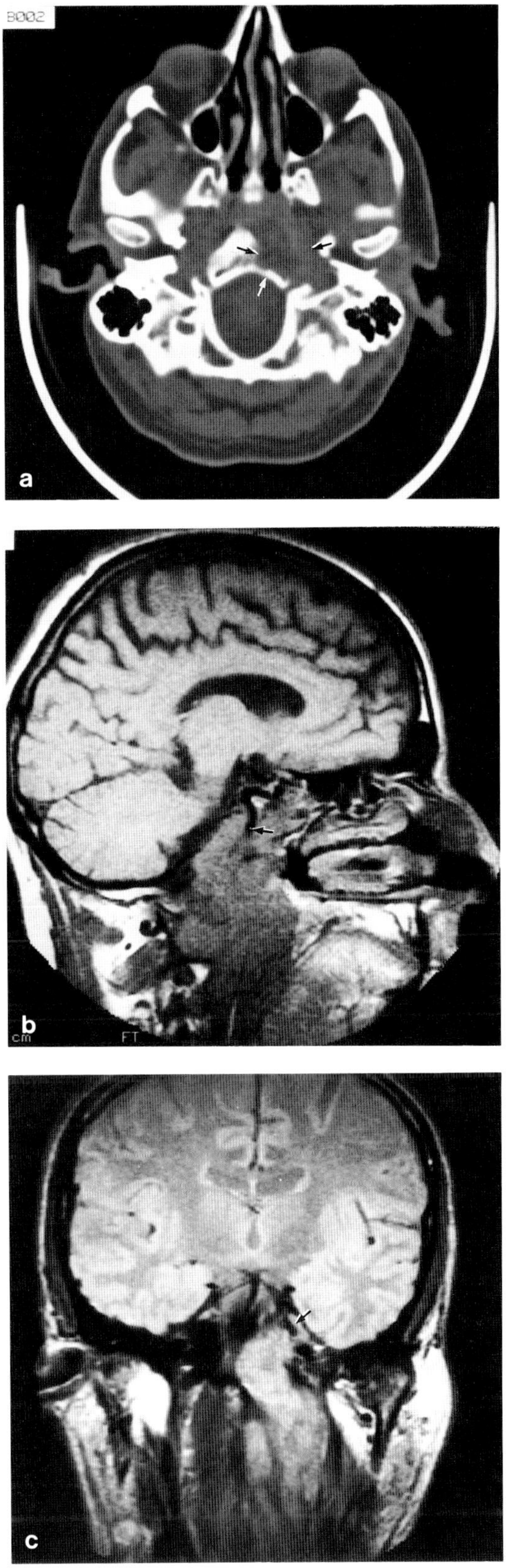

nen können erst durch Kontrastmittelgabe ausreichend geklärt werden.

3.10.5.2 *Oropharynx und Mundhöhle*

Im Bereich des Pharynx, der bei der HNO-ärztlichen Untersuchung in der Regel gut einzusehen ist, spielt die MRT keine Rolle bei der primären Diagnostik maligner Tumoren, vielmehr wird sie zur Sicherung des T-Stadiums herangezogen, d. h. zum Nachweis von Infiltrationen und etagenüberschreitendem Wachstum [4].

Der überwiegende Anteil der Pharynx- und Mundbodentumoren sind Plattenepithelkarzinome unterschiedlichen Differenzierungs- und Verhornungsgrades (Tabelle 3.96). Unabhängig von der Histologie erscheinen nahezu alle malignen Tumoren signalärmer als das umgebende Muskelgewebe im T1w-Bild und teilweise deutlich signalreicher im T2w-Bild [6]. Dadurch kann die Tiefenausdehnung des Tumors exakt bestimmt werden. Da die Schleimhaut ähnliche Kontraste wie der Tumor zeigt (auch nach Kontrastmittelgabe), ist die oberflächliche muköse oder submuköse Ausbreitung weniger sicher festzulegen. Auch die Differenzierung von Tumor und Ödem ist wegen ähnlicher Kontraste problematisch. – Glomustumoren, meist im Bereich der Karotisgabel gelegen (sagittale Schnittführung günstig), können auch im T1w- bzw. pw-Bild relativ signalintensiv erscheinen. Sie zeigen aufgrund ihrer guten Vaskularisation außerdem eine ausgeprägte Signalverstärkung nach KM-Gabe. Kavernöse Hämangiome und Lymphangiome sind durch

Tabelle 3.96. Tumoren der Mundhöhle, des Pharynx und des Larynx

Plattenepithelkarzinom (ca. 90%)
Adenokarzinom
Basalzellkarzinom
Verruköses Karzinom
Kleinzelliges Karzinom
Adenoidzystisches Karzinom
Karzinosarkom
Weichteiltumoren (des Kehlkopfs) – Osteosarkom – Rhabdomyom, Rhabdomyosarkom – malignes fibröses Histiozytom – Synovialsarkom – Angiofibrom – Neurilemmom – Fibrosarkom – Chondrosarkom – Granularzelltumor
Tumoren der kleinen Speicheldrüsen (s. Tabelle 3.97)
Lymphogranulomatose
Maligne Lymphome, Plasmozytom
Malignes Melanom
Hämangiom
Lymphangiom
Metastasen
Chemotektom
Karzinoid
Tumorähnliche Veränderungen – Mukozele – pyogenes Granulom – fibroepitheliales Papillom – chronische Entzündungen – Riesenzellepulis – Cholesteatom – Chondrodermatitis nodularis – Sängerknötchen der Stimmlippen

ihre inhomogene Binnenstruktur im Sinne von Gefäßdilatationen und zystischen Hohlräumen sowie der glatten Grenzen gut zu erkennen. Lipome und je nach Fettgehalt auch Liposarkome kommen signalintensiv im T1w-Bild zur Darstellung.
Die teilweise problematische HNO-ärztliche Untersuchung von Zungengrundkarzinomen kann mit der MRT vorteilhaft unterstützt werden. So ist die wichtige Angabe eines mittellinien-überschreitenden Wachstums beim Mundboden- und Zungengrundkarzinom mit der MRT meist möglich (Abb. 3.216).

3.10.5.3 Hypopharynx und Larynx

Das für Naso- und Oropharynx Gesagte gilt im wesentlichen auch für den Hypopharynx-Larynx-Bereich. Die Tumorverteilung ist der des Oropharynx sehr ähnlich (s. Tabelle 3.96). Man unterscheidet bei Larynxtumoren supraglottische, glottische und subglottische Lokalisationen. Diese Zuordnung ist am besten im Sagittal- oder Koronarschnitt ersichtlich. Andererseits ist die lokale Infiltrationstiefe besser in den transversalen Schichten zu erkennen. Während die muköse und submuköse Tumorausbreitung mit der direkten Laryngoskopie meist sehr gut dargestellt werden kann, vermag die MRT durch die guten Weichteilkontraste die laterale Tumorausbreitung und die Destruktionen des Larynxgerüsts abzuklären (Abb. 3.217). – T1-Stadien von Glottistumoren sind wegen geringer Raumforderung und durch Bewegungsunschärfen an den Stimmlippen im MR-Bild schwer zu beurteilen. Zu achten ist bei kleinen Prozessen auf die vordere Kommissur der Glottis. Sie muß spitzwinklig zulaufen und die meist signalintensiven Strukturen des Schildknorpels erkennen lassen. Wichtig für den Therapeuten sind auch Hinweise auf einen Befall des Postkrikoidraums, die Mündung des Ösophagus. Oft ist eine Differenzierung zwischen Hypopharynx- und Oropharynxkarzinom bei fortgeschrittenen Tumorstadien nicht mehr möglich, so daß in jedem Fall bei der Fragestellung „Hypopharynx" auch wesentliche Teile des Oropharynx abgebildet werden müssen.
Lokal begrenzte und durch Inspektion gut einsehbare Tumoren, z.B. T1-Glottiskarzinome, stellen bislang noch keine Indikation zur MRT dar. Einsatzgebiet sind fortgeschrittene Tumoren mit der Frage nach Operabilität oder operativem Vorgehen.

3.10.5.4 Speicheldrüsen

Die bisherigen Erfahrungen beschränken sich weitgehend auf die Parotis und sind noch sehr begrenzt. Erkrankungen der Glandula submandibularis und sublingualis sind vergleichsweise selten. Diese oberflächlich gelegenen Organe sind normalerweise ausgezeichnet mittels Palpation und Ultraschall zu untersuchen. Die histologischen Parameter erhält

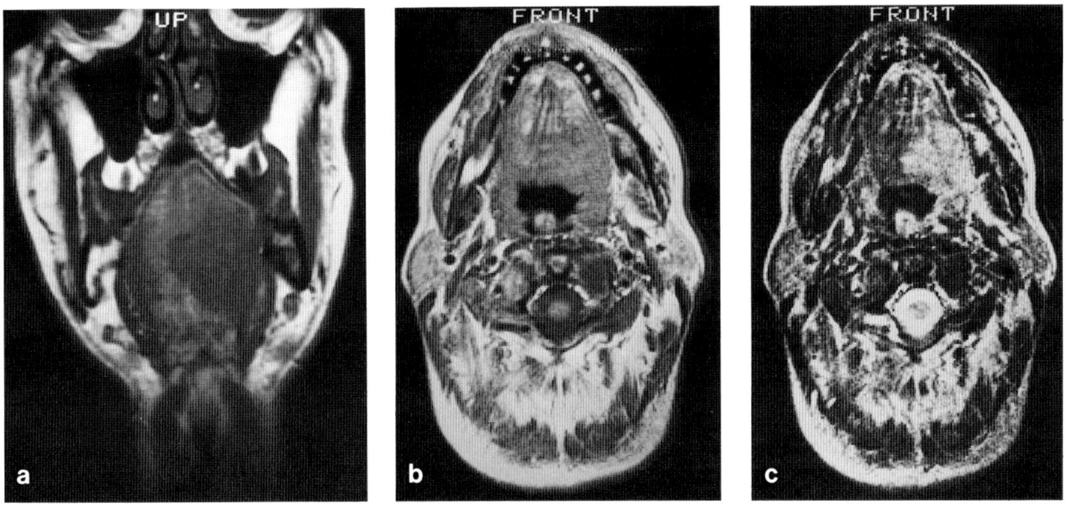

Abb. 3.216 a–c. Ausgedehnter Zungen- und Mundbodentumor, T3 (histologisch gesichert, keine Operation). **a** Koronarer MR-Schnitt durch den mittleren Bereich der Zunge (T1w, SE 600/15), **b** transversaler MR-Schnitt in Höhe der Tonsillen und des Zungengrundes (pw, SE 1800/15), **c** zugehöriger transversaler T2w-Schnitt (SE 1800/90). Der ausgedehnte Tumor im Mundboden- und Zungenbereich tangiert den lateralen Oropharynx (Tonsillenregion). Er reicht über die Mittellinie. Seine Ausdehnung stellt sich im T1w-Bild als signalarme strukturauflösende Formation dar, im pw-Bild besteht eine Signalgleichheit zum Zungenmuskel, wobei die Destruktion der Muskelfaszien deutlich wird. Die beste Kontrastauflösung ergibt sich im T2w-Bild. (Links submandibulär ist im Koronarschnitt ein grenzwertig großer Lymphknoten dargestellt)

man durch (meist problemlose) Nadelbiopsie. Außerdem steht seit langem die Röntgensialographie zur Verfügung, die insbesondere bei gutartigen Erkrankungen eingesetzt wird.

Die Anwendung von MRT und CT ist lediglich dann sinnvoll, wenn bei Tumorerkrankungen bzw. diffusen ungeklärten Schwellungen der Drüse der Ausgangsort des Prozesses, organüberschreitendes Wachstum und die Beziehungen zum Umgebungsgewebe bestimmt werden müssen.

Bei der Frage nach entzündlichen Veränderungen empfiehlt sich eine gleichzeitige Aufnahme beider Parotiden in der Kopfspule, so daß gegebenenfalls Signalunterschiede im Seitenvergleich feststellbar sind. Dies trifft insbesondere für diffuse Entzündungen zu. Solche sind in der Regel (wenn nicht abszeßartig ausgebildet) durch eine diffuse Vergrößerung des Organs mit relativ homogenem Binnenmuster gekennzeichnet; dabei werden die Speicheldrüsengrenzen respektiert.

Durch die hohe Ortsauflösung, die mit Oberflächenspulen erreicht wird, können Strukturen wie der N. facialis sichtbar werden. Die präoperative Aussage über die Beziehungen

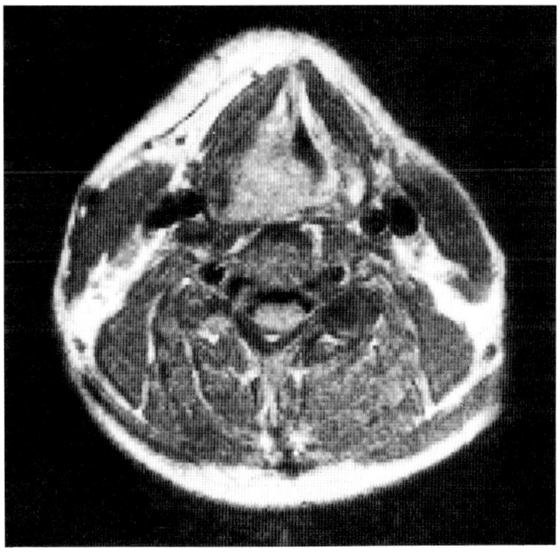

Abb. 3.217. Larynx-Hypopharynx-Tumor, Zweitkarzinom (Plattenepithel) der Glottis (T4; histologisch bestätigt und operiert). Transversaler MR-Schnitt (pw, SE 1800/30). Der Tumor erscheint relativ signalintensiv. Er destruiert ausgehend von der Glottis den rechten Schildknorpel, der dorsal nicht mehr abgrenzbar ist und infiltriert den rechten Hypopharynx, wobei die Mittellinie deutlich überschritten wird. Die Grenzen zu den paralaryngealen Muskeln sind unscharf und der Tumor reicht bis an die rechte V. jugularis interna heran, die sich intraoperativ mit dem Tumor verwachsen zeigt

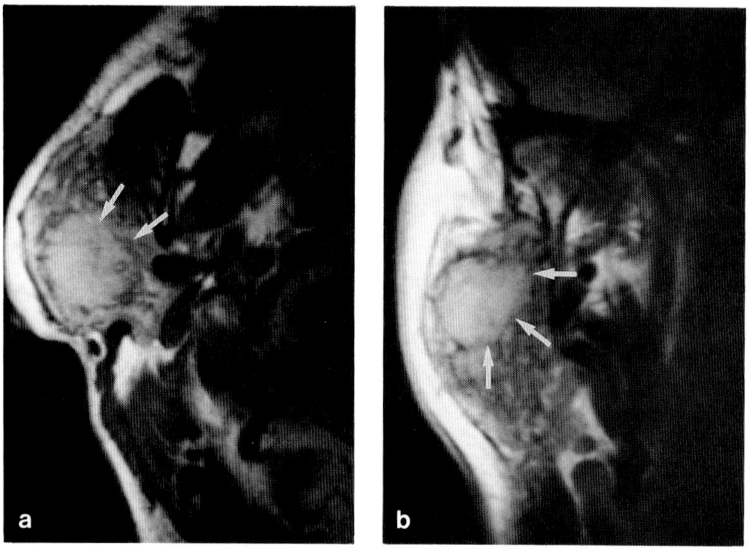

Abb. 3.218 a, b. Maligner hellzelliger Tumor der rechten Parotis. **a** Transversaler MR-Schnitt (SE 1200/35), **b** frontaler MR-Schnitt (SE 1200/35). Zur Anwendung kam eine plane Oberflächenspule mit einem Durchmesser von 10 cm. Klinisch war ein relativ schnelles Wachstum und eine Fazialisparese aufgefallen. Im MR-Bild zeigt sich eine unscharf begrenzte, teilweise kapsulär umschlossene Raumforderung, wie sie typisch auch bei benignen Parotistumoren gesehen wird. Jedoch ist die rundliche Form insbesondere nach medial und ventral nicht eingehalten *(Pfeile)*, dort ist der Prozeß auch weniger deutlich vom Drüsengewebe abgrenzbar. Histologisch wurde ein Durchbruch der Kapsel und eine Infiltration des Prozesses in die Drüse gesehen

Tabelle 3.97. Tumoren der Speicheldrüsen

1. Benigne epitheliale Tumoren
   - Pleomorphe Adenome
   - Zystadenolymphome
   - Sonstige monomorphe Adenome
     - Speichelgangadenome
     - Basalzelladenome
     - Onkozytome
2. Maligne epitheliale Tumoren
   - Mukoepidermoidtumoren
   - Azinuszelltumoren
   - Karzinome
     - Adenoidzystische Karzinome
     - Adenokarzinome
     - Plattenepithelkarzinome
     - Karzinome in pleomorphen Adenomen
     - Speichelgangkarzinome
     - Hellzellige Karzinome
     - Talgdrüsenkarzinome
3. Mesenchymale Tumoren

des Prozesses zum N. facialis kann hinsichtlich einer genauen Patientenaufklärung und für die Operationsplanung hilfreich sein [14]. Die Tumoren der Parotis (Tabelle 3.97) nehmen hinsichtlich ihrer Dignität eine Sonderstellung ein, da Übergänge von benignen zum malignen Stadium relativ häufig sind. Die Tumoren stellen sich mehr oder weniger gleichförmig im MR-Bild dar [5]. Es zeigen sich meist rundliche, gut begrenzte Formationen mit leichter Signalzunahme im T2w-Bild (Abb. 3.218). Eine unscharfe Begrenzung und unregelmäßige Konturen sind verdächtig auf Malignität.

3.10.5.5 *Schilddrüse und Nebenschilddrüsen*

Die MRT der Schilddrüse spielt derzeit eine untergeordnete Rolle, da Szintigraphie, Feinnadelbiopsie und Ultraschall in der Diagnostik weitgehende Klärung bringen. Einzelne Publikationen zeigen zwar die Möglichkeit auf, Pathologien fokaler und diffuser Art zu erkennen, jedoch ist eine histologische Zuordnung der Befunde mit der MRT nicht möglich. Das Signalverhalten der Läsionen schwankt in weiten Bereichen [8]. Es ergibt sich derzeit kein Hinweis auf eine bessere nichtinvasive Differenzierbarkeit von gutartigen und bösartigen Knoten (z. B. Adenom und Karzinom). Ein gewisser Vorteil kann sich in der Unterscheidung zwischen Tumorrezidiv bzw. -rest

und postoperativer Narbe durch das verschiedene Signalverhalten im T2w-Bild ergeben (s. 3.10.5.7).
Für die präoperative Suche von ektopischen Nebenschilddrüsen beim primären Hyperparathyreoidismus werden Sensitivitäten für die MRT angegeben, die mit denen der Sonographie, der Thalliumszintigraphie und der CT vergleichbar sind (ca. 70%). Die Nebenschilddrüsenadenome zeichnen sich durch Hypointensität im T1w-Bild und deutliche Hyperintensität im T2w-Bild aus. Verwechslungen mit Zysten oder Adenomen der Schilddrüse sind möglich. Eine postoperative Diagnostik ist durch narbige Veränderungen mit der MRT ähnlich problematisch wie mit den anderen Methoden.
Auffällig ist ein relativ häufiges klaustrophisches Verhalten der Patienten mit Schilddrüsen- oder Nebenschilddrüsenerkrankungen, was eine MR-Untersuchung erschwert, wenn nicht gar verbietet (ca. 15%, d.h. etwa 3mal häufiger als üblich). Ein Zusammenhang mit der Erkrankung kann angenommen werden.

3.10.5.6 Die zervikalen Lymphabflußgebiete

Maligne Kopf-Hals-Tumoren metastasieren frühzeitig in die lokalen Lymphabflußgebiete. Die frontale T1w-Schnittführung eignet sich zum Nachweis von kleinen zervikalen Lymphomen und damit für die N-Klassifikation N1 und N2 (Abb. 3.219). In der Regel werden Lymphknoten ab 1 cm Durchmesser als pathologisch bewertet. Ausnahme ist ein meist in dieser Größe dargestellter Kieferwinkellymphknoten. Lymphknoten können ab einer Größe von 5 mm je nach Aufnahmetechnik gut erkannt werden. Im transversalen MR-Schnitt kann man sie differenzierter darstellen. Die gute Kontrastauflösung, die besonders eine Differenzierung zu den Gefäßen zuläßt, erweist sich hierbei der CT-Untersuchung als eindeutig überlegen [12]. Andererseits muß hervorgehoben werden, daß bislang keine Möglichkeit besteht, zwischen entzündlicher und tumoröser Genese zu differenzieren. In beiden Fällen kommt es zu einer T2-Verlängerung. Nekrotisch zerfallene Lymphknoten weisen eine zentrale Zone hoher Signalintensität im T2w-Tomogramm auf.

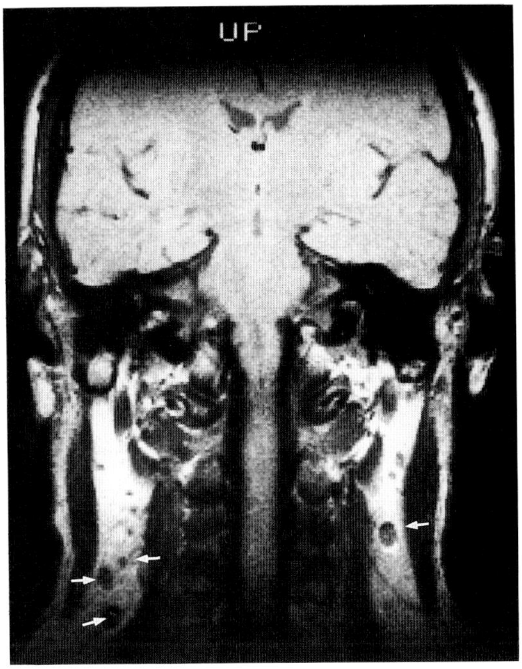

Abb. 3.219. Grenzwertig vergrößerte zervikale Lymphknoten. Koronarer MR-Schnitt (SE 1800/30). Beiderseits können mehrere Lymphknoten *(Pfeile)* mit Durchmessern von etwa 1 cm nachgewiesen werden (bei primärem Larynxkarzinom). Sie können der zervikal profunden (jugulares medii) und der supraklavikulären Lymphknotengruppe zugeordnet werden

Tabelle 3.98. MR-Kriterien für die Infiltration der Arterien

1.	Nullabstand auf mehr als 10 mm Strecke
2.	Kompression oder Pelottierung der Arterie
3.	Auslöschung des periadventitiellen Fettgewebskontrastes

Häufig ist eine tumoröse Verbindung von Metastase und Primärtumor mit Infiltration der Halsgefäße (En-bloc-Wachstum), so daß eine Operationsindikation nicht mehr gegeben ist. Diese wichtige Information kann durch MRT mit einer Treffsicherheit von 80% erreicht werden. So kann die MRT für diese spezielle Fragestellung eine wichtige Untersuchung sein, d.h. insbesondere für die Klärung zwischen N2- und N3-Stadium.
Infiltrationen von Arterienwänden muß man bei einem Signalverlust der meist von fetthaltigem Gewebe umgebenen Adventitia des Gefäßes (über 10 mm im T1w- und Pw-Bild)

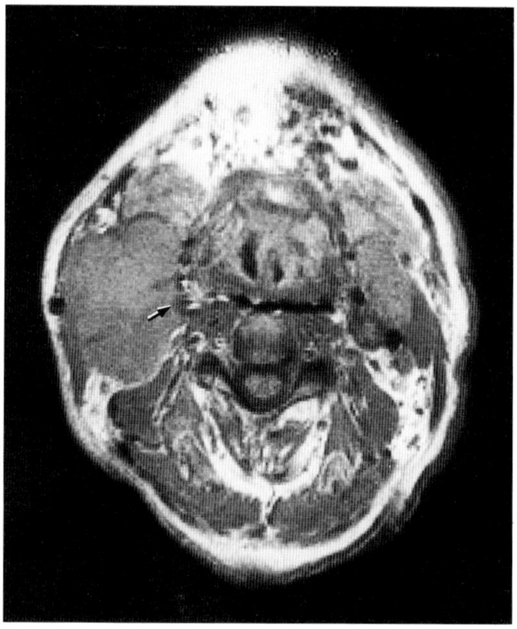

Abb. 3.220. Ausgedehnter Oropharynxtumor mit beiderseits fixierten Halslymphknotenmetastasen (T3N3). Keine primäre Operation. Transversaler MR-Schnitt (pw, SE 1800/15). Rechts zeigt sich ein polizyklisches Lymphknotenpaket mit teilweise unscharfer Begrenzung. Der Tumor reicht bis an die Pharynxwand (En-bloc-Wachstum) und umschließt die Gefäße *(Pfeil)*. Der Primärtumor wächst infiltrativ zirkulär im Pharynx, wobei eine starke Ödemkomponente anzunehmen ist, die nicht eindeutig vom Tumor zu trennen ist

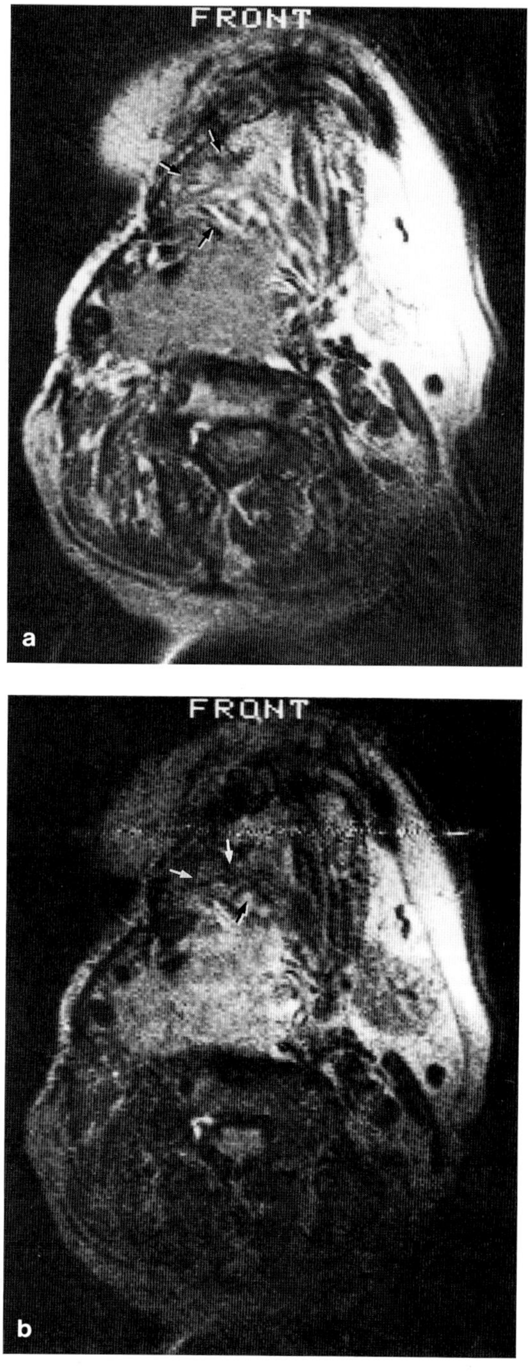

Abb. 3.221 a, b. Rezidiv eines Oropharynxkarzinoms (Plattenepithel) nach Operation und Bestrahlung 2 Jahre zuvor. Tranversale MR-Schnitte: **a** (SE 1200/35), **b** (SE 1200/70). Die Aufnahmen entstanden unter Verwendung einer koronar dem Kopf-Hals-Bereich aufgelegten flachen Halsspule. Bei Zustand nach rechtsseitiger Neckdissection fehlt der M. sternocleidomastoideus. Der Rezidivtumor breitet sich von der Parapharyngealregion unscharf begrenzt aus. Im Mundbodenbereich zeigt sich das postoperative Narbengewebe eher signalreich *(Pfeile)*, jedoch im T2w-Bild vom Tumorareal unterscheidbar

annehmen (Tabelle 3.98). Schwieriger ist die Beurteilung der Infiltration von Venen (Abb. 3.220), da eine Kompression der Vene relativ frühzeitig ohne histologischen Anhalt für eine Infiltration auftritt.

3.10.5.7 Therapieverlaufskontrolle und Rezidivdiagnostik

Die Verlaufskontrolle der Tumoren unter Chemotherapie bereitet keine Schwierigkeiten, da sich die Signalintensitäten des nicht pathologisch veränderten Gewebes wenig ändern. Das Tumorgewebe zeigt dagegen eine Reduktion der T1- und T2-Zeiten, die mit einer fortschreitenden Verkleinerung des Tumors einhergeht. Für die Beurteilung als problematisch sind dagegen Verlaufskontrollen unter Bestrahlung anzusehen, da oftmals ein Ödem der Pharynxschleimhaut mit Verdickung der Pharynxwand auftritt, das relativ lang andauert

(teilweise mehrere Jahre) und damit flache Tumorinfiltrationen verschleiern kann. Weiterhin wurde eine diffuse Signalanhebung des umgebenden Gewebes im T2w- und Pw-Bild beobachtet, die über 6 Monate bestehen kann und ebenfalls die genaue Abgrenzung des behandelten Tumors verschlechtert.
Nach Operationen kommt es vielfach zu ausgeprägten strangartigen Vernarbungen, die zu Beginn signalintensiv erscheinen und nicht eindeutig von Tumorrezidiven zu trennen sind. Nach Bestrahlungen werden Nekrosen (signalintensiv) und Fibrosen (signalarm) beschrieben (Abb. 3.221), die oft über Jahre bestehen und wie in den anderen Untersuchungsverfahren die Rezidivdiagnostik erschweren [7]. Eine im T2w-Bild signalarme Gewebsneubildung läßt sich jedoch am ehesten als Narbe ansprechen. Kontrastmittel wird eher vom Rezidiv als von Narben aufgenommen. Die Differenzierung ist jedoch nicht ausreichend sicher.
Hinsichtlich der Rezidivdiagnostik bedarf es noch weiterer Forschungen, um festzustellen ob die MRT in dieser Hinsicht Vorteile gegenüber CT, Ultraschall oder klinischer Untersuchung besitzt. Untersuchungen mit der MR-Spektroskopie konnten eine deutliche Reduktion des PCr/Pi-Verhältnisses und erhöhte Phosphormonoester und -diester in befallenen Lymphknoten relativ zum Muskelgewebe feststellen. Diese Veränderungen zeigen eine stetige Normalisierung unter Behandlung, wenn der Befund klinisch anspricht. Prognostische Aussagen konnten aus den Untersuchungen bislang noch nicht gezogen werden.

3.10.6 Differentialdiagnosen

Die Differentialdiagnose wird von der MRT bei 3 klinischen Bildern erwünscht: Tumor oder entzündliche Veränderung im Nasopharynx und den Nasennebenhöhlen, Tumor im Postkrikoidbereich und Narbe oder Rezidiv nach Behandlung. Ansonsten sind die Organe der klinischen Untersuchung und damit der Probeentnahme gut zugänglich. Entzündungen können nur durch die fehlende Raumforderung oder Destruktion, nicht durch den Kontrast im MR-Bild unterschieden werden. Fetthaltige Geschwülste stellen kein diagnostisches Problem dar, da kein anderes tumorbildendes Gewebe im Nativ-T1w-Tomogramm

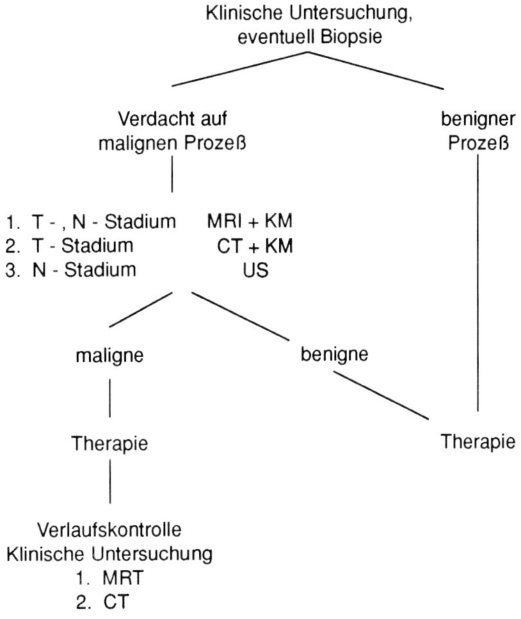

Abb. 3.222. Diagnostisches Vorgehen bei malignen Prozessen des Nasopharynx und der Nasennebenhöhlen

signalintensiv erscheint. Zystische Formationen mit ausgeprägtem T2-Kontrast können Tumornekrosen, Abszesse oder Halszysten sein.

3.10.7 Diagnostisches Vorgehen

Für den Nasopharynx und die Nasennebenhöhlen sollte bei geringstem Tumorverdacht, z. B. aufgrund lokaler Hirnnervenstörungen, die MRT möglichst frühzeitig eingesetzt werden. In der gleichen Untersuchung müssen auch die Lymphabflußgebiete untersucht werden (Abb. 3.222).
Tumoren des Oropharynx, der Mundhöhle und des Hypopharynx sollten erst nach eingehender HNO-ärztlicher Untersuchung zur MRT überwiesen werden. Je klarer die Angaben des HNO-Arztes und seine Frage sind, desto gezielter kann die MRT durchgeführt werden (Abb. 3.223).
Die CT-Untersuchung tritt an die zweite Stelle für die Diagnostik des Primärtumors. Die Lymphabflußgebiete sind meist schneller und kostengünstiger mit dem Ultraschall zu untersuchen, allerdings ohne den Schädelbasisbereich.

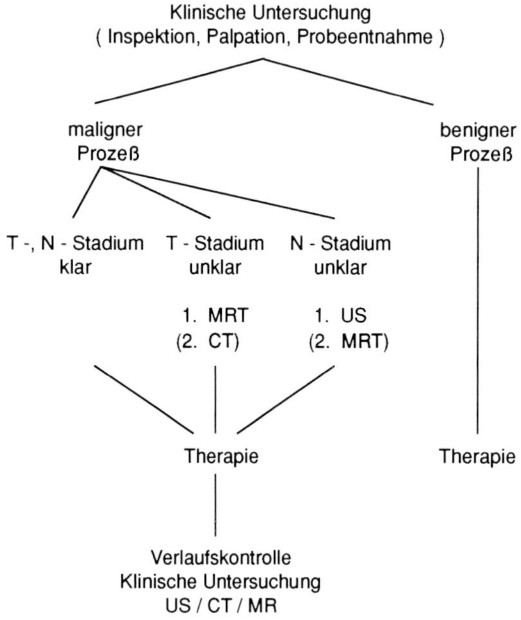

Abb. 3.223. Diagnostisches Vorgehen bei Prozessen des Oropharynx, Hypopharynx und Larynx

Tabelle 3.99. Indikationen zur MRT

Nasopharynx und Nasennebenhöhlen	
– benigne Veränderungen	–
– Tumorverdacht, Hirnnervenläsionen	+
– maligne Prozesse	+
Mundhöhle und Oropharynx	
– T1- (oberflächliche) Tumoren	–
– große Tumoren (T2–4)	+
Hypopharynx, Larynx	
– T1-Tumoren der Stimmlippen	–
– T1-Tumoren des Hypopharynx insb. des Postkrikoidraums	+
– große Tumoren (T2–4)	+
Speicheldrüsen	
– kleine oberflächliche Prozesse	–
– diagn. gesicherte Entzündungen	–
– tiefgelegene Tumoren	+
Schilddrüse	
– derzeit keine Indikation	
Nebenschilddrüse	
– ektopische Adenome	+
Lymphknoten	
– N-Stadium	+
– Differenzierung	–
Rezidiverkennung (vorbehaltlich neuer Erkenntnisse)	+
Verlaufskontrolle	
– Nasopharynx	+
– Oropharynx, Mundhöhle, Hypopharynx, Larynx	Primär klinische Untersuchung und Ultraschall

+ Indikation zur MRT, – keine Indikation zur MRT.

3.10.8 Wertigkeit der MRT

Die Hals- und Gesichtsregion zeigt als umschriebenes Gebiet, das hochaufgelöst mit der MRT dargestellt werden kann und relativ bewegungsarm ist, eine große Möglichkeit für diese Methode. Sie dürfte in Zukunft die CT-Untersuchung weitgehend ablösen. – Feine Knochenarrosionen, z. B. der Mandibula, des Zungenbeins oder der Halswirbelkörper, können der MRT entgehen und sind besser durch die Szintigraphie mit anschließender CT zu klären. Kritisch sind Patientenbewegungen, klaustrophische Patienten und Patienten mit Atemnot, wie sie bei den Erkrankungen des HNO-Gebiets häufiger vorkommen. Der Ultraschall gleicht der MRT in der Aussagekraft bei den zervikalen Lymphknoten, ist jedoch wesentlich preisgünstiger und schneller. Die Primärdiagnostik obliegt dem HNO-Arzt.

3.10.9 Indikationen

Das Hauptaufgabengebiet der MRT im Halsbereich liegt in der präoperativen Klassifikation von höheren Tumor- und Lymphknotenstadien. Bei Verdacht auf das Vorliegen von Tumoren im Nasopharynx und in den Nasennebenhöhlen muß die MRT zur primären Diagnostik herangezogen werden. Im Pharynxbereich kommt der MRT lediglich eine sekundäre Aufgabe zu. Bei bereits gesicherter Diagnose ist sie besonders geeignet, durch die hohen Weichteilkontraste und die Freiheit der Schnittführungen die Beziehung der pathologischen Region zu der komplexen Anatomie darzustellen. Die Indikationen bei Speicheldrüsenerkrankungen sollten auf tiefgelegene Prozesse beschränkt bleiben. – Die Erkrankungen der Schilddrüse stellen derzeit keine Indikation zur MR-tomographischen Klärung dar. Zur präoperativen Suche nach Nebenschilddrüsenadenomen kann die MRT mit Erfolg eingesetzt werden. Die Diagnostik der Lymphabflußgebiete sollte in einem Untersuchungsgang zusammen mit der Diagnostik des Primärtumors durchgeführt werden. An-

Tabelle 3.100. Aussagekraft der MR bei Untersuchungen des Pharynx im Vergleich mit anderen Untersuchungsmethoden

	MR	CT	US	Inspektion	Palpation
Oberfl. Ausdehnung	(+)	+/–	–	++	–
Infiltration des Tumors	++	+	+/–	–	–
Lymphknoten	++	+	++	–	+
Artdiagnose	–	–	–	–	–
Rezidive	+	+	+/–	+	–
Verlauf (PT)	+	+	+	+	+/–

sonsten ist dem Ultraschall der Vorzug zu geben.

In Tabelle 3.99 sind die Indikationsgebiete und die nichtindizierten Fragestellungen gelistet. Tabelle 3.100 wertet die Einsetzbarkeit der MRT für verschiedene Fragestellungen im Vergleich zu den übrigen Untersuchungsmethoden. All dies ist naturgemäß Änderungen unterworfen und wird von verschiedenen Autoren durchaus unterschiedlich diskutiert. – Benigne Erkrankungen wurden in dieser Abhandlung weitgehend ausgeschlossen und sind wahrscheinlich auch in Zukunft kaum eine Indikation für die MRT.

Literatur

1. Castelijns JA, Doornbos J, Verbeeten B, Vielvoye GJ, Bloem JL (1985) MR imaging of the normal larynx. J Comput Assist Tomogr 9/5: 919–925
2. Dillon WP, Mills CM, Kjos B, Degroot J, Brant-Zawadzki M (1984) Magnetic resonance imaging of the nasopharynx. Radiology 152: 731–738
3. Fürst G, Zamboglou N, Greven C, Kahn T, Mödder U (1988) Kontrastmitteleinsatz in der Kernspintomographie von Kopf- und Halstumoren. ROFO 149/5: 489–495
4. Gademann G, Haels J, König R, Mende U, Lenarz T, Kober B, van Kaick G (1986) Kernspintomographisches Staging von Tumoren der Mundhöhle, des Oro- und Hypopharynx sowie des Larynx. ROFO 145: 503–509
5. Gademann G, Haels J, Semmler W, van Kaick G (1988) Kernspintomographie bei Erkrankungen der Parotis. Laryngol Rhinol Otol (Stuttg) 67: 211–216
6. Glazer HS, Niemeyer JH, Balfe DM, et al. (1986) Neck neoplasms: MR imaging. Part I. Initial evaluation. Radiology 160: 343–348
7. Glazer HS, Niemeyer JH, Balfe DM, et al. (1986) Neck neoplasms: MR imaging. Part II. Posttreatment evaluation. Radiology 160: 349–354
8. Higgins CB, Auffermann W (1988) MR imaging of thyroid and parathyroid glands: a review of current status. AJR 151: 1095–1106
9. Lufkin R, Hannafee W (1988) MRI of the head and neck. Magn Reson Imaging 6: 69–88
10. Mancuso AA, Hanafee WN (1985) Computed tomography and magnetic resonance imaging of the head and neck. William & Wilkins, Baltimore London Los Angeles Sydney
11. Römer T, Tausch-Treml R, Hamm B, Felix R, Wolf K-J (1988) Kernspintomographie der Nasennebenhöhlentumoren unter Verwendung von Gadolinium-DTPA und Multiecho-Sequenzen. ROFO 149/2: 171–177
12. Schedel H, Vogl T, Hahn D, Mees K, Peer F, Lissner J (1988) Erkrankungen des lymphatischen Systems im Kopf-Hals-Bereich, Vergleichsstudie KST und CT. Digit Bilddiagn 8: 158–167
13. Spiessl B, Beahrs OH, Hermanek P, Scheibe O, Wagner G (Hrsg) (1990) TNM-Atlas (UICC). Illustrierter Leitfaden zur TNM/pTNM-Klassifikation maligner Tumoren, 2. Aufl. Springer, Berlin Heidelberg New York Tokyo Hong Kong
14. Teresi LM, Lufkin RB, Wortham DG, Abemayor E, Hanafee WN (1987) Parotid masses: MR imaging. Radiology 163: 405–409

4 Spinalkanal und Wirbelsäule

Th. Kahn und H. Friedburg

4.1 Einleitung

Die Wirbelsäule und der Spinalkanal stellen für die MRT besonders geeignete Untersuchungsregionen dar, da die MRT eine multiplanare und übersichtliche Abbildung größerer Wirbelsäulenabschnitte erlaubt. Dazu kommen als weitere Vorteile der hohe Weichteilkontrast und das Fehlen von Knochenaufhärtungsartefakten. So hat die Einführung der MRT zu einer Umorientierung des diagnostischen Vorgehens bei verschiedenen Erkrankungen der Wirbelsäule und des Spinalkanals geführt. Die Indikationsbreite der etablierten diagnostischen Verfahren, wie Computertomographie, Myelographie und Myelo-CT wird eine deutliche Einschränkung erfahren.

4.2 Untersuchungstechnik

4.2.1 Patientenvorbereitung und -lagerung

Eine exakte und bequeme Lagerung des Patienten ist Voraussetzung für ein optimales Untersuchungsergebnis. Die Längsachse der Wirbelsäule sollte genau mit der Längsachse des Magneten übereinstimmen, so daß keine störenden Schräganschnitte entstehen. Lagerungsbedingte seitliche Verkrümmungen der Wirbelsäule müssen vermieden werden. Die Hals- und Lendenlordose sowie die Brustkyphose sollten durch entsprechende Unterpolsterung, z. B. der Kniegelenke, verringert werden.
Bei der Untersuchung von Kindern unter ca. 6 Jahren ist im Regelfall eine Sedierung notwendig. Während der Untersuchung müssen die Kinder überwacht werden. Dies kann, je nach klinischem Zustand, durch eine optische Überwachung oder durch die Ableitung des EKG, der Atemexkursionen oder des perkutanen Sauerstoffpartialdrucks geschehen. Unabhängig vom Alter des Kindes sollte angestrebt werden, daß eine Person des Vertrauens (z. B. Elternteil, Krankenschwester) entweder im Untersuchungsraum anwesend ist oder den kleinen Patienten in den Magneten begleitet.

4.2.2 Spulenwahl

Obwohl die Wirbelsäule und der Spinalkanal nahezu in ihrer gesamten Längsausdehnung mit der Ganzkörperspule abgebildet werden können, sind derartige Aufnahmen aufgrund der geringen Spulenempfindlichkeit und der daraus resultierenden eingeschränkten Ortsauflösung nur in Ausnahmefällen sinnvoll. Spinale Untersuchungen sind vorzugsweise mit planen Oberflächenspulen (zervikal, thorakal, lumbal), ggf. auch mit einer Doppelspule in Helmholtzkonfiguration (vorzugsweise im Zervikalbereich) durchzuführen. Mit diesen Spezialspulen wird ein höheres Signal-Rausch-Verhältnis erreicht, das dann zu einer Verbesserung der Ortsauflösung ausgenutzt werden kann. Säuglinge und Kleinkinder können mit Hilfe der Kopfspule untersucht werden.

4.2.3 Abbildungsebenen

Zur anatomischen Orientierung empfiehlt es sich, die Untersuchung mit einer kombinierten sagittalen und koronaren Multislicesequenz („fast locator", „scout view") mit sehr kurzer Repetitionszeit (Aufnahmezeit <2 min) und großem „field of view" zu beginnen. Dabei sollte je nach Untersuchungsregion der kraniozervikale bzw. lumbosakrale Übergang abgebildet sein, um eine exakte Höhenlokalisation der weiteren Aufnahmen zu erzielen. Die Untersuchung sollte mit sagittalen T1w-Aufnahmen, die dem Verlauf des Myelons angepaßt werden können, fortgesetzt werden und wird üblicher-

weise durch sagittale T2w- und transversale T1w- und/oder T2w-Aufnahmen ergänzt (Tabelle 4.1). Wegen der physiologischen Krümmungen der Wirbelsäule gehen koronare Schnitte mit erheblichen Anschnittphänomenen einher und sind nur bei speziellen Fragestellungen und im frühen Lebensalter bei noch fehlender Lordose bzw. Kyphose sinnvoll. Paraxiale Schnittführungen kommen insbesondere bei degenerativen Diskopathien zur planparallelen Abbildung von Bandscheibenfächern zur Anwendung.
Bei Skoliosen können Anschnittphänomene eine sichere diagnostische Einordnung erschweren oder unmöglich machen. Mit Hilfe von Bildnachverarbeitungssystemen können Sekundärrekonstruktionen von 3D-Datensätzen in gekrümmter, der Skoliose angepaßten Ebene erstellt werden und so u. a. das Myelon in seinem Verlauf übersichtlich dargestellt werden.

Tabelle 4.1. Abbildungsebenen

Bildebene	Fragestellung
Sagittal und transversal	Standardebenen, die in Kombination bei den meisten Fragestellungen verwendet werden
Planparallel zu den Abschlußplatten (paraxial)	Degenerative Diskopathien
Koronar	Nur im Ausnahmefall, z. B.: – paraossale Tumorausdehnung – Abszeß – im frühen Kindesalter

4.2.4 Untersuchungssequenzen

T1w-SE-Sequenzen mit kurzem TR und TE liefern die beste anatomische Übersicht und geben in vielen Fällen bereits diagnostische Hinweise auf die zugrundeliegende Pathologie, z. B. Syringomyelie (Tabelle 4.2). Da mit zunehmender Feldstärke auch die T1-Relaxationszeiten länger werden, sind Hochfeldaufnahmen (Feldstärken $\geq$ 1T) auch noch bei TR-Zeiten von 1000 ms bei entsprechend kurzem TE (TE $\leq$ 30 msec) ausreichend T1-gewichtet, um das Liquorsignal zu unterdrücken. T2(*)-gewichtete Sequenzen (SE-Sequenzen mit langem TR und TE, GE-Sequenzen (z. B. FLASH) mit kleinem Auslenkwinkel und relativ langem TE, RARE) mit myelogrammähnlichem Kontrast geben Auskunft über die Weite des spinalen Subarachnoidalraums, so daß intradurale Raumforderungen oder von außen wirksame Kompressionen des Subarachnoidalraums indirekt erkennbar sind. Derartige Aufnahmen erlauben die Erkennung von Gewebe mit pathologisch verlängerter T2-Zeit

Tabelle 4.2. Untersuchungssequenzen

Sequenzen	Bildcharakteristika
SE-T1w	– Gute anatomische Übersicht – Hohe örtliche Auflösung – Gute Darstellung z. B. von maligner oder entzündlicher Knochenmarkinfiltration und von Syringomyelien
SE-T2w, GE-T2*w, RARE	– Myelogrammähnliche Darstellung – Demarkierung von Gewebe mit pathologisch verlängerter T2-Zeit, z. B. Tumoren und Entzündungen
SE-T1w+Gd-DTPA	– Intramedullär: Signalverstärkung von Läsionen mit gestörter Blut-Hirn-Schranke – Extramedullär: Signalverstärkung von Läsionen mit hoher Perfusion und vergrößertem Extrazellulärraum
GE-T1w+Gd-DTPA	Dynamische MRT, z. B. zur Differenzierung Narbe/Rezidivprolaps
3D-GE-T1w und 3D-GE-T2*w	– Geringe effektive Schichtdicke – Möglichkeit der multiplanaren Rekonstruktion – Bessere Differenzierung Osteophyt/Bandscheibengewebe
STIR, Fett-Wasser-Bilder	Verbesserte Darstellung pathologischer Prozesse des Knochenmarks (z. B. Metastasen, Entzündungen)

(Entzündungen, Tumoren usw.). 3D-Datensätze unter Verwendung von GE-Sequenzen ermöglichen eine hohe örtliche Auflösung und die Rekonstruktion beliebiger, auch gekrümmter Ebenen. Die Beurteilung des Marksignals der Wirbelkörper kann in Einzelfällen schwierig sein, so daß zur Unterdrückung des Fettsignals der Einsatz einer STIR-Sequenz oder einer Fett/Wasser-selektiven Sequenz sinnvoll ist.

Die Schichtdicke sollte bei sagittaler Orientierung ≤ 5 mm betragen und bei transversaler Schichtung, zumindest bei Diskopathien, noch darunter liegen (≤ 3 mm). Insbesondere im zervikalen und thorakalen Bereich können die Liquorpulsationen so stark sein, daß sie zu schwerwiegenden Artefakten führen würden. Deswegen müssen spezielle Techniken zur Unterdrückung dieser Bildstörungen angewendet werden. Hierzu zählen entsprechende Orientierung von Lese- und Phasengradienten, EKG-Triggerung, Verwendung von zusätzlichen bipolaren Gradienten und/oder Vorsättigung.

4.2.5 Kontrastmittelanwendung

Gd-DTPA (Magnevist) ist derzeit das einzige im Handel erhältliche, i.v. zu applizierende Kontrastmittel. Da das Rückenmark analog zur Blut-Hirn-Schranke ebenfalls eine Diffusionsbarriere für Makromoleküle aufweist, ist auch hier eine gestörte Schrankenfunktion Voraussetzung für eine Signalverstärkung. Außerhalb des Myelons existiert keine solche Barriere, so daß die Signalintensität der Dura und der Nervenwurzeln einschließlich der Ganglionen nach Gd-DTPA geringgradig ansteigen kann. In Tabelle 4.3 sind die derzeit etablierten Indikationen zum Einsatz von Gd-DTPA aufgeführt. Wenn Kontrastmittel verwendet wird, sollte in der Regel eine T1w-Sequenz in identischer Schnittführung vor und nach Applikation von Gd-DTPA angefertigt werden, um eine Kontrastverstärkung zweifelsfrei zu dokumentieren und differentialdiagnostische Schwierigkeiten, z. B. durch intraspinale Fettdepots, zu vermeiden. Sequentielle Untersuchungen mit GE-Sequenzen ermöglichen eine Beurteilung von Perfusion, Kapillarpermeabilität und Größe des Extrazellularraums pathologischer Prozesse und können

Tabelle 4.3. Indikationen zum Einsatz von Gd-DTPA

Pathologische Prozesse	Diagnostischer Gewinn durch Gd-DTPA
Intramedulläre Raumforderung	– Trennung Tumor/Ödem – Abgrenzung nichtneoplastische/ neoplastische Syrinx
Extramedullär Intradurale Raumforderung	– Steigerung der Sensitivität – Bessere topographische Zuordnung
Extradurale Raumforderung	Verbesserte Abgrenzbarkeit paraossaler Tumoranteile
Spondylodiszitis	Verbesserte Darstellung von paraossaler Infektausbreitung und von Abszessen
Encephalomyelitis disseminata	Differenzierung frischer von älteren Läsionen
Bandscheiben-rezidivvorfall	Differenzierung Narbengewebe/ Rezidivprolaps

z. B. bei Tumoren differentialdiagnostische Hinweise erbringen.

4.3 Normale Anatomie (Abb. 4.1)

Bei der Interpretation von MR-Tomogrammen ist die Feldstärke des verwendeten Geräts zu berücksichtigen, da bei gleichen Aufnahmeparametern die Signalhöhe von identischen Strukturen in Abhängigkeit von der Magnetfeldstärke differieren kann.

4.3.1 Wirbel und Bandscheiben

Bei Repetitionszeiten von ca. 500 ms und Echozeiten von ca. 20 ms ist das Signal der Wirbelkörperspongiosa in einer Niederfeldaufnahme deutlich intensiver als das der Muskulatur, während in einer Hochfeldaufnahme Spongiosa und Muskelgewebe bei o. g. Pulsparametern infolge zunehmender Sättigung eine nahezu identische Signalhöhe aufweisen. Die hohe Signalintensität des Wirbelkörpermarks im T1w-Bild ist Folge des Fettgehalts, der mit dem Alter zunimmt. Im Kindesalter zeigt die Spongiosa der Wirbelkörper aufgrund des höheren Gehalts an hämatopoetischem Gewebe eine geringere Signalhöhe. Nach Kontrastmittelapplikation tritt im Säuglings- und frühen Kindesalter eine diffuse Signalerhö-

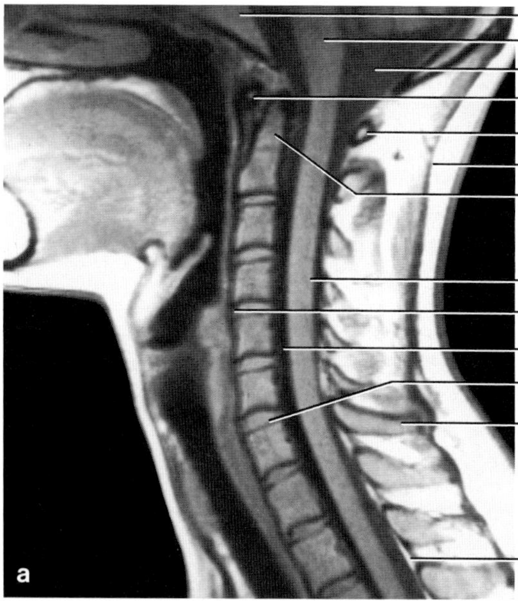

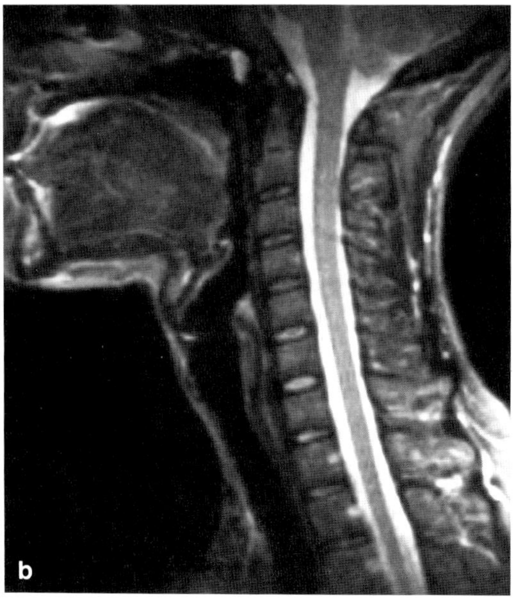

Abb. 4.1 a–e. Normale Anatomie. **a** Sagittales T1w-Bild (SE 500/15; 1,0 T) der HWS: Intermediäre Signalhöhe des Myelons, der Nuclei pulposi und der inneren Anteile der Anuli fibrosi. Ebenfalls intermediäre Signalhöhe des Markraums der Wirbelkörper. Signalarm dargestellter Liquor. **b** Sagittales flußkompensiertes T2w-Bild (SE 3000/100; 1,0 T). Myelogrammähnlicher Effekt mit hoher Signalintensität des Liquors. Unverändert intermediäre Signalhöhe des Myelons. Abfall der Signalintensität des Fettgewebes und des Markraums der Wirbelkörper. **c–e** s. S. 343, 344

hung des Markraums auf. Die Kortikalis der Wirbel ist, wie bei anderen Knochen auch, im Normalfall als festkörperartige Struktur nicht signalgebend, was gleichermaßen für die äußeren Anteile des Anulus fibrosus, die Ligamente und die Dura mater gilt (Tabelle 4.4). Für Unterschiede zwischen der Breite von Grund- und Deckplatten sind bei höheren Feldstärken Chemical-shift-Artefakte in Richtung des Auslesegradienten verantwortlich. Die dorsal in Wirbelkörpermitte einmündenden Gefäße sind im Regelfall im T1w-Bild als signalarme Strukturen zu identifizieren und zeigen nach Kontrastmittelgabe meist eine Signalverstärkung.

Auch das Liquorsignal verhält sich feldstärkeabhängig. Unter 0,5 T ist in T1w-SE-Bildern auch bei TE Zeiten ≥ 20 ms und ≤ 35 ms der Liquor noch signalarm, während er bei hohen Feldstärken bei gleichem TE bereits grau erscheint und erst mit TE-Zeiten <20 ms dunkel wird. Das Signal von Rückenmark, Nervenwurzeln und der Nuclei pulposi liegt bei derartig gewichteten Aufnahmen einheitlich im

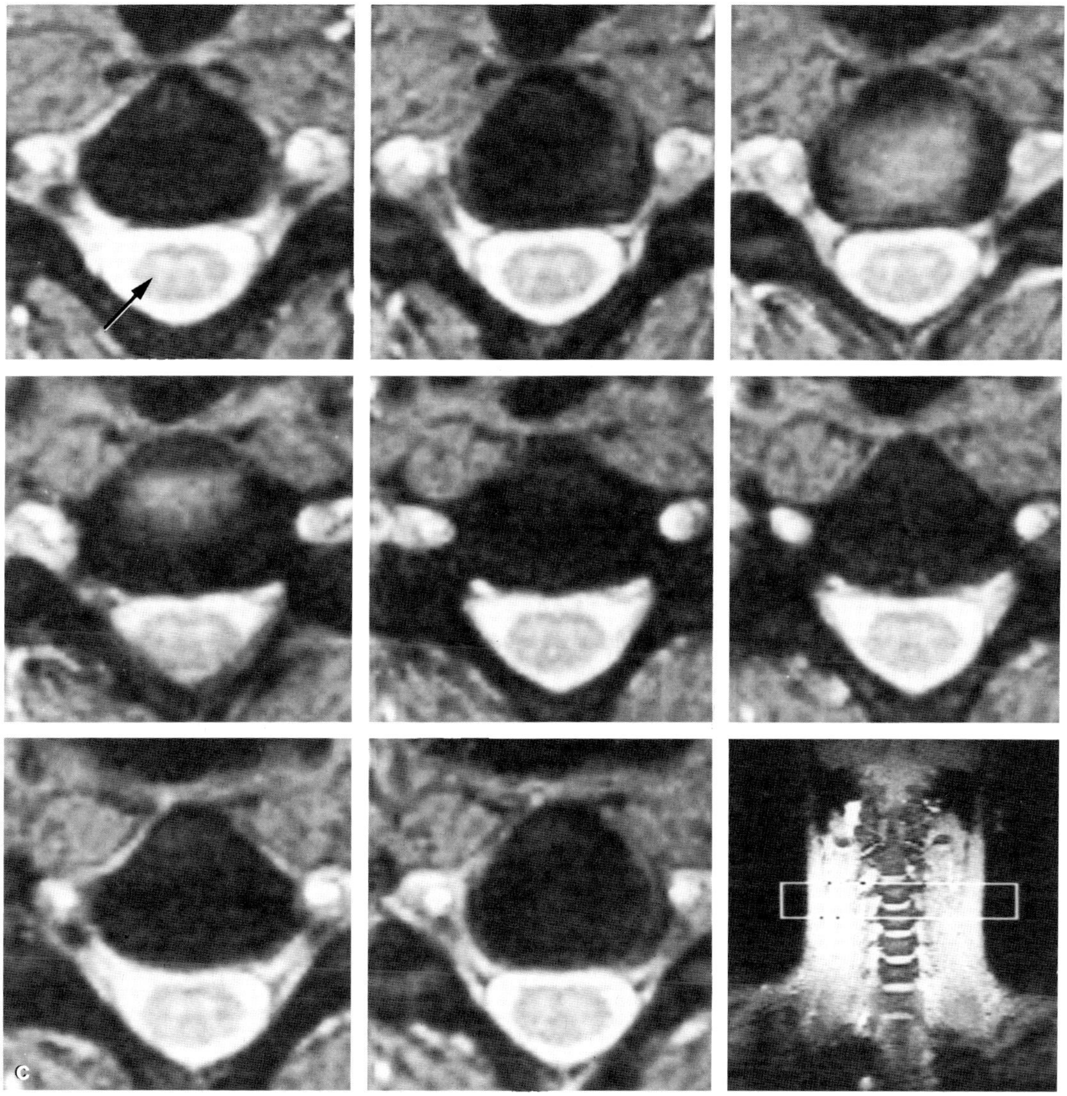

Abb. 4.1. c T2*w-3D-Volumenmessung des 3. und 4. HWK (FLASH, 300/15/18°; 1,0 T; effektive Schichtdicke 1,5 mm). *Rechts unten* ist das gemessene Volumen in einer koronaren Schicht markiert. Niedrige Signalhöhe der knöchernen Strukturen. Hohe Signalintensität des Liquors. Im Rückenmark ist die weiße von der grauen Substanz differenzierbar, die sich als schmetterlingsförmige Zone erhöhter Signalintensität abbildet *(Pfeil)*

Tabelle 4.4. Normale Signalintensitäten im T1w- und T2w-Bild

Gewebe	T1w	T2w
Myelon	0	0
Liquor	–	+
Markraum der Wirbel	+	0
Kortikalis der Wirbel	–	–
Ligamente	–	–
Äußerer Anteil des Anulus fibrosus	–	–
Nukleus pulposus und innerer Anteil des Anulus fibrosus	0	+

+ hohe SI, – niedrige SI, 0 intermediäre SI.

mittleren Wertebereich und wird mehr oder weniger grau wiedergegeben. Mit zunehmender T2-Gewichtung nimmt die Signalintensität der Spongiosa ab, während das Liquorsignal zunimmt. Auch der Nucleus pulposus und die inneren Anteile des Anulus fibrosus sind bei TE = 100 ms im Normfall signalintensiv. Bei sagittaler Schnittführung ist häufig im Nucleus pulposus ein horizontaler Signaldefekt (sog. intranukleärer Spalt) zu erkennen, der auf eine Invagination von Lamellen des Anulus fibrosus in den Nucleus pulposus zurückzuführen ist.

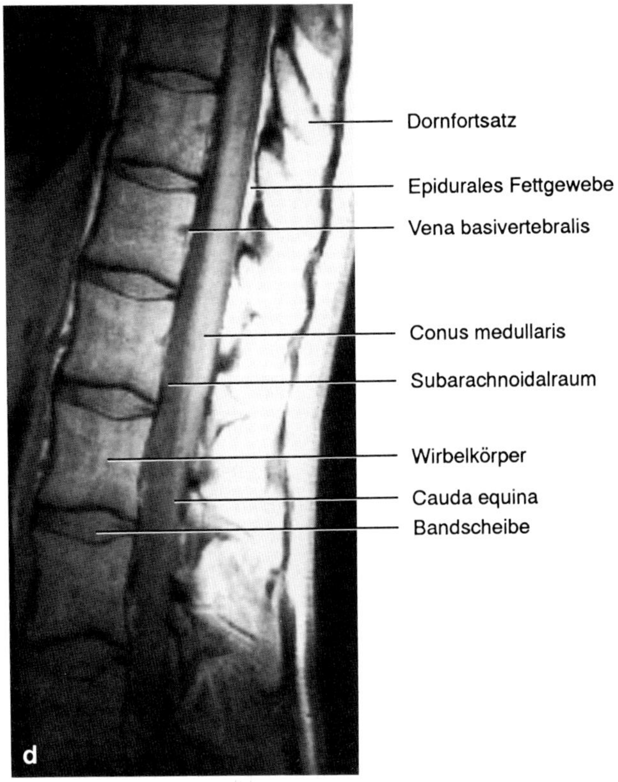

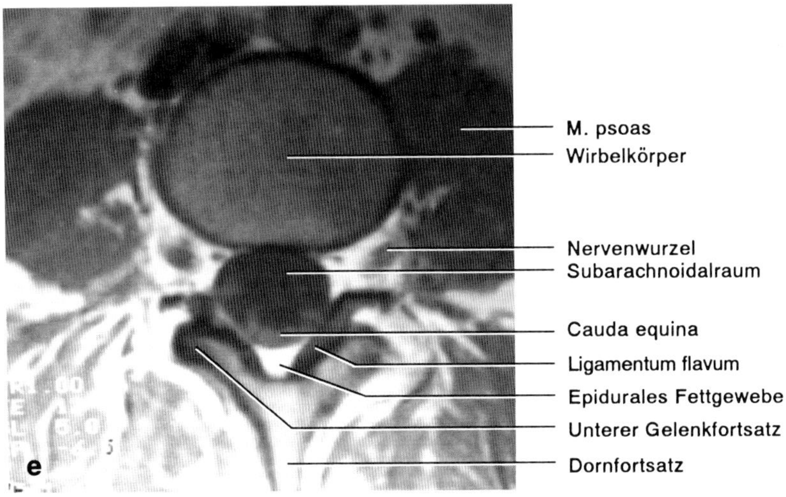

Abb. 4.1. **d** Sagittales T1w-Bild (SE 1000/15; 1,5 T) des thorakolumbalen Übergangs. **e** Transversales T1w-Bild (SE 1000/17; 1,0 T) der LWS

4.3.2 Spinalkanal und Myelon

Auf T1w-Bildern weist das Myelon eine intermediäre Signalintensität auf und ist gut vom umgebenden dunkel dargestellten Liquor abgrenzbar. Im transversalen Bild ist das Rückenmark meist queroval konfiguriert. Regelmäßig ist die Intumescentia cervicalis und lumbalis als Verdickung des Myelons abgrenzbar. Im Zervikalbereich nimmt das Rückenmark eher eine zentrale Position innerhalb des Subarachnoidalraums ein, während es thorakal mehr ventral gelegen ist. Die Differenzierung von grauer und weißer Substanz gelingt am besten im

T2w-Bild. Bei hoher örtlicher Auflösung ist im Transversalschnitt die graue Substanz als schmetterlingsförmiges Areal mit erhöhter Signalintensität zu erkennen. Im Gegensatz zum Gehirn, wo die T1-Zeit der weißen Substanz kürzer ist als die der grauen Substanz, ist die T1-Zeit einiger Bahnen im Rückenmark länger oder gleich lang wie die der grauen Substanz. Dies hat zur Folge, daß auch im T1w-Bild die graue Substanz eine höhere Signalintensität als die lateralen und dorsalen Anteile der weißen Substanz aufweist.
Im sagittalen Schnittbild werden der kraniozervikale und zervikothorakale Übergang ohne Knochenaufhärtungsartefakte, die in der CT häufig die Beurteilung erschweren, übersichtlich dargestellt. Die Cauda equina und das Filum terminale können im T1w-Bild als strichförmige Strukturen mit leicht erhöhter Signalintensität im Vergleich zum Liquor abgegrenzt werden. Die Dura und die ihr innen anliegende Arachnoidea kommen nicht regelmäßig zur Darstellung. Sie zeigen im T1w-Bild keine oder nur eine geringe Signaldifferenz zum Subarachnoidalraum und den umgebenden bindegewebigen Strukturen.
Die Nervenwurzeln sind im T1w-Bild innerhalb des Subarachnoidalraums als Strukturen gering erhöhter Signalintensität abgrenzbar. Innerhalb der Foramina intervertebralia heben sich die Nervenwurzeln bzw. Wurzeltaschen im Transversal- und Parasagittalschnitt kontrastreich vom umgebenden Fettgewebe ab.
Die A. spinalis anterior ist im T2w-Bild gelegentlich als signalarme Struktur im ventralen Subarachnoidalraum abgrenzbar. Innerhalb des epiduralen Fettgewebes lassen sich häufig Venenplexus identifizieren, die im T1w-Bild meist signalarm in Erscheinung treten. Die venösen Gefäße weisen in der Regel nach Gd-DTPA-Gabe eine Signalverstärkung auf und werden somit signalreich abgebildet. Das den Duralsack umgebende Fettgewebe ist zervikal nur gering ausgeprägt. Im Thorakal- und Lumbalbereich ist das überwiegend dorsal zwischen Duralsack und Ligamenta flava angelegte epidurale Fettgewebe signalreich abgrenzbar.

4.4 Spinale Liquordynamik

Täglich werden ca. 500 ml Liquor hauptsächlich im Plexus choroideus der Seitenventrikel gebildet. Während eines Zeitraums von einigen Stunden zirkuliert der Liquor durch das Ventrikelsystem und den Subarachnoidalraum und wird zum größten Teil durch die Pacchioni-Granulationen innerhalb der duralen Sinus resorbiert. Dieser langsame Fluß kann mit der MRT nicht nachgewiesen werden.
Dagegen kann die kardial verursachte und respiratorisch modulierte oszillierende Liquorbewegung mit der MRT qualitativ und quantitativ bestimmt werden. 200–300 ms nach der R-Zacke des EKG tritt eine kaudalwärts gerichtete Bewegung des Liquors im spinalen Subarachnoidalraum auf, der eine entsprechende Kranialbewegung folgt. Diese pulssynchronen Pulsationen werden durch den atemabhängig unterschiedlichen Füllungszustand der epiduralen Venen moduliert, so daß während der Inspiration die Pulsationsamplituden ansteigen. Die Pulsationsamplitude wird ferner durch Husten und Pressen (Valsalva) vergrößert.
Die MRT kann Flußbewegungen entweder durch Time-of-flight-Effekte oder durch phasensensitive Verfahren nachweisen (s. Kap. 5). Die aufgrund videodensitometrischer Untersuchungen nach Myelographie bekannte Größenabnahme der Pulsationen von zervikal nach lumbal konnte mittels MRT bestätigt werden, wobei die Ergebnisse von EKG-getriggerten FLASH-Sequenzen dafür sprechen, daß der oszillierenden Bewegung im Zervikalbereich ein gerichteter Fluß überlagert ist, der im ventralen Subarachnoidalraum nach kaudal und im lateralen Subarachnoidalraum nach kranial gerichtet ist [19]. Im Gegensatz zu EKG-getriggerten Methoden, die eine Akquisitionszeit von mehreren Minuten erfordern, können durch projektive Verfahren unter Wegfall des Phasenkodiergradienten (Real-time acquisition and evaluation of motion technique, RACE) Echtzeitmessungen erfolgen, die eine Darstellung der Veränderungen der spinalen Liquordynamik während des Atemzyklus oder während physiologischer Manöver (z. B. Valsalva) zeigen (Abb. 4.2 [16]). Mit Hilfe dieser Verfahren ist es erstmals möglich, ohne Eingriff in das System der Liquorzirkulation, wie dies bei der Myelographie oder nuklearmedizi-

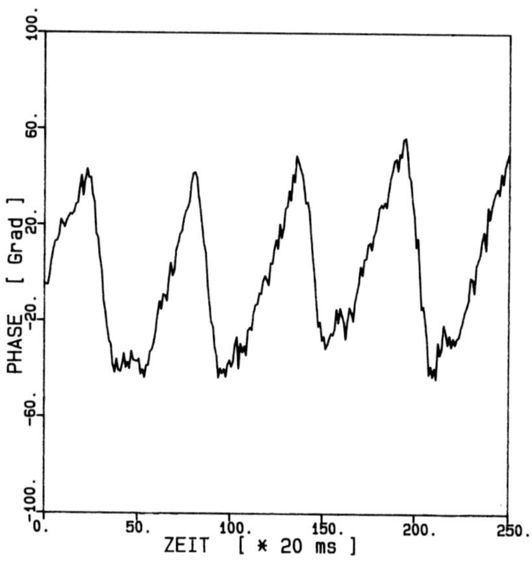

Abb. 4.2. Diagramm des Phasenverlaufs im lateralen zervikalen Subarachnoidalraum eines 23jährigen Probanden. Projektive Messung in Echtzeit mit einer „contrast-enhanced fourier acquired steady state sequence" (CE-FAST) unter Fortfall des Phasenkodiergradienten (real-time acquisition and evaluation of motion technique, RACE), TR = 20 ms. Pulssynchrone Kaudalbewegung des Liquors, der eine langsamere Kranialbewegung folgt

nischen Methoden nötig ist, Informationen über die spinale Liquordynamik zu erzielen.

Die klinische Bedeutung dieser Meßverfahren wird vor allen Dingen in der Charakterisierung des Flußverhaltens innerhalb von intramedullären Höhlenbildungen und der Möglichkeit der Bestimmung des Ausmaßes einer spinalen Stenose liegen. So weisen ausgeprägte Pulsationen innerhalb einer Syrinx auf eine fortschreitende Expansion der Höhlenbildung hin und können die Entscheidung zur operativen Drainage erleichtern. Nach Shuntoperationen kann, zusätzlich zur Darstellung der morphologischen Größe, der Erfolg der Operation aufgrund der Reduktion der intrasyringealen Pulsationen bestimmt werden. Insgesamt sind die bisherigen Erfahrungen auf diesem Gebiet jedoch noch gering.

Die Kenntnis der spinalen Liquordynamik ist ferner Voraussetzung für die Entwicklung und Optimierung von flußkompensierten Sequenzen, um durch die Liquorpulsationen bedingte Artefaktbildungen zu reduzieren.

4.5 Syrinx

Höhlenbildungen im Rückenmark können entweder durch eine Erweiterung des Zentralkanals (Hydromyelie) oder eine Flüssigkeitsansammlung neben dem Zentralkanal (Syringomyelie) entstehen. Während die Kavität der Hydromyelie durch Ependymzellen begrenzt ist, ist die Zyste der Syringomyelie mit Gliazellen ausgekleidet. Da in der MRT meist keine sichere Differenzierung von Hydromyelie und Syringomyelie möglich ist, soll im folgenden der Überbegriff Syringohydromyelie bzw. Syrinx verwandt werden. Ätiologisch werden u. a. idiopathische, posttraumatische und neoplastische Syringohydromyelien unterschieden. Meist ist das Zervikal- und obere Thorakalmark betroffen.

Die Syrinx ist im T1w-Bild im Regelfall als liquorisointense spindelförmige Raumforderung innerhalb des Myelons abgrenzbar, wobei die sagittale Schichtebene eine genaue Bestimmung der kraniokaudalen Ausdehnung und den Nachweis begleitender Malformationen (z. B. Arnold-Chiari) ermöglicht (Abb. 4.3; Tabelle 4.5). Wenn die Syrinx nur einen sehr kleinen Durchmesser aufweist, kann diese gelegentlich nur auf transversalen T1w-Bildern eindeutig nachgewiesen werden. Diese Schichtebene ermöglicht ferner die genaue Bestimmung der Lage der Kavität innerhalb des Myelons, wobei exzentrische Höhlenbildungen sowohl bei der Hydro- als auch der Syringomyelie gesehen werden. In bis zu einem Drittel der Fälle weist die Syrinx multiple, teils haustrenartige Septierungen auf. Meist ist der betroffene Rückenmarkabschnitt aufgetrieben (Abb. 4.4). Bei relativ kleiner Syrinx und/ oder begleitender Atrophie des Myelons kann der Durchmesser des Rückenmarks jedoch auch normal oder verringert sein.

Im T2w-Bild zeigt der Höhleninhalt meist eine liquorisointense Signalhöhe. Es kann jedoch bei erhöhtem Proteingehalt und ausgeprägten Liquorpulsationen innerhalb der Zyste zu einem davon abweichenden Signalverhalten kommen. Bei circa einem Drittel der nicht durch eine Neoplasie bedingten Syringohydromyelien stellen sich im T2w-Bild signalreiche Areale innerhalb des Myelons dar, die vorzugsweise in der Nachbarschaft der kranialen und kaudalen Begrenzung der Zyste lokalisiert

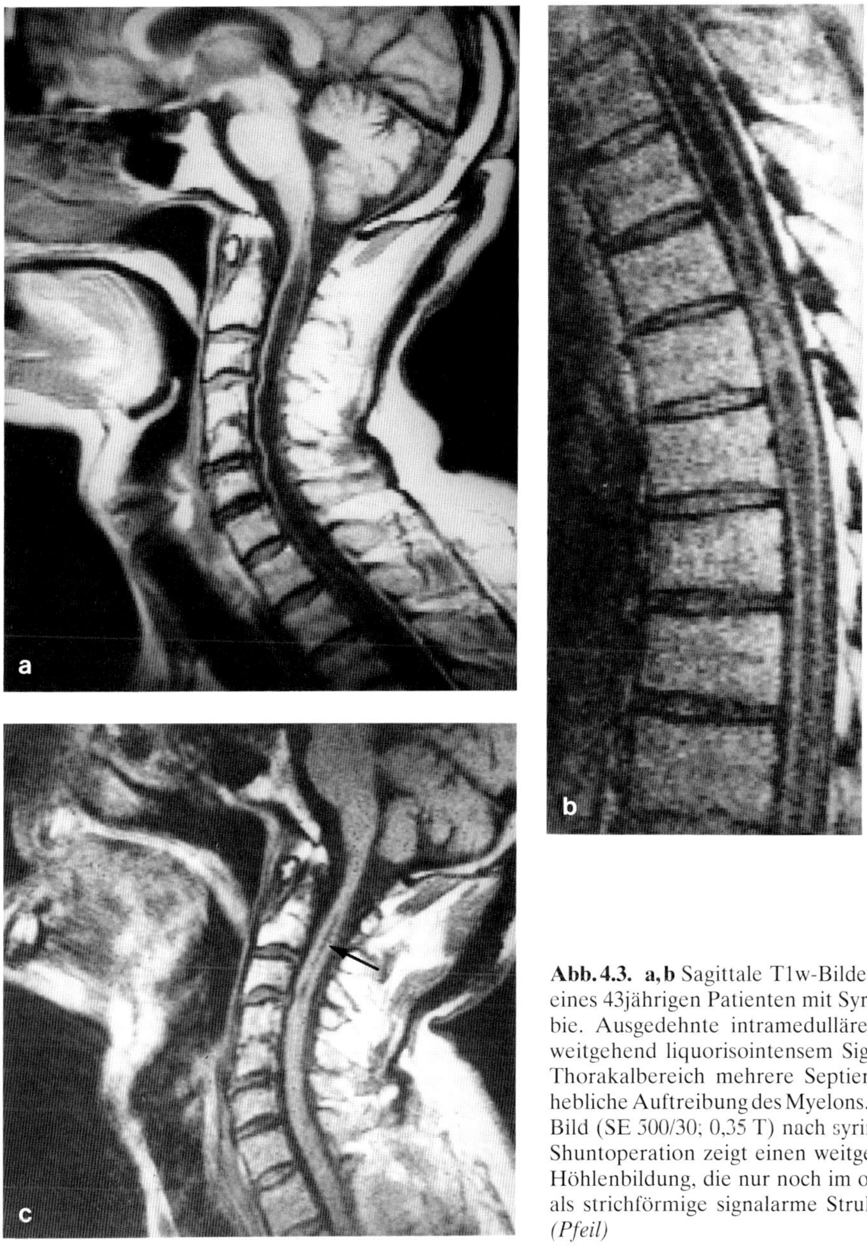

Abb. 4.3. a, b Sagittale T1w-Bilder (SE 500/30; 0,35 T) eines 43jährigen Patienten mit Syringomyelie und -bulbie. Ausgedehnte intramedulläre Höhlenbildung mit weitgehend liquorisointensem Signalverhalten, die im Thorakalbereich mehrere Septierungen aufweist. Erhebliche Auftreibung des Myelons. **c** Das sagittale T1w-Bild (SE 500/30; 0,35 T) nach syringosubarachnoidaler Shuntoperation zeigt einen weitgehenden Kollaps der Höhlenbildung, die nur noch im oberen HWS-Bereich als strichförmige signalarme Struktur abzugrenzen ist *(Pfeil)*

sind und durch eine Gliose verursacht werden [35]. Ein gleichsinniges Signalverhalten zeigen in der Regel die soliden Anteile von intramedullären Tumoren. Wenn Tumoren zystische Anteile und/oder eine begleitende Syrinx aufweisen, kann der Nachweis von signalerhöhten Arealen innerhalb des Myelons im T2w-Bild nicht als sicheres differentialdiagnostisches Kriterium zur Abgrenzung gegenüber einer nichtneoplastischen Höhlenbildung herangezogen werden. Durch Gd-DTPA ist jedoch in der Regel die Differenzierung einer Gliose von einem Tumor möglich, da intramedulläre Tumoren meist intensiv Kontrastmittel aufnehmen, während eine Gliose nur im Ausnahmefall eine Signalverstärkung aufweist [36]. Daneben können morphologische Kriterien zur differentialdiagnostischen Einordnung herangezogen werden. So spricht eine glatte Begrenzung der Syrinx und eine im T2w-Bild durch Liquorpulsationen verursachte geringere Signalhöhe im Vergleich zum Subarach-

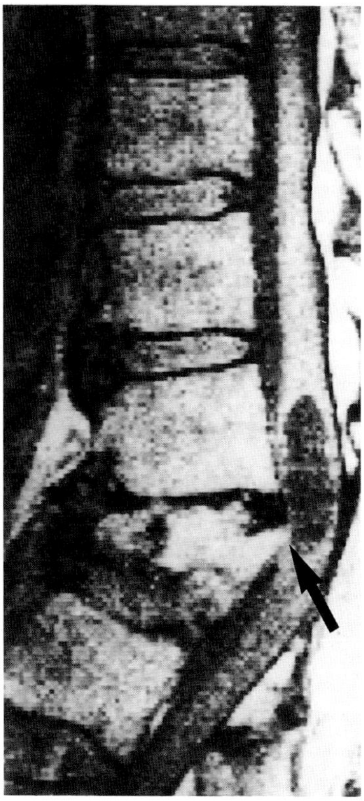

Abb. 4.4. 55jähriger Patient, der vor 19 Jahren eine Kompressionsfraktur des 1. LWK erlitt (T1w-Bild; SE 500/30; 0,35 T). Keilförmige Deformierung des 1. LWK. Dorsal spornartiges Knochenfragment *(Pfeil)*, das bis an den Conus medullaris reicht und die kaudale Begrenzung einer intramedullären Höhlenbildung markiert (posttraumatische Syrinx)

Tabelle 4.5. MRT-Befunde bei Syringohydromyelien

Sequenz	Darstellung
T1w	– Longitudinale intramedulläre Raumforderung – Meist liquorisointens und glatt begrenzt – Auftreibung des Rückenmarks (>50%) – Multiple Septierungen (ca. 30%)
T2w	– Liquorisointense oder -hypointense Signalhöhe der Kavität – Signalreiche intramedulläre Bezirke (ca. 30%) durch Gliose
T1w+Gd-DTPA	– Nichtneoplastische Syrinx: keine Kontrastverstärkung – Neoplastische Syrinx: meist intramedulläre Signalintensitätszunahme

noidalraum eher gegen eine tumoröse Genese der Höhlenbildung.

Nach Shuntoperationen können mittels MRT die Größenänderungen der Syrinx dargestellt werden. Eine Reduktion der Pulsationsamplitude innerhalb der Syrinx spricht, neben der Verkleinerung, für eine erfolgreiche operative Therapie (s. 4.4). Es hat sich allerdings gezeigt, daß das Ausmaß der postoperativen Verkleinerung der Syrinx nicht immer mit dem klinischen Befund korreliert [34].

Die MRT ist der CT in der Diagnostik von Syringohydromyelien überlegen, so daß die MRT als Methode der Wahl eingesetzt werden sollte.

4.6 Tumoren

4.6.1 Intramedulläre Tumoren

Zirka 15% der intraspinalen Tumoren sind intramedullär lokalisiert. Die häufigsten intramedullären Tumorarten sind Ependymome (60%) und Astrozytome (30%). Wesentlich seltener treten Hämangioblastome (3%) auf. Ferner können u. a. Lipome, Metastasen und arteriovenöse Malformationen (s. 4.7) intramedullär gelegen sein (Tabelle 4.6). Obwohl Astrozytome und Ependymome in allen Abschnitten des Myelons auftreten können, sind Ependymome meist im Conus medullaris, weniger häufig im zervikalen Mark lokalisiert und treten eher im Erwachsenenalter auf. Dagegen sind Astrozytome häufig im Zervikothorakalbereich gelegen.

Zum Zeitpunkt der Diagnosestellung eines Astrozytoms oder Ependymoms liegt meist bereits ein fortgeschrittenes Tumorstadium vor, so daß im T1w-Bild das Myelon in einer kraniokaudalen Ausdehnung von mehreren Wirbelsegmenten aufgetrieben ist (Abb. 4.5). Die Signalintensität solider Tumoren ist meist etwas niedriger als die des Myelons (Tabelle 4.7) und zeigt häufig Inhomogenitäten. Daneben können zystische Anteile und sekundäre Syringohydromyelien auftreten, die je nach Proteingehalt iso- oder gering hyperintens im Vergleich zum Liquor sind. Die Begrenzung dieser Formationen ist in der Regel unscharf.

Im T2w-Bild übertrifft die Signalhöhe des Tumors die des Myelons, wobei die kraniokaudale Ausdehnung der signalreichen Zone in der Regel größer als die des aufgetriebenen Marks

Tabelle 4.6. Häufigkeit intramedullärer Tumoren

Histologische Diagnose	Häufigkeit [%]
Ependymom	60
Astrozytom	30
Hämangioblastom	3
andere	7

Tabelle 4.7. MRT-Befunde bei intramedullären Tumoren (Astrozytom, Ependymom, Hämangioblastom)

Sequenz	Darstellung
T1w	– Meist aufgetriebenes, gering hypointenses Myelon mit inhomogener Signalverteilung – Häufig sekundäre Höhlenbildung und/oder zystische Tumoranteile (besonders bei Hämangioblastomen)
T2w	– Signalerhöhung der soliden Tumoranteile und von Kavitäten – Meist ausgedehntes perifokales Ödem
T1w+Gd-DTPA	– Meist intensive Kontrastverstärkung solider Tumoranteile – Verbesserte Differenzierbarkeit Tumor/Ödem und nichtneoplastische Zyste/zystischer Tumor

ist. Dies wird durch die gleichermaßen signalreiche Abbildung von Tumor und Ödem verursacht, die nativ meist nicht differenziert werden können. Eine differentialdiagnostische Abgrenzung von Ependymomen und Astrozytomen aufgrund des Signalverhaltens ist nicht möglich.

Der Einsatz von Gd-DTPA erbringt bei meist gestörter Blut-Hirn-Schranke der Tumoren eine verbesserte Differenzierbarkeit des Tumors vom perifokalen Ödem [5]. Ependymome zeigen nach Gd-DTPA durchgehend eine intensive und weitgehend homogene Signalverstärkung, dagegen ist die Kontrastmittelaufnahme von Astrozytomen häufig geringer und inhomogen. Es ist jedoch zu berücksichtigen, daß auch innerhalb der Ödemzone eine mikroskopische Tumorzellaussaat bestehen kann und der kontrastmittelaufnehmende Tumoranteil nicht genau der pathologisch-anatomischen Ausdehnung des Tumors entsprechen muß. Hämangioblastome führen im allgemeinen zu einer ausgedehnten Auftreibung des Myelons verbunden mit solitären oder multiplen zystischen Anteilen. Häufig finden sich intramedullär signalarm dargestellte Gefäße und dorsal des Myelons erweiterte drainierende Venen. Die in unterschiedlicher Zahl und

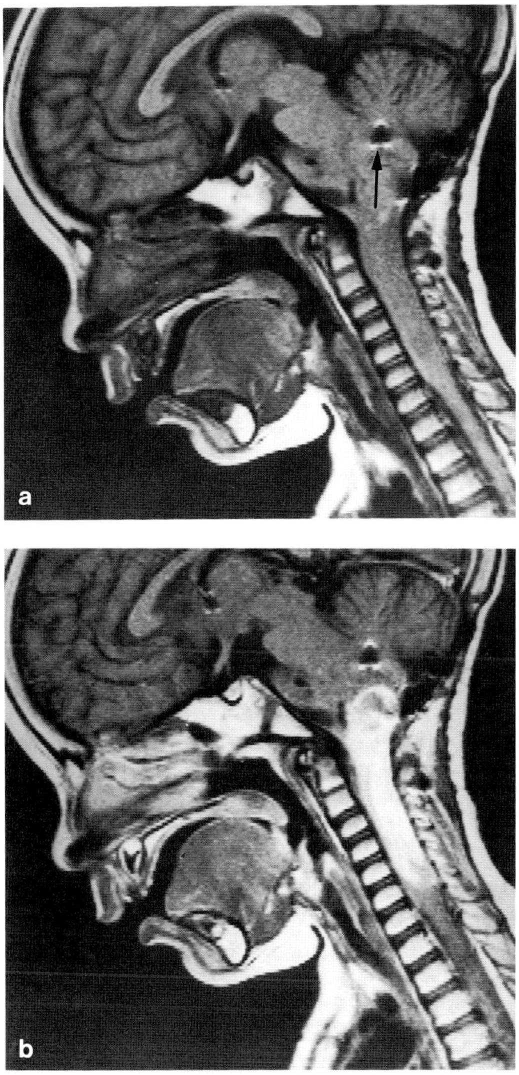

Abb. 4.5 a, b. 2jähriges Kind, das ein Jahr zuvor wegen eines Ependymoms der hinteren Schädelgrube operiert und bestrahlt wurde. **a** Das sagittale T1w-Bild (SE 500/30; 0,35 T) zeigt eine Auftreibung des zervikalen Rückenmarks bis in Höhe von Th 1. Im Bereich der hinteren Schädelgrube Artefaktbildungen durch Metallclips *(Pfeil)*. **b** Nach Gd-DTPA (T1w-Bild; SE 500/30) weitgehend homogene Signalverstärkung des Tumorrezidivs, das per continuitatem in das zervikale Myelon eingewachsen ist. Altersentsprechende Signalzunahme des Markraums der Wirbel nach Kontrastmittelgabe

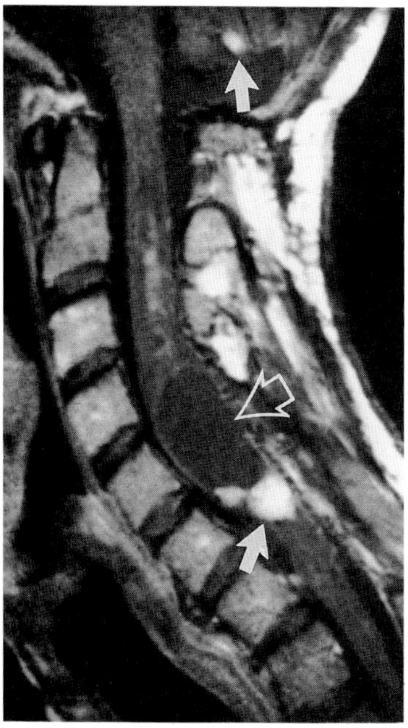

Abb. 4.6. 40jährige Patientin mit rezidivierendem Hämangioblastom. Sagittales T1w-Bild (SE 612/20; 1,5 T) nach Gd-DTPA. Mehrere solide Tumorknoten, die nach Kontrastmittelapplikation eine hohe Signalintensität aufweisen (z.T. durch *Pfeile* markiert). Ausgedehnte intramedulläre zystische Tumorkomponente *(offener Pfeil)*

Größe auftretenden Tumorknoten können nativ meist nicht identifiziert werden. Sie demarkieren sich jedoch nach Gd-DTPA aufgrund einer intensiven Signalintensitätserhöhung (Abb. 4.6).

Nach chirurgischer Therapie intramedullärer Tumoren wird durch Gd-DTPA der Nachweis von Rest- oder Rezidivtumoren verbessert, da auf den Nativaufnahmen postoperative Veränderungen wie z. B. Myelomalazie weder von Tumorgewebe noch vom perifokalen Ödem abgegrenzt werden können (Abb. 4.7).

Gd-DTPA verbessert ferner die Differentialdiagnose einer nichttumorösen Syrinx gegenüber einer neoplastischen Zyste bzw. Syrinx (Abb. 4.8 [9, 41]).

Die sehr seltenen intramedullären Lipome weisen im T1- eine hohe und im T2-gewichteten Bild eine intermediäre Signalintensität auf und müssen differentialdiagnostisch von einer subakuten Blutung abgegrenzt werden.

Die MRT intramedullärer Raumforderungen sollte nativ und kontrastverstärkt durchgeführt werden. Im Vergleich zur CT ergeben sich im Nachweis und der Beurteilung intramedullärer Raumforderungen erhebliche Vorteile, so daß die MRT als Methode der Wahl anzusehen ist.

Tabelle 4.8. Häufigkeit intradural extramedullärer Tumoren

Histologische Diagnose	Häufigkeit [%]
Neurinom/Neurofibrom	40
Meningeom	40
Mißbildungstumoren (Dermoid, Epidermoid, Lipom)	4
Abtropfmetastasen	3
andere	13

4.6.2 Intradural-extramedulläre Tumoren

Die häufigsten intradural-extramedullären Tumoren sind Neurinome, Meningeome und Neurofibrome. Mißbildungstumoren (Dermoid, Epidermoid, Lipom) und Abtropfmetastasen intrakranieller Tumoren (z. B. Medulloblastom, Pinealom) sind wesentlich seltener (Tabelle 4.8).

Prädilektionsstelle spinaler Neurinome ist die sensible Hinterwurzel, während die motorische Vorderwurzel nur selten Ausgangsort eines Neurinoms ist. Zwei Drittel der spinalen Neurinome sind rein intradural-extramedullär lokalisiert. Ein Drittel liegt entweder extradural oder weist sowohl einen extraduralen als auch intradural-extramedullären Tumoranteil auf (Sanduhrneurinom). Sowohl Meningeome als auch Neurinome sind am häufigsten thorakal lokalisiert. Multiple Neurofibrome treten meist im Rahmen eines Morbus Recklinghausen auf.

Sowohl Tumoren der Nervenscheiden als auch Meningeome sind meist glatt begrenzt und rundlich oder ovalär konfiguriert. Die Signalintensitäten von Neurinomen, Neurofibromen und Meningeomen differieren im T1w-Bild meist nur gering von der des Myelons und weisen im T2w-Bild einen – besonders bei Meningeomen – variablen Anstieg auf (Tabelle 4.9). Dies hat zur Folge, daß kleine Raumforderungen auf den Nativaufnahmen dem Nachweis entgehen können und die topographische Zuordnung größerer, nativ dargestellter Tumoren zum extramedullären Kompartiment teilweise nicht eindeutig erreicht werden kann.

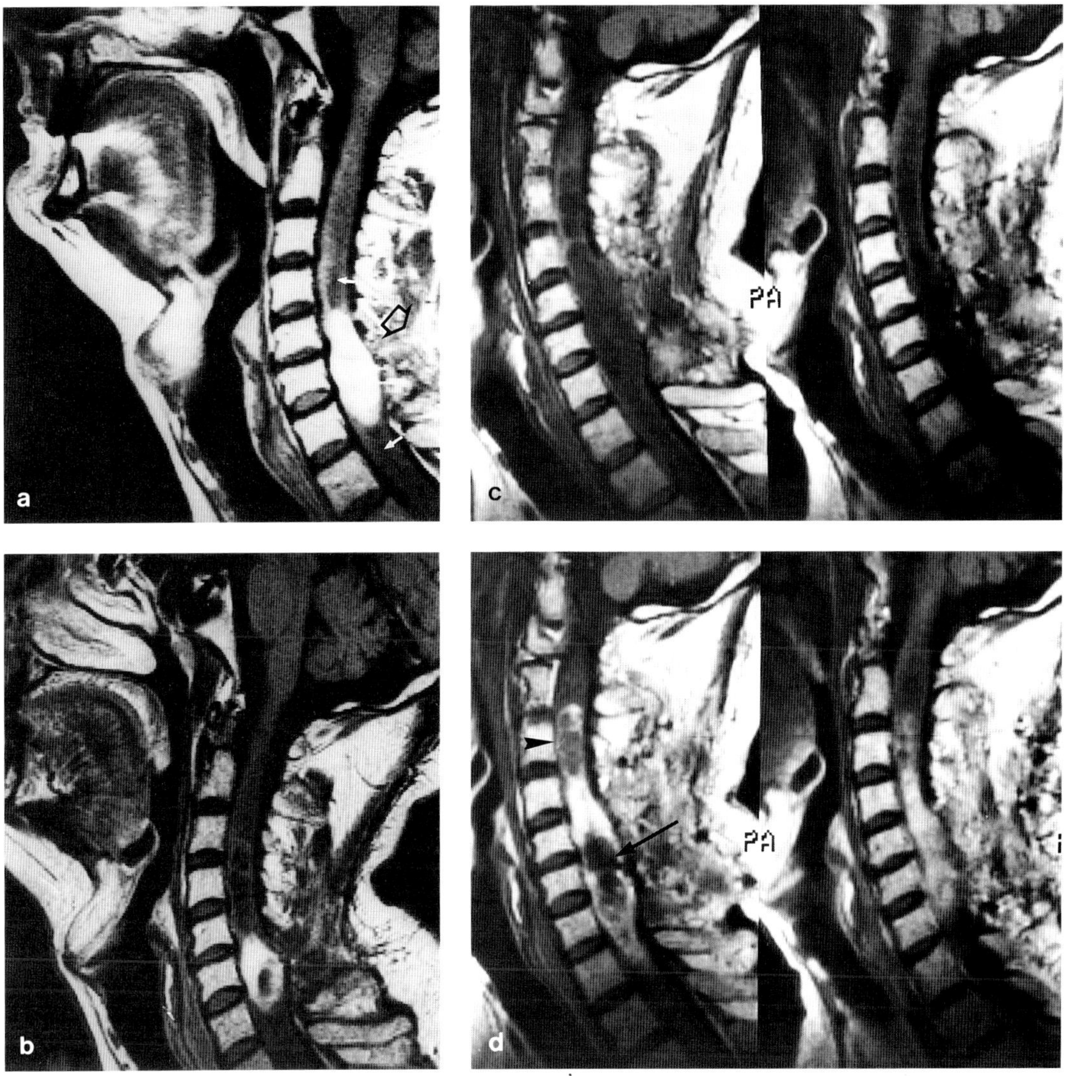

Abb. 4.7 a–d. 59jähriger Patient mit zervikalem Astrozytom Grad I. **a** Das T1w-Bild (SE 500/30; 0,35 T) nach Gd-DTPA zeigt einen intramedullären Tumor mit homogener hoher Signalintensität. Kranial und kaudal begleitende Höhlenbildungen *(Pfeile)*. Zustand nach Biopsie mit Signalverstärkung im Bereich des operativen Zugangswegs *(offener Pfeil)*. **b** Nach perkutaner Radiatio (T1w-Bild nach Gd-DTPA; SE 500/30) deutliche Größenabnahme des Tumors und Demarkierung einer zentralen Zone verminderter Signalintensität als Hinweis auf eine Nekrose. Rückgang der Signalintensität im Bereich des operativen Zugangswegs. **c** 2 Jahre später nach einer wegen erheblicher Progression des Tumors durchgeführten Operation (sagittales T1w-Bild; SE 500/30; 0,35 T). Aufgetriebenes Myelon mit inhomogener Signalintensität und intramedullärer Höhlenbildung. Ein solider Tumoranteil ist nicht sicher abgrenzbar. **d** Nach Gd-DTPA (SE 500/30; 0,35 T) kräftige Signalverstärkung der soliden Tumoranteile. Im unteren Halsmark intramedullär signalarme Zone als Korrelat eines Substanzdefekts nach Operation *(Pfeil)*. In Höhe HWK 3 zystischer Tumoranteil mit randständiger Signalverstärkung *(Pfeilspitze)*. Inhomogene Kontrastverstärkung im Bereich des operativen Zugangswegs

Nach Gd-DTPA tritt durchweg eine intensive Kontrastverstärkung der Tumoren auf, was die Diagnostik entscheidend verbessert. Zum einen wird die topographische Zuordnung der Läsionen erleichtert, zum anderen können auch kleinere, nativ nicht sicher erkennbare Raumforderungen sowie flächenhafte Tumorinfiltrationen aufgrund der hohen Kontrastdifferenz zum umgebenden Gewebe eindeutig dargestellt werden (Abb. 4.9–4.13 [39]). Neben topographischen Kriterien können dynamische Kontrastmittelstudien mit GE-Sequen-

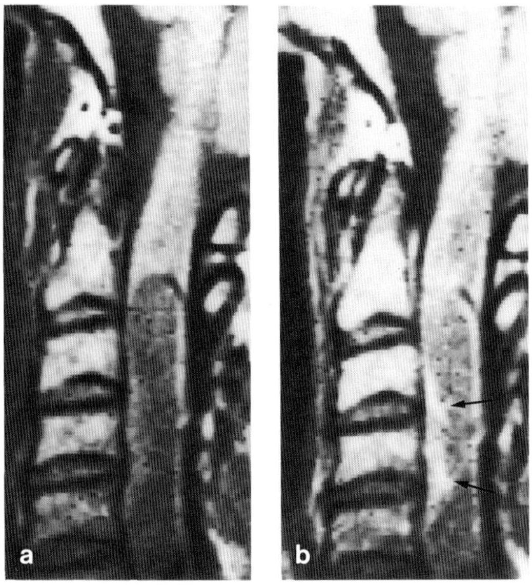

Abb. 4.8 a, b. 53jähriger Patient mit zervikalem zystischen Ependymom. **a** T1w-Bild (SE 500/30; 0,35 T). Ausgedehnte intramedulläre Signalverminderung. Ein solider Tumoranteil ist nicht abgrenzbar. Der Befund kann von einer nichtneoplastischen Höhlenbildung nicht differenziert werden. **b** Nach Gd-DTPA (T1w-Bild; SE 500/30) Signalintensitätszunahme im ventralen Anteil der Läsion *(Pfeile)*, der einer soliden Tumorkomponente entsprach, während die dorsalen Anteile durch eine begleitende Höhlenbildung bedingt waren

Tabelle 4.9. MRT-Befunde bei intraduralen extramedullären Tumoren

Sequenz	Darstellung
T1w	– Neurinom, Meningeom und Abtropfmetastasen: meist nur geringe Signaldifferenz zum Myelon – Lipom und fetthaltige Anteile von Mißbildungstumoren: hohe Signalintensität
T2w	– Neurinom und Abtropfmetastasen: meist nur geringe Signaldifferenz zum Subarachnoidalraum – Meningeom: variabler Anstieg der Signalintensität – Lipom und fetthaltige Anteile von Mißbildungstumoren: mit Zunahme von TE Abfall der Signalhöhe
T1w+Gd-DTPA	Meist homogene und kräftige Signalverstärkung von Neurinomen, Meningeomen und Abtropfmetastasen

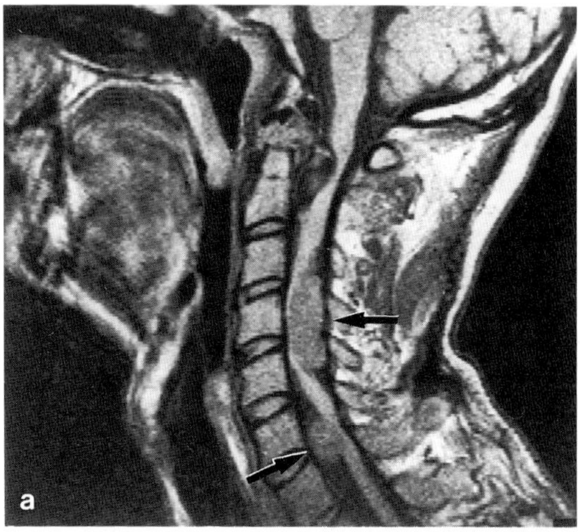

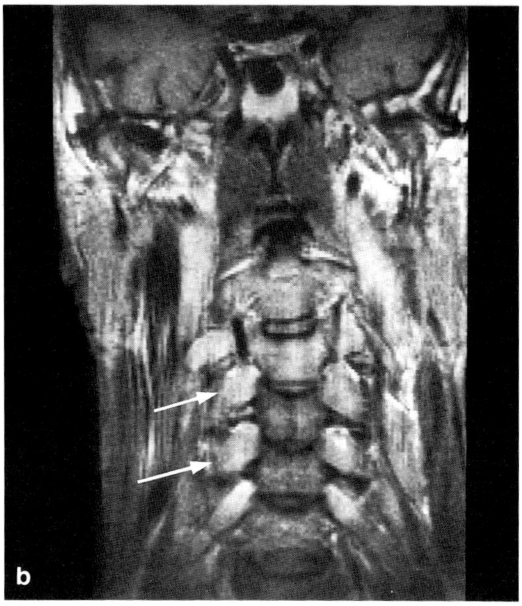

Abb. 4.9 a, b. 43jähriger Patient mit Neurofibromatose. **a** T1w-Bild (SE 500/30; 0,35 T). Multiple intraspinale Neurofibrome *(Pfeile)*, die in mehreren Etagen zu einer Verlagerung und Kompression des Myelons führen. Zustand nach transoraler Exstirpation eines Neurofibroms dorsal des 2. HWK. **b** Koronares kontrastmittelverstärktes T1w-Bild (SE 500/30). Multiple kontrastverstärkte Neurofibrome im Bereich der Foramina intervertebralia (zum Teil durch *Pfeile* markiert)

zen artspezifische Hinweise zur Differentialdiagnose von Meningeomen (sehr steiler Signalanstieg) und Neurinomen (flacherer Signalanstieg) liefern.

Dermoide, Epidermoide und Teratome weisen entsprechend ihren heterogenen Gewebekomponenten unterschiedliche Signalhöhen der

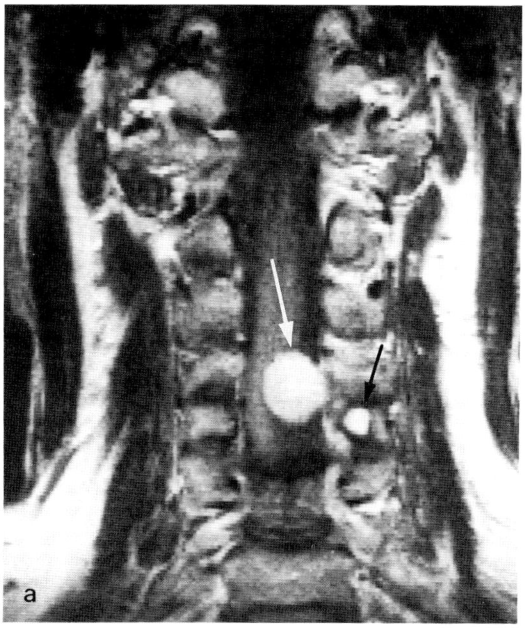

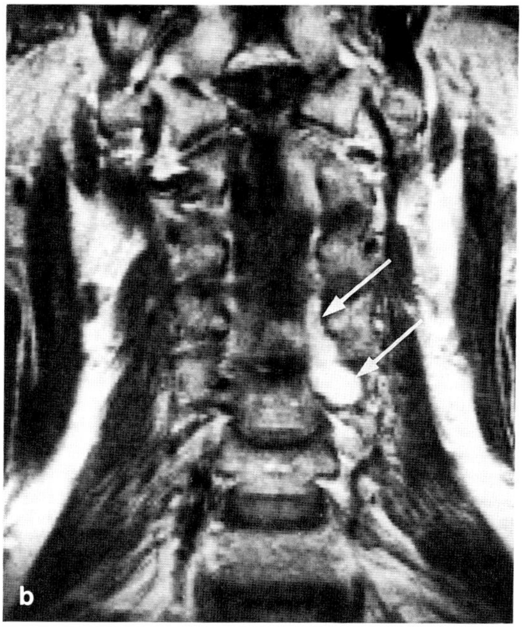

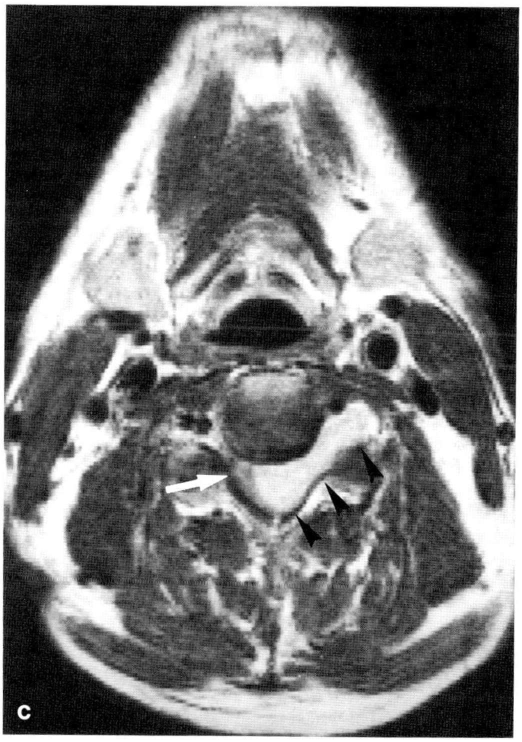

Abb. 4.10 a–c. 47jähriger Patient mit zervikalem Sanduhrneurinom. **a** Koronares T1w-Bild nach Gd-DTPA (SE 500/30; 0,35 T). Homogene hohe Signalintensität des Tumors *(Pfeile)*. Gute Abgrenzbarkeit des Myelons. **b** Koronares kontrastmittelverstärktes T1w-Bild (SE 500/30). Tumorausdehnung in das aufgeweitete Foramen intervertebrale und paravertebral *(Pfeile)*. **c** Transversales T1w-Bild nach Gd-DTPA (SE 500/30). Erhebliche Verlagerung und Kompression des Myelons *(Pfeil)* durch das Sanduhrneurinom *(Pfeilspitzen)*

Binnenstrukturen auf. Fetthaltige Anteile zeigen wie Lipome eine hohe Signalintensität im T1w-Bild und eine intermediäre Signalhöhe im T2w-Bild (Abb. 4.14).

Der Nachweis von Abtropfmetastasen intrakranieller Tumoren auf Nativaufnahmen ist dadurch limitiert, daß häufig nur eine geringe Signaldifferenz zum umgebenden Liquor besteht und bei T2-Gewichtung Liquorflußartefakte kleinere Läsionen maskieren können. Ferner ist das bei intramedullären Prozessen als Indikator auch kleinerer Veränderungen

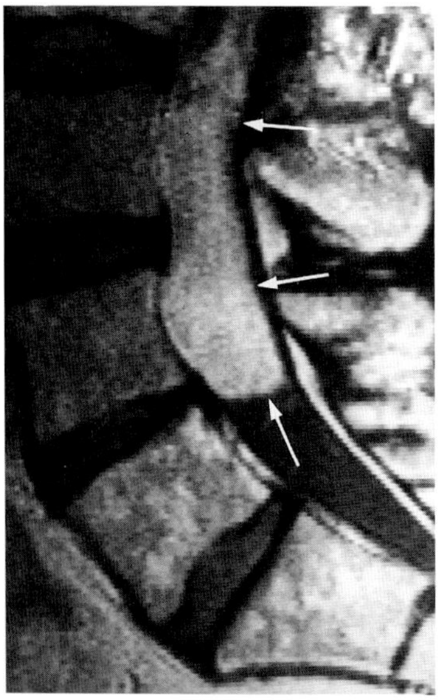

Abb. 4.11. T1w-Bild nach Gd-DTPA (SE 500/30; 0,35 T) eines 58jährigen Patienten mit lumbalem Neurofibrom *(Pfeile)*. In den nativen Sequenzen war nur eine minimale Signaldifferenz zum umgebenden Liquor feststellbar. Nach Gd-DTPA intensive Signalverstärkung

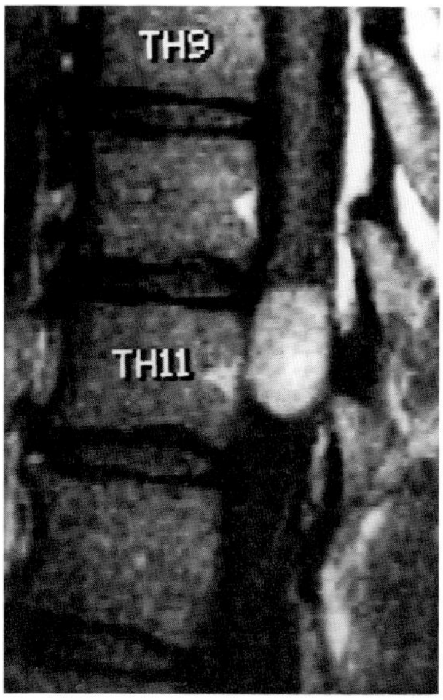

Abb. 4.13. 28jährige Patientin mit thorakalem Meningeom (T1w-Bild nach Gd-DTPA; SE 500/30; 0,35 T). Homogene hohe Signalintensität des glatt begrenzten Tumors

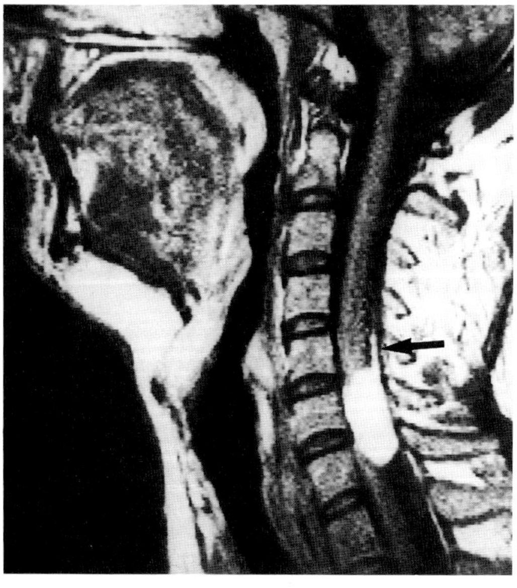

Abb. 4.12. T1w-Bild nach Gd-DTPA (SE 500/30; 0,35 T) eines Patienten mit zervikalem Meningeom. Homogene hohe Signalintensität des Tumors. Kranial der Raumforderung signalreiche bandförmige Zone als Korrelat eines flächenhaften Tumorwachstums *(Pfeil)*. Operativ bestätigt

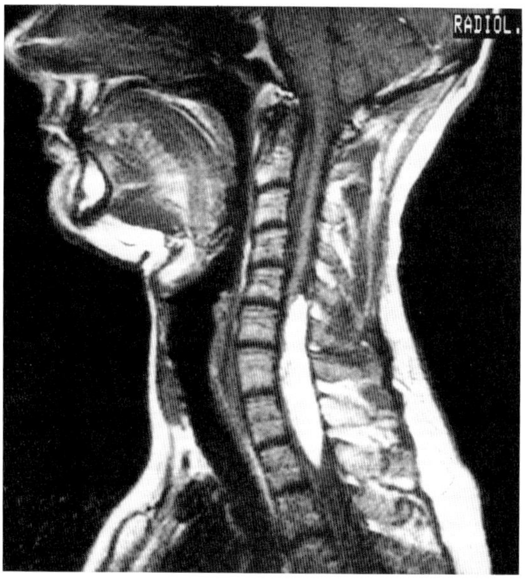

Abb. 4.14. 31jähriger Patient mit zervikalem Angiolipom. Sagittales T1w-Bild (SE 350/30; 0,5 T). Homogen hohe Signalintensität der fetthaltigen Anteile des Tumors

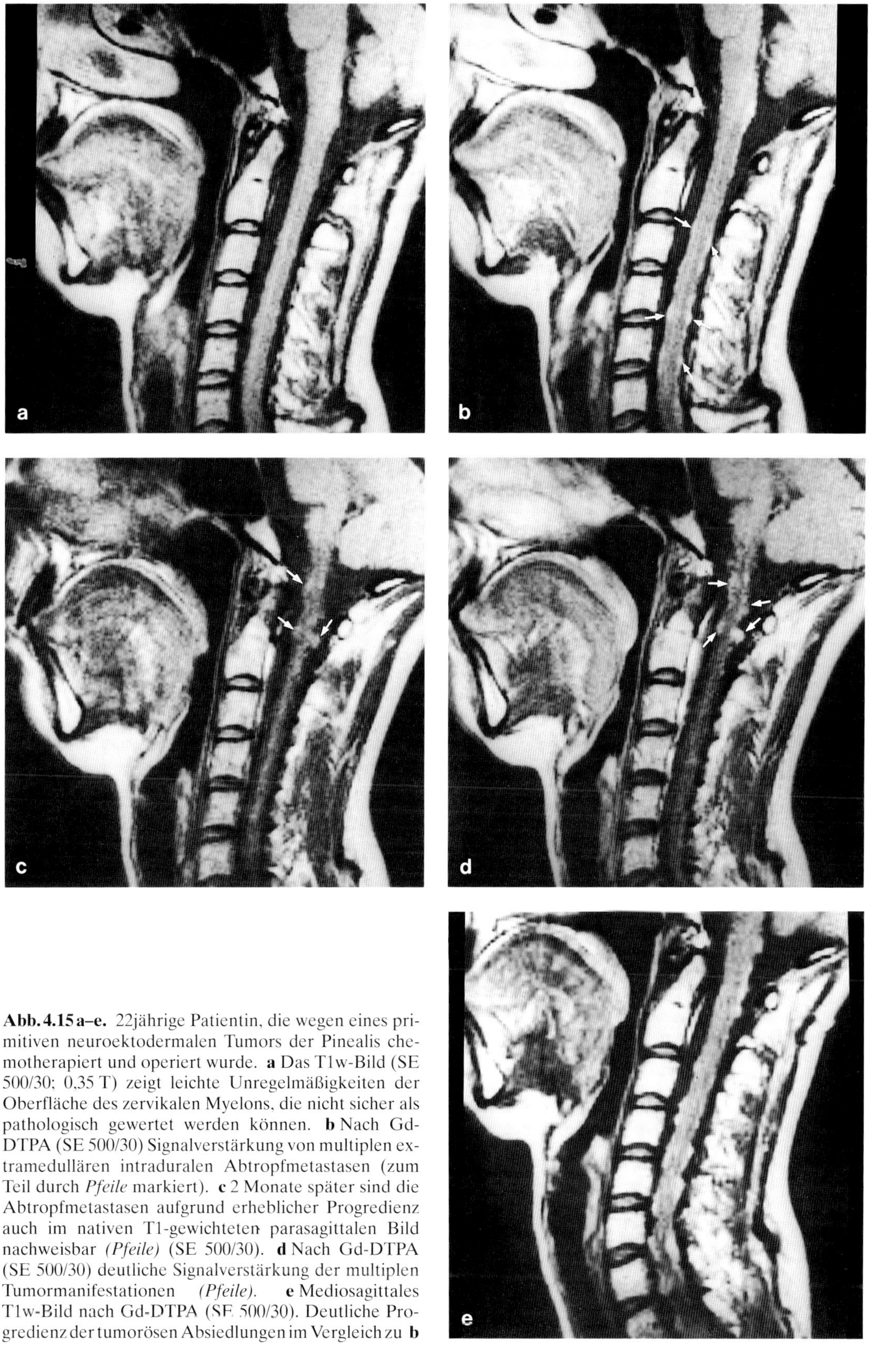

Abb. 4.15 a–e. 22jährige Patientin, die wegen eines primitiven neuroektodermalen Tumors der Pinealis chemotherapiert und operiert wurde. **a** Das T1w-Bild (SE 500/30; 0,35 T) zeigt leichte Unregelmäßigkeiten der Oberfläche des zervikalen Myelons, die nicht sicher als pathologisch gewertet werden können. **b** Nach Gd-DTPA (SE 500/30) Signalverstärkung von multiplen extramedullären intraduralen Abtropfmetastasen (zum Teil durch *Pfeile* markiert). **c** 2 Monate später sind die Abtropfmetastasen aufgrund erheblicher Progredienz auch im nativen T1-gewichteten parasagittalen Bild nachweisbar *(Pfeile)* (SE 500/30). **d** Nach Gd-DTPA (SE 500/30) deutliche Signalverstärkung der multiplen Tumormanifestationen *(Pfeile)*. **e** Mediosagittales T1w-Bild nach Gd-DTPA (SE 500/30). Deutliche Progredienz der tumorösen Absiedlungen im Vergleich zu **b**

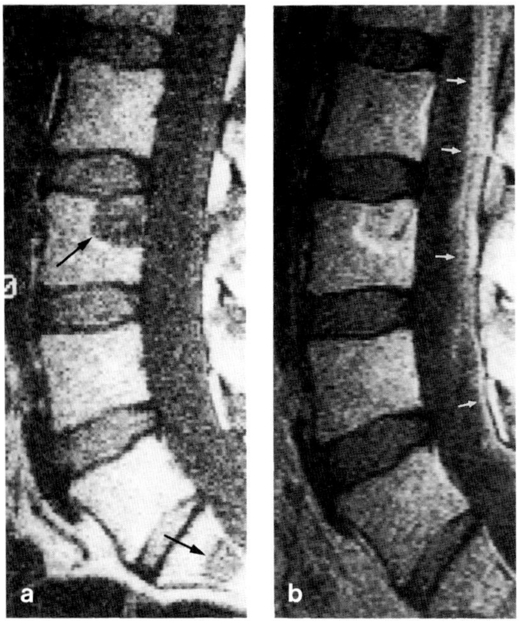

Abb. 4.16 a, b. 38jährige Patientin mit multiplen ossären Metastasen und Meningeosis carcinomatosa. **a** Sagittales T1w-Bild (SE 500/30; 0,35 T). Signalgeminderte Zonen in L3 und S1 als Korrelat der ossären Metastasen *(Pfeile)*. Intraspinal kein Nachweis eines pathologischen Befundes. **b** T1w-Bild nach Gd-DTPA (SE 500/30). Intensive Signalverstärkung der Cauda equina infolge der Meningeosis carcinomatosa *(Pfeile)*. Dagegen teilweise Maskierung der ossären Metastasen durch die kontrastmittelbedingte Zunahme der Signalintensität

Tabelle 4.10. MRT-Befunde bei Wirbelmetastasen

Sequenz	Darstellung
T1w	– Niedrige Signalintensität – Meist hohe Signaldifferenz zum normalen Knochenmark
T2w	– Hohe Signalintensität (Ausnahme: osteoblastische Metastasen) – Bessere Abgrenzbarkeit der paraossalen Tumorausbreitung
STIR, Fett-Wasser-Bilder	– Hohe Signalintensität im Wasser- und STIR-Bild – Niedrige Signalintensität im Fettbild
T1w+Gd-DTPA	– Bessere Darstellung der paraossalen Tumoranteile – Oft schlechtere Abgrenzbarkeit der intraossären Tumoranteile

häufig anzutreffende perifokale Ödem bei extramedullär-intradularen Prozessen nur bei sehr ausgedehnten Tumoren zu erwarten [38]. Durch Gd-DTPA können aufgrund der intensiven Kontrastverstärkung auch kleine Läsionen von 2–3 mm Größe und flächenhafte Infiltrationen eindeutig dargestellt werden (Abb. 4.15, 4.16 [18]).

4.6.3 Extradurale Tumoren

Bei den extraduralen Tumoren steht der metastatische Befall der Wirbel im Vordergrund, während primäre Tumoren – aneurysmatische Knochenzyste, Osteoidosteom, Osteoblastom, Hämangiom (s. 4.7.3), Chordom, Chondrosarkom u. a. – eher selten sind. Die primären Tumoren und tumorähnliche Läsionen werden in Kap. 7 ausführlich besprochen.
Wirbelmetastasen stammen überwiegend von Bronchial-, Mamma- und Prostatakarzinomen. Metastasen im Epiduralraum ohne primäre knöcherne Beteiligung sind am häufigsten bei Lymphomen (Abb. 4.17). Der metastatische Befall der Wirbel führt zunächst zu einem Ersatz des normalen fetthaltigen Knochenmarks durch Tumorzellen. Im weiteren Verlauf kommt es zu einer Destruktion der Knochentrabekel und fakultativ zu einer reaktiven osteoblastischen bzw. sklerotischen Reaktion. Die meisten Metastasen sind osteolytisch; osteoblastische Metastasen treten am häufigsten bei Mamma- und Prostatakarzinomen auf.
Aufgrund der Zunahme der nicht fetthaltigen zellulären Anteile des Knochenmarkraums werden Wirbelmetastasen im Regelfall im T1w-Bild signalarm und mit hohem Kontrast im Vergleich zum normalen Knochenmark dargestellt (Abb. 4.18 und 4.19; Tabelle 4.10). Im höheren Lebensalter kommt es häufig aufgrund von fokaler Fetteinlagerung und/oder Sklerosierung zu einer inhomogenen Verteilung der Signalintensität innerhalb des Knochenmarkraums der Wirbel mit einem Nebeneinander von hypo- und hyperdensen Bezirken. Bei Kindern ist aufgrund des hohen Gehalts an hämatopoetischem Gewebe die Signalhöhe des Knochenmarks im T1w-Bild relativ niedrig. Dies führt dazu, daß in manchen Fällen die maligne Infiltration im T1w-Bild isointens oder selten hyperintens im Vergleich zum umgebenden Markraum dargestellt wird.

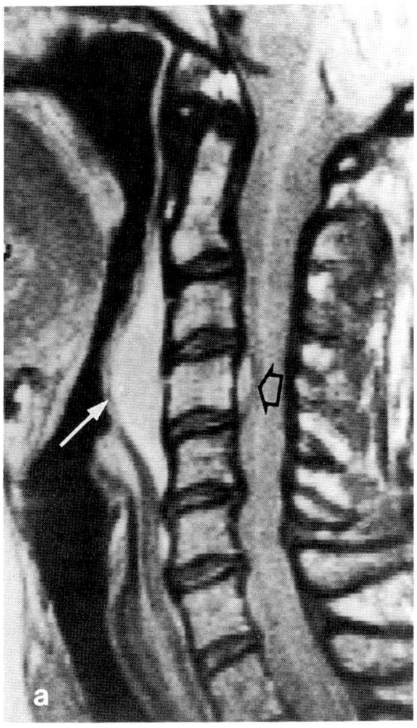

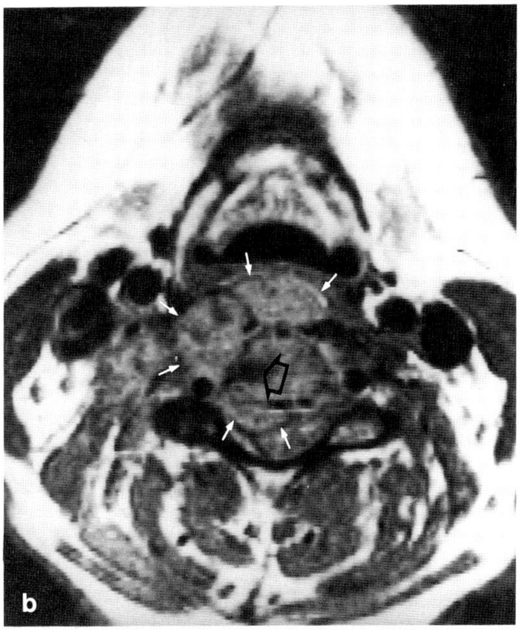

Abb. 4.17. **a** Sagittales pw-Bild (SE 2000/30; 0,35 T) einer 43jährigen Patientin mit Non-Hodgkin Lymphom. Paraossale Manifestation des Lymphoms *(Pfeil)*, das sich bis in den Spinalkanal ausdehnt *(offener Pfeil)*. **b** Transversales T1w-Bild (SE 500/30). Intermediäre Signalhöhe des intra- und paraspinalen Tumors *(Pfeile)*. Erhebliche Einengung des Spinalkanals mit Kompression des Myelons. In den rechts lateralen Anteilen des Wirbelkörpers signalarmer Bezirk (offener Pfeil) durch Anschnitt des Intervertebralraums. Kein Anhalt für ossäre Beteiligung

Der Einsatz von Fett-Wasser-Bildern oder STIR-Sequenzen erlaubt eine bessere Beurteilung des Marksignals der Wirbelkörper. Metastasen zeichnen sich durch ein hohes Signal im Wasser- und ein niedriges Signal im Fettbild aus. Die STIR-Sequenz unterdrückt das Fettsignal und summiert die Effekte der T1- und T2-Zeit-Verlängerung der neoplastischen Infiltration, so daß Metastasen signalreich abgebildet werden. Das Ausmaß der Einengung des Spinalkanals und der Kompression des Myelons kann meist im T1w-Bild gut dokumentiert werden.

Bei stark T2-gewichteten Aufnahmen übertrifft im Regelfall die Signalhöhe der Läsionen die des normalen Knochenmarks. Nur bei ausgeprägter Sklerose ist die Signalintensität niedriger. Die paravertebrale Tumorausdehnung ist aufgrund des höheren Kontrasts zu den umgebenden Strukturen, insbesondere der Muskulatur, meist im T2w-Bild besser abzugrenzen.

Durch Gd-DTPA können intraossäre Tumoranteile aufgrund der durchweg vorhandenen

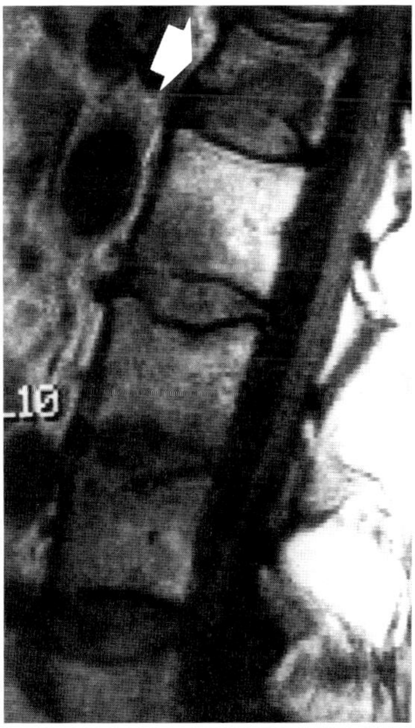

Abb. 4.18. 45jährige Patientin mit Plasmozytom (T1w-Bild; SE 500/30; 0,35 T). Multiple signalgeminderte Zonen innerhalb der Markräume der Wirbel infolge maligner Infiltration. Deformierung des 12. BWK *(Pfeil)*

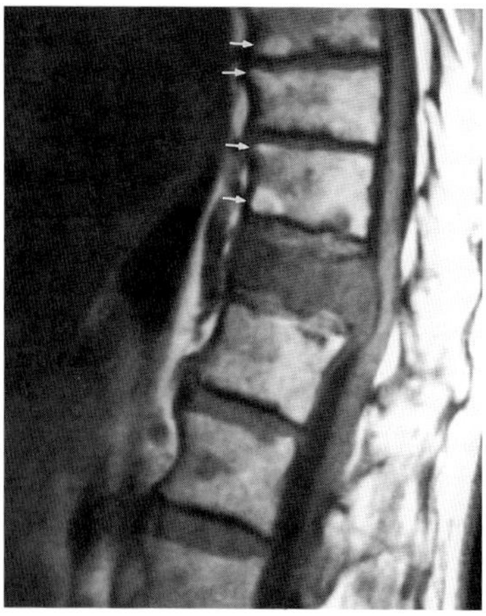

Abb. 4.19. Sagittales T1w-Bild (SE 500/15; 1,5 T) einer 57jährigen Patientin mit Mammakarzinom. Signalminderung und Deformierung des metastatisch befallenen BWK 12. Einengung des Spinalkanals und Kompression des Myelons. In den ventralen Abschnitten der abschlußplattennahen Anteile der BWK 9–11 signalreiche Zonen *(Pfeile)* als Ausdruck einer fettigen Umwandlung des Knochenmarks bei Bandscheibendegeneration

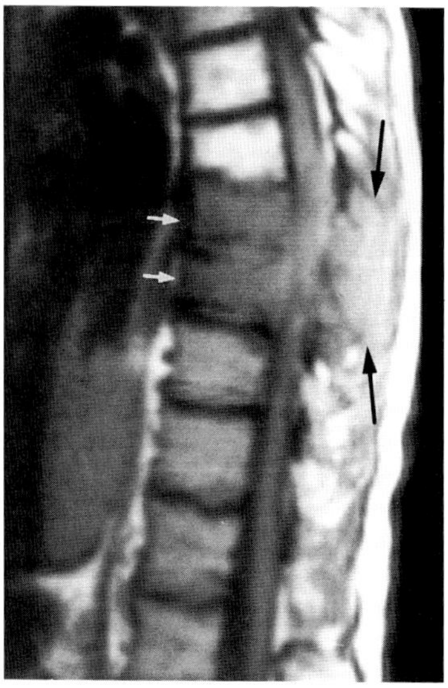

Abb. 4.20. Sagittales T1w-Bild (SE 612/20; 1,5 T) eines 43jährigen Patienten mit Bronchialkarzinom. Signalminderung der deformierten BWK 8 und 9 und ventrokaudaler Anteile des BWK 7 sowie der dorsalen Wirbelelemente und der benachbarten Weichteile als Ausdruck einer ausgedehnten Metastasierung mit intraspinaler Raumbeschränkung *(Pfeile)*. Bei Zustand nach Radiatio deutlich erhöhte Signalintensität der oberen BWK

Signalverstärkung maskiert werden, da häufig der Kontrast zum normalen Knochenmark verloren geht [40]. Dagegen verbessert Gd-DTPA die Abgrenzbarkeit paraossaler Tumoranteile und erleichtert dadurch die Definition einer intraspinalen Raumbeschränkung.

Da bei metastasierenden Prozessen häufig mehr als eine Etage betroffen ist, ist als Vorteil der MRT zu werten, daß in der sagittalen Schnittebene ganze Wirbelsäulenabschnitte dargestellt werden können. Bei der Suche nach Metastasen kann zur Abbildung der gesamten Wirbelsäule die Körperspule eingesetzt werden, gegebenenfalls kann die Untersuchung durch Oberflächenspulenbilder der interessierenden Region ergänzt werden. Die MRT kann den metastatischen Befall der Wirbel früher als die ^{99}Tc-MDP-Szintigraphie, Übersichtsaufnahmen und die CT nachweisen, bevor es zu einer Destruktion des Trabekelwerks oder reaktiver Knochenneubildung kommt.

Nach Strahlentherapie mit einer Dosis von mehr als 40 Gy kommt es meist zu einer deutlichen Zunahme der Signalintensität des Knochenmarks der Wirbel, insbesondere der Wirbelkörper, die in das Bestrahlungsfeld eingeschlossen waren. Dieser Effekt entsteht durch den Ersatz von hämatopoetischem Gewebe durch Fettmark. Die Grenzen dieser Veränderungen korrelieren gut mit denen des Bestrahlungsfeldes (Abb. 4.20).

Nach lang andauernder Kortisontherapie kann durch eine Hypertrophie des epiduralen Fettgewebes eine intraspinale Raumbeschränkung entstehen.

4.7 Vaskuläre Prozesse

4.7.1 Arteriovenöse Malformationen

Arteriovenöse Malformationen (AVM) im Spinalkanal werden nach Lokalisation und Gefäßversorgung in zwei verschiedene Typen eingeteilt:

1) Intradurale, intra- oder perimedulläre AVM, die von markversorgenden Arterien gespeist und durch perimedulläre Venen drainiert werden,
2) durale AVM (oder Fisteln), die durch radikulomeningeale Arterien versorgt und von perimedullären Venen drainiert werden.

Tabelle 4.11. MRT-Befunde bei arteriovenösen Malformationen *(AVM)*

Intradurale AVM	– Lokalisierte Auftreibung des Myelons bei intramedullärer Lokalisation – Signalarme Darstellung erweiterter Gefäße innerhalb des Nidus – Signalarme Darstellung erweiterter drainierender Venen – Zeichen einer frischen oder älteren Blutung
Durale AVM	– Mehrere Segmente umfassende Auftreibung des Myelons – Mehrere Segmente umfassende homogen hohe Signalintensität des Myelons im T2w-Bild – Verzögerte intramedulläre Kontrastverstärkung nach Gd-DTPA (>45 min p. i.) – Signalarme Darstellung erweiterter drainierender Venen

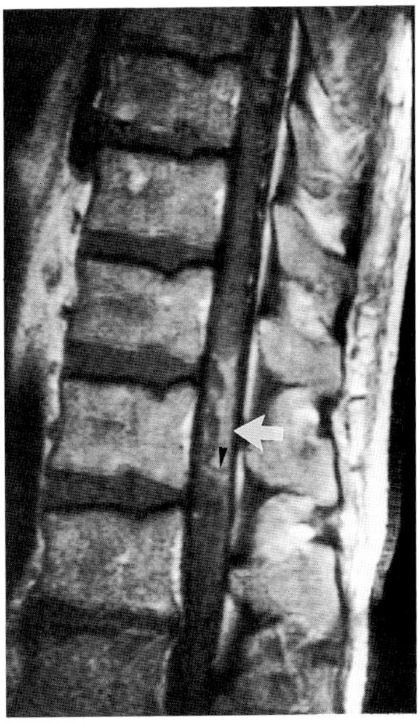

Abb. 4.21. Sagittales T1w-Bild nach Gd-DTPA (SE 612/20; 1,5 T) eines 59jährigen Patienten mit intramedullärer AVM. Im Bereich des intramedullären Nidus, der teilweise nach Gd-DTPA eine Signalverstärkung aufweist *(Pfeil)*, signalarme Darstellung von erweiterten Gefäßen *(Pfeilspitze)*. Kranial dorsal des Myelons dilatierte drainierende Venen

4.7.1.1 Intradurale arteriovenöse Malformationen

Intradurale AVM werden in der Regel vor dem 40. Lebensjahr durch Zeichen der medullären Ischämie, einer Subarachnoidalblutung oder einer Hämatomyelie klinisch manifest. Sie sind meist im zervikalen oder thorakalen Bereich lokalisiert und können mit aneurysmatischen Erweiterungen der drainierenden Venen, sehr selten der Arterien, einhergehen. Bei intramedullärer Lage des Nidus kann das Rückenmark aufgetrieben sein, und sowohl auf T1w- als auch T2w-Bildern können geschlängelt verlaufende signalarme Gefäße innerhalb der Läsion dargestellt sein (Abb. 4.21; Tabelle 4.11; [8]). Erweiterte drainierende Venen können häufiger dorsal als ventral des Myelons sowohl in kranialer als auch kaudaler Verlaufsrichtung über längere Distanzen dargestellt sein. Insbesondere beim Vorliegen einer extramedullären intraduralen AVM kann dies die einzige nachweisbare Veränderung sein. Durch Gliose des Parenchyms können auf T2w-Aufnahmen intramedullär Areale erhöhter Signalintensität innerhalb des Nidus abgebildet werden. Wenn bereits eine Blutung stattgefunden hat, können MR-tomographische Zeichen einer frischen oder älteren Blutung nachweisbar sein. Beim Vorliegen einer älteren Blutung kann im T2w-Bild als Ausdruck einer Hämosiderinablagerung eine signalarme, die Läsion umgebende Ringstruktur dargestellt sein (s. 3.3).

4.7.1.2 Durale arteriovenöse Malformationen

Durale AVM sind vorwiegend im Thorakolumbalbereich lokalisiert. Die Patienten sind in der Regel über 40 Jahre alt. Klinisch steht im Gegensatz zu den intramedullären AVM, die vor allen Dingen über raumfordernde Effekte unterschiedlicher Ätiologie symptomatisch werden, meist eine langsam progrediente, teils schubweise verlaufende Myelopathie oder Claudicatio spinalis aufgrund vaskulär bedingter Veränderungen im Vordergrund. Akute Blutungen gehören nicht zum typischen klinischen Bild der duralen AVM. Der dural, häufig in der Nähe der Nervenwurzel gelegene Nidus weist meist nur eine geringe Größe auf oder es besteht *ein* Fistelgefäß. Der direkte Nachweis des Fistelgefäßes bzw. des Nidus ist MR-tomographisch in der Regel nicht möglich

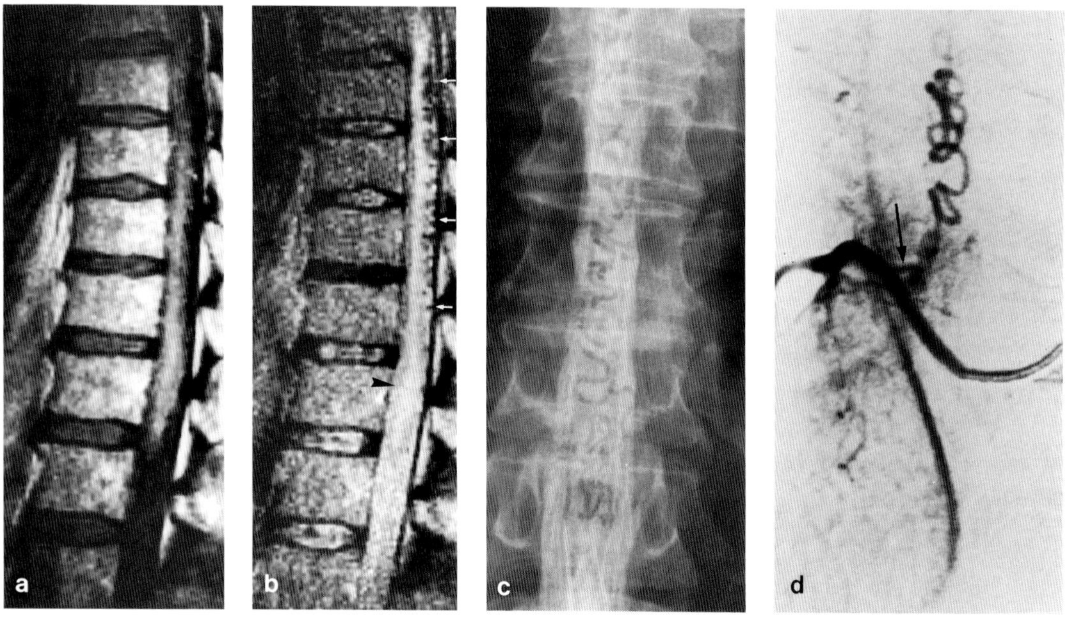

Abb. 4.22 a–d. 49jähriger Patient mit duraler arteriovenöser Malformation. **a** Sagittales T1w-Bild (SE 500/30; 0,35 T). Aufgrund der geringen Signaldifferenz zum Liquor schlechte Abgrenzbarkeit der erweiterten Gefäße im Subarachnoidalraum. Prominenter Conus medullaris. **b** Im T2w-Bild (SE 2000/60) deutliche Demarkierung der signalarmen erweiterten drainierenden Venen mit hoher Kontrastdifferenz zum umgebenden Liquor *(Pfeile)*. Diskrete Signalerhöhung im Conus medullaris *(Pfeilspitze)*. **c** In der Myelographie stellen sich die erweiterten Venen als Aussparungen der Kontrastmittelsäule dar. **d** Die selektive spinale Angiographie in Höhe BWK 8/9 zeigt die arteriovenöse Fistel *(Pfeil)* und das Konvolut der drainierenden Venen

(Abb. 4.22). Durale AVM sind durch eine Umkehrung der Strömungsrichtung innerhalb der drainierenden perimedullären Venen gekennzeichnet. Dadurch kommt es zu einer Reduktion des medullären arteriovenösen Druckgradienten mit hypoxischer Schädigung und ödematöser Auftreibung des Rückenmarks. Diese kann durch die MRT nachgewiesen werden, wobei die betroffenen Myelonabschnitte auf T2w-Aufnahmen eine hohe Signalintensität zeigen und nach i. v.-Applikation von Gd-DTPA auf zeitlich verzögerten T1w-Bildern (ca. 45 min post injectionem) eine Kontrastverstärkung aufweisen können [22, 42]. Ähnliche MR-tomographische Befunde können bei der subakuten nekrotisierenden Myelitis (Foix-Alajouanine Syndrom) erhoben werden.

Differentialdiagnostisch muß in erster Linie ein intramedullärer Tumor abgegrenzt werden. Für das Vorliegen einer duralen AVM spricht eine in allen Bildgewichtungen relativ homogene Signalverteilung innerhalb der betroffenen Rückenmarkabschnitte und der Nachweis von erweiterten drainierenden Venen.

4.7.2 Kavernöse Angiome, kapilläre Teleangiektasien und venöse Angiome

Intramedulläre kavernöse Angiome sind sehr selten. Sie weisen meist im Zentrum eine unregelmäßige Signalverteilung mit einem Nebeneinander von signalreichen und signalarmen Bezirken auf und sind aufgrund von Hämosiderinablagerungen häufig durch einen signalarmen Saum umgeben [11]. Der Einsatz von Gradientenechosequenzen ermöglicht aufgrund der hohen Empfindlichkeit für magnetische Suszeptibilitätseffekte eine deutlichere und empfindlichere Darstellung. Bei venösen Angiomen können in der Regel dilatierte Venen abgegrenzt werden. Mitteilungen über MR-Befunde von kapillären Teleangiektasien liegen bisher nicht vor. Da o. g. Malformationen in bis zu 25% der Fälle multipel auftreten, sollte beim Nachweis eines verdächtigen spinalen Befundes zusätzlich eine MR-Untersuchung des Zerebrums erfolgen.

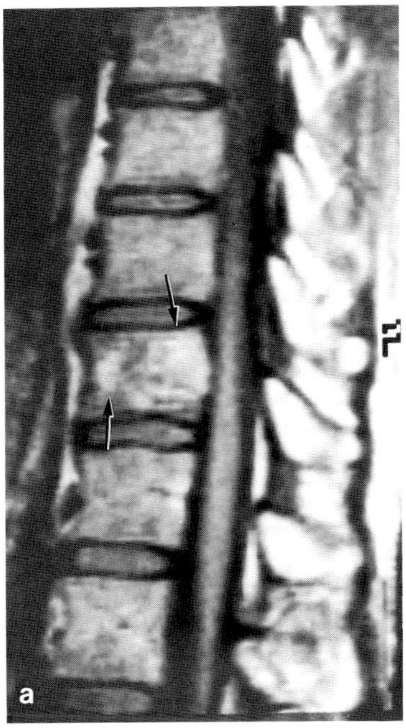

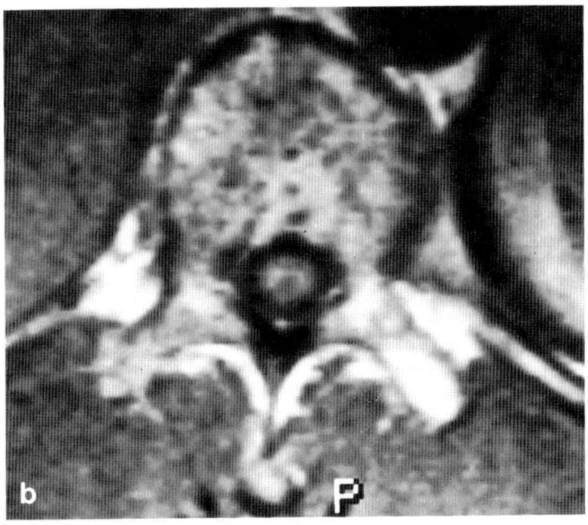

Abb. 4.23 a, b. 27jähriger Patient mit Hämangiomwirbel. **a** Sagittales T1w-Bild (SE 500/30; 0,35 T). Hohe Signalintensität von Anteilen des 11. BWK *(Pfeile)*. Pelottierung der dorsalen Wirbelkörperbegrenzung. **b** Transversales T1w-Bild (SE, 500/30). Punktförmige Strukturen niedriger Signalhöhe als Korrelat der vertikal verlaufenden verdickten Knochentrabekel

4.7.3 Extradurale Hämangiome

Extradurale Hämangiome sind meist im Wirbel*körper* lokalisiert und erfassen selten die posterioren Wirbelelemente. Am häufigsten treten Hämangiome im thorakalen Bereich auf. Die Ausdehnung innerhalb der Wirbelkörper ist variabel. Bei großen Hämangiomen kann zusätzlich eine paraossale Komponente vorliegen. Das Signalverhalten des Hämangiomwirbels wird bestimmt durch den hohen Fettgehalt, so daß im T1w-Bild eine hohe Signalintensität und bei T2-Gewichtung eine intermediäre Signalhöhe resultiert (Abb. 4.23). Die verdickten Trabekel können bei hoher Auflösung oft als signalarme Strukturen innerhalb der signalreichen Läsion abgegrenzt werden. Paraossale Hämangiomanteile zeigen auf T1w-Bildern eine deutlich niedrigere Signalintensität als enossale Hämangiome.

4.7.4 Intraspinale Blutungen

Die MR-tomographischen Befunde bei epiduralen, subduralen, subarachnoidalen und intramedullären Blutungen entsprechen nach den bisherigen Erfahrungen denen im Bereich des ZNS (Abb. 4.24; s. 3.3).

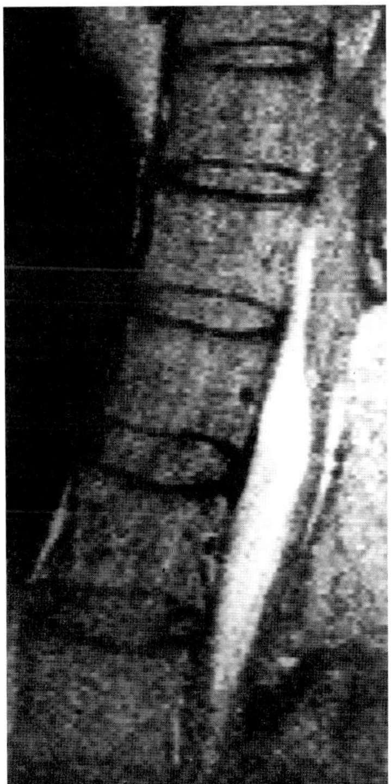

Abb. 4.24. 50jähriger Patient, der eine Woche zuvor wegen eines Ependymoms des Conus medullaris operiert wurde (T1w-Bild; SE 500/30; 0,35 T). Spindelförmige stark signalerhöhte Zone infolge einer epiduralen Blutung. Der Befund wurde operativ bestätigt

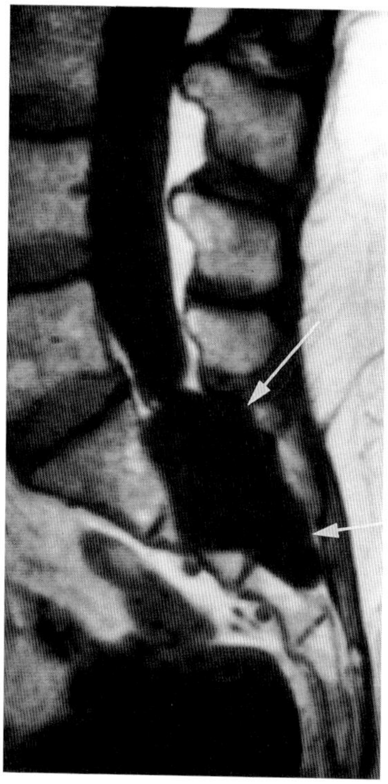

Abb. 4.25. 45jährige Patientin (SE 612/20; 1,5 T) mit sakraler Arachnoidalzyste. Ausgeprägte raumfordernde Wirkung der liquorisointensen Zyste *(Pfeile)*, die zu einer Aufweitung des knöchernen Spinalkanals verbunden mit einer erheblichen Verdünnung von sakralen Wirbelelementen geführt hat. Signalarmes Band im subkutanen Fettgewebe als Korrelat eines Dermalsinus

4.7.5 Medullärer Infarkt

Das Rückenmark kann bei Infarzierungen im T1w-Bild im akuten Stadium normal konfiguriert und im subakuten Stadium (nach 2–3 Wochen) aufgetrieben sein. Die Signalhöhe der betroffenen Abschnitte ist meist leicht erniedrigt. Durch die intramedulläre Ödembildung kommt es im T2w-Bild zu einer Signalintensitätserhöhung, die sich über mehrere Segmente erstrecken kann. Im chronischen Stadium wird das Myelon atrophisch, wobei die Signalerhöhung im T2w-Bild weiter bestehen bleibt.

4.8 Dysraphien

Als spinale Dysraphie wird eine inkomplette oder fehlende Fusion von mesenchymalen, knöchernen und neuralen Strukturen bezeichnet. Die Dysraphien werden durch Störungen beim Schluß des Neuralrohrs und der umgebenden mesenchymalen Elemente verursacht. Inkomplette Fusionen der Wirbel (Spina bifida) betreffen meist den dorsalen Anteil des Wirbelbogens unter Einbeziehung des Dornfortsatzes. Die Spina bifida occulta weist im Gegensatz zur Spina bifida cystica (aperta) keine sichtbare Protrusion von intraspinalen

Tabelle 4.12. Dysraphien

Araphie (Raschischisis)	Die Rückenmarkanlage ist im Stadium der Medullarrinne stehen geblieben
Meningozele	Subkutane Ausstülpung von zystisch erweiterten Meningen
Meningomyelozele	Ausstülpung von zystisch erweiterten Meningen und Rückenmarkanteilen
Lipomeningomyelozele	Meningomyelozele mit zusätzlichem intra- und extraspinalem Lipom
Tethered cord	Aszensionshemmung des Myelons
Diastematomyelie	Umschriebene Zweiteilung des Rückenmarks
Intraspinale neurenterische Zyste	Durch Persistenz entodermaler Elemente hervorgerufene, meist extramedulläre intradurale Raumforderung mit möglicher Markkompression
Dermalsinus	Meist sakral gelegenes Hautgrübchen (Lokalisation des kaudalen Neuralpols), häufig durch Bindegewebsstrang (in der MRT signalarm) mit der Dura mater verbunden
Dermalfistel	Sonderform des Dermalsinus mit Fistel zwischen Subarachnoidalraum und der Hauteinsenkung (Gefahr rezidivierender Meningitiden)
Hydromyelie	Erweiterung des Zentralkanals (s. 4.5)
Chiari-Malformation I	Kleinhirntonsillentiefstand (> 5 mm unterhalb des Foramen magnum)
Chiari-Malformation II	Kaudalverlagerung von Kleinhirnunterwurm und -tonsillen. Di- und mesencephale Mißbildung mit Kaudalverlagerung von Tektum, Aquädukt und Hirnschenkeln. Verschlußhydrozephalus und Hypoplasie der hinteren Schädelgrube
Chiari-Malformation III	Chiari-Malformation II mit zervikookzipitaler Meningomyelozele

Strukturen auf. Zur Spina bifida cystica werden die Meningozele, Myelozele, Meningomyelozele und bei sichtbarem extraspinalen Anteil die Lipomeningomyelozele gerechnet. Sowohl die okkulte als auch die zystische Form der Spina bifida sind häufig mit weiteren dysraphischen Störungen kombiniert (z.B. Hydromyelie, „tethered cord", Diastematomyelie) (Abb. 4.25; Tabelle 4.12).
Es sollte in der Regel die gesamte Wirbelsäule dargestellt werden. Hochaufgelöste T1w-Bilder mit möglichst geringer Schichtdicke (<5 mm) erlauben eine genaue Darstellung der anatomischen Verhältnisse. T2w-Bilder sind nur im Ausnahmefall (z.B. Differenzierung Hydromyelie – knöchernes Septum bei Diastematomyelie) notwendig.

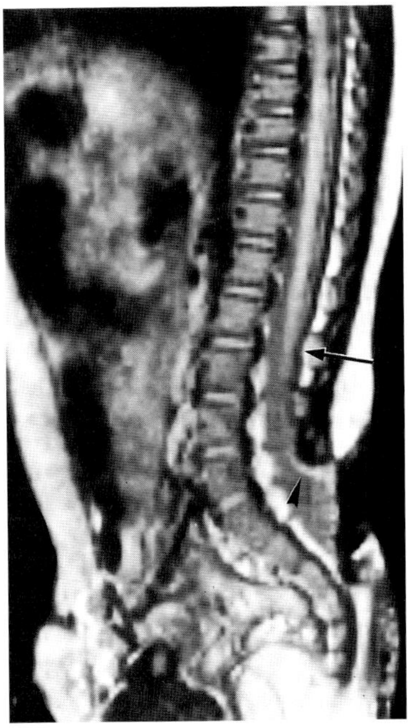

Abb. 4.26. Sagittales pw-Bild (SE 2000/30; 0,35 T) eines 3 Monate alten Kindes mit Meningomyelozele. Der Conus medullaris ist in Höhe L2/3 lokalisiert *(Pfeil)*. Bogiger Verlauf des Filum terminale in die Meningozele *(Pfeilspitze)*. Spaltbildung der dorsalen Wirbelelemente im unteren LWS-Bereich

4.8.1 Meningozele, Myelozele, Meningomyelozele

Die seltenen, klinisch meist eindeutig diagnostizierbaren Meningozelen sind durch eine subkutane liquorgefüllte Ausstülpung der Dura und Arachnoidea charakterisiert. Die MRT kann zum einen die Beteiligung von neuralen Elementen ausschließen, zum anderen assoziierte spinale Mißbildungen nachweisen und so für die Operationsplanung hilfreich sein. Dies gilt insbesondere für die sehr seltenen ventralen oder lateralen Meningozelen.
Myelozelen und Meningomyelozelen kommen am häufigsten im Lumbalbereich vor (Abb. 4.26). In der Regel wird zur Vermeidung von Infektionen eine sofortige Operation post partum durchgeführt. Die MRT eignet sich zur postoperativen Kontrolle und zum Nachweis begleitender Läsionen. Fast immer findet sich eine Chiari-II-Malformation, daneben kommen häufig Diastematomyelien und Hydromyelien vor. Postoperativ kann es zu einer sekundären Adhäsion der Plakode an die umgebenden Strukturen im Sinne eines „tethered cord" kommen. Der MR-tomographische Nachweis dieser Adhäsionen kann bei flacher Plakode schwierig sein, da auch nichtadhärente Plakoden sich in der Regel an dorsale Strukturen anlegen. Nur wenn ausgedehntere, die Plakode mit einbeziehende Narbenbildungen vorhanden sind, kann eindeutig ein sekundäres Tethered-cord-Syndrom diagnostiziert werden [3]. Durch phasensensitive MR-Techniken kann beim Tethered-cord-Syndrom eine Reduktion der pulsatilen Bewegungen des Myelons nachgewiesen werden.

4.8.2 Lipomeningomyelozele, spinales Lipom

Das bei Lipomeningomyelozelen auftretende Lipom erstreckt sich von der subkutanen Region durch dorsale dysraphische Wirbelelemente und durch die Dura hindurch bis an das eine Spaltbildung aufweisende Myelon (Plakode) heran und kann sich im Zentralkanal nach kranial fortsetzen. Die Lipomeningomyelozele kann als sichtbare Protrusion auftreten oder im Sinne einer Spina bifida occulta von außen nicht oder nur durch kutane Stigmata erkennbar sein (z. B. Nävus, Hypertrichose). Vor einer chirurgischen Mobilisation des „tethered cord" kann die MRT eindeutig die Beziehung des im T1w-Bild signalreichen Lipoms zur Plakode und zum Zentralkanal darstellen (Abb. 4.27 [31]). Die Nervenwurzeln im Be-

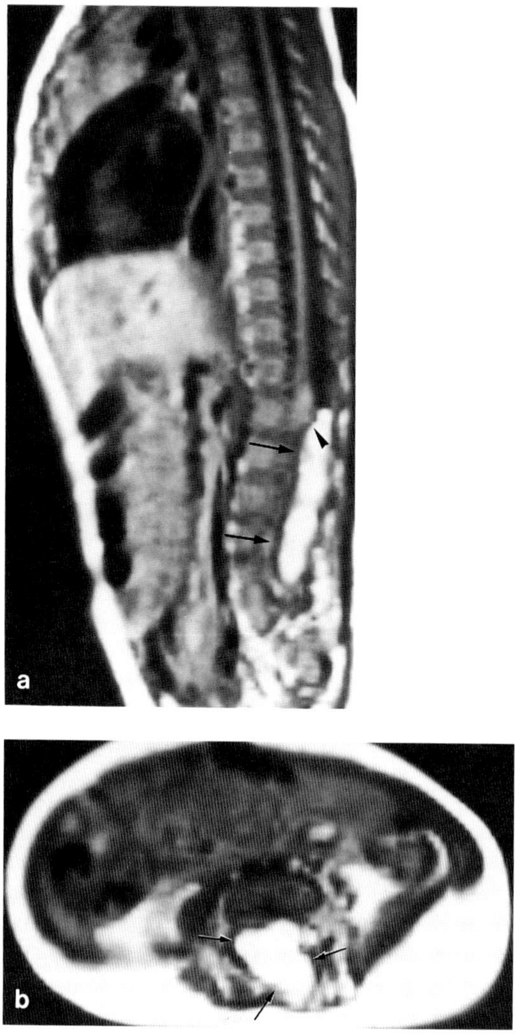

Abb. 4.27 a, b. T1w-Bilder (SE 500/30; 0,35 T) eines 4 Monate alten Kindes mit Lipomeningomyelozele. Signalreiche Darstellung des intra- und extraspinalen Lipoms *(Pfeile)*. Gute Abgrenzbarkeit der Plakode *(Pfeilspitze)*

reich der Plakode treten sämtlich nach ventral aus und sind im T1w-Bild als Strukturen mit intermediärer Signalhöhe meist gut abgrenzbar. Die dorsale Oberfläche der Plakode weist fibröse Anteile auf, die sich in das angrenzende Lipom fortsetzen können und als signalarme Strukturen dargestellt werden. Ferner können, wie bei allen Dysraphien, begleitende Läsionen nachgewiesen werden. Postoperativ kann die MRT zur Kontrolle der Position der Plakode eingesetzt werden.

Intradurale spinale Lipome sind meist zervikal oder thorakal dorsal des Myelons lokalisiert

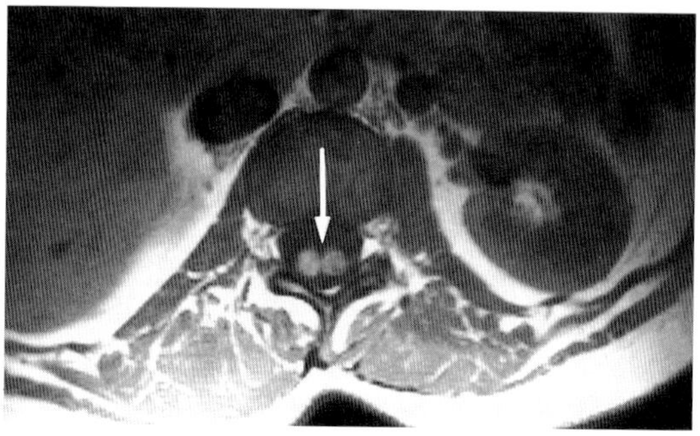

Abb. 4.28. 16jähriges Mädchen mit Diastematomyelie *(Pfeil)* (SE 500/15; 1,0 T). Kein Nachweis eines Septums

und weisen eine glatte, teils gelappte Begrenzung und eine homogene hohe Signalintensität im T1w-Bild auf.

4.8.3 Diastematomyelie

Die Diastematomyelie ist durch eine lokalisierte Spaltbildung des Myelons charakterisiert. Die beiden meist asymmetrischen Myelonhälften enthalten jeweils ein einzelnes Vorder- und Hinterhorn mit den entsprechenden Nervenwurzeln. In etwa der Hälfte der Fälle enthält der Spalt ein fibröses, knorpeliges oder knöchernes Septum, das sich im knöchernen Spinalkanal von ventral nach dorsal erstreckt. Meist besteht ein Tiefstand des Konus und eine ausgeprägte Dysraphie von Wirbeln.

Die MRT kann eine Diastematomyelie in der Regel eindeutig nachweisen (Abb. 4.28). Transversale T1w-Bilder erlauben neben der Darstellung der beiden Myelonhälften bei hoher örtlicher Auflösung die Identifikation der Nervenwurzeln und der Vorder- und Hinterhörner. Dagegen können signalarme fibröse oder knöcherne Septen nicht eindeutig abgrenzbar sein. Wenn das Septum fetthaltiges Mark enthält, ist es als signalreiche Struktur im T1w-Bild gut demarkiert. Meist ist jedoch das knöcherne Septum mit der CT besser darstellbar [7].

4.8.4 Tethered-cord-Syndrom

Die normale physiologische Aszension des Konus findet meist 2 Monate nach der Geburt ihren Abschluß, so daß der Konus in der Höhe

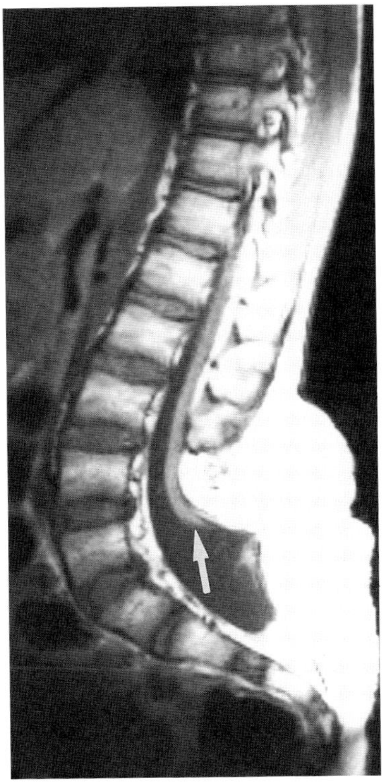

Abb. 4.29. Sagittales T1w-Bild (SE 1000/15; 1,0 T) eines 13jährigen Jungen mit Tethered-cord-Syndrom und Lipomeningomyelozele. Gute Abgrenzbarkeit des Myelons, *(Pfeil)*. Ausgedehnte dysraphische Defektbildung der dorsalen knöchernen Wirbelelemente

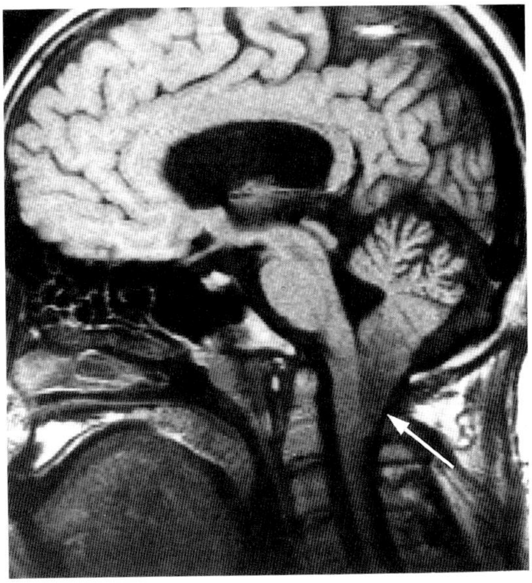

Abb. 4.30. T1w-Bild (SE 500/30; 0,35 T) eines 18jährigen Patienten mit Arnold-Chiari-Malformation. Der Kleinhirnunterwurm ist in den Spinalkanal verlagert *(Pfeil)*. Kaudalverlagerung von Mesenzephalon und Medulla oblongata

von L1–L2 liegt. Als sicher pathologisch ist aufgrund der individuellen Schwankungsbreite und unabhängig von der Alterstufe eine Konuslokalisation unter der Höhe des Intervertebralraums L3/L4 einzustufen (Abb. 4.29). Eine Konuslokalisation in Höhe von L3 kann noch im physiologischen Bereich liegen. Das Tethered-cord-Syndrom ist häufig mit einer Verdickung des Filum terminale (>2 mm) verbunden. Transversale T1w-Bilder eignen sich am besten, die Position des Konus und die Dicke des Filums zu bestimmen. Das Filum terminale ist in der transversalen Schichtebene meist eindeutig von den umgebenden Fasern der Cauda equina abzugrenzen. In Einzelfällen kann jedoch die Differenzierung des Konus von einem verdickten Filum terminale schwierig sein [44]. Die Chiari-Malformation (Abb. 4.30) wird in 3.5 besprochen.

4.9 Degenerative Veränderungen

4.9.1 Bandscheibendegeneration

Sowohl altersbedingte als auch andere degenerative Veränderungen führen zu einer Abnahme der Wasserbindungskapazität des Bandscheibengewebes. Dies hat eine vom Ausmaß der Degeneration abhängige Signalminderung im T2w-Bild zur Folge. Bei fortgeschrittener Degeneration ist eine Unterscheidung von Anulus fibrosus und Nucleus pulposus nicht mehr möglich. Aufgrund dieses Signalverhaltens sind Bandscheibendegenerationen auch bei normaler Höhe des Intervertebralraums eindeutig zu erfassen. Intradiskale Gaseinlagerungen im Sinne eines Vakuumphänomens zeigen, ähnlich wie Verkalkungen, in allen Bildgewichtungen eine fehlende Signalgebung. Aufgrund der geringen Signalhöhe des umgebenden degenerierten Bandscheibengewebes ist eine Abgrenzung jedoch häufig schwierig. Bei sehr weit fortgeschrittener Degeneration können in manchen Fällen auf T2w-Aufnahmen innerhalb der signalarmen Bandscheibe strichförmige signalerhöhte Zonen abgebildet werden, die wahrscheinlich durch freie Flüssigkeitsansammlungen innerhalb von Fissuren verursacht werden.

Tabelle 4.13. Untersuchungssequenzen bei degenerativen Diskopathien

Sequenz	Abbildungsebene
SE-T1w	Sagittal
SE-T2w oder GE-T2*w	Sagittal
SE-T1w oder SE-T2w oder GE-T2*w	Planparallel zu Abschlußplatten
Im HWS-Bereich alternativ: 3D-GE-T2*w und/oder 3D-GE-T1w	
Bei Verdacht auf Bandscheibenrezidivprolaps: dynamische MRT planparallel zu Abschlußplatten mit Gd-DTPA und GE-T1w	

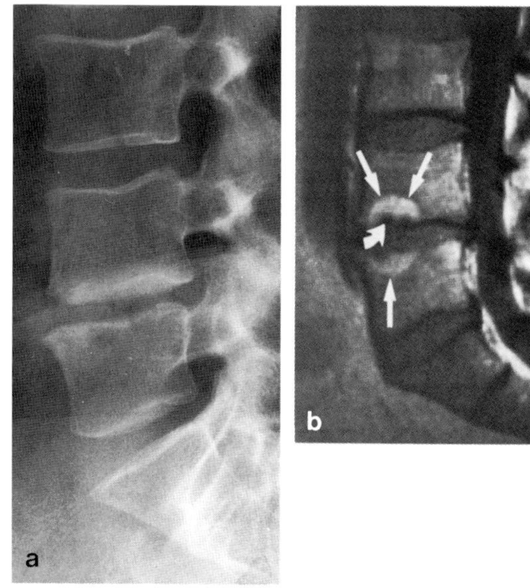

Abb. 4.31. **a** Seitliche LWS-Aufnahme eines 35jährigen Patienten mit Osteochondrose L4/5. Verschmälerung des Intervertebralraums L4/5, subdiskale Sklerosierung und Randkantenausziehungen. Retrolisthesis L4 gegen L5. **b** Sagittales T1w-Bild (SE 1000/15; 1 T): hemisphärische, scharf begrenzte signalreiche Zonen in den ventralen abschlußplattennahen Wirbelkörperanteilen *(Pfeile)*. Unterhalb der supradiskalen Fetteinlagerung signalarmer Bezirk als Ausdruck von Erosionen *(gebogener Pfeil)*

Die normale Bandscheibe zeigt nach Gd-DTPA keine Signalanhebung. Dagegen kann die degenerierte Bandscheibe aufgrund sekundärer Kapillareinsprossung nach Gd-DTPA eine lokale oder generalisierte Signalintensitätszunahme aufweisen, die in der Regel zeitlich verzögert auftritt (>30 min post injectionem).

Häufig finden sich bei Bandscheibendegeneration begleitende Veränderungen des Signals der angrenzenden Wirbelkörper (Tabelle 4.13), die in drei unterschiedliche Typen eingruppiert werden können. Der Typ I ist dadurch charakterisiert, daß abschlußplattennahe Anteile des Knochenmarkraums auf T1w-Aufnahmen signalgemindert und auf T2w-Aufnahmen signalerhöht sind. Ursache dieses Signalverhaltens ist die Bildung von subchondralem, vaskularisiertem fibrösem Gewebe, das im Vergleich zum normalen Knochenmark einen erhöhten extrazellulären Wassergehalt aufweist [27]. Aufgrund der Vaskularisation dieses Gewebes können die betroffenen Knochenmarkabschnitte nach Gd-DTPA eine Signalanhebung aufweisen. Verlaufsuntersuchungen sprechen dafür, daß der Typ I im weiteren zeitlichen Verlauf in eine sog. fettige Degeneration (Typ II) übergehen kann. Der Typ II ist dadurch gekennzeichnet, daß abschlußplattennahe Anteile des Markraums der benachbarten Wirbelkörper auf T1w-Aufnahmen eine hohe und auf T2w-Aufnahmen eine intermediäre Signalintensität aufweisen (Abb. 4.31–4.33). Das Signalverhalten wird verursacht durch den Ersatz von hämatopoetischem durch fetthaltiges Knochenmark. Die Veränderungen treten meist supra- *und* infradiskal auf. Weniger häufig ist eine alleinige supradiskale Lokalisation und selten ein isolierter infradiskaler Befall. Die betroffenen, scharf begrenzten Bezirke zeigen meist eine hemisphärische, selten eine bandförmige Konfiguration und sind bevorzugt in den ventralen Wirbelkörperabschnitten lokalisiert [17]. Der Typ III weist subchondrale, sowohl auf T1w- als auch T2w-Bildern signalarme Bezirke auf, die Ausdruck einer Sklerosierung mit konsekutiver Verdrängung von Knochenmarkanteilen sind (Abb. 4.34).

4.9.2 Bandscheibenvorfall

Bandscheibenvorfälle sind meist im zervikalen oder lumbalen Bereich lokalisiert. Thorakale Bandscheibenvorfälle sind selten (<5%). Als Bandscheibenprotrusion wird eine Dorsalverlagerung von Anteilen des Nucleus pulposus über die hintere Begrenzung der Wirbelkörper hinaus bei intaktem äußeren Anulus fibrosus bezeichnet. Der Bandscheibenprolaps ist

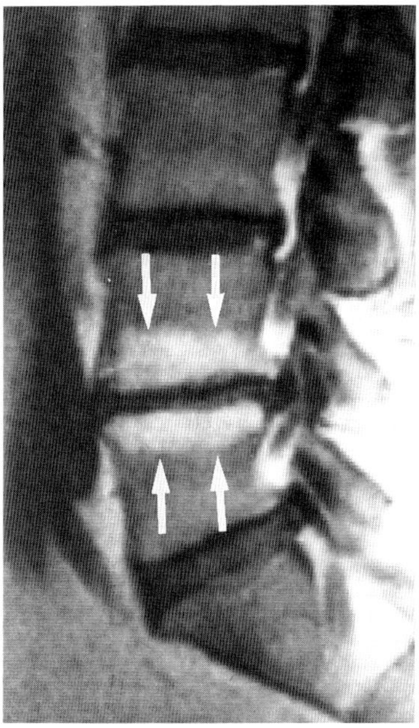

Abb. 4.32. T1w-Bild (SE 1000/15; 1,0 T) eines 50jährigen Patienten mit Osteochondrose L4/5. Supra- und infradiskal bandförmige Zonen hoher Signalintensität *(Pfeile)* in den abschlußplattennahen Anteilen der angrenzenden Wirbelkörper als Ausdruck einer fettigen Umwandlung des Knochenmarks

durch Hindurchtreten von Anteilen des Nucleus pulposus durch den rupturierten äußeren Anulus fibrosus charakterisiert. Der hernierte Nukleusanteil kann sich ablösen und als Sequester nach kaudal oder kranial wandern. Der Bandscheibensequester kann vor dem hinteren Längsband, zwischen hinterem Längsband und der Dura oder in seltenen Fällen intradural lokalisiert sein. Die klinische Symptomatik von Bandscheibenvorfällen kann, unabhängig von der Größe, sehr variabel sein. So können bei kongenitaler spinaler Stenose, Hypertrophien der Ligamente oder osteophytären Appositionen auch kleinere Bandscheibenvorfälle ausgeprägte Beschwerden hervorrufen. Auf der anderen Seite können insbesondere geringergradige mediale Protrusionen keine klinische Signifikanz aufweisen.

Die MR-tomographische Untersuchung unter der Fragestellung eines Bandscheibenvorfalls erfordert grundsätzlich die Abbildung in mindestens zwei unterschiedlichen Schichtebenen (sagittal, paraxial=planparallel zum Intervertebralraum), wobei z. B. eine sagittale T1w-SE-Sequenz mit einer paraxialen T2w-SE-Sequenz kombiniert werden kann (Tabelle 4.13).

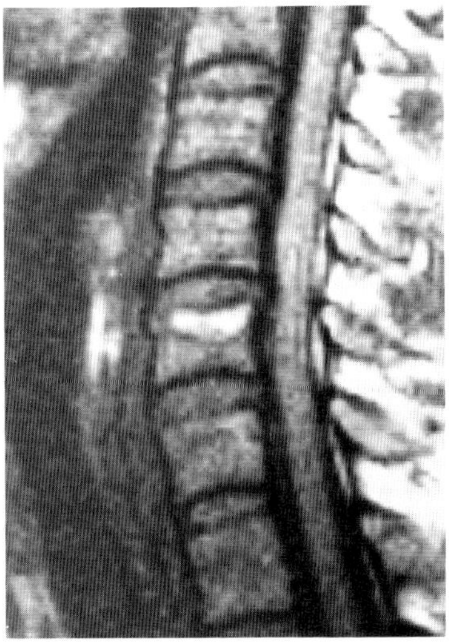

Abb. 4.33. 47jähriger Patient mit Osteochondrose C5/6 (sagittales T1w-Bild; SE 1000/15; 1,0 T). Infradiskal kuppelförmige Signalerhöhung durch fokale Fetteinlagerung

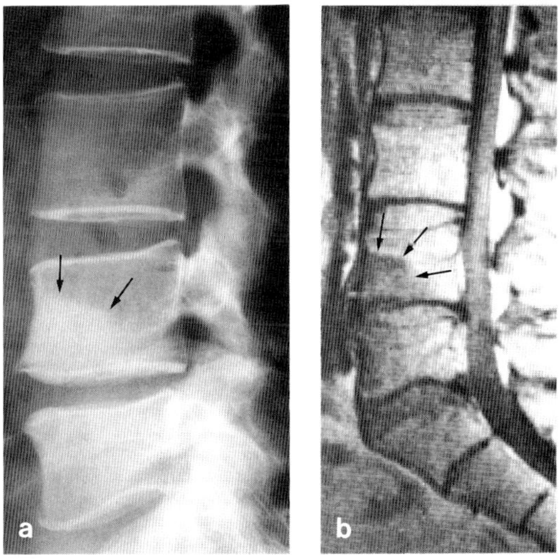

Abb. 4.34. a Seitliche LWS-Aufnahme eines 47jährigen Patienten mit Spondylosclerosis hemisphärica. Kuppelförmige Wirbelkörpersklerose im vorderen und mittleren Wirbelkörperdrittel L4 *(Pfeile)*. Verschmälerung des Intervertebralraumes L4/5 und osteophytäre Ausziehungen L4/5. **b** Sagittales T1w-Bild (SE 1000/15; 1,0 T): signalarme Darstellung der Wirbelkörpersklerose *(Pfeile)*

Tabelle 4.14. Differentialdiagnose von Signalveränderungen der Wirbelkörper *(WK)* und der Intervertebralräume *(IV)*

	WK		IV	
	T1w	T2w	T1w	T2w
Normalbefund	+	0	–	+
Maligne Markinfiltration	–	+	–	+
Bandscheibendegeneration	+	0	–	–
Bandscheibendegeneration mit Reaktion der benachbarten Wirbelkörper (Typ I)	–	+	–	–
Bandscheibendegeneration mit Reaktion der benachbarten Wirbelkörper (Typ II)	+	0	–	–
Bandscheibendegeneration mit Reaktion der benachbarten Wirbelkörper (Typ III)	–	–	–	–
Spondylitis	–	+	–	++
Zustand nach Chymopapaininjektion	–(+)	+(0)	–	–

– signalarm, 0 intermediäre SI, + signalreich, ++ sehr signalreich (bei langem TE).

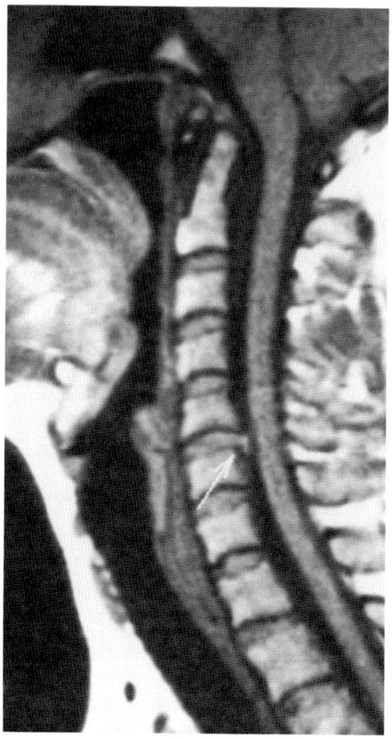

Abb. 4.35. 42jähriger Patient mit medialem Bandscheibenvorfall C5/6 *(Pfeil)* (SE 1000/15; 1,0 T): ausgeprägte raumfordernde Wirkung mit Impression des Myelons

Bei einigen Geräten besteht die Möglichkeit einer simultanen Akquisition mehrerer unterschiedlich angulierter Schichtbündel, so daß die gleichzeitige planparallele Abbildung mehrerer Intervertebralräume möglich ist. Durch flußkompensierte Sequenzen können durch Liquorpulsationen verursachte Artefakte erheblich reduziert werden. Dies ist vor allen Dingen im HWS-Bereich von Bedeutung. Der Einsatz von T2*w-Gradientenechosequenzen ermöglicht, neben der verkürzten Akquisitionszeit, eine verbesserte Differenzierbarkeit von Osteophyten und Bandscheibengewebe und darüber hinaus die Anwendung von 3D-Volumentechniken mit hoher örtlicher Auflösung, geringer effektiver Schichtdicke und der Möglichkeit der multiplanaren Rekonstruktion. Es muß jedoch berücksichtigt werden, daß durch Gradientenechosequenzen intramedulläre Prozesse meist schlechter als mit SE-Sequenzen nachgewiesen werden können.

Mediale Bandscheibenvorfälle sind im sagittalen Schnittbild sowohl mit T1w- als auch T2w-Aufnahmen in der Regel eindeutig nachzuweisen (Abb. 4.35 und 4.36). Üblicherweise entspricht die Signalintensität der Diskushernie der Signalhöhe des betroffenen Nucleus pulposus. Der äußere Anteil des Anulus fibrosus, das hintere Längsband und die Dura mater weisen eine sehr niedrige Signalhöhe auf und sind sowohl auf T1w- als auch T2w-Aufnahmen nicht voneinander abgrenzbar. So ist der direkte Nachweis von Rupturen des äußeren Anteils des Anulus fibrosus MR-tomographisch in der Regel nicht möglich. Für das Vorliegen einer Protrusion spricht im transversalen Schnittbild ein breites, aber insgesamt geringergradiges Vortreten des Nucleus pulposus über die Wirbelkörperhinterkante. Dagegen findet sich beim Bandscheibenprolaps meist ein lokalisiertes ausgedehntes Hervortreten von Bandscheibenmaterial. Eine Verlagerung oder Kompression des Myelons ist sowohl auf sagittalen als auch axialen Schnitten gut darstellbar. T2w-Aufnahmen erlauben durch den myelographischen Effekt eine gute Abgrenzbarkeit des Subarachnoidalraums.

Während mediale Bandscheibenvorfälle durch die sagittale Schichtebene gut nachgewiesen werden können, erfordert die Darstellung von mediolateralen oder lateralen Bandscheibenvorfällen planparallele Schichten des entspre-

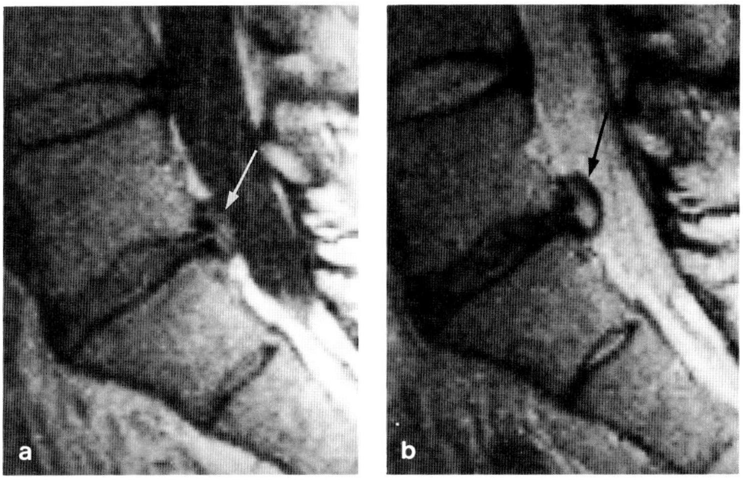

Abb. 4.36 a, b. 36jähriger Patient mit medialem Bandscheibenvorfall L5/S1. **a** T1w-Bild (SE 500/30; 0,35 T). Verschmälerung des Intervertebralraums L5/S1. Dorsal prolabiertes Bandscheibengewebe *(Pfeil)*. Geringe Signaldifferenz zum Liquor. **b** Im T2w-Bild (SE 2000/60; 0,35 T) Abgrenzbarkeit des hinteren Längsbandes als signalarme Struktur *(Pfeil)*. Erhöhung der Signalintensität des prolabierten Materials. Deutliche Signalminderung des Intervertebralraums L5/S1

Abb. 4.37 a, b. 47jähriger Patient mit mediolateralem Bandscheibenvorfall L5/S1. Transversale T1w-Bilder (SE 500/30; 0,35 T). Intermediäre Signalintensität des prolabierten Bandscheibengewebes *(Pfeile)* und Dorsalverlagerung sowie Kompression der rechtsseitigen Nervenwurzel ►

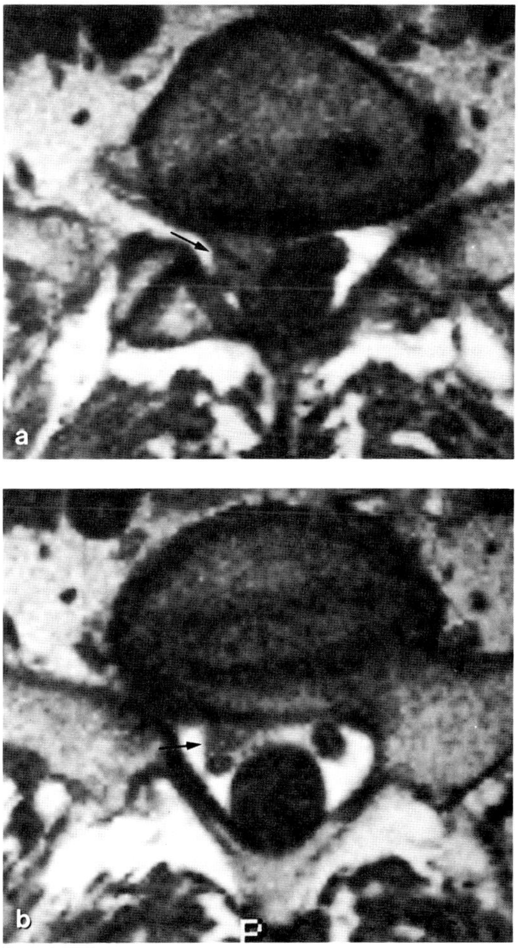

chenden Intervertebralraums. Dies ermöglicht sowohl den Nachweis von Bandscheibenmaterial selbst als auch die Abbildung der Auswirkungen des Vorfalls, wie durale Kompression, Verlagerung und Asymmetrie des epiduralen Fettgewebes sowie Kompression und Schwellung von Nervenwurzeln (Abb. 4.37 und 4.38). Häufig finden sich als indirektes Zeichen ober- und unterhalb der Höhe des Bandscheibenvorfalls dorsal der Wirbelkörper erweiterte epidurale Venen.

Bandscheibensequester treten häufiger lumbal als zervikal auf und können sowohl lateral als auch medial lokalisiert sein. Auf T2w-Aufnahmen weisen sie meist eine hohe Signalintensität auf und können unterschiedlich konfiguriert sein (rundlich, ovalär, länglich) [21]. Differentialdiagnostisch müssen sie von epiduralen Abszessen und extraduralen Neoplasien abgegrenzt werden.

Osteophyten können in Abhängigkeit von ihrem Gehalt an Knochenmark unterschiedliche Signalhöhen aufweisen. Sie können entwe-

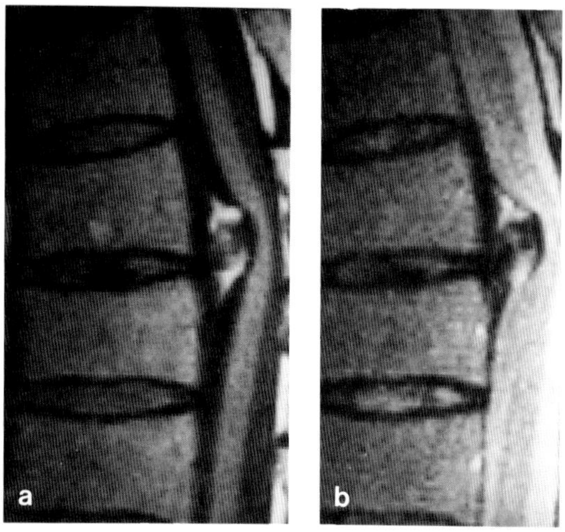

Abb. 4.38 a, b. 42jährige Patientin mit verkalktem thorakalem Bandscheibenvorfall Th 7/8. **a** T1w-Bild (SE 500/30; 0,35 T). Dorsal des Intervertebralraums Th 7/8 Raumforderung, die in den medialen Anteilen eine überwiegend niedrige Signalintensität aufweist. Kranial und kaudal signalreiche Bezirke, die histologisch Granulationsgewebe mit fetthaltigen Anteilen entsprachen. Erhebliche raumfordernde Wirkung mit Verlagerung und Kompression des Myelons. **b** Im T2w-Bild (SE 2000/60; 0,35 T) weiterhin signalarme Darstellung der verkalkten Anteile. Leichter Abfall der Signalintensität der fetthaltigen Komponenten

der in allen Bildgewichtungen signalarm oder bei T1w-Aufnahmen eine hohe und bei T2w-Aufnahmen eine intermediäre Signalhöhe zeigen. Im ersteren Fall kann eine Differenzierung zu ebenfalls signalarmem Bandscheibengewebe schwierig sein. Bei Verwendung von T2*w-Gradientenechosequenzen haben kompakte Osteophyten meist eine niedrige Signalhöhe als Bandscheibengewebe und können so besser voneinander differenziert werden [14].
Nach Gd-DTPA tritt meist eine Signalverstärkung von epidiskaler Fibrose und epiduralen Venenplexus auf, die in Einzelfällen zu einer verbesserten Abgrenzbarkeit eines Bandscheibenvorfalls führen kann. Im Gegensatz zur Rezidivdiagnostik wird jedoch Gd-DTPA im Nachweis eines nicht voroperierten Bandscheibenvorfalles keine wesentliche Rolle spielen [33].
Für den Zervikalbereich ergab eine 1986 durchgeführte prospektive Studie eine Treffsicherheit der MRT von 74% und der CT-Myelographie von 85% [26]. Die Sensitivität der MRT und der CT-Myelographie war gleich hoch (>90%), aber teilweise konnte die Art des Krankheitsprozesses (Bandscheibenvorfall versus Osteophyt) mit der MRT nicht richtig eingeordnet werden. Durch die seitdem verbesserten technischen Voraussetzungen (optimierte Oberflächenspulen, flußkompensierte Sequenzen, Gradientenechosequenzen etc.) ist davon auszugehen, daß die Treffsicherheit der MRT mittlerweile der der CT-Myelographie zumindest ebenbürtig ist.
Im Lumbalbereich ist die Spezifität der MRT (82,6%) derjenigen der CT vergleichbar (83%) [25]. Im Gegensatz zur zervikalen Wirbelsäule ist jedoch im Lumbalbereich die Verbesserung durch die MRT im Vergleich zur CT eher als gering einzustufen, da auch die CT im Lumbalbereich eine hohe Treffsicherheit aufweist und pathologische Prozesse übersichtlich und klar darstellen kann.

4.9.3 Postoperative Veränderungen

4.9.3.1 Bandscheibenvorfall versus Narbengewebe

Häufigste Ursachen des Failed-back-surgery-Syndroms sind Rezidivvorfälle, spinale Stenosen, Arachnoiditiden und epidurale Fibrosierungen. Die Differenzierung eines Rezidivvorfalls von Narbengewebe ist von Bedeutung, da die operative Entfernung von Narbengewebe häufig eine weitere überschießende Fibrosierung zur Folge hat, während die chirurgische Therapie eines Rezidivvorfalls in der Regel zum Abklingen der klinischen Symptomatik führt.
Nach Bandscheibenoperationen ist auf T2w-Aufnahmen im Intervertebralraum häufig noch eine Differenzierung zwischen einem signalintensiven Zentrum und einer signalärmeren Randzone möglich. Epidurales Narbengewebe ist, verglichen mit dem operierten Bandscheibensegment, zumeist im T1w-Bild hypo- oder isointens und im T2w-Bild hyperintens. Da jedoch ein Rezidivprolaps unterschiedliche Signalhöhen aufweisen kann, ist aufgrund der Signalhöhe allein keine sichere Differenzierung zwischen Rezidivprolaps und Narbengewebe möglich. Auch unter Einbeziehung topographischer Kriterien (Lokalisation der epiduralen Raumforderung, Kontinuität zum Intervertebralraum, Beziehung zum Du-

Tabelle 4.15. Differenzierung von Narbengewebe und Rezidivprolaps mit dynamischer MRT nach Gd-DTPA

	SI-Zunahme	Geschwindigkeit der SI-Erhöhung
Narbengewebe	Groß	Schnell
Bandscheibengewebe	Gering	Langsam

ralsack) ist in vielen Fällen auf der Basis von nativen MR-Aufnahmen keine sichere Unterscheidung zwischen Bandscheiben- und Narbengewebe möglich [4].

Durch den Einsatz von Gd-DTPA kann die Treffsicherheit erheblich erhöht werden (>90%), da der vom CT her bekannte Effekt, daß epidurales Narbengewebe früher und mehr Kontrastmittel aufnimmt als Bandscheibengewebe, in der MRT deutlicher feststellbar ist (Tabelle 4.15; [15]). So findet sich durchgehend eine intensive Signalverstärkung von epiduralem Narbengewebe auf direkt nach Injektion von Gd-DTPA angefertigten T1w-Aufnahmen (Abb. 4.39). Die Kontrastmittelaufnahme von Narbengewebe tritt während eines Zeitraums von mindestens 1–1,5 Jahren nach Operation auf. Dagegen zeigt Bandscheibengewebe entweder gar keine oder nur eine verzögerte (>30 min p.i.) Signalverstärkung nach Gd-DTPA (Abb. 4.40). Häufig findet sich eine Kombination von Rezidivvorfall und Narbengewebe, das das Bandscheibenmaterial meist zirkulär umgibt. Da der zeitliche Verlauf der Kontrastverstärkung nach Gd-DTPA für die diagnostische Einordnung wichtig ist, wird die Untersuchung am besten unter repetitiver Verwendung einer Gradientenechosequenz durchgeführt und die Signalverstärkung qualitativ und quantitativ ausgewertet.

4.9.3.2 *Varia*

Zur Fusionierung von Wirbelkörpern stehen mehrere Operationsmethoden zur Verfügung. Bei Ausräumung des Bandscheibenfachs und Verblockung durch Pallakos stellt sich dieses in allen Bildgewichtungen signalarm dar. Dorsal der Pallakosplombe installiertes Gelatinematerial zeigt im T1w-Bild eine intermediäre und im T2w-Bild eine hohe Signalintensität (Abb. 4.41). Implantiertes Knochenmaterial kann unterschiedliche Signalhöhen aufweisen. Häufig kommt es durch Metallabrieb zu Artefakten.

Postoperativ kann durch eine lokalisierte Ausstülpung der Arachnoidea oder ein Austreten von Liquor durch ein Duraleck mit konsekutiver Kapselbildung eine Pseudomeningozele entstehen. Diese zeigt im T2w-Bild aufgrund der fehlenden Liquorpulsationen meist eine höhere Signalintensität als der Subarachnoidalraum und ist glatt begrenzt innerhalb der dorsalen Weichteile dargestellt.

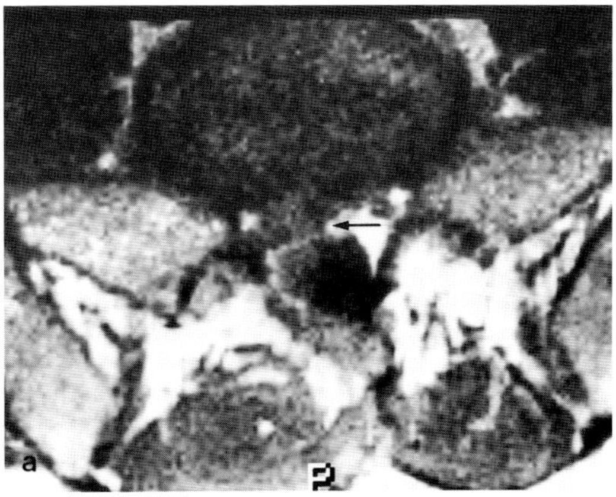

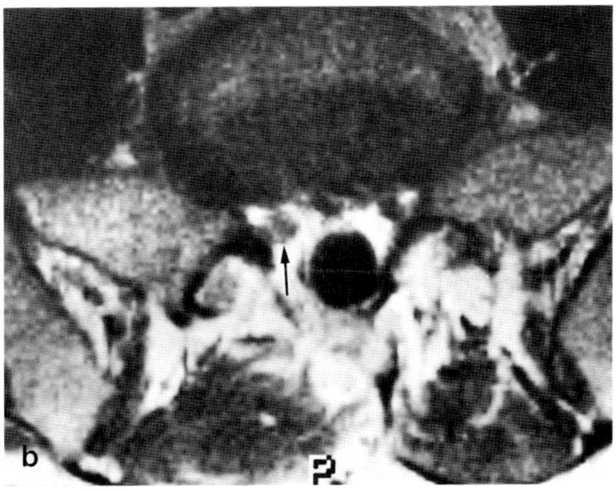

Abb. 4.39 a, b. 37jähriger Patient, der 2 Wochen zuvor wegen eines Bandscheibenvorfalls L5/S1 operiert wurde. **a** T1w-Bild (SE 500/30; 0,35 T). Epidural raumfordernd wirkendes Gewebe mit intermediärer Signalintensität *(Pfeil)*. Verlagerung des Duralsacks. Eine sichere diagnostische Einordnung ist nicht möglich (Bandscheibengewebe versus Narbengewebe). **b** Nach Gd-DTPA (T1w-Bild; SE 500/30) hohe Signalintensität der epiduralen Raumforderung als Ausdruck von Granulationsgewebe. Demarkierung der Nervenwurzel S1 *(Pfeil)*. Kein Anhalt für Rezidivvorfall

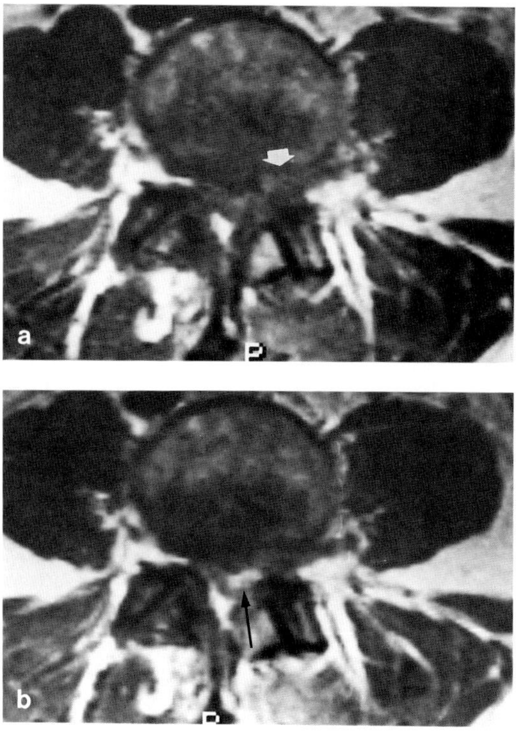

Abb. 4.40 a, b. 52jähriger Patient mit vor 3 Monaten operiertem Bandscheibenvorfall L4/5. Postoperativ anhaltende Schmerzsymptomatik. **a** Transversales T1w-Bild (SE 500/30; 0,35 T). Epidurale Raumforderung *(Pfeil)* mit intermediärer Signalintensität. Kompression und Verlagerung des Duralsacks. **b** Nach Gd-DTPA (T1w-Bild; SE 500/30) nur lokalisierte Signalverstärkung *(Pfeil)*. Unveränderte Signalintensität des lateralen Rezidivvorfalls

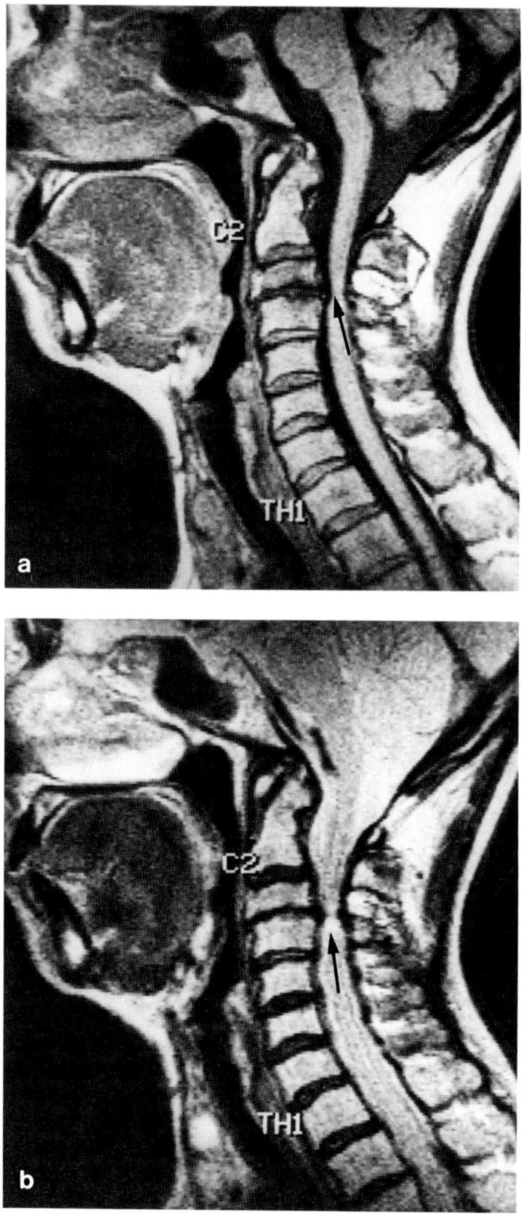

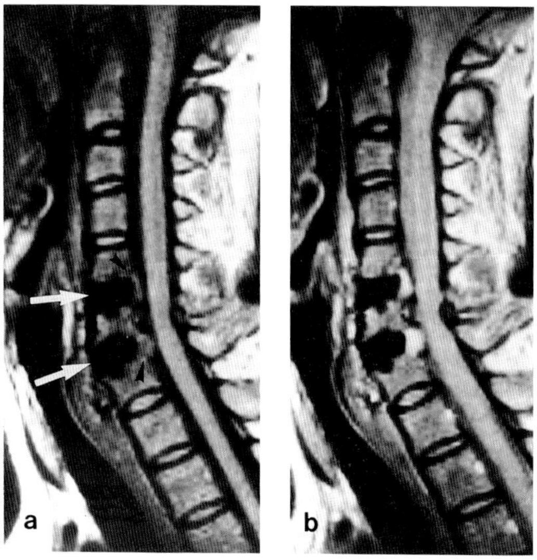

◄ **Abb. 4.41 a, b.** 45jähriger Patient nach zervikaler Fusionsoperation HWK 5/6 und 6/7. **a** T1w-Bild (SE 500/30; 0,35 T). Signalarme Darstellung des Pallakosmaterials in den Intervertebralräumen C5/6 und C6/7 *(Pfeile)*. Dorsal Formation intermediärer Signalhöhe, die Gelatinematerial entspricht *(Pfeilspitzen)*. **b** Im pw-Bild (SE 2000/30; 0,35 T) unverändert signalarme Abbildung des Pallakosmaterials. Hohe Signalintensität der Gelatine, die sich in den Spinalkanal vorwölbt. Im weiteren Verlauf zunehmende Resorption des Gelatinematerials

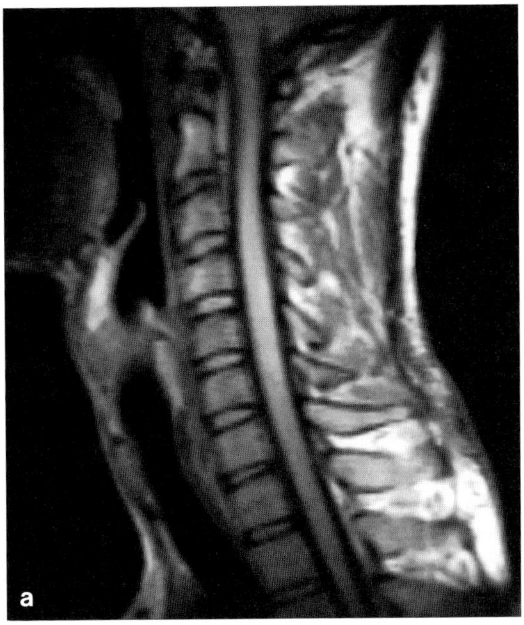

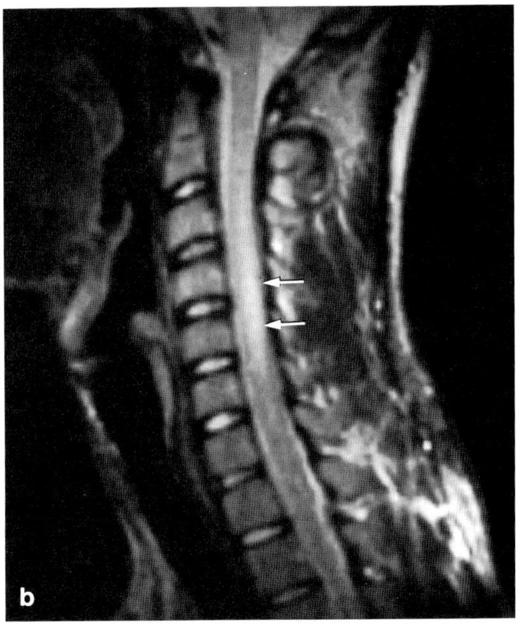

Abb. 4.43 a–c. 24jähriger Patient mit Myelitis transversa. **a** Sagittales T1w-Bild (SE 500/30; 0,35 T). Auftreibung des Myelons in Höhe HWK 3–5. **b** Im sagittalen T2w-Bild (SE 2000/60; 0,35 T) intramedulläre Signalerhöhung, die sich über drei Segmente erstreckt *(Pfeile)*. **c** Transversales T1w-Bild nach Gd-DTPA (SE 500/30; 0,35 T). Signalverstärkung rechts dorsolateraler Abschnitte des Myelons *(Pfeil)*

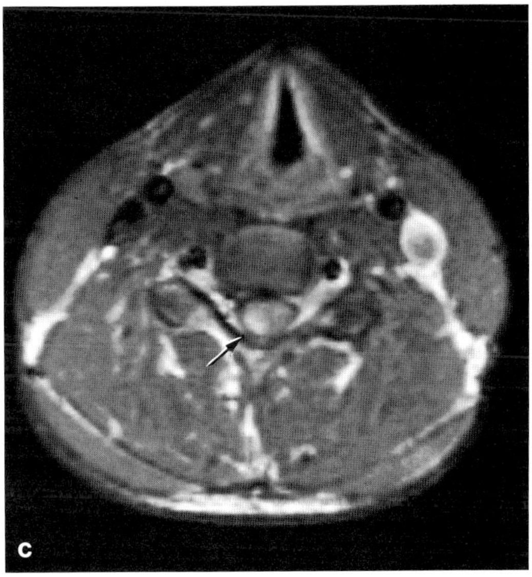

◄ **Abb. 4.42 a, b.** 69jährige Patientin mit Osteochondrose C3/4. **a** T1w-Bild (SE 500/30; 0,35 T). Verschmälerung des Intervertebralraums C3/4 und unregelmäßige Kontur der angrenzenden Abschlußplatten. Ausgeprägte osteophytäre Appositionen, die dorsal zu einer Kompression des Myelons führen *(Pfeil)*. **b** Im T2w-Bild (SE 2000/60) in Höhe der Kompression intramedulläre Signalerhöhung als Hinweis auf eine Gliose bzw. ein Ödem *(Pfeil)*

4.9.4 Spinale Stenose

Die spinale Stenose ist durch ein Mißverhältnis zwischen der Weite des Spinalkanals und den darin verlaufenden neuralen Strukturen gekennzeichnet. Die wichtigsten Ursachen der spinalen Stenose sind erworbene Veränderungen, wie Hypertrophien des Lig. flavum und des hinteren Längsbandes, Osteophyten, Bandscheibenvorfall und Spondylolisthesis. Die Auswirkungen dieser erworbenen Veränderungen werden beim Vorliegen eines kongenital engen Spinalkanals noch verstärkt. Das Ausmaß der Einengung des Spinalkanals kann in der MRT meist eindeutig beurteilt werden, wobei bei ausgeprägter intraspinaler Raumbeschränkung mit Kompression des Myelons im T2w-Bild eine Demarkierung signalreicher intramedullärer Zonen auftreten kann, die wahrscheinlich durch eine Gliose verursacht werden (Abb. 4.42). Sie sind auch nach operativer Entlastung meist nicht reversibel. Der Nachweis von Hypertrophien der Ligamente und osteophytärer Appositionen und die Abgrenzung

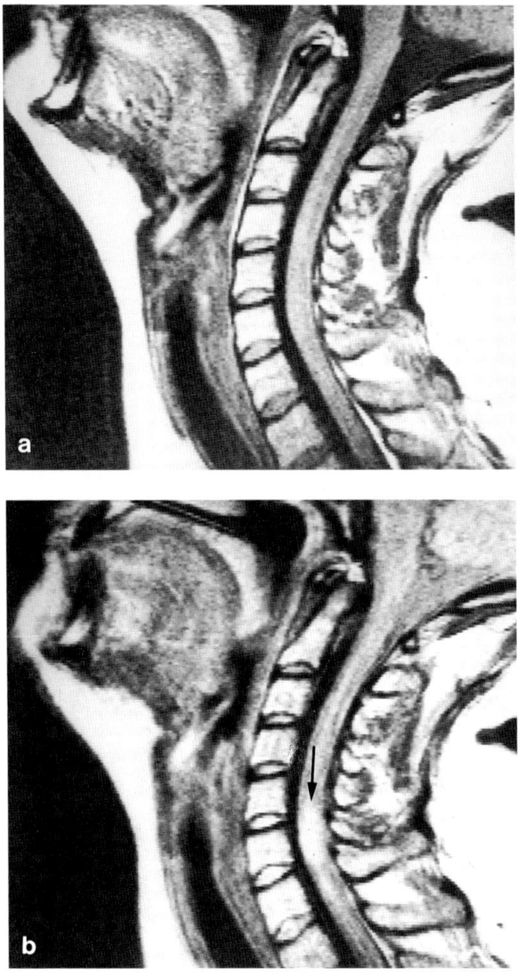

Abb. 4.44 a, b. 36jährige Patientin mit Encephalomyelitis disseminata. **a** T1w-Bild (SE 500/30; 0,35 T). In Höhe HWK 6 geringgradige Auftreibung des Myelons. **b** Im pw-Bild (SE 2000/30) ovaläre intramedulläre signalerhöhte Zone als Korrelat eines Entmarkungsherds *(Pfeil)*

voneinander kann Schwierigkeiten bereiten [12]. Hier ergeben sich Vorteile für die Computertomographie. So können Facettenarthrosen mit konsekutiver osteophytärer Einengung des lateralen Rezessus computertomographisch in der Regel besser als mit der MRT abgebildet werden.

Lokalisierte Einengungen des Spinalkanals können infolge einer Beschleunigung des Liquorflusses zu Signalverlusten führen, die eine Überschätzung des Ausmaßes der intraspinalen Raumbeschränkung zur Folge haben können. Diese Effekte sind aufgrund der von zervikal nach lumbal abnehmenden Amplitude der Liquorpulsationen im HWS-Bereich besonders ausgeprägt. Die Anwendung von flußkompensierten Sequenzen bringt eine erhebliche diagnostische Verbesserung, da neben den durch Signalverlust gekennzeichneten auch andere flußbedingte Artefakte („ghosting", „signal-gain") reduziert werden.

4.10 Entzündliche Veränderungen

4.10.1 Intradurale entzündliche Prozesse

Das heterogene und polyätiologische Krankheitsbild der *Myelitis transversa* manifestiert sich klinisch meist durch aszendierende Parästhesien und Paresen bis hin zu einer Querschnittsymptomatik, die akut oder subakut innerhalb von ca. einer Woche auftreten. Das Myelon ist im T1w-Bild im allgemeinen unauffällig dargestellt, während sich im T2w-Bild Zonen von homogen erhöhter Signalintensität im Rückenmark demarkieren, die sich über viele Segmente ausdehnen können (Abb. 4.43). Der Durchmesser des Myelons kann normal oder vergrößert sein. Im CT sind diese Veränderungen nur dann zu diagnostizieren, wenn sie zu einer Auftreibung des Rückenmarks geführt haben.

Spinale Entmarkungsherde einer *Encephalomyelitis disseminata* werden in T2w-Aufnahmen als umschriebene, meist ovaläre oder längliche Zonen erhöhter Signalintensität abgebildet, deren Ausdehnung von wenigen Millimetern bis zu mehreren Zentimetern variieren kann (Abb. 4.44). Der Durchmesser des Rückenmarks ist meist normal, nur sehr ausgedehnte und frische Läsionen führen zu einer Schwellung des Myelons. Durch den Einsatz von Gd-DTPA scheint, ähnlich wie im Bereich des Zerebrums, eine Differenzierung älterer und frischer Läsionen möglich zu sein. Spinale Manifestationen einer Encephalomyelitis disseminata gehen meist mit einem zerebralen Befall einher. Es können jedoch auch spinale Entmarkungsherde ohne zerebrale Manifestation auftreten. Die Kombination mit einem isolierten Befall des Nervus opticus (Neuromyelitis optica) ist durch einen schnell fortschreitenden Verlauf gekennzeichnet.

Die Ursachen einer *Arachnoiditis* sind vielfältig. Sie kann u. a. postoperativ oder nach einer Myelographie auftreten sowie infektiös oder traumatisch bedingt sein. In der MRT sind arachnoiditische Veränderungen im Lumbalbereich am deutlichsten darstellbar. Meist

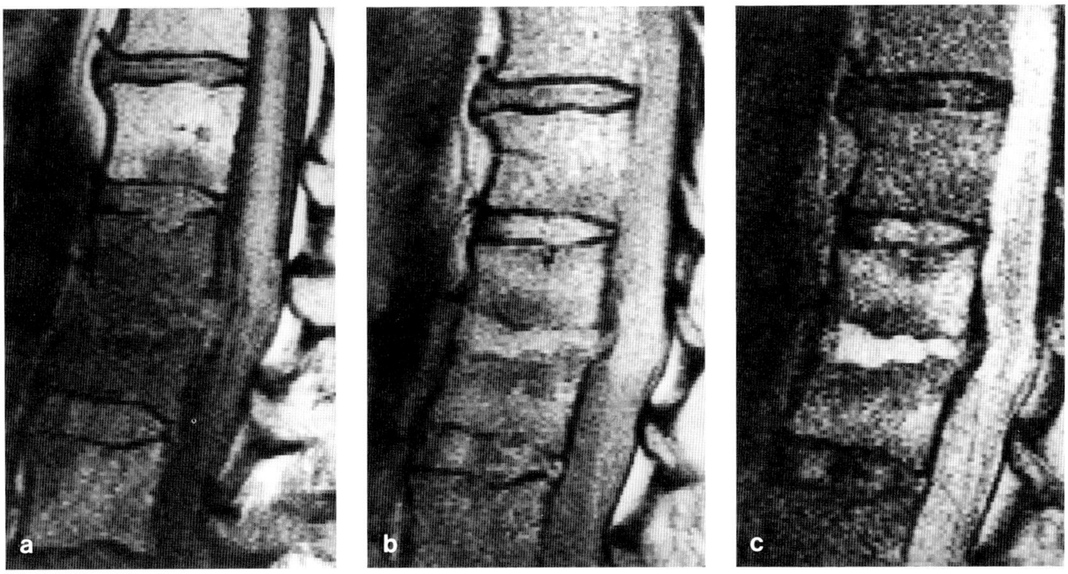

Abb. 4.45 a–c. 33jähriger Patient mit bakterieller Spondylodiszitis Th12/L1. **a** T1w-Bild (SE 500/30; 0,35 T). Signalminderung von Th12 und L1 mit weitgehendem Verlust der Abgrenzbarkeit des Intervertebralraums. **b** Im pw-Bild (SE 2000/30) mittelgradiger Anstieg der Signalintensität des Intervertebralraums und der angrenzenden Wirbelkörperabschnitte. **c** Im T2w-Bild (SE 2000/60) starker Signalanstieg der deformierten und unregelmäßig begrenzten Bandscheibe Th12/L1. Signalzunahme des Markraums der betroffenen Wirbelkörper

kommt es zu einer Konglomeratbildung der Nervenfasern der Cauda equina, die entweder zentral innerhalb des Duralsacks gelegen oder peripher an den Meningen adhärent sind [32]. Transversale Schichten erlauben eine übersichtliche Darstellung, wobei im T2w-Bild aufgrund des hohen Kontrasts zwischen Cauda equina und signalreichem Liquor die Abgrenzung leichter als im T1w-Bild ist. Häufig kann der Conus medullaris nicht von der Cauda equina differenziert werden. Bei sehr ausgeprägten Formen der Arachnoiditis werden Abschnitte des Duralsacks weitgehend von einer teils soliden, teils zystischen Formation ausgefüllt, die differentialdiagnostisch von einem tumorösen Prozeß abgegrenzt werden muß [6]. Nach Gd-DTPA können auch diskrete entzündliche Veränderungen durch eine Signalverstärkung der Cauda equina nachgewiesen werden. Ein meningealer Befall im Rahmen einer Sarkoidose demarkiert sich nach Gd-DTPA durch eine fleckförmige Signalanhebung.

Reste von öligem Kontrastmittel nach Myelographie zeigen wie Fettgewebe im T1w-Bild eine hohe und im T2w-Bild eine intermediäre Signalintensität. Die tröpfchenförmigen Kontrastmittelreste sind bevorzugt in den Wurzeltaschen lokalisiert.

4.10.2 Extradurale entzündliche Prozesse

Die bakterielle *Spondylodiszitis* geht meist von ventralen abschlußplattennahen Wirbelkörperanteilen aus und greift im weiteren Verlauf auf den Intervertebralraum und den benachbarten Wirbelkörper über. Da im Erwachsenenalter die Bandscheibe normalerweise keine Vaskularisation aufweist, ist die Bandscheibe im Regelfall nicht der Ausgangspunkt des entzündlichen Prozesses. Dagegen kann im Kindesalter bei noch bestehender Vaskularisation und im höheren Lebensalter aufgrund sekundärer Gefäßeinsprossung der Krankheitsprozeß durch hämatogene Absiedlung direkt von der Bandscheibe ausgehen. Nach Bandscheibenoperationen kann durch Inokulation von Keimen eine Spondylodiszitis hervorgerufen werden.

In der MRT ist die unspezifische Spondylodiszitis durch charakteristische Befunde gekennzeichnet (Tabelle 4.16). Im T1w-Bild sind sowohl die Bandscheibe als auch die angrenzenden Anteile des Markraums der Wirbelkörper signalarm dargestellt, wobei im Regelfall die Abgrenzbarkeit des Intervertebralraums verloren geht (Abb. 4.45). Im T2w-Bild steigt die Signalhöhe der entzündlich veränderten

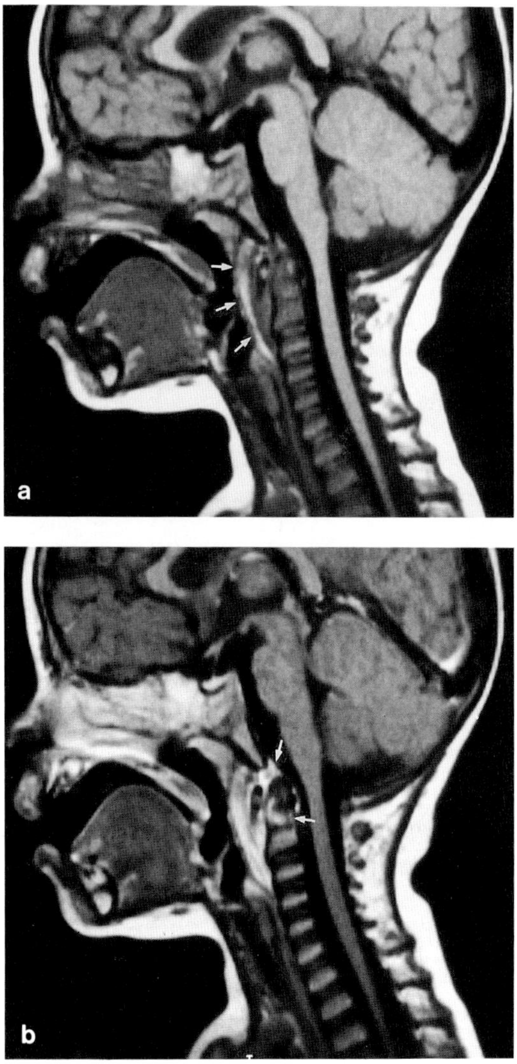

Abb. 4.46 a, b. 14 Monate altes Kind mit schmerzhafter Bewegungseinschränkung des Kopfes und erhöhter BSG. **a** Sagittales T1w-Bild (SE 500/30; 0,35 T). Prävertebral bogig konfigurierter raumfordernder Prozeß *(Pfeile)*. **b** Nach Gd-DTPA (SE 500/30) intensive Signalverstärkung der prävertebralen Entzündungskomponente. Als Ausdruck der Entzündungsausbreitung nach dorsal Signalintensitätszunahme im Bereich der Apophysenfuge des Dens sowie dorsal und kranial des Dens *(Pfeile)*

Wirbelkörperabschnitte und des Intervertebralraums stark an. Die Bandscheibe ist meist deformiert und das intranukleäre Band obliteriert. Die ventrale und dorsale Ausdehnung des entzündlichen Prozesses ist klar erkennbar, so daß das Ausmaß der intraspinalen Raumbeschränkung erfaßt werden kann. Von dem typischen Verteilungsmuster der Spondylitis abweichende Entzündungsausbreitungen (Spondylitis migrans, Osteomyelitis vertebrae) sind äußerst selten.

Tabelle 4.16. MRT-Befunde[a] bei Spondylodiszitis

	Wirbelkörper	Intervertebralraum
T1w	–	–
T2w	+	++

+ signalreich, 0 intermediäre SI, – signalarm, ++ sehr signalreich (bei langem TE).

[a] Zusätzlich charakteristisches örtliches Verteilungsmuster mit Befall eines Intervertebralraums und der bandscheibennahen Anteile der benachbarten Wirbelkörper.

Bei der tuberkulösen Spondylitis dagegen setzt sich der Krankheitsprozeß nicht selten ventral des primär befallenen Wirbelkörpers subligamentär fort und greift auf den benachbarten Wirbel über, ohne den Intervertebralraum zu erfassen. Dadurch kann die Signalhöhe und Konfiguration der dazwischenliegenden Bandscheibe normal sein [37]. Ferner sind bei der tuberkulösen Spondylitis häufig mehr als zwei benachbarte Wirbelkörper betroffen. Die unspezifische Spondylitis erfaßt nur im Ausnahmefall die posterioren Wirbelelemente, wohingegen dies bei der tuberkulösen Spondylitis häufig gesehen wird. Für das Vorliegen einer tuberkulösen Spondylitis spricht der Nachweis von ausgedehnten Senkungsabszessen. Beweisend ist aber immer erst der histologische oder/und mikrobiologische Nachweis.

Gd-DTPA verbessert aufgrund einer intensiven Signalverstärkung die Abgrenzbarkeit der paraossalen Infektausbreitung, wobei epidurale Entzündungsausbreitungen eindrucksvoll dargestellt werden können (Abb. 4.46; [30]). Im Laufe des Heilungsprozesses normalisiert sich die Signalintensität der Wirbelkörper und der Bandscheiben meist weitgehend, falls nicht ausgedehnte Destruktionen mit nachfolgender Sklerosierung oder Verfettung aufgetreten sind (Abb. 4.47). Neoplastische Prozesse sind aufgrund des unterschiedlichen Verteilungsmusters der Läsionen meist eindeutig abzugrenzen. Auch Signalveränderungen der angrenzenden Wirbelkörper bei Bandscheibendegeneration können differenziert werden (Tabelle 4.14).

Die Sensitivität der MRT (96%) im Nachweis der Spondylitis ist größer als die der konventionellen Röntgendiagnostik und der CT und ver-

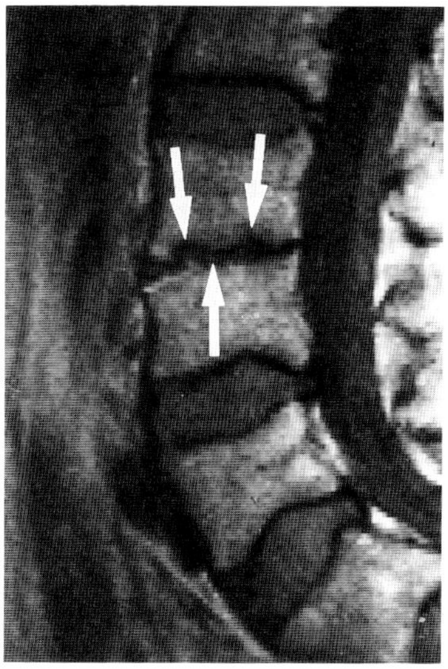

Abb. 4.47. 46jähriger Patient mit ausgeheilter Spondylitis L3/4 (sagittales T1w-Bild; SE 1000/15; 1,0 T). Normales Signal des Knochenmarks der Wirbelkörper. Ausgeprägte Verschmälerung des Intervertebralraums L3/4 und unregelmäßig konturierte Grund- bzw. Deckplatte L3/4 *(Pfeile)*

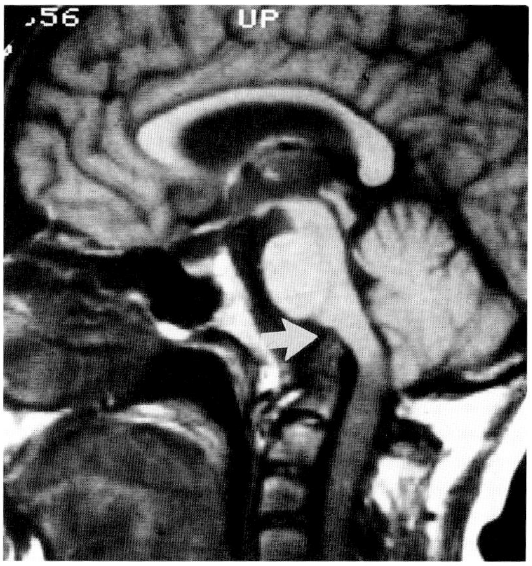

Abb. 4.49. 67jährige Patientin (sagittales T1w-Bild; SE 500/30; 0,35 T) mit rheumatoider Arthritis und entzündlich bedingter Destruktion des Atlantodentalgelenks mit Kranialverlagerung des Dens und Kompression der Medulla oblongata *(Pfeil)*

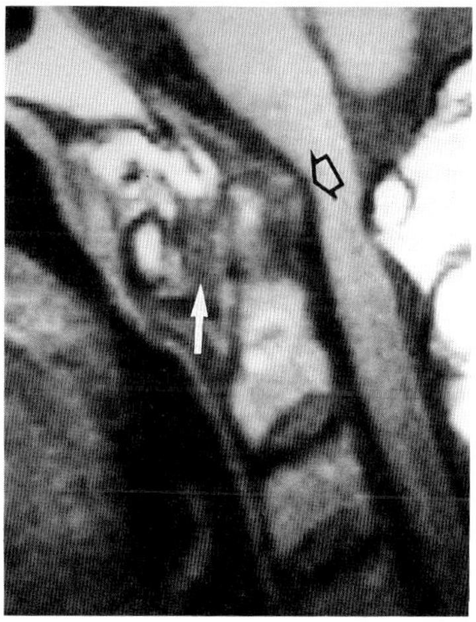

Abb. 4.48. 55jährige Patientin mit chronischer Polyarthritis (T1w-Bild; SE 500/30; 0,35 T). Atlantodentale Subluxation mit Pannusbildung, die sich in intermediärer Signalhöhe abbildet *(Pfeil)* und ventral sowie dorsal des Dens gelegen ist. Dorsalverlagerung und Kompression des zervikalen Myelons bzw. der Medulla oblongata *(offener Pfeil)*

gleichbar der Skelettszintigraphie (90%) [24]. Entzündliche Veränderungen können mittels MRT ebenso frühzeitig wie mit der ^{99m}Tc-Skelettszintigraphie dargestellt werden, die Abgrenzung neoplastischer und degenerativer Prozesse ist mit der MRT besser als mit der Szintigraphie möglich.

Läsionen im Bereich des kraniozervikalen Übergangs bei *chronischer Polyarthritis* lassen sich mittels MRT in der sagittalen Schnittführung gut darstellen. Atlantodentale Subluxationen mit begleitender Pannusbildung und das Ausmaß der intraspinalen Raumbeschränkung mit Kompression des Myelons bzw. des Hirnstamms sind eindeutig erfaßbar (Abb. 4.48 und 4.49). Im T2w-Bild lassen sich bei Kompression des Myelons häufig signalreiche Bezirke abgrenzen, die eine Reaktion im Sinne einer Gliose oder eines Ödems darstellen [1]. Aufnahmen in Ante- und Retroflexion ermöglichen die Beurteilung des funktionellen Ausmaßes der Veränderungen.

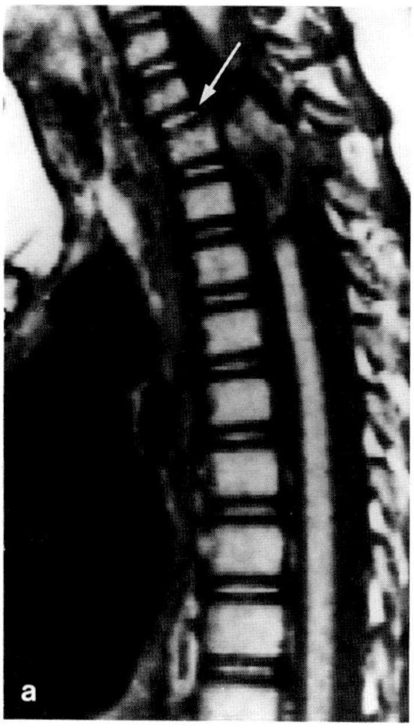
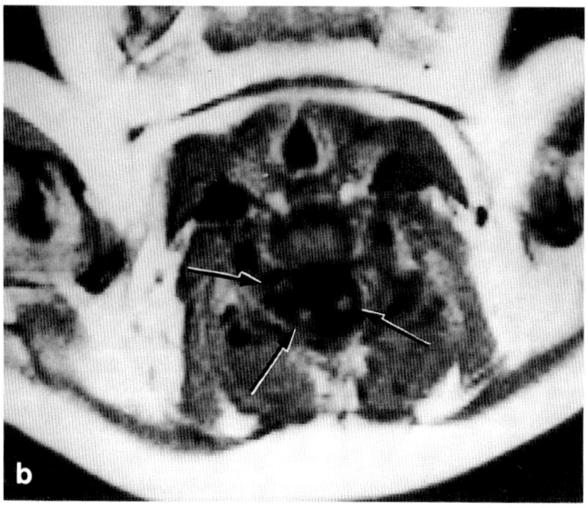

Abb. 4.50 a, b. 5jähriges Kind, das 2 Monate zuvor einen Autounfall erlitt mit nachfolgender Paraplegie. **a** Sagittales T1w-Bild (SE 500/30; 0,35 T). Im oberen Thorakalbereich ausgeprägte Zerfaserung und Deformierung des Myelons. Subluxation C7/Th1 *(Pfeil)*. **b** Das transversale T1w-Bild (SE 500/30) zeigt nur punktförmige Anteile des weitgehend lazerierten Myelons *(Pfeile)*

4.11 Trauma

Ziel der radiologischen Diagnostik beim Wirbelsäulentrauma ist der Nachweis von Verletzungen sowohl der ossären als auch der Weichteilkomponenten (Ligamente, Bandscheibe, Rückenmark, Nervenwurzeln). Die Beurteilung der Stabilität einer Wirbelsäulenverletzung hat Art und Ausmaß sowohl knöcherner als auch bindegewebiger Läsionen zu berücksichtigen.

Tabelle 4.17. Differenzierung intramedullärer Blutungen und Ödembildungen

	T1w	T2w
Frische Blutung	0(–)	–(0)
Subakute Blutung	+	+
Ödem	0(–)	+
Normales Myelon	0	0

+ signalreich, – signalarm, 0 intermediäre SI.

Wirbelfrakturen sind mittels MRT schlecht darstellbar. Nur ausgeprägte Befunde, wie Wirbelkörperkompressionsfrakturen, können aufgrund der Deformierung und von Signalveränderungen innerhalb des Markraums nachgewiesen werden, wobei die Signalhöhe in Abhängigkeit vom Ausmaß begleitender Einblutungen und Ödembildungen differieren kann [23]. Gelegentlich können Kortikalisunterbrechungen durch eine signalreiche Linie innerhalb der signalarmen Kortikalis identifiziert werden. Die Methoden der Wahl zum Nachweis von Wirbelfrakturen sind Übersichtsaufnahmen und die CT. Die CT kann auch kleine intraspinale knöcherne Fragmente eindeutig nachweisen und erlaubt eine genaue Beurteilung der posterioren Wirbelelemente.

Vorteilhaft ist die MRT für den Nachweis oder Ausschluß von Weichteilverletzungen. So können traumatische Bandscheibenrupturen und -dislokationen sowie begleitende epidurale Hämatome und Einblutungen in die paravertebralen Weichteile übersichtlich abgebildet werden [2]. Läsionen der Ligamente demarkieren sich durch das Auftreten von Zonen mit intermediärer oder hoher Signalintensität innerhalb der normalerweise signalarmen Bänder.

Traumatische Läsionen des Myelons können mit der MRT besser als mit der CT nachgewiesen werden. Neben ausgeprägten Verletzungen, wie partiellen oder vollständigen Kontinuitätsunterbrechungen des Rückenmarks, können intramedulläre Einblutungen und Ödembildungen nachgewiesen und voneinander differenziert werden (Abb. 4.50). Da intramedulläre Einblutungen im allgemeinen durch einen weitaus schlechteren klinischen Verlauf gekennzeichnet sind als Ödembildungen, kann mittels MRT die Prognose abgeschätzt werden.

Der Stadienablauf der Signalintensitäten einer

intramedullären Blutung entspricht nach den bisherigen Erfahrungen dem bei intrazerebralen Blutungen (Tabelle 4.17; s. Kap. 3). So ist im Akutstadium die Signalintensität des Myelons im T1w-Bild meist normal; das Rückenmark kann aufgetrieben sein. Im T2w-Bild ist die frische Blutung signalarm [13]. Im weiteren Verlauf kommt es dann zu einem Signalanstieg sowohl im T1w- als auch T2w-Bild. Dagegen sind intramedulläre Ödeme nur im T2w-Bild signalreich [20].

Nach einem Wirbelsäulentrauma kann es noch Jahre später zu einer Verschlechterung der neurologischen Symptomatik kommen, die durch Spätschäden in Form u. a. einer Myelomalazie, Atrophie oder Syrinx verursacht werden. Die Differenzierung einer Syrinx von einer Myelomalazie ist von Bedeutung, da eine Syrinx operativ angegangen werden kann. Wenn die Höhlenbildung klein ist, kann mittels Myelo-CT häufig keine sichere Unterscheidung zu einer Myelomalazie getroffen werden. In der MRT sind beide Entitäten eindeutig differenzierbar. Eine Myelomalazie zeigt im protonengewichteten Bild eine hohe Signalintensität, während eine Syrinx meist ein liquorisointenses Signalverhalten aufweist und erst im T2w-Bild signalreich ist (Abb. 4.51, [29]).

Der Stellenwert der MRT in der Akutdiagnostik des Wirbelsäulentraumas ist derzeit gering, da Patienten mit frischen Verletzungen der Wirbelsäule und des Rückenmarks im allgemeinen in einem klinisch instabilen Zustand sind, beatmet werden oder mit Metallextensionen versorgt sind. Dies führt zu erheblichen Schwierigkeiten bei der Durchführung der MR-Untersuchung. Dagegen ist die Wertigkeit der MRT im subakuten und chronischen Stadium einer Wirbelsäulenverletzung als hoch einzustufen, da vor allen Dingen intramedulläre Pathologien besser als mit anderen bildgebenden Verfahren dargestellt werden können.

4.12 Wertigkeit der MRT und Vergleich mit anderen bildgebenden Verfahren

Die zunehmende klinische Erfahrung mit der MRT ermöglicht eine wenn auch vorläufige Einschätzung der Wertigkeit der MRT bei Erkrankungen der Wirbelsäule und des Spinalkanals. So ist die MRT bei *intramedullären* Prozessen bereits heute als Methode der Wahl einzustufen, unabhängig davon, ob es sich um kongenitale, neoplastische, zystische, ischämische, traumatische oder entzündliche Veränderungen handelt. Durch den Einsatz von Gd-DTPA hat sich der Stellenwert der MRT bei *intraduralen extramedullären* Raumforderungen deutlich erhöht und ermöglicht nach den bisherigen Ergebnissen eine der Myelo-CT zumindest vergleichbare Darstellung der pathologischen Prozesse.

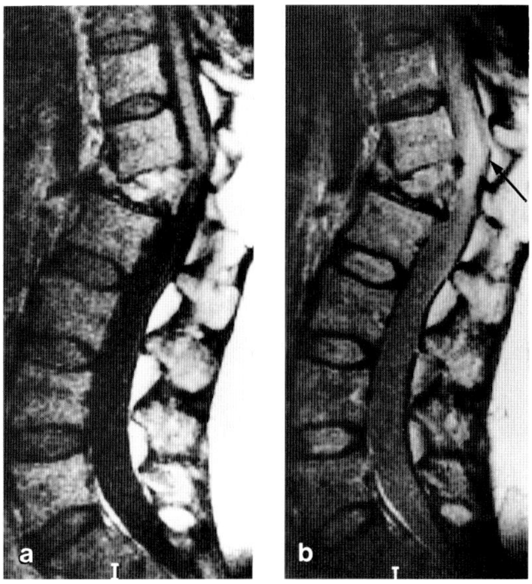

Abb. 4.51 a, b. 64jähriger Patient, der 4 Jahre zuvor eine Kompressionsfraktur des 1. LWK erlitt. **a** Sagittales T1w-Bild (SE 500/30; 0,35 T). Keilförmige Deformierung des 1. LWK. Signalerhöhung innerhalb des 1. LWK als Ausdruck einer fettigen Umwandlung des Knochenmarks. Dorsal knöcherne Ausziehung, die den Conus medullaris imprimiert. **b** Sagittales T2w-Bild (SE 2000/60; 0,35 T). Signalerhöhung innerhalb des Conus medullaris als Zeichen einer Gliose bzw. eines Myelomalazie *(Pfeil)*

Die MRT kann *Wirbelmetastasen* mit einer allen anderen bildgebenden Verfahren überlegenen Sensitivität nachweisen, da Änderungen des Wasser- oder Zellgehalts ohne Destruktion der Trabekelstruktur dargestellt werden können.

Im diagnostischen Stufenprogramm zur Abklärung spinaler *Gefäßmalformationen* ist die MRT als komplementäre Methode zur Angiographie und Myelographie einzustufen. Allein die spinale Angiographie vermag die genaue Gefäßanatomie darzustellen. Die MRT erlaubt jedoch die Lokalisation der Veränderungen (intra-, perimedullär) und kann bei klinischem Verdacht auf das Vorliegen einer Gefäßmalformation diesen erhärten und so die Indikationsstellung zur Angiographie erleichtern. Die Myelographie kann ebenfalls erweiterte extramedulläre Gefäße nachweisen, jedoch ist eine weitergehende Charakterisierung intramedullärer Veränderungen im Regelfall nicht möglich. Angiographisch nicht darstellbare „kryptische" Malformationen können in vielen Fällen nur durch die MRT nachgewiesen werden.

In der Diagnostik von *spinalen Dysraphien* ist die MRT in den meisten Fällen der CT, Myelographie und der Myelo-CT überlegen und vereint als Vorteile das Fehlen der Strahlenbelastung und die Nichtinvasivität des Verfahrens. Die Sonographie wird als komplementäre Methode weiterhin eine wichtige Rolle spielen, hat jedoch als Voraussetzung das Vorhandensein eines „knöchernen Fensters".

Durch die Einführung von Oberflächenspulen mit hoher örtlicher Auflösung weist die MRT in der Diagnostik von *degenerativen Diskopathien* im Lumbalbereich eine der CT vergleichbare Treffsicherheit auf, wobei die simultane Darstellung ganzer Wirbelsäulenabschnitte und der hohe Weichteilkontrast mit guter Abgrenzbarkeit der Nervenwurzeln als Vorteile der MRT zu werten sind. Im Zervikalbereich ist das Fehlen von Knochenaufhärtungsartefakten und die überlagerungsfreie Darstellung des zervikothorakalen Übergangs als Vorteil der MRT zu werten. Es können jedoch Probleme durch die ungenügende Differenzierbarkeit osteophytärer Appositionen von Bandscheibenvorfällen auftreten. Durch die Anwendung von 3D-Volumentechniken unter Verwendung von GE-Sequenzen kann die diagnostische Aussagekraft verbessert werden, da eine sehr geringe effektive Schichtdicke und eine bessere Differenzierung von Bandscheibengewebe und Osteophyten möglich ist. In der Rezidivdiagnostik nach Bandscheibenoperationen sind die Ergebnisse der MRT mit Gd-DTPA in der Differenzierung von Narbengewebe und Rezidivprolaps gut und sprechen dafür, daß diese klinisch wichtige Problematik mit der kontrastmittelverstärkten MRT sicherer als mit der CT zu klären ist.

Spondylodiszitiden können durch die MRT mit einer der ^{99m}Tc-Szintigraphie vergleichbaren Sensitivität frühzeitig nachgewiesen werden und aufgrund der charakteristischen örtlichen Verteilung der Signalintensitäten differentialdiagnostisch sicher insbesondere von neoplastischen Prozessen abgegrenzt werden. Dabei wird das Ausmaß der paraossalen Infektausbreitung und der intraspinalen Raumbeschränkung übersichtlich dargestellt.

Beim *Wirbelsäulentrauma* ist die Wertigkeit der MRT im Akutstadium derzeit gering, da Wirbelfrakturen besser mit Übersichtsaufnahmen und der CT dargestellt werden und der häufig klinisch instabile Zustand der Patienten zu Schwierigkeiten bei der Durchführung der Untersuchung führt. Dagegen ist die Wertigkeit der MRT im subakuten oder chronischen Stadium hoch, da die MRT insbesondere intramedulläre Traumafolgen besser als die CT oder Myelo-CT darstellen kann.

Literatur

1. Aisen AM, Martel W, Ellis JH, McCune WJ (1987) Cervical spine involvement in rheumatoid arthritis: MR imaging. Radiology 165: 159–163
2. Beers GJ, Raque GH, Wagner GG, Shields CB, Nichols GR, Johnson JR, Meyer JE (1988) MR imaging in acute cervical spine trauma. J Comput Assist Tomogr 12: 755–761
3. Brunberg JA, Latchaw RE, Kanal E, Burk L, Albright L (1988) Magnetic resonance imaging of spinal dysraphism. Radiol Clin North Am 25/2: 181–205
4. Bundschuh CV, Modic MT, Ross JS, Masaryk TJ, Bohlman H (1988) Epidural fibrosis and recurrent disk herniation in the lumbar spine: MR imaging assessment. AJR 150: 923–932
5. Bydder GM, Brown J, Niendorf HP, Young IR (1985) Enhancement of cervical intraspinal tumors in MR imaging with intravenous Gadolinium-DTPA. J Comput Assist Tomogr 9: 847–851
6. Chang KH, Han MH, Chol YW, Kim IO, Han MC, Kim CW (1989) Tuberculous arachnoiditis of the spine: findings on myelography, CT and MR imaging. AJNR 10: 1255–1262
7. Davis PC, Hoffman JC, Ball TI, Wyly JB, Braum IF, Fry SM, Drvacic DM (1988) Spinal abnormalities in pediatric patients: MR imaging findings compared with clinical, myelographic, and surgical findings. Radiology 166: 679–685
8. DiChiro G, Doppman JL, Dwyer AJ et al. (1985) Tumors and arteriovenous malformations of the spinal cord: assessment using MR. Radiology 156: 689–697
9. Dillon WP, Norman D, Newton TH, Bolla K, Mark A (1989) Intradural spinal cord lesions: Gd-DTPA-enhanced MR imaging. Radiology 170: 229–237
10. Enzmann DR, De La Paz RL, Rubin JB (1990) Magnetic resonance of the spine. Mosby, St. Louis
11. Fontaine S, Melanson D, Cosgrove R, Bertrand G (1988) Cavernous hemangioma of the spinal cord: MR imaging. Radiology 166: 839–841

12. Grenier N, Kressel HY, Schiebler ML, Grossman RI, Dalinka MK (1987) Normal and degenerative posterior spinal structures: MR imaging. Radiology 165: 517–525
13. Hackney DB, Asato R, Joseph PM et al. (1986) Hemorrhage and edema in acute spinal cord compression: demonstration by MR imaging. Radiology 161:387–390
14. Hedberg MC, Drayer BP, Florn RA, Hodak JA, Bird CR (1988) Gradient echo (GRASS) MR imaging in cervical radiculopathy. AJR 150: 683–689
15. Hueftle MG, Modic MT, Ross JS et al. (1988) Lumbar spine: postoperative MR imaging with Gd-DTPA. Radiology 167: 817–824
16. Kahn T, Müller E, Lewin JS, Mödder U (1992) MR measurement of spinal CSF flow with the RACE technique. J Comput Assist Tomogr, in press
17. Kahn T, Weigert F, Reiser M, Heuck A, Allgayer B, Lehner K (1987) Die Darstellung von Knochenmarkveränderungen bei Bandscheibendegeneration im MRT. ROFO 147: 320–324
18. Kahn T, Roosen N, Fürst G, Lins E, Bock WJ, Lenard HG, Mödder U (1989) MRT mit Gadolinium-DTPA bei spinalen intraduralen Raumforderungen. ROFO 151: 602–610
19. Klose U, Requardt H, Schroth G, Deimling M (1987) MR-tomographische Darstellung von Liquorpulsationen. ROFO 147: 313–319
20. Kulkarni MV, McArdle CB, Kopanicky D, Miner M, Cotler HB, Lee KF, Harris JR (1987) Acute spinal cord injury: MR imaging at 1,5 Tesla. Radiology 164: 837–849
21. Masaryk TJ, Ross JS, Modic MT, Boumphrey F, Bohlman H, Wilber G (1988) High-resolution MR imaging of sequestered lumbar intervertebral disks. AJR 150: 1155–1162
22. Masaryk TJ, Ross RS, Modic MT, Ruff RL, Selman WR, Ratscheson RA (1987) Radiculomeningeal vascular malformations of the spine. MR imaging. Radiology 164: 845–849
23. Mirvis SE, Geisler FH, Jelinek JJ, Joslyn JN, Gellad F (1988) Acute cervical spine trauma: evaluation with 1,5-T-MR imaging. Radiology 166: 807–816
24. Modic MT, Feiglin DH, Piranaino DW, Boumphrey F, Weinstein MA, Duchesneau PM, Rehm S (1985) Vertebral osteomyelitis: assessment using MR. Radiology 157: 157–166
25. Modic MT, Masaryk T, Boumphrey F, Goormastic M, Bell G (1986) Lumbar herniated disc disease and canal stenosis: prospectice evaluation by surface coil MR, CT and myelography. AJR 147: 757–765
26. Modic MT, Masaryk TJ, Mulopolos GP, Bundschuh C, Han JS, Bohlman H (1986) Cervical radiculopathy: prospective evaluation with surface coil MR imaging, CT with metrizamide, and metrizamide myelography. Radiology 161: 753–759
27. Modic MT, Steiberg PM, Ross JS, Masaryk TJ, Carter JR (1988) Degenerative disk disease: assessment of changes in vertebral body marrow with MR imaging. Radiology 166: 193–199
28. Modic MT, Masaryk TJ, Ross JS (1989) Magnetic resonance imaging of the spine. Year Book Medical, Chicago
29. Quencer RM, Sheldon JJ, Post MJD, Diaz RD, Montalvo BM, Green BA, Eismont FL (1986) MRI of the chronical injured cervical spinal cord. AJR 147: 125–132
30. Reiser M, Kahn T, Weigert F, Lukas P, Büttner F (1986) Diagnostik der Spondylitis durch die MR-Tomographie. ROFO 145: 320–325
31. Rindahl MA, Coletti PM, Zee CS, Taber P (1989) Magnetic resonance imaging of pediatric spinal dysraphism. Magn Reson Imaging 7: 217–224
32. Ross JS, Masaryk TJ, Modic MT, Delamater R, Bohlmann H, Wilbur G, Kaufman B (1987) MR imaging of lumbar arachnoiditis. AJR 149: 1025–1032
33. Ross JS, Modic MT, Masaryk TJ, Carter J, Marcus RE, Bohlman H (1990) Assessment of extradural degenerative diseases with Gd-DTPA-enhanced MR imaging: correlation with surgical and pathologic findings. AJR 154: 151–157
34. Schroth G, Palmbach M (1988) Syringomyelie: Korrelation kernspintomographischer und klinischer Befunde vor und nach Operation. Fortschr Röntgenstr 149: 587–593
35. Sherman JL, Barkovich AJ, Citrin CM (1987) The MR appearance of syringomyelia: new observations. AJR 148: 381–391
36. Slasky BS, Bydder GM, Niendorf HP, Young IR (1987) MR imaging with Gadolinium-DTPA in the differentiation of tumor, syrinx, and cyst of the spinal cord. J Comput Assist Tomogr 11: 845–850
37. Smith AS, Weinstein MA, Mizushima A, Coughlin B, Hayden SP, Lakin MM, Lanzien CF (1989) MR imaging characteristics of tuberculous spondylitis vs vertebral osteomyelitis. AJR 153: 399–405
38. Stimac GK, Porter BA, Olson DO, Gerlach R, Genton M (1988) Gadolinium-DTPA-enhanced MR imaging of spinal neoplasms: preliminary investigation and comparison with unenhanced Spin-Echo and STIR sequences. AJR 161: 1185–1192
39. Sze G, Abramson A, Krol G, Liu D, Amster J, Zimmerman RD, Deck MDF (1988) Gadolinium-DTPA in the evaluation of intradural extramedullary spinal disease. AJR 150: 911–921
40. Sze G, Krol G, Zimmerman RD, Deck MDF (1988) Malignant extradural spinal tumors: MR imaging with Gd-DTPA. Radiology 167: 217–223
41. Sze G, Krol G, Zimmerman RD, Deck MDF (1988) Intramedullary disease of the spine: diagnosis using Gadolinium-DTPA-enhanced MR imaging. AJR 151: 1198–1204
42. Terwey B, Becker H, Thron AK, Vahldiek G (1989) Gadolinium-DTPA enhanced MR imaging of spinal dural arteriovenous fistulas. J Comput Assiss Tomogr 13: 30–37
43. Tsuruda JS, Norman D, Dillon W, Newton TH, Mills DG (1990) Three-dimensional gradient-recalled MR imaging as a screening tool for the diagnosis of cervical radiculopathy. AJR 154: 375–383
44. Zimmerman RE, Bilaniuk LT, Bury EA (1989) Magnetic resonance of the pediatric spine. Magn Reson Q 5,3: 169–204

5 Thorax und Gefäße

5.1 Gefäße, Strömungen

G. K. von Schulthess

5.1.1 Einleitung

Die MRT des kardiovaskulären Systems ist im Vergleich zu MR-Untersuchungen anderer Organsysteme technisch zweifellos schwierig durchzuführen. Dies hängt damit zusammen, daß gegenwärtig die MRT kein Real-time-Verfahren ist und eine starke Bewegungsempfindlichkeit aufweist. Bewegung ist jedoch ein wesentlicher Ausdruck kardiovaskulärer Funktion. Diese Tatsache scheint für die Zukunft der kardiovaskulären MRT aber auch wichtige Vorteile zu bringen. Es ist nämlich möglich, in MRT-Untersuchungen nicht nur gute morphologische Informationen zu gewinnen, sondern auch direkt Aufschluß über kardiovaskuläre Funktionen zu erhalten. Tatsächlich können die Wandbewegung der Ventrikel und der Fluß des Blutes verfolgt werden. Dank technischer Verbesserungen können heute unerwünschte Bewegungsartefakte weitgehend unterdrückt und gleichzeitig diagnostisch relevante Bewegungsabläufe dargestellt werden. Vergleichbare Informationen kann lediglich die Doppelsonographie liefern, welche wie die MRT in der Lage ist, Geschwindigkeiten direkt zu messen. In Zukunft werden in der kardiovaskulären MRT wohl auch ultraschnelle Verfahren eingesetzt [10]. Solche Verfahren erlauben eine Bildakquisition in einigen 10 ms und damit ein kardiovaskuläres Real-time-Imaging. Wenn diese Techniken eingeführt werden, wird die MRT hinsichtlich des Umfangs der diagnostischen Information der Echokardiographie überlegen sein. Gegenwärtig müssen jedoch zur Bildakquisition im kardiovaskulären System noch EKG-Triggerverfahren eingesetzt werden, sei dies bei der Aufnahme von SE- oder von GE-Pulssequenzen.

Die Interpretation von MR-Bewegungs- und Flußphänomenen zu diagnostischen Zwecken verlangt ein tieferes Verständnis der MRT-Grundlagen, als dies in anderen Bereichen der MR-Diagnostik notwendig ist. Diese Grundlagen werden deshalb im folgenden zusammengefaßt und die klinischen Indikationen zur MRT des Gefäßbaums diskutiert. Weitergehende Informationen sind dem Buch *Morphology and Function in MRI, the cardiovascular and renal system* [12] zu entnehmen.

5.1.2 Untersuchungstechnik

5.1.2.1 Patientenvorbereitung und -lagerung

Eine Besonderheit bei Untersuchungen des kardiovaskulären Systems ist die Verwendung der EKG-Triggerung. Dementsprechend müssen vor der Untersuchung EKG-Elektroden am Patienten angebracht werden: Es ist darauf zu achten, daß außerhalb des Magneten ein sehr gutes EKG-Signal mit einem markanten QRS-Komplex registriert wird, denn dieses Signal wird im Magneten oft stark verfälscht. Eine einwandfreie Triggerung ist dann nicht mehr möglich. Der Patient wird üblicherweise in Rückenlage in den Magneten gebracht, bei Klaustrophobie bewährt sich jedoch auch die Bauchlage.

5.1.2.2 Spulenwahl

Wie bei der Untersuchung anderer Organsysteme muß die Wahl der Spule der Größe des interessierenden Gesichtsfelds angepaßt werden. Im Thorax- und Abdominalbereich kommt heute noch meist die Standard-Ganzkörperspule zur Anwendung.

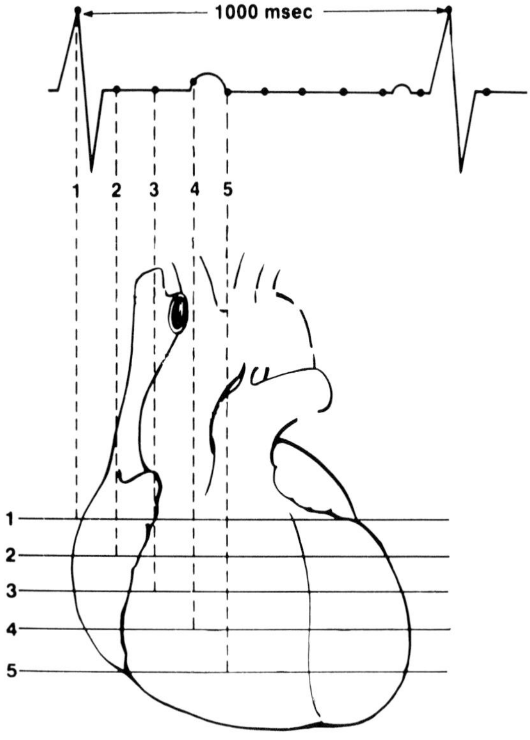

Abb. 5.1. Schematische Darstellung der EKG-getriggerten SE-Mehrschichttechnik. Die Daten für die erste Schicht werden kurz nach dem QRS-Komplex akquiriert. Die weiteren Schichten werden später im Verlauf des RR-Intervalls abgebildet. Es resultieren mehrere Schichten in verschiedenen Phasen des Herzzyklus, gleichzeitig aber auch in verschiedenen anatomischen Lagen

5.1.2.3 Abbildungsebenen

Bei der MR-Bildgebung des Herzens und des Gefäßbaums ist die multiplanare Schichtführung in vielen Fällen vorteilhaft: im Herzen parallel oder senkrecht zur langen Herzachse und im Gefäßsystem in den drei Hauptrichtungen. Bei der Untersuchung der Aorta thoracica sollte die Schichtebene so gewählt werden, daß der ganze Aortenbogen und möglichst große Teile der Aorta ascendes und descendens auf einer oder zwei Schichten abgebildet sind. Es ist notwendig, in zwei Raumrichtungen zu schichten, denn feine anatomische Strukturen, wie eine Dissektionsmembran können andernfalls infolge von Partialvolumeneffekten übersehen werden, wenn eine ungünstige Schnittrichtung gewählt wird. Bei der Beurteilung der Aortendissektion ist die multiplanare Schichtführung einer der Hauptgründe, warum die MRT der CT bei dieser Fragestellung überlegen ist [5]. In der Mehrzahl der übrigen Fragestellungen ist die transversale Schichtführung adäquat und vorteilhaft, da der Großteil der Gefäße parallel zur Körperlängsachse verläuft und damit Partialvolumeneffekte minimiert werden.

5.1.2.4 Untersuchungssequenzen, EKG-Triggerung

In der kardiovaskulären MR-Tomographie werden praktisch ausschließlich SE- und GE-Sequenzen verwendet. Als Grundsatz gilt hier wie bei der Darstellung anderer Organe, daß bei einer Fragestellung, die lediglich morphologische Informationen erfordert (z.B. Aortendissektion), eine Pulssequenz verwendet wird, mit der in möglichst kurzer Zeit möglichst viele Schichten angefertigt werden können. Werden jedoch strukturelle Veränderungen des Gewebes vermutet oder soll ein Tumor näher charakterisiert werden, so sind sowohl T1w- als auch T2w-Bildsequenzen unabdingbar.
Eine Besonderheit der MRT des kardiovaskulären Systems ist die EKG-Triggerung, die für eine adäquate Bildqualität erforderlich ist. Hierbei findet folgende Überlegung Anwendung: Auch wenn die Akquisitionszeit einer SE-Sequenz einige Minuten beträgt, dauert die Aufnahme eines frequenzkodierten Signals lediglich 10–50 ms. Dies ist kurz im Vergleich zu den typischen Zeiten eines Herzzyklus. Ein ganzes Bild kann dann z.B. aus den Daten von 256 Herzschlägen zusammengesetzt werden, wobei ihre Akquisition immer wieder während der gleichen Herzphase stattfindet. Dies bedeutet, daß beim SE-Verfahren nur multiple Vielfache des RR-Intervalls als Repetitionszeiten verwendet werden können, und es gilt somit

TR=RR-Intervall n(n=1,2,3,. . .).

Bei der üblicherweise durchgeführten Mehrschichttechnik erhält man dann eine Anzahl Bilder, die nicht nur verschiedenen anatomischen Schichten entsprechen, sondern auch aus verschiedenen Phasen des Herzzyklus stammen (Abb. 5.1). Durch zyklische Permutation der Reihenfolge, in welcher die Schichten akquiriert werden [15], ist es dann z.B. bei einer Studie mit 5 Schichten möglich, 5 anatomische

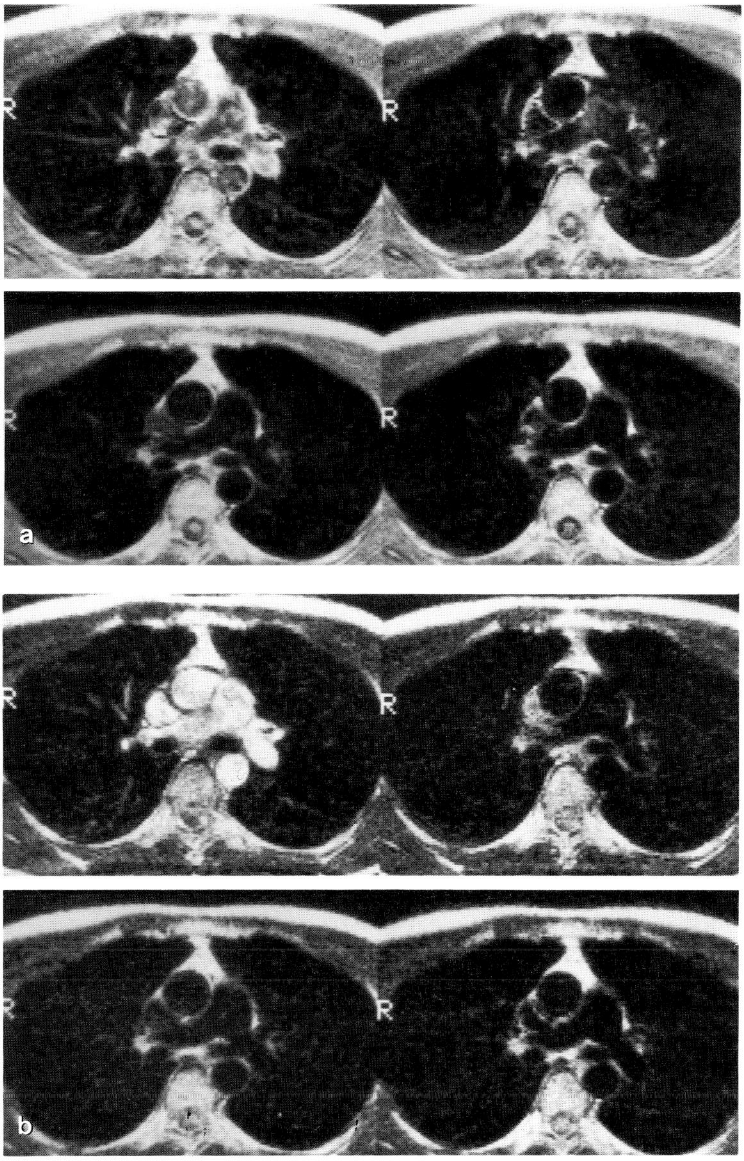

Abb. 5.2 a, b. Transversale, zyklisch permutierte EKG-getriggerte SE Aufnahme auf der Höhe der rechten Pulmonalarterie in verschiedenen Phasen des Herzzyklus (ca. 50, 150, 250 und 350 ms nach QRS-Komplex). **a** Erstes Echo nach 28 ms. Auffällig ist das intravaskuläre Signal in der Diastole, welches wegen des Even-Echo-Rephasing-Phänomens auf dem zweiten Echo zunimmt. **b** Wegen des schnellen diastolischen Flusses findet sich in den diastolischen Bildern kein Signal

Schichten in 5 verschiedenen Phasen des Herzzyklus abzubilden, wenn die gleiche Pulssequenz 5mal wiederholt wird (Schichtreihenfolge der ersten Untersuchung 1 2 3 4 5, der zweiten 2 3 4 5 1, der dritten 3 4 5 1 2, der vierten 4 5 1 2 3 und der fünften 5 1 2 3 4). Zyklisch permutierte EKG-getriggerte Aufnahmen werden vor allem verwendet, wenn die Herzmuskelmasse und die Kammervolumina bestimmt werden sollen oder Funktionsinformationen über Herz oder Gefäßbaum erwartet werden (Abb. 5.2). Im allgemeinen zeigen die Schichten, die kurz nach dem QRS-Komplex, also in der Präejektionsphase und bis in die Endsystole aufgenommen werden, die beste Bildqualität. Dies ist eine Folge davon, daß die

beim Herzgesunden beobachtete Sinusarrhythmie vor allem die diastolischen Herzphasen [12] beeinflußt. Somit ist es sinnvoll, bei der Abbildung des Herzens oder benachbarter Gefäße die durch das Herz verlaufenden Schichten als erste einer Mehrschichtsequenz aufzunehmen. Ein intravaskuläres Signal und folglich Flußartefakte werden ebenfalls minimiert (Abb. 5.2), da das Blut in der Systole rasch fließt und somit wenig Signal erzeugt [14]. Neuere Softwareversionen erlauben eine Sättigung der Spins außerhalb der akquirierten Schichten [3], so daß von außen in die Schichten einfließende Spins nur wenig Signal abgeben. Bei ausschließlich anatomischen Fragestellungen kann die Verwendung von SE-Sequenzen mit Vorsättigung als optimal angesehen werden, solange der Patient einen weitgehend regelmäßigen Herzschlag hat. Bei ausgeprägter absoluter Arrhythmie oder starken Atembewegungen ist die Bildqualität von SE-Aufnahmen oft ungenügend und manchmal nicht diagnostisch aussagekräftig. EKG-getriggerte kardiovaskuläre GE-Untersuchungen erlauben im Gegensatz zu den EKG-getriggerten SE-Sequenzen die Aufnahme einer oder zweier anatomischer Schichten in mehreren Herzphasen, da hier TR sehr viel kleiner als das EKG-RR-Intervall ist und bis zu 30 Herzphasen dargestellt werden können [20]. Des weiteren sind die Gefäßlumina bei GE-Sequenzen signalintensiv dargestellt und nicht signallos wie bei den meisten SE-Sequenzen. Ultraschnelle MR-Bildverfahren sind derzeit noch nicht allgemein verfügbar.
Es handelt sich dabei um Echtzeitverfahren mit Bildakquisitionszeiten von 30–50 ms, wobei das intravaskuläre Signal beliebig variiert werden kann.

5.1.2.5 Kontrastmittelanwendung

Die Anwendung von Kontrastmitteln zur Darstellung großer Gefäße ist nicht erforderlich. Hingegen besteht großer Bedarf, mit Hilfe von Kontrastmitteln die Organperfusion darzustellen. Leider weisen auch GE-Sequenzen eine zu geringe zeitliche Auflösung auf, um einen Kontrastmittelbolus verfolgen zu können [6], dies ist jedoch mit den ultraschnellen Verfahren möglich. Das durch das Kapillarsystem zirkulierende Kontrastmittel kann örtlich variierende Suszeptibilitäten verursachen und damit eine suszeptibilitätsinduzierte T2-Verkürzung mit Signalverlust hervorrufen, wenn der Kontrastmittelbolus das untersuchte Gewebe passiert. Geeignet für solche Untersuchungen sind sowohl Gd-DTPA als auch Verbindungen, die keine T1-Relaxation verursachen, wie Dysprosium-DTPA [11].

5.1.3 Relaxationszeiten, Signalintensität und Kontrastverhalten

Durch Flußphänomene kommt es oft zu ausgeprägten Variationen des intravaskulären Signals (s. 5.1.4). Es ist daher wenig sinnvoll, für Gefäßlumina Relaxationszeiten zu bestimmen. Für intravaskuläre, weichteildichte Strukturen gelten jedoch dieselben Regeln wie für Raumforderungen in anderen Lokalisationen. Blut hat bei mittleren Feldstärken eine relativ lange T1-Relaxationszeit von ca. 800 ms und eine T2-Relaxationszeit von ca. 30 ms. Das Verhalten von Hämatomen und Thromben ist in Kap. 3.3 abgehandelt.

5.1.4 Flußphänomene im MRT

Es ist im MRT möglich, je nach Pulssequenz die Gefäßlumina praktisch signalfrei oder als signalintensive Strukturen darzustellen.
Im folgenden wird dargestellt, wie die erheblichen Unterschiede des intravaskulären Signals zustande kommen. Folgende grundsätzlich verschiedene Flußphänomene werden im MRT beobachtet:

1. Schichtdurchtrittsphänomene,
2. Spinphasenphänomene.

5.1.4.1 Schichtdurchtrittsphänomene

Zwei unterschiedliche Arten von Schichtdurchtrittsphänomenen werden beobachtet.
Bei *Schichteintrittsphänomenen* kommt es zur intravaskulären Signalverstärkung in der Schicht, weil noch nicht angeregte Spins (d. h. solche, die nicht den wiederholten RF-Pulsen bei SE- oder GE-Sequenzen ausgesetzt sind), in die Schicht einfließen und teilweise angeregte Spins ersetzen (Abb. 5.3). Auf diese Weise entsteht in durchflossenen Lumina ein sehr ho-

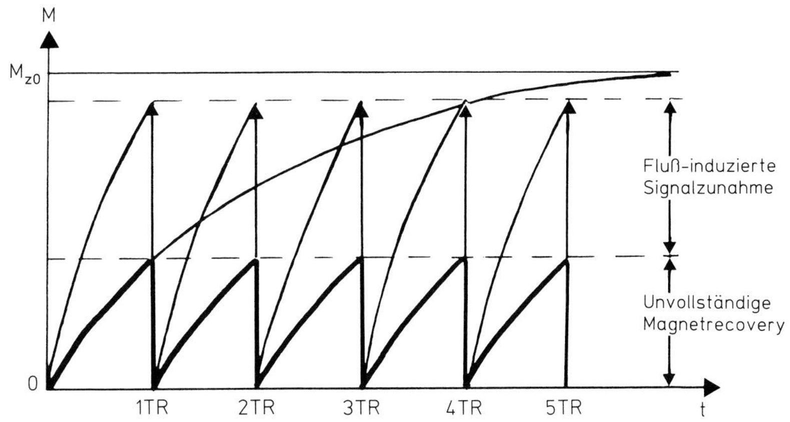

Abb. 5.3. Verlauf der Magnetisierung in der z-Richtung (entlang dem Hauptmagnetfeld). Für stationäre Spins wird das momentane Signal bei SE-Sequenzen immer wieder durch 90°-Pulse auf Null reduziert. Von außen einfließendes Blut trägt jedoch eine hohe Magnetisierung; es steht damit zum Umklappen bis maximal die volle Magnetisierung zur Verfügung: es resultiert ein starkes MR-Signal

hes Signal. Schichteintrittseffekte sind sowohl in SE- als auch GE-Bildern beobachtbar. Insbesondere in den GE-Bildern führen sie zu einer starken relativen Signalanhebung, da bei GE-Bildern die Magnetisierung stationärer Strukturen wegen der kurzen TR-Zeit wesentlich geringer ist als bei SE-Bildern. Die Signalanhebung ist maximal, wenn praktisch alle in der Schicht liegenden, bereits angeregten Spins während einer Repetitionszeit durch noch nicht angeregte ersetzt werden. Durch Präsaturationssequenzen kann das Schichteintritts-Phänomen unterbunden werden. Die außerhalb der Schicht liegenden Spins tragen dann etwa die gleiche Magnetisierung, wie die in der Schicht liegenden.

Wird der Blutfluß schneller, kommt es zum *flußbedingten Signalverlust.* Schichtselektiv angeregte Spins, die innerhalb einer halben Echozeit TE/2 die Schicht verlassen, werden nicht refokussiert und können damit nicht mehr zum Signal beitragen. Typischerweise tritt dieser Signalverlust bei Flußgeschwindigkeiten von einigen Dezimeter/Sekunde auf, während Schichteintrittsphänomene bei einigen mm/s beobachtet werden. Bei GE-Bildern kommt es nicht zum flußbedingten Signalverlust, da die Refokussierung durch Gradientenumkehr erzeugt wird und nicht schichtselektiv ist.

Schichtdurchtrittsphänomene beeinflussen die Signalintensität über die Relaxationszeit T1, ihre Stärke ist damit durch die Repetitionszeit TR, aber auch die Schichtdicke und die Charakteristika der Mehrschichtsequenz beeinflußbar.

Tabelle 5.1. Signalcharakteristika von Thromben

	1. Echo	2. Echo	Phasenbild
Langsamer Fluß	Dunkel	Sehr hell	Phasensprung
(Blut-) Thrombus	Dunkel oder hell	Dunkel oder hell	Kein Phasensprung
(Tumor-) Thrombus	Dunkel	Hell	Kein Phasensprung

5.1.4.2 Spinphasenphänomene

Es wurde schon früh erkannt, daß sich in Gradientenfeldern bewegende Spins eine andere Phase aufweisen als stationäre Spins in gleicher Position. Wenn wir die Bewegung von Spins in der xy-Ebene betrachten, präzedieren sie nach dem Umklappen auf einem Kreis. Der Winkel mit der x-Achse wird als Phasenwinkel bezeichnet und kann in der MRT ebenfalls gemessen werden.

Für konstante Bewegungen ist der Phasenwinkel bei den üblichen SE-Sequenzen und ungeraden Echos (1., 3., 5. etc.) proportional zur Bewegungsgeschwindigkeit (Abb. 5.4), d.h. eine Messung der Phase entspricht einer Bestimmung der Geschwindigkeit [3, 9, 15]. Für gerade Echos (2., 4., 6. etc.) findet unter gleichen Bedingungen keine Phasenverschiebung statt, und die Phase bleibt null [21]. Sind die Gradientenfelder nicht linear oder die Echos bezüglich der Gradienten nicht symmetrisch, gelten diese

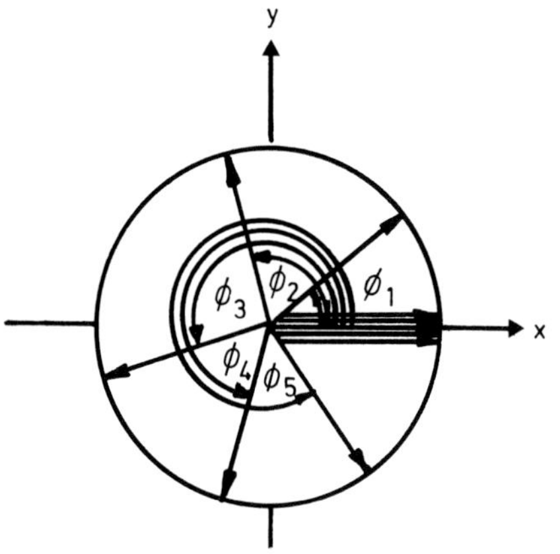

Abb. 5.4. Der Magnetisierungsvektor in der xy-Ebene präzediert auf einem Kreis. Der momentane Winkel mit der x-Achse ist der Phasenwinkel. Die Phase kann im MRI bestimmt werden, und da sie durch verschiedene Geschwindigkeiten verschieden verändert wird, besteht in der Bestimmung des Phasenwinkels ein Ansatz zur MR-Geschwindigkeitsbestimmung

Beziehungen nicht mehr, es kann aber für jede Pulssequenz berechnet werden, wie groß der Phasenwinkel zu einem bestimmten Zeitpunkt sein muß.

Die Drehung der Phasenwinkel in der beschriebenen Form geschieht, wenn die Bewegung aller Spins innerhalb eines Voxels gleich ist. Dies ist zum Beispiel der Fall für die Herzwand, gilt aber für bewegte Flüssigkeiten im allgemeinen nicht. Im Gegenteil, in Gefäßen findet sich ein parabelähnliches Flußprofil, welches dazu führt, daß verschieden rasch bewegte Spins im Voxel verschiedene Phasenwinkel haben, also in verschiedenen Richtungen zeigen. Da die MRT lediglich die Gesamtmagnetisierung des Voxels mißt, kann es deshalb wegen des vektoriellen Charakters der Magnetisierung zur Signalauslöschung kommen (Abb. 5.5). Es gibt bereits Ansätze, dieses Phänomen zur Messung der Organperfusion auszunützen [2]. Spinphasenphänomene können also zum Signalverlust innerhalb der Gefäßlumina führen und sind dafür verantwortlich, daß z. B. in SE Aufnahmen in einer Schicht verlaufende durchflossene Gefäße kein Signal zeigen [16]. Weiter sind sie dafür verantwortlich, daß in GE-Bildern des kardiovaskulären Systems Turbulenzen als Signalausfälle beob-

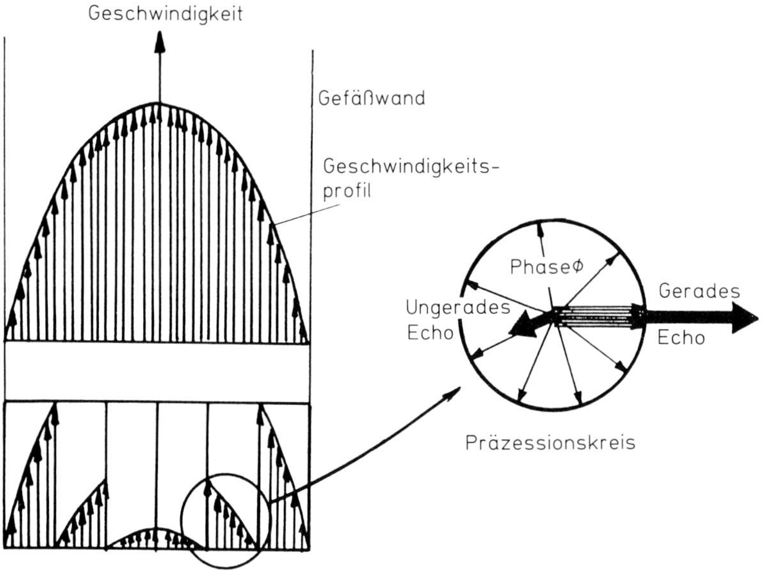

Abb. 5.5. In einem durchströmten Gefäß bildet sich typischerweise ein parabolisches Flußprofil aus. Dies bedeutet, daß verschiedene Spins innerhalb eines Voxels durch verschiedene Phasenwinkel charakterisiert sind. Da die MRT nur die Gesamtmagnetisierung eines Voxels messen kann und diese eine Vektorsumme aller Spinmagnetisierungen im Voxel ist, kann es zum Signalverlust kommen

achtet werden [14, 19], die als Folge des Jeteffekts bei Klappen- und Gefäßstenosen, Klappeninsuffizienzen oder bei Septumdefekten auftreten.
Spinphasenphänomene beeinflussen die Signalintensität über die T2-Relaxationszeit, d. h. sie beeinflussen die Signalintensität durch Änderung der transversalen Magnetisierung. Eine Änderung der Echozeiten, aber auch eine Manipulation der Pulssequenzen durch Einschalten von Gradientenpulsen zur Bewegungskompensation ermöglichen es, die Stärke der Spinphaseneffekte zu beeinflussen.
Zusammenfassend kann gesagt werden, daß wegen der Flußempfindlichkeit des MR-Effekts die intravaskuläre Signalintensität praktisch beliebig manipuliert werden kann. Damit dürfte sich die MRT zu einer vielseitig anwendbaren Methode zur Beurteilung des kardiovaskulären Systems entwickeln. Quantitative Flußmessungen, Bestimmungen des Schweregrades von Klappendefekten, die MR-Angiographie und Methoden zur Flußartefaktunterdrückung.

5.1.4.3 Unterscheidung von langsamem Blutfluß und Thromben

Die beschriebenen Unterschiede in der Signalintensität des Blutes können Schwierigkeiten in der Differenzierung von Thromben und intraluminalen Tumoren von langsamem Blutfluß nach sich ziehen. Für diese klinisch wichtige Fragestellung stehen 3 Möglichkeiten offen:

- Bestimmung der T2-Zeit,
- Akquisition von Phasenbildern,
- Akquisition von EKG-getriggerten GE-Bildern.

Die Bestimmung der T2-Zeiten aus einer 2 Echo-Sequenz, z. B. durch Errechnen eines T2-Bildes, identifiziert Regionen, in denen sehr lange oder sogar „negative" T2-Zeiten gemessen werden. Wegen der oben beschriebenen Spinphasenphänomene kommt es im ersten Echo zu einer variablen Signalabschwächung, die im zweiten Echo praktisch nicht auftritt.
Die T2-Zeiten in den entsprechenden Bildpixeln erscheinen deshalb länger oder sogar negativ (wenn die Dephasierung im ersten Echo in absolut weniger Signal resultiert, als im zwei-

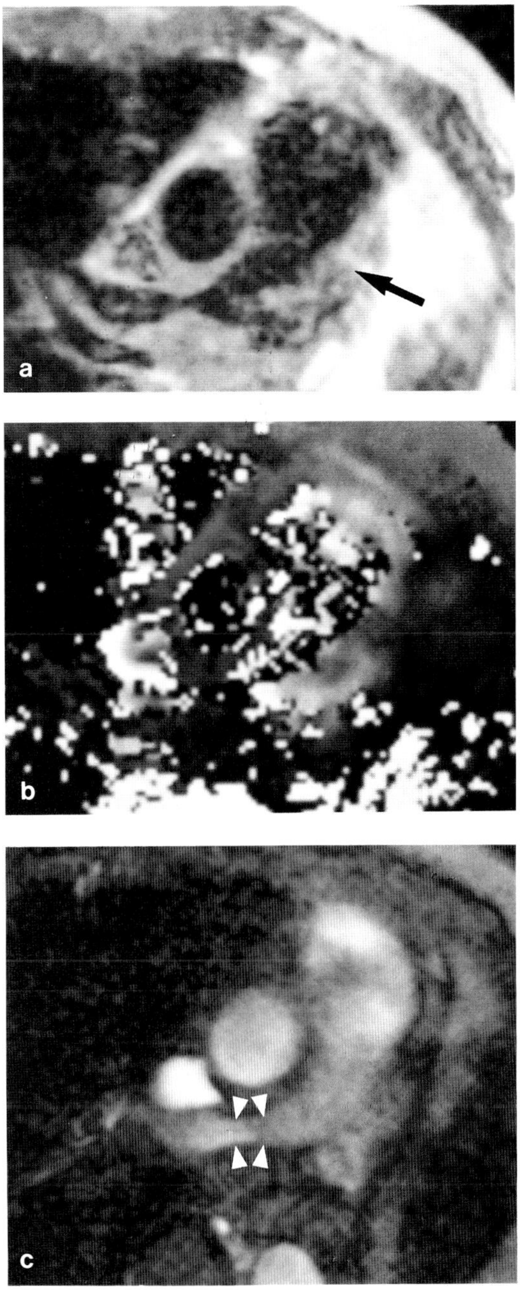

Abb. 5.6 a–c. Amplituden- (**a**), Phasen- (**b**) und Gradientenechobilder (**c**) durch die rechte Pulmonalarterie eines Patienten mit Mediastinaltumorrezidiv und Status nach linksseitiger Pneumonektomie vor 3 Jahren. Im Amplitudenbild wird ein intravaskuläres Signal gesehen *(Pfeil)*, welches nicht eindeutig als Tumor oder langsamer Fluß identifiziert werden kann. Im gleichzeitig rekonstruierten Phasenbild kann der fragliche Bezirk klar als langsam durchflossenes Lumen identifiziert werden. Das gleiche gilt für die GE-Sequenz, deren optimale Beurteilung nicht anhand eines Einzelbildes, sondern im Filmablauf erfolgt. Der Tumor stenosiert das Lumen der rechten Pulmonalarterie *(Pfeilspitzen)*

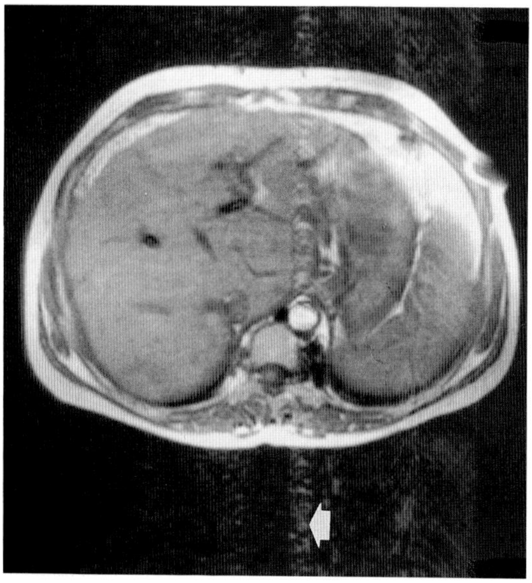

Abb. 5.7. Geisterartefakte in einer Transversalschicht am thorakoabdominalen Übergang. Im an sich signalfreien Bereich um den Patienten werden Strukturen identifiziert, die bei genauerem Hinsehen Duplikationen von signalintensiven Strukturen sind. Ausgeprägt ist das Geisterartefakt über der Aorta *(Pfeil)*

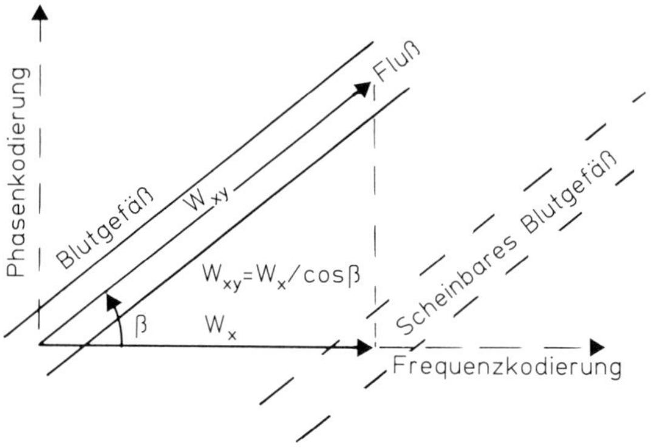

Abb. 5.8. Ein schräg in der Bildebene verlaufendes Gefäß, welches mit der Horizontalen einen Winkel *b* bildet, enthält bewegte Spins, deren Lage entlang der Phasenkodierachse bei Beginn der Sequenz festgehalten wird. Entlang des Lesegradienten wird die Lage jedoch erst beim Echo festgehalten, nachdem die Spins eine Distanz W_{xy} zurückgelegt haben. Das Resultat ist eine vorgetäuschte Verschiebung des intravaskulären Signals aus dem Gefäß heraus

ten rephasierten Echo). Negative Werte oder T2-Zeiten von deutlich mehr als 100 ms sind ein verläßlicher Hinweis darauf, daß das beobachtete Signal von fließendem Blut und nicht von einem Thrombus oder Tumor herrührt [17].

Die Bestimmung der Phase und die Darstellung des entsprechenden Funktionsbildes erlauben eine gute Unterscheidung zwischen langsamem Blutfluß und einer Thrombose. Der Thrombus unterscheidet sich in seiner Phase nicht von den umgebenden Geweben, während langsam fließendes Blut eine meist eindeutig identifizierbare Phasenverschiebung zur Umgebung aufweist (Abb. 5.8). Diese Methode scheint treffsicherer zu sein als die Bestimmung von T2-Zeiten [13]. Die Akquisition von GE-Bildern eines Gefäßes in verschiedenen Phasen des Herzzyklus scheint ebenfalls zu erlauben, langsamen Blutfluß von einer Thrombose zu unterscheiden. Bei langsamem Fluß erscheinen wegen der Schichtdurchtrittseffekte die Gefäße in GE-Bildern hell, während der Thrombus wenig Signal aufweist (Abb. 5.9). Die Erfahrungen mit dieser Methode der Thrombusidentifikation sind noch begrenzt, und vergleichende Untersuchungen der Sensitivität und Spezifität von Phasenbildern und GE-Flußbildern wurden bisher nicht veröffentlicht.

Da alle drei Verfahren eine spezielle Datenakquisition erfordern, sollte deshalb bei der Frage nach dem Vorliegen einer Thrombose immer eines der Verfahren in das Untersuchungsprotokoll aufgenommen werden.

5.1.5 Bewegungsartefakte

Da die räumliche Ortung eines Signals in der zweidimensionalen Fourier-Transformation in der einen Raumrichtung durch Phasenkodierung erfolgt, führen Spinphasenphänomene auch zu verschiedenen Bewegungsartefakten. Der eine Typ solcher Artefakte wird als „ghosts", also Geisterartefakte bezeichnet [18], ein zweiter Typ als „spatial misregistration", oder Fehlortung [14]. Diese Artefakte müssen erkannt werden können, um Fehldiagnosen zu vermeiden.

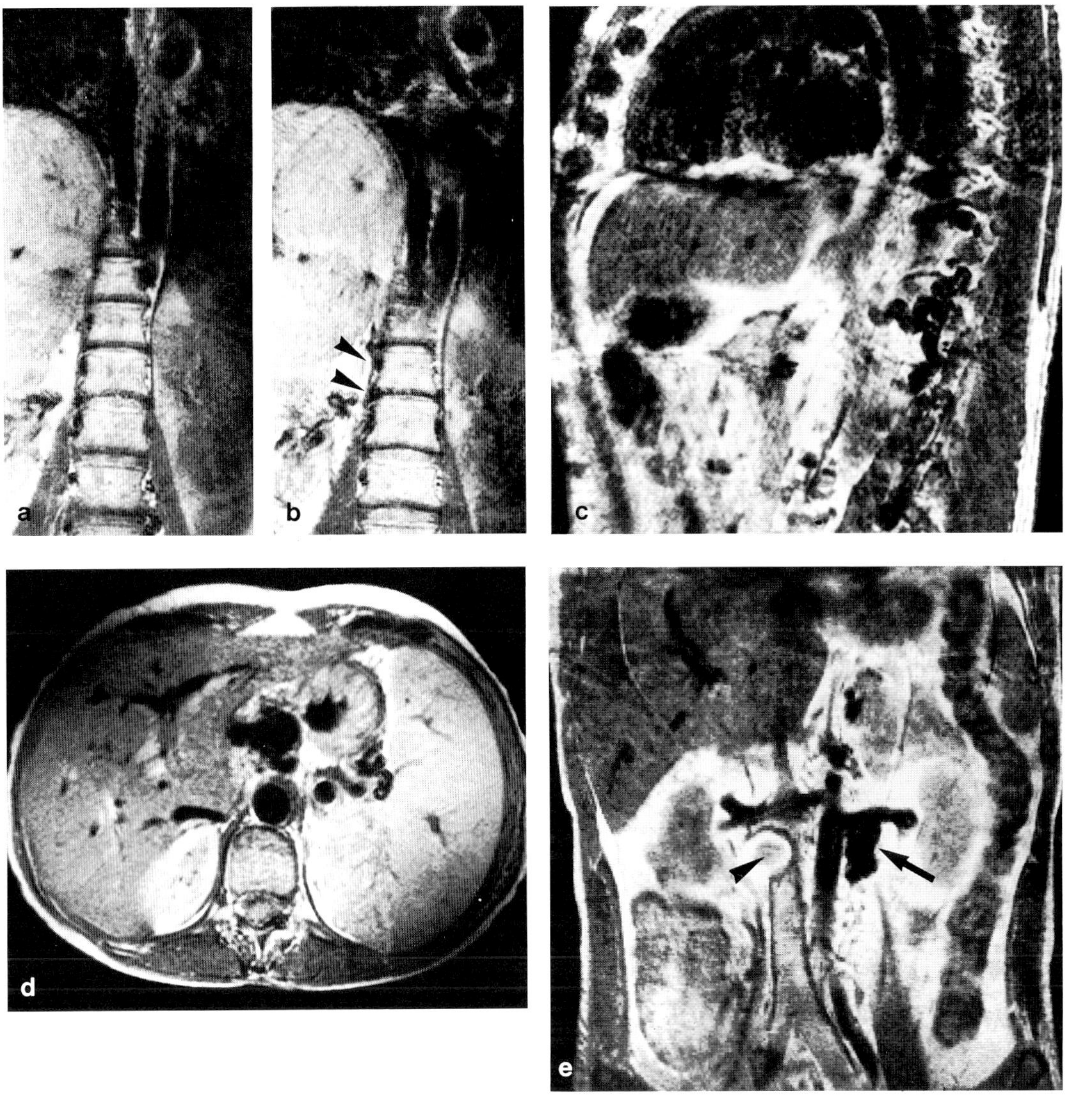

Abb. 5.9 a–e. Thrombose in der V. cava inferior mit zusätzlichem Hämatom *(Pfeilspitze)* im Bereich der Einmündung der rechten Nierenvene. Die zentral verminderte Signalintensität ist im subakuten Stadium charakteristisch. Es handelt sich um verschieden fortgeschrittene Oxidationsprozesse im geronnenen Blut (mehr Methämoglobin peripher)

5.1.5.1 Geisterartefakte

Unter Geisterartefakten versteht man Bildartefakte, die sich als Duplikationen anatomischer Strukturen in der Phasenkodierrichtung zeigen. Sie treten in festen, periodischen Abständen oder aber als Signalband über einer signalintensiven Struktur des MR-Bildes auf. Artefakte in festen Abständen werden durch die Atembewegungen erzeugt. Als Signalband erscheinen sie bei herzschlagsynchronen Bewegungsphänomenen und peristaltischen Darmbewegungen. Bei EKG-getriggerten Aufnahmen erscheinen die Gefäß-„Geister" allerdings auch in periodischen Abständen über das Bild verteilt.

Geisterartefakte entstehen folgendermaßen: Die Phasenkodierung erfordert zur ortsgetreuen Abbildung, daß mit jeder Stärke des Phasenkodiergradienten die Phase um einen fixen Betrag gedreht wird. Dies gilt für unbewegte und sich mit konstanter Geschwindigkeit bewegen-

Tabelle 5.2. Intravaskuläres Signal bei Flußphänomenen

Struktur ist:	Gefäß			Differentialdiagnose
	SE 1. Echo	SE 2. Echo	GE	
Kein Signal	Ja	Ja	Möglich	Luft, Compacta, fibröser Knorpel, Metall
Signal	Möglich	Möglich	Ja	Thrombus, Tumor
Nur zentrales Signal (Abb. 5.5 u. 5.11 b)	Wahrscheinlich (Schichteintritt)	Nein	Wahrscheinlich	„chemical shift", Fehlortungsortungsphänomen
Nur peripheres Signal	Möglich	Möglich	Möglich	„Subakuter" Thrombus
Signal über Struktur in Phasenkodierrichtung (Abb. 5.7)	Wahrscheinlich	Wahrscheinlich	Wahrscheinlich	Liquor (pulsierend) Darm

de Strukturen. Bewegt sich jedoch eine Struktur unregelmäßig, addiert sich die jeweilige, durch die Bewegung verursachte Phasenverschiebung (Abb. 5.4) zur Phasenverschiebung, die durch die Phasenkodierung hervorgerufen wurde. Damit wird die Periodizität eines Signals, das von einer Punktstruktur herrührt, gestört. Bei der Fourier-Transformation findet sich dann Signal nicht nur bei einer Frequenz entsprechend der Punktstruktur, sondern bei mehreren Frequenzen. Dies entspricht im Bild weiteren Punkten entlang der Phasenkodierrichtung.

5.1.5.2 Fehlortung

Da die Phasenkodierung in SE-Sequenzen kurz nach dem 90°-Puls erfolgt, die Kodierung entlang der Lesegradientenrichtung jedoch zur Echozeit, wird ein intravaskuläres Signal räumlich verschoben geortet. Wenn wir annehmen, daß die Phasenkodierung in vertikaler Richtung erfolgt, so erscheint das intravaskuläre Signal eines schräg verlaufenden Gefäßes abhängig davon, ob die vertikale Flußkomponente nach oben oder nach unten verläuft, nach unten oder oben aus dem Gefäß verschoben (Abb. 5.8). Weil intravaskuläre Signale vor allem bei geraden, symmetrischen Echos einer SE-Sequenz auftreten, wird dieser Effekt typerweise nur im zweiten Echo deutlich erkennbar.

5.1.6 Beurteilung von Flußphänomenen und Bewegungsartefakten [12]

Schichtdurchtrittsphänomene und Spinphasenphänomene können auf Bildern zu verschiedenen Erscheinungsmustern führen, die hier für die praktische Anwendung in Tabelle 5.2 zusammengefaßt sind.
Falls diese qualitativen Kriterien versagen, müssen die in 5.1.4.3 beschriebenen Methoden angewandt werden; deshalb ist die Rekonstruktion von Phasenbildern für die Abklärung von kardiovaskulären Fragestellungen sinnvoll.

5.1.7 Erkrankungen der Arterien

Folgende Erkrankungen der Arterien sind von besonderem klinischem Interesse: kongenitale Fehlbildungen, degenerative Erkrankungen, entzündliche Prozesse und Tumoren. Sie müssen in ihrer Lage und Ausdehnung bestimmt und hinsichtlich der hämodynamischen Folgen wie Obstruktion bzw. Kurzschlußvolumen charakterisiert werden.

5.1.7.1 Arterielle Fehlbildungen

Bei den arteriellen Fehlbildungen liegen mit der MRT bisher vor allem zur Diagnostik der relativ häufigen Aortenanomalien Erfahrungen vor. Die Anomalien der Aorta beruhen darauf, daß die Aorta embryonal symmetrisch mit zwei Bogen angelegt wird, die „ringförmig"

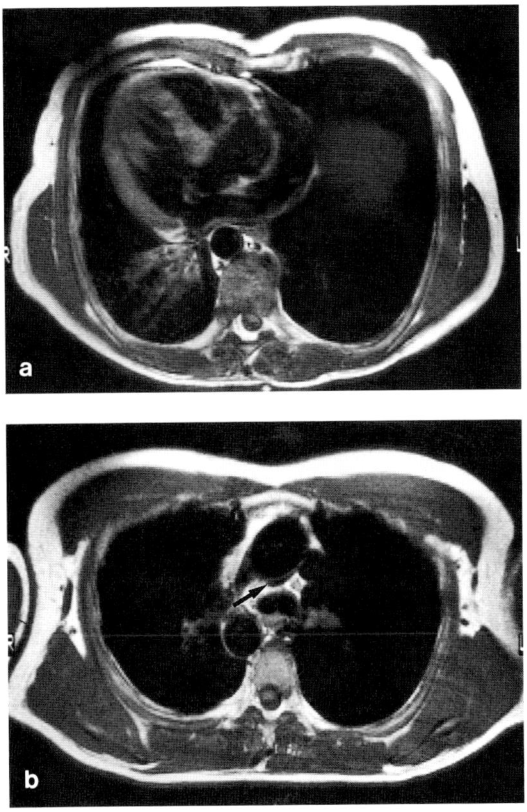

Abb. 5.10 a, b. Rechtsliegendes Herz (**a**) und rechtsseitige Aorta mit komplettem Situs riversus bei einem Patienten mit Karthagener Syndrom (**b**). Die signallose Struktur hinter der Aorta ascendens ist der Recessus superior pericardii und keine vaskuläre Struktur *(Pfeil)*

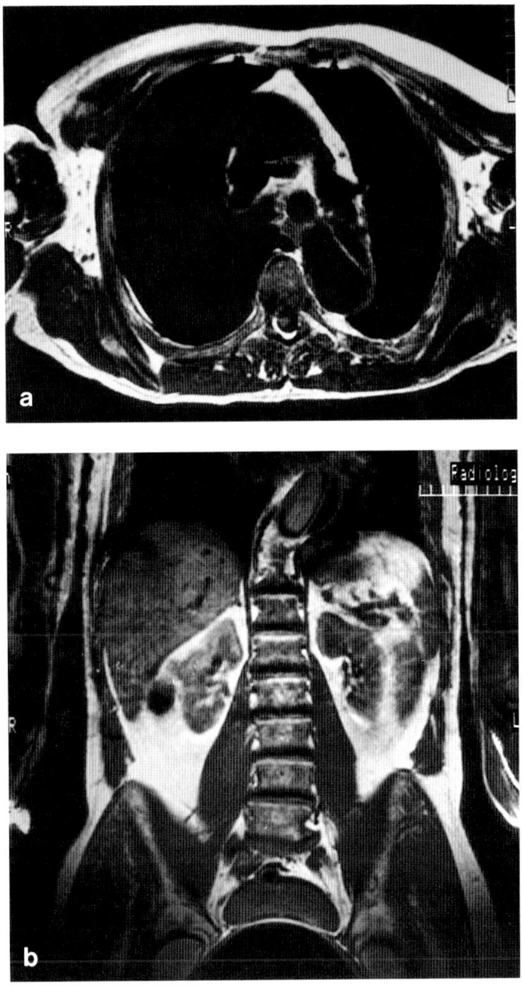

Abb. 5.11 a, b. Transversale (**a**) und frontale Schicht (**b**) durch die Aorta thoracica bei einem Patienten mit Aortenaneurysma. Die Dissektionsmembran erscheint als signalintensive dünne Struktur. Im Frontalschnitt findet sich ein Flußartefakt

um die Trachea verlaufen und sich im deszendierenden Bereich der Aorta vereinigen. Im Normalfall atrophiert der distale rechte Teil des rechtsseitigen Aortenbogens und läßt die Arteria brachiocephalica zurück. Im Verlauf dieser Rückbildung können verschiedene Anomalien entstehen, die teils klinisch bedeutsam sind, teils lediglich als anatomische Varianten, sog. Ringanomalien asymptomatisch bleiben.

Unter den klinisch unbedeutenden Fehlbildungen sind die rechtsseitige Aorta (Abb. 5.10) und die retroösophageale rechte Arteria subclavia am häufigsten, wobei letztere allerdings auch Symptome wie Schluckbeschwerden verursachen kann [4]. Die Coarctatio aortae kann in verschiedenen Formen auftreten. Die Lage und Ausdehnung der Obstruktion der Aorta kann in der MRT klar identifiziert werden, wobei vor allem wichtig ist, ob die linke A. subclavia vor oder nach der Koarktation abgeht, ob eine poststenotische Dilatation vorliegt und wo die bedeutsamen Kollateralen liegen [17]. Die letztere Frage sowie die nach der Größe des Druckgradienten über der Stenose ist derzeit mit der MRT noch nicht befriedigend zu beantworten. Allerdings kann in GE-Bildern das Ausmaß der poststenotischen Turbulenzen zumindest qualitativ bestimmt werden, das mit dem Schweregrad der poststenotischen Dilatation zu korrelieren scheint. Zur Diagnose an-

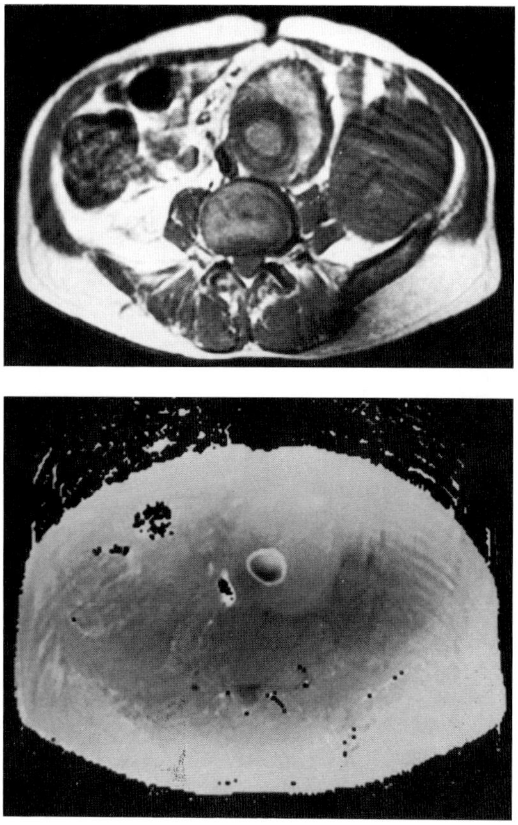

Abb. 5.12. Amplituden- und Phasenbild durch ein Aneurysma verum der Aorta abdominalis. Die verschiedenen Signalintensitäten im Aneurysma sind wahrscheinlich durch verschiedene Oxidationsformen von Eisen im thrombotischen Material bedingt. Zentral langsam durchflossenes Lumen, das im Phasenbild gut abgegrenzt werden kann

derer arterieller Anomalien eignet sich das MRT wegen der zu geringen räumlichen Auflösung nicht.

Die Differentialdiagnose kongenitaler thorakaler arterieller Fehlbildungen sind degenerative Gefäßerkrankungen sowie solide und zystische Raumforderungen, Befunde, die mittels der MRT gut gegeneinander abgegrenzt werden können.

5.1.7.2 Aneurysmatische Erkrankungen

Aneurysmen der Aorta sind relativ häufig. Folgende Formen sind zu unterscheiden: Aneurysma dissecans, Aneurysma spurium und Aneurysma verum. Beim Aneurysma dissecans [9, 11], wo die Dissektionsmembran teilweise parallel zur transversalen Schichtebene liegen kann, hilft die multiplanere Schichtführung der MRT bei der Beantwortung der Frage, ob es sich um ein Aneurysma Typ A oder B (Beginn der Dissektion vor oder nach Abgang der Halsgefäße) handelt. Bei hämodynamisch stabilen Patienten dürfte die MRT daher die optimale Methode zur Abklärung werden. Dissektionsmembranen erscheinen auf SE-Bildern als signalintensive Strukturen im signalfreien Gefäßlumen (Abb. 5.12). Die Ausdehnung der Dissektion in die Halsgefäße kann oft besser auf nichttransversalen Schichten dargestellt werden. Bei einer Ausdehnung bis über die Abgänge der Nierenarterien mit renaler Minderdurchblutung ist die MRT vorteilhaft zur übersichtlichen Darstellung.

Aneurysmen im Bereich von Bypassanastomosen sind durch die MRT nichtinvasiv nachweisbar. Da intravaskuläre Signale nicht immer auf thrombotisches Material zurückzuführen sind, muß zur Differenzierung von langsamem Blutfluß verschiedentlich das Phasenbild in die Beurteilung miteinbezogen werden. Auch die Darstellung von Aneurysmata spuria und vera gelingt in der MRT oft einwandfrei, wobei vor allem in Abdomen oft erhebliche Bewegungsartefakte auftreten. Dank des hervorragenden Weichteilkontrasts kann der Aufbau eines Aneurysmas mit der typischen konzentrischen Schalenkonfiguration identifiziert werden (Abb. 5.12). Mykotische Aneurysmen zeigen im Gegensatz zu den nichtinfizierten Aneurysmen auf T2w-Bildern einen Signalanstieg in unmittelbarer Nachbarschaft des Aneurysmas.

Die Differentialdiagnose der Aneurysmata ist im Throax ähnlich derjenigen der kongenitalen Fehlbildungen, im Abdomen geht es um die Differenzierung der verschiedenen Aneurysmaformen und um eine Abgrenzung gegenüber retroperitonealen Raumforderungen. Eine spezifische Identifikation eines Aneurysma dissecans sowie die Einordnung in die Typen A und B macht im MRT im allgemeinen keine Schwierigkeiten. Es ist lediglich darauf zu achten, daß der Recessus pericardii nicht als pathologische Struktur angesehen wird [7].

Die MRT ist nicht in der Lage, Kalkeinlagerungen in der Wand eines Aneurysmas deutlich darzustellen. Diese Verkalkungen weisen auf ein arteriosklerotisches Aneurysma und sprechen gegen ein mykotisches. Eine Differenzierung von tumorösen Raumforderungen gelingt normalerweise in der MRT problemlos.

5.1.7.3 *Arterielle Thrombosen und Stenosen*

Arterielle Thrombosen und Stenosen können im MRT dargestellt werden. Wegen der begrenzten räumlichen Auflösung sind jedoch meist nur Thrombosen in den großen Gefäßen identifizierbar. In den peripheren Gefäßabschnitten kann mit Oberflächenspulen eine bessere Auflösung erzielt werden [1]. Thrombosen können von arteriosklerotischen Stenosen abgegrenzt werden. Die Ursache einer Stenose, einer intraluminalen Raumforderung und deren Charakter als tumorös oder thrombotisch kann identifiziert werden. Zur Unterscheidung zwischen langsamem Blutfluß und Thrombose sind jedoch oft die in 5.1.4.3 beschriebenen Verfahren notwendig, insbesondere weil vor der Obstruktionsstelle infolge des langsamen Flusses intravaskuläre Signale auftreten können (Abb. 5.6). Es wurden Untersuchungen über die Aussagekraft der MRT zur Beurteilung von arteriosklerotischen Wandablagerungen [22], Takayasu-Krankheit [8] und anderen pathologischen Veränderungen des Gefäßsystems wie der zystischen Adventitiadegeneration mitgeteilt. Auch zentrale Lungenembolien sind sichtbar; periphere Lungenembolien kommen jedoch nicht zur Darstellung [23]. Differentialdiagnostisch bietet sich hier das Problem der Unterscheidung von langsamem Blutfluß und intravaskulären Raumforderungen. Mit Hilfe der Rekonstruktion von Phasenbildern ist diese Unterscheidung fast immer möglich.

5.1.8 Erkrankungen der Venen

Auch pathologische Veränderungen des Venensystems können durch die MRT dargestellt werden. Neben kongenitalen Anomalien spielt die Obstruktion infolge von Stenosen und Thrombosen eine wichtige Rolle. Weiter wurden auch pathologische Veränderungen im Pfortadersystem untersucht. In allen Bereichen ist die Erfassung des Kollateralkreislaufs sehr bedeutsam, der bei systemischen Venenthrombosen über das Azygos-Hemiazygos-System verläuft. Im Pfortaderkreislauf erfolgt die Kollateralisation über Ösophagusvarizen sowie splenorenale, umbilikale und pelvine Anastomosen [12].

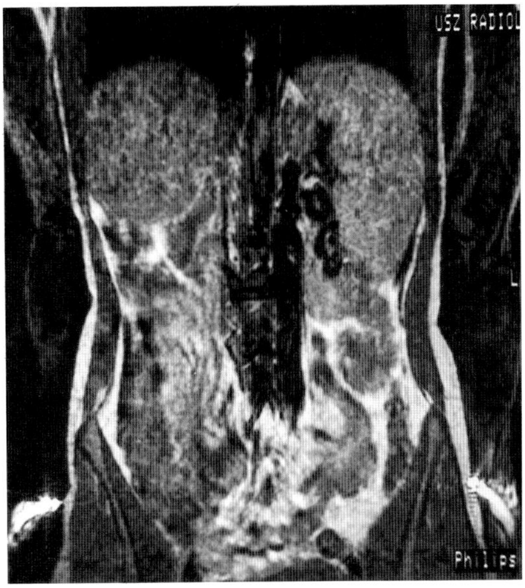

Abb. 5.13. Azygos-Kontinuationssyndrom mit Gefäßknäuel im Milzbereich bei einem Patienten mit kongenital fehlender suprarenaler V. cava inferior

5.1.8.1 *Kongentiale Anomalien*

Wie bei den Arterien sind kongenitale venöse Mißbildungen oft Zufallsbefunde, die als solche erkannt werden müssen. Relativ häufig sind linkseitige Vv. cavae superiores und inferiores, seltener das kongenitale Fehlen der suprarenalen V. cava inferior mit Azygoskontinuation (Abb. 5.13). Venöse Mißbildungen im pulmonalen Bereich können zu einem Rechts-links-Shunt führen, wie z. B. die anomale Mündung der Lungenvenen in die V. cava inferior (Abb. 5.14). Dabei gelang es uns im MRT nur schlecht, ein Scimitar-Syndrom darzustellen, während dies im CT problemlos möglich ist. Allerdings sollten GE-Techniken hier wegen des positiven Gefäßkontrasts eine Darstellung ebenfalls ermöglichen. Die Differentialdiagnose venöser Fehlbildungen ist vergleichbar mit derjenigen arterieller Fehlbildungen, im wesentlichen kommen solide und zystische Raumforderungen in Frage. Eine Untersuchung dieser Befunde mittels MRT ist gut möglich.

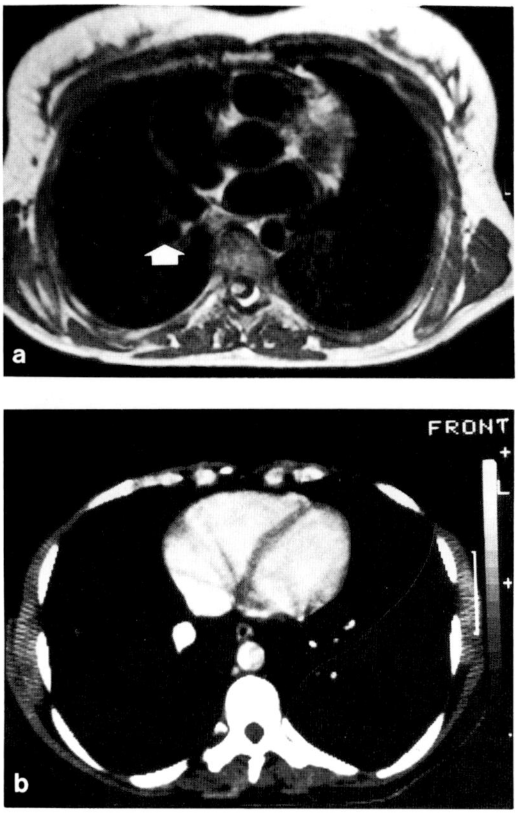

Abb. 5.14 a, b. Patient mit einem Vorhofseptumsdefekt vom Sinus-venosus-Typ und falsch mündender rechter oberer Lungenvene. **a** Transversale MR- und **b** transversale CT Schicht bei einer Patientin mit Scimitar-Syndrom. Während die falsch mündende Lungenvene im CT problemlos identifiziert werden kann, gelingt dies im MR bestenfalls retrospektiv *(Pfeil)*

5.1.8.2 Thrombosen, Stenosen und Obstruktion des Venensystems

Wesentlich häufiger als kongenitale Anomalien werden erworbene Obstruktionen unterschiedlicher Genese an den thorakalen und abdominellen Venen beobachtet.

Venöse Thromben sind häufig und können in den großen Gefäßen mit Hilfe der MRT und der Rekonstruktion von Phasenbildern treffsicher identifiziert werden.

Insbesondere die Untersuchung des intrahepatischen Abschnitts der V. cava mit der MRT ist diagnostisch wertvoll (Abb. 5.9). Membranöse Veränderungen im Bereich der Lebervenenmündung können dagegen nicht sicher identifiziert werden; daraus resultierende Thrombosen und Umgehungskreisläufe können jedoch mit der MRT festgestellt werden (Abb. 5.15).

Eine enggestellte V. cava erscheint auf Sagittalschichten oft als dünne, jedoch noch durchflossene Struktur, auch wenn dies im CT nicht mit Sicherheit erkennbar ist. Ist die V. cava auch in ihrem infrarenalen Teil thrombosiert, besteht auf Höhe der Einmündung der Nierenvenen oft noch eine Kommunikation, wo Blut von der rechten Niere über die V. spermatica oder V. ovarica sinistra in die Kollateralzirkulation der VV. lumbales ascendentes gelangen kann. Bei Patienten mit Budd-Chiari-Syndrom kann mit der MRT die Einmündung der Lebervenen relativ gut dargestellt werden. Der Zustand der

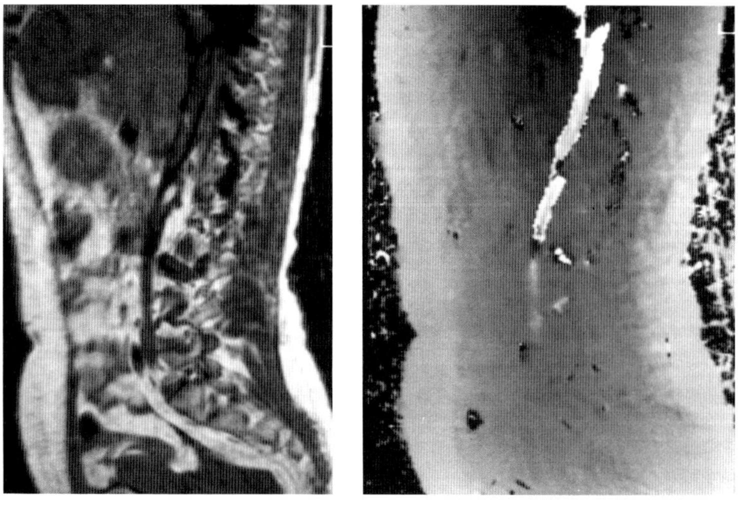

Abb. 5.15. Sagittales Amplituden- und Phasenbild bei einer Patientin mit V. cava-Obstruktion bei Cava-Segel. Langsamer Blutfluß wird durch das Phasenbild eindeutig von einer Thrombose abgrenzbar. Ein Lumen führt oberhalb des vermutlichen Segels in den rechten Vorhof

proximalen Lebervenen ist von Bedeutung, wenn als Therapie die in Zürich entwickelte hepato-atriale Anastomose geplant ist, welche durch eine Leberteilresektion die mündungsnahen Anteile der großen Lebervenen mit dem rechten Vorhof verbindet.
Thromben und Tumorthromben können durch die MRT voneinander differenziert werden, da Hämatome und Thromben aus Blutbestandteilen oft ein typisches Signalverhalten aufweisen (siehe 5.2). Im Staging von Nierentumoren hat die MRT dank der einfach erfaßbaren Ausdehnung von Cavazapfen klinische Bedeutung erlangt. Die Abgrenzung zwischen intravaskulären Raumforderungen und langsamem Blutfluß kann wiederum mit Hilfe von Phasenbildern erfolgen. Extrinsische Obstruktionen der Venen können durch Tumoren, Abszesse und Hämatome hervorgerufen werden. Die Ursachen sind mit der MRT im allgemeinen identifizierbar. Diese Krankheitsbilder werden anderweitig abgehandelt. Eine Differenzierung zwischen intraluminalen und extraluminalen Prozesen ist aufgrund der Morphologie möglich, und Hämatome lassen sich oft wegen ihres spezifischen Signalverhaltens identifizieren. Hingegen können Tumoren und entzündliche Prozesse in der MRT nicht sicher differenziert werden.

5.1.8.3 Erkrankungen des Pfortadersystems

Pathologische Veränderungen des Pfortadersystems können in der MRT oft gut dargestellt werden, vor allem bei Leberhypertrophie und konsekutiver Verschiebung des Darmes nach kaudal, denn dann werden darmmotilitätsbedingte Bewegungsartefakte minimiert. Im allgemeinen verhindern diese Bewegungsartefakte eine optimale Darstellung der Gefäße, vor allem des Mesenterialsystems. Bei guter Bildqualität ist die MRT des Portalsystems jedoch deshalb von Interesse, weil sie angiographisch nur indirekt zugänglich ist.
Aus den genannten Gründen war die MRT zur Diagnose von Thrombosen des Pfortaderkreislaufs bei 3 von uns untersuchten Fällen unzureichend, nur in einem Fall konnten wir diagnostisch relevante Befunde erheben. Eine Thrombose der V. mesenterica superior und eine am Confluens der V. mesenterica superior mit der V. lienalis wurden wegen Darmmotilitätsüberlagerungen übersehen. Bei chronischen Erkrankungen des Pfortadersystems, die mit morphologischen Veränderungen von Leber und Milz einhergehen, schneidet die MRT besser ab, denn oft führen solche Affektionen zur portalen Hypertonie und einer Vergrößerung beider Organe. In der Folge sind Darmmotilitätsartefakte geringer. So waren wir bei kavernösen Transformationen der Pfortader und Ausbildung von Ösophagusvarizen in einem Patientenkollektiv von über 30 Patienten mit Ecchinococcus multilocularis meist in der Lage, Bilder guter Qualität anzufertigen (Abb. 5.16). Arbeiten zur Darstellung von portosystemischen Shunts bei Patienten mit portaler Hypertonie haben ergeben, daß neben der Angiographie die MRT wohl die beste bildgebende Methode ist. Die Flußrichtung in der Pfortader ist wichtig zur Beurteilung des Schweregrades einer portalen Hypertonie und kann im Prinzip mit Phasenbildern bestimmt werden.

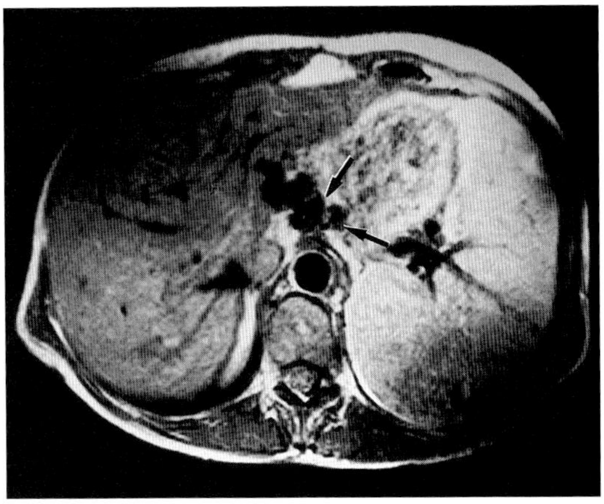

Abb. 5.16. Patientin mit portaler Obstruktion bei bekanntem Ecchinococcus multilocularis. Ösophagusvarizen können in dieser Transversalschicht von sehr guter Qualität leicht identifiziert werden *(Pfeil)*

5.1.8.4 Arteriovenöse Mißbildungen und Fisteln

Aufgrund ihres hohen Weichteilkontrasts erscheint die MRT gut geeignet für die Beurteilung von arteriovenösen Mißbildungen. Da an den Extremitäten und im Becken keine bzw. geringe Bewegungsartefakte auftreten, sind

hier die Darstellungsmöglichkeiten besonders günstig. Für die Operationsplanung müssen die zu- bzw. abführenden Gefäße bestimmt und die Ausdehnung der arteriovenösen Mißbildung erfaßt werden. Insbesondere ist es wichtig zu wissen, ob sich die Mißbildung auf das subkutane Fettgewebe beschränkt oder die darunterliegenden Strukturen wie die Muskulatur einbezieht. Zur Klärung der letzteren Frage ist die MRT hilfreich, denn auf T2w-Bildern erscheint die befallene Muskulatur signalreicher und ist damit gut identifizierbar. Hingegen ist die Auflösung der MRT nicht ausreichend, um in der Frage nach den zuführenden Gefäßen Aussagen zu machen. MRT und Angiographie haben daher für die Abklärung von arteriovenösen Mißbildungen eine komplementäre Bedeutung. Ob MR-Angiographietechniken eingesetzt werden könnten, ist zum gegenwärtigen Zeitpunkt offen.
Im Falle von arteriovenösen Fisteln, die erworben oder traumatisch bedingt sein können, ist die Situation ähnlich. Gebiete mit Hyperzirkulation können auf T2w-Bildern als signalintensive Regionen identifiziert werden, vor allem wenn es sich um Muskelgewebe handelt. Allerdings sind die Shuntgefäße häufig so klein, daß ihre direkte Darstellung oft nicht gelingt. Weil aber mit der MRT Flußmessungen durchgeführt werden können und möglicherweise sogar die Gewebsperfusion dargestellt werden kann, sollten hier in Zukunft noch wichtige Zusatzinformationen über die Shuntgröße verfügbar werden.

5.1.9 Wertigkeit der MRT und Vergleich mit anderen bildgebenden Verfahren

Die Wertigkeit der MRT des Gefäßsystems im Vergleich zu anderen bildgebenden Verfahren ist in Tabelle 5.3 zusammengefaßt. Dabei werden Schnittbildverfahren und angiographische Methoden verglichen. Die hohe Wertigkeit der MRT ist Folge der multiplanaren Darstellungsmöglichkeiten und des hohen Gefäß-Weichteil-Kontrasts. Einschränkungen sind jedoch bei der räumlichen (und zeitlichen) Auflösung gegeben. Die Aussagekraft der MRT ist in den meisten Situationen derjenigen der CT ähnlich. Unterschiede ergeben sich aus der schnelleren Bildakquisition und der besseren räumlichen Auflösung der CT. Als Nachteile der CT sind die Notwendigkeit der Kontrastmittelapplikation und von ionisierenden Strahlen zu nennen.

Tabelle 5.3. Vergleich von MRT und anderen bildgebenden Verfahren

Arterien	Angiogr.	Sonogr.	CT	MRT
Kongenitale Mißbildungen der großen Gefäße	++	+	++	++
Aneurysmen: thorakal	++	–	++	++
abdominal	++	++	++	++
Thrombosen	++	++	++	++
Stenosen	++	++	++	++
Venen				
Kongenitale Mißbildungen	++	+	++	++
Thrombosen	++	++	++	++
Obstruktionen	+	++	++	++
Erkrankungen des Pfortadersystems	+	++	++	+
Arteriovenöse Mißbildungen	++	+	+	++

++ gut geeignet, + geeignet, – nicht geeignet.

Die Sonographie findet im Thorax aus technischen Gründen nur beschränkte Anwendung, ist aber als Screeningmethode im Abdomen oft eine hervorragende Methode, die bei den meisten Fragestellungen der MRT vorgezogen und auch oft zur definitiven prätherapeutischen Klärung eingesetzt wird. Von Vorteil bei der Gefäßbeurteilung sind die gleichzeitig mögliche dopplersonographische Flußbestimmung und die Real-time-Bildgebung, die das Auftreten von Bewegungsartefakten ausschließt. Dagegen bietet die MRT eine objektivere Bilddokumentation, ein größeres Gesichtsfeld und beim Fehlen von Bewegungsartefakten eine bessere räumliche Auflösung. Im Vergleich zur Angiographie ist allen Schnittbildverfahren eigen, daß auch die umliegenden Weichteile mitdargestellt werden. Den Vorteilen der hohen räumlichen Auflösung und kontrastreichen Darstellung sowie der Möglichkeit zur Intervention in der Angiographie stehen die fehlende Weichteildarstellung, die fehlende tomographische Bildakquisition und die Anwendung von KM und Röntgenstrahlen gegenüber.
Von allen in Tabelle 5.3 aufgelisteten Verfahren ist die MRT die jüngste und am wenigsten

ausgereifte Technologie. Die MR-Angiographie (s. 5.2) verspricht die Vorteile angiographischer Verfahren mit der Schnittbildtechnik zu kombinieren und möglicherweise ausreichende Informationen zu liefern, die eine gleichzeitige Anwendung der Angiographie und eines Schnittbildverfahrens unnötig machen. Etwas weiter in der Ferne, aber kurz vor der technischen Realisierung stehen Schnellbildverfahren, die dank Milisekunden-Bildgebung und Echtzeit-Rekonstruktion die Idee einer interventionellen MRT zur Realität werden lassen. Ebenfalls bedeutend für die weitere Entwicklung der Gefäßdiagnostik mit MRT ist die quantitative Flußbestimmung, die bei besserer räumlicher Auflösung ortsunabhängige Bewegungsinformationen liefert. Erste Studien mit diesem Verfahren sind vielversprechend.

5.1.10 Diagnostisches Vorgehen

Der Ausgangspunkt für die Abklärung einer Gefäßanomalie im *Thorax* ist meist eine Thoraxübersichtsaufnahme. Ein junger Patient, bei dem ein tumoröses Leiden als Ursache einer im Röntgenbild vorliegenden Raumforderung unwahrscheinlich erscheint, sollte zur Vermeidung von Strahlenbelastung und KM-Applikation MR-tomographisch untersucht werden. Ist eine Gefäßanomalie identifiziert, erübrigen sich weitere Abklärungen mittels bildgebender Verfahren. Bei Tumorverdacht ist die CT meist vorzuziehen. Bei Aneurysmaverdacht ist die MRT ebenfalls nach einer Thoraxaufnahme einsetzbar, sofern keine Notfallsituation vorliegt.

Im Abdomen wird heute primär die Sonographie durchgeführt. Die definitive Abklärung erfolgt mittels CT, und die MRT wird allenfalls in dritter Linie eingesetzt, eventuell auch statt der CT, wenn eine Gefäßanomalie vermutet, aber durch die Sonographie nicht definitiv diagnostiziert werden kann. Bei peripheren Gefäßerkrankungen sind die Anforderungen an die räumliche Auflösung so hoch, daß nach wie vor hauptsächlich die Angiographie eingesetzt wird, evtl. in Kombination mit der Dopplersonographie.

5.1.11 Indikationen

Indikationen zur MRT des Gefäßsystems bestehen hauptsächlich bei der Abklärung von vermuteten Gefäßpathologien der großen thorakalen Gefäße. Gefäßanomalien und Aneurysmen können durch die MRT nichtinvasiv und definitiv abgeklärt werden.

Im Abdomen sind die Indikationen zur MRT noch deutlich eingeschränkt. Bei bekannter KM-Allergie kann im Einzelfall die MRT indiziert sein. Dasselbe gilt für periphere Gefäßerkrankungen.

Da bei jeder MR-Untersuchung Gefäße dargestellt werden, muß der Untersucher trotz der eingeschränkten Indikationsliste zur Gefäß-MRT das MR-Erscheinungsbild dieser Krankheiten kennen, um sie nötigenfalls diagnostizieren zu können. Wie bei allen nichtinvasiven diagnostischen bildgebenden Verfahren wird die Indikation zur MRT in den USA in wesentlich breiterem Umfang gestellt. Dies liegt vor allem daran, daß die medikolegale Situation in den USA eine bessere Absicherung des Arztes vor der Anwendung einer therapeutischen Maßnahme erfordert, als dies in Europa der Fall ist.

Literatur

1. Du Moulin CL, Hart HR jr (1986) Magnetic resonance angiography. Radiology 161: 717–720
2. Duewell S, Wüthrich R, Buck A, von Schulthess GK (1989) Microcirculation: phantom studies. Magn Reson Med 14: 347–357 (1990)
3. Felmlee JP, Ehman RL (1987) Spatial presaturation: a method for suppressing flow artifacts and improving depiction of vascular anatomy in MR imaging. Radiology 164: 559–564
4. Kersting-Sommerhoff BA, Sechtem UP, Fisher MR, Higgins CB (1987) MR imaging of congenital anomalies of the aortic arch. AJR 149: 9–13
5. Kersting-Sommerhoff BA, Higgins CB, White RD, Sommerhoff CP, Lipton MJ (1988) Aortic dissection: sensitivity and specificity of MR imaging. Radiology 166: 651–655
6. Kikinis R, von Schulthess GK, Jäger P, Bino M, Kuoni W (1987) Normal and hydronephrotic kidney: evaluation of renal function with contrast-enhanced MR imaging. Radiology 165: 837–842
7. McMurdo KK, Webb WR, von Schulthess GK, Gamsu G (1985) Magnetic resonance imaging of the superior pericardial recesses. AJR 145: 985–988
8. Miller DL, Reinig JW, Volkman DJ (1986) Vascular imaging with MRI: inadequacy in Takayasus arteritis compared with angiography. AJR 146: 949–954

9. Moran PR (1982) A flow velocity zeugmatographic interlace for NMR imaging in humans. Magn Reson Imaging 1: 197–203
10. Rzedzian RR, Pykett IL (1987) Instant images of the human heart using a new, whole body MR imaging system. AJR 149: 245–250
11. Rzedzian RR, Pykett IL, Berliner E, Brady TJ, Buxston R (1988) Tranient effects of Gadolinium-DTPA and Dysprosium DTPA: intravenous infusion on myocardial NMR image intensity using high speed NMR imaging. SMRM, book of abstracts, San Francisco, California
12. von Schulthess GK (1987) Morphology and function in MRI: cardiovascular and renal systems. Springer, Berlin Heidelberg New York Tokyo
13. von Schulthess GK, Augustiny N (1987) Calculation of T2 values versus phase imaging for the distinction between flow and thrombus in MR imaging. Radiology 164: 549–554
14. von Schulthess GK, Higgins CB (1985) Blood flow imaging with MR: spin-phase phenomena. Radiology 157: 687–695
15. von Schulthess GK, Fisher MR, Crooks LE, Higgins CB (1985) Gated MR imaging of the heart: intracardiac signals in patients and healthy subjects. Radiology 156: 125–132
16. von Schulthess GK, Fisher MR, Higgins CB (1985) Pathologic blood flow in pulmonary vascular disease as shown by gated magnetic resonance imaging. Ann Intern Med 103: 317–323
17. von Schulthess GK, Higashino SM, Higgins SS, Didier D, Fisher MR, Higgins CB (1986) Coractation of the aorta: MR imaging. Radiology 158: 469–474
18. Schultz CL, Alfidi RJ, Nelson AD, Kopiwoda SY, Clampitt ME (1984) The effect of motion on two-dimensional Fourier transform magnetic resonance images. Radiology 152: 117–121
19. Sechtem U, Pflugfelder PW, Cassidy MC, Holt W, Wolfe C, Higgins CB (1987) Ventricular septal defect: visualisation of shunt flow and determination of shunt size by cine MR imaging. AJR 149: 689–692
20. Utz JA, Herfkens RJ, Heinsimer JA (1987) Cine MR determination of left ventricular ejection fraction. AJR 148: 839–843
21. Waluch V, Bradley WG (1984) NMR even echo rephasing in slow laminar flow. J Com Ass Tomogr 8: 594–598
22. Wesbey GE, Higgins CB, Amparo EG, Hale JD, Kaufman L, Pogany AC (1985) Peripheral vascular disease: correlation of MR imaging and angiography. Radiology 154: 733–739
23. White RD, Winkler ML, Higgins CB (1987) MR imaging of pulmonary arterial hypertension and pulmonary emboli. Radiology 149: 15–21

5.2 MR-Angiographie

G. Bongartz

5.2.1 Einleitung

Die Anfälligkeit der MRT gegenüber Bewegungsartefakten ist bekannt. Neben Bildstörungen, die durch motorische Unruhe des Patienten entstehen, sind insbesondere physiologische Bewegungen zu nennen, die in den frühen technischen Entwicklungsphasen der MRT kaum zu kompensieren waren [3, 8].
Artefakte durch den Blutfluß in den Gefäßen können mit neueren Techniken größtenteils überwunden werden [9]. Die Kompensationsmechanismen wurden zu einer speziellen Methode entwickelt, welche die mit dem Blutfluß bewegten Spins gegenüber dem stationären Gewebe sichtbar macht. Diese Technik wird als MR-Angiographie (MRA) bezeichnet und wird seit 1988 klinisch angewandt [4, 13].
Die MRA beruht auf Kontrastunterschieden zwischen fließendem Blut und den umgebenden stationären Geweben. Grundsätzlich sind die Signale in der MRA abhängig von den Relaxationszeiten der Einzelgewebe. Blut ist sowohl im T1- als auch im T2-gewichteten Bild sehr signalintensiv, so daß es als geeignetes „Kontrastmittel" angesehen werden kann. Für die MRA gilt, daß das Bildergebnis um so günstiger ausfällt, je größer die Signalunterschiede zwischen Blut (-gefäß) und umgebenden Gewebe sind. Die letztlich in der MRA erreichbaren Kontraste sind jedoch virtuell, da durch Subtraktion oder sonstige Nachverarbeitungstechniken das MR-Gefäßbild verstärkt von der stationären Umgebung abgegrenzt wird.
Die Technik der MR-Angiographie unterscheidet sich von den meisten der sonst üblichen MRT-Bildgebungsverfahren. Der wesentliche Unterschied zu den definierbaren „Wichtungen" in der Spinechotechnik liegt bei der MRA in der Kombination der Signaloptimierung innerhalb der Blutleiter mit der Signalminimierung der perivaskulären Strukturen. Die hierzu notwendigen Sequenzschemata nutzen nicht nur die bereits erwähnten Relaxationszeiten, sondern auch die Informationen, die durch die Spinbewegung innerhalb der Blutleiter erzeugt werden.

Tabelle 5.4. MRA-Techniken

Time-of-flight-MRA	Phasenkontrast-MRA
– Signalverstärkung innerhalb des Gefäßes durch Schichteintrittsphänomen – Ergebnis abhängig von der Blutflußgeschwindigkeit; günstig bei schnellem Blutfluß – Beste Abbildungsebene: senkrecht zum Gefäßverlauf – Subtraktionstechnik möglich	– Flußkodierende Gradienten registrieren bewegungsbedingte Phasenverschiebungen – Flußkodierung in mehrere Raumebenen, daher keine bevorzugte Abbildungsebene – Günstig bei langsamem Blutfluß – Anfällig gegen Bewegungsmuster höherer Ordnung – Prinzipiell als Subtraktionstechnik angewandt

5.2.2 Untersuchungstechnik

Generell handelt es sich bei der MRA um eine nichtinvasive Technik, die keinerlei KM-Applikation benötigt [4, 11, 13]. Das Untersuchungsergebnis ist in besonderem Maße von einem guten Signal-Rausch-Verhältnis und von der erreichbaren Auflösung abhängig. Aus diesem Grunde werden jeweils abgrenzbare Gefäßareale (z. B. Kopf, Hals, Anteile der Extremitäten) gesondert untersucht, dabei werden Spezial- oder Oberflächenspulen eingesetzt. Die Gefäßdarstellung gelingt am besten in Regionen, wo die Gefäße – abgesehen von der Eigenpulsation – keiner weiteren Bewegung ausgesetzt sind. Gefäße wie z. B. die Koronarien oder Mesenterialgefäße lassen sich zum jetzigen Zeitpunkt mit der MRA nicht zuverlässig erfassen.

5.2.2.1 MRA-Techniken

Das signalfreie Erscheinungsbild der Blutgefäße wird bei einer nicht flußkompensierten MRT-Sequenz durch die Phasendivergenz (Dephasierung) hervorgerufen, die zu den beschriebenen Artefakten der Signalauslöschung und der örtlichen Fehlregistrierung führt (s. 5.1) [17]. Diese Phasendivergenz innerhalb der mit dem Blut bewegten Spins kann durch Anwendung EKG-getriggerter Sequenzen deutlich vermindert werden [8]. Hierbei kommt es in der Diastole durch den verminderten Blutfluß zu einer stärkeren Ausrichtung der Phasen (Rephasierung), während die Spins in der Systole verschiedene Phasen aufweisen (Dephasierung). Der Ergebnisvektor eines maximal dephasierten Voxels ist Null, demnach ergibt sich kein meßbares MRT-Signal. Die Signalstärke des rephasierten Blutes (Diastole) ist abhängig von der erzielten Spinphasenübereinstimmung. Die Signaldifferenz zwischen systolischem und diastolischem Bild einer Untersuchungsregion führt zur Gefäßabgrenzung.

Neben dieser physiologischen Steuerung der Spinphasen werden heute Sequenzen zur Anwendung gebracht, die eine der physiologischen Triggerung überlegene Homogenisierung der Spinphasen erreichen. Diese Sequenzen werden „rephasierende Sequenzen“ genannt [4, 9, 13]. Die Spinphasendivergenz nimmt im allgemeinen mit dem Grad der Bewegung zu. Man unterscheidet konstante Bewegung (1. Ordnung), konstante Beschleunigung (2. Ordnung), zunehmende Beschleunigung (3. Ordnung) und Turbulenz oder Wirbelbildung (4. Ordnung). Die Einteilung richtet sich dabei nach den sog. Reynolds-Zahlen [19].

Das Prinzip der Flußrephasierung in der MRT beruht auf der Einfügung von Zusatzgradienten in die Meßsequenz (Gradientenrephasierung). Hierdurch werden Spinphasendivergenzen, die innerhalb einer Repetitionszeit aufgetreten sind, nivelliert und die Signale, die bewegtem Gewebe entspringen, ins Zentrum der Auslesezeit zurückgelenkt. Eine wirkungsvolle Spinrephasierung kann für die Bewegungen erster und zweiter Ordnung erreicht werden; die Anzahl der notwendigen Zusatzgradienten nimmt mit dem Grad der zu kompensierenden Bewegung zu. Grundsätzlich können die rephasierenden Gradienten (GMR, gradient motion rephasing) in allen Raumrichtungen einzeln oder kombiniert angewandt werden. Besonders wirksam sind die GMR-Gradienten in Auslese- und Schichtselektionsrichtung, da sie hierbei während eines längeren Zeitraums eingeschaltet bleiben [20].

Das Ausmaß der Spinphasendivergenz hängt von der Zeit ab, in der sich ein bewegter Spin

entlang eines Gradienten bewegt (s. 5.1). In Phasenkodierrichtung wird der Gradient jeweils nur sehr kurz und mit wechselnder Stärke eingeschaltet, so daß hier die Gradientenrephasierung weniger Effekte zeigt.
Bei der Anwendung rephasierender Sequenzen in einer Region mit schnellem Blutfluß kommt es durch den raschen Eintransport „frischer“ Spins in das Abbildungsvolumen zu einer bewegungsartefaktfreien und signalreichen Darstellung der Blutgefäße. Die Stärke des Signals und insbesondere die Gefäßstrecke, die mit dieser Methode dargestellt werden kann, hängen in entscheidendem Maße von der Flußgeschwindigkeit und dem Flußcharakter des Blutes ab. Demnach stehen also die „Schichteintrittsphänomene“ und damit die Amplitude des Blutflusses im Vordergrund [10, 13, 20, 23]. Es hat sich eingebürgert, diese MRA-Anordnung als amplitudenbezogene MRA oder als Time-of-flight-MRA (TOF-MRA) zu bezeichnen (Tabelle 5.4).
Demgegenüber steht die sogenannte Phasenkontrast-MRA (PC-MRA), deren bildliche Information sich nahezu ausschließlich auf die direkten Phasenunterschiede der Spins innerhalb eines Abbildungsbereichs bezieht [4, 5]. Diese Methode mißt die vektoriellen Phasendifferenzen unterschiedlicher Voxel, die später voneinander subtrahiert werden können. Die Phasenkontrast-MRA ist besonders sensibel für kleinere Flußbewegungen, z. B. in peripheren Gefäßen mit langsamem Blutfluß. Dieser Typ der MRA ist aber in der Regel anfälliger gegen Bewegungen höherer Ordnung (Tabelle 5.4).
Die TOF-MRA ist stabiler gegen Signalauslöschungen bei Bewegungsmustern höherer Ordnung, jedoch versagt sie in der Erfassung der kleineren Arterien wie auch der meisten venösen Gefäße. Ein Vorzug gegenüber der Phasenkontrast-MRA liegt in dem geringeren Zeitbedarf dieser Meßanordnung. Während sich in der Phasenkontrastmethode die Messung aus drei Einzelanteilen zusammensetzt, bei denen jeweils eine der drei Raumrichtungen hinsichtlich ihrer Phaseninformation untersucht wird, benötigt die TOF-MRA in der Regel nur ein Drittel dieser Untersuchungszeit.

5.2.2.2 Untersuchungssequenzen

Trotz der Unterschiede der beschriebenen MRA-Techniken bestehen einige prinzipielle Gemeinsamkeiten:

SE-/GE-Sequenzen. Für die MRA sind die GE-Sequenzen günstiger als die SE-Sequenzen [1, 4, 11, 13]. Dies beruht auf der Möglichkeit besonders kurzer TE-Zeiten, der größeren Kontrastflexibilität (zur Unterdrückung des Signals aus stationären Geweben), der schnelleren Meßzeit mit der Möglichkeit, dreidimensionale Akquisitionen durchzuführen, und nicht zuletzt auf den unterschiedlichen Schichtdurchtrittsphänomenen in beiden Sequenztypen (s. 5.1). Während sich bei SE-Sequenzen neben den signalverstärkenden Schichteintrittsphänomenen noch Signalverluste durch Schichtaustrittsphänomene feststellen lassen, liegen bei der GE-Sequenz ausschließlich Signalverstärkungseffekte durch das Einfließen noch nicht ausgelenkter Spins vor. Der Einbau zusätzlicher Gradienten, entweder zur Spinrephasierung (TOF-MRA) oder zur Definition der unterschiedlichen Spinphasen (Phasenkontrast-MRA), ist in GE-Sequenzen gut möglich.

Einfluß der Echozeit. Die innerhalb der Messung auftretende Spinphasendivergenz nimmt mit der Länge der Echozeit zu. Dieses Auseinanderlaufen der einzelnen Spins stört sowohl die exakte Rephasierung als auch die genaue Definition des Phasenwinkels. Mit anderen Worten: Mit zunehmender TE wird die Qualität der MRA schlechter. Andererseits verlängert sich die TE zwangsläufig durch die Einführung rephasierender Gradienten in die Sequenz [14, 20].

Einfluß der Schichtorientierung. Die Orientierung der MRA-Sequenz spielt insbesondere für die TOF-MRA eine Rolle. Da sich Schichtdurchtrittsphänomene nur bei Blutfluß senkrecht zur Bildebene bemerkbar machen können, ist die Schichtorientierung in bezug auf das darzustellende Gefäßsystem wichtig. Die positiven Schichteintrittseffekte können vor allem bei größeren und mittleren Gefäßen mit schnellem Blutfluß ausgenutzt werden. Neben der Schichtorientierungt trägt auch die Anordnung der Gradienten im Raum zur Höhe des

MRA-Signals bei. Die Gradientenrephasierung innerhalb der Bildebene ist am effektivsten in Ausleserichtung. Aus diesem Grunde wirkt sich die Ausrichtung des Auslesegradienten auf die Hauptblutflußrichtung positiv auf die Bildgebung aus [20].

Zwei- und dreidimensionale MRA. MRA-Sequenzen lassen sich sowohl als zwei- als auch als dreidimensionale Techniken anwenden. Die darzustellenden Gefäße sind in ihrem Verlauf prinzipiell nie in einer zweidimensionalen Einzelschicht zu erfassen. Daher ist entweder eine Mehrschicht-2D-Sequenz oder eine 3D-Volumenakquisition notwendig. Die insgesamt verbesserte Signalausbeute bei geringerer Schichtdicke, die scharfrandigen und exakten Schichtprofile und nicht zuletzt die relativ kürzere Untersuchungszeit begünstigen die 3D-Technik. Da interessierende Gefäßbereiche hiermit lückenlos abgedeckt werden können, ist die später rechnerisch ermittelte projektive Wiedergabe der jeweiligen Gefäßregion einfacher möglich als mit der Addition mehrerer zweidimensionaler Einzelschichten, obschon in der 2D-Methode die Schichteintrittsphänomene besonders effektiv ausgenutzt werden [12, 13, 16].

5.2.2.3 *Nachverarbeitung*

Subtraktion. Die mittels Kompensation der Spinphasendivergenz entstandenen, rephasierten MRA-Bilder sind durch das helle Signal innerhalb des dargestellten Gefäßlumens gekennzeichnet. Unter Umständen ist die stationäre Umgebung (perivaskuläres Fettgewebe oder Muskulatur) von ähnlicher Signalintensität, so daß die Gefäßabgrenzung nicht zuverlässig gelingt. Erst nach Subtraktion eines rephasierten von einem nichtrephasierten Bild wird die Gefäßregion isoliert sichtbar. Die Ortsauflösung ist abhängig von der Schichtdicke und insbesondere von der korrekten Subtraktion der beiden Aufnahmen. Bei der sequentiellen Aufnahme einer rephasierten und einer dephasierten Sequenz ist die Möglichkeit der Patientenbewegung zwischen den beiden Akquisitionen erhöht. Daher sind verschachtelte Sequenzen vorzuziehen, die jedoch einen entsprechend höheren Zeitbedarf haben.

Je nach Subtraktionsalgorithmus können die Phasenwinkel re- und dephasierter Spins miteinander verglichen werden (Phasenkontrast-MRA). Alternativ lassen sich auch die Beträge der einzelnen Phasenvektoren subtrahieren. Beide letztgenannten Methoden zeichnen sich durch die betonte Empfindlichkeit gegenüber langsamerem Fluß (z.B. Endstrombahn) aus, wohingegen pulsatiler Fluß zu stärkeren Artefakten führt [1, 17, 20].
Mit rephasierenden GE-Sequenzen (TOF-MRA), bei denen die Signalintenstät der perivaskulären Weichteile aufgrund der gewählten Parameterkonstellation relativ gering ist, kann der Kontrast zwischen Gefäß und Umgebung bereits so hoch sein, daß sich die Subtraktion und damit die aufwendigere Doppelakquisition vermeiden läßt. Hierbei hat sich die FISP-Sequenz mit kleinen Flip-Winkeln, kurzem TR und kurzem TE als besonders vorteilhaft erwiesen, da diese Sequenz durch ihre Steady-state-Bedingung die Quermagnetisierung im stationären Gewebe aufrecht erhält.
Eine rephasierende TOF-Sequenz kann mit einer Sequenz, bei der bewegte Spins dephasiert werden, kombiniert werden. Die Subtraktion der Daten führt zu einer stärkeren Wichtung der Phasenverschiebung und damit zu einer Betonung der Flußbewegung. Diese MRA kann als phasenbetonte MRA angesehen werden.

Ray-tracing. Die entweder durch Einzelbildsubtraktion oder durch Unterdrückung der perivaskulären Signale erzeugten Schnittbilder sind nur unzureichend in der Lage, die vaskuläre Anatomie wiederzugeben. Erst die Aufeinanderprojektion mehrerer Einzelschichten gibt den Gefäßverlauf korrekt wieder. Aus dem untersuchten Volumen können verschiedene Projektionen in unterschiedlichen Winkeln erstellt werden, die dann entsprechend einem Transparenzmodell mit darin liegenden nichttransparenten Strukturen dargestellt werden (ray-tracing). Bei der MRA ohne Subtraktion kann der Ray-tracing-Algorithmus derart mit einem Schwellenwert verknüpft werden, daß es ausschließlich zur Abbildung der Gefäße kommt. Das stationäre Gewebe wird hierbei noch weiter signalgemindert. Dieses Verfahren wird als Maximum-intensity-Projektion (MIP) bezeichnet. Es beruht darauf, daß bei der Übereinanderprojektion der verschiede-

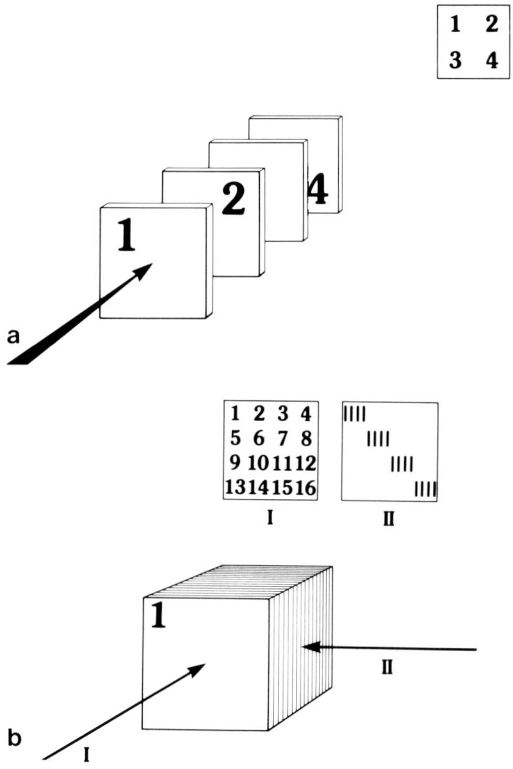

Abb. 5.17. a Die Einzelschichten eines MRA-Datensatzes enthalten unterschiedliche Informationen, wie hier angedeutet durch 4 verschiedene Zahlen in unterschiedlicher Position auf 4 transparenten Bildebenen. Der *Pfeil* stellt die Richtung eines gedachten Projektionsstrahls dar, der wie bei einer Diaprojektion die Bildinhalte der Einzelbilder aufeinanderaddiert. Im Ergebnisbild sind die 4 Zahlen positionsgetreu nebeneinander abgebildet. **b** Wird der gesamte „Datenblock" aus einer anderen Richtung als aus der senkrechten Orthogonalen (*I*) betrachtet („durchleuchtet"), so ergibt sich eine komplett andere Information (*II*): die Zahlen werden von der Seite betrachtet lediglich als Striche abgebildet. Die Lokalisation der Zahlen wird durch die gemeinsame Verarbeitung der unterschiedlichen Projektionsrichtungen eindeutig. Jede beliebige Projektionsrichtung ist möglich. Das Zusammenfügen mehrerer Projektionen eröffnet die dreidimensionale Analyse der Daten

nen Schichten innerhalb eines Strahls („ray") nur dasjenige Voxel mit der größten Signalintensität zur Bildwiedergabe genutzt wird [13, 16] (Abb. 5.17).

Die 3D-Akquisition bietet für das Ray-tracing wichtige Vorteile. Die lückenlose Erfassung des Abbildungsvolumens und die dünnen Schichten ermöglichen die Berechnung der Projektionsbilder in besonders kleinen Winkelschritten, die hintereinander in einer Art Filmschleife abgespielt werden können. Diese Wiedergabe erweckt den Eindruck einer Rotation des Gefäßbaums und führt zu einer verbesserten räumlichen Zuordnung.

5.2.2.4 *Kontrastmittelanwendungen*

Der Einsatz von Gd-DTPA in der MRA hat sich bislang in der klinischen Anwendung nicht durchgesetzt. Durch die Verkürzung der T1- wie auch der T2-Relaxationszeiten durch das KM kann die Signalausbeute bei der TOF-MRA zwar erhöht werden, gleichzeitig treten jedoch auch vermehrt Signale in den perivaskulären Weichteilen auf. Da dieses insbesondere im Bereich der Schleimhäute der Fall ist, kommt es z. B. bei der MRA des Kopfes zu einer ausgeprägten Überlagerung der darzustellenden Gefäße durch den sehr signalreichen Oropharynx. Bewegungsartefakte, die hier ihren Ursprung nehmen, werden darüber hinaus betont. Andererseits kommt es weniger rasch zu einer „Aufsättigung" der in das Abbildungsvolumen einfließenden Spins, so daß im Einzelfall nach KM-Gabe auch kleinere Gefäße und Venen mittels TOF-MRA dargestellt werden können. Insgesamt gesehen erscheint die Gd-verstärkte MRA der Nativuntersuchung nicht überlegen [22].

5.2.3 Funktionsdarstellung

Mit Hilfe der zeitlich aufgelösten Darstellung von sogenannten Phasenbildern und über die Analyse der zeitabhängigen Phasenwinkelveränderung lassen sich mit der MRT funktionelle Daten ermitteln. Hierzu stehen augenblicklich mehrere Verfahren zur Verfügung, die sich noch in der Testphase befinden. In Phantomstudien läßt sich eine günstige Korrelation mit Puls-Doppler-Kurven erkennen (Abb. 5.18). Die Kombination dieser funktionellen Daten mit der MR-Angiographie scheint zukunftsweisend [21, 25].

Tabelle 5.5. Anwendung der verschiedenen MRA-Techniken

Anwendung	Bevorzugte Methode
– Intrakranielle Gefäße	PC/TOF
– Supraaortale Gefäße	TOF
– Extremitätengefäße	PC
– Abdominelle Gefäße	TOF/PC

5.2.4 Klinische Anwendung der MRA

5.2.4.1 Allgemeine Gesichtspunkte

Bisher wird die MRA nahezu ausschließlich zur Darstellung der Arterien benutzt, die einen ausreichend schnellen Blutfluß aufweisen, um deutliche Spinphasenunterschiede zwischen Blut und stationärem Gewebe nachzuweisen. Besonders umfangreiche Erfahrungen liegen für die Diagnostik der supraaortalen Gefäße vor. Intrakraniell ist die Signalunterdrückung der Paravasalregion einfach durchführbar, störende Bewegungen (außerhalb der Gefäße) fehlen fast vollständig und die Flußcharakteristik kommt den Anforderungen der MRA entgegen.

Die MR-angiographische Darstellung der großen thorakalen und abdominellen Gefäße leidet im besonderen Maße unter den Bewegungsartefakten der Umgebung. Für diese Areale ist die Einzelschicht-Schnellbildgebung in Atemstillstand notwendig. Die einzelnen Schichten, die gegenüber der 3D-MRA sehr grob sind, können anschließend ebenfalls zu einem angiographischen Bild nachverarbeitet werden. Diese Applikation ist bisher nur exemplarisch angewandt worden. In den peripheren Extremitätenarterien (Hand, Fuß) lassen sich wegen des relativ langsamen Blutflusses ausschließlich phasensensible Subtraktionsverfahren anwenden. Die Gefäßhauptstämme der Extremitäten sind entsprechend dem Abbildungsbereich („field of view", FOV) der angewandten Spule nur abschnittsweise darzustellen (Tabelle 5.5).

Die besonderen Vorteile der MRA liegen in der fehlenden Invasivität gegenüber den Referenzmethoden (konventionelle Angiographie, DSA). Die Datenerfassung erfolgt sehr schnell, z.B. in 5 bis maximal 10 min für die Darstellung beider Karotiden und der Vertebralarterien. Die Nachverarbeitung kann erfolgen, wenn der Patient den Magneten wieder verlassen hat, der Zeitbedarf hierfür hängt vor allem von der technischen Ausstattung ab (Bildrechner).

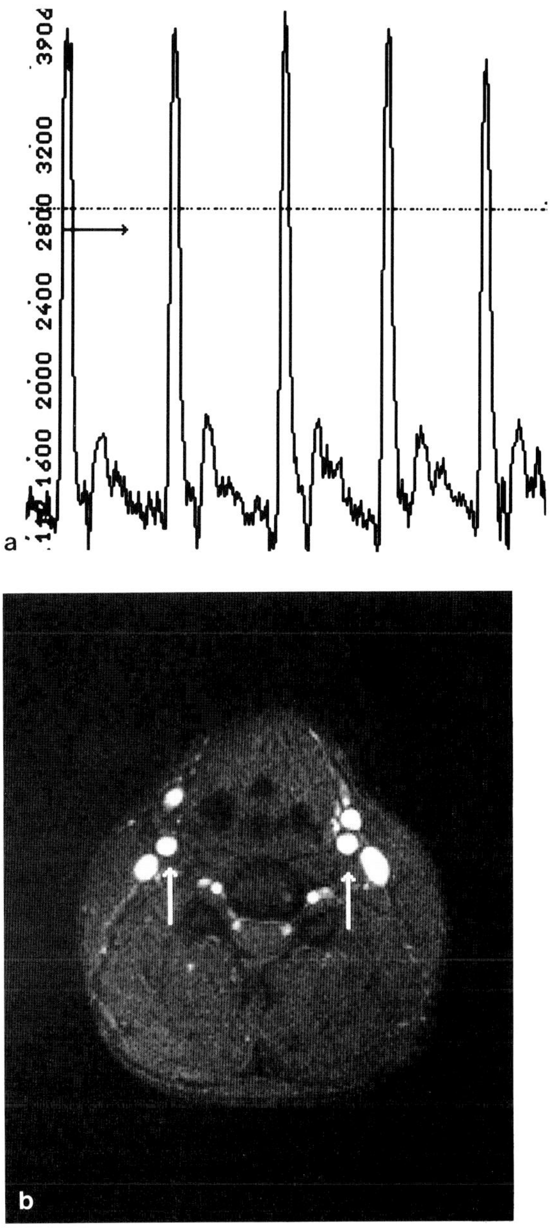

Abb. 5.18. a Zeitabhängige Flußkurve des Blutstroms in der A. carotis communis eines gesunden Probanden. Die dem Geschwindigkeitsprofil entsprechende Signalveränderung über einem bestimmten Gefäßabschnitt kann in einem eindimensionalen Summationsbild registriert und nach dem Zeitverlauf analysiert werden (RACE-Verfahren [21]). **b** zeigt das Referenzbild der untersuchten Gefäßregion mit Einzeichnung der Meßebene

Zu Problemen der MRA kommt es besonders in Gefäßregionen, in denen Strömungswirbel oder Flußturbulenzen auftreten (z. B. Karotissiphon) [17, 20]. Hier kommt es zu einer regionalen Signalauslöschung. Diese Signalverminderungen sind nicht von einer umschriebenen Plaquebildung bei Arteriosklerose zu unterscheiden. Bei Stenosen werden ebenfalls Turbulenzen mit Signalauslöschungen in der MRA beobachtet, wodurch das Ausmaß der tatsächlichen Lumeneinengung in der Regel überbewertet wird. Dadurch erhöht sich jedoch die Sensitivität dieser Methode im Nachweis von Stenosen.

Im Gegensatz zur konventionellen Angiographie fehlt der MRA jegliche zeitliche Information, da nicht der Blutfluß im Ablauf dargestellt wird, sondern lediglich die physikalische Besonderheit bewegter Spins im Vergleich zu nicht bewegten Spins. Für die am häufigsten eingesetzte TOF-MRA gilt, daß derzeit frische Thromben von fließendem Blut nicht ausreichend differenziert werden können. Frische Gefäßverschlüsse können daher der MRA entgehen. Auch ist die Unterscheidung zwischen einem frisch thrombosierten und einem perfundiertem Aneurysma durch die TOF-MRA allein nicht sicher möglich. Erst die Hinzuziehung einer T1w-SE-Sequenz der gleichen Gefäßregion gestattet eine Differenzierung zwischen Thrombus und fließendem Blut, da ausschließlich das stationäre Blut in beiden Methoden helle Signale liefert (Tabelle 5.6).

Tabelle 5.6. Vergleich der MRA-Methoden

Vorteile	Nachteile
TOF	
– Schnelligkeit – Weniger anfällig gegen komplexe Strömung	– Nur Arterienhauptstämme – Frische Thromben wie fließendes Blut
PC	
– Darstellung kleiner Gefäße – Thromben werden nicht dargestellt – Hohe Auflösung	– Überlagerung von' arteriellen und venösen Gefäßen in der Rekonstruktion – Artefaktanfälligkeit

5.2.4.2 MRA der intrakraniellen Gefäße

Die derzeit für diese Region bevorzugte Technik beruht auf einer transversal eingesetzten 3D-GE-Sequenz (z. B. FISP 15°/40/8). Das Volumen sollte mindestens den Circulus Willisii sowie die Hauptstämme der intrakraniellen Gefäße umfassen. Die Dicke der Einzelschichten des 3D-Datensatzes muß gering gehalten werden (0,8 bis maximal 1,5 mm) um eine optimale Sekundärrekonstruktion zu gewährleisten. Der in der Sequenz gewählte kleine Flipwinkel führt einerseits zur Verminderung des Signals aus dem perivasalen Gewebe, andererseits verlangsamt sich dadurch die Aufsättigung der einfließenden Spins. Der kräftige Einstrom noch nicht angeregter Spins über die Karotiden führt zu einem ausgeprägten Schichteintrittsphänomen über nahezu das gesamte Abbildungsvolumen. Mit dieser rephasierenden MRA-Sequenz (TOF-MRA) werden die distalen Karotiden, die A. basilaris, die Aa. cerebri anteriores, mediae und posteriores sowie je nach Kaliberstärke die Rami communicantes posteriores unterschiedlich weit verfolgbar [14, 15]. Dagegen sind die distalen Gefäßäste nur unzuverlässig darstellbar. Hier erweist sich die phasenabhängige Subtraktionsmethode der o. g. Technik überlegen [5]. Durch technische Vereinfachung der PC-MRA wird diese zukünftig bei der Untersuchung der intrakraniellen Gefäße einen höheren Stellenwert erlangen (Abb. 5.19).

Die Bildrekonstruktion der MRA intrakranieller Gefäße erfolgt über das MIP-Programm vorzugsweise in einer Rotation um die Körpersenkrechte oder um die Bitemporallinie. Je nach Fragestellung können auch schräge oder mehrachsige Rotationen durchgeführt werden.

Die Liste der Gefäßveränderungen, die sich mit der MRA des Schädels erfassen lassen, umfaßt:

- *Aneurysmata,*
- *Angiome,*
- *Gefäßanomalien,*
- *arterielle Umgehungskreisläufe,*
- *Gefäßverschlüsse,*
- *pathologische Gefäßkurzschlüsse* (Fisteln).

Darstellung von Aneurysmata. Die kleinsten Aneurysmata, die bisher mittels MRA erfaßt werden konnten, wiesen einen Durchmesser von 2–3 mm auf. Zu dieser hochaufgelösten

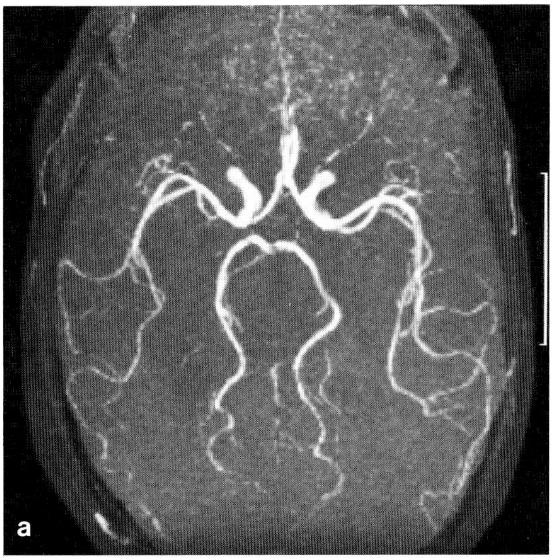

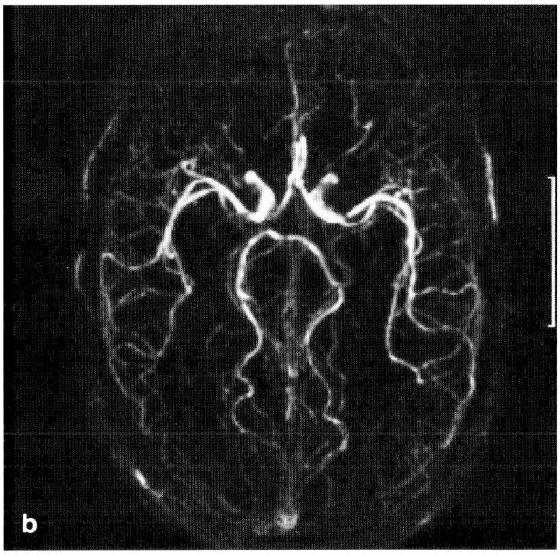

Abb. 5.19. **a** Unauffällige Darstellung der zentralen intrakraniellen Gefäße eines gesunden Probanden mittels MRA in der TOF-Technik. Die axiale 3D-Akquisition, die der Rekonstruktion zugrunde liegt, umfaßt die distalen Karotiden, den Circulus Willisii sowie die basalen großen Gefäßstämme. Peripher ist keine ausreichende Darstellung der Gefäße mehr zu erreichen. Aufnahmezeit der MRA: 8,6 min. **b** Phasenbetonte MRA der zerebralen Zirkulation desselben Probanden. Im Vergleich zur TOF-Methode sind kleinere, periphere Gefäße und venöse Gefäße deutlich besser erfaßt. Allerdings ist die Darstellung des Karotissiphons wegen der vorliegenden Flußturbulenzen schlechter als in der TOF-MRA. Die primäre Aufnahmerichtung ist ebenfalls axial, die Akquisitionszeit beträgt wegen der Zusammensetzung der Messung aus 2 Einzelmessungen 12,6 min

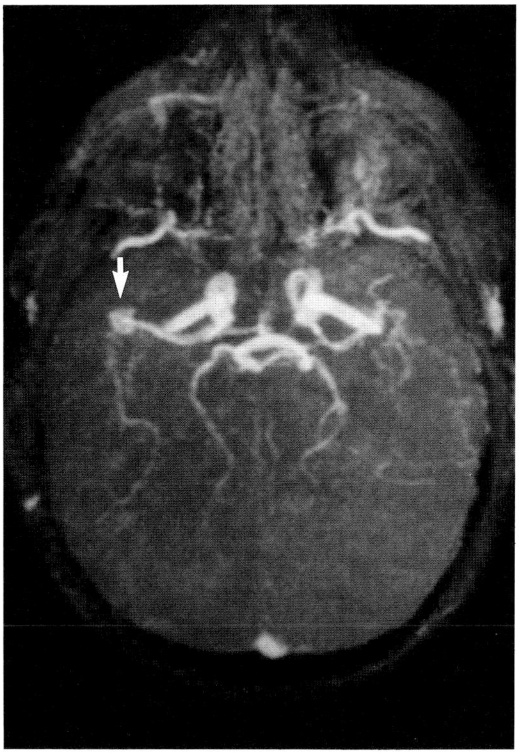

Abb. 5.20. Media-Aneurysma, mittlerer Durchmesser 5 mm. Der 85jährige Patient konnte wegen einer Jodallergie nicht konventionell angiographiert werden. Die vorliegende Projektion stellt das Aneurysma als signalreichen, rundlichen Bezirk mit direkter Beziehung zum Media-Hauptast dar *(Pfeil)*. Der Signalreichtum spricht für eine mäßig schnelle und komplette Perfusion. Die nachgeschalteten Media-Anteile sind unauffällig. Keine Hinweise auf eine Subarachnoidalblutung durch Aneurysmaruptur

Darstellung ist die Reduktion der Ausgangsschichtdicke notwendige Voraussetzung, da ansonsten die Voxelgröße der MRA-Matrix zu groß wird. Der Anteil der Partialvolumenbildung nimmt zu, und kleine Veränderungen werden nicht erkannt.

Bei den mittelgroßen Aneurysmata (ab 4 mm) bestehen diese Probleme nicht (Abb. 5.20). Komplexe Flußbewegungen innerhalb eines Aneurysmas können im Einzelfall zu Signalauslöschungen führen, die ältere, wandständige Thromben vortäuschen.

Lokalisation und Größe der Gefäßveränderungen können in der Regel erfaßt werden, kleinste Aneurysmata sind jedoch nicht zuverlässig auszuschließen. Die anatomische Zuordnung umschriebener Gefäßveränderungen ist in der MRA wegen des Schnittbildcharakters

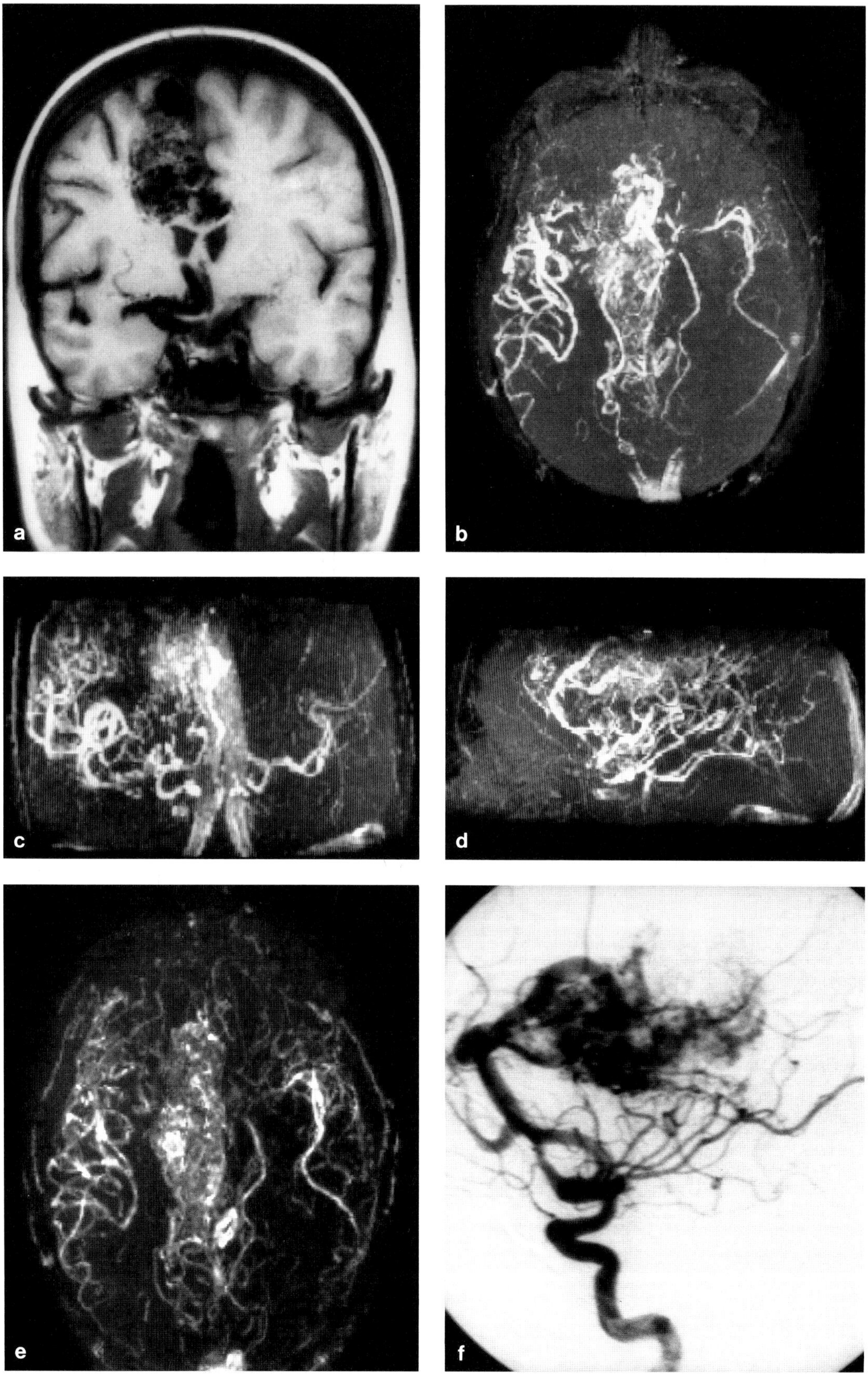
a
b
c
d
e
f

◄ **Abb. 5.21 a–f.** Ausgedehnte arteriovenöse Malformation der rechten Hemisphäre im Versorgungsareal der A. cerebri media. Vermehrte Perfusion und Weitstellung der zuführenden Arterien im Vergleich zur Gegenseite. Das Zentrum des Angioms liegt mantelkantennah. **a** In der koronaren SE-Serie sind der Gefäßnidus und die dilatierten Drainagevenen angeschnitten. **b–d** Axiale (**b**), koronare (**c**) und sagittale (**d**) Rekonstruktion des TOF-MRA-Datensatzes. Turbulenzbedingte Signalminderungen im Karotissiphon beidseits. Der laterale, arterielle Angiomanteil ist in allen Projektionen erfaßt, die venösen Angiombereiche sind dagegen unzureichend dargestellt. **e** Der Vergleich mit der phasenbetonten TOF-MRA (Betragskontrast-MRA nach Subtraktion von einem dephasiertem Datensatz) läßt die venösen Angiombereiche (Nidus) besser erkennen. Nachteilig sind die turbulenzbedingten deutlichen Signalminderungen mit Einschränkung der Beurteilungsfähigkeit im Bereich des Circulus Willisii und der Abgänge der großen Hinterarterien. **f** Selektive DSA der A. carotis interna rechts

günstiger als in der konventionellen Angiographie. Unklare Aneurysmaabgänge können wegen der Möglichkeit beliebiger Projektionswinkel in der MRA häufig besser als in der DSA lokalisiert werden.

Bei der Darstellung von Riesenaneurysmata mit einer Teilthrombose kann jedoch in der TOF-MRA der signalreiche Thrombus nicht ausreichend vom durchströmten Lumen abgegrenzt werden. Diese Problematik ist jedoch durch die Hinzuziehung der Lokalisationsbildgebung im 2D-SE-Verfahren zu überwinden [2].

Darstellung von Angiomen. Der arterielle Anteil von arteriovenösen Malformationen wird durch die MRA entsprechend dem raschen Blutfluß zuverlässig abgebildet [1, 15]. Dagegen sind die venösen Bereiche und der evtl. bestehende Gefäßnidus nur mittels phasensensibler MRA-Techniken darzustellen (Abb. 5.21). Kontrastmittelapplikation führt ebenfalls zu einer verbesserten Signalgebung in dem venösen Abstrom; allerdings wird durch die KM-Anreicherung in den umgebenden Geweben die Transparenz-3D-Darstellung erschwert.

Darstellung weiterer Gefäßveränderungen. Bei ausreichend raschem arteriellem Durchfluß sind sowohl anomal verlaufende Gefäße als auch Umgehungskreisläufe oder Gefäßkurzschlüsse zuverlässig zu erfassen. Die Strö-

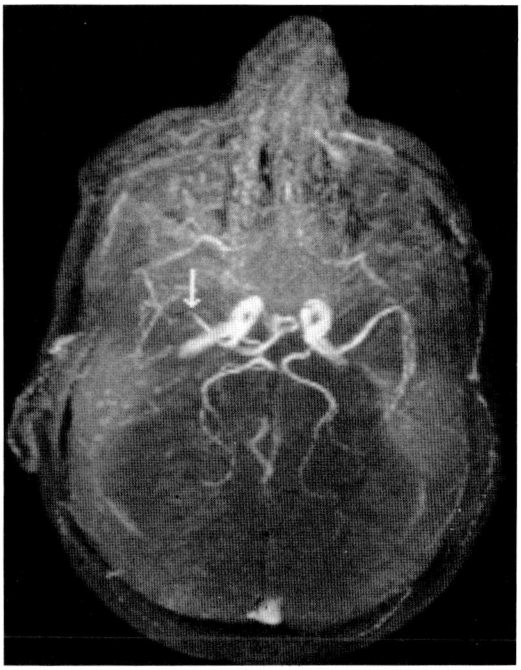

Fig. 5.22. Älterer, ausgedehnter Mediainfarkt rechts. In der TOF-MRA ist das Signal bis zur Mediaaufzweigung zu erkennen. Der organisierte Thrombus liefert kein Signal (*Pfeil* Signalabbruch im Mediahauptstamm). Frische Thromben dagegen werden wegen der kurzen T1-Zeit des Blutes und der Blutabbauprodukte (Methämoglobin) in der MRA signalreich dargestellt und können daher nicht von perfundierten Gefäßen unterschieden werden

mungsrichtung ist in der MRA nicht dargestellt. Dieser Nachteil muß jedoch mit einer zusätzlichen Messung ausgeglichen werden: Die Benutzung von Vorsättigungspulsen über einen definierten Gefäßbereich führt zu dessen kompletter Signalauslöschung. Wird die zu untersuchende Region jedoch über ein anderes Gefäß bzw. aus einer anderen Strömungsrichtung versorgt, ist die Darstellung nicht beeinträchtigt [6].

Verschlüsse der Gefäßhauptstämme, insbesondere ältere Verschlüsse sind MR-angiographisch gut darzustellen (Abb. 5.22). Dagegen können frischere Thromben nur durch die Hinzuziehung der phasensensiblen Methoden oder durch den Vergleich mit der 2D-SE-Bildgebung charakterisiert werden. Okklusionen peripherer Gefäße sind mittels MRA wegen der vorangehend beschriebenen Flußdynamik nicht mehr sicher zu erfassen. Für die genaue Gefäßzuordnung z. B. der zu- und abführenden

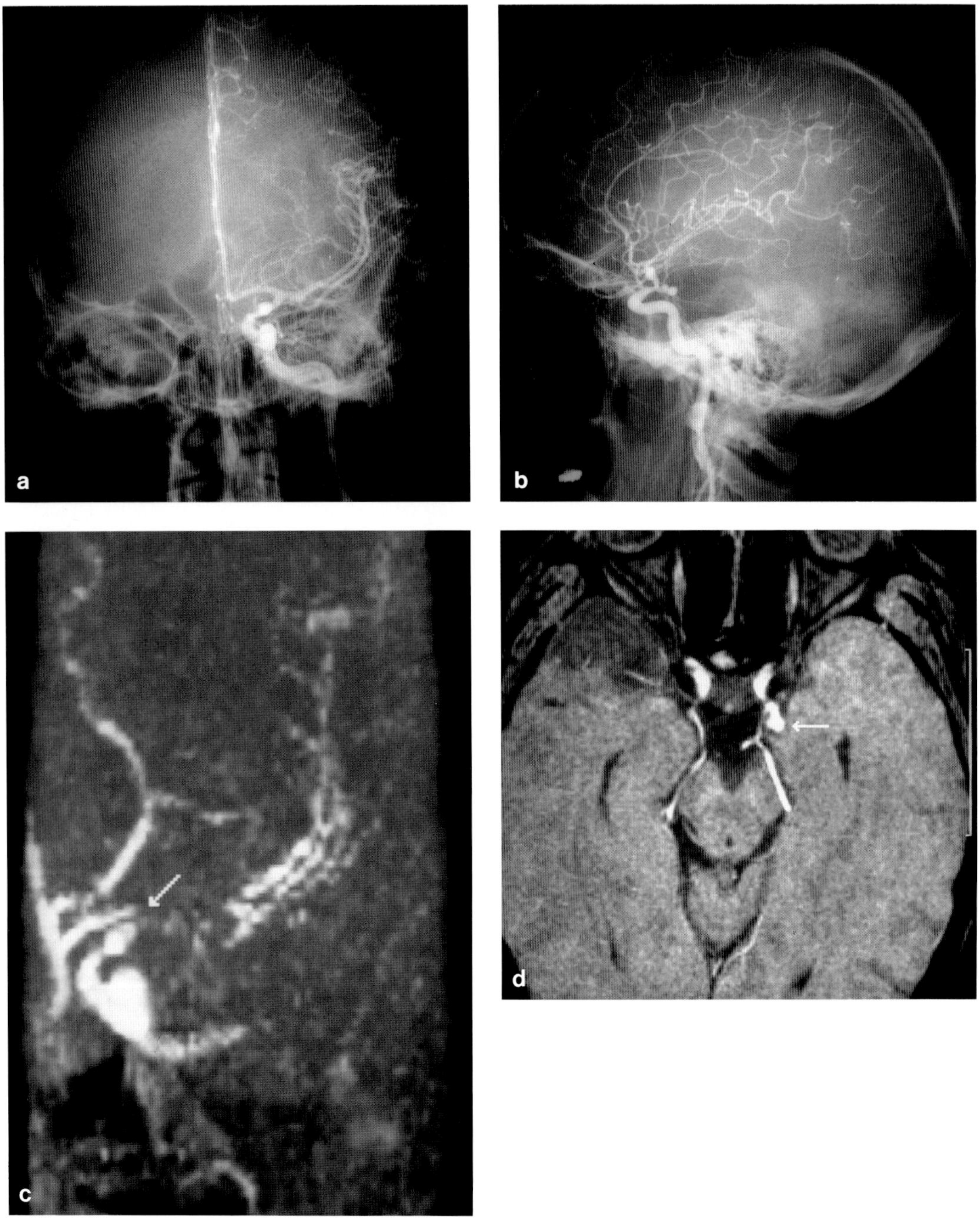

Abb. 5.23 a–d. 39jähriger Patient mit Subarachnoidalblutung aufgrund einer Aneurysma-Ruptur. **a, b** Die DSA stellt in 2 Orientierungen die Gefäßaussackung oberhalb des Karotissiphons dar. Der Aneurysmahals ist nicht frei projizierbar; der Abgang aus der Karotis ist nicht sicher dargestellt. Differentialdiagnostisch muß ein Aneurysma des R. communicans posterior erwogen weden. **c, d** Die Berechnung einer MRA Projektion aus einem Teil des Gesamtdatensatzes (**c**) in 20°-Schrägprojektion von kaudal und Einzelschnitte aus dem Originaldatensatz (**d**) zeigen das Aneurysma *(Pfeile)* und lassen eine eindeutige Zuordnung des Aneurysmaabgangs aus der A. carotis interna zu

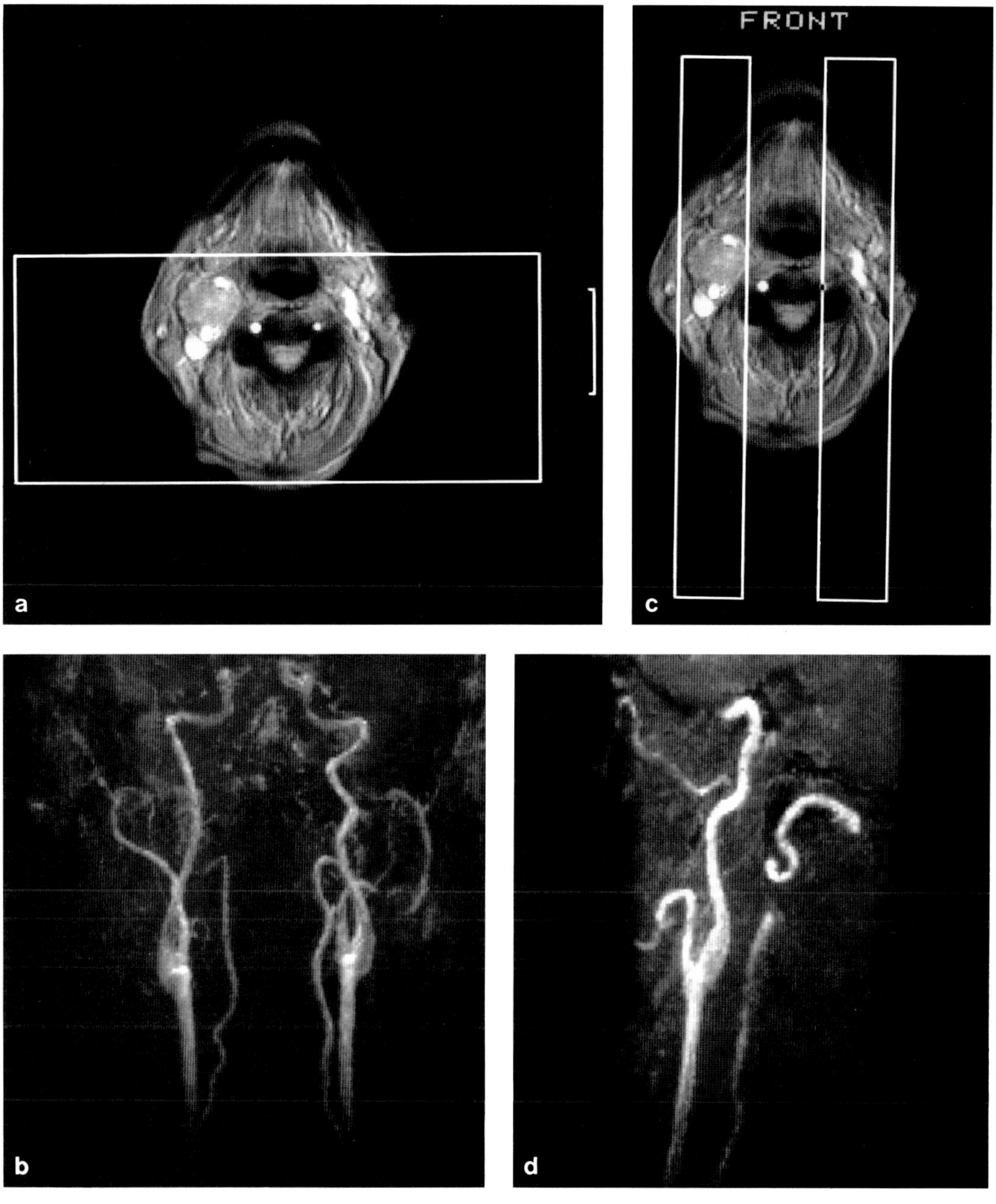

Abb. 5.24 a–d. Unauffällige TOF-MRA der supraaortalen Arterien. Der Abbildungsbereich umschließt die Aa. carotis communes, internae, externae sowie die Vertebralarterien. Die Abgänge aus der Aorta sind durch die Begrenzung des Spulenfeldes nicht erfaßt. Homogene Signale im Verlauf der kaliberstarken Arterien, diskrete kommaförmige Signalminderung im Bulbus der A. carotis interna durch physiologische Strömungsphänomene hinter der Bifurkation. Die Akquisition erfolgt entweder koronar (**a, b**) oder sagittal (**c, d**). **a** und **c** demonstrieren die Position der 3D-Datenblöcke in Projektion auf ein Hals-Querschnittsbild; **b** und **d** die entsprechenden Rekonstruktionen aus den Datensätzen. Sagittal werden 2 Volumina parallel gemessen, dabei ist die Darstellung der sagittalen MRA entweder als Einzelvolumen (**d**) oder als Doppelvolumen möglich

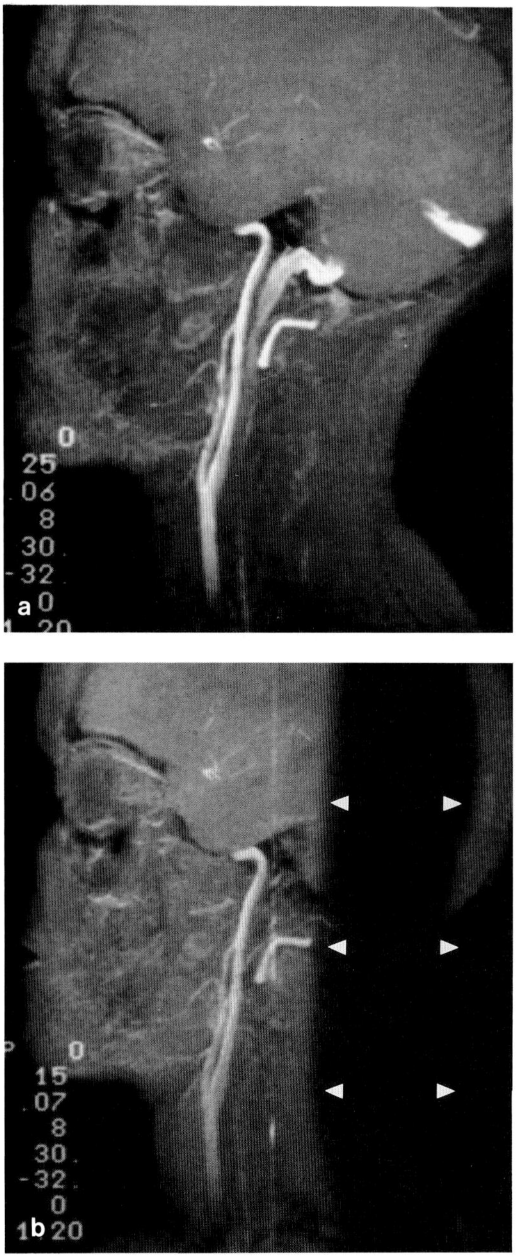

Abb. 5.25 a, b. Vergleich der MRA-Rekonstruktion ohne (**a**) und mit (**b**) zusätzlichem Sättigungspuls über dem venösen Rückstromgebiet (Sinus confluens). Die Überlagerung der Karotisgabel oder der A. carotis interna durch die V. jugularis interna kann durch die venöse Vorsättigung unterdrückt werden (Markierung des Sättigungspulses durch *Pfeilspitzen*)

Gefäße eines Aneurysmas sollten neben den Projektions-Rekonstruktionsbildern auch die Ausgangs-3D-Datensätze der MRA herangezogen werden. Kleinste Gefäßabschnitte, die in der MIP-Rekonstruktion unterdrückt werden können, sind auf diese Weise diagnostisch verwertbar (Abb. 5.23).

Der Stellenwert der MRA intrakranieller Gefäße kann in diesem frühen Stadium noch nicht exakt definiert werden. Die Indikation besteht sicherlich bei *bekannter KM-Allergie* oder bei Patienten mit sonstigem *erhöhtem Risiko für eine konventionelle Angiographie.* Lokalisation und Größe von Gefäßveränderungen können in der Regel erfaßt werden, kleinste Aneurysmata sind jedoch nicht zuverlässig auszuschließen. Die Ortszuordnung umschriebener Gefäßveränderungen zu der Hirnanatomie ist in der MRA wegen des Schnittbildcharakters günstiger als in der konventionellen Angiographie. Unklare Aneurysmataabgänge können wegen der Möglichkeit beliebiger Projektionswinkel in der MRA häufig besser als in der DSA lokalisiert werden.

5.2.4.3 MRA der Halsgefäße

Bedingt durch die Verlaufsrichtung der Gefäße ist für die MRA der Karotiden die sagittale oder koronare Orientierung des 3D-Volumens günstiger als die transversale. Der rasche und pulsatile Fluß der Karotiden begünstigt die TOF-MRA für diese Gefäßregion [14, 28]. Hierzu wird in der Regel eine ähnliche GE-Sequenz wie bei der intrakraniellen Gefäßdarstellung angewandt (z. B. FISP 25°/60/8). Durch die relative TR-Verlängerung können dann zwei Volumina seitengetrennt durch die Karotiden gelegt werden (sagittal). Alternativ kann die Karotis-MRA auch als 3D-Einzelvolumen angefertig werden (wahlweise koronar oder sagittal), wobei beide Seiten gleichzeitig abgedeckt werden (Abb. 5.24). Durch den im Vergleich zur TOF-MRA des Schädels höheren Flipwinkel resultiert in den Einzelschichten ein stärkeres Signal; andererseits werden die Spins schneller aufgesättigt, was durch den sehr schnellen Blutfluß der Karotiden kompensiert wird. Als Rotationsachse der Rekonstruktionen bietet sich erneut die Körpersenkrechte an.

In Abhängigkeit von der angewandten Spule lassen sich die Aa. carotis communes, internae und externae unterschiedlich weit verfolgen: Die A. carotis interna bis zum Circulus Willisii und die A. carotis externa etwa bis zum Abgang der A. maxillaris. Die Nebenäste der Externa sind dabei nur inkomplett darzustellen. Der Gabelbereich der Karotis sollte im Zentrum des MRA-Volumens liegen. Das Abgangssegment aus dem Aortenbogen wird bei dieser Zentrierung aufgrund des eingeschränkten Gesichtsfelds (FOV) der meisten herkömmlichen Spulen häufig nicht ausreichend dargestellt.

Die Abgänge der Aa. vertebrales liegen in der Regel ebenfalls unterhalb des Abbildungsvolumens. Dagegen sind die mittleren Abschnitte zuverlässig zu erfassen, jedoch nimmt das Signal bis zur Vereinigung zur A. basilaris deutlich ab.

Zur Vermeidung der Überlagerung venöser (V. jugularis) und arterieller Blutsignale (A. carotis interna) können die Venen selektiv abgesättigt werden. Hierzu wird ein breiter Sättigungspuls auf den Confluens sinuum plaziert (Abb. 5.25).

Arteriosklerotische Lumeneinengungen oder Gefäßverschlüsse der supraaortalen Gefäße lassen sich mit der Methode sensibel nachweisen [28]. Dabei ergibt sich im Vergleich zur Angiographie eine bildliche Überbewertung geringgradiger Stenosen in der MRA (siehe 5.2.4.1). Das Ausmaß der Signalverminderung bzw. die Strecke, über die das Signal in der MRA vermindert ist, ist größer als die mittels Angiographie erfaßte Stenose. Die Erklärung hierfür liegt in der durch die Gefäßveränderung ausgelösten Flußturbulenz, die mit der MRA hoch sensitiv erfaßt wird (Abb. 5.26). Zur exakten Einschätzung einer Gefäßstenose in der MRA ist die Kenntnis der Auswirkungen unterschiedlicher Flußeffekte notwendig, die in die Bildinterpretation mit einbezogen werden müssen (Abb. 5.27). Korrelative Studien zwischen Angiographie/DSA und MRA liegen derzeit nur für kleine Patientenzahlen vor. Dabei scheint sich eine Übereinstimmung der Ergebnisse hinsichtlich der Stenosediagnostik bei 85–90% der untersuchten Patienten zu ergeben [18]. Falsch-negative MRA Befunde sind in erster Linie durch Patientenunruhe und durch Stenosen, die außerhalb des MRA-Abbildungsbereichs liegen, zu erklären.

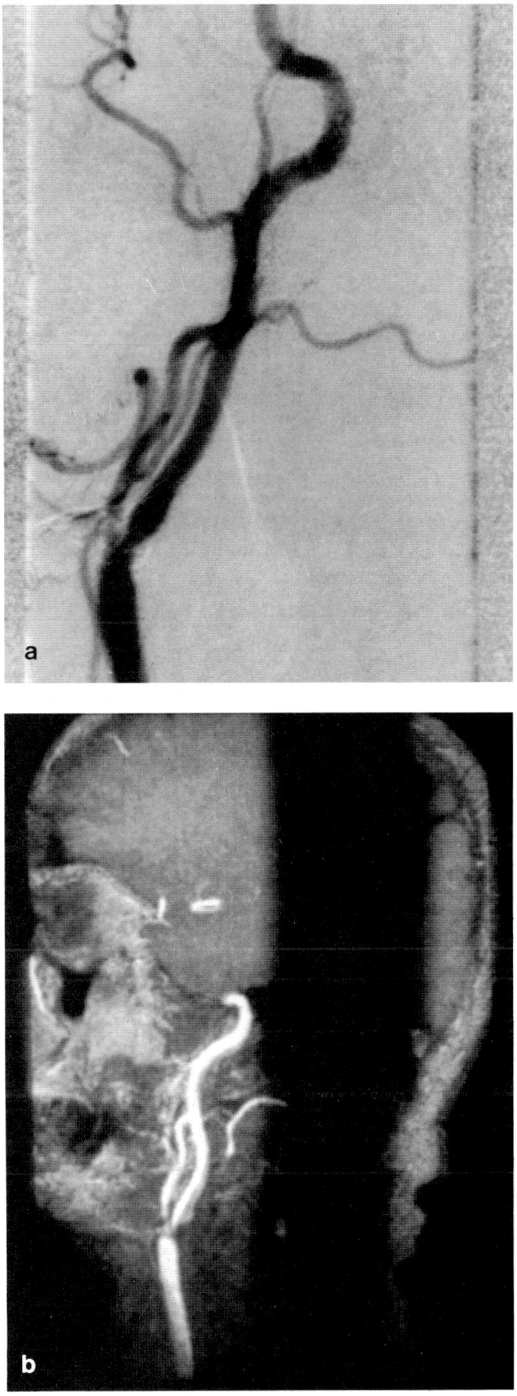

Abb. 5.26 a, b. Vergleichsdarstellung der selektiven arteriellen DSA (**a**) mit der sagittalen MRA-Rekonstruktion (**b**) bei einem Patienten mit arteriosklerotischer Bifurkationsstenose. Die Einengung greift von der A. carotis communis auf die Externa und die Interna über. Ein Sättigungspuls unterdrückt das Signal des venösen Rückstroms (**b**)

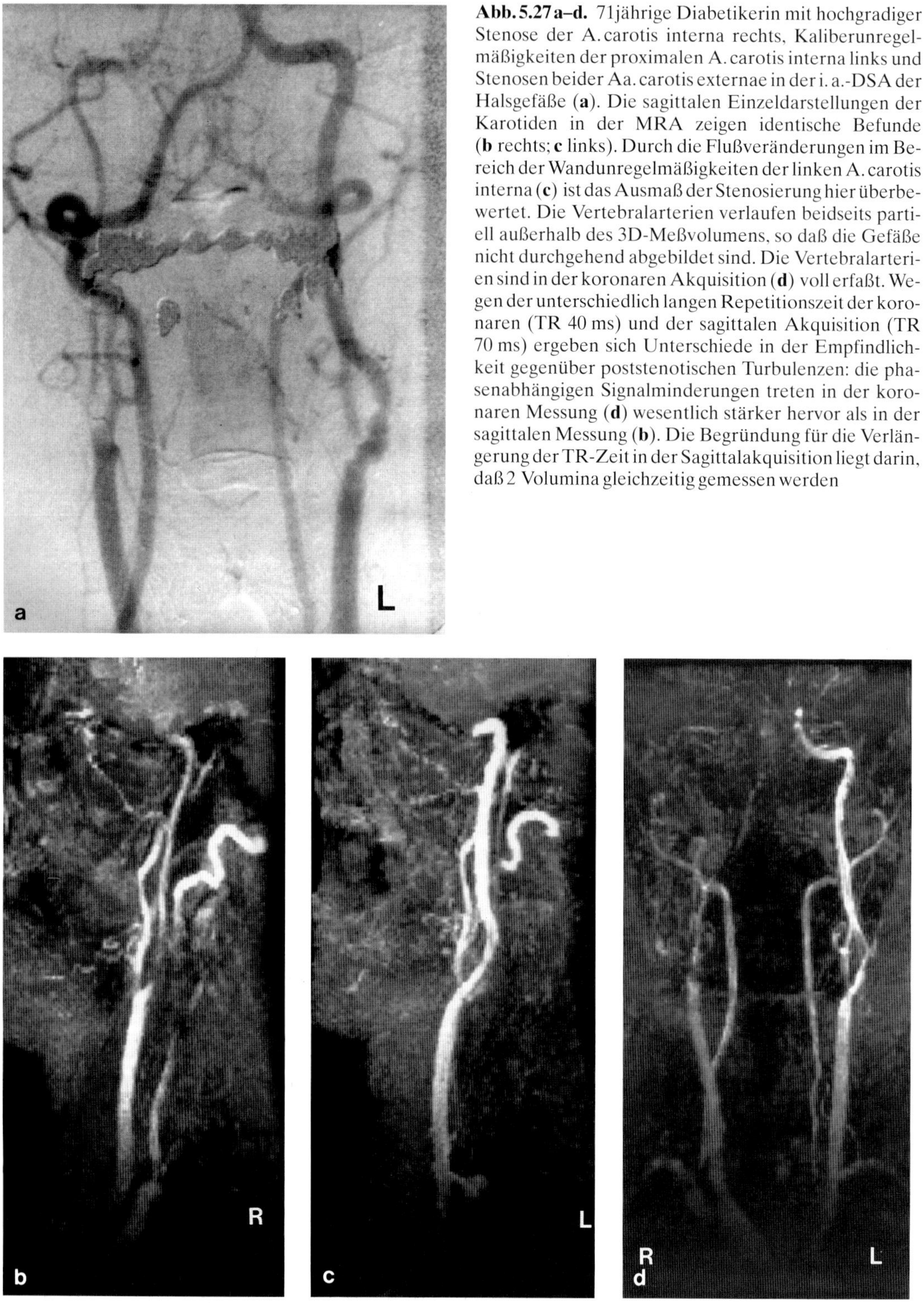

Abb. 5.27 a–d. 71jährige Diabetikerin mit hochgradiger Stenose der A. carotis interna rechts, Kaliberunregelmäßigkeiten der proximalen A. carotis interna links und Stenosen beider Aa. carotis externae in der i. a.-DSA der Halsgefäße (**a**). Die sagittalen Einzeldarstellungen der Karotiden in der MRA zeigen identische Befunde (**b** rechts; **c** links). Durch die Flußveränderungen im Bereich der Wandunregelmäßigkeiten der linken A. carotis interna (**c**) ist das Ausmaß der Stenosierung hier überbewertet. Die Vertebralarterien verlaufen beidseits partiell außerhalb des 3D-Meßvolumens, so daß die Gefäße nicht durchgehend abgebildet sind. Die Vertebralarterien sind in der koronaren Akquisition (**d**) voll erfaßt. Wegen der unterschiedlich langen Repetitionszeit der koronaren (TR 40 ms) und der sagittalen Akquisition (TR 70 ms) ergeben sich Unterschiede in der Empfindlichkeit gegenüber poststenotischen Turbulenzen: die phasenabhängigen Signalminderungen treten in der koronaren Messung (**d**) wesentlich stärker hervor als in der sagittalen Messung (**b**). Die Begründung für die Verlängerung der TR-Zeit in der Sagittalakquisition liegt darin, daß 2 Volumina gleichzeitig gemessen werden

Tabelle 5.7. MRA der Halsgefäße

Indikationen	
*Karotisstenosen (Vertebralisstenosen) *Gefäßverschlüsse *Anomalien *Glomus-caroticus-Tumoren	
Vorteile	Nachteile
– Kein KM – Schnelles Verfahren – Relativ hohe Sensitivität – Variable Projektionen – Rotationswiedergabe (3D)	– Begrenzte Auflösung – Überbewertung von Turbulenzen – Abbildungsbereich limitiert – Keine zeitliche Auflösung – Fehlende Ulkusdarstellung

Bei den im Abbildungsvolumen befindlichen Stenosen der gut untersuchbaren Patienten resultiert nur eine sehr kleine Rate falsch-negativer Befunde. Dies kann der MRA nach Abschluß größerer prospektiver Studien einen Platz als Ausschlußuntersuchung einräumen. Ob und in welchen Fällen die DSA durch die MRA ersetzt werden kann, ist Gegenstand noch nicht abgeschlossener Untersuchungen.

Gefäßwandulzerationen konnten mit der MRA bislang nur in Einzelfällen gefunden werden, da in diesen Bereichen lokale Flußturbulenzen wiederum zu verminderten Signalen führen.

Bei der Darstellung von Gefäßtumoren (Glomus-caroticus-Tumor) läßt sich das MRA-Ergebnis gut mit der 2D-Bildgebung vereinbaren. Dadurch sind Lokalisation des Tumors, Tumorausdehnung und Gefäßversorgung gleichzeitig erfaßbar (Abb. 5.28). Auch die tumorbedingte komplette Gefäßokklusion läßt sich mit der MRA abbilden. Dagegen fehlen Aussagen zur Tumorperfusion. Trotz der positiven Darstellung der großen Tumorgefäße ist der Ausschluß einer zusätzlichen Versorgung durch kleinere Gefäße aus anderen Hauptstämmen nicht möglich, da die in der Angiographie mögliche selektive Darstellung in der MRA nicht in gleicher Weise durchgeführt werden kann (Tabelle 5.7).

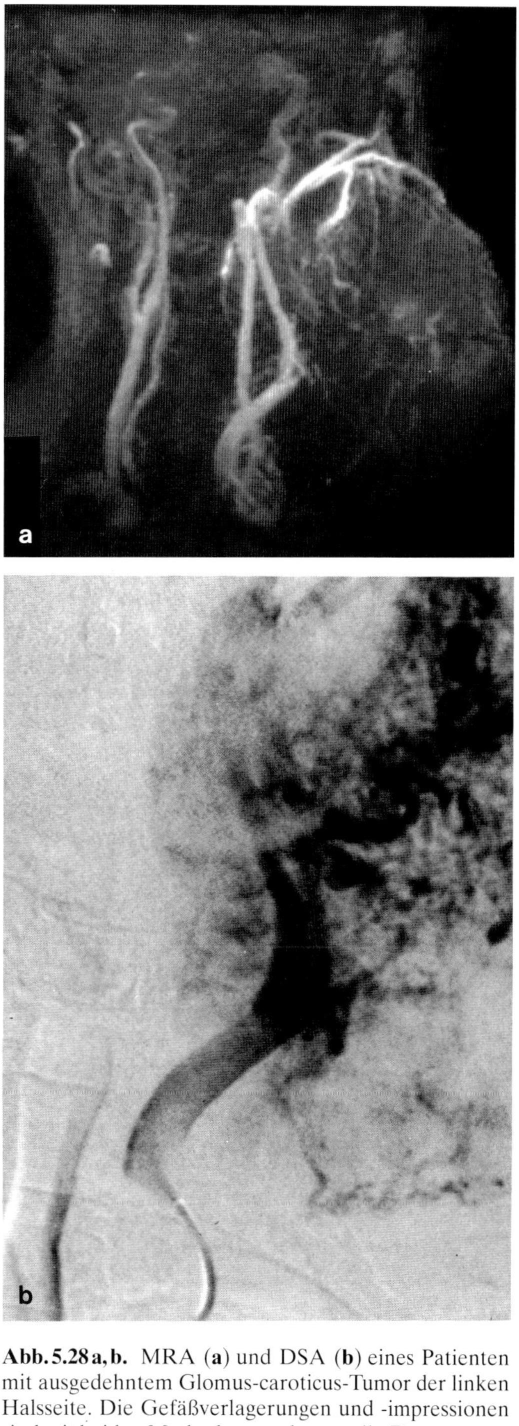

Abb. 5.28 a, b. MRA (**a**) und DSA (**b**) eines Patienten mit ausgedehntem Glomus-caroticus-Tumor der linken Halsseite. Die Gefäßverlagerungen und -impressionen sind mit beiden Methoden gut dargestellt. Der topographische Bezug des Tumors zu den Gefäßen wird in der MRA durch die beliebigen Projektionswinkel deutlich, wogegen die Darstellung der kleinen zuführenden Tumorgefäße und ihr Urspung aus den Halsarterien nur mit der selektiven DSA gelingt. Die Tumorperfusion ist ausschließlich mit der DSA zu bestimmen; die MRA demonstriert nur eine „Momentaufnahme" der Flußbewegungen

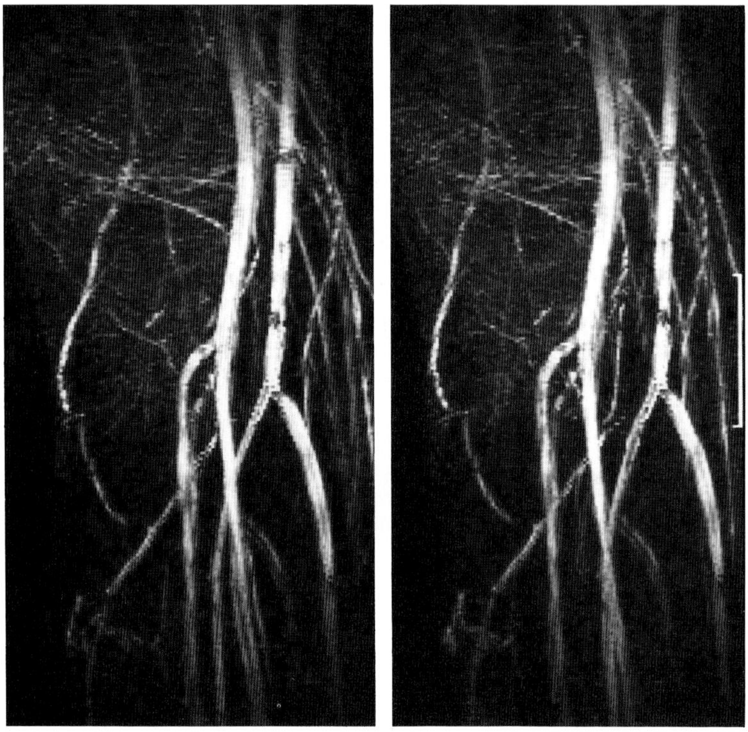

Abb. 5.29. Phasenbetonte Subtraktions-MRA der Unterschenkelgefäße eines gesunden Freiwilligen. Die Arterien und Venen sind gleichermaßen erfaßt. Innerhalb der tiefen Venen führen die Venenklappen zu umschriebenen Singalauslöschungen (Unterbrechung des laminaren Flusses), wogegen die Arterien durchgehend signalreich dargestellt werden. Die beiden Abbildungen stellen 2 Projektionen mit einem Winkelabstand von 10° dar, berechnet aus demselben Datensatz

5.2.4.4 MRA der Extremitätengefäße

Die Arterien der Extremitäten weisen verglichen mit den supraaortalen Gefäßen einen deutlich langsameren Blutfluß auf. Deshalb sind in diesen Regionen phasenabhängige MRA-Sequenzen erfolgreicher als die TOF-Methode. Die Möglichkeit der Gefäßdarstellung durch physiologische Rephasierung (Diastole) und physiologische Dephasierung (Systole) wurde bereits eingangs aufgezeigt. Die Durchgängigkeit der Hauptstämme der Extremitätenarterien ist anhand dieser Subtraktionssequenzen zu prüfen; höhergradige Stenosen und insbesondere Gefäßverschlüsse lassen sich folglich nicht-invasiv erkennen, kleinere Läsionen dagegen sind auf diese Weise nicht zu erfassen.
Für die Gefäße der Hand und des Fußes haben sich mit der phasenabhängigen MR-Angiographie günstige Ergebnisse zeigen lassen [5] (Abb. 5.29). Klinische Studien über die Zuverlässigkeit liegen derzeit noch nicht vor.

Mögliche Indikationen für die MRA der Extremitätengefäße sind:

- Darstellung der Gefäßhauptstämme,
- Durchgängigkeit von Gefäßprothesen,
- Kontrolle nach Interventionen (Lyse, PTA).

5.2.4.5 Abdominelle MRA

Zur Abgrenzung der abdominellen Gefäße ist die 3D-Methode wegen ihres Zeitbedarfs nicht anwendbar. Die komplexe und ungerichtete Bewegung der Abdominalorgane (Peristaltik, Atmung) schließt die Anwendung der bisher beschriebenen MRA-Techniken aus. Jedoch lassen sich in reproduzierbarer, definierter Atemstillstandslage rephasierte Querschnittsbilder des Abdomens anfertigen, bei denen anschließend durch Nachverarbeitung die Bildinformationen der perivasalen Strukturen unterdrückt werden. Die groben Einzelschichten lassen sich mittels Ray-tracing aufeinanderprojizieren, so daß ebenfalls ein Angiographiebild der komplexen Gefäßanatomie entsteht. Auf diese Weise werden die größeren abdominellen Gefäßsysteme erfaßbar (Aorta, V. cava, Mesenterialgefäße, portales System) [27]; die Auflösung ist allerdings der 3D-MRA des Kopfes, des Halses oder der Extremitäten deutlich unterlegen (Abb. 5.30).

Durch die Absättigung einzelner Gefäßregionen ist es möglich, selektiv ein arterielles oder ein venöses Gefäßbild herzustellen. Bei arterieller Absättigung wird auf diese Weise neben der V. cava inferior das Portalvenensystem einschließlich der V. lienalis und V. mesenterica dargestellt. Die zusätzliche Absättigung des peripher venösen Einflusses führt zur ausschließlichen Darstellung des Portalvenensystems mit V. mesenterica und V. lienalis.

Die MRA der Abdominalgefäße hat folgende mögliche Indikationen:

- Darstellung der großen Gefäße, Verlagerungen, Gefäßabgänge,
- Nierenarterienstenosen,
- Durchgängigkeit von Gefäßprothesen,
- Portalsystem,
- mesenterialer Hauptstamm.

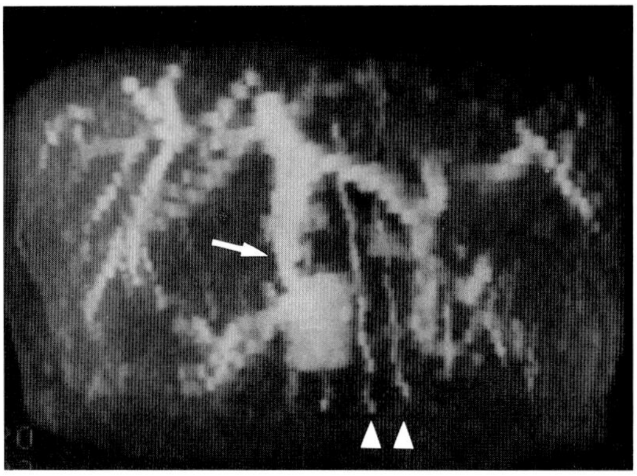

Abb. 5.30. MR-angiographische Darstellung der abdominellen venösen Hauptstämme. Rekonstruktion aus 20 axialen rephasierten Einzelschichten (2D) in Atemstillstand, Gesamtmeßzeit 6 min. Der arterielle Fluß wurde durch Sättigungspulse in Höhe des Herzens abgesättigt. Neben der V. cava inferior läßt sich das Portalsystem (V. lienalis und V. mesenterica) erkennen. Durch eine hepatische Raumforderung (hepatozelluläres Karzinom) wird das Lumen der V. cava eingeengt *(Pfeil)*; ein Teil des Umgehungskreislaufs über prävertebrale Venensysteme ist abgebildet *(Pfeilspitzen)*

5.2.5 Wertigkeit der MRA, Vergleich mit anderen bildgebenden Verfahren

Die MRA hat noch keinen Eingang in die klinische Routinediagnostik gefunden. Aber bereits heute erweist sich ihr Einsatz gelegentlich als wertvolle Bereicherung der MR-Bildgebung. Für die nähere Zukunft kann mit einem zunehmend breiteren Einsatz gerechnet werden. Vergleichende Studien von MRA und DSA belegen die diagnostische Zuverlässigkeit insbesondere in Hinblick auf die Erkennung und Lokalisation von Stenosen oder Verschlüssen größerer Gefäße. Durch die der DSA unterlegene räumliche Auflösung sowie die ebenfalls fehlende zeitliche Auflösung der MRA muß die diagnostische Wertigkeit dieser Methode insgesamt jedoch als geringer als die der Angiographie angesehen werden. Die Kombination der MRA mit phasenbezogenen Flußinformationen, die eine quantitative Aussage gestatten, wird den diagnostischen Wert der MRA allerdings erhöhen.

Die Vorteile der Methode liegen in der Möglichkeit der Bildnachverarbeitung und der Erstellung variabler Projektionen. Die Darstellung in einer bewegten Filmschleife erlaubt (im Vergleich zur DSA) häufig eine bessere räumliche Zuordnung einer Gefäßveränderung, z. B. zur Darstellung des Aneurysmahalses. Beachtenswert ist darüber hinaus die fehlende Kontrastmittelbelastung des Patienten. Somit ergibt sich eine Indikation zur MRA bei *bekannter KM-Allergie* oder bei Patienten mit *anderweitig erhöhtem Risiko für eine konventionelle Angiographie.*

Verglichen mit anderen nichtinvasiven Techniken wie der einfach verfügbaren Doppler-Sonographie zeichnet sich die MRA durch die Darstellung der gesamten Gefäßanatomie im Abbildungsvolumen (z. B. Carotiden und Vertebralarterien) sowie durch die untersucherunabhängige und klarere Befunddokumentation aus. Die Doppler-Untersuchung beansprucht zudem einen versierten Untersucher über einen längeren Zeitraum, wohingegen die MRA mit einem Routineprogramm angefertigt werden kann.

Die Bewertung einer MRA-Untersuchung setzt die Kenntnis der zugrundeliegenden Technik sowie der unterschiedlichen Fehlerursachen voraus. Durch das Verständnis der Flußphänomene, die zu Signalveränderungen in der MRA führen, wird der Diagnostiker bei der Interpretation der MRA-Ergebnisse zunehmend Sicherheit gewinnen.

Es scheint durchaus vorstellbar, daß die MRA zur primären Screeninguntersuchung unterschiedlicher pathologischer Veränderungen des Gefäßsystems ausreift. Für eine differenzierte und detailgetreue Darstellung dürfte die konventionelle Angiographie bzw. die DSA auf absehbare Zeit unersetzbar bleiben, da sie neben der morphologischen Information auch differenzierte Analysen des zeitlichen Ablaufs der Strömungen in den Gefäßen bietet.

Literatur

1. Alfidi RJ, Masaryk TJ, Haacke et al. (1987) MR angiography of peripheral, carotid, and coronary arteries. AJR 149: 1097–1107
2. Atlas SW, Grossman RI, Goldberg HI, Hackney DB, Bilaniuk L, Zimmerman RA (1987) Partially thrombosed giant intracranial aneurysms: correlation of MR and pathologic findings. Radiology 162: 111–114
3. Deimling M, Müller E, Lenz G, Barth K, Fritschy P, Seiderer M (1986) Description of flow phenomena in magnetic resonance imaging. Diagn Imaging 55: 37–51
4. Dumoulin CL, Hart HR (1986) Magnetic resonance angiography. Radiology 161: 717–720
5. Dumoulin CL, Souza SP, Walker MF, Wagle W (1989) Three-dimensional phase contrast angiography. Magn Reson Med 9: 139–149
6. Edelman RE, Wentz KU, O'Reilly GV et al. (1989) Evaluation of intracerebral arteriovenous malformations using selective magnetic resonance arteriography and venography. SMRM, Book of abstracts 161, Amsterdam
7. Edelman RR, Finn P, Wentz K et al. (1989) Magnetic resonance angiography and flow quantification in portal venous system. SMRM, Book of abstracts 208, Amsterdam
8. Ehman RL, McNamara MT, Brasch RC, Felmlee JP, Higgins CB (1986) Influence of physiologic motion on the appearence of tissue in MR images. Radiology 159: 777–782
9. Ehmann RL, Felmlee JP, Julsrad PR, Berquist TB, Gray JE (1986) Technique for eliminating flow artifacts and for improving the depiction of vascular anatomy in MRI: description and clinical application. Mayo Clinic and Foundation
10. Groen JP, de Graaf RG, van Dijk P (1988) MR-Angiography based on inflow. SMRM, Book of abstracts, 906
11. Gullberg GT, Wehrli FW, Shimakawa A, Simons MA (1987) MR vascular imaging with a fast gradient refocusing pulse sequence and reformatted images from transaxial sections. Radiology 165: 241–246
12. Keller PJ, Drayer BP, Fram EK, Williams KD, Dumoulin CL, Souza SP (1989) MR-Angiography with two-dimensional-acquisition and three-dimensional-display WIP. Radiology 173: 527–532
13. Laub GA, Kaiser WA (1988) MR angiography with gradient motion refocussing. J Comput Assist Tomogr 12/3: 377–382
14. Masaryk TJ, Ross JS, Modic MT, Lenz GW, Haacke EM (1988) Carotid bifurcation: MR imaging. Work in progress. Radiology 166: 461–466
15. Masaryk TJ, Modic MT, Ross JS et al. (1989) Intracranial circulation: preliminary clinical results with three-dimensional (volume) MR angiography. Radiology 171: 793–799
16. Masaryk TJ, Modic MT, Ruggieri PM et al. (1989) Three-dimensional (volume) gradient-echo imaging of the carotid bifurcation: preliminary clinical experience. Radiology 171: 801–806
17. Nishimura DG, Macovski A, Pauly JM (1988) Considerations of magnetic resonance angiography. Magn Res Med 7: 472–484
18. Peters PE, Bongartz G, Drews C (1990) Magnet-Resonanz-Angiographie der hirnversorgenden Arterien. ROFO 152: 525–533
19. Prandtl L, Oswatitisch K, Wieghardt K (1969) Führer durch die Strömungslehre. Vieweg, Braunschweig
20. Ruggieri PM, Laub G, Masaryk TJ, Modic MT (1989) Intracranial circulation: Pulse sequence considerations in three-dimensional (volume) MR angiography. Radiology 171: 785–791
21. Sardashti M, Schwartzberg DG, Stomp GP, Dixon TW (1989) Spin labelling angiography of the carotid by presaturation and adiabatic inversion. SMRM, Book of abstracts 104
22. Seiderer M, Bauer WM, Villringer A, Einhäuptl K (1990) 3D-MR-Angiographie mit Gd-DTPA. ROFO 152: 327–332
23. Souza SP, Dumoulin CL, Cline HE, Wagle W (1988) Volumetric time-of-flight angiography. SMRM, Book of abstracts 895
24. Souza SP, Steinberg FL, Caro C, Dumoulin C, Yucel EK (1989) Velocity- and cardiac phase-resolved MR flow imaging. SMRM, Book of abstracts 102
25. Walker MF, Souza SP, Dumoulin CL (1988) Quantative flow measurement in phase contrast MR angiography. J Comput Assist Tomogr 12/2: 304–313

5.3 Herz

B. Allgayer und R. Bauer

5.3.1 Einleitung

Mit der Magnetresonanztomographie kann die Anatomie des Herzens und der großen Gefäße klar dargestellt werden. Der hohe Kontrast zwischen dem fließenden Blut in den Herzkammern und dem Myokard, die gute örtliche Auflösung und die Nichtinvasivität der Methode lassen den Einsatz der MRT bei einer Reihe kardiologischer Fragestellungen als geeignet erscheinen [1, 3, 4, 9, 14–16]. Obwohl die MRT des Herzens seit einigen Jahren zur Verfügung steht, sind klar umrissene Indikationen noch nicht definiert. Die in der kardiologischen Diagnostik gebräuchlichen nichtinvasiven und invasiven bildgebenden Verfahren, wie die Echokardiographie, die Szintigraphie und die Angiokardiographie mit selektiver Koronarangiographie erscheinen bisher für die meisten Fragestellungen diagnostisch ausreichend.

5.3.2 Untersuchungstechnik

5.3.2.1 EKG-Triggerung

Die Bilderzeugung mit der 2D-Fourier-Transformation (2DFT) macht es erforderlich, daß das Herz bei jeder Anregung im selben Kontraktionszustand in Diastole oder Systole aufgenommen wird. Dies wird beim schnell schlagenden Herzen durch EKG-Triggerung erzielt. Bei dieser Methode wird die Meßsequenz durch die R-Zacke im EKG gestartet. Weil das EKG durch das Magnetfeld verändert wird, kann es nicht diagnostisch beurteilt werden. Die EKG-Ableitung dient lediglich dazu, den QRS-Komplex zu erkennen. Dies wird durch ein Plazieren der Elektroden in Richtung des EKG-Hauptvektors erreicht. Die sensitiven EKG-Elektroden werden unmittelbar rechts vom Manubrium sterni und unter der Herzspitze plaziert, in der Regel links von der Medioklavikularlinie zwischen 5. und 6. ICR. Die Erdungselektrode liegt über der linken infraklavikulären Grube. Der Beginn der Anregung kann, wenn es erforderlich ist, durch die Wahl eines Triggerdelays im R-R-Intervall beliebig verzögert werden.

Bei der EKG-Triggerung wird die Repetitionszeit der SE-Aufnahme durch die R-R-Dauer der einzelnen Herzschläge vorgegeben. Bei einer Herzfrequenz von 60/min ergibt sich somit eine mittlere Repetitionszeit von 1000 ms. Bei einer Echozeit von 20 ms erhält man auf diese Weise Bilder mit leichter T1-Gewichtung. Mit zunehmender Herzfrequenz

Tabelle 5.8. Aufnahmeparameter

T1w-Bilder	TR = 1 R-R (ca. 700–1000 ms) TE = 30 ms (bzw. 20 ms)
T2w-Bilder	TE ≥ 60 ms (Doppelecho 30/60 bzw. 50/100) TR = 2–3 R-R
Matrix	128×128 128×256 256×256
Mittelung	4 (2)
EKG-Triggerung	

Permutierende Aufnahmetechnik.
Cine-Technik.

und damit Verkürzung der R-R-Dauer sind die Bilder etwas stärker T1-gewichtet. Zur Beurteilung der Morphologie des Herzens ist diese leicht unterschiedliche T1-Wichtung jedoch ohne Bedeutung, da weitgehend unabhängig von der Repetitionszeit ein guter Kontrast zwischen Myokard, dem signalfreien Lumen und der meist signalreichen Umgebung des epi- und perikardialen Fettgewebes erreicht wird.

5.3.2.2 Meßsequenzen

SE-Technik. Zur Darstellung von Anatomie und Morphologie des Herzens eignen sich EKG-getriggerte T1w-SE-Bilder. Doppelechoaufnahmen mit symmetrischen Echozeiten sind zur Abklärung pathologischer Strömungsveränderungen vorteilhaft (z. B. TE 30 ms und TE 60 ms). T2w-SE-Bilder liefern gelegentlich bei pathologischen Veränderungen des Myokards zusätzliche Information.

Sind T2w-Aufnahmen erwünscht, wird als Repetitionszeit die doppelte oder 3fache R-R-Dauer gewählt. Es erfolgt dann nur auf jeden zweiten bzw. jeden dritten Herzschlag hin eine Anregung. Daraus resultieren Repetitionszeiten zwischen 1500 und 2500 ms (Tabellen 5.8–5.10).

GE-Techniken. Um die Untersuchungszeit zu verkürzen und um den Blutfluß darzustellen, werden in letzter Zeit bei Untersuchungen des Herzens vermehrt GE-Techniken eingesetzt [6, 31]. Bei den GE-Sequenzen haben sich Flipwinkel zwischen 20° und 60° bewährt. Die

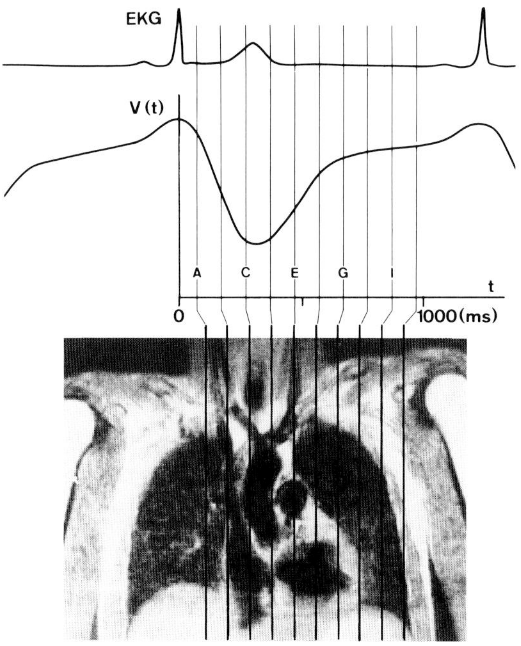

Abb. 5.31. Zeitliche und räumliche Zuordnung der Tomogramme einer EKG-getriggerten Multi-slice-Aufnahme. Auf dem Frontalschnitt ist die Position von 10 sagittalen Schnitten *A–K* projiziert. Die nach oben verlaufenden Striche geben den zeitlichen Bezug zum EKG und zur Volumenkurve *V* des linken Ventrikels an. (Aus Bauer et al. [4])

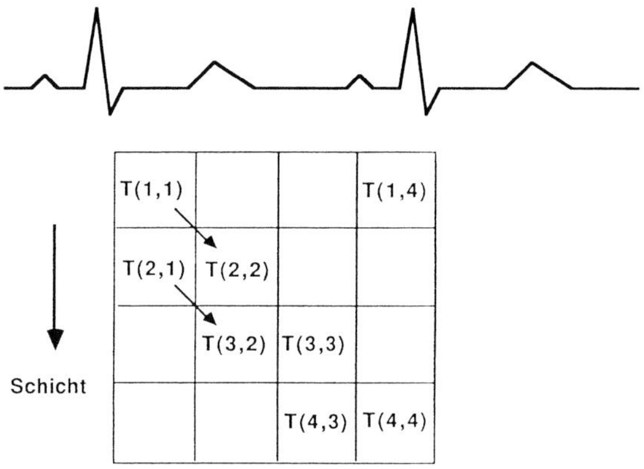

Abb. 5.32. EKG-getriggerte Aufnahme von n parallelen Schichten zu n aufeinanderfolgenden Zeitpunkten während der Herzaktion. Durch zyklische Permutation wird ein Satz von n×n Tomogrammen (T(i, j)) erhalten, deren zeitliche (j) und räumliche Zuordnung (i) schematisch in einer quadratischen Matrix dargestellt werden. (Aus Bauer et al. [6])

Tabelle 5.9. Vergleich der SE- und GE-Sequenzen bei Herzuntersuchungen

	SE	GE
Morphologie	++	+
Funktion	+	++
Blutfluß	+	++
Aufnahmedauer	+	+++
Herzklappen	–	+

+ geeignet, ++ gut geeignet, +++ sehr gut geeignet, – weniger gut geeignet.

Tabelle 5.10. Untersuchungstechnik

	T1w	T2w	Gd-DTPA	GE-(Cine)
Ischämische Herzerkrankungen	t (s, k)	t	+ (?)	+
Herzklappen	a	–	–	+
Herzvitien	t, s, k (a)			+ Septumdefekt
Kardiomyopathie	t (s, k)	t ? (k)	?	–
Intra- und parakardiale Tumoren	t, (s, k)	t (s, k)	+	+
Perikarderkrankungen	t (s, k)	t (s, k)	–	–

t transversal, *s* sagittal, *k* koronar, *a* anguliert, + vorteilhaft, ? Wert wird diskutiert.
Die vorgeschlagene Schnittführung muß im Individualfall je nach Fragestellung variiert werden.

Echozeit wird zwischen 5 und 20 ms gewählt. Wie bei den SE-Sequenzen ist eine Kombination mit der EKG-Triggerung möglich (Tabelle 5.10).

Multi-slice-Technik bei EKG-Triggerung. SE-Aufnahmen werden, wie es sich bei der Untersuchung anderer Organsysteme bewährt hat, in Multi-slice-Technik aufgenommen. Hierbei ist jedoch besonders zu beachten, daß die einzelnen Schichten in einem zeitlichen Abstand von 50–80 ms angeregt werden. Man erhält somit eine Serie paralleler Schichten zu verschiedenen Zeitpunkten der Herzaktion (Abb. 5.31). Anatomie und Morphologie lassen sich mit den üblichen EKG-getriggerten SE-Sequenzen befriedigend darstellen. Eine Analyse der Herzfunktion erfordert jedoch die Darstellung aller Schichten zumindest in Diastole und Systole. Eine derartige Serie mit diastolischen und systolischen Aufnahmen kann mit einer sogenannten permutierenden Aufnahmetechnik

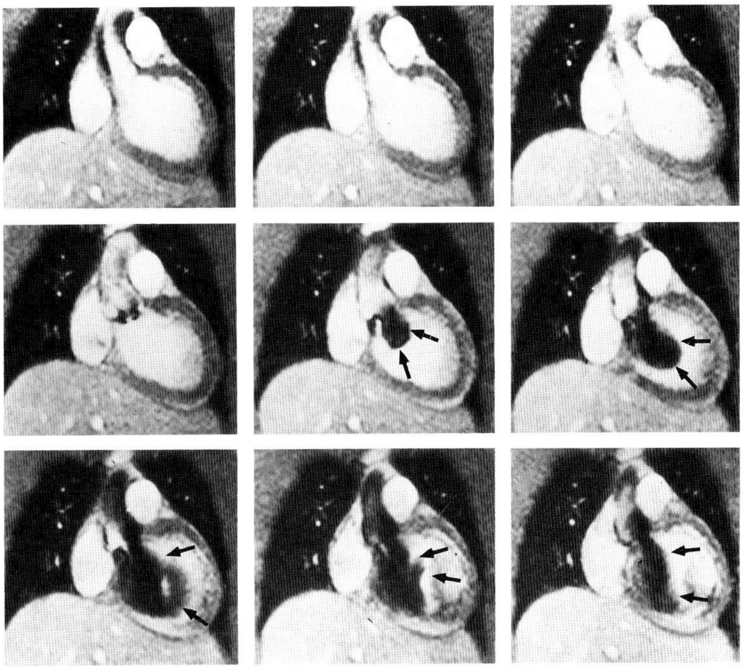

Abb. 5.33. Cine-Mode-Technik. 9 Aufnahmen zu verschiedenen Herzphasen. GE-Technik (TE 15 ms/50°). Aorteninsuffizienz; vergrößerter linker Ventrikel. Das diastolische Regurgitationsvolumen ist dunkel dargestellt im ansonsten hellen Blut *(Pfeile)*

oder „Cycled Multi-slice-Technik" gewonnen werden [3] (Abb. 5.32). Ein Tomogramm (Einzelschicht) ist gekennzeichnet durch den Ort i und die Zeitposition j. Um jedes Tomogramm vom Ort i zum gleichen Zeitpunkt j zu erhalten, muß ein Paket von n Schichten n-mal aufgenommen und durch zyklische Permutation die Reihenfolge der Aufnahme der Schichten geändert werden. Aus dem QRS-Komplex des EKGs wird ein Triggersignal abgeleitet, das eine Aufnahmeserie startet. Bei einer Serie von 4 Tomogrammen werden zuerst die Tomogramme T (1,1), T (2,2), T (3,3) und T (4,4) aufgenommen. Bei der zweiten Serie wird das räumlich zweite Tomogramm als erstes aufgenommen, es werden also die Tomogramme T (2,1), T (3,2), T (4,3) und T (1,4) aufgenommen. Softwarepakete verschiedener Hersteller ermöglichen eine Positionierung der doppelt angulierten (zusätzliche Angulierung in einer schon angulierten Schichtebene) Schnitte und eine automatische zyklische Permutation.

Cine-Mode-Technik (SE und GE). In der gewählten Schicht (SE-Bild oder GE-Bild) werden EKG-getriggert je nach Programm eine Anzahl von Einzelschnitten aufgenommen („Phasen") und gleichmäßig im R-R-Intervall verteilt (Abb. 5.33). Die zu einem Film aneinander gereihten Einzelaufnahmen (Cine-Mode-Technik) lassen dynamische Bewegungsabläufe der Herzkammern und der Herzklappen erkennen.

5.3.2.3 Bildqualität und Aufnahmezeit

Bei T2w-Aufnahmen kann die Reihenfolge der Anregung der einzelnen Schichten wichtig sein. Wegen physiologischer Schwankungen der R-R-Dauer erfolgt die Anregung von Schichten, die nach dem zweiten QRS-Komplex aufgenommen werden, zwar zu einem festen Zeitpunkt relativ zum ersten R-R-Komplex, der Bezug zum zweiten QRS-Komplex ist jedoch Schwankungen unterworfen. Somit besteht für die spät aufgenommenen Schichten keine Beziehung mehr zum relevanten Herzschlag. Deshalb muß bei den T2w-Aufnahmen zur Verbesserung der Bildqualität darauf geachtet werden, daß die Schichten im Bereich der Vorhöfe und Ventrikel innerhalb des ersten

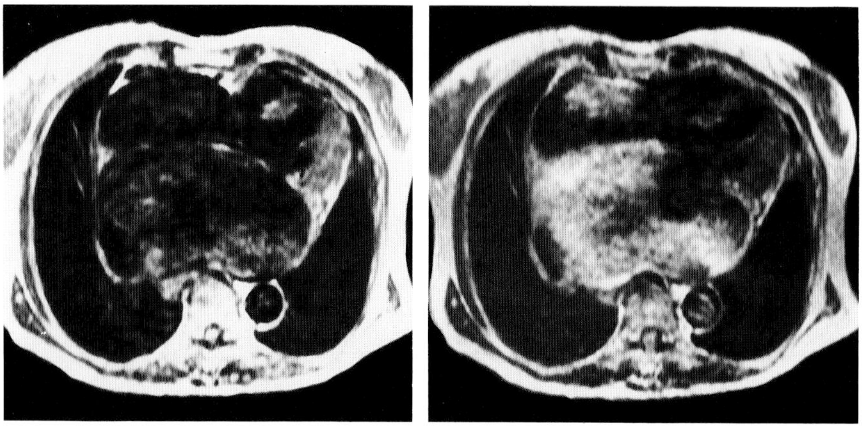

Abb. 5.34. Patient mit Mitralstenose (transversale SE 900/30, 60). Im zweiten Echo zeigen sich intensive Signale langsamen Blutes im linken Vorhof

R-R-Intervalls aufgenommen werden, während innerhalb des zweiten und möglicherweise dritten Intervalls nur Schichten aufgenommen werden sollten, die die großen Gefäße zeigen und damit weniger sensitiv auf Unterschiede in den einzelnen Herzphasen sind.

Aussagefähige MR-Tomogramme sollten mit einer Auflösung von wenigstens 128×128 Bildpunkten, besser mit 256×256 Bildpunkten aufgenommen werden. Eine Verkürzung der Untersuchungszeit kann dadurch erreicht werden, daß mit einer initialen Auflösung von 128 Punkten in Richtung des Phasenkodiergradienten und 256 in Richtung des Auslesegradienten gemessen wird. Dies erfordert genausoviel Zeit wie die Aufnahme einer 128×128 Matrix. Die Auflösung in einer Raumrichtung ist dadurch jedoch deutlich höher. Zur Verbesserung des Signal-Rausch-Verhältnisses sollten wenigstens 2, besser 4 Messungen gemittelt werden. Bei einer Herzfrequenz zwischen 60 und 80 Schlägen/min ergibt sich für eine Mittelung von 4 Messungen ein Zeitbedarf von 3–4 s. Dieser Zeitraum entspricht etwa einem Atemzyklus. Damit wird durch die Mittelung von 4 Messungen ein weiterer Vorteil erreicht, nämlich daß sich Atemartefakte deutlich weniger störend auswirken, als wenn nur zwei Messungen gemittelt werden (Pseudogating).

Die Gesamtaufnahmezeit einer SE-Serie ergibt sich immer aus dem Produkt von Repetitionszeit, Anzahl der Bildpunkte in Richtung des Phasenkodiergradienten und Anzahl der gemittelten Messungen. Bei einer Herzfrequenz von 75 pro Minute beträgt die Repetitionszeit 800 ms. Bei Mittelung von 4 Messungen und einer Auflösung von 128 Bildpunkten beträgt somit die Meßzeit $0{,}8 \cdot 128 \cdot 4 = 410$ s, entsprechend ungefähr 7 min.

5.3.2.4 Strömungsphänomene

SE- und GE-Sequenzen. Verschiedene charakteristische Strömungsphänomene beeinflussen die Darstellung von fließendem Blut. (s. 5.1 und 5.2). Durch den sog. TR-Effekt (Signalverstärkung des langsam fließenden Blutes, auch als „paradoxical enhancement" bezeichnet) [5] kommt es in der SE-Technik zu einer Signalanhebung von langsam fließendem Blut im Vergleich zum stehenden Blut (Abb. 5.34). Bei höheren Strömungsgeschwindigkeiten nimmt das MR-Signal an Intensität ab.

Blutfluß bei GE-Sequenzen. Anders als beim SE-Mode ergibt schnell fließendes Blut im GE-Mode fast immer ein hohes Resonanzsignal (Abb. 5.33). Lediglich beim Auftreten von Turbulenzen kommt es infolge starker Phasenunterschiede innerhalb eines Voxels zu einem Signalverlust. Aus diesem Grunde stellen sich Turbulenzen signalarm innerhalb des sonst signalreichen Blutes dar.

Die Segel der Herzklappen lassen sich in dieser Technik vom strömenden Blut abgrenzen.

Ebenso wird das Myokard kontrastreich dargestellt.
Ein weiterer Vorteil dieser Technik ist die hohe zeitliche Auflösung (60–80 ms).

5.3.2.5 *Abbildungsebenen*

Mit der transversalen Schnittführung werden die anatomischen Strukturen des Herzens in vergleichbarer Weise dargestellt, wie sie von der CT bekannt ist. Die EKG-Triggerung und die höheren Kontraste ermöglichen jedoch eine bessere örtliche und zeitliche Auflösung. Die koronare Schnittführung stellt die Herzanatomie in der Projektionsebene der Standardthoraxaufnahme dar, die sagittale Schnittführung in der Projektion der seitlichen Thoraxübersichtsaufnahme. Zur Beurteilung von geometrischen und funktionellen Herzparametern sind Schichtebenen sinnvoll, wie sie in der Kardiologie für die Beurteilung der Herzgröße und Funktion gebräuchlich sind: der 1. schräge Durchmesser, die RAO-Projektion, und der 2. schräge Durchmesser, die LAO-Projektion. In der RAO-Projektion wird der linke Durchmesser in seinem Längsdurchmesser erfaßt, in der LAO-Projektion wird das linksventrikuläre Myokard auf mehreren parallelen Schnitten weitgehend orthograd getroffen. Diese MR-Aufnahmen sind gut mit den Projektionsbildern der Angiokardiographie zu vergleichen.

5.3.2.6 *Kontrastmittel*

Gd-DTPA wird bei ischämischen Herzerkrankungen und kardialen Raumforderungen eingesetzt. Gd-DTPA hat den Nachteil, daß es sich nicht vorzugsweise im Myokard, sondern gleichmäßig im gesamten extrazellulären Raum des Körpers verteilt und außerdem nur eine ungleichmäßige Signalanhebung im ischämischen Myokard hervorruft.
Kontrastmittel mit anderen Eigenschaften, z. B. Polylysine, die nicht in den extrazellulären Raum übertreten, sind für die Beurteilung der Perfusion besser geeignet.

5.3.3 Vorsichtsmaßnahmen bei MR-tomographischen Untersuchungen des Herzens

Herzschrittmacher sind als absolute Kontraindikation für eine MR-Untersuchung anzusehen. Das statische Magnetfeld des Kernspintomographen kann zu einer Lageveränderung des Schrittmachers oder der Schrittmachersonde führen. Daneben kann es zu passageren oder zu permanenten Funktionsstörungen des Schrittmachers kommen [20].
Bei künstlichen Herzklappen wird eine gewisse Vorsicht angeraten [32]. Künstliche Herzklappen erzeugen bei höheren Feldstärken (ab 1,0 T) ein magnetisches Moment. Bei geringeren Feldstärken von 0,35 T wird dies nicht beobachtet. Die Starr-Edwards-Klappen sind von allen Herzklappen am stärksten magnetisierbar. Es ist jedoch nicht bekannt, ob die an der Klappe auftretenden magnetischen Kräfte von klinischer Relevanz sind. Über Komplikationen bei Patienten mit künstlichen Herzklappen liegen uns keine Mitteilungen vor. Im eigenen Krankengut wurden bei über 30 Patienten (vorwiegend mit Bjoerk-Shiley- und Starr-Edwards-Klappen) keine Komplikationen beobachtet. In unmittelbarer Nähe der Herzklappen können allerdings Bildartefakte beobachtet werden, die eine Beurteilung dieser Region erschweren.

5.3.4 Signalintensitäten, Kontraste und Relaxationszeiten

In gebräuchlichen T1-gewichteten EKG-getriggerten SE-Sequenzen grenzt sich das Myokard mit einer intermediären Signalintensität gut vom signalfreien intrakavitären Blut und vom hyperintensen perikardialen Fettgewebe ab. Bei längerer Echozeit, z. B. TE 75 oder 100 ms, kommt es zu einer Abnahme der Signalintensität des Myokards und zu einer unscharfen Darstellung der inneren Herzkonturen. Zusätzlich werden vermehrt intrakavitäre Strömungsphänomene beobachtet. T2w-SE-Sequenzen können Tumorgewebe, Thromben oder Infarktareale signalintensiver zeigen als das normale Myokard.
Die Bestimmung von T1- und T2-Zeiten des Myokards kann prinzipiell ähnlich erfolgen wie in Kap. 2 beschrieben. Allerdings ist die Be-

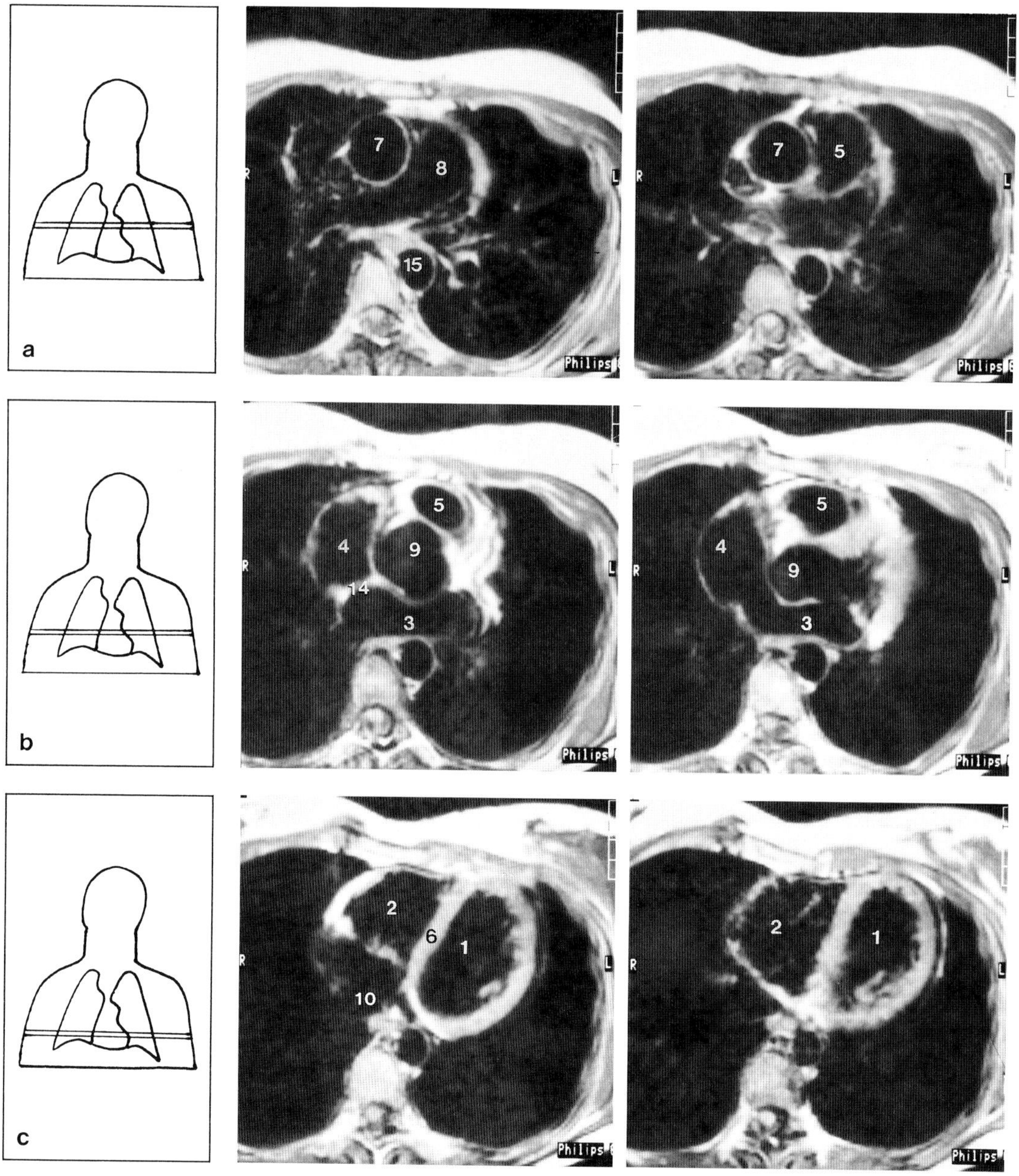

Abb. 5.35 a–c. Transversale MR-Aufnahmen des normalen Herzens. Schichtdicke 8 mm, von kranial nach kaudal. SE (700/30), EKG-getriggert. *1* Linker Ventrikel, *2* rechter Ventrikel, *3* linker Vorhof, *4* rechter Vorhof, *5* pulmonale Ausstrombahn, *6* Ventrikelseptum, *7* Aorta, *8* Pulmonalarterie, *9* Aortenklappenregion, *10* V. cava inferior, *11* V. cava superior, *12* Aortenbogen, *13* Mitralklappenregion, *14* Vorhofseptum, *15* Aorta descendens

stimmung der Relaxationszeiten aus Tomogrammen, die bei den üblicherweise verwendeten Multi-Echo- bzw. Mixed-Mode-Sequenzen erhalten werden, problematisch. Da sich das Herz während einer länger dauernden Echozeit bewegt, werden die MR-Signale von verschiedenen Myokardarealen, vor allem von Arealen mit wechselnder Dicke erhalten. Aus diesem Grunde sind die gemessenen Werte nicht genau.

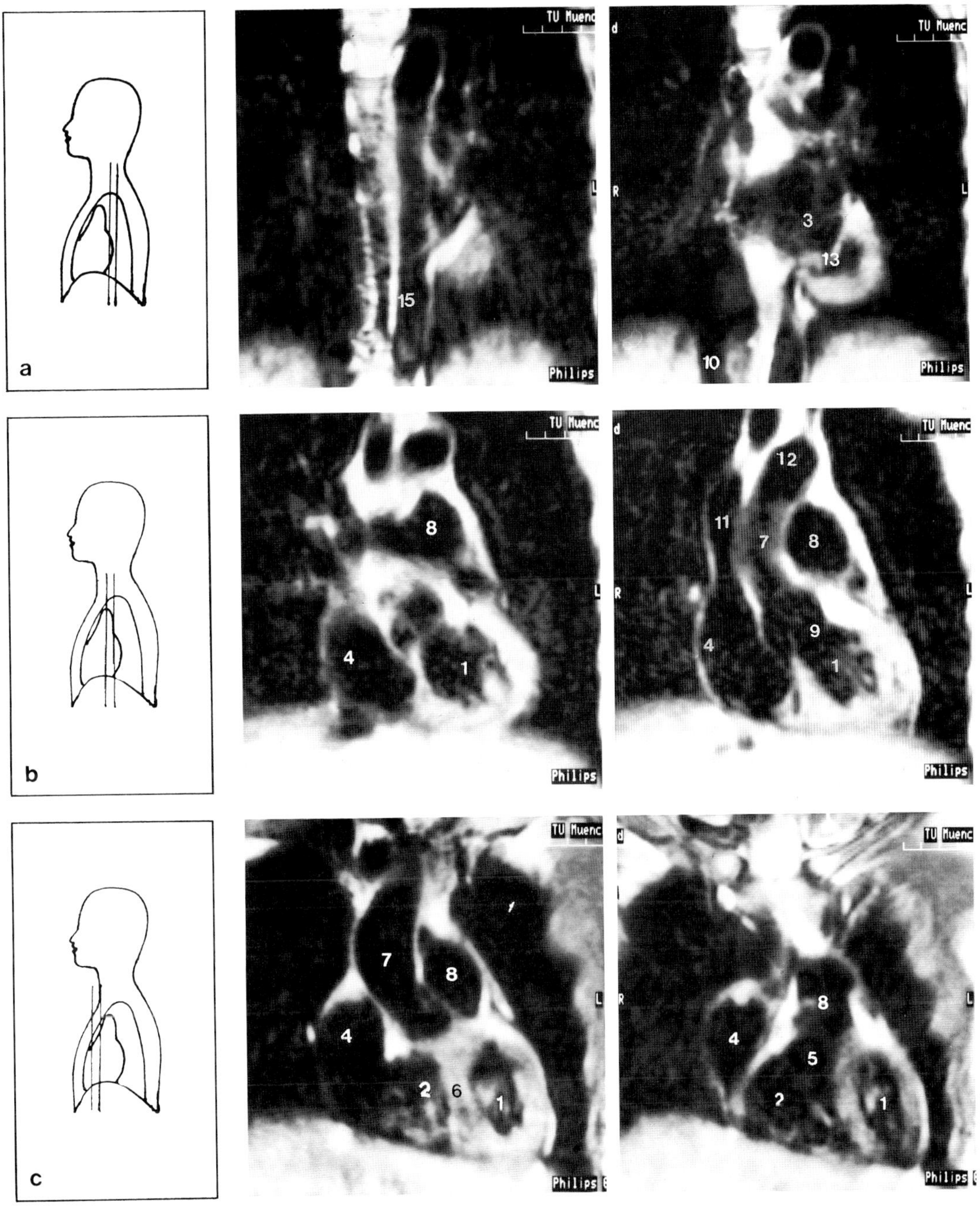

Abb. 5.36 a–c. Sagittale MR-Aufnahmen des normalen Herzens (von links nach rechts). SE (700/30), EKG-getriggert. Hinweisziffern s. Abb. 5.33

5.3.5 Anatomie des Herzens

Jede ausreichend große anatomische Struktur des Herzens läßt sich in allen orthogonalen Schnitten darstellen. Folgende Schnitte haben sich für bestimmte anatomische Regionen besonders bewährt:

- Transversale Schnittführung (Abb. 5.35): Lagebeziehung der Herzkammern zueinander, Ventrikelseptum, Vorhofseptum, Mitralklappenebene, Trikuspidalklappenebene.
- Koronare Schnittführung (Abb. 5.36): Rechter Vorhof, rechtsventrikuläre Aus-

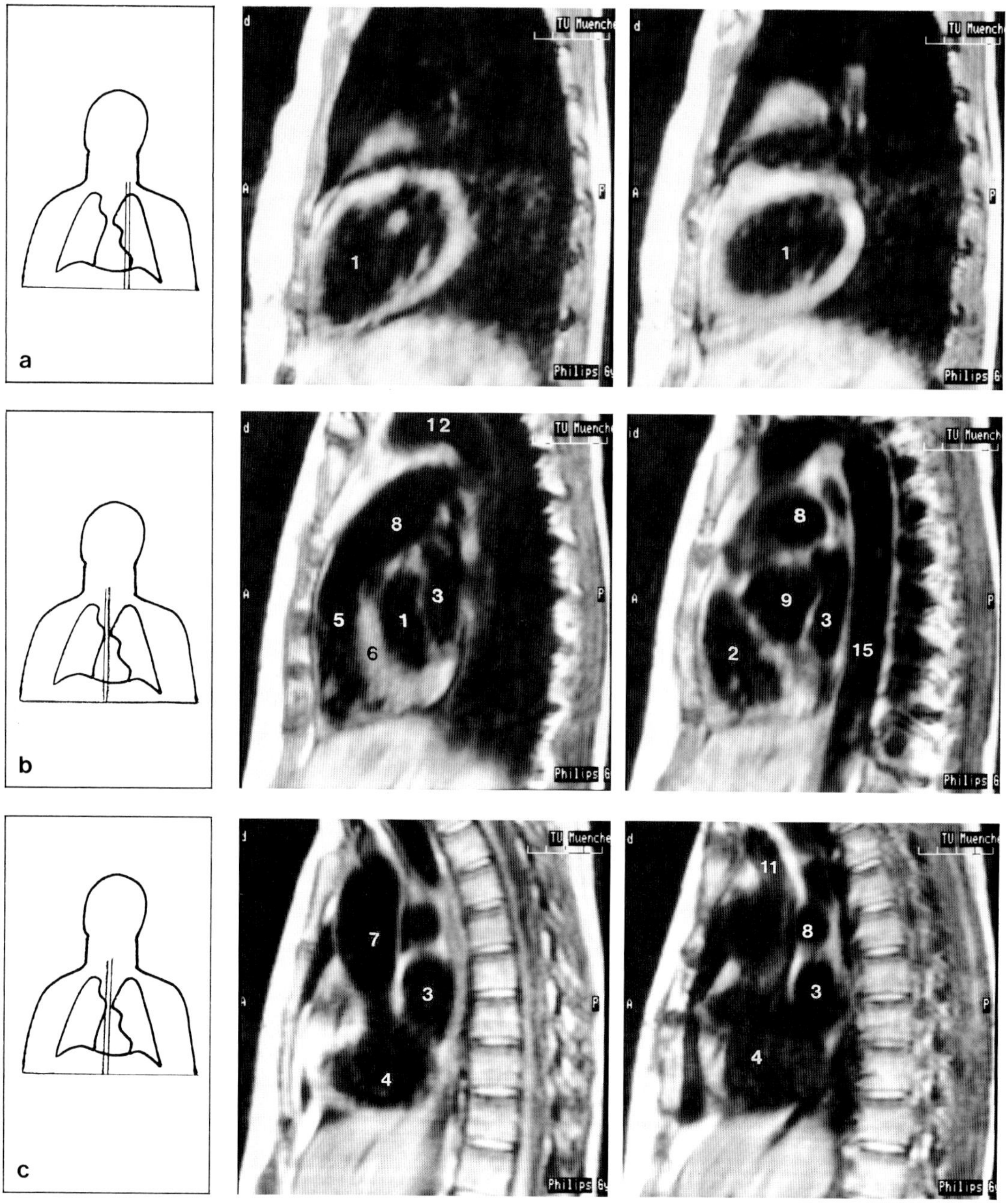

Abb. 5.37a–c. Koronare MR-Aufnahmen des normalen Herzens (von dorsal nach ventral). SE (700/30), EKG-getriggert. Hinweisziffern s. Abb. 5.33

strombahn, laterale Begrenzung des linken Ventrikels, Aortenklappenebene, Aortenbogen mit Abgängen der supraaortischen Äste.

- Sagittale Schnittführung (Abb. 5.37): Rechtsventrikuläre Ausstrombahn, dorsale Abschnitte des linken Vorhofs, Hauptstamm der Pulmonalarterie.
- Schnittführung in RAO- und LAO-Projektion (Abb. 5.38): Bestimmung der funktionellen Herzparameter (s. 5.3.6).

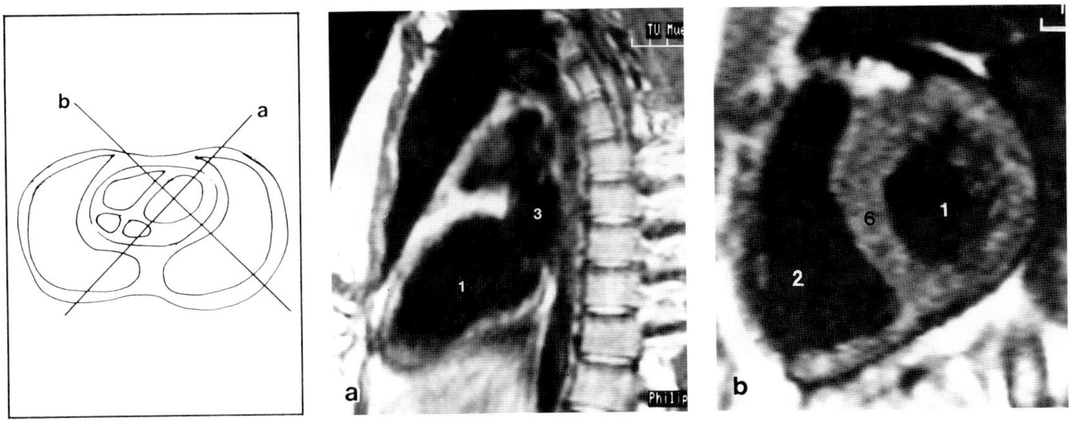

Abb. 5.38. **a** RAO-ähnliche Darstellung. Angulierte Schnittführung in der Herzachse. **b** LAO-ähnliche Darstellung. Schichtdicke 8 mm. Angulierte Schnittführung senkrecht zur Herzachse (doppelt angulierte Schnittführung). Nachteile dieser Schnittführung in SE-Technik: sehr zeitaufwendig. SE (700/30), EKG-getriggert. Hinweisziffern s. Abb. 5.33

5.3.6 Geometrische und funktionelle Herzparameter

Quantitative Herzparameter sind zur Beurteilung von Erkrankungen des Herzens von zentraler Bedeutung. Sie sind invasiv durch Herzkatheteruntersuchungen und nichtinvasiv mit der Echokardiographie zu erfassen. Für funktionelle Untersuchungen steht neben der Echokardiographie die Szintigraphie als „Goldstandard" zur Verfügung. Mit szintigraphischen Verfahren (Radionuklidventrikulographie) kann die Herzfunktion auch unter Belastung untersucht werden. Mit der Kernspintomographie lassen sich sowohl geometrische wie funktionelle Parameter erfassen, dies aber derzeit nur unter Ruhebedingungen [3, 6, 30]. Es soll nur auf einige wichtige Herzparameter eingegangen werden.

Herzwanddicke. Es haben sich hierfür SE-Bilder mit einer Schichtdicke von 8–10 mm bewährt. Bei Kindern sollten etwa 5 mm dicke Schichten eingesetzt werden. GE-Aufnahmen gewinnen zunehmend an Bedeutung. Die *Myokarddicke* läßt sich exakt ausmessen. Die Meßgenauigkeit beträgt dabei ±1 mm. Es ist darauf zu achten, daß die Wanddicke durch sog. Teilvolumeneffekte vergrößert werden kann, so daß bei Messungen an einer Multi-Slice-Serie auch die angrenzenden Nachbarschichten zu berücksichtigen sind. Um reproduzierbare Meßwerte zu erhalten, sollten die Messungen standardisiert an Bildern in der Diastole vorgenommen werden.

Herzbewegungsanalyse (regionale Wandkontraktionsanalyse). Durch einen Vergleich von systolischen und diastolischen Bildern (SE-Technik, GE-Technik, Cine-Mode) können Areale mit normaler Wandbewegung von Arealen mit Bewegungsstörungen unterschieden werden. A- und dyskinetische Wandabschnitte stellen sich darüber hinaus durch Rephasierungsphänomene des langsamer fließenden Blutes (Signalverstärkung) indirekt dar [5].

Herzklappen und Klappenfunktion. Mit der SE-Technik lassen sich zwar Herzklappenanteile erkennen, die Klappenmorphologie ist jedoch infolge der eingeschränkten zeitlichen Auflösung schlecht zu beurteilen. Mit GE-Cine-Techniken ist eine Analyse der Herzklappenfunktion möglich [5, 31]. Die Bildebene wird am besten senkrecht zur Klappenebene gewählt. Bei einer Klappeninsuffizienz bildet sich systolisch vor der Klappe infolge des Rückstroms von Blut eine signalarme Turbulenzzone in dem sonst signalreichen Blut aus (Abb. 5.39). Bei Klappenstenosen werden hinter dem stenosierten Klappenapparat turbulenzbedingte Signalminderungen beobachtet [23, 31]. Versuche, den Insuffizienz- oder Stenosegrad mit Hilfe der Turbulenzfläche zu quantifizieren, wurden unternom-

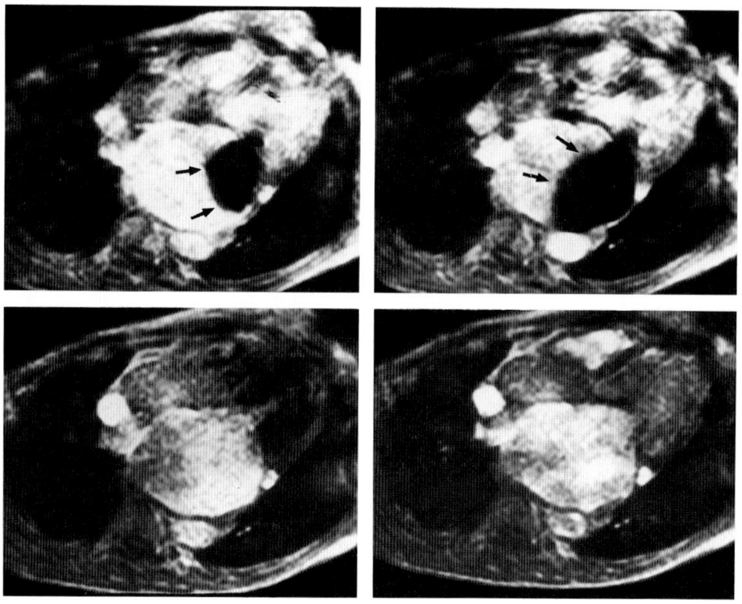

Abb. 5.39. Kombiniertes Mitralvitium (GE 15/50°). Dunkle Darstellung des Regurgitationsvolumens *(Pfeile)*

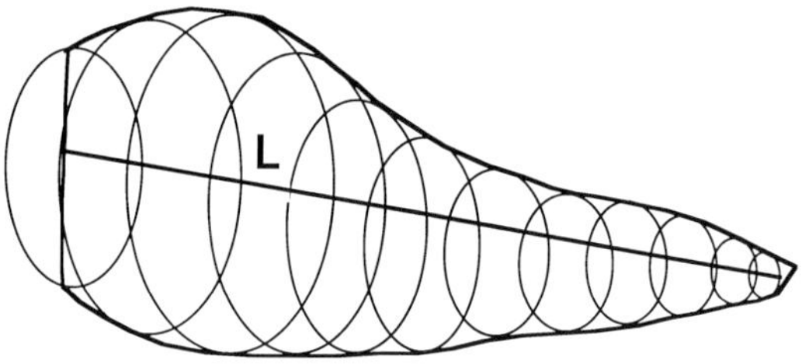

Abb. 5.40. Integrale Volumenberechnung. Bei dieser Methode wird ein dreidimensionaler Körper in scheibenförmige Volumina der Dicke *d* geschnitten. Das Volumen ergibt sich dann als Summe über die Flächen F_i, multipliziert mit der Schichtdicke *d*. (Aus [6])

men. Es besteht zwar eine gewisse Korrelation zum invasiv bestimmten Druckgradienten, im Einzelfall kann jedoch die Höhe des Gradienten nicht bestimmt werden. Ebenso ist ein Rückschluß von der Turbulenzfläche auf das Regurgitationsvolumen nicht unproblematisch, da die turbulenzbedingten Flußphänomene nicht mit dem Regurgitationsvolumen gleichzusetzen sind. Einerseits kann das Regurgitationsvolumen sowohl turbulente wie laminare Blutströmungen beinhalten, andererseits kann ein Jetstrom mit geringem Volumen in einem großen umgebenden Blutvolumen Turbulenzen induzieren.

Muskelmasse. Die linksventrikuläre Muskelmasse wird aus Bildern des linken Ventrikels mit großer Genauigkeit berechnet, wobei das innere Volumen des linken Ventrikels vom äußeren Volumen abgezogen wird [6].

Volumenbestimmung. Geeignet sind SE- und GE-Techniken [6, 22, 30, 35].

Linksventrikuläres Volumen. Linksventrikuläre Volumina können auf mehrere Arten berechnet werden: Unter Annahme eines Rotationsellipsoids kann aus der RAO-Schnittebene des linken Ventrikels das Volumen berechnet werden. Wesentlich genauer ist jedoch eine numerische Integration als Summe der Volumina in parallelen Schnitten [6] (Abb. 5.40 und 5.41). Weitere Verfahren zur Volumenberechnung sind kardiologischen Lehrbüchern zu entnehmen. Die Normalwerte zeigt Tabelle 5.11.

Ejektionsfraktion (EF). Die Ejektionsfraktion ist einer der wichtigsten globalen Herzparameter. Vergleiche der im MRT bestimmten Werte mit der Herzkatheteruntersuchung und der Radionuklidventrikulographie zeigen ein hohes Maß an Übereinstimmung (Abb. 5.42).
Eine zuverlässige Methode zur Bestimmung der Regurgitationsvolumina fehlt bisher. Die

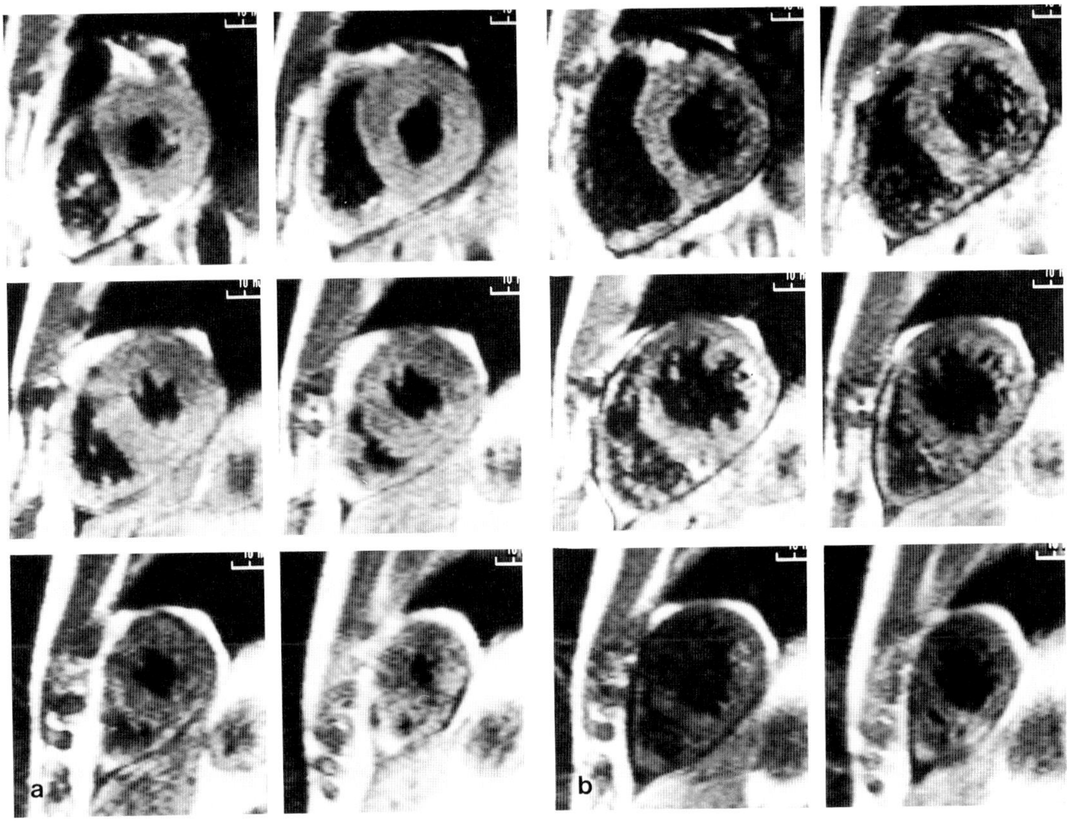

Abb. 5.41 a, b. Parallele Serienschnitte senkrecht zur Längsachse des linken Ventrikels, aufgenommen in Diastole (**a**) und Systole (**b**). Die Tomogramme stammen aus einer Cycled-multi-phase-Serie mit insgesamt 8×8 Tomogrammen. Aus solchen Bildserien können, wie im Text beschrieben, linksventrikuläre Volumina und die Myokardmasse bestimmt werden. Bei diesem Patienten ist wegen einer lange Jahre bestehenden Hypertonie die linksventrikuläre Muskelmasse vermehrt

Tabelle 5.11. Volumenbestimmung, Normalwerte. (Nach Feigenbaum u. Harvey [12])

Enddiastolischer Durchmesser:	– linker Ventrikel	40–55 mm
	– rechter Ventrikel	< 30 mm
Linker Vorhof, max. Durchmesser		15–40 mm
Kammerseptum, endsystol. Dicke		6–12 mm
Hinterwand, enddiastol. Dicke		
Linker Ventrikel:		
– enddiastol. Volumen		< 90 ml/m²[a]
– endsystol. Volumen		< 45 ml/m²[a]
Schlagvolumenindex		45–50 ml/m²[a]
Auswurffraktion,		55–75 %

$$EF = \left(100 \cdot \frac{\text{Schlagvolumen}}{\text{linksventr. enddiastol. Volumen}}\right)$$

Volumenberechnung $V = \frac{8}{3} F^2 / l$

[a] Bezogen auf Körperoberfläche.
l Durchmesser Längsachse, *F* Durchmesser Querachse.

Dopplersonographie ist durch das Fehlen geeigneter akustischer Fenster eingeschränkt. Mit Hilfe der Cine MR gelingt es, Turbulenzzonen, die durch Regurgitation verursacht werden, darzustellen [5, 31].

5.3.7 Ischämische Herzerkrankungen

MR-tomographische Herzuntersuchungen wurden bei frischen [8, 21, 34] und älteren Herzinfarkten und nach koronaren Bypassoperationen durchgeführt [14, 36]. Stenosen und Verschlüsse von Koronararterien lassen sich jedoch wegen ihres gekrümmten Verlaufs und infolge der eingeschränkten Ortsauflösung zum jetzigen Zeitpunkt nicht ausreichend genau und zuverlässig darstellen. Bei Patienten mit frischem Infarkt muß in jedem Fall eine kontinuierliche Überwachung des Patienten

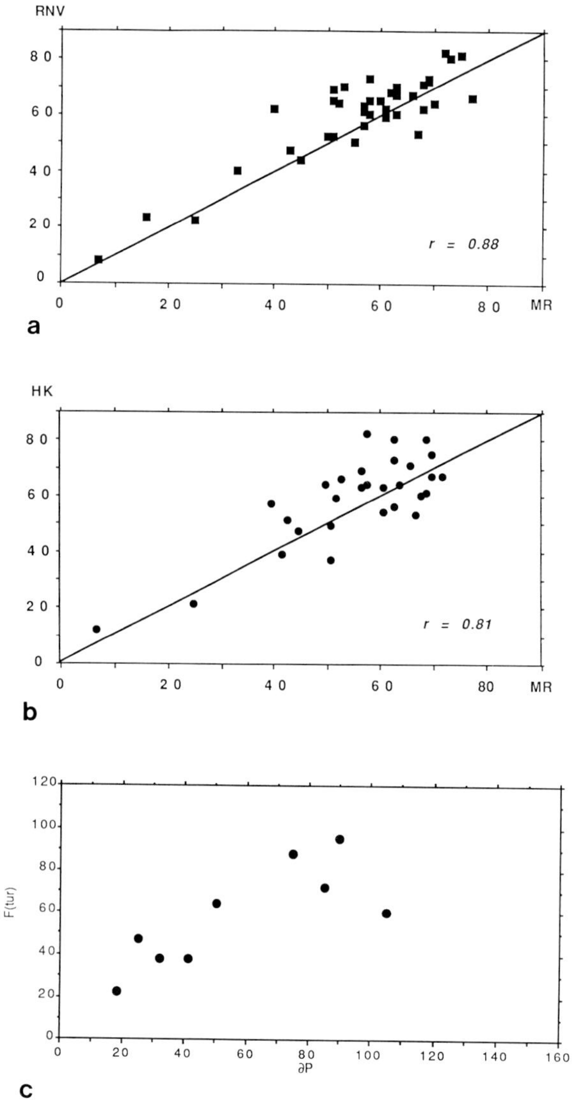

Abb. 5.42 a, b. Korrelation der linksventrikulären Auswurffraktion, invasiv gemessen mit der Radionuklidventrikulographie *(RNV)*, dem Linksherzkatheter *(HK)* und der Kernspintomographie *(MR)*. Die Korrelation ist gut, der Korrelationskoeffizient beträgt r = 0,88 bzw. r = 0,81. **c** Vergleich der MR-tomographisch bestimmten Turbulenzfläche *F(tur)* mit dem Schweregrad einer Mitralinsuffizienz (MI), die mit Hilfe des invasiv gemessenen Druckgradienten (Δp) quantifiziert wurde. Der Korrelationskoeffizient ist mit r = 0,57 nur mäßig. Die nicht befriedigende Korrelation ist dadurch begründet, daß insbesondere bei schwerer Mitralinsuffizienz die Ausprägung einer Turbulenzzone oft kleiner ist, als man bei einem linearen Zusammenhang zwischen F(tur) und dem Grad der MI annehmen sollte. Dieser Unterschied beruht auf einem bei schwerer MI zu beobachtenden laminaren Rückstrom

mit der Möglichkeit der Notfallversorgung, wie sie in modernen kardiologischen Intensivstationen üblich ist, gewährleistet sein. Da dies in der MRT-Installationen schwer realisierbar ist, ist die Untersuchung von Patienten mit frischem Herzinfarkt selten zu verantworten.

5.3.7.1 *Herzinfarkt*

Befunde beim frischen Herzinfarkt. Aufgrund der erschwerten Untersuchungsbedingungen und der noch fehlenden klinischen Relevanz wurden bisher nur wenige Patienten nach frischen Infarkten untersucht. Die Ergebnisse werden kontrovers diskutiert. Bei Patienten und in Tierversuchen konnten Veränderungen der Signalintensität der betroffenen Herzmuskulatur und Veränderungen der Relaxationszeiten festgestellt werden. Die Ausdehnung des infarzierten Myokards ließ sich im Tierversuch exakt bestimmen [8]. Die ersten Veränderungen der Signalintensität im T2-Bild konnten bereits 3 h nach einem Infarkt, die größte Anhebung der Signalintensität 4 Tage nach Ligatur eines Koronargefäßes beobachtet werden [21]. Eichstädt et al. [11] fanden nach intravenöser Gd-DTPA-Applikation eine Signalzunahme im infarzierten Myokard. Tscholakoff jedoch fand im Gegensatz dazu keine Verbesserung des Kontrasts zwischen normalem und ischämisch geschädigten Myokard nach Gd-DTPA-Applikation [34]. Neben Signalveränderungen kann frühzeitig eine Verdünnung des betroffenen Myokardareals beobachtet werden [26].

Befunde bei älteren Infarkten. Bei älteren Infarkten lassen sich häufig morphologische Veränderungen erkennen, z.B. eine Verdünnung von betroffenen Kammerabschnitten. Solche Veränderungen werden aber auch bei Kardiomyopathie festgestellt und sind nur dann als Hinweis auf einen Infarkt zu werten, wenn sie eindeutig regional abgrenzbar sind. Ein weiteres Kriterium für einen älteren Infarkt ist in der SE-Sequenz die Signalintensitätszunahme des intrakavitären Blutes im zweiten Echo im Bereich der myokardnahen Abschnitte bewegungsgestörter Wandareale. Allerdings kann auch dieser Befund bei Kardiomyopathien mit regionalen Motilitätsstörungen beobachtet werden. Die Differenzierung von langsam

Tabelle 5.12. Aussagekraft der MR bei kongenitalen Vitien

Kammeranatomie	+++
VSD	+++
ASD	+
Große Gefäße	+++
Koronararterien	–
Klappenstenose/-insuffizienz	+
Postoperative Komplikationen	+++

+ geeignet, ++ gut geeignet, +++ sehr gut geeignet, – nicht geeignet.

Tabelle 5.13. Häufigkeit der angeborenen Herzvitien. (Nach Schad [27])

Häufige Mißbildungen	[%]
Ventrikelseptumdefekt (VSD)	20–28
Offener Ductus Botalli	10–15
Fallot-Tetralogie	10–15
Pulmonalstenose ohne VSD	10–15
Vorhofseptumdefekt (ASD)	10–14
Transposition der großen Gefäße	5– 9
Aortenisthmusstenose	5– 9
Aortenstenose	3– 7
Seltene Mißbildungen	
Trikuspidalatresie	1–3
Trennung arteriosus comm.	0,7–3
Singulärer Ventrikel	1–3
Korrigierte Transposition	1–3
Totale Fehleinmündung v. Lungenvenen	1–2
Dextrokardie	1,65
Partielle falsche Mündung	1,38
Vaskuläre Ringe	1,35
Aortenatresie u. Mitralatresie	1–2
Pulmonalatresie	0,7–1
Ebstein-Anomalie	0,32–1
Sonstige sehr seltene Mißbildungen	< 1

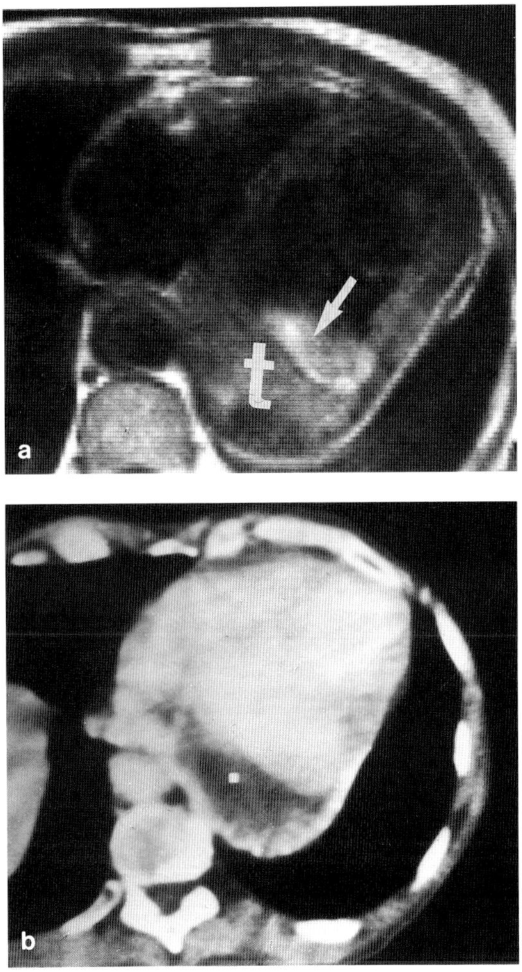

Abb. 5.43 a, b. Alter Herzinfarkt. **a** SE (900/60). Aneurysma der Herzhinterwand mit Thrombus *(t)* und Strömungssignal *(Pfeil)*. **b** CT mit KM. Thrombus dunkel

fließendem Blut und Thromben an der Herzwand kann manchmal schwierig sein. Von Bedeutung für die Therapie ist der Nachweis von Thromben oder eines Aneurysmas in der Infarktregion (Abb. 5.43).

5.3.7.2 Koronargefäße und aortokoronare Venenbypasses

Gelingt es, einen aortokoronaren Bypass einwandfrei zu identifizieren – in der SE-Sequenz signalarm [14], im GE-Mode signalreich [36] –, ist der Bypass mit hoher Wahrscheinlichkeit durchgängig. Die fehlende Darstellung eines Bypasses ist jedoch nicht beweisend für einen Verschluß. Stenosen im Bypass sind nicht zu erkennen. 3D-Rekonstruktionstechniken können möglicherweise die Diagnostik im Bereich der proximalen Koronararterien verbessern.

5.3.8 Herzvitien

Mit der MR-Tomographie läßt sich in den meisten Fällen das ganze Ausmaß der zugrundeliegenden Anomalie darstellen [9, 16]. Im Gegensatz zur Echokardiographie, die jeweils nur einen kleinen Abschnitt des Herzens darzustellen vermag und deren Aussagekraft stark von

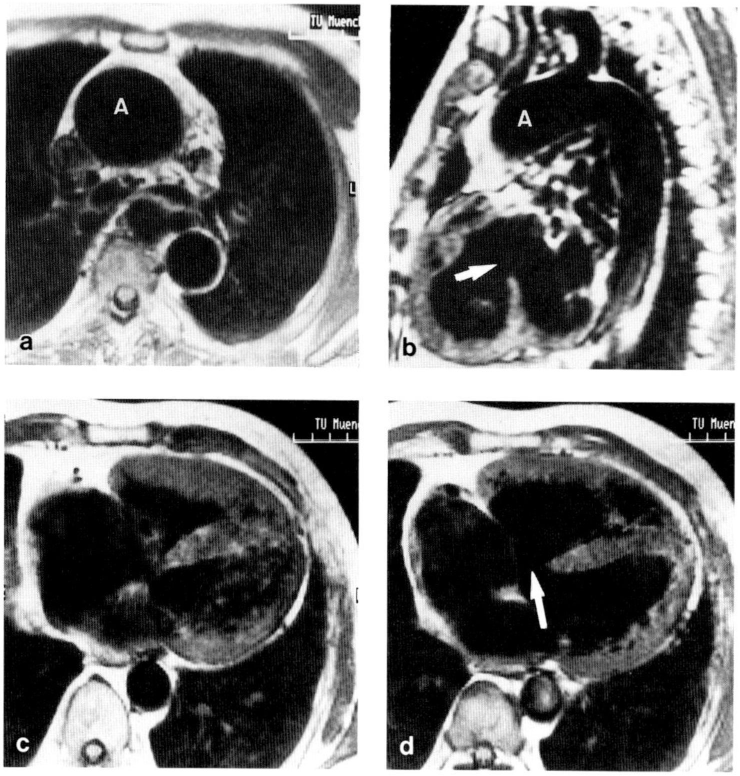

Abb. 5.44 a–d. Pulmonalatresie mit Ventrikelseptumdefekt (SE 700/30). Auf den transversalen Bildern (**a, c, d**) kommt das Fehlen der Pulmonalarterie und die Insertion der Aorta *(A)* „reitend" über dem großen VSD gut zur Darstellung. Im Sagittalschnitt (**b**) ist außerdem die Ausdehnung des VSD gut zu erkennen *(Pfeil)*. Das ganze Ausmaß der anatomischen Veränderung (bei Zustand nach Shuntoperation im Kindesalter) konnte auf serienparallelen Tomogrammen in transversaler koronarer und sagittaler Schichtführung dargestellt werden (fehlender Hauptstamm der A. pulmonalis!)

der Erfahrung und Ausbildung des Untersuchers abhängt, kann die MRT übersichtlich das gesamte Herz abbilden (Tabelle 5.12). Zur Häufigkeit der Vitien s. Tabelle 5.13.

5.3.8.1 *Befunde bei angeborenen Vitien*

Bei der Analyse der MR-Bilder müssen die Größe aller Herzhöhlen, die Lagebeziehung zu den großen Gefäßen und die Dicke und Form der Kammerwände und Septen beschrieben werden. Abnorme Strömungsverhältnisse in den Herzkammern oder in unmittelbarer Nähe der Kammerwände werden erfaßt. Direkt zu erkennen sind Obstruktionen der großen Gefäße, Atresien und Fehleinmündungen von Aorta, V. cava und Pulmonalarterien. Indirekte Zeichen von Fehlbildungen sind Kammer- und Myokardveränderungen als Folge von Volumen- bzw. Druckbelastungen durch Shuntbildungen und Klappenstenosen bzw. -insuffizienzen.

Ventrikelseptumdefekt. Ein Ventrikelseptumdefekt (VSD) läßt sich meist sehr gut in axialen SE-Sequenzen, häufig auch in sagittalen Schnitten darstellen. Kleine Defekte, die in SE-Technik nicht eindeutig erkannt werden können, lassen sich jedoch mit GE-Technik an den Signalverlusten durch Turbulenzen im sonst signalreichen Blut erkennen. Diese geben einen Hinweis für einen VSD, ohne daß sich der VSD damit lokalisieren läßt. Bei einem VSD mit Links-rechts-Shunt läßt sich die Blutströmung in GE-Aufnahmen als signalarme Zone im rechten Ventrikel erkennen (Abb. 5.44).

Vorhofseptumdefekt. Zur Darstellbarkeit von Vorhofseptumdefekten (ASD) liegen unterschiedliche Angaben vor. Didier [9] konnte 16 Defekte klar identifizieren, Diethelm [10] 26 von 31 Defekten. Im eigenen Krankengut gelang eine Identifikation lediglich in 3 von 7 bereits vordiagnostizierten Fällen. Diese unterschiedlichen Ergebnisse sind durch die verschiedene Ausprägung und den unterschiedlichen Schweregrad des Defekts (z.B. im Bereich der Fossa ovalis) zu erklären. Während sich Unterbrechungen des Ventrikelseptums fast immer erkennen lassen, sind sie im schwer darstellbaren Vorhofseptum häufig nicht sicher abzugrenzen. Da das Vorhofseptum sehr dünn ist und gekrümmt verläuft, kann es häufig nicht als durchgehende Membran dargestellt werden. Ein schwächer werdendes Signal des Vorhofseptums, das dann möglicherweise ganz verschwindet, darf somit nicht mit dem Vorhandensein eines Vorhofseptumdefekts gleichgesetzt werden. Nur wenn das Vorhofseptum über einen bestimmten Verlauf hin eher etwas dicker erscheint oder der Defekt in 2 benachbarten Schnitten darzustellen ist und dann abrupt verschwindet, ist die Diagnose „ASD" gerechtfertigt. Durch eine Schnittführung orthograd zum vermuteten Septumdefekt läßt sich die Treffsicherheit erhöhen.

Aortenisthmusstenose. Die Aortenisthmusstenose wird am zweckmäßigsten in Schnitten parallel und orthograd zum Gefäßverlauf untersucht (RAO-Projektion). Falls eine membranöse Form der Stenose vorliegt, ist nur eine Untersuchung in einer Ebene parallel zum Verlauf des Gefäßes aussagefähig. Die Abgänge der großen Arterien können auf sagittalen Schnitten klar gesehen werden. Axiale Schnitte durch und etwas oberhalb des Aortenbogens sind ebenfalls diagnostisch wertvoll (Abb. 5.45). Lage, Ausdehnung und Gefäßbeteiligung ließen sich in 13 von 14 Fällen mit Aortenisthmusstenose exakt darstellen [28]. Zusätzlich wurden poststenotische Dilatationen und erweiterte Kollateralkreisläufe gefunden. Postoperativ und nach angioplastischen Eingriffen [2] konnten Restenosierungen, Aneurysmata und Hämatome sicher nachgewiesen werden.

Sonstige Vitien. Ein totaler oder partieller Situs inversus und Fehleinmündungen der großen Gefäße sind Vitien, die aufgrund der Abbildung der großen Gefäße sicher zu diagnostizieren sind (Abb. 5.46). Venöse Anomalien [13] und Anomalien der großen Arterien sind ebenso zu identifizieren, die direkte Darstellung eines offenen Ductus Botalli gelingt dagegen nicht immer. Trikuspidal- und Pulmonalatresien lassen sich gut darstellen.

Bei Patienten mit „single ventricle" eignen sich transversale und koronare Bilder zur Darstellung des Ventrikels und des häufig noch vorhandenen Septumanteils. Ein rudimentäres Septum und sichtbar angelegte Kammern lassen sich besser als in der Echokardiographie abbilden (Abb. 5.46 und 5.47).

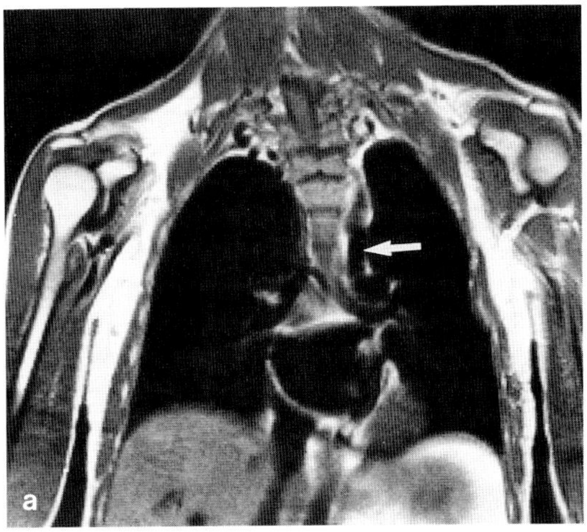

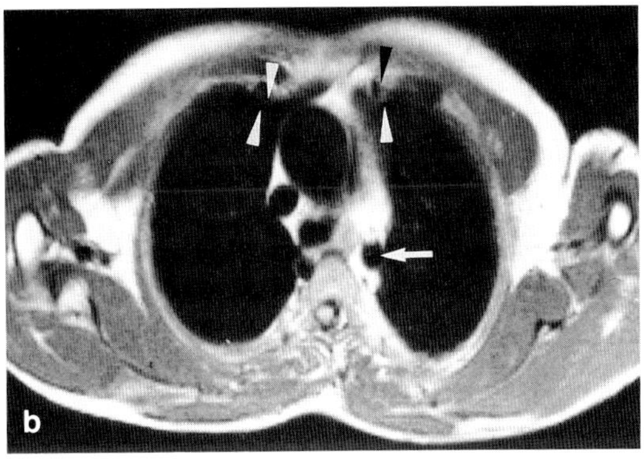

Abb. 5.45 a, b. Aortenisthmusstenose (SE 1000/30). Die ca. 40 mm lange Stenose läßt sich sowohl in koronarer wie in transversaler Schnittführung erfassen *(Pfeile)* Kollateralkreislauf erkennbar (A. mammaria bilaterial, *Pfeilspitzen*). (Aus [4])

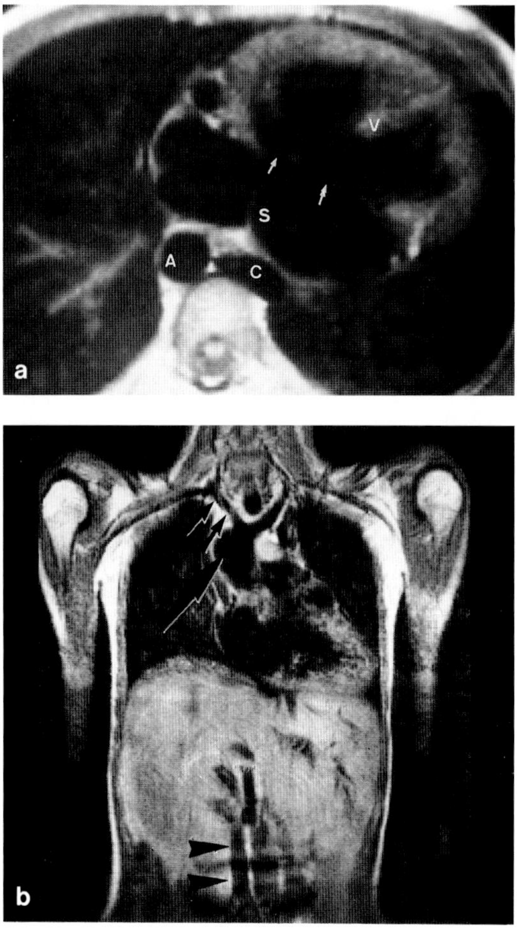

Abb. 5.46. **a** Double right-outlet ventricle (SE 800/30). Gemeinsamer Ventrikel mit inkompletter Kammer und Ventrikelseptumdefekt *(V)*, rechts verlaufender Aorta *(A)*, links verlaufender V. cava inferior *(C)*. Klappenebene *(Pfeile)*. **b** Rechts verlaufender Aortenbogen *(großer Pfeil)*. *Kleiner Pfeil:* rechte A. brachiocephalica

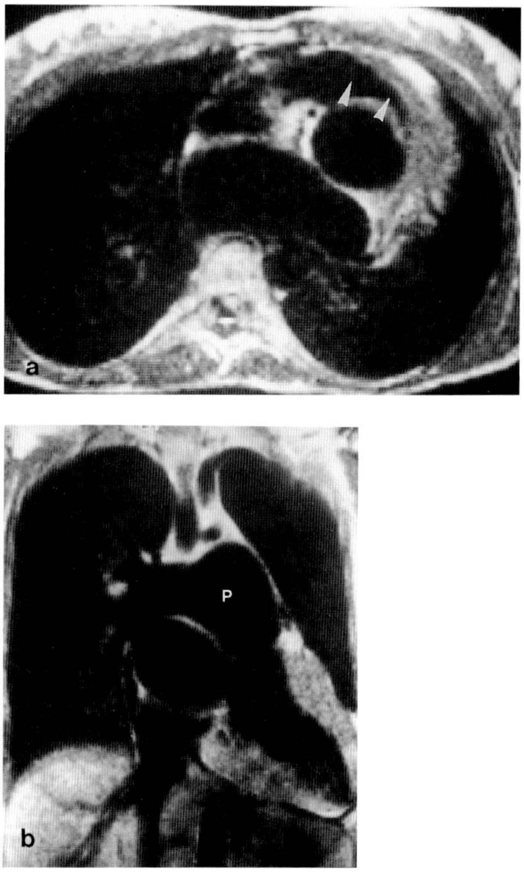

Abb. 5.47 a, b. SE (900/30). **a** Single ventricle mit Malpositionsstellung der großen Arterien mit subaortaler Auslaßkammer. *Pfeilspitzen* weisen auf das Lumen des rudimentär angelegten rechten Ventrikels. Dazwischen rudimentäres Kammerseptum. **b** Erweiterte Pulmonalarterien *(P)*

5.3.8.2 Erworbene Vitien und Aortendissektion

Bei Aorten- und Mitralvitien läßt sich in SE-Technik die hypertrophierte Muskulatur der Herzkammern hervorragend erfassen. Bei Veränderungen des Klappenapparats können gelegentlich asymmetrische Klappenanteile beobachtet werden. Gestörte Klappenfunktionen lassen sich im GE-Mode beurteilen (s. Abb. 5.46). Dissektionen der Aorta ascendens sind mit hoher Treffsicherheit zu erfassen [18]. Um Fehldeutungen zu vermeiden, ist es wichtig, daß dabei die Dissektionsmembran auf mehreren Schnittebenen abgebildet wird (Abb. 5.48).

Zwischen falschem und wahrem Lumen können sowohl im SE- wie im GE-Mode Signaldifferenzen beobachtet werden. Strömungsbedingte Veränderungen allein sind jedoch nicht beweisend für das Vorliegen einer Dissektion. Die für ein operatives Vorgehen bedeutsamen Ein- und Austrittspforten lassen sich jedoch nur selten darstellen.

Ein Vergleich der Cine-MR mit der Echokardiographie erbrachte bei 47 von 56 pathologisch veränderten Herzklappen eine Übereinstimmung in der Diagnose Insuffizienz oder Stenose. Nachteilig wirkt sich bei der MRT die fehlende Darstellbarkeit von Klappenkalk aus.

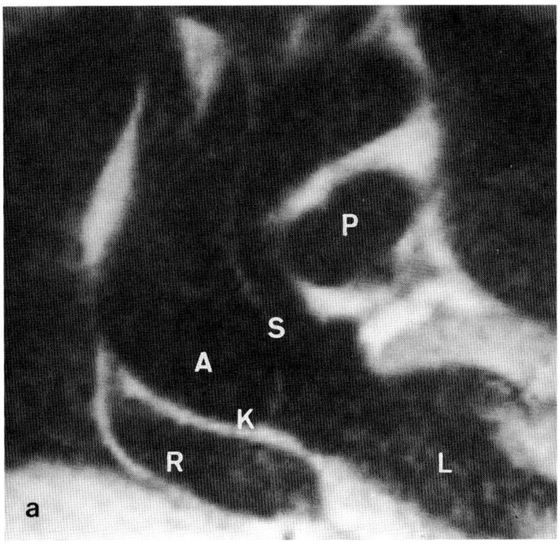

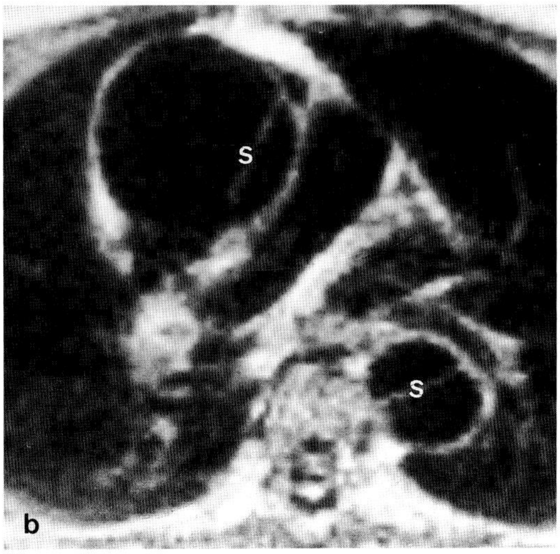

Abb. 5.48 a, b. Aortenstenose mit Dissektion in koronarer (**a**) und transversaler (**b**) Schnittführung (SE 900/30). *S* Intimaflap, *A* Aorta ascendens, *K* Klappenebene, *R* rechter Vorhof, *P* A. pulmonalis, *L* linker Ventrikel

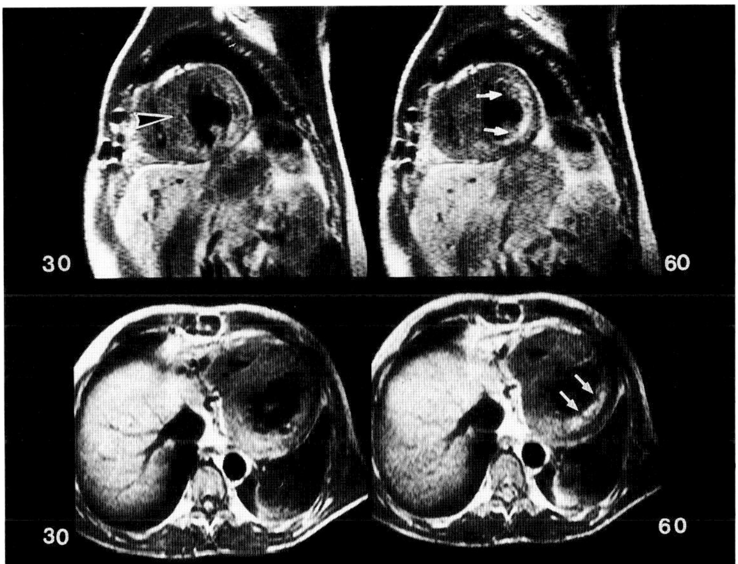

Abb. 5.49. Asymmetrische hypertrophe Kardiomyopathie in parasagittaler *(oben)* und transversaler *(unten)* Schnittführung. Das interventrikuläre Septum ist massiv hypertrophiert. Ebenfalls ist die rechtsventrikuläre Kammerwand hypertrophiert. Auf den Tomogrammen des ersten Echos (SE 570/30) scheint die posterolaterale Kammerwand mäßig verdickt zu sein. Dagegen stellt sich im zweiten Echo (SE 570/60) der luminale Anteil mit deutlich höherer Signalintensität dar *(Pfeile)*. Eine vergleichende szintigraphische Myokardperfusion zeigt in diesem Bereich eine deutliche Aktivitätsminderung, die Radionuklidventrikulographie zeigt eine Bewegungsstörung. Somit ist die laterale Kammerwand nicht hypertrophiert, sondern eher etwas substanzvermindert. Aufgrund des stagnierenden Blutflusses kommt das wandnahe Blut im ersten Echo mit ähnlich hohem Signal wie das Myokard zur Darstellung, eine Differenzierung zwischen Blut und Myokard gelingt im zweiten Echo

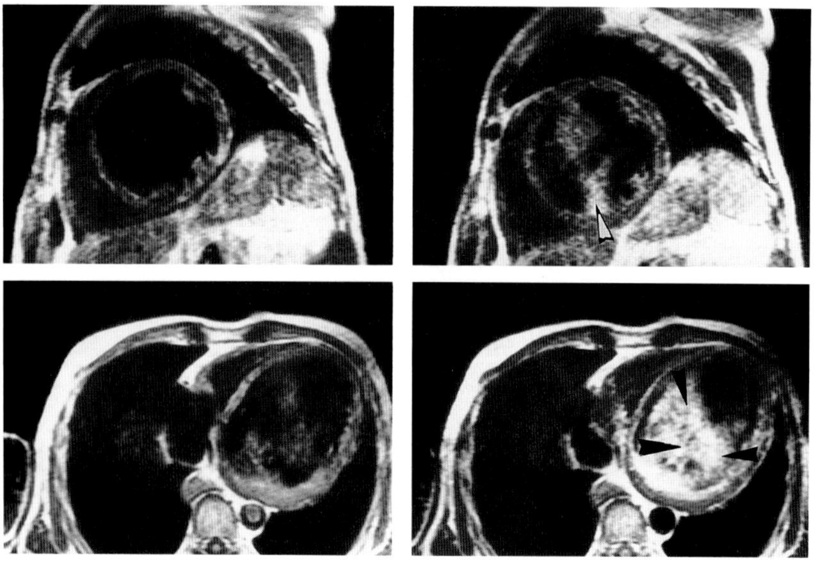

Abb. 5.50. Dilatative Kardiomyopathie in parasagittaler *(oben)* und transversaler *(unten)* Schnittführung (SE 1000/30, 70). Das rechte Herz (Vorhof und Ventrikel) erscheinen noch normal groß, während die linke Herzkammer extrem dilatiert ist. Diese Aufnahme wurde kurz vor einer erfolgreichen Herztransplantation aufgenommen. Die Auswurffraktion des linken Ventrikels betrug zum Zeitpunkt der Aufnahme ca. 15 %. Im zweiten Echo stellt sich das langsam strömende Blut signalreich dar *(Pfeilspitzen)*. Als Nebenbefund kommt in dem epikardialen Fett die rechte Koronararterie als signalloser Fleck zur Darstellung *(Pfeil)*

5.3.9 Kardiomyopathien

Die Erfahrungen in der MR-Tomographie bei Kardiomyopathien sind bisher noch beschränkt.

5.3.9.1 Hypertrophe Kardiomyopathie

Es wird zwischen der hypertrophen obstruktiven (HOCM) und der hypertrophen nicht obstruktiven (HNCM) unterschieden. In der MRT läßt sich die Verteilung der Hypertrophie speziell des Myokards, von Myokardanteilen und insbesondere von Verdickungen des Interventrikularseptums beobachten [16, 17]. Die Dicke des Kammerseptums und der Seitenwände kann vermessen werden. Aus der Verdickung des Septum interventriculare und des Myokards darf jedoch nicht auf das Ausmaß der Obstruktion geschlossen werden (Abb. 5.49).
Zu vermeiden sind Fehleinschätzungen der Wanddicke durch Teilvolumeneffekte. Die MR-Tomographie ist sowohl zur primären Diagnostik wie auch zur Verlaufskontrolle geeignet.

Eine Dilatation der Herzkammern wird häufig von einem relativ zu geringem Herzzeitvolumen begleitet. Die primäre Diagnostik erfolgt mit der Echokardiographie und der Herzkatheteruntersuchung, Funktionsbeurteilung und Verlaufskontrollen in erster Linie durch die Radionuklidventrikulographie. Die MR-Tomographie eignet sich zur Verlaufskontrolle der Größe der Herzhöhlen, die durch die Kardiomyopathie in unterschiedlichem Maße betroffen sein können (Abb. 5.50).

5.3.9.2 Restriktive und konstriktive Kardiomyopathie

Hier besteht eine eingeschränkte Dehnbarkeit des Myo- bzw. Endokards infolge von fibrosierenden Umbauvorgängen. Die Bedeutung der MR-Tomographie liegt bei diesen Erkrankungen darin, daß Erkrankungen und Veränderungen des Perikards als Ursache der Restriktion ausgeschlossen werden können [25].

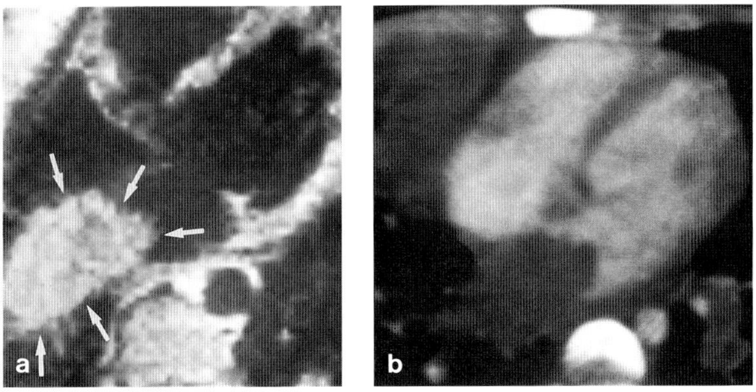

Abb. 5.51. **a** Intrakardiale Metastase eines pleomorphen Histiozytoms in der Wand des linken Vorhofs *(Pfeile)*. **b** Zugehöriges CT nach intravenöser Kontrastmittelgabe. Zusätzliche Tumormassen parakardial an der lateralen Wand des rechten Vorhofs/Ventrikels

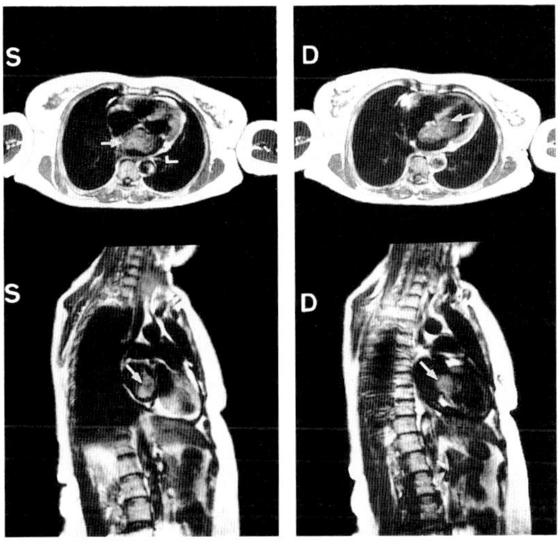

Abb. 5.52. Gelapptes Vorhofmyxom (SE 700/30). In den systolischen Bildern *(S)* kommt das Myxom *(Pfeile)* vollständig im linken Vorhof zur Darstellung, während es diastolisch *(D)* durch die Mitralklappe in den linken Ventrikel prolabiert

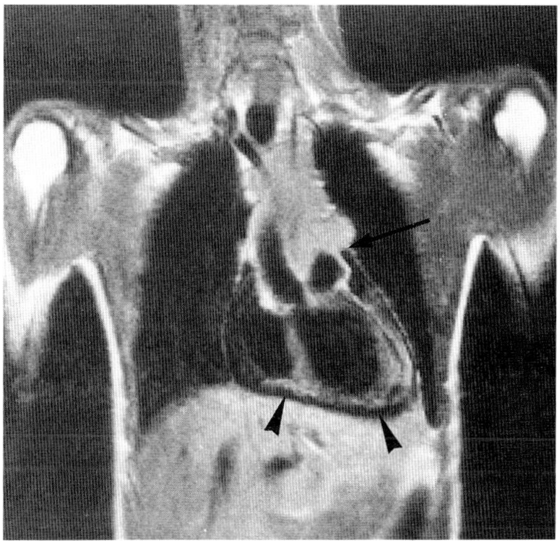

Abb. 5.53. Perikardinfiltration bei M. Hodgkin (SE 900/35). Die Tumormassen sind nicht vom Perikard abzugrenzen *(Pfeil)*. Durch die Perikardbeteiligung hat sich ein Perikarderguß ausgebildet. (*Pfeilspitzen:* signalarmer Saum)

5.3.9.3 Entzündliche Herzmuskelerkrankungen, Herztransplantate

Entzündliche Herzmuskelerkrankungen können viral oder bakteriell bedingt sein. Daneben können Stoffwechselveränderungen, wie Hämochromatose und Amyloidose, eine Myokarderkrankung hervorrufen. Für bestimmte Erkrankungen typische Myokardveränderungen können mit der MRT nicht gefunden werden. In einem Fall einer Sarkoidose konnte ein Sarkoidoseknoten als signalintense Struktur im Myokard nachgewiesen werden [24]. Bei Abstoßungsreaktionen nach Herztransplantationen ließen sich ebenso keine typischen Veränderungen im Myokard erkennen. Aussagen zur Progredienz einer Erkrankung bzw. zur Befundbesserung nach therapeutischen Maßnahmen sind durch exakte Messungen der Myokarddicke im Verlauf jedoch möglich.

Tabelle 5.14. Primäre Herz und Perikardtumoren. (Aus Lackner u. Thurn [19])

Gutartig (80%)		Bösartig (20%)	
Myxom, Fibrom	50%	Sarkome 20%	
Rhabdomyom	20%	– Hämangiosarkom	
Lipom		– Rhabdomyosarkom	
Angiom		– Fibrosarkom	
Papillom		– Leiomyosarkom	
Leiomyom	10% Selten	Teratom (maligne)	
Teratom (benigne)		Perikard-mesotheliom	Selten
Hämangiom		– Osteosarkom (extraskeletal)	
Xanthom			

5.3.10 Intra- und parakardiale Raumforderungen

Primäre intrakardiale Tumoren sind selten (Tabelle 5.14), bei mediastinalen Tumoren kommt es jedoch gelegentlich zu einem Übergreifen auf Perikard und Myokard (Abb. 5.51–5.53).
Ein Tumorverdacht aufgrund der echokardiographischen Untersuchung läßt sich mittels MRT bestätigen [28, 37]. Intrakardiale Tumoren kommen ähnlich wie in der Echokardiographie als Prozesse in den Herzhöhlen oder Kammerwänden zur Darstellung.
Tumoren können ein anderes Signalverhalten als das normale Myokard aufweisen. Das Signalverhalten bei Fibromen und Lipomen ermöglicht eine gewisse artdiagnostische Zuordnung. Lipome erscheinen im T1w- und T2w-Bild hyperintens, Fibrome im Vergleich zum Myokard hypointens. Die anderen Tumoren weisen kein typisches Signalverhalten auf. Thromben zeigen ebenfalls kein typisches Signalverhalten und können daher im MRT nicht sicher von anderen raumfordernden Prozessen differenziert werden.
Bei Thromben können eine Verdickung der Herzwand, abnorme Beweglichkeit im Bereich des Thrombus und eine fehlende Gd-DTPA-Aufnahme gefunden werden. Bei parakardialen Raumforderungen kann die Ausdehnung auf das Perikard und die Lagebeziehung zum Perikard erkannt werden.

5.3.11 Perikarderkrankungen

Das normale Perikard kann als dunkle Linie zwischen dem perikardialen Fettgewebe und dem Myokard erkannt werden [29]. Es läßt sich überall da abgrenzen, wo eine ausreichende Fettschicht zwischen epikardialem und mediastinalen Fettgewebe vorhanden ist. Dies ist häufig im Bereich des dorsalen und lateralen Perikardabschnitts des linken Ventrikels und vor dem rechten Vorhof der Fall. In anatomischen Studien wird die Dicke des normalen Perikards mit 0,5–1 mm angegeben. Die gemessene Dicke des Perikards im T1w-SE-Bild beträgt jedoch zwischen 1,6 und 2,6 mm. Dies läßt den Schluß zu, daß die dunkle Linie sowohl das Perikard wie auch die perikardiale Flüssigkeit darstellt.

5.3.11.1 Perikarderguß und Perikardzysten

Beim Perikarderguß hängt die Signalintensität – wie bei den übrigen Körperflüssigkeiten – vom Eiweiß- bzw. Zellgehalt ab. Ein eiweißarmer Perikarderguß erscheint im T1w-Bild signalarm und im T2w-Bild signalreich. Erhöhte Signalintensitäten werden im T1w-Bild bei eiweißreichen Flüssigkeiten, z. B. bei Tuberkulose beobachtet. Blut und bluthaltiger Erguß können zu einer deutlichen Signalverstärkung im T1w-Bild führen. Inhomogene Signalmuster im T2w-Bild sind auf Artefakte zurückzuführen, die durch die Herzbewegung induziert werden. Bei Perikardzysten (Abb. 5.54) läßt sich durch die MRT die exakte Lagebeziehung zum Perikard erfassen.
Echokardiographisch kann bei fast allen Patienten ein Perikarderguß sicher diagnostiziert werden. Die MRT vermag darüber hinaus die Verteilung von Ergußbildungen und Septierungen zu erfassen. Jedoch ist die MRT nicht in der Lage, zwischen Fibrose und Verkalkung zu differenzieren. Die Ergußmenge läßt sich analog zum Herzvolumen bestimmen. Zusätzlich gelingt es, abgekapselte Ergußbildungen aufzufinden und die Verbindung zum Perikard darzustellen. Über die Zusammensetzung der eiweißreichen Ergüsse können zusätzliche Aussagen getroffen werden. Blut im Perikardraum kann sicher erkannt werden, da es sich signalintens darstellt; dies gelingt im CT deutlich schlechter.

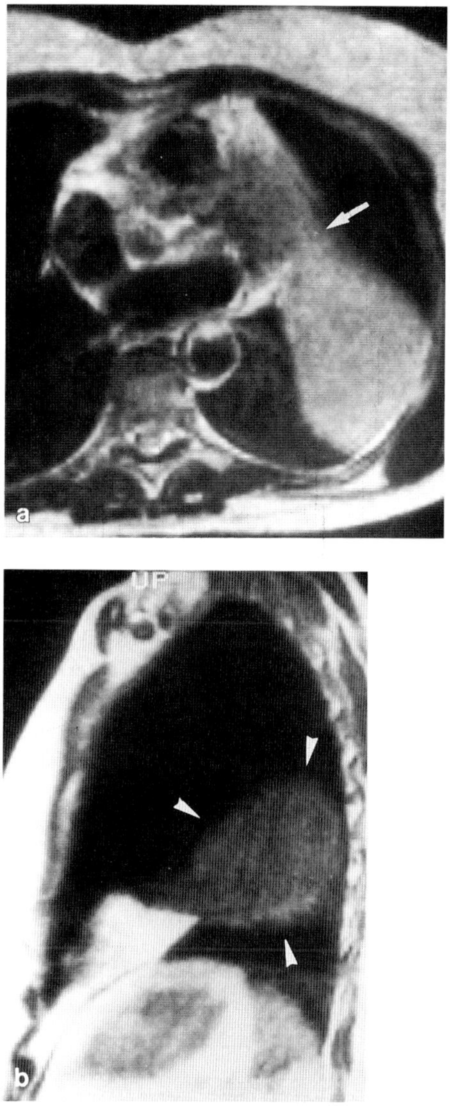

Abb. 5.54. a Perikardzyste (SE 800/30). **b** Die Verbindung zum Herzbeutel kommt eindeutig zur Darstellung *(Pfeil)*

Tabelle 5.15. Indikationen für MRT-Untersuchungen des Herzens. (Aus Bauer et al. [7])

Pathologie	Indikation
Kongenitale Vitien	
– nichtinvasive Diagnose	+
– exakte Darstellung der Anatomie beim Kleinkind ohne Kontrastmittel und Strahlenexposition	++
– Verlaufskontrolle (VK)	++
Pathologie der großen Gefäße	
– Aortendissektion	++
– Aortenisthmusstenose, Diagnose und VK	++
– Aortenaneurysma (Nachweis möglicher Komplikationen, VK)	++
Koronare Herzkrankheit	
– Nachweis von Komplikationen	(+)
– Bestimmung der Infarktgröße	?
– Bestimmung der Ventrikelvolumina in der VK	(+)
– DD akute Mitralinsuffizienz/VSD	(+)
– Nachweis offener proximaler Koronararterien und Bypasstransplantate	(+)
Kardiomyopathien / arterielle Hypertonie	
– Berechnung der Myokardmasse	+
– Nachweis von Komplikationen	(+)
– Quantifizierung der links- und rechtsventrikulären Funktion	+
– myokardiale Strukturveränderungen	?
– Myokardstoffwechsel	?
Klappenerkrankungen	
– Quantifizierung ventrikulärer und atrialer Volumina	+
– Verlaufskontrolle	+
– Quantifizierung des Regurgitationsvolumens	(+)
– Abschätzung des Druckgradienten	?
Tumoren	
– Darstellung intrakavitärer Massen	+
– Perikardbeteiligung	++
– Hämodynamische Auswirkung mediastinaler Tumoren	+
– Genese kardialer und pulmonaler Komplikationen	++

+ geeignet, ++ gut geeignet, (+) bedingt geeignet, ? Eignung unklar.

5.3.11.2 Pericarditis constrictiva

Bei der Pericarditis constrictiva kommt es durch eine fibröse oder verkalkende Verdickung des Perikards zu einer eingeschränkten Dehnbarkeit des Herzens. Im MRT läßt sich die Verbreiterung des Perikards entlang dem Myokard, eine Verschmälerung der Ventrikel oder auch eine Einengung einer oder beider Atrioventrikulargruben beobachten [33].

5.3.12 Wertigkeit der MRT und Vergleich mit anderen bildgebenden Verfahren

Die MRT ist zur Diagnostik einer Reihe von Herzerkrankungen geeignet (Tabelle 5.15). Sie sollte dann eingesetzt werden, wenn auf invasive Maßnahmen verzichtet werden soll, z. B. bei Kontrolluntersuchungen nach Herzoperationen oder Herztransplantationen. Eine besondere Bedeutung kann die Kernspintomographie bei der Bestimmung der Herzmasse und der Volumina des rechten Herzens erhalten, da diese Regionen der Echokardiographie schwer zugänglich sind. In der Diagnostik frischer Herzinfarkte hat die MRT noch keine Bedeutung. Ein geeignetes Kontrastmittel zur Darstellung der Infarktregion fehlt bisher noch. Bei älteren Infarkten liegt der Wert der MRT insbesondere in der Darstellung von Infarktkomplikationen wie dem Nachweis von Aneurysmen und Thromben. Bei Vitien kann die MRT alle vier Herzhöhlen und deren Fehlbildungen simultan darstellen und die Lagebeziehung der Herzkammern zu den großen Gefäßen erfassen. Problematisch bleibt jedoch die Quantifizierung von Klappenstenosen und Insuffizienzen. Echokardiographie und Herzkatheteruntersuchung sind hier überlegen. Während sich Ventrikelseptumdefekte sicher erfassen lassen, bleibt die Diagnose von Vorhofseptumdefekten problematisch. Bei Aortenisthmusstenosen hat die MRT insbesondere nach operativen Eingriffen diagnostische Bedeutung. Hier kann zur Kontrolle auf eine erneute Katheteruntersuchung verzichtet werden, postoperative Komplikationen lassen sich nichtinvasiv erkennen und überwachen.

Ein dopplersonographisch begründeter Verdacht auf Dissektion der Aorta läßt sich MR-tomographisch weiter abklären. Hier ist die MRT die Untersuchungsmethode der Wahl. Bei Kardiomyopathien lassen sich hypertrophierte Herzanteile, z. B. ein asymmetrisch hypertrophiertes Septum interventriculare, besser als mit der Echokardiographie darstellen. Eine Verlaufsbeurteilung der Größe der Herzhöhlen ist möglich. Bei der restriktiven und konstriktiven Kardiomyopathie kann die MRT Erkrankungen des Perikards als Ursache der Restriktion ausschließen.

Dies gelingt mit der Echokardiographie und der Computertomographie nur eingeschränkt. Bei intrakardialen Tumoren wird die MRT möglicherweise die Untersuchungsmethode der Wahl werden. Ein echokardiographisch geäußerter Tumorverdacht kann durch die MRT bestätigt oder eine andere Erklärung für die im Echo zunächst tumorverdächtige Struktur gefunden werden, z. B. ein untypisch angeordneter oder verdickter Trabekel. Eine artdiagnostische Aussage gelingt jedoch nur bei Lipomen und mit einer gewissen Einschränkung bei Fibromen. Eine Differenzierung von Thromben bereitet Probleme. Bei parakardialen Raumforderungen läßt sich die Lagebeziehung des Tumors zum Perikard und zu den großen Gefäßen häufig besser als mit der Computertomographie erfassen. Besser als in der Echokardiographie läßt sich die Verteilung von Perikardergüssen und deren Septierungen erfassen. Über die Zusammensetzung der Ergüsse können zusätzliche Aussagen getroffen werden. Für die meisten Erkrankungen des Perikards ist jedoch die Echokardiographie diagnostisch ausreichend. Perikardiale Verkalkungen lassen sich im CT direkt erkennen. Die MRT ist nicht in der Lage, zwischen Fibrose und Verkalkungen zu differenzieren.

Die MRT hat sich als zuverlässige Methode erwiesen, dynamische Herzparameter zu bestimmen. Die zur Zeit zur Verfügung stehenden schnellen Meßsequenzen erlauben jedoch bisher noch keine Real-time-Aufnahmetechniken. Wenn es in absehbarer Zeit gelingt, durch die Snap-shot-Technik eine verbesserte zeitliche Auflösung zu erreichen, wird die MRT in vielen Bereichen der Kardiologie eine wesentliche Rolle spielen. Zur Zeit beschränkt sie sich noch auf einige wenige Indikationsgebiete:

- Kongenitale Vitien zur exakten Darstellung der Anatomie und zur Verlaufskontrolle nach erfolgten Korrektureingriffen,
- pathologishe Veränderungen der Aorta ascendens, Aortendissektionen und Aortenisthmusstenosen,
- Tumoren des Myokards (Abb. 5.55).

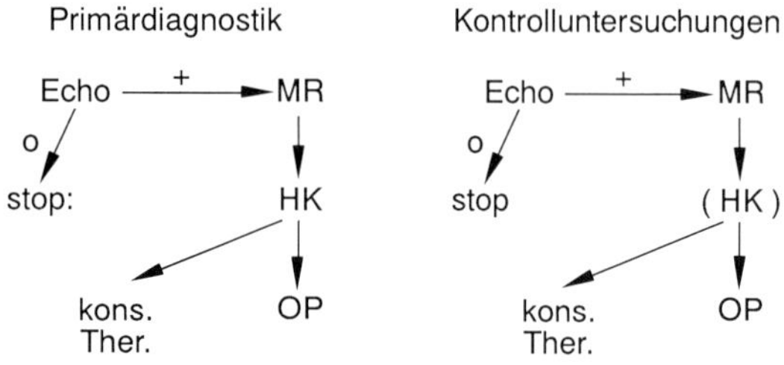

Abb. 5.55. Möglicher diagnostischer Algorithmus für Herzvitien und Herztumoren (*HK* Herzkatheter)

Literatur

1. Allgayer B, Rupp N, Bosiljanoff P, Reiser M, Lukas P (1986) Einsatzmöglichkeiten der Kernspintomographie bei Erkrankungen des Herzens. ROFO 144: 1–6

2. Bank ER, Aisen AM, Rocchini AP, Hernandez RJ (1987) Coarctation of the aorta in children undergoing angioplasty: pretreatment and posttreatment MR imaging. Radiology 162: 235–240
3. Bauer R, Stettmeier H, Lauer O, Sebening H, Busch U, Lutilsky L (1984) NMR-Tomographie in der Kardiologie. I. Anatomie des gesunden Herzens. Z Kardiol 73: 733–739
4. Bauer R, Stettmeier H, Mörike K, Bauer U (1987) MR-Tomographie von Herz und Thorax. Fischer, Stuttgart, S 5–53
5. Bauer R, Stettmeier H, Busch U (1987) MR-Tomographie in der Kardiologie. II. Flußphänomene. Z Kardiol 76: 455–468
6. Bauer R, von der Flierdt E, Busch U, Stettmeier H, Lutilsky L, Langer W, Allgayer B (1988) Quantifizierung der Herzfunktion mit der Kernspintomographie. Nuklearmediziner 3/11: 203–212
7. Bauer R, von der Flierdt E, Busch U (1989) Herzuntersuchungen mit Kernspintomographen. Praxisbezogene Indikationen. Nuklearmediziner 1/12: 53–68
8. Caputo GR, Sechtem U, Tscholakoff D, Higgins CB et al. (1987) Measurement of myocardial infarct size at early and late time intervals using MR imaging: an experimental study in dogs. AJR 149: 237–240
9. Didier D, Higgins CB, Fisher MR et al. (1986) Congenital heart disease: gated MR imaging in 72 patients. Radiology 158: 227–235
10. Diethelm L, Déry R, Lipton MJ, Higgins CB (1987) Atrial-level shunts: sensitivity and specificity of MR in diagnosis. Radiology 162: 181–186
11. Eichstädt H, Steiner-Peleny G, Langer M, Felix R (1985) Infarktdiagnostik mit Hilfe der Kernspintomographie. Herz Kreislauf 7: 332–341
12. Feigenbaum F, Harvey M (1986) Echocardiography, 3rd edn. Lea & Feibiger, Philadelphia
13. Fisher MR, Hricak H, Higgins CB (1985) Magnetic resonance imaging of developmental venous anomalies. AJR 145: 705–709
14. Gomes AS, Lors JF, Drinkwater DC et al. (1987) Coronary artery bypass grafts: visualization with MR imaging. Radiology 162: 175–179
15. Gomes AS, Lors JF, Child JS et al. (1987) Cardiac tumors and thrombus: evaluation with MR imaging. AJR 149: 895–899
16. Higgins CB, Body BB, Mc Namara MT (1985) Magnetic resonance imaging of the heart: a review of the experience in 172 subjects. Radiology 155: 671–679
17. Higgins CB et al. (1985) Magnetic resonance imaging in hypertrophic cardiomyopathy. Am J Cardiol 55: 1121
18. Kersting-Sommerhoff BA, Higgins CB, Withe RD et al. (1988) Aortic dissection: sensitivity and specificity of MR imaging. Radiology 166: 651–655
19. Lackner K, Thurn P (1983) Herztumoren. In: Schinz H (Hrsg) Herz und große Gefäße. Thieme, Stuttgart (Radiologische Diagnostik Bd II, S 642–652).
20. Paulicek W et al. (1983) The effects of nuclear magnetic resonance on patients with cardiac pacemakers. Radiology 147: 149
21. Pflugfelder PW et al. (1985) Early detection of canine myocardial infarction by magnetic resonance imaging in vivo. Circulation 71: 587
22. Pflugfelder PW, Sechtem U, White RD, Higgins CB (1988) Quantification of regional myocardial function by rapid cine MR imaging. AJR 150: 523–529
23. Pflugfelder PW, Landzberg JS, Cassidy MM (1989) Comparison of cine MR imaging with doppler echocardiography for the evaluation of aortic regurgitation. AJR 152: 729–735
24. Riedy K, Fisher MR, Belic N, Koenigsberg D (1988) MR imaging of myocardial sarcoidosis. AJR 151: 915–916
25. Rienmüller R (1987) Herz. In: Lissner J, Seiderer M (Hrsg) Klinische Kernspintomographie. Enke, Stuttgart, S 318–337
26. de Roos A, Duorbos J, vd Wall E, v Voorthuisen A (1988) MR imaging of acute myocardial infarction: value of Gd-DTPA. AJR 150: 531–534
27. Schad N (1983) Die angeborenen Anomalien des Herzens und der großen Gefäße. In: Schinz H (Hrsg) Herz und große Gefäße. Thieme, Stuttgart (Radiologische Diagnostik, Bd II, S 165)
28. Schulthess v GK, Higashino SM, Higgins SS, et al. (1986) Coarctation of the aorta: MR imaging. Radiology 158: 469–474
29. Sechtem U, Tscholakoff D, Higgins CB (1986) MRI of the normal pericardium. AJR 147: 239–244
30. Sechtem U, Pflugfelder PW, Gould RG et al. (1987) Measurement of right and left ventricular volumes in healthy individuals with cine MR imaging. Radiology 163: 697–702
31. Sechtem U, Pflugfelder PW, Cassidy MM (1988) Mitral or aortic regurgitation: quantification of regurgitant volumes with cine MR imaging. Radiology 167: 425–430
32. Soulen R, Higgins CB, Budinger TF (1984) Magnetic resonance imaging of prosthetic heart valves. Radiology 155: 705–707
33. Soulen R, Stark DD, Higgins CB (1985) Magnetic resonance imaging of constrictive pericardial disease. Am J Cardiol 55: 480
34. Tscholakoff D, Higgins CB, Sechtem U, McNamara MT (1986) Occlusive and reperfused myocardial infarcts: effect of Gd-DTPA and ECG-gated MR imaging. Radiology 160: 515–519
35. Utz JA, Herfkens RJI, Heinsimer JA et al. (1987) Cine MR determination of left ventricular ejection fraction. AJR 148: 839–843
36. White RD, Pflugfelder PW, Lipton MJ et al. (1988) Coronary artery bypass grafts: evaluation with cine MR imaging. AJR 150: 1271–1274, 6
37. Winkler M, Higgins CB (1987) Suspected intercardiac masses: evaluation with MR imaging. Radiology 165: 117–122

5.4 Mediastinum und Lunge

G. Layer und G. van Kaick

5.4.1 Einleitung

Die klinische Anwendung der MRT im Bereich des Thorax war lange Zeit problematisch, da sie durch Atemartefakte und Bewegungsartefakte aufgrund der Pulsationen von Herz und großen Gefäßen in ihrer Qualität stark beeinträchtigt wird. Erschwerend für die Durchsetzung der MRT kommt hinzu, daß mit der CT ein hervorragendes Schnittbildverfahren im Thoraxbereich zur Verfügung steht, welches über ein hohes Auflösungsvermögen verfügt. In der CT ist es möglich, Bilder in inspiratorischer Atemruhestellung anzufertigen, welche das Lungenparenchym hoch aufgelöst darstellen. Allerdings unterliegt auch das CT Einschränkungen. Zu nennen ist in erster Linie die Schwierigkeit, pathologische Prozesse von normalen weichteildichten Strukturen im Mediastinum oder auch an der Brustwand abzugrenzen. Außerdem können durch die konventionellen Verfahren der radiologischen Thoraxdiagnostik Befunde zwar oft nachgewiesen, eine Artdiagnose jedoch nicht gestellt werden. Aus diesen Gründen ist die Wertigkeit der sich rasch entwickelnden MRT bei Mediastinal- und Lungenerkrankungen immer wieder neu zu überprüfen.

5.4.2 Untersuchungstechnik

5.4.2.1 Bewegungsartefakte und ihre Unterdrückung

Die Bewegungsartefakte bei MR-tomographischen Thoraxuntersuchungen werden zum einen durch die Atmung, zum anderen durch die Schlagpulsationen des Herzen und der großen Gefäße hervorgerufen.
Der Grund für die Bewegungsartefakte ist, daß ein MR-Bild einerseits frequenzkodiert, andererseits phasenkodiert aufgenommen wird. Für die Phasenkodierung sind üblicherweise 128–256 Sequenzdurchgänge erforderlich, während für die Frequenzkodierung jeweils nur wenige Millisekunden benötigt werden. Bewegungsartefakte treten aufgrund dieses Rekonstruktionsprinzips hauptsächlich in Phasenkodierrichtung auf.
Das Ausmaß der Artefakte im Bild hängt dabei von dem gewählten „field of view", der Zahl der gemittelten Akquisitionen, der Repetitionszeit sowie der Frequenz und der Amplitude der Bewegung ab. MR-Tomographen mit hoher Feldstärke sind stärker von den Bewegungsartefakten betroffen; in der Regel werden hier wegen des besseren Signal-Rausch-Verhältnisses weniger Akquisitionen aufgenommen.
Zur Verminderung der Bewegungsartefakte ist es zum einen möglich, mit Hilfe technischer Maßnahmen den Fehler des Phasenkodiergradienten zu verkleinern, zum anderen kann versucht werden, die Messung den periodischen Bewegungen anzupassen. Heute werden die Aufnahmen im Thoraxbereich mit EKG-Triggerung angefertigt. Dabei werden Bilddaten lediglich während einer bestimmten Phase des Herzzyklus gewonnen. Schwieriger ist die Einschränkung der Atmungsartefakte. Ein Atemgating konnte sich bisher nicht allgemein durchsetzen, obwohl auch hier verschiedene Methoden beschrieben wurden [15]. Zur Artefaktreduzierung sollten im Thoraxbereich mehrere Akquisitionen aufgenommen werden, in der Regel 2 besser 4 Akquisitionen. Auch eine Drehung des Phasenkodiergradienten kann in den Fällen sinnvoll sein, in denen die vermutete Läsion im dorsalen Bereich des Thorax hinter dem Herzen gelegen ist.

5.4.2.2 Patientenvorbereitung und -lagerung

Alle MR-Untersuchungen sollten im Thoraxbereich stets mit EKG-Triggerung durchgeführt werden. Nach eigener Erfahrung ist dabei eine Anbringung der EKG-Elektroden auf dem Rücken zu empfehlen. Durch eine optimale Wahl der Untersuchungssequenzen kann der höhere Zeitaufwand einer EKG-getriggerten Untersuchung in Grenzen gehalten werden. Bei regelmäßiger Herzfrequenz kann auf jeden Herzschlag getriggert werden. Eine zusätzliche Atemtriggerung kann derzeit nur bei den Patienten vorgenommen werden, die sicher kooperationsfähig sind.
Die Untersuchung erfolgt in der Regel in Rückenlage und „head-first" mit der Ganzkör-

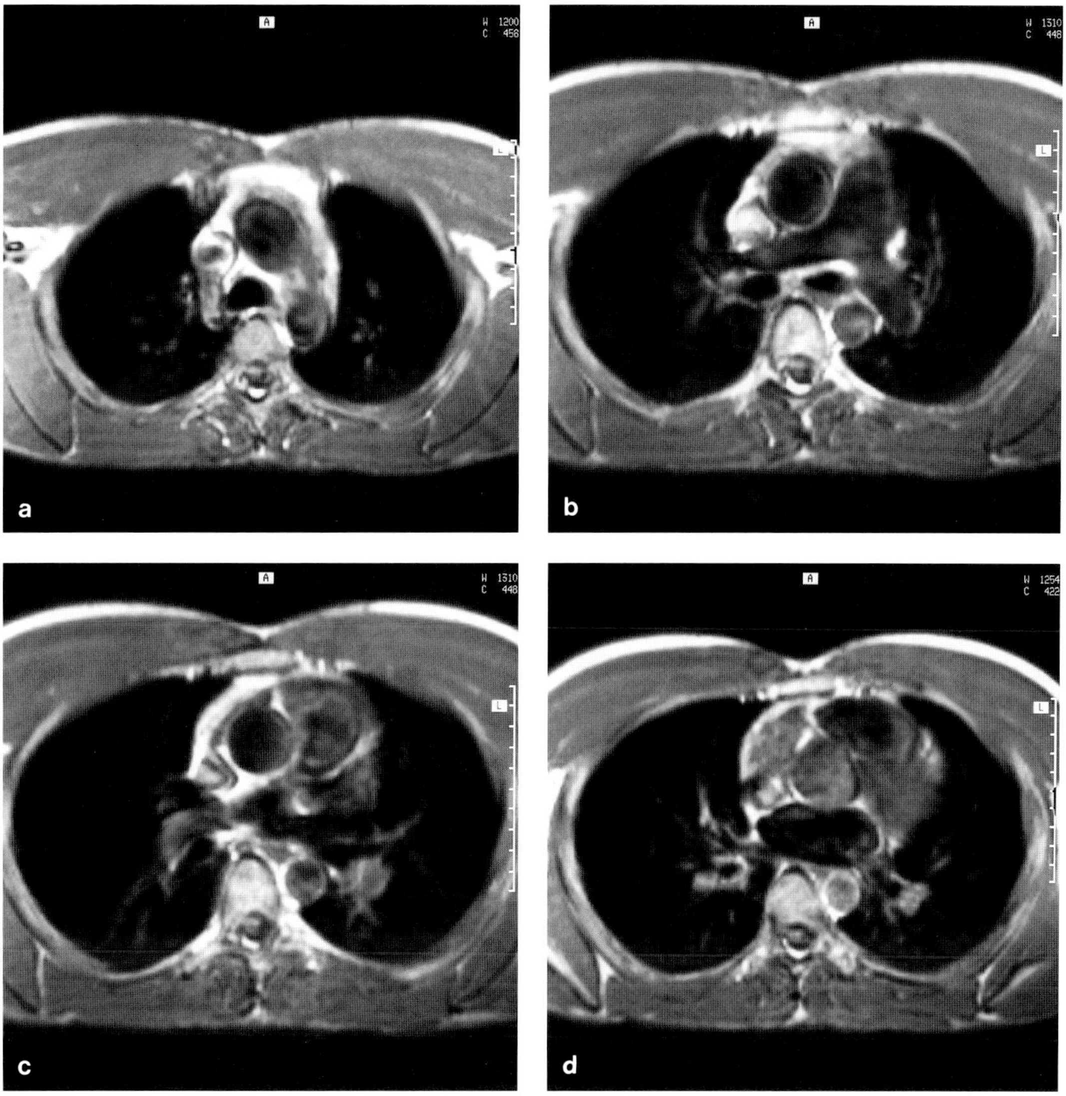

Abb. 5.56 a–d. T1w, EKG-getriggerte Transversalschnitte beim gesunden Probanden. Darstellung der normalen Anatomie. SE (1 R-R/15); 8 mm Schichtdicke. **a** Transversale Schicht knapp oberhalb der Carina auf Höhe der Mündung der V. azygos in die obere Hohlvene. **b** Transversale Schicht auf Höhe der Pulmonalarterienaufzweigung. **c** Transversale Schicht auf Höhe der Aufteilung des linken Hauptbronchus. **d** Transversale Schicht auf Höhe der Aufteilung des rechten Intermediär- und Unterlappenbronchus

perspule. Bei fraglicher Brustwandinfiltration können zusätzliche Aufnahmen mit Oberflächenspulen hilfreich sein. Prozesse mit Einbruch in Wirbelkörper und Spinalkanal müssen zusätzlich mit einer speziellen Wirbelsäulenspule untersucht werden.

5.4.2.3 Abbildungsebenen

Auf die transversale Schichtführung kann in der Regel nicht verzichtet werden. Die Schichtung sollte kontinuierlich erfolgen (Abb. 5.56). Dies macht es bei einer Schichtdicke von 8–10 mm notwendig, die T1w-Aufnahmen in zwei Durchgängen bei einem Distanzfaktor 1 anzufertigen. Für die T2w-Aufnahmen sollte aus Zeitgründen die Schichtdicke etwas größer gewählt werden, um den interessierenden Be-

Tabelle 5.16. Empfohlene Sequenzfolge bei der Untersuchung von Lungen-, Pleura- oder Mediastinalerkrankungen

Schnittrichtung	Sequenz	TR [ms]	TE [ms]	Schichtdicke [mm]	Distanz-faktor	Matrix	Akquisi-tionen
1. Transversal	SE	1 R-R	15	8–10	1	256×192	4
2. Transversal	SE	1 R-R	15	8–10	0,1	256×192	4
3. Transversal	SE	2 (3) R-R	15	10–14	0,1	256×192	4
(4. Frontal	SE	1 R-R	15	10	0,1	256×192	4)
(5. Sagittal	SE	1 R-R	15	10	0,1	256×192	4)
(6. Schräg	SE	1 R-R	15	10	0	256×192	4)

RR Abstand der R-Zacken des EKG.

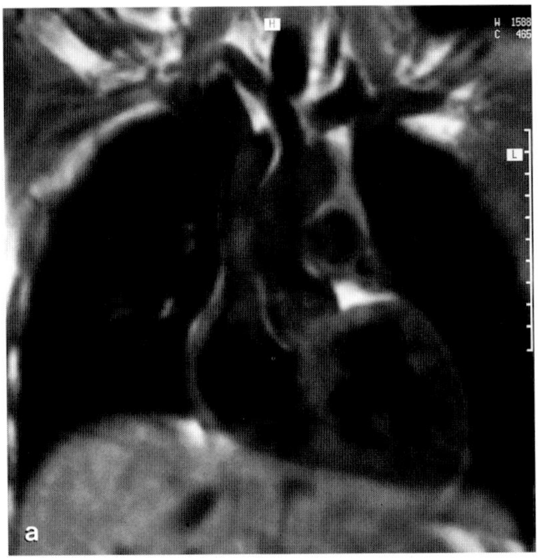

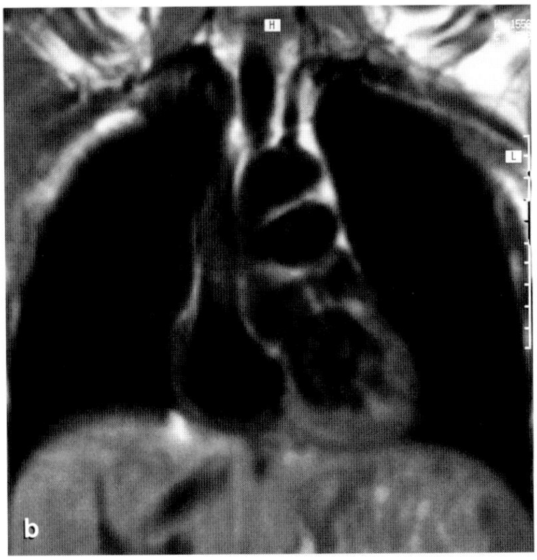

Abb. 5.57 a, b. T1w, EKG-getriggerte Koronarschnitte beim gesunden Probanden. Darstellung der normalen Anatomie. SE (1 R-R/15); 8 mm Schichtdicke. **a** Koronare Schicht in der Ebene der Ausflußbahnen des Herzens. **b** Gleiche Schnittführung wie **a,** jedoch 1,6 cm weiter dorsal

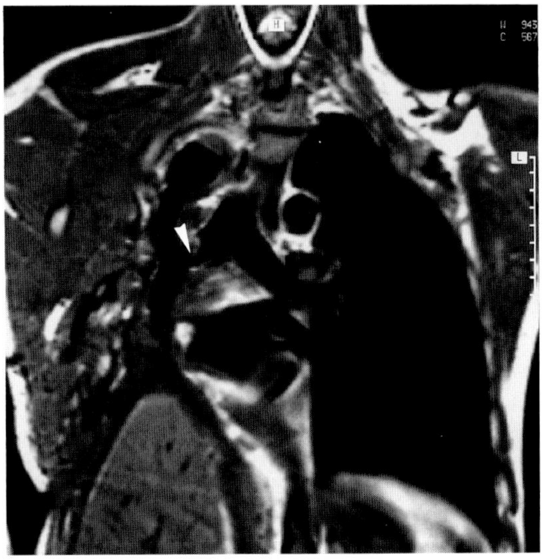

Abb. 5.58. Bronchusstumpfinsuffizienz bei Zustand nach Pneumonektomie rechts. T1w, EKG-getriggertes, schräg koronares Schnittbild in der Ebene der Trachealbifurkation; SE (1 R-R/15); 8 mm Schichtdicke. Die Bronchusstumpfinsuffizienz ist ca. 1,5 cm distal der Bifurkation zu erkennen *(Pfeilspitze)*

reich in einem Untersuchungsgang erfassen zu können. Sagittale und koronare Schichten werden je nach Fragestellung und Organbereich ergänzend durchgeführt (Abb. 5.57). In diesen Schnittebenen führen meist nur T1w-Sequenzen mit kurzen TR- und TE-Zeiten zu guter Bildqualität und zu einem Informationsgewinn (Tabelle 5.16). Spezielle Schrägschnitte sind in der Regel gezielten Fragestellungen, z. B. bei Operationsplanungen, vorbehalten (siehe Abb. 5.58).

5.4.2.4 Untersuchungssequenzen

Für MR-Untersuchungen im Thoraxbereich haben sich allgemein SE-Sequenzen durchgesetzt. Jede Untersuchung sollte zur Abgrenzung der anatomischen Strukturen kurze Pulssequenzen beinhalten. Die Wahl der TR-Zeit richtet sich, wie erwähnt, nach der Herzfrequenz. T1w-Bilder entstehen bei einer Triggerung auf jeden Herzschlag. Bei einer Herzfrequenz von z.B. 80 Schlägen/min beträgt das effektive TR 750 ms. Die TE-Zeit sollte möglichst kurz (z.B. 15–20 ms) gewählt werden. Für die bessere Differenzierung pathologischer Prozesse muß in transversaler Schnittführung auch eine Sequenz mit langen Repetitions- und Echozeiten genutzt werden. Im gewählten Beispiel mit 80 Herzschlägen/min wird die Triggerung auf jeden dritten Herzschlag empfohlen. Um die Untersuchungszeit der insgesamt aufwendigen Thoraxuntersuchung zu verkürzen, kann man statt einer Quadratmatrix von 256×256 ohne wesentlichen Informationsverlust eine Rechteckmatrix von 256×192 wählen. Eine Reduktion der Matrix auf 256×128 kann sinnvoll sein, wenn die Anzahl der Akquisitionen verdoppelt werden soll. So können Bewegungsartefakte weiter reduziert werden. Im allgemeinen ist die Bildqualität beider Aufnahmenmodalitäten vergleichbar und die Untersuchungszeit identisch (Tabelle 5.16).

5.4.2.5 Kontrastmittelanwendung

Es liegen nur wenig sichere Erkenntnisse über den Nutzen einer Anwendung von Gd-DTPA im Thoraxbereich vor [25]. Gefäße demarkieren sich bereits nativ durch ihre niedrige Signalintensität gut von den übrigen mediastinalen Strukturen. Gd-DTPA führt zwar sowohl bei benignen als auch malignen Tumoren zum Anstieg der Signalintensität, dies bringt aber keine wesentlich bessere Demarkierung mediastinaler Strukturen und zentraler Gefäße. Durch eine Kontrastangleichung von Lymphknoten oder anderen mediastinalen Tumoren und mediastinalem Fett geht unter Umständen sogar Information verloren. Neueste Berichte, wonach eine Unterscheidung zwischen Tumorgewebe und poststenotischer Atelektase bzw. metapneumonischem Infiltrat durch den Einsatz von MR-Kontrastmitteln verbessert werden soll, müssen erst noch bestätigt werden [28]. Kontrastverstärkte T1w-Sequenzen können z.T. die T2w-Sequenzen ersetzen, da beide Untersuchungstechniken zu einer Signalanhebung bei Tumoren führen. Ein genereller Kontrastmitteleinsatz im Thoraxbereich ist derzeit jedoch nicht zu empfehlen.

5.4.3 Relaxationszeitmessungen, Signalintensitäten und Kontrastverhalten

Bei der Bestimmung von Relaxationszeiten ist zu berücksichtigen, daß erhebliche methodische Schwierigkeiten für In-vivo-Messungen bestehen. Dies gilt im besonderen für den aufnahmetechnisch schwierigen Thoraxraum. Die Interpretation von In-vitro-Bestimmungen ist nicht unproblematisch, da möglicherweise wichtige In-vivo-Gewebeeigenschaften nicht erfaßt sind.

Für den Bereich des Lungenparenchyms werden für Tumoren und entzündliche Veränderungen verlängerte T1-Relaxationszeiten gegenüber Normalgewebe beschrieben [23]. Eine Ausnahme scheint das Adenokarzinom zu bilden, welches relativ kurze T1-Relaxationszeiten aufweist [27]. Allgemein wird angenommen, daß die T1- und T2-Relaxationszeiten der Gewebe mit dem Gewebewasseranteil korrelieren und deshalb im pathologisch veränderten Gewebe verlängert sind. Nach In-vitro-Messungen von Shioya et al. [26] kann aufgrund der T2-Relaxationszeiten zwischen vitalem und nekrotischem Tumorgewebe sowie atelektatischem Gewebe differenziert werden. Dennoch können keine Hinweise auf die Dignität pulmonaler Prozesse aus den Relaxationszeitbestimmungen gewonnen werden, da die Überschneidungsbereiche der verschiedenen Gewebearten zu groß sind. Gleiches gilt auch für Veränderungen mediastinaler Lymphknoten. Zwar besitzen sowohl normale als auch pathologisch veränderte Lymphknoten gegenüber dem signalintensiven mediastinalen Fettgewebe verlängerte T1-Relaxationszeiten und können daher gut als signalärmere Formationen im T1w-Bild abgegrenzt werden. Spezifisch sind diese Unterschiede jedoch nicht, auch wenn maligne veränderte Lymphknoten im Mittel leicht verlängerte T1- und T2-Rela-

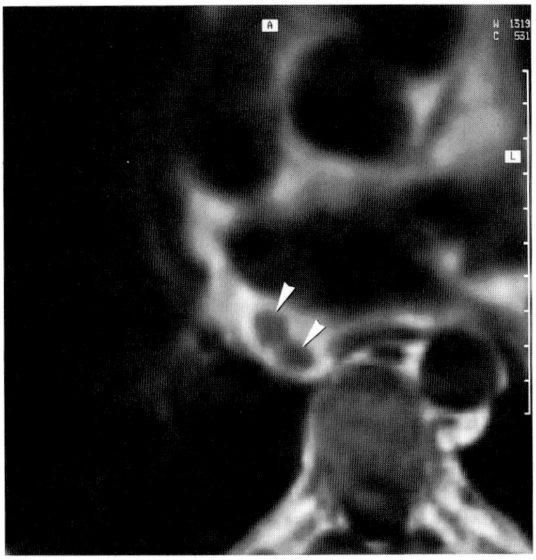

Abb. 5.59. Zwei parakardiale, mediastinale Lymphknoten bei Bronchialkarzinom. Transversalschnitt in T1-Wichtung; SE (1 R-R/22); 8 mm Schichtdicke; Vergrößerung. Die signalarmen Lymphknoten *(Pfeilspitzen)* demarkieren sich im perikardialen Fettgewebe trotz ihrer geringen Größe (0,8 cm). Eine Kontrastmittelanwendung ist im Gegensatz zur CT nicht nötig

xationszeiten gegenüber benignen Läsionen wie der Sarkoidose aufweisen [3, 4, 6, 8, 24].

5.4.4 Normale Anatomie

Das Mediastinum wird von verschiedenen Autoren in unterschiedlicher Weise unterteilt. Aus topographischen Gesichtspunkten erscheint eine Unterscheidung in vorderes, mittleres und hinteres Mediastinum sinnvoll. Eine Linie entlang dem hinteren Herzrand und der vorderen Begrenzung der Trachea bildet die Grenze zwischen vorderem und mittlerem Mediastinum, die Wirbelsäulenvorderkante die Trennlinie zum hinteren Mediastinum. Nach oben wird das Mediastinum durch die obere Thoraxapertur begrenzt, nach unten durch das Zwerchfell.

Der *Thymus* liegt im vorderen oberen Mediastinum eingebettet zwischen den beiden Pleurablättern, dem Sternum und dem Aortenbogen. Seine Normalmaße sind altersabhängig. Für die Frage der Thymushyperplasie wird in der Regel die Thymusdicke als Maß herangezogen. Diese wird in der Literatur mit Normalwerten zwischen 1,5 und 2 cm für Jugendliche und bis zu 0,5 cm beim älteren Erwachsenen angegeben. Der normale Thymus ist im MR-Bild abgrenzbar, wobei der größere linke Lappen immer gesehen werden kann, während der rechte Lappen manchmal zu klein ist, um sicher nachgewiesen zu werden. Das Signalverhalten des normalen Thymus ist homogen und ebenfalls altersabhängig. Mit steigendem Lebensalter verkürzen sich die T1-Relaxationszeiten von im Mittel 1000 ms bei kleinen Kindern auf ungefähr 400 ms beim Erwachsenen [5]. Die T2-Relaxationszeiten sind weniger abhängig vom Alter und schwanken zwischen 60 und 40 ms. Beim Jugendlichen ist aufgrund des T1-Verhaltens eine Abgrenzung vom mediastinalen Fett einfach, beim Erwachsenen ist dies nicht mehr sicher möglich. Bei Verwendung einer kurzen SE-Sequenz sind Lymphknoten signalärmer als das normale Thymusgewebe.

Von den mediastinalen *Lymphknoten* liegen die sternalen Lymphknoten der Mammaria-interna-Gruppe, die prävaskulären perikavalen und periaortalen Lymphknoten, die im Verlauf des Truncus brachiocephalicus und der Vv. anonymae, subclaviae und jugulares internae im vorderen Mediastinum. Im mittleren Mediastinum befinden sich die Lymphknotengruppen der paratrachealen und tracheobronchialen und subkarinalen Lymphknoten. Vervollständigt werden die Lymphknotengruppen durch paraösophagiale, paraaortale und interkostale Lymphknoten im hinteren Mediastinum. Lymphknoten sind im MRT nach eigenen Erfahrungen ab einer Größe von ca. 0,5 cm dann nachweisbar (Abb. 5.59), wenn ausreichend interponiertes Fettgewebe vorhanden ist. Im MR-tomographischen Bild imponieren die Lymphknoten im T1w-Bild mit mittlerer Signalintensität, das umgebende Fettgewebe stellt sich dagegen signalreich dar; die Gefäßstrukturen wiederum sind davon signalarm bis signalleer abzugrenzen. Untersuchungen an pathologischen Präparaten zeigen, daß normale mediastinale Lymphknoten von ovaler Form sind. Der kleinere Durchmesser schwankt je nach Region zwischen 8 und 12 mm, während der größere Durchmesser eine größere Variationsbreite aufweist.

Die *Trachea* verläuft im mittleren Mediastinum und teilt sich etwa auf Höhe von Th 4 in die beiden Hauptbronchien, die einen Winkel von 55–70° zueinander bilden. Eine Aufwei-

tung über 90° ist als pathologisch anzusehen. Der rechte Hauptbronchus ist steiler gestellt als der linke. Als luftgefülltes System kommt die Trachea in allen MRT-Signalwichtungen als signalleere Formation zur Darstellung. Ihre Ausdehnung ist besonders gut auf sagittalen Schnittbildern zu erfassen. Schrägkoronare Schnitte ermöglichen eine sichere Darstellung der Trachealbifurkation. Die Lappenbronchien sind in der Peripherie meist nicht mehr sicher zu erkennen.
Der *Ösophagus* verläuft im hinteren Mediastinum und mündet nach Durchtritt durch das Diaphragma in die Kardia des Magens. Er ist in der Regel links-ventral der Wirbelsäule gelegen und zusammen mit der Trachea in eine gemeinsame bindegewebige Faszie eingescheidet. MR-tomographisch stellt er sich als schmale, hinter dem Herzen und vor der Aorta im sagittalen Schnittbild verlaufende Struktur mittlerer Signalintensität dar. Das Lumen ist meist nicht erfaßbar. Da die paraösophageale Fettschicht, welche im T1- und T2w-Bild signalintensiv zur Darstellung kommt, individuell sehr unterschiedlich ausgeprägt sein kann, ist eine Abgrenzung des Ösophagus zu den Gefäßstrukturen und dem Herzen sowie der ventral gelegen Trachea nur in einem Teil der Fälle möglich.
Die mediastinalen *Gefäßstrukturen* sind im T1w-Bild signalarm bis signalleer abgrenzbar und unterscheiden sich damit deutlich vom umgebenden signalreichen Fettgewebe. Wir können neben dem Herzen und seinen Räumen sowie der Aorta die Pulmonalisstämme, die V. cava und die V. azygos sicher abbilden (Abb. 5.55).
Die *Parenchymfeinstruktur der Lunge* ist im MRT nur unzureichend zu erkennen. Das lufthaltige Lungengewebe ist fast signalleer, die Ortsauflösung der MRT reicht in der Regel nicht aus, um Interlobärspalten oder Lungensegmente voneinander abzugrenzen. Darstellbar sind die Hauptbronchien, im allgemeinen auch der Bronchus intermedius und der Ober- und Unterlappenbronchus. Weiter distal gelegene Bronchialabschnitte können räumlich nicht mehr aufgelöst werden. Im Lungenparenchym zeigen kleinste Gefäße und lufthaltige Alveolarabschnitte keinen Signalunterschied.
MR-tomographisch ist eine Abbildung der beiden Pleurablätter unter regelrechten Voraussetzungen, d. h. ohne Erguß oder Weichteiltumor, nicht möglich.

5.4.5 Lungenerkrankungen

5.4.5.1 Mißbildungen

Unter den Lungenmißbildungskrankheiten werden die pathologischen Prozesse zusammengefaßt, die durch genetische oder peristatische Faktoren bereits vor der Geburt in ihrer Entwicklung angelegt werden. Diese Fehlanlagen führen oft dazu, daß der Fetus nicht lebensfähig ist, oder manifestieren sich bereits im frühkindlichen Alter. Es gibt jedoch auch Mißbildungserkrankungen, die erst später zu klinischen Symptomen führen oder sogar nur durch Zufall entdeckt werden. Diese sollen näher besprochen werden.

Bronchogene Zyste. Bronchogene Zysten entstehen entwicklungsgeschichtlich infolge einer gestörten Sprossung der Tracheobronchialschleimhaut. Bei diesen häufigsten bronchopulmonalen Malformationen des Erwachsenenalters werden intrapulmonale (70%) und mediastinale Zysten (30%) unterschieden. Klinische Beschwerden treten meist erst bei Superinfektion der Zyste auf. Bei Kompression des Tracheobronchialsystems oder des Ösophagus können auch bereits vorher Atem- und dysphagische Beschwerden beobachtet werden.
Das MR-tomographische Erscheinungsbild (Abb. 5.60) kann unterschiedlich sein. Während die T2w-Aufnahmen regelmäßig eine signalintensive Raumforderung in Nachbarschaft zum Tracheobronchialsystem und hier häufig im Bereich der Carina zeigen, wurden im T1w-Bild sowohl signalarme als auch signalintensive Läsionen beschrieben [1]. Eine mögliche Erklärung sind die nicht seltenen Einblutungen oder auch die Tatsache, daß bronchogene Zysten oft mit zähem, proteinreichem Mukus angefüllt sind, der zu einer T1-Verkürzung führt. Auch im CT wird die bronchogene Zyste oft mit weichteiläquivalenten Dichtewerten dargestellt.

Lungensequestration. Lungensequestrationen entstehen entwicklungsgeschichtlich aus akzessorischen Lungenknospen, die distal der ei-

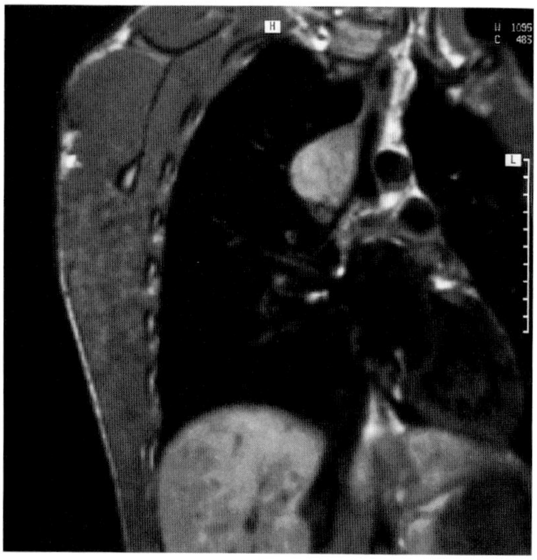

Abb. 5.60. Bronchogene Zyste. T1w, EKG-getriggerter, schräg koronarer Schnitt im Verlauf der Trachea und der beiden Hauptbronchen; SE (1 R-R/15); 8 mm Schichtdicke. Die bronchogene Zyste stellt sich im T1-Bild entsprechend ihrem hochmuzinösen Inhalt relativ signalintensiv dar. Deutlich zu erkennen ist der Bezug zur Trachealbifurkation und zum rechten Hauptbronchus

gentlichen Lungenknospe aus dem Vorderdarm entspringen. Sequester haben in der Regel keine Verbindung zum Tracheobronchialbaum und werden von eigenen Ästen der Aorta arteriell versorgt. Fistelgänge zum Gastrointestinaltrakt werden beschrieben. Man unterscheidet intralobäre Sequestrationen, die von der normalen pulmonalen Pleura umgeben sind und über die Lungenvenen venös drainiert werden, und extralobäre Sequestrationen mit eigener Pleura und venöser Drainage über die Azygosvenen und die V. cava. Klinische Symptome treten bei Fistelung, Perforation und Infektion auf, selten können auch Druckbeschwerden auf Nachbarorgane zur klinischen Symptomatik führen.
Die radiologische Diagnostik ist bei der Seltenheit des Befundes oft sehr schwierig. Sequester manifestieren sich nach Infektion in der Regel wie eine Pneumonie, wobei allerdings oft zystische Anteile nachgewiesen werden können. Nicht verzichtet werden darf auf eine angiographische Darstellung der arteriellen Zuflüsse, da diese für das operative Vorgehen entscheidene Hinweise gibt. Die Sequestration findet sich am häufigsten in den posterioren Unterlappensegmenten.

Bisher liegen nur kasuistische Berichte über das Erscheinungsbild dieser seltenen Lungenmißbildungen im MRT vor [22]. Danach bietet die MRT die Möglichkeit, den arteriellen Zuflußweg und die venöse Drainage darzustellen, und kann somit wichtige Hinweise für die Diagnosefindung und das operative Vorgehen geben.

Lungenagenesie, -aplasie und -hypoplasie. Hemmungsmißbildungen der Lungen führen zu unterschiedlichen Ausprägungsgraden bei der Fehlanlage der Lungenstrukturen. Als Lungenagenesie bezeichnet man ein Fehlen des gesamten Lungenflügels einschließlich des Hauptbronchus. Bei der Lungenaplasie existiert kein Lungenparenchym, jedoch ist ein blind endender Bronchus vorhanden. Die Lungenhypoplasie zeigt rudimentär fehlerhaft angelegtes Lungenparenchym, das regelmäßig zystisch umgewandelt zur Darstellung kommt. Klinisch auffällig werden die Patienten durch ihre erhöhte Infektanfälligkeit. Differentialdiagnostisch ist neben dem lobären Emphysem und dem Zustand nach Pneumonektomie die „destroyed lung“ zu bedenken.
Mit Hilfe der MR-Tomographie kann eine Lungenagenesie und -aplasie ebenso wie mit der CT erkannt werden. Der Hemithorax ist dabei verkleinert, die Interkostalräume sind verschmälert, das Mediastinum ist insgesamt zur ipsilateralen Seite verlagert. Es finden sich regelmäßig ein Zwerchfellhochstand und eine Lungenherniation der Gegenseite. Die MRT ist jedoch wegen der schlechteren Darstellung des Lungenparenchyms der CT unterlegen. Berichte über den Nachweis einer Lungenhypoplasie mit Hilfe der MRT liegen bisher nicht vor.

Vaskuläre Malformationen. Entwicklungsgeschichtlich bedingte Veränderungen der zentralen Gefäße werden in Kap. 5.3 abgehandelt. Für den Nachweis kongenitaler arteriovenöser Kurzschlüsse im Lungenkreislauf spielt die MR-Tomographie keine Rolle. Der Nachweis solcher AV-Malformationen im MRT ist zwar gelungen [9], doch werden kleinere Kurzschlüsse und solche mit schnell fließendem Blut sehr leicht übersehen. Eine Angiographie ist hier unerläßlich.

5.4.5.2 *Diffuse Lungenerkrankungen*

Beim derzeitigen Stand der MR-Technik ist eine Untergliederung der nicht fokalen Lungenerkrankungen in Entzündungen unterschiedlicher Genese und interstitielle Lungenverdichtungen noch nicht sinnvoll, da die MR-Tomographie bei der radiologischen Diagnostik diffuser Lungenerkrankungen derzeit noch keine wesentliche Rolle spielt. Die räumliche Auflösung ist noch zu begrenzt; eine Aufnahmequalität wie im CT-Lungenfenster wird nicht erreicht.

Von Nutzen ist die MRT möglicherweise bei der Differenzierung zwischen Fibrose und aktiver Entzündung in Fällen einer interstitiellen Pneumonie. Studien bei Bleomycin-induzierter Alveolitis konnten zeigen, daß die T2-Relaxationszeiten bei Fibrosen verkürzt sind, während sie bei akut entzündlichen Zuständen normal bis verlängert sind [29].

Es wird angenommen, daß der Schweregrad der interstitiellen Lungenerkrankung proportional zur der Signalintensität im MR-Bild ist [2]. Allerdings muß eingeräumt werden, daß die CT durch Dichtemessungen eine exaktere Graduierung möglich macht.

5.4.5.3 *Neoplasien*

Benigne Tumoren. Gutartige Tumoren (Tabelle 5.17) der Lunge machen nur einen sehr kleinen Prozentsatz aller Geschwulsterkrankungen des Thoraxraums aus und sind im Vergleich zum Bronchialkarzinom sehr selten. Kennzeichen gutartiger Geschwülste ist ihr langsames Wachstum und die gleichbleibende radiologische Morphologie über Jahre. Da sie oft nur als Zufallsbefund erfaßt und dann entweder nur im Verlauf beobachtet oder rasch reseziert werden, sind Beschreibungen ihres MRT-Bildes bisher selten.

Die häufigsten gutartigen Lungentumoren sind mit rund 55 % die sog. *Hamartome.* Es handelt sich dabei um geschwulstartige Fehlbildungen aus Knorpel-, Binde-, Fett- und Muskelgewebe mit epithelialen Anteilen. Sie sind in der Regel scharf konturiert, oft leicht lobuliert und zu ca. 30 % schollig verkalkt. Treten diese Merkmale gemeinsam auf, so handelt es sich um einen pathognomonischen Befund. Die MRT ist in der exakten Darstellung dieser Kriterien dem konventionellen Röntgen und dem CT unterlegen.

Mit dem Oberbegriff „Bronchialadenom" wurde eine Tumorentität bezeichnet, die sich histologisch in 2 unterschiedliche Kollektive aufgliederte: Karzinoide (>80 %) und Zylindrome (>10 %). Korrekterweise müssen Karzinoide und Zylindrome heute als maligne Tumoren eingestuft werden. Der Begriff Zylindrom sollte nicht mehr verwendet werden. Es handelt sich in der überwiegenden Mehrzahl um adenoidzystische und selten um mukoepidermoidale Karzinome der Bronchi-

Tabelle 5.17. Zusammenstellung der benignen Lungentumoren. (Aus Müller [17 a])

Benigne epitheliale Tumoren
Papillome
- Plattenepithelpapillome
- Transitional-cell-Papillome
- Mikropapillomatose

Adenome
- Pleomorphe Adenome (Mischtumoren)
- Monomorphe Adenome
  a) Zystadenome
  b) Onkozytome
  c) Klarzelltumoren

Karzinoide (Karzinoidtumoren, APUDome)

Benigne mesenchymale Tumoren
Chondrome
Osteome
- Tracheobronchopathia osteoplastica
- Verästelte Lungenverknöcherung

Lipome
Myxome
Fibrome
Leiomyofibrome
Angiogene Tumoren (Angiome)
- Lungensequestration
- Hämangioperizytome

Sonstige seltene Lungentumoren
Neurogene Tumoren
Granularzelltumoren (Myoblastome)
Paragangliome (Chemodektome, Glomustumor)

Tumorartige Läsionen
Hamartome
- Tuberöse Sklerose
- Lymphangioleiomyomatose (Lymphangiomatose)
- Fetales Lungenadenom

Plasmazellgranulom (entzündlicher Pseudotumor)
Pseudolymphome (lymphoproliferative Läsionen)
Amyloidtumor
Endometriose
Sklerosierendes Angiom
Intravaskulärer und sklerosierender Bronchioloalveolartumor (IVSBAT)
Histiozytose X

aldrüsenwand. Berichte über diese seltenen Lungentumoren im MR liegen bisher nicht vor. Die übrigen gutartigen Neoplasien der Lungen sind Raritäten und mit der MRT bisher nicht systematisch untersucht.

Bronchialkarzinom. Das Bronchialkarzinom ist eine der häufigsten Krebstodesursachen des Erwachsenenalters und zeigt eine weiter steigende Inzidenz. Wichtigste Aufgaben der bildgebenden Verfahren sind der Nachweis und die Charakterisierung des Tumors, ein möglichst exaktes präoperatives Staging und die Therapieverlaufskontrolle.

Histologisch wird zwischen dem Plattenepithelkarzinom, dem kleinzelligen Karzinom, dem Adenokarzinom und dem großzelligen Karzinom unterschieden (Tabelle 5.18). Übergänge zwischen den Gruppen sind möglich, und verschiedentlich werden auch unterschiedliche Histologien aus ein- und derselben Tumorregion nachgewiesen. Am häufigsten ist das Plattenepithelkarzinom, welches vorwiegend zentral lokalisiert ist, endobronchial knotig wächst und relativ häufig zentral nekrotisch zerfällt. Charakteristisch für das kleinzellige Karzinom ist die frühe hämatogene Metastasierung. Adenokarzinome sind häufiger peripher lokalisiert. Sie schmelzen selten ein und werden öfter bei Frauen als bei Männern gefunden.

Aus klinischer Sicht unterscheidet man zentral und peripher gelegene Karzinome. Die zentralen Bronchuskarzinome entstehen überwiegend in den Ostien der Segment- und Subsegmentbronchien und machen ungefähr 75% aller Karzinome aus. Das seltenere periphere Bronchialkarzinom geht dagegen von der Schleimhaut der kleineren peripheren Bronchien aus. Ein Sonderfall ist hier der Ausbrechertumor, der bevorzugt in der Lungenspitze auftritt und hier als Pancoast- oder Sulcus-superior-Tumor bezeichnet wird. Brachialgie und Horner-Trias (Ptosis, Myosis, Enophthalmus) sind die typischen klinischen Symptome.

Die TNM-Klassifikation der WHO hat sich bei der Stadieneinteilung bewährt (Tabelle 5.19). Neben der Tumorgröße wird dabei die topographische Beziehung zu Nachbarstrukturen der Lunge bei der Einschätzung des T-Stadiums berücksichtigt.

Maligne Lungentumoren zeigen im T1w-Bild eine mittlere Signalintensität, vergleichbar der

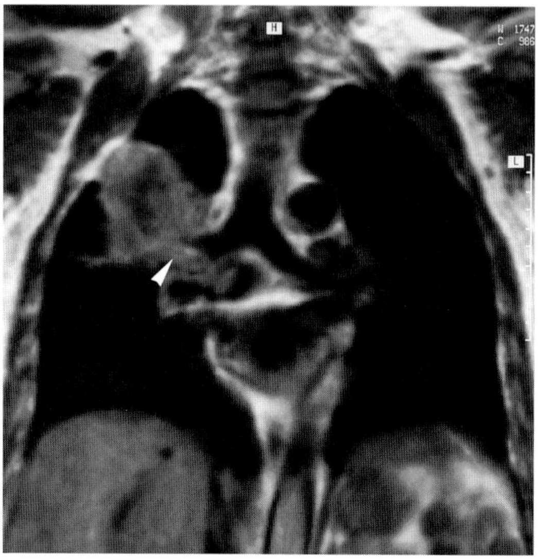

Abb. 5.61. Plattenepithelkarzinom im rechten Oberlappen, Stadium T3. T1w, EKG-getriggerter, koronarer Schnitt auf Höhe von Trachea und Trachealbifurkation; SE (1 R-R/15); 8 mm Schichtdicke. Der Tumor infiltriert den rechten Hauptbronchus ca. 1 cm distal der Carina *(Pfeilspitze)*. Außerdem Nachweis einer Brustwandinfiltration

Tabelle 5.18. 5-Jahres-Überlebensrate (%) und charakteristische Befunde beim Bronchialkarzinom

	Adeno-Ca.	Groß-zelliges Ca.	Platten-epithel-Ca.	Klein-zelliges Ca.
5-Jahresüberleben	12	13	25	1
Mediastinale LK	41	42	42	72
Fernmetastasen	36	35	23	47
Zentrale Beteiligung	18	32	40	78
Periphere Lage	71	59	27	29
Begleitatelektase	10	13	36	17
Begleitpneumonie	15	23	15	22
Einschmelzungen	2	4	7	0

von Muskelgewebe. Im T2w-Bild sind Bronchialkarzinome meist signalintensiv. Inhomogenitäten sieht man bei größeren Läsionen. Sie dürften Nekrosezonen, Verkalkungen oder pathologischen Gefäßformationen im Tumor entsprechen. Nach intravenöser Injektion von Gd-DTPA beobachtet man regelmäßig ein meist inhomogenes Enhancement.

Für den Nachweis von kleinen Lungentumoren im T1-Stadium ist die Ortsauflösung der MRT meist ungenügend. Bei größeren Tumoren im T2- bis T4-Stadium stellt die MRT die Raum-

Tabelle 5.19. TNM-Klassifikationen des Bronchialkarzinoms

PRIMÄRTUMOR					
Tumor nicht beurteilbar					TX
Carcinoma in situ					Tis
Kein Anhalt für einen Tumor					T0
Größe	Intrapulmon. Lage	Extrapulmonale Ausdehnung	Atelektase, obstr. Pneumonitis	Pleurabefall/ -erguß	
≤3 cm	Keine Infiltration proximal eines Lappenbronchus	Nein	Nein	Kein Befall der Pleura visceralis	T1
>3 cm	≥2 cm Abstand zur Carina		Kleiner als ein ganzer Lungenflügel	Infiltration der Pleura visceralis	T2
	<2 cm Abstand zur Carina, aber kein Befall der Carina	Brustwand, Zwerchfell, mediast. Pleura, Perikard	Ein ganzer Lungenflügel	Infiltration der Pleura parietalis	T3
		Mediastinum, Herz, große Gefäße, Trachea, Ösophagus, Wirbelsäule		Pleuraerguß mit malignen Zellen	T4

Lymphknoten		
Regionäre Lymphknoten nicht beurteilbar	NX	
Kein Anhalt für Befall reg. Lymphknoten	N0	
Befallene Lymphknoten:	ipsilateral	kontralateral
Bronchopulmonal/lobär, interlobär, Hauptbronchus	N1	N3
Tracheobronchial, Bifurkation, paratracheal, subaortal/aortal, Ligamentum pulmonale, paraösophageal	N2	N3
Supraklavikulär	N3	N3

FERNMETASTASEN	
Fernmet. nicht beurteilbar	MX
Kein Anhalt für Fernmet.	M0
Lunge, Pleura, Leber, Niere, Nebenniere, Peritoneum, Knochen, Haut, Gehirn	M1

forderung in der Regel sicher dar. Sagittale und koronare Schichten sind zur Darstellung von Infiltrationen in Nachbarorgane und Brustwand oft hilfreich (Abb. 5.61). Der Nachweis der Brustwandinfiltration gelingt oft besser mit der MRT als mit der CT (s. 5.4.5.5) (Abb. 5.62). Eine Destruktion von knöchernen Thoraxwandanteilen ist in der MR-Tomographie erst dann abzugrenzen, wenn die Knochenmarkräume erfaßt werden. Hierbei kann dann der im T1w-Bild signalintensivere Tumor vom signal-, weil fettreichen Knochenmark abgegrenzt werden. Die Kortikalis dagegen ist im T1-Bild fast signalleer. Eine Arrosion kann daher nur selten erfaßt werden. Verkalkte Tumorareale sind oft nicht zu erkennen. Reiner Kalk ist im T1w-Bild signalarm bis signalleer, von lufthaltigem Gewebe praktisch nicht zu unterscheiden und entgeht im Gegensatz zum konventionellen Röntgen oder CT oft dem Nachweis.

Das Lungenspitzenkarzinom als eine Sonderform des T3-Tumors (Abb. 5.63) entwickelt sich im Lungenapex und wächst infiltrativ in die obere Thoraxapertur ein. Die Infiltrationstiefe und -richtung ist mit koronaren und sagittalen MR-Schichten mit hoher Sicherheit darzustellen [12, 17].

Für T4-Tumoren bietet die MRT Vorteile. Diese zentral gelegenen Tumoren mit Infiltration von Mediastinum, Herz, großen Gefäßen, Ösophagus oder Wirbelsäule können in der Regel

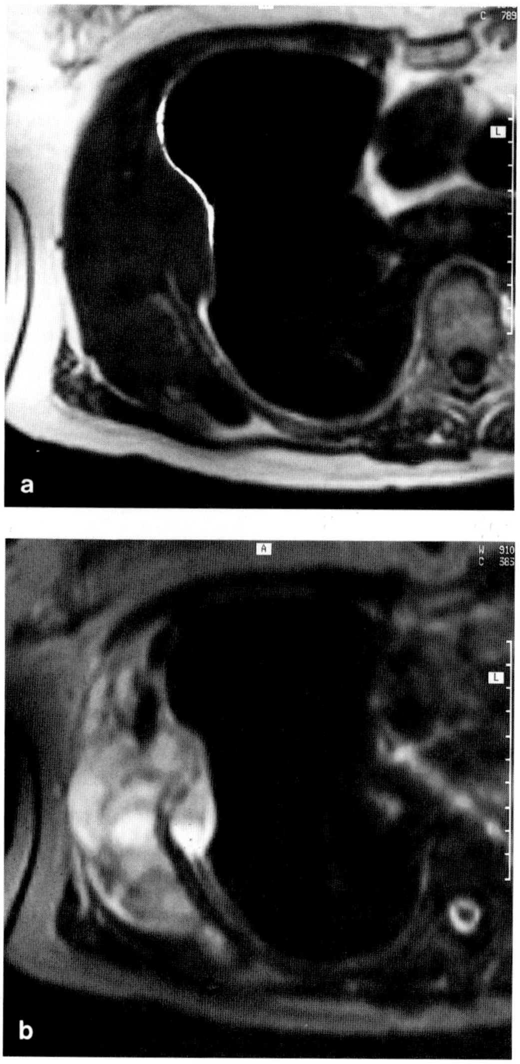

Abb. 5.62 a, b. Malignes fibröses Histiozytom der Brustwand. **a** T1w, EKG-getriggerter Transversalschnitt; SE (1 R-R/15); 10 mm Schichtdicke; Ausschnitt. Der Tumor stellt sich isointens zur umgebenden Muskulatur dar. Die Thoraxinfiltration wird deutlich, die genaue Ausdehnung läßt sich nicht festlegen. **b** T2w, EKG-getriggerter Transversalschnitt; SE (3 R-R/20); 10 mm Schichtdicke; Ausschnitt. Der Tumor ist inhomogen signalintensiv vom umgebenden Gewebe abgrenzbar

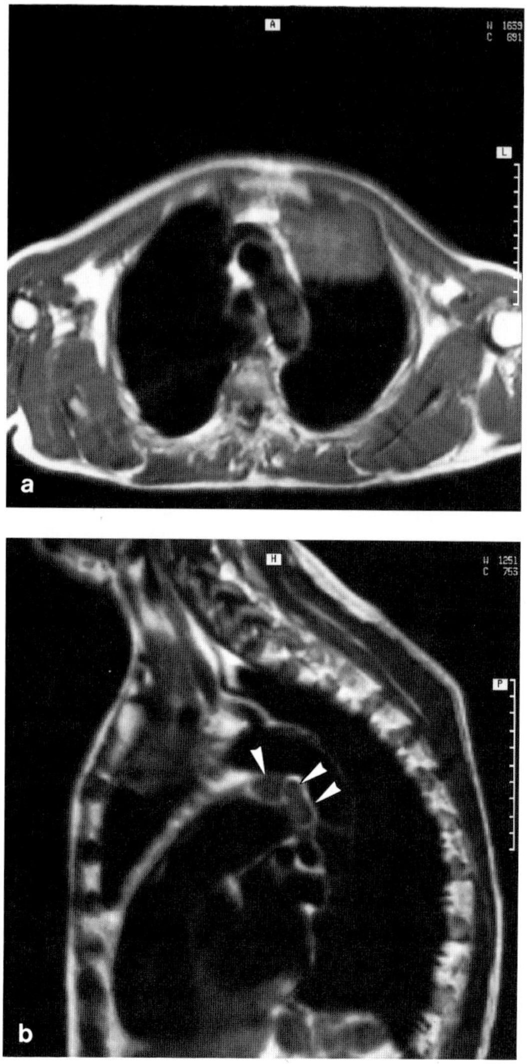

Abb. 5.63 a, b. Pancoast-Tumor links. **a** T1w, EKG-getriggerter Transversalschnitt; SE (1 R-R/15); 8 mm Schichtdicke. Der Tumor ist von mittlerer Signalintensität und wächst deutlich in die Brustwand ein. Das subpleurale Fettgewebe wird durch den signalärmeren Tumor aufgehoben, die isointense Muskulatur wird infiltriert. **b** T1w, EKG-getriggerter Sagittalschnitt; SE (1 R-R/15); 8 mm Schichtdicke. Der Bezug des Tumorgewebes zu den supraaortalen Gefäßen wird deutlich. Der Tumor kontrastiert sich gegenüber der signalleeren Lunge und dem Fett der Brustwand. *Pfeilspitzen* markieren 3 vergrößerte Lymphknoten im aortopulmonalen Fenster

gut abgegrenzt werden (Abb. 5.64). Die Signalintensität der Tumoren liegt im T1w-Bild zwischen der von zentralen Gefäße und mediastinalem Fett. Da sich die Gefäße signalarm darstellen, ist beispielsweise die Infiltration der A. pulmonalis sicher zu erkennen. Gerade bei Kontraindikationen gegen Röntgenkontrastmittel bietet sich daher die MRT als verläßliches Verfahren an.

Lungenmetastasen. Tumormetastasen in der Lunge kommen bei ca. 20–30 % aller Malignome vor. In der Regel entstehen pulmonale Metastasen hämatogen und treten multipel auf. Daneben können Lungenmetastasen auch

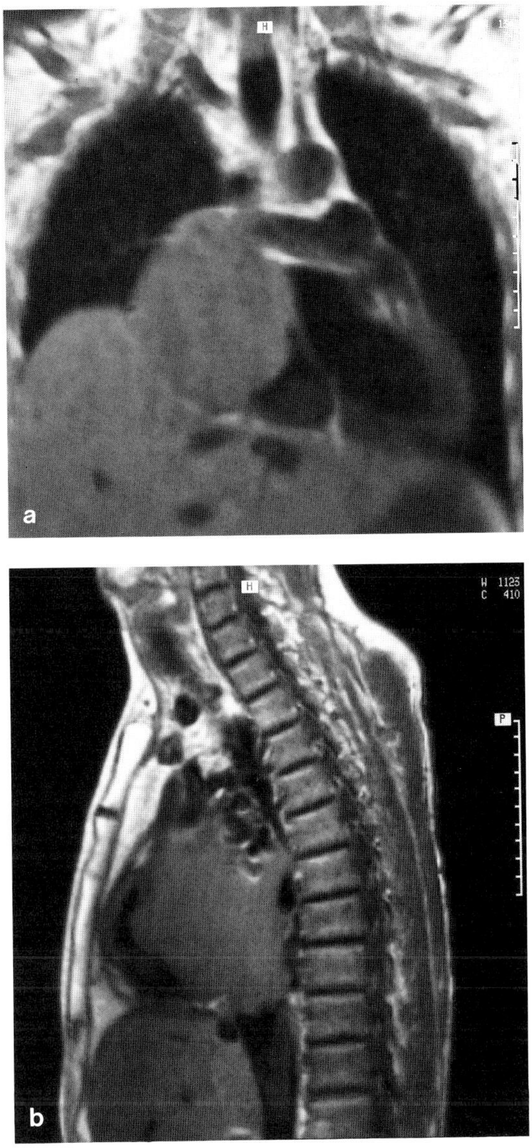

Abb. 5.64 a, b. Rezidiv eines T4-Plattenepithelkarzinoms im Herz-Zwerchfell-Winkel rechts. **a** EKG-getriggerter, koronarer T1w-Schnitt; SE (1 R-R/22); 8 mm Schichtdicke. Der leberisointense große Rezidivtumor infiltriert das Diaphragma und das rechte Herz deutlich. Die Leber wird verdrängt, eine direkte Infiltration kann nicht nachgewiesen werden. **b** T1w, EKG-getriggerter Sagittalschnitt; SE (1 R-R/22); 8 mm Schichtdicke. Die Infiltration des rechten Herzens wird auf den sagittalen Schnitten ebenso deutlich wie die zapfenförmigen Tumorausläufer zur Wirbelsäule

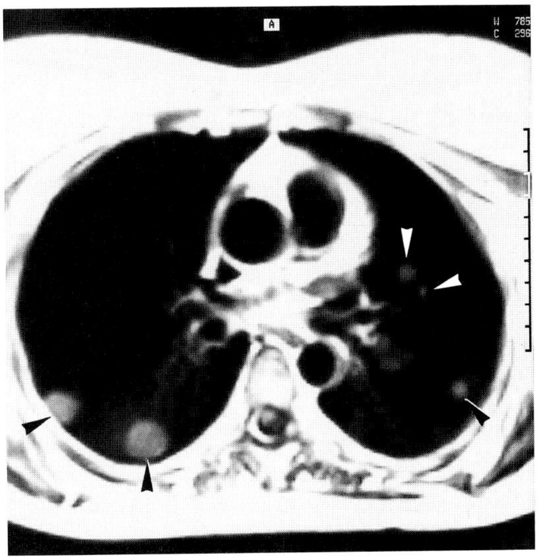

Abb. 5.65. Multiple Lungenmetastasen bei Hypopharynxkarzinom. T1w, EKG-getriggerte, transversale Aufnahme; SE (1 R-R/15); 8 mm Schichtdicke. Zur Darstellung kommen insgesamt 5 Rundherde *(Pfeilspitzen)* zwischen 3 mm und 2 cm Größe. Die Fenstereinstellung wurde zur Darstellung der Metastasen optimiert und entspricht nicht dem normalen Weichteilfenster

miliar und in Form einer Lymphangiosis carcinomatosa bei lymphogener Ausbreitung imponieren. Am häufigsten führen Chorionkarzinome, Hodentumoren, Melanome, Ewing-Sarkome und Osteosarkome sowie das Hypernephrom zu Lungenmetastasen.

MR-tomographisch imponieren Lungenmetastasen (Abb. 5.65) im T1w-Bild mit mittlerer Signalintensität, im T2w-Bild meist signalreich. Sie sind ab einer Größe von ungefähr 5 mm zu erkennen [18]. Kleinere Filiae werden MR-tomographisch nicht immer erfaßt, da das SR-Verhältnis zu schlecht ist und Atemartefakte die Ortsauflösung im Bereich des Lungenparenchyms begrenzen.

5.4.5.4 Art- und Differentialdiagnostik

In der Lunge erlaubt die MRT meist keine artdiagnostische Zuordnung pathologischer Prozesse. Bei Mißbildungen spielt die MRT keine wichtige Rolle als radiologisches Untersuchungsverfahren, auch wenn Lungenagenesien bzw. -aplasie oder -hyperplasien genau wie im CT darstellbar sind. Das Signalverhalten bei bronchogenen Zysten hängt weitgehend von deren Inhalt ab. Grundsätzlich gilt dabei, daß mit zunehmendem Protein- und Blutanteil das Signal im T1w-Bild intensiver wird, während es im T2w-Bild auf jeden Fall signalintensiv zur Darstellung kommt. Schräg koronare Schnitte können exakt den Verlauf des Tracheobronchialbaums erfassen und so eine Zuordnung der zystischen Läsion zum Tracheobronchialsystem erleichtern. Aber auch dann ist es oft nicht möglich zu entscheiden, ob ein solcher Prozeß von Trachea und Bronchialbaum oder vom Ösophagus ausgeht, da beide Strukturen von einer einheitlichen Faszie eingescheidet sind und der umgebende Fettmantel individuell sehr unterschiedlich ausgeprägt ist. Bei vaskulären Malformationen und Lungensequestrationen liegen bisher keine systematischen Untersuchungen mit der MRT vor. Es gibt Hinweise darauf, daß die MRT in der Lage ist, bei Lungensequestrationen den arteriellen Zufluß sowie die venöse Drainage darzustellen. Differentialdiagnostisch kommen vor allem Zwerchfellhernien, Empyeme, aber auch benigne oder maligne Pleuratumoren in Betracht.

Diffuse Lungenparenchymerkrankungen können im MRT erfaßt werden, wenn sie sehr ausgeprägt sind. Eine differentialdiagnostische Wertung ist jedoch nicht möglich. Einlagerungen von Flüssigkeit führen zu einer Signalverstärkung im T2w-Bild, sind jedoch als unspezifisch zu betrachten.

Bisher kennen wir kein sicheres Kriterium zur Differenzierung zwischen gutartigen und bösartigen Tumoren der Lungen in der MRT. Hoffnungen, daß die Artdiagnose mit Hilfe der MRT und hier insbesondere durch Messungen der T1- und T2-Relaxationszeiten erweitert werden können, haben sich bisher nicht bestätigt (s. 5.4.3). Dagegen bietet die MRT Vorteile in der exakten Bestimmung der Tumorausdehnung, vor allem dann, wenn der Bezug zu mediastinalen oder Brustwandstrukturen geklärt werden muß [10]. Koronare und sagittale Schichten zeigen das Ausmaß der Infiltration von Nachbarstrukturen bei Pancoast-Tumoren sehr genau. Bei T4-Tumoren mit zentraler Infiltration ist die MRT ohne Anwendung intravenöser Kontrastmittel in der Lage, zwischen dem signalarmen bis -freien Gefäß, dem signalreichen Fettgewebe und der intermediären Signalintensität des Tumors im T1w-Bild zu unterscheiden. Erste Berichte, wonach durch die Anwendung von Gd-DTPA eine Abgrenzung zwischen Tumor und Atelektase möglich ist, müssen noch an größeren Kollektiven bestätigt werden [28]. Ebenso sollten Hinweise, daß im T2w-Bild das Tumorrezidiv signalintensiver als die Narbe zur Darstellung kommt, noch zurückhaltend beurteilt werden.

In der Beurteilung pulmonaler Rundherde wirkt sich nachteilig für die MRT aus, daß Verkalkungen nur unzureichend erfaßt werden. Verkalkte Rundherde gelten als Hinweis auf einen benignen Prozeß, wie z. B. ein Tuberkulom, Hamartochondrom, Histoplasmom [26].

5.4.5.5 *Wertigkeit der MRT und Vergleich mit anderen bildgebenden Verfahren*

Generell spielt die MRT in der Lungendiagnostik nur eine untergeordnete Rolle. Über die Darstellung von Mißbildungserkrankungen und diffusen Lungenerkrankungen liegen zu wenige systematische Beurteilungen vor, um das Verfahren abschließend werten zu können. Bei primären und sekundären Lungentumoren ist die Situation etwas anders. Der Nachweis peripherer Raumforderungen gelingt ab einer Größe von ca. 5 mm sicher. Nur ungefähr 15 % der sehr kleinen Noduli zwischen 3 und 10 mm Größe, die im CT noch erfaßt werden können, werden im MR nicht nachgewiesen. Das CT besitzt Vorteile bei der Auffindung diaphragma- und pleuranaher kleiner Läsionen. Andererseits ermöglicht die MRT die Unterscheidung zwischen kleinen Blutgefäßen und pulmonalen Metastasen. Dabei erweist sich vor allem das T2w-Bild mit langen TR- und TE-Zeiten als besonders sensitiv. Die genaue Ortszuordnung zu den Lungensegmenten fällt im MR-Tomogramm schwerer als im CT, da im MRT die Fissuren und Bronchien nicht dargestellt sind.

Einige Studien beschäftigen sich mit der Genauigkeit von CT und MRT beim Staging von T3/4 Tumoren. Für den Nachweis eines T3-Tumors mit Pleura- und Brustwandbezug weist die MRT ähnliche Ergebnisse wie die CT auf. Im allgemeinen schwanken die Angaben über die Treffsicherheit beider Methoden zwischen 40 und 75 %, wobei Sensitivität und Spezifität gegenläufige Bewegungen zeigen (Tabelle 5.20). Während Martini et al. eine Sensitivität von 64 % beim Nachweis der T3-Tumoren

Tabelle 5.20. Indikationen der MRT bei der Lungendiagnostik

Mißbildungen	
– Bronchogene Zyste	++
– Lungensequestration	+
– Lungendysplasie	0
– Vasculäre Malformation	+
Diffuse Lungenerkrankungen	
– Entzündliche Erkrankungen	0
– Chronische obstruktive Erkrankungen	0
– Fibrose	0
Neoplasien	
Hamartom	0
Adenom	+
Karzinoid	+
Bronchialkarzinom	
– zentral	++
– peripher	+
– Pancoast	++
Lungenmetastasen	+

+++ MRT in jedem Fall indiziert, ++ MRT als Ergänzung, z. B. zur OP-Planung, indiziert, + MRT in Ausnahmefällen indiziert, 0 MRT nicht indiziert.

berichten bei einer Spezifität von 20%, weisen Grenier et al. darauf hin, daß T3-Tumoren lediglich mit einer Sensitivität von 39% bei einer Spezifität von 86% erkannt werden können. Dies ist dadurch zu erklären, daß die Feststellung einer Pleura- bzw. Brustwandinfiltration nach unterschiedlichen Kriterien erfolgte. Im allgemeinen dürfte die MR-Tomographie Brustwandinfiltrationen mindestens ebenso sicher wie das CT nachweisen, da in der MRT oft sagittale und koronare Schnittführungen hilfreich sind und die auf T2w-Aufnahmen signalintensiven Läsionen gut von der signalarmeren, intakten Muskulatur abgegrenzt werden können.

Vorteile bietet die MRT unter Umständen auch bei der Darstellung postoperativer Veränderungen, wie bei Auftreten von Fistelgängen oder Bronchusstumpfinsuffizienzen nach Pneumonektomie (Abb. 5.56).

5.4.5.6 *Diagnostisches Vorgehen*

Bei der Untersuchung pulmonaler Veränderungen steht die Thoraxübersichtsaufnahme generell an erster Stelle. Sollen pathologische Prozesse mit hoher Auflösung detailgenau dargestellt werden, so ist die CT Methode der Wahl. Ihr räumliches Auflösungsvermögen ist besser als das der konventionellen Röntgenuntersuchung oder der MRT. Sie ist in der Lage, auch kleine Segmentbronchien, kleine Gefäße oder auch die normalen Interlobärspalten zu identifizieren. Bei der konventionellen Röntgentomographie haben in erster Linie die Hilusfilterschichtaufnahmen Bedeutung, vor allem dann, wenn ein CT nicht zur Verfügung steht. Alle anderen radiologischen Untersuchungsverfahren richten sich nach dem speziellen diagnostischen Problem.

Die MRT ist bei Patienten mit Bronchialkarzinom indiziert, wenn eine Infiltration der Brustwand durch das CT nicht sicher nachgewiesen oder ausgeschlossen werden kann. Insbesondere der Pancoast-Tumor, der koronaren sagittalen Schnittführungen besonders gut zugänglich ist, sollte MR-tomographisch abgeklärt werden. Bei fraglichen T4-Tumoren erscheint die MRT vor allem dann indiziert, wenn bei dem Patienten eine Kontrastmittelunverträglichkeit oder eine Schilddrüsenfunktionsstörung vorliegt, so daß eine CT-Untersuchung mit Kontrastmittelbolusinjektion nicht möglich ist. Die MRT weist in diesen Fällen eine genauso hohe diagnostische Treffsicherheit wie die kontrastverstärkte CT auf. MR-Untersuchungen können auch präoperativ angezeigt sein, wenn durch zusätzliche Abbildungsebenen eine verbesserte Operationsplanung angestrebt wird.

Die MRT erkennt die meisten auch im CT nachweisbaren Läsionen. Dennoch kann die MRT die CT bei der Auffindung von Lungenmetastasen noch nicht verdrängen, weil kleinste Läsionen noch nicht nachweisbar sind und das Verfahren zu aufwendig ist. Zum Nachweis von Lungenmetastasen ist daher die CT derzeit der Goldstandard.

5.4.6 Pleuraerkrankungen

5.4.6.1 *Pleuraerguß*

Je nach Zusammensetzung unterscheiden wir das Pleuratranssudat vom Pleuraexsudat; außerdem können Pleuraergüsse aufgrund eines Pleuraempyems, eines Hämatothorax oder eines Chylothorax auftreten. Das Pleuratranssudat ist eine klare Flüssigkeit mit einem spezifischen Gewicht unter 1016 und einem Eiweißgehalt unter 3 g/dl. Häufigste klinische

Ursachen sind die Herzinsuffizienz oder Aszites bei Leberzirrhose. Das Pleuraexsudat enthält über 3 g/dl Eiweiß und hat ein spezifisches Gewicht über 1016. Pleuraexsudate treten typischerweise bei unspezifischer Pleuritis sowie malignen Pleuraergüssen auf. Eitrige Exsudationen können metapneumonisch, postspezifisch oder postoperativ bedingt sein. Einblutungen in die Pleurahöhle führen zum Hämatothorax und entstehen in der Regel durch Traumen, postoperativ oder durch Aortenrupturen. Der Chylothorax tritt bei Fisteln zum Ductus thoracicus vor allem linksseitig auf und kann postoperativ, posttraumatisch oder auch aufgrund von Malignomen entstehen.

Beim Pleuraerguß zeigt sich MR-tomographisch bei transversaler Schnittführung ein sichelförmiges Band zwischen Thoraxwand und Lunge. Die Signalintensität richtet sich nach der Zusammensetzung der Ergußflüssigkeit. Klar-wäßrige Transsudationen stellen sich im T1w-Bild relativ signalarm und im T2w-Bild sehr signalreich dar. Dagegen führen Einlagerungen von hochproteinreicher Flüssigkeit (Exsudation, Chylothorax) oder Einblutungen (Hämatothorax) zur deutlichen Signalanhebung im T1w-Bild. Das T2w-Bild ist auch hier signalreich. Zusatzinformationen können unter Umständen sagittale und koronare Schichten erbringen, da hierbei die Sinus costomediastinales und costodiaphragmatica deutlicher dargestellt werden. Ergußflüssigkeit zwischen den beiden Pleurablättern kann MR-tomographisch bereits bei sehr geringen Flüssigkeitsmengen erfaßt werden.

5.4.6.2 Pleuramesotheliom

Das diffuse maligne Pleuramesotheliom ist ein sehr seltener hochmaligner Tumor. Histologisch werden eine epitheliale, eine sarkomatöse und eine gemischt biphasische Tumorform unterschieden. Das Erkrankungsrisiko ist bei asbestexponierten Personen deutlich erhöht. Während epitheliale Mesotheliome in der Regel multizentrisch die viszerale und parietale Pleura durchwachsen, zeigt der fibrosarkomatöse Typ eine eher solitär-knotige Wachstumsform. Klinisches Leitsymptom ist der einseitige, meist atemabhängige Thoraxschmerz. In fortgeschrittenen Stadien entwickelt sich eine Dyspnoe mit Reizhusten. Neben soliden

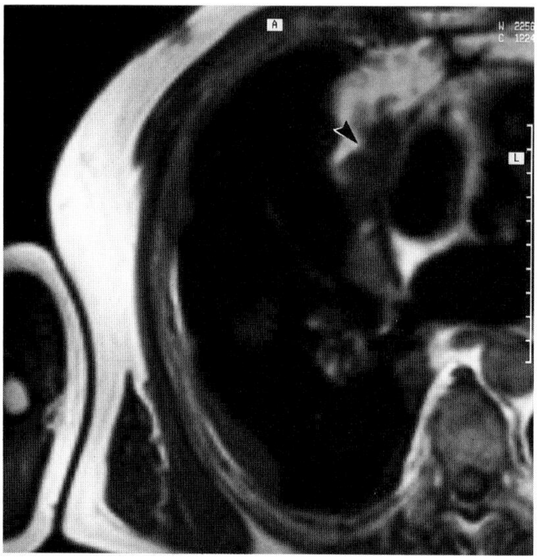

Abb. 5.66. Pleuramesotheliom rechts. EKG-getriggerter, transversaler T1w-Schnitt auf Höhe der Pulmonalisgabelung; SE (1 R-R/15); 8 mm Schichtdicke; Ausschnitt. Die Weichteiltumoranteile stellen sich muskelisointens dar. Deutlich zu sehen sind Tumorausläufer in das ventrale subperikardiale Fettgewebe *(Pfeilspitze)* als Zeichen der Perikardinfiltration

Tumoranteilen ist in der Regel auch ein oft hämorrhagischer Pleuraerguß nachweisbar.

Eine einheitliche Stadieneinteilung des Pleuramesothelioms liegt bis heute nicht vor. Sinnvoll erscheint es jedoch, sich bei der Beurteilung seiner Ausbreitung an der chirurgischen Resezierbarkeit zu orientieren, da die radikale chirurgische Operation bis heute das einzige Therapieverfahren darstellt, welches dem Patienten eine immerhin geringe Chance auf Heilung eröffnet. Daher muß besonders auf eine Infiltration benachbarter Strukturen, wie Perikard, Herz und große Gefäße sowie Diaphragma und peritonealer oder retroperitonealer Raum, geachtet werden. Eine Infiltration der intraperitonealen Organe stellt eine Kontraindikation für ein chirurgisches Vorgehen dar.

MR-tomographisch stellt sich das maligne Pleuramesotheliom im T1w-Bild in der Regel mit muskeläquivalenten Signalintensitäten dar. Im T2w-Bild dagegen ist es inhomogen und meist signalintensiv. Die Tumorausdehnung im Bereich der Pleura costalis kann bereits durch axiale Schichten sicher erfaßt werden. Hier werden auch die Mediastinalverlagerung, die Verkleinerung des betroffenen Hemithorax

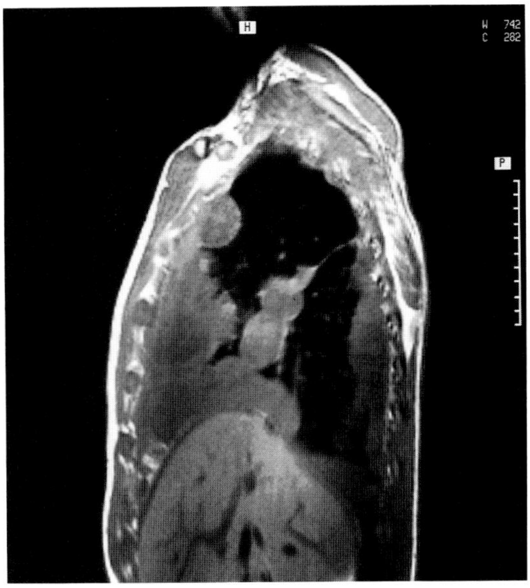

Abb. 5.67. Pleuramesotheliom rechts. EKG-getriggerter, sagittaler T1w-Schnitt; SE (1 R-R/15); 8 mm Schichtdicke. Optimal dargestellt werden die Recessus costadiaphragmatici sowie das Diaphragma, welches tumorinfiltriert ist. Eine Überschreitung des Tumors in den Peritonealraum läßt sich nicht nachweisen. Darstellung des Tumoranteils im Lappenspalt

und mögliche Infiltrationen von Perikard, Herz und großen Gefäßen dargestellt (Abb. 5.66). Dagegen haben koronare und sagittale Schichten deutliche Vorteile bei der Darstellung der Tumorausdehnung im Bereich des Recessus costomediastinalis und costodiaphragmaticus (Abb. 5.67). Auch die Diaphragmainfiltration oder die Überschreitung des Zwerchfells kann auf koronaren oder sagittalen Schnitten besser erfaßt werden.

5.4.6.3 Art- und Differentialdiagnostik

Für die Diagnose eines Pleuraergusses sind die sichelförmige Ansammlung der Flüssigkeit im abhängigen Abschnitt des Pleuraraums und das homogene Signalverhalten von Flüssigkeiten entscheidend. Schwierig kann die Zuordnung von gekapselten Ergüssen sein. Diese sind auch aufgrund ihres Signalverhaltens teilweise nicht von pleuralen, mediastinalen oder pulmonalen Raumforderungen zu unterscheiden. Die Trennung zwischen Transsudat, Exsudat, Hämatothorax und Chylothorax ist in der Regel nicht möglich. Die MRT kann hier nur ungefähre Hinweise auf die Zusammensetzung einer pleuralen Flüssigkeitsansammlung liefern. Je höher der Eiweißgehalt oder Blutanteil am Pleuraerguß ist, desto signalintensiver kommt dieser im T1w-Bild zur Darstellung. Im T2w-Bild dagegen wird jeder Pleuraerguß signalreich erscheinen.

Bei pleuralen Raumforderungen kann eine artdiagnostische Zuordnung nicht vorgenommen werden. Sowohl das Pleuramesotheliom als auch die Pleurakarzinose sind im T1w-Bild in der Regel isointens zu Muskelgewebe und inhomogen signalreich im T2w-Bild. Pleuraverschwartungen zeigen ebenfalls kein typisches MR-Signalverhalten und sind von diesen Tumoren nicht abzugrenzen. Es gibt auch keinen Hinweis darauf, daß die differentialdiagnostisch zu bedenkenden, seltenen gutartigen pleuralen Tumoren (umschriebenes Mesotheliom, Chondrom, Angiom) oder Pleurametastasen ein spezifisches Signalverhalten zeigen [16].

5.4.6.4 Wertigkeit der MRT und Vergleich mit anderen bildgebenden Verfahren

Nach eigenen Erfahrungen ist die MRT beim Nachweis von Pleuraergüssen und pleuralen Tumoren der CT-Untersuchung leicht unterlegen. Vorteile bietet sie jedoch bei der Beurteilung der Operabilität des Pleuramesothelioms, wenn man davon ausgeht, daß hierfür die Infiltration des Herzens und der großen Gefäße bzw. des Peritoneums und Retroperitoneums entscheidend sind. Koronare und sagittale Schichten ermöglichen eine genauere Darstellung des thorakoabdominellen Übergangs im Bereich von Diaphragma, Recessus costodiaphragmaticus und costomediastinalis.

Die Ultraschalluntersuchung von Abdomen und Thorax stellt weniger ein konkurrierendes als vielmehr ein ergänzendes Verfahren dar. Mit ihrer Hilfe können die Verschieblichkeit der viszeralen Pleura sowie die Zwerchfellbeweglichkeit geprüft werden. Infiltrationen in Diaphragma, Leber oder Retroperitoneum können weiter abgeklärt werden. Für den Nachweis kleiner Ergüsse in den dorsobasalen Randsinus ist die Ultraschalluntersuchung die Methode der Wahl. Auch eine Pleuraergußpunktion ist ultraschallgezielt leicht und sicher möglich. Die sichere Diagnosestellung aus dem Punktat ist allerdings gerade bei der Frage nach einem Pleuramesotheliom oft nicht sicher möglich. Die Röntgenübersichtsaufnahme ist weniger sensitiv im Nachweis kleiner Pleuraergüsse als die Sonographie, die CT oder die MRT. Tumorschwarten können im konventionellen Röntgenbild erst nach Punktion eines begleitenden Ergusses sichtbar gemacht werden.

5.4.6.5 Diagnostisches Vorgehen

Initial wird bei Veränderungen im Bereich der Pleura stets eine Röntgenübersichtsaufnahme angefertigt. Bei Nachweis eines Randwinkelergusses kann dieser sonographisch kontrolliert und evtl. sonographisch gezielt punktiert werden. Bei zytologischem Verdacht auf ein Malignom von Lunge oder Pleura ist die CT-Untersuchung in der Regel unverzichtbar. MRT und Ultraschall bieten bei gezielten chirurgischen Fragestellungen zusätzliche Information. Beide Verfahren sind ebensowenig obligat wie bronchographische oder angiographische Untersuchungen. Die Lungenfunktionsszintigraphie bietet keine zusätzlichen Informationen über die Tumorausdehnung, ist jedoch präoperativ erforderlich, um die verbleibende Lungenrestfunktion nach Resektion abschätzen zu können.

5.4.7 Mediastinale Erkrankungen

Die Erkrankungen können die mediastinalen Organe oder die hier angesiedelten Lymphknotenstationen betreffen. Erkrankungen von Herz und großen Blutgefäßen werden in Kap. 5.3, Erkrankungen der zervikalen Schilddrüse in Kap. 3.10 behandelt.
Anatomische Leitstrukturen für die Einteilung des Mediastinums sind die großen Gefäße. Das Mediastinum wird in diesem Kapitel daher in einen vorderen, mittleren und hinteren Teil unterteilt. Nach dieser Einteilung können Erkrankungen verschiedener Organe im wesentlichen diesen Regionen zugewiesen werden. Die intrathorakale Struma sowie Erkrankungen des Thymus werden im vorderen oberen Mediastinum angetroffen, ebenso die Nebenschilddrüse betreffende Erkrankungen. Lymphome finden wir vor allem im vorderen und mittleren Mediastinum. Im mittleren und hinteren Mediastinum treten Veränderungen im Bereich von Trachea und Ösophagus in Erscheinung. Neurogene Tumoren liegen im hinteren Mediastinum.

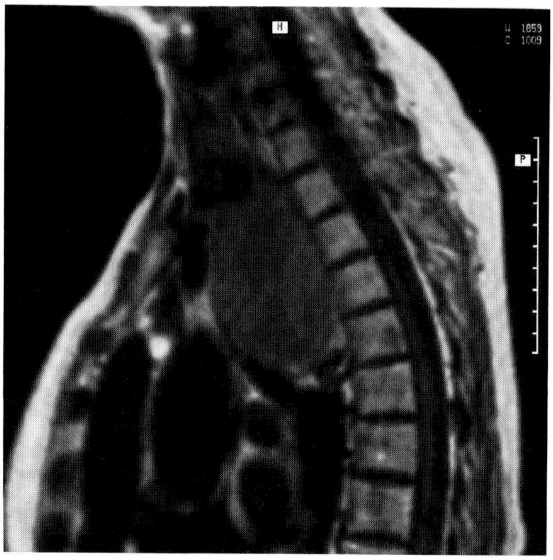

Abb. 5.68. Intrathorakale Struma. Mediosagittaler T1w-Schnitt; SE (700/15); 8 mm Schichtdicke. Große, intrathorakale Struma mit Verlagerung von Trachea und supraaortalen Gefäßen. Geringfügige Inhomogenitäten entsprechen regressiven Veränderungen

5.4.7.1 Intrathorakale Struma

Die intrathorakale Struma ist die häufigste Raumforderung im Bereich des vorderen Mediastinums. Sie macht ca. 10% aller operierten Raumforderungen des Mediastinums aus. Auf der Röntgenübersichtsaufnahme führt sie zu einer becherförmigen Verbreiterung des oberen Mediastinums und geht oft mit einer Einengung und Verlagerung der Trachea einher. Neben der Röntgenübersichtsaufnahme können Szintigraphie und CT die Ausdehnung der intrathorakalen Struma gut erfassen. Die sonographische Untersuchung erreicht nur die oberen Anteile der Struma. Die Abgrenzung nach kaudal gestaltet sich oft schwierig, da ein geeignetes Schallfenster nur schwer zu finden ist.
Die MR-Tomographie kann die intrathorakale Struma in Form, Größe und Lage exakt abbilden (Abb. 5.68). Besonders wichtig hierbei ist, daß die Abgrenzung zu Trachea und großen

Gefäßen besser als in allen anderen Schnittbildverfahren gelingt. Eine Anwendung von intravenösem Kontrastmittel ist dazu im Unterschied zur CT nicht erforderlich. Dies ist vor allem dann wichtig, wenn die Struma mit einer Hyperthyreose einhergeht oder die Anwendung von jodhaltigen Substanzen aufgrund des Verdachts auf eine Struma maligna kontraindiziert ist. Nachteile der MRT liegen darin, daß Verkalkungen oft nicht so deutlich erkannt werden können, wie dies mit der CT möglich ist. Die Signalintensitäten bei intrathorakaler Struma unterscheiden sich nicht wesentlich von denen anderer mediastinaler Raumforderungen. Wir finden relativ lange T1- und T2-Relaxationszeiten mit unterschiedlichen Inhomogenitäten, die durch die regressiven zystischen, nekrotischen oder kalzifizierenden Veränderungen innerhalb der Struma hervorgerufen werden.

Die Diagnose der intrathorakalen Struma ist mit Hilfe der MRT mit großer diagnostischer Sicherheit zu stellen. Dies liegt weniger an dem typischen Signalverhalten als vielmehr daran, daß man die Ausdehnung gerade auf sagittalen Schichten exakt festlegen und die anatomischen Beziehungen in den Halsbereich verfolgen kann. Die Signalintensität dagegen ist bei intrathorakalen Strumen abhängig von der Zusammensetzung des Gewebes, von der Größe regressiver Veränderungen, von Verkalkungen und Einblutungen. Eine Unterscheidung zwischen benignem und malignem Gewebe ist nicht möglich. Differentialdiagnostisch müssen bei Raumforderungen im vorderen Mediastinum neben intrathorakalen Strumen maligne Lymphome, Thymome und atypisch gelegene Teratome oder neurogene Tumoren bedacht werden.

5.4.7.2 Thymuserkrankungen

Thymome können in jedem Lebensalter auftreten und sind je zur Hälfte benigne und maligne. In seltenen Fällen sind Thymome auch im hinteren Mediastinum lokalisiert. Bei 50–70 % der Patienten mit Myasthenia gravis liegt eine Thymushyperplasie, bei 15 % ein umschriebenes Thymom vor. 15–30 % aller Thymome gehen mit einer Myasthenie einher. Die MR-Tomographie ist in der Regel in der Lage, eine Thymushyperplasie zu erkennen. Schwierigkeiten bereiten die Fälle im höheren Lebensalter, bei denen die Drüse von Fettgewebe durchsetzt und eine klare Abgrenzung vom übrigen mediastinalen Fett nicht mehr möglich ist [5].

Thymome sind im T1-Bild signalarm bis muskelisointens, so daß eine Abgrenzung vom umgebenden mediastinalen Fett meist gut möglich ist. Nach Gd-DTPA i. v. reichern Thymome an, so daß die Demarkation von zystischen Anteilen (5–10 % der Fälle) möglich wird, während die Abgrenzung vom Fett dagegen schlechter ist. Die T2-Relaxationszeiten von Thymomen und mediastinalem Fett sind ähnlich. Daher erbringen Aufnahmen mit langen TR-/TE-Zeiten keinen zusätzlichen Informationsgewinn, zumal auch das Signal-Rausch-Verhältnis deutlich schlechter ist.

Die Thymusatrophie ist für die Diagnostik weniger von Interesse, da sie physiologischerweise mit dem Altern eintritt.

5.4.7.3 Ösophaguskarzinom

Eine Indikation zur MR-Untersuchung des Ösophagus stellt sich im wesentlichen nur bei der Frage nach der Stadienbeurteilung eines Ösophaguskarzinoms. Vorwiegend handelt es sich um Plattenepithelkarzinome, die mit einer sehr schlechten Prognose einhergehen. Die Stadieneinteilung und Festlegung der Behandlungsmodalität erfolgt außer durch Endoskopie und Ösophagusbreischluckdarstellung in der Regel mit Hilfe der CT. Mit dem Schnittbildverfahren sollen vor einem operativen Eingriff die Längsausdehnung des Tumors und eine mögliche Infiltration der Nachbarorgane und der regionalen Lymphabflußwege beurteilt werden.

Die MR-Tomographie führt nach den bisher vorliegenden Resultaten im Vergleich zur CT zu keiner wesentlichen Verbesserung der diagnostischen Aussage [11, 14]. Bei der Bestimmung der lokalen Tumorausdehnung ist es schwierig, eine Aortenwandinfiltration oder ein Übergreifen des Tumors auf die Trachea zweifelsfrei festzustellen oder auszuschließen, da die Fettschichten zwischen Ösophagus, Aorta und Trachea sehr unterschiedlich ausgeprägt sein können. Die sagittale Schichtführung, gelegentlich auch schräge oder koronare Schnitte erlauben jedoch eine sehr gute Festlegung der kraniokaudalen Tumorausdeh-

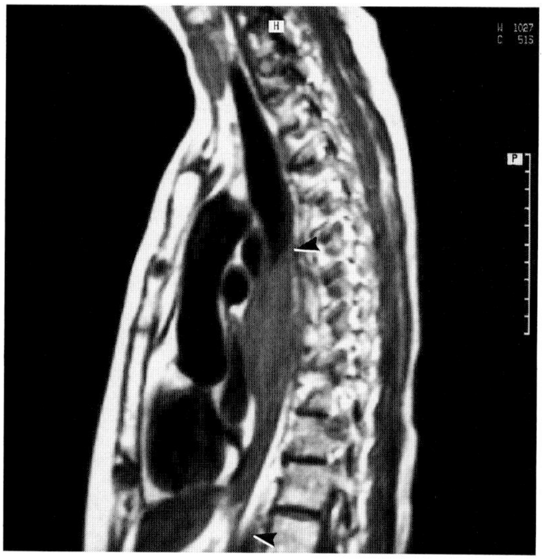

Abb. 5.69. Langstreckiges Ösophaguskarzinom. EKG-getriggertes, mediosagittales T1w-Schnittbild; SE (1 R-R/15); 8 mm Schichtdicke. Der Tumor stellt sich muskelisointens dar. Die maximale Ausdehnung ist durch *Pfeilspitzen* markiert. Prästenotisch Ösophagusdilatation. Die Abgrenzung des Karzinoms von den übrigen Mediastinalstrukturen ist nicht sicher möglich

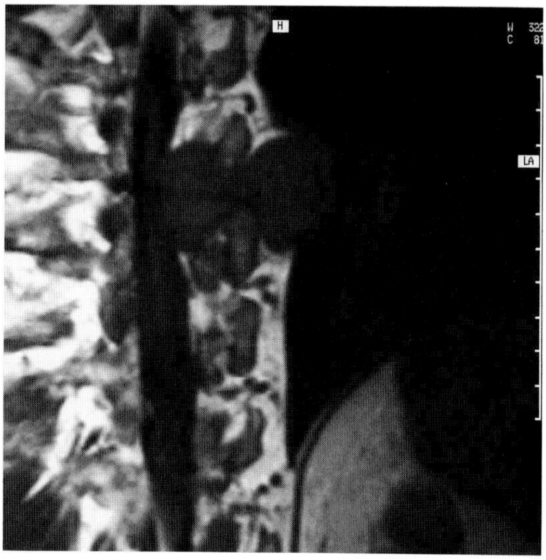

Abb. 5.70. Thorakales Sanduhrneurinom. EKG-getriggerter, schräg sagittaler kontrastverstärkter T1w-Schnitt; SE (1 R-R/15); 4 mm Schichtdicke. Deutlich sind die intraspinalen und extraspinalen Tumoranteile sowie ihre sanduhrförmige Verbindung kontrastangehoben zu erkennen. Der intraspinale Anteil komprimiert das Thorakalmark und verlagert es deutlich. Der extraspinale Anteil komprimiert das Lungengewebe

nung, soweit sie raumfordernd ist, und können die anatomischen Beziehungen zu den Nachbarorganen übersichtlicher darstellen als die CT (Abb. 5.69). Den größten Kontrast erreicht man dabei durch T2w-Bilder, bei denen sich der Tumor signalintensiv vom umgebenden Gewebe abgrenzen läßt. Für die Beurteilung der kardianahen Tumoren sowie der paragastralen Lymphknoten erwies sich die CT dagegen der MRT überlegen. Bei der Untersuchung der regionalen Lymphknotenstationen ergibt sich auch hier das gleiche Problem wie beim Bronchialkarzinom: Normal große Lymphknoten können durchaus von Mikrometastasen befallen sein, vergrößerte Lymphknoten sind oft nur reaktiv verändert.

Derzeit kann die MRT für das präoperative Staging des Ösophaguskarzinoms noch nicht generell empfohlen werden. Allerdings können sagittale und koronare Schnittbilder im Einzelfall wichtige Hilfe bei der Operationsplanung sein.

5.4.7.4 Neurogene Tumoren

Neurogene Tumoren sind in der Regel im hinteren Mediastinum lokalisiert. Es handelt sich im frühen Kindesalter meist um Ganglionneurinome oder Neuroblastome, die vom sympathischen Nervenstrang ausgehen, während im höheren Lebensalter häufiger Neurofibrome und Neurinome angetroffen werden. Die neurogenen Tumoren sind zu etwa einem Drittel maligne. In der Mehrzahl der Fälle liegen sie paravertebral und wachsen zu ca. 10 % als sog. Sanduhrtumoren durch die Foramina intervertebralia in den Spinalkanal ein.

Neurinome sind homogene Raumforderungen mit homogen verteilter Signalintensität, die rund bis längs-oval konfiguriert sind. Verkalkungen und Inhomogenitäten sind selten. In Form, Größe und Lokalisation sind die Geschwülste exakt erfaßbar. Koronare oder schräge Schichten helfen bei der Erfassung von Sanduhrformationen, da hierbei die Durchtrittsstelle durch das Foramen intervertebrale hervorragend abgebildet werden kann (Abb. 5.70). Sie zeigen im T1w-Bild in der Regel eine gegenüber Muskelgewebe leicht erniedrigte, im T2w-Bild eine leicht erhöhte Signalintensität. Allerdings sind auch hohe Signalintensitäten in T1w-SE-Sequenzen für Ganglioneurinome beschrieben, welche auf Einblutungen zurückgeführt werden [1]. Die Signalintensität bzw. die T1- und T2-Berechnungen überschneiden sich bei den verschiedenen neurogenen Tumoren und zeigen auch Überlappungen zu den differentialdiagnostisch zu erwägenden Tumoren der Pleura, insbesondere dem umschriebenen Pleuramesotheliom oder zu bronchogenen Zysten, welche ein sehr unterschiedliches Signalverhalten aufweisen können.

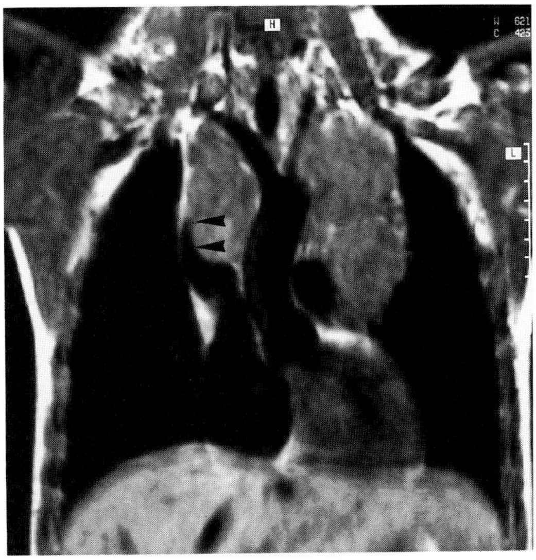

Abb. 5.71. M. Hodgkin Stadium IV. EKG-getriggerter, koronarer T1w-Schnitt; SE (1 R-R/22); 8 mm Schichtdicke. Übersichtliche Darstellung der Lymphomausdehnung im mittleren Mediastinum. Die V. cava wird durch die Tumormassen praktisch verschlossen *(Pfeilspitzen)*. Die Tumoranteile ummauern sämtliche supraaortalen Gefäße, die sich signalleer gut vom relativ signalintensen Lymphom demarkieren

5.4.7.5 Erkrankungen mediastinaler Lymphknoten

Maligne Lymphome. Bei den malignen Lymphomen werden der M. Hodgkin und Non-Hodgkin Lymphome unterschieden. Beide stellen eine lymphoblastische Erkrankung dar, die sich zuerst an Lymphknoten manifestiert und im Spätstadium auch andere Organe wie Milz, Leber, Knochen und Lunge befallen kann. Die Non-Hodgkin-Lymphome treten häufiger als das Hodgkin-Lymphom auf, das in den USA ungefähr 1% aller neuen Tumorerkrankungen ausmacht.
Das Hodgkin-Lymphom hat eine biphasische Altersverteilung mit einem ersten Gipfel in den Mittzwanzigern und einem weiteren im Alter über 50 Jahre. Histologisch unterscheidet man nach Lukes einen lymphozytenreichen, einen lymphozytenarmen und einen gemischtzelligen Typ. Außerdem gibt es eine nodulär-sklerosierende Form, die häufiger Frauen befällt.
Das Non-Hodgkin-Lymphom wird allgemein nach der Rappaport- oder der Kiel-Klassifikation histologisch eingeteilt. Während für die meisten histologischen Typen keine spezielle Altersverteilung angegeben wird, ist bekannt, daß die gut differenzierten lymphozytischen Lymphome bevorzugt bei Männern zu finden sind und einen Altersgipfel im 6.–7. Dezennium aufweisen. Lymphoblastische Lymphome dagegen betreffen meist jugendliche Erwachsene. Eine intrathorakale Manifestation beider Erkrankungen liegt in ca. der Hälfte aller Fälle vor. Dabei sind in erster Linie hiläre und mediastinale Lymphknotenstationen vergrößert. Eine Infiltration des Lungenparenchyms ist selten.

Bei Befall der hilären Lymphknotenstationen finden sich auf dem Röntgenübersichtsbild bilateral knollig verbreiterte Hili, die lateral polyzyklisch begrenzt sind. Ein asymmetrischer Befall ist typisch. Dagegen zeigt die mediastinale Manifestation ein beiderseits schornsteinartig verbreitertes Mediastinum, wobei auch der obere Retrosternalraum durch Lymphome ausgefüllt ist, wie es bei Lymphomen anderer Genese nur selten festzustellen ist. T1w-Schnittbilder erlauben durch ihren hohen Kontrast zwischen mediastinalem Fettgewebe, Lymphom und Gefäßen eine exakte Bestimmung der Lymphomausdehnung. Besonders anschaulich sind koronare Schnitte, auf denen die Lymphome anatomisch leicht zugeordnet werden können (Abb. 5.71). Bei Auftreten der Lymphommanifestationen im vorderen Mediastinum ist allerdings eine Abgrenzung zu Raumforderungen des Thymus oft nur schwer möglich. Die Signalintensität maligner Lymphome wird durch lange T1- und T2-Relaxationszeiten bestimmt. Ob die Signalintensität im T1w-Bild dabei tatsächlich zwischen der von entzündlich veränderten und der von metastatisch befallenen Lymphknoten liegt, bleibt umstritten [3, 6].

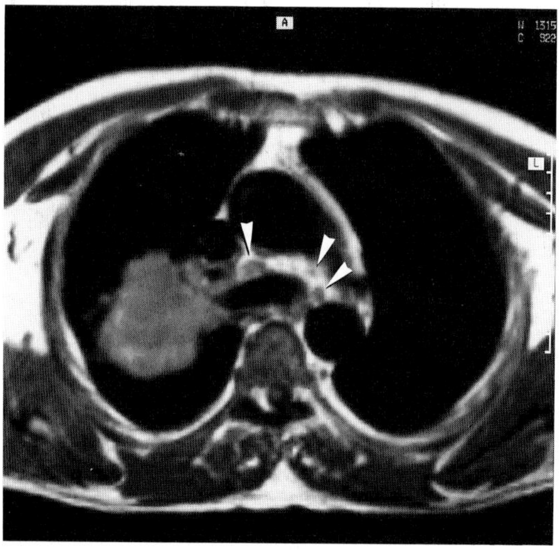

Abb. 5.72. Plattenepithelkarzinom Stadium T3N3Mx. T1w, EKG-getriggerter Transversalschnitt; SE (1 R-R/15); 8 mm Schichtdicke. Neben dem Bronchialkarzinom, das den rechten Hauptbronchus verschließt, sind insgesamt 3 mediastinale Lymphknoten *(Pfeilspitzen)*, davon 2 kontralateral, im umgebenden Fettgewebe nachweisbar

Lymphknotenmetastasen bei Bronchialkarzinom. Insgesamt finden sich bei über 50% aller Bronchialkarzinome zum Zeitpunkt der Diagnostik bereits befallene mediastinale Lymphknoten. Dieser prognostisch wichtige Faktor wird in der TNM-Klassifikation der International Union against Cancer (UICC) erfaßt (Tabelle 5.19). Es werden heute N1-, N2- und N3-Stadien unterschieden. Zu letzteren zählen nun auch supraklavikuläre und Skalenuslymphknoten, welche regional bestrahlt werden können und bisher als Fernmetastasen klassifiziert wurden. Regionale Lymphknotenvergrößerungen im Mediastinum werden durch T1w-Untersuchungssequenzen am besten erfaßt. Dies liegt daran, daß sich zentrale Gefäße im T1w-Bild signalleer bis -arm und mediastinales Fettgewebe sehr signalreich darstellen. Die Signalintensität von Lymphknoten liegt dazwischen (Abb. 5.72). T2w-Aufnahmen führen zu keinem Informationsgewinn, da sich hier die Signalintensitäten von Fettgewebe und Lymphknoten angleichen und das Signal-Rausch-Verhältnis deutlich schlechter ist. Auch der Einsatz von Gd-DTPA führt zu einer Verringerung des Kontrasts zwischen Lymphknoten und Fettgewebe.

Sarkoidose. Die Sarkoidose ist eine granulomatöse Systemerkrankung, die jedes Organ betreffen kann, sich jedoch bevorzugt an den Lymphknoten manifestiert. Histologisch ist die Sarkoidose durch nichtverkäsende Epitheloidzellgranulome charakterisiert, welche sie von der Tuberkulose unterscheiden. Stadium 1 manifestiert sich klinisch mit Lymphknotenschwellungen. Im Stadium 2 kommt es zu präfibrotischen Lungenumwandlungen mit Rückgang der Lymphknotenschwellungen, und im Stadium 3 liegt eine Lungenfibrose vor, welche nicht mehr rückbildungsfähig ist.
Die Stadien 2 und 3 können durch die MR-Tomographie nur ungenügend erfaßt werden, da die Abbildung des Lungenparenchyms aufgrund der schlechten Ortsauflösung derzeit noch mangelhaft ist. Gerade für die Frühdiagnose der Sarkoidose stellt die MRT jedoch ein geeignetes Untersuchungsverfahren dar, da transversale und koronare Schnittbilder hiläre Lymphknotenmanifestation in T1-Wichtung sehr sicher aufdecken [4].
Relaxationszeitmessungen zeigen, daß befallene Lymphknoten bei Sarkoidose kürzere T1- und T2-Relaxationszeiten aufweisen als maligne Lymphome oder Lymphknotenmetastasen bei Karzinomen. Eine Artdiagnose ist jedoch aufgrund der MR-Untersuchung nicht sicher möglich, da es zu Überschneidungen der Relaxationszeiten in den verschiedenen Kollektiven kommt [4].

Art- und Differentialdiagnostik. Im mittleren Mediastinum gehen Raumforderungen meist von Lymphknoten aus. Lymphknotenvergrößerungen können durch die MRT mit hoher Sicherheit (Tabelle 5.21) erfaßt werden. Eine Differenzierung zwischen vergrößerten Lymphknoten verschiedenen Ursprungs (Entzündung, Metastase, Primärtumor) aufgrund des Bildverhaltens gelingt aber nicht sicher. Zwar kann der Trend beobachtet werden, daß die T1-Relaxationszeiten maligner Lymphome gegenüber entzündeten Lymphknoten verlängert sind und im Bereich der T2-Werte hochmaligne Lymphome ebenfalls längere T2-Relaxationszeiten aufweisen, jedoch gibt es breite Überschneidungen der einzelnen Erkrankungsgruppen, so daß eine klinisch prospektive Klassifikation nicht möglich ist [8].
Interessante Aspekte haben sich jedoch für die MRT bei behandelten mediastinalen Hodgkin-

Lymphomen ergeben. Hier besteht oft das Problem, daß auch nach Abschluß der Behandlung noch Lymphome im CT und in der Röntgenübersicht dargestellt werden. Über die biologische Aktivität dieser Veränderungen kann jedoch keine Aussage gemacht werden. In den meisten Fällen kommt ihnen bei einer Größe unter 2 cm keine Bedeutung für das Auftreten eines Rezidivs zu. Ein weiteres Problem besteht darin, daß nach Strahlentherapiebehandlung regelmäßig eine postradiogene Fibrose im Bereich des Mediastinums auftritt, welche ebenfalls ein Rezidiv vortäuschen kann. Nyman et al. [20, 21] konnten zeigen, daß nicht nur eine Beziehung zwischen der Resttumor- und der Ausgangsgröße des Lymphombefalls besteht, sondern daß T2w-Aufnahmen nach einer erfolgreichen Therapie einen deutlichen Rückgang der Signalintensität im Vergleich zur Signalintensität vor der Behandlung zeigen müssen. Kommt es zu keinem Abfall der Signalintensität nach der Therapie, so muß von einem Rezidivverdacht ausgegangen werden, was Anlaß zu engmaschigen Kontrollen oder zur Biopsie sein sollte. Während bei aktivem Lymphomgewebe der Tumor-Fett-Intensitätsindex bei 0,8–0,9 liegt, sollte er nach der Therapie auf 0,3–0,4 abfallen.

Tabelle 5.21. Indikationen der MRT bei mediastinaler Raumforderung

Intrathorakale Struma	++
Thymus	+
Ösophaguskarzinom	++
Neurogene Tumoren	++
Hodgkin- und Non-Hodgkin-Lymphom	++
Lymphknotenmetastasen	++
Sarkoidose I	+

+++ MRT in jedem Fall indiziert, ++ MRT als Ergänzung, z. B. zur OP-Planung, indiziert, + MRT in Ausnahmefällen indiziert, 0 MRT nicht indiziert.

Wertigkeit der MRT im Vergleich mit anderen bildgebenden Verfahren. Die MRT ermöglicht mit koronaren Schichten eine eindrucksvolle Darstellung der Ausdehnung mediastinaler Lymphome. Ein diagnostischer Gewinn gegenüber der transversalen Schnittechnik des CT kann jedoch daraus nicht abgeleitet werden. Für die N1-Lymphknoten besteht eine Überlegenheit der MRT über die CT, falls die CT nicht mit intravenösem Kontrastmittelbolus durchgeführt werden kann. Hiläre Lymphknoten sind im CT nur durch eine gefäßäquivalente Dichteerhöhung hilärer Gefäße darzustellen. Im MR dagegen sind die hilären Lymphknoten im T1w-Bild signalreicher als Gefäße, aber deutlich signalärmer als mediastinales Fett. Obwohl die MR-Tomographie im Thoraxbereich eine geringere Ortsauflösung als die CT besitzt, ist sie also im Nachweis maligne befallener mediastinaler Lymphknoten dieser ebenbürtig.

Tabelle 5.22. Diagnostische Treffsicherheit der MRT für die Beurteilung hilärer und mediastinaler Lymphknoten beim Bronchialkarzinom, Ergebnisse aus Publikationen seit 1985

Autor	Jahr	Lokalisation	Sensitivität [%]	Spezifität [%]	Treffsicherheit [%]
Heelan et al.	1985	Hilus	100	50	75
		Mediastinum	100	66	90
Martini et al.	1985	Hilus	65	42	68
		Mediastinum	87	68	k. A.
Musset et al.	1986	Hilus	90	k. A.	72
		Mediastinum	82	85	84
Coulomb et al.	1987	Mediastinum	80	70	74
Patterson et al.	1987	Mediastinum	71	89	82
Brichon et al.	1988	Hilus	83	70	k. A.
		Mediastinum	76	97	92
Laurent et al.	1988		93	74	81
Grenier et al.	1989	Mediastinum	53	79	k. A.

k. A. keine Angabe.

Die diagnostische Treffsicherheit für die Evaluation von hilären und mediastinalen Lymphknotenmetastasen durch die MRT liegt trotzdem nur um 70%, da neben der Größenbestimmung keine weiteren verläßlichen Parameter zur Gewebecharakterisierung zur Verfügung stehen (Tabelle 5.22). Das gemeinsame Problem aller Schnittbildverfahren ist, daß sowohl normalgroße Lymphknoten durch Mikrometastasen befallen, als auch vergrößerte Lymphknoten lediglich reaktiv verändert sein können. Untersuchungen von normalen, autoptisch gewonnenen Lymphknoten, aber auch CT- und MR-Studien zeigen, daß als Grenzwert ca. 1,5 cm angenommen werden sollten, um eine möglichst hohe Sensitivität und Spezifität zu erreichen.

Sollte sich in den nächsten Jahren bestätigen, daß die MRT aufgrund des Signalverhaltens nach Strahlen- oder Chemotherapie von malignen Lymphomen prognostische Aussagen ermöglicht, so wäre die MRT in Zukunft das Verfahren der Wahl in der Diagnostik und Therapieverlaufskontrolle der Hodgkin- und Non-Hodgkin-Lymphome (s. Tabelle 5.21).

Die Ultraschalluntersuchung des Mediastinums, welche beim Staging und Follow-up von malignen Lymphomen hervorragende Ergebnisse aufweisen kann, wird bisher nur in wenigen Zentren systematisch durchgeführt.

Diagnostisches Vorgehen. Erstuntersuchung bei der Diagnostik vergrößerter mediastinaler Lymphknoten ist unverändert die Thoraxübersichtsaufnahme in zwei Ebenen. Bei klinischem Verdacht auf vergrößerte hiläre oder mediastinale Lymphknoten kann eine Abklärung durch die CT mit relativ hoher Sicherheit erfolgen. Für eine differenzierte Erfassung der mediastinalen Lymphknotenstationen ist eine CT- oder MRT-Untersuchung unerläßlich. Voraussetzung dafür ist allerdings eine geeignete Untersuchungstechnik mit kontinuierlicher Schichtführung und intravenöser Kontrastmittelapplikation in Bolustechnik.

Die MRT ist im Falle unklarer Thoraxübersichts- oder Hilusfilterschichtaufnahmen bei Patienten mit Kontrastmittelallergie oder Schilddrüsenfunktionsstörungen und bei Verdacht auf Struma maligna indiziert, die eine Kontrastmittelapplikation für das CT unmöglich machen. Sie erscheint auch dann sinnvoll, wenn bei unklarer mediastinaler Raumforderung ein operatives Vorgehen geplant ist und koronare, schräge oder sagittale Schnittführungen dem Chirurgen eine genauere Operationsplanung ermöglichen. In Zukunft wird die MRT möglicherweise auch bei der Diagnostik und Therapieverlaufskontrolle von malignen Lymphomen zunehmende Bedeutung gewinnen.

Literatur

Originalartikel

1. Barakos JA, Brown JJ, Brescia RJ, Higgins CB (1989) High signal intensity lesions of the chest in MR imaging. J Comput Assist Tomogr 13: 797–802
2. Bergin C, Posteraro R, Sostman D (1988) Proton magnetic resonance imaging to stage activity of interstitial lung disease. Invest Radiol 23: 648–650
3. Dewes W, Traeber F, Gieseke J, von Uexkuell-Gueldenband V (1986) Zur Diagnostik von Lymphomen im MR-Tomogramm. ROFO 145: 560–564
4. Dewes W, Leipner N, Overlack A, Kolloch R, Christ F (1987) Zur Diagnostik der Sarkoidose im MR-Tomogramm. ROFO 146: 657–663
5. de Geer G, Webb WR, Gamsu G (1986) Normal thymus: assessment with MR and CT. Radiology 158: 313–317
6. de Geer G, Webb WR, Sollitto R, Golden J (1986) MR characteristics of benign lymph node enlargement in sarcoidosis and Castleman's disease. Eur J Radiol 6: 145–148
7. Glazer HS, Lee JK, Levitt RG et al. (1985) Radiation fibrosis: differentiation from recurrent tumor by MR imaging. Radiology 156: 721–726
8. Glazer GM, Orringer MB, Chenevert TL et al. (1988) Mediastinal lymph nodes: relaxation time/pathologic correlation and implications in staging of lung cancer with MR imaging. Radiology 168: 429–431
9. Gutierrez FR, Glazer HS, Levitt RG, Moran JF (1984) NMR imaging of pulmary arteriovenous fistulae. J Comput Assist Tomogr 8: 750–752
10. Haggar AM, Pearlberg JL, Froelich JW et al. (1987) Chest-wall invasion by carcinoma of the lung: detection by MR imaging. AJR 148: 1075–1078
11. Halvorsen RA, Thompson WM (1989) CT and MRI of the esophagus. In: Levine MS (ed) Radiology of the esophagus. Saunders, Philadelphia, pp 291–309
12. Heelan RT, Demas BE, Caravelli JF et al. (1989) Superior sulcus tumors: CT and MR imaging. Radiology 170: 637–641
13. Kiyono K, Sone S, Sakai F et al. (1988) The number and size of normal mediastinal lymph nodes: a postmortem study. AJR 150: 771–776
14. Lehr L, Rupp N, Siewert JR (1988) Assesment of resectability of esophageal cancer by computed tomography and magnetic resonance imaging. Surgery 103: 344–350
15. Lewis CE, Prato FS, Drost DJ, Nicholson RL (1986) Comparison of respiratory triggering and gating techniques for the removal of respiratory artifacts in MR imaging. Radiology 160: 803–810

16. Lorigan JG, Libshitz HI (1989) MR imaging of malignant pleural mesothelioma. J Comput Assist Tomogr 13: 617–620
17. McLoud TC, Filion RB, Edelman RR, Shepard JA (1989) MR imaging of superior sulcus carcinoma. J Comput Assist Tomogr 13/2: 233–239
17a. Müller KH (1983) Lungentumoren. In: Blumcke et al. (Hrsg) Pathologie der Lunge I/II. Springer, Berlin Heidelberg New York (Spezielle pathologische Anatomie, Bd 16/I)
18. Mueller NL, Gamsu G, Webb WR (1985) Pulmonary nodules: detection using magnetic resonance and computed tomography. Radiology 155: 687–690
19. Naegele M, Hahn D, Seelos K, Lissner J (1988) Gd-DTPA-Kontrastverstärkung in der kernspintomographischen Diagnostik thorakaler Raumforderungen. ROFO 149: 69–75
20. Nyman R, Rehn S, Glimelius B, Hagberg H, Hemmingsson A, Jung B (1987) Magnetic resonance imaging for assessment of treatment effects in mediastinal Hodgkin's disease. Acta Radiol 28: 145–151
21. Nyman RS, Rehn SM, Glimelius BL, Hagberg HE, Hemmingsson AL, Sundstroem CJ (1989) Residual mediastinal masses in Hodgkin disease: prediction of size with MR imaging. Radiology 170: 435–440
22. Ohtomo K, Yamazaki S, Watanabe S (1988) MRI of pulmonary sequestration with hemorrhage. Radiat Med 6: 58–60
23. Ross JS, O'Donovan PB, Novoa R et al. (1984) Magnetic resonance of the chest: initial experience with imaging and in vivo T1 and T2 calculations. Radiology 152: 95–101
24. von Schulthess GK, McMurdo K, Tscholakoff D, de Geer G, Gamsu G, Higgins CB (1986) Mediastinal masses: MR imaging. Radiology 158: 289–296
25. Shimizu T, Kono M, Adachi S, Hirota S, Tanaka K (1989) Evaluation of GD-DTPA-enhanced MR imaging for detection of T-Factor on lung cancer. Radiology, Suppl 173: 210>
26. Shioya S, Haida M, Ono Y, Fukuzaki M, Yamabashi H (1988) Lung cancer: Differentiation of tumor, necrosis, and atelectasis by means of T1 and T2 values measured in vitro. Radiology 167: 105–109
27. Siegelman SS, Zerhouni EA, Leo FP, Khouri NF, Stitik FP (1980) CT of the solitary pulmonary nodule. AJR 135: 1–13
28. Tobler J, Levitt RG, Glazer HS, Moran J, Crouch E, Evens RG (1987) Differentiation of proximal bronchogenic carcinoma from postobstructive lobar collapse by magnetic resonance imaging. Comparison with computed tomography. Invest Radiol 22: 538–543
29. Vinitski S, Pearson MG, Karlik SJ et al. (1986) Differentiation of parenchymal lung disorders with in vitro proton nuclear magnetic resonance. Magn Reson Med 3: 120–125

Übersichtsartikel

30. Cohen MD, Scales RL, Eigen H, Scott P, Tepper R, Cory DA, Smith JA (1987) Evaluation of pulmonary parenchymal disease by magnetic resonance imaging. Br J Radiol 60/711: 223–230
31. Fisher MR (1989) Magnetic resonance for evaluation of the thorax. Chest 95/1: 166–173
32. Gamsu G (1986) Magnetic resonance imaging in lung cancer. Chest 89/4: 242S–244S
33. Gamsu G, Sostman D (1989) Magnetic resonance imaging of the thorax. Am Rev Respir Dis 139/1: 254–274
34. Gefter WB (1988) Chest applications of magnetic resonance imaging: an update. Radiol Clin North Am 26/3: 573–588
36. Layer G, van Kaick G (1990) Staging des nicht-kleinzelligen Bronchialkarzinoms mit CT und MRT. Radiologe 30: 155–163
37. Spritzer C, Gamsu G, Sostman HD (1989) Magnetic resonance imaging of the thorax: techniques, current applications, and future directions. J Thorac Imaging 4/2: 1–18
38. Webb WR (1985) Magnetic resonance imaging of the mediastinum, hila, and lungs. J Thorac Imaging 1/1: 65–73

5.5 Mamma

W. A. Kaiser

5.1.1 Einleitung

Das Mammakarzinom ist in Europa und Nordamerika die häufigste Krebstodesursache der Frau, in der Altersklasse zwischen 35 und 55 Jahren die häufigste Todesursache überhaupt. In fast allen Ländern haben Inzidenz und Sterblichkeit in den letzten Jahren deutlich zugenommen [6, 66]. In den USA stellt es 26% aller Karzinomfälle und 18% aller Krebstodesfälle der Frau. In der Bundesrepublik Deutschland starben im Jahr 1986 allein 14165 Frauen an Brustkrebs [67].

Unter einem sog. „frühen“ Mammakarzinom wird nicht selten ein „früh“ entdecktes, also kleines Karzinom verstanden. Der Pathologe definiert jedoch nur die nichtinvasiven Formen (duktales oder lobuläres Carcinom in situ) als Frühstadium. Bekannt ist, daß ein Mammakarzinom schon zwei Drittel seines biologischen Lebens hinter sich hat, wenn es einmal tastbar geworden ist (1–1,5 cm) [18]. Eine Frühdiagnose hat nur dann einen Sinn, wenn der Zeitpunkt des Karzinomnachweises *vor* dem Metastasierungsbeginn liegt. Andernfalls wird der schicksalhafte Ausgang der Krankheit nicht wesentlich beeinflußt: Die Patientin weiß zwar Jahre früher, daß sie ein Mammakarzinom hat, die Lebensdauer wird jedoch nicht verlängert.

Unter den bisher bekannten Untersuchungsverfahren (Mammographie, Sonographie, Thermographie) hat lediglich die Mammographie in großen Screeningstudien die Mortalität um ein Drittel reduzieren können [3, 5, 10, 17, 23, 61, 63, 64, 70]. Kritiker verweisen jedoch auf den relativ niedrigen Vorhersagewert (Prozentsatz der suspekten Röntgenbefunde unter den pathologisch nachgewiesenen Karzinomfällen) der Mammographie für Karzinome, der zwischen 10 und 54% liegt [8, 9, 27, 34, 53, 58]. Außerdem ergibt die Mammographie eine relativ hohe Zahl von falsch-positiven Befunden: DeWaal et al. [14] fanden bei 183 Patientinnen mit suspekten Röntgenbefunden ohne klinischen Tastbefund in 30,6% der Fälle ein Karzinom. In einer größeren Studie von Meyer et al. [52] wurden in 492 von 601 Fällen (nach präoperativer Lokalisation) eine benigne Läsion und nur in 109 Fällen (= 18%) ein Karzinom gefunden.

Ein unauffälliger Mammographiebefund schließt ein Karzinom nicht aus: So fielen 20% der Karzinome in der BCDDP-Studie [48, 60] bei der Palpation auf, obwohl Mammographie und klinische Untersuchung ein Jahr zuvor unauffällig waren. Bei einer Tumorverdopplungsrate zwischen 100 und 300 Tagen [19] muß man davon ausgehen, daß der Tumor zum Zeitpunkt des Screenings bereits vorhanden war, jedoch nicht entdeckt wurde.

Thermographie und Sonographie haben sich in der Frühdiagnostik des kleinen Mammakarzinoms als wenig geeignet erwiesen [49, 65, 72, 73], so daß die Erstdiagnostik in der Regel durch eine Kombination von klinischer Untersuchung und Mammographie durchgeführt wird.

Nach der internationalen TNM-Klassifikation [62] werden folgende Stadien unterschieden:

Tis Präinvasives Karzinom, Carcinoma in situ
T0 kein palpabler Tumor
T1 Tumor < 2 cm
T2 Tumor > 2 cm, < 5 cm; Unterteilung in a) und b) je nach Fixation an Pektoralisfaszie oder -muskel
T3 Tumor > 5 cm
T4 jede Größe, mit Fixation an Brustwand (T4 a), Armödem, Ulzeration oder Hautmetastasen (T4 b) oder beidem (T4 c)
N0 keine palpablen axillären Lymphknoten
N1 tastbare, bewegliche axilläre Lymphknoten
N2 Lymphknoten untereinander oder anderswo fixiert
N3 supra- oder infraklavikuläre Lymphknoten oder Armödem
M0 keine nachweisbare Fernmetastasierung
M1 Fernmetastasen vorhanden

Die bisherige Entwicklung der *Magnetresonanztomographie* der Brust läßt sich in 4 große Abschnitte einteilen:

1. Erste MR-Messungen mit Ganzkörpermagneten mit der normalen Körperspule (ohne spezielle Oberflächenspule) haben wegen eines zu schlechten Signal-Rausch-Verhältnisses keine diagnostische Bedeutung erlangt [15, 16, 50, 59].
2. Nach der Entwicklung einer Mammaspule (Ein-Brust-Spule) [1, 24, 69] wurde die Magnetresonanztomographie in den Jahren 1983–1985 mit T1- und T2w SE-Sequenzen durchgeführt [30, 41–43]: die MR-Kriterien pathologischer Läsionen (Karzinom, Fibroadenom, Zyste, Narbe etc.) wurden herausgearbeitet und differentialdiagnostisch gegeneinander abgewogen.
3. Nach Einführung von Gd-DTPA wurde – in Analogie zu vorausgegangenen computertomographischen Untersuchungen mit jodhaltigen Röntgenkonstrastmitteln – ein diagnostischer Fortschritt erzielt [32, 57]: Karzinome und Fibroadenome zeigten eine starke Signalintensitätszunahme und konnten von Narben abgegrenzt werden.
4. Mit den Gradientenechosequenzen, z. B. FLASH [20, 26] und FISP [54], konnte seit 1986 – vor allem durch die kombinierte Anwendung von Gradientenechosequenzen mit Gabe von Gd-DTPA [40, 44, 45, 47] – ein weiterer, diagnostischer Fortschritt erreicht werden.

5.5.2 Untersuchungstechnik

5.5.2.1 Spulenwahl und Lagerung

Zur Analyse der feinen Detailstrukturen des Drüsenparenchyms, des Fett- und Bindegewebes ist eine hohe räumliche Auflösung (unter 1 mm) erforderlich. Diese wird erreicht durch

Tabelle 5.23. Minimales Untersuchungsprogramm für die MR-Diagnostik der Mamma. Weitere Meßzeiten werden z. Z. wissenschaftlich erprobt. (*HF* Half Fourier)

Sequenz	TR/TE/FL	SD [mm]	Orientierung	Matrix	Meßzeit [min]	Schichten/Bilder
SE	500/15	4–6	Sagittal	256HF	2,3	13/13
SE	500/15	4–6	Axial	256HF	2,3	13/13
2D-FLASH	100/6/80	4–6	Axial	256	0,9	11/11
Kontrastmittelinjektion: 0,1 mmol/kg GdDTPA iv.						
2D-FLASH	100/6/80	4–6	Axial	256	8,0	11/88
2D-FLASH	100/6/80	4–6	Sagittal	256	0,9	11/11
					14,4 min	136 Bilder

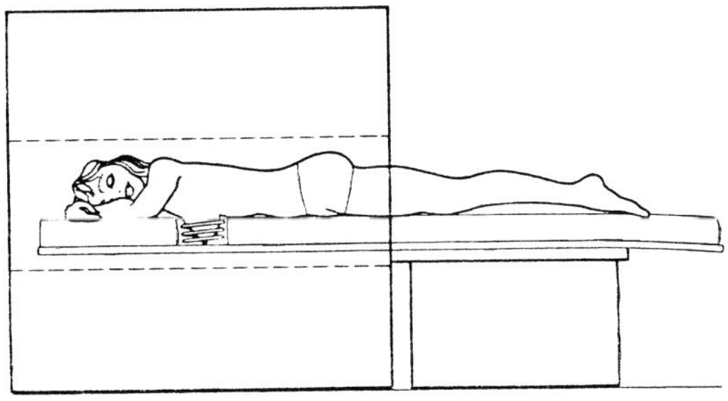

Abb. 5.73. Patientenlagerung und Spulenposition zur Mammauntersuchung. (Aus [41])

Verwendung einer Oberflächenspule, die das Signal-Rausch-Verhältnis gegenüber der Körperspule bis um den Faktor 12 erhöht. Um die Atmungs- und Bewegungsartefakte des Thorax auf ein Minimum zu reduzieren, findet die Untersuchung in Bauchlage statt, wobei die zu untersuchende Brust in die Mammaspule (Abb. 5.73) frei hineinhängt. Vor der Untersuchung wird mit der Plastikkanüle ein intravenöser Zugang geschaffen, der mit einer NaCl-Lösung offengehalten wird, damit die Patientin zur Kontrastmittelgabe nicht mehr aus dem Gerät herausgefahren werden muß. Die Position der Brust bleibt während der gesamten Messung unverändert. Der Arm mit der Injektionskanüle liegt gestreckt im Untersuchungsgerät. Die Patientin wird nach ihren Wünschen so gepolstert gelagert, daß eine optimale und bequeme Lage erreicht wird. Die Patientin muß nicht nüchtern zur Untersuchung erscheinen.

5.5.2.2 Untersuchungssequenzen und Kontrastmittel

Eine diagnostisch aussagefähige Mamma-MR-Untersuchung erfordert die Injektion von Gadolinium-DTPA als Kontrastmittel. Dabei gibt die dynamische Untersuchung mit GE-Sequenzen in kurzen Zeitabständen bisher die verläßlichste Information über die Dignität eines Prozesses. Eine Dosis von 0,1 mmol/kg erwies sich als optimal; dies ist die Hälfte der früher bei den SE-Messungen injizierten Dosis. Zusätzlich zeigten die GE-Sequenzen den Vorteil einer ca. 5fach höheren Empfindlichkeit gegenüber Gd-DTPA im Vergleich zu den SE-Sequenzen [44, 47].

Aus einer Vielzahl von theoretisch sinnvollen Untersuchungssequenzen und Parametern muß ein Kompromiß zwischen einer relativ kurzen Untersuchungszeit einerseits und einer relativ hohen diagnostischen Aussagefähigkeit andererseits gefunden werden; dazu hat sich bei uns folgendes Vorgehen bewährt (Tabelle 5.23): Nach dem Abstimmen der Mammaspule erfolgt eine erste T1-betonte SE-Sequenz in der sagittalen Ebene mit einer TR von 0,5 s und einer TE von 15 ms, wobei die Schichtdicke zwischen 4 und 6 mm – je nach Größe der Brust – so variiert wird, daß mit 13 Schichten die gesamte Brust in einer Meßzeit von 2,3 min (in einer 256×256-Half-Fourier-Matrix) erfaßt wird. Es folgt eine axiale T1w-Messung unter den gleichen Meßbedingungen.

Die axialen Schichten haben gegenüber koronaren und sagittalen Schichten den Vorteil, daß gleichzeitig die laterale und untere axilläre Region beurteilt werden kann, um eventuelle Par-

enchymausläufer bzw. Lymphknoten zu erkennen. 11 Schichten mit einem oder mehreren suspekten Befunden werden anschließend in einer zweidimensionalen FLASH-Sequenz mit einer TR von 110 ms einer TE von 10 ms und einem Flipwinkel von 80° in einer Gesamtmeßzeit von 0,90 min untersucht. Danach erfolgt die Injektion von 0,1 mmol/kg Gd-DTPA (in den liegenden intravenösen Zugang über einen 3-Wege-Hahn) als Bolus mit Nachinjektion von 20 ml physiologischer Kochsalzlösung, um restliche Kontrastmittelmengen aus dem Schlauchsystem in den venösen Kreislauf zu transportieren. Sofort danach wird die repetitive Messung der ausgewählten 11 Schichten mit den gleichen, zweidimensionalen FLASH-Sequenzen wie vor der Kontrastmittelinjektion über einen Zeitraum von 8 min durchgeführt, um in einer „dynamischen" Studie die Kontrastmittelanreicherung in Zeitintervallen von 1 min in 11 separaten Schichten messen zu können. Im Anschluß an die dynamische GE-Sequenz wird die gleiche 11-Schicht-FLASH-Sequenz in gedrehten Richtungen (sagittal oder frontal) wiederholt, um einen möglichst großen Bereich der Brust zu erfassen.
Um die Ergebnisse nach der Kontrastmittelinjektion mit den vorherigen Bildern exakt vergleichen zu können, wird nach Kontrastmittelgabe keine Änderung der Sende- oder Empfänger-Hochfrequenzeinstellung durchgeführt; diese wird direkt vor der Kontrastmittelinjektion ausgeschaltet. Während der dynamischen Messung wird keine Bildberechnung durchgeführt; diese erfolgt nach Abschluß der dynamischen Meßsequenzen. Die Bilder der linken Mamma können durch die Flußartefakte des Herzens stark gestört werden. Bei Messungen der linken Brust wird deshalb die Richtung des Phasenkodiergradienten um 90° rotiert, um die Flußartefakte aus der linken Brust „herauszudrehen". Nach dem in Tabelle 5.23 beschriebenen, diagnostischen Minimalprogramm in einer Untersuchungszeit von ca. 20 min werden zum sicheren Nachweis von Zysten zusätzlich protonendichte- bzw. T2w-Sequenzen (z. B. mit einer TR von 2,5 s und einer TE von 20 bzw. 100 ms) durchgeführt (vor der Kontrastmittelinjektion). In kürzerer Zeit – allerdings mit weniger Schichten pro Meßsequenz – können Zysten auch mit der FISP-Sequenz (z. B. TR 30 ms, TE 10 ms, Flipwinkel 80°) nachgewiesen werden.
Aus wissenschaftlichen Gründen werden weitere Meßsequenzen erprobt, z. B. Fett-Wasser-Sequenzen oder Multiechosequenzen zur genaueren Bestimmung der Relaxationszeiten und 3D-GE-Sequenzen, die dünnen Schichten (Schichtdicke unter 1 mm) erlauben.
Dem Operateur wird die Lage eines suspekten Befundes im MR-Bild genau gezeigt, wobei jedoch die geänderte Position der Patientin auf dem Operationstisch (während der MR-Untersuchung in Bauchlage, auf dem Operationstisch in Rückenlage) berücksichtigt werden muß. Die Lokalisation eines Herdes im MR-Bild wird in Bezug zur Mamille beurteilt, z. B. „das Karzinom liegt 1,3 cm lateral, 2,5 cm kaudal und 3,6 cm dorsal der Mamille". Die Lage eines suspekten Herdes wird vor der operativen Freilegung auf der Brust der narkotisierten Patientin eingezeichnet, wobei die Brust mit einem Vakuumextraktor senkrecht nach oben gehalten wird. Diese Stellung entspricht spiegelsymmetrisch der hängenden Position der Brust während der MR-Untersuchung.

5.5.3 Normale Mamma

Eine normale Brustdrüse besteht histopathologisch aus 15–20 Einzeldrüsen (Lobi) in radiär divergierender Anordung. Jeder Drüsenlappen setzt sich aus einer unterschiedlich großen Zahl von Läppchen (Lobuli) zusammen, die vom – individuell unterschiedlichen – Verzweigungsgrad des Gangsystems abhängt. Die Grundeinheit der Brustdrüse ist der Lobulus. Die Acini und terminalen Gänge werden von einer inneren Lage sekretorischer Zellen und einer äußeren Myoepithelschicht gebildet und von Bindegewebe (intralobuläres Mantelgewebe) umschlossen. Das zirkumlobuläre Mantelgewebe umgibt den gesamten Lobulus. Die terminalen Gänge münden in einen intralobulären Ausführungsgang, der sich mit den anderen intralobulären Ausführungsgängen zu einem der 15–20 Hauptausführungsgänge vereint. Diese Hauptausführungsgänge zeigen im retromamillären Bereich eine sinusoide Erweiterung und münden in der Mamille.
Im T1w-MR-Bild (Abb. 5.74) zeigen Mamille, Drüsengänge und Drüsenlappen eine niedrige Signalintensität. Zwischen einzelnen Patientinnen bestehen große Unterschiede des Verteilungsmusters, das jedoch innerhalb einer

Brustdrüse bzw. bei beiden Brüsten einer Patientin relativ einheitlich ist. Schon im T1w-Bild fallen pathologische Veränderungen oft durch „Störungen“ dieser Parenchymtextur auf. Das Parenchym läßt sich auf Bildern in den meisten Fällen durch einen schmalen Fettsaum (den sog. „Sicherheitsfettsaum“) von der Thoraxmuskulatur abgrenzen. In den T2w-Bildern zeigen alle normalen anatomischen Bestandteile der Brust eine relative Abnahme der Signalintensität. Lediglich flüssige Areale (Zysten, Abszesse, Tumoreinschmelzungen, ältere Blutungen) sind an der relativen Signalintensitätszunahme, verglichen mit dem T1w-Bild, erkennbar.
Die intravenöse Injektion von Kontrastmittel (0,1 mmolg/kg Gd-DTPA) führt im normalen Parenchym zu einer langsamen, progredienten Signalintensitätszunahme in den dynamischen Meßsequenzen. Die Zunahme innerhalb der ersten Minute nach Kontrastmittelinjektion liegt unter 45% – meist unter 25% – (verglichen mit dem Ausgangswert vor der Kontrastmittelinjektion) und ist oft auch nach Ende der dynamischen Untersuchung (8 min nach Kontrastmittelgabe) noch nicht abgeschlossen.

5.5.4 Pathologische Veränderungen

5.5.4.1 Zyste

Die Zeichen einer Zyste im MR-Bild sind in Tabelle 5.24 zusammengefaßt. Die glatte Kontur einer Zyste kann im MR-Bild wegen der fehlende Gewebeüberlagerung oft eindeutiger definiert weden als im Mammogramm. Diese scharfe Grenze muß in allen Ebenen und bei allen Meßbedingungen erkennbar sein. Falls sich in einer Ebene eine unscharfe Randkontur erkennen läßt, muß an Verwachsungen oder an

Tabelle 5.24. MR-Kriterien einer Zyste

- Glatte Kontur in allen Ebenen
- Völlig homogene Binnenstruktur bei allen Meßbedingungen
- Dunkle Signalintensität bei T1-gewichteten SE- oder GE-Aufnahmen
- Helle Signalintensität bei T2-gewichteten Bildern
- Keine Signalintensitätszunahme nach Gd-DTPA-Injektion
- Einheitliche, erhöhte T1- und T2-Werte

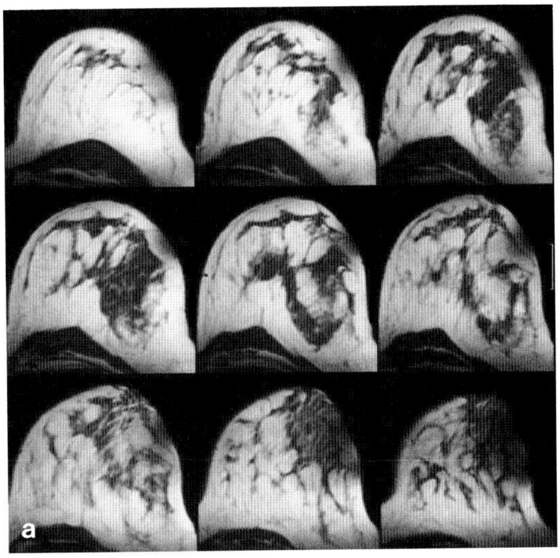

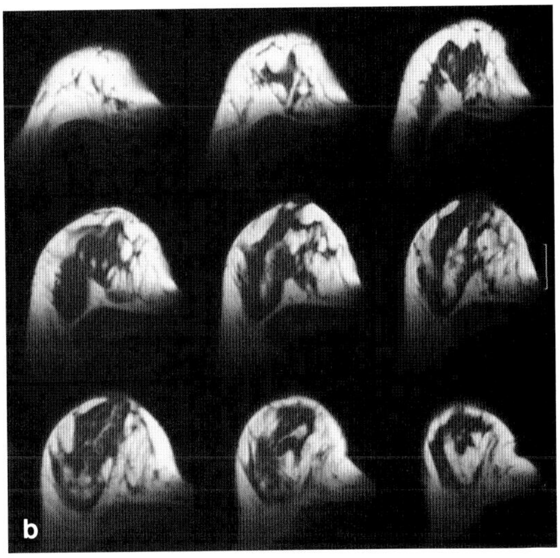

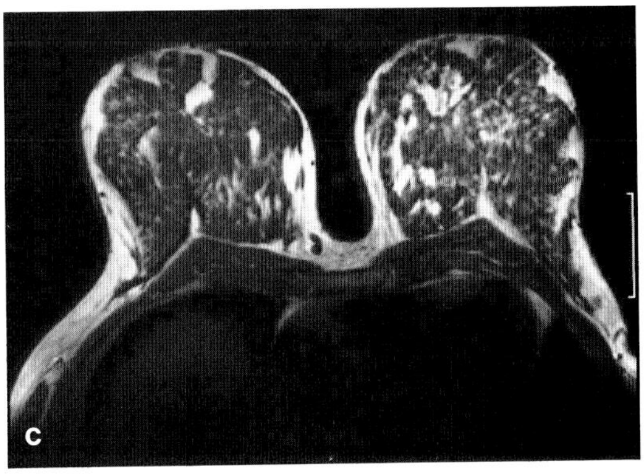

Abb. 5.74 a–c. Normale Mamma. **a** 9 axiale Schichten (T1w-SE-Sequenz) durch eine normale Brust (in jeder Schicht wird der Parenchymanteil unterschiedlich dargestellt). **b** 9 axiale Schichten durch eine andere normale Brust mit dichterem Parenchymanteil. **c** Axiale Schicht durch beide Mammae mit sehr dichtem Parenchym (Untersuchung mit Doppelspule)

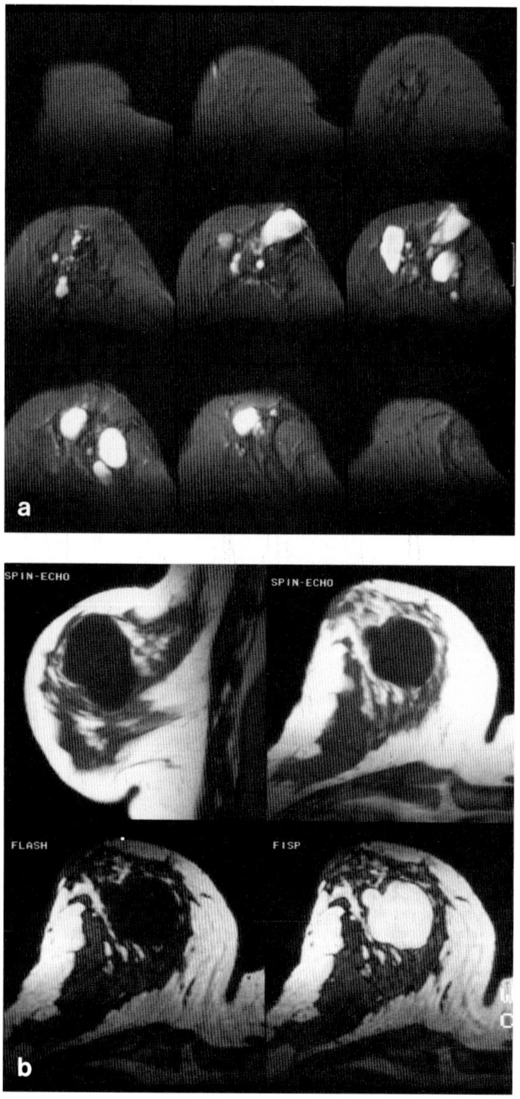

Abb. 5.75 a, b. Zyste. **a** 9 axiale T2w-SE-Bilder durch eine Mamma mit fibrozystischer Mastopathie: multiple Zysten unterschiedlicher Größe und Lokalisation. **b** Zyste im sagittalen *(links oben)* und axialen *(rechts oben)* T1w-SE-Bild (500/15); die unteren Bilder zeigen 2 mm dünne Schichten aus 3D-FLASH- und 3D-FISP-Messungen (30/10, 80)

einen intrazystischen Tumor gedacht werden, der sowohl im Nativbild als auch – mit größerer Sicherheit – nach Kontrastmittelgabe nachweisbar ist. Die völlig homogene Binnenstruktur der Zyste erscheint typischerweise dunkel in T1w-Aufnahmen (z.B. SE 500/15 oder FLASH 80/30/10), mit mittlerer („grauer") Signalintensität im pw-Bild und mit relativ hoher Signalintensität („hell") im T2w-Bild. Die errechneten T1- und T2-Werte sind dementsprechend länger als die des gesunden Drüsengewebes.

Unscharf begrenzte, verwaschene oder diffuse Signalerhöhungen im T2w-SE-Bild entsprechen histopathologisch zahlreichen, winzigen Zysten mit einem Durchmesser unter 2 mm. Die einzelnen Zysten können als solche nicht identifiziert werden. Eine signifikante Signalerhöhung nach Kontrastmittelgabe ist nicht nachweisbar.

Zum eindeutigen MR-Nachweis von Zysten stehen also folgende MR-Meßmöglichkeiten zur Verfügung: Zum einen können T2w-SE-Aufnahmen durchgeführt werden, die wegen der langen TR-Zeiten Meßzeiten von mehreren Minuten in Anspruch nehmen, wobei allerdings mehrere Schichten gleichzeitig untersucht werden können. Zum anderen steht die FISP-Sequenz (z. B. mit TR 30 ms, TE 10 ms, Flipwinkel 80°) zur Verfügung, die wäßrige Strukturen mit hoher Signalintensität darstellt und die in einer Meßzeit von wenigen Sekunden – allerdings als Einzelschichtmessung – aufgenommen werden kann. Der Nachteil der FISP-Sequenz besteht darin, daß Flüssigkeiten in der gleichen, hohen Signalintensität wie Fettgewebe dargestellt werden und als solche nur durch den Vergleich mit den entsprechenden FLASH-Bildern identifizierbar sind. Der Vorteil der FISP-Sequenz, verglichen mit der T2w-SE-Messung, liegt in dem erhöhten Kontrast zwischen Parenchym und Fettgewebe (Abb. 5.75). Das Verfahren der Wahl zum Nachweis einer Einzelzyste bleibt nach wie vor die Sonographie; im Falle von multiplen Zysten – z. B. bei einer fibrozystischen Mastopathie – lassen sich im MR-Bild manchmal bis zu 100 kleine und kleinste Zysten einzeln identifizieren, die sich in dieser Zahl und Größenordnung dem Nachweis durch Ultraschall entziehen.

5.5.4.2 Fibroadenom

Dieser häufigste gutartige Tumor der jungen Frau manifestiert sich (Abb. 5.76) als rundliches, oft gelapptes Areal mit niedriger Signalintensität im T1w-MR-Bild. Im Gegensatz zum Karzinom zeigen sich beim Fibroadenom in der Regel keine Infiltrationszeichen in die Umgebung (in mindestens 2 Ebenen). Der

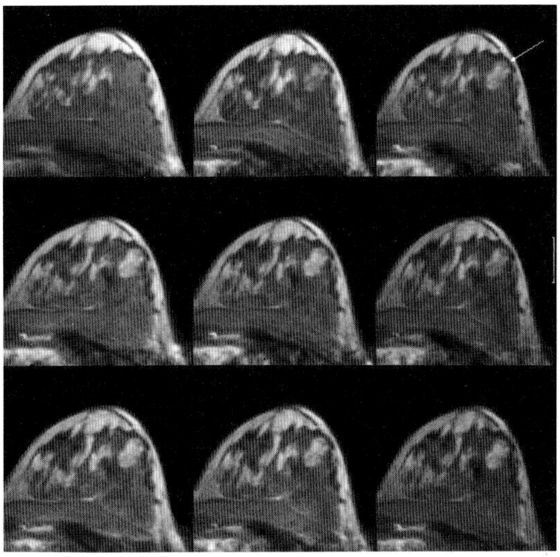

Abb. 5.76. Fibroadenom. Identischer FLASH-Axialschnitt vor und im Abstand von jeweils 1 min nach Injektion von 0,1 mmol/kg Gd-DTPA: langsame, progrediente Signalerhöhung in einem ovalen, lateral gelegenen Fibroadenom *(Pfeil)*

Tabelle 5.25. MR-Kriterien eines Fibroadenoms

- Scharfe, meist glatte Konturen ohne Infiltrationszeichen in mindestens 2 Ebenen
- „Sicherheitsfettsaum" von verdrängtem Fettgewebe und/oder Ödem in der Umgebung
- Weitgehend einheitliche Binnenstruktur
- Dunkle Signalintensität in den T1-gewichteten SE- oder GE-Aufnahmen
- In Abhängigkeit vom Wassergehalt Signalintensitätszunahme in T2-gewichteten Bildern
- Signalintensitätszunahme nach Gd-DTPA-Gabe
  - stark schwankend (umgekehrt proportional zum Fibrosierungsgrad)
  - meist protrahierte Zunahme über 8 min

Ausschluß einer Infiltration in die Umgebung ist in der MRT wegen der überlagerungsfreien Darstellung von Einzelschichten mit größerer Sicherheit möglich ist als in der Mammographie, in der durch Überlagerung von anderen Strukturen eine unscharfe Begrenzung vorgetäuscht werden kann. Oft findet sich ein schmaler Saum von verdrängtem Fettgewebe und/oder Ödem in der Umgebung, der die Abgrenzung von den Nachbarstrukturen erleichtert („Halo"). Das Fibroadenom zeigt eine weitgehend einheitliche, wenn auch nicht völlig homogene Binnenstruktur. In Abhängigkeit vom Wassergehalt – das Fibroadenom der jungen Frau ist relativ zell- und wasserreich, das Fibroadenom der älteren Frau relativ faserreich – findet sich eine relative Signalintensitätsveränderung in den T2w-Bildern, wobei die Signalintensität proportional zum Wassergehalt zunimmt.
In der Regel kann ein relativ wasserreiches Fibroadenom aufgrund der nicht völlig homogenen Binnenstruktur und aufgrund der Signalintensitätzunahme nach Gabe von Gd-DTPA von einer Zyste eindeutig differenziert werden. Die bisherigen Erfahrungen zeigen, daß der Signalanstieg erheblich schwanken kann und sich umgekehrt proportional zum Fibrosierungsgrad verhält. Meist zeigt sich eine protrahierte Zunahme über 8 min; in Einzelfällen – bei hyalinen Fibroadenomen mit guter Vaskularisation – findet sich jedoch auch eine relativ starke Zunahme schon kurz nach der Kontrastmittelinjektion (Tabelle 5.25), die in der ersten Minute nach Kontrastmittelgabe zwar noch nicht die Anstiegsgeschwindigkeit von Karzinomen erreicht, in den folgenden Minuten jedoch stetig zunimmt und nach 8 min die Anstiegshöhe von Karzinomen aufweist.
Fibroadenome zeigen – je nach Wassergehalt bzw. Fibrosierungsgrad die größte Variationsbreite in ihrem Signalanstieg, so daß in Einzelfällen Verwechslungsmöglichkeiten mit Karzinomen denkbar sind. Von proliferativen Mastopathien können Fibroadenome durch die o. g. qualitativen Kriterien im Nativbild in der Regel differenziert werden; die Signalerhöhung nach Kontrastmittelgabe kann bei zellreichen Fibroadenomen der von proliferativen Mastopathien entsprechen.

5.5.4.3 *Narbengewebe*

Die eindeutige Identifizierung von Narbengewebe in einer Brust erlangt eine zunehmende Bedeutung, da die Zahl brusterhaltener Operationen ständig zunimmt. Darüber hinaus bereitet die sichere Unterscheidung zwischen Narben- und Karzinomgewebe im Mammogramm häufig Schwierigkeiten. Narben, die mehr als 6 Monate alt sind und die histopathologisch als starke Fibrose [62] charakterisiert werden können, zeigen im MR-Bild folgende Kriterien: Sowohl bei T1- als auch bei T2w-SE- oder GE-Bildern kann eine signalarme, oft keil- oder lanzettförmige Zone (Abb. 5.77) er-

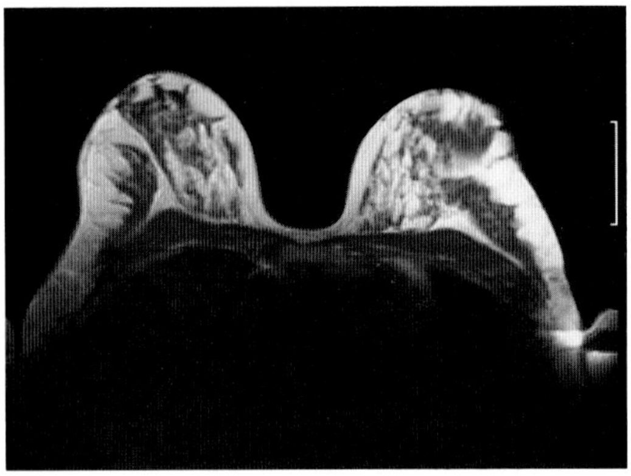

Abb. 5.77. Narbe. Scharfe, dunkle Unterbrechungslinie im Parenchym der rechten Mamma (im Bild *links*) im T1w-SE-Bild (500/15); Aufnahme beider Mammae mit Doppelspule

Tabelle 5.26. MR-Kriterien eines malignen Tumors

- Unregelmäßige, verwaschene Kontur in mindestens 1 Ebene mit Infiltrationszeichen (Ausn.: medulläres Karzinom!)
- Sehr heterogene („chaotische") Binnenstruktur, besonders in T2-gewichteten Aufnahmen
- Signalintensitätszunahme nach Gd-DTPA-Gabe
  - maximale Anstiegsgeschwindigkeit im vitalen Tumorgewebe (über 90% in der ersten Minute)
  - Signalmaximum innerhalb von 2 min, danach Plateau oder geringe Signalabnahme
- Axilläre Lymphknoten bei fortgeschrittenem Tumorstadium

Tabelle 5.27. Zunahme der Signalintensitäten nach Injektion von 0,1 mmol/kg Gd-DTPA (in % des Ausgangswertes) bei der dynamischen Flash-Messung (100/6/80). Die früher angewandten Meßbedingungen (Flash 30/13/80, eine Schicht; Flash 110/10/80, 5 Schichten) ergaben vergleichbare relative Änderungen (48–50). (In *Klammern* Standardabweichungen, *n* Zahl der Patienten, die mit dieser Methode untersucht worden sind)

FLASH	Zeit nach KM-Injektion		
(100/6/80)	1 min	2 min	8 min
Karzinome (n = 16)	99 (12)	104 (14)	112 (19)
Fibroadenome (n = 10)	61 (26)	72 (34)	89 (32)
Prol. Mastopathie (n = 10)	39 (14)	47 (16)	63 (20)
Nichtprol. Mastopathie (n = 28)	14 (7)	19 (7)	36 (12)
Zyste (n = 11)	1 (1)	3 (2)	3 (2)
Normalparenchym (n = 25)	24 (22)	31 (22)	43 (25)
Muskel (n = 25)	21 (8)	23 (11)	38 (12)
Fett (n = 25)	2 (1)	3 (1)	5 (1)

kannt werden, die die normale Parenchymtextur unterbricht. Nach Gd-DTPA-Injektion wird keine signifikante Signalintensitätserhöhung gemessen. Zusammen mit dem klinischen Befund einer Narbe in dem entsprechenden Brustareal erlauben diese MR-Zeichen eine nahezu eindeutige Charakterisierung des Narbengewebes.

5.5.4.4 Karzinom

Die Merkmale eines malignen Tumors in der MRT sind in Tabelle 5.26 zusammengefaßt. Ein Karzinom zeigt in den meisten Fällen (Ausnahme medulläres Karzinom) eine unregelmäßige verwaschene Kontur und Infiltrationen in das umliegende Fett- und Drüsengewebe. Meist findet sich eine kleinstrahlige, radiäre Infiltration (Igelstruktur, Krebsfüßchen). Im Falle eines zirrhösen Karzinoms kann der Tumor das ganze Organ durchziehen (Krakenfigur). Darüber hinaus können Infiltrationen in das subkutane Fettgewebe oder in die Thoraxmuskulatur nachgewiesen werden. Die Binnenstruktur eines Karzinoms ist außerordentlich heterogen („chaotisch"), besonders in T2w-Aufnahmen.

Das wichtigste Kriterium eines Karzinoms ist die starke, initiale Signalintensitätszunahme nach Injektion von Gd-DTPA (0,1 mmol/kg) in den dynamischen FLASH-Sequenzen. Alle 32 bisher von uns mit der dynamischen MR-Methode untersuchten Karzinome zeigten einen maximalen Signalanstieg in der ersten Minute nach Kontrastmittelinjektion mit einer Erhöhung der Signalintensität im vitalen Tumorgewebe um über 90% gegenüber dem Ausgangspunkt vor Kontrastmittelgabe (Abb. 5.78). Das Maximum der Signalintensität war bereits nach 1–2 min erreicht; danach zeigten die meisten Tumoren ein Plateau, eine geringe Zahl der Tumoren einen sehr langsamen, fortschreitenden Signalanstieg, ca. 20% der Tu-

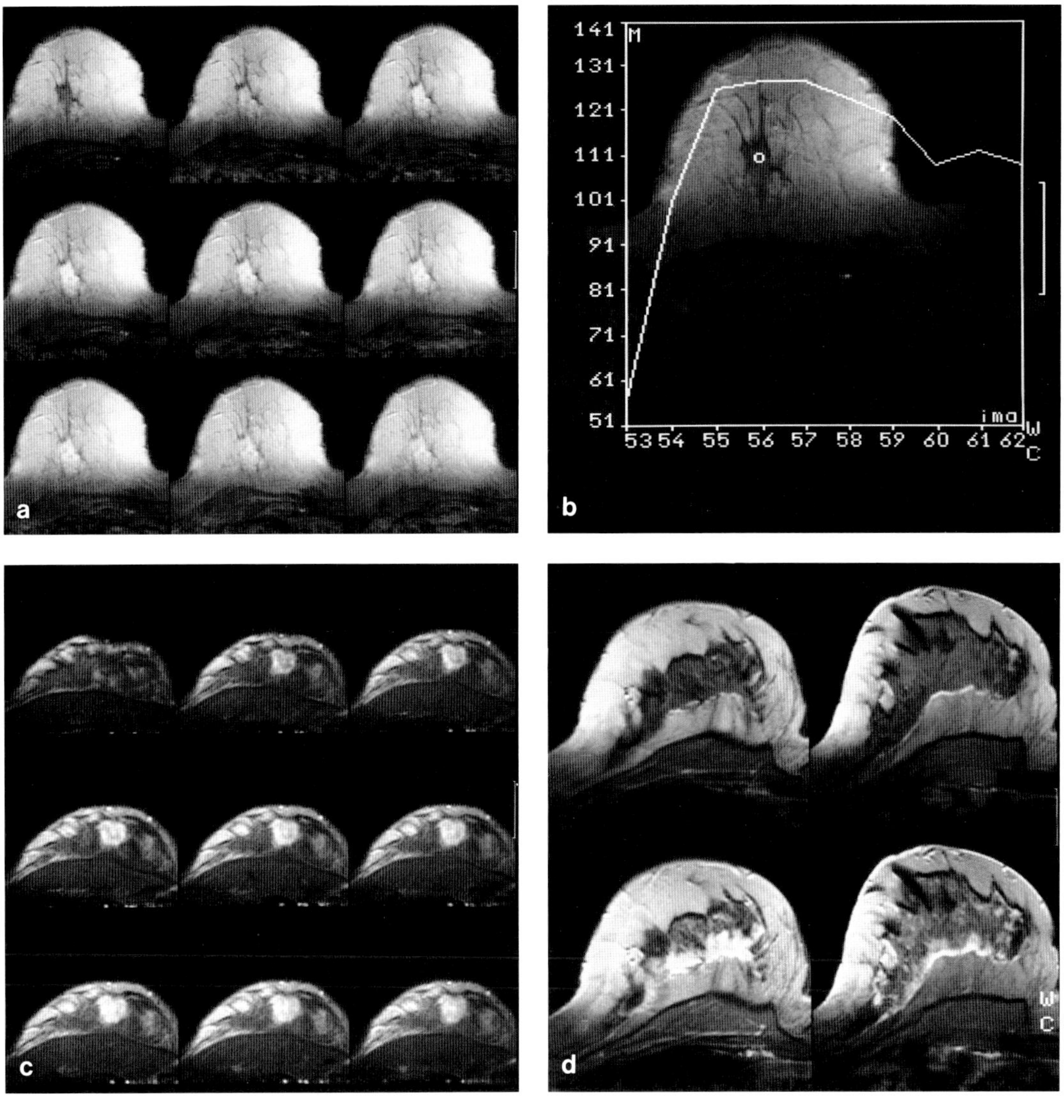

Abb. 5.78 a–d. Karzinom. **a** Axiales FLASH-Bild vor und im Abstand von je 30 s nach Gd-DTPA-Injektion: rasche Zunahme der Signalintensität (s. **b**) um über 100% gegenüber dem Ausgangswert innerhalb von 60 s mit nachfolgendem langsamem Signalabfall (*Abszisse:* Bildnummern im Abstand von 30 s, *Ordinate:* Signalintensität). **c** Das Karzinom ist im dichten Parenchym erst nach der Kontrastmittelgabe erkennbar (gleiche Meßbedingungen wie in **a**). **d** Zwei axiale FLASH-Bilder durch ein dorsal gelegenes, multifokales Karzinom im dichten Drüsenparenchym, das erst nach Gd-DTPa-Injektion *(untere Bilder)* nachweisbar ist. Ventral sind (im *rechten oberen* und *unteren* Bild) Narben einer wenige Wochen zuvor erfolgten mehrfachen Punktion erkennbar, die ein unauffälliges histologisches Resultat ergeben hatte, da das Karzinom damals nicht getroffen worden war (im Mammogramm nicht lokalisierbar)

moren eine geringe bis mäßige Signalintensitätsabnahme.

Bei fortgeschrittenen Tumoren zeigen sich oft vergrößerte, axilläre Lymphknoten als Ausdruck einer lymphogenen Metastasierung. Die axillären Lymphknotenmetastasen sind in der MRT meist nicht nachweisbar, da sie in den kranialen Abschnitten der Axilla liegen und sich damit außerhalb des Meßfeldes der Spule befinden bzw. im Randbereich des Meßfeldes mit ungünstigem Signal-Rausch-Verhältnis abgebildet werden.

Die beste Unterscheidung von Karzinomen gegenüber anderen pathologischen Läsionen,

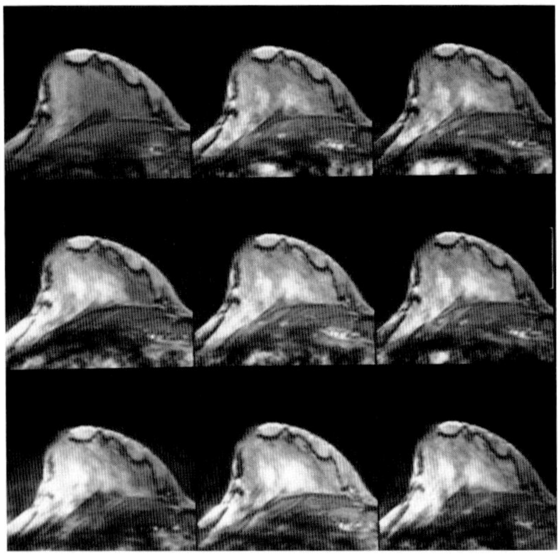

Abb. 5.79. Proliferative Mastopathie Grad III nach Prechtel. Axiales FLASH-Bild vor und 1 min nach Kontrastmittelinjektion: relativ starke, jedoch nicht karzinomtypische Signalzunahme

insbesondere gegenüber Fibroadenomen oder proliferativen Mastopathien, zeigt sich bereits innerhalb von 1 min nach Kontrastmittelgabe (Tabelle 5.27). Der Signalanstieg benigner Veränderungen und des normalen Drüsengewebes nach Kontrastmittelinjektion verläuft im Vergleich zu Karzinomen langsamer und stetiger und ist nach 8 min oft noch nicht beendet. Der Kontrast zwischen einem Karzinom und dem umgebenden Gewebe reduziert sich deshalb mit zunehmender Zeit nach der Injektion.

5.5.4.5 *Mastopathien*

Die vieldeutige Diagnose „Mastopathie" mit dem klinischen Leitsymptom des „prämenstruellen Brustschmerzes" findet sich bei vielen Frauen vor der Menopause, wobei die Häufigkeitsangaben stark differieren (bis zu 90% aller Frauen). Histopathologisch sind bei der Mastopathie Umbaureaktionen am Milchgangsepithel mit unterschiedlichem Proliferationsgrad, Papillombildung, Duktuserweiterung mit Zystenbildung, Umbaureaktionen am Bindegewebe (mit Vermehrung des intra- und interlobulären sowie periazinären und periduktalen Bindegewebes) und Umbaureaktionen am Drüsenepithel (mit Hypertrophie und Hyperplasie der Acini mit nachfolgender Adenose) zu finden. Prechtel und Gehm [6] sehen einen Zusammenhang zwischen den verschiedenen Graden der Epithelproliferationen und dem Entartungsrisiko, wobei zwischen einer Mastopathie Grad III und einem beginnenden intraduktalen Karzinom auch histopathologisch fließende Übergänge bestehen und eine Unterscheidung in Einzelfällen äußerst schwierig sein kann.

Das Erscheinungsbild der Mastopathien in der MRT ist dementsprechend vielfältig. Bei reinen Fibrosereaktionen finden sich multiple, unscharf begrenzte, dunkle Areale in T1- und T2w-SE-Aufnahmen, die nach Gadoliniumgabe nicht an Signalintensität zunehmen. Die bisherigen Erfahrungen, die allerdings durch weitere Untersuchungen an einer größeren Zahl von Patientinnen statistisch abgesichert werden müssen, lassen die Vermutung zu, daß der Proliferationsgrad der Mastopathie mit der Anreicherungsgeschwindigkeit korreliert. Die relative Zunahme der Signalintensität (gegenüber dem Signalwert vor Kontrastmittelinjektion) in einer histologisch bestätigten, proliferativen Mastopathie Grad III (Abb. 5.79) liegt deutlich über der Anreicherungsgeschwindigkeit des normalen Parenchyms, jedoch unterhalb derer von Karzinomen.

Begleitende zystische Veränderungen können – wie oben erwähnt – mit T2w-SE-Bildern oder mit FISP-Aufnahmen (30/10/80) nachgewiesen werden. Mikroskopisch kleine Zysten zeigen sich dabei als diffuse Signalerhöhungen im T2w-Bild. Ausgeprägte Fibroseareale heben sich demgegenüber mit niedriger Signalintensität ab, wobei der Grad der Signalintensität umgekehrt proportional zum Fibrosierungsgrad ist.

5.5.5 Sonderfälle

5.5.5.1 *Zustand nach plastischer Operation der Brust*

Die plastische Chirurgie hat vielfältige Operationsverfahren [7] der Brust entwickelt, um die Brust entweder zu reduzieren (Reduktionsplastik), zu vergrößern (Augmentationsplastik) oder um nach Ablatio eine Rekonstruktion der Brust vorzunehmen. Letztere wird entweder durch Einlage einer Silikonprothese oder mit körpereigenem Gewebe (Latissimus-dorsi-Schwenklappen, thorakoepigastrischer Lappen, abdominelle Verschiebeplastik, vertikaler oder unterer querer Rektuslappen) vorgenommen. Diese Fälle sind für die mammographische Beurteilung außerordentlich schwierig, da zum einen Silikon röntgenologisch sehr dicht ist, zum anderen fibrotisches Narbengewebe im Röntgenbild ein Karzinom vortäuschen kann. Die MRT (Abb. 5.80) ist für die Nachkontrolle solcher Patientinnen aus mehreren Gründen besonders geeignet:

1. Thoraxwandnahe Bereiche lassen sich mit der MRT problemlos erkennen. Ein Karzinom hinter einer Prothese kann daher im MR-Bild nachgewiesen werden [31].
2. Ältere Narben (mehr als 6 Monate nach Operation) können mit der dynamischen Kontrastmittel-Untersuchung von Karzinomen differenziert werden. Pathologische Veränderungen in der Umgebung einer Silikonprothese (Narbengranulome, Karzinomrezidive) können somit identifiziert werden.
3. Postoperative Komplikationen (Hämatome, Abszesse) lassen sich tomographisch eindeutig nachweisen. Patientinnen mit plastischen Operationen der Brust sollten deshalb nach Möglichkeit primär durch die MRT untersucht werden.

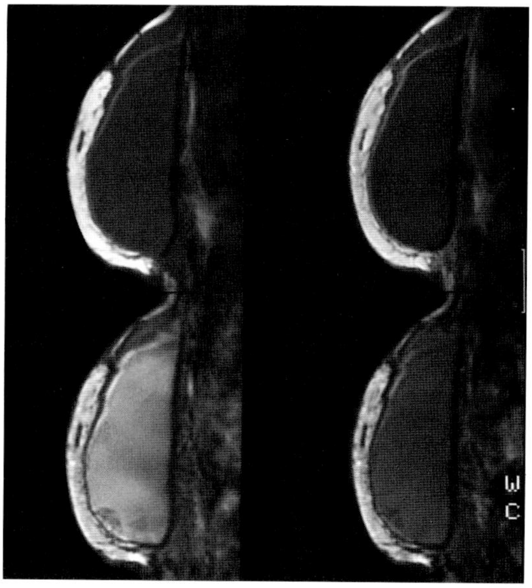

Abb. 5.80. Silikonprothese: Sagittales SE-Bild vor *(links oben)* und nach *(rechts oben)* Kontrastmittelinjektion; hohe Signalintensität im FISP-Bild *(links unten)*, niedrige Signalintensität im FLASH-Bild (30/10, 80) *(rechts unten)*; Narbe im kranialen Brustbereich; Chemical-shift-Artefakt am präpektoralen Rand der Prothese

5.5.5.2 *Inflammatorisches Karzinom, Mastitis*

Beide Krankheitsbilder sind sowohl klinisch – abgesehen bei typischer Anamnese, wie nach Entbindung – als auch mammographisch außerordentlich schwer zu differenzieren. Die Brust zeigt eine Hautrötung, Entzündung, Schwellung; im Röntgenbild fällt bei beiden Krankheitsbildern eine Hautverdickung und eine Parenchymverdichtung auf. Die MRT mit der dynamischen Untersuchung nach Kontrastmittelgabe scheint nach den bisherigen Erfahrungen – die sich allerdings nur auf 2 Patientinnen beziehen, Literaturangaben fehlen – eine Differenzierung zu ermöglichen. Falls sich diese Ergebnisse bei zukünftigen Untersuchungen bestätigen, stellt diese Fragestellung ebenfalls eine wichtige Indikation zur MR-Untersuchung dar.

5.5.5.3 *Mammillen- und Hautveränderungen*

Bisher wurden im eigenen Patientengut 5 Fälle mit Veränderungen an der Mamille (Sekretion, M. Paget, Entzündung, Keratose) untersucht; alle wurden histopathologisch abgeklärt. Die Ergebnisse der MRT wurden dabei ausnahmslos bestätigt: Das Paget-Karzinom zeigt typischerweise eine rasche initiale Signalerhöhung von mehr als 100% gegenüber dem Ausgangswert innerhalb der ersten Minute nach Kontrastmittelinjektion. Die Anstiegsgeschwindigkeit entzündlicher Hautveränderungen verlief (erstaunlicherweise) niedriger und die Anstiegsdauer war länger und protrahiert. Eine karzinomatöse Infiltration kann von einer rein inflammatorischen Infiltration offensichtlich durch die Messung der initialen Anstiegsgeschwindigkeit abgegrenzt werden. Eine Keratose zeigte demgegenüber einen sehr flachen Verlauf der Signalerhöhung.

5.5.5.4 Zustand nach Bestrahlung

Die brusterhaltende, operative Therapie mit Exzision des Karzinoms und nachfolgender Bestrahlung kommt in letzter Zeit immer häufiger zur Anwendung. Diese Patientinnen stellen nach den bisherigen Erfahrungen ebenfalls eine wichtige Indikationsgruppe für die MRT dar, weil die Strahlungsfibrose im Röntgenbild bei Fehlen von karzinomtypischen Mikroverkalkungen oft nicht von einem Karzinomrezidiv zu differenzieren ist. Die bisherigen Erfahrungen zeigen, daß die dynamische MR-Messung zwischen einer über 6 Monate alten Fibrose und einem Karzinomrezidiv unterscheiden kann. Exsudative Strahlenreaktionen bei kurzfristig zuvor erfolgten Bestrahlungen (weniger als 3 Monate zurückliegend) zeigen jedoch in der dynamischen Untersuchung nach den bisherigen begrenzten Erfahrungen eine stärkere Zunahme, die zwar nicht karzinomtypisch ist, jedoch im Einzelfall nur schwer zugeordnet werden kann. In diesen Fällen ist die Anamnese richtungsweisend. MR-Verlaufskontrollen im Abstand von 3–6 Monaten sollten bei alleiniger Strahlenreaktion und zunehmender Fibrosierung eine abnehmende Anreicherungsgeschwindigkeit nach Kontrastmittelgabe aufweisen, so daß eine Abgrenzung von Karzinomrezidiven möglich sein sollte.

5.5.5.5 Laktierende Brust

Bisher wurden 2 Patientinnen in der Laktationsphase untersucht. Milch zeigt als fetthaltige Flüssigkeit im Drüsenparenchym folgende MR-Befunde [35]:

1. Die relativ hohe Signalintensität im T1w-Bild im gesamten Drüsenparenchym ist durch den Fettgehalt in der Milch verursacht.
2. Im T2w-Bild zeigt sich eine Kontrastumkehr mit hoher Signalintensität im gesamten Drüsenparenchym als Ausdruck des flüssigkeitsdurchtränkten Parenchyms. Die Milchverteilung umfaßt das gesamte Drüsenparenchym. Narben und Fibroadenome können innerhalb des milchgefüllten Drüsenparenchyms identifiziert werden. Ein solides Karzinom in der laktierenden Brust wurde bisher noch nicht untersucht; es sollten sich bereits aus den Nativbildern Verdachtsmomente ergeben. Untersuchungen mit i. v.-Gd-DTPA-Injektion wurden bisher in der Laktationsphase noch nicht durchgeführt. Gd-DTPA ist dafür auch noch nicht freigegeben.

5.5.6 Wertigkeit der MRT und Vergleich mit anderen bildgebenden Verfahren

Die Magnetresonanztomographie der Brust hat sich bisher noch nicht als Routinemethode durchsetzen können. Dafür lassen sich mehrere Gründe anführen:

1. Die MR-Untersuchung der Mamma ist für die Patientin nach wie vor nicht besonders angenehm, da sie in Bauchlage durchgeführt werden muß. Gelegentlich führt eine Klaustrophobie zum vorzeitigen Abbruch der Untersuchung.
2. Die Messung ist technisch aufwendig; die Oberflächenspule wird z. Z. noch per Hand abgestimmt.
3. Da zahlreiche Meßparameter variiert werden können, besteht noch keine allgemeine Übereinstimmung über die optimalen Meßbedingungen.
4. Bis vor kurzem konnte mit einer speziellen Mamma-Oberflächenspule nur jeweils eine Seite mit einem ausreichenden Signal-Rausch-Verhältnis dargestellt werden, so daß die Vergleichsuntersuchung der Gegenseite schon aus Zeitgründen nur in wenigen Fällen durchführbar war.
5. Der Radiologe erhält eine Fülle von Bildern, die – im Gegensatz zu den MR-Bildern anderer Organe – je nach der Parenchymbeschaffenheit von Patientin zu Patientin stark variieren können. Zur Vermeidung von Fehldiagnosen ist eine besonders große Erfahrung des Untersuchers erforderlich.
6. Die bisherigen Literaturangaben und Schlußfolgerungen unterscheiden sich ganz erheblich, weil unterschiedliche Geräte und Meßbedingungen angewandt wurden. Die Messung mit Gd-DTPA als Konstrastmittel wird bisher [7, 32, 40, 44, 45, 47, 57] nur an wenigen Zentren durchgeführt.

Die MRT der Brust befindet sich zur Zeit noch im Stadium der klinischen Erprobung. Die bisherigen Erfahrungen zeigen jedoch, daß die

Nachteile der Untersuchungsmethode (relativ lange Meßzeit in horizontaler Lage, Probleme bei kardialer Insuffizienz, kein Nachweis von Mikrokalk, hoher Preis der Untersuchung) in Kauf genommen werden können, um in ausgewählten Fällen auch kleine pathologische Veränderungen überlagerungsfrei und mit hoher Sensitivität ohne Strahlenexposition nachweisen zu können.
Aufgrund von bisher 309 Untersuchungen (3/84–6/88) können folgende Schlußfolgerungen über den gegenwärtigen Stand der Mamma-MR-Diagnostik gezogen werden:

1. Die dynamische Untersuchung mit GE-Sequenzen in kurzen Zeitabständen ergab bisher die verläßlichste Aussage über die Dignität von Läsionen in der Mamma. Dabei hat sich nach bisheriger Erfahrung gezeigt, daß die Anreicherung nach 1 min diagnostisch aussagefähiger ist als alle späteren Messungen. Die initiale Signalerhöhung ist bei Karzinomen mit Abstand am höchsten. Inwieweit eine Messung in noch kürzeren Zeitabständen als 1 min (z. B. 10 oder 30 s) sinnvoller ist, muß durch weitere Studien geklärt werden. Dabei ist jedoch eine geringere Zahl von Schichten und eine schlechtere Bildqualität – entweder durch Reduktion der Bildmatrix oder der Zahl der Mittlungen – in Kauf nehmen.
   Die Schichtebenen für die dynamischen Messungen werden nach den vorangegangenen SE-Messungen ausgewählt. Dabei besteht theoretisch eine Fehlermöglichkeit durch Auswahl der falschen Schichten. Mit der von uns benutzten Multischicht-FLASH-Sequenz mit einer Repetitionszeit von 100 ms und 11 Schichten kann jedoch dieser Fehler auf ein Minimum reduziert werden.
   Da bereits die ersten Messungen unmittelbar nach KM-Gabe für die Diagnose entscheidend sind, kommt einer standardisierten Injektionstechnik große Bedeutung zu.
2. Die Diagnostik eines Karzinoms erfolgt zum einen aufgrund der qualitativen Beurteilung der Nativaufnahmen, wobei Kriterien herangezogen werden, die von der Mammographie übernommen wurden (atypische, irreguläre, sternförmige Gewebestruktur, evtl. Ausläufer in die Subkutis oder in die Pektoralismuskulatur [43]) und – mit größerer Sicherheit – durch die Analyse der Veränderungen nach Kontrastmittelinjektion. Alle bisher untersuchten Karzinome zeigten einen initial starken Anstieg von über 90% gegenüber dem Ausgangswert und nahezu ein Plateau nach 2 min, während die benignen Veränderungen einen niedrigeren und langsameren Signalanstieg aufwiesen, der nach 8 min oft noch nicht beendet war. Der Kontrast zwischen einen Karzinom und dem umgebenden Gewebe reduzierte sich daher mit zunehmender Zeit nach der Injektion. Die bisher untersuchten Fibroadenome zeigten die größte Variationsbreite im Signalanstieg, wobei die stärkste Anreicherung eines Fibroadenoms 70% des Ausgangswerts nach 1 min erreichte, so daß hier eine Verwechslungsmöglichkeit mit Karzinomen nicht auszuschließen ist.
   Generell korreliert die Anreicherung nach Injektion von Gd-DTPA lediglich mit der Vaskularisation eines Tumors und nicht mit der Malignität per se. Es ist durchaus denkbar, daß ein benigner Tumor mit einem hohen Vaskularisationsgrad eine ähnlich starke Anreicherung aufweist wie ein maligner Prozeß. Die erstaunliche Uniformität der maximalen Signalanstiegsgeschwindigkeit bei Karzinomen läßt sich vielleicht durch die gesteigerte Vaskularisation maligner Tumoren aufgrund einer frühen Tumorangiogenese erklären, die durch die kombinierte Anwendung von Gd-DTPA mit den auf Kontrastmittel hochempfindlichen GE-Sequenzen entdeckt werden kann. In DSA-Studien konnten alle untersuchten Karzinome (n = 10) aufgrund einer starken Kontrastmittelanreicherung von gutartigen Veränderungen abgegrenzt werden [25]. Falls sich die bisherigen MRT-Ergebnisse in weiteren Studien bestätigen, kann ein maligner Brusttumor schon in einem Stadium erkannt werden, in dem er mit anderen Verfahren noch nicht nachzuweisen ist.
3. Im eigenen Patientengut von 309 Untersuchungen konnten 258 Untersuchungen im direkten Vergleich mit der meist auswärts durchgeführten Mammographie beurteilt werden. Dabei war in 44 Fällen keine Mehrinformation gegenüber der Mammographie festzustellen, d. h. der Befund war sowohl im Mammogramm als auch im MR-Bild mit ausreichender Sicherheit nachzuweisen.

Demgegenüber standen 214 Patientinnen, bei denen die MRT diagnostische Zusatzinformation ergab. So konnte z. B. in 38 Fällen ein Karzinom definitiv gesichert werden, das im Mammogramm entweder nicht oder innerhalb einer dichten Brust nur unsicher erkannt wurde, nach dem Mammographiebefund waren lediglich Verlaufskontrollen empfohlen worden. In 8 Fällen konnte die genaue Ausdehnung eines Karzinom definitiv geklärt werden, wobei z. B. filiforme Ausläufer in die Pektoralismuskulatur oder in die Axillarregion erkannt werden konnten. In 31 Fällen konnte ein Karzinom ausgeschlossen werden, so daß die Operation retrospektiv nicht notwendig gewesen wäre. Heute werden derartige Fälle deshalb bei uns nicht mehr operiert.

In 54 Fällen wurde eine proliferative Mastopathie diagnostiziert, wobei derzeit laufende Studien zeigen sollen, ob die Gradeinteilung nach Prechtel mit der Anreicherung korreliert: Die bisherigen Ergebnisse lassen diese Vermutung zu. In 19 Fällen konnte bei Zustand nach Probebiopsie oder Operation durch die MR-Diagnostik eindeutig zwischen einem Karzinom und einer Narbe differenziert werden (aufgrund der starken initialen Erhöhung der Signalintensität von über 90% gegenüber dem Ausgangswert innerhalb der 1. Minute nach der Injektion bei Karzinomen). Bei 5 Patientinnen mit einer Mammaprothese war die Analyse der Gewebestruktur in der Nachbarschaft der Prothese nur durch die MRT und nicht durch die Mammographie möglich. In 3 Fällen wurde ein brustwandnaher Tumor diagnostiziert, der mit der Mammographie nicht abgebildet wurde. In 24 Fällen konnte ein suspekter, nicht palpabler Bezirk eindeutig lokalisiert werden, so daß die Operationsplanung ohne präoperative Lokalisierung (Injektion von Farbstoffen, Drahtmarkierung etc.) ermöglicht wurde. In 17 Fällen konnte zwischen Zysten und Fibroadenomen in einem dichten Drüsenparenchym differenziert werden, wobei in 9 Fällen multiple Zysten (mehr als 5 pro Brust) nach Größe, Randbegrenzung und Inhalt (seröse Flüssigkeit, Blut) differenziert werden konnten. Nach Gadoliniumgabe gelang eine Differenzierung zwischen Zyste und Abszeß in 2 Fällen. Bei 2 Patientinnen in der Laktationsperiode konnte eine Narbe bzw. ein Fibroadenom innerhalb des milchhaltigen Drüsengewebes indentifiziert werden.

4. Bis jetzt wurden in dieser prospektiven Studie mit ausgewählten Patienten alle klinisch oder mammographisch suspekten malignen Tumoren, die durch die histopathologische Untersuchung bestätigt werden konnten, mit der MRT ebenfalls entdeckt. Bei insgesamt 201 Patientinnen, die in den letzten 2 Jahren mit Gd-DTPA untersucht wurden, ergab sich kein falsch-negativer Befund. Bei einer Untersuchung noch als Karzinom interpretiert, obwohl der Anstieg nach heutiger Erkenntnis noch nicht karzinomtypisch war. Dieser Befund wurde als falsch-positiv gewertet. Insgesamt ergibt sich also eine Sensitivität von 99%.
5. Bei der MR-Untersuchung mit Kontrastmittel wurde bisher noch kein Karzinom übersehen; diese Ergebnisse stimmen mit Resultaten anderer Autoren [28] überein, die ebenfalls – allerdings mit einer höheren Dosis – mit Gd-DTPA durchgeführt wurden. Unsere Befunde sprechen dafür, daß durch einen normalen MRT-Befund ein Mammakarzinom mit hoher Sicherheit ausgeschlossen werden kann. Damit könnte die MRT durch die Vermeidung unzähliger unnötiger Biopsien und Operationen auch zu Kosteneinsparungen beitragen. Die 214 Fälle, bei denen die MRT eine wesentliche Zusatzinformation gegenüber der Mammographie im Sinne einer definitiven Karzinomsicherung, einer genauen Erfassung der Ausdehnung des Karzinoms, eines Karzinomausschlusses etc. erbrachte, lassen für die MRT in Zukunft trotz des relativ hohen Zeit- und Kostenaufwandes eine große Bedeutung erwarten.
6. Der genaue Stellenwert der MRT in der Reihe der bildgebenden Mammadiagnostik muß in Zukunft durch eine Blindstudie definiert werden. Zuvor müssen jedoch unbedingt weitere technische Verbesserungen (Doppelspule, automatische Bildverarbeitung, spezielles Mamma-MR-Gerät etc.) realisiert sein.

Die Schwerpunkte der zukünftigen Entwicklung liegen auf folgenden Gebieten:

- Verkürzung der Gesamtmeßzeit durch Anwendung von dreidimensionalen Techniken

mit ultradünnen Schichten (unter 1 mm), um die Detailerkennbarkeit zu erhöhen und Teilvolumenartefakte zu reduzieren. Die dreidimensionale MR-Messung mit GE-Sequenzen ermöglicht die Darstellung in sehr dünnen Schichten von 1 bis 2 mm Schichtdicke und deshalb die bisher genaueste Analyse der Parenchymstrukturen. Das kleinste mit dieser Methode entdeckte Karzinom (eine Metastase eines größeren Karzinoms in der gleichen Brust) hatte einen Durchmesser von 3 mm [44, 45].
- Simultane Untersuchungen beider Brüste in einer Mamma-Doppelspule [39].
- Erhöhung der Gewebsdifferenzierung durch Verfahren der künstlichen Intelligenz mit automatischer Bildnachverarbeitung.
- Erst wenn die Magnetresonanztomographie durch die Möglichkeit einer gleichzeitige Untersuchung beider Brüste in kurzer Gesamtmeßzeit optimiert ist, läßt sich über einen eventuellen Einsatz als Screeningmethode in Zukunft diskutieren.

Ob die genauere Bestimmung der Relaxationszeiten in vivo, die durch vielversprechende in-vitro-Ergebnisse [11, 12, 46, 51] initiiert wurde, zu einer wichtigen Zusatzinformation führt, muß abgewartet werden. Die bisherigen Messungen [41–43, 69] ergaben einen großen Überlappungsbereich zwischen den T1- und T2-Zeiten von benignen und malignen Läsionen. Dies ist aufgrund der histologischen Struktur des Gewebes (jedes Pixel enthält fast immer auch Fettgewebe, Relaxationszeiten korrelieren mehr mit der Beweglichkeit der Protonen und nicht unbedingt mit der Malignität) nicht verwunderlich; außerdem beeinträchtigen technisch bedingte Probleme (Pixelgröße, Teilvolumeneffekte, Bewegungs- und Flowartefakte, begrenzte Zahl der Meßpunkte bei der Bestimmung der Relaxationszeiten) die Meßgenauigkeit.
Andere MR-Untersuchungsmethoden, wie z. B. Fett-Wasser-Bilder oder spektroskopische Untersuchungen mit der Phosphorspektroskopie [46] haben bisher keine diagnostisch relevanten Zusatzinformationen geliefert. Die Erprobung neuer Untersuchungssequenzen und spektroskopischer Methoden dauert aber noch an und ist deshalb noch nicht abschließend zu beurteilen [36–38].

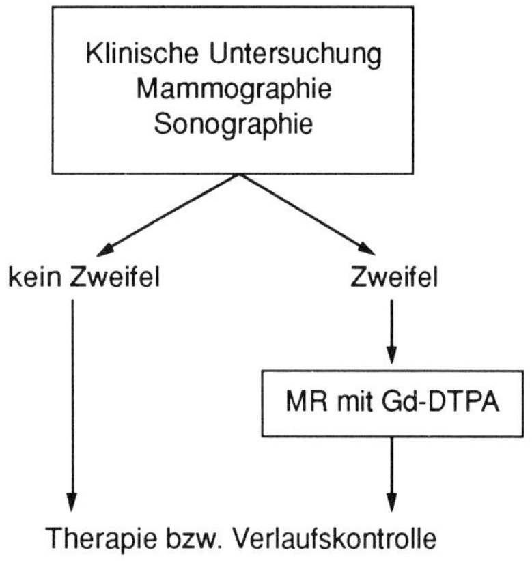

Abb. 5.81. Prioritäten der bildgebenden Verfahren bei Verdacht auf Brusterkrankung

Ob die theoretisch reizvolle Kombination von Konstrastmittel mit monoklonalen Antikörpern die Identifizierung pathologischer Läsionen im Brustgewebe erhöht – denkbar wäre eine selektive und spezifische Darstellung von Karzinomen – muß abgewartet werden.

5.5.7 Diagnostisches Vorgehen, Indikationen

Das primäre bildgebende Verfahren zur Untersuchung der Brust bleibt nach wie vor die Mammographie; sie ist ein schnelles und relativ preiswertes Untersuchungsverfahren, das Mikrokalzifikationen entdeckt, und wurde in den letzten Jahrzehnten zu einem aussagefähigen Verfahren weiterentwickelt. Das das Mammakarzinom aber noch immer die häufigste Krebstodesursache der Frau in der westlichen Welt ist, sollte nach den bisherigen erfolgversprechenden Erfahrungen mit der Magnetresonanztomographie die MR-Diagnostik schon heute bei einer Diskrepanz zwischen dem röntgenologischen, sonographischen oder klinischen Befund eingesetzt werden (Abb. 5.81). Zu diesen Spezialfällen gehören folgende Patientengruppen:

- Junge Patientinnen mit dichter Brust ohne sicheren Nachweis einer pathologischen Veränderung bei Vorliegen eines klinisch verdächtigen Palpationsbefundes,
- Patientinnen mit multiplen Herden zur Beurteilung der Dignität und Lokalisation,

- Zustand nach Operation, Bestrahlung, plastischer Operation,
- Schwangere (Frühstadium der Schwangerschaft).

Literatur

1. Axel L (1984) Surface coil magnetic resonance imaging. J Comput Assist Tomogr 8: 381–384
2. Bässler R (1978) Pathologie der Brustdrüse. In: Doerr W, Seifert G, Uehlinger E (Hrsg) Spezielle pathologische Anatomie, Bd XIX. Springer, Berlin Heidelberg New York
3. Baker LH (1982) Breast cancer detection demonstration project: five year summary report. Cancer 32: 194–225
4. Barth V (1979) Brustdrüse. Thieme, Stuttgart (Röntgen, Wie?, Wann? Bd V)
5. Bauer M, Schulz-Wendtland R, Fournier v D (1988) Mammographie-Reihenuntersuchung – ein Weg zur Reduzierung der Mortalität des Mamma-Karzinoms? Radiologe 28: 95–102
6. Becker N, Frentzel-Beyme R, Wagner G (1984) Krebsatlas der Bundesrepublik Deutschland. Springer, Berlin Heidelberg New York Tokyo
7. Beller FK (1985) Atlas der Mammachirurgie. Schattauer, Stuttgart
8. Bird RE (1989) Low cost screening mammography: report on finances and review of 32726 consecutive cases. Radiology 171: 87–90
9. Ciatto S, Catoliotti L, Distante V (1987) Nonpalpable breast lesions detected with mammography: review of 512 consecutive cases. Radiology 165: 99–102
10. Collette HJA, Day NE, Rombach JJ, De Waard F (1984) Evaluation of screening for breast cancer in a non-randomised study (the DOM project) by means of a case-control study. Lancet 1: 1224–1226
11. Damadian R (1971) Tumor detection by nuclear magnetic resonance. Science 171: 1151–1153
12. Damadian R, Zaner K, Horn D (1973) NMR as a new tool in cancer research: human tumors by NMR. Ann NY Acad Sci 222: 1048
13. Dash N, Lupetin AR, Daffner RH, Deeb ZL, Sefczek RJ, Schapiro RL (1986) Magnetic resonance imaging in the diagnosis of breast disease. AJR 146: 119–125
14. DeWaal JC, Steil B, Baltzer J, Vaillant W, Zander J (1987) Zur Wertigkeit der mammographischen Röntgensymptome bei klinisch okkulten Befunden. ROFO 147/4: 433–436
15. El Yousef SJ, Alfidi RJ, Duchesneau RH et al. (1982) Initial experience with nuclear magnetic resonance (NMR) imaging of the human breast. J Comput Assist Tomogr 7/(2): 215–218
16. El Yousef SJ, Duchesneau RH, Alfidi RJ (1984) Magnetic resonance imaging of the breast. Radiology 150: 761–766
17. Feig SA (1988) Decreased breast cancer mortality through mammographic screening: results of clinical trials. Radiology 167: 659–665
18. Fisher ER (1982) Die Pathologie sogenannter früher Mammacarcinome. In: Frischbier HJ (Hrsg) Die Erkrankungen der weiblichen Brustdrüse. Thieme, Stuttgart, S 45–51
19. Fournier v D, Weber E, Höffken W, Bauer M, Kubli F, Barth V (1980) Growth rate of 147 mammary carcinomas. Cancer 45: 2198
20. Frahm J, Haase A, Matthaei D (1986) Rapid three-dimensional NMR imaging using the FLASH technique. J Comput Assist Tomogr 10: 363–368
21. Friedrich M, Semmler W (1987) MR-Tomographie der Brust. Radiologe 27: 165–177
22. Frischbier HJ (Hrsg) (1982) Die Erkrankungen der weiblichen Brustdrüse. Thieme, Stuttgart
23. Frischbier HJ, Bernauer M (1982) Zehnjährige Ergebnisse einer Mammographie-Studie zur Brustkrebsfrüherkennung bei klinisch gesunden Frauen. In Frischbier HJ (Hrsg) Die Erkrankungen der weiblichen Brustdrüse. Thieme, Stuttgart, S 78–79
24. Fritschy P, Müller E, Sauter R, Kaiser W (1984) MR-imaging with special coils for visualisation of superficial organs and structures. Radiology 153 (P): 243–244
25. Fuchs HD, Strigl R (1985) Diagnose und Differentialdiagnose des Mammakarzinoms mittels intravenöser DSA. ROFO 142/3: 413–320
26. Haase A, Frahm J, Matthaei D, Hänicke W, Merboldt KD (1986) FLASH-imaging: rapid NMR imaging using low flip angle pulses. J Magn Reson 67: 258–266
27. Hermann G, Janus C, Schwartz IS, Krivisky B, Bier S, Rabionwitz JG (1987) Nonpalpable breast lesions: accuracy of prebiopsy mammographic diagnosis. Radiology 165: 323–326
28. Heywang SH (1987) Gadolinium enhances MRI in variety of breast tissues. Diagn Imaging 9: 134–139
29. Heywang SH, Lissner J (1987) A carcinoma of the breast behind a prosthesis: choice of imaging modality. Letter. Comput Radiol 11/4: 209–211
30. Heywang SH, Frenzl G, Edmaier M, Eiermann W, Bassermann R, Krischke I (1985) Kernspintomographie in der Mammadiagnostik. ROFO 143/2: 207–212
31. Heywang SH, Eiermann W, Bassermann R, Fenzl G (1985) Carcinoma of the breast behind a prosthesis – comparison of ultrasound, mammography and MRI. Comput Radiol 9: 283–286
32. Heywang SH, Hahn D, Schmidt H, Krischke I, Eiermann W, Bassermann R, Lissner J (1986) MR imaging of the breast using gadolinium-DTPA. J Comput Assist Tomogr 10: 199–204
33. Hoeffken W, Lanyi M (1973) Röntgenuntersuchung der Brust. Thieme, Stuttgart
34. Homer M (1985) Breast imaging: pitfalls, controversies and some practical thoughts. Radiol Clin North Am 23: 459–472
35. Kaiser WA (1987) Die laktierende Mamma im Kernspintomogramm-Untersuchung mit Spin-Echo- und Fett-Wasser-Bildern. ROFO 146/1: 47–51
36. Kaiser WA (im Druck) Dynamic MR-breast imaging using a double breast coil: a step towards routine MR examination of the breast. Eur Frontiers Radiol
37. Kaiser WA (im Druck) MR-Diagnostik der Mamma: Erfahrungen nach 253 Untersuchungen. Dtsch Med Wochenschr
38. Kaiser WA, Deimling M (im Druck) Eine neue Multischicht-Meßsequenz für die komplette dynamische

MR-Untersuchung an größeren Organen: Anwendung an der Brust. ROFO
39. Kaiser WA, Kess H (im Druck) Prototyp-Doppelspule für die Mamma-MR-Messung. ROFO
40. Kaiser WA, Oppelt A (1987) Kernspintomographie der Mamma mit Schnellbildverfahren (FISP und FLASH). 2. Int. Kernspintomographie-Symposium, 29. Jan.–1. Feb. 1987, Garmisch-Partenkirchen. Schnetztor, Konstanz, S 303–310
41. Kaiser W, Zeitler E (1985) Kernspintomographie der Mamma – Erste klinische Ergebnisse. Röntgenpraxis 38: 256–262
42. Kaiser W, Zeitler E (1986) Kernspintomographie der Mamma – Diagnose, Differentialdiagnose, Probleme und Lösungsmöglichkeiten. Teil I: Untersuchungsverfahren. ROFO 144/4: 459–465
43. Kaiser W, Zeitler E (1986) Kernspintomographie der Mamma-Diagnose, Differentialdiagnose.Probleme und Lösungsmöglichkeiten. Teil II: Diagnostik. ROFO 144/5: 572–579
44. Kaiser WA, Zeitler E (1987) MR imaging of the breast: fast imaging sequences with and without Gd-DTPA. Radiology 165(P): 120
45. Kaiser WA, Zeitler E (im Druck) MR-imaging of the breast: fast imaging sequences with and without Gd-DTPA. Radiology
46. Kaiser W, Zeitler E, Hartl W, Sturm H, Graumann R, Oppelt A (1985) Spatially resolved P-31 spectroscopy using surface coils. Radiology 157(P): 61
47. Kaiser WA, Girschik S, Zeitler E (1988) MR der Mamma mit schnellen Sequenzen. Zentralbl Radiol 136/8–9: 649
48. Kopans DB (1988) Years of study fail to quell breast screening controversy. Diagn Imaging 105–119
49. Kopans DB, Meyer JE, Lindfors KK (1984) Ultrasound breast imaging: four-year follow-up. Radiology 153(P): 52
50. Mansfield P, Morris PG, Ordidge (1979) Carcinoma of the breast imaged by NMR. Br J Radiol 52: 242–243
51. McSweeny MB, Small WC, Cerny V, Sewell W, Powell RW, Goldstein JH (1984) Magnetic resonance imaging in the diagnosis of breast disease: use of transverse relaxation times. Radiology 153: 741–744
52. Meyer JE, Sonnenfeldt MR, Greenes RA, Stomper PC (1988) Preoperative localisation of clinically occult breast lesions: experience at a referral hospital. Radiology 169: 627–628
53. Moskowitz M (1983) The predictive value of certain mammographic signs in screening for breast cancer. Cancer 51: 1007–1011
54. Oppelt A, Graumann R, Barfuß H, Fischer H, Hartl W, Schajor W (1986) FISP – Eine neue schnelle Pulssequenz für die Kernspintomographie. Elektromedica 54: 15–18
55. Ozello L (1972) Ultrastructure of the human mammary gland. Pathol Annu 6
56. Prechtel K, Gehm O (1975) Morphologisch faßbare Vorstadien des Mammakarzinoms. Verh Dtsch Ges Pathol 59: 498
57. Revel D, Brasch RC, Paajanen H et al. (1986) Gd-DTPA contrast enhancement and tissue differentiation in MR imaging of experimental breast carcinoma. Radiology 158: 319–323
58. Rosenberg AL, Schwartz GF, Feig SA, Patchefsky AS (1987) Clinically occult breast lesions: localisation and significance. Radiology 162: 167–170
59. Ross RJ, Thompson JS, Kim K, Bailey RA (1982) Nuclear magnetic resonance imaging and evaluation of human breast tissue: preliminary clinical trials. Radiology 143: 195–205
60. Seidman H, Stellman SD, Mushinski MH (1982) A different perspective on breast carcinoma risk factors: some implications of the nonattributable risk. CA 32: 301–313
61. Seidman H, Gelb SK, Silverberg E et al. (1987) Survival experience in the breast cancer detection demonstration project. CA 37: 258–290
62. Senn HJ, Drings R, Glaus A, Jungi WF, Sauer R, Schlag P (1986) Checkliste Onkologie. Thieme, Stuttgart
63. Shapiro S, Venet W, Strax P, Venet L, Roeser R (1982) Ten-to-fourteen year effect of screening on breast cancer mortality. JNCI 69: 349–355
64. Sickles EA (1984) Breast cancer detection with transillumination and mammography. AJR 142: 841–844
65. Sickles EA, Filly RA, Callen PW (1983) Breast cancer detection with sonography and mammography: comparison using state-of-the-art equipment. AJR 140: 843–845
66. Silverberg E, Lubera J (1987) Cancer statistics: CA 37: 2–19
67. Statistisches Bundesamt (1987) Statistisches Jahrbuch für die Bundesrepublik Deutschland. Statistisches Bundesamt, Wiesbaden
68. Stegner HE (1986) Histopathologie der Mammatumoren. Enke, Stuttgart
69. Stelling CB, Wang PC, Lieber A, Mattingly SS, Griffen WO, Powell DE (1985) Prototype coil for magnetic resonance imaging of the female breast: work in progress. Radiology 154: 457–462
70. Tabar L, Fagerberg CJG, Gad A et al. (1985) Reduction in mortality from breast cancer after mass screening with mammography: randomized trial from the breast cancer screening working group of the Swedish National Board of Health & Welfare. Lancet 1: 829–832
71. Turner DA, Alcorn FS, Shorey WD et al. (1988) Carcinoma of the breast: detection with MR imaging versus xeromammography. Radiology 168: 49–58
72. Van Dam PA, Van Goethem MLA, Kersschot E et al. (1988) Palpable solid breast masses: retrospective single- and multimodality evaluation of 201 lesions. Radiology 166: 435–439
73. Wentz KU, Gruetzner G, Teubner J, Loose R, Bohrer M, Simon R, Georgi M (1987) Sonographic follow-up after tumor mastectomy: improved detection and differentiation of local/regional recurrences. Radiology 165(P): 36

6 Abdomen und Retroperitoneum

6.1 Abdomen

B. Hamm und M. Laniado

6.1.1 Einleitung

Das Ziel einer MRT des Abdomens ist eine im Vergleich zu Sonographie und Computertomographie bessere Darstellung krankhafter Befunde sowie eine genauere artdiagnostische Aussage (z. B. die Differenzierung zwischen Leberhämangiom und Lebermetastase). Dieses Ziel zu erreichen, ist im Vergleich zu MR-Untersuchungen des Kopfes, des Spinalkanals oder des Haltungs- und Bewegungsapparats weitaus schwieriger, da sich bei MR-Untersuchungen des Abdomens zahlreiche untersuchungstechnische Probleme (z. B. Bewegungsartefakte) stellen. Hinzu kommt, daß einer der wesentlichen Vorteile der MRT – die freie Wahl der Schichtebene – für die meisten Fragestellungen im Abdomen von untergeordneter Bedeutung ist. Der Untersucher muß sich somit auf die Ausnutzung des hohen Weichteilkontrasts konzentrieren. Gleichzeitig eine gute räumliche Auflösung zu erreichen, ist die Grundvoraussetzung, um mit den etablierten bildgebenden Verfahren konkurrieren zu können.

Die MRT des Abdomens hat bei zunehmender klinischer Erfahrung und durch kontinuierliche technische Verbesserungen bei bestimmten Fragestellungen einen hohen diagnostischen Stellenwert erreicht. Der Beitrag der MRT in der Diagnostik des Abdomens liegt vor allem im Tumorscreening und in der artdiagnostischen Beurteilung von Raumforderungen. Im Zentrum des wissenschaftlichen und klinischen Interesses stehen die fokalen Leberläsionen. Die MR-Diagnostik bei Erkrankungen der Gallenwege befindet sich demgegenüber noch in der wissenschaftlichen Erprobung. Gleiches gilt zur Zeit für MR-Untersuchungen des Pankreas. Fortschritte in der Tumordiagnostik ergeben sich bei MR-Untersuchungen der Milz unter Verwendung von Kontrastmitteln. Schließlich läßt sich der Gastrointestinaltrakt durch die orale Applikation von paramagnetischen Kontrastmitteln besser gegenüber den übrigen abdominellen Organen abgrenzen und somit die Ausdehnung entzündlicher oder tumoröser Krankheitsprozesse beurteilen.

6.1.2 Allgemeine Untersuchungstechnik

6.1.2.1 Patientenvorbereitung und -lagerung

Als Patientenlagerung hat sich generell die bequeme Rückenlage mit Knierolle bewährt. Lediglich für Untersuchungen von bereits bekannten Läsionen im linken Leberlappen wäre eine Lagerung in LAO-Position zu erwägen, damit die Pulsationsartefakte der Aorta schräg durch den Oberbauch und nicht durch den linken Leberlappen ziehen. Gerade bei Untersuchungen mit hohen Magnetfeldstarken hat sich auch das Anlegen eines Bauchgurtes zur Reduktion der Atemtiefe und damit der Atmungsartefakte bewährt. Ebenso wichtig ist auch das aufklärende Gespräch mit dem Patienten hinsichtlich seiner Kooperation und die Aufforderung, möglichst gleichmäßig und flach während der jeweiligen Messungen zu atmen. Eine Nahrungskarenz vor der MR-Untersuchung ist im allgemeinen nicht erforderlich.

6.1.2.2 Abbildungsebenen

Bei MR-Untersuchungen des Abdomens ist der transversalen Abbildungsebene eindeutig der Vorzug zu geben (Tabelle 6.1). Einerseits

Tabelle 6.1. MRT des Abdomens: Abbildungsebenen

Bildebene	Untersuchungsregion	Fragestellung
Transversal	Leber Pankreas Milz	Fast alle Fragestellungen
Sagittal	Große Gefäße	Kompression oder Tumorinfiltration
Koronar	Diaphragma Gastrointestinaltrakt	Einbeziehung des Diaphragmas in einen Krankheitsprozeß; Kontrastmittelverteilung im Gastrointestinaltrakt

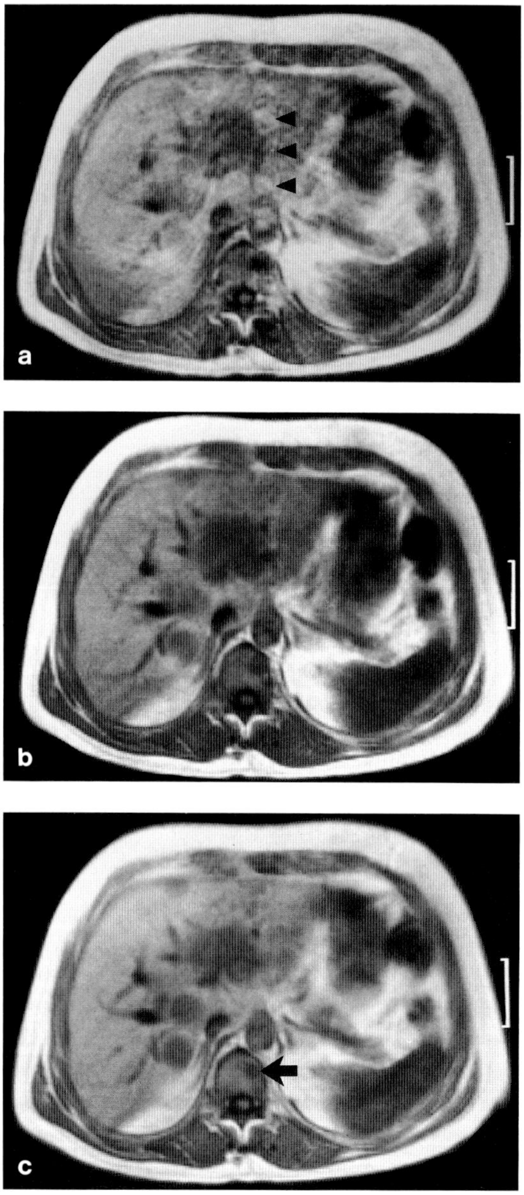

Abb. 6.1 a–c. 57jähriger Patient mit metastasierendem Bronchialkarzinom; multiple Leberfiliae; ossäre Metastasen der Wirbelsäule *(Pfeil)* (0,5 T). Vergleich der Mehrschicht-Gradientenechosequenz (GE 315/14) bei einfacher (**a**), 4facher (**b**) und 8facher (**c**) Bildmittelung. Die hohe Atemfrequenz des Patienten (reduzierte Vitalkapazität infolge des Grundleidens) verursacht bei 4facher Bildmittelung noch eine mäßige Unschärfe der Konturen. Bei 8facher Bildmittelung ergibt sich eine sehr gute Bildqualität. Pulsationsartefakte der Aorta *(Pfeilspitzen)*

entfallen die atembedingten Verwischungsartefakte (nicht zu verwechseln mit den „Ghost"-Artefakten) – wie sie bei sagittaler oder koronaler Abbildungsebene zusätzlich auftreten – und andererseits sind die interessierenden anatomischen Strukturen und pathologische Veränderungen in der transversalen Schichtebene mindestens ebenso gut zu beurteilen wie in sagittaler oder koronaler Schicht. Gerade für die Beurteilung des Pankreas sowie des Kontrasts zwischen Leber und Milz (s. Kontraste in 6.1.2.3) ist die transversale Abbildungsebene unumgänglich. Lediglich bei pathologischen Veränderungen der großen Gefäße (z. B. Tumorinfiltration der V. cava) oder des Diaphragmas erscheint eine Änderung der Abbildungsebene angebracht.

6.1.2.3 Untersuchungssequenzen, Kontrast, Bildqualität

Eine optimale *Pulssequenz* für MR-Untersuchungen des Abdomens sollte ein gutes Signal-Rausch-Verhältnis (gute anatomische Auflösung) beinhalten, einen hohen Weichteilkontrast besitzen und gleichzeitig eine effiziente Unterdrückung von Bewegungsartefakten ermöglichen. Für die Artefaktreduktion durch „mehrfache Bildmittelung" bieten sich in erster Linie T1w-SE-Sequenzen an, da sie im Vergleich zu T2w-Sequenzen oder IR-Sequenzen einer kürzeren Aufnahmezeit bedürfen und somit mehrere Bildmitteilungen pro Zeiteinheit durchgeführt werden können (Abb. 6.1). Besonders vorteilhaft sind stark T1-gewichtete SE-Sequenzen (durch drastische Verkürzun-

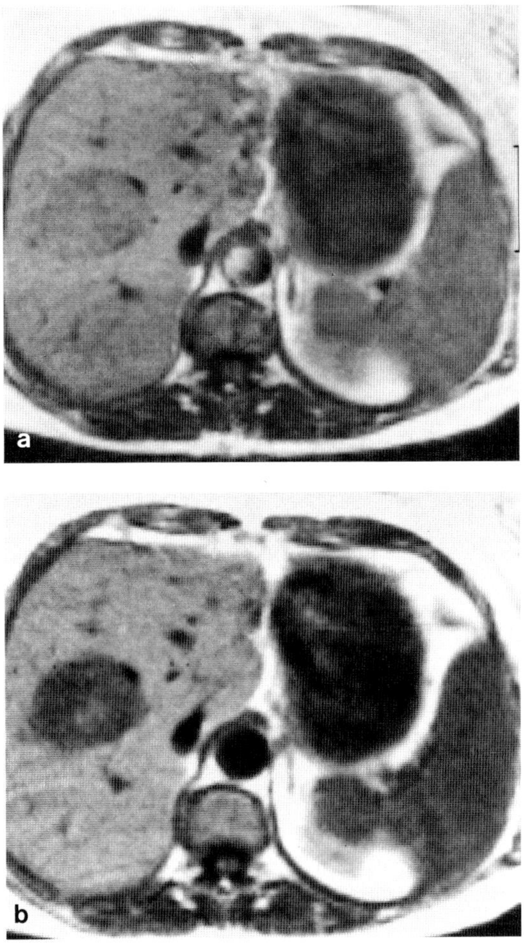

Abb. 6.2 a, b. Hämangiosarkom des rechten Leberlappens (0,5 T). Vergleich einer mäßig (**a**) und einer stark (**b**) T1-gewichteten SE-Sequenz. **a** (SE 400/35; AC 2); geringer Weichteilkontrast, deutliches Hervortreten der Pulsationsartefakte bei zwei Bildmittelungen. **b** (SE 200/20; AC 4); wesentliche Verbesserung des Tumor-Leber-Kontrasts, insbesondere durch die Verkürzung von TE sowie Beseitigung der Pulsationsartefakte durch die Verdoppelung der Bildmittelungen

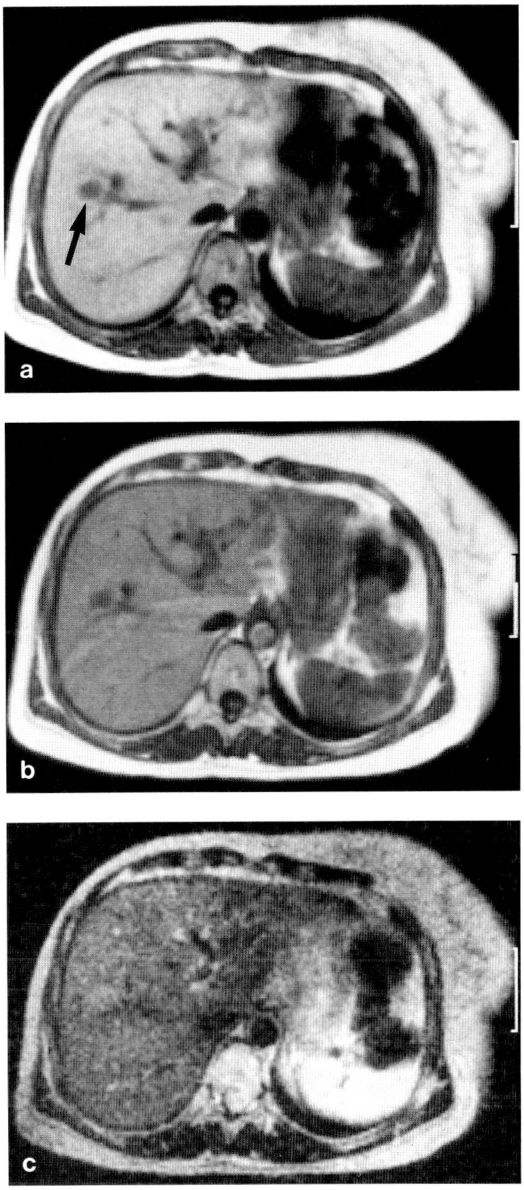

Abb. 6.3 a–c. 51jährige Patientin mit einer solitären, 15 mm durchmessenden Lebermetastase *(Pfeil)* eines Mammakarzinoms (0,5 T). Die Mehrschicht-Gradientenechosequenz (**a**) bietet eine exzellente anatomische Auflösung und den höchsten Weichteilkontrast im Vergleich zu einer T1w- (**b**) und einer T2w-SE-Sequenz (**c**). **a** (GE 315/14; AC 4), **b** (SE 200/22; AC 4), **c** (SE 1600/105; AC 4)

gen von TR und TE), da bei kurzen TR die Anzahl der Bildmittelungen pro Zeiteinheit gesteigert werden kann und die Verkürzung des TE (unter 20 ms bzw. so kurz wie möglich) zu einer stärkeren T1-Wichtung führt (Abb. 6.2). Als Verbesserung der MR-tomographischen Leberdiagnostik ist die Mehrschicht-Gradientenechosequenz anzusehen [11]. Diese Pulssequenz kombiniert die Vorteile eines hohen T1w-Kontrastes mit der Multislicetechnik, wobei die gesamte Leber in einem Meßdurchgang dargestellt werden kann (Abb. 6.3). Diese Mehrschicht-Gradientenechosequenz scheint jedoch nur für mittlere Magnetfeldstärken geeignet, da bei hohen Magnetfeldstärken eine Einbuße durch die akzentuierten Bewegungsartefakte und durch Suszeptibilitätsartefakte hinzunehmen ist.

Tabelle 6.2. MRT des Abdomens: Untersuchungssequenzen

Pulssequenz	Vorteil	Nachteil
Mittlere Magnetfeldstärke (ca. 0,5 T)		
a) T1w SE und GE	Hoher Kontrast, gute räumliche Auflösung, kurze Aufnahmezeit	Differentialdiagn. Aussage nicht möglich
IR	Hoher Kontrast	Differentialdiagn. Aussage nicht möglich, limitiertes räumliches Auflösungsvermögen, lange Aufnahmezeit
b) T2w SE	Guter Kontrast, differentialdiagn. Aussage möglich	Bewegungsartefakte, schlechte räumliche Auflösung, lange Aufnahmezeit
Hohe Magnetfeldstärke (ca. 1,5 T)		
a) T1w SE	Gute räumliche Auflösung, kurze Aufnahmezeit	Mäßiger Kontrast, differentialdiagn. Aussage nicht möglich
IR	Guter Kontrast	Differentialdiagn. Aussage nicht möglich, limitiertes räumliches Auflösungsvermögen, lange Aufnahmezeit
Schnelle GE-Sequenz (z. B. FLASH oder FFE)	Hoher Kontrast, sehr kurze Aufnahmezeit (Atemstillstand!), Voraussetzung für dynamische MRT	Limitiertes räumliches Auflösungsvermögen
b) T2w-SE	Hoher Kontrast, differentialdiagn. Aussage möglich	Deutliche Bewegungsartefakte, limitierte räumliche Auflösung, lange Aufnahmezeit

Der höchste *Weichteilkontrast* zwischen Tumor und Leber wird bei mittlerer Feldstärke mit einer T1w-Pulssequenz und bei hoher Feldstärke mit einer T2w-Pulssequenz erreicht (s. 6.1.2.4) [5, 25]. Bei hohen Magnetfeldstärken bieten T2w-Pulssequenzen (TR >2000 ms, TE >70 ms) den besten Weichteilkontrast. Eindeutige Nachteile der T2w-Pulssequenz sind jedoch die erheblichen Bewegungsartefakte und die reduzierte räumliche Auflösung (s. Bildqualität) sowie die relativ langen Untersuchungszeiten. Vielversprechend für die MR-Untersuchungen bei hohen Magnetfeldstärken ist inzwischen eine neue, sehr schnelle und stark T1-gewichtete GE-Sequenz, welche bei kurzer TR von 100 ms 5 Aufnahmen in Atemstillstand (keine Atemartefakte!) erlaubt und bei einem Auslenkwinkel von 80° und einer sehr kurzen TE von 5 ms einen exzellenten T1-Kontrast bietet (Abb. 6.4). Gleichzeitig eignen sich die „schnellen" T1w-Pulssequenzen für dynamische MR-Untersuchungen unter bolusförmiger Kontrastmittelgabe (s. 6.1.2.6). Die Vor- und Nachteile der verschiedenen Pulssequenzen sind in Tabelle 6.2 zusammengefaßt.

Bei der Wahl geeigneter Pulssequenzen für Untersuchungen des Abdomens ist die jeweilige Fragestellung zu berücksichtigen, d. h. ob die Untersuchung dem Tumornachweis (hierbei ist ein hohes Weichteilkontrast und eine gute räumliche Auflösung anzustreben) oder der artdiagnostischen Aussage einer bereits bekannten tumorösen Läsion gilt. Für den Tumornachweis der Leber sind bei mittleren Magnetfeldstärken T1w-Pulssequenzen mit mehrfacher Datenakquisition und bei hohen Magnetfeldstärken T2w-Pulssequenzen bzw. stark T1-gewichtete GE-Sequenzen unter Atemstillstand am besten geeignet (*cave:* Für MR-Untersuchungen der Milz gelten andere Voraussetzungen, s. 6.1.6). Für die differentialdiagnostische Beurteilung einer fokalen Leberläsion müssen T2w-Aufnahmen, möglicherweise in Multiechotechnik, herangezogen werden.

Bei der großen Variabilität der Pulssequenzen und der übrigen Geräteparameter ist die Definition einer ausreichenden *Bildqualität* besonders schwierig. Die Frage, ob das erzeugte MR-Bild einen ausreichenden Weichteilkontrast

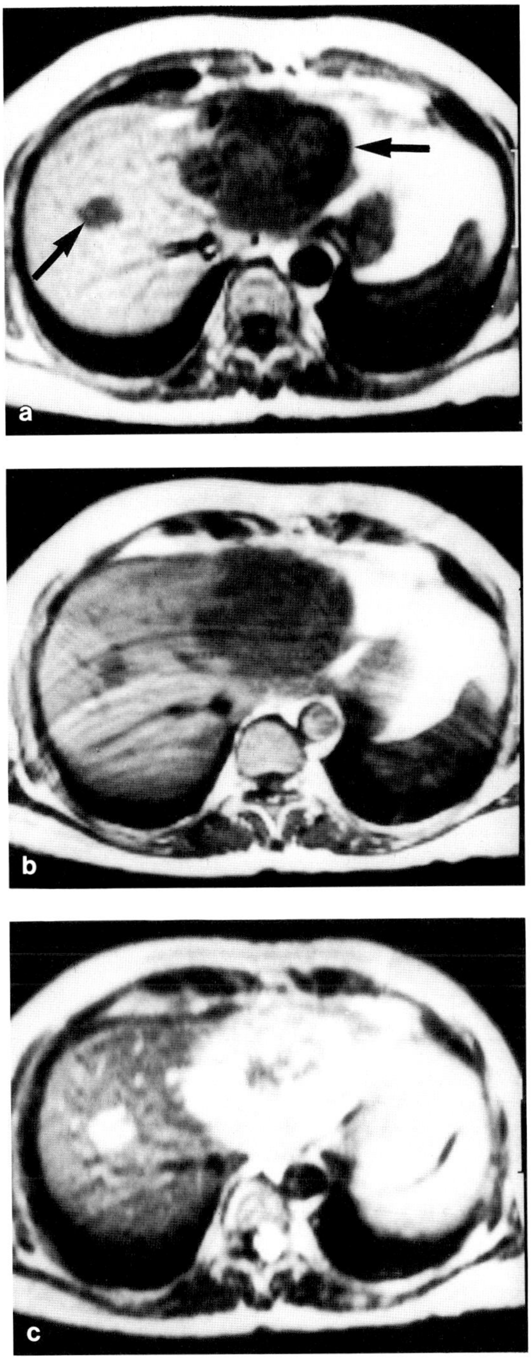

Abb. 6.4 a–c. Subdiaphragmale Lebermetastasen *(Pfeile)* eines Sigmakarzinoms (1,5 T). Vergleich von Kontrast und Bewegungsartefakten einer T1w-GE-Sequenz im Schnellbildverfahren (**a**), einer T1w- (**b**) und einer T2w-SE-Sequenz (**c**). **a** (GE 100/5; AC 4; Aufnahmezeit 14 s), **b** (SE 500/15; AC 4), **c** (SE 2200/90; AC 4)

bietet, läßt sich am besten an der Signaldifferenz zwischen Leber und Milz beurteilen. Bei hohem T1-Kontrast sollte die Milz deutlich hypointens im Vergleich zur mittelintensiven Leber sein, und bei gutem T2-Kontrast sollte die Milz ein entsprechend höheres Signal als die Leber aufweisen. Als Faustregel gilt, daß maligne Raumforderungen der Leber eine ähnliche Signalintensität besitzen wie das gesunde Milzgewebe. Die beste räumliche Auflösung ist – wie bereits betont – mit T1w-Pulssequenzen zu erreichen. Von einer adäquaten Bildqualität kann dann gesprochen werden, wenn die großen in die V. cava inferior einmündenden Lebervenen und die intrahepatischen Aufzweigungen der Pfortader mit scharfen Konturen zum übrigen Lebergewebe abzugrenzen sind.

6.1.2.4 Einfluß der Magnetfeldstärke auf die Untersuchungstechnik

Bei MR-Untersuchungen des Abdomens ist die Feldstärke des jeweiligen Magneten von Bedeutung. Der momentane Trend von mittleren Magnetfeldstärken (ca. 0,5 T) zu hohen Feldstärken (1–2 T) wird in erster Linie mit der höheren Signalausbeute, dem damit verbundenen besseren Signal-Rausch-Verhältnis und der Möglichkeit einer besseren räumlichen Auflösung sowie der Dünnschichttechnik begründet (abgesehen von der Möglichkeit spektroskopischer Untersuchungen). Den genannten Vorteilen höherer Magnetfeldstärken stehen jedoch gerade bei Untersuchungen des Abdomens die besonders akzentuierten Bewegungsartefakte und eine negative Beeinflussung des Weichteilkontrasts in T1w-SE-Bildern entgegen. Andererseits können durch die Schnellbildverfahren bei guter Bildqualität (verbessertes SR-Verhältnis!) Aufnahmen in Atemstillstand angefertigt werden. Die Untersuchungsbedingungen werden also in wichtigen Punkten von der Magnetfeldstärke des Geräts beeinflußt werden. Diese Tatsache muß bei den verschiedenen Ansätzen, die Bewegungsartefakte zu unterdrücken, und bei der Wahl der Pulssequenzen berücksichtigt werden.

6.1.2.5 Bewegungsartefakte

Bewegungsartefakte im Oberbauch entstehen durch die Atmung (die durchschnittliche Lageänderung der Leber während einer Atemexkursion beträgt z. B. 5 cm), Gefäßpulsationen, subdiaphragmal fortgeleitete Pulsationen des Herzens sowie durch die Peristaltik des Gastrointestinaltrakts (Abb. 6.5). Die Bewegung anatomischer Strukturen während der Datenakquisition führt einerseits zu Konturunschärfen bei Bewegung parallel zur Abbildungsebene und andererseits zu Konturdoppelungen („Ghost"-Artefakte) bei Bewegungen in allen 3 Raumrichtungen. Konturdoppelungen – z. B. die Überlagerung des MR-Bildes in der Phasenkodierrichtung durch wiederholte Abbildung der signalintensiven Bauchdecke (Atmung) oder der Aorta (Gefäßpulsation) – sind ein Resultat der Bildberechnung mit der Fourier-Transformation. Unter den zahlreichen Methoden zur Unterdrückung bzw. Beseitigung der verschiedenen Bewegungsartefakte sind das Atemgating, die Untersuchung in Atemstillstand, Pulssequenzen zur Unterdrückung der Fettsignale, mehrfache Datenakquisitionen und die Vorsättigung benachbartere Schichten hervorzuheben.

Voraussetzung für das *Atemgating* ist eine zusätzliche Hard- und Software, welche es ermöglicht, die Datenakquisition während der Untersuchung auf einen definierten Abschnitt des Atemzyklus zu begrenzen. Dies bedeutet jedoch eine Verlängerung der Untersuchungszeit auf das Zwei- bis Vierfache. Außerdem kompliziert das Anbringen und die Justierung

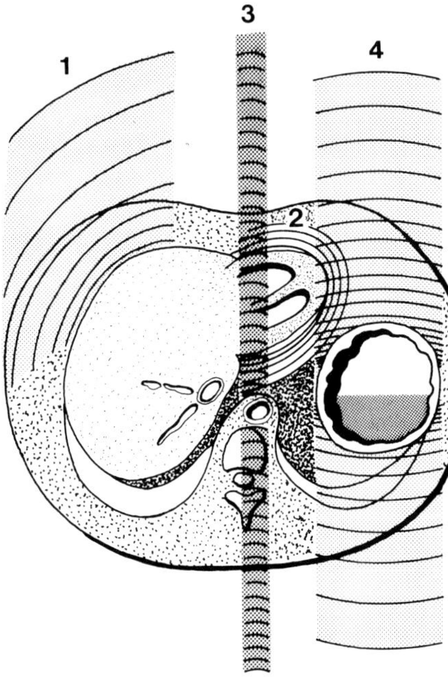

Abb. 6.5. Schematisches axiales Bild des Oberbauches mit Darstellung verschiedener Bewegungsartefakte durch Atmung *(1)*, Herz- *(2)* und Gefäßpulsation *(3)* sowie Darmperistaltik *(4)*. (Nach Stark et al. [26])

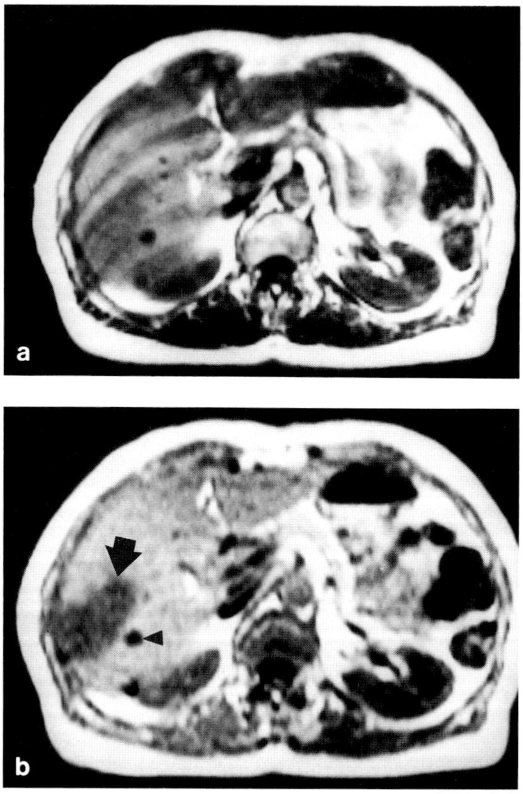

Abb. 6.6 a, b. Metastase eines Mammakarzinoms *(Pfeil)* und kleine Zyste *(Pfeilspitze)* im rechten Leberlappen (1,5 T). Vergleich einer T1w-SE-Sequenz (500/15; AC 4; Aufnahmezeit 8,5 m) (**a**) und einer T1w-FLASHsequenz (100/6; AC 1; Aufnahmezeit 14 s) (**b**). Die atembedingten Konturdoppelungen in der SE-Sequenz (**a**) können durch die Aufnahmetechnik in Atemstillstand (**b**) völlig eliminiert werden

des Meßgeräts den Untersuchungsablauf. Obwohl mit dem Atemgating eine Verringerung der atmungsbedingten Artefakte gelingt, ist die Zeiteinbuße so gravierend, daß sich diese Technik kaum durchzusetzen vermag. Interessant ist ihre Anwendung ohnehin nur bei hohen Magnetfeldstärken.

Eine völlige Eliminierung der Atmungsartefakte gelingt natürlich durch *Atemstillstand* (d.h. Atemanhalten) während der Datenakquisition (Abb. 6.6). Diese in der Computertomographie routinemäßig angewandte Methode kann in der MRT seit Einführung der Schnellbildverfahren (Gradientenechosequenzen; s. 6.1.2.3) genutzt werden. Bei ein- bis zweifacher Bildmittelung und reduzierter Bildmatrix benötigen diese Pulssequenzen bei gutem Weichteilkontrast und akzeptabler, anatomischer Auflösung eine Aufnahmezeit von ca. 10–15 s, ein Zeitraum, der von fast allen Patienten für einen Atemstillstand toleriert wird.

STIR-Sequenzen (eine Variante der IR-Sequenz mit kurzer Inversionszeit) sind unter anderem dadurch charakerisiert, daß das Fettgewebe nur noch eine sehr geringe Signalintensität besitzt. Dies wiederum verringert die störenden Konturdoppelungen der sonst starken Fettsignale (z. B. Bauchdecke, retroperitoneales Fett). Nachteilig sind jedoch die schlechte Abgrenzung der Organe, die relativ langen Meßzeiten und die Konturunschärfen durch die verschiedenen Bewegungen mit entsprechend reduzierter anatomischer Auflösung (Abb. 6.7).

Besondere Beachtung und weite Verbreitung hat die relativ einfache Methode der *mehrfachen Bildmittelung* erreicht [25]. Bei der Mittelung mehrerer Datenakquisitionen wird das Signal kohärent, das Rauschen inkohärent überlagert, d.h. die Signale der Mittelungen werden addiert, das Rauschen mittelt sich teilweise weg. Das Resultat ist eine deutliche Reduzierung aller Bewegungsartefakte in Abhängigkeit von der Anzahl der Bildmittelungen (bei entsprechender Verlängerung der Untersuchungszeit; Abb. 6.8 und 6.1). Für T1w-SE-Messungen wenden wir 4 Bildmittelungen (bei sehr starken Atemartefakten 8 Bildmittelungen) und für T2w-Messungen 2 Bildmittelungen an, wobei die Bildmatrix bei T2w-Messung zur Kompensation des Zeitverlustes reduziert wird (128×256).

Inzwischen steht eine relativ neue, sehr effektive Methode zur Beseitigung der Pulsationsartefakte (sog. „Inflow-Artefakte" durch in die Bildebene einströmendes Blut in den Gefäßen) zur Verfügung. Man sättigt dabei die an das interessierende Meßvolumen kranial und kaudal angrenzenden Schichten vor *(Vorsättigungstechnik)*, so daß die in das Meßvolumen fließenden Spins kein Signal mehr geben und somit keine Pulsationsartefakte mehr hervorrufen können (Abb. 6.9) [3].

Gerade bei hohen Magnetfeldstärken hat sich die Injektion von Buscopan oder Glucagon zur Reduktion der peristaltikbedingten Be-

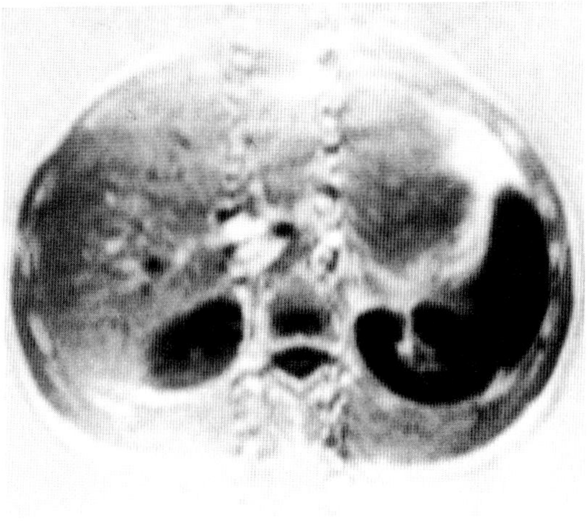

Abb. 6.7. Darstellung der Oberbauchstrukturen mit einer STIR-Sequenz (2500/175/22; AC 2; 1,5 T). Diese Sequenz führt zu einer guten Suppression der Fettsignale und bietet einen sehr guten T1w-Kontrast (vgl. die Signalintensität von Leber und Milz!)

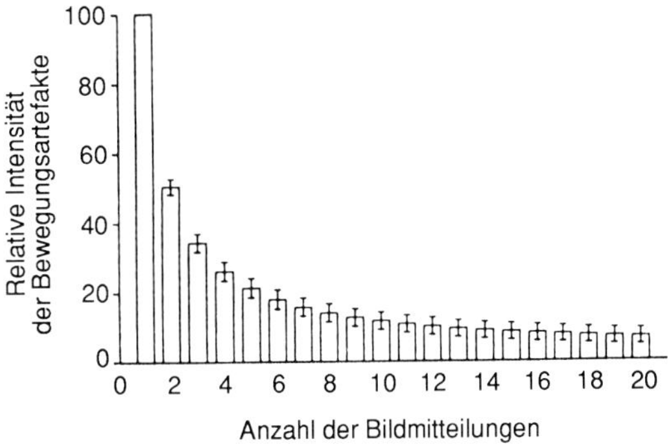

Abb. 6.8. Reduktion von Bewegungsartefakten in Abhängigkeit von der Anzahl der Bildmittelungen. (Nach Wood et al., 1988)

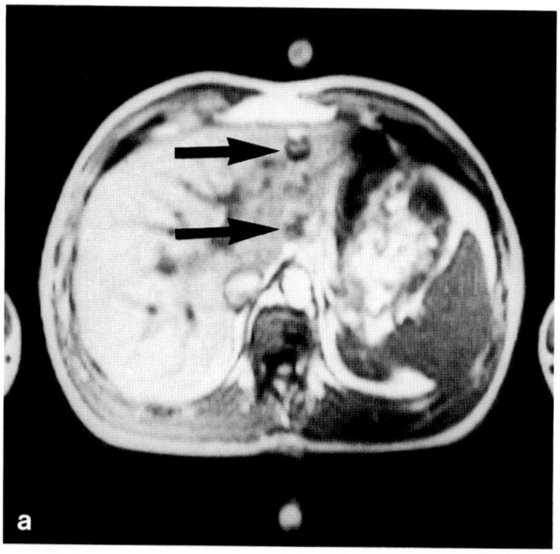

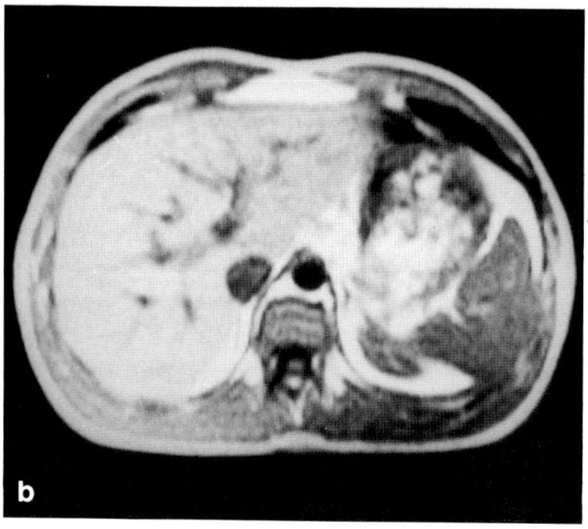

Abb. 6.9 a, b. Eliminierung der störenden Pulsationsartefakte (**a**) durch die Vorsättigungstechnik (**b**) (1,5 T)

Tabelle 6.3. MRT des Abdomens: Reduktion der Bewegungsartefakte. (Die Bewertung erfolgt unter Berücksichtigung der jeweiligen methodenspezifischen Nachteile)

	Atmung	Gefäß-pulsation	Peristaltik
Atemgating	+	0	0
Schnelle Gradienten-echosequenzen	++	–	+
STIR	+	0	0
Mehrfache Bildmittelung	++	++	++
Vorsättigung	0	++	0

++ gut, + mäßig, 0 ohne Effekt, – besonders schlecht.

Tabelle 6.4. MRT des Abdomens: Möglichkeiten der Kontrastmittelapplikation

Substanz	Untersuch-ungsregion	Indikation
Gd-DTPA (i. v.-Bolus)	Leber	Perfusionsstudien zur Differentialdiagnose fokaler Leberläsionen
	Pankreas	Tumorsuche und Organabgrenzung
	Milz	Tumorsuche
Gd-DTPA (oral)	Abdomen (allgemein)	Bessere Abgrenzung des Gastrointestinaltrakts
Magnetite (langsam i. v.)	Leber/Milz	Tumorsuche

wegungsartefakte des Gastrointestinaltrakts bewährt. Die Aussagen bezüglich der Unterdrückung von Bewegungsartefakten (Tabelle 6.3) gelten zwar für alle Magnetfeldstärken, sie sind jedoch bei hohen Magnetfeldstärken von besonderer Bedeutung.

6.1.2.6 Kontrastmittelapplikation

Es ist zwischen der intravenösen und der oralen Kontrastmittelapplikation zu unterscheiden (Tabelle 6.4). An dieser Stelle wird auf die intravenöse Kontrastmittelapplikation eingegangen, während Untersuchungstechnik und Dosierung der oralen Kontrastmittelapplikation in Abschnitt 6.1.7 erläutert werden.

Für die intravenöse Kontrastmittelapplikation stehen die paramagnetische Substanz Gd-DTPA (Magnevist) und die superparamagnetischen Magnetite zur Verfügung (eine Erlaubnis für klinische Kontrastmittelstudien liegt in der Bundesrepublik Deutschland zur Zeit jedoch nur für Gd-DTPA vor).

Die intravenöse bolusförmige Applikation von Gd-DTPA findet ihren Einsatz bei Perfusionsstudien intrahepatischer Tumoren zur Verbesserung der differentialdiagnostischen Aussage sowie bei der Suche nach tumorösen Raumforderungen von Pankreas und Milz. Eine Verbesserung im Tumorscreening der Leber konnte durch die Applikation von Gd-DTPA nicht erzielt werden, da der beste Kontrast zwischen Leber und Tumor bereits in der Nativuntersuchung zu beobachten ist und dieser durch die Diffusion des Kontrastmittels in den Tumor nur verschlechtert wird [9]. Bei mittleren Magnetfeldstärken bietet Gd-DTPA in einer Dosierung von 0,2 mmol/kg KG das beste diagnostische Ergebnis, während bei hohen Magnetfeldstärken eine Dosierung von 0,1 mmol/kg KG ausreicht. Die erforderliche, relativ kleine Kontrastmittelmenge (zwischen 10 und 20 ml) ist gerade bei der bolusförmigen Applikation als Vorteil zu werten. Für die intravenösen Kontrastmitteluntersuchungen von Leber, Milz und Pankreas sind nur T1w-Pulssequenzen geeignet, hier führt Gd-DTPA in den entsprechenden Geweben unter Berücksichtigung der Perfusionsverhältnisse zu einem Signalintensitätsanstieg. Das Kontrastmittelverhalten von Gd-DTPA im Organismus ist weitgehend mit dem der wasserlöslichen jodhaltigen Kontrastmittel zu vergleichen. Die Kontrastbeeinflussung der MR-Bilder durch die superparamagnetischen Magnetite basiert auf einem völlig anderen Prinzip im Vergleich zu Gd-DTPA. Magnetite sind kleinste Eisenpartikel, welche nach intravenöser Applikation vom retikuloendothelialen System aufgenommen werden und in den entsprechenden Geweben zu einem drastischen Signalverlust führen [23]. Durch die selektive Aufnahme der Magnetite im retikuloendothelialen System des gesunden Leber- und Milzgewebes läßt sich eine besonders kontrastreiche Demarkierung intrahepatischen bzw. intralienalen Fremdgewebes erzielen (Abb. 6.10) [27]. Der Kontrastmitteleffekt der Magnetite ist bereits bei sehr geringer Dosierung zu erreichen, eine gute Dosierung liegt derzeit zwischen 20 und 50 μmol Fe/kg KG. Der Kontrastmitteleffekt der Magnetite hält für mehrere Stunden an und ist am besten mit intermediär (z. B. SE 1500/15) gewichteten Pulssequenzen zu nutzen.

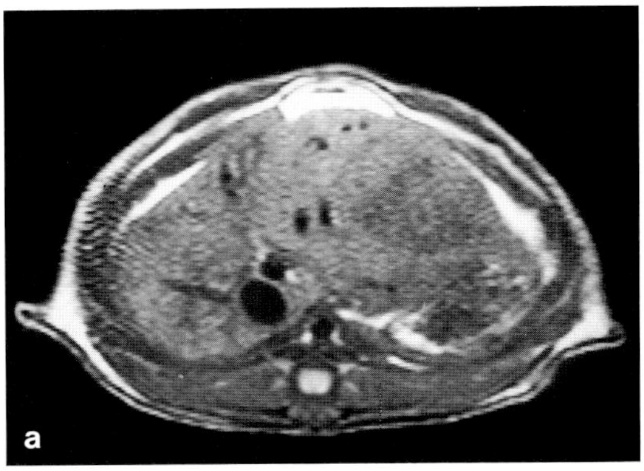

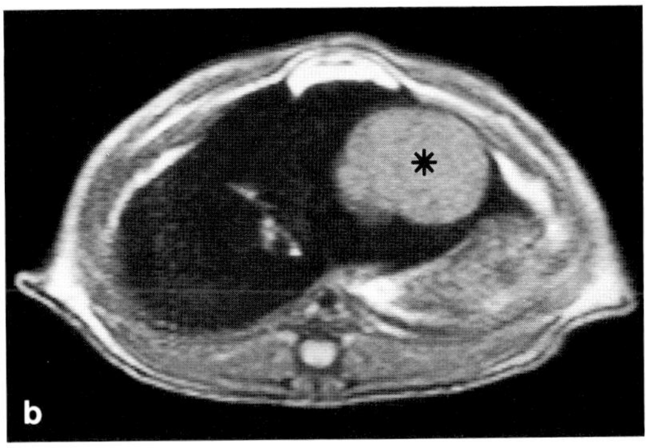

Abb. 6.10 a, b. Tierexperimentelle Untersuchung eines Lebertumors (*) der Ratte vor (**a**) und nach (**b**) intravenöser Applikation von 50 μmol Magnetit/kg (SE 600/30; AC 4; 2,0 T). Selektiver Signalverlust des gesunden Lebergewebes nach Applikation der Magnetide mit guter Demarkation des intrahepatischen Tumors

6.1.3 Leber

6.1.3.1 Normale Anatomie und untersuchungstechnische Vorbemerkung

Das gesunde Leberparenchym besitzt sowohl bei T1w- als auch bei T2w-Bildgebung eine homogene Signalintensität, welche im Vergleich zur Milz bei T1-Wichtung von höherer Intensität und bei T2-Wichtung von geringerer Intensität ist. Die Homogenität des Organs wird lediglich von den Gefäßen unterbrochen, wobei insbesondere bei T1w-Bildgebung die Lebervenen und das Pfortadersystem gut zu erkennen sind. Die Gefäßverhältnisse lassen sich – falls dies für eine Operationsplanung gewünscht wird – durch die frei wählbaren Schichtebenen gut darstellen. Die Abgrenzung der Leber zu den übrigen Strukturen des Oberbauches ist im allgemeinen unproblematisch, nur in einzelnen Fällen wird durch isointense Darmschlingen eine korrekte Begrenzung des Leberhilus und des Lobus caudatus erschwert. Spezielle untersuchungstechnische Anmerkungen für die MRT der Leber sind an dieser Stelle nicht mehr hinzuzufügen, da diese bereits ausführlich dargestellt wurden (s. 6.1.2). Für eine vollständige MR-Untersuchung der Leber ist sowohl eine T1w- als auch eine T2w-Messung erforderlich. Für eine erste orientierende Untersuchung des gesamten Organs empfiehlt sich eine stark T1-gewichtete Pulssequenz, da hiermit eine ausreichende räumliche Auflösung und ein guter Weichteilkontrast zu erzielen ist.

6.1.3.2 *Fokale Leberläsionen*

Die MRT verfolgt in der Leberdiagnostik vor allem 2 Ziele, hierzu gehört einerseits die sichere Erkennung fokaler Läsionen und andererseits deren artdiagnostische Beurteilung.

Signalintensitäten, Kontrastverhalten und Morphologie. Sämtliche benignen und malignen Lebertumoren haben in der T1w-Messung eine mehr oder weniger deutliche Hypointensität. Ausnahmen bilden z.B. intrahepatische Blutungen, welche im T1w-Bild einen deutlich signalreichen Charakter haben. Eine differentialdiagnostische Aussage zu intrahepatischen Läsionen gelingt anhand des T1w-Bildes nicht. Lediglich die Leberzysten sind bei entsprechend stark T1-gewichteter Bildgebung als glatt begrenzte, nahezu signalfreie Areale zu erkennen. Für die differentialdiagnostische Beurteilung fokaler Leberläsionen ist eine T2w-Messung anzuschließen, im Falle eines möglichen Hämangioms ist hierbei eine möglichst stark T2-gewichtete Pulssequenz zu wählen. Im T2w-Bild erreichen die intrahepatischen Tumoren eine höhere Signalintensität als gesundes Lebergewebe. Für die differentialdiagnostische Beurteilung einer solitären Leberläsion empfiehlt sich eine T2w-Multiechosequenz. Die wichtige Unterscheidung eines Leberhämangioms von einem malignen Tumor ist z.B. anhand der späten Echos besser zu treffen als anhand der mittleren Echos einer in der Routine üblichen T2w-Doppelechosequenz. In Spindichtebildern lassen sich intrahepatische Tumoren aufgrund ihrer Isointensität zum übrigen Lebergewebe nur anhand indirekter raumfordernder Kriterien erahnen, so daß diese Bilder weder im Tumorscreening noch bei der differentialdiagnostischen Beurteilung eine wichtige Rolle spielen.
Eine topographische Beurteilung, z.B. der Beziehung zwischen Tumor und Gefäßen oder eines tumorösen Gefäßeinbruchs, läßt sich am besten mit T1w-Aufnahmen erreichen (Abb. 6.11, s. auch Abb. 6.27).

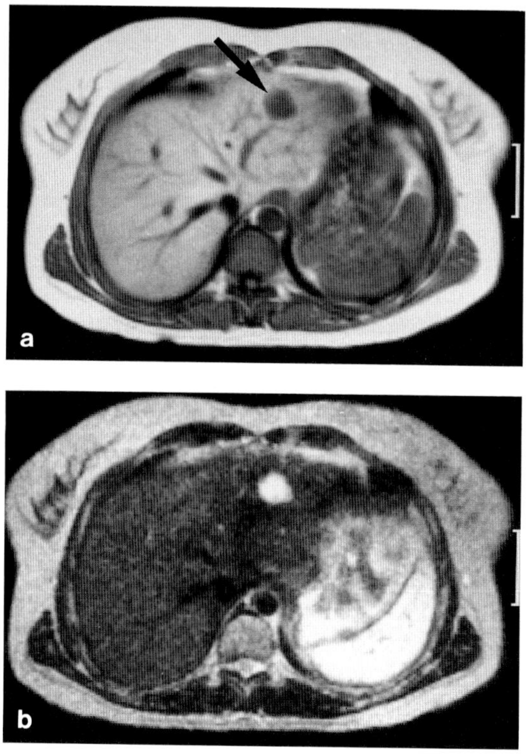

Abb. 6.11 a, b. Kleines, 2 cm durchmessendes Hämangiom *(Pfeil)* subdiaphragmal im linken Leberlappen (0,5 T). **a** (GE 315/14; AC 4); gute anatomische Auflösung, jedoch fehlende differentialdiagnostische Aussage der T1w-Aufnahme. **b** (SE 1600/105; AC 1); hohe und homogene Signalintensität des Hämangioms mit scharfer Begrenzung zum umgebenden Lebergewebe

Die wichtigsten Kriterien bei der Beurteilung der Dignität einer fokalen Leberläsion sind die Höhe des Signals im T2w-Bild (diese Signalintensität ist nicht absolut, sondern im Verhältnis z.B. zum Liquor des Spinalkanals oder zur Signalintensität der Milz zu sehen), die Homogenität der Läsion und die Begrenzung gegenüber dem normalen Leberparenchym. Intratumorale Verkalkungen sind sowohl im T1w- als auch im T2w-Bild hypointens, jedoch weitaus schlechter als in der Computertomographie zu erkennen. Hämorrhagien imponieren in beiden Pulssequenzen als deutlich hyperintense Strukturen. Narben oder peritumoröse Kapseln lassen sich als hypointense Strukturen im T1w-Bild darstellen.

Artdiagnose. Während einzelne Studien der MRT bereits eine höhere Sensitivität im Nachweis fokaler Leberläsionen im Vergleich zur

Computertomographie bescheinigten [21, 26], zeichnet sich inzwischen auch eine Verbesserung der artdiagnostischen Beurteilung von Leberläsionen durch die MRT ab. Insbesondere Hämangiome, fokal-noduläre Hyperplasien, umschriebene Leberzellkarzinome und Hämatome scheinen ein relativ charakteristisches Bild in der MRT zu besitzen. Dadurch wird gleichzeitig auch eine bessere Differenzierung der genannten Läsionen gegenüber intrahepatischen Metastasen ermöglicht.

Hämangiome. Das Hämangiom ist der häufigste benigne Tumor der Leber, es wird bei ca. 5% der Patienten im Rahmen von Screeninguntersuchungen entdeckt. Das Hämangiom ist ein mesenchymaler Tumor, bestehend aus multiplen, dicht zusammenliegenden kavernösen Gefäßen, die mit Endothel ausgekleidet sind. Bei größeren Hämangiomen finden sich zusätzlich regressive Veränderungen in Form von Narben und zentraler Hyalinisierung. Ein Risiko der malignen Entartung besteht nicht. Entgegen früheren Untersuchungen tritt das Hämangiom auch multipel auf (in bis zu 35% der Fälle), wodurch die Differenzierung gegenüber Metastasen zusätzlich erschwert wird.
Im T1w-Bild besitzen die Hämangiome eine scharfe Begrenzung und ein niedrigeres Signal als das umgebenden Lebergewebe (Abb. 6.11 und 6.12). Die Differenzierung gegenüber einer Leberzyste (signalfrei) bietet im T1w-Bild keine Schwierigkeiten, während eine Unterscheidung von anderen soliden Raumforderungen nicht gelingt. Den Schlüssel zur Diagnose des Hämangioms bieten T2w-Aufnahmen (Abb. 6.11), da Hämangiome eine signifikant längere T2-Relaxationszeit besitzen als andere solide Tumoren. Die Ursache hierfür liegt in dem sehr langsam fließenden Blut und einem dementsprechenden hohen Flüssigkeitsgehalt der Läsion. Das typische T2w-Bild des Hämangioms beschreibt eine sehr signalreiche, homogen strukturierte und scharf gegenüber dem übrigen Lebergewebe begrenzte Läsion (Abb. 6.11). Es gab verschiedene Ansätze, die Differenzierung des Hämangioms von malignen Tumoren mit quantitativen Verfahren zu untermauern, z.B. durch die Berechnung der T2-Relaxationszeit oder des Kontrast-Rausch-Verhältnisses. Gegenüber allen quantitativen Bewertungsmaßstäben scheint die visuelle Interpretation des

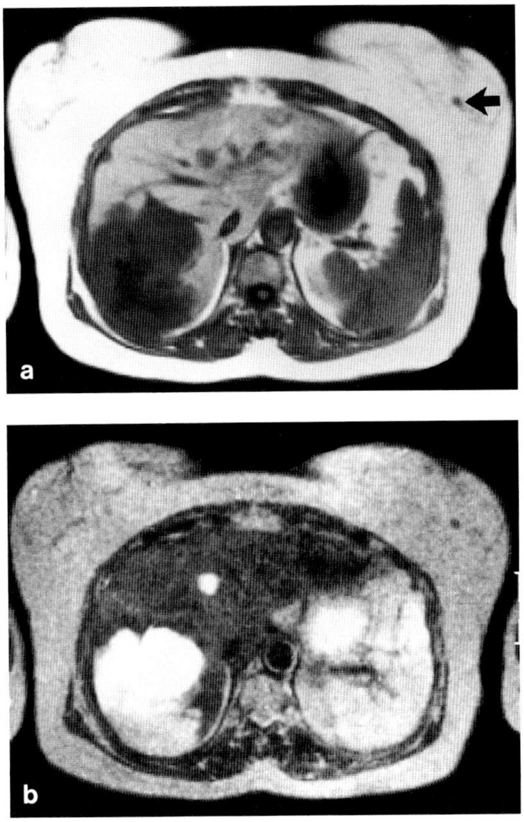

Abb. 6.12 a, b. Zwei Hämangiome der Leber unterschiedlicher Größe; kleines Fibroadenom *(Pfeil)* der linken Mamma als Nebenbefunde (0,5 T). **a** (GE/315/14; AC 4), **b** (SE 1600/105; AC 1); atypische inhomogene Strukturierung des großen Hämangioms durch regressive Veränderungen

T2w-Bildes unter Berücksichtigung der oben genannten morphologischen Kriterien gleichwertig oder überlegen zu sein. Dabei empfiehlt sich die Wahl einer Echozeit >100 ms (z. B. 120 oder 180 ms) [22]. Bei entsprechender T2-Betonung sollte das Hämangiom eine ähnlich hohe Signalintensität wie z. B. die Flüssigkeiten des Liquors, der Gallenblase oder des Mageninhalts besitzen.
Für die MR-Diagnostik des Hämangioms und seine sicheren Differenzierung von anderen fokalen Läsionen kann eine Treffsicherheit von ca. 90% angegeben werden [4]. In einzelnen Fällen treten dennoch differentialdiagnostische Schwierigkeiten auf, welche entweder durch regressive Veränderungen des Hämangioms (vermindertes Signal, inhomogene Strukturierung) (Abb. 6.12) oder durch hypervaskularisierte bzw. auch zystische Malignome

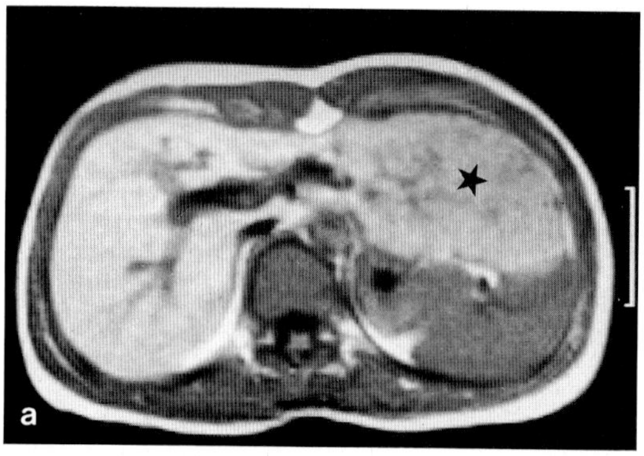
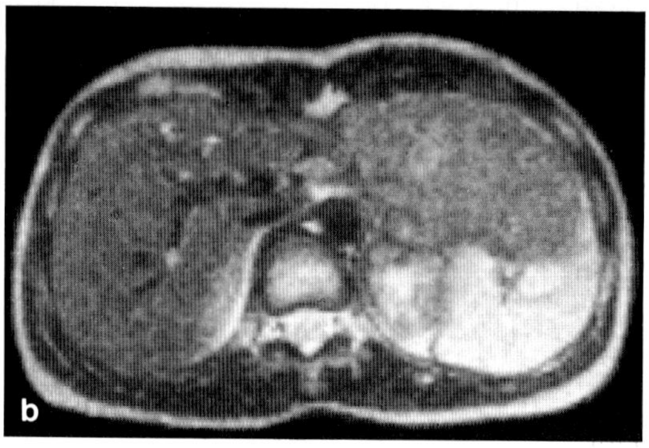

Abb. 6.13 a, b. Große, gestielte, fokal-noduläre Hyperplasie (*) des linken Leberlappens (0,5 T). Typisch ist der geringe Signalintensitätsunterschied zwischen fokalnodulärer Hyperplasie und gesundem Lebergewebe sowohl im T1w- als auch im T2w-Bild (**b**). Die zentrale Narbe der fokal-nodulären Hyperplasie ist im T1-betonten Bild als hypointense Struktur zu erkennen. **a** (GE 315/14; AC 4), **b** (SE 1600/105; AC 1)

(hohes Signal) verursacht werden. Sollte anhand einer MR-tomographischen Nativuntersuchung die Diagnose eines vermuteten Hämangioms nicht mit letzter Sicherheit gestellt werden, empfehlen wir die dynamische Kontrastmitteluntersuchung (s. 6.1.3.6) und danach die sonographisch oder computertomographisch gesteuerte Punktion.

Fokal-noduläre Hyperplasien. Die fokalnoduläre Hyperplasie ist ein relativ seltener benigner Tumor, dessen Auftreten mit dem Gebrauch oraler Kontrazeptiva in Zusammenhang gebracht wurde. Diese These ist inzwischen widerlegt [15], jedoch kann ein wachstumsfördernder Effekt der Antikonzeptiva auf eine bereits vorhandene fokal-noduläre Hyperplasie angenommen werden, so daß die größeren Tumoren zwangsläufig bei Frauen häufiger entdeckt werden. Im Gegensatz zum Leberzelladenom liegt bei der fokal-nodulären Hyperplasie kein Risiko einer malignen Entartung vor. Die fokal-noduläre Hyperplasie besteht aus Hepatozyten, Kupffer-Sternzellen und proliferierenden Gallengängen. Typischerweise findet sich ein zentrales sternförmiges Narbengewebe.

Das MR-Bild der fokal-nodulären Hyperplasie wird von der Tatsache geprägt, daß diese Läsion aus nahezu demselben Gewebe besteht wie das umgebende gesunde Lebergewebe. Dementsprechend sind nur geringe Unterschiede in den Relaxationszeiten zu verzeichnen. Sowohl im T1- als auch T2-betonten Bild ist die fokalnoduläre Hyperplasie fast isointens zum gesunden Lebergewebe (Abb. 6.13). Wenn auch das Signalverhalten der fokal-nodulären Hyperplasie dessen Entdeckung und Abgrenzung erschwert, so bildet es dennoch ein wichtiges Kriterium bei der MR-tomographischen Differenzierung dieser Läsion zu anderen Tumoren. Die zentrale Narbe ist ein weiterer typischer Befund der fokal-nodulären Hyperplasie, wobei die Narbe im T1w-Bild eine verminderte Signalintensität aufweist.

Leberzellkarzinome, Leberadenome, Cholangiokarzinome. Bei den Leberzellkarzinomen ist zwischen den verschiedenen morphologischen Formen wie solitär (evtl. mit Kapsel), multizentrisch und diffus zu unterscheiden. Die von einer Pseudokapsel umgebenen Leberzellkarzinome sind in Asien häufiger anzutreffen als in Europa oder den Vereinigten Staaten. Dieser Typ des Leberzellkarzinoms besitzt noch die besten Voraussetzungen für eine radikale chirurgische Therapie.

Zu den wichtigsten MR-tomographischen Kriterien, die auf das Vorliegen eines Leberzellkarzinoms hinweisen, zählen:

a) eine auffallende Iso- bzw. diskrete Hypointensität der Läsion im Vergleich zum übrigen Lebergewebe im T1w-Bild,
b) der Nachweis von Fettanteilen im Tumor (signalintensiv im T1w-Bild),
c) ein kapselartiger signalarmer Ring in der Peripherie des Tumors (im T1w-Bild),
d) Gefäßinfiltrationen (am besten im T1w-Bild zu erfassen),
e) eine mäßig vermehrte Signalintensität im T2-betonten Bild mit inhomogener Struktur (Abb. 6.14–6.16, s. auch Abb. 6.25).

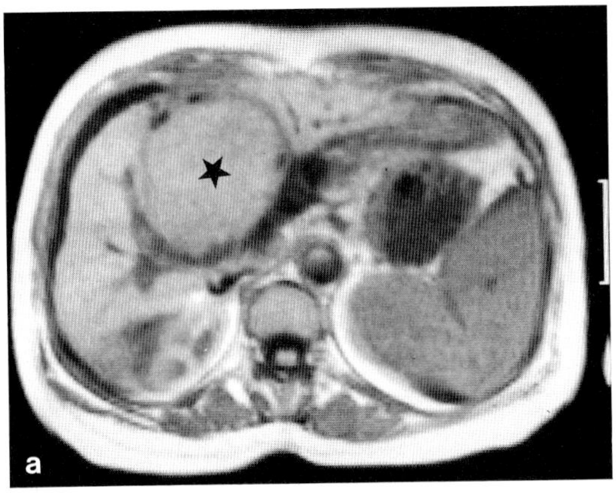

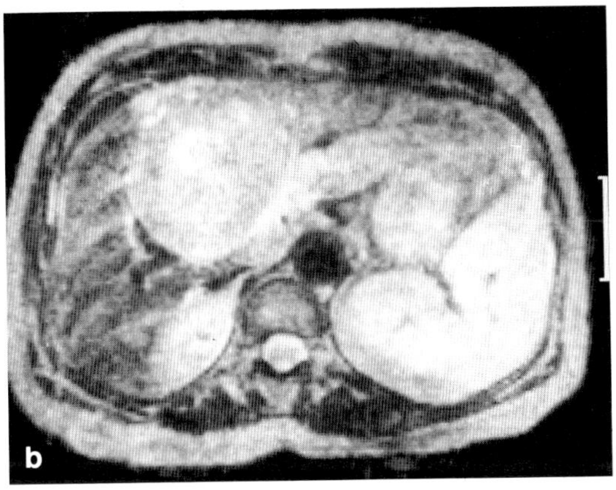

Abb. 6.14 a, b. Primäres Leberzellkarzinom (*) mit Verdrängung der Gefäße im Bereich der Leberpforte (0,5 T). Im T1w-Bild (**a**) ist die Raumforderung nahezu isointens zum übrigen Lebergewebe, eine umgebende hypointense Pseudokapsel ist erkennbar. Mäßig vermehrte Signalintensität und inhomogene Strukturierung der Raumforderung im T2-betonten (**b**) Bild. **a** (GE 315/14; AC 4), **b** (SE 1600/105; AC 1)

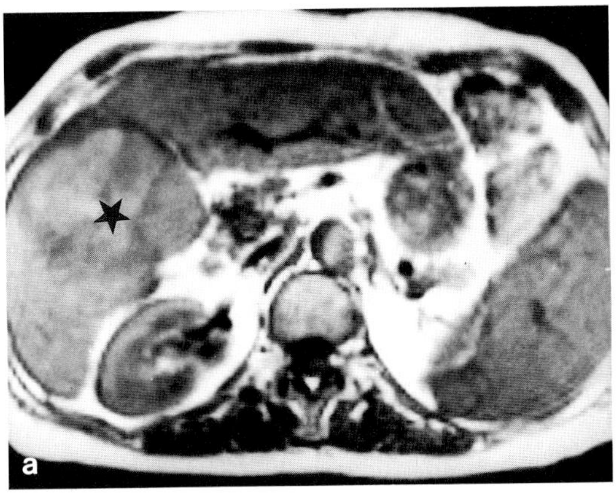

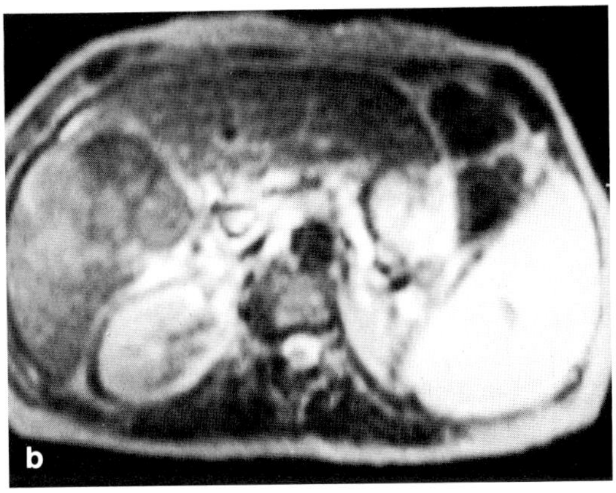

Abb. 6.15 a, b. Leberzirrhose mit Splenomegalie und primärem Leberzellkarzinom (*) im rechten Leberlappen (1,5 T). Weitgehende Isointensität der Raumforderung zum umgebenden Lebergewebe sowohl im T1w- (**a**) als auch im T2w-Bild (**b**). Im T1w-Bild erkennt man im ventralen Abschnitt des Tumors eine Pseudokapsel, gleichzeitig besitzt der Tumor einzelne Areale mit diskreter Hyperintensität entsprechend einer vermehrten Fetteinlagerung in Tumorzellen. **a** (SE 500/15; AC 4), **b** (SE 2300/90; AC 2)

Während in den USA bei 47% der Leberzellkarzinome fetthaltige Anteile und bei 27% eine Pseudokapsel gefunden wurde [22], wiesen jedoch japanische Wissenschaftler in 42% der Fälle eine derartige Pseudokapsel nach [13]. Auch in der MRT ist die Erfassung eines solitären, von einer Pseudokapsel umgebenen Leberzellkarzinoms wesentlich einfacher als die Diagnose eines diffusen oder eines multizentrischen Leberkarzinoms innerhalb einer Leberzirrhose. Zu berücksichtigen ist auch die Tatsache, daß Leberzellkarzinome in stark T1-gewichteten Bild häufig zum übrigen Lebergewebe isointens sind und somit für den Tumornachweis bei entsprechenden Risikopatienten eine T2w-Pulssequenz zu wählen ist.

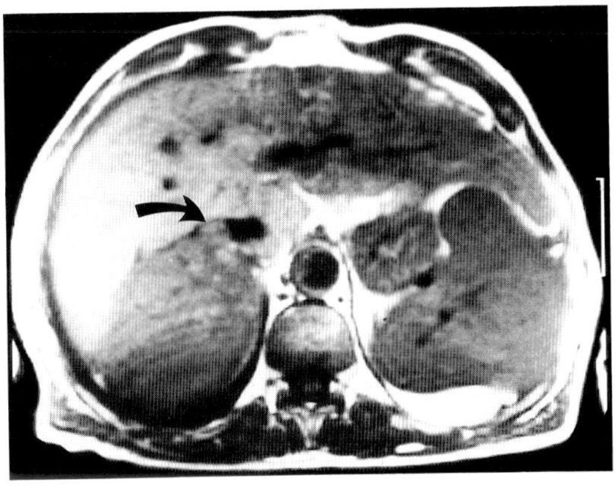

Abb. 6.16. Primäres Leberzellkarzinom des rechten Leberlappens mit Tumorinfiltration *(Pfeil)* in eine Lebervene (SE 500/15; AC 4; 0,5 T)

Leberzelladenome sind sehr seltene primäre Lebertumoren, bei denen das Risiko einer malignen Entartung besteht. Repräsentative MR-Kriterien für die Diagnose des Leberzelladenoms existieren zur Zeit nicht. Das Adenom ist meist durch eine anatomische Kapsel vom gesunden Lebergewebe getrennt. Ähnlich dem Leberzellkarzinom lassen sich fettige Degenerationen nachweisen.
Das MR-Bild des umschrieben wachsenden Cholangiokarzinoms entspricht dem einer intrahepatischen Metastase (signalarm im T1w-Bild und mäßig signalvermehrt im T2w-Bild). Eine korrekte Erfassung der Tumorausdehnung bei diffusem paravaskulärem Tumorwachstum kann auch mit der MRT nicht erfolgen.

Metastasen. Das MR-tomographische Bild der Metastasen ist entsprechend der morphologischen Vielfalt dieser Tumoren sehr variabel, dennoch lassen sich allgemein gültige Befunde in der MRT erheben. Im stark T1-gewichteten Bild sind die Metastasen im Vergleich zum umgebenden Lebergewebe hypointens (Beurteilung des Weichteilkontrasts anhand der Signalintensität von Leber und Milz!). Aufgrund der besseren anatomischen Auflösung können mit der stark T1-gewichteten Pulssequenz auch kleine, unter 1 cm durchmessende Läsionen erfaßt werden (Abb. 6.3). Für die differentialdiagnostische Beurteilung der Läsion ist ebenfalls die Anfertigung eines T2w-Bildes erforderlich. Im T2w-Bild sind die Metastasen im allgemeinen mäßig hyperintens, im Vergleich zum Lebergewebe inhomogen strukturiert und durch ein begleitendes perifokales Ödem unscharf begrenzt (Abb. 6.17). Eine sichere Differenzierung gegenüber dem Hämangiom, der fokalnodulären Hyperplasie und der Leberzyste dürfte anhand der genannten Kriterien in den meisten Fällen gelingen.
Tumornekrosen sind im T2w-Bild als signalreiches Zentrum zu erkennen (Abb. 6.18). Tumorverkalkungen sind sowohl im T1w- als auch T2w-Bild signalarm (schlechter zu erkennen als in der Computertomographie). Intratumorale Hämorrhagien treten insbesondere im T1w-Bild deutlich signalintensiv hervor. Metastasen eines malignen Melanoms können – sofern sie Melanin enthalten – ein typisches MR-Bild erzeugen, da diese Metastasen aufgrund des paramagnetisch wirksamen Melanins im T1w-Bild mäßig signalintensiv sind (Abb. 6.19). Zum Stellenwert der MRT beim Metastasennachweis s. 6.1.3.7.

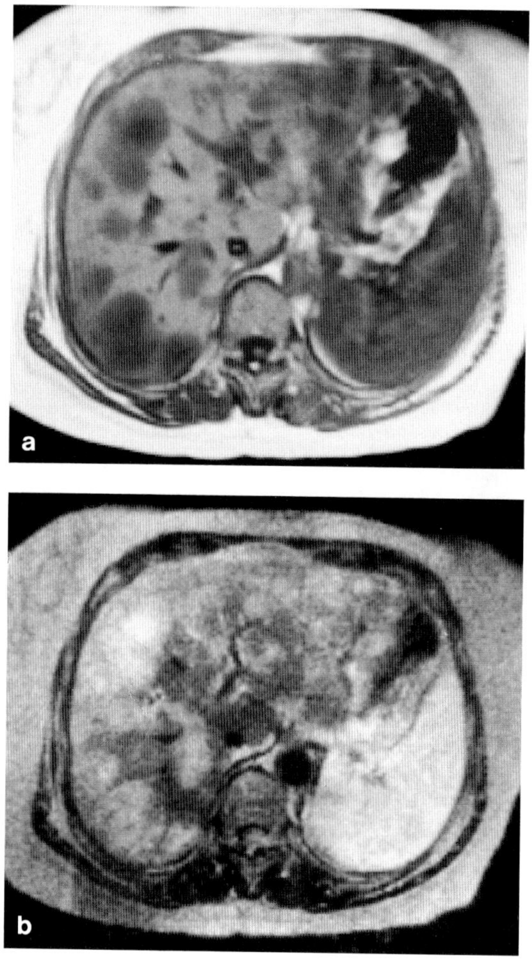

Abb. 6.17 a, b. Multiple Lebermetastasen eines Pankreaskarzinoms (0,5 T). Vergleich von Kontrast und anatomischer Auflösung einer T1w- (**a**) und einer T2w-Sequenz (**b**). **a** (GE 315/14; AC 4), **b** (SE 1600/105; AC 1)

Zysten. Infolge ihres hohen Wassergehalts besitzen Zysten eine lange T1- und T2-Relaxationszeit. Daraus folgt, daß die Zysten im T1w-Bild durch ein sehr niedriges, nahezu fehlendes Signal und im T2w-Bild durch eine hohe, homogene Signalintensität gekennzeichnet sind. Im T2w-Bild kann gelegentlich die Differenzierung zwischen Zyste und Hämangiom wegen des identischen Erscheinungsbildes schwierig sein, hier hilft jedoch das T1- oder ρw-Bild (Abb. 6.20).

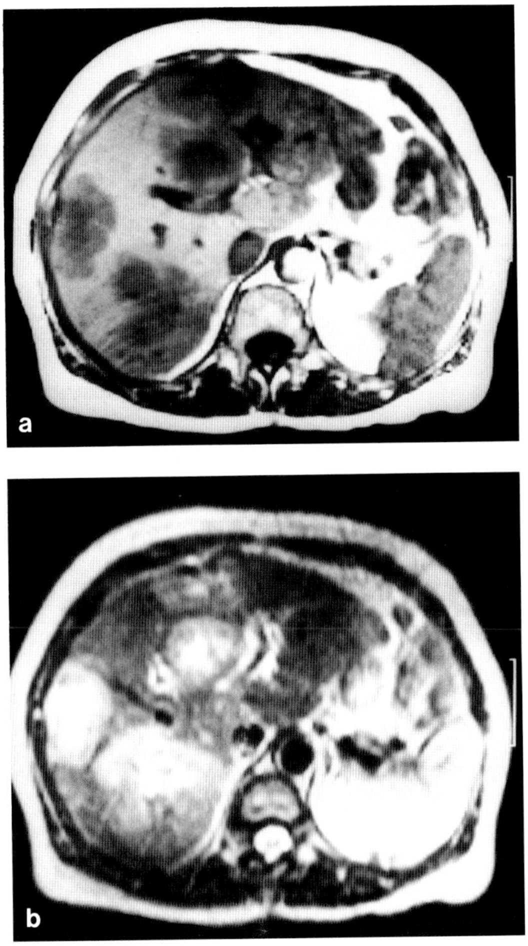

Abb. 6.18 a, b. Lebermetastasen eines Kolonkarzinoms mit zentralen Nekrosen, welche mit T1w-Bild (**a**) hypointens und im T2-betonten Bild (**b**) deutlich hyperintens sind (1,5 T). **a** (SE 450/15; AC 4), **b** (SE 2000/90; AC 2). Man beachte die Inhomogenität der Metastasen im Vergleich zur T2w-Aufnahme der Hämangiome

Bei Echinokokkuszysten lassen sich MR-tomographisch die flüssigen Anteile von den soliden Anteilen der Kapsel und der Septen gut differenzieren (Abb. 6.21). Die artdiagnostisch so wichtigen randständigen Verkalkungen sind jedoch weitaus schwerer zu entdecken als mit der Computertomographie.

Hämorrhagische Leberläsionen. Hämorrhagische Läsionen zeigen in der MR ein typisches Bild, welches jedoch vom Alter der Blutung beeinflußt wird. (s. Kap. 3). Nach Lyse der Erythrozyten und Verflüssigung eines Hämatoms findet sich sowohl im T1- als auch im T2w-Bild eine hohe Signalintensität (Abb. 6.22). Die zu-

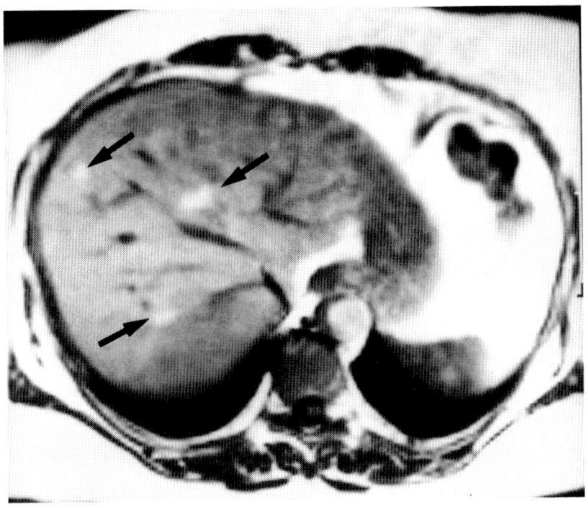

Abb. 6.19. Lebermetastasen eines Melanoms (1,5 T). Aufgrund des Gehaltes von Melanin erscheinen einzelne Metastasen *(Pfeil)* im T1w-Bild (SE 500/15; AC 4) hyperintens

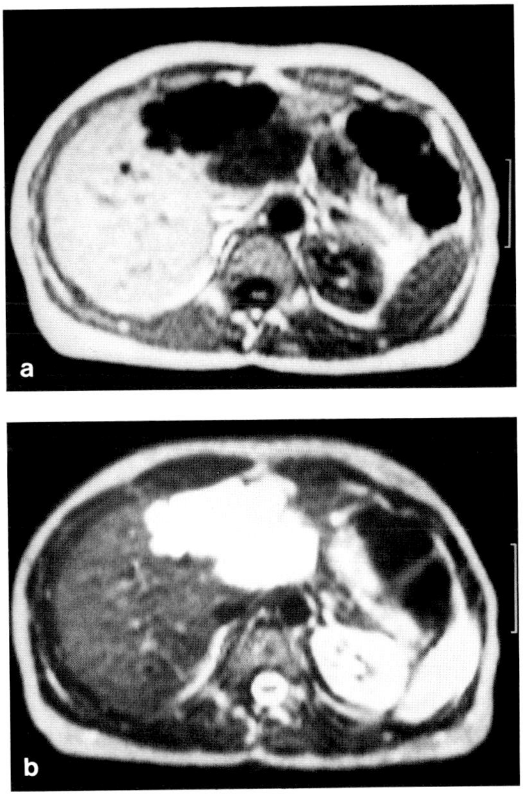

Abb. 6.20 a, b. Polyzyklisch begrenzte Zyste (ventral) und Hämangiom (dorsal) im linken Leberlappen (1,5 T). Im T1w-Bild (**a**) besitzt die Zyste eine deutlich geringere Signalintensität als das Hämangiom, während beide Läsionen im T2w-Bild (**b**) nicht voneinander zu differenzieren sind. **a** (GE 100/5; AC 1), **b** (SE 2300/90; AC 2)

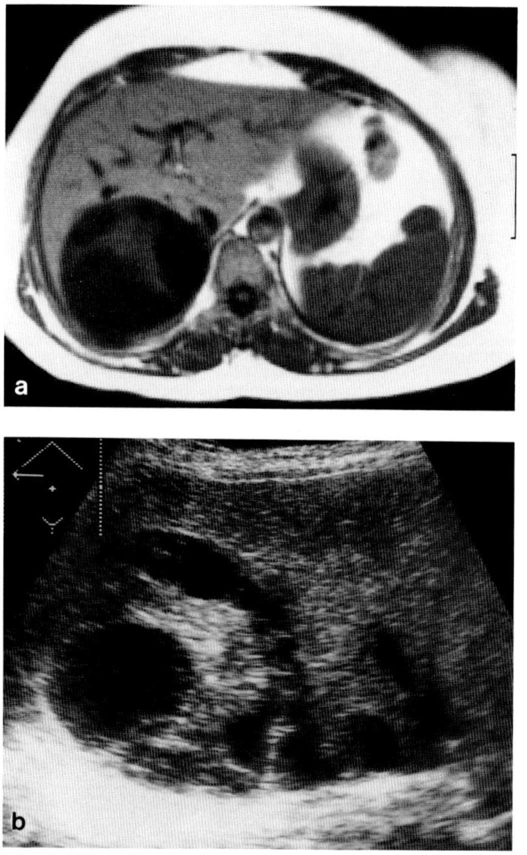

Abb. 6.21 a, b. Große, septierte Echinokokkuszyste im rechten Leberlappen. **a** (SE 200/22; AC 4; 0,5 T), **b** Sonogramm

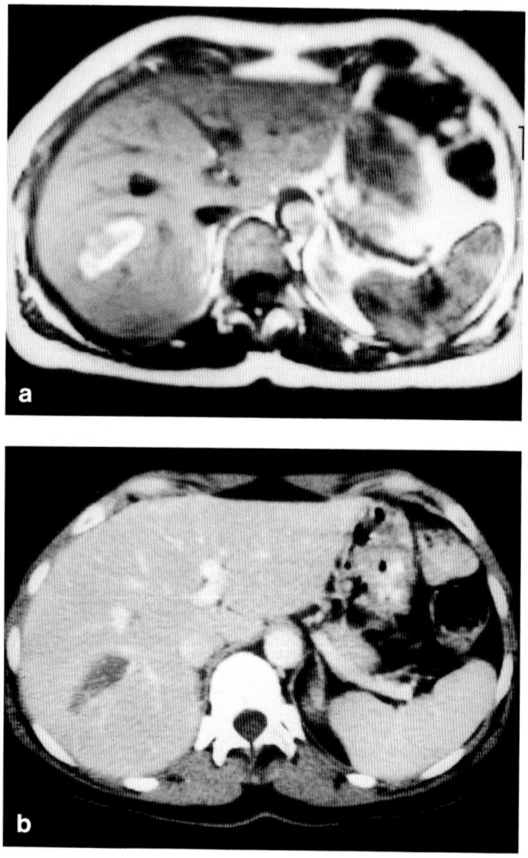

Abb. 6.22 a, b. Posttraumatisches intrahepatisches Hämatom (1,5 T). Das Hämatom zeigt im T1w-Tomogramm (**a**) eine typische hohe Signalintensität, während im Kontrast-CT lediglich eine uncharakteristische Hypointensität (**b**) erkennbar ist

nehmende Aufnahme von Hämosiderin durch Makrophagen in der Peripherie des Hämatoms führt im späteren Stadium zu einem signalarmen Rand der Läsion im T2w-Bild.

Abszesse. Intrahepatische Abszesse sind im T1w-Bild signalarm und im T2w-Bild signalreich (Abb. 6.23). Die signalarme Läsion im T1w-Bild entspricht der Abszeßhöhle, während die signalreiche Läsion im T2w-Bild ebenfalls das perifokale Ödem einschließt. Unter medikamentöser Therapie lassen sich konzentrische Ringstrukturen erkennen, welche dem umgebenden Granulations- und Bindegewebe entsprechen (Abb. 6.23 a). Im T2w-Bild zeigt sich gleichzeitig ein Rückgang des entzündlichen Ödems.

Differentialdiagnose fokaler Leberläsionen. Durch den umfangreichen Informationsgehalt der MRT erscheint die Aussage gerechtfertigt, daß sie eine bessere Differenzierung fokaler Leberläsionen ermöglicht als die bisher verfügbaren bildgebenden Verfahren. Voraussetzung dafür sind jedoch T2w-Bilder. Die wichtigsten Kriterien verschiedener fokaler Leberläsionen in der MRT sind noch einmal in Tabelle 6.5 zusammengefaßt. Bei der Interpretation von MR-Bildern sind auch die klinischen Daten, Laborwerte etc. zu berücksichtigen. Bleibt die Diagnose einer fokalen Leberläsion dennoch unklar, so muß eine punktionshistologische Abklärung erwogen werden. Die Punktion einer Leberläsion ist wiederum mit Hilfe von Sonographie und Computertomographie wesentlich einfacher und schneller durchzuführen als in der MR.

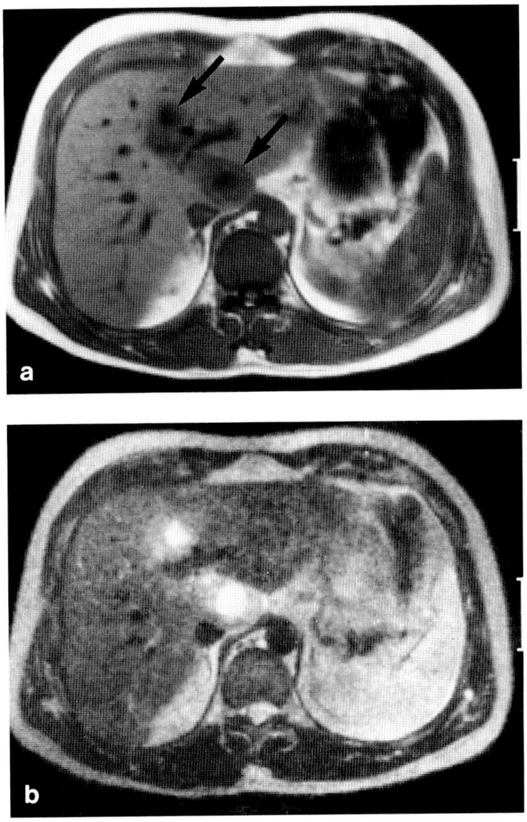

Abb. 6.23 a, b. Zwei Amöbenabszesse *(Pfeile)* der Leber (0,5 T). Die Untersuchung wurde bereits unter medikamentöser Therapie durchgeführt, so daß die zentralen liquiden Anteile und das umgebende Granulationsgewebe der Abszesse zu erkennen sind. **a** (SE 200/22; AC 4), **b** (SE 1600/105; AC 1)

6.1.3.3 Diffuse Leberparenchymerkrankungen

Leberverfettung. Eine allgemeine, das gesamte Organ erfassende Steatosis führt im T1w-Bild zu einer leichten, kaum erkennbaren Signalvermehrung. Die Steatosis hepatis kann weiterhin mittels Sonographie auf Anhieb diagnostiziert werden. Demgegenüber kann sich die Differenzierung einer fokalen Leberverfettung von einem malignen Tumor sowohl im Ultraschall als auch in der Computertomographie sehr schwierig gestalten. In diesen Fällen bietet sich die MRT an, da die Leberverfettung im T1w-Bild signalintensiv zur Darstellung kommt, während maligne Tumoren hypointens sind. Im T2w-Bild findet sich kein Signalunterschied zwischen normalem und verfettetem Lebergewebe, während bei Neoplasien ein Signalintensitätsanstieg eintritt. Unter Verwendung von T1w-SE-Sequenzen ist die MRT eine sichere, nichtinvasive Methode für die Abgrenzung der fokalen Leberverfettung gegenüber einem tumorösen Geschehen.

Hepatitis, Zirrhose. Systematische MR-Studien der Hepatitis beim Menschen liegen bisher nicht vor. Entzündliches Gewebe zeigt sowohl eine Verlängerung der T1- als auch der T2-Relaxationszeit. Areale von erhöhter Signalintensität im T2w-Bild korrelieren mit einem Ödem und sind als Hinweis auf eine akute Entzün-

Tabelle 6.5. Differentialdiagnose fokaler Leberveränderungen in der MRT

Tumorart	T1w-Bild	T2w-Bild
Hämangiom	Hpyointens	Deutlich hyperintens, homogen, glatte Begrenzung
Fokal-noduläre Hyperplasie	Isointens, zentrale Narbe	Iso- oder leicht hyperintens
Leberzellkarzinom	Leicht hypointens, häufig Fettanteile (signalintensive Areale!), gelegentlich Pseudokapsel oder Gefäßeinbruch	Mäßig hyperintens, inhomogen
Leberzelladenom	Hypointens, Tumorkapsel, gelegentlich signalintensive Einblutung	Mäßig hyperintens, inhomogen
Metastase	Hypointens	Mäßig hyperintens, inhomogen strukturiert (z. B. Nekrose), unscharf begrenzt (perifokales Ödem)
Zyste	Hypointens	Deutlich hyperintens, homogen, glatte Begrenzung

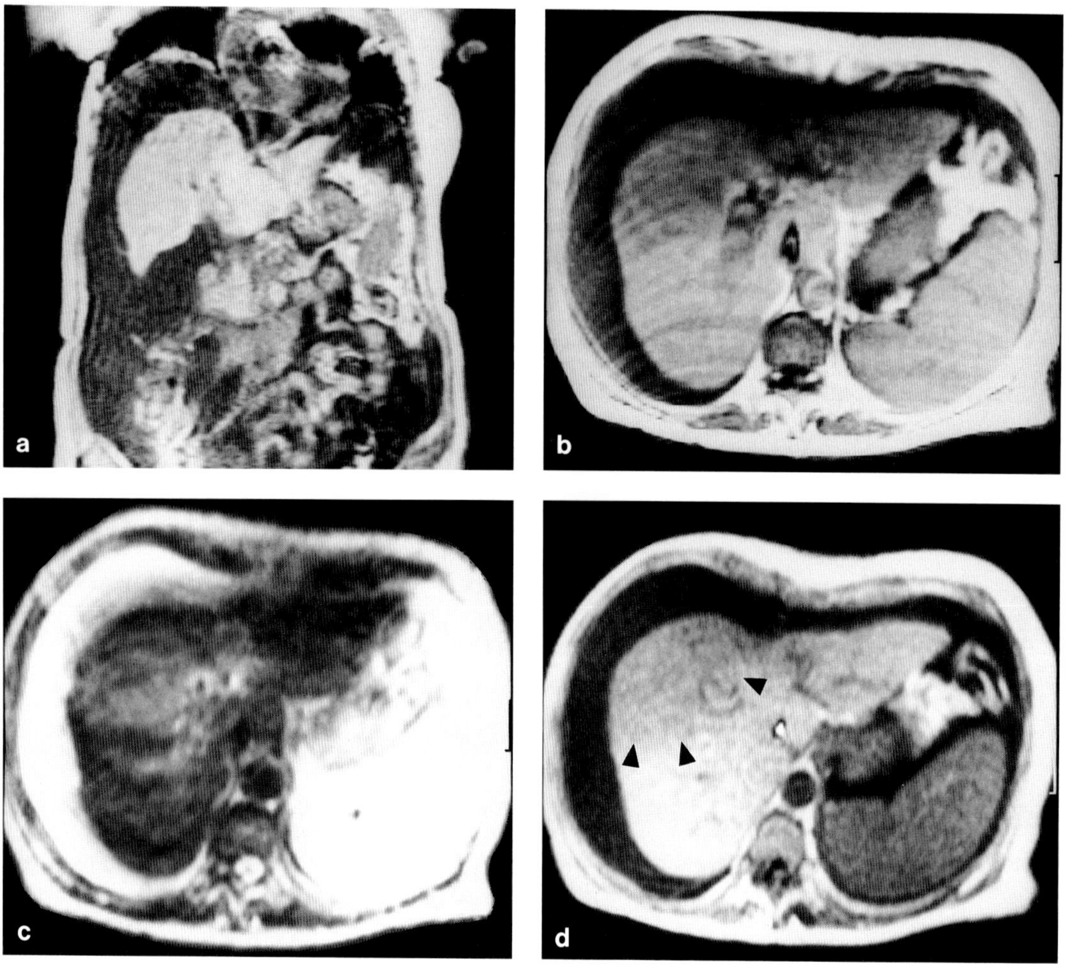

Abb. 6.24 a–d. Leberzirrhose mit portaler Hypertension und Aszites (1,5 T). Das frontale Übersichtsbild (**a**) (GE 100/5; AC 1) zeigt den knotigen Umbau der Leber und die erheblichen Aszitesmengen mit entsprechendem Zwerchfellhochstand. Die Bildqualität der axialen Aufnahmen in SE-Technik (**b, c**) wird durch die Bewegungsartefakte (insbesondere durch die Atemartefakte bei hoher Atemfrequenz) erheblich reduziert. Mit dem Schnellbildverfahren (**d**) können die störenden Bewegungsartefakte jedoch vermieden werden – die hypointense Strukturstörung im ventralen Abschnitt des rechten Leberlappens *(Pfeilspitzen)* ist tumorverdächtig. (Eine entsprechende Diagnosesicherung wurde wegen des schlechten Allgemeinzustands des Patienten nicht durchgeführt.) **b** (SE 500/15; AC 4), **c** (SE 2300/90; AC 2), **d** (GE 100/5; AC 1; Aufnahmezeit 14 s)

dung zu werten. Eine klinisch relevante Erweiterung der Hepatitisdiagnostik ist derzeit von der MRT nicht zu erwarten.

Gleiches gilt für die Beurteilung des Leberzirrhose. In tierexperimentellen Studien zeigten sich keine Veränderungen der T1- und T2-Relaxationszeiten durch eine 2- bis 4fach erhöhe periportale Fibrose im Vergleich zum gesunden Lebergewebe [7]. Das direkte Kriterium der knotigen Umstrukturierung sowie die indirekten Zeichen einer Splenomegalie und eines portalvenösen Umgehungskreislaufs sind in der MRT in gleicher Weise wie mit den anderen bildgebenden Verfahren zu erfassen (Abb. 6.24). Nach einer portokavalen Shuntoperation läßt sich jedoch mit der MR die Durchgängigkeit des Shunts prüfen, da der offene Shunt durch den schnellen Blutfluß signalarm zur Darstellung kommt.

Regeneratknoten innerhalb einer Leberzirrhose konnten mit den bisherigen bildgebenden Verfahren nicht nachgewiesen werden. In der MRT führen Regeneratknoten zu fokalen Inhomogenitäten und müssen von einem Malignom, insbesondere einem Leberzellkarzinom differenziert werden. Eine entsprechende Dif-

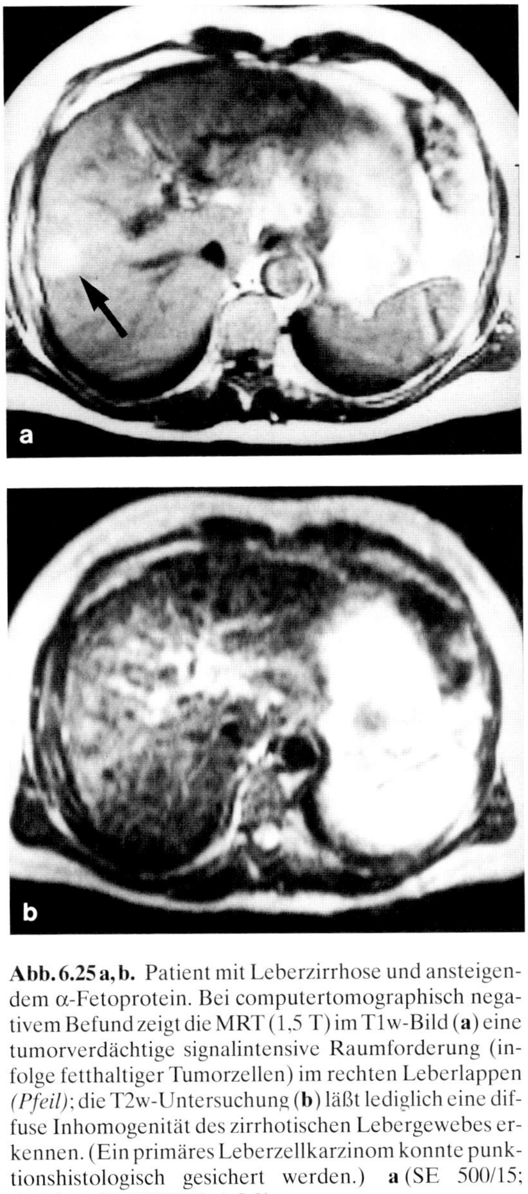

Abb. 6.25 a, b. Patient mit Leberzirrhose und ansteigendem α-Fetoprotein. Bei computertomographisch negativem Befund zeigt die MRT (1,5 T) im T1w-Bild (**a**) eine tumorverdächtige signalintensive Raumforderung (infolge fetthaltiger Tumorzellen) im rechten Leberlappen *(Pfeil)*; die T2w-Untersuchung (**b**) läßt lediglich eine diffuse Inhomogenität des zirrhotischen Lebergewebes erkennen. (Ein primäres Leberzellkarzinom konnte punktionshistologisch gesichert werden.) **a** (SE 500/15; AC 4), **b** (SE 2300/90; AC 2)

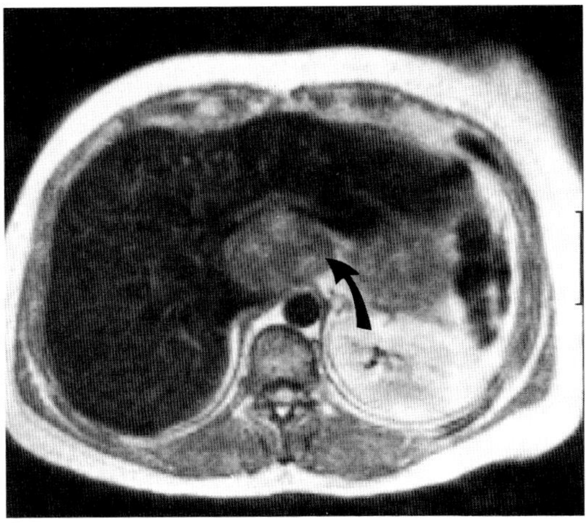

Abb. 6.26. Hämosiderose der Leber infolge zahlreicher Bluttransfusionen; zusätzlicher Nachweis einer Raumforderung *(Pfeil)* im Lobus caudatus (SE 1600/35; AC 1; 0,5 T). Drastischer Signalverlust des gesunden Lebergewebes durch die Hämosiderose, während die neu entwickelte fokal-noduläre Hyperplasie des Lobus caudatus (operativ gesichert) eine reguläre Signalintensität aufweist

ferenzierung gelingt mit T2w-Pulssequenzen, da Regeneratknoten im T2w-Bild hypointens sein sollen [12]. Nach eigenen Beobachtungen können die Regeneratknoten jedoch auch isointens zum übrigen Lebergewebe sein. Diagnostisch hilfreich kann die MRT bei Verdacht auf ein Leberzellkarzinom sein, welches sich auf der Basis einer Leberzirrhose entwickelt hat (Anstieg des α-Fetoproteins). Finden sich in diesen Fällen fokale Läsionen der Leber, muß der hochgradige Verdacht auf ein Leberzellkarzinom geäußert werden (Abb. 6.25), so daß anschließend eine gezielte punktionshistologische Klärung erfolgen kann.

Hämochromatose. Eine vermehrte Eisenablagerung in der Leber führt zu einer erheblichen Verkürzung der Relaxationszeiten des Gewebes. Diese Verkürzung verhält sich sowohl für T1 als auch für T2 annähernd linear zum Eisengehalt der Leber, wobei der Relaxationseffekt auf T2 erheblich größer ist. Bei einer fortgeschrittenen Eisenablagerung in der Leber (ab 2 mg/g) findet sich in der MRT eine signifikante Reduzierung der Signalintensität. Mit konventionellen Pulssequenzen läßt sich eine Hämochromatose im fortgeschrittenen Stadium anhand des Signalverlusts leicht erkennen (Abb. 6.26). Eine exakte Bestimmung des Lebereisengehalts wird jedoch durch die großen Unterschiede der MR-Geräte selbst wie auch die Variationsbreite der T1- und T2-Relaxationszeiten gesunden Lebergewebes eingeschränkt und findet derzeit keine klinische Anwendung.

6.1.3.4 Gefäße

Intra- und extrahepatische Gefäße lassen sich durch die blutflußbedingte Signalarmut gut erkennen. Von Interesse mag die gute Beurteilbarkeit der Gefäßverhältnisse im Rahmen der Tumorchirurgie sein, da beispielsweise die Beziehungen zwischen einem intrahepatischen Tumor und den Gefäßen oder eine Kompression bzw. Infiltration der V. cava durch einen Tumor sicher zu erfassen sind (Abb. 6.27, s. auch Abb. 6.16).
Die Gefäßveränderungen im Rahmen eines Budd-Chiari-Syndroms lassen sich MR-tomographisch gut darstellen. Die MRT kann hier zumindest eine computertomographische Untersuchung, wenn nicht sogar die Angiographie ersetzen.
Schwieriger ist die Diagnose einer Thrombose der V. portae, da auch normalerweise im splenoportalen Konfluens signalintensive intravaskuläre Areale auftreten können (Abb. 6.38). Frischere (unter 5 Wochen alte) intraluminale Thromben erscheinen sowohl im T1- als auch im T2w-Bild deutlich hyperintens im Vergleich zu Leber- und Muskelgewebe. Ältere Thromben sind nur im T2w-Bild hyperintens [30].

6.1.3.5 Relaxationszeiten

Die Leber hat verhältnismäßig kurze T1- und T2-Relaxationszeiten (T1: ca. 370 ms, T2: ca. 45 ms, gemessen bei 0,35 T). Alle oben genannten fokalen Leberläsionen besitzen längere T1- und T2-Relaxationszeiten als gesundes Lebergewebe, was zu der Hypointensität im T1w-Bild und zu der Hyperintensität im T2w-Bild führt. Hämangiome zeigen eine längere T2-Relaxationszeit (150±45 ms) als primäre oder sekundäre Malignome der Leber (78±32 ms). Die Bestimmung der Relaxationszeiten muß aufgrund zahlreicher störender Faktoren als problematisch angesehen werden. Hierzu zählen unter anderem die Gewebsinhomogenität, metabolische Einflüsse, Bewegungsartefakte, Blutfluß, Hintergrundsrauschen und Magnetfeldinhomogenitäten. Letztlich basiert die differentialdiagnostische Beurteilung einer Leberläsion auf der qualitativen Beurteilung der Signalhöhe sowie auf morphologischen Kriterien und weniger auf Berechnungen von Relaxationszeiten.

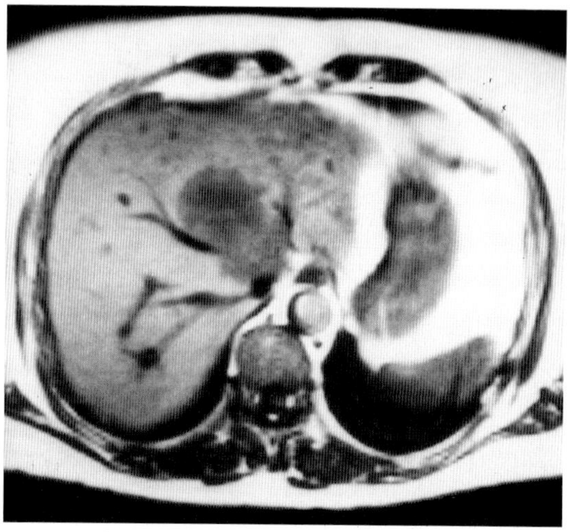

Abb. 6.27. Nicht resezierbare Lebermetastase eines Kolonkarzinoms (SE 500/15; AC 4; 1,5 T). Gute Darstellung der Tumor-Gefäß-Verhältnisse, wobei die Metastase die V. cava inferior erreicht und semizirkulär umfaßt sowie die mittlere und linke Lebervene verdrängt bzw. ummauert

6.1.3.6 Kontrastmitteluntersuchungen

Maligne hypovaskularisierte Tumoren sind in der frühen Phase einer dynamischen MRT deutlich hypointens gegenüber dem Lebergewebe und somit für die ersten 2–3 min der Untersuchung besser abgrenzbar (Abb. 6.28 a). Anschließend diffundiert das Kontrastmittel in den Extrazellulärraum dieser Tumoren und führt zu einer Isointensität, so daß diese Tumoren in der Spätphase schlechter zu erkennen sind (Abb. 6.28 b).
Hämangiome bieten unter Kontrastmittelgabe ein typisches „Irisblendenphänomen“ und erreichen stets eine sehr hohe und homogene Signalintensität (Abb. 6.29 a). Dieses Kontrastmittelverhalten unterscheidet sie von allen anderen intrahepatischen Tumoren. Bei Verdacht auf ein Hämangiom empfiehlt sich keine T1w-Spätaufnahme ca. 10 min nach Kontrastmittelapplikation (Abb. 6.29 b).
Die fokal-noduläre Hyperplasie ist gekennzeichnet durch eine sehr rasche Signalzunahme in der ersten Minute nach Kontrastmittelgabe mit anschließendem kontinuierlichem Abfall der Signalintensität (Abb. 6.30). Die dynamische MRT stellt somit eine Erweiterung für die MR-Differenzierung von Lebertumoren dar [10, 20]. Zunächst sollten jedoch die

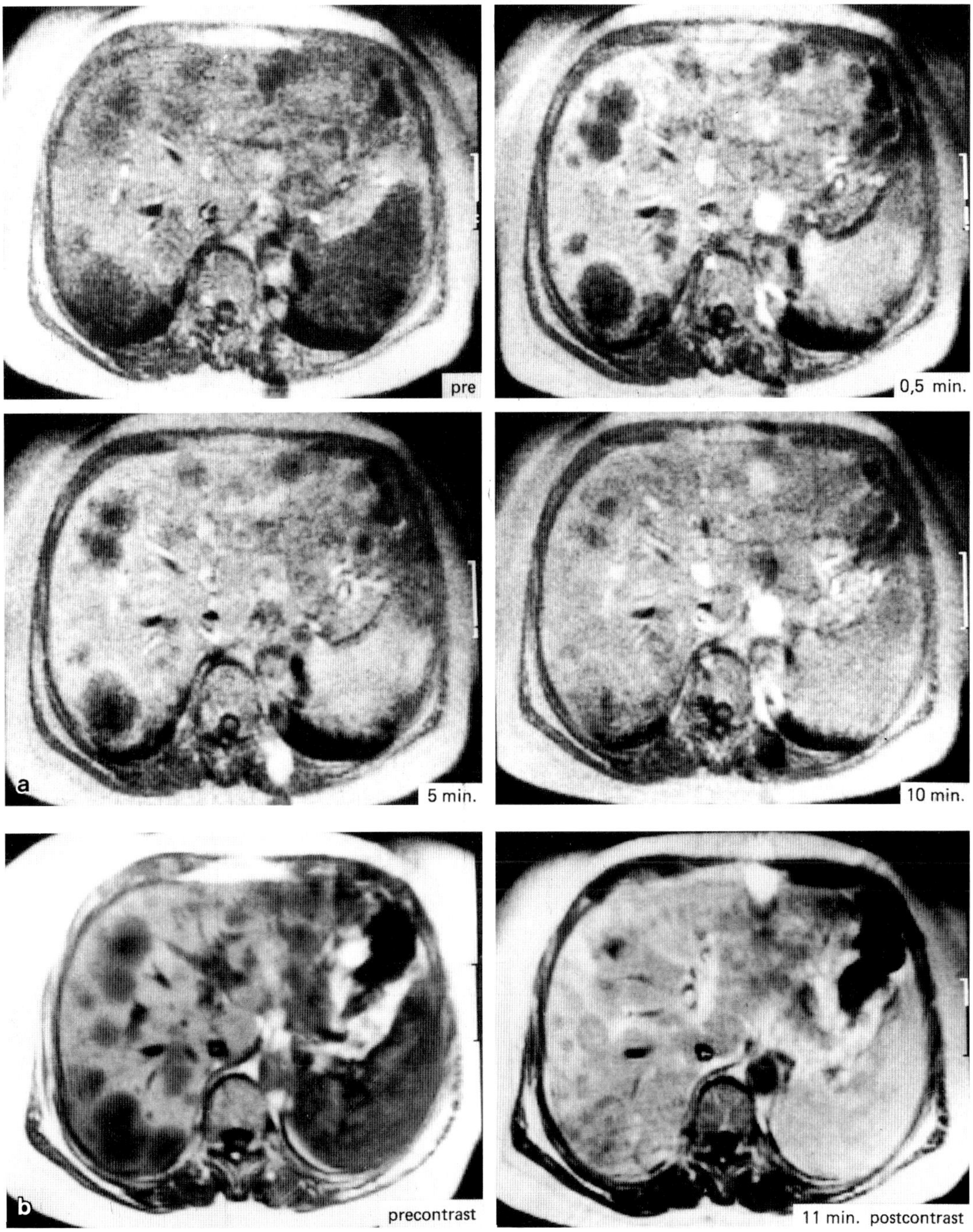

Abb. 6.28 a, b. Kontrastmitteluntersuchung multipler Lebermetastasen eines Pankreaskarzinoms (identische Untersuchung wie in Abb. 6.17; 0,5 T). **a** Die dynamische Kontrastmitteluntersuchung unter Verwendung einer T1w-GE-Sequenz (GE 40/14/40°) ergibt eine Verbesserung des Leber-Tumor-Kontrasts in der frühen Untersuchungsphase; große und kleine Metastasen sind als hypointense Läsionen deutlich zu erkennen. (Die Nachweisbarkeit dieser Läsionen unterscheidet sich jedoch nicht von einer T1w-Nativuntersuchung mit stark T1w-Pulssequenz!) **b** Vergleich von T1w-Nativuntersuchung mit der Spätuntersuchung 11 min nach Kontrastmittelgabe bei identischer Pulssequenz (GE 315/14; AC4)

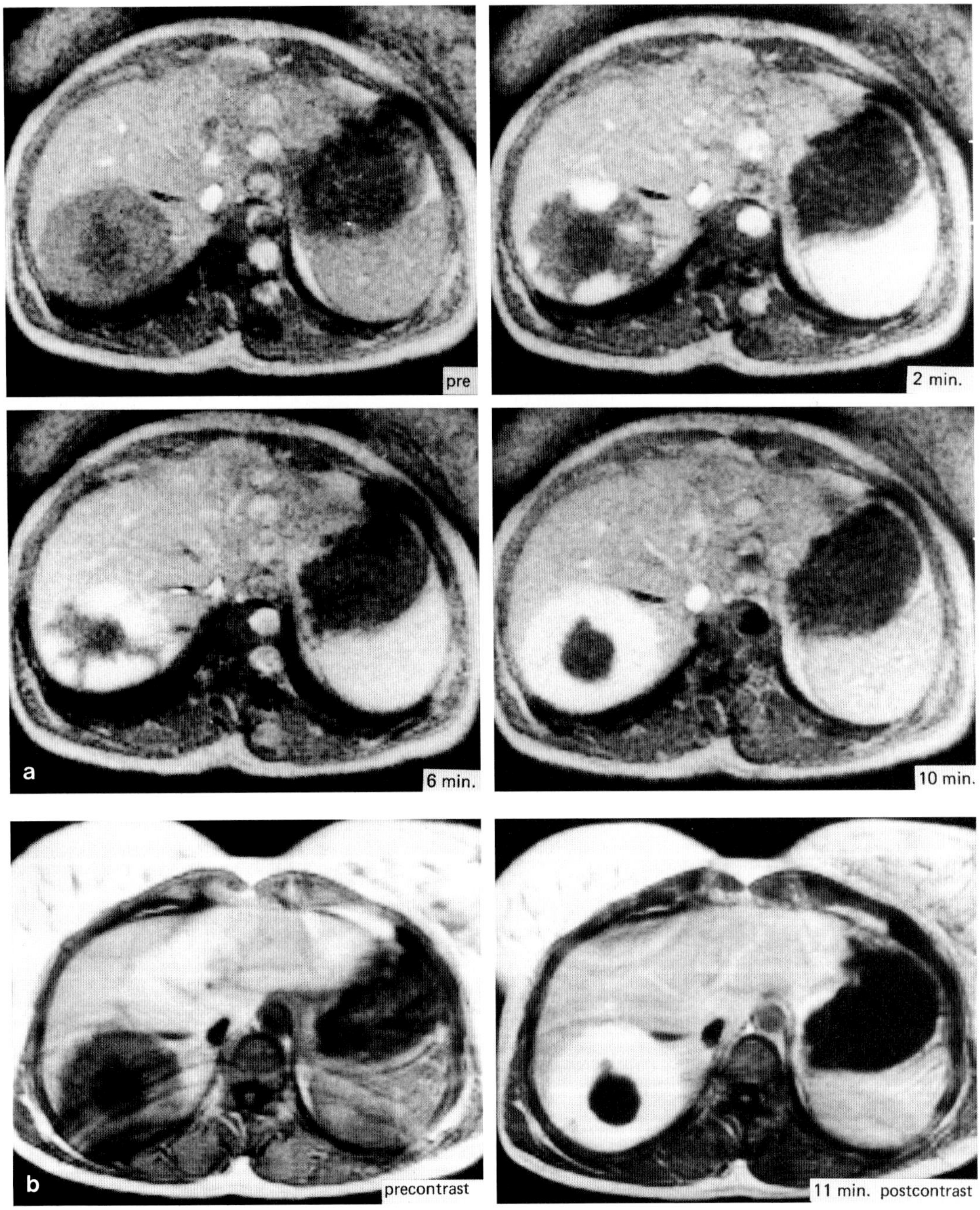

Abb. 6.29 a, b. Kontrastmitteluntersuchung eines großen Hämangioms im rechten Leberlappen mit zentraler regressiver Fibrosierung (0,5 T). **a** In der dynamischen MRT (GE 40/14/40°) findet sich nach bolusförmiger intravenöser Kontrastmittelgabe von Gd-DTPA ein zentripedales hyperintenses Kontrastmittelenhancement, lediglich die zentrale Fibrose bleibt hypointens. **b** Vergleich der T1w-Nativuntersuchung (SE 200/22; AC 4) mit einer Spätuntersuchung 11 min nach Kontrastmittelapplikation bei identischer Pulssequenz. Die perfundierten Anteile des Hämangioms zeigen eine homogene und hohe Signalintensität nach Kontrastmittelgabe

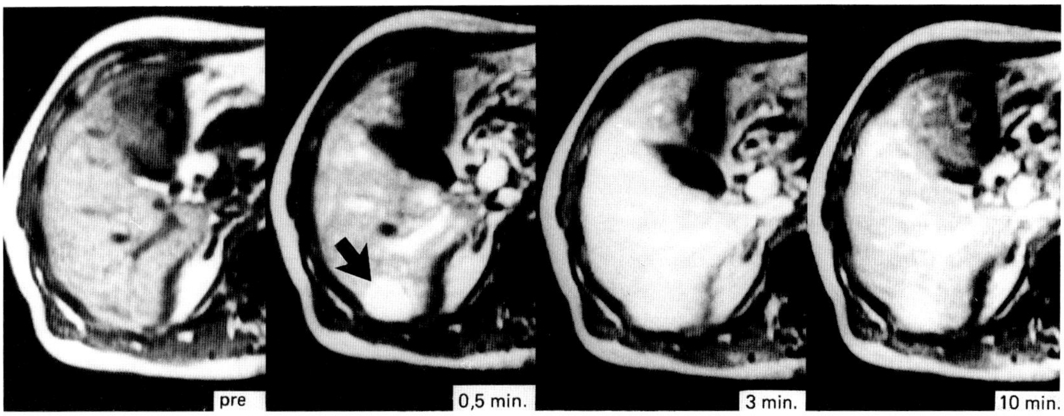

Abb. 6.30. Dynamische MRT einer fokal-nodulären Hyperplasie *(Pfeil)* (1,5 T). Unmittelbar nach bolusförmiger Kontrastmittelapplikation ist ein starkes arterielles Enhancement erkennbar

Möglichkeiten einer MR-tomographischen Nativuntersuchung (T2w-Messung!) zur differentialdiagnostischen Beurteilung von Lebertumoren genutzt werden. Nur bei unklaren Fällen sollte zusätzlich eine Kontrastmitteluntersuchung erfolgen.

6.1.3.7 Wertigkeit der MRT und Vergleich mit anderen bildgebenden Verfahren

Tumornachweis. Nach zunächst enttäuschenden Ergebnissen zeichnet sich inzwischen ein eindeutiger Trend ab, nach dem die MRT eine höhere Sensitivität im Nachweis fokaler Leberläsionen erreicht als die Computertomographie (Abb. 6.31) [1, 21, 26]. In einer prospektiven randomisierten Studie erzielte die MRT eine Sensitivität im Metastasennachweis von 64% im Vergleich zu 51% bei der kontrastmittelunterstützten Computertomographie [26]. An dieser Stelle sei nochmals darauf hingewiesen, daß ein entsprechend gutes Ergebnis nur durch eine adäquate Untersuchungstechnik und die richtige Wahl der Pulssequenzen erzielt werden kann (s. 6.1.2). Prospektive vergleichende Untersuchungen zwischen Sonographie und MRT hinsichtlich der Sensitivität wurden bisher nicht durchgeführt. Die Sonographie wird jedoch aufgrund der hohen Gerätedichte, der damit verbundenen schnellen Verfügbarkeit und der geringen Kosten ihren Stellenwert bei Screeninguntersuchungen behaupten. Als Nachteil der MRT bei der Tumorsuche bzw. beim Staging ist die noch unzurei-

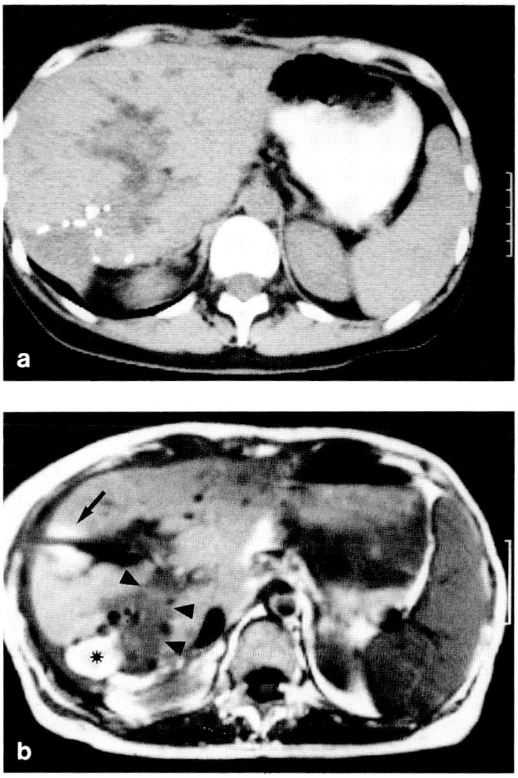

Abb. 6.31 a, b. Lokales Rezidiv nach Resektion einer Lebermetastase eines Rektumkarzinoms (SE 500/15; AC 4; 1,5 T). Im Vergleich zum Computertomogramm (**a**) läßt das T1w-MR-Bild (**b**) das Tumorrezidiv *(Pfeilspitzen)* und dessen Ausdehnung bis in die Leberpforte besser erkennen. Postoperatives, hämorrhagisch imbibiertes Serom (*), signalfreie Metallclips, externe Gallengangsdrainage mit kleiner, umgebender signalintensiver Einblutung *(Pfeil)*. Perihepatischer Aszites

chende Beurteilbarkeit der extrahepatischen abdominellen Strukturen anzusehen, insbesondere bei fehlender oraler Kontrastmittelapplikation.

Differentialdiagnose. Ein wesentlicher Vorteil der MRT im Vergleich zu anderen bildgebenden Verfahren liegt in der besseren Dignitätsbeurteilung fokaler Leberläsionen. Aus klinischer Sicht gilt dies besonders für die Differenzierung zwischen Hämangiom und Metastase. Hämangiome sind ungeachtet ihrer Größe mit der MRT in ca. 90% der Fälle sicher zu diagnostizieren. Bei unklaren Fällen empfiehlt sich eine dynamisch kontrastmittelunterstützte MRT zum Studium der Perfusionsverhältnisse des Tumors. In der dynamischen Computertomographie bieten demgegenüber nur 50% der Hämangiome die für eine sichere Diagnose erforderlichen Kriterien. In der Blutpoolszintigraphie entgehen die kleinen Hämangiome (<3 cm) häufig dem Nachweis, und gelegentlich gestaltet sich die Differenzierung zwischen einem hypervaskularisierten Leberzellkarzinom und einem Hämangiom schwierig.
Der Nachweis von Leberzysten und die Beurteilung der Gallengänge erfolgt zweifellos mit der Sonographie schneller und kostengünstiger als mit der MRT. Verkalkungen (z. B. Tumorverkalkungen oder Verkalkungen eines Echinococcus cysticus) lassen sich mit der Computertomographie weitaus besser diagnostizieren als mit der MRT, während die MRT wiederum in schwierigen Fällen der Steatosis areata oder einer intrahepatischen Blutung die Methode mit der höchsten diagnostichen Sicherheit ist.

6.1.3.8 Indikationen

Fokale Leberläsionen stellen derzeit die wichtigste Indikation zur MRT der Leber dar (Tabelle 6.6). Einerseits ermöglicht die MRT eine bessere differentialdiagnostische Beurteilung einer bereits bekannten fokalen Läsion (z. B. Differenzierung Hämangiom/Metastase), andererseits besitzt die MRT die höchste Sensitivität aller nichtinvasiven Verfahren im Tumornachweis. Vor einem operativen Eingriff bietet die MR die beste Lokalisation intrahepatischer Tumoren und gleichzeitig eine hervorragende

Tabelle 6.6. Indikationen zur MRT des Abdomens

Organ	Indikation
Leber	– Differentialdiagnose fokaler Läsionen – Tumornachweis – OP-Planung – Gefäßanomalien
Gallenwege	– Cholezystitis[a] – Biliäre Funktionsdiagnostik[a]
Pankreas	– Tumorstaging (Gefäßummauerung, Leberfiliae) – Einblutung in Pseudozysten
Milz	– Subkapsuläre Hämatome – Tumordiagnostik (nur mit KM-Gabe)

[a] Indikation wird derzeit in klinischen Studien geprüft.

Darstellung der Relation von Tumor und intrahepatischen Gefäßen.

6.1.4 Gallenwege

6.1.4.1 Normale Anatomie

Normallumige intrahepatische Gallengänge sind in der MRT nicht zu erkennen. Der normalweite Ductus choledochus ist nur bei ca. 10–15% der Patienten abgrenzbar, am besten bei adipösen Patienten. Im T1w-Bild ist die Gallenflüssigkeit hypointens und im T2w-Bild (TE >90 ms) hyperintens. Bei T2w-Messungen muß die inkomplette Rephasierung des fließenden Blutes im Portalsystem berücksichtigt werden, da das Blut in den Pfortaderästen dann signalintensiv sein kann und dieser Befund nicht als intrahepatische Cholestase fehlinterpretiert werden darf. Die Gallenblase ist sowohl im T1- als auch im T2w-Bild gut zu erkennen, wobei die Signalintensität des Gallenblaseninhalts von der Konzentration der Galle bestimmt wird. Nichtkonzentrierte Galle hat einen relativ hohen Wassergehalt und ist dementsprechend hypointens im T1w-Bild (Abb. 6.32). Mit zunehmender Konzentration der Galle verkürzt sich die Relaxationszeit, so daß bei intermediär gewichteten Pulssequenzen die Gallenflüssigkeit iso- bzw. sogar leicht hyperintens im Vergleich zum Lebergewebe wird. Entsprechend der unterschiedlichen Konzentration der Galle lassen sich auch in der MRT Schichtungsphänomene innerhalb der Gallenblase feststellen mit einer signalin-

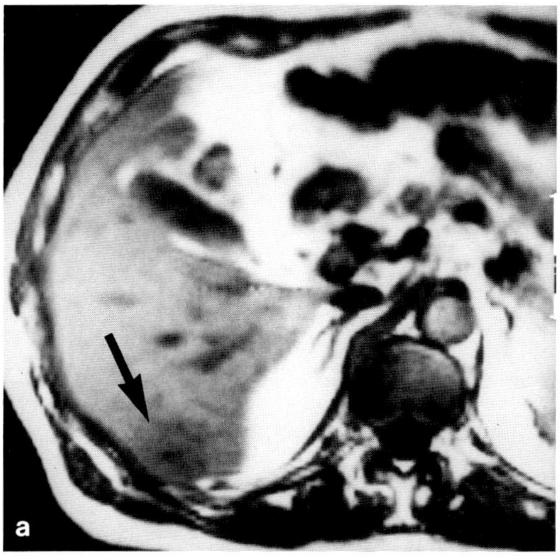

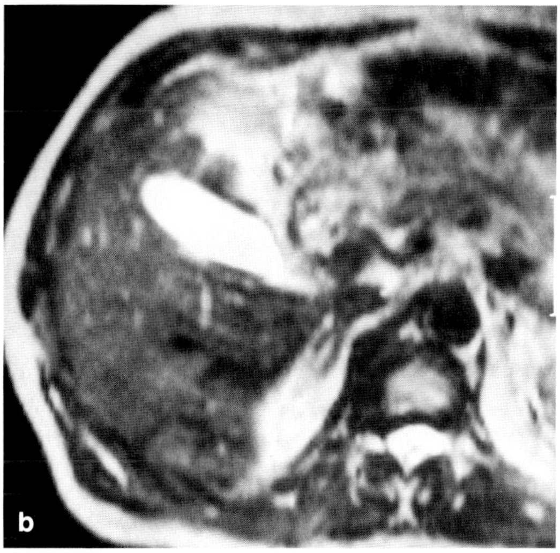

Abb. 6.32 a, b. Regelrechtes Signalverhalten der Gallenflüssigkeit in der Gallenblase im T1w- (**a**) und im T2w-Bild (**b**) (1,5 T). (Gleicher Patient wie in Abb. 6.30 mit einer fokal-nodulären Hyperplasie *(Pfeil)*, die typischerweise im T1w- wie im T2w-Bild nahezu isointens zum übrigen Lebergewebe ist.) **a** (SE 500/15; AC 4), **b** (2000/110; AC 2)

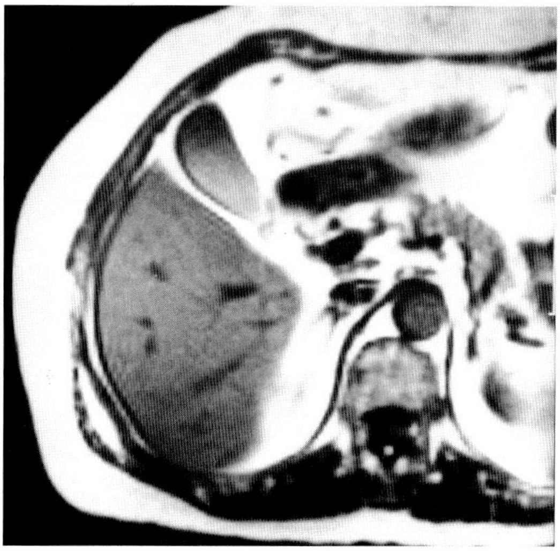

Abb. 6.33. Schichtungsphänomen in der Gallenblase durch unterschiedlich konzentrierte Gallenflüssigkeit (SE 500/15; AC 4; 1,5 T)

tensiven konzentrierten Galle auf dem Grund der Gallenblase und einer darüberliegenden weniger konzentrierten hypointensen Flüssigkeit (Abb. 6.33). Dieses Schichtungsphänomen besitzt jedoch keine diagnostische Relevanz, da es sowohl bei unterschiedlich konzentrierter Galle als auch Cholestase und Cholezystitis beobachtet wird. Die komplexen Beziehungen zwischen Gallenkonzentration, Relaxationszeit und Signalintensität sind noch nicht ausreichend geklärt. Zuverlässige Informationen hinsichtlich der Funktion des biliären Systems lassen sich mit der MRT zur Zeit nicht gewinnen.

6.1.4.2 Cholestase

Erweiterte Gallenwege sind aufgrund der höheren anatomischen Auflösung am besten in stark T1-gewichteten Bildern zu erkennen. Sie sind zwar hypointens wie die intrahepatischen Gefäße, lassen sich aber aufgrund des „Doppelflintenphänomens“ in gleicher Weise wie in der Sonographie und Computertomographie erkennen (Abb. 6.34).
Bei starker T2-Betonung zeigen die gestauten Gallengänge ein deutlich höheres Signal als die intrahepatischen Gefäße (Abb. 6.34 b).
Als Nachteil der T2w-Bilder sind das relativ schlechte SR-Verhältnis und die entsprechend reduzierte räumliche Auflösung zu nennen. Treten intrahepatische Metastasen und eine Cholestase gleichzeitig auf, so kann sich in einzelnen Fällen eine entsprechende Differenzierung zwischen den signalintensiven Tumoren und den signalintensiven Gallengängen schwierig gestalten.
Im T2w-Bild ist der signalreiche gestaute Ductus choledochus gegenüber den signalarmen Gefäßen gut abzugrenzen.

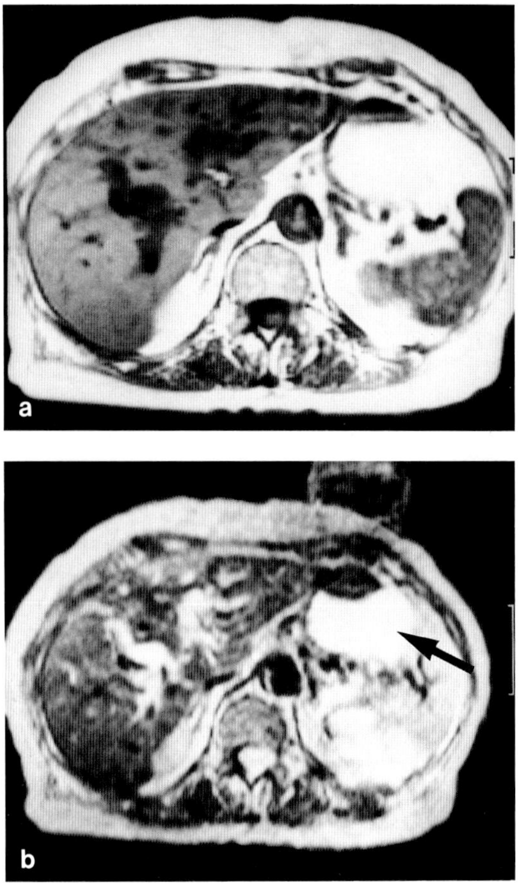

Abb. 6.34 a, b. Cholestase bei Papillenkarzinom (1,5 T). Darstellung der erweiterten Gallengänge im T1w- (**a**) und im T2w-Bild (**b**), wobei sie im T2w-Bild ein deutlich höheres Signal als die Blutgefäße besitzen. (Hohe Signalintensität des Mageninhalts *(Pfeil)* nach oraler Kontrastmitteleinnahme). **a** (SE 500/15; AC 4), **b** (SE 1800/90; AC 2)

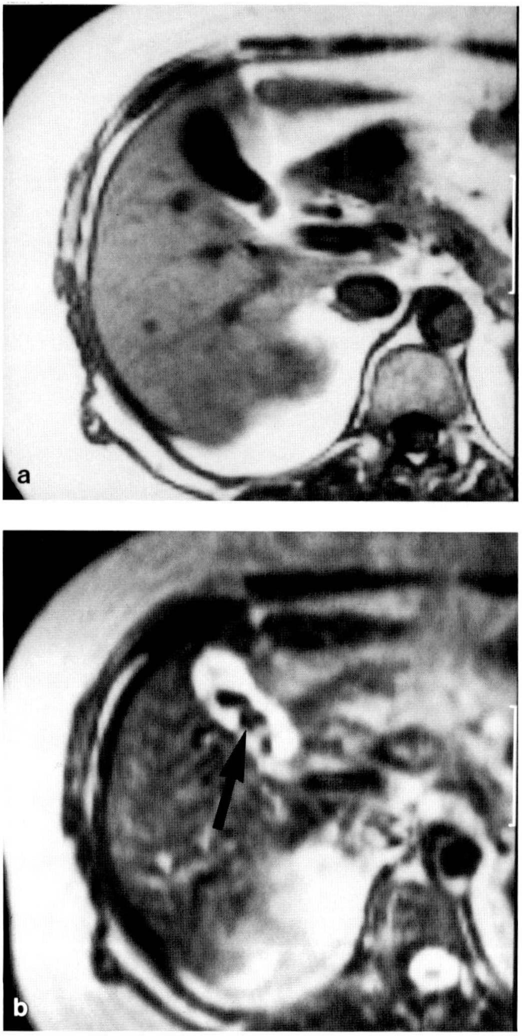

Abb. 6.35 a, b. Cholezystolithiasis *(Pfeil)* (1,5 T). Die signalfreien Konkremente sind im T1w-Bild (**a**) gegenüber der stark hypointensen Gallenflüssigkeit kaum abgrenzbar, während sie sich als signalfreie Strukturen im T2w-Bild (**b**) von der signalintensiven Galle abheben. **a** (SE 500/15; AC 4), **b** (SE 2200/90; AC 2)

6.1.4.3 Cholezystolithiasis

T1w-Bilder sind für den Nachweis von Konkrementen ungeeignet, da Flüssigkeit und Steine hypointens sind. Gallenblasensteine erscheinen im T2w-Bild als signalfreie bzw. signalarme runde Strukturen innerhalb der signalintensiven Gallenflüssigkeit (Abb. 6.35). Kleine Konkremente können dem Nachweis entgehen. Unterschiede der Signalintensität von Gallenblasenkonkrementen resultieren aus einem unterschiedlichen Wassergehalt (z. B. in kleinen Spalten der Konkremente) [19]. Die Zusammensetzung der Konkremente kann mit der MRT derzeit nicht bestimmt werden.

6.1.4.4 Cholezystitis, Cholangitis

Die MR-Diagnostik einer Cholezystitis orientiert sich allein an morphologischen Kriterien wie einer entzündlichen Wandverdickung und

einer umgebenden Flüssigkeitsansammlung. Die Bestimmung der Relaxationszeiten der Gallenblasenflüssigkeit bzw. eine Analyse der Signalintensitäten im T1- oder T2w-Bild läßt eine ausreichende Unterscheidung zwischen akuter oder chronischer Cholezystitis nicht zu [18].
Das periduktale entzündliche Infiltrat einer Cholangitis kann gelegentlich als unscharfer signalintensiver Saum im T2-betonten Bild erkannt werden (Abb. 6.36).

6.1.4.5 Wertigkeit der MRT und Vergleich mit anderen bildgebenden Verfahren

Für die Diagnostik von Cholestase, Cholelithiasis und Cholezystitis bleibt die Sonographie die Methode der Wahl. Erweiterte Gallengänge sind ebenso wie der Nachweis einer Cholezystolithiasis eine sonographisch eindeutige Diagnose.
Die endoskopisch retrograde Cholangiographie behauptet ihren Stellenwert insbesondere bei der Abklärung von Obstruktionen des Ductus choledochus und der intrahepatischen Gallengänge. Die MRT vermag allenfalls die extraluminale Infiltration eines Cholangiokarzinoms bzw. eines primären oder sekundären Lebertumors mit Einengung oder Verschluß der Gallenwege genauer darzustellen.
Insgesamt ist die MRT bei der Diagnostik der Gallenwege im Vergleich zu den etablierten bildgebenden Verfahren von untergeordneter Bedeutung. Die zunächst geäußerte Hoffnung auf eine bessere Beurteilung der biliären Funktion kann bisher nicht bestätigt werden.

6.1.4.6 Indikationen

Gesicherte Indikationen für die MRT bei der Diagnostik von Gallenwegserkrankungen sowie im Rahmen der hepatobiliären Funktionsdiagnostik bestehen derzeit nicht (s. Tabelle 6.6).

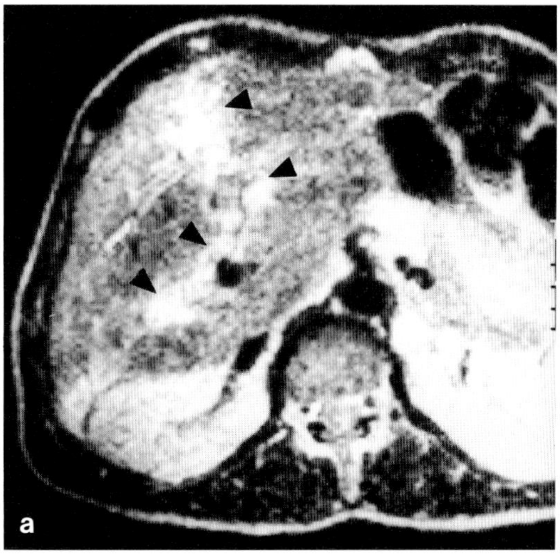

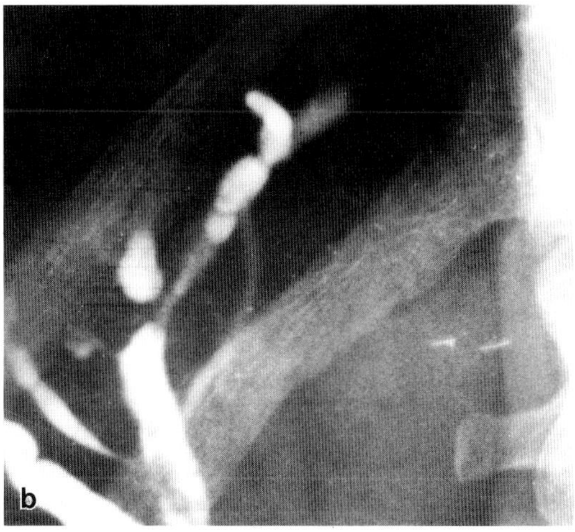

Abb. 6.36 a, b. Sklerosierende Cholangitis (0,5 T). **a** Periduktal vermehrte Signalintensität *(Pfeile)* im T2w-Bild (SE 1600/90/1). **b** ERC

6.1.5 Pankreas

6.1.5.1 Normale Anatomie und untersuchungstechnische Vorbemerkungen

Das Pankreas wird aufgrund seiner Form und Lage am besten in transversaler Schichtebene dargestellt (Tabelle 6.7). Die Signalintensität des Pankreasgewebes entspricht sowohl bei T1- als auch bei T2w-Sequenzen derjenigen des gesunden Lebergewebes. Demgegenüber haben Milz und Nieren einen höheren Wassergehalt und entsprechend längere T1- und T2-Relaxationszeiten, was sich in einer höheren

Tabelle 6.7. Untersuchungstechnik des Pankreas

Spule	Körperspule
Schichtebene	Transversal
Schichtdicke	5–10 mm
Unterdrückung der Bewegungsartefakte	Mehrfache Bildmittelung, Vorsättigung benachbarter Schichten (Gefäßpulsation), Rotation des Phasenkodiergradienten (Gefäßpulsation), Buscopan i. m./i. v. (Peristaltik)
Abgrenzung des Organs	T1 besser als T2, orale Kontrastmittelapplikation

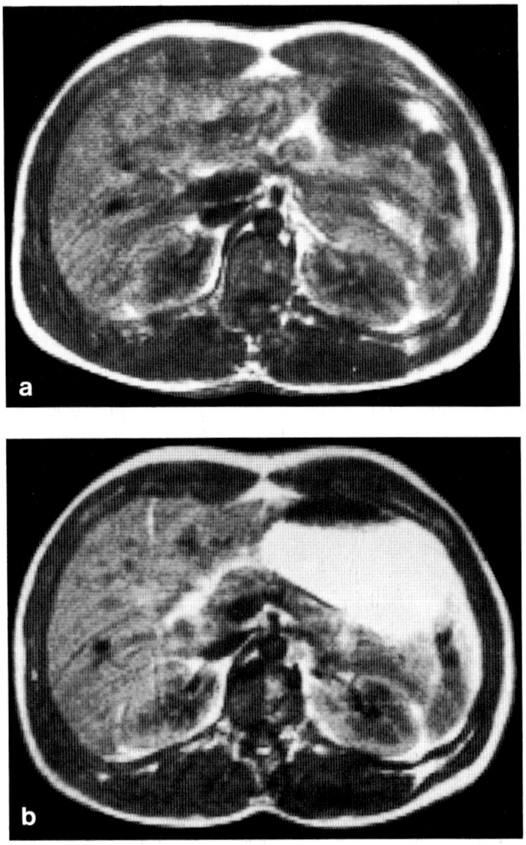

Abb. 6.37 a, b. Verbesserte Abgrenzbarkeit des Pankreas von Magen und Duodenum durch orale Kontrastmitteleinnahme (0,5 T). Vergleich der T1w-Untersuchung vor (**a**) und nach (**b**) oraler Einnahme einer Gd-DTPA-haltigen Lösung

Signalintensität des Pankreas gegenüber diesen Organen im T1w-Bild und einem geringeren Signal im T2w-Bild ausdrückt.

Aufgrund der besseren anatomischen Auflösung sowie der Möglichkeit, die Bewegungsartefakte durch mehrere Bildmittelungen zu unterdrücken, empfehlen sich stark T1-gewichtete SE-Sequenzen.

Problematisch ist die Abgrenzung des Pankreas gegenüber angrenzenden Darmschlingen. Dies gelingt nur in ca. 60% der Fälle. Gerade bei sehr schlanken Patienten mit fehlendem parapankreatischem Fettgewebe ist eine ausreichende Abgrenzung des Pankreas gegenüber den Darmschlingen kaum möglich. Insbesondere auf T2w-Bildern ist eine Verwechslung von signalintensivem Darminhalt und einem gleichfalls signalintensiven Pankreastumor möglich. Um das Pankreas gut gegenüber Magen, Duodenum und Jejunum abgrenzen zu können, empfehlen wir eine orale Kontrastmitteleinnahme (Abb. 6.37) [17]. Eine Lösung von Gd-DTPA befindet sich derzeit als orales Kontrastmittel in der klinischen Prüfung (s. 6.1.7).

Unproblematisch ist die Unterscheidung zwischen Pankreas und den Gefäßen, da diese durch die flußbedingte Signalarmut gut zu erkennen sind. Auf diese Weise gelingt immer eine Differenzierung zwischen V. portae bzw. V. lienalis und dem direkt angrenzenden Pankreasgewebe (Abb. 6.38). Zur Beseitigung der störenden vertikalen Pulsationsartefakte der großen Gefäße (Aorta und V. cava), empfiehlt sich zunächst die Methode der mehrfachen Bildmittelung (insbesondere bei T1w-Bildgebung) oder die Vorsättigung benachbarter Schichten. Sollten dennoch störende vertikale Pulsationsartefakte auftreten, können diese durch eine Drehung des Phasenkodiergradienten um 90° in die horizontale Ebene projiziert werden und liegen somit dorsal des Pankreas.

Für MR-Untersuchungen des Pankreas wird im allgemeinen eine Schichtdicke zwischen 5 und 10 mm gewählt. Eine Reduzierung der Schichtdicke unter 5 mm kann derzeit nicht empfohlen werden, da sich sonst die Reduzierung des Signal-Rausch-Verhältnisses und die Bewegungsartefakte zunehmend negativ auf die Bildqualität auswirken. Die Verwendung von Oberflächenspulen zur Verbesserung der räumlichen Auflösung hat sich nicht durchsetzen können.

Ductus pancreaticus und Ductus choledochus lassen sich in der MRT normalerweise nicht darstellen. Sind diese Gänge jedoch gestaut, kann man sie am besten als hypointense Struktur im T1w-Bild erkennen.

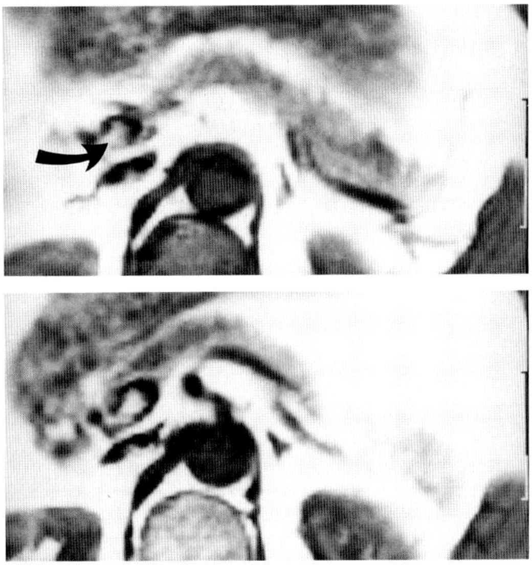

Abb. 6.38. Normalbefund des Pankreas mit guter Differenzierung zwischen Pankreasgewebe und angrenzenden Gefäßstrukturen (SE 500/15; AC 4, 1,5 T). Man beachte das hyperintense Signal in der V. portae *(Pfeil)*, welches nicht als Thrombus interpretiert werden darf

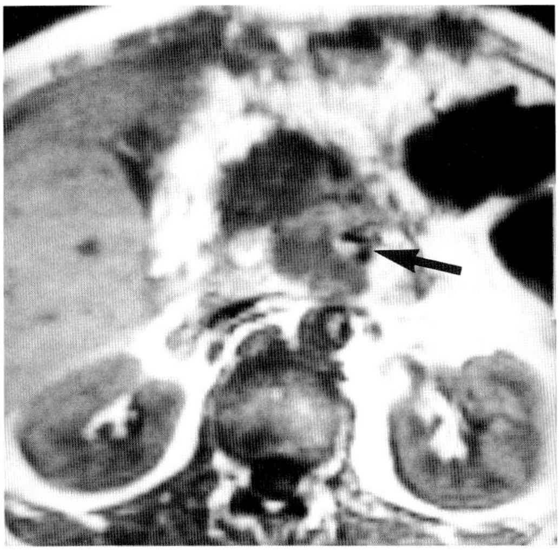

Abb. 6.39. Inoperables Pankreaskopfkarzinom mit Ummauerung von A. und V. mesenterica *(Pfeil)*, (SE 500/15; AC 4; 1,5 T)

6.1.5.2 Pankreastumoren

Die Beurteilung raumfordernder Prozesse des Pankreas in der MRT orientiert sich an denselben Kriterien, die auch in der CT gelten [6]. Aufgrund der verlängerten T1- und T2-Relaxationszeiten stellen sich die Tumoren im Vergleich zum normalen Pankreasgewebe im T1w-Bild hypointens und im T2w-Bild hyperintens dar. Die Unterschiede der Signalintensität sind jedoch gerade bei den kleineren, nicht nekrotisch zerfallenen Tumoren gering, so daß diese (<2 cm Durchmesser) Pankreastumoren meist dem Nachweis entgehen. Hauptmerkmal eines Tumors bleibt die umschriebene Raumforderung (Abb. 6.39). Die Differenzierung zwischen einem Karzinom und endokrin aktiven Adenomen gelingt mit der MRT derzeit nicht. Selbst die Unterscheidung zwischen signalintensiver Tumornekrose und signalintensiver Flüssigkeit bei einer Entzündung gelingt im T2w-Bild kaum. Ein Vorteil der MRT mag sich im Staging eines bereits gesicherten Pankreasneoplasmas abzeichnen, da eine tumoröse Gefäßummauerung gut zu erkennen ist und die MRT eine hohe Sensitivität im Nachweis von Lebermetastasen besitzt.

6.1.5.3 Pankreatitis

Die *akute Pankreatitis* läßt sich in Form einer Organvergrößerung darstellen. Aufgrund des vermehrten Wassergehalts kommt es zu einer Verlängerung der Relaxationszeiten, so daß das Pankreas im Falle eines entzündlichen Ödems im T1-betonten Bild eine verminderte Signalintensität (ähnlich der Milz) und im T2w-Bild eine mäßig vermehrte Signalintensität (ebenfalls ähnlich der Milz) erreichen kann. Ein peripankreatisches Exsudat läßt sich am besten im T1w-Bild erkennen, da die Signalintensität des Fettgewebes durch die Flüssigkeitseinlagerung deutlich reduziert ist. Ohne orale Kontrastmittelapplikation ist jedoch eine zuverlässige Differenzierung von Exsudat- und Nekrosestraßen gegenüber dem Gastrointestinaltrakt nicht möglich (Abb. 6.40). Eine hämorrhagische Pankreatitis kann durch eine atypisch hohe Signalintensität im T1w-Bild diagnostiziert werden, jedoch variiert die Signalcharakteristik einer hämorrhagischen Pankreatitis durch den unterschiedlichen Gehalt von Ödem und Zelldetritus sehr stark und ist nicht mit dem Bild eines Hämatoms gleichzusetzen. Die MR-Diagnose der *chronischen Pankreatitis* wird dadurch erschwert, daß Ver-

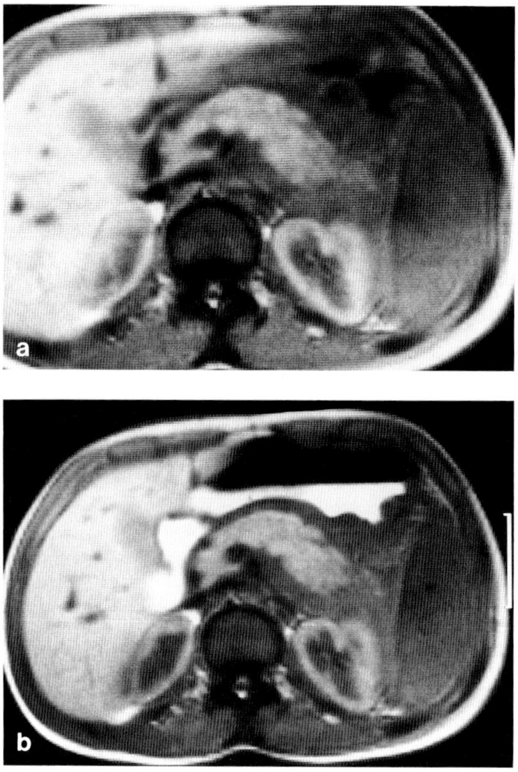

Abb. 6.40 a, b. Akute exsudative Pankreatitis (GE 340/12; AC 4, 0,5 T) vor (**a**) und nach (**b**) oraler Kontrastmittelgabe. Bessere Abgrenzung des signalarmen peripankreatischen Exsudats und des mäßig vergrößerten Pankreas gegenüber dem Gastrointestinaltrakt durch orale Kontrastmitteleinnahme (**b**)

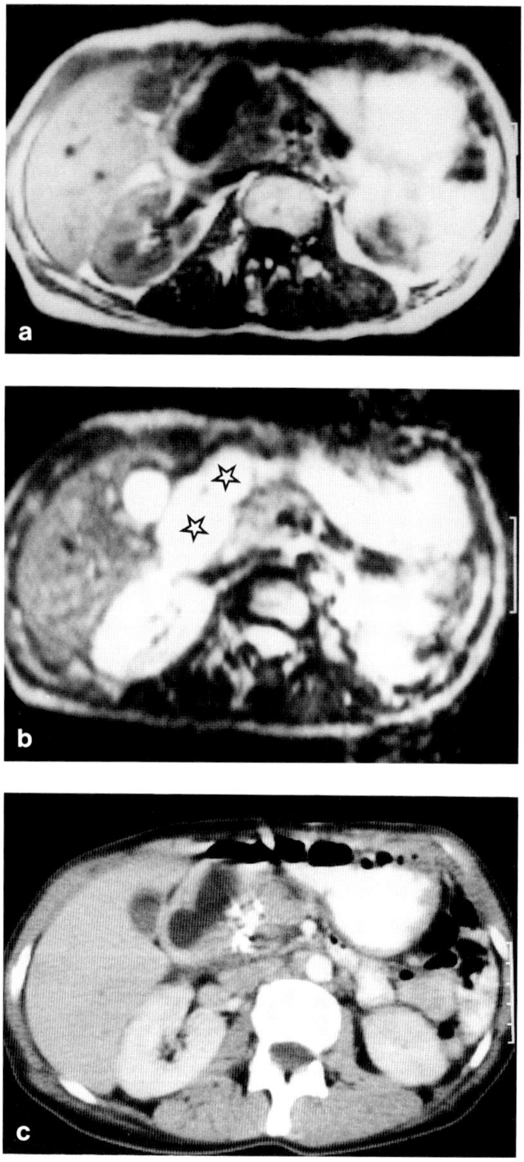

Abb. 6.41 a–c. Zwei Pseudozyten (*) des Pankreaskopfs ► und Zustand nach Resektion von Pankreaskörper und -schwanz (1,5 T; Untersuchung nach oraler Kontrastmitteleinnahme). Schlechtere anatomische Auflösung der MRT sowohl im T1w-Bild (**a**) (SE 500/15; AC 4) als auch im T2w-Bild (**b**) (2300/90; AC 2) im Vergleich zur Computertomographie (**c**)

kalkungen erst ab einer Größe von ca. 5 mm als signalarme Struktur erkannt werden können. Der erweiterte Ductus pancreaticus läßt sich am ehesten im T1w-Bild als hypointense Struktur darstellen. Die Berechnung von Relaxationszeiten des Pankreasgewebes leistet keine diagnostische Hilfe, da z. B. zwischen chronischer Pankreatitis und Pankreastumor keine signifikanten Unterschiede der Relaxationszeiten gefunden werden.

Pseudozysten sind in der MRT ab einer Größe von 1–2 cm erkennbar. Sie besitzen im T1w-Bild eine deutliche Hypointensität und sind im T2w-Bild stark hyperintens (Abb. 6.41). Die Signalintensität der Pseudozysten ist nicht zwangsläufig mit der anderer Flüssigkeiten, wie z. B. der Gallenblase und des Liquors, gleichzusetzen, da die Relaxationszeiten der Flüssigkeiten in den Pseudozysten von deren Bestandteilen (u. a. Zelldetritus) bestimmt werden. Hämorrhagische Pseudozysten zeigen im T1w-Bild eine hohe Signalintensität.

6.1.5.4 Kontrastmitteluntersuchungen

Die MR-Untersuchung des Pankreas unter intravenöser Kontrastmittelapplikation befindet

sich derzeit in der klinischen Prüfung. Zum Studium der Organperfusion und zur besseren Abgrenzung hypovaskularisierter intrapankreatischer Läsionen empfiehlt sich die Kombination aus einer bolusförmigen intravenösen Injektion von Gd-DTPA und einer schnellen, wiederholten Bildaufzeichnung (z. B. in Gradientenechotechnik).
Ob die dynamische, kontrastmittelunterstützte MRT zu einer Verbesserung in der Pankreasdiagnostik führt, kann derzeit noch nicht zuverlässig beurteilt werden.

6.1.5.5 Wertigkeit der MRT und Vergleich mit anderen bildgebenden Verfahren

Sonographie, Computertomographie und endoskopische retrograde Pankreatikographie (ERP) bleiben die Methoden der Wahl in der bildgebenden Pankreasdiagnostik. Aufgrund der mannigfachen untersuchungstechnischen Probleme (limitierte räumliche Auflösung, Bewegungsartefakte, Abgrenzung des Organs gegenüber dem Gastrointestinaltrakt) erreicht die MRT derzeit nicht den diagnostischen Stellenwert dieser Verfahren, die der MRT sowohl in der Tumordiagnostik als auch bei der Beurteilung einer Pankreatitis überlegen sind.
Kleine Pankreastumoren lassen sich am besten mit der ERP und der CT nachweisen. Bei Verdacht auf ein kleines Insulinom sind angiographische Verfahren hinzuzuziehen. In einzelnen Fällen mag die MRT beim Staging eines Pankreaskarzinoms zusätzliche Informationen bezüglich einer tumorösen Gefäßummauerung oder einer Lebermetastasierung geben (Tabelle 6.8).
Bei der akuten Pankreatitis läßt sich die Frage nach nekrotischen Pankreassequestern und nach der Ausdehnung von Exsudat- bzw. Nekrosestraßen computertomographisch wesentlich sicherer beantworten als mit der MRT.
CT und ERP dominieren ebenfalls bei der morphologischen Beurteilung der chronischen Pankreatitis hinsichtlich Gangveränderungen, Verkalkungen und Ausmaß der Pseudozysten.

6.1.5.6 Indikationen

Gesicherte Indikationen, bei denen die MRT anderen bildgebenden Verfahren bei der Dia-

Tabelle 6.8. MRT des Pankreas

Vorteile	Nachteile
1. Differenzierung von Pankreas und V. portae/ V. lienalis	1. Limitierte räumliche Auflösung
2. Tumorummauerung der Gefäße erkennbar	2. Orale Kontrastmittelgabe erforderlich
3. Metastasenscreening der Leber möglich	3. Geringe Sensitivität für kleine Tumoren
4. Einblutung in Pseudozyste erkennbar	4. Eingeschränkte Beurteilbarkeit der Pankreatitis (nekrotische Sequester, Exsudatstraßen)
	5. Tumornekrose und entzündliche Flüssigkeit nicht differenzierbar
	6. Erschwerter Nachweis von Verkalkungen

gnostik von Pankreaserkrankungen überlegen ist, existieren derzeit nicht. In Einzelfällen kann die MRT zusätzliche Informationen beim Staging eines Pankreaskarzinoms liefern (z. B. Gefäßummauerung, Lebermetastasen; s. Tabelle 6.6). Des weiteren lassen sich seröse und hämorrhagische Pankreaspseudozysten mit der MRT gut differenzieren.

6.1.6 Milz

6.1.6.1 Normale Anatomie

Im Vergleich zur Leber hat die Milz verlängerte T1- und T2-Relaxationszeiten, so daß sie im T1w-Bild ein geringeres Signal und im T2w-Bild ein höheres Signal als das Lebergewebe hat. Da die Signalintensität der Milz (in Abhängigkeit von der Pulssequenz) mit der Signalgebung von intrahepatischen Metastasen weitgehend gleichzusetzen ist, kann der Leber-Milz-Kontrast als Referenzwert für den Weichteilkontrast eines MR-Bildes herangezogen werden.
Die Untersuchungstechnik für die Milz entspricht weitgehend der für die Leber.

6.1.6.2 Nichttumoröse Milzläsionen

Einfache Zysten lassen sich wie in anderen Organen als glatt begrenzte Läsionen mit deutli-

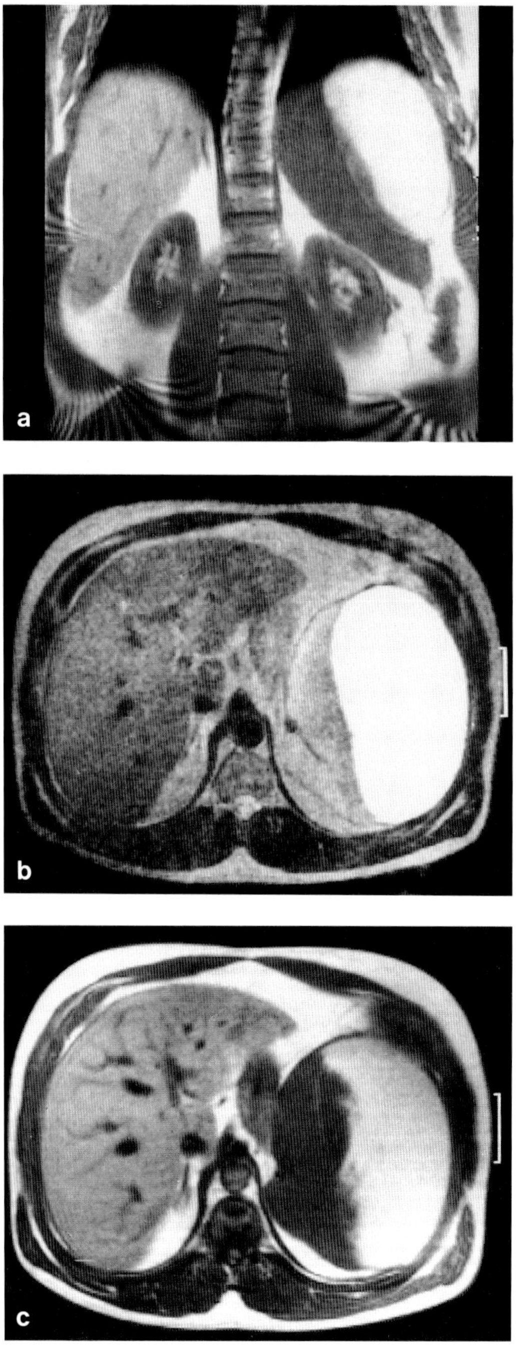

Abb. 6.42 a–c. Subakutes, subkapsuläres Milzhämatom (0,5 T). **a, c** (GE 315/14; AC 4), **b** (SE 1600/105; AC 1)

Tabelle 6.9. MRT der Milz: Signalintensität verschiedener Läsionen

	T1w	T2w
Zyste	–	+++
Hämorrhagischer Infarkt	+	++
Hämatom, frisch	0	+
Hämatom, subakut	++	+++
Hämatom, chronisch	+	+++
Hämangiom	0	+++
Metastase	0	+
Lymphommanifestation, fokal	0	+
Lymphommanifestation, diffus	0	0

– signalarm, 0 isointens, + mäßig signalvermehrt, ++ signalreich, +++ sehr signalreich.

cher Hypointensität im T1w-Bild und hoher Intensität im T2w-Bild erkennen.

Die Signalintensität subkapsulärer Milzhämatome wird entscheidend von dem Alter der Blutung bestimmt (Tabelle 6.9). Frische Hämatome sind im T1w-Bild isointens zum übrigen Milzgewebe, während sie im T2w-Bild deutlich hyperintens sind. Innerhalb der ersten Tage kommt es zur Lyse der Erythrozyten und zu einer deutlichen Verkürzung der T1-Relaxationszeit des Hämatoms durch das paramagnetisch wirksame Methämoglobin. Die Folge ist eine deutliche Hyperintensität des subakuten und chronischen Hämatoms im T1w-Bild (Abb. 6.42). Das Ausmaß eines Milzhämatoms läßt sich durch die Darstellung in 2 Ebenen besonders gut erfassen (s. Abb. 6.42).

Hämorrhagische Infarkte der Milz sind durch eine hohe Signalintensität sowohl im T1- als auch im T2w-Bild charakterisiert.

6.1.6.3 Tumoröse Milzläsionen

Nativuntersuchungen. Das seltene Milzhämangiom ist am besten im T2w-Bild zu diagnostizieren, wobei die MR-Charakteristika des Milzhämangioms denen des Leberhämangioms entsprechen (vgl. 6.1.3.2).

Bei den malignen tumorösen Milzläsionen ist zunächst zwischen den umschriebenen Herdbefunden (z. B. Metastasen, Lymphome) und den diffusen Tumormanifestationen (z. B. Lymphome, Leukämien) zu differenzieren. In der Nativuntersuchung entgehen die diffusen Tumormanifestationen regelmäßig dem Nachweis. Selbst die Darstellung fokaler Tumoren

Tabelle 6.10. Nachweis tumoröser Milzläsionen in der MRT

Untersuchungstechnik	Fokale Läsionen	Diffuse Manifestation
Nativ (T1w und T2w)	Schlecht	Schlecht
Dynamische MRT (Gd-DTPA-Bolus)	Gut[a]	Schlecht
i. v.-Magnetite	Sehr gut	Gut

[a] Während der ersten 2–3 min nach Kontrastmittelapplikation.

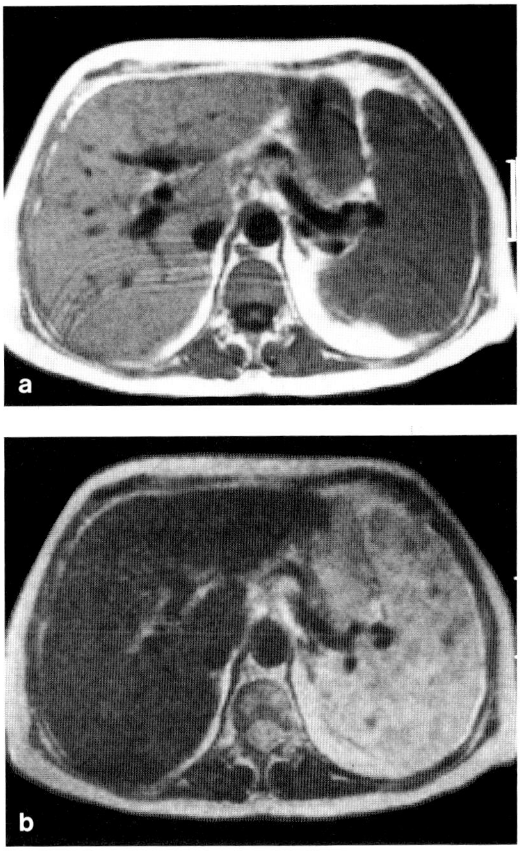

Abb. 6.43 a, b. Noduläre Manifestation eines Morbus Hodgkin in der Milz (0,5 T). Nachweis der Läsionen lediglich im T2w-Bild. **a** (SE 200/20; AC 4), **b** (SE 1600/105; AC 2)

ist problematisch, da die Relaxationszeiten des tumorösen Gewebes und des gesunden Milzgewebes keine wesentlichen Unterschiede aufweisen. Dementsprechend besitzt die MRT in der Diagnostik tumoröser Milzläsionen eine geringe Sensitivität [8]. Am ehesten lassen sich diese Läsionen noch in einer T2w-Pulssequenz entdecken (Abb. 6.43, Tabelle 6.9). Differenzierungsmöglichkeiten zwischen Karzinommetastasen oder Manifestationen maligner Systemerkrankungen (z. B. Lymphome) ergeben sich durch die MRT nicht.

Kontrastmitteluntersuchungen. Der Nachweis tumoröser Milzläsionen kann durch eine dynamische Kontrastmitteluntersuchung verbessert werden (Tabelle 6.10). Eine rasche Aufzeichnung der Kontrastmitteldynamik ist erforderlich, da der Kontrast zwischen gut vaskularisiertem Milzgewebe und hypovaskularisiertem Tumor nur für die ersten 2–3 min eine Abgrenzung des Tumors erlaubt (Abb. 6.44). Anschließend diffundiert das Kontrastmittel in die tumoröse Läsion und führt wieder zu einem Ausgleich der Signalintensitäten.

Vielversprechend sind die ersten experimentellen und klinischen Studien zur intravenösen Applikation von Magnetiten, da diese selektiv im retikuloendothelialen System aufgenommen werden und nur die Signalintensität des gesunden Milzgewebes beeinflussen [28]. Die drastische Verkürzung der T2-Relaxationszeit durch die Magnetite ist am besten in einer intermediär- oder T2-gewichteten Untersuchung zu nutzen. Dieser Kontrastmitteleffekt hält mehrere Stunden bzw. sogar einige Tage an. Nach intravenöser Applikation der Magnetite sind selbst sehr kleine Tumoren als signalintensive Läsionen zu erkennen (Abb. 6.45). Durch die intravenöse Applikation der Magnetite gelingt sogar die Differenzierung einer einfachen Splenomegalie von einer Organvergrößerung infolge einer Leukämie, da das tumorös befallene Organ einen signifikant geringeren Signalverlust nach der Kontrastmittelapplikation aufweist als normales Milzgewebe [29] (Tabelle 6.10).

6.1.6.4 *Wertigkeit der MRT und Vergleich mit anderen bildgebenden Verfahren*

Im Vergleich zu Sonographie und kontrastmittelunterstützter Computertomographie besitzt die MRT (als Nativuntersuchung) eine geringere Sensitivität im Nachweis fokaler Milzläsionen. Außerordentlich vielversprechend ist dagegen die MR-Diagnostik tumoröser

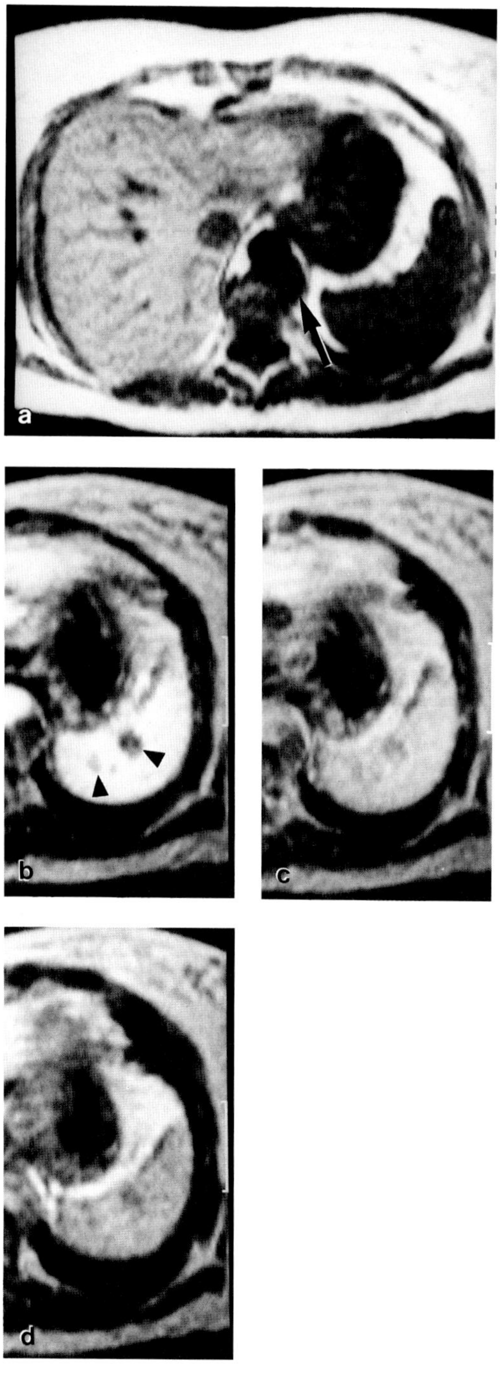

Abb. 6.44 a–d. Dynamische Kontrastmitteluntersuchung bei nodulärer Manifestation *(Pfeilspitze)* eines Non-Hodgkin-Lymphoms in der Milz (GE 100/5; AC 1; 1,5 T; Aufnahmezeit je Bild 14 s; 0,1 mmol Gd-DTPA/kg). Paraaortales, retrokrurales Lymphom *(Pfeil)*. **a** Vor KM-Gabe, **b** 1 min, **c** 3 min, **d** 5 min nach KM-Gabe. Guter Kontrast zwischen Tumormanifestation und übrigem Milzgewebe nur in der frühen Phase der dynamischen MRT

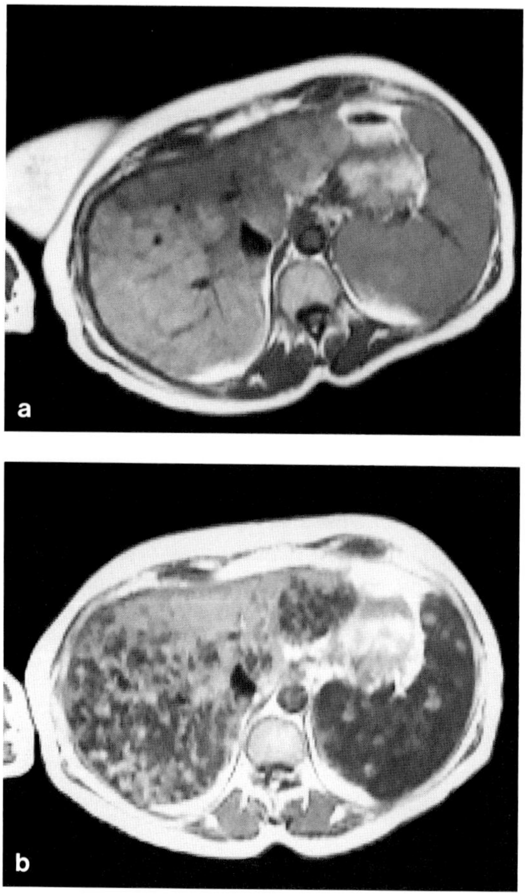

Abb. 6.45 a, b. Nachweis von Leber- und Milzmetastasen eines Mammakarzinoms (SE 500/28; AC 6; 0,6 T). Vergleich der Untersuchung vor (**a**) und nach (**b**) intravenöser Injektion von Magnetiten. Nach Kontrastmittelapplikation sind die Metastasen in Leber und Milz als signalintensive fokale Läsionen gut zu erkennen. (Aus Weissleder et al. [28])

Milzläsionen nach intravenöser Gabe von Magnetiten. Gerade beim Staging maligner Systemerkrankungen könnte diese Untersuchungstechnik einen Wandel in der Diagnostik einleiten. Bei der differentialdiagnostischen Beurteilung pathologischer Milzveränderungen ist die Treffsicherheit der MRT beim subkapsulären Milzhämatom hervorzuheben.

6.1.6.5 Indikationen

Im Falle einer Zulassung der Magnetite als MR-Kontrastmittel kann von der MRT eine Verbesserung beim Nachweis tumoröser Milzläsionen erwartet werden. Zur Zeit ergibt sich jedoch keine Indikation für die MRT der Milz in der Tumordiagnostik. In Einzelfällen kann die gute dreidimensionelle Darstellung eines subkapsulären Milzhämatoms hilfreich sein (s. Tabelle 6.6).

6.1.7 Gastrointestinaltrakt

Mit Ausnahme des Rektumkarzinoms (s. Kap. 7) liegen zu Untersuchungen des Gastrointestinaltrakts mittels MRT bis jetzt nur wenige Erfahrungen vor [2, 14, 16]. Die folgenden Ausführungen können deshalb allenfalls den Charakter von Empfehlungen haben.

6.1.7.1 Spezielle Untersuchungstechnik

Patientenvorbereitung. Untersuchungen des Gastrointestinaltrakts erfordern die orale Gabe eines Kontrastmittels. Der Patient sollte deshalb nüchtern zur Untersuchung erscheinen. Mit dem oralen Kontrastmittel Gd-DTPA wurden bis jetzt die meisten klinischen Erfahrungen gesammelt. Die empfohlene Dosierung beträgt 10 ml/kg Körpergewicht. Die Formulierung enthält 1 mmol/l Gd-DTPA sowie 15 g/l Mannit. Die Mannitzugabe gewährleistet eine homogene Verteilung im gesamten Gastrointestinaltrakt (Tabelle 6.11) [17].
Das orale Kontrastmittel kann durch die hohe Signalintensität die Artefakte infolge der Peristaltik erheblich verstärken. Durch Injektion eines Spasmolytikums (Buscopan, Glucagon) wird dieser Nachteil ausgeglichen. Wir empfehlen die Plazierung eines kleinen intravenösen Verweilkatheters, der über einen Verlängerungsschlauch Injektionen während der Untersuchung ermöglicht. Zeigt eine schnelle Übersichtsaufnahme, daß sich das Kontrastmittel in der interessierenden Region befindet, wird das Medikament (z. B. 20 mg N-Butylscopolamin) über das Verlängerungsschlauchsystem intravenös injiziert. Im weiteren Verlauf der Untersuchung können kleine Mengen nachinjiziert werden, wodurch die Kontrastierung in der interessierenden Region über einen längeren Zeitraum gewährleistet bleibt.

Untersuchungssequenzen. T1w-SE-Aufnahmen haben sich bei mehrfacher Datenmittelung (4–8 Akquisitionen) für die artefaktarme

Tabelle 6.11. Darmkontrastierung mit oralen Kontrastmitteln

Interessierende Region	KM-Gabe vor MRT	KM-Menge
Magen,	20 min	2/3
Duodenum	2 min	1/3
Jejunum, Ileum	45 min	2/3
	10 min	1/3
Terminales Ileum,	2 h	2/3
Kolon	30–45 min	1/3
Rektum, Sigmoideum	5 min	ca. 200 ml rektal

Tabelle 6.12. MRT des Gastrointestinaltrakts: Untersuchungssequenzen

Darmwand, Fettgewebsinfiltration, Lymphome
SE, T1w (4–8 Datenakquisitionen)
GE, T1w
Abszeß, Fistel, Organinfiltration
SE, T2w

Darstellung des kontrastierten Gastrointestinaltrakts bewährt (Tabelle 6.12). Zwischen signalintensivem Darmlumen und gleichfalls signalintensivem abdominellem Fettgewebe läßt sich bei dieser Aufnahmetechnik die normale Magen- bzw. Darmwand mit einer mittleren Signalintensität abgrenzen. Da die meisten Läsionen der Darmwand auf T1w-Aufnahmen signalarm sind, können sie ebenfalls gut abgegrenzt werden. T2w-Aufnahmen können zur besseren Darstellung von Abszessen, Fisteln oder Organinfiltrationen erforderlich sein. Bei Läsionen im Bereich des Magenfundus oder der Kardia empfiehlt sich die Anwendung EKG-getriggerter Sequenzen mit kurzem TE. Neben den SE-Techniken bieten sich bei mittleren Magnetfeldstärken auch Mehrschicht-Gradientenechosequenzen zur Untersuchung des Abdomens an. Bei hohen Magnetfeldstärken wirken sich die Suszeptibilitätsartefakte der GE-Sequenzen im Bereich luftgefüllter Darmschlingen störend aus.

Abbildungsebenen. Zur Darstellung von Magen, Duodenum, Jejunum und Ileum sind transversale Aufnahmen am besten geeignet (Tabelle 6.13). Der Kolonrahmen kann auf koronaren Schichten übersichtlich abgebildet werden.

Tabelle 6.13. MRT des Gastrointestinaltrakts: Abbildungsebenen

Bildebene	Untersuchungsregion
Transversal	Magen, Duodenum, Dünndarm
Koronar	Zäkum, Kolonrahmen

6.1.7.2 Pathologische Veränderungen

Magen und Duodenum. Das Adenokarzinom des Magens ist der dritthäufigste maligne Tumor des Gastrointestinaltrakts; nur in sehr seltenen Fällen findet sich ein maligner Tumor des Duodenums. Das exophytisch wachsende Magenkarzinom kann auf T1- und T2w-Bildern vom kontrastierten Magenlumen abgegrenzt werden.
Der Magen ist der Prädilektionsort für einen Lymphombefall des Gastrointestinaltrakts. Dabei kann es zu einem Übergreifen auf das Duodenum kommen. Die MRT zeigt beim Magenwandlymphom je nach Ausdehnung des Prozesses eine fokale oder ausgedehnte Wandverdickung (Abb. 6.46). Größere begleitende Lymphome in der Umgebung des Magens oder im Retroperitoneum können mit der MRT ebenfalls nachgewiesen werden.

Leiomyome, Lipome, Adenome, Magen- oder Duodenaldivertikel, Leiomyosarkome oder Metastasen im Bereich der Magen- und Duodenalwand wurden mit der MRT bis jetzt nicht systematisch untersucht.

Jejunum und Ileum. In der Literatur finden sich bis jetzt keine Mitteilungen über die MRT von Tumoren des Dünndarms.
Die Enteritis regionalis Crohn ist die häufigste Ursache für eine Wandverdickung im Bereich des Dünndarms. Bei Kontrastierung des Darmlumens zeigt sich eine zirkuläre Verdickung der Darmwand (Abb. 6.47). Aufgrund der multiplanaren Abbildungsebenen lassen sich in der MRT Fistelgänge und deren Verbindungen zur Muskulatur, die Haut oder Hohlorgane nachweisen (Abb. 6.48). Auf T1w-Aufnahmen stellen sich Fistellumen und Granulationsgewebe signalarm dar, während das Lumen auf T2w-Aufnahmen eine erhöhte Signalintensität aufweist.

Kolon. Entzündliche oder tumoröse Wandverdickungen des Kolons sind bei einer guten Kontrastierung des Darmlumens mit der MRT nachweisbar. T1w-Aufnahmen zeigen die Infiltration in das umgebende Fettgewebe. Eine un-

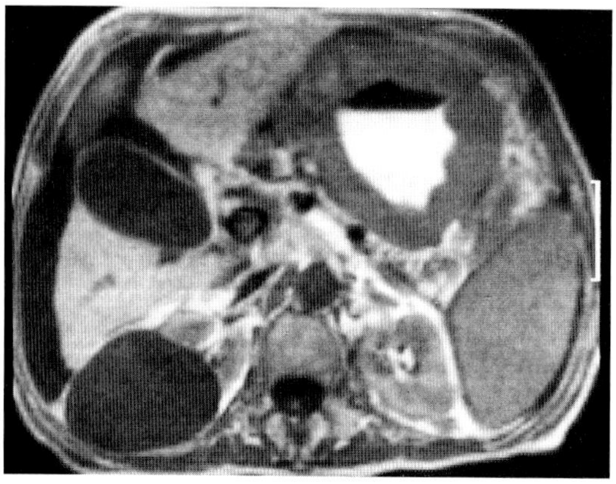

Abb. 6.46. Zirkuläre Wandverdickung bei einem Magnetwandlymphom. Auf der T1w-Aufnahme (SE 500/22; 0,5 T) hat das Lymphom eine homogene mittlere SI. Das kontrastierte Magenlumen ist im Vergleich dazu deutlich hyperintens (Gd-DTPA). Als Zweiterkrankung liegt eine Leberzirrhose mit Aszites, Splenomegalie und portaler Hypertension vor (mittlere SI in der V. portae auf allen Schichten bzw. mit allen Sequenzen; Kollateralen über die Vv. gastricae). Als Nebenbefund zeigt sich eine einfache Nierenzyste rechts

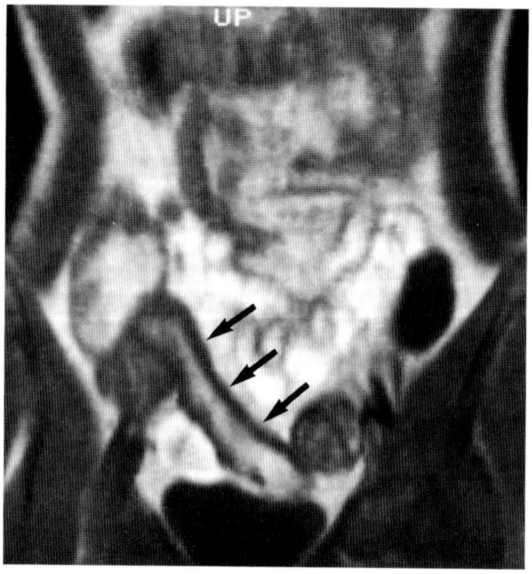

Abb. 6.47. „Schwanenhalsdeformität" des terminalen Ileums *(Pfeil)* bei Morbus Crohn. Die Kontrastierung des Darmlumens mit Gd-DTPA ermöglicht die Darstellung der Wandverdickung (SE 400/22; 0,5 T)

veränderte Signalintensität des abdominellen Fettgewebes in der Umgebung eines Kolonkarzinoms garantiert jedoch nicht, daß der Tumor auf die Darmwand beschränkt ist. Vielmehr kann dennoch eine mikroskopische Tumorinfiltration vorliegen. Eine Unschärfe an der Grenze zwischen einer pathologisch verdickten Darmwand und dem umgebenden Fettgewebe ist andererseits kein sicherer Hinweis für eine Tumorinfiltration, da unspezifische entzündliche Begleitreaktionen ein ähnliches Erscheinungsbild haben können. Die MRT erlaubt auch keine Differenzierung zwischen einem Kolonkarzinom und einer Darmwandmetastase (Abb. 6.49).

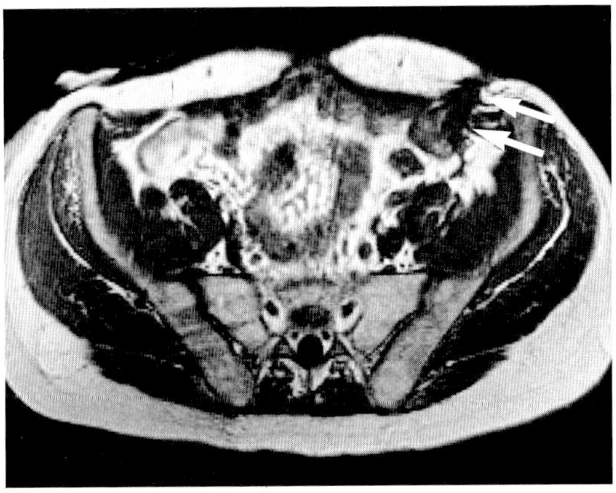

Abb. 6.48. Fistel *(Pfeile)* zwischen Ileum und vorderer Bauchwand bei Morbus Crohn; Zustand nach Ileosigmoideostomie (SE 500/15; 1,5 T). (Aus Kölbel et al. [14])

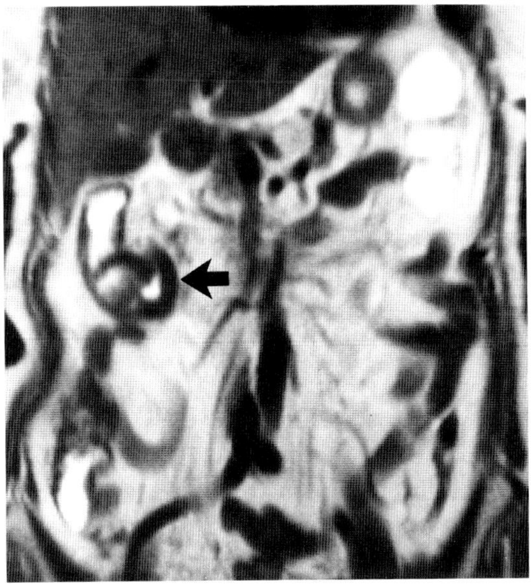

Abb. 6.49. Darmwandmetastase eines Ovarialkarzinoms. Nach oraler Gabe von Gd-DTPA zeigt die koronare T1w-Aufnahme (SE 200/22; 0,5 T) eine irregulär begrenzte Wandverdickung *(Pfeil)* in der Region der rechten Kolonflexur (operativ gesichert). Der Befund wäre morphologisch auch mit einem Kolonkarzinom vereinbar

6.1.7.3 Wertigkeit der MRT und Vergleich mit anderen bildgebenden Verfahren

Aufgrund der geringen Erfahrungen mit der MRT in der Diagnostik gastrointestinaler Erkrankungen kann ihr Wert im Vergleich zu anderen Verfahren allenfalls vorläufig abgeschätzt werden. Endoskopische Verfahren und konventionelle Röntgenkontrastmitteluntersuchungen stehen nach wie vor an erster Stelle. Bei Tumoren zeichnet sich trotz der multiplanaren Abbildungsmöglichkeiten bis jetzt kein Vorteil der MRT ab, der ihren routinemäßigen Einsatz als Alternative zur CT rechtfertigen würde. Weitere Untersuchungen, insbesondere mit systematischer Anwendung oraler Kontrastmittel müssen darüber Aufschluß geben, ob die MRT möglicherweise ein exakteres präoperatives Tumorstaging ermöglicht.

6.1.7.4 Indikationen

Die noch geringen Patientenzahlen erlauben z.Z. keine Aussagen zur Indikation der MRT bei Erkrankungen des Gastrointestinaltrakts. An dieser Stelle sei jedoch erwähnt, daß durch die orale Kontrastmittelapplikation die diagnostische Aussage einer MRT des Abdomens verbessert wird, indem der Gastrointestinaltrakt sicher von den übrigen abdominellen Strukturen getrennt werden kann.

Literatur

1. Chezmar JL, Rumancik WM, Megibow AJ, Hulnick DH, Nelson RC, Bernardino ME (1988) Liver and abdominal screening in patients with cancer: CT versus MR imaging. Radiology 168: 43–47
2. Claussen C, Kornmesser W, Laniado M, Kaminsky S, Hamm B, Felix R (1988) Kontrastmittel für die magnetische Resonanztomographie des Abdomens.

Teil III: Erste Patientenuntersuchungen mit Gadolinium-DTPA. ROFO 148: 683–689
3. Edelmann RR, Atkinson DJ, Silver MS, Loaiza FL, Warren WS (1988) FRODO pulse sequences: a new means of eliminating motion, flow, and wraparound artifacts. Radiology 166: 231–236
4. Ferrucci JT (1986) MR imaging of the liver. AJR 147: 1103–1116
5. Foley WD, Kneeland JB, Cates JD, Kellman GM, Lawson TL, Middleton WD, Hendrick RE (1987) Contrast optimization for the detection of focal hepatic lesions by MR imaging al 1.5 T. AJR 149: 1155–1160
6. Freeny PC (1988) Radiology of the pancreas: twe decades of progress in imaging and intervention. AJR 150: 975–981
7. Goldberg HI, Moss AA, Stark DD, McKerrow J, Engelstad B, Brito A (1984) Hepatic cirrhosis: magnetic resonance imaging. Radiology 153: 737–739
8. Hahn PF, Weissleder R, Stark DD, Saini S, Elizondo G, Ferrucci JT (1988) MR imaging of focal splenic tumors. AJR 150: 823–827
9. Hamm B, Wolf KJ, Felix R (1987) Conventional and rapid MR imaging of the liver with gadolinium-DTPA. Radiology 164: 313–320
10. Hamm B, Felix R, Wolf KJ (1989) Dynamische MR-Tomographie intrahepatischer Tumoren. ROFO 150: 434–441
11. Hamm B, Fischer E, Hopfenmüller W, Sander B (1989) Verbesserung der MR-Tomographie der Leber mittels Mehrschicht-Gradientenecho-Sequenz. ROFO 150: 307–315
12. Itai Y, Ohnishi S, Ohtomo K, Kokubo T, Yoshida H, Yoshikawa K, Imawari M (1987) Regenerating nodules of liver cirrhosis: MR imaging. Radiology 165: 419–423
13. Itoh K, Nishimura K, Togashi K et al. (1987) Hepatocellular carcinoma: MR imaging. Radiology 164: 21–25
14. Kölbel G, Schmiedl U, Majer MC, Weber P, Küper K, Hess CF (1989) MR imaging of fistulae in patients with Crohn's disease: Initial experience in 20 patients at 1.5 T. AJR 999–1003
15. Kreitner KF, Thelen M, Schild H, Heintz A, Störkel S (1987) Epidemiologische und klinische Aspekte der fokal-nodulären Hyperplasie der Leber. Dtsch Med Wochenschr 112: 891–896
16. Krestin GP, Steinbrich W, Friedmann G (1988) Recurrent rectal cancer: diagnosis with MR imaging versus CT. Radiology 168: 307–312
17. Laniado M, Kornmesser W, Hamm B, Clauss W, Weinmann HJ, Felix R (1988) MR imaging of the gastrointestinal tract: value of Gd-DTPA. AJR 150: 817–821
18. Loflin TG, Simeone JF, Mueller PR (1985) Gallbladder bile in cholecystitis: in vitro MR evaluation. Radiology 157: 457–459
19. Moriyasu F, Ban N, Nishida O et al. (1987) Central signals of gallstones in magentic resonance imaging. Am J Gastroenterol 82: 139–142
20. Ohtomo K, Itai Y, Yoshikawa K, Kokubo T, Yashiro N, Iio M, Furukawa K (1987) Hepatic tumors: dynamic MR imaging. Radiology 163: 27–31
21. Reinig JW, Dwyer AJ, Miller DL et al. (1987) Liver metastasis detection: comparative sensitivities of MR imaging an CT scanning. Radiology 162: 43–47
22. Rummey E, Weissleder R, Stark DD et al. (1989) Primary liver tumors: diagnosis by MR imaging. AJR 152: 63–72
23. Saini S, Stark DD, Hahn PF, Wittenberg J, Brady TJ, Ferrucci TJ (1987) Ferrite particles: a superparamagnetic MR contrast agent for the reticuloendothelial system. Radiology 162: 211–216
24. Stark DD, Felder RC, Wittenberg J et al. (1985) Magnetic resonance imaging of cavernous hemangioma of the liver: tissue-specific characterization. AJR 145: 213–222
25. Stark DD, Wittenberg J, Edelman RR et al. (1986) Detection of hepatic metastases: analysis of pulse sequence performance in MR imaging. Radiology 159: 365–370
26. Stark DD, Wittenberg J, Butch RJ, Ferrucci JT (1987) Hepatic metastases: randomized, controlled comparison of detection with MR imaging and CT. Radiology 165: 399–406
27. Stark DD, Weissleder R, Elizondo G et al. (1988) Superparamagnetic iron oxide: clinical application as a contrast agent for MR imaging of the liver. Radiology 168: 297–301
28. Weissleder R, Hahn PF, Stark DD et al. (1988) Superparamagnetic iron oxide: enhanced detection of focal splenic tumors with MR imaging. Radiology 169: 399–403
29. Weissleder R, Elizondo G, Stark DD et al. (1989) The diagnosis of splenic lymphoma by MR imaging: value of superparamagnetic iron oxide. AJR 152: 175–180
30. Zirrinsky K, Markisz JA, Rubenstein WA (1987) MR imaging of portal venous thrombosis: correlation with CT and sonography. AJR 150: 283–288

6.2 Retroperitoneum

M. Laniado, B. Hamm, S. Kaminsky

6.2.1 Einleitung

Die Untersuchung des Retroperitoneums ist mit der Einführung von Ultraschall und CT entscheidend verbessert worden. Als neueres Schnittbildverfahren ist auch die MRT zur Diagnostik retroperitonealer Erkrankungen geeignet. Im folgenden wird die MRT der Nieren und Nebennieren, der Lymphknoten und retroperitonealen Tumoren, der großen Gefäße sowie des M. psoas diskutiert. Das Pankreas und der partiell retroperitoneal gelegene Gastrointestinaltrakt wurden unter 6.1.6 bzw. 6.1.8 behandelt.

6.2.2 Allgemeine Untersuchungstechnik

6.2.2.1 Patientenvorbereitung und -lagerung

Für die MRT des Retroperitoneums ist die Darmkontrastierung mit einem oralen KM zu empfehlen (s. 6.1.8.1). Lediglich bei der Untersuchung von Aorta und V. cava inferior kann darauf verzichtet werden. Sofern während der Untersuchung die Gabe eines intravenösen KM geplant ist, wird eine Venenverweilkanüle gelegt und über einen Verlängerungsschlauch mit einer Infusionsflasche außerhalb des Magneten verbunden. Zur Vorbereitung der Untersuchung bei Kindern unter 5 Jahren gehört in der Regel eine Sedierung. Der Patient wird in Rückenlage untersucht und sollte eine Knierolle als Lagerungshilfe erhalten. Zur Reduktion von Atembewegungsartefakten empfiehlt sich die Anlage eines Bauchgurts.

6.2.2.2 Spulenwahl

Im allgemeinen wird das Retroperitoneum mit der Körperspule untersucht. Abhängig von der Geräteausstattung und der Fragestellung können jedoch auch Sonderspulen verwendet werden (z. B. Transplantatniere). Kleinere Kinder lassen sich mit einer Kopfspule untersuchen.

6.2.2.3 Abbildungsebene

Eine orientierende Untersuchung des Retroperitoneums wird mit transversalen protonen- bzw. T2-gewichteten Aufnahmen begonnen. Das weitere Untersuchungsprotokoll richtet sich nach dem Befund bzw. der Fragestellung. Die Schichtdicke beträgt in den meisten Fällen 7–10 mm. Schichtlücken von 30–50 % der Schichtdicke sind vertretbar. Kleinere Läsionen, z. B. Nebennierentumoren, erfordern dünnere Schichten (5 mm) und kleinere Schichtlücken.

6.2.2.4 Untersuchungssequenzen

Die protonen- bzw. T2-gewichteten Übersichtsaufnahmen können mit einer Akquisition durchgeführt werden. Sofern bei einem Patienten jedoch ausschließlich mit dieser Technik untersucht wird, sind u. U. zwei Akquisitionen erforderlich. Stark T2-gewichtete Aufnahmen (TE >90 ms) gehören für die MRT des Retroperitoneums nicht zum Routineuntersuchungsprotokoll. Für T1w-Aufnahmen sollten SE-Sequenzen mit Repetitionszeiten zwischen 400 und 600 ms, kurzem TE und 4 AC verwendet werden. IR-Sequenzen sind mit Ausnahme sog. STIR-Sequenzen (TI 100–150 ms) für die MRT des Retroperitoneums wenig geeignet. Abhängig von der Ausstattung der Anlage können spezielle Techniken zur Bewegungsartefaktreduktion eingesetzt werden (ROPE, Excorcist, Flußkompensation, Vorsättigung etc.). Auch die Anwendung von GE-Sequenzen hängt von den anlagenspezifischen Möglichkeiten ab.

6.2.3 Niere

6.2.3.1 Spezielle Untersuchungstechnik

Die Untersuchung der Nierenregion sollte mit koronaren T1w-SE- oder GE-Aufnahmen begonnen werden (Tabelle 6.14). Bei guter Bildqualität sind die meisten pathologischen Befunde der Niere auf diesen Aufnahmen nachweisbar. Anschließend werden protonen- bzw. T2-gewichtete Aufnahmen in Abhängigkeit von Ausdehnung und Lokalisation des Befundes in transversaler (mittleres Nierendrittel), koronarer (oberer, unterer Nierenpol) oder sagittaler Abbildungsebene (Ventral-, Dorsalfläche der Niere) durchgeführt. Die Organzuordnung von Prozessen am oberen und unteren Nierenpol, der Nachweis einer Nierentumorinfiltration in die Leber und die Beurteilung der Nierenvenen gelingen besser im koronaren oder auch im sagittalen Bild.

Bei Nierentumoren kann die intravenöse Injektion von Gd-DTPA sinnvoll sein. Nach KM-Bolusinjektion erfolgen bei Atemstillstand in einer vorher ausgewählten Zielschicht in schneller Folge T1w-GE-Aufnahmen mit kurzem TR und TE. Nach der dynamischen Aufnahmeserie (5–10 min) können T1w-SE-

Tabelle 6.14. Untersuchungsprotokoll für die MRT der Nieren

Sequenz	Abbildungsebene	Kommentar
SE/GE T1w	Koronar	Übersicht, Nierenveneninvasion, Infiltration des Perirenalraumes
SE pw/T2w	Transversal	Befund im mittleren Nierendrittel
	Koronar	Befund am oberen/unteren Nierenpol, Organzuordnung, Leberinfiltration, Nierenveneninfiltration
	Sagittal	Befund an der Ventral-/Dorsalfläche der Niere, Organzuordnung, Cavainfiltration
GE T1w mit Gd-DTPA	Nach Befund	Tumorvaskularisation, Nierenfunktion, Kontrastverstärkung, Nekrosen
SE T1w mit Gd-DTPA	Nach Befund	Kontrastverstärkung, Nekrosen

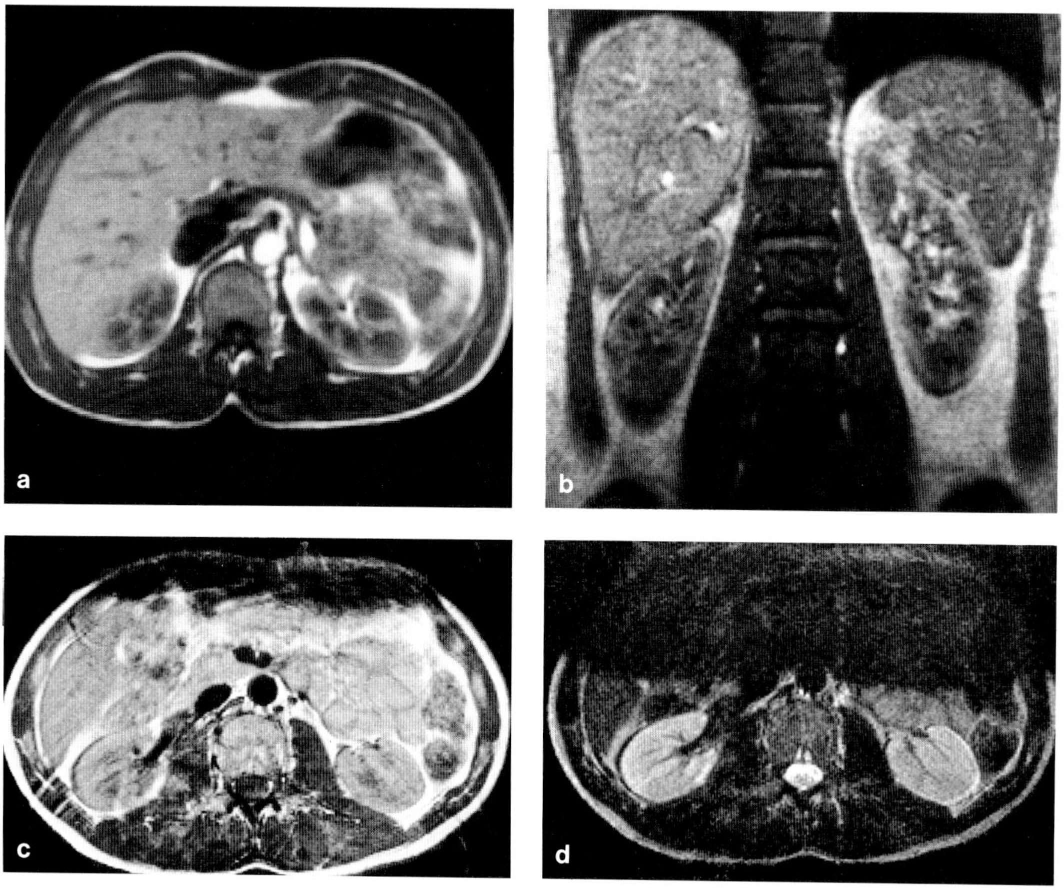

Abb. 6.50 a–d. SI der normalen Niere bei unterschiedlicher Feldstärke und Aufnahmetechnik. **a** T1w-Aufnahme bei 0,5 T (SE 200/22). Die normale Niere zeigt eine deutliche kortikomedulläre Differenzierung. **b** T1w-GE-Aufnahme bei 0,5 T (FLASH 40/16/40°). Auch bei dieser Aufnahmetechnik lassen sich Nierenmark und Nierenrinde aufgrund unterschiedlicher SI gut voneinander differenzieren. **c** T1w-Aufnahme bei 1,5 T (SE 600/22). Bei höherer Feldstärke ist die kortikomedulläre Differenzierung etwas schlechter als bei 0,5 T. Die Aufnahme wurde mit Flußsättigung und Vorsättigung des ventralen Abdominalbereiches angefertigt. Pulsationsartefakte und Atembewegungsartefakte der Bauchdecke können dadurch stark herabgesetzt werden. **d** T2w-Aufnahme bei 1,5 T (SE 2500/90). Die normale Niere hat eine hohe SI und läßt keine kortikomedulläre Differenzierung erkennen

Aufnahmen angeschlossen werden. Individuelle Unterschiede der Nierenfunktion, Tumorvaskularisation und der Größe des Tumorinterstitiums erschweren jedoch die verbindliche Festlegung eines optimalen Aufnahmezeitpunkts nach KM-Gabe. So können Gd-DTPA-verstärkte T1w-Aufnahmen unmittelbar nach Injektion eine Kontrastverstärkung, wenige Minuten später jedoch ein isointenses Signal von Tumor und Nierenparenchym zeigen [16]. Die dynamische KM-Untersuchung gibt orientierende Aufschlüsse über Nierenfunktion und Tumorvaskularisation.
Zur Untersuchung von Transplantatnieren ist der Einsatz von Oberflächenspulen sinnvoll. T1w- (kortikomedullärer Kontrast) und T2w-Sequenzen (perirenale Flüssigkeit) gehören zum Untersuchungsprotokoll. Die Abbildungsebene richtet sich nach der Längsachse der zumeist in der rechten Fossa iliaca gelegenen Transplantatniere.

6.2.3.2 *Normale Anatomie*

Auf T1w-Aufnahmen zeigt die Nierenrinde eine mittlere, das Nierenmark eine niedrigere SI (Abb. 6.50). Aufgrund des hohen Kontrasts zwischen Nierenrinde und perirenalem Fettgewebe ist die Niere gut von der Umgebung abzugrenzen. Insbesondere bei Hochfeldanlagen (z. B. 1,5 T) dürfen die an der Grenze zwischen perirenalem Fett und Nierenrinde durch chemische Verschiebungen bedingten Artefakte nicht mit der Nierenkapsel verwechselt werden, die sich dem Nachweis entzieht.
Auf protonen- und T2-gewichteten Aufnahmen ist keine kortikomedulläre Differenzierung nachweisbar, und das Nierenparenchym zeigt im Vergleich zu T1w-Aufnahmen eine deutlich höhere SI. Die Gefäße des Nierenhilus sind aufgrund des Blutflusses signalfrei. Das Nierenbeckenkelchsystem, das nicht bei allen Patienten abzugrenzen ist, hat im T1w-Bild eine niedrige, im T2w-Bild eine hohe SI. Die Fascia Gerota läßt sich in den meisten Fällen als signalarme Linie zwischen peri- und pararenalem Fettgewebe abgrenzen.

Tabelle 6.15. Epidemiologie von Nierentumoren

	Häufigkeit[a]	Altersgipfel (Jahre)	Kommentar
Zyste	Selten 50 %	<40 >50	
Polyzystische Nierenveränd.	0,1 %	40–50	Erworbene Form
Hypernephrom/ Adenom	0,018 % Selten 35 %	50–70 9	Inzidenz Kindl. Hypern. Bei Patienten mit Hippel-Lindau-Erkrankung
Angiomyolipom	42–80 % 1 %		Bei Patienten mit tuberkulöser Sklerose Bezogen auf alle soliden Nierentumoren
Metastase	7,6–12,6 %		Bei Malignomen
Lymphombefall	Bis 25 %		Bei mal. Lymphom
Nierenbecken-Ca	5–10 %	60–80	Bezogen auf alle soliden Nierentumoren
Wilms Tumor	0,0006–0,0007 %	2–3	Inzidenz

[a] Sofern im Kommentar nicht anders vermerkt, beziehen sich die Prozentangaben auf die Prävalenz der Erkrankungen in der Gesamtbevölkerung.

6.2.3.3 *Pathologie*

Nierenzysten. Das Auftreten einfacher Nierenzysten ist deutlich altersabhängig (Tabelle 6.15). Einfache Nierenzysten gehen zumeist von der Rinde aus, sind rund, glatt begrenzt, nicht gekammert und treten häufig multipel und bilateral auf. Die Zystenwand ist nicht abgrenzbar. Zysten haben auf T1w-Aufnahmen eine homogene, niedrige SI. Im T2w-Bild zeigt sich eine homogene, hohe SI [21]. Nach intravenöser Injektion von Gd-DTPA reichern einfache Nierenzysten nicht an (Abb. 6.51) [16]. Peripelvine Nierenzysten haben mit Ausnahme ihrer variableren Form dieselben Charakteristika. Die fehlende Anreicherung nach KM-Gabe ermöglicht die Differenzierung gegenüber einem dilatierten bzw. ampullären Nierenbecken.
Einfache Nierenzysten können durch Einblutung, Infektion, Ruptur, Verkalkung oder durch die Entstehung eines malignen Tumors kompliziert werden. Einblutungen in Nierenzysten finden sich bei hämorrhagischer Diathe-

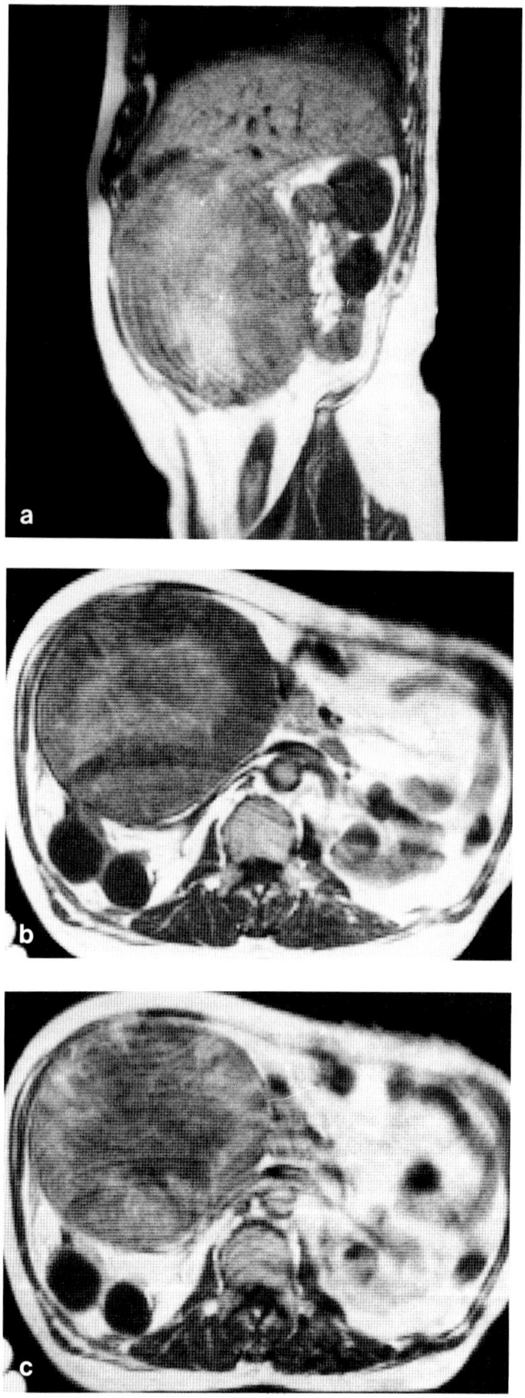

Abb. 6.51 a–c. 65jähriger Patient mit Kapselhypernephrom und Zysten der rechten Niere. Aufnahmen bei 0,5 T. **a** Sagittale T1w-Aufnahme (SE 400/30). Der von der Nierenkapsel ausgehende große Tumor zeigt eine mittlere, inhomogene SI. Die Zysten an der Dorsalfläche der Niere sind deutlich hypointens zum Nierenparenchym. **b** Transversale Nativaufnahme in derselben Technik wie **a. c** Transversale T1w-Aufnahme (SE 400/30) nach Injektion von Gd-DTPA (0,1 mmol/kg). Die Nierenzysten zeigen keine SI-Anhebung, während der Tumor inhomogen KM anreichert

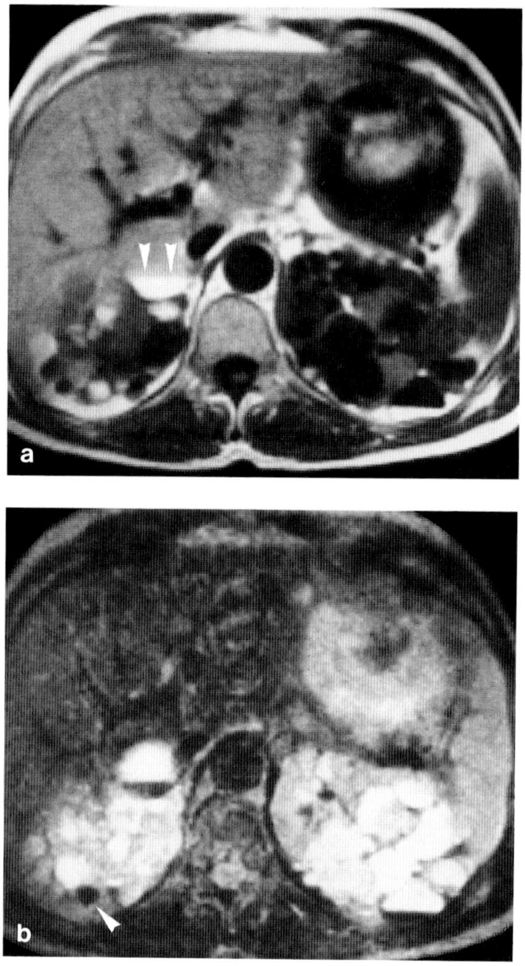

Abb. 6.52 a, b. 44jähriger Mann mit kongenitalen Zystennieren. MR-Aufnahmen bei 0,5 T. (Aus Lüning u. Felix [19]). **a** Transversale T1w-Aufnahme (SE 200/16). Beide Nieren weisen multiple Zysten auf. Neben einfachen, signalarmen Zysten finden sich eingeblutete oder proteinreiche Zysten, die eine mittlere bis deutlich erhöhte SI aufweisen. Eine Zyste an der Ventralfläche der rechten Niere zeigt eine Schichtung *(Pfeile)* mit signalreichem basalem Zysteninhalt und darüberliegendem Zystenmaterial mit mittlerer SI. Der Magen im linken Oberbauch ist mit Flüssigkeits- und Nahrungsresten gefüllt. **b** In der transversalen T2w-Aufnahme (SE 1600/105) sind die meisten Zysten deutlich hyperintens. Der dorsale Anteil der Zyste an der Ventralfläche der rechten Niere ist signalarm, während die darüberliegenden Anteile signalintensiv zur Darstellung kommen. Auch eine kleine Zyste an der Dorsalfläche der rechten Niere, die im T1w-Bild signalintensiv abgebildet wurde, ist signalarm *(Pfeil)*. Die erniedrigte SI wird durch ein stark verkürztes T2 hervorgerufen

se und Trauma, meistens aber aus ungeklärter Ursache. Abhängig vom Alter der Blutung haben die Zysten eine unterschiedliche SI (s. 3.3). Innerhalb einer hämorrhagischen Zyste kann die Erythrozytensedimentation zu Schichtungsphänomenen mit unterschiedlicher SI führen (niedrige SI im dorsalen Zystenanteil) (Abb. 6.52) [21]. Im weiteren zeitlichen Verlauf enthält die eingeblutete Zyste eine proteinreiche Flüssigkeit (hohe SI im T1w-Bild). Die MRT ermöglicht anhand der SI auf T1w- oder T2w-Aufnahmen keine sichere Differenzierung zwischen einer hämorrhagischen Zyste und einem eingebluteten Hypernephrom.

Zur Infektion einer Nierenzyste kommt es spontan, im Rahmen einer Bakteriämie oder nach Zystenpunktion. Im Zusammenhang mit der Infektion werden Verdickungen der Zystenwand beobachtet. Aufgrund des hohen Proteingehalts (Relaxationszeitverkürzung) haben auch infizierte Zysten auf T1w-Aufnahmen eine höhere SI als einfache Zysten.

Wandverkalkungen von Nierenzysten werden möglicherweise durch Einblutungen und Infektionen induziert. Im Gegensatz zu den irregulär verteilten Kalzifizierungen des Hypernephroms sind Zystenwandverkalkungen peripher lokalisiert. Die Kalzifikationen können mit der MRT nur selten direkt als SI-Aussparung nachgewiesen werden.

Bei der autosomal-dominant vererbten polyzystischen Nierendegeneration können in den uni- oder bilateral vergrößerten und zystisch umgewandelten Nieren einfache neben komplizierten Zysten vorliegen (Abb. 6.52). Das Krankheitsbild kann mit Pankreas-, Milz- und Leberzysten vergesellschaftet sein.

Erworbene polyzystische Nierenveränderungen finden sich nach 3jähriger Dialyse bei 27–47 % der Patienten, mit zunehmender Dialysedauer steigt die Inzidenz weiter. Die Patienten müssen sorgfältig überwacht werden, da 5–8 % ein Hypernephrom entwickeln. Die einfachen und komplizierten Zysten bei angeborenen und erworbenen polyzystischen Nierenveränderungen zeigen in Abhängigkeit von ihrer Zusammensetzung das oben beschriebene SI-Verhalten [12].

Hypernephrome und Adenome. Über 85 % der soliden Nierentumoren sind Hypernephrome (Tabelle 6.15). Männer sind doppelt so häufig betroffen wie Frauen. Die lange Zeit symptomlosen Hypernephrome haben bei Diagnosestellung oft bereits eine beachtliche Größe. Bei einem Drittel der Patienten liegen Metastasen vor (Lunge, Mediastinum, Achsenskelett, Leber, Gehirn, Haut).

Häufig weisen Hypernephrome Verkalkungen (15 %) und Nekrosen, dagegen seltener Einblutungen auf, so daß im T1w- und T2w-Bild eine inhomogene SI resultiert (Abb. 6.53). Auf T1w-Aufnahmen liegt die SI der meisten Hypernephrome zwischen der SI von Nierenmark und Nierenrinde. Die Infiltration des Perirenalraums läßt sich mit dieser Aufnahmetechnik am besten nachweisen. Auf T2w-Aufnahmen können Hypernephrome hyper-, hypo- oder isointens zum signalintensiven normalen Nierenparenchym sein. 10–15 % der Hypernephrome sind auf allen Aufnahmesequenzen isointens zur Niere. Sie können aufgrund ihres raumfordernden Charakters oder nach intravenöser KM-Gabe diagnostiziert werden [4] (Abb. 6.53 und 6.54). Kleine Hypernephrome können in der MRT als rundliche, glatt begrenzte Läsionen scharf vom normalen Nierenparenchym abgegrenzt sein. Die Tumor-Parenchym-Grenze größerer, polyzyklisch begrenzter Hypernephrome ist dagegen oft unscharf.

Gd-DTPA-verstärkte T1w-Aufnahmen zeigen eine bessere Abgrenzung nekrotischer von vitalen Tumoranteilen (Abb. 6.55 und 6.56). Die verdickte, unregelmäßig begrenzte Tumorwand wird deutlicher sichtbar. Die Tumorabgrenzung vom Nierenparenchym wird jedoch nicht in allen Fällen verbessert, da Tumor und Nierenparenchym eine ähnliche SI-Anhebung erfahren können (s. 6.2.3.1) [16].

Die MRT gestattet keine sichere Differenzierung zwischen einem Hypernephrom, das auf die Niere beschränkt ist (Stadium I) und einem kapselüberschreitenden Tumorwachstum (Stadium II) (Tabelle 6.16). Die Differenzierung zwischen den Stadien II und III gelingt jedoch mit hoher Treffsicherheit. Liegt ein Tumorzapfen in der Nierenvene oder in der V. cava inferior vor (Stadium III a), so finden sich im normalerweise signalfreien Gefäßlumen Areale von mittlerer SI (Abb. 6.57 und 6.58). Der intrarenale Verlauf der V. renalis ist nicht beurteilbar. Regionäre Lymphknotenmetastasen in normal großen Lymphknoten entziehen sich dem Nachweis. Die Infiltration eines Hypernephroms in benachbarte Organe (Stadium IV) wird auf koronaren oder sagitta-

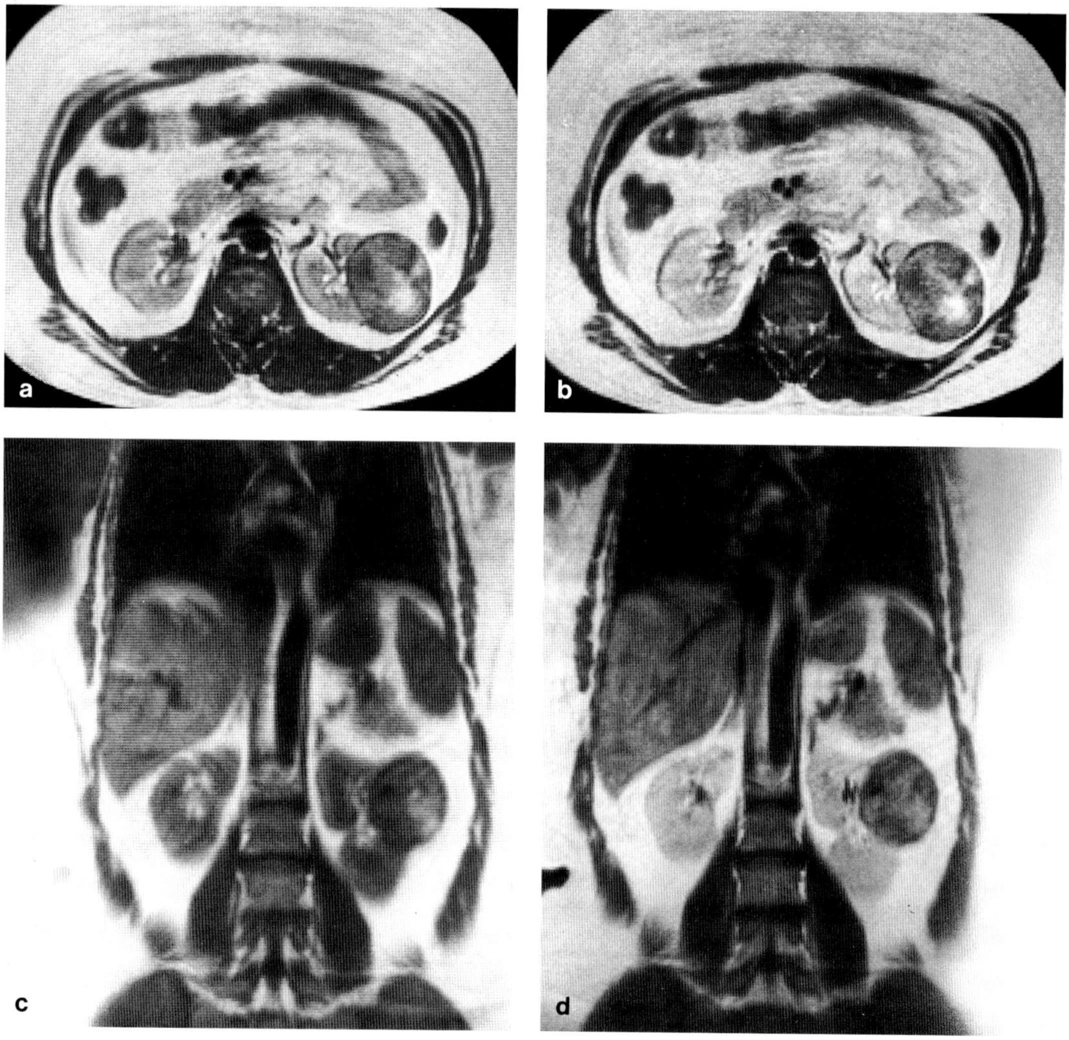

Abb. 6.53 a–d. 47jährige Patientin mit Hypernephrom links. MR-Aufnahmen bei 0,5 T. **a** Transversale pw-Aufnahme (SE 2000/35). Der inhomogene, signalarme Tumor ist durch eine kapselartige, signalarme Struktur gut vom Nierenparenchym zu differenzieren. Der Tumor hatte die Fascia Gerota erreicht, jedoch nicht durchbrochen (Robson-Stadium II). **b** Die T2w-Aufnahme (SE 2000/70) zeigt einen deutlichen Kontrast zwischen Tumor und Nierenparenchym. **c** In der koronaren T1w-Aufnahme (SE 400/30) ist der Nierentumor etwas hypointens zum Nierenparenchym. **d** Nach Injektion von Gd-DTPA (0,1 mmol/kg) ist in derselben Aufnahmetechnik der Kontrast zwischen hypointensem Tumor und anreicherndem Nierenparenchym deutlich erhöht

len T2w-Aufnahmen durch eine unscharfe Abgrenzung beispielsweise zwischen Tumor und Leber nachweisbar.

Adenome werden von manchen Autoren als Vorstufe des Hypernephroms angesehen. Die soliden Tumoren werden aufgrund ihrer geringen Größe, ihres langsamen Wachstums und fehlender Symptome nur zufällig entdeckt. Im Rahmen des von Hippel-Lindau Syndroms treten sie gehäuft auf. Die Diagnose stützt sich auf den Nachweis eines maximal 3 cm großen Tumors in der Nierenrinde, der keine Nekrosen oder Einblutungen aufweist. Adenome können in derselben Niere neben einem Hypernephrom vorliegen. Die SI von Adenomen unterscheidet sich auf T1-, protonen- und T2-gewichteten Aufnahmen nicht vom SI-Muster kleiner Hypernephrome.

Angiomyolipome. Angiomyolipome sind Hamartome der Niere, die Fettgewebe, glatte Muskulatur und pathologische Blutgefäße enthalten. Das Verhältnis dieser 3 Gewebekomponenten ist variabel.

Abb. 6.54 a, b. 46jährige Patientin mit Hypernephrom links. MR-Aufnahmen bei 0,35 T. **a** Transversale pw-Aufnahme (SE 1600/35). Nierenparenchym und Tumorgewebe werden isointens abgebildet. Eine signalarme kapselartige Struktur gewährleistet dennoch die deutliche Abgrenzung zwischen Tumor und Restparenchym. Der Tumor hatte die Nierenkapsel, aber nicht die Fascia Gerota durchbrochen (Robson-Stadium II). **b** In der T2w-Aufnahme (SE 1600/70) ist der Tumor etwas hypointens zum Nierenparenchym, was zusammen mit der kapselartigen signalarmen Struktur eine gute Tumorabgrenzung gewährleistet ▸

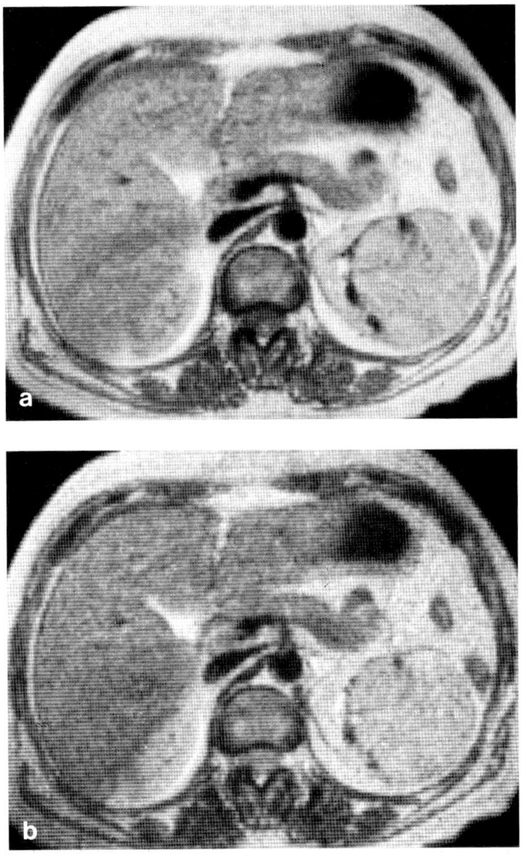

Abb. 6.55. 60jähriger Patient mit Hypernephrom rechts. MR-Aufnahmen bei 0,5 T. Die koronaren GE-Aufnahmen (FLASH 40/16/90°) wurden nach Bolusinjektion von Gd-DTPA gewonnen (0,1 mmol/kg). Von links nach rechts bzw. von oben nach unten finden sich die Aufnahme vor KM, 10, 20 *(obere Reihe)*, 30 und 40 s p.i. sowie 5 min p.i. *(untere Reihe)*. Der Tumor am rechten oberen Nierenpol reichert peripher KM an. Das Tumorzentrum bleibt hypointens. Die Leber reichert massiv, die Milz geringfügig KM an. (Aus Laniado et al. [16]) ▾

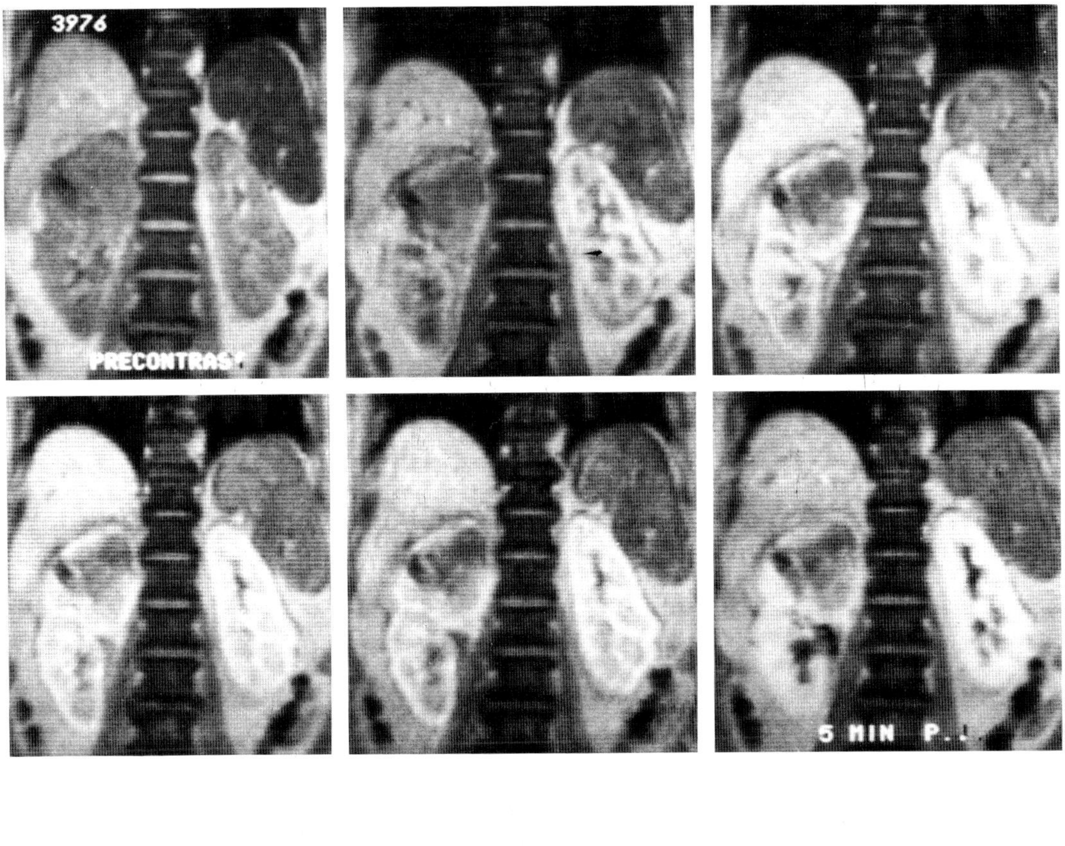

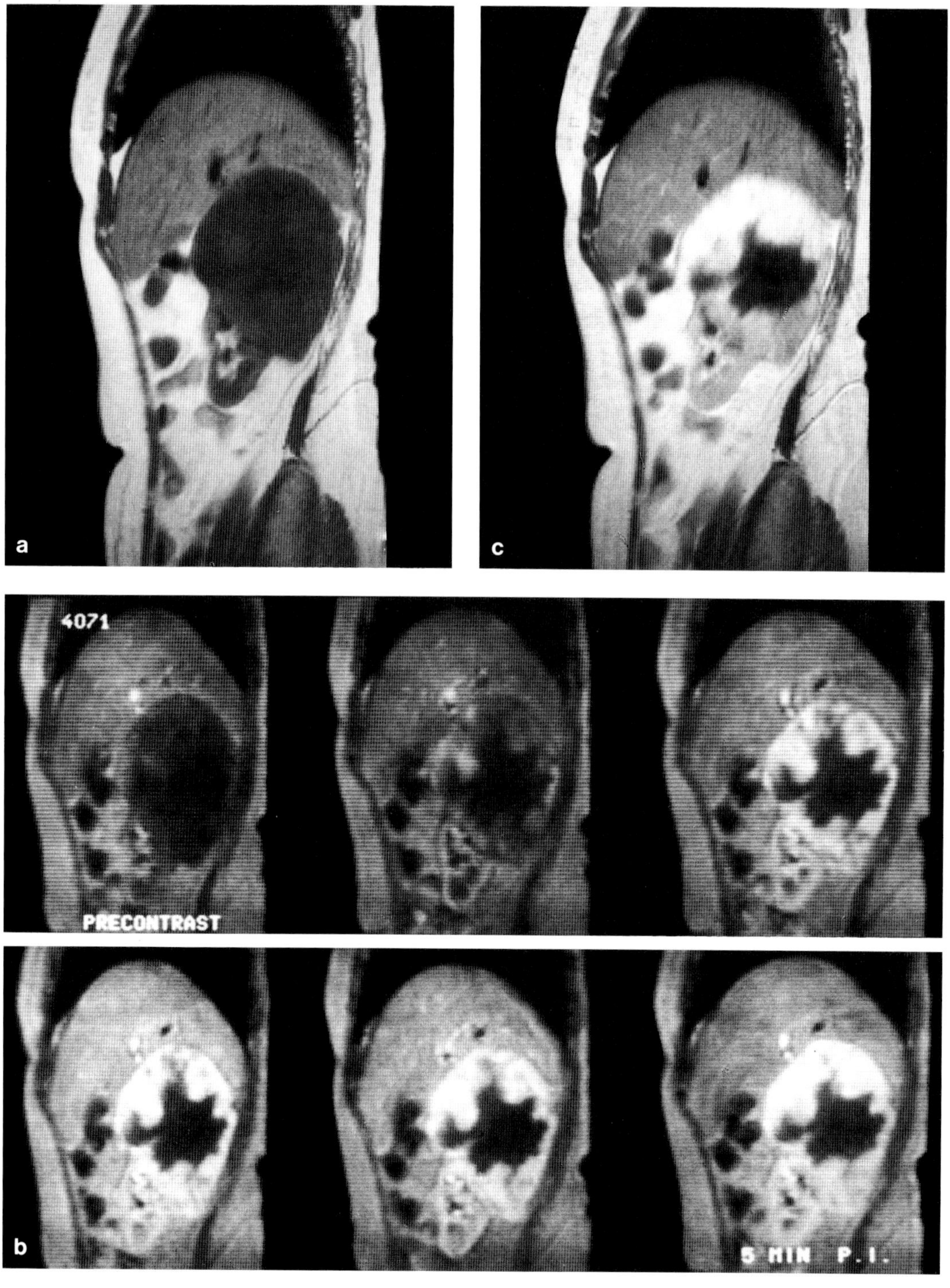

Abb. 6.56 a–c. 60jährige Patientin mit Hypernephrom rechts. MR-Aufnahmen bei 0,5 T. **a** Sagittale T1w-Aufnahme (SE 400/22). Der große Tumor am oberen Nierenpol ist weitgehend isointens zum Nierenparenchym, zeigt jedoch eine deutlich niedrigere SI als die Leber. Die gute Abgrenzbarkeit des Tumors vom Leberunterrand korrelierte mit einer Tumorimpression ohne intraoperativen Nachweis einer Infiltration (Robson-Stadium III B aufgrund von lokoregionären Lymphknotenmetastasen). **b** Dynamische Kontrastmittelstudie (FLASH 40/16/90°) nach Bolusinjektion von Gd-DTPA (0,1 mmol/kg). Bereits 20 s p. i. *(oben rechts)* zeigt sich eine massive SI-Anhebung der Tumorperipherie, während das Tumorzentrum auch 5 min p. i. *(unten rechts)* von der Anreicherung ausgespart bleibt. **c** 17 min p. i. sind Nierenparenchym und Tumorperipherie auf der T1w-Aufnahme (SE 400/22) isointens. Weiterhin kommt das Tumorzentrum hypointens zur Darstellung, woraus sich das typische Bild eines Hypernephroms ergibt

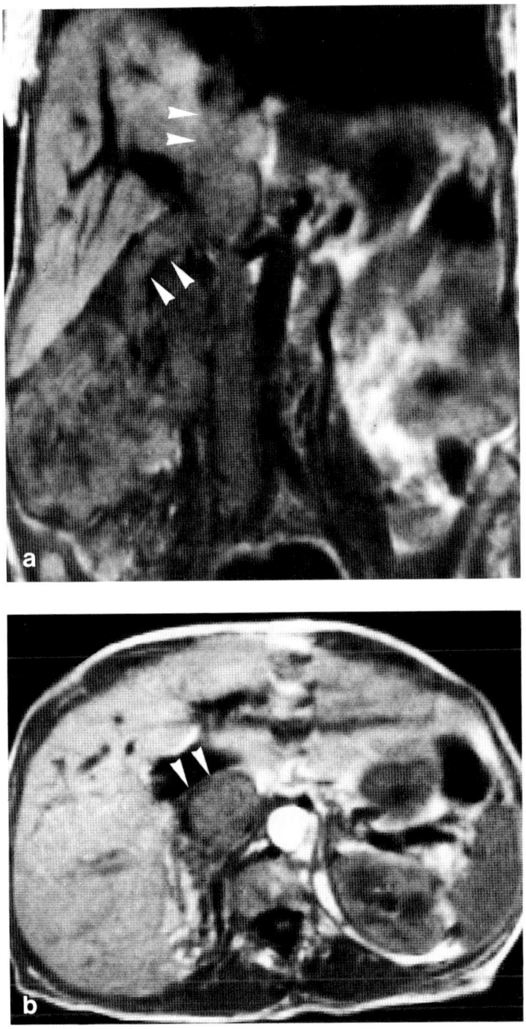

Abb. 6.57 a, b. 70jährige Patientin mit Hypernephrom der rechten Niere. MR-Aufnahmen bei 0,5 T. (Aus Lüning u. Felix [19]). **a** Koronare T1w-Aufnahme (SE 400/22). Das rechte Abdomen ist vollständig durch Tumormassen ausgefüllt. Entlang der rechten V. renalis läßt sich ein Tumorthrombus bis in die V. cava inferior verfolgen *(Pfeile)*, dessen Intensität der SI des Tumors entspricht. **b** Transversale T1w-Aufnahme (SE 400/22). Zwischen ventral gelegener Pfortader und signalintensiver Aorta (paradoxe Kontrastanhebung) befindet sich die vollständig vom Tumor ausgemauerte V. cava inferior *(Pfeil)*

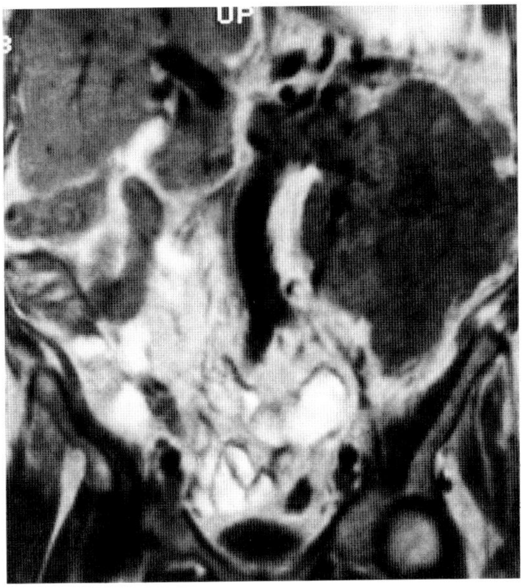

Abb. 6.58. 75jähriger Patient mit Hypernephrom links. MR-Aufnahme bei 0,5 T. Die koronare T1w-Aufnahme (SE 400/22) zeigt einen signalarmen Nierentumor links mit Tumorzapfen in der V. renalis (Robson-Stadium III a). Die signalintensiven Dünndarmschlingen enthalten oral verabreichtes KM (Gd-DTPA)

Tabelle 6.16. Stadieneinteilung des Hypernephroms nach Robson und nach dem TNM-System. (Nach McClennan u. Rabin [22])

Robson	Tumorausdehnung	TNM
I	Tumor auf die Niere beschränkt (intrarenaler Tumor <2,5 cm)	T1
	Tumor auf die Niere beschränkt (intrarenaler Tumor >2,5 cm)	T2
II	Tumor infiltriert periren. Fettgewebe oder Nebenniere, aber nicht jenseits der Fascia Gerota	T3 a
III A	Tumor mit makroskopischer Ausbreitung in Nierenvene(n) oder V. cava inferior	T3 b
III B	Tumorausbreitung in lokoregionäre Lymphknoten	N1–N3
III C	Tumorausbreitung in lokoregionäre Lymphknoten und Gefäße	T3 b, N1–N3
IV A	Tumorinfiltration benachbarter Organe (außer ipsilaterale Nebenniere)	T4
IV B	Fernmetastasen	M1 a–d, N4

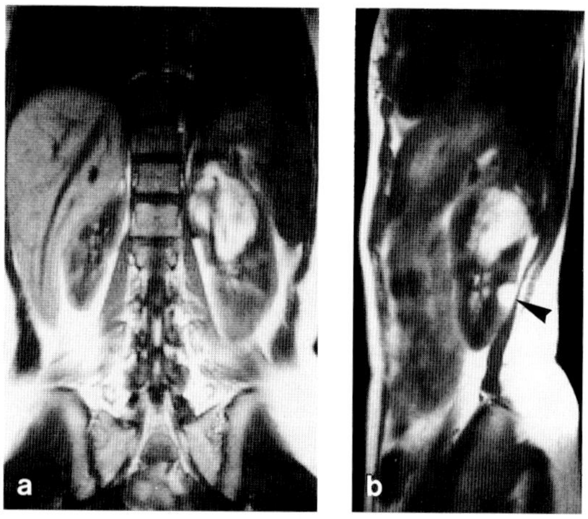

Abb. 6.59 a, b. 19jährige Patientin mit zwei Angiomyolipomen im Bereich der linken Niere. MR-Aufnahmen bei 0,5 T. **a** Koronare T1w-Aufnahme (SE 200/16). Im Bereich des oberen linken Nierenpols zeigt sich ein signalintensiver Tumor, der isointens zum retroperitonealen Fettgewebe ist. Das Nierenparenchym zeigt beidseits eine regelrechte kortikomedulläre Differenzierung, die linke Niere ist jedoch im Vergleich zur Gegenseite vergrößert. **b** Die sagittale T1w-Aufnahme (SE 200/16) der linken Niere zeigt ein weiteres kleines Angiomyolipom an der Dorsalfläche des unteren Nierendrittels *(Pfeil)*

Im Rahmen der tuberösen Sklerose, einer autosomal dominant vererbten Phakomatose, kommen Angiomyolipome gehäuft vor. 20% sind multipel und bilateral (Tabelle 6.15). Bei den übrigen Patienten treten Angiomyolipome in der Regel solitär auf. Frauen sind häufiger als Männer betroffen. Obwohl die Angiomyolipome gutartige Tumoren sind, kann es in seltenen Fällen zu einer Tumorausbreitung in die Nierenvene bzw. die V. cava inferior kommen. Die größte Gefahr ist die Größenzunahme und Ruptur der Angiomyolipome.
Überwiegen in einem Angiomyolipom die Fettgewebsanteile, so zeigt sich eine hohe SI im T1w- und T2w-Bild (Abb. 6.59, s. auch Abb. 6.73). Bei einem Überwiegen der muskulären Elemente haben Angiomyolipome in allen Aufnahmesequenzen eine mittlere SI, so daß die Differenzierung gegenüber anderen soliden Nierentumoren schwierig sein kann. Auch Einblutungen können die Einordnung des Befundes erschweren.

Metastasen. Nierenmetastasen werden im Sektionsgut bei Patienten mit Malignomen häufig gefunden (Tabelle 6.15). Nur in Leber, Lunge, Knochen und Nebenniere sind Metastasen häufiger als in der Niere. Die oft multiplen und bilateralen Nierenmetastasen treten am häufigsten beim Bronchialkarzinom, seltener beim Kolonkarzinom, Mammakarzinom, Melanom usw. auf. In den meisten Fällen liegen zum Zeitpunkt der Diagnose einer Nierenmetastase bereits andere Organmetastasen vor.
Die SI von Nierenmetastasen ist variabel und unspezifisch, von der Größe der Läsionen abhängig (Nekrosen) und u. U. vergleichbar mit der SI des Primärtumors. Da der Vaskularisationsgrad der Metastasen dem des Primärtumors weitgehend entspricht, kommt es nach Injektion von Gd-DTPA zu einer unterschiedlich ausgeprägten Signalerhöhung. Die Interpretation eines MRT-Befundes im Sinne von Nierenmetastasen muß unter Berücksichtigung des klinischen Befundes erfolgen.

Lymphome. Lymphome der Niere werden bei Non-Hodgkin-Lymphom oder M. Hodgkin in bis zu 25% der Fälle gefunden (Tabelle 6.15). Sehr selten ist die Niere das einzige Organ der Lymphommanifestation. Es können einzelne oder multiple Läsionen, aber auch eine diffuse Parenchyminfiltration vorliegen.
Die unterschiedlichen Befallsmuster lassen sich mit Hilfe der MRT nachweisen. So imponiert die diffuse Niereninfiltration als Organvergrößerung mit Aufhebung des kortikomedullären Kontrasts (T1w-Aufnahme) sowie durch die fast immer bestehende Lymphadenopathie. Als dritte Form des Lymphombefalls der Niere kann eine Infiltration durch pararenales, zumeist extranodales Lymphomgewebe auftreten. T1w-Aufnahmen zeigen das extrarenale Lymphomgewebe, T2w-Aufnahmen die Niereninfiltration. Eine sichere Differenzierung von Lymphomen der Niere gegenüber anderen soliden Nierentumoren ist nicht möglich. Niereninfiltrationen im Rahmen einer Leukämie sind selten. Sie können im Kindesalter bei akuter Leukämie vorkommen. In der Regel liegt eine bilaterale Manifestation vor. Wie bei den malignen Lymphomen zeigt sich im T1w-Bild eine Aufhebung des kortikomedullären Kontrasts.

Nierenbeckenkarzinome. Karzinome des Übergangsepithels (Urothelkarzinome) entstehen in mehr als 40% der Fälle im Nierenbecken (Tabelle 6.15). Männer sind häufiger als Frauen betroffen. Aufgrund ihrer Tendenz zur Tumorausbreitung entlang des harnableitenden Systems liegen häufig zum Zeitpunkt der Diagnose bereits weitere Tumoren im ipsilateralen Ureter und/oder in der Blase vor. Das Urothelkarzinom des Nierenbeckens infiltriert frühzeitig das Nierenparenchym und das parapelvine Gewebe.

Über das SI-Verhalten des Urothelkarzinoms liegen nur Einzelbeobachtungen vor (isointens zum Nierenparenchym auf T1w- und T2w-Aufnahmen). Größere Tumoren sollten auf T1w-Aufnahmen von Nierenbeckensteinen (signallos) und Blutkoageln (signalintensiv) differenzierbar sein. Da Nierenbeckenkarzinome zu den hypo- bzw. avaskulären Tumoren zählen, kann die Injektion von Gd-DTPA eine Kontrastverstärkung zwischen Tumor und Nierenparenchym bewirken (Abb. 6.60) [16].

Fetales Nephroblastom (Wilms-Tumor). Wilms-Tumoren sind die häufigsten malignen Nierentumoren des Kindesalters. Sie machen ca. 20 % aller abdominellen Tumoren dieser Altersgruppe und 5–6 % aller Nierentumoren aus (Tabelle 6.15). Eine familiäre Häufung findet sich in 1 % der Fälle. Beim Neugeborenen und bei Kindern jenseits des 7. Lebensjahrs sind Wilms-Tumoren selten. Nach längerem symptomlosem Verlauf zeigen sich in ca. 90 % der Fälle große palpable Tumoren (durchschnittlich 12 cm). Oft sind bereits Metastasen in den regionären Lymphknoten, der Lunge und der Leber vorhanden. Ein Einbruch in die V. renalis liegt in 4–10 % der Fälle vor, wobei der Tumorzapfen bis in den rechten Vorhof reichen kann. 5–10 % der Tumoren sind bilateral bzw. multifokal.

Nekrosen und Einblutungen (80 %) sowie Zysten und Verkalkungen (15 %) können auf T1w- und T2w-Aufnahmen ein inhomogenes SI-Muster erzeugen. Koronare und/oder sagittale Aufnahmen gestatten zumeist eine eindeutige Zuordnung zur deformierten und verlagerten Niere und sind außerdem für die Beurteilung der veränderten Gefäßanatomie vorteilhaft. Tumorgewebe in der V. renalis oder V. cava inferior hat dieselbe SI wie die übrigen Tumoranteile (Abb. 6.61).

Die Differenzierung des Wilms-Tumors von Hydronephrose und multizystischer Niere ist in der MRT unproblematisch, da diese Veränderungen im Gegensatz zum Wilms-Tumor eine wasseräquivalente SI haben. Die Abgrenzung zum Neuroblastom gelingt aufgrund der Zuordnung des Wilms-Tumors zur Niere.

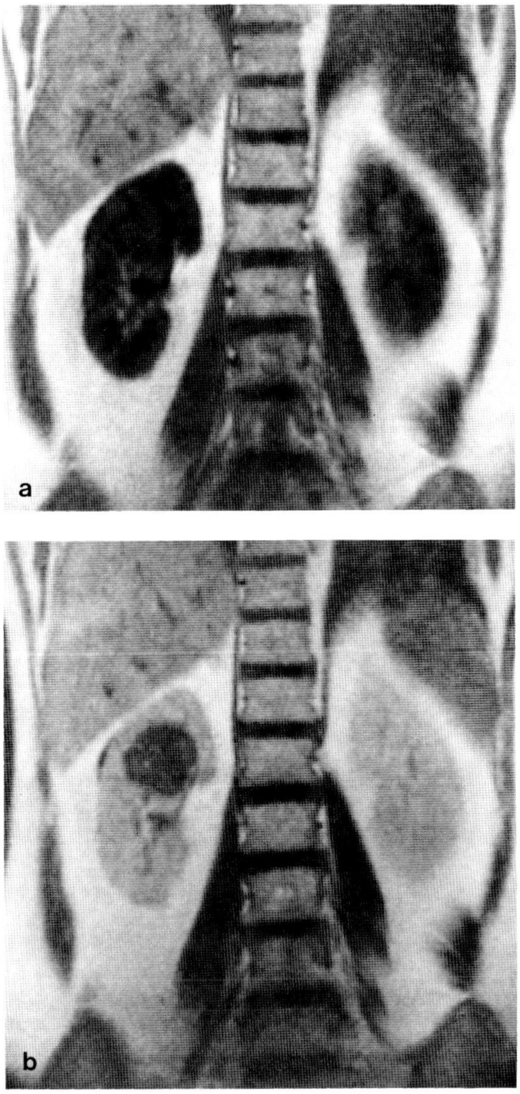

Abb. 6.60 a, b. 50jähriger Patient mit Urothelkarzinom des Nierenbeckens rechts. MR-Aufnahmen bei 0,35 T. (Aus Laniado et al. [16]) **a** Koronare T1w-Aufnahme (IR 1500/400/35). Die Nativaufnahme zeigt eine Auftreibung im Bereich des rechten oberen Nierenpoles. **b** Nach Injektion von Gd-DTPA (0,1 mmol/kg) läßt sich in derselben Aufnahmetechnik der signalarme Tumor vom anreichernden Nierenparenchym abgrenzen

Entzündliche Nierenerkrankungen. Die Pyelonephritis hat mit 3–9 % eine hohe Prävalenz. Die akute Pyelonephritis wird am häufigsten bei Frauen zwischen dem 15. und 40. Lebens-

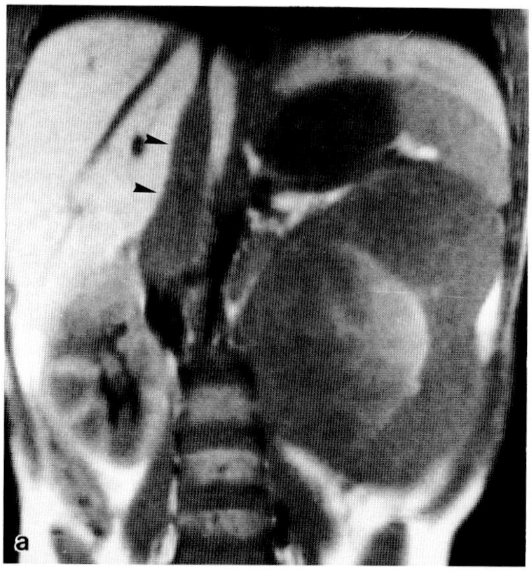

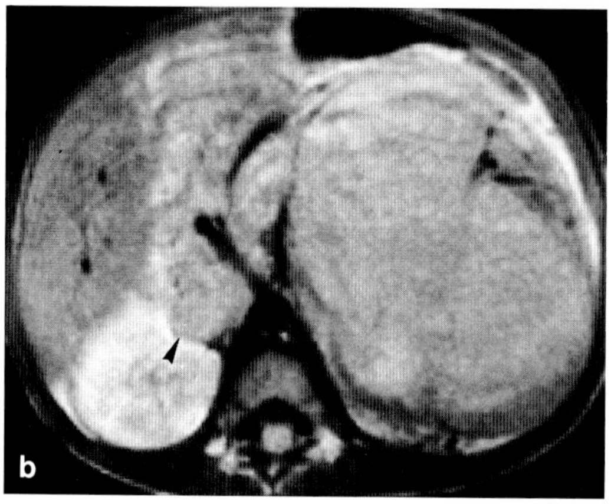

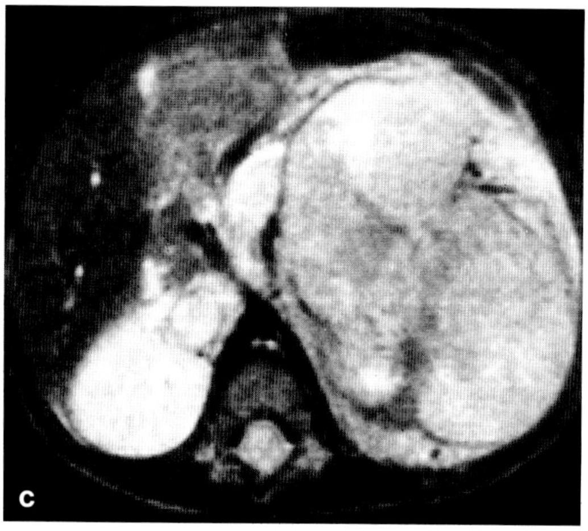

◂ **Abb. 6.61 a–c.** 2jährige Patientin mit Wilms-Tumor der linken Niere. MR-Aufnahmen bei 0,5 T (Kopfspule). **a** Koronare T1w-Aufnahme (SE 400/22). Der große linksseitige Nierentumor hat bei dieser Aufnahmetechnik eine SI wie der M. psoas. Die zentralen Areale mit erhöhter SI können Einblutungen entsprechen. Ein Tumorthrombus *(Pfeile)* in der V. cava inferior hat dieselbe SI wie der übrige Tumor. Die rechte Niere zeigt eine normale kortikomedulläre Differenzierung. **b** Transversale pw-Aufnahme (SE 1600/30). Auch bei dieser Aufnahmetechnik haben Tumor und Tumorthrombus *(Pfeil)* in der V. cava inferior dieselbe SI. **c** Transversale T2w-Aufnahme (SE 1600/90). Mit Verlängerung von TE zeigen sich Inhomogenitäten innerhalb des Tumors. Der Tumorthrombus in der V. cava inferior hat weiterhin nahezu dieselbe SI wie das Tumorgewebe

jahr beobachtet. T1w-Aufnahmen zeigen bei entsprechender Befundausprägung eine Vergrößerung der Niere, eine erniedrigte SI und eine Aufhebung des kortikomedullären Kontrasts. Es kann auch eine Verdickung der Fascia Gerota nachweisbar sein. Die chronische Pyelonephritis, die sich entweder aus der akuten Form oder aber schleichend entwickelt, manifestiert sich mit ihren Spätfolgen (Hypertonie, Urämie) meistens jenseits des 40. Lebensjahrs. Die morphologischen Veränderungen (Nierenverkleinerung, wellige Außenkontur, Parenchymverschmälerung) sind mit der MRT nachweisbar. Bei den verschiedenen Formen der Glomerulonephritis findet sich als unspezifisches Zeichen eine aufgehobene kortikomedulläre Differenzierung. Zum Nierenkarbunkel, perinephritischen Abszeß und zur Nierentuberkulose liegen keine systematischen MRT-Untersuchungen vor.

Harnabflußstörungen. Die akute, kurzzeitige Harnabflußstörung wird in den meisten Fällen durch Konkremente im harnableitenden System hervorgerufen. Die Dilatation von Nierenbecken und Harnleiter ist dabei gering ausgeprägt. Das Vollbild der Hydronephrose bildet sich erst bei einer chronischen Abflußbehinderung aus (Tumor, aberrierendes Gefäß, Nierenbeckenausgangsstenose usw.).
T1w-Aufnahmen zeigen bei einer chronischen Harnstauung neben dem signalarmen erweiterten Hohlsystem eine Aufhebung des kortikomedullären Kontrasts und eine Verschmälerung der Parenchymsaums als Ausdruck der chronischen Parenchymschädigung. Auf T2w-Aufnahmen ist das Hohlsystem signalintensiv.

Koronare Aufnahmen zeigen den erweiterten Ureter. Sog. RARE-Sequenzen sind als schnelle Meßsequenzen besonders gut zum Nachweis der Hydronephrose bzw. des Hydroureters und zur Höhenlokalisation der Passagebehinderung geeignet [11].

Bei entsprechender Befundausprägung kann die Ursache der Hydronephrose mit der MRT nachgewiesen werden (z. B. retroperitoneale Tumoren); kleinere Befunde entziehen sich jedoch dem direkten Nachweis (z. B. Ureterkarzinom). Nierenbeckensteine haben auf T1w- und T2w-Aufnahmen eine niedrige SI (niedrige Protonendichte, kurzes T2). Größere Konkremente können deshalb im T2w-Bild vom signalintensiven Nierenbeckenkelchsystem abgegrenzt werden.

Transplantatniere. Die Nierentransplantation ist mittlerweile Routine geworden. Postoperativ können dennoch vaskuläre Komplikationen (z. B. arterielle Stenosen in 3–12 %, Venenthrombosen in 0,5–4 % der Fälle) oder Harnabflußstörungen (z. B. durch Anastomoseninsuffizienz oder Ödem im Nahtbereich, Koagel, perirenale Flüssigkeitsansammlung) auftreten. Flüssigkeitsansammlungen in der Umgebung des Transplantats (Urinom, Lymphozele, Abszeß, Hämatom) werden in der frühen postoperativen Phase in bis zu 50 % der Fälle beobachtet. Neben den chirurgischen Problemen können sich eine akute tubuläre Nekrose (postoperative Frühphase, 5–75 %), eine Abstoßungsreaktion (perakut, akut, chronisch; bis zu 95 % bei nicht blutsverwandtem Spender) und eine Cyclosporin-induzierte Transplantatschädigung entwickeln. Die Unterscheidung der Komplikationen ist klinisch wichtig, da sich ihre Therapie grundsätzlich unterscheidet. Das normale Nierentransplantat hat eine ähnliche SI wie die orthotope Niere (Abb. 6.62). Auf T1w-Aufnahmen zeigen sich bei Abstoßung und akuter tubulärer Nekrose eine Vergrößerung der Niere und eine Aufhebung des kortikomedullären Kontrasts; die sichere Differenzierung beider Komplikationen ist nicht möglich. Transplantatschädigungen durch Cyclosporin können mit einer normalen SI der Niere oder einer Aufhebung des kortikomedullären Kontrasts im T1w-Bild einhergehen. Die SI perirenaler Flüssigkeiten richtet sich nach ihrer Zusammensetzung [13, 25]. Erste klinische Ergebnisse haben gezeigt, daß die dynamische MRT nach Bolusinjektion von Gd-DTPA semiquantitative Rückschlüsse auf die Funktion eines Nierentransplantats erlauben [18].

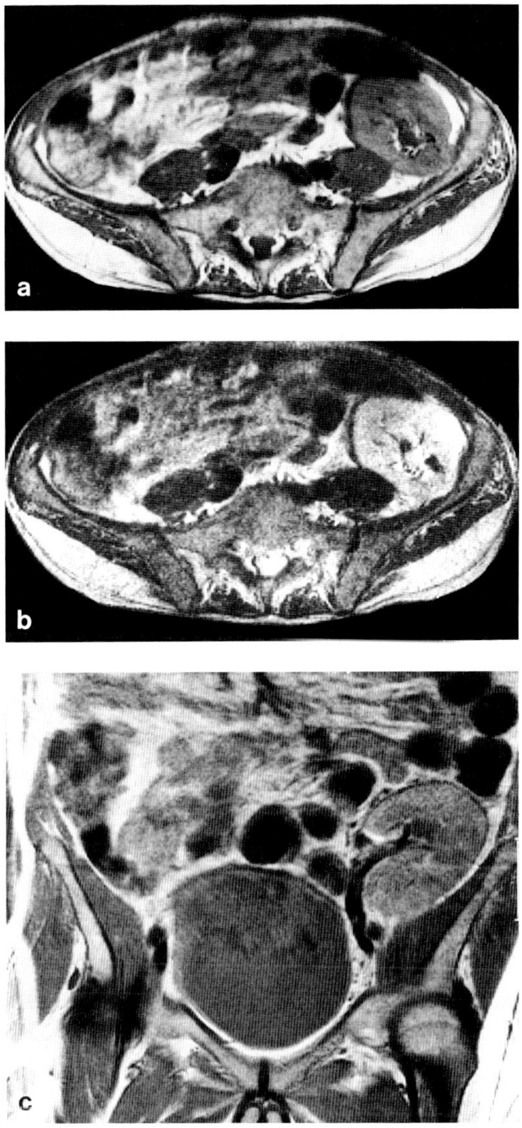

Abb. 6.62 a–c. Normales Nierentransplantat, Aufnahmen bei 1,5 T. **a** Transversale pw-Aufnahme bei einem 47jährigen Patienten. Das normale Transplantat hat eine homogene, mittlere SI (SE 1800/22). **b** In T2w-Aufnahmetechnik zeigt die Niere eine relative SI-Zunahme (SE 1800/90). **c** Die koronare pw-Aufnahme bei einem 42 jährigen Patienten zeigt die Gefäße des Nierenhilus, die mit den Iliakalgefäßen anastomosiert wurden (SE 1880/22)

Nierentrauma. Bis jetzt wurden mit der MRT nur traumatische Veränderungen nach Litho-

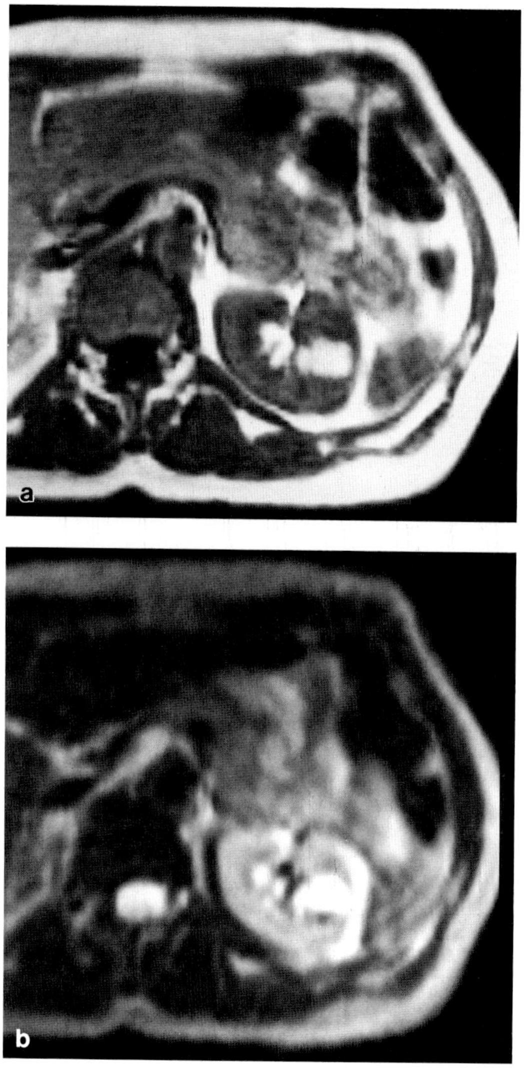

Abb. 6.63 a, b. 54jährige Patientin nach Trauma der linken Niere. Aufnahmen bei 1,5 T. **a** Die T1w-Aufnahme (SE 500/15) zeigt im Parenchym der linken Niere eine Region mit hoher SI, die einer posttraumatischen Einblutung entspricht. **b** In der T2w-Aufnahme (SE 2300/90) hat das Hämatom ebenfalls eine hohe SI

trypsie systematisch untersucht. Bei 74% der Patienten zeigten sich auf T1w-Aufnahmen ein Verlust der kortikomedullären Differenzierung, kleine subkapsuläre oder perirenale Flüssigkeitsansammlungen und/oder intraparenchymale Bezirke erhöhter (Hämatom) bzw. erniedrigter SI (Ödem, Urin) (Abb. 6.63) [1]. Bei Patienten mit paroxysmaler nächtlicher Hämoglobinurie wurde auf T1w- und T2w-Aufnahmen eine erniedrigte SI der Niere aufgrund von Hämosiderinablagerungen beschrieben (T2-Verkürzung) [20].

Tabelle 6.17. Differentialdiagnose von Nierentumoren

Zyste	Glatt begrenzt, homogene SI, T1w deutlich hypointens, T2w deutlich hyperintens, keine KM-Anreicherung
Hypernephrom	Irregulär begrenzt, inhomogene SI, variable SI auf T1w/T2w, KM-Anreicherung (häufig peripher)
Adenom	Glatt begrenzt, <3 cm, keine systematischen Literaturangaben über SI und KM-Anreicherung
Metastase	Form, Größe und SI-Verhalten variabel
Lymphom	Diffuse Minderung des kortikomedullären Kontrastes im T1w, Organvergrößerung
Wilms-Tumor	Zumeist beträchtliche Größe, Tumorthrombus häufig, keine systematischen Mitteilungen über SI-Verhalten
Nierenbecken-karzinom	Keine systematischen Mitteilungen

6.2.3.4 Differentialdiagnosen

Tabelle 6.17 zeigt MR- und morphologische Charakteristika verschiedener Nierentumoren. Aufgrund fehlender spezifischer MR-Befunde stellt die MRT für die Differentialdiagnose von Nierentumoren und anderer Nierenerkrankungen keine klinisch relevante Erweiterung dar.

6.2.3.5 Wertigkeit der MRT und Vergleich mit anderen bildgebenden Verfahren

Das intravenöse Urogramm einschließlich der Nierentomographie hat trotz der Sonographie bei verschiedenen Fragestellungen für die Nierendiagnostik von Erwachsenen und Kindern noch eine große Bedeutung. Die vor der KM-Gabe angefertigte Übersichtsaufnahme des Abdomens (Leeraufnahme) zeigt schattengebende Konkremente und Parenchymverkalkungen. Nach KM-Infusion stellen sich zentral (Verdrängung des Nierenbeckenkelchsystems) und peripher lokalisierte Raumforderungen dar (Nierenkonturveränderung). Lage und Ausscheidungsfunktion der ipsi- und kontralateralen Niere werden sichtbar. Bei vielen klinischen Fragestellungen reicht das Urogramm aus, um für das therapeutische

Vorgehen relevante Diagnosen zu stellen (z. B. Urolithiasis, Harnabflußstörungen und Anastomoseninsuffizienz bei Transplantaten). In anderen Fällen sind die Informationen wegweisend für den gezielten Einsatz weiterer bildgebender Verfahren (z.B. Tumor, Trauma). Nachteilig ist die Notwendigkeit jodhaltiger Kontrastmittel und die geringe Empfindlichkeit für den Nachweis kleiner Tumoren.

Die Sonographie spielt bei Erwachsenen und insbesondere bei Kindern eine zentrale Rolle in der bildgebenden Nierendiagnostik. Im Gegensatz zu CT und MRT ist auch bei Kindern unter 5 Jahren keine Sedierung erforderlich. Die Sonographie ist die einfachste Methode zur Unterscheidung soliden und zystischen Formationen (Treffsicherheit ca. 87 %). Solide Tumoren können jedoch artdiagnostisch nicht eingeordnet werden und müssen computertomographisch kontrolliert werden. Nierenvene und V. cava inferior sind sonographisch gut darstellbar. Bei der Beurteilung der Operabilität von Nierentumoren ist die Sonographie jedoch der CT und MRT unterlegen. Unter optimalen Untersuchungsbedingungen liegt die Nachweisgrenze des Ultraschalls für Nierentumoren bei 1 cm.

Bei Harnstauung, entzündlichen Nierenerkrankungen und Komplikationen nach Nierentransplantation ist die Sonographie die Methode der Wahl. Nach der Nierentransplantation ermöglicht die Dopplersonographie die Beurteilung der Flußverhältnisse im zuführenden Gefäß. Obwohl die Sonographie prinzipiell gut zum Nachweis posttraumatischer Veränderungen geeignet ist, kann das Aufsetzen und Führen des Schallkopfs unmittelbar nach einem stumpfen Bauchtrauma (Rippenfrakturen) zu schmerzhaft sein; für die Verlaufskontrolle besteht diese Einschränkung nur selten. Bekanntlich ist die Aussagekraft der Sonographie bei Adipositas und Darmgasüberlagerung reduziert.

Die CT ist in der bildgebenden Diagnostik der Nieren vielfach die Methode mit der größten Aussagekraft. Das gilt u. a. für die Diagnose (Treffsicherheit 96%) und Stadieneinteilung (Treffsicherheit 79–96%) des Hypernephroms. Zu den wenigen Nachteilen zählt dabei der fehlende Nachweis einer Infiltration des perirenalen Fettgewebes im frühen Stadium (Stadium I und II) und der fehlende Nachweis einer Invasion des intrarenalen Abschnitts der V. renalis (Stadium II und III a). In beiden Fällen besteht jedoch die Therapie in der Tumornephrektomie, so daß diese methodischen Nachteile klinisch nicht relevant sind.

Die Abgrenzung sog. hyperdenser Zysten von soliden, u. U. hämorrhagischen Nierentumoren bereitet mit der CT Schwierigkeiten. Auch die Differenzierung zwischen Adenomen, Lymphomen, Metastasen und Hypernephromen bzw. komplizierten Zysten und zystischen Malignomen ist mit der CT nicht sicher möglich. Verschiedene CT-Kriterien einschließlich des Nachweises von Verkalkungen und deren Form und Verteilung können allerdings richtungweisend für die Diagnose sein. Pathognomonisch ist die niedrige Dichte bei Angiomyolipomen.

Nierenparenchym- und Gefäßverletzungen nach stumpfem Bauchtrauma können mit der CT direkt oder indirekt (fehlende Kontrastanhebung nach KM-Gabe) diagnostiziert werden, so daß die Entscheidung über die Notwendigkeit einer Angiographie auf der Grundlage des CT-Befunds getroffen werden kann. Bei nierentransplantierten Patienten hat die CT gegenüber der Sonographie in der postoperativen Frühphase den Vorteil, daß Verbandmaterial und Drainagen die Untersuchung nur wenig behindern. Nahezu alle Komplikationen können diagnostiziert werden, wobei jedoch meistens eine KM-Gabe erforderlich ist.

Bei Kindern unter 5 Jahren ist für eine CT-Untersuchung zumeist eine Sedierung erforderlich, sofern nicht während der natürlichen Schlafphase untersucht wird. Die orale KM-Gabe ist in diesem Alter anzustreben, da Kinder in der Regel wenig retroperitoneales Fettgewebe haben und die Abgrenzung großer Raumforderungen schwierig sein kann.

Als Nachteil der CT muß bei großen Nierentumoren die manchmal schwierige Organzuordnung angesehen werden. Die in den meisten Fällen erforderliche intravenöse KM-Gabe ist ein weiterer Nachteil der Methode.

Die Angiographie wird bei unklaren Ultraschall- und CT-Befunden zur Differenzierung maligner und benigner Nierentumoren sowie zur Beurteilung der V. cava inferior (Tumorzapfen) eingesetzt. Auch die Planung einer organerhaltenden Nierentumoroperation macht eine präoperative Angiographie erforderlich. Für den Nachweis von Nierenarterienstenosen und traumatischen Gefäßläsionen ist die An-

giographie die Methode der Wahl. Die größere Invasivität macht eine engere Indikationsstellung erforderlich.
Die Szintigraphie mit ^{99m}Tc-DTPA, ^{131}J- bzw. ^{123}J-Hippuran und ^{99m}Tc-MAG 3 (Merkapto-Azetyl-Triglyzin) liefert quantitative und reproduzierbare funktionelle Daten (Perfusion, Sekretion). Die Szintigraphie wird u. a. bei Nierentransplantaten routinemäßig verwendet, wobei auch Harnabflußstörungen und Insuffizienzen der Ureteranastomose nachgewiesen werden können. Die szintigraphischen Methoden sind hinsichtlich funktioneller Aspekte den KM-Untersuchungen (Urogramm, CT, MRT) überlegen. Einschränkungen sind das schlechtere räumliche Auflösungsvermögen und Signal-Rausch-Verhältnis sowie die relativ lange Untersuchungszeit.
Die MRT hat bei der Stadieneinteilung des Hypernephroms eine vergleichbare Treffsicherheit wie die CT, wobei in Einzelfällen die Beurteilung von Nierenvene und V. cava inferior bzw. die Differenzierung zwischen Kollateralgefäßen und Lymphomen einfacher ist. Metastatisch befallene, normal große Lymphknoten werden jedoch auch mit der MRT falsch-negativ eingestuft. Große Raumforderungen sind mit der MRT auf koronaren Aufnahmen einfacher als mit der CT der Niere zuzuordnen.
Bei zystischen Nierentumoren ist die Treffsicherheit der MRT mit der des Ultraschalls und der CT vergleichbar. Das SI-Muster hämorrhagischer Zysten ist charakteristisch, aber nicht beweisend (z. B. hämorrhagisches Hypernephrom). Solide Nierentumoren können mit Ausnahme des Angiomyolipoms nicht artdiagnostisch zugeordnet werden.
Beim Wilms-Tumor ist die MRT der Sonographie und der CT überlegen. Das gilt speziell für die Beurteilung der Tumorausdehnung und die Beziehung zwischen Tumor und großen Gefäßen. Wie in der CT müssen Kinder unter 5 Jahren in der Regel sediert bzw. in der natürlichen Schlafphase untersucht werden. Da es zur Zeit noch kein orales KM gibt, das für Kinder zugelassen ist, kann die Abgrenzung des Gastrointestinaltrakts problematisch sein.
Komplikationen nach Nierentransplantation können mit der MRT sensitiv erfaßt werden. Die Differenzierung zwischen akuter tubulärer Nekrose und Transplantatabstoßung gelingt jedoch nicht besser als mit Sonographie und szintigraphischen Verfahren. Die bei drohender Abstoßung erforderliche tägliche Kontrolle des Befundes ist mit der MRT praktisch nicht zu gewährleisten.
Zu den Nachteilen der MRT zählen die Anfälligkeit für Bewegungsartefakte, das bei Verwendung von Körperspulen im Vergleich zur CT schlechtere räumliche Auflösungsvermögen sowie der fehlende direkte Nachweis von Verkalkungen.

6.2.3.6 Diagnostisches Vorgehen

Abbildung 6.64 zeigt ein Flußdiagramm zum Einsatz bildgebender Verfahren bei der Diagnostik von Nierentumoren, Abb. 6.65 bezieht sich auf das Vorgehen bei Verdacht auf Wilms-Tumor.

6.2.3.7 Indikationen

Die MRT hat eine hohe Sensitivität für den Nachweis pathologischer Nierenveränderungen. Die artdiagnostische Einordnung der Befunde wird jedoch in der Mehrzahl der Fälle durch sie nicht entscheidend verbessert. Nierenerkrankungen stellen deshalb z. Z. nur in Ausnahmefällen eine Indikation zur MRT dar (Tabelle 6.18). Davon ausgenommen ist die Diagnostik von Wilms-Tumoren.

Tabelle 6.18. Indikationen der MRT in der Nierendiagnostik

	Indikation	Kommentar
Wilms-Tumor	+++	Staging, Op.-Planung
Hypernephrom/ Adenom	+	Staging, Op.-Planung
Zyste	+	Unklare Befunde
Angiomyolipom	+	Unklare Befunde
Metastase	+	Unklare Befunde
Lymphombefall	+	Unklare Befunde
Transplantatniere	+	Unklare Befunde

+++ MRT in jedem Fall indiziert, ++ MRT als Ergänzung indiziert, + MRT nur in Ausnahmefällen indiziert.

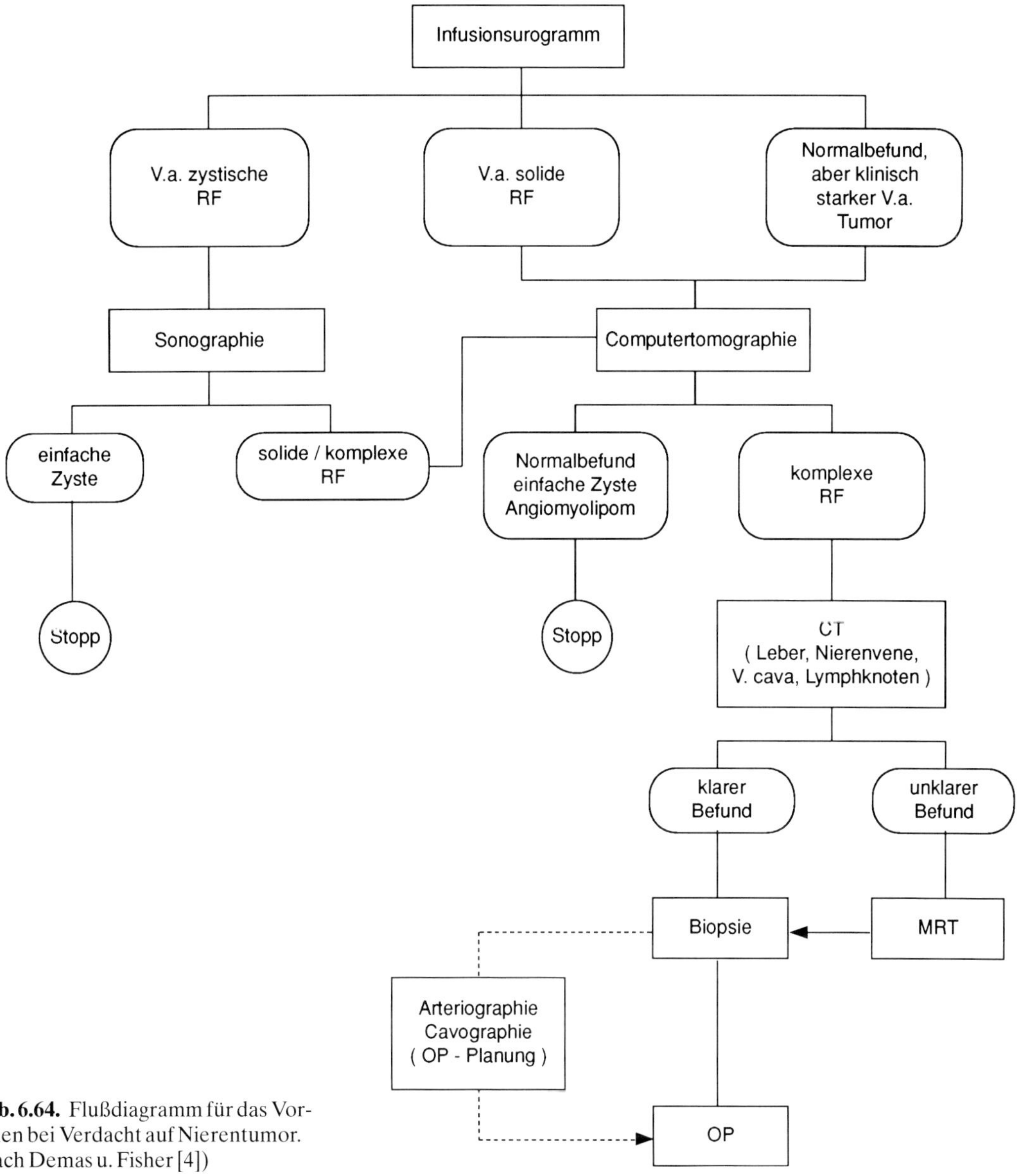

Abb. 6.64. Flußdiagramm für das Vorgehen bei Verdacht auf Nierentumor. (Nach Demas u. Fisher [4])

Sonographie
↓
Infusionsurogramm
↓
MRT
↓
Röntgenthorax, 2 Ebenen
↓
Postoperatives Skelettszintigramm und Schädel-CT bei histologisch nicht nachgewiesenem sarkomatösen Tumortyp

Abb. 6.65. Bildgebende Verfahren bei Wilms-Tumor

6.2.4 Nebenniere

6.2.4.1 Spezielle Untersuchungstechnik

Die Untersuchung der Nebennierenregion sollte mit lückenlosen T2w-Schichten in der transversalen Ebene begonnen werden (Schichtdicke 5–7 mm) (Tabelle 6.19). Bei einem Normalbefund ist damit die Untersuchung beendet. Liegt ein pathologischer Befund vor, so werden zur weiteren Gewebecharakterisierung koronare T1w-GE-Aufnahmen vor und nach bolusförmiger Gd-DTPA-Injek-

Tabelle 6.19. Untersuchungsprotokoll für die MRT der Nebennieren

Sequenz	Abbildungsebene	Kommentar
SE pw/T2w	Transversal	Übersicht (lückenlos, dünne Schichten)
SE T1w	Koronar	Organzuordnung, Gefäßbezug, intraspinale Tumorausbreitung
	Sagittal	Cavainvasion (z. B. NN-Karzinom)
GE T1w mit Gd-DTPA	Meist koronar	„Gewebecharakterisierung", Nekrosen
SE pw/T2w	Koronar	Extraadrenales Phäochromozytom, Metastasen

tion durchgeführt (Technik s. 6.2.3.1). Ist die Organzuordnung eines Tumors auf den transversalen T2w-Aufnahmen nicht eindeutig, empfehlen sich vorher koronare T1w-SE-Aufnahmen. Bei Neuroblastomen ermöglichen die koronaren Aufnahmen den Nachweis intraspinaler Tumoranteile und die Darstellung der Tumorbeziehung zu den großen Gefäßen. Eine Tumorinfiltration der V. cava inferior wird am besten im sagittalen Bild dargestellt. Unabhängig davon, ob die transversalen T2w-Aufnahmen der Nebennierenregion einen normalen oder pathologischen Befund zeigen, sollte bei Verdacht auf Phäochromozytom die Untersuchung auf Abdomen und Becken ausgedehnt werden.

Bei schlanken Patienten kann die Nebenniere mit einer Oberflächenspule untersucht werden. Handelt es sich dabei um eine Wirbelsäulenspule, so sollte der Patient in rechter oder linker Schräglage positioniert werden. Helmholtz-Spulen machen keine spezielle Lagerung erforderlich. Der verbesserten räumlichen Auflösung und dem Fehlen von Artefakten durch bewegte Strukturen außerhalb des sensitiven Spulenbereichs stehen methodische Nachteile gegenüber: Die Lagerung des Patienten zur Plazierung der Nebenniere in den Bereich der optimalen Spulensignalausbeute kann zeitaufwendig sein; Seitenvergleiche sind nicht möglich; große Nebennierentumoren werden u. U. nicht vollständig erfaßt.

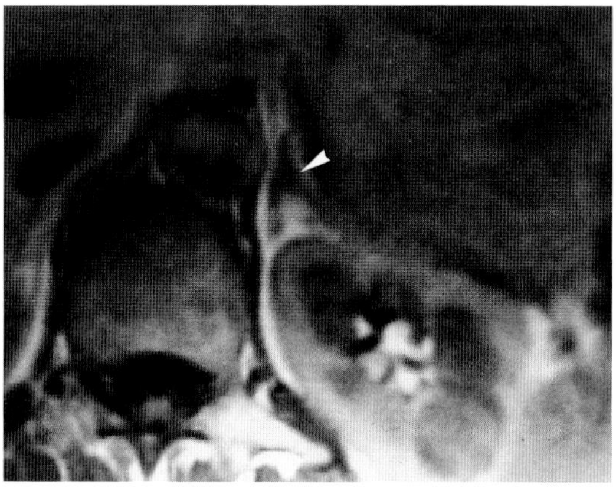

Abb. 6.66. 30jährige Patientin mit Nierentumor links. MR-Aufnahmen mit einer Wirbelspule bei 0,5 T. Die transversale T1w-Aufnahme (SE 400/22) zeigt neben der guten Darstellung der linken Niere mit signalarmem Nierentumor die charakteristische Y-förmige Konfiguration der normalen linken Nebenniere *(Pfeil)*. Aufgrund der unipolaren SI-Verteilung sind die spulennahen Abschnitte signalintensiver als die spulenfernen

6.2.4.2 *Normale Anatomie*

Der kraniokaudale Durchmesser der im Perirenalraum gelegenen Nebennieren beträgt 2–4 cm. Die im Vergleich zur linken Nebenniere etwas weiter kaudal gelegene rechte Nebenniere ist zwischen dem rechten Zwerchfellschenkel und dem rechten Leberlappen lokalisiert und hat normalerweise eine Dicke wie der rechte Zwerchfellschenkel. Aus der CT ist die Kommaform oder aber auch die Form eines umgekehrten Y bekannt. Auch die linke Nebenniere hat im Normalfall eine Breite wie der ipsilaterale Zwerchfellschenkel. Sie liegt lateral von Aorta und linkem Zwerchfellschenkel sowie dorsal von Pankreas und Milzgefäßen. Die Konfiguration der linken Nebenniere entspricht meistens einem umgekehrten Y oder V (Abb. 6.66).

Die normale Nebenniere hat auf T1w- und T2w-Aufnahmen eine mittlere SI. Der Kontrast zum umgebenden perirenalen Fettgewebe ist auf T1w- höher als auf T2w-Aufnahmen. Im Vergleich zu den Zwerchfellschenkeln zeigt die normale Nebenniere mit allen Pulssequenzen eine etwas höhere SI.

6.2.4.3 Pathologie

Nebennierenrindenhyperplasie und Nebennierenadenome. Die Nebennierenhyperplasie tritt bei M. Cushing, M. Conn und beim adrenogenitalen Syndrom (AGS) auf (Tabelle 6.20). Sie ist durch eine bilaterale Verbreiterung der Nebennierenschenkel gekennzeichnet (>10 mm). Bei M. Cushing begünstigt die Stammfettsucht die Abgrenzung der vergrößerten Nebennieren vom perirenalen Fettgewebe. Bei einem AGS liegt häufig eine deutliche noduläre Hyperplasie der Nebennieren vor. Die SI hyperplastischer Nebennieren unterscheidet sich nicht von der SI der normalen Nebenniere.

Nebennierenadenome werden bei M. Cushing und M. Conn beobachtet. Extrem selten sind sie beim AGS (Tabelle 6.20). Die hormonproduzierenden Adenome führen zu einer Atrophie des Restparenchyms der betroffenen Seite sowie der kontralateralen Nebenniere. Nicht- oder gering hormonproduzierende Nebennierenadenome sind bei weitem häufiger als hormonproduzierende (Tabelle 6.21). Die Adenome werden meist zufällig entdeckt, können bilateral vorliegen und sind bei Diagnosestellung selten größer als 6 cm, in der Regel kleiner als 3 cm. Aldosteronproduzierende Nebennierenadenome sind zu 90 % kleiner als 2,5 cm.

Die SI der Nebennierenadenome liegt mit allen Pulssequenzen zwischen der SI des perirenalen Fettgewebes und der SI des M. psoas. Auf T2w-Aufnahmen zeigt sich zur Leber eine isointense oder leicht hyperintense SI (Abb. 6.67). In der Regel haben die glatt begrenzten Adenome eine homogene SI. Nach Bolusinjektion von Gd-DTPA (dynamische KM-Studie) kommt es zu einer SI-Anhebung von maximal 100 %, die nicht länger als 7 min andauert [15].

Nebennierenmetastasen. Metastasen sind die häufigsten soliden Nebennierentumoren (Tabelle 6.21). In ca. 40 % der Fälle sind beide Nebennieren betroffen, wobei nur selten eine Nebenniereninsuffizienz vorliegt. Wahrscheinlich aufgrund der hohen Durchblutung ist die Nebenniere das vierthäufigste von einer hämatogenen Metastasierung befallene Organ (Bronchial-, Mamma-, Schilddrüsen-, Nieren-, Magen-, Kolon-, Pankreas-, Ösophaguskarzinome und Melanom). Bei Patienten mit maligner Grunderkrankung erweist sich jedoch ein zufällig entdeckter Nebennierentumor nur in ca. 50 % der Fälle als eine Metastase.

Kleine Metastasen sind auf T1w- und T2w-Aufnahmen homogen, während größere Metastasen unabhängig von der Aufnahmesequenz inhomogen strukturiert sein können (Nekrosen, Blutungen, seltener auch Verkalkungen) (Abb. 6.68). Im T1w-Bild sind Nebennierenmetastasen zumeist hypointens zur Leber, im T2w-Bild deutlich hyperintens. Im Vergleich zum retroperitonealen Fettgewebe ergibt sich auf T2w-Aufnahmen ein iso- oder hyperintenses SI-Verhalten. Nebennierenmetastasen können dieselbe SI wie der Primärtumor haben [24]. Nach Bolusinjektion von Gd-DTPA zei-

Tabelle 6.20. Endokrine Syndrome und Nebennierenpathologie

	Hyperplasie [%]	Adenom [%]	Karzinom [%]
M. Cushing (Inzidenz 0,01 %, Altersgipfel 25–35 J.)	75–85	10–15	5–10[a]
M. Conn (Prävalenz bei Hypertonie 0,5–1,0 %, Altersgipfel 30–50 Jahre)	25–40	60–75	Sehr selten[a]
Adrenogenitales Syndrom (1 auf 1000 Lebendgeburten)	Häufig	Selten	Sehr selten[a]

[a] Hormonell aktive Karzinome sezernieren in der Regel eine Kombination verschiedener Nebennierenrindensteroide.

Tabelle 6.21. Epidemiologie von Nebennierentumoren

	Häufigkeit[a] [%]	Altersgipfel (Jahre)	Kommentar
Adenom	2–9		„Inzidentinom"
Metastase	27		Bei Malignomen
Karzinom	0,0002	5 u. 40–50	
Phäochromozytom	0,005–0,1	40–50	0,1 % bei Hypertonikern
Neuroblastom	0,01	2	Inzidenz
Myelolipom	0,2–0,4		

[a] Sofern im Kommentar nicht anders angegeben, beziehen sich die Prozentangaben auf die Prävalenz der Erkrankungen in der Gesamtbevölkerung.

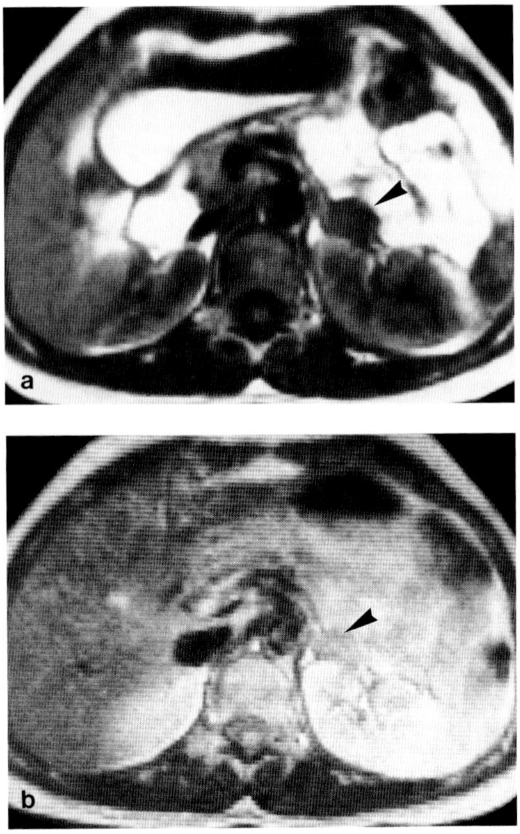

Abb. 6.67 a, b. 33jährige Patientin mit M. Conn und Nebennierenadenom links. MR-Aufnahmen bei 0,5 T. (Aus Claussen et al. [3]). **a** Transversale T1w-Aufnahme (SE 400/22). Der linksseitige Nebennierentumor läßt sich als signalarme Struktur *(Pfeil)* zwischen kontrastierten Darmschlingen (Gd-DTPA) und der Ventralfläche der Niere abgrenzen. **b** In der T2w-Aufnahme (SE 2000/70) hat das Adenom eine nur geringfügig höhere SI als die Leber *(Pfeil)*

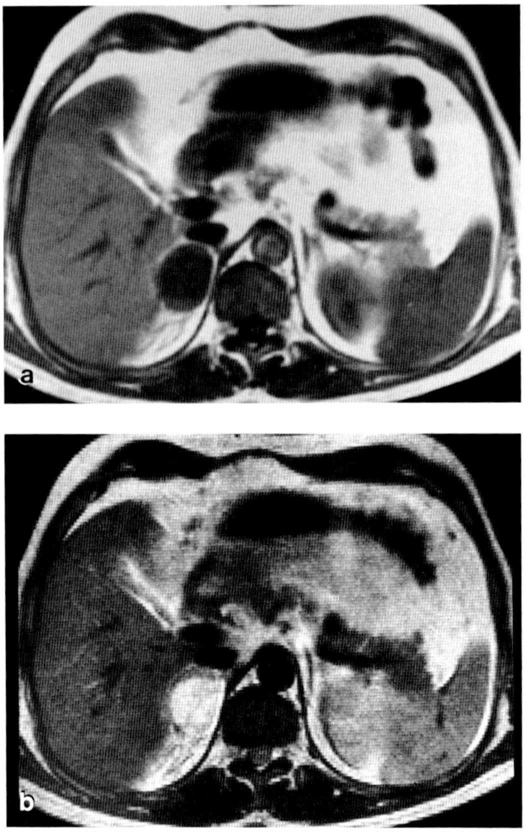

Abb. 6.68 a, b. 48jähriger Patient mit Nebennierenmetastase rechts (Hypernephrom). Aufnahmen bei 0,5 T. **a** In der T1w-Aufnahme (SE 400/22) hat der glatt begrenzte Tumor eine niedrige SI. **b** Bei T2w-Aufnahmetechnik (SE 2000/70) zeigt die Metastase im Vergleich zur Leber eine deutlich hyperintense SI

gen dynamische KM-Studien eine deutliche (ca. 300 %) und langanhaltende (ca. 15 min) SI-Anhebung der Nebennierenmetastasen [15]. Lymphome der Nebenniere können im Rahmen von Non-Hodgkin-Lymphomen und seltener bei M. Hodgkin auftreten (Abb. 6.69). Zur SI-Charakteristik liegen bis jetzt keine breiten Erfahrungen vor.

Nebennierenkarzinome. Das Nebennierenkarzinom zählt zu den seltenen Malignomen (Tabelle 6.21). Im Rahmen eines hereditären Syndroms kann es zusammen mit einem Mammakarzinom, Bronchialkarzinom und mit Sarkomen auftreten. 50–75 % der Nebennierenkarzinome sind hormonproduzierende Tumoren (Tabelle 6.20). Aufgrund der geringen Hormonproduktion kommt es jedoch erst relativ spät zu charakteristischen Symptomen (z. B. M. Cushing). In ca. 90 % der Fälle ist das Nebennierenkarzinom deshalb bei der Diagnosestellung größer als 6 cm. Bei einem Drittel der Patienten liegen Metastasen in Lunge, Leber und den regionären Lymphknoten vor. Eine direkte Ausbreitung in Niere, V. cava inferior und Retroperitoneum wird oft beobachtet. Es empfiehlt sich deshalb die Untersuchung der Leber und des gesamten Retroperitoneums.
Nebennierenkarzinome sind auf T2w-Aufnahmen hyperintens zur Leber (Abb. 6.70) [24]. Große Tumoren weisen im T2w-Bild häufig eine inhomogene SI auf (Nekrosen, Kalzifizie-

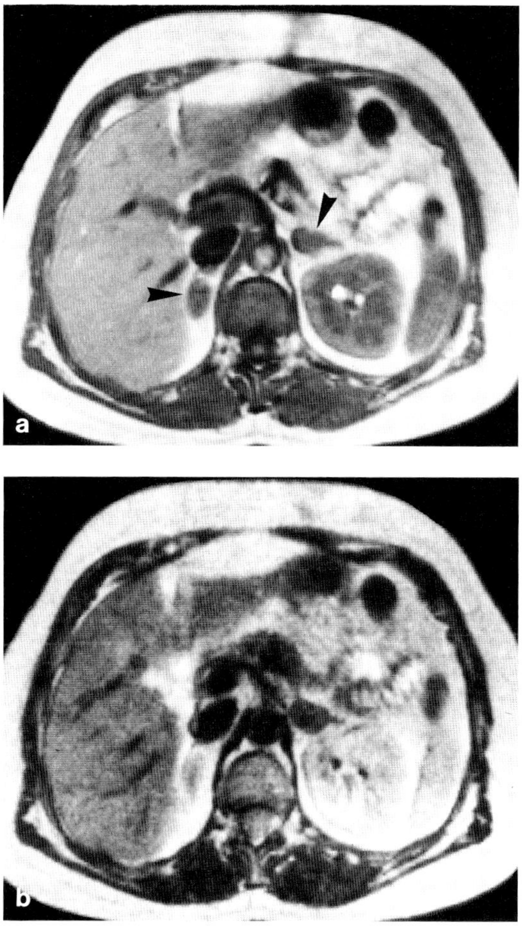

Abb. 6.69 a, b. 50jährige Patientin mit beidseitigem Nebennierenbefall bei M. Hodgkin. MR-Aufnahmen bei 0,5 T. **a** Transversale GE-Aufnahme (FLASH 200/14/ 90°). Im Bereich beider Nebennieren finden sich signalarme Raumforderungen *(Pfeile)*, die durch retroperitoneales Fettgewebe deutlich von der Umgebung abgegrenzt sind. Jejunumschlingen im linken Oberbauch sind mit signalintensivem Gd-DTPA kontrastiert. **b** Die transversale, relativ T2-gewichtete Aufnahme (SE 550/ 105) wurde in einer etwas anderen Schichtposition durchgeführt und ermöglicht lediglich die Beurteilung des linken Nebennierentumors. Der Tumor hat eine deutlich hypointense SI

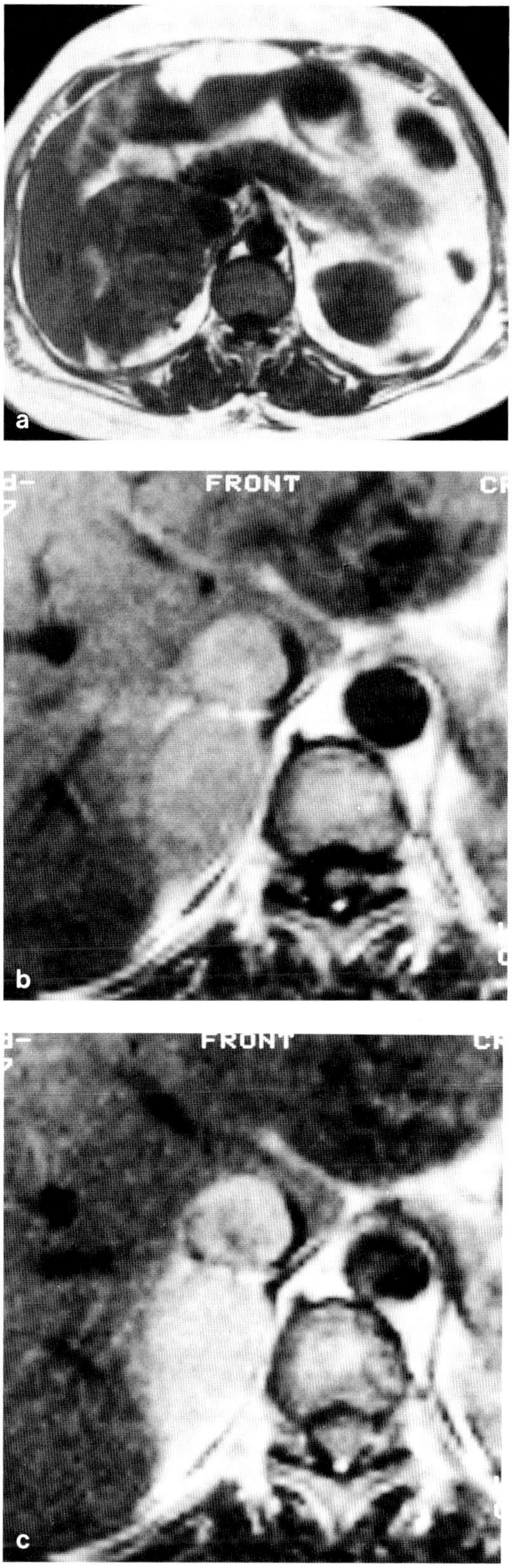

Abb. 6.70 a–c. 44jährige Patientin mit hormonproduzierendem Nebennierenkarzinom rechts (M. Cushing). MR-Aufnahmen bei 0,5 T. **a** Transversale T1w-Aufnahme (SE 500/35). Das Nebennierenkarzinom zeigt eine vornehmlich niedrige SI, wobei signalintensive Strukturen dem Tumor einen inhomogenen Aufbau verleihen. Der Anschnitt der linken Nebenniere ergibt einen unauffälligen Befund. **b** Die transversale pw-Aufnahme (SE 2000/35) zeigt auf einer weiter kranial gelegenen Schicht einen ausgedehnten Tumorthrombus in der V. cava inferior, der dieselbe SI wie das Tumorgewebe hat *(Pfeil)*. **c** Die T2w-Aufnahme (SE 2000/70) zeigt den Tumorthrombus ebenfalls mit identischer SI wie das Tumorgewebe. Das Nebennierenkarzinom ist im Vergleich zum Leberparenchym deutlich hyperintens ▶

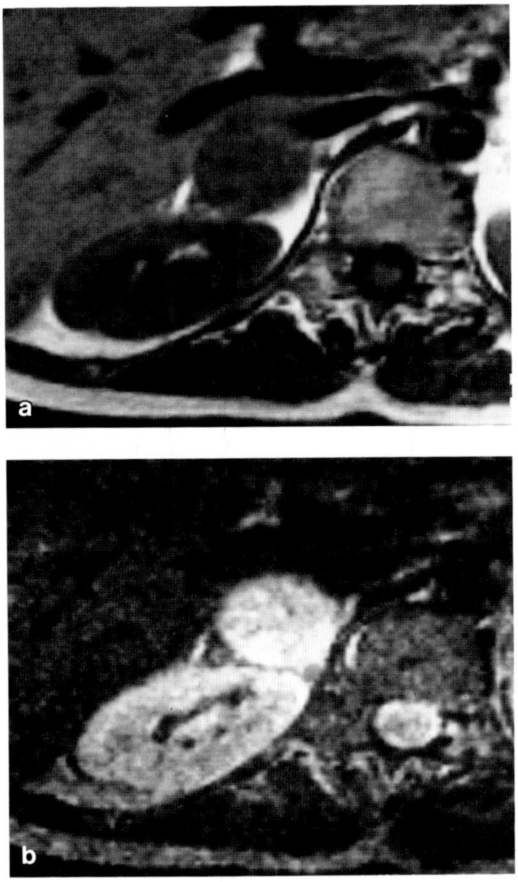

Abb. 6.71 a, b. 30jähriger Patient mit Phäochromozytom rechts. MR-Aufnahme bei 1,5 T. **a** Die transversale T1w-Aufnahme (SE 600/22) zeigt einen glatt begrenzten Tumor der rechten Nebenniere, der eine etwas niedrigere SI als die Leber aufweist. **b** Auf der T2w-Aufnahme ist der Tumor deutlich hyperintens zur Leber (SE 1600/80). Auch gegenüber der Niere und dem retroperitonealen Fettgewebe zeigt sich eine leicht erhöhte SI

rungen) und sind unregelmäßig begrenzt. Die SI-Anhebung nach Bolusinjektion von Gd-DTPA entspricht derjenigen der Metastasen [15]. Kontrastverstärkte T1w-Aufnahmen zeigen eine bessere Demarkierung von Nekrosen. Bei einem Einbruch in die V. cava inferior hat der Tumorzapfen im Gefäßlumen auf T1w- und T2w-Aufnahmen dieselbe SI wie der übrige Tumor.

Phäochromozytome. Das Phäochromozytom ist der häufigste Tumor des Nebennierenmarks (Tabelle 6.21). 10% liegen bilateral vor. Phäochromozytome sind bis zu 20% extraadrenal lokalisiert (Grenzstrang, Herz, Harnblase), so daß bei klinischem Verdacht auf ein Phäochromozytom die Untersuchung auf das gesamte Retroperitoneum und das Becken ausgedehnt werden sollte (Tabelle 6.19). In 5–10% der Fälle tritt das Phäochromozytom zusammen mit anderen neuroektodermalen Erkrankungen auf (Neurofibromatose, Hippel-Lindau-Syndrom, tuberöse Sklerose, Sturge-Weber-Syndrom). 3% der Phäochromozytome kommen familiär gehäuft bei multipler endokriner Neoplasie (MEN 2a und 2b) vor. Phäochromozytome bei MEN-Syndromen sind praktisch immer bilateral. Über den Anteil maligner Phäochromozytome differieren die Literaturangaben zwischen 5 und 46%. Maligne Phäochromozytome metastasieren bevorzugt in Lunge, Leber und Skelett.

Zum Zeitpunkt der Diagnose sind Phäochromozytome meistens bereits größer als 3 cm (durchschnittlich 5 cm). Große Tumoren sind unregelmäßig begrenzt. Das Charakteristikum der Phäochromozytome ist die hohe SI auf T2w-Aufnahmen (Abb. 6.71) [15, 24]. Sie sind selbst gegenüber dem retroperitonealen Fettgewebe hyperintens. Größere Phäochromozytome können Nekrosen, Hämorrhagien und Zysten aufweisen. Daraus resultiert auf T2w-Aufnahmen eine inhomogene SI. Tumorverkalkungen (7%) tragen zusätzlich zur Inhomogenität der Phäochromozytome bei. Nach Bolusinjektion von Gd-DTPA zeigen Phäochromozytome in dynamischen KM-Studien ein SI-Verhalten wie Metastasen und Karzinome (s. S. 540) [15].

Maligne Phäochromozytome können anhand der SI nicht von benignen differenziert werden. Als Malignitätskriterien dienen das invasive Wachstum und der Nachweis von Metastasen.

Neuroblastome. Neuroblastome sind die häufigsten abdominellen Tumoren des frühen Kindesalters (Tabelle 6.21). In ca. 50% der Fälle sind Neuroblastome intraabdominell lokalisiert, wovon zwei Drittel vom Nebennierenmark ausgehen. Sie können aber in jedem Ganglion des Grenzstrangs entstehen, so daß die Tumoren im Kopf-Hals-Bereich (2–5%), im Thorax (10–20%) oder Becken (5%) lokalisiert sein können. Zum Zeitpunkt der Diagnose liegen bei 50–75% der Kinder Metastasen vor (Knochenmark, Skelett, Leber, Haut, später auch Lungenmetastasen). Die in den meisten Fällen ausgedehnten Neuroblastome

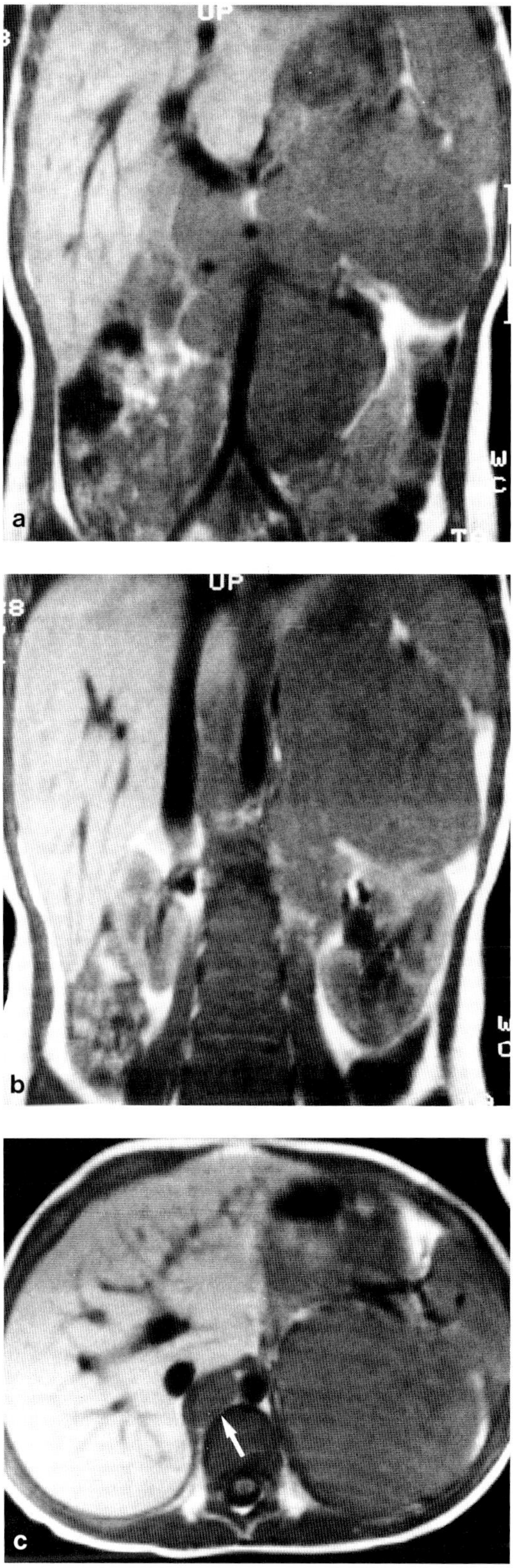

Abb. 6.72 a–c. 3jähriges Mädchen mit Neuroblastom der linken Nebenniere. MR-Aufnahme bei 0,5 T (Kopfspule). **a** Koronare T1w-Aufnahme (SE 400/22). Das Tumorgewebe und die beidseits paraaortalen Lymphome haben eine mittlere homogene SI. Die Lymphome zeigen eine charakteristische polyzyklische Konfiguration. Die Aorta abdominalis läßt sich bis zur Region der Nierenarterien in dieser Untersuchungsschicht als signalarme Struktur abgrenzen. **b** Koronare T1w-Aufnahme (SE 400/22). Die weiter dorsal gelegene Untersuchungsschicht zeigt neben der suprarenalen Aorta auch die freie Durchgängigkeit der V. cava inferior. Zwischen den großen Gefäßen befinden sich signalarme Lymphome. Die linke Niere ist nach kaudal verlagert, läßt sich jedoch gut vom signalärmeren Tumor differenzieren. **c** Transversale T1w-Aufnahme (SE 400/22). Neben dem ausgedehnten linksseitigen Tumor zeigt sich rechtslateral der Aorta ein retrokrurales Lymphom *(Pfeil)*

sind polyzyklisch begrenzt, wachsen über die Mittellinie (60 %), können die Niere infiltrieren, die großen Gefäße ummauern und in den Spinalkanal einwachsen (15 %).
Die SI der Neuroblastome entspricht auf den T1w-Aufnahmen nahezu der Intensität des Nierenmarks. Im Vergleich zur Nierenrinde erscheinen die Tumoren geringfügig hypointens (Abb. 6.72). Aufgrund der relativ hohen SI der Niere im T2w-Bild kann sich bei dieser Aufnahmetechnik ein isointenses SI-Verhalten zwischen Neuroblastom und normaler Niere ergeben. Die in ca. 85 % der Fälle vorliegenden Tumorverkalkungen können eine inhomogene SI hervorrufen [5].
Die Beurteilung der Beziehung des Tumors zu den großen Gefäßen und zum Spinalkanal ist für die Operationsplanung von Bedeutung. Sie gelingt am besten auf T1- oder T2-gewichteten koronaren (Spinalkanal, Aorta und V. cava inferior) bzw. transversalen Aufnahmen (Truncus coeliacus, A. mesenterica und ipsilaterale Nierenarterie). Koronare Schichten gewährleisten auch eine übersichtliche Darstellung des Retroperitoneums zur Identifizierung des Ausgangsorgans eines Neuroblastoms [5].

Myelolipome. Myelolipome sind seltene Nebennierentumoren (Tabelle 6.21). Die zumeist unilateral und asymptomatisch auftretenden Tumoren haben bei einem Überwiegen des lipomatösen Anteils eine hohe SI im T1w- und T2w-Bild (Abb. 6.73). Die nichtlipomatösen Strukturen werden mit mittlerer SI abgebildet, so daß die Tumoren eine inhomogene SI auf-

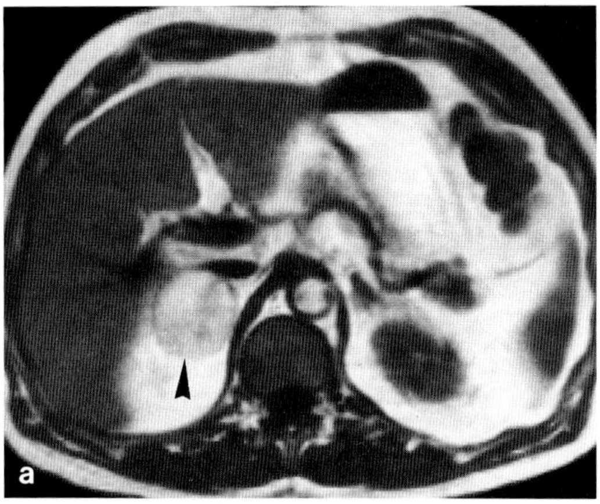

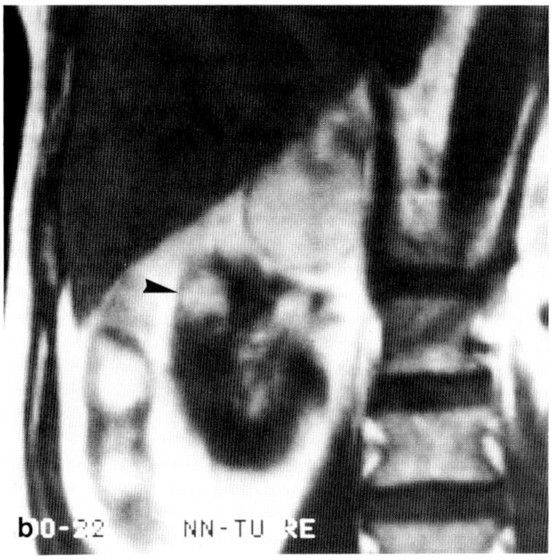

Abb. 6.73 a, b. 61jähriger Patient mit Myelolipom der rechten Nebenniere. MR-Aufnahmen bei 0,5 T. **a** Transversale T1w-Aufnahme (SE 400/22). In der Region der rechten Nebenniere zeigt sich ein glattbegrenzter, runder Tumor, dessen etwas inhomogene SI nahezu der Intensität des retroperitonealen Fettgewebes entspricht *(Pfeil)*. Signalintensives Kontrastmittel im Magen (Gd-DTPA). **b** Koronare T1w-Aufnahme (SE 200/22). In der koronaren Projektion zeigt sich deutlich die Lokalisation des signalintensiven Tumors zwischen rechtem Zwerchfellschenkel, Leberunterrand und rechter Niere. Als Nebenbefund zeigt sich in der rechten Niere ein signalintensiver Tumor, der einem Angiomyolipom entsprechen dürfte *(Pfeil)*. Signalintensives Kontrastmittel im Colon ascendens (Gd-DTPA)

weisen. Kalzifizierungen (20%) tragen zur Inhomogenität bei.

Zysten. Nebennierenzysten sind extrem selten. Die meisten sind lymphangiektatisch bedingt (45%). Pseudozysten (39%) entstehen nach Nebennierenblutungen. Sie können groß und damit symptomatisch werden (Flankenschmerz). Sehr selten liegen parasitäre Zysten vor (7%). In 15% der Zysten finden sich Wandverkalkungen. Da 80% der Zysten unilateral vorliegen, tritt nur selten eine Nebenniereninsuffizienz auf. Die Morphologie der Nebennierenzysten und ihre SI auf T1w- und T2w-Aufnahmen entspricht den Charakteristika einfacher Nierenzysten (s. S. 523).

6.2.4.4 Differentialdiagnosen

Tabelle 6.22 gibt einen Überblick über morphologische und MR-tomographische Charakteristika verschiedener Nebennierentumoren. Die in der Tabelle zitierte Variabilität von Tumorkontur und Homogenität erklärt sich dadurch, daß kleine Metastasen und Phäochromozytome zumeist glatt begrenzt und im T2w-Bild homogen strukturiert sind, größere Tumoren jedoch irregulär begrenzt und inhomogen aufgebaut sind. Die Kontrastquotienten zur Differenzierung von Nebennierentumoren auf T2w-Aufnahmen wurden in verschiedenen Studien ermittelt [2, 15, 24]. Da die Quotienten in bis zu 30% der Fälle Überlappungen zwischen benignen und malignen Läsionen zeigen und von der Feldstärke und den Aufnahmeparametern abhängen, können sie lediglich als ergänzende differentialdiagnostische Parameter dienen [14].

6.2.4.5 Wertigkeit der MRT und Vergleich mit anderen bildgebenden Verfahren

Verkalkungen der Nebennieren, die bei Neuroblastomen und einer Nebennierentuberkulose häufig, bei anderen benignen und malignen Nebennierentumoren selten vorkommen, können auf der Röntgen-Abdomenübersichtsaufnahme nachgewiesen werden. Das Ausscheidungsurogramm einschließlich der Nierentomographie zeigt die Beziehung eines Nebennierentumors zur Niere. Bei Kindern trägt das Urogramm zur Differenzierung zwischen Neuroblastomen und Wilms-Tumoren bei.

Sonographisch kann die normale rechte Nebenniere in ca. 80% der Untersuchungen dar-

Tabelle 6.22. Differentialdiagnose von Nebennierentumoren

	Adenom	Metastasen	Karzinom	Phäochromozytom	Neuroblastom	Myelolipom	Zyste
Größe	<3 cm	>3 cm	>6 cm	>3 cm	>6 cm		
Kontur	Glatt	Variab.	Irreg.	Variab.	Polyzykl.	Glatt	Glatt
Intensität[a] visuell T2w	+	++	++	+++	++	++	+++
SI auf T2w	Homog.	Variab.	Inhom.	Inhom.	Inhom.	Inhom.	Homog.
Tu./Leber[b] 0,5 T	<1,2	>1,4	>1,4	>3,0			
Tu./Fett[c] 0,5 T	<0,6	>0,8	>0,8	>0,8			
Tu./Leber[d] 1,5 T	<1,5	>2,0	>2,0	>2,0			
Gd-Dynam.[e] SI-Anhebung	<100 %	>300 %	>300 %	>300 %			
Dauer	<7 min	>7 min	>7 min	>7 min			

[a] Tumor-SI gering (+), mäßig (++), deutlich (+++) hyperintens relativ zur normalen Leber. Kontrastquotient Tumor/normales Leberparenchym.
[b] SE (2500/80) [24].
[c] SE (2100/90) [2].
[d] GE (60/30/15°) [15].
[e] Dynamische KM-Studien GE (60/30/15°) [15].

gestellt werden. Die linke Nebenniere ist häufig durch Darmgas in Magen, Duodenum und/oder Kolon überlagert. Ihre Darstellung gelingt bei ca. 45 % der Ultraschalluntersuchungen. Bei adipösen Patienten (z.B. M. Cushing) ist die Sonographie der Nebennieren erschwert. Sehr schlanke Patienten, bei denen die Nebennierenabgrenzung in der CT aufgrund des geringen retroperitonealen Fettgewebes problematisch sein kann, sind dagegen sonographisch gut zu untersuchen.

Mit Ausnahme pädiatrischer Patienten ist die Sonographie aufgrund der methodischen Nachteile bei Verdacht auf Nebennierentumor nicht die primäre bildgebende Methode. Ihre Nachweisgrenze für Nebennierentumoren liegt bei ca. 2 cm. Nebennierenzysten können sonographisch eindeutig von soliden Tumoren differenziert werden. Große Tumoren können sonographisch einfacher als mit der CT der Nebenniere zugeordnet werden, da durch die variable Schnittführung das Fettgewebe zwischen den Organen besser erfaßt wird. Die Nebennierenhyperplasie ist sonographisch nicht zu diagnostizieren.

Die CT ist heute die Methode der Wahl für die bildgebende Diagnostik der Nebenniere. Die Darstellung der normalen Nebennieren gelingt in nahezu allen Fällen. Nebennierentumoren ab einer Größe von 1 cm werden mit hoher Sensitivität erfaßt, wobei zum Tumornachweis meistens kein intravenöses KM erforderlich ist. Auch Tumorverkalkungen sind sicher festzustellen. Probleme können sich bei kachektischen Patienten oder bei der Differenzierung des ventromedialen Anteils der rechten Nebenniere von der V. cava inferior ergeben, da das Fehlen einer Fettgewebeschicht in der Umgebung des Organs die Abgrenzung erschwert.

Mit Ausnahme der seltenen Nebennierenzysten und Myelolipome kann die artdiagnostische Zuordnung eines CT-Befundes ohne ein charakteristisches endokrines Syndrom schwierig oder unmöglich sein. Das gilt insbesondere für die Differentialdiagnose zwischen Adenom und Metastase.

Szintigraphische Untersuchungen der Nebennierenrinde mit ^{131}J-markierten Cholesterolderivaten oder ^{75}Se-markiertem Norcholesterol zeigen eine vermehrte bilaterale Speicherung bei Hyperplasie. Hormonproduzierende Adenome speichern ebenfalls vermehrt, wobei die kontralaterale Nebenniere kein Nuklid aufnimmt. Adrenokortikale Karzinome speichern gering, und die kontralaterale Nebenniere weist eine normale Belegung auf. Nachteile der Szintigraphie sind die langen Untersuchungsintervalle (erste Messung frühestens nach 2–3 Tagen, mehrere Aufnahmen an verschiedenen Tagen), das relativ schlechte räumliche Auflösungsvermögen und Signal-Rausch-Verhältnis sowie die im Vergleich zur CT 5- bis 10fach höhere Strahlenexposition der Nebennieren.

Die nuklearmedizinische Diagnostik des Nebennierenmarks wird mit ^{131}J oder ^{123}J-meta-Benzylguanidin (MIBG) durchgeführt. Adrenale und extraadrenale Phäochromozytome sowie Neuroblastome können diagnostiziert werden. Die geringe Speicherung der normalen Nebenniere ist nicht nachweisbar. Die Sensitivität der Methode liegt für den Nachweis von Phäochromozytomen bei ca. 87 %, die Spezifität bei nahezu 100 %. Auch aufgrund der Anreicherung in Leber-, Lungen- und Knochenmetastasen ist die MIBG-Szintigraphie ein aussagekräftiges Verfahren bei Verdacht auf ein malignes Phäochromozytom oder ein Neuroblastom. Auch zur postoperativen Verlaufskontrolle ist die Methode hervorragend geeignet. Für die Szintigraphie mit MIBG gelten ähnliche Einschränkungen wie für die Szintigraphie mit Cholesterolderivaten.

Die Angiographie wird zur Bestimmung des Ursprungsorgans einer Raumforderung in der Nebennierenregion nur noch selten angewandt. Die präoperative Klärung der Gefäßversorgung kann jedoch eine Arteriographie erfordern. Aufgrund der variablen Gefäßversorgung der Nebennieren ist die Arteriographie zeitaufwendig und technisch schwierig. Die einfacher durchzuführende Phlebographie, bei der es in ca. 5–8 % zu Gefäßrupturen kommt, wird praktisch nicht mehr durchgeführt. Die bilaterale Nebennierenvenenkatheterisierung mit seitengetrennter Aldosteronbestimmung kann jedoch in Zweifelsfällen herangezogen werden. Das Verfahren hat bei aldosteronproduzierenden Adenomen eine Sensitivität von 96 %.

Mit der MRT läßt sich die linke Nebenniere in 96 %, die rechte in 90 % der Fälle darstellen. Damit hat die MRT eine höhere Sensitivität als die Sonographie und eine etwas niedrigere als die CT. Im Vergleich zur CT sind koronare und sagittale Aufnahmen für die Organzuordnung großer Nebennierentumoren vorteilhaft. Auch Gefäße in der Umgebung der Nebenniere sind einfacher von Nebennierentumoren zu differenzieren (z. B. erweiterte Milzvene bei portaler Hypertension). Die Nachweisgrenze der MRT liegt für Nebennierentumoren bei ca. 1 cm. Gegenüber der Szintigraphie hat die MRT den Vorteil der kürzeren Untersuchungszeit.

Bei extraadrenalen intraabdominellen Phäochromozytomen ist die MRT wahrscheinlich sensitiver als die CT, jedoch weniger empfindlich als die Szintigraphie mit MIBG. In der Neuroblastomdiagnostik ergeben sich hinsichtlich der Darstellung der Tumorbeziehung zu den großen Gefäßen und zum Intraspinalraum Vorteile der MRT gegenüber der CT. Die Infiltration der V. cava durch ein Nebennierenkarzinom kann mit der MRT sicher nachgewiesen werden. Bei der Differenzierung des Adenoms von Metastase, Nebennierenkarzinom und Phäochromozytom stellt die dynamische KM-verstärkte MRT eine vielversprechende Erweiterung der diagnostischen Möglichkeiten dar. Die Berechnung von Kontrastquotienten (Leber/Tumor) erscheint ebenfalls vielversprechend. Es bleibt jedoch zu überprüfen, ob die Quotienten für alle Feldstärken und T2w-Sequenzen gelten.

Der Nachteil der MRT, insbesondere gegenüber der CT, liegt in den Bewegungsartefakten, dem bei Körperspulen schlechteren räumlichen Auflösungsvermögen und dem fehlenden Nachweis von Verkalkungen. Tumoren unter 1 cm können nicht sicher nachgewiesen werden. Kinder unter 5 Jahren müssen in der Regel sediert oder während der normalen Schlafphase untersucht werden.

6.2.4.6 Diagnostisches Vorgehen

Die Abb. 6.74–6.78 skizzieren für wichtige klinische Fragestellungen in der Nebennierendiagnostik das mögliche Vorgehen. Labordiagnostische- und bioptische Verfahren sind mit Ausnahme von Abb. 6.77 nicht berücksichtigt. Da in der klinischen Praxis viele Befunde grenzwertig sind, kann nicht immer von typischen Befundkonstellationen ausgegangen werden. So stellen Begriffe wie „adenomtypisch“ eine starke Vereinfachung dar. Zu den einzelnen diagnostischen Schritten kann im Rahmen dieses Unterkapitels nicht Stellung genommen werden.

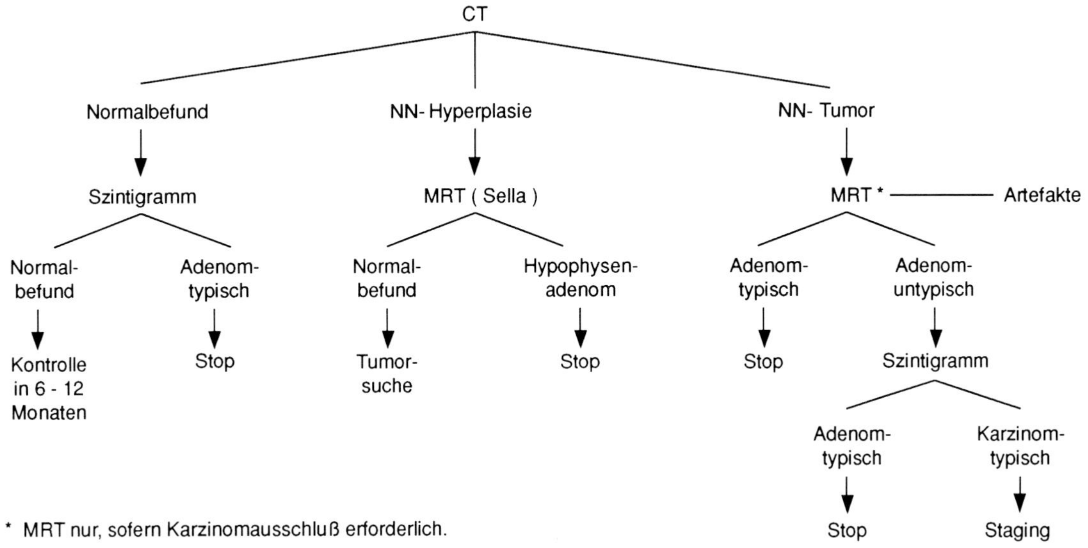

* MRT nur, sofern Karzinomausschluß erforderlich.

Abb. 6.74. Flußdiagramm für den Einsatz bildgebender Verfahren bei M. Cushing

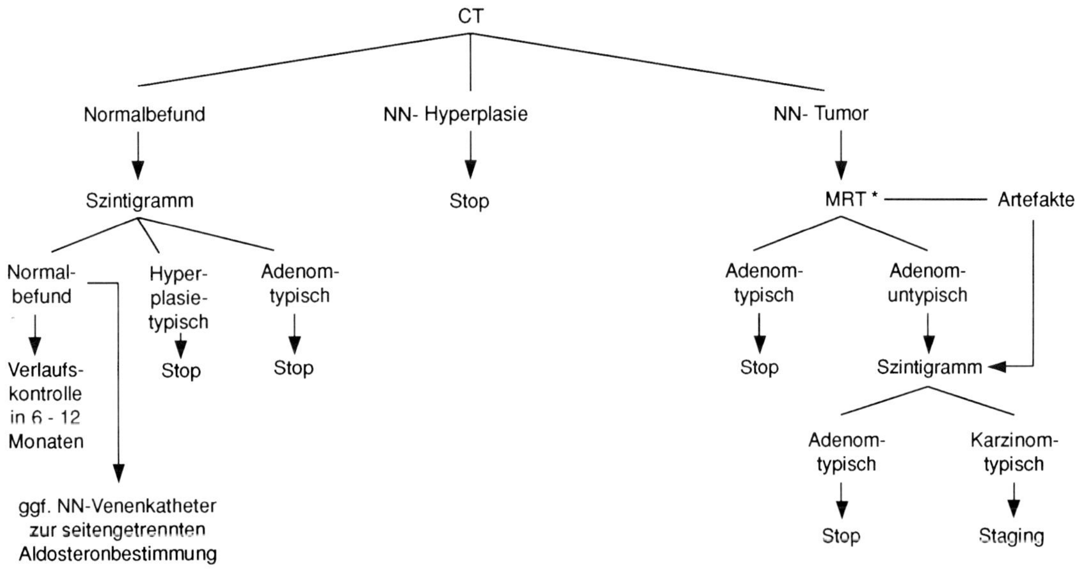

* MRT nur, sofern Karzinomausschluß erforderlich.

Abb. 6.75. Flußdiagramm für den Einsatz bildgebender Verfahren bei M. Conn

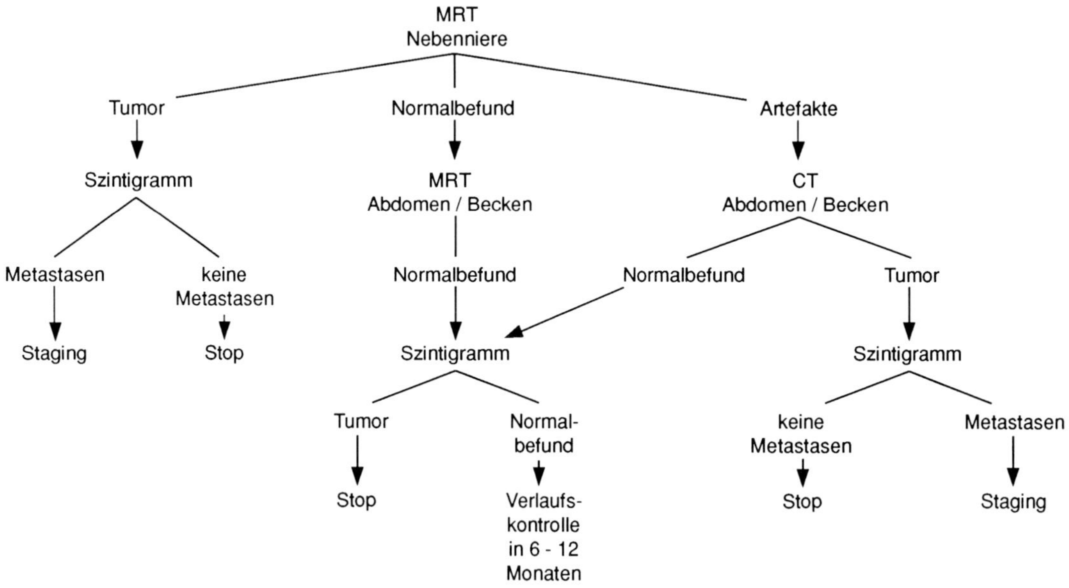

Abb. 6.76. Flußdiagramm für den Einsatz bildgebender Verfahren bei Verdacht auf Phäochromozytom

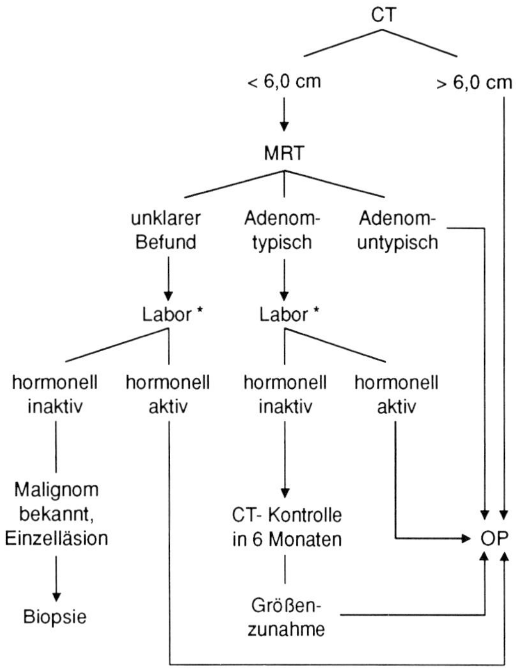

* 24-h-Urin auf 17-Hydroxy-, 17-Ketosteroide und Katecholamine,
Dexamethasontest; ggf. Seumtestosteron oder Östrogen

Abb. 6.77. Flußdiagramm für das diagnostische und therapeutische Vorgehen bei einem zufällig entdeckten Nebennierentumor. (Modifiziert nach Norten et al. [22])

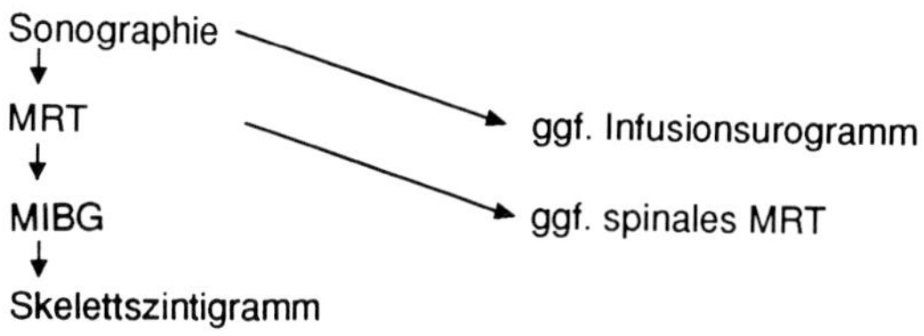

Abb. 6.78. Bildgebende Verfahren bei Neuroblastom

6.2.4.7 Indikationen

Tabelle 6.23 faßt die Indikationen der MRT in der Nebennierendiagnostik zusammen.

6.2.5 Lymphknoten und retroperitoneale Tumoren

6.2.5.1 Spezielle Untersuchungstechnik

Bei der Frage nach retroperitonealen Lymphomen beginnt die Untersuchung mit transversalen T1w-Aufnahmen. Zur Erfassung grenzwertig großer Lymphknoten ist eine lückenlose Abbildung zu empfehlen (Tabelle 6.24). Erschweren Partialvolumeneffekte die Größenbestimmung, so werden T1-gewichtete sagittale oder koronare Aufnahmen angefertigt. Bei

Tabelle 6.23. Indikationen der MRT in der Nebennierendiagnostik

	Indikation	Kommentar
Phäochromozytom	+++	Hohe Sensitivität, Rezidivdiagnostik
Neuroblastom	+++	Op-Planung, Staging
M. Cushing	++	DD Adenom/Karzinom
Nebennierenkarzinom	++	Op-Planung bei großem Tumor
DD Adenom/ Metastase	++	Treffsicherheit noch unklar
DD „Inzidentinom"/Phäochromozytom	+	Bei grenzwertigen Katecholaminwerten
DD Phäochromozyt./Aldost. produzierendes Adenom	+	Bei Hypertonie und unklaren Laborparametern
M. Conn	+	DD Adenom/Karzinom (selten)
AGS	+	DD Adenom/Karzinom (selten)

+++ MRT in jedem Fall indiziert, ++ MRT als Ergänzung indiziert, + MRT nur in Ausnahmefällen indiziert.

Tabelle 6.24. Untersuchungsprotokoll für die MRT retroperitonealer Lymphome und Tumore

Sequenz	Abbildungsebene	Kommentar
SE pw/T2w	Transversal	Nur bei Tumoren
SE T1w	Transversal	Übersicht (u. U. lückenlos)
STIR	Transversal	dto.
SE T1w	Koronar	Fragliche Befunde, Gefäßbezug
	Sagittal	dto.
SE pw/T2w	Nach Befund	Diagnosesicherung, Differenzierung Tumor-Fibrose

ausgedehnten retroperitonealen Lymphomen zeigen diese Aufnahmen direkt die Beziehung zu den großen Gefäßen. Protonen- bzw. T2w-Aufnahmen liefern nur in Ausnahmefällen klinisch relevante Zusatzinformationen wie bei der Verlaufskontrolle nach Strahlen- oder Chemotherapie. Eine besonders hohe SI von Lymphomen gegenüber den signalarmen Umgebungsstrukturen zeigt sich mit sogenannten STIR-Sequenzen [9].

Die Untersuchung primärer retroperitonealer Tumoren sollte mit Protonen- bzw. T2w-Aufnahmen in transversaler Schnittführung erfolgen (Schichtlücken 30–50 % der Schichtdicke). In Abhängigkeit vom Befund schließen sich Aufnahmen in der sagittalen oder koronaren Ebene an.

6.2.5.2 Normale Anatomie

Ebenso wie in der CT sind retroperitoneale Lymphknoten auch in der MRT bis zu einer Größe von ca. 10–15 mm als normal anzusehen. Aufgrund des schlechteren räumlichen Auflösungsvermögens der MRT (Körperspule) sind normalgroße Lymphknoten jedoch seltener als in der CT nachweisbar. Sie haben auf T1w-Aufnahmen eine mittlere SI, die nahezu der SI des M. psoas entspricht, so daß die Abgrenzung von den signalfreien Gefäßen und vom signalintensiven retroperitonealen Fettgewebe problemlos gelingt. Auf T2w-Aufnahmen zeigen die Lymphknoten einen deutlich geringeren Kontrast zum Fettgewebe. Der Kontrast zum M. psoas ist jedoch höher als auf den T1w-Aufnahmen.

6.2.5.3 Pathologie

Lymphknotenmetastasen. Retroperitoneale Lymphknotenmetastasen treten bei einer Vielzahl von Karzinomen (Niere, Hoden, Ovar, Uterus, Blase, Prostata, Magen, Kolon, Pankreas) und bei malignen Systemerkrankungen auf (Tabelle 6.25). Die retroperitoneale Lymphadenopathie kann in Form einzelner Lymphome, als polyzyklisch begrenztes Lymphomkonglomerat oder als Lymphompaket vorliegen, in dem einzelne Lymphknoten nicht mehr abgrenzbar sind.

In der MRT basiert die Diagnose von Lymphknotenmetastasen auf dem Nachweis der Lymphknotenvergrößerung und nicht auf charakteristischen SI-Veränderungen. Paraaortale oder parakavale Lymphknoten, die größer als 15 mm sind, müssen als pathologisch angesehen werden. Bei retrokruralen Lymphknoten ist ein Durchmesser von mehr als 6 mm bereits verdächtig auf eine Metastasierung. Das

Tabelle 6.25. Epidemiologie retroperitonealer Tumoren

	Häufigkeit	Altersgipfel (Jahre)	Kommentar
Zervixkarzinom,	0,011[a]	48–55	
retrop. Lymphome bei Zervixkarzinom	20–40%		Bezogen auf alle Stadien
Korpuskarzinom,	0,018[a]	60–80	
retrop. Lymphome bei Korpuskarzinom	20–40%		Bezogen auf alle Stadien
Ovarialkarzinom,	0,012[a]	40–70	
retrop. Lymphome bei Ovarialkarzinom	20–45%		Bezogen auf alle Stadien
Hodenkarzinom,	0,0035[a]	20–45	
retrop. Lymphome bei Hodenkarzinom	45–90%		Bezogen auf alle Stadien
Blasenkarzinom,	0,030[a]	60–70	
retrop. Lymphome bei Blasenkarzinom	15–40%		Bezogen auf alle Stadien
Retrop. Tumoren	0,16[a]		Prävalenz ausg. Niere, Nebenn., Pankr., Duod.
Morbus Hodgkin	0,004[a]	20–40 50–80	
Retrop. Lymphome bei Morbus Hodgkin	31–37%		Bei Diagnosestellung
Non-Hodgkin-Lymphom,	0,014[a]	50–75	
retrop. Lymphome bei NHL	57–90%		Bei Diagnosestellung
Weichteilsarkome,	0,002[a]	20–60	Z. B. Liposarkom
retrop. Weicht.-Sarkome	12%		Bezogen auf alle Weichteil-Sark.
Keimzelltumoren,	0,0004[a]	<2 u. >14	Z. B. Teratom
retrop. Keimzelltumoren	5%		Bezogen auf alle Keimzelltumoren

[a] Inzidenz, Neuerkrankungen pro Jahr bezogen auf 100 Einwohner.

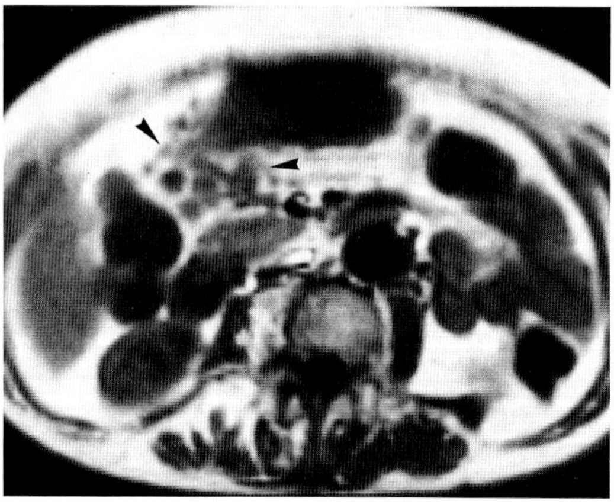

Abb. 6.79. 85jähriger Patient mit Magenkarzinom. MR-Aufnahme bei 0,5 T. Die transversale T1w-Aufnahme (SE 400/22) zeigt multiple Lymphome zwischen Magenhinterwand, Duodenum und Pankreaskopf *(Pfeile)*

gleiche gilt für gruppierte retroperitoneale Lymphknoten zwischen 10 und 15 mm Größe (Abb. 6.79).

Metastatisch vergrößerte Lymphknoten haben auf T1w-Aufnahmen zumeist eine homogene mittlere SI (Abb. 6.80). Auf T2w-Aufnahmen kommt es zu einer relativen SI-Zunahme. Einschmelzungen oder Verkalkungen (z. B. bei Kolonkarzinomen) können zu einer inhomogenen SI führen.

Für die Verlaufskontrolle von Lymphomen nach Strahlen- oder Chemotherapie werden T2w-Aufnahmen empfohlen [8]. Die bisher vorliegenden Ergebnisse sprechen dafür, daß devitalisiertes Lymphomgewebe auf T2w-Aufnahmen eine niedrigere SI als vitales Lymphomgewebe zeigt. Bei Zustand nach Lymphadenektomie können T2w-Aufnahmen für die Differenzierung zwischen Narbengewebe (signalarm) und Lymphknotenmetastasen (signalreich) herangezogen werden.

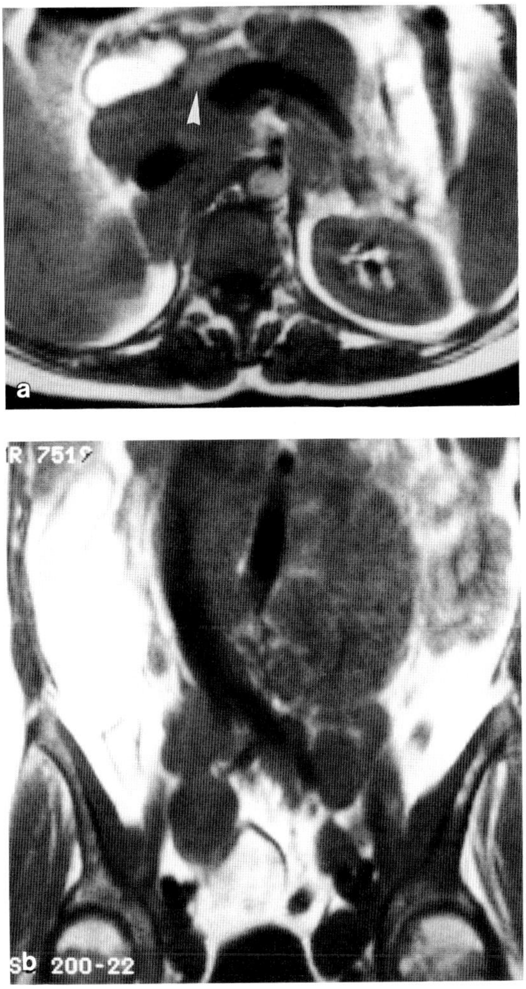

Abb. 6.80 a, b. 53jährige Patientin mit abdominellen Lymphomen bei CLL. MR-Aufnahmen bei 0,5 T. **a** Transversale T1w-Aufnahme (SE 400/22). Die retroperitonealen Lymphome haben eine relativ niedrige SI. Das teilweise mitabgebildete Pankreas *(Pfeil)* läßt sich aufgrund seiner etwas höheren SI von den Lymphomen differenzieren. Die hohe SI des oralen KM Gd-DTPA gewährleistet eine eindeutige Differenzierung zwischen Duodenum und Lymphomen. **b** Koronare GE-Aufnahme (SE 200/22). Die retroperitonealen Lymphompakete haben zu einer rechtskonvexen Verlagerung der V. cava inferior geführt. Polyzyklisch begrenzte signalarme Lymphome zeigen sich auch in der Region der iliakalen Gefäßscheiden

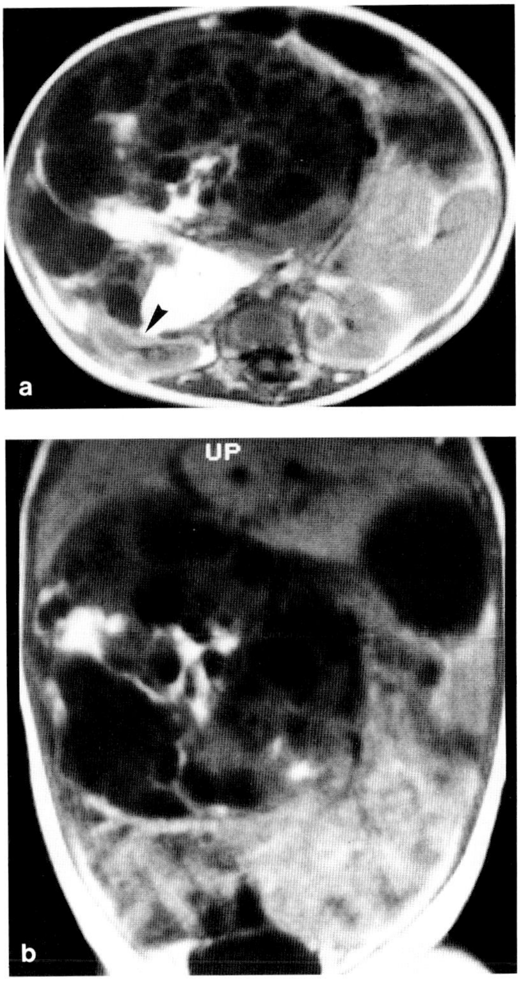

Abb. 6.81 a, b. 5monatige Patientin mit retroperitonealem Teratom. MR-Aufnahmen bei 0,5 T (Kopfspule). **a** Transversale T1w-Aufnahme (SE 400/22). Der große Tumor besteht aus zystischen (signalarm), soliden (muskelähnliche SI) und fetthaltigen (signalreich) Komponenten. Die rechte Niere ist durch den Tumor nach dorsal verlagert und wird komprimiert *(Pfeil)*. Zwischen Tumor und ventraler Bauchdecke befinden sich signalarme lufthaltige Darmschlingen. **b** Koronare T1w-Aufnahme (SE 400/22). In der koronaren Aufnahmeebene wird deutlich, daß der Tumor die Leber von kaudal imprimiert, wobei jedoch eine deutliche Abgrenzung zur relativ signalreichen Leber gegeben ist. Im linken Oberbauch zeigt sich der signalarme, flüssigkeitsgefüllte Magen

Retroperitoneale Tumoren. Zu den primären retroperitonealen Tumoren zählen mesenchymale Tumoren, zumeist lipogene, myxoide oder undifferenzierte Sarkome (z. B. Liposarkom, Fibrosarkom, Hämangioperizytom), extranodale Lymphome, neuroektodermale Tumoren (z. B. Paragangliom, extraadrenales Phäochromozytom) und Keimzelltumoren (z. B. Teratom) (Tabelle 6.25). Etwa 80–85 % dieser Tumoren sind maligne, wobei am häufigsten Liposarkome vorliegen. Primäre retroperitoneale Tumoren haben bei Diagnosestel-

lung oft bereits eine beträchtliche Größe erreicht. Sie gehen von der perirenalen Ventralfläche der Wirbelsäule bzw. des M. psoas aus, entwickeln sich nach ventral und infiltrieren in die Umgebung. Seltener nehmen sie ihren Ursprung vom Paravertebral- oder dorsalen Pararenalraum.
Mit Ausnahme der Liposarkome und Lipome haben die retroperitonealen Tumoren keine charakteristische SI. Lipome sind auf T1w- und T2w-Aufnahmen homogen signalintensiv, während lipogene Liposarkome eine inhomogen erhöhte SI haben. Teratome zeigen entsprechend ihrer Zusammensetzung ein gemischtes SI-Muster (Abb. 6.81).
Die retroperitoneale Fibrose (M. Ormond) ist eine seltene Erkrankung, die in 70% der Fälle idiopathisch entsteht. Davon werden 10% als medikamenteninduziert eingestuft, die restlichen Fälle stehen im Zusammenhang mit retroperitonealen Lymphomen, Metastasen, Aortenaneurysmen, Bestrahlung und entzündlichen Darmerkrankungen. In 50–75% der Fälle ist der Befall bilateral. Die SI der retroperitonealen Fibrose liegt mit allen Aufnahmesequenzen zwischen der Intensität von Fett und Muskulatur.

6.2.5.4 *Wertigkeit der MRT und Vergleich mit anderen bildgebenden Verfahren*

Ausgedehnte retroperitoneale Lymphknotenmetastasen und Tumoren können zu Verlagerungen des Gastrointestinaltrakts führen, die in konventionellen KM-Untersuchungen (Barium oder Gastrografin) sichtbar werden. Verkalkte Lymphknoten nach spezifischen Infektionen sind auf Abdomenübersichtsaufnahmen nachweisbar.
Retroperitoneale Lymphknotenmetastasen und Tumoren werden mit der Sonographie zumeist sicher nachgewiesen. Bei Adipositas und Darmgasüberlagerungen kann jedoch die Beurteilbarkeit, insbesondere des unteren Abdomens, beeinträchtigt sein.
Die kontrastverstärkte CT (orales und intravenöses KM) ist für die Diagnose retroperitonealer Lymphknotenmetastasen und Tumoren die Methode der Wahl. Gleiches gilt für die Diagnose der retroperitonealen Fibrose, wobei u. U. Ursache (z. B. Aortenaneurysma) und Folgen (z. B. Harnstauung) der Erkrankung nachgewiesen werden können. Beim M. Hodgkin und bei Non-Hodgkin-Lymphomen beträgt die Treffsicherheit der CT 87 bzw. 82% (nur bezogen auf retroperitonealen Lymphknotenbefall). Lipogene Liposarkome können mit der CT aufgrund der fettäquivalenten Dichtewerte artdiagnostisch eingeordnet werden.
Als Nachteil der CT gilt die Notwendigkeit der intravenösen KM-Gabe. Falsch-negative Diagnosen können bei normalgroßen, metastatisch befallenen Lymphknoten und falsch-positive bei entzündlich vergrößerten Lymphknoten gestellt werden. Reaktiv vergrößerte Lymphknoten sind jedoch selten größer als 1,5 cm und liegen meistens isoliert vor. In der CT kann bei ungenügender Kontrastierung der Darmschlingen und bei kachektischen Patienten die Abgrenzung vergrößerter retroperitonealer Lymphknoten oder Tumoren schwierig sein.
Die bipedale Lymphographie wird seit Einführung der Schnittbildtechniken seltener durchgeführt. Bei M. Hodgkin und Non-Hodgkin-Lymphomen hat sie jedoch eine etwas höhere Treffsicherheit als die CT (95 bzw. 91%, nur bezogen auf retroperitonealen Lymphknotenbefall), wobei in frühen Stadien die Staginglaparatomie in bis zu 25% der Fälle falsch-negative Ergebnisse der Lymphographie aufdeckt. Diese Ergebnisse erklären sich teilweise dadurch, daß bestimmte Lymphknotenstationen mit der Lymphographie nicht erfaßt werden (z. B. Truncus coeliacus, Retrokruralregion, Nierenhilus). Bis zu 12 Monate nach Lymphographie kann durch eine Röntgen-Abdomenübersichtsaufnahme eine einfache Verlaufskontrolle durchgeführt werden (Lymphknotenvergrößerung).
Verschiedene Einschränkungen der Lymphographie sind zu berücksichtigen. Sie ist zeitaufwendig, unangenehm für den Patienten und aufgrund der Verwendung öliger KM bei schwerwiegenden kardiopulmonalen Erkrankungen kontraindiziert (z. B. intrakardialer Rechts-links-Shunt). Die Infiltration intraabdominaler Organe wird nur mit den Schnittbildverfahren, nicht aber mit der Lymphographie sichtbar.
Sofern ein orales KM verwendet wird, hat die MRT für den Nachweis retroperitonealer Lymphome eine ähnlich hohe Sensitivität wie die CT. Bei atypisch verlaufenden Gefäßen (z. B.

gedoppelte V. cava inferior, erweiterte retrokrurale V. azygos bei suprarenaler Agenesie der V. cava) kann die Differenzierung gegenüber vergrößerten Lymphknoten mit der MRT einfacher sein. Eine Differenzierung zwischen normal großen, aber metastatisch befallenen und normalen Lymphknoten bzw. vergrößerten metastatischen und vergrößerten entzündlichen Lymphomen ist auch mit der MRT nicht möglich. Gleich gute Resultate liefern MRT und CT bei der retroperitonealen Fibrose. Die Organzuordnung großer retroperitonealer Tumoren kann in der MRT leichter sein.
Zu den Nachteilen der MRT zählen die Bewegungsartefakte, der fehlende Nachweis von Verkalkungen und das bei Verwendung von Körperspulen im Vergleich zur CT schlechtere räumliche Auflösungsvermögen. So können gruppierte, normal große Lymphknoten als einzelnes vergrößertes Lymphom mißinterpretiert werden.

6.2.5.5 Diagnostisches Vorgehen

Bei klinischem Verdacht auf das Vorliegen eines primären retroperitonealen Tumors oder im Rahmen von Staginguntersuchungen (Metastasen) sind Sonographie und CT die Schnittbildverfahren der Wahl. Lediglich bei fraglichen Befunden (Ursprung eines großen retroperitonealen Tumors), Kontraindikationen gegen die CT (KM, Strahlenexposition) und/oder erschwerten sonographischen Untersuchungsbedingungen (Adipositas, Darmgasüberlagerung) kommt die MRT zum Einsatz.

6.2.5.6 Indikationen

Entsprechend den unter 6.2.5.5 gemachten Aussagen ergeben sich für die MRT bei Lymphknotenveränderungen und retroperitonealen Tumoren z. Z. nur in Einzelfällen Indikationen. Sollten weitere Untersuchungen bestätigen, daß mit Hilfe der MRT eine verläßliche Differenzierung zwischen vitalen und devitalisierten Lymphomen nach Chemo- oder Strahlentherapie möglich ist, so würde dies einen entscheidenden Vorteil gegenüber allen anderen bildgebenden Verfahren bedeuten.

Tabelle 6.26. Untersuchungsprotokoll für die MRT der retroperitonealen Gefäße

Sequenz	Abbildungsebene	Kommentar
SE pw/T2w	Transversal	Übersicht, Differenzierung Thrombus-Flußverlangsamung
GE T1w	Transversal	Übersicht (hohe SI im Gefäßlumen)
SE T1w	Sagittal	T. coeliacus, A. mesenterica superior
SE T1w	Koronar	Aortenbifurkation, Nierenvenen, Pfortader
SE EKG (kurzes TE)	Transversal	Proximale/distale Dissektion

6.2.6 Aorta abdominalis und V. cava inferior

6.2.6.1 Spezielle Untersuchungstechnik

Die Untersuchung der großen retroperitonealen Gefäße kann mit protonen- bzw. T2-gewichteten Transversalaufnahmen begonnen werden (Tabelle 6.26). Dabei sind Schichtlücken von 30–50% der Schichtdicke vertretbar. Je nach Befund werden anschließend sagittale oder koronare Aufnahmen angefertigt. Die sagittalen Aufnahmen zeigen die Abgänge von Truncus coeliacus und A. mesenterica superior (die A. mesenterica inferior ist nicht in allen Fällen darstellbar). Koronare Aufnahmen erlauben eine bessere Beurteilung von Nierenvenen und Iliakalgefäßen. In speziellen Fällen können paraaxiale Schichten erforderlich sein. Für sagittale, koronare und paraaxiale Aufnahmen sind T1w-Sequenzen sinnvoll. Bei Verdacht auf eine Aortendissektion können die proximale und distale Dissektionsstelle manchmal besser auf EKG-getriggerten Aufnahmen beurteilt werden (kurzes TE). GE-Sequenzen sind bei guter Bildqualität ebenfalls für die MRT retroperitonealer Gefäße geeignet (hohe SI des Lumens).

6.2.6.2 Normale Anatomie

Die Aorta abdominalis und die V. cava inferior zeigen auf T1w- und T2w-SE-Aufnahmen normalerweise kein Signal. Die signalfreie Darstellung der großen Gefäße gewährleistet eine

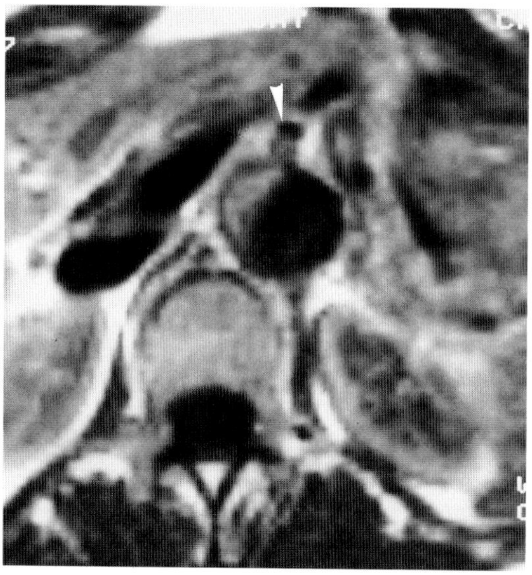

Abb. 6.82. 36jährige Patientin mit dissezierendem suprarenalem Aortenaneurysma. MR-Aufnahme bei 0,5 T. In der T1w-Aufnahme (SE 400/22) hat das thrombosierte falsche Lumen eine deutlich höhere SI als das perfundierte wahre Lumen. Die Dissektion und Thrombosierung beziehen die proximalen Anteile des Truncus coeliacus mit ein *(Pfeil)*

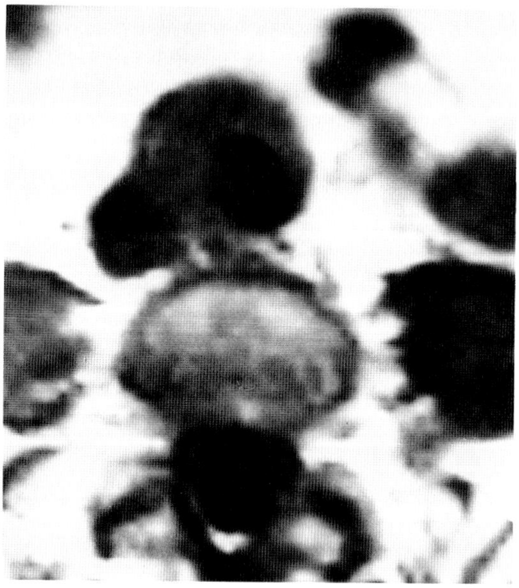

Abb. 6.83. 75jähriger Patient mit infrarenalem Aortenaneurysma. MR-Aufnahme bei 0,5 T. Die transversale Aufnahme (EKG-getriggert, TE 22 ms) zeigt das linkslateral liegende durchströmte Lumen mit charakteristisch niedriger SI. Der wandständige Thrombus hat eine mittlere SI

exzellente Differenzierung von dem signalreichen retroperitonealen Fettgewebe. Bei Verwendung von GE-Sequenzen erscheint das Gefäßlumen signalintensiv.
Die normale Wand der Aorta läßt sich manchmal, die der V. cava inferior nur in Ausnahmefällen, als umschriebene Zone von mittlerer SI abgrenzen. Werden Transversalaufnahmen der großen Gefäße im Mehrschichtverfahren gewonnen, so ist die Aorta auf den kranialen, die V. cava inferior auf den kaudalen Schichten signalintensiv (paradoxe Kontrastanhebung).

6.2.6.3 *Pathologie*

Aorta abdominalis. Aneurysmen der Aorta abdominalis entstehen in den meisten Fällen auf dem Boden einer Arteriosklerose. Mykotische (2,5 %) oder traumatische Aneurysmen der Aorta abdominalis sind selten. Jenseits des 50. Lebensjahrs werden Aortenaneurysmen mit einer Häufigkeit von 1–4 % gefunden. Sie betreffen in 60–80 % der Fälle die abdominelle Aorta, wobei 95 % infrarenal lokalisiert sind und die Iliakalgefäße in 41 % der Fälle einbezogen sind.
Das Aneurysma der Aorta abdominalis zeigt sich in den kranialen Abschnitten als eine Gefäßerweiterung auf mehr als 35 mm, nahe der Bifurkation auf mehr als 30 mm Durchmesser. Thrombosierte Aneurysmaanteile haben eine mittlere SI (Abb. 6.82 und 6.83). Bei der Doppelechotechnik nimmt die SI eines Thrombus mit Auslesung des zweiten Echos ab, während bei einer Flußverlangsamung eine relative Zunahme der SI im Vergleich zum ersten Echo zu beobachten ist. Liegt ein dissezierendes Aortenaneurysma vor, so läßt sich die abgehobene Intima mit mittlerer SI vom signalfreien wahren und falschen Lumen abgrenzen, sofern beide Lumina perfundiert sind (Abb. 6.84). Eine erhöhte SI im wahren oder falschen Lumen spricht für eine Flußverlangsamung oder Thrombosierung, die mit der Doppelechotechnik differenziert werden können. Die Aortensklerose ist in der MRT nur bei ausgedehnten Wandverkalkungen nachweisbar (signalfreie Aortenwand).

Vena cava inferior. Bei einer Thrombose der V. cava inferior zeigt das thrombosierte Gefäßlumen im T1w eine mittlere SI. Für die Diffe-

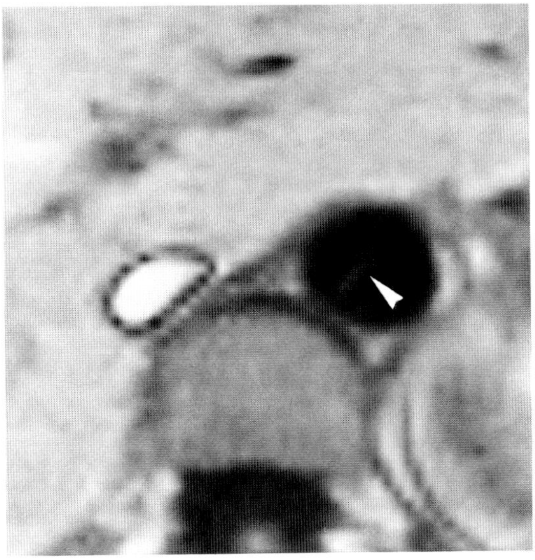

Abb. 6.84. Dissezierendes Bauchaortenaneurysma bei einer 22jährigen Patientin mit Marfan-Syndrom. MR-Aufnahme bei 0,5 T. Die Aufnahme (EKG-getriggert, TE 22 ms) zeigt in der normal weiten suprarenalen Aorta die Intimaabhebung *(Pfeil)* zwischen beiden perfundierten Lumina. Die Transversalaufnahme entspricht einer kaudalen Untersuchungsschicht bei Mehrschichttechnik, so daß die V. cava inferior eine hohe SI aufweist (paradoxe Kontrastanhebung)

renzierung zwischen Thrombose und Flußverlangsamung ist die Doppelechotechnik hilfreich (s. S. 554). Dagegen ist die Unterscheidung zwischen Thrombose und Tumorinfiltration (Hypernephrom, Wilms-Tumor) schwieriger. Wird der Primärtumor mitabgebildet, so spricht die gleichartige SI von Gefäßlumen und Tumor für eine Infiltration (siehe Abb. 6.57, 6.58 und 6.61). Unterscheidet sich die SI der V. cava inferior von der des Tumors, so spricht der Befund für eine Thrombose. Als weiterer Hinweis auf eine Gefäßinfiltration gilt die Dilatation der V. cava inferior distal des Verschlusses, die im Falle einer Thrombose seltener auftritt. Der Verschluß der V. cava inferior geht mit der Ausbildung von Kollateralkreisläufen einher. Aufgrund der signalfreien Abbildung der Gefäße lassen sich in diesem Fall erweiterte paravertebrale Venen sowie die V. azygos und V. hemiazygos abgrenzen.

6.2.6.4 Wertigkeit der MRT und Vergleich mit anderen bildgebenden Verfahren

Auf Abdomenübersichtsaufnahmen können schalenförmige Wandverkalkungen erste Hinweise auf ein Aortenaneurysma und dessen Ausdehnung geben. Wandverkalkungen liegen in ca. 50 % der Fälle vor.

Die Sonographie ist zur primären Diagnostik der großen retroperitonealen Gefäße gut geeignet. Die gepulste Dopplersonographie ermöglicht darüber hinaus die semiquantitative Bestimmung von Flußrichtung und Geschwindigkeit. Mit der Sonographie können Durchmesser und Ausdehnung eines Aneurysmas, wandständige Thromben und das perfundierte Lumen dargestellt werden. Kavathrombosen und Tumorinfiltrationen sind ebenfalls nachweisbar. Methodische Nachteile ergeben sich bei Darmgasüberlagerungen und Adipositas. Auch die Beurteilung suprarenaler Aneurysmaanteile ist u. U. problematisch, die einer thorakalen Ausdehnung unmöglich.

Die kontrastverstärkte CT ermöglicht die exakte Bestimmung der Aneurysmaausdehnung, den Nachweis von Thromben, retroperitonealen Blutungen und Wandverkalkungen sowie die Beurteilung von Nierenarterien, Truncus coeliacus, A. mesenterica superior und Iliakalgefäßen. Bei bolusförmiger KM-Gabe kann eine Aortendissektion zweifelsfrei nachgewiesen werden. Luftäquivalente Dichtewerte in einer retroperitonealen Blutung bei Zustand nach Aortenaneurysmaruptur sind beweisend für eine Infektion. Nach KM-Gabe liefert die CT auch Hinweise auf die Beziehung der Ureteren zum Aneurysma.

Auch zum Nachweis einer Thrombose der V. cava oder einer Tumorinfiltration der V. cava inferior wird die kontrastverstärkte CT eingesetzt, wenn sonographisch keine eindeutige Diagnose gestellt werden kann; ihre Sensitivität entspricht derjenigen der Kavographie. Als Nachteil der CT ist die Notwendigkeit der KM-Gabe anzusehen (eingeschränkte Nierenfunktion, KM-Nebenwirkungen, Einschränkung der KM-Menge bei anschließender Angiographie).

Bei der Abklärung eines Aortenaneurysmas können durch die Angiographie bzw. die DSA Veränderungen der Nierenarterien (Stenose, Verschluß, Anzahl) mit der größten Genauig-

keit erfaßt werden. Bei dissezierenden Aortenaneurysmen mit intrathorakaler Ausdehnung können neben dem Aortenbogen auch die Koronararterien und die Aortenklappe beurteilt werden. Darüber hinaus können embolische periphere Verschlüsse nachgewiesen werden. Neben der Invasivität ist es als nachteilig zu werten, daß bei wandständiger Thrombose der Durchmesser des Aneurysmas nicht ermittelt werden kann, wenn keine wandständigen Verkalkungen vorliegen.
Sofern sich der Patient in einem stabilen Zustand befindet, ist die MRT bei Verdacht auf ein dissezierendes Aortenaneurysma die Methode der Wahl. Da zur Gefäßdarstellung kein KM erforderlich ist, ergibt sich für eine ggf. nachfolgende Angiographie keine Einschränkungen der KM-Menge. Bei einem dissezierten Aneurysma mit komplett thrombosiertem falschem Lumen ist es u. U. nachteilig, daß die verkalkte Intimaabhebung im Gegensatz zur CT nicht nachweisbar ist. Der Sonographie ist die MRT überlegen, da keine Beeinträchtigungen durch Meteorismus oder Adipositas auftreten. MRT und CT liefern hinsichtlich der Beurteilung der Ausdehnung des Aneurysmas und der Einbeziehung der Nierenarterien bzw. Iliakalgefäße vergleichbare Resultate. Dissektionen können in der MRT mit derselben Sensitivität wie in der CT und Angiographie nachgewiesen werden.
Befindet sich ein Patient in einem instabilen Zustand, so sollte aufgrund der unbehinderten Überwachungs- und Interventionsmöglichkeiten der CT der Vorzug gegeben werden. Auch der sicherere Nachweis frischer Blutungen spricht in dieser Situation für die CT. Lufteinschlüsse bei Infektionen können in der MRT dem Nachweis entgehen.
Für den Nachweis von Thrombosen- oder Tumorinfiltrationen der V. cava inferior bietet die MRT gegenüber der kontrastverstärkten CT bei vergleichbarer Sensitivität den Vorteil der Gefäßdarstellung in Verlaufsrichtung.

6.2.6.5 *Diagnostisches Vorgehen*

Abbildung 6.85 zeigt ein Flußdiagramm zum Einsatz bildgebender Verfahren bei abdominellem Aortenaneurysma. Besteht klinisch der Verdacht auf einen Verschluß der V. cava inferior (Thrombose, Tumorzapfen), so wird zunächst sonographisch untersucht. Bevor der Befund mittels KM-unterstützter Verfahren dargestellt wird, sollte eine MRT erfolgen, die u. U. weitere Untersuchungen erübrigt.

6.2.6.6 *Indikationen*

Bei klinisch stabilen Patienten stellt das abdominelle Aortenaneurysma eine Indikation für die MRT dar. Verschlüsse der V. cava inferior können als relative Indikation für die MRT angesehen werden.

6.2.7 Musculus psoas

6.2.7.1 *Spezielle Untersuchungstechnik*

Die Untersuchung des M. psoas kann mit transversalen Protonen- bzw. T2w-Sequenzen begonnen werden (Tabelle 6.27). Schichtlücken von 30–50 % der Schichtdicke sind vertretbar. Zeigen die transversalen Aufnahmen einen pathologischen Befund, so werden sagittale und/oder koronare Aufnahmen mit derselben Sequenz angefertigt, wobei koronare Schichten zur Erfassung begleitender Veränderungen der Wirbelsäule gut geeignet sind. Nur bei einem Verdacht auf retroperitoneale Blutungen sind T1w-Aufnahmen erforderlich.

6.2.7.2 *Normale Anatomie*

Der M. psoas hat seinen Ursprung am 12. Brustwirbel bzw. 1. Lendenwirbel und setzt am Trochanter minor des Femurs an. In Höhe von L5-S2 hat der Muskel seinen größten Durchmesser; hier vereinigen sich M. psoas und M. iliacus zum M. iliopsoas. Der Muskel ist von einer Faszie umgeben, die ein gemeinsames Kompartiment des Muskels mit Intraspinalraum, Becken und Oberschenkel bildet.

Tabelle 6.27. Untersuchungsprotokoll für die MRT des M. psoas

Sequenz	Abbildungsebene	Kommentar
SE pw/T2w	Transversal	Übersicht
SE pw/T2w	Koronar	Paraspinale Prozesse
SE T1w	Nach Befund	Blutungen

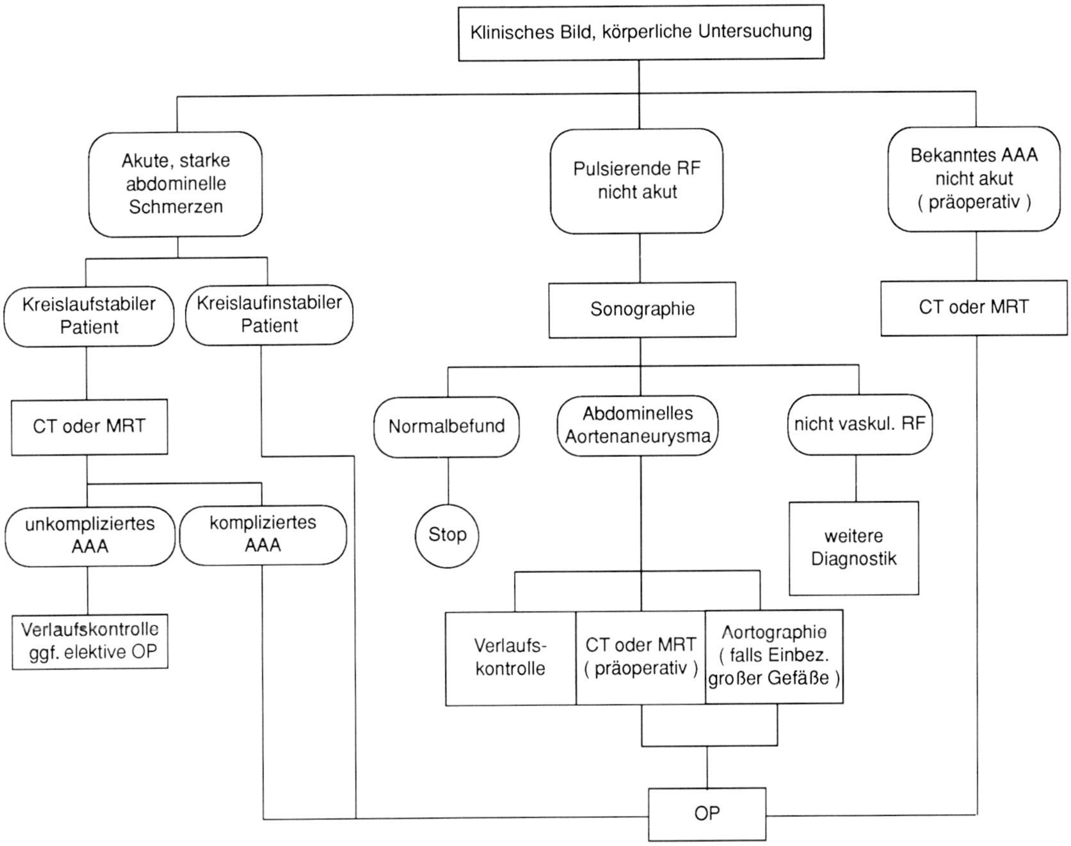

Abb. 6.85. Flußdiagramm für das Vorgehen bei Verdacht auf abdominelles Aortenaneurysma *(AAA)*. (Nach Fisher et al. [7])

Der M. psoas hat auf T1w- und auf T2w-Aufnahmen eine relativ niedrige SI. Die Abgrenzung zur Umgebung ist aufgrund des hohen Kontrasts zum umgebenden Fettgewebe unproblematisch.

6.2.7.3 Pathologie

Das Psoaskompartiment wird in der Regel von Krankheitsprozessen betroffen, die von anderer Stelle ihren Ausgang nehmen. Dadurch kann der Muskel verlagert (paraspinale Prozesse), infiltriert (z. B. Lymphom) oder metastatisch befallen sein.

Lymphominfiltrationen und Psoasmetastasen haben auf T2w-Aufnahmen eine deutlich höhere SI als normale Muskulatur. Eine ähnliche SI findet sich bei Psoasabszessen, wobei T2w-Aufnahmen in der Umgebung des Abszesses zusätzlich einen deutlich hyperintensen Randsaum zeigen können, der möglicherweise ödematösen oder entzündlichen Veränderungen entspricht (Abb. 6.86). Lufteinschlüsse und kleinere Kalzifizierungen im oder in der Umgebung des M. psoas können mit der MRT nicht nachgewiesen werden [17].

Die SI retroperitonealer Blutungen unter Einbeziehung des M. psoas (Antikoagulanzientherapie, Hämophilie) hängt vom Alter der Blutung ab (s. 3.3). Für ältere Hämatome (ab 3. Woche) wurden charakteristische Ringkonfigurationen beschrieben [10]. Im T1w- und T2w-Bild kann ein signalarmer äußerer Ring nachweisbar sein, der durch hämosiderinbeladene Makrophagen in der Peripherie des Hämatoms erklärt wird. Im Zentrum des Hämatoms findet sich auf T1w- und T2w-Aufnahmen eine erhöhte SI, die auf paramagnetische Hämoglobinabbauprodukte zurückgeführt wird.

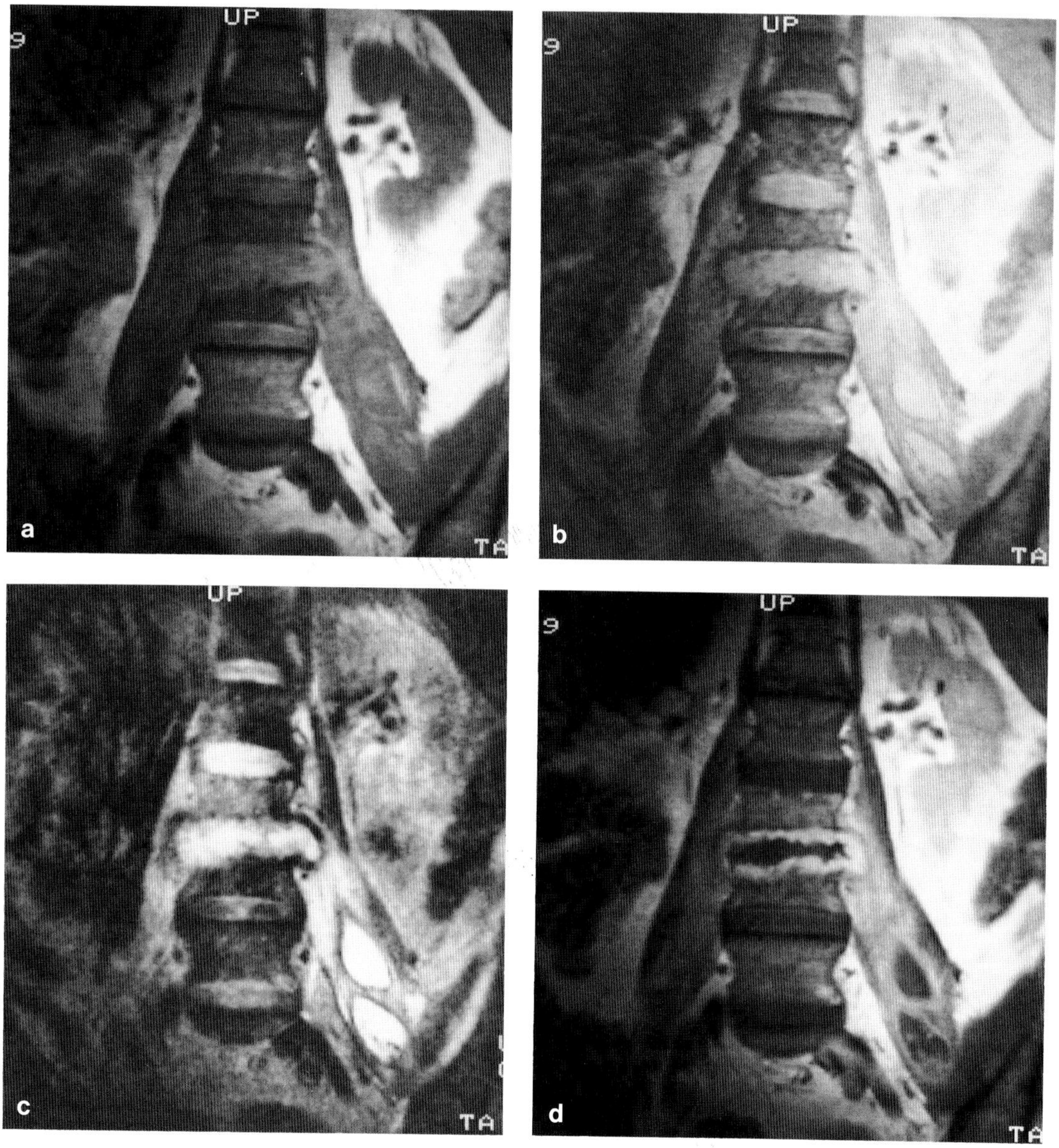

Abb. 6.86 a–d. 47jähriger Patient mit Spondylitis tuberculosa und Psoasabszeß beidseits. Aufnahmen bei 1,5 T (Wirbelspule). **a** Die koronare T1w-Aufnahme zeigt im Zwischenwirbelraum L3/4 eine irregulär begrenzte Struktur mit mittlerer SI. **b** Auf der pw-Aufnahme (SE 2000/22) hat der M. psoas beidseits eine pathologisch erhöhte SI. Zwei Einschmelzungsbezirke sind auf der linken Seite im Muskel abgrenzbar. **c** Die T2w-Aufnahme (SE 2000/90) läßt insbesondere die Einschmelzungen aufgrund der hohen SI deutlich erkennen. Beide Psoasmuskeln weisen eine diffuse SI-Erhöhung auf. **d** Nach Injektion von Gd-DTPA (0,1 mmol/kg) zeigt sich im betroffenen Zwischenwirbelfach eine periphere Anreicherung (SE 600/15). Auch die Einschmelzungen und die diffusen entzündlichen Veränderungen sind besser als auf der nativen T1w-Aufnahme zu erkennen

6.2.7.4 Wertigkeit der MRT und Vergleich mit anderen bildgebenden Verfahren

Die CT ist z. Z. die Methode der Wahl zur Untersuchung pathologischer Veränderungen des M. psoas. Insbesondere Auftreibungen des M. psoas (Senkungsabszeß), Lufteinschlüsse (Infektionen), Verkalkungen (Metastasen bei Kolonkarzinom) und akute Blutungen (rupturiertes Aortenaneurysma) können mit hoher Sensitivität nachgewiesen werden. Die überlegene Kontrastauflösung und die anatomiegerechte Darstellung des M. psoas machen die MRT jedoch zu einem konkurrierenden Verfahren. Einschränkungen liegen lediglich im fehlenden Nachweis von Kalzifizierungen und Lufteinschlüssen sowie in der weniger sensitiven Erfassung akuter Blutungen.

6.2.7.5 *Diagnostisches Vorgehen*

Bei Verdacht auf pathologische Veränderungen im Bereich des M. psoas wird in den meisten Fällen zunächst sonographisch untersucht. Aufgrund des höheren Weichteilkontrasts und der Möglichkeit zur anatomiegerechten Darstellung des M. psoas stellt die MRT ein aussagekräftiges Verfahren dar, das bei klinisch stabilen Patienten vor der CT eingesetzt werden kann. In vielen Fällen werden sich damit voraussichtlich weitere bildgebende Verfahren erübrigen.

6.2.7.6 *Indikationen*

Pathologische Veränderungen des M. psoas stellen eine absolute Indikation für die MRT dar.

Literatur

1. Baumgartner BR, Dickey KW, Ambrose SS, Walton KN, Nelson RC, Bernardino ME (1987) Kidney changes after extracorporal shock wave lithotripsy: appearance on MR imaging. Radiology 163: 531–534
2. Chang A, Glazer HS, Lee JKT, Ling D, Heiken JP (1987) Adrenal gland: MR imaging. Radiology 163: 123–128
3. Claussen C, Kornmesser W, Laniado M, Kaminsky S, Hamm B, Felix R (1988) Oralc Kontrastmittel für die magnetische Resonanztomographie des Abdomens. Teil III: Erste Patientenuntersuchungen mit Gadolinium-DTPA. RÖFO 148: 683–689
4. Demas BE, Fisher MR (1988) Renal masses. In: Eisenberg RL (Hrsg) Diagnostic imaging. An algorthmic approach. Lippincott, Philadelphia, S 330–336
5. Dietrich RB, Kangarloo H, Lenarsky C, Feig SA (1987) Neuroblastoma: the role of MR imaging. AJR 148: 937–942
6. Fein AB, Lee JKT, Balfe DM, Heiken JP, Ling D, Glazer HS, McClennan BL (1987) Diagnosis and staging of renal cell carcinoma: a comparison of MR imaging and CT. AJR 148: 749–753
7. Fisher MR, Demas BE, Vogelzang RL (1988) Abdominal aortic aneurysma. In: Eisenberg RL (Hrsg) Diagnostic imaging. An algorthmic approach. Lippincott, Philadelphia, S 279–292
8. Glazer HS, Lee HKT, Levitt RG et al. (1985) Radiation fibrosis: differentiation from recurrent tumor by MR imaging. Radiology 156: 721–726
9. Greco A, Jelliffe AM, Maher EJ, Leung AWL (1988) MR imaging of lymphomas: impact on therapy. J Comput Assist Tomogr 12: 785–791
10. Hahn PF, Saini S, Stark DD, Papanicolou N, Ferrucci JT (1987) Intraabdominal hematoma: the concentric-ring sign in MR imaging. AJR 148: 115–119
11. Hennig J, Nauerth A, Friedburg H, Ratzel D (1984) Ein neues Schnellbildverfahren für die Kernspintomographie. Radiologe 24: 579–580
12. Hilpert PJ, Friedman AC, Radecki PD et al. (1986) MRI of hemorrhagic cysts in polycystic kidney disease. AJR 146: 1167–1172
13. Hricak H, Terrier F, Demas BE (1986) Renal allografts: evaluation by MR imaging. Radiology 159: 435–444
14. Kier R, McCarthy S (1989) MR characterization of adrenal masses: Field strength and pulse sequence considerations. Radiology 171: 671–674
15. Krestin G, Steinbrich W, Friedmann G (1989) Value of fast gradient echo MR imaging and contrast-enhanced dynamic studies for the differentiation of adrenal masses. Radiology 171: 675–680
16. Laniado M, Kornmesser W, Claussen C (1987) Gadolinium-DTPA in magnetic resonance imaging of renal tumors. In: Felix R, Fischer HW, Kormano M et al. (Hrsg) Contrast media from the past to the future. Thieme, Stuttgart, S 223–246
17. Lee JKT, Glazer HS (1986) Psoas muscle disorder: MR imaging. Radiology 160: 683–687
18. Lüning M (1990) Dynamische MRT mit Gd-DTPA bei Nierentransplantaten. Kontrastmittel in der MRT, 1.–3. 2. 1990, Berlin
19. Lüning M, Felix R (1989) Komplexe bildgebende Diagnostik – Abdomen. Thieme, Leipzig
20. Lupetin AR (1986) Magnetic resonance appearance of the kidneys in paroxysmal nocturnal hemoglobinuria. Urol Radiol 8: 101–103
21. Marotti M, Hricak H, Fritzsche P, Crooks LE, Hedgcock MW, Tanagho EA (1986) Complex and simple renal cysts: comparative evaluation with MR imaging. Radiology 162: 679–684
22. McClennan BL, Rabin DN (1989) Kidney. In: Lee JKT, Sagel SS, Stanley RJ (Hrsg) Computed body tomography with MRI correlation. Raven, New York, S 755–826
23. Norten JA, Doppman JL, Jensen RT (1990) Cancer of the endocrine systems. In: DeVita VT, Hellman S, Rosenberg SA (Hrsg) Cancer. Principles and partice of oncology. Lippincott, Grand Rapids, S 1292
24. Reinig JW, Doppman JL, Dwyer AJ, Frank J (1986) MRI of indeterminate adrenal masses. AJR 147: 493–496
25. Winsett MZ, Amparo EG, Fawcett HD, Kumar R, Johnson RF, Bedi DG, Winsett OE (1988) Renal transplant dysfunction. AJR 150: 319–323

7 Becken

P. Lukas

7.1 Einleitung

Da die meisten Organe des kleinen Beckens der Frau und des Mannes einer direkten Untersuchung (klinische, z. B. bimanuelle oder bidigitale Untersuchung, endoskopische Verfahren) zugänglich sind, werden bildgebende Verfahren zur Diagnostik von Erkrankungen oder zum Staging erst in zweiter Linie eingesetzt. Als bildgebendes Verfahren wird in erster Linie der Ultraschall genutzt. Danach kommen konventionelle Röntgenuntersuchungen wie Abdomenleeraufnahme im Stehen oder das Infusionsurogramm. Bei unklaren Befunden oder zum Staging von Tumoren kommt heute in der Regel die Computertomographie zum Einsatz. Mit der MRT steht jetzt ein Verfahren zur Verfügung, das in einzelnen Teilbereichen weitergehende Aussagen über die Erkrankungen im kleinen Becken zuläßt. Dies betrifft vor allem die genaue *Lokalisation* von Tumoren im weiblichen Genitale, die Differentialdiagnosen der Ovarialtumoren sowie das *lokale Staging* beim Prostatatumor, beim Blasentumor und beim Rektumkarzinom. Exakte Aussagen lassen sich zur Differentialdiagnose der Erkrankungen der Gebärmutter machen. Eine weitere Indikation besteht bei der *Planung* der Strahlentherapie. Beim Lymphknotenstaging maligner Tumoren entspricht die Sensitivität in etwa derjenigen der Computertomographie, die Spezifität liegt leicht höher.

7.2 Allgemeine Untersuchungstechnik

Wichtig für eine gute Abgrenzbarkeit der Beckenorgane sind folgende Parameter: Patientenvorbereitung und Lagerung, geeignete Wahl von Spulen, die Wahl der besten Abbildungsebenen, Anwendung geeigneter Untersuchungssequenzen sowie gegebenenfalls die Applikation von i. v. oder oral und/oder rektal zu verabreichendem Kontrastmittel. Wir haben diese Parameter für Geräte mit 0,35 T, 0,5 T, 1,0 T und 1,5 T untersucht und optimiert.

7.2.1 Patientenvorbereitung und Lagerung

Zur Vorbereitung für die MR-Untersuchung des kleinen Beckens wird von anderen Autoren eine mindestens 6stündige Nahrungskarenz empfohlen [15]. Nach unserer Erfahrung gilt dies jedoch nur, wenn auf die Anwendung eines oral applizierten Kontrastmittels verzichtet wird, da ansonsten eine verstärkte Peristaltik auftritt, die zu starken Bewegungsartefakten führt. Solche Artefakte können eine vollständige Untersuchungsserie unbrauchbar machen.

Zur MR-Untersuchung des kleinen Beckens werden die Patienten bequem in Rückenlage gelagert. Da die Untersuchung zirka 1 h in Anspruch nimmt, ist besonders auf die Vermeidung von Druckstellen zu achten. Die Patienten müssen darauf hingewiesen werden, daß zwischen den Sequenzen die Lage des Beckens nicht verändert werden darf; Hände und Füße dürfen zur Verbesserung der Blutzirkulation in den Pausen zwischen den Sequenzen bewegt werden.

Wird die Untersuchung zur Bestrahlungsplanung durchgeführt, so ist die Lagerung identisch zur Lagerung auf dem Bestrahlungstisch durchzuführen: Dabei ist darauf zu achten, daß der Untersuchungstisch eine plane Auflagefläche hat, was üblicherweise bei den großen Herstellern nicht der Fall ist. Es läßt sich jedoch leicht eine plane Auflage aus Holz konstruieren. Eine Markierung der geplanten Bestrahlungsfelder ist mittels Gd-DTPA- oder ölgefüllter, dünner Schläuche, die auf die Haut aufgeklebt werden, möglich.

7.2.2 Spulenwahl

Üblicherweise wird das Becken mit der Körperspule (Body-coil) untersucht. Falls vorhanden, sollten jedoch Oberflächenspulen zur Verbesserung des Signal-Rausch-Verhältnisses und damit zur besseren Auflösung verwendet werden. Je nach System sind dabei flexible Spulen (z. B. Body-wrap-Spule, Firma Philips) oder feste Spulen (z. B. Helmholtz-Spulenpaar, Firma Siemens) einzusetzen. Diese bringen eine Verbesserung der Bildqualität vor allem in den T2-Sequenzen, die zur Gewebsdifferenzierung notwendig sind.

7.2.3 Abbildungsebenen und Untersuchungsparameter

Zur morphologischen Darstellung der Organe des kleinen Beckens werden zumeist transversale Schnitte in T1- oder Protonenwichtung herangezogen. Zur Gewebsdifferenzierung notwendig sind T2w-Sequenzen in der jeweils optimalen Schichtrichtung. Auf Ebenenwahl und Untersuchungsparameter wird in den Abschnitten „Spezielle Untersuchungssequenzen" eingegangen.
Die Schichtdicken sollten zwischen 5 und 8 mm liegen (feldstärkeabhängig: Magneten >1,0 T: 5 mm, <1,0 T: 8 mm), dünnere Schichten sollten wegen des Signal-Rausch-Verhältnisses nur im 3D-Gradienten-Echo-Verfahren mit i. v. Gd-DTPA gewonnen werden (nur bei bestimmten Gerätetypen möglich).

7.2.4 Kontrastmittelapplikation

T2w-Sequenzen können mit Einschränkungen durch T1w-Sequenzen unter Anwendung von i. v.-Gd-DTPA ersetzt werden. In einigen Fällen ist dies jedoch mit einem Verlust an Gewebekontrast verbunden. Von Vorteil ist eventuell eine Verkürzung der Untersuchungszeit, besonders wenn es durch lange Liegezeiten zu Bewegungsartefakten kommt. Falls oral Kontrastmittel zur besseren Differenzierung von Lymphknoten zu Darmschlingen gegeben werden muß, sollte dies mindestens 1 h vor der Untersuchung geschehen, um eine gleichmäßige Verteilung zu erreichen. Bei Magneten über 1,0 T ist die Gabe von Peristaltikhemmern, z. B. Buscopan i. v., unbedingt notwendig, da höhere Feldstärken zu einer Verstärkung von Bewegungsartefakten führen. Als besonders günstig hat sich die initiale Gabe einer Ampulle Buscopan i. v. mit anschließender kontinuierlicher Gabe einer zweiten Ampulle (20 mg) über den Untersuchungszeitraum hinweg erwiesen.

7.3 Gynäkologie

7.3.1 Spezielle Untersuchungstechnik

Vor Untersuchungen von Tumoren des Uterus sollte die Blase vollständig entleert sein (im Gegensatz zur CT-Untersuchung), da nur so der Fettsaum zwischen Uterus und Blase optimal dargestellt wird und Fragen nach Organüberschreitung und Infiltration der Blasenwand am besten zu beantworten sind.
Die Untersuchungssequenz der Wahl bei Fragestellungen, die den *Uterus* betreffen, ist die *T2w-Sequenz* mit einer Repetitionszeit von mindestens 1800 ms und einer Echozeit zwischen 60 und 120 ms. Mit Hilfe dieser Sequenz lassen sich die Gewebsbestandteile des Uterus voneinander getrennt darstellen (s. 7.4.2). Deshalb wird man, je nach Fragestellung, bei Untersuchungen im weiblichen Becken zwei aufeinander senkrechte T2w-Sequenzen als Untersuchungsgrundlage benötigen. *Zur Beurteilung kleiner anatomischer Strukturen* ist aufgrund der besseren Signal-Rausch-Verhältnisse die *T1w-Sequenz* in der entsprechenden Ebene notwendig. (TR 350–600 ms, TE 17–30 ms, Anzahl der Aquisitionen: 2–4).
Während die T2w-Sequenz immer dann angewandt wird, wenn eine *Gewebsdifferenzierung* (flüssig – solide, Narbe – Tumor, Entzündung) versucht werden soll, kommt die *T1w-Sequenz* zur *exakten morphologischen Darstellung* der Organe und ihrer Beziehung zu den Nachbarschaftsstrukturen in Frage. Hierbei wird vor allem der starke Kontrast zwischen dem hohen, die Organe umgebenden Fettsignal und dem niedrigen Signal solider Strukturen ausgenützt. *Gradientenechosequenzen* haben sich wegen ihrer hohen Empfindlichkeit auf Bewegung und Suszeptibilitätssprünge zur Darstellung der Organe im kleinen Becken bis jetzt nicht sehr bewährt; dazu kommt, daß der durch eine starke T2w-Sequenz erzielbare Kontrast innerhalb der Gewebsstrukturen des Uterus mit

Tabelle 7.1. Untersuchungstechnik Gynäkologie

Organ	Ebene	Sequenz	TR	TE	
Uterus	1. Sagittal	SE (Doppelecho)	ca. 2000	50–60,	100–120
	2. Axial	SE (Doppelecho)	ca. 2000	30,	100–120
	3. Axial	SE	350–500	17–30	
Ovar	1. Axial	SE (Doppelecho)	ca. 2000	30,	100–120
	2. Koronal oder sagittal	SE (Doppelecho)	ca. 2000	50–60,	100–120
	3. Nach Wahl	SE	350–500	17–30	

Darmruhigstellung durch Buscopan beziehungsweise Glukagon i. v.+i. m., Blase entleert.

GE-Sequenzen in dieser Form nicht erreicht wird. Denkbar ist jedoch der Einsatz von GE-Sequenzen in Verbindung mit der Applikation von i. v.-Kontrastmitteln (Gd-DTPA) nach Injektion von Buscopan oder Glucagon zur Ruhigstellung des Darms. Damit könnten eventuell die Untersuchungszeiten verkürzt werden und zusätzlich sind dynamische Studien möglich.

Kontrastmittelapplikation. Durch die Gabe von *oralem Kontrastmittel* (Gd-DTPA, 5 mmol/l, Fe^{++}, Paraffin) können die Darmanteile im kleinen Becken im T1w-Bild in ihrem Signal angehoben werden, was zu einer *Verbesserung der Lymphknotendiagnostik* führt. Als negatives Kontrastmittel ist Luft im Bereich des Rektums geeignet.
Die i. v.-Gabe von Gd-DTPA kann bei Verwendung von SE-Sequenzen nicht, wie in der CT, zur Darstellung der Ureteren verwendet werden, jedoch können in Einzelfällen *Zusatzinformationen zur Gewebsdifferenzierung* erlangt werden.
Ebenfalls anders als in der CT ist bei gynäkologischen MR-Untersuchungen eine vollständige Blasenfüllung nicht immer erstrebenswert, da die Fettsäume zwischen Blasenwand und Uterus auf diese Weise komprimiert werden, was gelegentlich zu Fehlinterpretationen (wie einer Infiltration der Blase durch gynäkologische Tumoren) führen kann. Somit sollte *bei Normaluntersuchungen* die Blase vor der Untersuchung entleert werden. Nur bei besonderen Fragestellungen muß auf eine Blasenfüllung geachtet werden.

Ruhigstellung des Darms. Zur Ruhigstellung des Darms, die für ca. 30 min anhalten muß, wird die i. v.- und i. m.-Gabe von Buscopan bzw. Glucagon empfohlen; sie ist jedoch nicht in allen Fällen notwendig (abhängig von der Feldstärke: bei 0,5 T weniger, bei 1,5 T eher notwendig).

Untersuchungsebenen. Bei Fragestellungen, die den *Uterus* betreffen, sollten in T2w-Sequenzen erst die sagittale (z. B. 2000/60, 120) dann die transversale Ebene (2000/30, 120) gewählt werden. Ergänzend müßte die transversale Ebene in T1w-Sequenzen (TR=500 ms, TE=30 ms), gegebenenfalls, je nach Fragestellung und Lage des Uterus, auch in koronarer Ebene mit oben genannten Parametern untersucht werden.
Bei Untersuchungen der *Adnexe* sollte erst in T2w-Sequenzen die transversale (2000/30, 120), dann je nach Fragestellung die koronare oder sagittale Ebene (2000/60, 120) untersucht werden; in T1w-Sequenzen sind zusätzlich die transversale Ebene und gegebenenfalls eine koronare oder sagittale Ebene (500/15–30) zu untersuchen. Die Schichtdicken sollten 8 mm nicht überschreiten (s. Tabelle 7.1).

7.3.2 Normale Anatomie des weiblichen Beckens

7.3.2.1 Uterus

Wie schon unter 7.3.1 erwähnt, ist zur Darstellung des *Uterus* die sagittale T2w-Sequenz die Sequenz der Wahl. Mit ihrer Hilfe lassen sich die anatomischen Unterstrukturen des Uterus sowohl topographisch (wie Zervix, Isthmus und Korpus) als auch morphologisch (wie Myometrium und Endometrium) differenzieren (Abb. 7.1). Bemerkenswert ist das signalarme, schmale Band, die sog. „junctional zone", die das Myometrium vom Endometrium trennt (Tabelle 7.2). Eigene Untersuchungen haben

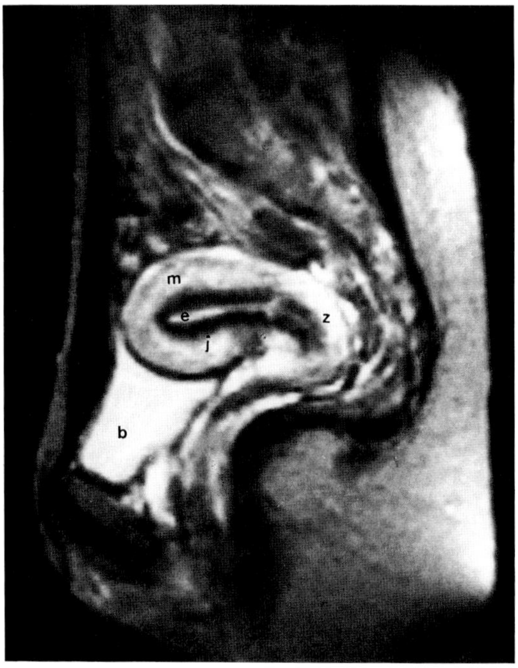

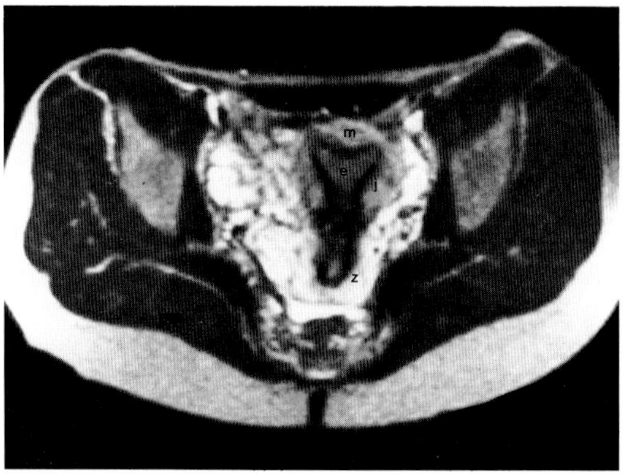

Abb. 7.2. Normale Anatomie, 28jährige Probandin, transversale Schnittführung, stark T2-gewichtetes Bild (2000/100; 0,5 T). Myometrium von mittlerer Signalintensität *(m)*, „junctional zone" *(j)* von niedriger Signalintensität, Endometrium *(e)* aufgrund von Partialvolumeneffekten von mittlerer Signalintensität, Zervix *(z)* signalarm

Abb. 7.1. Normale Anatomie: Stark T2-gewichtetes Bild (TR=2000 ms, TE=100 ms; 0,5 T). Signalintenser Blaseninhalt *(b)*, signalarme Blasenwand, Myometrium *(m)* von mittlerer Signalintensität, signalarme „junctional zone" *(j)*, signalreiches Endometrium *(e)*, signalarme Zervix *(z)*

Tabelle 7.2. Wassergehalt und Relaxationszeiten von Uterusschichten. (Nach McCarthy [27])

	Endometrium	„Junctional zone"	Myometrium
Wassergehalt [%]	82,88+2,9	79,28+1,4	81,05+1,8
T1, 20 MHz	836+172,2	643+60	709+71
T2, 20 MHz	87+23	58+7	67+8
T1, 64 MHz, ex vivo	1881+824	1135+85	1298+277
T2, 64 MHz, ex vivo	101+46	50+12	53+10
T2, 64 MHz, in vivo	85+20	45+15	63+12

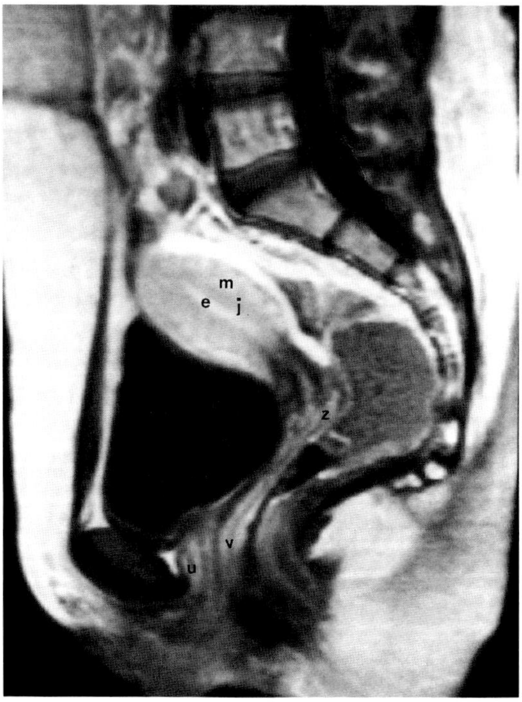

Abb. 7.3. Normale Anatomie, T1w-Bild mit i. v.-Gd-DTPA (TR=450 ms, TE=17 ms). Myometrium *(m)* von mittlerer Signalintensität, „junctional zone" *(j)* von mäßig erniedrigter Signalintensität, Endometrium *(e)* von hoher Signalintensität. Signalarme Zervix *(z)*. Gute Darstellung der Vaginalstrukturen *(v)* und der Urethra *(u)*

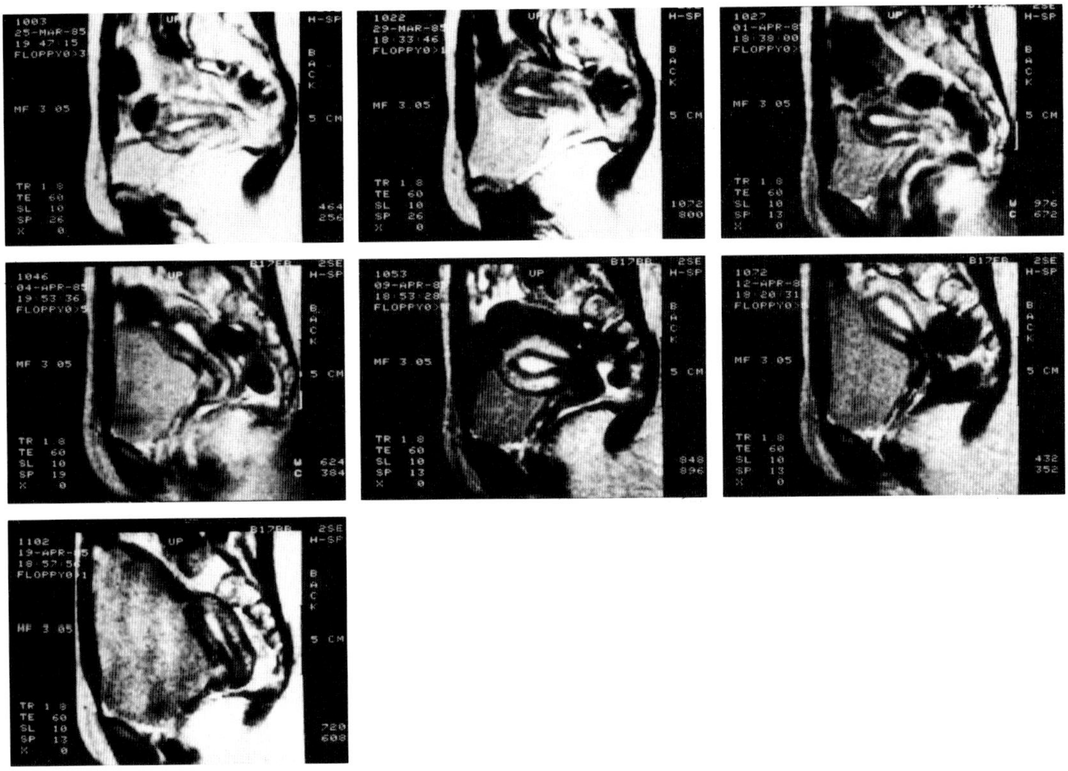

Abb. 7.4. Serie von sagittalen T2w-Sequenzen (SE, 1800/60; 0,5 T): Untersuchungsserie über einen Menstruationszyklus. Das erste Bild entspricht dem 8. Tag nach Menstruationsbeginn (dem 3. Tag nach Menstruationsende), somit der Mitte der Proliferationsphase. Endometrium von normaler Dicke und Signalintensität, ebenso das Myometrium. Im Verlauf baut sich das Endometrium in seiner Dicke weiter auf, bis es im 6. Bild ein Maximum an Volumen besitzt. Gleichzeitig erhöhen sich die Signalintensität sowie die Dicke des Myometriums auf ihren Maximalwert, entsprechend dem Höhepunkt der Sekretionsphase. Im 7. Bild am 5. Tag nach Menstruationsbeginn (=Menstruationsende) zeigt sich das Endometrium wieder schmal, das Myometrium signalärmer und geringgradig verschmälert

ergeben (Abb. 7.6), daß sich das Signalverhalten im Verlauf eines hormonellen Zyklus dem des Myometriums anpaßt, so daß diese Zone dem inneren Drittel des Myometriums angehören muß. Dieselben Strukturen lassen sich natürlich auch auf transversalen Bildern (Abb. 7.2) voneinander differenzieren.

Sowohl T1w-Bilder als auch GE-Sequenzen sind nicht so gut zur Gewebsdifferenzierung des Uterus geeignet. Eine Ausnahme bildet hier die i. v.-Gabe von Gadolinium, insbesondere in Verbindung mit schnellen Sequenzen. Mit Hilfe des i. v.-Kontrastmittels können dann die oben beschriebenen morphologischen und topographischen Unterscheidungen wieder getroffen werden (Abb. 7.3).

Das Signalverhalten von Myometrium und Endometrium ist abhängig von der hormonellen Situation der Patientin, insbesondere auch vom *Menstruationszyklus* (Abb. 7.4). Das Myometrium verändert sich sowohl hinsichtlich der Signalgebung als auch hinsichtlich der Dicke. Es ist am signalintensivsten während der Sekretionsphase und hat während dieser Phase auch den größten Durchmesser. Zu diesem Zeitpunkt ist auch die Schichtdicke des Endometriums am größten. Myometrium- und Endometriumdicke sowie Signalintensität des Myometriums nehmen dann bis zum Einsetzen der Blutung entsprechend dem Östrogenspiegel ab und sind gegen Ende der Periodenblutung am niedrigsten (Abb. 7.5 und 7.6).

Patientinnen, die *Ovulationshemmer* einnehmen, zeigen über den ganzen Zyklus hinwegen ein relativ gleichmäßig signalreiches Myometrium sowie ein schmaleres, atrophisches Endometriumband. Die „junctional zone" ist bei diesen Patientinnen, insbesondere nach länge-

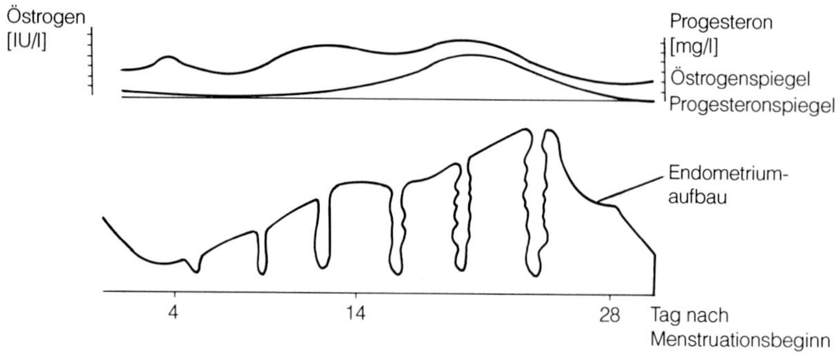

Abb. 7.5. Verlauf des Östrogenspiegels sowie des Endometriumaufbaus während eines Menstruationszyklus. (Nach Netter [29])

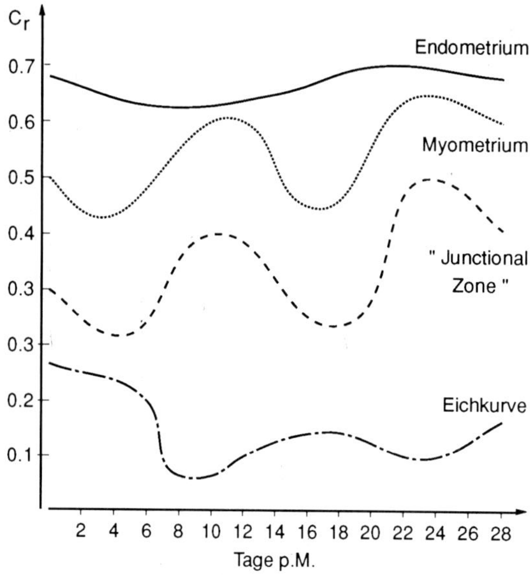

Abb. 7.6. Verlauf relativer Signalintensitäten T2w der verschiedenen Uterusgewebe bezogen auf Muskulatur und Fett während eines Menstruationszyklus, gemessen an einer 23-jährigen Probandin. Die „junctional zone" weist dasselbe Signalverhalten wie das Myometrium auf und unterscheidet sich im Verlauf deutlich vom Signalverhalten des Endometriums. Würde ein Partialvolumeneffekt eine Rolle spielen, müßte das Signalverhalten der „junctional zone" dem des Endometriums gleichen. Beachtenswert ist die Ähnlichkeit des Verlaufs der Signalintensität über den Zyklus mit dem normalen Verlauf des Östrogenspiegels

rer Hormoneinnahme, schlechter abgrenzbar. Frauen in der *Postmenopause* ohne exogene Hormonzufuhr zeigen mit zunehmendem Alter eine Atrophie des Myometriums und auch des Endometriums, die sich in einer Organverkleinerung und in einer zunehmenden Signalminderung aller Gewebsbestandteile äußert.

Mitunter können hochgradig atrophische Uteri schwer von den Nachbarstrukturen zu differenzieren sein. Eine ähnliche Erscheinungsform des Uterus weisen Mädchen in der Prämenarche auf. Postmenopausale Frauen mit exogener Östrogenzufuhr zeigen eine identische MR-Erscheinungsform wie Frauen im gebärfähigen Alter. Bei Patientinnen, die einer Strahlentherapie des kleinen Beckens unterzogen wurden, kann das Myometrium deutlich signalärmer werden. Somit ist hier des öfteren eine normale Abgrenzung der sog. „junctional zone" nicht mehr möglich.

Das MR-Erscheinungsbild der *Zervix* ist bei postmenopausalen und prämenopausalen Patientinnen ähnlich. Es weist zentral im T2w-Bild eine Zone erhöhten Signals auf, die mit dem Drüsengewebe und dem Schleim im Zervikalkanal korreliert. Diese Zone erhöhter Signalintensität ist konstant umgeben mit einem signalarmen Band, das gewöhnlich dicker ist als die „junctional zone" und dem stark bindegewebhaltigen Stroma der Zervix entspricht.

Die *Parametrien* lassen sich in der MR-Tomographie hauptsächlich durch ihre bindegewebigen Anteile und die Gefäßzüge differenzieren. Zu ihrer Darstellung ist die T1w-Sequenz in transversaler Schichtführung am besten geeignet. Normal große *Lymphknoten* lassen sich mittels MR-Tomographie gewöhnlich nicht sicher darstellen.

Patientinnen, die eine *Intrauterinspirale* benutzen, können gefahrlos untersucht werden [20]. Es kommt weder zu einem Aufheizen der Spirale noch zu einer örtlichen Verschiebung. Die Spirale bildet sich im Cavum uteri als signalarme Struktur ab. Dislokationen können erfaßt werden (Abb. 7.7).

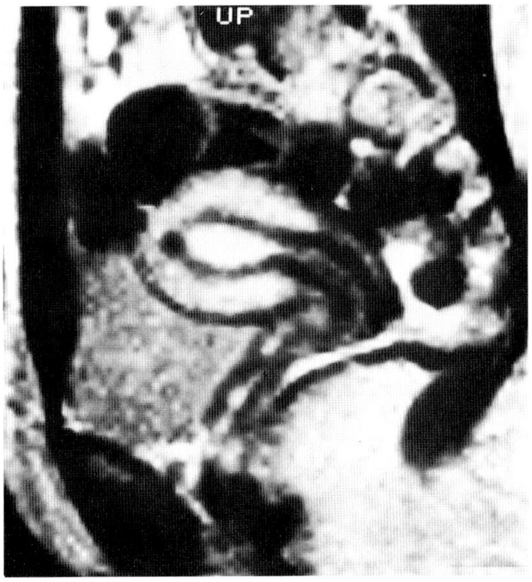

Abb. 7.7. Sagittale T2w-Schicht (SE 1800/60; 0,5 T). Hoch aufgebautes Endometrium, signalintenses und verbreitertes Myometrium, getrennt durch die signalarme „junctional zone“. Normale Anatomie am Ende der Sekretionsphase. Signalarme Zervix aufgrund der vermehrten bindegewebigen Anteile der Serosa. Innerhalb der Cervix uteri läßt sich eine signalarme Struktur erkennen, die einer dislozierten Intrauterinspirale entspricht. Sie demonstriert das Auflösungsvermögen der Methode

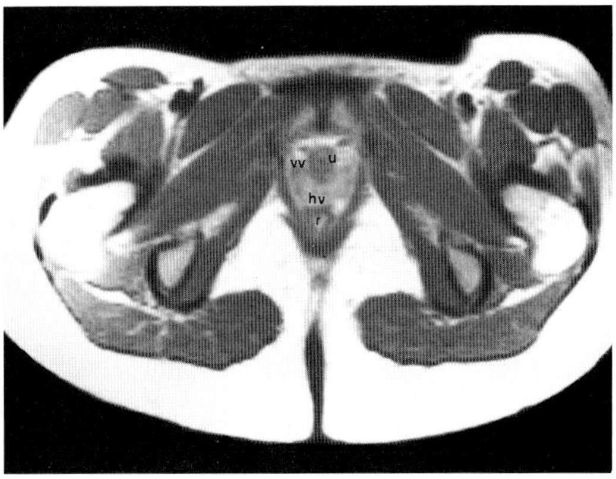

Abb. 7.8. T2w-Bild (2000/60; 0,5 T). Vordere Vaginalwand *(vv)*, hintere Vaginalwand *(hv)*, Urethra *(u)* mit zentralem Lumen, Rektum *(r)* mit signalarmer Muscularis

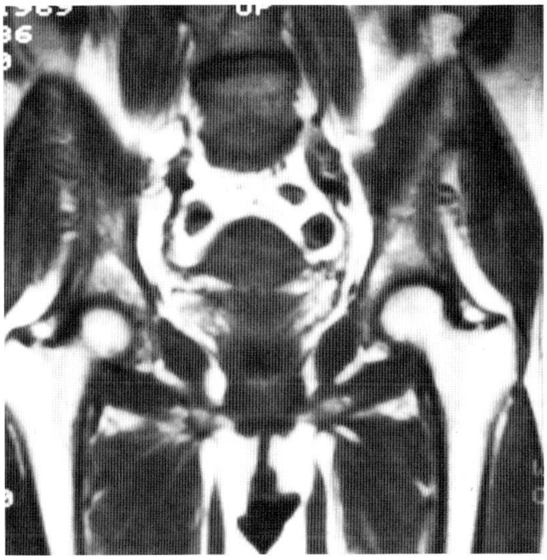

Abb. 7.9. T1w-Bild in koronarer Schnittführung (TR=450 ms, TE=17 ms). Darstellung des Uterus, der Salpinx beidseits

7.3.2.2 Vagina

Auch für die Darstellung der Vaginalstrukturen ist die T2w-Sequenz geeignet (Abb. 7.8). Sowohl auf den sagittalen als auch auf den transversalen Aufnahmen lassen sich gewöhnlich vordere und hintere Vaginalwand differenzieren. Auch die Vagina ist an den Veränderungen während des Menstruationszyklus beteiligt. Die Mukosa nimmt in der Sekretionsphase deutlich an Volumen und Signal zu. Als signalarme Strukturen sind die rektovaginale Faszie dorsal sowie die ringförmige Urethra ventral sicher zu differenzieren.

7.3.2.3 Adnexe

Die normalen Ovarien sind auf dem Nativ-MR-Bild sowohl in der T1w- als auch in der T2w-Sequenz oft nur schwer zu differenzieren, da sie sich im T1w-Bild wie die umgebenden Dünndarmschlingen signalarm darstellen und im T2w-Bild signalintens, ähnlich dem Fettsignal, werden. Eine bessere Identifikation kann mit Hilfe oral applizierten Kontrastmittels (Gd-DTPA) erreicht werden. Neben der transversalen Ebene ist gegebenenfalls die koronare Schichtung hilfreich (Abb. 7.9). Voraussetzung sind jedoch dünne, lückenlos aneinandergereihte Schichten. Unter diesen Bedingungen lassen sich normale Ovarien bei 87 % der Frauen im gebärfähigen Alter nachweisen [15]. Gelegentlich läßt sich auf koronaren Schichten die Salpinx darstellen.

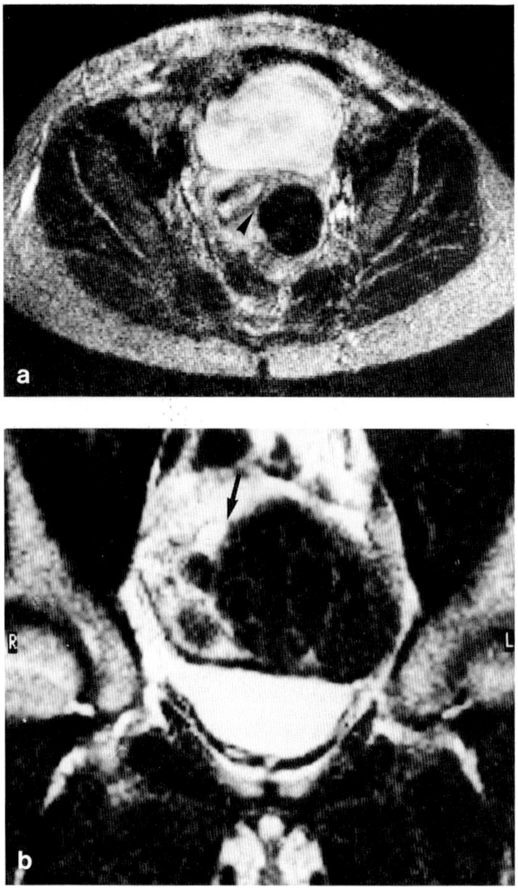

Abb. 7.10. **a** Transversale Schicht, starke T2-Gewichtung (2000/100; 0,5 T). Uterusmyom von ca. 4 cm Durchmesser, das subserös und intramural gelegen ist. Es besteht ein schmaler Saum normalen Myometriums *(Pfeil)* zwischen dem Myom und der „junctional zone", so daß hier durch eine Enukleation die Erhaltung der Fertilität möglich ist. **b** Koronare Schicht in starker T2-Gewichtung (2000/100; 0,5 T). Multiple Uterusmyome bei 23jähriger Patientin mit Kinderwunsch. Das größte Myom hat einen Durchmesser von ca. 8 cm und reicht unmittelbar an das Endometrium heran. Die „junctional zone" ist nicht mehr nachweisbar *(Pfeil)*. In diesem Fall ist eine Operation unter Fertilitätserhaltung nicht möglich

7.3.3 Pathologische Veränderungen bei gynäkologischen Erkrankungen

7.3.3.1 Benigne Erkrankungen

Uterus myomatosus. Leiomyome sind die häufigste Erkrankung des Uterus bei Frauen im gebärfähigen Alter, von denen bis zu 30 % betroffen sind. Die Erscheinungsform des Uterusmyoms ist sehr variabel. Sie kann solide, fibrozytenreiche Knoten verschiedener Größe, die histologisch und MR-tomographisch ein homogenes Erscheinungsbild aufweisen, umfassen; dazu können regressive Veränderungen auftreten, wie Einschmelzungen, myxomatöse oder fettige Degeneration, hämangiomatöse Umwandlungen oder ödematöse Einlagerungen und Verkalkungen.

Bei Frauen im gebärfähigen Alter ist die Lage der Myome besonders wichtig: sie können *subserös, intramural* oder *submukös* liegen. Submukös gelegene Myome sind oft Anlaß zu starken Zwischenblutungen oder verstärkten Menstruationsblutungen. Zudem sind sie oft Ursache für eine Infertilität.

Das Signalverhalten *fibrozytenreicher Myome* ist charakteristisch: Sie sind sehr signalarm im T1w- wie auch im T2w-Bild. Besonders in der T2w-Sequenz ist somit der Kontrast zum normalen Myometrium, zum Endometrium und zum umgebenden Fett sehr deutlich. Die MR-Tomographie erlaubt deshalb eine exakte räumliche Zuordnung innerhalb der Gebärmutter, insbesondere die Beziehung zum Endometrium, und damit eine Aussage über die Erfolgsaussichten einer Enukleation für die Behandlung einer Infertilität (Abb. 7.10). Es können Myome bis zu 0,5 cm im Durchmesser problemlos identifiziert und lokalisiert werden. Myome können auch mit Hilfe der Sonographie diagnostiziert werden. Bei der transvesikalen Ultraschalluntersuchung kann bei 22 % der Frauen ein Myom dem sonographischen Nachweis entgehen. Eine höhere Treffsicherheit wird durch die Endosonographie erreicht; diese jedoch kann nur in Narkose, also zum Beispiel im Rahmen einer Abrasio, durchgeführt werden.

Leiomyome mit degenerativen Veränderungen zeigen ein breites Spektrum an Signalveränderungen im T2w-Bild: Eingeschlossene Kalkbestandteile bleiben signallos, Fibrozyteninseln signalarm, Ödem oder Verflüssigungen sehr signalintensiv.

Weniger leicht zu differenzieren sind *diffuse Uterusmyome,* die nicht mit einer Veränderung der Signalintensität, sondern lediglich einer Verdickung der Myometriumschicht einhergehen. Gelegentlich ist eine Vermehrung der uterinen Gefäße, die durch signalarme Strukturen innerhalb des Myometriums sichtbar werden, zu beobachten.

Adenomyosis. Die Adenomyosis, die charakterisiert ist durch die Anwesenheit von Endometrium, Drüsen und Stroma tief im Myometrium, betrifft vor allem Frauen im 4. Lebensjahrzehnt; bevorzugt erkranken Multipara. Klinische Zeichen sind Hypermenorrhö und perimenstruelle Beschwerden. Bei der klinischen Untersuchung fällt ein vergrößerter Uterus auf.
Die MRT zeigt einen diffus vergrößerten Uterus, eine verbreiterte „junctional zone" sowie Signalinhomogenitäten in den Myometriumschichten (Abb. 7.11).

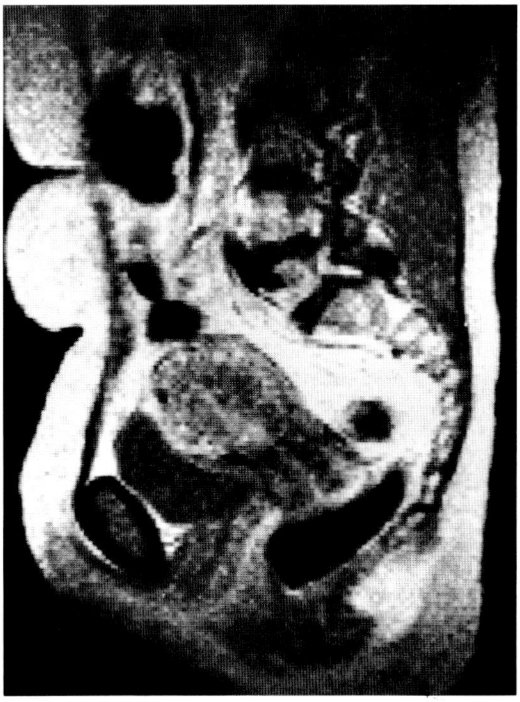

Abb. 7.11. Sagittale Schicht in Spindichtedarstellung (1600, 35; 0,35 T). Adenomyosis mit Aufhebung der „junctional zone" und inhomogenem Signalverhalten des Myometriums

Endometriose. Die Endometriose ist definiert als das extrauterine Auftreten von Endometriumzellen der Zona functionalis, die häufig dem normalen Zyklus unterliegen und zu perimenstruellen Beschwerden führen. Häufig zu finden sind solche Endometrioseherde im Douglas-Raum. Oft gehen sie mit der Bildung von blutgefüllten Zysten einher. Diese Zysten zeigen in der MRT aufgrund des Methämoglobingehalts in allen Sequenzen eine hohe Signalintensität. Bei frischen Einblutungen können im T2w-Bild diese Zonen erhöhter Signalintensität mit Zonen erniedrigten Signals, die frischem Blut in der Desoxyhämoglobinphase entsprechen, abwechseln. Die Endometrioseherde selbst zeigen punktförmige Signalerhöhungen im T2w-Bild, sind aber wegen ihres oft flächenhaften, kaffeesatzartigen Auftretens und der Nähe des pelvinen Fetts nicht sicher zu differenzieren (Abb. 7.12). Trotzdem sollte, besonders bei sehr jungen Frauen mit Verdacht auf Endometriose, *vor* einer diagnostischen Laparoskopie eine MRT erfolgen, da dadurch der invasive Eingriff häufig vermieden werden kann. Bei Vorliegen eines sicheren Endometrioseherdes eignet sich die MRT zur Therapiekontrolle.

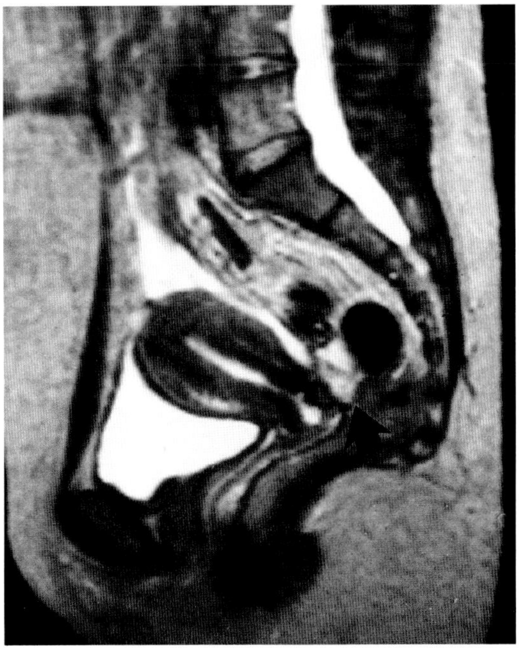

Abb. 7.12. Stark T2-gewichtetes Bild in sagittaler Schnittführung (TR=2000 ms, TE=100 ms). Endometrioseherd in typischer Lokalisation im Douglas-Raum *(Pfeil)*

Blande Ovarialzysten. Die MR-Diagnostik von Veränderungen des Ovars beruht wie die CT-Diagnostik hauptsächlich auf morphologischen Kriterien. Der Inhalt von Ovarialzysten ist aufgrund des unterschiedlichen Signalverhaltens im T2w-Bild in der MR zusätzlich besser differenzierbar. Blande Ovarialzysten zeigen sowohl im T1w- als auch im T2w-Bild eine homogene Struktur und eine glatte Begrenzung. Im T1w-Bild ist der Zysteninhalt sehr signalarm, im T2w-Bild signalintensiv, ähnlich

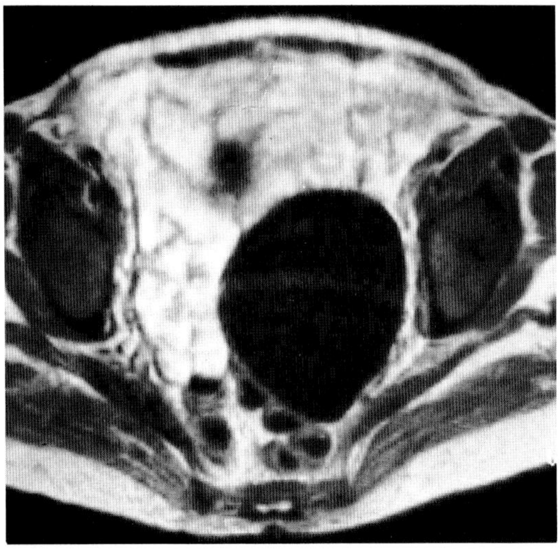

Abb. 7.13. Transversale Schnittführung in T1-Gewichtung (450/17; 1,0 T) Gd peroral und Gd-DTPA i. v.: Blande Ovarialzyste mit signalarmer Zystenwand. Dünndarm gefüllt mit signalintensem, oral verabreichtem Gd

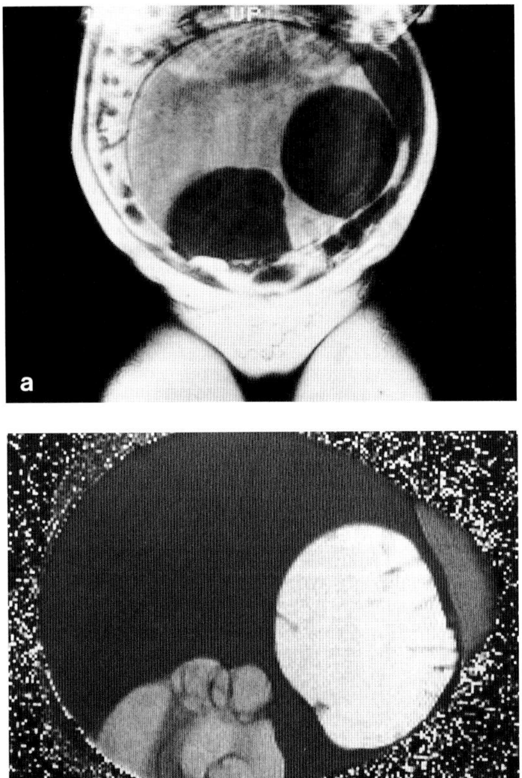

Abb. 7.14. a Koronare Schicht in Spindichtewichtung (1800/30; 1,0 T) Kystom mit Unterzysten. **b** Berechnetes T2w-Bild (Schachtelsequenz) des Präparats obigen Kystoms. Unterschiedliche Proteingehalte der Unterzysten

dem Signal der Flüssigkeit in der Harnblase. Eingeblutete Zysten weisen, je nach Alter der Einblutung, häufig eine erhöhte Signalintensität im T1w- und im T2w-Bild auf. Die Zystenwand bleibt bei blanden Ovarialzysten in allen Sequenzen und bei Gabe von Gd-DTPA signalarm (Abb. 7.13).

Muzinöse Kystome. Muzinöse Kystome haben häufig Unterzysten verschiedenen Zysteninhalts, die auf T2w-Bildern je nach Mukuszusammensetzung voneinander differenzierbar sind (Abb. 7.14). Die Zystenwände sind gelegentlich verdickt und können Signalinhomogenitäten aufgrund von Kalkbestandteilen aufweisen (Differenzierungsmöglichkeiten zum Ovarialkarzinom s. 7.3.3.2).

Dermoidzysten. Dermoidzysten sind aufgrund des meist vorhandenen *Talganteils*, der sowohl im T1w- als auch im T2w-Bild signalintensiv wie subkutanes Fett erscheint, leicht diagnostizierbar. Die oft eingeschlossenen Zahn- bzw. Kalkanteile bleiben in allen Sequenzen signallos. Der Zysteninhalt ist meist rein serös. Das Signalverhalten und die Morphologie der Zysten ist wie unter „Blande Ovarialzysten" beschrieben (Abb. 7.15).

Tuboovarialabszesse. Tuboovarialabszesse können Ovarialzysten imitieren, zeigen aber häufig eine im T1w-Bild nachweisbare Signalzunahme des Randsaums nach Gd-DTPA. Im T2w-Bild ist die Abszeßflüssigkeit signalintensiv (Abb. 7.16). Das morphologische Erscheinungsbild ist oft von dem eines Ovarialkarzinoms nicht zu differenzieren. Der klinische Befund gestattet jedoch meist eine Unterscheidung dieser Erkrankungen (intermittierendes Fieber, Druckdolenz, Senkungserhöhung, Leukozytose).

7.3.3.2 Maligne Erkrankungen

Korpuskarzinom (Endometriumkarzinom). Das Korpuskarzinom hat sich in den letzten Jahren zu dem häufigsten Karzinom im weiblichen Genitalbereich entwickelt.

Das Leitsymptom des *Endometriumkarzinoms* ist die Postmenopausenblutung oder die Zwischenblutung. Die Diagnose wird durch eine fraktionierte Abrasio gesichert. MR-to-

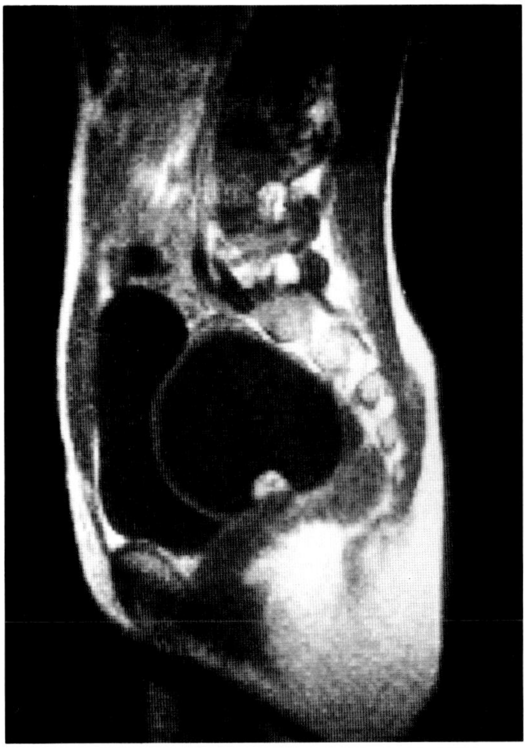

Abb. 7.15. Sagittale Schichtung in T1-Gewichtung (500/30; 0,5 T). Dermoidzyste: Rein seröser Inhalt, glatte Wandkonturen, pathognomonischer Talganteil, signalintensiv am Boden der Zyste

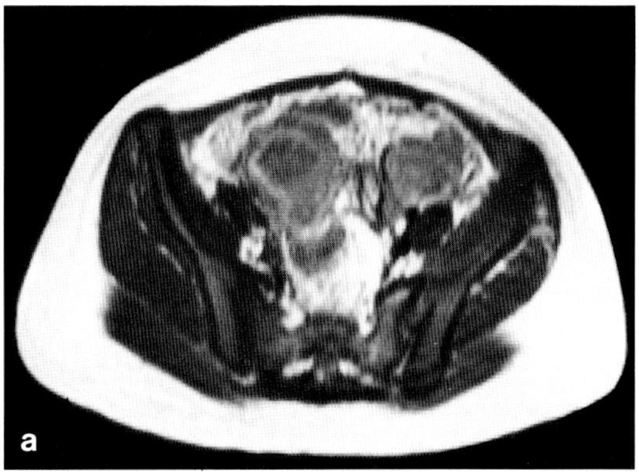

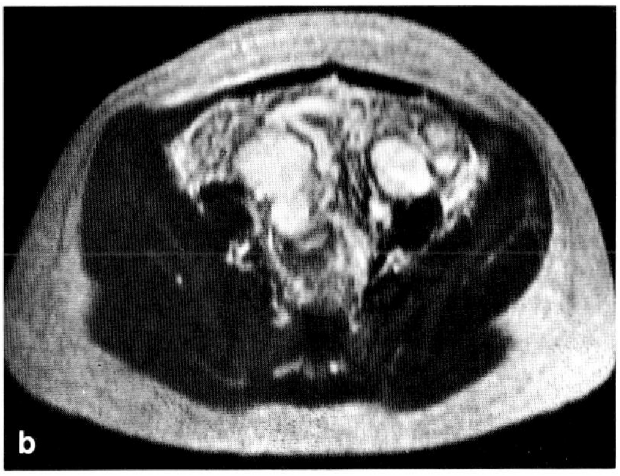

Abb. 7.16. **a** Transversale Schichtung im Spindichtebild (1800/30; 1,0 T). Perforierter Tuboovarialabszeß beidseits, relativ signalarmer Abszeßinhalt mit Signalanhebung an den Randbezirken. **b** Transversale Schichtung in T2-Gewichtung (1800/120 ms). Signalintensiver Abszeßinhalt, umgeben von einer signalarmen Randstruktur

mographisch lassen sich kleine exophytische Endometriumkarzinome (Abb. 7.17) nicht immer nachweisen; der Nachweis gelingt, wenn das Cavum uteri über das dem Zyklus entsprechende Normalmaß hinaus vergrößert ist. Eine sichere Diagnose ist möglich, wenn die „junctional zone" durch das Karzinom infiltriert oder überschritten wird (Abb. 7.18).
Gleichzeitig ist dadurch eine sichere Bestimmung des Tumorstadiums (Tabelle 7.3) möglich, das bezüglich der Prognose und des operativen Vorgehens von großer Wichtigkeit ist. Die Wahrscheinlichkeit einer lymphogenen Metastasierung steigt mit der Infiltrationstiefe des Karzinoms ins Myometrium. Die Sicherheit in der Bestimmung der Infiltrationstiefe über alle Stadien liegt bei der MRT zwischen 75 und 82 % [20], die Sicherheit der Unterscheidung zwischen oberflächlicher und tiefer Infiltration des Myometriums bei 97 %. Somit ist MRT derzeit die genaueste nichtinvasive Methode zum lokalen Staging von Endometrium karzinomen. Aussagen zur Infiltrationstiefe sind mit der CT nicht möglich. Vergleichbare Ergebnisse können mit der Hysterosonographie, die jedoch in Narkose durchgeführt werden muß, erzielt werden.
Das Karzinomgewebe zeigt im T2w-Bild meist eine hohe Signalintensität, die etwas niedriger als die normalen Endometriums ist und deshalb häufig nicht sicher von diesem differenziert werden kann. Akute Einblutungen können eine Signalerniedrigung innerhalb des Tumors verursachen; zusätzlich kann es zu Signalinhomogenitäten durch Einschmelzungen kommen. Die Größe des Tumors läßt noch kei-

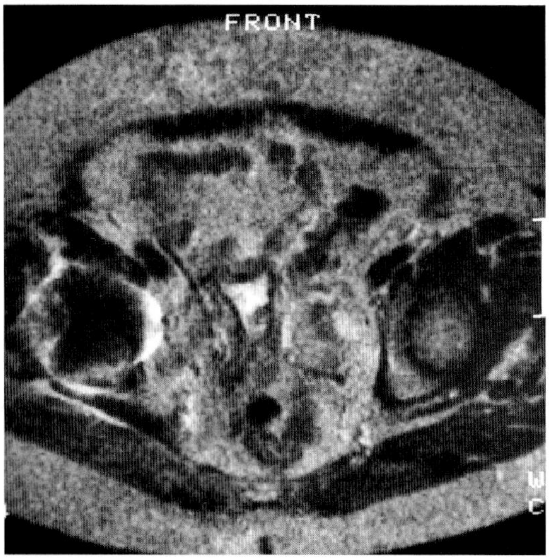

Abb. 7.17. Transversale Schichtung im T2w-Bild (1900/120; 1,0 T). Exophytisches Korpuskarzinom im Stadium T1. Signalarme Raumforderung im sonst signalreichen Cavum uteri. „Junctional zone" erhalten. Ein ähnliches Erscheinungsbild würden Blutkoagel im Cavum uteri aufweisen. Eine Differenzierungsmöglichkeit besteht nicht immer

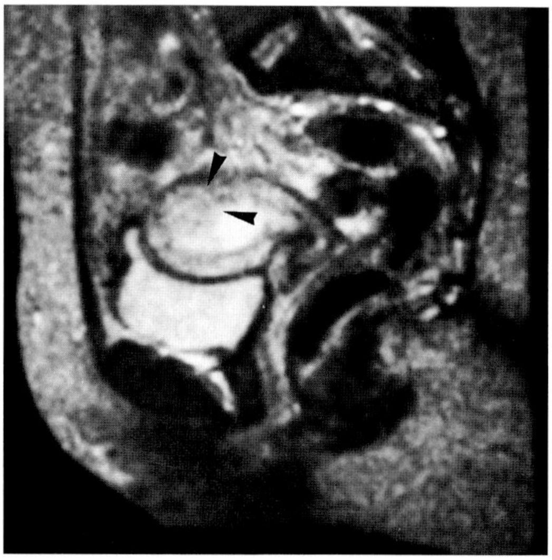

Abb. 7.18. Sagittale Schichtung im T2w-Bild (2000/100; 1,0 T). Korpuskarzinom im Stadium T1 im Bereich des Fundus uteri. Die „junctional zone" ist unterbrochen, das Karzinom infiltriert das Myometrium mehr als zwei Drittel. Äußere Uteruskonturen erhalten

Tabelle 7.3. Stadieneinteilung des Korpuskarzinoms

TNM	Corpus uteri	FIGO
Tis	Carcinoma in situ	0
T1	Begrenzt auf Corpus	I
T1a	Cavum ≤8 cm	I a
T1b	Cavum >8 cm	I b
T2	Ausbreitung auf Zervix	II
T3	Ausbreitung jenseits Uterus/ innerhalb kleinen Beckens	III
T4	Ausbreitung auf Schleimhaut von Harnblase/Rektum/jenseits kleines Becken	IV a
M1	Fernmetastasen	IV b

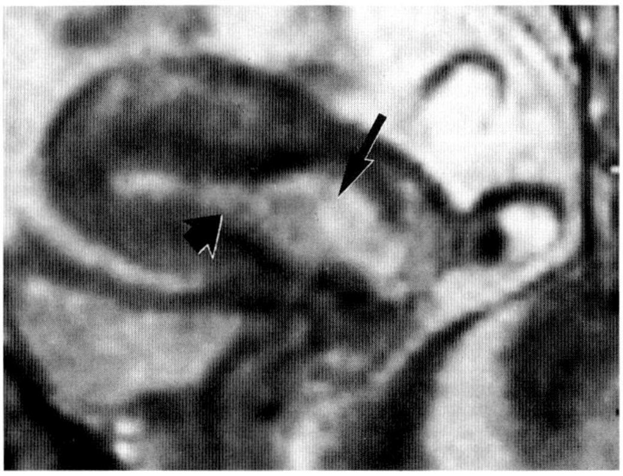

Abb. 7.19. Sagittale Schichtung im leichten T2w-Bild (1800/60; 0,5 T). Leiomyosarkom des Uterus gestielt, vom Fundus ausgehend in den Isthmus uteri reichend. Inhomogen strukturierte Raumforderung mit leicht erhöhtem Signal gegenüber normalem Myometrium, jedoch erniedrigtem Signal gegenüber Endometrium

ne Aussage über dessen Invasivität zu, so daß zum Staging T2w-Sequenzen in zwei Ebenen erforderlich sind.

Andere Karzinome des Korpus und des Isthmus. Neben dem Endometriumkarzinom gibt es weitere Malignome, die im Bereich des Korpus und des Isthmus uteri vorkommen können: *Uterussarkome* (zirka 2 % der Uterusmalignome), wobei Sarkome der Schleimhaut und des Myometriums differenziert werden müssen. *Leiomyosarkome* des Uterus haben im all-

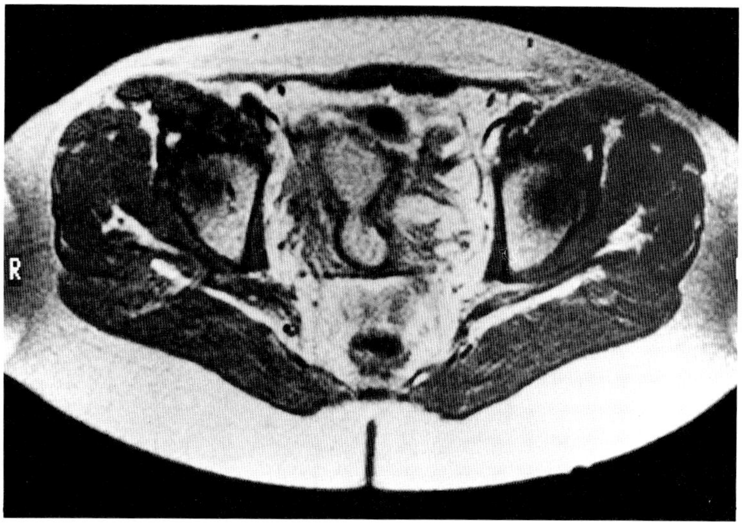

Abb. 7.20. Transversale Schnittführung im Spindichtebild (2000/30; 0,5 T). Klarzellsarkom des Uterus. Fundus, Isthmus und Zervikalkanal sind vom Tumor ausgefüllt, der seinen Ursprung im Fundus zu haben scheint

gemeinen eine niedrigere Signalintensität als Endometriumkarzinome bzw. -sarkome. Sie können gelegentlich auch in das Cavum uteri einwachsen (Abb. 7.19).

Klarzelltumoren können sowohl im Corpus als auch im Collum uteri entstehen. Wichtig sind die Lokalisation und Ausbreitung des Tumors, weil davon in aller Regel die Operationstechnik abhängt (Abb. 7.20).

Bei invasiven Tumoren kann es, wie beim Kollumkarzinom, zur Infiltration der Parameterien kommen, die im MR-Bild sicherer zu diagnostizieren ist als im CT.

Kollumkarzinom. Kollumkarzinome sind, im Gegensatz zur CT, mittels MR-Tomographie relativ sicher zu diagnostizieren. Sie zeigen in ca. 95% der Fälle eine deutliche *Signalerhöhung* im T2w-Bild im Vergleich zum signalarmen Zervixstroma (Abb. 7.21). Differentialdiagnostische Probleme entstehen nur, wenn der Ausgangspunkt des Karzinoms sehr weit ventral oder dorsal liegt und sich das Karzinom von den signalreicheren muskulären Anteilen der Zervix nicht mehr sicher differenzieren läßt. Andererseits tritt an diesen Stellen relativ frühzeitig eine Verformung der Kontur auf, die dann als indirektes Zeichen für einen tumorösen Prozeß zu werten ist.

Das Kollumkarzinom hat seinen Ursprung meist in den inneren Muttermundanteilen und

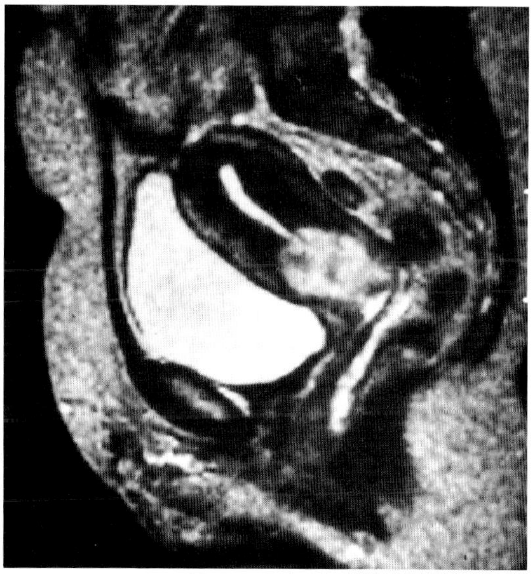

Abb. 7.21. Sagittale Schichtung im leichten T2w-Bild (1800/100; 1,0 T). Signalintensive Raumforderung von ca. 4 cm Durchmesser im Bereich des sonst signalarmen Zervixstromas. Die Zervikalkonturen scheinen überschritten. Kollumkarzinom im FIGO-Stadium II b: Gute Abgrenzbarkeit der Vagina, der Fettschichten zum Rektum und zur Blase

wächst lokal in die Seitenwand der Zervix ein, von wo es in das parametrane und paravaginale Gewebe infiltriert.

Die bevorzugte Abbildungsebene ist, wie unter 7.4.1 erwähnt, die sagittale Schichtung in ver-

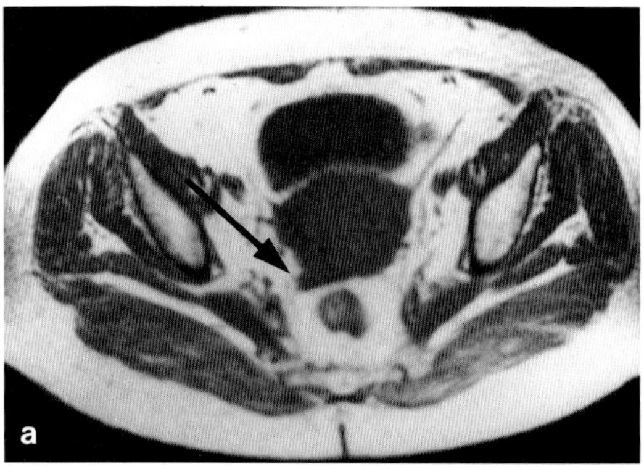

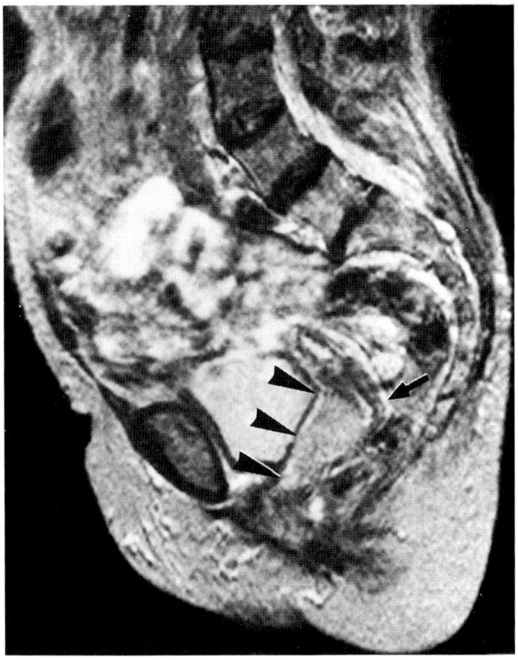

Abb. 7.22. Sagittale Schichtung im T2w-Bild (2000/50; 0,5 T). Kollumkarzinom mit Infiltration der Vagina bis ins untere Drittel

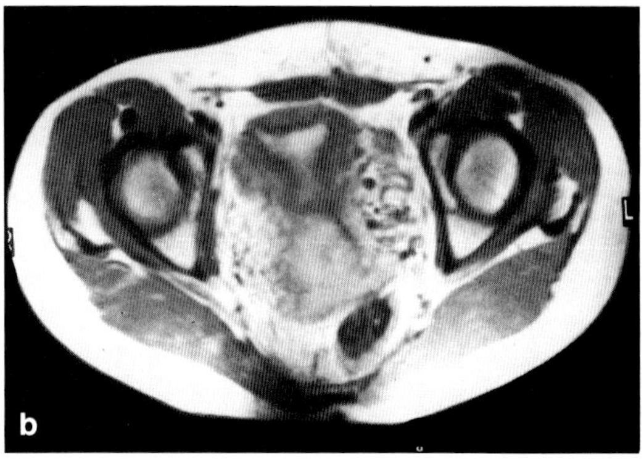

Abb. 7.23. a Transversale Schicht im T1w-Bild (500/30; 0,5 T). Kollumkarzinom im FIGO-Stadium II b. Infiltration der pararektalen Faszie rechts. **b** Transversale Schichtung im T2w-Bild (2000/100; 0,5 T). Kollumkarzinom im FIGO-Stadium II b. Signalintensive Infiltration der Parameterien beidseits

schiedenen T2w-Sequenzen. In diesen Abbildungen läßt sich die Ausdehnung des Tumors innerhalb der Zervix, seine Beziehung zur Blase und zum Rektum optimal beurteilen. Eine weitere T2-gewichtete transversale Schichtung ist notwendig, um die Ausbreitung in die Vagina sicher zu beurteilen (Abb. 7.22) und außerdem zur Planung einer kombinierten Radiotherapie für die Beurteilung der Lagebeziehung des Tumors zum Lumen der Zervix. T1-gewichtete transversale Bilder geben ergänzenden Aufschluß über die parametrane Infiltration (Abb. 7.23). Ist ein Kollumkarzinom gesichert, so läßt sich mit Hilfe der MR-Tomographie das Tumorstadium (Tabelle 7.4) exakt bestimmen. Die Sensitivität für ein intaktes fibrozervikales Stroma, gleichbedeutend mit einem Tumor, der auf die Zervix beschränkt ist (Abb. 7.24), ist 96% [20]. Die Sensitivität für den Ausschluß einer parametranen Infiltration beträgt nach diesen Literaturangaben 97%. Ein Befall der Vagina läßt sich zu 92% sicher voraussagen.

Ein weiterer wichtiger Faktor für die Prognose und Therapie beim Kollumkarzinom ist das Tumorvolumen. Aufgrund des hohen Kontrasts

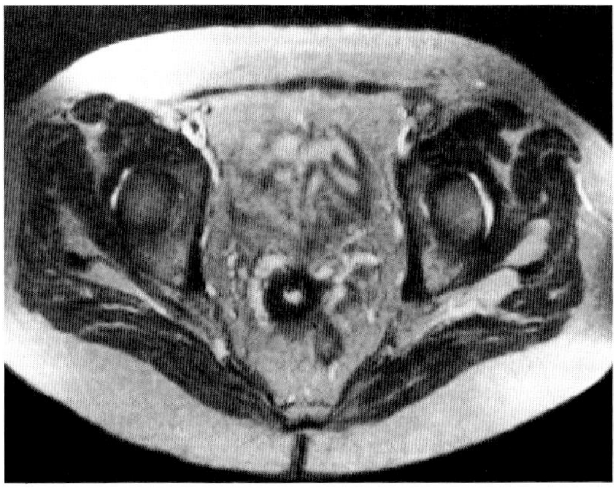

Abb. 7.24. Transversale Schichtung im T2w-Bild (2000/100; 0,5 T). Kollumkarzinom im FIGO-Stadium I: Der signalarme Ring entspricht einem intakten fibrozervikalen Stroma, gleichbedeutend mit einem auf die Zervix beschränkten T1-Tumor

Tabelle 7.4. Stadieneinteilung des Zervixkarzinoms

TNM	Cervix uteri	FIGO
Tis	Carcinoma in situ	0
T1	Begrenzt auf Uterus	I
T1 a	Diagnose nur durch Mikroskopie	I a
T1 a1	Minimale Stromainvasion	I a 1
T1 a2	Tiefe ≤5 mm, horizontale Ausbreitung ≤7 mm	I a 2
T1 b	Läsionen größer als T1 a 2	I b
T2	Ausdehnung jenseits Uterus, aber nicht zur Beckenwand und nicht zu Vagina/unteres Drittel	II
T2 a	Parametrium frei	II a
T2 b	Parametrium befallen	II b
T3	Ausdehnung zu Vagina/unteres Drittel/Beckenwand/Hydronephrose	III
T3 a	Vagina/unteres Drittel	III a
T3 b	Beckenwand/Hydronephrose	III b
T4	Schleimhaut von Harnblase/Rektum/ jenseits kleines Becken	IV a
M1	Fernmetastasen	IV b

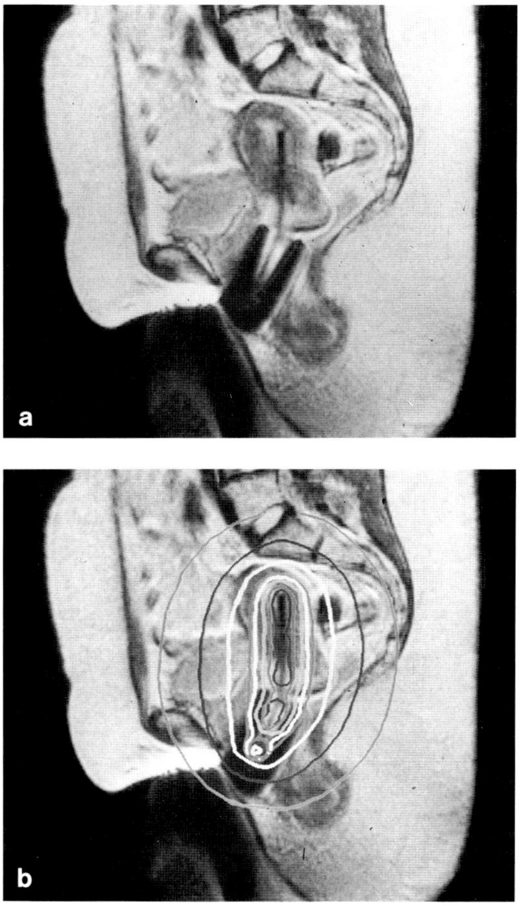

Abb. 7.25. a Sagittale Schichtung im T2w-Bild (2000/50 ms). Liegendes Applikatormodell zur intrakavitären Afterloadingtherapie bei einer Patientin mit einem Kollumkarzinom FIGO-Stadium II b. **b** Dasselbe Bild mit überlappenden Isodosen. Das Verfahren läßt eine individuelle Bestrahlungsplanung mit Vermeidung von Unterdosierung im Tumor und Überdosierung in den kritischen Organen zu

im T2w-Bild zwischen signalintensivem Tumor und signalarmem fibrozervikalem Stroma läßt sich bei enger Schnittführung das Tumorvolumen mit einer Genauigkeit berechnen, die nur wenige Prozent vom tatsächlichen Volumen abweicht.

Auch wenn der Tumor noch auf den Uterus beschränkt ist, ist in 8,5–26 % der Fälle bereits mit Lymphknotenabsiedelungen im kleinen Becken zu rechnen. Der Ausbreitungsweg geht über die Obturatorlymphknoten sowie die Lymphknoten der Iliaca externa, interna, communis, später auch der Paraaortalregion. (Weiteres zur MR-Diagnostik von Lymphknoten im kleinen Becken s. 7.5).

Die MRT kann beim Kollumkarzinom für die *Planung* einer *strahlentherapeutischen Behandlung* wichtig sein. Diese wird im allgemeinen in kombinierter Form durchgeführt, wobei zuerst eine perkutane Homogenbestrahlung des kleinen Beckens bis zu ca. 30 Gy erfolgt. Danach wird der Uterus ausgeblockt und die perkutane Bestrahlung bis zirka 50 Gy weitergeführt. Die Bestrahlung der Zervix erfolgt mittels einer intrakavitären Afterloadingtherapie. Aufgrund des hervorragenden Kontrasts zwischen Tumor und normalem Gewebe kann die Afterloadingtherapie exakt geplant werden, wenn die Patientin mit einem Plastikmodell der Bestrahlungsapplikatoren untersucht wird (Abb. 7.25). Zusätzlich ist auf koronaren Schichten die Lage des Uterus und damit die notwendige Ausblockung sicher festzustellen (Abb. 7.26). Darüber hinaus liefert die MRT wichtige Aussagen zum Therapieverlauf.

Overialkarzinom. Entsprechend ihrem äußerst variablen histopathologischen Bild zeigen Ovarialkarzinome auch in der MRT die verschiedensten Erscheinungsformen. Sie

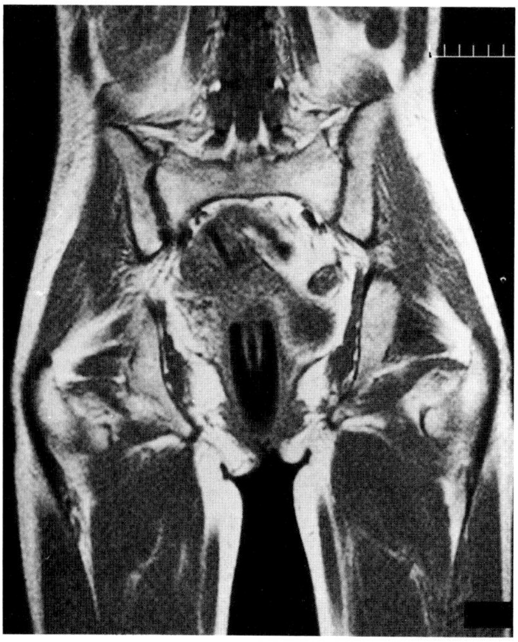

Abb. 7.26. Koronare Schichtung im T1w-Bild (500/30; 0,5 T). Die Untersuchung mit liegendem Applikatormodell zeigt deutlich die Abweichung des Cavum uteri nach rechts. Hier kann eine individuelle Ausblockung bei der perkutanen Radiatio erfolgen

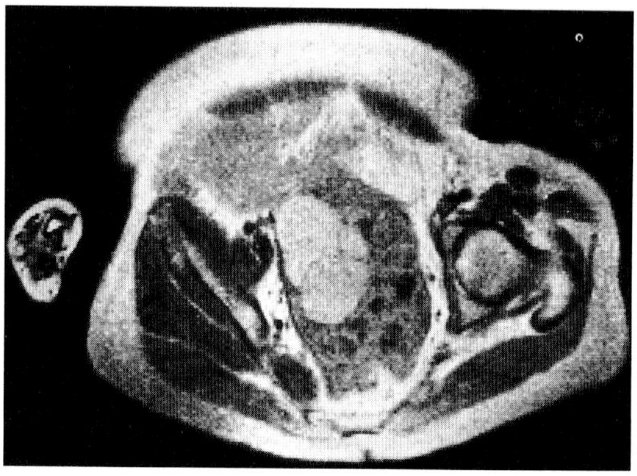

Abb. 7.27. Transversale Schichtung im Spindichtebild (1500/30; 0,35 T). Überwiegend solides Ovarialkarzinom. Inhomogener Tumor mit z. T. signalarmen regressiven Veränderungen und 2 Zysten, wobei der Inhalt sowohl im T1w- als auch im T2w-Bild signalintens erscheint und damit sanguin ist. Dieses Erscheinungsbild ist pathognomonisch. Die Fettschichten zur Beckenwand sind überall erhalten

Tabelle 7.5. Gegenüberstellung von röntgenmorphologischer Klassifikation und histologisch gesicherter Tumordignität. (Nach Rohde u. Steinbrich [34])

Röntgenmorphologische Einteilung	Histologische Klassifikation
Binnenstruktur	
Rein zystische Tumoren: 38	Benigne: 36
	Maligne: 2
Überwiegend zystische Tumoren	
– mit glatten Zystenwänden: 21	Benigne: 12
	Maligne: 9
– mit irregulärer Zystenbegrenzung: 38	Benigne: 2
	Maligne: 36
Überwiegend solide Tumoren: 21	Benigne: 10, davon 7 dermoide
	Maligne: 11
Rein solide Tumoren: 9	Benigne: 1
	Maligne: 8
Tumoroberfläche	
Glatt: 74	Benigne: 57
	Maligne: 17
Unregelmäßig: 53	Benigne: 5
	Maligne: 48
Indirekte Malignitätszeichen: bei 34 von 66 Malignomen	

können einen sehr kleinen soliden Anteil und überwiegend zystische und zum Teil gekammerte Strukturen aufweisen und sind von einem Kystadenom nur durch sekundäre Malignitätszeichen wie Infiltration, Lymphknotenmetastasen oder Aszites zu differenzieren. Die morphologischen Malignitätskriterien entsprechen denen der CT (Tabelle 7.5). Eine wichtige Differentialdiagnose zum Ovarialkarzinom stellt das seromuzinöse Kystadenom dar. Da 20–30% der Kystadenome maligne entarten, kann in den Anfangsstadien keine sichere Differenzierung erfolgen. Häufig weist jedoch ein begleitender Aszites auf die Malignität des Prozesses hin. Daneben können Ovarialkarzinome auch aus überwiegend soliden Tumoranteilen mit kleineren zystischen, meist eingebluteten Einschlüssen bestehen (Abb. 7.27). Die großen soliden Tumoranteile zeigen dann meist ein inhomogenes Signalverhalten in allen, vor allem aber in den T2w-Sequenzen. Auch hier ist häufig ein Aszites nachweisbar. Nur selten werden *Plattenepithelkarzinome* des Ovars beobachtet, die im T1w-Bild eine mittlere, im T2w-Bild eine leicht erhöhte Signalintensität aufweisen (Abb. 7.28).

Vaginal- und Vulvakarzinome. Primäre *Vaginalkarzinome* sind selten (Tabelle 7.6). Ihre Diagnose wird klinisch und durch Probeentnahme gesichert. Die MRT kann hier lediglich

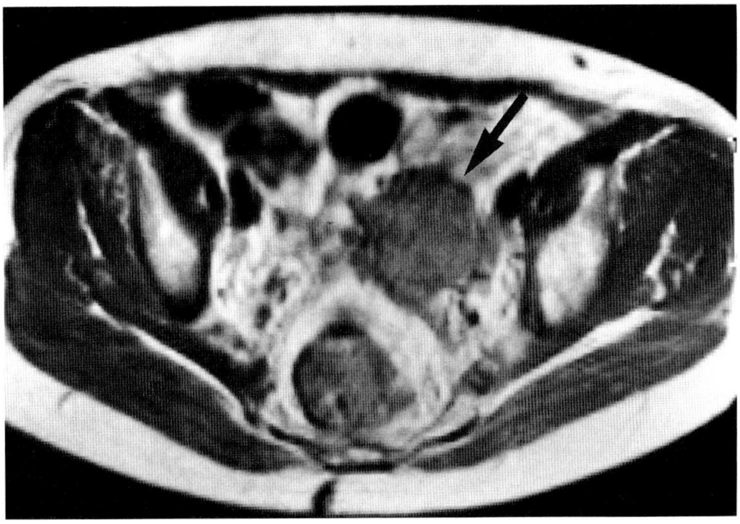

Abb. 7.28. Transversale Schichtung im Spindichtebild (2000/30; 1,0 T). Raumforderung von intermediärer Signalgebung und unregelmäßiger Begrenzung, die einem soliden Plattenepithelkarzinom des linken Ovars entspricht

Tabelle 7.6. Stadieneinteilung des Vaginalkarzinoms

TNM	Vagina	FIGO
T1	Vaginalwand	I
T2	Paravaginales Gewebe, nicht bis Beckenwand	II
T3	Ausbreitung zur Beckenwand	III
T4	Schleimhaut von Blase/Rektum, jenseits Becken	IV a
Obere zwei Drittel		
N1	Beckenlymphknoten	III
Unteres Drittel		
N1	Unilateral inguinal	IV a
N2	Bilateral inguinal	IV a
M1	Fernmetastasen	IV b

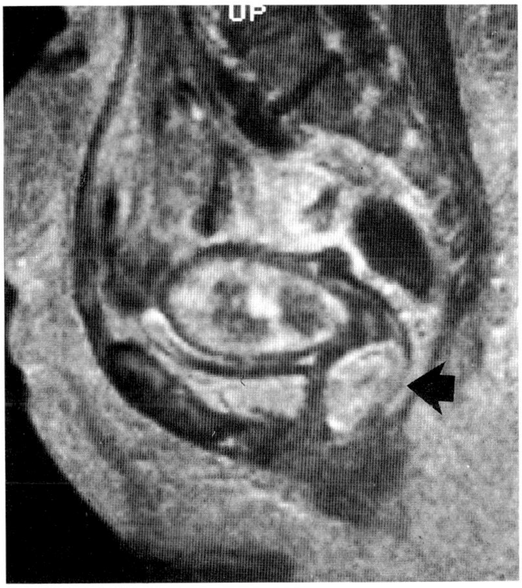

Abb. 7.29. Sagittale Schichtung im T2w-Bild (2000/60; 1,0 T). Patientin mit Korpuskarzinom. Signalintense Raumforderung im mittleren und oberen Drittel der Vagina, die sich deutlich von der signalarmen Doppelkontur der Zervix absetzt. Die Patientin war vaginal nicht zu untersuchen. Kernspintomographische Diagnose: Vaginalmetastase bei Korpuskarzinom

einen Beitrag bei ausgedehnten Tumoren leisten, die das Vaginallumen verlegen, so daß eine klinische Diagnose nicht möglich ist. Auf sagittalen und transversalen T2w-Schnitten zeigt die MRT die exakte Tumorausdehnung (Abb. 7.29).

Eine weitere Einsatzmöglichkeit der MRT besteht in der Differentialdiagnose von Raumforderungen am *Scheidenabschluß* nach Hysterektomie. Es kann zwischen fibrozytenreicher Narbe und entzündlichen bzw. tumorösen Veränderungen am Scheidenabschluß differen-

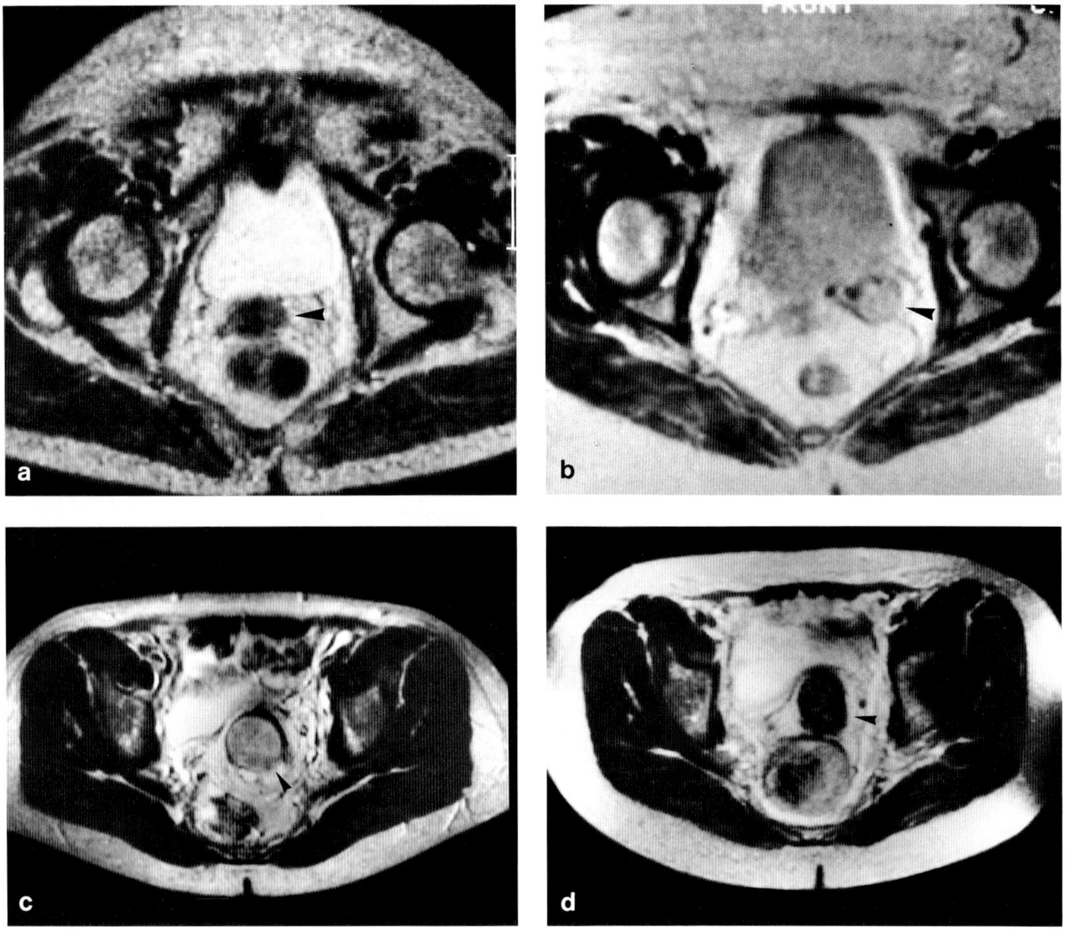

Abb. 7.30. **a** Transversale Schichtung im T2w-Bild (1800/120; 1,0 T). Signalarme Raumforderung am Scheidenabschluß, histologisch Narbengewebe. **b** Transversale Schichtung im T2w-Bild (1800/60; 0,5 T). Signalintensive Raumforderung am Scheidenabschluß, histologisch gesichertes Rezidiv. **c** Transversale Schichtung im T2w-Bild (2000/100; 0,5 T). Patientin mit Kollumkarzinom im FIGO-Stadium II b vor Strahlentherapie. Signalreiche Raumforderung, umgeben von einem signalarmen fibrozervikalen Stroma. **d** Transversale Schichtung im T2w-Bild wie **c** Dieselbe Patientin, ein halbes Jahr nach Therapie. Die Raumforderung hat sich größenmäßig nicht deutlich zurückgebildet, jedoch hat sich die Signalintensität deutlich vermindert. Signalarmes Narbengewebe

ziert werden, dies jedoch im Regelfall erst ca. 6 Monate nach der Operation (Tabelle 7.7). Im T2w-Bild bleibt die *fibrozytenreiche Narbe signalarm,* im Gegensatz zu *entzündlichen* oder *tumorösen Veränderungen,* die relativ *signalintens* erscheinen (Abb. 7.30).

Das Vulvakarzinom ist ebenso wie das Vaginalkarzinom der Inspektion leicht zugänglich. Wichtig ist die Erfassung von Metastasen in den benachbarten Lymphknotenstationen. Bei adipösen Patientinnen lassen sich die inguinalen Lymphknoten nicht immer zuverlässig tasten. Der Nachweis von vergrößerten Lymphknoten, insbesondere wichtig beim Restaging, gelingt leicht mittels koronarer Schichten (Abb. 7.31). Eine Differenzierung zwischen reaktiv veränderten und tumorös befallenen Lymphknoten ist durch die MRT nicht möglich.

Tabelle 7.7. Gewebsdifferenzierung

	Narbe	Entzündung	Tumor
T1	↓↓	↓	↓
T2	↓↓	↑↑↑	↑↑(↑)
Gd-DTPA i. v.	↓↓	↑↑↑	↑↑(↑)

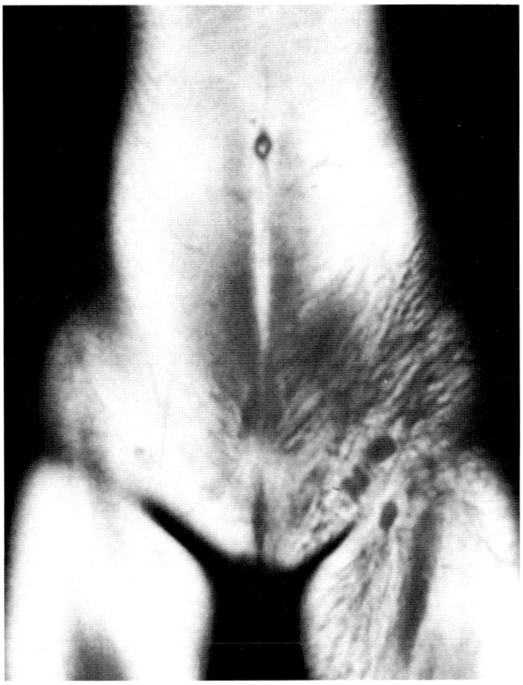

Abb. 7.31. Koronare Schichtung im T1w-Bild (350/17; 1,0 T). Adipöse Patientin, bei der sich die inguinalen Lymphknotenvergrößerungen deutlich sichtbar machen lassen

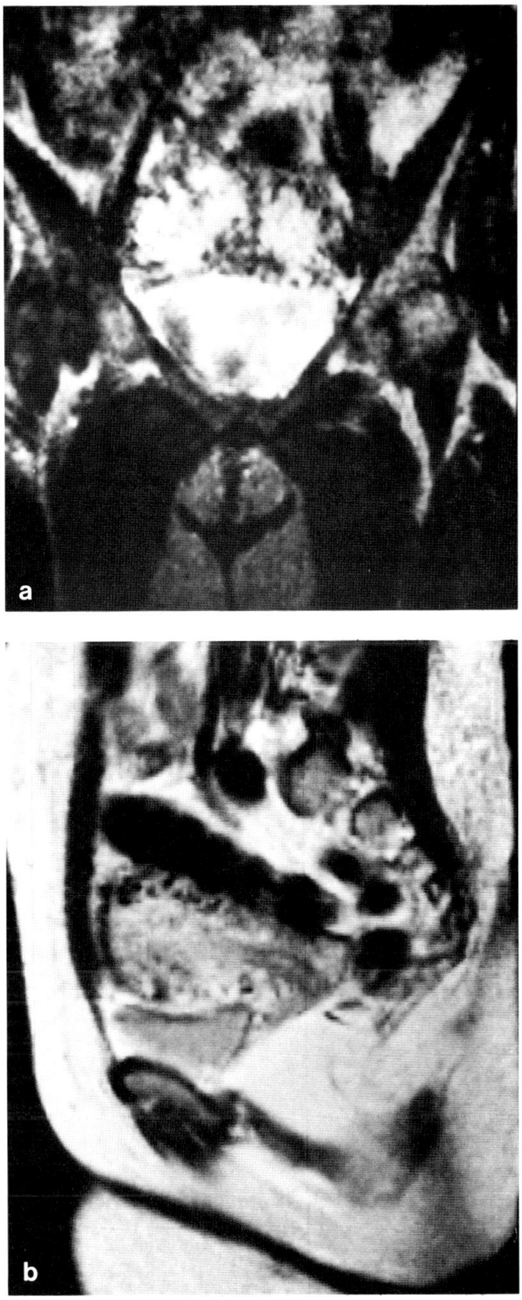

Abb. 7.32. **a** Koronare Schicht im T2w-Bild (2000/120; 1,0 T). Patientin mit chorionepithelialem Karzinom. Die normalen Uterusstrukturen sind aufgehoben. Es zeigt sich ein gefäßreicher, signalintenser Tumor mit punktförmigen Signalminderungen, erzeugt durch Fluß in den zahlreichen Gefäßen. **b** Sagittale Schicht im Spindichtebild (2000/60; 1,0 T). Dieselbe Patientin wie in **a**. Wiederum Aufhebung der normalen Uterusstrukturen, zahlreiche Gefäße im signalintensen Tumor. Die signalarme Doppelkontur der Zervix ist erhalten

7.3.3.3 Kongenitale Veränderungen

Kongenitale Veränderungen des Uterus und der Vagina. Die häufigsten kongenitalen Veränderungen wie *Atresie* und *Aplasie* sowie Mehrfachanlagen beider Organe lassen sich MR-tomographisch eindeutig diagnostizieren. Mit Mißbildungen im Bereich des Müller-Ganges gehen häufig Blutretentionen im Bereich von Korpus und Vagina einher, die sich aufgrund der erhöhten Signalintensitäten in allen Sequenzen leicht nachweisen lassen. Septen bei Uterus septus und Septa septus lassen sich aufgrund der Signalarmut in allen Sequenzen und mit Hilfe der multiplanaren Darstellung MR-tomographisch leicht nachweisen. Die Differentialdiagnose zum Uterus bicornis gelingt aufgrund der höheren Signalintensität des trennenden Myometriums. Zur Abklärung einer Anomalie im Bereich der Vagina sind transversale Schichten in T1- und T2-Gewichtung mit dünner Schichtdicke am geeignetsten, zusätzlich sollten sagittale Schichten, ebenfalls in T1w- und T2w-Aufnahmen, angefertigt werden.

Intrauterine Trophoblasttumoren. Zu den trophoblastischen Neoplasien des Uterus gehören die *benigne zystische Blasenmole* und das *hochmaligne Chorionkarzinom.* Die Diagnose erfolgt über die Messung des menschlichen Choriongonadotropins (HCG). Dessen Serumwert ist ein verläßlicher Parameter für die Aktivität eines Trophoblasttumors. Mit Hilfe des HCG-Werts kann jedoch keine Lokalisation des Tumors vorgenommen werden. MR-tomographische Kriterien sind ein diffus vergrößerter, mit zahlreichen Gefäßen durchsetzter Uterus, der die normale Uterusmorphologie im T2w-Bild nicht mehr aufweist (Abb. 7.32). Vor allem der Gefäßreichtum läßt eine relativ spezifische Diagnose zu. So weist ein in der MRT unauffälliger Uterus bei anhaltend hohem β-HCG-Spiegel auf eine persistierende extrauterine Metastasierung hin. Der Nachweis eines intrauterinen Herdes bei unter Therapie bestehendem hohem β-HCG-Spiegel kann die Indikation zur Hysterektomie bedeuten. Die MRT eignet sich daher gut zur Verlaufskontrolle von Trophoblasttumoren unter medikamentöser Therapie.

7.3.4 Art- und Differentialdiagnose

Die MR-Tomographie bietet die Möglichkeit, zwischen gewissen benignen Geweben und malignem Gewebe bzw. entzündlich verändertem Gewebe zu differenzieren. So bleiben fibrozytenreiches Gewebe wie fibrotische Narben oder Myome oder aber wasserarmes Bindegewebe im T2w-Bild signalarm und können sicher als benigne identifiziert werden. Gynäkologische Tumoren erscheinen aufgrund des Wasserreichtums und der guten Vaskularisation im T2w-Bild normalerweise signalreich. Ausnahmen sind regressive Veränderungen im Tumor oder Einblutungen mit konsekutiven Signalveränderungen entsprechend dem zeitlichen Ablauf der Blutung. Die Differenzierung zwischen entzündlich verändertem und Tumorgewebe ist schwierig. Akut entzündlich verändertes Gewebe zeigt häufig im T2w-Bild eine Signalintensität, die über der von Tumorgewebe liegt. Es geben jedoch weder eine relative Messung der Signalintensitäten noch eine Messung der Relaxationszeiten zuverlässig Auskunft über die Dignität eines Gewebes.

Beim Korpuskarzinom bestehen differentialdiagnostische Schwierigkeiten im Stadium T1 bei der Unterscheidung zwischen einem exophytischen Tumor und Blutkoageln im Cavum uteri. Hier ist ebenfalls keine sichere Aussage möglich.

Beim Kollumkarzinom läßt sich der Tumor leicht identifizieren und in seiner Ausdehnung exakt bestimmen. Die differentialdiagnostische Schwierigkeit besteht in der Unterscheidung zwischen entzündlich und tumorös veränderten Parametrien. Die stark T2-gewichtete Sequenz mit Echozeiten über 100 ms kann möglicherweise Unterscheidungskriterien liefern.

Die differentialdiagnostischen Kriterien zwischen Ovarialkarzinom und benignen Ovarialtumoren wurden in Tabelle 7.5 zusammengefaßt.

7.3.5 Wertigkeit der MRT und Vergleich mit anderen bildgebenden Verfahren

Die beim Ovarialkarzinom häufige Peritonealkarzinose Stadium T3 (Tabelle 7.8) läßt sich in der Computertomographie besser als im MR-Bild darstellen. Ebenso ist die Computertomographie im Nachweis einer Dünndarmbeteiligung überlegen. Die MR-Tomographie zeigt jedoch deutliche Vorteile in der Beurteilung der Infiltration der Beckenwand, der Blase und des Rektosigmoids (Tabelle 7.9). Ein weiterer Vorteil gegenüber dem CT besteht in der multiplanaren Darstellungsweise, wodurch fast regelmäßig die Abgrenzung der zystischen Tumoranteile vom begleitenden Aszites gelingt.

Bei den Karzinomen des Uterus ist zweifellos die MR-Tomographie das aussagekräftigste bildgebende Verfahren. Bleiben die Tumoren auf das Organ beschränkt, kann die Endosonographie eine billige und adäquate Methode darstellen, sie ist jedoch invasiv und nur in Narkose durchzuführen, z. B. anläßlich einer Abrasio. Für die Beurteilung des Lymphknotenstatus ist die Computertomographie aufgrund der besseren Verfügbarkeit und der niedrigeren Kosten noch die Methode der Wahl.

Tabelle 7.8. Stadieneinteilung des Ovarialkarzinoms

TNM	Ovar	FIGO
T1	Begrenzt auf Ovarien	I
T1a	Ein Ovar, Kapsel intakt	Ia
T1b	Beide Ovarien, Kapsel intakt	Ib
T1c	Kapselruptur, Tumor an Oberfläche, maligne Zellen in Aszites oder bei Peritonealspülung	Ic
T2	Ausbreitung im Becken	II
T2a	Uterus, Tube(n)	IIa
T2b	Andere Beckengewebe	IIb
T2c	Maligne Zellen in Aszites oder bei Peritonealspülung	IIc
T3 und/oder N1	Peritonealmetastasen jenseits Becken und/oder regionäre Lymphknotenmetastasen	III
T3a	Mikroskopische Peritonealmetastasen	IIIa
T3b	Makroskopische Peritonealmetastasen ≤2 cm	IIIb
T3c und/oder N1	Peritonealmetastase(n) >2 cm und/oder regionäre Lymphknotenmetastasen	IIIc
M1	Fernmetastasen (ausschließlich Peritonealmetastasen)	IV

Tabelle 7.9. Klassifizierung des Ovarialkarzinoms. Vergleich MRT mit CT (n=34) vs Histologie

Tumorinfiltration/ Adhäsion		MR		CT	
		falsch-pos.	falsch-neg.	falsch-pos.	falsch-neg.
Beckenwand	(n=8)	1	1	–	4
Rektum/ Sigma	(n=8)	–	1	–	3
Blase	(n=6)	–	1	–	4
Dünndarm/ Mesenterium	(n=4)	–	4	–	2

7.4 Urologie

7.4.1 Spezielle Untersuchungstechnik

Untersuchungssequenzen. Für das Staging von Blasenkarzinomen ist die Untersuchung mit T2w-Sequenzen in zwei aufeinander senkrechten Bildebenen erforderlich sowie eine T1w-Sequenz in einer entsprechenden Bildebene. Je nach Feldstärke sind Repetitionszeiten zwischen 1500 ms und 3000 ms bei zwei beziehungsweise einer Akquisition nötig. Es empfiehlt sich eine Ebene mit einem relativ kurzen ersten Echo, z. B. 30 ms, die andere Ebene mit einem längeren ersten Echo, z. B. 50–60 ms, und beide Sequenzen mit einem gleichen späten Echo zwischen 100 und 120 ms aufzunehmen. Dies ermöglicht neben der Darstellung der bei starker T2-Gewichtung signalarmen Blasenwand ggf. auch schon in der T2w- bzw. pw-Sequenz eine Darstellung tumorösen Gewebes. Exophytische bzw. extraluminale Tumoranteile lassen sich in der T1w-Schicht darstellen, die mit Repetitionszeiten zwischen 350 und 600 ms und Echozeiten zwischen 15 und 30 ms bei 2–4 Akquisitionen erstellt werden sollte. Ähnliches gilt für die Darstellung der Prostata. Auch hier sind zum sicheren Tumorstaging zwei aufeinander senkrecht stehende Ebenen in T2-Gewichtung mit den genannten Parametern vorteilhaft.
Für GE-Sequenzen gilt das in 7.3 Gesagte. Es ist denkbar, daß die sog. Fett-Wasser-Trennung (z. B. Dixon-Verfahren) bei der Diagnostik von Prostatakarzinomen Vorteile besitzt, da Prostatakarzinome einen höheren Fettgehalt als normales Prostatagewebe aufweisen. Die Methode ist jedoch zeitaufwendig und derzeit nur zusätzlich zu den üblichen SE-Sequenzen anzuwenden.

Kontrastmittelapplikation. Das Tumorstaging des Blasen- und des Prostatakarzinoms kann auch ohne Gabe von i. v.-Kontrastmitteln durchgeführt werden. Durch i. v.-Gd-DTPA kann jedoch die Untersuchungszeit deutlich verkürzt werden, da eventuell T2w-Sequenzen entfallen könnten. Diagnostische Vorteile durch die i. v.-Gd-DTPA-Gabe können bei kleinen Exophyten und bei T4-Tumoren der Blase entstehen.
Bei hoher Konzentration von Gd-DTPA in der Blase kann es zu einer *Signalumkehr* kommen, d. h. der Urin erscheint signalfrei. Daraus können auch Artefakte aufgrund von Suszeptibilitätsänderungen resultieren, so daß die Beurteilung erschwert wird.
Im Gegensatz zur MRT bei gynäkologischen Erkrankungen ist bei der Untersuchung der Blase auf einen möglichst guten Füllungszustand zu achten, da nur dieser eine optimale Beurteilung der Blasenwand und möglicherweise

Tabelle 7.10. Untersuchungstechnik Urologie

Organ	Ebene	Sequenz	TR	TE	
Blase	1. Axial	SE (Doppelecho)	ca. 2000	30,	100–120
	2. Nach Wahl	SE (Doppelecho)	ca. 2000	50–60,	100–120
	3. Nach Wahl	SE	350–500	17–30	
	Blase gefüllt				
Prostata	1. Axial	SE (Doppelecho)	ca. 2000	30,	100–120
	2. Sagittal	SE (Doppelecho)	ca. 2000	50–60,	100–120
	3. Nach Wahl	SE	350–500	17–30	
	Blase entleert				

Gegebenenfalls Darmruhigstellung durch Buscopan beziehungsweise Glukagon i. m. + i. v.

vorhandener exophytischer Tumoranteile gestattet.

Ruhigstellung des Darms. Auch bei Untersuchungen der Prostata und der Blase wird zur Ruhigstellung des Darms die i. m.- und ggf. die i. v.-Gabe von Buscopan bzw. Glucagon empfohlen. Sie ist nicht erforderlich, wenn nur die Prostata untersucht werden soll.

Untersuchungsebenen. Zur Untersuchung der Blase sind zwei aufeinander senkrechte, T2w-Untersuchungssequenzen notwendig, wobei eine Untersuchung in *transversaler Schicht* als *Standardebene* erfolgen sollte. Dies ist hilfreich zur Darstellung von Lymphknotenmetastasen, ggf. auch einer ossären Metastasierung im Bereich des Beckens. Als zweite Ebene sollte diejenige Ebene gewählt werden, in welcher der Untersuchungsbefund am besten dargestellt werden kann. Eine Infiltration der muskulären Blasenwand gilt nur als sicher, wenn sie in zwei Ebenen in T2-Gewichtung darstellbar ist. Daher sollte von vornherein darauf geachtet werden, daß *Chemical-shift-Artefakte* in der interessierenden Region durch geeignete Wahl der Präparationsrichtung ausgeschaltet sind.
Die Schichtdicken sollten 8 mm nicht überschreiten, wobei ohne Abstand zwischen den Schichten (Gap) untersucht werden sollte.
Auch bei Untersuchungen der *Prostata* ist die transversale Schicht in T2-Gewichtung die Ausgangssequenz. Sie stellt die *bindegewebige Kapsel der Prostata* optimal dar. Eine transversale T1w-Schicht ist erforderlich zum Nachweis von Lymphknotenmetastasen, bei Organüberschreitung zum Nachweis der Ausdehnung des Tumors.
Eine zweite Ebene in T2-Gewichtung ist notwendig, falls die Frage einer Überschreitung der Prostatakapsel in transversaler Ebene nicht sicher zu beurteilen ist oder bei der Frage einer Infiltration der Blasenwand. Meistens ist die sagittale Ebene dazu besonders geeignet. Auch hier sollte die Schichtdicke zwischen 5 und 8 mm liegen und keine Lücke aufweisen (Tabelle 7.10).

7.4.2 Normale Anatomie

7.4.2.1 Blase

Die muskuläre Blasenwand ist im T2w-Bild eindeutig von den umgebenden Strukturen abzugrenzen (Abb. 7.33). Nach ventral sind das der fettgewebsreiche retropubische Raum bzw. die Bauchwand, kranial wird die Blase durch Peritoneum bedeckt, laterokaudal sind die angrenzenden anatomischen Strukturen der M. obturatorius internus bzw. M. levator ani, dorsal liegen Prostata und Samenblasen beim Mann, Vagina und Uterus bei der Frau sowie das Rektum. Feine Fettsäume zwischen Blase und angrenzenden Organen lassen sich am sichersten auf T1w-Sequenzen mit entleerter Blase nachweisen.

7.4.2.2 Prostata

Die Prostata liegt dorsal und unterhalb der Harnblase. Sie wird ventral durch das dorsal des Os pubis liegende Fettgewebe begrenzt, dorsal durch das perirektal gelegene Fettgewebe. Die normale Prostata zeigt im T2w-Bild eine homogene Struktur mittlerer Signalintensität, wobei in ca. 85% der Untersuchten die *bindegewebige Kapsel* der Prostata als *signalarme Struktur* (Abb. 7.34) nachzuweisen ist.

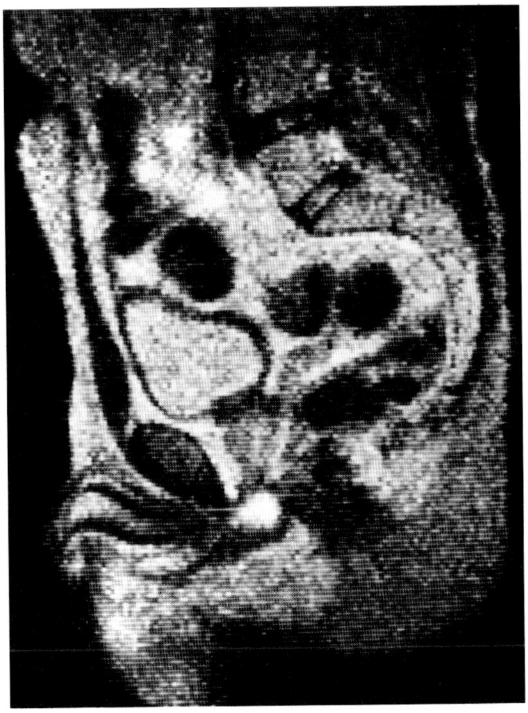

Abb. 7.33. Sagittale Schicht im T2w-Bild (1500/90; 0,35 T). Signalintenser Blaseninhalt, signalarme muskuläre Blasenwand

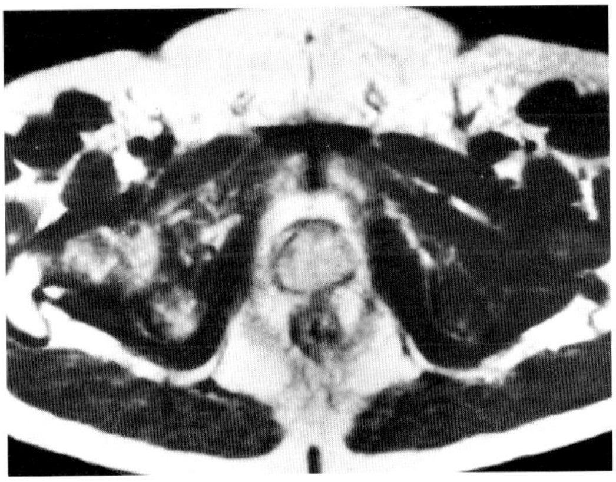

Abb. 7.34. Transversale Schichtung im T2w-Bild (2000/60; 0,5 T). Prostata mit mittlerer Signalintensität, signalarme bindegewebige Kapsel

Diese ist im T1w-Bild, in dem Prostata und Bindegewebskapsel signalarm erscheinen, nicht zu differenzieren. Ebenfalls signalarm im T1w-Bild, signalreich im T2w-Bild erscheint der *periprostatische Venenplexus*. Die *Samenbläschen* sind aufgrund ihres hohen Flüssigkeitsgehalts im T2w-Bild als leuchtend helle Strukturen nachzuweisen, im T1w-Bild erscheinen sie sehr signalarm.

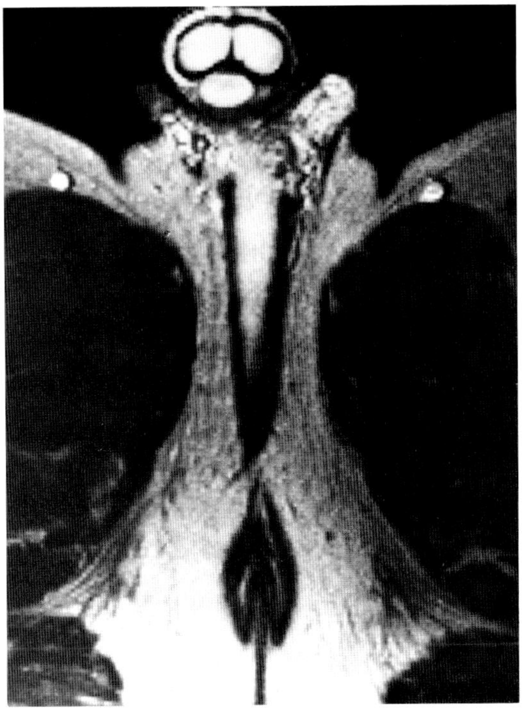

Abb. 7.35. Transversale Schicht im T2w-Bild (2000/90; 1,0 T, Helmholtzspule). Corpora cavernosa signalintens, getrennt durch die signalarme Tunica albuginea. Signalintenses Corpus spongiosum. Angeschnitten der linke Nebenhoden mit inhomogener Signalgebung

7.4.2.3 Penis und Hoden

Die anatomischen Strukturen des Penis können auf T2w-Aufnahmen klar voneinander unterschieden werden. So zeigen die *Corpora cavernosa* und der *Corpus spongiosum* eine relativ hohe Signalintensität (Abb. 7.35). Die *Tunica albuginea,* die die Corpora cavernosa trennt, ist als signalarme Struktur nachzuweisen. Die Urethra zeigt eine niedrige Signalintensität. Auch im Bereich des Hodens lassen sich die normalen anatomischen Strukturen gut voneinander differenzieren. So erscheint der normale Hoden im T1w-Bild von homogener, mittlerer Signalintensität; im T2w-Bild hat er eine hohe, nahezu flüssigkeitsähnliche Signalintensität und ist von der signalarmen Tunica albuginea umgeben. Der *Nebenhoden,* der durch die Tunica albuginea vom Hoden getrennt ist, erscheint auf T1w-Bildern ähnlich signalarm wie normales Hodengewebe, auf T2w-Bildern ist er deutlich signalärmer und inhomogen. Die Samenstränge sind gelegentlich auf koronaren Schichten in ihrem Verlauf dargestellt.

7.4.3 Pathologische Veränderungen

7.4.3.1 Benigne Erkrankungen

Zystitis. Akute Entzündungen sind aufgrund klinischer Symptome und des Urinbefundes zu klären und stellen keine Indikation für die MRT dar. Die akut entzündlich veränderte Blasenwand zeigt außer einer Verdickung eine starke Signalzunahme im T2w-Bild. In diesem Stadium läßt sich die Erkrankung jedoch nicht von einem örtlich begrenzten tumorösen Geschehen differenzieren. Hämorrhagische Entzündungen lassen sich anhand des in allen Sequenzen signalintens nachzuweisenden Methämoglobins diagnostizieren; nekrotisierende oder purulente Zystitiden zeigen nur im T2w-Bild hoch signalintensive Areale.
Bei der chronischen Zystitis kann es zur Schrumpfblase mit Wandverdickung kommen, die auf T2w-Bildern durch die Verdickung der signalarmen Muscularis nachzuweisen ist.
Nach *operativer Fixierung der Harnblase* an der Symphyse kann es zu einer Symphysitis kommen. Diese ist durch den Nachweis eines Knochenmarködems im streng T2-gewichteten Bild im Frühstadium nachzuweisen.

Balkenblase. Die *hypertrophische Blase* oder *Trabekelblase,* die infolge von Abflußbehinderungen entsteht, ist durch eine *lokale* Verdickung der Blasenwand charakterisiert, die im T2w-Bild durch eine irreguläre Verdickung der signalarmen Struktur der Muscularis gekennzeichnet ist.

Gutartige Tumoren der Blase. Gutartige Tumoren, *Fibrome, Leio- und Rhabdomyome* lassen sich aufgrund des Signalverhaltens nicht von bösartigen Tumoren differenzieren. Die Diagnose muß *histologisch* gestellt werden.

Prostataadenom. Bei der gutartigen, *nodulären Hyperplasie* der Prostata, deren aus Drüsen und Stroma bestehende Knoten aus dem *inneren Drüsenfeld* entspringen, umschließen stark drüsenhaltige Anteile oft reichlich Flüssigkeit. Häufig enthalten noduläre Hyperplasien chronisch entzündlich veränderte Gewebsanteile mit leukozytenreichen Sekretmassen. Durch die Kompression der hinteren Prostataanteile kommt es dann zu Infarkten, die mit Gewebsnekrosen und sekundärer Verflüssigung dorsaler Gewebsanteile einhergehen. Die Altersveränderungen im *äußeren Drüsenfeld* sind vorwiegend atrophischer Natur und können ganze Drüsenläppchen einnehmen. Dabei kann es zum Einschluß von Konkrementen in bindegewebige Narbenfelder kommen. Proliferative Prozesse, die aus atrophischen Läppchen heraus entstehen können (postatrophische Hyperplasie), zeigen kleine, englumige Drüsenschläuche, die aus Gängen mit atrophischem Epithel sprossen.
Die gutartigen Veränderungen der alternden Prostata zeigen aufgrund ihrer Flüssigkeitsanteile im T2w-Bild ein signalintensives, inhomogenes Signalverhalten (Abb. 7.36), das dem des Prostatakarzinoms ähnlich ist. Eine sichere Differenzierung zwischen Adenom und Karzinom ist somit schon wegen des histologisch bunten Bildes und dem mannigfaltigen Erscheinungsbild des Prostatakarzinoms nicht möglich.
Auch die Untersuchung mit Gd-DTPA gibt keine zusätzliche diagnostische Sicherheit. Somit bleibt die Punktion der Prostata weiterhin unerläßlich für die Abklärung bei verdächtigem Palpationsbefund.

Prostatitis. Infektionen der Prostata können zu einer diffusen Entzündung führen, die zur Phlegmone oder Abszedierung fortschreiten kann. Im akuten Stadium sind die Veränderungen mit Verflüssigung und Ödem im MRT nicht sicher von malignen Veränderungen zu differenzieren. Im chronischen Stadium kann es zur bindegewebigen Umwandlung und Narbenbildung kommen, die sich im T2w-Bild charakteristisch signalarm darstellt.

Gutartige Veränderungen von Penis und Hoden. *Hydrozelen* und *Spermatozelen* lassen sich aufgrund des hohen Signals im T2w-Bild darstellen. Speziell Spermatozelen können aufgrund der Flüssigkeitszusammensetzung signalintensiver als Hydrozelen erscheinen.

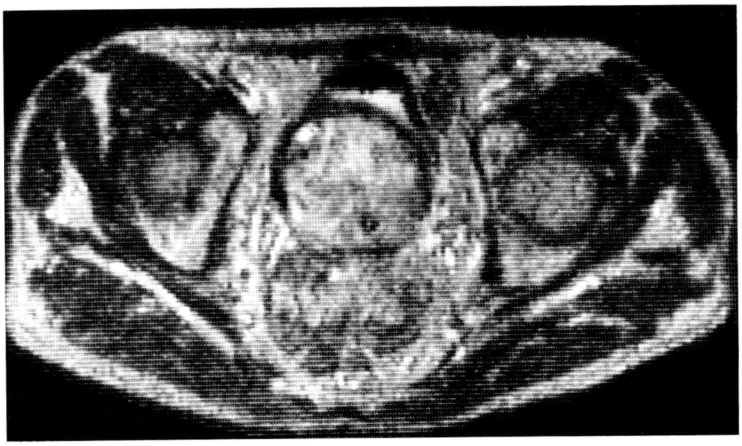

Abb. 7.36. Transversale Schicht im T2w-Bild (2000/120; 0,35 T). Patient mit Prostataadenom. Inhomogene Signalgebung mit Signalanhebungen und Signalminderungen in den ventralen Prostataanteilen. Signalarme, bindegewebige Kapsel durchgehend sichtbar. Eine Differenzierung zu einem Prostatakarzinom ist nicht möglich

Varikozelen sind in der MRT an einer Erweiterung des Canalis spermaticus und einer Vorwölbung des Samenstranges in das Skrotum erkennbar, wobei der Samenstrang im T2- und protonengewichteten Bild deutlich signalintensiv erscheint.
Zysten des Nebenhodens oder des Hodens zeigen in T2w-Bildern gleiche oder erhöhte Signalintensität im Vergleich zum Hodengewebe, erscheinen glatt begrenzt und sind von einer signalarmen, dünnen Wand umgeben.
Epidymitis: Bei der Nebenhodenentzündung ist der Nebenhoden vergrößert. In T2w-Bildern ist die Signalintensität inhomogen und erhöht.

Tabelle 7.11. Stadieneinteilung des Blasenkarzinoms

Harnblase	
Tis	In situ („flat tumour")
Ta	Papillär nichtinvasiv
T1	Subepitheliales Bindegewebe
T2	Oberflächliche Muskulatur (innere Hälfte)
T3	Tiefe Muskulatur oder perivesikales Fettgewebe
T3 a	Tiefe Muskulatur (äußere Hälfte)
T3 b	Perivesikales Fettgewebe
T4	Prostata, Uterus, Vagina, Beckenwand, Bauchwand
N1	Solitär ≤2 cm
N3	Solitär >2 cm bis 5 cm, multipel ≤5 cm >5 cm

7.4.3.2 Maligne Erkrankungen

Karzinome der Blase. Das Blasenkarzinom mit dem klinischen Leitsymptom der Hämaturie betrifft Männer wesentlich häufiger als Frauen. Der Altersgipfel liegt über dem 50. Lebensjahr. Da die Behandlungsform entscheidend vom Stadium der Erkrankung abhängig ist, ist ein exaktes prätherapeutisches Staging wichtig (T0 und T1: transurethrale Elektroresektion; T2: wenn möglich, Segmentresektion; T3 a: radikale Zystektomie; T3 b und T4: kombinierte Radio- und Chemotherapie).
Die derzeit ereichbare Treffsicherheit des Stagings (Tabelle 7.11) mittels MRT beträgt über alle Stadien ca. 85% [9, 10]. Die Möglichkeit zum exakten Staging beruht auf der signalarmen Darstellung der muskulären Blasenwand im T2w-Bild sowie auf dem guten Kontrast zwischen exophytischen Tumoranteilen und dem Urin im T1w-Bild. Dadurch können Tis-Tumoren (nichtinvasives papilläres Karzinom) und deren Lokalisation und Ausdehnung nichtinvasiv dargestellt werden. Bei T1- und T2-Tumoren zeigt die muskuläre Blasenwand im T2w-Bild oder im T1w-Bild mit Gd-DTPA keine signalarme Unterbrechung (Abb. 7.37). T3-Tumoren mit Infiltration der tiefen Muskulatur oder des perivesikalen Fettgewebes sind im

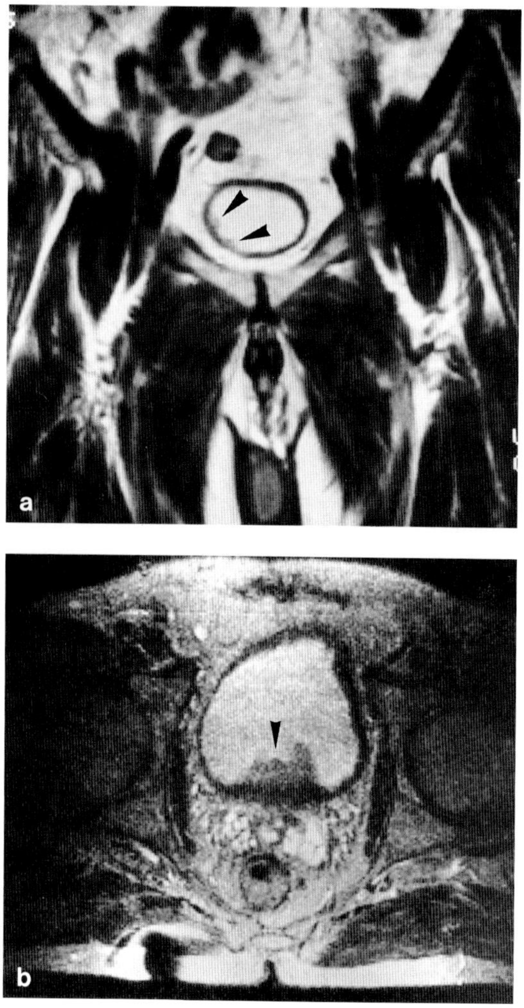

Abb. 7.37. **a** Koronare Schicht im T1w-Bild mit Gd-DTPA i.v. (500/30; 1,0 T). Intakte muskuläre Blasenwand mit zwei kleinen exophytischen Tumoren *(Pfeil)*. **b** Transversale Schicht im T2w-Bild (2000/90; 1,0 T). Exophytisches Blasenkarzinom an der Blasenhinterwand. Die muskuläre Blasenwand ist vollständig erhalten. Das Karzinom hebt sich gegenüber dem signalintensen Blaseninhalt deutlich ab

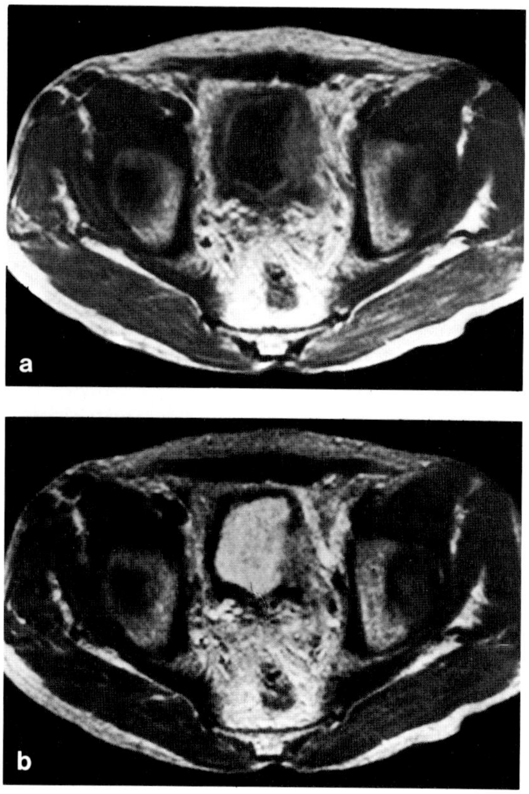

Abb. 7.38. **a** Transversale Schicht im T1w-Bild (500/30; 1,5 T). Blasenkarzinom an der linken Blasenwand mit Infiltration in das paravesikale Fettgewebe. Verdickung der übrigen muskulären Blasenwand. **b** Transversale Schicht im T2w-Bild (2000/100; 1,5 T). Derselbe Patient. Die muskuläre Blasenwand ist durch den signalintensen Tumor linksseitig unterbrochen. Deutlich sichtbar die Infiltration ins perivesikale Fettgewebe sowie der intravesikale Tumoranteil. Die restliche muskuläre Blasenwand verdickt im Sinne einer Hypertrophie, ohne Tumoranteil

T2w-Bild durch eine signalintensive Unterbrechung der signalarmen Muscularis gekennzeichnet. Gegebenenfalls ist eine Infiltration des Fettgewebes, die im T1w-Bild signalarm erscheint, nachweisbar (Abb. 7.38). Sowohl die Unterbrechung der muskulären Blasenwand als auch die Infiltration in das Fettgewebe sollten in zwei verschiedenen, aufeinander senkrecht stehenden Ebenen verifiziert werden, um Chemical-shift- oder Partialvolumenartefakte auszuschließen. Gd-DTPA kann zur Festlegung der exakten Ausdehnung und zur Differenzierung zwischen Infiltration und Ödem sinnvoll sein. Eine diagnostische Unsicherheit besteht darin, daß eine begleitende *Entzündung* in der MRT dem Tumorgewebe ähnelt und somit eine Tumorinfiltration vortäuschen kann. Die einfache *Blasenhypertrophie* ist durch die niedrige Signalintensität im T2w-Bild dagegen leicht von einem Karzinom zu unterscheiden. Diese Differenzierung ist weder mit CT noch mit Ultraschall sicher möglich.

Fibrozytenreiches oder wasserarmes *Narbengewebe* nach Operationen kann von einem Tumorrezidiv aufgrund der niedrigen Signalintensität im T2-Bild differenziert werden.

Prostatakarzinom. Nach histopathologischen Untersuchungen haben 25 % aller Männer im Präsenium ein ruhendes Prostatakarzinom. In der Krebsmortalität des Mannes steht es an dritter Stelle. Auch beim Prostatakarzinom bestimmt das Stadium (Tabelle 7.12) zum Zeitpunkt der Diagnose das therapeutische Vorgehen (bis T2 N0: radikale Prostatektomie; ab T3: Hormontherapie, Orchiektomie, Radiatio).

Das Prostatakarzinom zeigt sich in der MRT hypointens im T1w-Bild; im T2w-Bild kann es hypointens (33 %), isointens (31 %), hyperintens (18 %) und inhomogen (18 %) erscheinen. Bei Kontrastmittelapplikation kann es je nach den Veränderungen im umgebenden Gewebe signalärmer oder signalreicher als dieses erscheinen. Da, wie schon erwähnt, das Prostataadenom durch eine Vielzahl von regressiven Veränderungen jede mögliche Erscheinungsform annehmen kann, ist eine sichere Differenzierung von Karzinomgewebe zu benignen Veränderungen innerhalb des Organs nicht möglich.

Die MRT bietet die Möglichkeit, die *bindegewebige Kapsel* der Prostata in den meisten Fällen darzustellen. Dadurch kann das Tumorstaging verbessert werden. Ist ein Prostatakarzinom histologisch gesichert, so läßt sich in der MRT mit hoher Sicherheit klären, ob dieses die Prostatakapsel überschreitet oder innerhalb der Prostata lokalisiert bleibt (Abb. 7.39). Über alle Stadien liegt die Treffsicherheit des Stagings mittels MRT zwischen 83 % und 89 %, sofern eine optimale Untersuchungstechnik zum Einsatz kommt.

Die *Infiltration* der benachbarten *Muskulatur* (M. levator ani, M. obturatorius internus) ist oft nur indirekt aufgrund eines *Muskelödems* im T2w-Bild, das sich in einer homogenen Signalanhebung äußert, nachzuweisen. Im Gegensatz dazu zeigt sich eine Tumorinfiltration in die Samenbläschen oft in einer Signalminderung der im T2w-Bild sehr signalintensiven Vesiculae. Die Infiltration von Blase und Rektum läßt sich oft schon im T1w-Bild durch ein unterschiedliches Signalverhalten im Vergleich zu diesen Organen zeigen.

Tabelle 7.12. Stadieneinteilung des Prostatakarzinoms

Prostata	
T1	„Incidental"
T1a	≤3 Herde
T1b	>3 Herde
T2	Klinisch oder makroskopisch, auf die Drüse begrenzt
T2a	≤1,5 cm
T2b	>1,5 cm/>ein Lappen
T3	Invasion des Apex der Prostata/jenseits der Kapsel/in Blasenhals/Samenblasen/nicht fixiert
T4	Fixiert oder Invasion anderer Nachbarstrukturen
N1	Solitär ≤2 cm
N2	Solitär >2 cm bis 5 cm, multipel ≤5 cm
N3	>5 cm

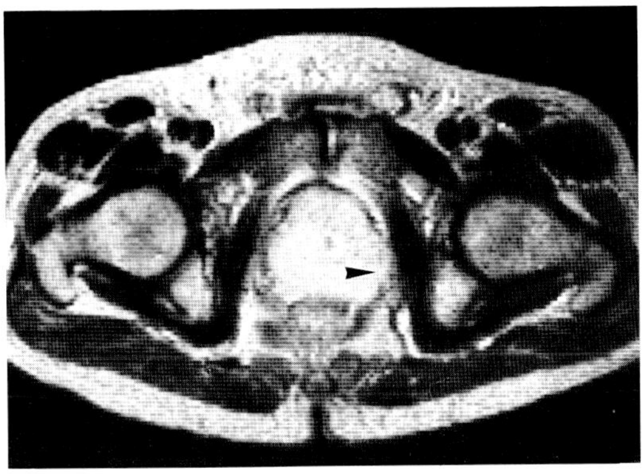

Abb. 7.39. Transversale Schicht im T2w-Bild (2000/60; 0,5 T). Patient mit glandulärem Prostatakarzinom. Das Karzinomgewebe ist sehr signalintensiv, die bindegewebige Prostatakapsel zur linken Beckenbodenmuskulatur hin unterbrochen. Somit ein T3-Tumor

Karzinome von Penis und Hoden. Karzinome von Penis und Hoden sind aufgrund ihrer oberflächlichen Lage gut durch klinische Untersuchungen und Ultraschall abzuklären, so daß keine Indikation zur MRT besteht.

Eine MR-Indikation könnte jedoch in der Nachsorge von Hodenkarzinompatienten bestehen, bei denen sich die Binnenstruktur des Resthodens aufgrund therapeutischer Maßnahmen verändert, was gelegentlich zu differentialdiagnostischen Schwierigkeiten bei der Ultraschalluntersuchung führen kann. In diesem Fall gibt die MRT die sichere Möglichkeit, ein Zweitkarzinom zu verifizieren oder auszuschließen.

7.4.3.3 *Kongenitale Veränderungen*

Anlageanomalien des Penis. Epispadie und Hypospadie sind aufgrund der dreidimensionalen Darstellung und der Differenzierbarkeit zwischen Corpus spongiosum und Corpora cavernosa mittels MRT klar erkennbar. Wegen der direkten Inspektionsmöglichkeit ist die MRT aber nicht erforderlich.

Anlageanomalien des Skrotums. *Retentio testis:* Spätestens am Ende des 1. Lebensjahrs sollen beide Hoden im Skrotum liegen. Danach kommt es nur noch in seltenen Fällen zu einem spontanen Descensus testiculorum. Da das Keimepithel von retinierten Hoden nach dem 6. Lebensjahr erhebliche Schäden aufweist, soll die Behandlung nach den Empfehlungen der International Health Foundation nach dem 1. Lebensjahr beginnen, der optimale Zeitpunkt liegt im 2. Lebensjahr.
Zur Behandlung und Therapiekontrolle ist die Kenntnis der Lage des nicht deszendierten Hodens von außerordentlicher Bedeutung. Die MRT bietet sich als sehr sensitive und dabei nicht strahlenbelastende Methode an. Das *Gubernaculum testis,* das sowohl im CT als auch im Ultraschall mit einem nicht deszendiertem Hoden verwechselt werden kann, gibt im MR deutlich weniger Signal als der Hoden und kann somit leicht differenziert werden.
Differentialdiagnostische Schwierigkeiten bereitet lediglich der Bauchhoden, zu dessen Diagnose eine ausreichende orale Kontrastmittelgabe sowie eine ausreichende Darmruhigstellung notwendig sind.
Bei Kindern ist die Signalintensität des nicht deszendierten Hodens vergleichbar mit der des normal liegenden Hodens. Bei älteren Patienten kann es durch Fibrose des nicht deszendierten Hodens zu einer Signalminderung im T2w-Bild kommen.

7.4.4 Art- und Differentialdiagnose

Die Kriterien zur Differenzierung zwischen malignen und benignen Veränderungen wurden schon in 4.3 beschrieben und sind auf Veränderungen in der muskulären Harnblasenwand anzuwenden. Bei den Veränderungen in der Prostata ist aufgrund des mannigfaltigen Erscheinungsbildes der gutartigen Veränderungen keine Differenzierung zwischen maligne und benigne möglich.

7.4.5 Wertigkeit der MRT und Vergleich mit anderen bildgebenden Verfahren

Ein im Vergleich zur MRT ähnlich aussagekräftiges, aber erheblich kostengünstigeres Verfahren zur prätherapeutischen Stadieneinteilung beim Prostatakarzinom ist die *transrektale Ultraschalluntersuchung.* Bei großen Karzinomen oder bei einer begleitenden Prostatahypertrophie nimmt jedoch die diagnostische Sicherheit dieser Methode deutlich ab. Die CT erlaubt keine Auskunft über Stadien kleiner als T2. Die höheren Stadien sind nur durch indirekte Zeichen wie Konturunregelmäßigkeiten und Infiltration von Nachbarorganen diagnostizierbar.
Blasenkarzinome werden gewöhnlich durch zystoskopische Verfahren diagnostiziert. Hier bietet die MR-Tomographie besser als die CT die Möglichkeit des exakten Tumorstagings. Endosonographische Untersuchungstechniken könnten zu einer kostengünstigeren Konkurrenz werden.

7.5 Gastrointestinaltrakt und Lymphknoten

In der Primärdiagnostik des Rektumkarzinoms spielt die *transrektale Endosonographie* eine zunehmend wichtigere Rolle für das präoperative Staging (Tabelle 13). Lediglich bei hochsitzenden oder subtotal stenosierenden Tumoren kann dieses Verfahren nicht angewandt werden. Hier könnte zur Klärung der Organüberschreitung bzw. Infiltration von Organen die MRT sinnvoll eingesetzt werden.
Eine wesentliche Indikation für die MRT besteht bei der Nachsorge von Patienten mit operiertem Rektumkarzinom. Mit der CT kann oft nicht zwischen präsakralem Narbengewebe und Rezidiv differenziert werden. Untersuchungen von Krestin und eigene Untersuchungen haben ergeben, daß die MRT eine

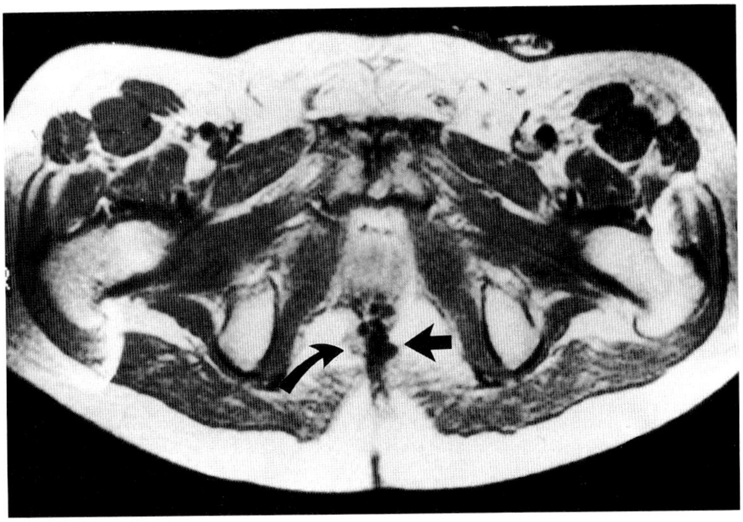

Abb. 7.40. Transversale Schicht im leicht T2-gewichteten Bild (2000/50; 0,5 T). Patient mit Zustand nach abdominoperinealer Rektumamputation bei Rektumkarzinom. Ausgedehnte fibröse Narbenplatte *(gerader Pfeil)*. Rechts lateral der Narbenplatte kleines Karzinomrezidiv *(gekrümmter Pfeil)*

Tabelle 7.13. Stadieneinteilung des Rektumkarzinoms

Kolon, Rektum	
T1	Submukosa
T2	Muscularis propria
T3	Subserosa, nicht peritonealisiertes perikolisches/perirektales Gewebe
T4	Viszerales Peritoneum/andere Organe oder Strukturen
N1	≤3 perikolisch/perirektal
N2	>3 perikolisch/perirektal
N3	Lymphknoten an benanntem Gefäßstamm

sensitive Methode zur Früherkennung des Rektumkarzinomrezidivs darstellt. Wie in 7.3.3.2 beschrieben, bleibt fibrozytenreiches Narbengewebe im T2w-Bild signalarm, Rezidive (und Entzündungen) werden signalintensiv (Abb. 7.40).

Die Diagnostik von pathologischen Veränderungen der Lymphknoten mittels MRT hat in letzter Zeit durch die Anwendung von oral und rektal appliziertem Kontrastmittel wichtige Fortschritte gezeitigt. So lassen sich im Bereich des Beckens Lymphknoten von 0,5–1,0 cm Größe nachweisen. Insbesondere iliakale Lymphknoten sind von Gefäßen aufgrund des Signalverhaltens sicher differenzierbar. Die Spezifität der MRT ist jedoch, auch nach i. v.-Injektion von Gd-DTPA, weiterhin ungenügend. Relative Sicherheit besteht nur in der Diagnostik von bindegewebig umgewandelten und somit narbig veränderten Lymphknoten.

7.5.1 Spezielle Untersuchungstechnik

Untersuchungssequenzen. Zur Diagnostik des extraluminären Anteils beim Rektumkarzinom eignen sich, insbesondere unter Verwendung von Luft als Negativkontrastmittel, T1w-Sequenzen in transversalen und sagittalen Ebenen. Es sollten Repetitionszeiten von 300–600 ms und Echozeiten zwischen 15 und 30 ms gewählt werden. Bei der Frage der Infiltration von Nachbarorganen wie Prostata, Samenblasen oder Blase ist eine weitere T2w-Sequenz mit Repetitionszeiten zwischen 1800 und 3000 ms und Echozeiten zwischen 60 und 120 ms erforderlich.

Für die Diagnostik des Rektumkarzinomrezidivs sind T2w-Schichten mit Doppelechosequenzen mit Repetitionszeiten von 1800–3000 ms und Echozeiten zwischen 30 und 100 ms geeignet. Zusätzlich sollte eine T1w-Sequenz mit Repetitionszeiten zwischen 300 und 600 ms und Echozeiten zwischen 15 und 30 ms Anwendung finden. Für die Diagnostik der Lymphknoten sind primär T1w-Sequenzen

einzusetzen, wobei dünne Schichten (5–8 mm) und oral und rektal appliziertes Kontrastmittel zum Einsatz gelangen sollten. Die Differentialdiagnose zwischen Gefäß und Lymphknoten kann durch eine geeignete Wahl der Schichtfolge ermöglicht werden.
Gradientenechosequenzen sind derzeit wegen ihrer Empfindlichkeit für Bewegung und Suszeptibilitätssprünge nur in besonderen Fällen zur Anwendung bei obigen Fragestellungen geeignet.
Eine Ausnahme bildet die Anwendung von Gradientenechosequenzen zur Diagnostik parailiakaler Lymphknoten. Hier könnte durch die Anwendung eines 3D-Datensatzes und genauer Rekonstruktion entlang den Gefäßbahnen ein weiterer diagnostischer Fortschritt erzielt werden.

Kontrastmittelapplikation. Wie schon erwähnt, ist eine orale und rektale Kontrastmittelapplikation für die Diagnostik des Rektumkarzinoms wie auch die Suche nach pelvinen Lymphknoten unerläßlich. In Frage kommen positiv bzw. negativ kontrastierende Kontrastmittel. Als positive Kontrastmittel können Gd-DTPA, Eisenverbindungen und Paraffin angewandt werden. Als negatives Kontrastmittel kann Luft Verwendung finden. Sie wird über eine Apparatur, die üblicherweise zur Kolonkontrastdarstellung verwendet wird, appliziert, wobei der Patient selbst auf eine konstante, ausreichende Füllung achtet.

Ruhigstellung des Darms. Bei Anwendung von Kontrastmitteln sollte gleichzeitig die Darmmotilität durch i.v.- bzw. i.m.-Applikation von Buscopan oder Glucagon weitgehend herabgesetzt werden.

Untersuchungsebenen. Das organüberschreitende Wachstum eines Rektumkarzinoms sollte durch die Darstellung in zwei aufeinander senkrechten Ebenen verifiziert werden. *Ausgangsebene* bleibt die *transversale Darstellung;* die Wahl der zweiten Ebene erfolgt anhand der Lage des Befundes oder der zu beurteilenden benachbarten Organe.
Beim *Rektumrezidiv* wird in den meisten Fällen die sagittale Ebene als zweite Untersuchungsebene gewählt, da in dieser Ebene die größte Längsausdehnung sowie die Beziehung zum Os sacrum bei den meist präsakral gelegenen Tumoren am besten zur Darstellung kommt.
Auch für die Diagnostik von *Lymphknoten* im kleinen Becken bleibt die transversale Untersuchungsebene die Ausgangsebene. Als *zweite Ebene* kommt die *koronare Schnittführung* zur Anwendung, da in dieser Ebene der Verlauf der iliakalen Gefäße zu beurteilen ist. Wie schon erwähnt, könnten bei dieser Fragestellung GE-Sequenzen in Verbindung mit einem 3D-Datensatz zur Anwendung kommen, die eine Rekonstruktion der Iliakalgefäße erlauben, die dann auf einem Bild in ihrer vollständigen Ausdehnung und mit benachbarten Strukturen dargestellt werden können. Dies könnte die Darstellung von parailiakal gelegenen Lymphknoten verbessern (Tabelle 7.14).

Tabelle 7.14. Untersuchungstechnik Rektum

Organ	Ebene	TR	TE
Rektum (Primär)	1. Axial	350–500	17–30
	2. Nach Wahl zum Lumen	350–500	17–30
	3. Nach Wahl	ca. 2000	30, 100–120
Rektum (Rezidiv)	1. Axial	350–500	17–30
	2. Axial	2000	30, 100–120
	3. Sagittal	2000	50–60, 100–120

Kontrastmittel oral und rektal (Gd, Fe, Paraffin, Luft) Buscopan oder Glukagon i. m. + i. v., Blase entleert.

7.5.2 Normale Anatomie

7.5.2.1 Rektum

Auf transversalen Schichten werden der Analkanal und das Rektum bis zum sigmoidalen Übergang übersichtlich dargestellt. Wird das Darmlumen kontrastiert, so läßt sich die Darmwand wegen des ebenfalls hohen Kontrasts zum pararektalen Fett als relativ signalarme Struktur erfassen. Bei schlanken Patienten fehlen Fettsäume zwischen Prostata bzw. Uterus und Darm sowie der Rektumvorderwand und den Samenblasen. Durch pararektales Fett getrennt, ist die Beckenmuskulatur mit M. levator ani und M. obturatorius internus auf T1-betonten Bildern gut differenzierbar.
Sagittale Schichten zeigen die Beziehung zur Prostata bzw. zum Uterus und zum Os sacrum, ggf. zum Uterus oder zur Blase.

7.5.2.2 *Lymphknoten*

Nicht pathologisch veränderte Lymphknoten im kleinen Becken werden durch die MRT meist nicht dargestellt.
Oft lassen sich inguinale Lymphknotenvergrößerungen bei adipösen Patienten nicht sicher tasten. Durch koronare und sagittale Schichten kann ihre Lokalisation und Ausdehnung bestimmt werden (siehe Abb. 7.31).

7.5.3 Pathologische Veränderungen

Rektumkarzinom. Nur bei speziellen Fragestellungen kommt die MRT für die Diagnostik des Rektumkarzinoms in Betracht. Vorteile gegenüber der Endosonographie weist sie bei nicht passierbaren stenosierenden Prozessen sowie bei relativ hochsitzenden, vom Endoskop nicht erreichbaren Tumoren auf (Abb. 7.41). In diesen Fällen ermöglicht sie ein genaues lokales Staging: Sie gibt Auskunft über die exakte Ausdehnung des Tumors, ein organüberschreitendes Wachstum sowie eine Infiltration von Nachbarorganen wie Prostata, Samenblasen, Beckenmuskulatur, Os sacrum oder Beckenwand. Um ein organüberschreitendes Wachstum sicher zu diagnostizieren, müssen ggf. paratransversale Schichten senkrecht zum Darmlumen gewählt werden, um Anschnittsphänomene auszuschließen.
Für die Frühdiagnose von Rezidiven des Rektumkarzinoms könnte die MRT in Zukunft eine wichtige Rolle spielen. Nach abdominoperinealer Rektumamputation entstehen im Präsakralraum häufig ausgedehnte Narbenplatten. Diese zeigen ca. 6 Monate nach Operation und ggf. Radiatio ein typisches, in T1w- und T2w-Sequenzen hypointenses Signalverhalten. In der Computertomographie können Rezidive erst dann erfaßt werden, wenn diese narbigen Veränderungen ihre Form und ihr Volumen verändern. In der Kernspintomographie lassen sich Rezidive in der Narbengegend durch eine hohe Signalintensität im T2w-Bild relativ frühzeitig diagnostizieren (s. Abb. 7.40). Werden Veränderungen innerhalb der Narbenplatte durch die MRT festgestellt, so kann durch eine CT-gezielte Punktionsbiopsie aus dem verdächtigen Areal frühzeitig eine Klärung erreicht werden.

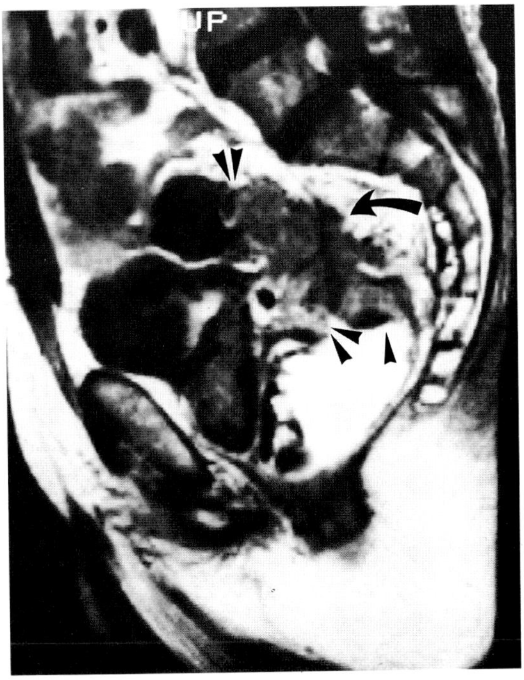

Abb. 7.41. Sagittale Schicht im T1w-Bild mit rektaler Gd-Füllung (400/17; 1,0 T). Patient mit hochsitzendem, nicht passierbarem Rektumkarzinom. Die Ausdehnung *(Pfeile)* in kraniokaudaler Richtung deutlich erkennbar, ebenso die Infiltration ins pararektale Fettgewebe *(gekrümmter Pfeil)*

7.5.3.1 *Lymphknotenmetastasen*

Lymphknoten ab einer Größe von 0,5 cm sind auf transversalen Schichten mit dünner Schnittführung erkennbar. Pathologisch veränderte Lymphknoten zeigen im T1w-Bild eine niedrige Signalintensität, während im T2w-Bild die Signalintensität deutlich zunimmt, so daß bei stark T2-gewichteten Sequenzen die Differenzierbarkeit von pelvinem Fettgewebe verloren geht. Diese Signalzunahme im T2w-Bild ist jedoch unspezifisch und tritt sowohl bei entzündlich bzw. reaktiv vergrößerten Lymphknoten als auch bei Tumorbefall an den Lymphknoten auf. Bleibt ein Lymphknoten im T2w-Bild signalarm, so kann davon ausgegangen werden, daß es sich um regressive Veränderungen im Sinne einer Fibrose handelt. Diese Veränderungen treten vor allem bei Lymphompatienten nach Chemotherapie oder Radiatio auf (Abb. 7.42).

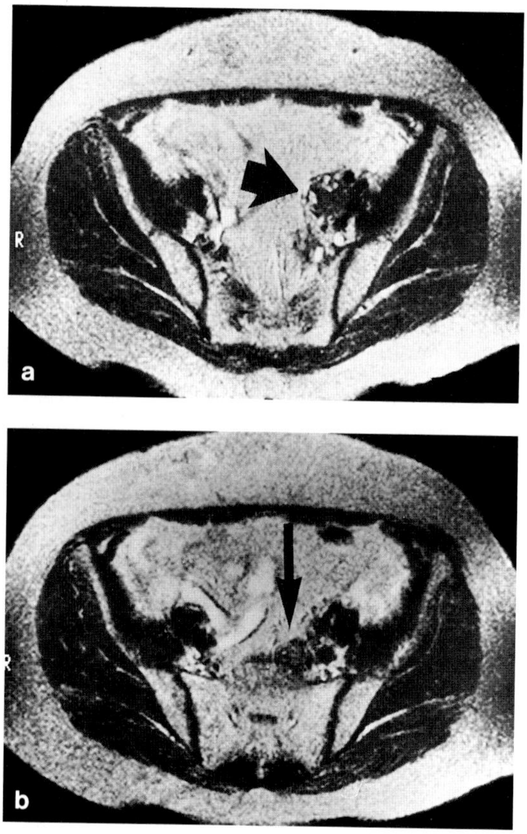

Abb. 7.42. **a** Transversale Schicht im T2w-Bild (2000/100; 0,5 T). Patientin mit malignem Lymphom. Zustand nach multiplen Chemotherapien. Persistierende iliakale Lymphknotenvergrößerung, im T2w-Bild signalarm, somit Narbengewebe entsprechend. **b** Gleiche Technik und gleiche Patientin. Das dorsal gelegene Lymphknotenpaket hat eine deutlich höhere Signalintensität als das ventral gelegene, somit muß von aktiven Tumorresten ausgegangen werden

Literatur

1. Amendola MA, Glazer GM, Grossman HB, Aisen AM, Francis IR (1986) Staging of bladder carcinoma: MRI-CT-surgical correlation. AJR 146: 1179–1183
2. Baker LL, Hajek PC, Burkhard TK et al (1987) MR imaging of the scrotum: normal anatomy. Radiology 163: 89–93
3. Baker LL, Hajek PC, Burkhard TK et al. (1987) MR imaging of the scrotum: pathologic conditions. Radiology 163: 93–98
4. Bryan PJ, Butler HE, Nelson AD et al. (1986) Magnetic resonance imaging of the prostate. AJR 146: 543–548
5. Bryan PJ, Butler HE, LiPuma JP, Resnick MI, Kursh ED (1987) CT and MR imaging in staging bladder neoplasms. J Comput Assist Tomogr 2/1: 96–101
6. Carrol CL, Sommer FG, McNeal JE, Stamey TA (1987) The abnormal prostate: MR imaging at 1.5 T with histopathologic correlation. Radiology 163: 521–525
7. Cordes M, Tunn UW, Neidl K, Haasner E (1987) Prostatakarzinom. Stadieneinteilung durch transrektale Prostatasonographie und Computertomographie mit histopathologischer Korrelation. ROFO 146/4: 412–414
8. Demas B, Hricak H, Jaffe RB (1986) Uterine MR imaging: effects of hormonal stimulation. Radiology 159: 123–126
9. Fisher MR, Hricak H, Crooks L (1985) Urinary bladder MR imaging. Radiology 157/2: 467–470
10. Fisher MR, Hricak H, Tanagho EA (1985) Urinary bladder MR imaging. Part II. Neoplasm. Radiology 157: 471–477
11. Frentzel-Beyme B (1985) Die transrektale Prostatasonographie. ROFO 142/3: 298–303
12. Greiner KG, Jacob F, Kloser KC, Schwartz R (1983) Sicherung der T-Klassifikation von Harnblasentumoren durch transkutane Sonographie, intravesikale Sonographie und Computertomographie. ROFO 139/5: 510–515
13. Hamm B, Römer T, Albig M, Felix R, Wolf K-J (1987) Magnetische Resonanztomographie der Ovarialtumoren. ROFO 146/4: 429–438
14. Haynor D, Mack L, Soules M et al. (1986) Changing appearance of the normal uterus during the menstrual cycle: MR studies. Radiology 161: 459–462
15. Higgins C, Hricak H (1987) Magnetic resonance of the body. Raven, New York
16. Hricak H, Alpers C, Crooks LE, Sheldon PE (1983) Magnetic resonance imaging of the female pelvis: initial experience. AJR 141: 1119–1128
17. Hricak H, Williams RD, Spring DB, Moon KL jr, Hedgcock MW, Watson RA, Crooks LE (1983) Anatomy and pathology of the male pelvis by magnetic resonance imaging. AJR 141: 1101–1110
18. Hricak H, Tscholakoff D, Heinrichs L et al. (1986) Uterine leiomyoma correlation by magnetic resonance imaging: clinical symptoms and histopathology. Radiology 158: 385–391
19. Hricak H, Dooms GC, Jeffry RB et al. (1987) Prostatic carcinoma: staging by clinical assessment, CT, and MR imaging. Radiology 162: 331–336
20. Hricak H, Stern JL, Fisher MR, Shapeero LG, Winkler ML, Lacey CG (1987) Endometrial carcinoma staging by MR imaging. Radiology 162: 297–305
21. International Union against Cancer (1987) TNM Klassifikation maligner Tumoren. Hermanek P, Scheibe O, Spiessl B, Wagner G (Hrsg) Springer, Berlin Heidelberg New York Tokyo
22. Kepp R, Stemmler HJ (1971) Lehrbuch der Gynäkologie. Thieme, Stuttgart
23. Lee JKT (1986) The role of MR imaging in staging of cervical carcinoma. Radiology 166: 895–896
24. Lee JKT, Gersell DJ, Balfe DM, Worthington JL, Picus D, Gapp G (1985) The uterus: in vitro MR-anatomic correlation of normal and abnormal specimen. Radiology 157: 175–179
25. Ling D, Lee JKT, Heiken J, Balfe DM, Glazer HS, McClennan BL (1986) Prostatic carcinoma and benign prostatic hyperplasia: inability of MR imaging to distinguish between the two diseases. Radiology 156: 103–107

26. McCarthy S, Tauber C, Gore J (1986) Female pelvic anatomy: MR assessments of variations during the menstrual cycle and with use of oral contraceptives. Radiology 160: 119–123
27. McCarthy S, Scott G, Majumdar S, Shapiro B, Thompson S, Lange R, Gore J (1989) Uterine junctional zone: MR study of water content and relaxation properties. Radiology 171: 241–243
28. Mitchell DG, Mintz MC, Spritzer CE, Gussman D, Arger PH, Coleman BG, Axel L, Kressel HY (1987) Adnexal masses: MR imaging observations at 1.5 T, with US and CT correlation. Radiology 162: 319–324
29. Netter FH (1977) Reproductive system. In: The Ciba Collection of Medical Illustrations 2: 112–115
30. Nishimura K, Togashi K, Itoh K und Mitarbeiter (1987) Endometrial cysts of the ovary: MR imaging. Radiology 162: 315–318
31. Phillips ME, Kressel HY, Spritzer CE et al. (1987) Prostatic disorders: MR imaging at 1.5 T. Radiology 164: 386–392
32. Phillips ME, Kressel HY, Spritzer CE et al. (1987) Normal prostate and Adjacent Structures: MR Imaging at 1.5 T. Radiology 164: 381–385
33. Rholl KS, Lee JKT, Heiken JP, Ling D, Glazer HS (1987) Primary bladder carcinoma: evaluation with MR imaging. Radiology 163: 117–122
34. Steinbrich W, Lukas P, Rohde U (1991) Computertomographie und Magnetresonanztomographie. In: Schmidt-Matthiesen H (Hrsg) Allgemeine gynäkologische Onkologie. Urban & Schwarzenberg, München (Klinik d. Frauenheilkd u. Geburtshilfe, 3. Aufl., Bd 10)
35. Rubens D, Thornbury JR, Angel C, Stoler MH, Weiss SL, Lerner RM, Beecham J (1988) Stage IB cervical carcinoma: comparison of clinical, MR, and pathologic staging. AJR 150: 135–138
36. Zapf S, Halbsguth A, Schweden F et al. (1988) Magnetresonanztomographie in der Diagnostik des Kollumkarzinoms. Computertomographische und histologische Korrelation. ROFO 148/1: 34–37

8 Haltungs- und Bewegungsapparat

M. Reiser, R. Erlemann, V. Kunze

8.1 Einleitung

Nach den Untersuchungen des Gehirns und des Spinalkanals hat sich die MRT des Haltungs- und Bewegungsapparates als drittes klinisch außerordentlich bedeutsames Indikationsgebiet etabliert. In verschiedenen Bereichen besteht bereits weitgehende Übereinstimmung hinsichtlich Indikation, Aussagekraft und Untersuchungstechnik. Dabei kommt die MRT meist in Fällen zur Anwendung, in denen durch die herkömmlichen diagnostischen Verfahren keine definitive Abklärung möglich ist. Es entwickeln sich aber immer mehr Fragestellungen, bei denen die MRT frühzeitig zur Anwendung gelangt.
Die Erkrankungen des Haltungs- und Bewegungsapparats berühren zahlreiche medizinische Fachgebiete wie Orthopädie, Unfallchirurgie, Rheumatologie, Onkologie, Nephrologie, Hämatologie, und Kinderheilkunde. Wie auf anderen Gebieten der bildgebenden Diagnostik ist daher eine intensive interdisziplinäre Zusammenarbeit bei der MRT dieser Erkrankungen unverzichtbar.

8.2 Untersuchungstechnik

8.2.1 Patientenvorbereitung und -lagerung

Wie in anderen Indikationsbereichen der MRT ist eine spezielle Vorbereitung der Patienten nicht erforderlich. Im Rahmen des Aufklärungsgesprächs muß sichergestellt werden, daß keine Kontraindikationen (Herzschrittmacher, Neurostimulatoren, Metallimplantate mit ferromagnetischen Komponenten, Granatsplitter im Körper) vorliegen. In der Kleidung oder am Körper des Patienten befindliche Metallteile müssen abgelegt werden. Nichtferromagnetische Gelenkendoprothesen und Osteosynthesematerial stellen keine absolute Kontraindikation dar. Man muß sich aber darüber klar sein, daß in der Umgebung dieser Metallkörper lokal begrenzte Artefakte auftreten. Nach Operationen kann Metallabrieb im Gewebe verblieben sein, der radiologisch nicht erkennbar ist, in der MRT aber deutliche Artefakte verursacht.
Ist eine intravenöse Kontrastmittelapplikation wahrscheinlich erforderlich, so sollte bereits bei der Lagerung des Patienten auf dem Untersuchungstisch ein venöser Zugang geschaffen werden, damit die kontrastverstärkte Untersuchungssequenz in gleicher Position durchgeführt werden kann.
Meist ist eine bequeme Rückenlage des Patienten möglich. Bei den Untersuchungen der Extremitäten ist eine den individuellen Umständen entsprechende Entscheidung darüber erforderlich, ob der Seitenvergleich wichtiger ist oder eine möglichst hohe räumliche Auflösung. Dementsprechend ist die Untersuchung mit der Körperspule oder mit Spezialspulen wie Oberflächen-, Knie-, Wrap-around- oder Helmholtz-Spulen durchzuführen.
Bei der Lagerung des Patienten ist darauf zu achten, daß – wie in der Röntgendiagnostik – ein exakte Positionierung erfolgt, so daß z. B. die Wirbelsäule möglichst in der Sagittalebene gelegen ist, das Becken gerade liegt und sich die Extremitäten in neutraler Position befinden. Wenn dies nicht möglich ist, kann anhand der Übersichtsuntersuchung eine Angulation gewählt werden, durch die Abweichungen ausgeglichen werden.
In begrenztem Umfang sind durch Cine-Darstellungen Funktionsuntersuchungen möglich, wie die Flexion und Extension der Halswirbelsäule, die (leichte) Beugung und Streckung des Kniegelenks und die Ab- und Adduktion des Handgelenks.

Tabelle 8.1. Spulen für die MRT des Haltungs- und Bewegungsapparats

Wirbelsäule	Oberflächenspule
Becken, Hüftgelenk	Körperspule Oberflächenspule Wrap-around-Spule
Ober- und Unterschenkel	Körperspule Oberflächenspule
Knie- und Sprunggelenk	Zirkuläre „Kniespule" Wrap-around-Spule
Ober- und Unterarm Ellenbogengelenk	Oberflächenspule Spez. Helmholtzspule, Oberflächenspule
Handgelenk und Hand	Oberflächenspule, spez. Helmholtzspule

Tabelle 8.2. Abbildungsebenen

Wirbelsäule	Sagittal	Longitudinale Übersicht Prävertebrale und intraspinale Ausdehnung
	Koronar	Paravertebrale Ausdehnung
	Transversal	(Beziehung zu Myelon, Nervenwurzeln, Foramina intervertebralia)
Becken	Axial	M. iliacus, M. glutaeus, Hüftgelenk
	Koronar	Hüftgelenk, Femurkopf, Schenkelhals
Extremitäten	Axial	Paraossäre Ausdehnung, Gefäß-Nerven-Bündel (Tumor, Entzündung)
	Sagittal oder	Longitudinale Ausdehnung,
	koronar	intrameduläre Ausdehnung
Gelenke	Individuell, entsprechend der anatomischen Region	Hüfte: Koronar, sagittal (parallel zum Schenkel hals) Knie: Koronar, sagittal (transversal: Femoropatellargelenk) Anguliert: vorderes Kreuzband Schulter: Axial, senkrecht und parallel zur glenoidalen Gelenkfläche

8.2.2 Spulenwahl

Entsprechend der Vielzahl von Körperregionen, die in diesem Kapitel behandelt werden, kommen unterschiedliche Spulen zur Anwendung (Tabelle 8.1). Während für den Körperstamm und die Oberschenkel bei Verwendung der Körperspule ein Vergleich mit der Gegenseite möglich ist, sind für eine hochauflösende Darstellung, z.B. der Wirbelsäule, Oberflächenspulen zu bevorzugen. Für Gelenkuntersuchungen eignen sich Volumenspulen, die das Gelenk mehrseitig umschließen und in Form von fixen Spezialspulen, Helmholtz-Spulen oder Wrap-around-Spulen angeboten werden.

8.2.3 Abbildungsebenen

Die Wahl der Abbildungsebenen hat sich an den jeweiligen anatomischen Regionen und der klinischen Fragestellung zu orientieren (Tabelle 8.2). Meist ist es vorteilhaft, das interessierende Gebiet in mindestens zwei aufeinander senkrechten Ebenen darzustellen, sofern nicht primär eine 3D-Akquisition gewählt wird, so daß aus dem gewonnenen Datensatz alle gewünschten Bildebenen rekonstruiert werden können.

Für die Beurteilung der extraossären Ausdehnung eines pathologischen Prozesses (Infektionen, Tumoren) sind transversale Schichten meist unverzichtbar, während bei Knochenmarkveränderungen (Knochentumoren, Leukämie, Lymphome, Myelom) longitudinale Schichten in der Längsachse des betroffenen Knochens besonders aufschlußreich sind.

An der Wirbelsäule geben sagittale Schichten eine schnelle Übersicht über die Längsausdehnung und Lokalisation eines pathologischen Prozesses sowie über die prävertebrale und intraspinale Ausdehnung der Veränderungen. Koronare Schichten sind besonders wertvoll für den Nachweis einer paravertebralen Abszeß- oder Tumorausbreitung, während transversale Schichten die Veränderungen im Spinalkanal detailgenau abzubilden vermögen.

Für die Untersuchung der Gelenke sind je nach Fragestellung und Körperregion spezielle Gegebenheiten zu beachten. Die Möglichkeit einer freien Wahl der Schichtebene ist hier besonders wertvoll. So ist z. B. in Schichten senkrecht zur glenoidalen Fläche des Schultergelenks eine Abbildung des M. supraspinatus und seiner Ansatzsehen am Humeruskopf zu erreichen. Das vordere Kreuzband des Kniegelenks wird bei leichter Außenrotation des Beines auf sagittalen Schichten in seiner ganzen Länge erfaßt. Die Schichtebenen können aber auch so anguliert werden, daß sie parallel zu diesem Band verlaufen.

8.2.4 Untersuchungssequenzen

Auch bei der Wahl der Untersuchungssequenzen ist die klinische Fragestellung ausschlaggebend. In der Mehrzahl der Fälle sind T1- und T2w-SE-Sequenzen angemessen und ausreichend. GE-Sequenzen sind vorwiegend für dynamische Kontrastmittelstudien, für die Untersuchung der Gelenke und für 3D-Darstellungen angezeigt (Tabelle 8.3).
Bei speziellen Fragestellungen sind Sequenzen angezeigt, mit welchen die chemische Verschiebung zwischen dem Fett- und Wassersignal ausgenutzt und die Fett- oder Wasserkomponente unterdrückt werden kann. Diese Sequenzen sind vor allem bei Knochenmarkinfiltrationen günstig. Ihr klinischer Einsatz ist dadurch begrenzt, daß sie recht zeitaufwendig sind. Auch mit STIR (short TI inversion recovery), und mit GE-Sequenzen mit langen Echozeiten gelingt ein empfindlicher Nachweis von pathologischen Veränderungen des Knochenmarks.
Die FISP-Sequenzen, deren Kontrast durch das Verhältnis T1/T2* bestimmt wird, entsprechen in ihrem Grundkontrast einer T1w-SE-Sequenz, wobei allerdings sehr lange T2-Zeiten, z.B. von Flüssigkeiten, zu einer hohen Signalintensität führen, so daß ein „arthrographischer Effekt" wie bei T2w-SE-Sequenzen auftritt. Schnelle GE-Sequenzen sind für die 3D-Aufnahmetechnik geeignet, bei der das gesamte Untersuchungsvolumen gleichzeitig angeregt und anschließend in dünne Einzelschichten unterteilt wird. Die 3D-Technik erlaubt sekundäre Rekonstruktionen in beliebiger räumlicher Orientierung, die der jeweiligen anatomischen Struktur angepaßt wird.

Tabelle 8.3. Untersuchungssequenzen

T1w SE	Pathologische Veränderungen des Knochenmarks und des Fettgewebes, räumliche Orientierung, morphologische Detailerkennung
T2w SE	Gewebecharakterisierung, paraossäre Veränderungen in der Muskulatur, Gelenkerguß
GE (Flipwinkel 30–50°)	Gelenkuntersuchungen
GE (Flipwinkel >70°)	Dynamische Kontrastmittelstudien
CSI, STIR	Knochenmarkinfiltration

Tabelle 8.4. Kontrastmittelanwendung

Knochen- und Weichteiltumoren	Differenzierung von vitalen und nekrotischen Tumoranteilen Höherer Kontrast zwischen Tumor und Muskulatur Abgrenzung des paratumoralen Ödems Kontrolle des Ansprechens auf präoperative Chemotherapie Differenzierung von Tumorrezidiv und Narbe
Entzündungen	Abgrenzung von Abszeßmembran und Eiter Dartellung des parafokalen Ödems Abgrenzung des synovialen Pannus Aktivität des entzündlichen Prozesses
Aseptische Knochennekrosen	Keine gesichtere Indikation
Knochenmark-infiltration	Differenzierung von pathologischer und osteoporotischer Fraktur
MR-Arthrographie	Detailgenaue Darstellung von Knorpelläsionen Kein etabliertes Routineverfahren

8.2.5 Kontrastmittelanwendung

Bisher liegen am Haltungs- und Bewegungsapparat lediglich mit Gd-DTPA umfangreichere Untersuchungen vor (Tabelle 8.4). Die Standarddosierung von 0,1 mmol/kg KG ist für die bisher untersuchten Indikationen angemessen. Dynamische Untersuchungen unter Einsatz von GE-Sequenzen sind bei verschiedenen Fragestellungen vorteilhaft (Vaskularisationsgrad und Dignität von Knochen- und Weichteiltumoren, Differenzierung vitaler und nekrotischer Tumoranteile, entzündliche

Synovialproliferationen). Obwohl die Bildcharakteristika von T2w-SE- und kontrastverstärkten T1w-SE-Sequenzen ähnlich sind, kann auf die T2w-SE-Sequenzen nicht generell verzichtet werden. Pathologische Veränderungen des Knochenmarks, die auf nativen T1w-Sequenzen klar zur Darstellung kommen, können nach Gd-DTPA i.v. weniger deutlich oder gar nicht mehr erkennbar sein.

Die intraartikuläre Injektion von Gd-DTPA zur „MR-Arthrographie" wurde in vitro und in vivo erprobt und scheint insbesondere für die Darstellung von Knorpelschäden vorteilhaft zu sein. Dieses Verfahren ist jedoch noch nicht in der klinischen Routinediagnostik etabliert, bedeutet es doch einen Verzicht auf den nichtinvasiven Charakter der MRT.

8.3 Relaxationszeiten, Signalintensitäten und Kontrastverhalten

Die Bestimmung der Relaxationszeiten mit den in Ganzkörpergeräten implementierten Techniken hat bisher keine klinische Bedeutung erlangt. So erlauben sie keine eindeutige Differenzierung verschiedener pathologischer Veränderungen (z.B. Tumor versus Entzündung) und auch keine sichere Bestimmung der Dignität von Knochen- und Weichteiltumoren.

Im T1w-SE-Bild zeigen Knochenmark und Fettgewebe eine hohe Signalintensität (SI). Die SI des Knochenmarks ist vom Gehalt an hämatopoetischen und Fettzellen abhängig und zeigt altersabhängige Veränderungen. Muskelgewebe besitzt im T1w-Bild eine intermediäre SI. Kompakter Knochen weist, unabhängig von den Untersuchungsparametern, eine niedrige SI auf. Auf T2*w-GE-Sequenzen ist im Knochenmark infolge von Suszeptibilitätsstörungen durch den spongiösen Knochen eine niedrige SI feststellbar (Tabelle 8.5).

T2w-Sequenzen sind durch die Abnahme der SI im Fettgewebe und in der Muskulatur gekennzeichnet, wenngleich Fett heller bleibt als Muskulatur. Mit wenigen Ausnahmen zeigen pathologische Veränderungen des Haltungs- und Bewegungsapparats gleichsinnige Veränderungen der SI – unabhängig von der zugrunde liegenden Pathologie. So besitzen Knochen- und Weichteiltumoren ebenso wie Entzündungen eine niedrige SI im T1w- und eine hohe SI im T2w-Bild. Dementsprechend sind sie gegenüber dem Knochenmark und dem Fettgewebe auf T1w-Sequenzen kontrastreich dargestellt. Auf T2w-Sequenzen mit langer Echozeit (z.B. TE >90 ms) bzw. auf Multiechosequenzen werden diese pathologischen Veränderungen allerdings so signalintensiv, daß sie meist auch gegenüber dem Fettgewebe deutlich kontrastieren.

Tabelle 8.5. Signalintensitäten

	T1w	T2w
Muskel	–	–
Fettgewebe	+	–
Knochenmark	+	–
Tumoren	–	+
Entzündungen	–	+
Kompakter Knochen	–	–

+ hohe Signalintensität, – niedrige Signalintensität.

8.4 Knochenmark

Das Knochenmark ist eines der wichtigsten und mit ca. 3000 g beim Erwachsenen eines der größten Organe des menschlichen Körpers. Neben immunologischen Funktionen hat es die Aufgabe, den Organismus mit roten und weißen Blutkörperchen und Thrombozyten zu versorgen. Zwischen die Trabekel des spongiö-

Tabelle 8.6. Knochenmark (KM)

Rotes Knochenmark (Hämatopoese)	In allen Markräumen des kindlichen Knochens Beim Erwachsenen in den platten und kurzen Knochen sowie in den Epiphysen aller Röhrenknochen
Gelbes Knochenmark (Fettmark)	Entsteht durch Umdifferenzierung von Retikulumzellen in Fettzellen Nach der Geburt ersetzt es zuerst das blutbildende KM am Hand- und Fußskelett, später in den langen Röhrenknochen von der Dia- zur Metaphyse fortschreitend
Verhältnis blutbildendes Mark zu Fettmark	Nach der Pubertät 1:1 Mittleres Erwachsenenalter 1:2 Greisenalter 1:4

sen Knochens ist ein komplexes Gefäßnetz sowie das Zellsystem der Erythropoese und Granulopoese eingelagert. Daneben finden sich Fett- und Retikulumzellen.
Während beim Neugeborenen das gesamte Knochenmark der Hämatopoese dient, ist beim Erwachsenen, meist ab dem 25. Lebensjahr, die Blutbildung auf das Achsenskelett mit Wirbelsäule, Rippen, Sternum, Schulterblätter und Becken, die Schädelkalotte und die proximalen Anteile von Humerus und Femur begrenzt. Bereits im Kindes- und Jugendalter tritt eine zentripetale Umwandlung des blutbildenden Knochenmarks in Fettmark ein, welche in den langen Röhrenknochen vor der Diaphyse zur Metaphyse fortschreitet. Auch im Achsenskelett nimmt im Laufe des Lebens der relative Fettanteil zu (Tabelle 8.6). Steigt der Bedarf an Elementen der Hämatopoese, so kommt es in zentrifugaler Richtung wieder zu einer Umwandlung in blutbildendes Mark.
Beim Erwachsenen macht das Fettmark (gelbes Knochenmark) gewichtsmäßig etwa die Hälfte des gesamten Knochenmarks aus. Es besteht zu etwa 80% aus Fett und 15% aus Wasser, während das hämatopoetische (rote) Knochenmark zu je 40% aus Fett und Wasser besteht.
Für die MRT des Skelettsystems spielt das Knochenmark eine zentrale Rolle, da es eine kontrastreiche Abgrenzung des kompakten Knochens zum Markraum ermöglicht und da Signaländerungen im Knochenmark bei vielen Erkrankungen (z.B. aseptische Nekrosen, Entzündungen, Knochentumoren) das erste oder sogar das einzige nachweisbare Zeichen sein können.

8.4.1 Leukämie

Bei den verschiedenen Formen der Leukämie ist im T1w-Bild eine Verminderung der Signalintensität des Knochenmarks zu beobachten. Diese geht auf eine deutliche Verlängerung der T1-Relaxationszeit zurück, während die T2-Zeiten gegenüber normalen Probanden nicht sicher verändert sind. Das Ausmaß der Infiltration des Knochenmarks durch leukämische Blasten ist unterschiedlich und kann in 5 Grade klassifiziert werden (Tabelle 8.7).
Die Wertigkeit der MRT für die Therapieverlaufskontrollen bei Leukämie wird von verschiedenen Autoren kontrovers beurteilt. Während bei der akuten Leukämie von Kindern aus den T1-Relaxationszeiten wichtige Hinweise auf ein Erkrankungsrezidiv abgeleitet werden konnten, fanden wir bei verschiedenen Formen der akuten Leukämie des Erwachsenen keine relevanten prognostischen Hinweise in der MRT. Wurden Kontrolluntersuchungen von Patienten mit akuter lymphatischer oder myeloischer Leukämie vor, während und am Ende der Chemotherapie durchgeführt, so zeigte die Korrelation mit den morphologischen Befunden der Knochenmarkaspiration, daß bei der AML keine Differenzierung zwischen Aplasie und leukämischer Infiltration möglich ist. Dagegen war bei der ALL, bei der keine aplasiogene Therapie zur Anwendung kommt, bereits bei der ersten Kontrolluntersuchung eine weitgehende Normalisierung des MRT-Befundes festzustellen (Abb. 8.1–8.3). Das normo- oder hypozelluläre Knochenmark bei Patienten in kompletter Remission ist im T1w-Bild nicht vom Knochenmark Gesunder unterscheidbar oder zeigt eine geringe, meist fleckige Signalminderung. Wurde bereits 7 Tage nach Beginn einer intensiven Chemotherapie eine erste Kontrolluntersuchung durchgeführt, so fand sich eine weitere Verlängerung der T1-Zeit, die auf ein Ödem oder Zellnekrosen zurückgeführt werden kann.
Vor Therapiebeginn gestattet die MRT eine Abschätzung der Gesamtmasse leukämischer Blasten. Neben der verzögerten Normalisierung des MRT-Befundes unter Chemotherapie sind noch weiter Einschränkungen zu berück-

Tabelle 8.7. MRT-Klassifikation der Knochenmarkinfiltration bei Leukämie. (Modifiziert nach Olson et al. [21])

Grad 0	Normale, homogen hohe Signalintensität des Knochenmarks
Grad 1	Leichte Minderung der Signalintensität, homogen oder fleckig
Grad 2	Deutliche Minderung der Signalintensität des Knochenmarks mit Aussparung der Epi- und Apophysenregionen und anderer Knochenmarkabschnitte
Grad 3	Deutliche Minderung der Signalintensität des Knochenmarks mit Aussparung der Epi- und Apophysenregionen
Grad 4	Diffuse, deutliche Signalminderung des gesamten Knochenmarks

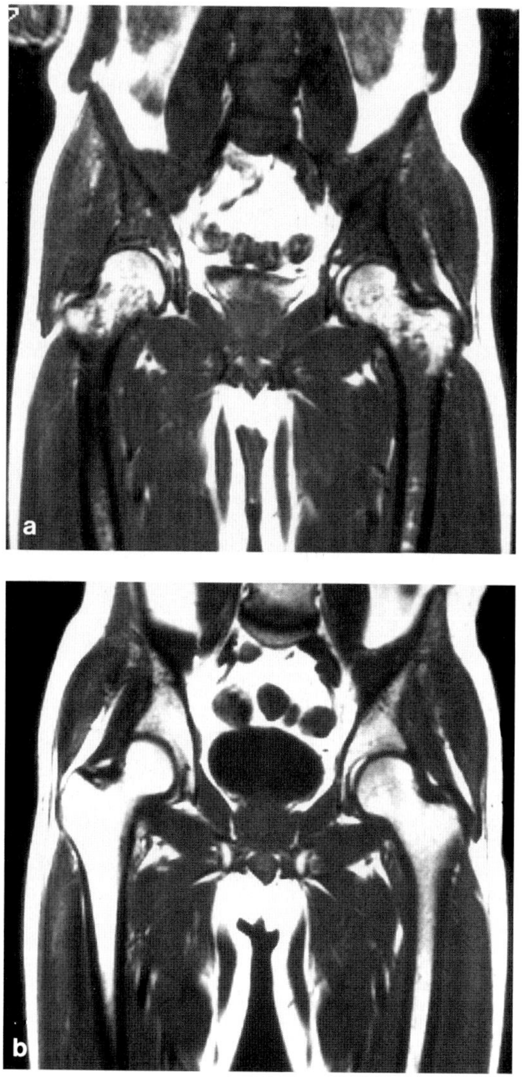

Abb. 8.1 a, b. 29jähriger Patient mit akuter lymphatischer Leukämie. **a** Koronare T1w-Aufnahme (SE, 600/24). Untersuchung vor Beginn der Chemotherapie. Deutliche diffuse Signalminderung des Knochenmarks in allen Abschnitten mit Ausnahme des koxalen Femurendes beidseits, wo nur eine fleckige Minderung der Signalintensität besteht. **b** Nach 4wöchiger Chemotherapie ist in allen dargestellten Abschnitten des Knochenmarks eine nahezu vollständige Normalisierung eingetreten

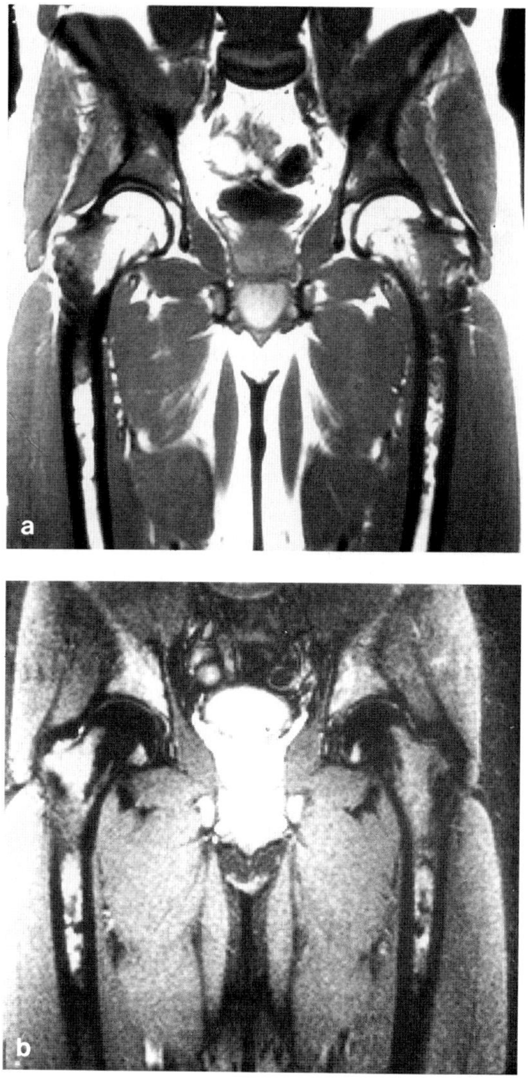

Abb. 8.2 a, b. 20jähriger Patient mit ALL. Untersuchung vor Beginn der Chemotherpie. **a** Koronare T1w-Aufnahme (SE, 600/22). Deutliche Signalminderung des Knochenmarks im Becken und in der LWS. Die Femora zeigen in den Epi- und Apophysen sowie im Diaphysenabschnitt Herde normaler SI. **b** STIR-Aufnahme (1500/38/140). Die Regionen mit Infiltrationen durch leukämische Blasten zeigen eine erhöhte SI, während die normalen Knochenmarkregionen schwarz erscheinen

sichtigen. So ist bei der Erstdiagnose zur definitiven Sicherung und zur Typisierung der Leukämie eine bioptische Gewinnung von Knochenmark unverzichtbar. Mit den bisher überwiegend verwendeten SE-Sequenzen gelingt keine Differenzierung von leukämischen Infiltrationen, hämatopoetischen Herden und der Aplasie im Rahmen der Therapie. Da Rezidive von kleinsten Resten überlebender Blasten ausgehen könnten, kann durch die MRT die Knochenmarkaspiration nicht ersetzt werden.

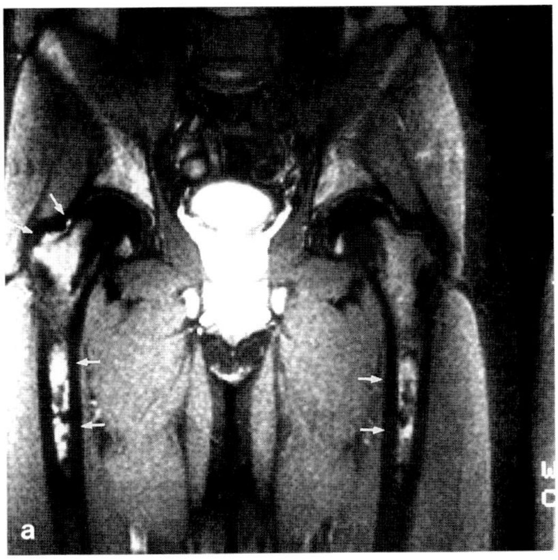

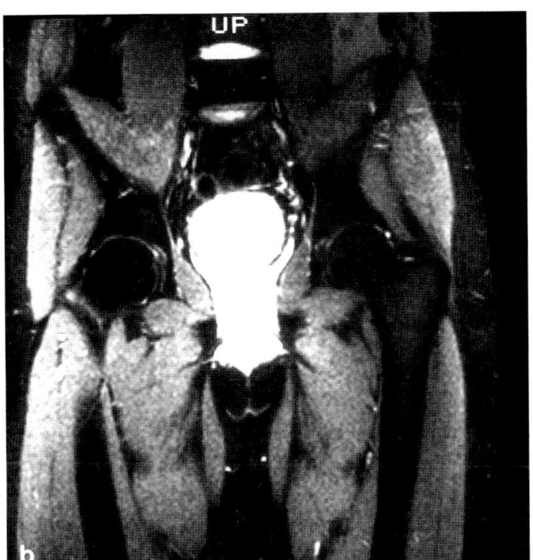

Abb. 8.3 a, b. STIR-Untersuchung bei einer 37jährigen Patientin mit ALL, vor und nach 4wöchiger Chemotherapie. **a** Die signalreichen Areale *(Pfeile)* in der Untersuchung vor Chemotherapie entsprechen der Infiltration durch leukämische Blasten. **b** Nach Chemotherapie Normalisierung des MRT-Befundes, so daß das Knochenmark wie das subkutane Fettgewebe signalfrei erscheinen

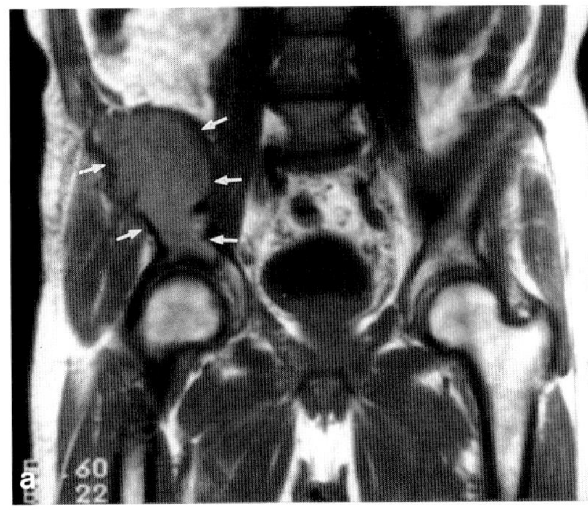

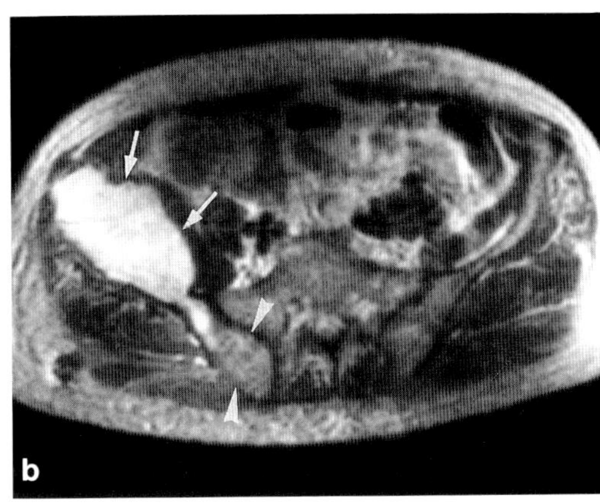

Abb. 8.4 a, b. Plasmozytomherd im rechten Darmbein mit ausgedehnter extraossärer Ausbreitung. **a** Koronare, T1w-Aufnahme (SE, 600/22). Der Plasmozytomherd *(Pfeile)* zeigt im Vergleich zum Knochenmark eine niedrige SI. Verdrängung des M. iliacus. **b** Transversales T2w-Bild (SE, 2500/70). Die hohe SI des Plasmozytoms *(Pfeile)* kontrastiert deutlich zum Knochenmark *(Pfeilspitzen)* und M. iliacus bzw. der Glutäalmuskulatur. Atrophie der Glutäalmuskeln mit vermehrter Fetteinlagerung

8.4.2 Plasmozytom und multiples Myelom

Für die Diagnostik des Plasmozytoms und multiplen Myeloms spielt die serologische Untersuchung des Blutes eine entscheidende Rolle. Zur morphologischen Absicherung der Diagnose und für die Behandlungsplanung sind bioptische und radiologische Verfahren unverzichtbar. In den frühen Erkrankungsstadien ist die Röntgenübersichtsaufnahme häufig unspezifisch und zeigt lediglich eine strähnige Osteoporose. Die Skelettszintigraphie erbringt oft falsch-negative Befunde, so daß aufwendige radiologische Untersuchungen des „Skelett-Status“ notwendig sind.

Die MRT kann immer dann mit Gewinn eingesetzt werden, wenn eine klinische Verdachtsdiagnose besteht und ein röntgenologisches Korrelat fehlt bzw. wenn das wahre Ausmaß der Knochenmarkinfiltration gesichert werden soll (Tabelle 8.8).

Tabelle 8.8. Indikationen zur MRT bei multiplen Myelom bzw. Plasmozytom

Unklare Osteoporose
Nachweis von Paraproteinen ohne radiologisches Korrelat
Nichtsezernierendes Plasmozytom
Präoperative Bestimmung der Knochenmarkinfiltration

Im T1w-Bild zeigt das Plasmozytom bzw. multiple Myelom eine Minderung der Signalintensität, wobei teils lokalisierte oder disseminierte Herde, teils eine eher diffuse, kleinfleckige Verteilung gefunden wird. Im T2w-Bild tritt eine Signalerhöhung auf, so daß es gegenüber normalem Knochenmark signalreich kontrastiert (Abb. 8.4). In Einzelfällen wurden nichtsezernierende Plasmozytome beschrieben, bei denen es zu einer kristallinen Ablagerung der Paraproteine kam, die auch im T2w-Bild signalvermindert waren. Spricht ein Myelom auf eine Chemotherapie an, so bleibt die Signalerhöhung im T2w-Bild aus, während die SI-Minderung im T1w-Bild fortbesteht.
In mehreren Studien konnte gezeigt werden, daß die MRT für den Nachweis und die Beurteilung des Plasmozytoms allen anderen bildgebenden Verfahren eindeutig überlegen ist.

8.4.3 Metastasen und maligne Lymphome

Während die Metastasen einiger Primärtumoren, z. B. des Mamma- oder Prostatakarzinoms im Skelettszintigramm eine Aktivitätsmehrbelegung verursachen und insbesondere bei multiplem Auftreten eine eindeutige Zuordnung erlauben, können in anderen Fällen Skelettszintigraphie und Röntgenbild zunächst unauffällig sein. In diesen Fällen sowie bei primär ossären Formen des malignen Lymphoms bzw. einer ossären Manifestation im Generalisationsstadium eines primär nodalen malignen Lymphoms kann die MRT zur Klärung beitragen (Abb. 8.5–8.7).
Wie Tumoren anderer Lokalisation zeigen Metastasen und maligne Lymphome des Knochens Signalminderungen im T1- und eine Signalzunahme im T2w-Bild. Eine Ausnahme stellen die Metastasen des malignen Melanoms dar, bei denen die paramagnetische Wirkung des Melanins eine hohe Signalintensität im T1w-Bild verursachen kann.
Auch für intraossäre Metastasen und intraossäre Manifestationen von malignen Lymphomen gilt, daß die MRT anderen Untersuchungsverfahren deutlich überlegen ist. Insbesondere dann, wenn die knöchernen Strukturen keine Destruktionen oder osteoblastische Veränderungen zeigen, ist im MRT

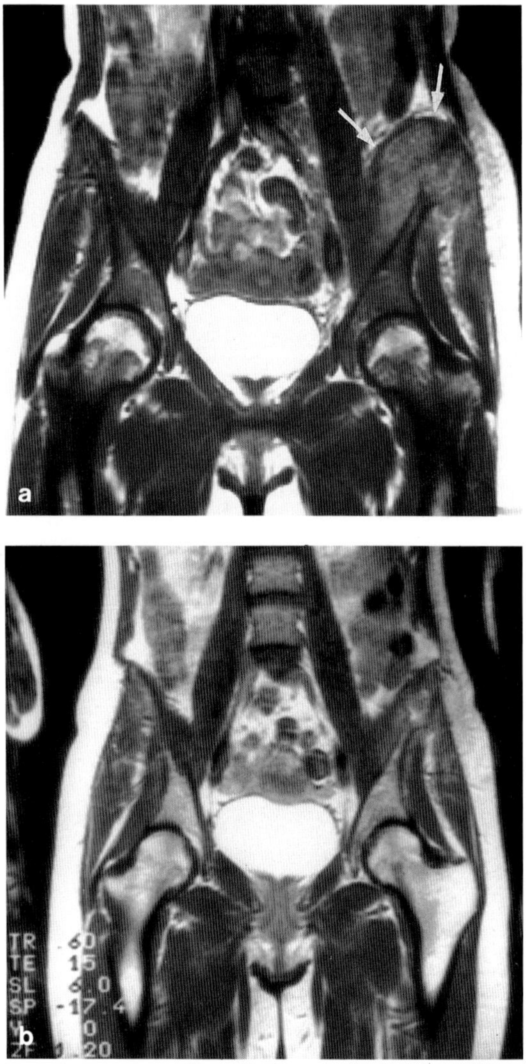

Abb. 8.5 a, b. Non-Hodgkin-Lymphom mit ausgedehnter Beteiligung des Knochenmarks. **a** Koronare, T1w-Aufnahme (SE, 600/15). Diffuse Minderung der Signalintensität des Knochenmarks. Lediglich die Hüftkopfepiphysen zeigen ein hohes Signal. Extraossäre Tumorinfiltration im Bereich des linken Darmbeins *(Pfeile)*. **b** Untersuchung nach Chemotherapie, gleiche Untersuchungsparameter. Weitgehende Normalisierung des Befundes

bereits eine Signaländerung des Knochenmarks zu verzeichnen. Dadurch kann bei unbekanntem Primärtumor eine gezielte Biopsie in günstiger Lokalisation erfolgen. Beim malignen Lymphom kann damit die Treffsicherheit der Knochenmarkbiopsie wesentlich gesteigert werden.

8.4.4 Speicherkrankheiten

Der Morbus Gaucher ist durch eine abnorme Ansammlung von Glukozerebrosiden in Knochenmark, Gehirn und Milz gekennzeichnet. Die Glukozerebroside werden in den Zellen des RES gespeichert. Die Gaucher-Zellen verdrängen im Knochenmark die normalen Fett- und Hämatopoesezellen. Klinisch finden sich Panzytopenie, Hepatosplenomegalie und

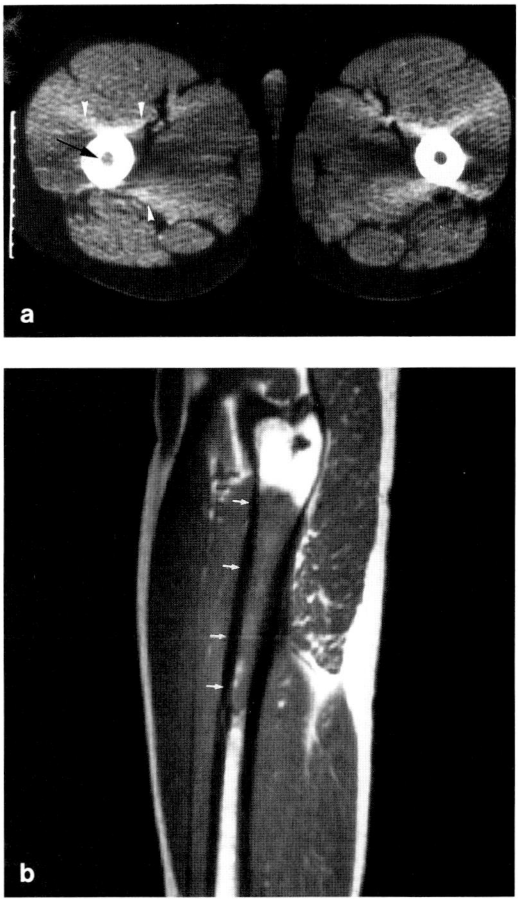

Abb. 8.6 a, b. 32jähriger Patient mit Metastase eines ▶ Hodentumors im rechten Femur. **a** Die CT zeigt eine Dichteerhöhung *(Pfeil)* im Markraum des rechten Femurs. Infolge von Streifenartefakten *(Pfeilspitzen)* sind periostale Knochenappositionen oder Weichteilinfiltrationen nicht ausschließbar. **b** Sagittale T1w-Aufnahme (SE, 600/15) des rechten Femurs. Deutliche Signalminderung im proximalen Femur *(Pfeile)*

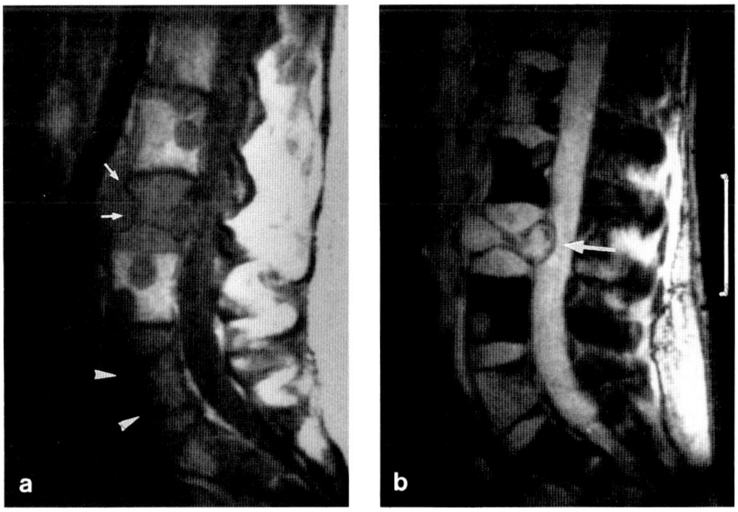

Abb. 8.7 a, b. Diffuse Skelettmetastasierung bei Mammakarzinom. **a** Sagittales T1w-Bild (SE, 500/15). Kompression des 3. LWK *(Pfeile)*. Diffuse Signalminderung im 5. LWK *(Pfeilspitzen)* sowie multiple herdförmige Signalminderungen in den übrigen LWK. **b** Sagittales GE-Bild (FLASH, 10/12/10°). Hohe Signalintensität der metastatischen Knochenmarkinfiltrationen. Intraspinale Vorwölbung des kollabierten 3. LWK *(Pfeil)*

Tabelle 8.9. Signalveränderungen bei Erkrankungen des Knochenmarks

	T1w-Bild	T2w-Bild
Leukämie	↓	–
Plasmozytom, mult. Myelom	↓	↑
Metastasen, maligne Lymphome	↓	↑
Morbus Gaucher	↓	↓
Osteomyelofibrose	↓	↓
Aplastische Anämie	↑	–
Hämosiderose/Hämochromatose	↓	↓

↑ erhöhte, – isointense, ↓ verminderte Signalintensität.

Knochenveränderungen mit Osteoporose, Markinfiltration, subartikulären Osteonekrosen, Frakturen und Deformierungen (Erlenmeyer-Kolben).
Im MRT ist eine deutliche Signalminderung des Knochenmarks im T1-, protonen- und T2w-Bild zu beobachten. Durch spektrometrische Untersuchungen an operativ gewonnenem Knochenmark wurden sehr kurze T2-Zeiten gemessen. Dieser Befund ist diagnostisch wegweisend, da bei der Mehrzahl der anderen Knochenmarkerkrankungen eine Zunahme der T1- und T2-Zeit vorliegt.
Die Signalminderung des Knochenmarks bei Morbus Gaucher spart die Epiphysen meist aus, und nur in weit fortgeschrittenen Fällen ist ein Übergreifen auf die Epiphysen zu beobachten. In den proximalen Abschnitten der langen Röhrenknochen sind die Veränderungen häufiger anzutreffen und stärker ausgeprägt als in den distalen Skelettanteilen (Tabelle 8.9).

8.4.5 Osteomyelofibrose

Bei der Osteomyelofibrose werden die normalen Elemente des Knochenmarks durch fibrotische Bindegewebselemente ersetzt. Infolgedessen ist die Signalintensität des Knochenmarks im T1- und T2w-Bild vermindert. Da mit der MRT große Skelettabschnitte in einem Untersuchungsgang dargestellt werden, können aus der Ausdehnung der beschriebenen Signalveränderungen prognostische Hinweise abgeleitet werden.

8.4.6 Aplastische Anämie

Bei der aplastischen Anämie, aber auch nach aggressiver Chemotherapie und nach Strahlenbehandlung findet sich im Knochenmark ein Ersatz der Elemente der Hämatopoese durch Fettzellen. Nach Strahlenbehandlung sind diese Veränderungen exakt auf das Bestrahlungsfeld begrenzt.
Im T1w-Bild zeigt das Knochenmark eine hohe Signalintensität, die die des normalen Knochenmarks noch übersteigt. Besonders augenfällig sind diese Veränderungen bei bestrahlten Patienten, da an der Feldgrenze ein direkter Vergleich zu der niedrigeren Signalintensität des normalen Knochenmarks möglich ist.
Wenn sich unter Therapie wieder Blutbildungsherde im Knochenmark ausbilden, sind im T1w-Bild im signalreicheren Fettmark Inseln niedriger Signalintensität erkennbar, die konfluieren und schließlich diffus den Markraum ausfüllen.

8.4.7 Hämosiderose und Hämochromatose

Bei Hämosiderose und Hämochromatose ist die Signalintensität des Knochenmarks im T1w-Bild vermindert, da das Hämosiderin einen paramagnetischen Effekt ausübt. Die Signalveränderungen sind dabei von der Konzentration des gespeicherten Hämosiderins abhängig.
Bei der Sichelzellanämie wurde gleichfalls eine deutliche Signalminderung des Knochenmarks im T1w-Bild beobachtet. Neben der sekundären Hämosiderose infolge chronischer Hämolyse und wiederholter Bluttransfusionen trägt die Expansion des blutbildenden Knochenmarks infolge chronischer Anämie zu dieser Signalminderung bei.

8.5 Entzündliche Skeletterkrankungen

Bei den entzündlichen Erkrankungen des Haltungs- und Bewegungsapparats sind aufgrund der Ätiologie bakterielle (unspezifische und spezifische) und virale Infektionen von den rheumatischen Erkrankungen abzugrenzen. Bei den bakteriellen Infektionen werden nach der primären Lokalisation Osteomyelitis, Arthritis und Spondylitis unterschieden. Nach dem Verlauf sind akute und chronische Formen differenzierbar.

8.5.1 Akute Osteomyelitis

Die akute hämatogene Osteomyelitis geht von Streuherden im Körper wie Anginen, Pyodermien und Otitiden aus. An den langen Röhrenknochen sind die Metaphysen die bevorzugte Lokalisation.

Die akute Osteomyelitis tritt gehäuft in Säuglings- und Kindesalter auf und ist durch ein schweres klinisches Krankheitsbild mit schlechtem Allgemeinbefinden sowie Schwellung und Überwärmung der betroffenen Extremität gekennzeichnet. Lokale Schmerzen und eine Einschränkung der Beweglichkeit sind weiterhin hinweisend auf die Diagnose. Durch eine frühzeitig einsetzende antibiotische Behandlung können bleibende Schäden verhindert werden.

Die radiologischen Befunde hinken der Klinik bis zu 14 Tage hinterher, während die 3-Phasen-Skelettszintigraphie frühzeitig eine intensive Mehranreicherung zeigt. Durch die Leukozytenszintigraphie kann eine weitgehend spezifische Diagnose erfolgen. Im Röntgenbild sind geographische, mottenfraßartige oder permeative Knochendestruktionen, periostale Knochenappositionen und später Sequesterbildungen zu beobachten.

Im MRT führt die intramedulläre Zunahme von Flüssigkeit und die Ansammlung von Entzündungszellen zusammen mit einer venösen Kongestion zu einer Signalminderung im T1w-Bild, so daß ein hoher Kontrast zum normalen Knochenmark gegeben ist (Abb. 8.8). Im T2w-Bild nimmt die Signalintensität im Entzündungsherd mit der Verlängerung von TE laufend zu, so daß zunächst ein Kontrastverlust auftritt und dann die Signalintensität höher wird als die des normalen Knochenmarks. Ein gleichartiger Effekt ist nach intravenöser Injektion von Gd-DTPA zu beobachten (Abb. 8.9). Für den Nachweis der intramedullären Infektion ist demnach die T1w-Nativuntersuchung besonders wichtig (Tabelle 8.10).

Die extraossäre Infektausbreitung wird dagegen erst im T2w-Bild oder nach Gd-DTPA erfaßt. Es kommt zu einem Signalanstieg in der

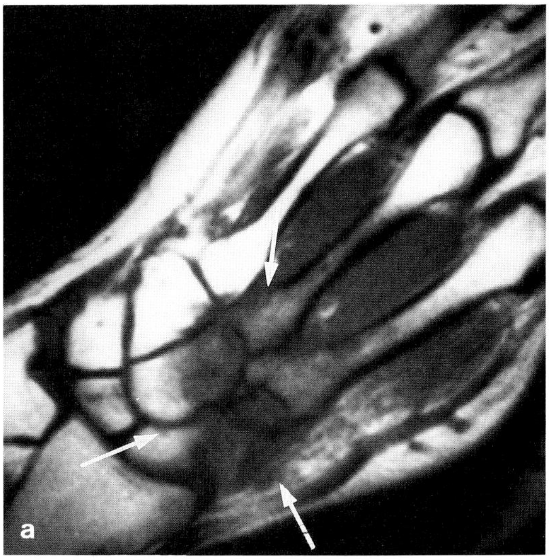

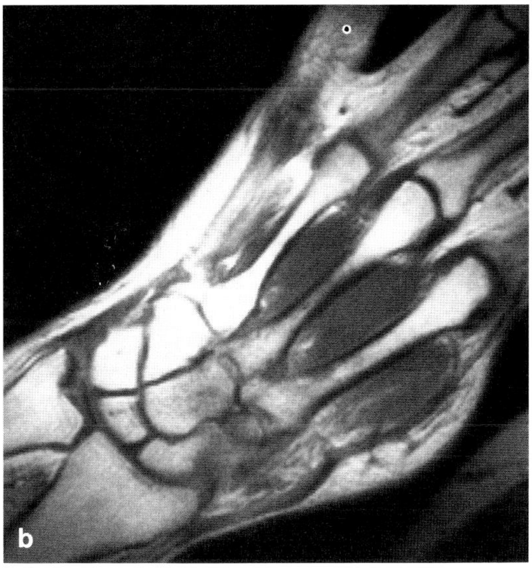

Abb. 8.8 a, b. Akute Osteomyelitis im Bereich des Handgelenks. **a** T1w, koronare Aufnahme (SE, 600/15). Die radialseitigen Karpalia und Metakarpalia zeigen eine deutliche unscharf begrenzte Signalminderung *(Pfeile)* im Knochenmark. **b** T1w, koronare Aufnahme (SE, 600/15 nach 0,1 mmol/kg KG Gd-DTPA i.v.). Abnahme der Signaldifferenz zwischen den normalen und entzündlich veränderten Knochenmarkabschnitten

Tabelle 8.10. Osteomyelitis: Kontrast des Entzündungsherdes zu Knochenmark und Muskel

	Knochenmark	Muskel
T1w	↓	–
T2w	↑	↑
T1w+Gd-DTPA	–↓↑	↑

↑ hyperintens, ↓ hypointens, – isointens.

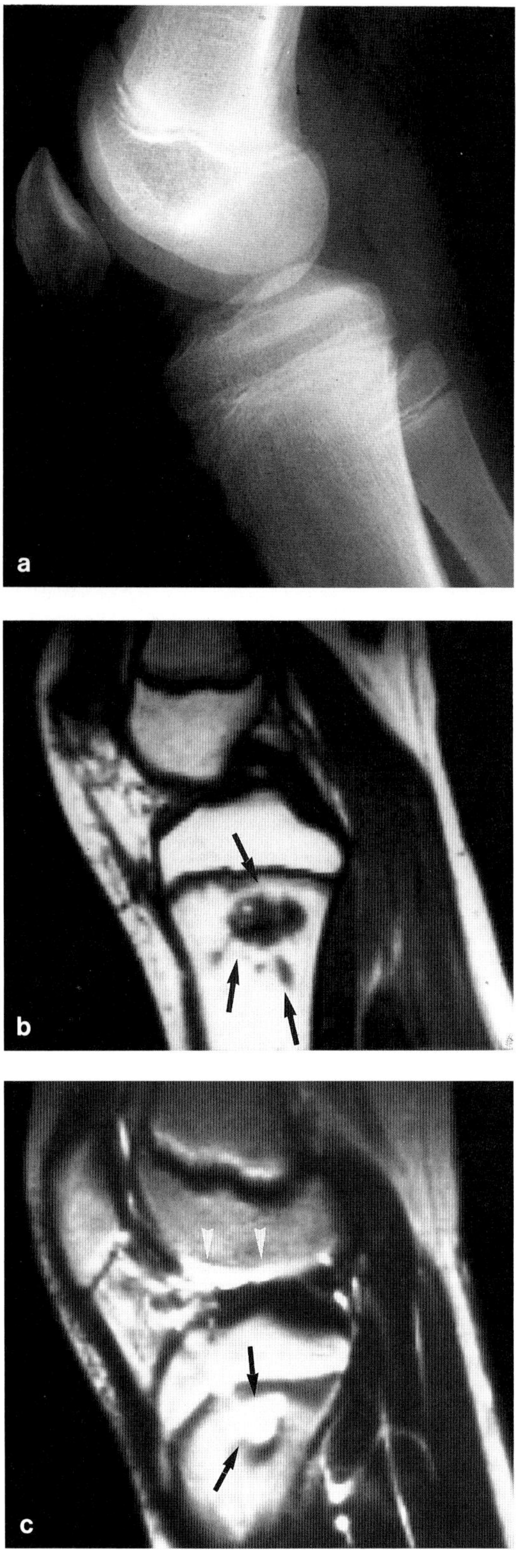

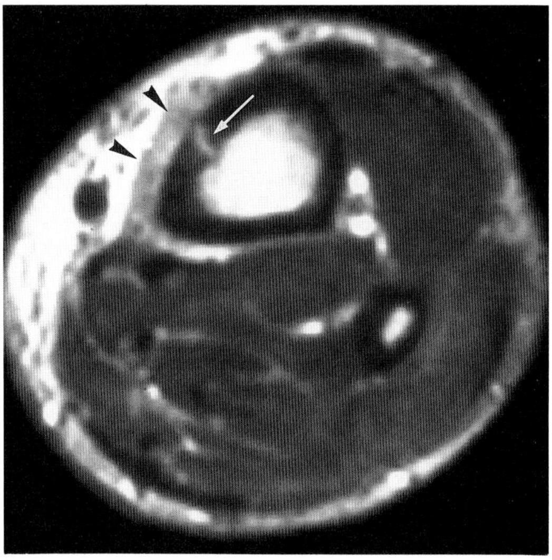

Abb. 8.10. 47jähriger Patient mit kortikaler Osteomyelitis. Die Röntgenaufnahmen zeigten eine diskrete periostale Knochenreaktion. Das axiale T2w-Bild (SE, 2500/70) zeigt in der ventromedialen Kortikalis der Tibia eine lineare Signalzunahme *(Pfeil)*. In der Umgebung der Tibia ist eine flache, signalreiche Zone *(Pfeilspitzen)* nachweisbar

Tabelle 8.11. MRT bei akuter Osteomyelitis

- Empfindlicher Nachweis
- Veränderungen im Knochenmark und in den paraossalen Weichteilen
- Differenzierung von Knochen- und Weichteilinfektionen
- T1w nach Gd-DTPA: Unterscheidung von Abszeßmembran und Eiter

◀ **Abb. 8.9 a–c.** 12jährige Patientin mit Schmerzen im rechten Kniegelenk und vermehrter Anreicherung im Tibiakopf bei der Skelettszintigraphie. **a** Die seitliche Röntgenaufnahme des rechten Kniegelenks zeigt keine Auffälligkeiten. **b** T1w, sagittale Aufnahme (SE, 600/15). Im epiphysennahen Abschnitt der Tibiametaphyse ist eine irregulär begrenzte Zone verminderter Signalintensität mit Ausläufern in das gesunde Knochenmark nachweisbar *(Pfeile)*. **c** T2w, sagittale Aufnahme (SE, 2500/90). Es ist jetzt im proximalen Tibiakopf eine Zone erhöhter Signalintensität nachweisbar *(Pfeile)*, die im dorsal-kaudalen Abschnitt einen signalverminderten Saum aufweist. Daneben signalreicher Kniegelenkerguß *(Pfeilspitzen)*

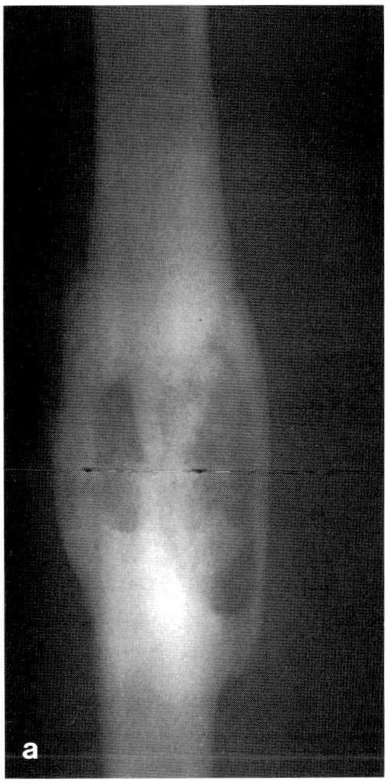

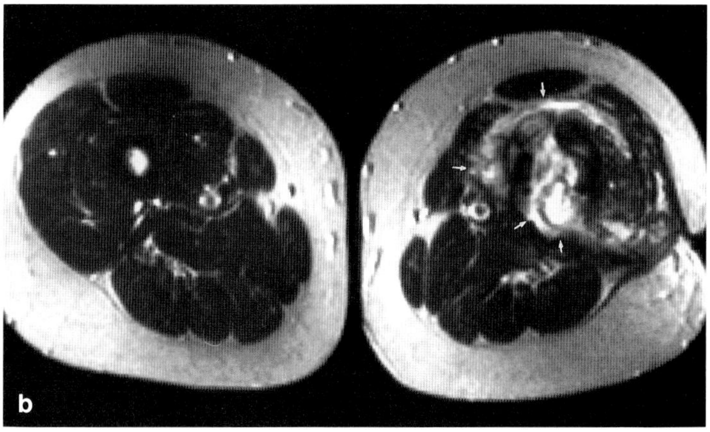

Abb. 8.11 a, b. 22jähriger Patient mit posttraumatischer Osteomyelitis des linken Femurs. **a** Die Übersichtsaufnahme zeigt im ehemaligen Frakturbereich zentrale Höhenbildungen und eine breite, periostale Kallusmanschette. **b** T2w, transversale Aufnahme (SE, 2500/70). Irreguläre Zonen erhöhter Signalintensität zentral im Femur und in den paraossalen Weichteilen *(Pfeile)*. Die fokalen, intensiv signalgebenden Herde weisen auf einen floriden Entzündungsprozeß hin

Umgebung des Knochens, der sehr ausgedehnt sein kann und unscharf begrenzt ist. In experimentellen Untersuchungen konnte gezeigt werden, daß in frühen Stadien der Osteomyelitis ein paraossales Ödem auftritt, das im T2w-Bild oder nach Gd-DTPA als Signalerhöhung in Erscheinung tritt. Es wurde als empfindlicher Indikator der Knocheninfektion identifiziert. Liegen Abszesse in den Weichteilen vor, so ist die Signalintensität der flüssigen Areale im T2w-Bild besonders hoch, während im T1w-Bild nach Gd-DTPA nur ein Randenhancement eintritt.

Auch diskrete Arrosionen der Kortikalis können im T2w-Bild frühzeitig erfaßt werden. Während die normale Kortikalis unabhängig von den Untersuchungsparametern signalfrei ist, weist das Auftreten von Signalen auf die Infiltration von entzündlichem Exsudat oder von Entzündungszellen hin (Abb. 8.10).

Für die Wahl des Therapieverfahrens ist die Differenzierung von reinem Weichteilinfekt, Osteomyelitis mit begleitender Weichteilinfektion und reiner Knocheninfektion bedeutsam. Dafür ist die MRT allen anderen Untersuchungsverfahren überlegen (Tabelle 8.11). Insbesondere trägt hierzu die im Vergleich zu nuklearmedizinischen Verfahren überlegene Ortsauflösung der MRT bei. Vor allem bei Patienten mit Diabetes mellitus, die in Folge einer reduzierten Infektabwehr oft Weichteilinfektionen erleiden, ist diese Unterscheidung wichtig, da lokale operative Verfahren mit kurzzeitiger Antibiotikatherapie bei reinen Weichteilinfektionen ausreichen, während bei knöcherner Mitbeteiligung Eingriffe am Knochen mit langfristiger Antibiotikatherapie erforderlich sind.

Tabelle 8.12. Chronische Osteomyelitis: Signalintensität im Knochenmark

	Floride	Ausgeheilt
T1w	↓	↓
T2w	↑ (zentral)	↓
T1w+Gd-DTPA	↑ (peripher)	↓

↑ hyperintens, ↓ hypointens.

8.5.2 Chronische Osteomyelitis

Die Diagnose der chronischen Osteomyelitis ist klinisch durch eine oft langjährige Anamnese und radiologisch durch den Nachweis von Periostreaktionen, Sklerosierungen und Osteolysen gekennzeichnet. Eindeutige Hinweise auf einen floriden Prozeß fehlen, so-

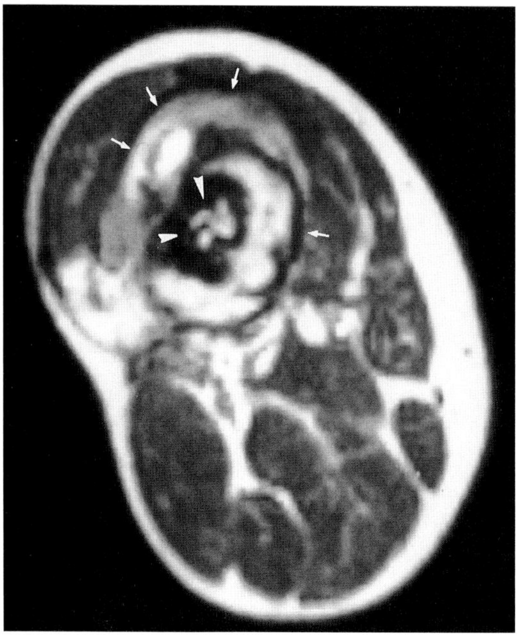

Abb. 8.12. 45jähriger Patient mit chronischer, posttraumatischer Osteomyelitis. Transversale protonengewichtete Aufnahme (SE, 1600/30) nach 0,1 mmol/kg KG Gd-DTPA i.v. Fleckige Signalerhöhung im Markraum des Femurs *(Pfeilspitzen)* sowie in den paraossalen Weichteilen *(Pfeile)* als Ausdruck des floriden Entzündungsprozesses

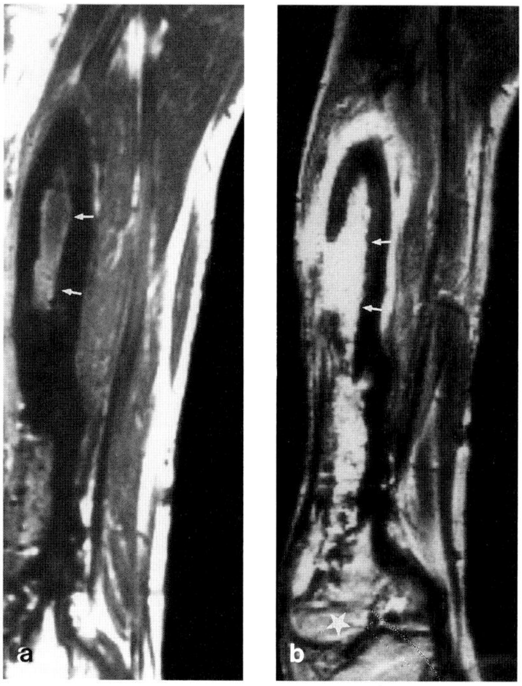

Abb. 8.13 a, b. 22jähriger Patient mit posttraumatischer Osteomyelitis des rechten Femurs. **a** T1w, koronare Aufnahme (SE, 600/15). Signalminderung im Knochenmark der Femurdia- und -metaphyse *(Pfeile)*. **b** T2w, koronare Aufnahme (SE, 2500/70). Im Knochenmark ist in den betroffenen Abschnitten eine deutliche Zunahme der Signalintensität erkennbar *(Pfeile)*, so daß sie heller als das normale Knochenmark im Tibiakopf (*) sind. In der paraossalen Muskulatur ist infolge der Infektausbreitung gleichfalls eine kräftige Signalzunahme eingetreten

fern nicht Sequester oder Fisteln nachweisbar sind.

Die MRT zeigt im T1w-Bild meist ausgedehnte Signalminderungen im Knochenmark. T2w-Untersuchungssequenzen oder/und der Einsatz von Gd-DTPA können zur Differenzierung von ausgeheilten Entzündungen und reaktivierten Prozessen beitragen (Tabelle 8.12) Abb. 8.11–8.14). Fibrosierungen und Sklerosierungen im Markraum zeigen keine oder nur eine geringe Zunahme der Signalintensität. Exsudative Herde oder Flüssigkeitsansammlungen, die im T2w-Bild eine hohe Signalintensität zeigen, weisen dagegen auf ein florides Geschehen hin.

Bei subakuten Formen der Osteomyelitis, wie dem Brodie-Abszeß und der chronisch-sklerosierenden Osteomyelitis ist im T2w-Bild neben einem Fokus hoher Signalintensität eine breite, perifokale Sklerosierungszone niedriger Signalintensität nachweisbar.

Nach i.v.-Injektion von Gd-DTPA sind teilweise diffuse, teilweise periphere Signalerhöhungen im aktiven Entzündungsbereich festzustellen.

8.5.3 Posttraumatische und postoperative Osteitis

In der frühen postoperativen bzw. posttraumatischen Phase erschweren die mit der Frakturheilung bzw. Osteosynthese vergesellschafteten Reaktionen häufig den frühzeitigen Nachweis einer Infektion. Im Skelettszintigramm führen die Umbauprozesse des Knochens langfristig zu einer unspezifisch vermehrten Aktivitätsanreicherung. Der Einsatz

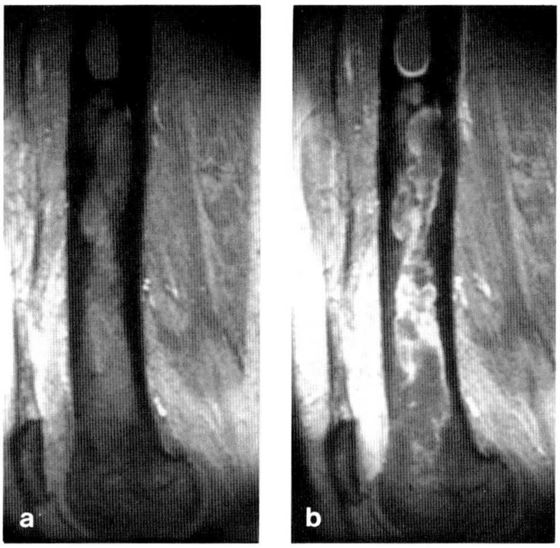

Abb. 8.14 a, b. Chronische Osteomyelitis des rechten Femurs. Sagittale FLASH-Aufnahme (40/10,90°) vor *(a)* und nach *(b)* Gd-DTPA (0,1 mmol/kg KG i.v.). Vor Gd-DTPA ist im Markraum des Femurs eine intermediäre Signalintensität erkennbar. Nach Gd-DTPA finden sich girlandenartige, periphere Signalerhöhungen als Ausdruck eines floriden Entzündungsprozesses

der CT ist durch Metallartefakte erheblich eingeschränkt, wenn innere oder äußere Fixationssysteme bzw. endoprothetische Versorgungen vorliegen. Auch die Aussagekraft der MRT wird durch Metallimplantate limitiert, wenngleich in geringerem Ausmaß als die CT.

Im Bereich von ehemaligen Schraubkanälen und der knöchernen Überbrückung einer Fraktur bleibt dauerhaft eine bandförmige Signalminderung bestehen. Bei frischen Frakturen entsteht durch das Nebeneinander von Hämatom, Granulationsgewebe und Frakturkallus ein inkonstantes, häufig inhomogenes Bild.

Hinsichtlich der posttraumatischen bzw. postoperativen Osteitis liegen bisher nur einzelne Mitteilungen vor, so daß die Wertigkeit der MRT im Vergleich zu anderen bildgebenden Verfahren noch nicht eingeordnet werden kann.

Im MRT ist bei der postoperativen bzw. posttraumatischen Osteitis bzw. Osteomyelitis ein ähnliches Signalverhalten wie bei den hämatogenen Formen zu beobachten.

Tabelle 8.13. MRT bei bakterieller Arthritis

- Flüssigkeit im Gelenkraum (T1w: signalarm, T2w: signalreich)
- Signalminderung im angrenzenden Knochenmark
- Knorpel: Verdünnung, Änderung der Signalhöhe
- Paraartikuläres Ödem (T2w: signalreich)

8.5.4 Bakterielle Arthritis

Pathogenetisch können bakterielle Arthritiden per continuitatem aus einer Osteomyelitis, aus einer hämatogenen Streuung in die Gelenkkapsel bzw. Synovia sowie durch direkte Inokulation von Erregern nach traumatischer oder iatrogener Eröffnung des Gelenks entstehen. Im Röntgenbild finden sich zunächst nur Veränderungen an den paraartikulären Weichteilen wie Gelenkerguß, Obliteration der physiologischen Fettschichten und eine diffuse Verdichtung. Durch die Freisetzung proteolytischer Enzyme aus zerfallenden Leukozyten wird der Gelenkknorpel geschädigt, so daß eine Verschmälerung des radiologischen Gelenkspalts resultiert, häufig begleitet von einer gelenknahen Osteoporose, die durch eine infektbedingte Hyperämie bzw. schmerzbedingte Inaktivität verursacht wird. Schließlich treten Arrosionen der ossären Gelenkflächen auf. Im MRT sind auch kleinste intraartikuläre Flüssigkeitsansammlungen identifizierbar, wenn T2- oder T2*w-Sequenzen zur Anwendung kommen (Tabelle 8.13). Dies ist vor allem bei solchen Gelenken wichtig, die der klinischen Untersuchung nur schlecht zugänglich sind, wie Hüfte, Schulter oder Sprunggelenk. T1w-SE-Sequenzen und FLASH-Sequenzen mit großen und mittleren Flipwinkeln bilden den Gelenkerguß signalarm ab. In T2w-SE- und in FISP-Sequenzen ist er jedoch intensiv signalgebend, so daß ein „arthrographischer Effekt" entsteht. Intraartikuläre Flüssigkeit beweist jedoch nicht einen arthritischen Prozeß und kann Begleitreaktion einer Osteomyelitis oder zahlreicher Gelenkschäden sein. Auch die Bestimmung der Relaxationszeiten gestattet keine Differenzierung von Pyarthros und Gelenkergüssen anderer Genese. Die Schädigung des Gelenkknorpels im Gefolge bakterieller Arthritiden ist im MRT direkt nachweisbar. Neben Alterationen der Gelenkoberfläche finden sich frühzeitig strukturelle Veränderungen.

Während im Anfangsstadium ein Knorpelödem mit Signalerhöhung im T2- oder T2*w-Bild auftritt, ist später eine Signalminderung festzustellen, die letztlich nicht von der Arthrose unterscheidbar ist. König [14a] hat über äußerst aufschlußreiche Untersuchungen zur qualitativen Erfassung von Knorpelschäden durch die Messung von Signal-Winkel-Kurven mittels FLASH-Sequenzen berichtet.
Geht eine bakterielle Arthritis vom Knochenmark aus oder greift die Infektion sekundär vom Gelenk auf die angrenzenden Knochen über, so sind ähnliche Befunde wie bei der Osteomyelitis festzustellen.
Nach unseren Beobachtungen ist eine diffuse Signalminderung mit Markraum eines gelenknahen Knochenabschnitts in Verbindung mit einem Gelenkerguß ein wichtiger Hinweis auf eine Arthritis. Zusammen mit der Befundkonstellation: „klinischer Verdacht, Anreicherung im Skelettszintigramm und negativer Röntgenbefund" kann sie als entscheidendes Indiz gewertet werden, so daß eine frühzeitige Behandlung eingeleitet werden kann.

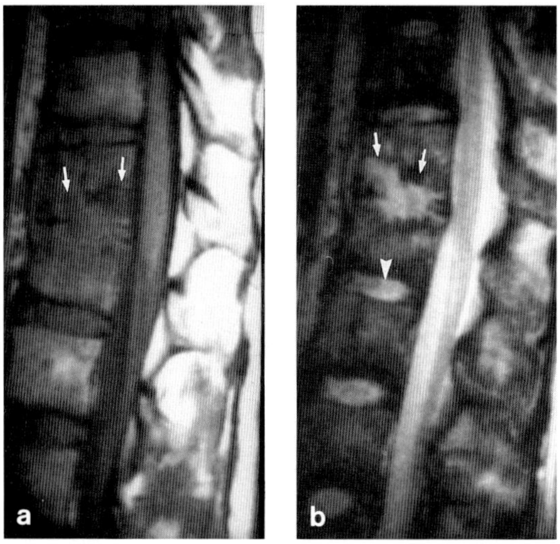

Abb. 8.15 a, b. Unspezifische Spondylitis. **a** Sagittales T1w-Bild (SE, 600/15). Der betroffene Bandscheibenraum *(Pfeile)* ist gegenüber dem Knochenmark der angrenzenden Wirbelkörper nicht abgrenzbar. **b** Sagittales T2w-Bild (SE, 2500/90). Hohe Signalintensität in den nicht betroffenen Disci mit Darstellung von intranukleären Spalten *(Pfeilspitze)*. In dem entzündlich veränderten Bandscheibenraum ist eine Signalerhöhung mit irregulärer Begrenzung und fehlender Darstellung des intranukleären Spaltes erkennbar *(Pfeile)*

8.5.5 Spondylitis

Im allgemeinen geht die Spondylitis von hämatogenen Bakterienabsiedlungen in den bandscheibennahen Wirbelkörperabschnitten aus und greift erst sekundär auf die Bandscheibe über. Das führende Röntgenzeichen der Spondylitis, die Verschmälerung des Bandscheibenraums, beruht auf der Destruktion von diskusnahen Wirbelkörperanteilen und der Bandscheibe selbst.
In der Computertomographie sind häufig neben Knochendestruktionen auch solide oder/und liquide paravertebrale Formationen im Sinne von Senkungsabszessen nachweisbar.
Die MRT hat die Diagnostik der Spondylitis wesentlich erweitert und die Sicherheit in der differentialdiagnostischen Zuordnung verbessert. Im T1w-Bild nimmt die Signalintensität in den betroffenen Wirbelkörperabschnitten ab, so daß sie vom Bandscheibenraum nicht mehr abgrenzbar sind. Mit zunehmender T2-Wichtung nimmt die Signalintensität in dem von der Entzündung betroffenen Areal deutlich zu (Abb. 8.15).
Der Nucleus pulposus verliert bei der Spondylitis seine normale, bandförmige oder bikonvexe Konfiguration. Vielmehr kommt eine gelappte oder irreguläre, intensiv signalgebende Struktur zur Darstellung. Der „intranukleäre Spalt" ist auf fibröse Strukturen zurückzuführen, die vom Anulus fibrosus in den Nucleus pulposus einstrahlen. Im T2w-Bild ist er bei Individuen über 30 Jahre häufig zentral im Diskus anzutreffen und kommt als horizontal verlaufende, signalarme Linie zur Darstellung. Bei der Spondylitis ist dieser intranukleäre Spalt nicht mehr abzugrenzen (Tabelle 8.14).
Nach Gd-DTPA nimmt die Signalintensität in den betroffenen Wirbelkörper- und Bandscheibenanteilen in unterschiedlichem Maße zu, so daß es teilweise signalreicher, teilweise isointens oder hypointens gegenüber dem nor-

Tabelle 8.14. MRT bei Spondylitis

T1w:	Diskus und angrenzende Wirbelkörperabschnitte signalvermindert, nicht voneinander differenzierbar
T2w:	irreguläre Signalerhöhung im Intervertebralraum; intranukleärer Spalt nicht dargestellt

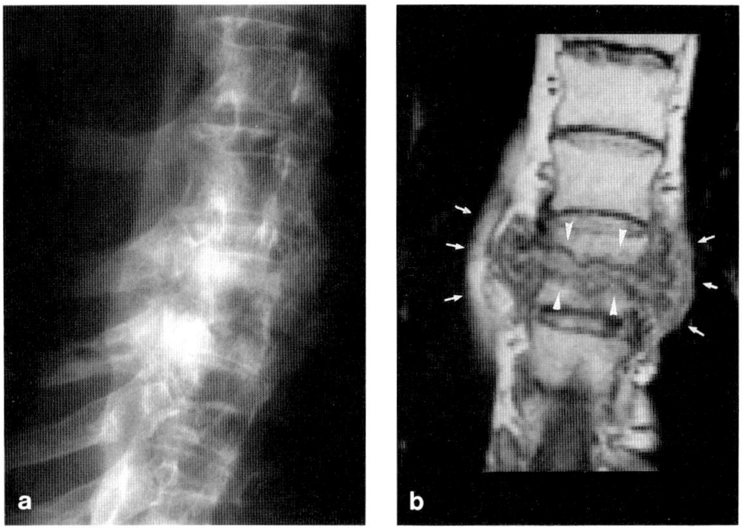

Abb. 8.16 a, b. Akute bakterielle Spondylitis BWK 5/6. **a** Die a.-p.-Aufnahme der BWS zeigt irreguläre Destruktionen in den bandscheibennahen Wirbelkörperabschnitten mit irregulärer Sklerosierung. **b** Die koronare T1w-Aufnahme (SE, 840/19) zeigt eine leichte Verminderung der Signalintensität im Knochenmark der betroffenen Wirbelkörper. Die angrenzenden Grund- und Deckplatten zeigen eine irreguläre Begrenzung *(Pfeilspitzen)*. Spindelförmige paravertebrale Abszeßausbreitung *(Pfeile)*

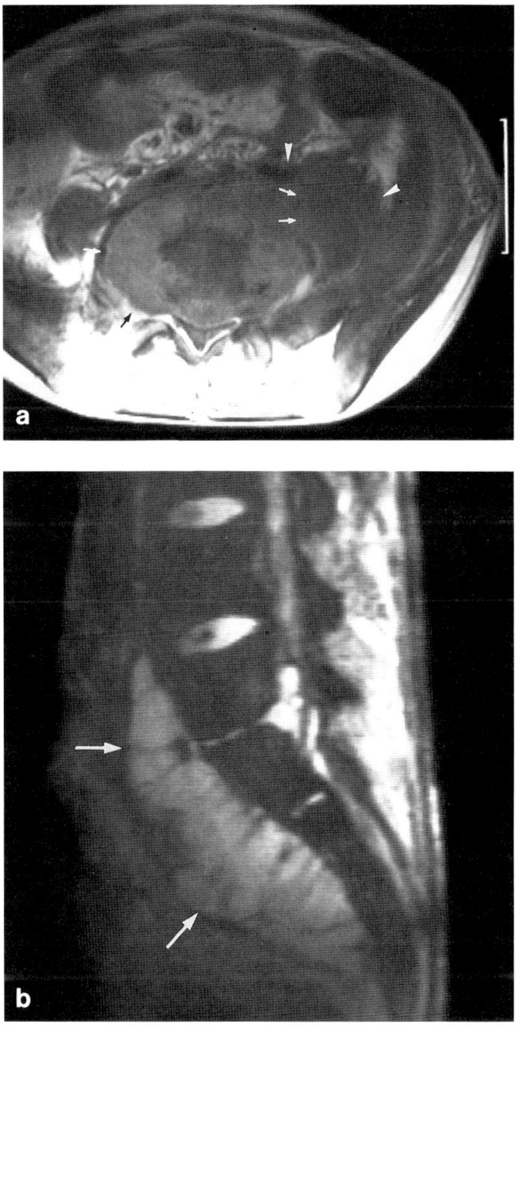

Abb. 8.17 a, b. 11jährige Patientin mit ausgedehntem parasakralem Abszeß. **a** T1w-transversale Aufnahme (SE, 600/22). Deutliche Signalminderung im Knochenmark des 1. Sakralwirbels, der unregelmäßige Randkonturen aufweist. Der Wirbel ist von einem Abszeß *(Pfeile)* umgeben, der auf den linken M. psoas übergreift *(Pfeilspitzen)* und den Spinalkanal einengt. **b** T2w, sagittale Aufnahme (SE, 2500/90). Ventral des Sakrums kommt der Abszeß *(Pfeile)* mit hoher Signalintensität zur Darstellung

malen Knochenmark der Wirbelkörper wird. Abszeßmembranen zeigen im Gegensatz zu flüssigem Eiter eine Signalerhöhung.

Die longitudinale Ausdehnung von Senkungsabszessen wird im koronaren und sagittalen Bild direkt dargestellt (Abb. 8.16 und 8.17). Gegenüber der Muskulatur, z. B. dem M. psoas, sowie dem retroperitonealen Fettgewebe und dem Liquor ist ein hoher Kontrast gegeben, wenn T1- und T2w-Sequenzen zur Anwendung kommen. Die Gefahr einer Kompression neuraler Strukturen bei dorsaler Ausbreitung der Entzündung ist im MRT zu erfassen, da

Tabelle 8.15. Differentialdiagnose der Spondylitis

	T1w		T2w	
	Wirbelkörper	Diskus	Wirbelkörper	Diskus
Floride Spondylitis	2 benachbarte WK: hypointens	Nicht abgrenzbar	2 benachbarte WK: hyper- oder isointens	SI irregulär erhöht, kein intranukleärer Spalt
Ausgeheilte Spondylitis	2 benachbarte WK: hypointens	Hypointens, verschmälert	2 benachbarte WK: normal oder hypointens	Hypointens, kein intranukleärer Spalt
Chondrose, Osteochondrose	Normal oder diskusnah erhöht	Verschmälert hypointens	Normal	Hypointens, kein intranukleärer Spalt
Tumor	1 WK, zentral oder exzentrisch, hypointens	Normal	1 WK, zentral oder exzentrisch hyperintens	Normal, intranukleärer Spalt erhalten

Rückenmark und Liquor direkt dargestellt werden.
Für die Differentialdiagnose von florider und ausgeheilter Spondylitis sowie erosiven Formen der Osteochondrose sehen wir bereits heute eine wichtige klinische Anwendungsmöglichkeit der MRT (Tabelle 8.15). Der Intervertebralraum bleibt im T2w-Bild sowohl bei der Osteochondrose als auch bei der ausgeheilten Spondylitis signalarm, während bei der floriden Spondylitis die beschriebene Signalzunahme und irreguläre Deformierung des Diskus erkennbar ist. Die Abgrenzung der Spondylitis von Knochentumoren bzw. tumorähnlichen Läsionen und Metastasen ist bereits aufgrund des Röntgenbefundes möglich, da der Bandscheibenraum meist eine effektive Barriere für die Tumorinfiltration darstellt und somit das Tumorwachstum meist auf einen Wirbel begrenzt, wenngleich gelegentlich eine Ausdehnung über mehrere Segmente zu beobachten ist. Dies gilt besonders für Metastasen und das multiple Myelom, kann aber auch bei der aneurysmatischen Knochenzyste oder dem Riesenzelltumor vorkommen. Seltene Manifestationen der Spondylitis, wie die Wirbelkörperosteomyelitis oder die seltene Form einer isolierten Osteomyelitis der posterioren Wirbelkörperabschnitte, bergen das Risiko einer falschen Zuordnung.
Die bisher vorliegenden Vergleichsstudien stützen sich auf relativ kleine Patientenkollektive. Der kombinierte Einsatz von Skelettszintigraphie und ^{67}-Ga-Szintigraphie erbrachte im Vergleich zur MRT gleichwertige Aussagen hinsichtlich Spezifität und Sensitivität. Die überlegene morphologische Information der MRT ist jedoch für die Gesamtbeurteilung von entscheidender klinischer Bedeutung.

8.5.6 Rheumatische Erkrankungen

Die Erkrankungen des rheumatischen Formenkreises umfassen eine Vielfalt von Krankheitsbilden mit unterschiedlichen klinischen und radiologischen Veränderungen. Für ihre Zuordnung spielen klinische, serologische und immunologische Untersuchungen eine wichtige Rolle. Gemeinsam sind dieser Krankheitsgruppe proliferative Veränderungen der Synovialis. In den frühen Erkrankungsstadien fehlen meist eindeutige radiologische Veränderungen, und als Korrelat der klinischen Beschwerden sind oft nur „arthritische Kollateralphänomene" nach Dihlmann nachweisbar, die als Weichteilschwellung, periartikuläre Demineralisation und Kapselverdichtung in Erscheinung treten. Mit dem Fortschreiten der Erkrankung entwickeln sich arthritische Direktzeichen wie Gelenkspaltverschmälerung, Erosionen der Gelenkflächen, subchondrale Zysten und schließlich fortschreitende Gelenkdestruktionen mit Fehlstellung der Gelenkkörper.
Bisher haben nur wenige Untersuchungen die Aussagekraft der MRT bei rheumatischen Erkrankungen analysiert. Die periartikulären Entzündungserscheinungen und synovitischen Proliferationen bei der rheumatoiden Arthritis können durch die MRT direkt dargestellt werden. Der synovitische Pannus zeigt im T1w-Bild eine niedrige Signalintensität und kann nicht oder nur kontrastarm vom Gelenkerguß abgegrenzt werden. Im T2w-Bild zeigt der Pan-

nus unterschiedliche Signalcharakteristika (Abb. 8.18). Eine niedrige Signalintensität wird auf fibröses, kollagenreiches Bindegewebe bzw. Hämosiderineinlagerungen zurückgeführt. Foci hoher Signalintensität im T2w-Bild wurden dagegen als Zeichen eines entzündlichen Prozesses mit ödematöser Durchtränkung und Flüssigkeitsexsudation gewertet.
Nach intravenöser Injektion von Gd-DTPA wurde eine intensive Signalzunahme im Pannus festgestellt, die nach durchschnittlich 50 s das Maximum erreichte und bis zum Ende dynamischer GE-Sequenzen nach 200 s bestehen blieb (Abb. 8.19). Auch T1w-SE-Aufnahmen zeigten nach Gd-DTPA eine deutliche Signalerhöhung im synovitischen Pannus (Tabelle 8.16).
Im Gegensatz dazu kommt es im Erguß nur zu einer geringen Signalerhöhung, so daß der Kontrast zwischen Erguß und synovitischen Proliferationen erheblich gesteigert wird. Der synovitische Pannus kann flächenhaft, knotig oder zottenartig ausgebreitet sein. Insbesondere im Interkondylenraum des Kniegelenks wurde auch eine solide Formation beobachtet.
Paraartikuläre Entzündungsreaktionen zeigen nur eine geringe und verzögerte Signalerhöhung, die gegenüber der Umgebung unscharf abgegrenzt ist. Bei Wahl geeigneter Untersuchungsparameter ist bei den rheumatischen Erkrankungen eine Verdünnung und Usurierung des Gelenkknorpels festzustellen.
Untersuchungen mit intraartikulärer Applikation von Gd-DTPA haben im Vergleich zur Nativuntersuchung eine verbesserte Abgrenzung der synovitischen Proliferationen erbracht. Auch die Gelenkbinnenstrukturen wie Menisci, Kreuzbänder und Gelenkknorpel werden nach intraartikulärer Gd-DTPA-Injektion klarer abgebildet. Bei Patienten mit rheumatoider Arthritis der Hände können Ergüsse in den Sehnenscheiden sowie Rupturen der Sehnen durch die MRT diagnostiziert werden.
Es wurde mehrfach darauf hingewiesen, daß im MRT auch Erosionen und Zysten abgrenzbar sind, die dem röntgenologischen Nachweis entgehen. Es muß jedoch festgestellt werden, daß ein tomographisches Verfahren wie die MRT nicht mit einem Summationsbild verglichen werden darf. Die gelenknahe Osteoporose, ein wichtiges röntgenologisches Zeichen der rheumatoiden Arthritis, ist im MRT nicht verifizierbar.

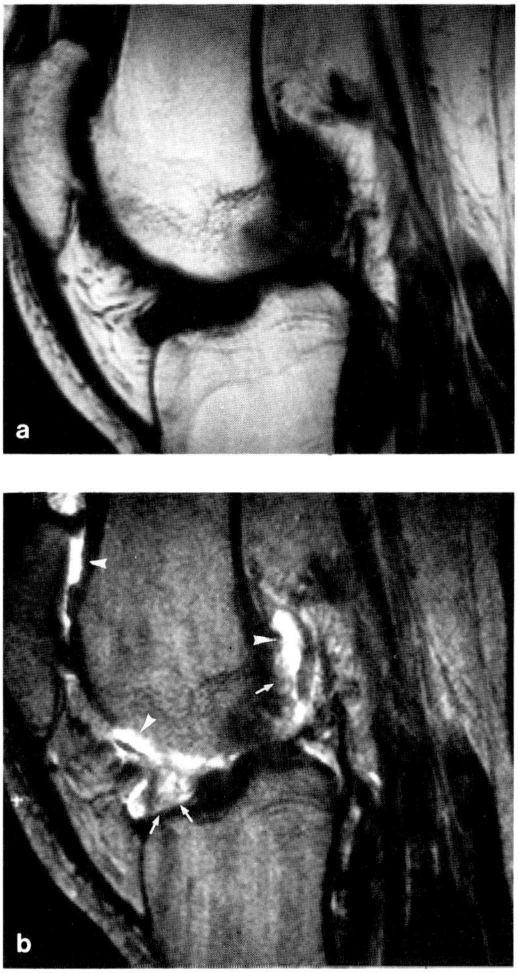

Abb. 8.18 a, b. 55jähriger Patient mit chronischer Polyarthritis des rechten Kniegelenks. **a** T1w, sagittale Aufnahme (SE, 600/15). Neben sekundären arthrotischen Veränderungen an der Patellarückfläche und dem Femurkondylus findet sich im Gelenkkavum eine signalarme Formation, bei der Pannus und Gelenkerguß nicht differenziert werden können. **b** T2w, sagittale Aufnahme (SE, 2500/90). Fleckige Signalerhöhung des synovitischen Pannus *(Pfeile)* und homogene Signalzunahme des Gelenkergusses *(Pfeilspitzen)*. Auch im T2w Bild ist keine eindeutige Unterscheidung von Pannus und Erguß möglich

Tabelle 8.16. Rheumatischer Pannus

	Pannus	Erguß
T1w	↓	↓
T2w	–↓↑	↑
T1w+Gd-DTPA	↑	

↑ hohe Signalintensität, ↓ niedrige Signalintensität, – isointens.

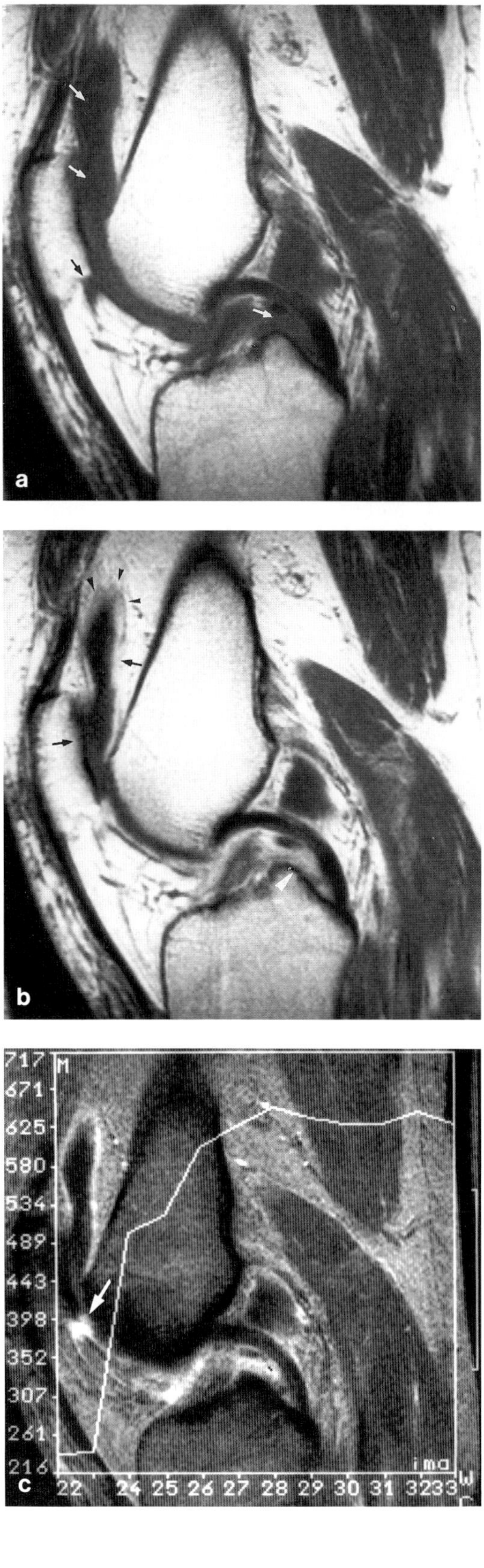

◄ **Abb. 8.19 a–c.** Chronische Polyarthritis des rechten Kniegelenks. **a** T1w, sagittales Bild (SE, 600/15). Im Recessus suprapatellaris, vor dem Femurkondylus und im Interkondylenraum Nachweis eine signalarmen Formation *(Pfeile)*. **b** T1w, sagittale Aufnahme (SE, 600/15) nach 0,1 mmol/kg KG Gd-DTPA i. v. Der Gelenkerguß *(Pfeile)* bleibt signalarm, während die synovitischen Proliferationen im Interkondylenraum sowie an den Wänden der Gelenkhöhle und im Recessus suprapatellaris *(Pfeilspitzen)* eine deutliche Signalerhöhung erfahren haben. **c** Dynamische FLASH-Sequenz (40/10/90°). Schnelle und hohe Zunahme der Signalintensität des synovitischen Pannus *(Pfeil)*, die bis zum Ende der Bildsequenz (220 s) andauert

Die HWS und der atlantookzipitale Übergang sind Orte häufiger Manifestationen der rheumatoiden Arthritis. Im MRT sind Usuren und synovitische Proliferationen ebenso nachweisbar wie die pseudobasiläre Impression und die atlantodentale Subluxation. Insbesondere im sagittalen Bild ist die Lagebeziehung zur Medulla oblongata und zum Zervikalmark klar erkennbar, in denen im T2w-Bild eine erhöhte Signalintensität als Folge der Druckwirkung des Dens beobachtet wurde.

Bei der Sakroileitis erlaubt die MRT Rückschlüsse auf die Aktivität des Entzündungsprozesses. Die sacroiliakalgelenksnahen Abschnitte von Darm- und Kreuzbein zeigen im T2w-Bild eine hohe Signalintensität, wenn ein florider Entzündungsprozeß vorliegt, während bei der Sakroiliakalsklerose eine bandförmige Signalminderung festzustellen ist. Das T1w-Bild ist dagegen sowohl bei der aktiven Entzündung wie bei der Sacroiliakalsklerose durch eine bandförmige Signalminderung gekennzeichnet.

Der Stellenwert der MRT für die Diagnostik rheumatischer Erkrankungen ist derzeit noch nicht abschließend zu beurteilen. Die Primärdiagnostik stützt sich in erster Linie auf die klinischen und serologischen bzw. immunologischen Untersuchungsbefunde. Zur Erfassung der morphologischen Gelenkveränderungen steht weiterhin die konventionelle Röntgenologie im Vordergrund. Vorerst dürfte die MRT wissenschaftlichen Fragestellungen vorbehalten bleiben, die eine frühzeitige Erfassung von Knorpelschäden und den Nachweis des synovitischen Pannus zum Ziel haben. Dynamische Studien mit Gd-DTPA sind möglicherweise geeignet, die Beeinflussung der Aktivität des Entzündungsprozesses durch medikamentöse

Tabelle 8.17. MRT bei rheumatischen Erkrankungen

Nachweis des synovitischen Pannus
DD: Pannus-Erguß
Indikation und Planung der Synovektomie
Aktivität der Synovitis
Beurteilung des Therapieerfolgs
Nachweis atypischer Ergußbildungen
Sehnen- und Bandrupturen

Therapie zu erfassen. Darüber hinaus könnte dieses Verfahren für die Indikation und Planung der Synovektomie Bedeutung erlangen (Tabelle 8.17).

8.5.7 Weichteilinfektionen

Reine Weichteilinfektionen sind mit konventionellen radiologischen Verfahren und mit der Computertomographie häufig nur unzureichend in ihrer Ausdehnung und Lokalisation zu bestimmen. Bei hochdosierter KM-Anwendung ist bei Abszessen im CT häufig ein peripheres Enhancement mit zentraler Hypodensität erkennbar. Oft liegt aber nur eine Obliteration der intermuskulären Septen und eine raumfordernde Wirkung vor.
Für die Planung der Therapie ist die Frage der knöchernen Mitbeteiligung und die Differenzierung abszedierender und phlegmenöser Infektionen entscheidend.
Das T1-gewichtete, native MRT erbringt keinen ausreichenden Kontrast zwischen dem Weichteilinfekt und der umgebenden Muskulatur, da beide eine niedrige Signalintensität kennzeichnet. Im Gegensatz dazu kommt es im T2w-Bild zu einer intensiven Signalerhöhung, wobei flüssige Komponenten mit zunehmender T2-Wichtung eine weitere Signalerhöhung erfahren (Abb. 8.20). Das perifokale Ödem ist sehr ausgedehnt und auch im stark T2-gewichteten Bild ungenügend von zentralen Einschmelzungen abzugrenzen. Im T1w-Gd-DTPA-Scan kann dagegen eine zuverlässige Differenzierung von Abszeßflüssigkeit, peripherem Randsaum und perifokalem Ödem erfolgen.

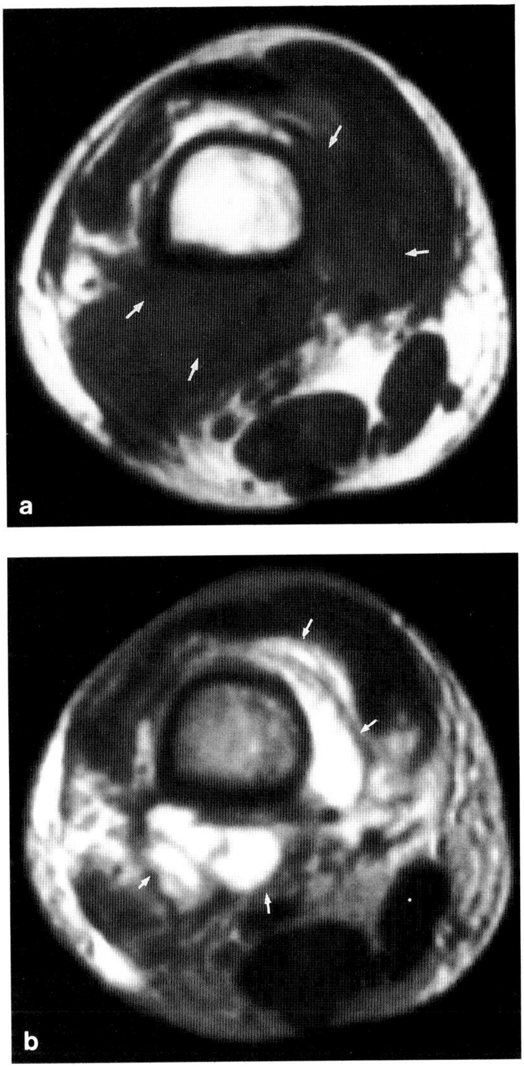

Abb. 8.20 a, b. 19jähriger Patient mit Weichteilabszeß im rechten Oberschenkel. **a** Transversale T1w-Aufnahme (SE, 600/15). Normale Signalintensität des Knochenmarks. Medial und dorsal des Femurs ist eine signalarme Formation erkennbar *(Pfeile)*, die einen hohen Kontrast zum Fettgewebe aufweist, von der Muskulatur jedoch nicht sicher unterscheidbar ist. **b** Transversale T2w Aufnahme (SE, 2500/70). Der Abszeß *(Pfeile)* stellt sich leuchtend hell dar und ist vom Fettgewebe und der Muskulatur eindeutig unterscheidbar

8.6 Aseptische Nekrosen

Zu den aseptischen Knochennekrosen zählen eine Vielzahl von Erkrankungen und Entwicklungsstörungen, die in nahezu jedem Knochen lokalisiert sein können und die auch hinsichtlich ihrer Ätiologie und Altersverteilung deutliche Unterschiede aufweisen. Als gemeinsame

pathogenetische Endstrecke vieler Erkrankungen dieser Gruppe ist eine Ischämie des Knochenmarks anzunehmen. Radiologisch wird zumindest in bestimmten Entwicklungsphasen der Erkrankung eine vermehrte Dichte des betroffenen spongiösen Knochens beobachtet.
Ist die Blutversorgung des Knochenmarks unterbrochen, so kommt es in Abhängigkeit von der Dauer der Anoxie zu einer Nekrose der zellulären Komponenten des Knochenmarks. Die hämatopoetischen Zellelemente, Osteozyten und Osteoblasten, gehen nach Stunden, die Fettzellen nach Tagen zugrunde. Darüber hinaus können ein Ödem und eine venöse Kongestion des Knochenmarks vorliegen.
Die MRT stützt sich bei der Diagnose der aseptischen Nekrosen entscheidend auf den Nachweis von Veränderungen des Fettgewebes im Knochenmark, das im T1w-Bild normalerweise eine hohe Signalintensität aufweist. Die MRT kann infolgedessen erst dann eine Nekrose anzeigen, wenn der Fettanteil biochemisch umgebaut oder durch andere Elemente, z. B. Fibrose oder Sklerose, ersetzt ist.

8.6.1 Hüftkopfnekrose (HKN)

Der Hüftkopf ist relativ häufig von einer Nekrose betroffen, da er von einer großen Gelenkfläche umgeben ist, durch die keine Gefäße eintreten können, so daß seine Versorgung durch die Rami nutritii proximales und distales der A. circumflexa capitis femoris erfolgt, wenn im Erwachsenenalter die A. ligamenti teretis capitis femoris ihre Bedeutung eingebüßt hat.
Während bei der posttraumatischen Hüftkopfnekrose die pathogenetische Bedeutung einer Zerreißung der Hüftkopfgefäße evident ist, werden für andere Formen der Hüftkopfnekrose andere pathogenetische Mechanismen wie Gas- und Fettembolie sowie intramedulläre Druckerhöhungen diskutiert. Ein gehäuftes Auftreten von Hüftkopfnekrosen wird gefunden bei: Barotraumen, Kortikoidtherapie, Cushing-Syndrom, Pankreatitis, Alkoholismus, M. Gaucher und Sichelzellanämie. Häufiger noch sind idiopathische Hüftkopfnekrosen ohne erkennbare Ursache.
Nach Ficat und Arlet [7 a] werden 4 Stadien der Hüftkopfnekrose (Tabelle 8.18) unterschieden. Im Stadium 0 ist die Nekrose nur histologisch nachweisbar, während klinische und radiologische Veränderungen fehlen. Das Stadium 1 ist durch klinische Beschwerden bei fehlendem Röntgenbefund gekennzeichnet. Dieses Stadium kann über Monate bis über ein Jahr andauern, ehe dann die für das Stadium 2 kennzeichnenden radiologischen Veränderungen mit einem Nebeneinander von Sklerose und Entkalkung auftreten (Abb. 8.21). Im weiteren Verlauf kommt es zu einem Einbruch der Kopfkalotte in der Belastungszone (Stadium 3, Abb. 8.22), wobei zunächst der Gelenkknorpel erhalten bleibt, bis schließlich eine Sekundärarthrose resultiert (Stadium 4).

Tabelle 8.18. Stadieneinteilung der Hüftkopfnekrose. (Nach Ficat u. Arlet 1968 [7 a])

Stadium 0	Asymptomatisch, normaler Röntgenbefund
Stadium 1	Symptomatisch, normaler Röntgenbefund
Stadium 2	Sklerose und Osteoporose
Stadium 3	Impression des Hüftkopfs, normale Weite des Gelenkspalts
Stadium 4	Kollaps des Hüftkopfs, arthrotische Verschmälerung des Gelenkspalts

Eine erfolgsversprechende Therapie mit Erhaltung der Funktion des Hüftgelenks ist nur bei frühzeitiger Erkennung der Nekrose möglich, da sonst ein Einbruch der Kopfkalotte in der Belastungszone droht.
Meist ist die Nekrose im anterokranialen Segment des Hüftkopfs lokalisiert. In der MRT finden sich subchondral gelegene linsen-, halbkugelförmige oder runde Zonen mit veränderter Signalintensität. Ein signalarmer Randsaum grenzt eine zentrale Zone ab, die je nach geweblicher Zusammensetzung unterschiedliche Signalcharakteristika aufweist (Tabelle 8.19, Abb. 8.23). Als morphologisches Korrelat für eine niedrige Signalintensität in der Nekrosezone wurde ein amorpher basophiler Detritus von verseiften Fettsäuren gefunden, der durch Abbau der Fettzellen des Knochenmarks in Triglyzeride und Proteine sowie durch Einlagerung von Kalksalzen entsteht. Die signalarme Randzone beruht auf einer Verdickung der Trabekel, an die Knochensubstanz angelagert wurde.
Eine Reaktionszone in der Peripherie der Nekrose mit Histiozytenproliferation und Gefäß-

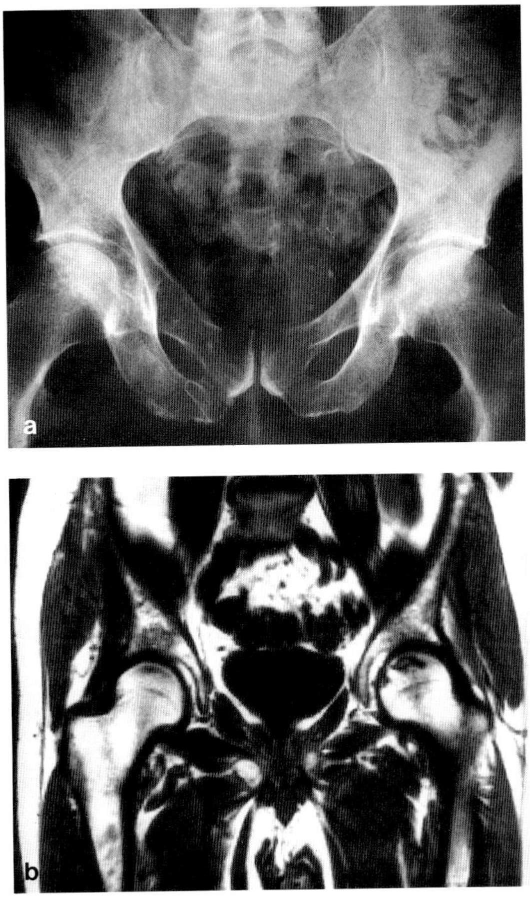

Abb. 8.21. **a** Beckenübersichtsaufnahme eines 63jährigen Patienten mit linksseitigen Hüftschmerzen bei chronischem Alkoholismus. In beiden Hüftköpfen sind irreguläre Sklerosierungen und Strukturauflockerungen erkennbar. **b** T1w, koronare Aufnahme (SE, 600/22). Subchondrale Zone verminderter Signalintensität in beiden Hüftköpfen, links ausgedehnter als rechts

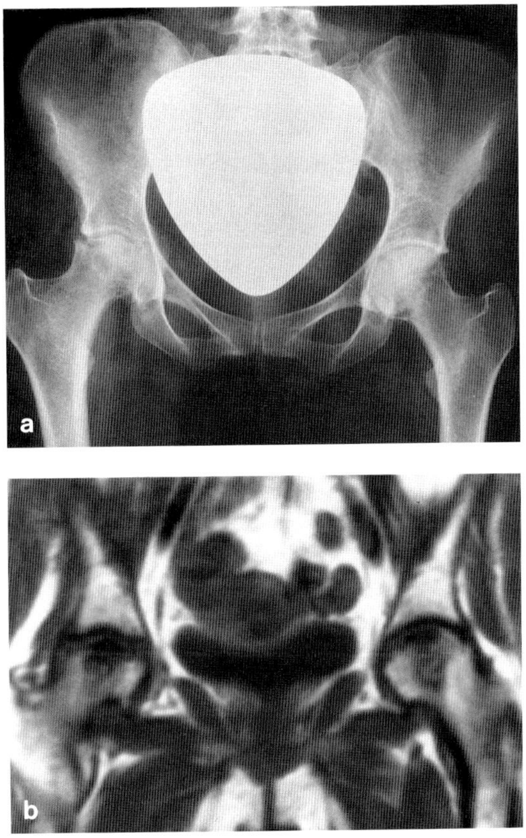

Abb. 8.22. **a** Beckenübersichtsaufnahme einer 29jährigen Patientin mit beidseitiger, fortgeschrittener Hüftkopfnekrose und Sekundärarthrose. Ausgedehnte Sklerosierung und Impression der Kopfkalotte, rechts mehr als links. **b** T1w, koronare Aufnahme (SE, 600/22). Ausgedehnte Zonen verminderter Signalintensität in beiden Hüftköpfen. Fortgeschrittener Einbruch der Kalotte des rechten Hüftkopfs

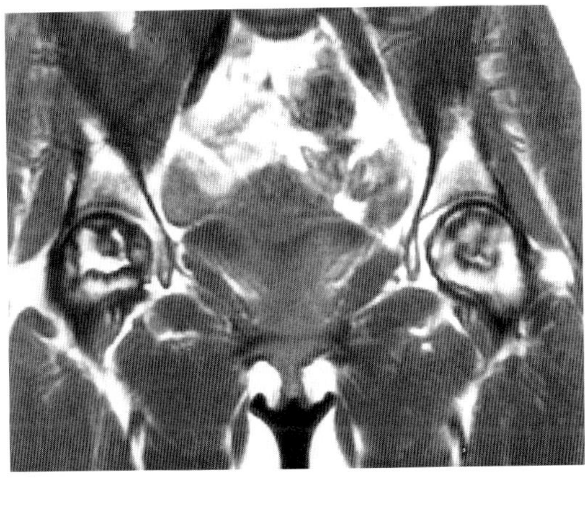

Abb. 8.23. T1w, koronare Aufnahme (SE, 600/22) einer ▶ 25jährigen Patientin mit Immunvaskulitis und beidseitiger Hüftkopfnekrose. Die Nekrosezonen nehmen große Anteile beider Hüftköpfe ein. Neben signalgeminderten Arealen finden sich Zonen hoher Signalintensität, vermutlich subakuten Blutungsherden entsprechend

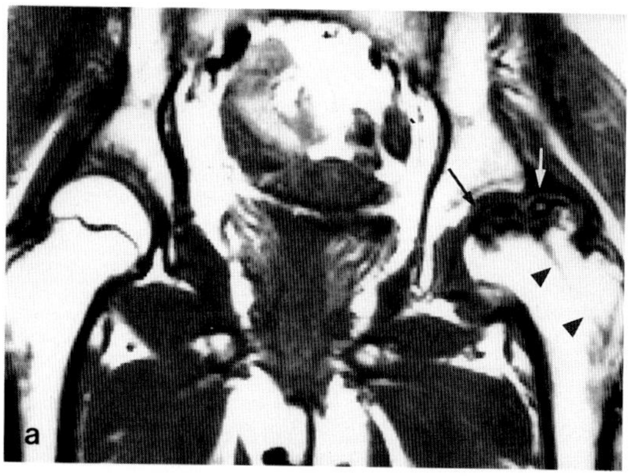

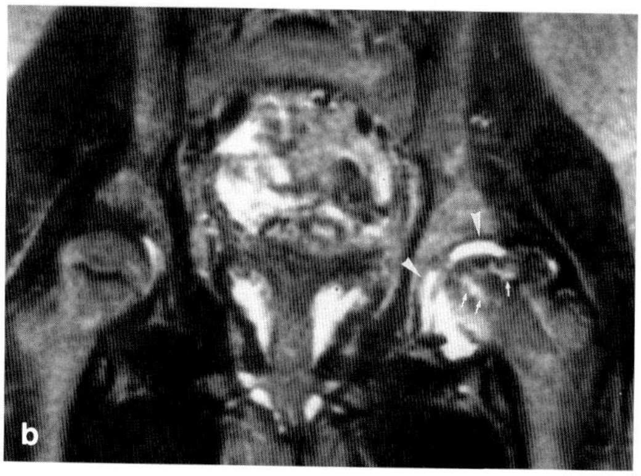

Abb. 8.24 a, b. 22jährige Patientin mit posttraumatischer Hüftkopfnekrose links. **a** Koronare T1w-Aufnahme (SE, 600/22). Die Schraubenkanäle im Schenkelhals *(Pfeilspitzen)* zeigen eine verminderte Signalintensität. Abflachung und nahezu vollständiger Signalverlust der Hüftkopfepiphyse *(Pfeile)*. **b** Koronare T2w-Aufnahme (SE, 2500/90). Ausgedehnte Ergußbildung im Gelenkkavum *(Pfeilspitzen)*. Fleckförmige Zunahme der Signalintensität in der gesinterten Hüftkopfepiphyse *(Pfeile)*

Tabelle 8.19. Signalintensitäten bei Hüftkopfnekrose (zentral in signalarmer Randzone). (Nach Jergesen et al. [13])

Klasse	Korrelat	T1w	T2w
A	Fett	↑	–
B	Blutung	↑	↑
C	Flüssigkeit	↓	↑
D	Fibrose	↓	↓

↑ hohe SI, ↓ niedrige SI, – intermediäre SI.

Tabelle 8.20. Gelenkerguß bei Hüftkopfnekrose. (Nach Mitchell et al. [18]

0	Kein Gelenkerguß
1	Minimaler Gelenkerguß
2	Erguß umgibt Schenkelhals
3	Ausweitung der Kapselräume

Tabelle 8.21. Nachweis der Hüftkopfnekrose. (Nach Beltran et al. [1])

	MRT	Skelettszintigraphie	Druckmessung im Knochenmark
Sensitivität [%]	89	78	92
Spezifität [%]	100	75	57
Treffsicherheit [%]	94	76	80

neubildung kann zum sog. Double-line-Zeichen führen. Flußphänomene in dieser hypervaskularisierten Zone bedingen dabei eine bandförmige Signalerhöhung. Das Double-line-Zeichen kann als pathognomisch für die Hüftkopfnekrose angesehen werden.

Nicht selten wird auch in relativ frühen Stadien der HKN ein Gelenkerguß beobachtet (Tabelle 8.20). Die klinische Beschwerdesymptomatik scheint mit der Menge des Ergusses in Beziehung zu stehen (Abb. 8.24).

Bei Patienten mit Hüftkopfnekrose wird vorzeitig eine Umwandlung in Fettmark, auch in der kontralateralen Hüfte mit erhöhter Signalintensität im T1w-Bild beobachtet. Dieser Befund könnte pathogenetische Bedeutung haben, da eine Zunahme der Fettzellen eine Erhöhung des intramedullären Drucks und damit eine venöse Abflußbehinderung verursachen könnte.

Die Sensitivität der MRT ist der anderer diagnostischer Verfahren für den Nachweis der Hüftkopfnekrose eindeutig überlegen. Dies gilt nicht nur im Vergleich mit der konventionellen Röntgendiagnostik, sondern auch für die Skelettszintigraphie und Computertomographie (Tabelle 8.21). Beltran et al. (1988) fanden bei 49 Patienten mit bioptischer Sicherung der Befunde eine deutlich höhere Sensitivität und Spezifität der MRT im Vergleich zur Skelettszintigraphie. Die Messung des intramedullären Drucks zeigte eine höhere Empfindlichkeit, aber eine deutlich geringere Spezifität als die MRT. In ROC-Studien zeigte sich die MRT sowohl der Skelettszintigraphie wie der CT überlegen.

Dagegen zeigten Untersuchungen an Hochrisikopatienten, daß bioptisch nachweisbare

Nekrosen der Hüftkopfs auch der MRT entgehen können. Wir konnten bei radiologischem Nachweis einer einseitigen HKN in ca. einem der Fälle durch die MRT auch eine kontralaterale Nekrose nachweisen. Daneben konnte bei klinischen Beschwerden und negativem radiologischem Befund die Diagnose einer HKN gesichert werden (Tabelle 8.22).
Die Darstellung der Nekrosezone in der coronaren und sagittalen Ebene kann die Planung operativer Eingriffe erleichtern. Allerdings ist durch Konturaufnahmen sowie CT-Rekonstruktionen gleichfalls eine befriedigende räumliche Darstellung zu erreichen. Impressionen der Kopfkalotte sind mit der CT sicherer zu erfassen als durch die MRT.

8.6.2 Morbus Perthes

Der M. Perthes ist eine androtrope Erkrankung des Kindesalters mit einem Altersgipfel zwischen 4 und 8 Jahren. In ca. 15% der Fälle ist ein metachroner, bilateraler Befall zu beobachten. Die Ätiologie der Erkrankung ist bisher nicht geklärt, obwohl anzunehmen ist, daß auch ihr letztlich eine Ischämie des Knochenmarks zugrunde liegt.
Unbehandelt kommt es beim M. Perthes zu einer Abfolge verschiedener Erkrankungsstadien (Tabelle 8.23), die in eine Deformierung und Verplumpung des Hüftkopfs und des koxalen Femurendes mit funktioneller Beeinträchtigung und schließlich frühzeitiger Arthrose münden können. Zur Vermeidung derartiger Krankheitsverläufe ist eine frühzeitige Erkennung und Behandlung dringend erforderlich.
Beim gesunden Kind zeigt die Hüftkopfepiphyse infolge der frühzeitigen Umwandlung in Fettmark eine höhere Signalintensität (T1w) als der Schenkelhals und die Diaphyse. In den frühen Stadien des M. Perthes findet sich im T1w-Bild eine Minderung der SI, die meist die gesamte Epiphyse betrifft (Abb. 8.25 und 8.26). In Einzelfällen kann jedoch auch eine fleckförmige oder segmentale Minderung der Signalintensität zu beobachten sind. Im T2w-Bild ist die Veränderung der Signalintensität meist weniger deutlich. Als Metaphysensporn wird ein Ausläufer von normalem Knochenmark aus der Metaphyse in die Epiphyse bezeichnet, der die Epiphysenfuge überschreiten kann und als Regenerationsprozeß angesehen wird. Je

Tabelle 8.22. Diagnostische Wertigkeit der MRT bei Hüftkopfnekrose

Hohe Sensitivität im Nachweis der frühen HKN
Nachweis eines beidseitigen Befalls
Beurteilung der Ausdehnung und Lokalisation
Kalotteninfraktion durch CT sicherer erkennbar

Tabelle 8.23. Stadien des M. Perthes (radiologische Veränderungen)

Initialstadium	Weichteilschwellung, verbreiterter Gelenkspalt, verzögerte Ossifikation, subchondrale Aufhellung
Fragmentationsstadium	Diffuse Verdichtung, Fragmentation, scholliger Zerfall, Abplattung, Verbreiterung
Regenerationsstadium	Wiederaufbau des Femurkopfs
Spätstadium	Coxa vara, Hochstand des Trochanter maior, Kugel-, Walzen-, Pilzform des Hüftkopfs; Schenkelhals verkürzt und verbreitert

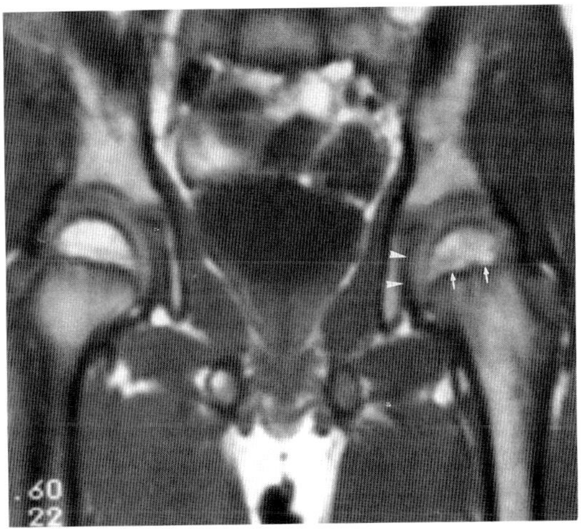

Abb. 8.25. Frühstadium eines M. Perthes in der linken Hüfte. Koronare T1w-Aufnahme (SE, 600/22). Fleckige, mäßige Signalminderung in der linken Hüftkopfepiphyse *(Pfeile)*. Durch die Verdickung des Gelenkknorpels *(Pfeilspitzen)* ist der Hüftkopf leicht dezentriert

nach Krankheitsverlauf bzw. Behandlungserfolg treten im Reparationsstadium wieder fettäquivalente Signale in der Epiphyse des Hüftkopfs auf, wenn es zu einer Revitalisierung gekommen ist (Abb. 8.27).
Bereits frühzeitig ist beim M. Perthes eine Verdickung des azetabulären und femuralen Ge-

lenkknorpels feststellbar, wobei eine Zunahme um 1,8–3,9 mm gefunden wurde. Da dies vor allem den medialen Hüftkopfabschnitt betrifft, kommt es zu einer leichten Lateralisation des Hüftkopfs.

Im T2w-Bild findet sich häufig ein Gelenkerguß, der entsprechend der Ausdehnung der Gelenkkapsel den Schenkelhals umgibt und im inferomedialen Abschnitt am größten ist. Bandförmige, signalarme Füllungsdefekte im inferomedialen Kapselrezessus entsprechen ödematösen und fibrotischen Kapselschwellungen.

Zahlreichen Einzelbeobachtungen belegen, daß die MRT eine höhere Sensitivität für den

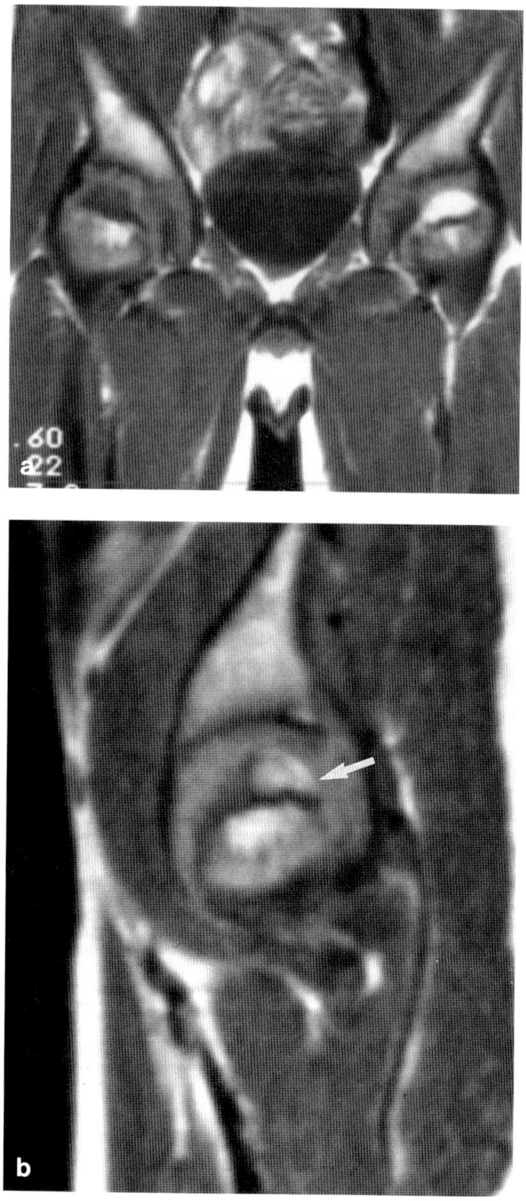

Abb. 8.26 a, b. 9jähriger Patient mit M. Perthes der rechten Hüfte. **a** Koronare T1w-Aufnahme (SE, 600/22). Homogene Verminderung der Signalintensität der rechten Hüftkopfepiphyse. **b** Die sagittale T1w-Aufnahme (SE, 600/22) zeigt, daß im dorsalen Abschnitt der Epiphyse eine kleine Zone mit normalem Fettsignal *(Pfeil)* erhalten ist

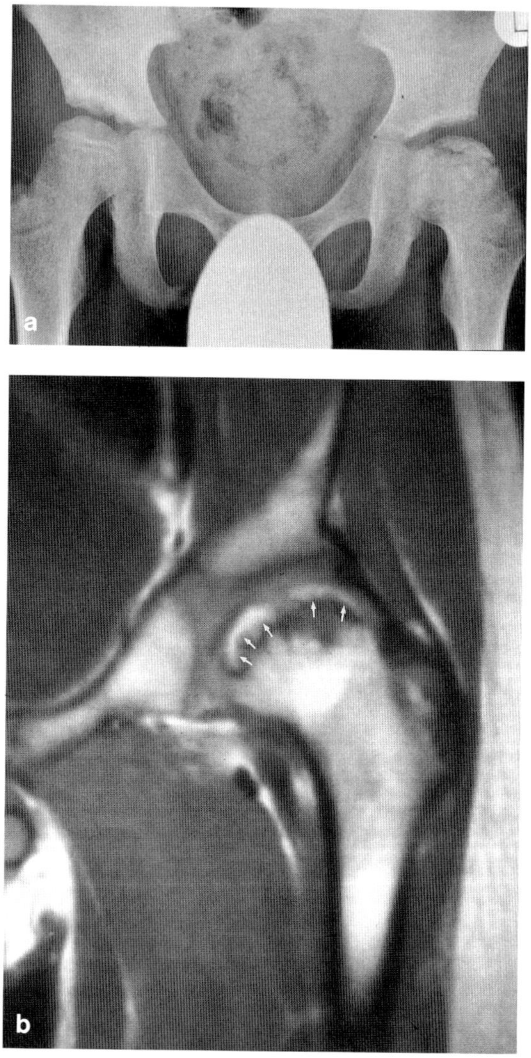

Abb. 8.27. a 8jähriger Patient. Regenerationsstadium eines M. Perthes der linken Hüfte. Abflachung und Verbreiterung der linken Hüftkopfepiphyse mit Verbreiterung des Schenkelhalses. **b** T1w, paraxiale Aufnahme (SE, 600/22). Normales Fettsignal *(Pfeile)* in der deformierten und abgeflachten Epiphyse. Irreguläre Begrenzung der Epiphysenfuge

Nachweis des M. Perthes besitzt als die konventionelle Röntgendiagnostik und die Skelettszintigraphie. Bei entsprechender klinischer Symptomatik und negativem Röntgenbefund ist bereits heute die MRT als Methode der Wahl zur definitiven Sicherung der Diagnose anzusehen. Ebenso wichtig wie der Nachweis kann der Ausschluß eines M. Perthes sein, so daß unnötige Kontrolluntersuchungen vermeidbar sind. Zeigt die Röntgenaufnahme einen einseitigen M. Perthes, so kann durch die MRT frühzeitig ein kontralateraler Befall nachgewiesen werden. Die Signalminderung im T1w-Bild ist an sich unspezifisch. Im Zusammenhang mit der klinischen Symptomatik erlaubt die MRT jedoch meist eine eindeutige Diagnose.

Bei der Coxitis fugax ist keine oder nur eine geringgradige, diffuse Signalminderung in der Hüftkopfepiphyse feststellbar. Die bakterielle oder tuberkulöse Koxitis kann ähnliche Befunde wie der M. Perthes im MRT ergeben. Sofern die klinische Symptomatik keine eindeutige Differenzierung erlaubt, ist eine mikrobiologische Untersuchung des Gelenkergusses anzustreben.

Lokale Ossifikationsstörungen der Hüftkopfepiphyse, die radiologisch mit einer umschriebenen subchondralen Aufhellungszone und einem sklerotischen Randsaum in Erscheinung treten, sind im MRT durch einen umschriebenen subchondralen knöchernen Defekt gekennzeichnet, während die übrige Epiphyse eine normale Signalintensität zeigt.

8.6.3 Knocheninfarkt

Im Rahmen der Dekompressionskrankheit (Taucherkrankheit) oder anderer Erkrankungen, z. B. der Sichelzellanämie, werden gehäuft Knocheninfarkte beobachtet. Diese können jedoch auch ohne nachweisbare Ursache auftreten. Obwohl sie in allen Skelettabschnitten möglich sind, sind die langen Röhrenknochen eindeutig bevorzugt. Röntgenologisch finden sich girlandenartige, periphere Verkalkungen mit zentraler Aufhellung oder auch vollständiger Verkalkung.

Im T1w- wie im T2w-Bild ist die Signalintensität im Infarkt vermindert (Abb. 8.28 und 8.29), so daß eine Differenzierung gegenüber der hohen Signalintensität des Enchondroms im T2w-Bild möglich ist. Im Gegensatz zum Enchondrom tritt nach i. v.-Injektion von Gd-DTPA keine Zunahme der Signalintensität auf. Da das Enchondrom der langen Röhrenknochen zu maligner Entartung neigt, ist im

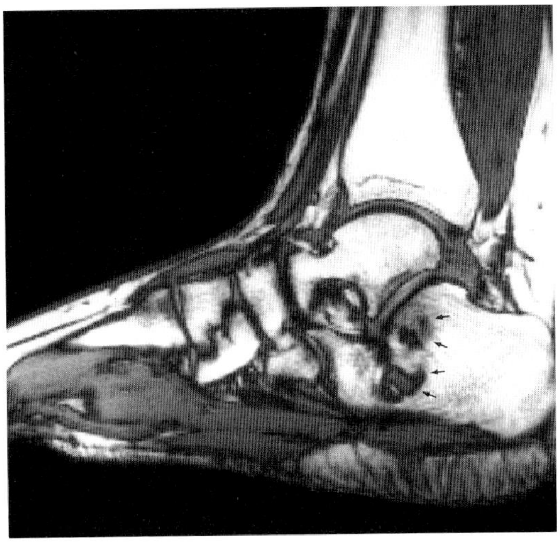

Abb. 8.28. Knocheninfarkt unklarer Genese im linken Kalkaneus. Irreguläre Zonen verminderter Signalintensität *(Pfeile)*. T1w, sagittale Aufnahme (SE, 600/22)

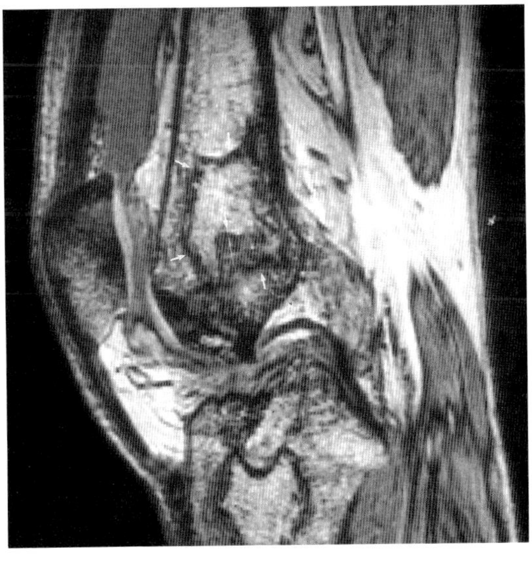

Abb. 8.29. 38jähriger Patient mit ALL, der zytostatisch und mit hochdosierter Kortikoidmedikation behandelt wurde. Sagittale GE-Aufnahme (FLASH, 40/13/90°). Ausgedehnte Knocheninfarkte in den kniegelenksnahen Abschnitten von Femur und Fibia die jedoch nur an ihrer signalarmen Randbegrenzung *(Pfeile)* erkennbar sind

Zweifelsfall eine Differenzierung bedeutsam, zu der die MRT beitragen kann.

8.6.4 Lunatummalazie

Die aseptische Nekrose des Os lunatum entsteht posttraumatisch, vor allem nach rezidivierenden Mikrotraumen (z. B. Arbeiten mit Preßlufthammer). Fehlformen des Handgelenks wie eine Minusvariante der Ulna disponieren gleichfalls zur Lunatummalazie. Klinische Beschwerden können den radiologischen Veränderungen (Dichtezunahme, Sinterung, Fragmentierung) lange vorausgehen (Tabelle 8.24).

Auch bei der Lunatummalazie gestattet die MRT eine frühzeitige Diagnose. So wurden Fälle mitgeteilt, in denen bei völlig unauffälligem Röntgenbefund eine hochgradige Signalminderung im T1w-Bild nachweisbar war und in denen im weiteren Verlauf eine röntgenologisch eindeutige Lunatummalazie beobachtet wurde.

Im Röntgenbild ist das konvex begrenzte Dissekat durch einen sklerotischen Randsaum vom übrigen Knochen abgegrenzt. Dieser Sklerosesaum zeigt im MRT eine niedrige Signalintensität. Im Dissekat selbst finden sich unterschiedliche Signalintensitäten. Wird im T1w-Bild eine normale, hohe Signalintensität beobachtet, so deutet dies auf eine Ernährung durch Diffusion aus der synovialen Flüssigkeit oder durch erhaltene Gewebsbrücken zum übrigen Knochenmark hin. In diesen Fällen ist eine konservative Behandlung oder eine Refixierung erfolgversprechend. Ist dagegen im

Tabelle 8.24. Klassifikation der Lunatummalazie (Decoulx)

Stadium I	Verdichtung
Stadium II	Mosaikartige Verteilung von Sklerose und Verdichtung
Stadium III	Fragmentation, Dorsalverlagerung von Hinterhornanteilen
Stadium IV	Völlige Destruktion, Arthrose

8.6.5 Nekrose des Os naviculare

Nach Frakturen des Os naviculare kann es, insbesondere wenn eine Pseudarthrose auftritt, zu einer aseptischen Nekrose eines oder beider Fragmente des Os naviculare kommen. Das proximale Fragment ist mehr gefährdet als das distale. Radiologisch ist oft erst nach Monaten oder Jahren eine Verdichtung der Trabekelstruktur erkennbar, ehe sich schließlich Sinterungen und Zysten sowie eine Sekundärarthrose des Radiokarpalgelenks zeigen.

Im T1w-SE-Bild ist die Knochennekrose frühzeitig an einer Signalminderung des Knochenmarks erkennbar, die im weiteren Verlauf auch im T2w-Bild zu beobachten ist (Abb. 8.30).

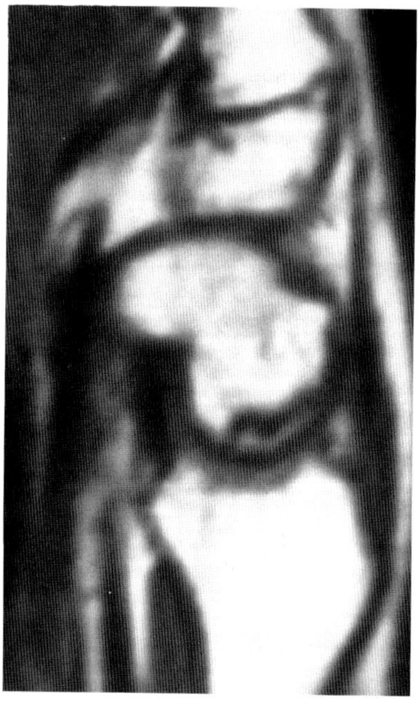

Abb. 8.30. 37jähriger Patient mit Zustand nach Fraktur des linken Navikulare mit verzögerter Bruchheilung. Untersuchung zum Ausschluß einer posttraumatischen Nekrose. Sagittale T1w-Aufnahme (SE, 600/22). Niedrige Signalintensität in der ehemaligen Frakturlinie. Fettsignal im proximalen und distalen Fragment

8.6.6 Osteochondrosis dissecans

Die Osteochondrosis dissecans wird an zahlreichen Skelettabschnitten beobachtet. Deutlich bevorzugt sind die Femurkondylen, die Trochlea tali und der distale Humerus (Capitulum humeri). Die begleitenden Veränderungen des Gelenkknorpels wurden bereits im Zusammenhang mit der MRT der Gelenke diskutiert.

T1w-Bild eine Signalminderung oder ein Signalverlust zu beobachten, so ist eine Nekrose des Knochenmarks anzunehmen.
Die Frage der mechanischen Stabilität des Dissekats ist negativ zu beantworten, wenn sich im T2w-Bild Ergußflüssigkeit zwischen dem Dissekat und dem Ursprungsknochen als signalreicher Saum nachweisen läßt.

8.6.7 Osteonekrosen und Osteochondrosen anderer Lokalisation

Neben den primären Osteonekrosen sind eine Vielzahl von Osteochondrosen bekannt (Tabelle 8.25), für deren Entstehung traumatische und ischämische Faktoren verantwortlich gemacht werden. Bei einigen liegt vermutlich nur eine Variation der Ossifikation vor. Davon abzugrenzen sind sekundäre Osteonekrosen mit folgenden prädisponierenden Faktoren: systemischer Lupus erythematodes, Nierentransplantation, Sichelzellanämie, Steroidtherapie und M. Cushing. Gemeinsam ist dieser heterogenen Gruppe von Erkrankungen, daß sie zumindest in bestimmten Entwicklungsphasen eine Sklerosierung des Knochens, häufig in subchondraler Lokalisation aufweisen.
Im T1w-Bild findet sich eine umschriebene Zone verminderter Signalintensität. Die Peripherie der Läsion zeigt im T2w-Bild in ca. 40% der Fälle eine bandförmige Signalerhöhung (Abb. 8.31).

Tabelle 8.25. Osteochondrosen und -nekrosen

Erkrankung	Lokalisation	Alter (Jahre)	Pathogenese
Freiberg (Köhler II)	Metatarsalköpfchen	13–18	O, T
Köhler I	Os naviculare pedis	3–7	O, V
Osgood-Schlatter	Tuberositas tibiae	11–15	T, V
Ahlbäck	Med. Femurkondylus	>50	O
Panner	Capitulum humeri	5–10	O, T
Blount	Prox. Tibiaepiphyse	1–15	T
Sinding-Larson	Patella	10–14	T
Haglund-Sever	Kalkaneusapophyse	9–11	V
van Neck	Synchondrosis ischiopubica	4–11	V

O Osteonekrose, *T* Trauma, *V* Variation der Ossifikation.

8.7 Gelenke

Die MRT der Gelenke ist hinsichtlich Untersuchungstechnik und diagnostischer Wertigkeit

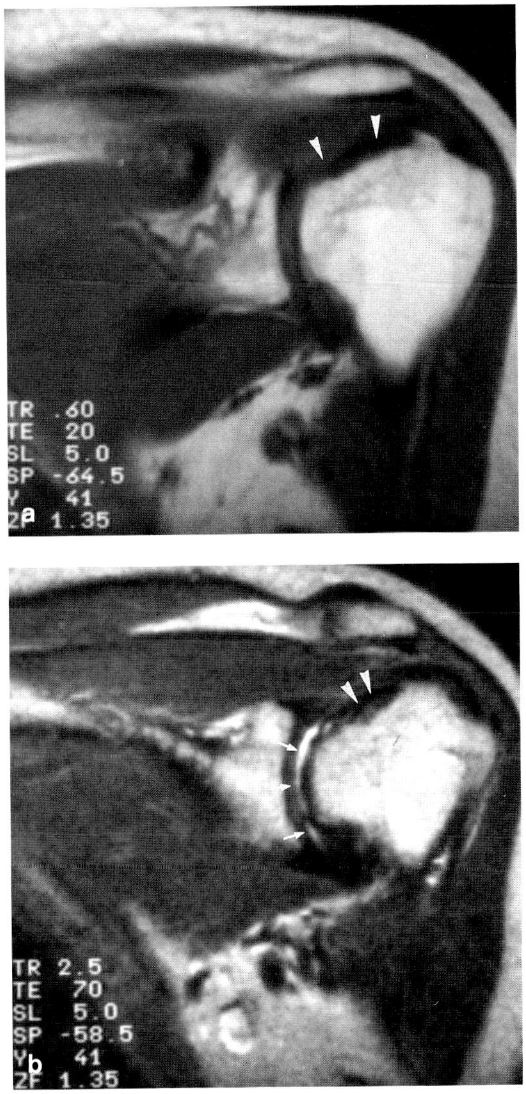

Abb. 8.31 a, b. Osteonekrose des linken Humeruskopfs. **a** Die T1w koronare Aufnahme (SE, 600/22) zeigt eine subchondrale Signalminderung *(Pfeilspitzen)*. **b** Im T2w-Bild (SE, 2500/70) geringe Zunahme der Signalintensität, wobei die Nekrose *(Pfeilspitzen)* weiterhin klar abgrenzbar bleibt. Kleiner Gelenkerguß im Schultergelenk *(Pfeile)*

entscheidend von der jeweiligen Untersuchungsregion abhängig. Während für das Knie- und das Schultergelenk bereits umfangreiche Erfahrungen vorliegen und die MRT für klinische Fragestellungen eine breite Anwendung findet, ist dies bei anderen Gelenken noch nicht der Fall.

8.7.1 Darstellungen der normalen Gelenkstrukturen

Kortikaler Knochen, Bänder und Sehnen werden unabhängig von den Untersuchungsparametern signalfrei dargestellt. Gleiches gilt für Faserknorpel (Meniskus, Discus triangularis). Wichtige Unterschiede bestehen bei der Darstellung von hyalinem Knorpel, Gelenkerguß und Knochenmark. Der hyaline Gelenkknorpel zeigt im T1w-SE-Bild eine intermediäre Signalintensität. In pw-SE-Sequenzen ist ein höheres Knorpelsignal feststellbar, wobei wie in T1w-SE-Sequenzen keine sichere Unterscheidung von synovialer Flüssigkeit möglich ist. Bei T2w-SE-Sequenzen ist keine klare Signaldifferenz zwischen Gelenkknorpel und subchondralem Knochen gegeben. GE-Sequenzen mit kleinen Flipwinkeln ähneln in ihrer Bildcharakteristik den CHESS-Wasserbildern, bei denen das Fettsignal selektiv unterdrückt wird. Diese Techniken stellen zwar den wasserreichen hyalinen Gelenkknorpel sehr signalintensiv dar, gestatten jedoch keine Abgrenzung zur synovialen Flüssigkeit. Bei GE-Sequenzen mit mittleren Flipwinkeln (30–60°) ist dagegen ein hohes Signal im hyalinen Gelenkknorpel und eine niedrige Signalintensität im Gelenkerguß feststellbar. FISP-Sequenzen sind durch eine hohe Signalintensität in der synovialen Flüssigkeit gekennzeichnet, so daß, wie in T2w-Aufnahmen, ein „arthrographischer Effekt“ mit deutlicher Kontrastierung des Gelenkknorpels resultiert (Tabelle 8.26).

8.7.2 Kniegelenk

Das Kniegelenk ist häufiger als alle anderen Gelenke von Verletzungen betroffen. Oft liegen komplexe Schäden mit Beteiligung der Kreuzbänder, Menisci, Seitenbänder und des Gelenkknorpels vor. Volumentechniken erlauben die Sekundärrekonstruktion hochauflösender Bilder in strukturangepaßten Schnittebenen.

Tabelle 8.26. Signalintensitäten und Kontraste von Gelenkknorpel und Erguß

		Gelenkknorpel	Gelenkerguß	Kontrast Knorpel/Erguß
SE	T1w	m	m	(+)
	pw	(↑)	(↑)	(+)
	T2w	↓	↑	+
GE	<20°	↑	↑	–
FLASH	30–60°	↑	↓	+
FIPS	30–60°	m	↑	+

↑ hohe Signalintensität, ↓ niedrige Signalintensität, *m* mittlere Signalintensität, + hoher Kontrast, – geringer/kein Kontrast.

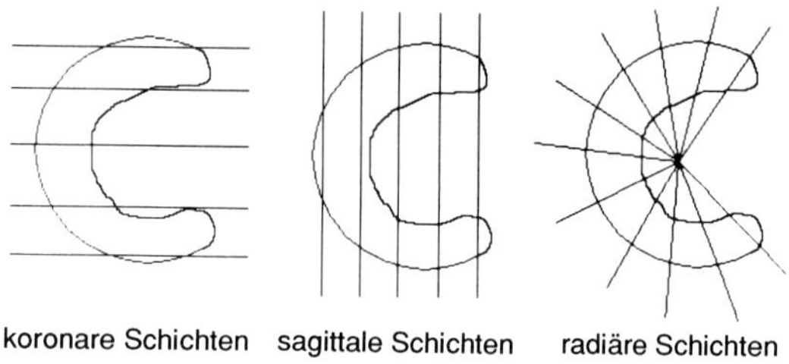

Abb. 8.32. Schichtebenen für die Darstellung der Menisci

8.7.2.1 Menisci

Sind nur orthogonale Schichtebenen verfügbar, so sind Vorder- und Hinterhorn der Menisci am besten im sagittalen Bild, die Pars intermedia auf koronaren Aufnahmen dargestellt (Abb. 8.32). Auch bei der Kombination von koronaren und sagittalen Bildebenen wird der Meniscus nicht in allen Abschnitten senkrecht zu seiner Außenkontur angeschnitten. Radiäre Rekonstruktionen entlang den Krümmungsradien aus 3D-Messungen zeigen dagegen in allen Abschnitten den keilförmigen Querschnitt der Menisci.
Modifiziert nach Reicher et al. [23] und Stoller et al. [34] können die Meniskusveränderungen in der MRT klassifiziert werden (Tabelle 8.27, Abb. 8.33).
Die Veränderungen der Stadien I und II sind arthroskopisch nicht verifizierbar, da keine

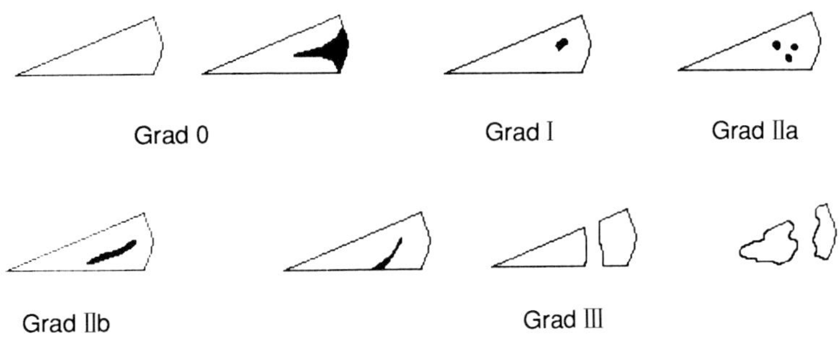

Abb. 8.33. Klassifikation der Meniskusveränderungen

Tabelle 8.27. Klassifikation der MRT-Befunde des Meniskus

Grad	MRT	Pathologie	Läsion
0	Homogene, niedrige SI	Normal	Normal
I	Punktförmige SI-Erhöhung auf einer Schicht ohne Verbindung zur Meniskusoberfläche	Mukoide Degeneration	Unwahrscheinlich
II a	Mehrere punktförmige SI-Erhöhungen	Ausgedehnte mukoide Degeneration	Wahrscheinlich
II b	Lineare SI-Erhöhung ohne Verbindung zur Meniskusoberfläche		
III	Longitudinale oder unregelmäßige SI-Erhöhung, Deformierung, Dislokation von Fragmenten	Riß mit Verbindung zur Meniskusoberfläche	Sicherer Riß

Oberflächenalterationen vorliegen. Zugrunde liegen degenerative Veränderungen mit mukoider Umwandlung des Meniskusgewebes, wobei im Stadium II eine Zerreißung von Kollagenfibrillen die longitudinale Anordnung der Signalanhebung erklärt. Abzugrenzen von Degenerationsherden im Meniskus sind keilförmige, von der Meniskusbasis an der Gelenkkapsel einstrahlende Signalanhebungen, die auf fibrovaskuläre Bündel zurückzuführen sind (Abb. 8.34 und 8.35). Im Gegensatz zu den Läsionen der Stadien I und II sind sie regelmäßig geformt, in großen Anteilen des Meniskus anzutreffen und meist symmetrisch ausgebildet.

Läsionen des Stadiums III entsprechen arthroskopisch erkennbaren Rißbildungen unterschiedlicher Tiefe. Während die Veränderungen der Stadien I und II keine Bevorzugung einzelner Meniskusabschnitte zeigen, sind die Läsionen des Stadiums III bevorzugt im Hinterhorn des Innenmeniskus gelegen (Abb. 8.36 und 8.37). Dies ist klinisch bedeutsam, da sich die Hinterhornbereiche der Menisci, insbesondere des Innenmeniskus, arthroskopisch nur schwer einsehen lassen. Auch inkomplette Rißbildungen, die von der tibialen Fläche der

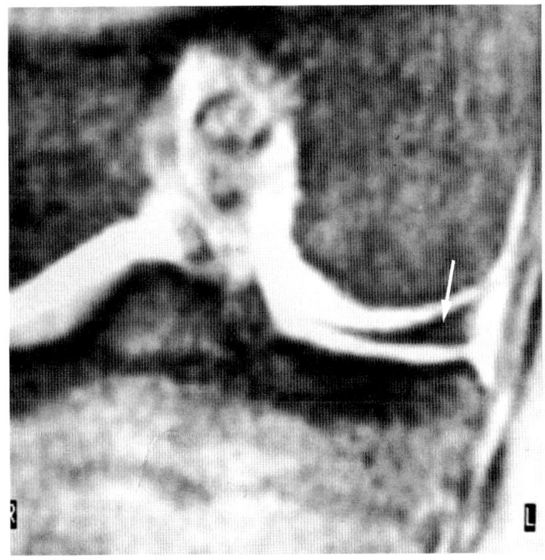

Abb. 8.34. Koronare Aufnahme (FFE, 40/15°/14) mit Darstellung der Pars intermedia des Innenmeniskus. Basisnahe und zentrale Erhöhung der SI *(Pfeil)*

Menisci ausgehen und bei der Arthroskopie oft nur mit dem Tasthäkchen aufgespürt werden können, sind in der MRT eindeutig identifizierbar. Dagegen sind horizontale Risse und Auf-

faserungen am freien Meniskusrand, die im Gegensatz zu den traumatisch bedingten Vertikalrissen im Gefolge degenerativer Vorschäden entstehen, in der MRT nicht sicher nachweisbar.
Insgesamt gilt jedoch, daß die MRT klinisch relevante Meniskusläsionen mit hoher Sicherheit auszuschließen vermag. Damit dürfte die MRT gut geeignet sein zur Vermeidung von unnötigen Arthroskopien sowie zur Erleichterung der Selektion für arthroskopische Meniskusresektionen bzw. -nähte (Abb. 8.38 und 8.39).

Es wurde eine Rate von 30% falsch-positiven Befunden bei der klinischen Diagnostik der Menisci angegeben. Für den Nachweis von Meniskusschäden durch die MRT werden in der Literatur folgende Ergebnisse mitgeteilt: Spezifität: 57–100%, Sensitivität: 50–100% und eine Treffsicherheit von 69–97%.

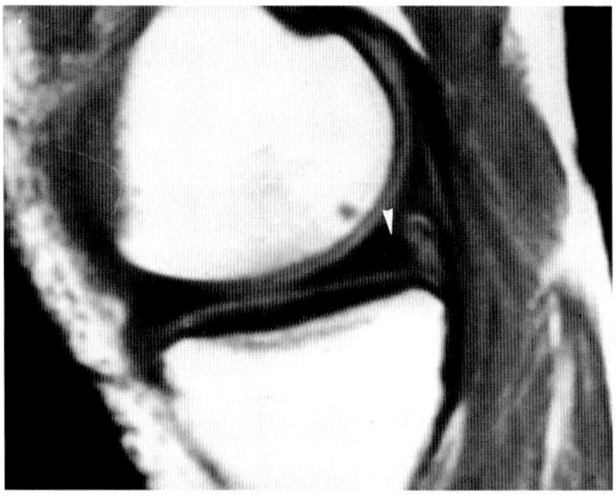

Abb. 8.35. Sagittale T1w-Aufnahme (SE, 600/22) mit Vorder- und Hinterhorn des Innenmeniskus. Diskrete zentrale SI-Erhöhung im Hinterhorn *(Pfeilspitze)*

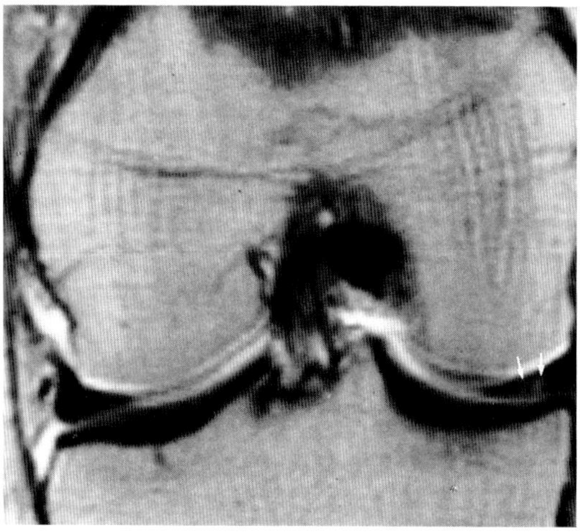

Abb. 8.36. Koronares Bild (FFE, 40/15°/14) mit normalem Außenmeniskus und Zonen erhöhter SI im Innenmeniskus *(Pfeile)*, die mit der Unterfläche des Meniskus in Verbindung stehen

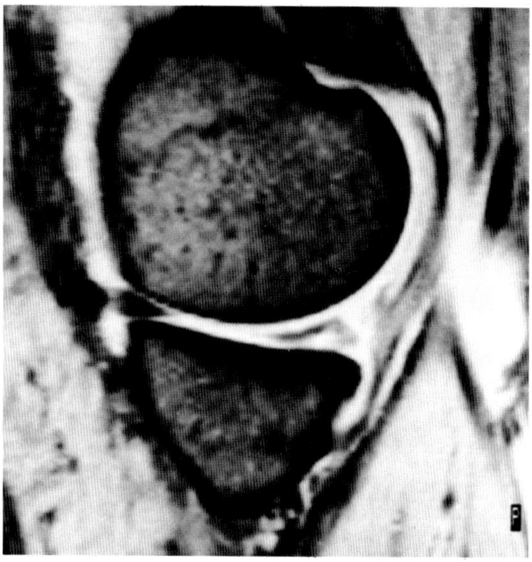

Abb. 8.37. Sagittales GE-Bild (FFE, 40/15°/14). Unauffällige Darstellung des Innenmeniskusvorderhorns. Deutliche Erhöhung der SI im Hinterhorn, insbesondere in den unteren und basisnahen Abschnitten

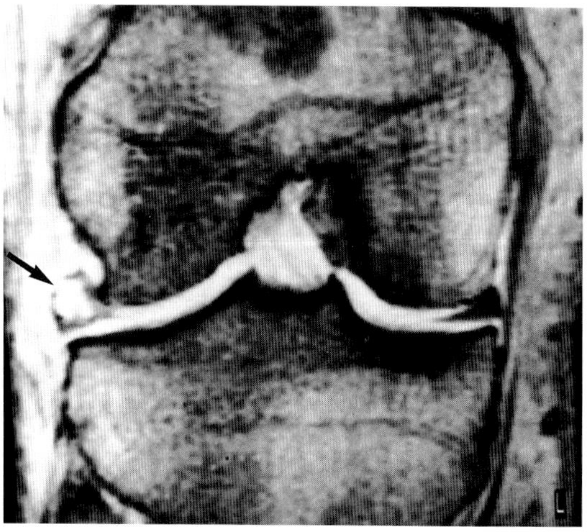

Abb. 8.38. Koronares GE-Bild (FFE, 40/15°/14). Ganglion des Außenmeniskus, der aufgetrieben ist und eine zentrale Erhöhung der Signalintensität aufweist *(Pfeil)*

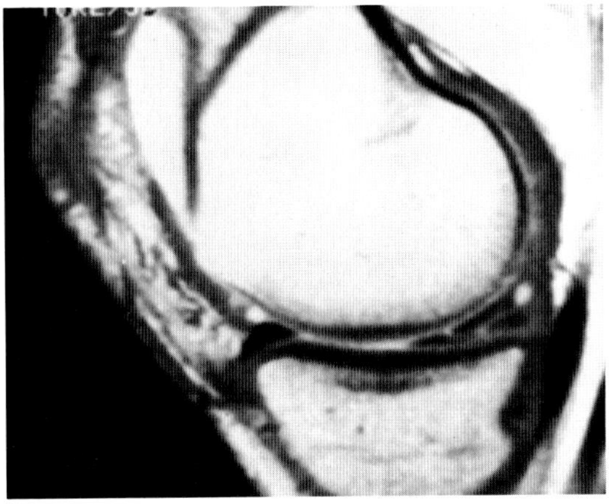

Abb. 8.39. MR-Arthographie nach intraartikulärer Injektion von Gd-DTPA (1 mmol/l). Sagittale T1w-Aufnahme (SE, 600/15). Fragmentierung des Innenmeniskushinterhornes. Durch Eintritt des Kontrastmittels in die Rupturspalten ist das Ausmaß der Läsion detailgenau dargestellt.

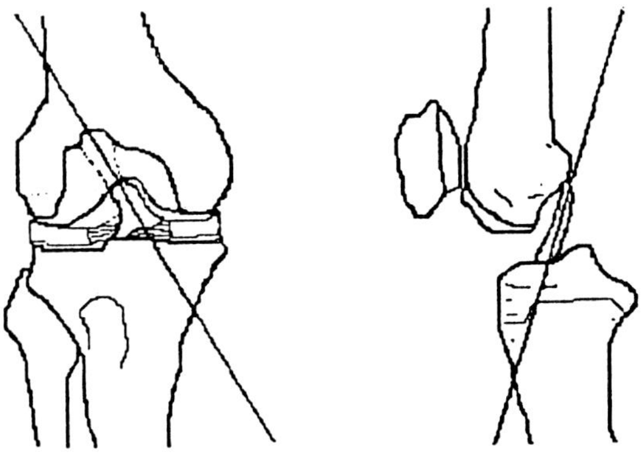

Abb. 8.40. Paraxiale Schichtebenen zur Darstellung des vorderen Kreuzbandes

Diese Angaben stützten sich anfangs auf kleine Fallzahlen. Untersuchungen an größeren Kollektiven und zunehmende Erfahrung haben die Sicherheit der diagnostischen Aussage deutlich verbessert.

Angaben über falsch-positive MRT-Befunde beim Vergleich mit der Arthroskopie sind nur mit Vorbehalt zu akzeptieren. Zum Teil handelt es sich um Degenerationsherde, die noch nicht zu einer Oberflächenalteration geführt haben, die aber im weiteren Verlauf zu Meniskusrissen fortschreiten können. Daneben besteht die Möglichkeit einer arthroskopischen Fehlbeurteilung, insbesondere in den Hinterhornabschnitten, in denen ca. 70% der Meniskusrupturen lokalisiert sind.

Wie bei der Arthrographie darf die Hiatus popliteus auch bei der MRT nicht als Vertikalriß des Außenmeniskushinterhorns fehlinterpretiert werden. Er kommt regelmäßig als signalintensive Zone im laterodorsalen Abschnitt des Außenmeniskushinterhorns zur Darstellung und ist schon aufgrund der anatomischen Beziehungen zuzuordnen. Das Ligamentum transversum genus verbindet die Vorderhörner von Innen- und Außenmeniskus und kann auf sagittalen Bildern eine Ruptus vortäuschen, insbesondere dann, wenn die inferiore, laterale Kniearterie aus dem Rete patellare eine Grenzlinie im Meniskus vortäuscht. Anschnitte des Ligamentum meniscofemorale posterius dürfen nicht mit freien Gelenkkörpern oder Meniskusfragmenten verwechselt werden.

8.7.2.2 Kreuz- und Seitenbänder, Patellar- und Quadricepssehne

Durch differenzierte klinische Untersuchungsverfahren können Bandläsionen am Kniegelenk mit hoher Sicherheit erfaßt werden. In diagnostischen Problemfällen und zur präoperativen Dokumentation einer klinischen Verdachtsdiagnose kann die MRT jedoch hilfreich sein. Dies gilt auch für postoperative Kontrollen, für die nur selten eine Arthroskopie in Frage kommt.

Das *vordere Kreuzband* wird bei Außenrotation des Beines um 10–20° auf sagittalen Bildern im lateralen Interkondylenraum in seinem ganzen Bandverlauf dargestellt. Auch durch paraxiale Schichten, die anhand orientierender, koronarer und sagittaler Bilder lokalisiert werden, kann das vordere Kreuzband vollständig erfaßt werden (Abb. 8.40). Daneben können die Kreuzbänder bei 3D-Aufnahmen im Bandverlauf rekonstruiert werden. Während die anderen Bänder des Kniegelenks wie auch die des übrigen Körpers eine homogene, niedrige Signalintensität aufweisen, zeigt das vordere Kreuzband eine etwas höhere Signalgebung (Abb. 8.41). Dies wird darauf

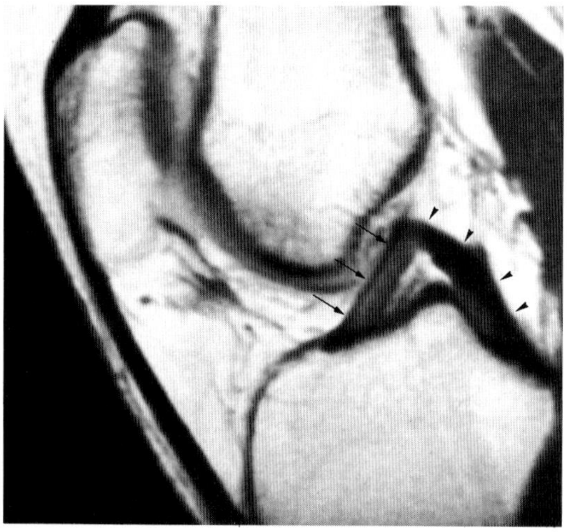

Abb. 8.41. Sagittale T1w-Schicht (SE, 600/15) mit Darstellung des vorderen *(Pfeile)* und hinteren *(Pfeilspitzen)* Kreuzbandes. Die SI des vorderen Kreuzbandes ist deutlich höher als die des hinteren Kreuzbandes

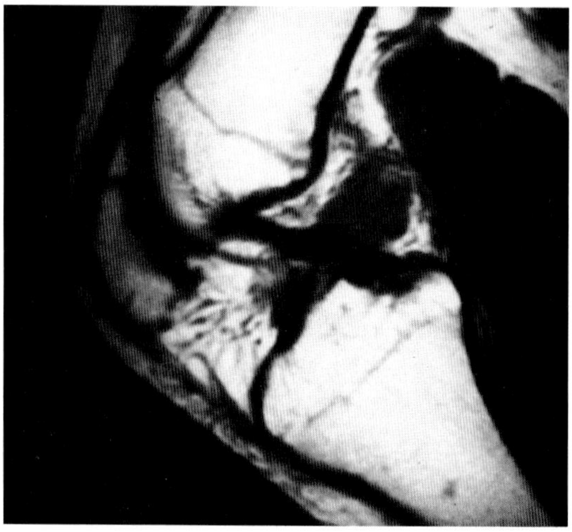

Abb. 8.43. Sagittale T1w-Schicht (SE, 600/15) bei leichter Beugung des Kniegelenks. Das hintere Kreuzband ist gestreckt und in seinem ganzen Verlauf kontinuierlich abgrenzbar. Erguß im hinteren Gelenkkavum

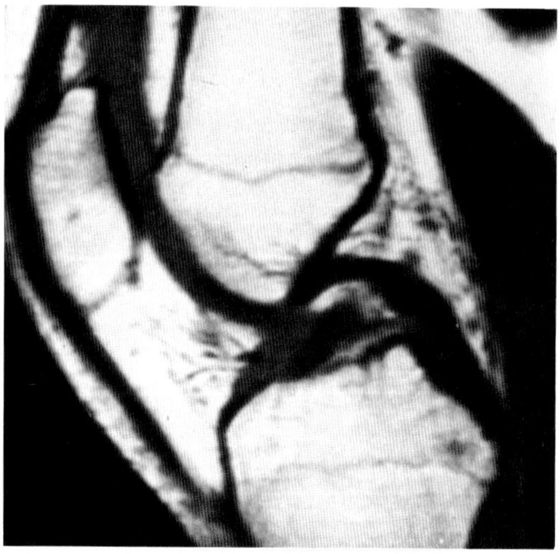

Abb. 8.42. Sagittale T1w-Schicht (SE, 600/15) bei gestrecktem Kniegelenk. Das hintere Kreuzband zeigt einen nach kranial konvexen, bogenförmigen Verlauf. Erguß im Rezessus suprapatellaris

Tabelle 8.28. MRT der Kreuzbänder

	Vorderes Kreuzband	Hinteres Kreuzband
Signalintensität	Höhere SI, aufgefasert	Homogen, niedrig
Schichtebene	Sagittal, Außenrotation 10–20°	Sagittal
Beugung	Entspannt	Gespannt
Streckung	Gespannt	Entspannt
Femoraler Ansatz	Lateraler Kondylus	Medialer Kondylus
Tibialer Ansatz	Area intercondylaris anterior	Area intercondylaris posterior, Tibiarückfläche

zurückgeführt, daß es, insbesondere im tibialen Bandabschnitt, in mehrere Faserbündel aufgefächert ist, zwischen die Fettgewebe eingelagert ist.

Das *hintere Kreuzband* ist dagegen am gestreckten Knie entspannt, so daß es eine typische, nach dorsal und oben gerichtete Bogenform einnimmt (Abb. 8.42). Im Zweifelsfall, z. B. bei Verdacht auf Elongation, kann die Untersuchung bei gebeugtem Kniegelenk zweckmäßig sein, da sich in dieser Stellung das hintere Kreuzband anspannt (Abb. 8.43). Es kommt auf sagittalen Bildern im medialen und mittleren Interkondylenraum zur Darstellung und ist breiter (ca. 13 mm Durchmesser) als das vordere Kreuzband (ca. 8 mm). Das hintere Kreuzband ist homogen signalarm und wird bei Neutralstellung des Beines ebenso regelmäßig dargestellt wie in leichter Außenrotation (Tabelle 8.28).

Läsionen der Kreuzbänder manifestieren sich abhängig von Ausmaß, Lokalisation und Alter

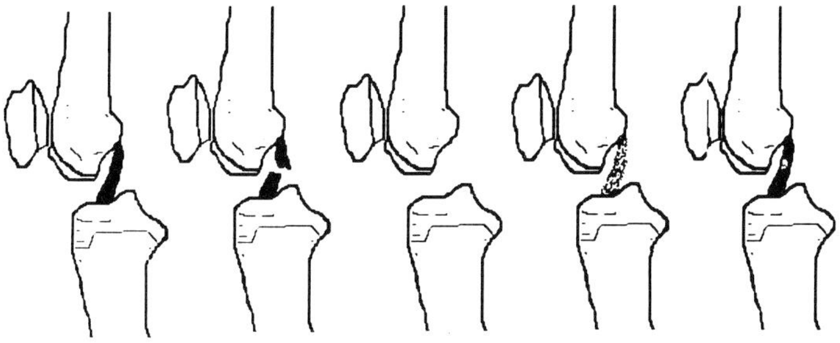

Abb. 8.44. Morphologische Befunde bei Läsionen des vorderen Kreuzbandes

der Verletzung in unterschiedlicher Weise. Neben Bandunterbrechungen bei retrahierten Bandanteilen können auch lokalisierte oder diffuse Signalanhebungen oder das völlige Fehlen in anatomischer Lokalisation beobachtet werden (Abb. 8.44 und 8.45). Voraussetzung für die sichere Erfassung einer Kreuzbandruptur ist eine kontinuierliche Schichtung des gesamten Interkondylenraums mit einer Schichtdicke von 4 mm oder weniger. Insbesondere bei frischen Rupturen ist häufig eine irregulär begrenzte Formation intermediärer Signalintensität im Interkondylenraum erkennbar, die vermutlich auf Blutkoagel, Ödem und Bandreste zurückzuführen ist.
Gelegentlich gelingt mit der nativen MRT keine definitive Beurteilung, insbesondere hinsichtlich des genauen Verletzungsausmaßes. In diesen Fällen haben wir im Rahmen einer klinischen Prüfung durch intraartikuläre Injektion von Gd-DTPA eine Klärung erzielen können.
Die diagnostische Aussagekraft der MRT für den Nachweis von Kreuzbandverletzungen wird übereinstimmend als sehr hoch angegeben mit einer Spezifität von 75–100 %, einer Sensitivität von 75–100 % und einer Treffsicherheit von 76–100 %.
Bei der *postoperativen Kontrolle* nach bandplastischen Operationen kann durch die MRT die Struktur des Ersatzbandes bzw. des genähten Bandes bestimmt werden. Die Bohrkanäle im Tibiakopf und im Femurkondylus sind als signalarme Zonen abgrenzbar. Dadurch und da die Lage des Ersatzbandes erkennbar ist, kann die biomechanische Situation geklärt werden. Bisweilen ist jedoch durch Vernarbungen im Interkondylenraum die Abgrenzbarkeit der Bänder beeinträchtigt.

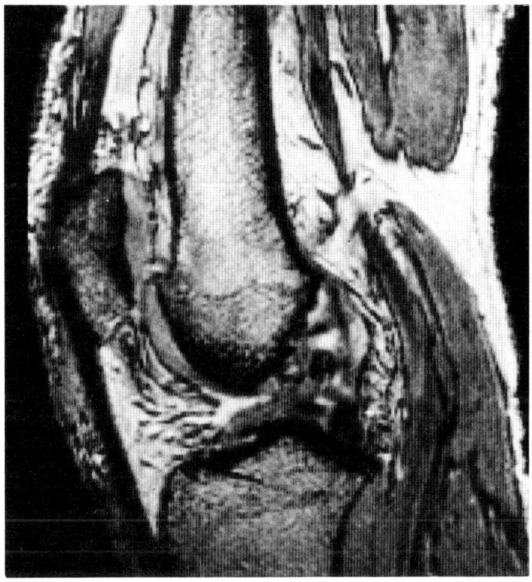

Abb. 8.45. Sagittale GE-Aufnahme (FLASH, 40/30°/10) des lateralen Interkondylenraumes. Ruptur des vorderen Kreuzbandes. Es sind irreguläre Bandreste im tibialen Abschnitt erkennbar, die eine erhöhte SI aufweisen

Bei Verletzungen der *Kollateralbänder,* die durch gewaltsame Ab- oder Adduktion des Unterschenkels verursacht werden, sind ähnliche morphologische Veränderungen wie bei Kreuzbandläsionen zu beobachten. Oft weisen subligamentäre Gewebsvermehrungen mit hoher Signalintensität im T2w-Bild auf eine inkomplette Ruptur hin.
Die *Tendinitis der Patellarsehne,* auch als „Patellaspitzensyndrom" oder „jumpers knee" bezeichnet, beruht auf degenerativen Veränderungen infolge rezidivierender Traumen oder beim M. Osgood-Schlatter. Im MRT findet

sich eine Querschnittszunahme der Sehne. Während bei der unkomplizierten Tendinitis eine niedrige Signalintensität im T1- und T2w-Bild vorliegt, sind Komplikationen wie chronische Risse, Nekrosen oder Entzündungen durch Herde hoher SI gekennzeichnet.
Läsionen der *Quadricepssehne* beruhen meist auf einer direkten traumatischen Einwirkung. Lageänderungen der Patella und Retraktion des M. quadriceps femoris weisen bereits klinisch auf die Diagnose, so daß eine MRT meist nicht erforderlich ist.

8.7.2.3 Knorpelschäden

Für die Darstellung des retropatellaren Gelenkknorpels sind transversale und sagittale, für den tibialen und femoralen Knorpel koronare und sagittale Bildebenen geeignet.
Die Chondromalacia patellae (CMP) stellt eine Knorpeldegeneration der Patella dar, die bei Jugendlichen und jungen Erwachsenen auftritt und im Gefolge von Überlastungsschäden, bei Formstörungen des femoropatellaren Gleitlagers (Dysplasie der Patella und Femurkondylen, Patellaluxation) und akuten Verletzungen entsteht. Sie ist eine häufige Ursache von chronischen Kniegelenksbeschwerden und ist auch oft mit anderen Binnenschäden des Kniegelenks, wie Meniskus- und Bandverletzungen verbunden. Aufgrund arthroskopischer Befunde sind nach Ficat 3 Stadien der Chondromalazie unterscheidbar (Tabelle 8.29).
Die Angaben über die Aussagekraft der MRT für den Nachweis der CMP sind ebenso unterschiedlich wie die Empfehlung für die Untersuchungstechnik. GE-Sequenzen mit mittleren Flipwinkeln können den Knorpel besonders kontrastreich darstellen, zumal sie bei der Verwendung der 3D-Technik eine überlegene räumliche Auflösung garantieren. Während bei FLASH-Sequenzen die Signalintensität des Knorpels besonders hoch ist, zeigt die FISP-Technik durch die signalreiche Darstellung von Gelenkergüssen Vorteile. Die MR-Arthrographie, d. h. die Untersuchung nach intraartikulärer Injektion von Gd-DTPA, bewies am anatomischen Präparat und in klinischen Studien eine überlegene Nachweisempfindlichkeit für Knorpelläsionen.
Fortgeschrittene Schäden des Gelenkknorpels sind durch die MRT mit hoher Sicherheit darzustellen (Abb. 8.46–8.48). Dagegen ist bei Läsionen des Stadiums I mit den üblichen GE- und SE-Untersuchungssequenzen keine verläßliche Diagnose möglich, da die Oberflächenkontur des Knorpels nur wenig alteriert ist. Die strukturellen Veränderungen des hyalinen Gelenkknorpels bei Arthrose und Arthritis sind möglicherweise durch die von König (1988) vorgeschlagenen quantitativen Methoden der Signal-Winkelkurven-Messungen zu erfassen.

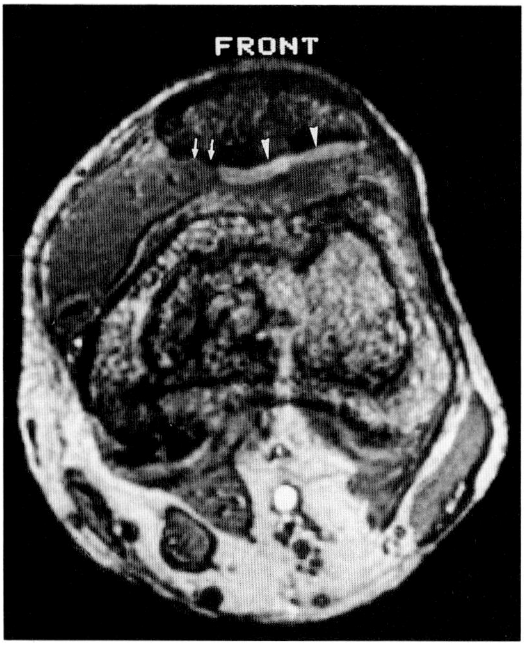

Abb. 8.46. Axiale Schicht (FLASH, 40/30°/10) des Femoropatellargelenks. Der patellare Gelenkknorpel weist eine hohe SI auf. Während er im Bereich der Crista patellae und der lateralen Patellafacette erhalten ist *(Pfeilspitzen)*, ist an der medialen Patellafacette eine ausgedehnte Ulzeration erkennbar *(Pfeile)*

Tabelle 8.29. Stadien der Chondromalacia patellae (Ficat)

Stadium I	Knorpelschwellung und -erweichung, Spaltung und Auffaserung der Kollagenfasern
Stadium II	Unregelmäßigkeiten der Knorpeloberfläche, flache Ulzerationen
Stadium III	Knorpelulzera bis zum subchondralen Knochen

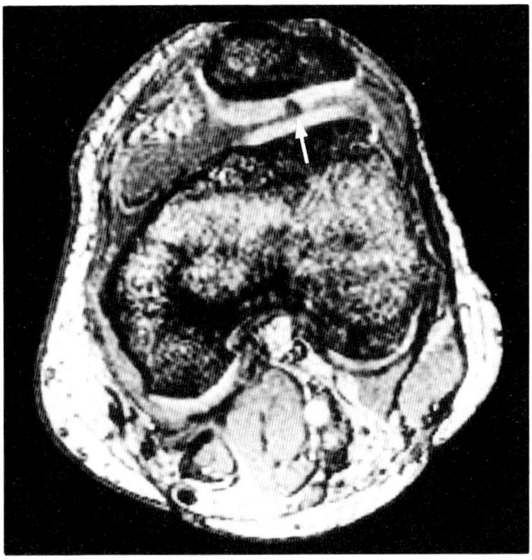

Abb. 8.47. Axiale Darstellung des Femoropatellargelenks (FLASH, 40/30°/10) mit zirkumskriptem Knorpeldefekt an der lateralen Patellafacette *(Pfeil)*

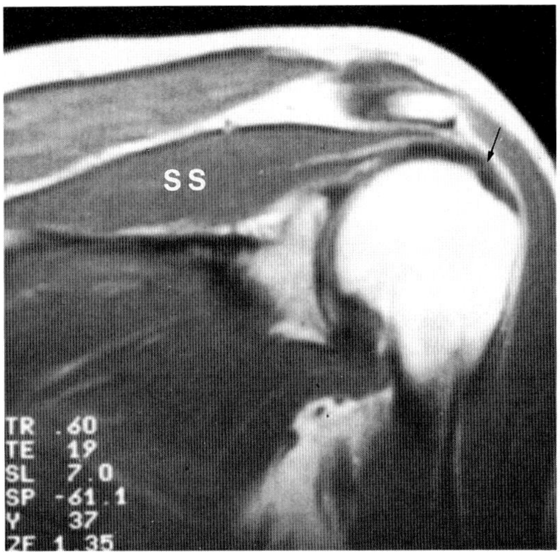

Abb. 8.49. Schicht senkrecht zur glenoidalen Gelenkfläche (SE, 600/19). Der M. supraspinatus *(SS)* mit seiner Ansatzsehne *(Pfeil)*, der Humeruskopf und das Humeroglenoidalgelenk kommen regelrecht zur Darstellung

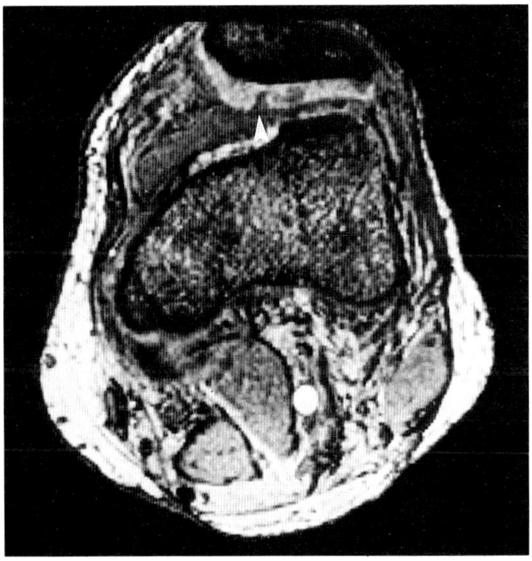

Abb. 8.48. Chondromalacia patellae. Axiales GE-Bild (FLASH, 40/30°/10). Knorpeldefekt an der Crista patellae *(Pfeilspitze)* und Strukturinhomogenitäten im Bereich der lateralen Patellafacette

8.7.3 Schulter

Das Glenohumeralgelenk besitzt von allen Gelenken des menschlichen Körpers den größten Bewegungsumfang. Seine Stabilität wird weniger durch knöcherne Führung als durch die umgebenden Muskeln, Bänder und Sehnen gewährleistet. Klinisch bedeutsame Schäden betreffen vor allem die Rotatorenmanschette, das Labrum glenoidale und die Gelenkkapsel. Da das Schultergelenk nicht im Zentrum des Meßfeldes gelagert werden kann und das SR-Verhältnis in der Magnetfeldperipherie abnimmt, sind spezielle Oberflächenspulen wie Wrap-around-Spulen oder Helmholtz-Spulen erforderlich, die in Verbindung mit Off-center-Techniken eine hohe Homogenität und ein günstiges SR-Verhältnis gewährleisten.

8.7.3.1 Rotatorenmanschette

Die *Rotatorenmanschette* wird von M. supra- und infraspinatus, M. teres minor und M. subscapularis gebildet und umgibt den Humeruskopf. Der M. supraspinatus wird in paraxialen Schichten senkrecht zur glenoidalen Gelenkfläche in seinem ganzen Verlauf ebenso dargestellt wie der Ansatz der Sehne des Muskels am Tuberculum majus des Humeruskopfs (Abb. 8.49). Diese Bildebene ist gegenüber der koronaren Ebene um 25–35 Grad nach ventral geneigt (Tabelle 8.30).

Tabelle 8.30. Schichtebenen zur Untersuchung des Schultergelenkes

Transversal
Läsionen des Labrum glenoidale
Hill-Sachs-Defekt
Ventraler Kapselraum
Bizepssehne
Senkrecht zur glenoidalen Gelenkfläche
Subakromialer Raum
Signaländerungen der Ansatzsehne
Muskelatrophie und -retraktion
Parallel zur glenoidalen Gelenkfläche
Subakromialer Raum
M. infraspinatus, M. teres minor

Auf Schichten senkrecht zur glenoidalen Gelenkfläche werden der subakromiale Raum mit dem subakromialen Fettstreifen und die räumliche Beziehung zwischen Humeruskopf, M. supraspinatus und Akromion bzw. Akromioklavikulargelenk übersichtlich dargestellt. Paraxiale Schichten parallel zur glenoidalen Gelenkfläche zeigen die Anordnung der Muskelbündel um den Humeruskopf und den korakoakromialen Bogen.

Als wesentlicher pathogenetischer Faktor für Läsionen der Rotatorenmanschette ist eine Einengung des Raums zwischen Humeruskopf und dem korakoakromialen Bogen, das sogenannte Impingement-Syndrom anzusehen. Als typisches klinisches Zeichen wird der „schmerzhafte Bogen" („painful arc") beschrieben, d. h. bei etwa 60° Abduktion treten Schmerzen auf, die bei mehr als 120° wieder verschwinden. Nach Neer [20] werden drei Stadien des Impingement-Syndroms unterschieden (Tabelle 8.31). Die Unterscheidung der einzelnen Stadien ist wichtig für die Therapieentscheidung (konservative Maßnahmen, Akromioplastik, Naht der Rotatorenmanschette).

Die *Tendinitis der Rotatorenmanschette* geht mit einer fokal erhöhten Signalintensität im T2- und T2*w-Bild einher, während bei der Fibrosierung eine Signalminderung zu beobachten ist. Die Kontinuität des Muskels und der Ansatzsehne ist bei diesen Veränderungen erhalten. Bei kompletten Rupturen der Rotatorenmanschette ist im T2- oder T2*w-Bild eine breite Zone erhöhter Signalintensität in der Rotatorenmanschette nachweisbar, da in den

Tabelle 8.31. Stadien des Impingementsydroms. (Nach Neer [20])

Stadium I	Ödem und Einblutung in die subakromialen Weichteile
Stadium II	Fortschreitende Entzündung und Fibrose mit oder ohne partielle Ruptur der Rotatorenmanschette
Stadium III	Komplette Ruptur der Rotatorenmanschette

Tabelle 8.32. MRT-Veränderungen beim Impingementsyndrom im T2w-Bild. (Nach Seeger et al. [29])

Typ I	Verdickung der Bursa subacromialis
Typ IIa	Hohe Signalintensität in der Supraspinatussehne, Muskel normal in Lage und Signaltensität
Typ IIb	Unterbrechung der Sehne mit sehr hoher Signalintensität
Typ III	Komplette Ruptur mit Retraktion des Muskels

Substanzdefekt Flüssigkeit bzw. Granulationsgewebe eintreten kann. Der subakromiale Fettstreifen ist nicht mehr abgrenzbar. Liegt ein Gelenkerguß vor, so ist auch in der Bursa subacromialis/subdeltoidea eine Flüssigkeitsansammlung erkennbar. Die Rupturstelle ist dann durch den arthrographischen Effekt des Ergusses detailgenau abgebildet (Tabelle 8.32).

Bei chronischen Läsionen der Rotarorenmanschette findet sich eine Atrophie der zugehörigen Muskeln mit vermehrter Fetteinlagerung, die durch streifige Signalerhöhungen im T1w-Bild in Erscheinung tritt. Bei vollständiger Ruptur zeigt die retrahierte Ansatzsehne einen welligen Verlauf und abgestumpfte Enden (Abb. 8.50).

Subakromiale und akromioklavikuläre Osteophyten, die gleichfalls zu einer Einengung des subakromialen Raums führen können, zeigen aufgrund ihrer Zusammensetzung aus kompakten Knochen eine niedrige Signalintensität. Bei größeren Osteophyten kann jedoch zentral ein Knochenmarksignal vorliegen.

Gegenüber der Arthrographie liegen die Vorteile der MRT einerseits in dem nichtinvasiven Charakter des Verfahrens, andererseits in der Möglichkeit zum Nachweis inkompletter Rupturen, der Fibrosierung sowie der Tendinitis der Rotatorenmanschette. Darüber hinaus

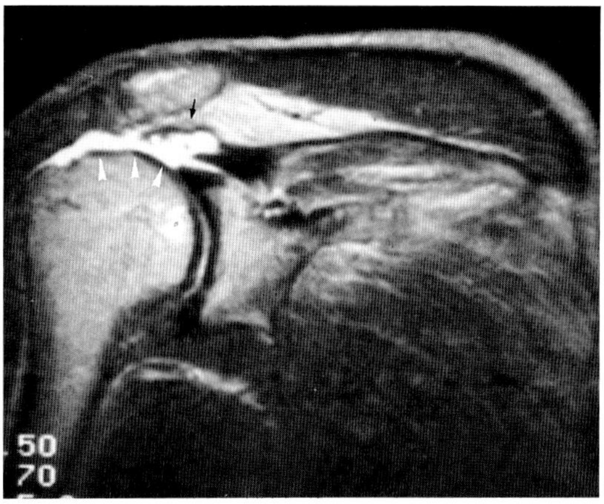

Abb. 8.50. Zustand nach Ruptur der Rotatorenmanschette. Schicht senkrecht zur glenoidalen Gelenkfläche (SE, 2500/70). Der M. supraspinatus ist atrophisch mit erhöhter SI infolge einer vermehrten Fetteinlagerung. Retraktion der Supraspinatussehne *(Pfeil)*. Erguß im Gelenkkavum mit freier Kommunikation in die Bursa subacromialis und subdeltoidea *(Pfeilspitzen)*

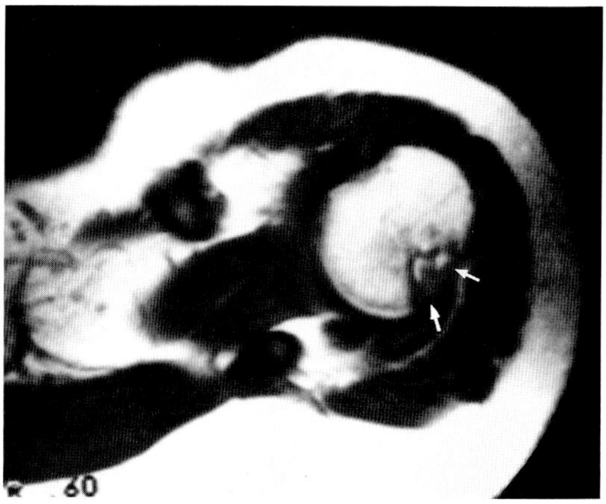

Abb. 8.51. Zustand nach rezidivierender Schulterluxation. Transversales T1w-Bild (SE, 600/15) mit tiefem Hill-Sachs-Defekt *(Pfeile)* im dorsolateralen Anteil des Humeruskopfs

werden im Gegensatz zur Arthrographie Muskeln und Sehnen im ganzen Verlauf dargestellt. Die Sensitivität und Spezifität der MRT ist ebenso hoch oder höher als die der Arthrographie. Bei der Sonographie sind die Ergebnisse in hohem Maße vom Untersucher abhängig.

8.7.3.2 Gelenkkapsel und Labrum glenoidale

Bei habitueller oder posttraumatischer *Schulterluxation* ist der Nachweis von Schäden an der Gelenkkapsel und dem Labrum glenoidale, das die Gelenkfläche der Facies glenoidalis der Skapula verbreitert, bedeutsam. Impressionsfrakturen im posterolateralen Anteil des Humeruskopfs (Hill-Sachs-Defekt) (Abb. 8.51), die zu ca. 77 % nach Schulterluxationen eintreten, sind auch durch spezielle Einstelltechniken im konventionellen Röntgenbild erkennbar. Etwa 85 % der Patienten mit habitueller Schulterluxation haben eine Bankart-Läsion, d. h. einen Einriß oder eine Abtrennung des vorderen Anteils des Labrum glenoidale. Diese Veränderungen sind im transversalen Bild am besten zu erfassen. Das Labrum glenoidale ist ähnlich wie der Meniskus des Kniegelenks als kollagenreicher Faserknorpel im MRT sehr signalarm (Abb. 8.52). Gegenüber der Kortikalis

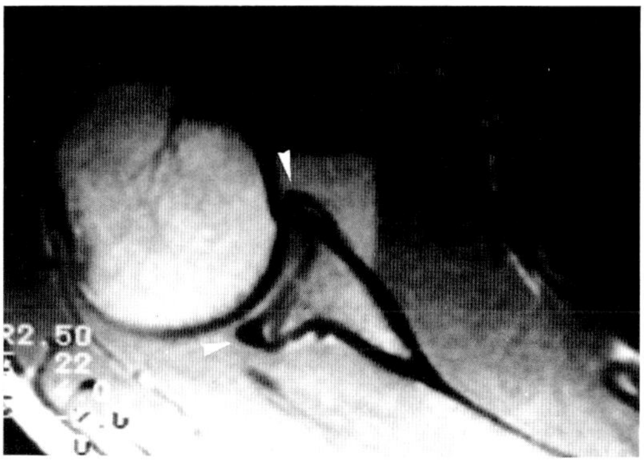

Abb. 8.52. Transversale Schicht (SE, 2500/22) des Schultergelenks. Das Labrum glenoidale ist ventral und dorsal abgrenzbar *(Pfeilspitzen)*. Bei Zustand nach Schulterluxation sind ein Gelenkerguß und eine Erweiterung des vorderen Kapselraums des Schultergelenks erkennbar

der Skapula ist keine sichere Abgrenzung möglich. Durch den Kontrast zu den umgebenden Weichteilstrukturen ist das Labrum glenoidale im MRT sicher zu erfassen. Ventral ist das Labrum glenoidale im Querschnitt dreieckig, während es dorsal eher abgerundet ist. Läsionen des Labrums gehen mit einer lokalisierten oder diffusen Signalerhöhung einher. Gelegentlich sind auch Abrundungen oder weitgehende Abtrennungen zu beobachten (Tabelle 8.33).

Tabelle 8.33. Läsionen des Labrum glenoidale

Diffuse Erhöhung der Signalintensität
Lineare Signalerhöhung mit Verbindung zur Oberfläche
Abtrennung eines Anteils des Labrum glenoidale
Abrundung und/oder vermehrte Mobilität des Labrum

Der Ansatz der Gelenkkapsel an der Skapula kann unterschiedlich weit nach medial reichen. Daher ist es im Einzelfall schwierig, eine Ablösung des medialen Kapselansatzes bei Schulterluxationen als Traumafolge zu identifizieren. Jedenfalls stellt eine Aufweitung des vorderen Kapselraums, wie die Schädigung des Labrum glenoidale, einen prädisponierenden Faktor für Reluxationen dar. Liegt kein Gelenkerguß vor, so liegt die Gelenkkapsel eng an, so daß aus der nativen MRT keine Aufschlüsse über die Weite des Kapselraums gewonnen werden können. Besteht jedoch ein Gelenkerguß, so sind Ablösungen der Gelenkkapsel erkennbar. In der frühen Phase nach einer traumatischen Schulterluxation zeigt die MRT ein Ödem und Hämatom am Kapselansatz.

8.7.4 Handgelenk

Auch mit hochauflösenden Spulensystemen ist eine detailgenaue Darstellung der Knorpel- und Bandstrukturen des Handgelenks und der Finger noch nicht möglich. Durch Aufnahmen in Ab- und Adduktion können zwar karpale Instabilitäten nachgewiesen werden, es gelingt jedoch nicht, die einzelnen intrakarpalen Bänder sicher zu identifizieren. Verschiedene Techniken zur Dokumentation von Bewegungsabläufen stellen Instabilitäten des Handgelenks eindrucksvoll dar, sind in ihrer diagnostischen Aussagekraft den radiologischen Verfahren jedoch nicht überlegen.
Der Discus triangularis und die Sehnen können bereits heute durch die MRT reproduzierbar dargestellt werden. Der Karpaltunnel mit dem Retinaculum flexorum, den Beugesehnen und dem N. medianus wird auf transversalen Schichten übersichtlich abgebildet.

8.7.4.1 Karpaltunnelsyndrom

Beim Karpaltunnelsyndrom werden unterschiedliche Veränderungen beschrieben. Neben Verdickungen und Fibrosierungen der Sehnenscheiden finden sich segmentale und diffuse Schwellungen des N. medianus. Im T2w-Bild wurde bei einem Fall von postpartalem Karpaltunnelsyndrom eine Verdickung und Signalzunahme des N. medianus beschrieben. Bei Rezidiven nach Retinakulotomie fanden sich Verdünnungen und narbige Impressionen des N. medianus.

8.7.4.2 Läsionen des Discus triangularis

Der Discus triangularis wird als Faserknorpel bei allen Untersuchungsparametern signalfrei dargestellt. Läsionen des Discus articularis liegen vor, wenn signalvermehrte Areale auftreten.

8.7.5 Kiefergelenk

Den Beschwerden im Kiefergelenk liegen meist Schäden des Discus articularis zugrunde, die zu Kieferschmerzen und -geräuschen oder/und eingeschränkter Beweglichkeit führen.
Es müssen Aufnahmen mit geschlossenem und geöffnetem Mund angefertigt werden. Durch individuell angepaßte Aufbißkeile wird eine definierte Öffnung des Mundes gewährleistet. Nach orientierenden transversalen Aufnahmen werden Schichten senkrecht zur Achse des Kiefergelenks angefertigt. Neben SE-Sequenzen können auch T1w-Multislice-GE-Sequenzen eingesetzt werden. Am Discus articularis sind mehrere Abschnitte unterscheidbar: Bilaminarzone, posteriores Band, Intermediärzone und anteriores Band. Aufgrund von Fetteinlagerungen weist die Bilaminarzone eine relativ hohe Signalintensität auf, während die übrigen Abschnitte als faserknorpelige Elemente signalarm sind. Bei der Öffnung des Mundes ist am gesunden Kiefergelenk eine parallele Protrusion von Kondylus und Diskus zu beobachten.
Bei den funktionellen Diskusveränderungen sind folgende Formen unterscheidbar:

1. Ventrale, reversible Diskusverlagerung bei geschlossenem Mund mit regelrechter Artikulation bei geöffnetem Mund. Diese Form ist meist nicht schmerzhaft und macht sich durch Gelenkgeräusche bemerkbar.
2. Die ventrale, irreversible Diskusverlagerung führt zu einer schmerzhaften Bewegungseinschränkung.
3. Die dorsale, reversible Diskusverlagerung bei Mundöffnung verursacht initiale Gelenkgeräusche.

Die morphologischen Diskusveränderungen können mit funktionellen Störungen verbunden sein und gehen im pw- oder T2w-Bild mit einer erhöhten Signalintensität im Diskus einher. Kleine Perforationen des Diskus sind jedoch nicht sicher von degenerativen Veränderungen zu differenzieren.

8.7.6 Sprunggelenk und Gelenke des Fußes

Die komplexe Anatomie des Fußes kann durch die MRT übersichtlich dargestellt werden. Gegenüber der CT ist insbesondere die kontrastreiche Darstellung der Sehnen und Bänder bemerkenswert. Bisher wurden vor allem MRT-Studien mit anatomischer Korrelation veröffentlicht. Daneben wurde gezeigt, daß degenerative und posttraumatische Veränderungen an der Peroneus- und der Achillessehne aufgrund einer Querschnittszunahme und Signalerhöhung erfaßt werden können. Bei Rupturen der Achillessehne sind signalvermehrte Areale in der ansonsten signalfreien Sehne nachweisbar. Daneben findet sich eine Retraktion der Bandelemente und eine Signalminderung im präachillären Fettgewebe. Nach Sehnennaht ist häufig eine persistierende Schwellung der Sehne erkennbar, die auf nahtbedingte Gewebsnekrosen zurückzuführen ist und die gleichfalls mit einer erhöhten Signalintensität einhergeht. Daneben können eine begleitende Muskelatrophie und eine Retraktion des Muskel-Sehnen-Übergangs nach proximal als Ausdruck einer Defektheilung mit funktionellem Defizit beobachtet werden.

8.7.7 Ellenbogengelenk

Das Ellenbogengelenk setzt sich aus drei Kompartimenten, Trochlea, Humerus/Ulna, Capitulum humeri/Radiusköpfchen und dem proximalen Radioulnargelenk zusammen. Während die beiden ersten am besten in koronaren und sagittalen Schichten erfaßt werden, ist für das proximale Radioulnargelenk die transversale Schichtebene am besten geeignet.
Ergebnisse über den klinischen Einsatz der MRT bei Schäden des Ellenbogengelenks wurden bisher nicht mitgeteilt. Es kann davon ausgegangen werden, daß der Nachweis von freien Gelenkkörpern, von denen das Ellenbogengelenk häufig betroffen ist, insbesondere dann unproblematisch gelingt, wenn ein Gelenkerguß vorliegt.

8.8 Knochen- und Weichteiltumoren

Viele primären Knochentumoren und tumorähnlichen Läsionen werden im Kindesalter, bei Jugendlichen und jungen Erwachsenen beobachtet, während im höheren Lebensalter Metastasen und das multiple Myelom überwiegen (Tabelle 8.34). Auch das Chondrosarkom zeigt eine höhere Inzidenz im fortgeschrittenen Lebensalter. (Metastasen und das multiple Myelom werden wegen des häufig multi-

Tabelle 8.34. Knochentumoren und tumorähnliche Läsionen (Häufigkeit und Prädilektionsalter)

	Haufigkeit [%]	Pradilektionsalter (Dezennium)
Knochentumoren		
Osteosarkom	12	2+3
Ewing-Sarkom	5	1–3
Chondrosarkom	8	3–7
Enchondrom	13	1–7
Osteochondrom	20	1–7
Chondromyxoidfibrom	1	2+3
Chondroblastom	3	2
Osteoidosteom	5	2
Riesenzelltumor	7	3+4
Tumorähnliche Läsionen		
Solitäre Knochenzyste	15	1+2
Aneurysmatische Knochenzyste	14	1+2
Nichtossifizierendes Fibrom	21	1+2

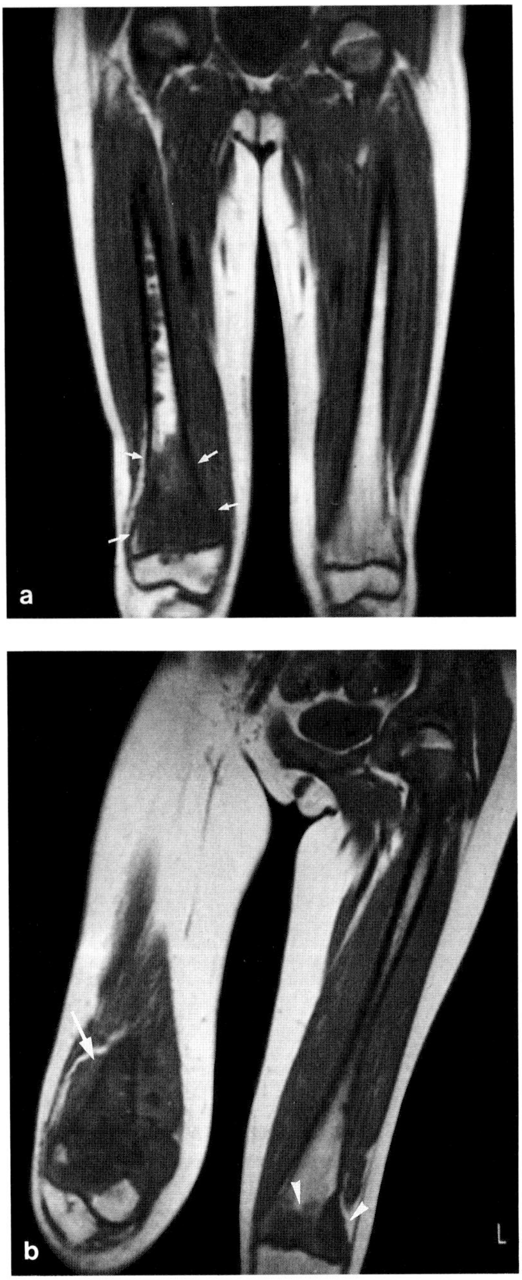

Abb. 8.53 a, b. Osteosarkom des distalen Femurs rechts. Koronare T1w-Aufnahmen (SE, 500/15). **a** Bei der ersten Untersuchung findet sich eine ausgedehnte Zone verminderter SI in der distalen Femurmeta- und -diaphyse *(Pfeile)*. Von der Haupttumormasse getrennt zahlreiche Herde erniedrigter SI im mittleren Diaphysenabschnitt und in der Epiphyse des rechten Femurs. **b** Unter Chemotherapie kein Ansprechen des Tumors, sondern schnelle Progression. Zunahme der extraossären Tumorkomponente und breite Infiltration in die rechte Femurepiphyse *(Pfeil)*. Daneben sind jetzt in der distalen Metaphyse des linken Femurs Metastasen mit verminderter Signalintensität erkennbar *(Pfeilspitzen)*

lokulären oder diffusen Befalls des Knochenmarks in 8.4 abgehandelt.) Bei den Weichteiltumoren ist eine derartige Altersabhängigkeit nicht zu beobachten.

Bei den Knochentumoren gestattet die radiologische Analyse von Destruktionsmuster, Tumormatrix und Periostreaktion häufig eine artdiagnostische Zuordnung. Dennoch ist meist eine histologische Klärung unverzichtbar. Nur bei einigen Entitäten, wie dem nichtossifizierenden Fibrom, dem Enchondrom der kleinen Röhrenknochen, Knochenzysten und fibröser Dysplasie kann aufgrund des charakteristischen radiologischen Bildes eine Verlaufsbeobachtung gerechtfertigt sein. Die charakteristischen Dichtewerte des Lipoms im CT erlauben eine eindeutige Diagnose. Die übrigen Weichteiltumoren sind dagegen durch bildgebende Verfahren nicht näher zu bestimmen.

Die wichtigste Bedeutung der MRT für die Diagnostik der Knochen- und Weichteiltumoren besteht vor allem in der genauen Beurteilung der Tumorausdehnung und im Nachweis oder Ausschluß von Rezidiven.

8.8.1 Intraossäre Tumorausdehnung

Die Mehrzahl der Knochentumoren zeigt eine niedrige SI im T1- und eine hohe SI im T2w-SE-Bild. Für die Beurteilung der Tumorausdehnung im Knochenmark sind T1w-Bilder geeignet. Zur exakten Erfassung der longitudinalen Tumorinfiltration in den langen Röhrenknochen sind sagittale und koronare Schichten und ggf. paraxiale Schichten im Verlauf der Längsachse des betroffenen Skelettanteils angezeigt. Der Vergleich mit Amputationspräparaten bei Patienten mit Osteosarkom zeigte eine Abweichung von weniger als 1 mm.

Bei den malignen Knochentumoren, insbesondere beim Osteosarkom, können „skip-lesions" auftreten, d. h. weitere Tumormanifestationen im gleichen Knochen oder auch in benachbarten und durch ein Gelenk getrennten Knochen. Ob es sich dabei um eine Metastasierung oder um eine zeitgleiche oder zeitversetzte De-novo-Entstehung des gleichen Tumors handelt, ist noch unklar. Für die MRT ergibt sich daraus die Forderung, daß nicht nur der röntgenologisch erkennbar betroffene Skelettabschnitt, sondern auch die angrenzen-

den Knochen untersucht werden müssen (Abb. 8.53).
Hinsichtlich der Empfindlichkeit im Nachweis von intraspongiösen Tumoren ist die MRT der konventionellen Röntgendiagnostik einschließlich Tomographie und der Computertomographie deutlich überlegen, da diese Verfahren voraussetzen, daß eine Destruktion der Knochentrabekel vorliegt. So muß ca. 30 % der Knochensubstanz abgebaut sein, ehe dies im Röntgenbild erkennbar wird. Lediglich im diaphysären Knochenabschnitt kann durch die Computertomographie eine Dichteerhöhung (Verdrängung des Fettmarks) als Ausdruck der Tumorinfiltration gewertet werden.
Auf protonen- und schwach T2-gewichteten Bildern sowie nach i. v.-Gd-DTPA ist die intramedulläre Tumorkomponente häufig isointens mit dem normalen Fettmark. Stark T2-gewichtete Sequenzen oder Multiechosequenzen bilden das Tumorgewebe dagegen deutlich hyperintens gegenüber dem Knochenmark ab.

8.8.2 Kompakter Knochen

Der kompakte Knochen der Kortikalis sowie solide Verkalkungen werden in der MRT durch den Kontrast zu Knochenmark und paraossären Weichteilstrukturen dargestellt. Eine direkte Abbildung der kalkhaltigen Knochenstrukturen ist dagegen nicht gegeben. Allerdings fehlen bei der MRT Streifenartefakte, wie sie bei der CT in der Umgebung der Röhrenknochen bisweilen beobachtet werden und die eine Differenzierung von periostalen Knochenreaktionen erschweren können.
Sind im kompakten Knochen Signale meßbar, so weist dies bei Patienten mit Knochen- oder Weichteiltumoren auf eine Infiltration der Kortikalis hin, die bisweilen radiologisch und computertomographisch noch nicht nachweisbar ist. Auch periostale Knochenreaktionen sind durch die MRT häufig darzustellen (Abb. 8.54), wenngleich sie nicht mit der gleichen Klarheit abgebildet werden wie im Röntgenbild oder im Computertomogramm.

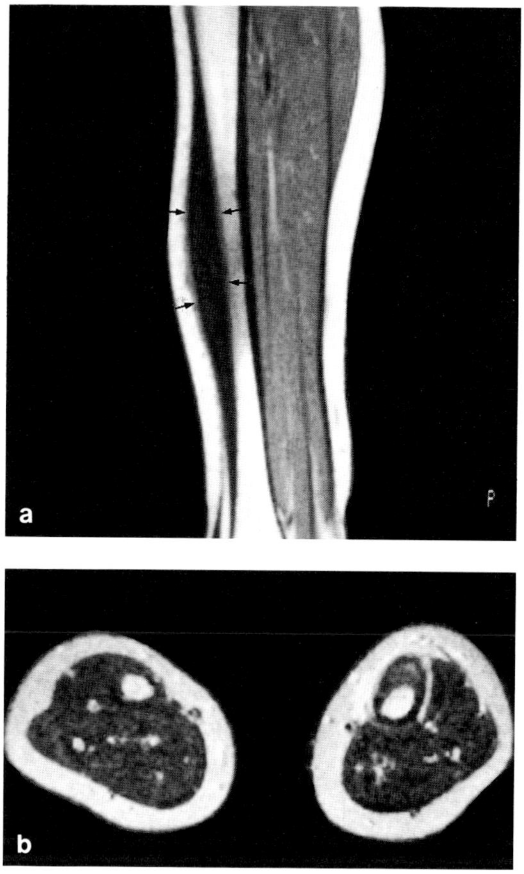

Abb. 8.54 a, b. Osteoidosteom der mittleren Tibiadiaphyse. **a** Sagittales T1w-Bild (SE, 500/15) mit spindelförmiger Verdickung der signalarmen Kortikalis der Tibia ventral *(Pfeile)*. **b** Transversales T2w-Bild (SE, 2500/90). In dem neugebildeten Knochen sind jetzt Signale nachweisbar. Die rechte Tibia ist von einem dünnen, signalreichen Ödemsaum umgeben

8.8.3 Extraossäre Tumorausdehnung und Weichteiltumoren

Die extraossäre Ausdehnung von Knochentumoren und die Ausdehnung von Weichteiltumoren werden durch die MRT wesentlich kontrastreicher dargestellt als im CT, in dem häufig erst durch eine hochdosierte Kontrastmittelgabe eine adäquate Abgrenzung erreicht wird (Abb. 8.55). Gegenüber der Muskulatur ist im T2w-Bild oder nach i. v.-Gd-DTPA im T1w-Bild eine klare Differenzierung möglich, während mit T1w-Sequenzen eine sichere Abgrenzung vom Fettgewebe erreicht wird.
Da in der MRT die einzelnen Muskelgruppen klar identifizierbar sind und auch in ihrem ana-

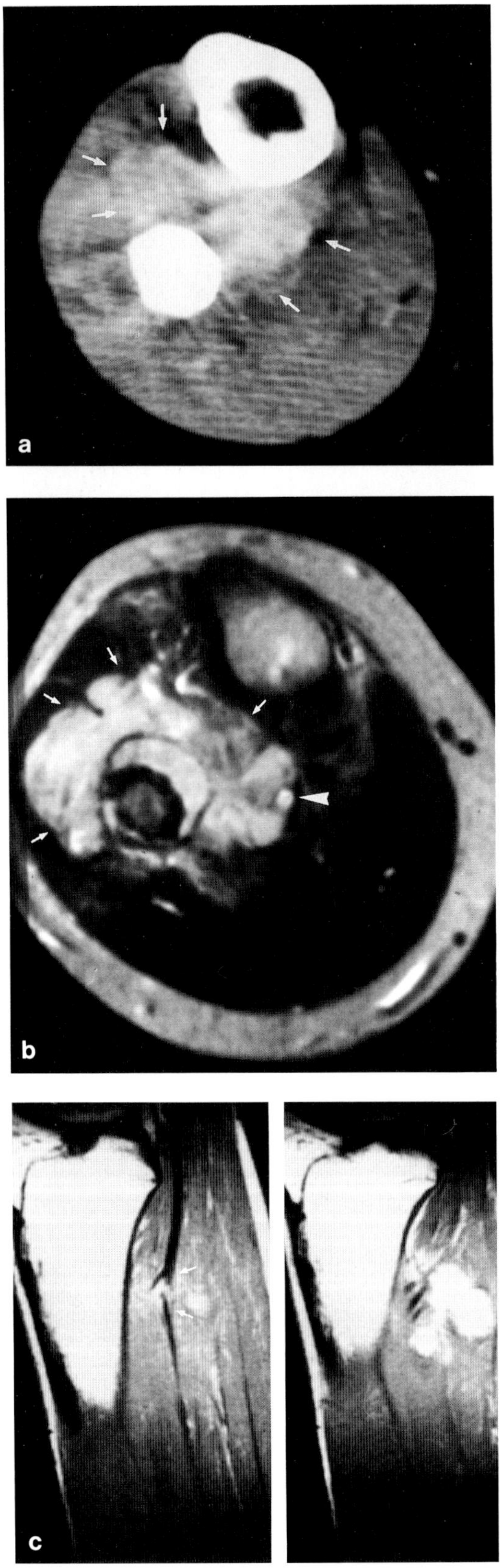

◄ **Abb. 8.55 a–c.** Osteosarkom der proximalen Fibulametaphyse. **a** CT nach intravenöser Kontrastmittelinjektion. Dichteerhöhung im Markraum der Fibula. Die extraossäre Tumorkomponente ist gegenüber der Muskulatur hyperdens *(Pfeile)*. **b** Transversales T2w-Bild (SE, 2500/90). Die extraossäre Tumorinfiltration ist kontrastreich dargestellt *(Pfeile)*. Infiltration des Gefäßbündels *(Pfeilspitze)*. **c** Die sagittale T1w-Aufnahme (SE, 600/20) nach Gd-DTPA i.v. zeigt die enge Beziehung zwischen dem Tumor und den Gefäßen des Unterschenkels *(Pfeile)*

tomischen Verlauf dargestellt werden können, ist hinsichtlich der für die Operationsplanung relevanten Frage der extra- und intrakompartmentalen Ausbreitung eine verbesserte Zuordnung möglich. Häufiger als das CT zeigt die MRT eine den Tumor umgebende Pseudokapsel, die vermutlich auf die Kompression umgebender Muskulatur oder auf die Bündelung perifokaler Gefäße zurückzuführen ist. Diese Pseudokapselbildung wurde auch bei malignen Knochen- und Weichteiltumoren gefunden und operativ bestätigt, so daß sie nicht auf Chemical-shift-Artefakte oder Suszeptibilitätsprünge zurückgeführt werden muß (Abb. 8.56).

Während bei den Knochentumoren extraossäre Tumorinfiltrationen durch MRT und CT mit gleicher Empfindlichkeit zu erfassen sind, kann durch die MRT die Frage einer Infiltration des Gefäß-Nerven-Bündels genauer geklärt werden. So kann bereits eine diskrete Signalminderung im perivaskulären Fettgewebe (T1w-Bild) oder eine perivaskuläre Ödemausbreitung (T2w-Bild) auf eine Tumorinvasion des Gefäß-Nerven-Bündels hinweisen.

Kommt es infolge von Gefäßkompression oder arteriovenösen Kurzschlüssen zu einer Änderung der Strömungsgeschwindigkeit, so resultiert häufig eine Veränderung der Signalintensität im Gefäßlumen, die insbesondere im Seitenvergleich augenscheinlich werden kann. Auch intravasale Tumorinfiltrationen können durch die MRT sicher dargestellt werden, da sie mit dem übrigen Tumorgewebe isointens sind.

Die Differenzierung von Tumor und perifokalem Ödem, das im T2w-Bild ebenfalls eine hohe Signalintensität zeigt, kann durch Gd-DTPA i.v. erleichtert werden. Bei dynamischen Gd-DTPA-Studien ist die Signalerhöhung im Ödem weniger ausgeprägt und langsamer als im Tumorgewebe selbst. In der

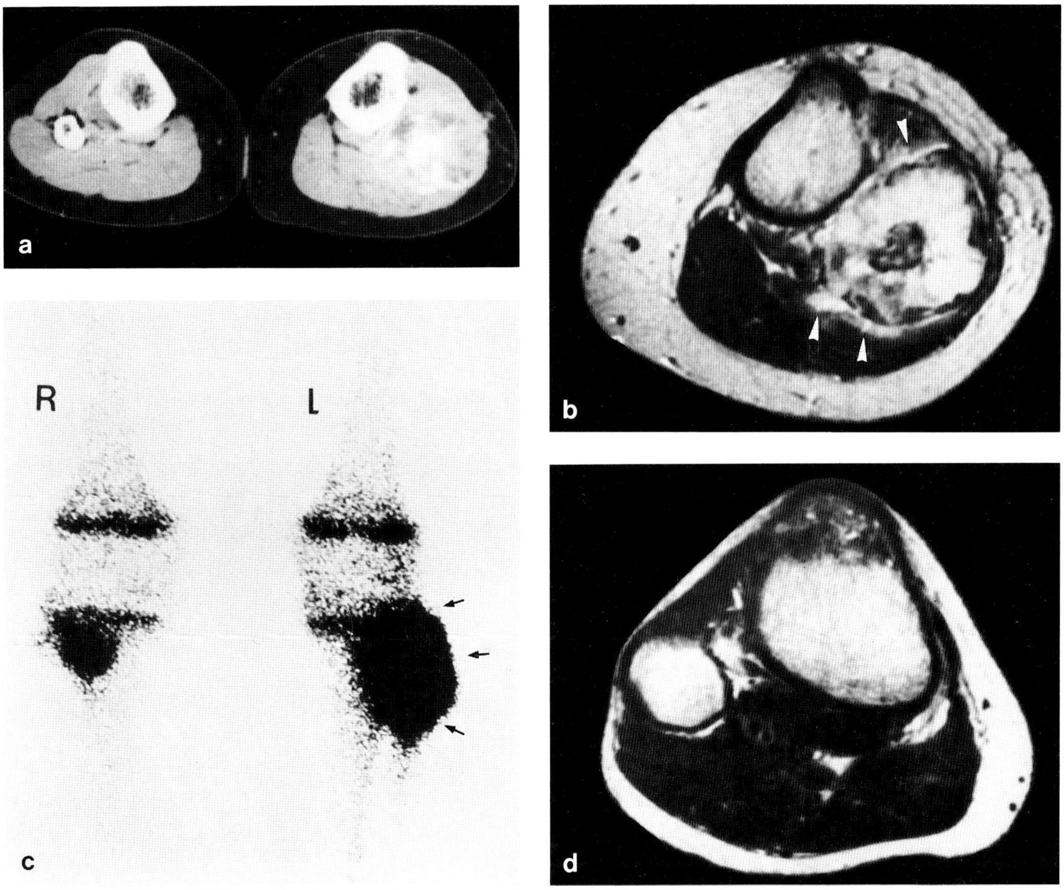

Abb. 8.56 a–d. Osteosarkom der proximalen Fibulametaphyse links. **a** CT nach intravenöser Kontrastmittelinjektion. Die extraossäre Tumorkomponente ist durch einen hyperdensen Saum begrenzt. Zentral sind Zonen verminderter Dichte erkennbar. **b** Transversales T2w-Bild (SE, 2500/90). Hohe SI des extraossären Tumoranteils, der von einer signalarmen Pseudokapsel begrenzt ist, an die sich eine schmale signalreiche Zone anschließt *(Pfeilspitzen)*, die vermutlich einem perifokalen Ödem entspricht. **c** Die Skelettszintigraphie zeigt neben einer intensiven Mehrspeicherung im Bereich des proximalen Fibulaendes links *(Pfeile)* auch eine deutliche Traceranreicherung in Projektion auf den rechten Tibiakopf, die auf eine Metastase verdächtig ist. **d** Die MRT (SE, 2500/90) zeigt eine Auftreibung und geringe Zunahme der SI im Bereich der Tibiakopfapophyse. Dieser Befund ist in Übereinstimmung mit den Röntgenaufnahmen als M. Osgood-Schlatter zu deuten

ödematösen Reaktionszone liegen häufig Mikrometastasen vor, die in die Resektion einbezogen werden müssen.
Für die Weichteiltumoren kann die MRT eindeutig als Methode der Wahl angesehen werden (Abb. 8.57 und 8.58). Sie ist anderen bildgebenden Verfahren (CT, Sonographie) sowohl hinsichtlich der Nachweisempfindlichkeit als auch der Beurteilung der Ausdehnung eindeutig überlegen. Die einzige Ausnahme stellt möglicherweise die aggressive Fibromatose dar, bei der der „delayed scan", d. h. die CT ca. 15–20 min nach Kontrastmittelinjektion, die Tumoranteile sehr dicht darstellt. Systematische Vergleichsuntersuchungen liegen hier allerdings noch nicht vor.

8.8.4 Dignitätsbestimmung

Bei benignen und malignen Knochen- und Weichteiltumoren werden in der nativen MRT ähnliche Signalintensitäten gefunden (Tabelle 8.35). Somit ist zwar eine eindeutige Unterscheidung zwischen normalem Gewebe und Tumor möglich, nicht jedoch zwischen benignen und malignen Läsionen. Zudem wird bei anderen benignen Veränderungen, z. B.

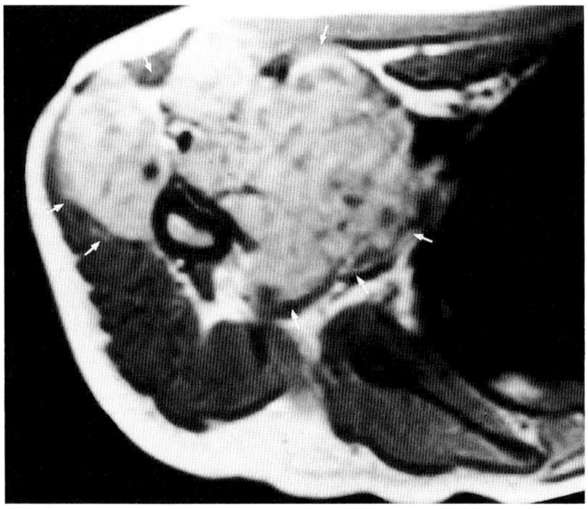

Abb. 8.57. Lymphangiosarkom des proximalen Oberarms und der Schulterweichteile. Das transversale SE-Bild (2500/22) zeigt einen ausgedehnten Weichteiltumor hoher SI, der den Humerus ventral, medial und lateral umgibt *(Pfeile)* und der gegenüber der signalarmen Muskulatur deutlich kontrastiert

Tabelle 8.35. Signalintensitäten der Knochen- und Weichteiltumoren

	T1w	T2w	T1w+Gd
Tumor	–	+	+
Nekrose	–	+	–
Fett	+	↓	+
Muskel	–	–	–
Kortikalis, Verknöcherung oder Verkalkung	–	–	–

+ hoch, – niedrig, ↓ abnehmend mit Zunahme der TE.

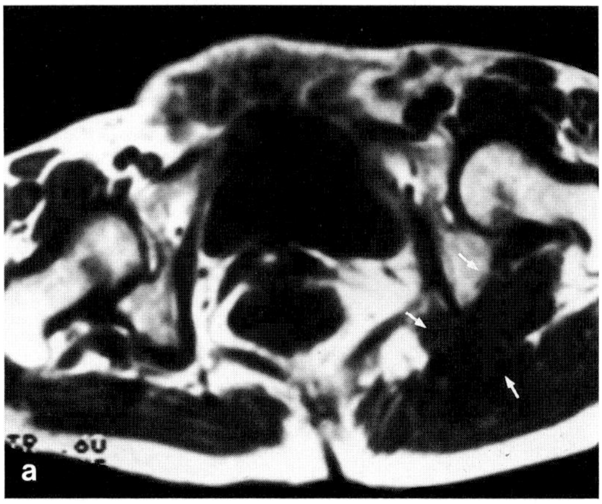

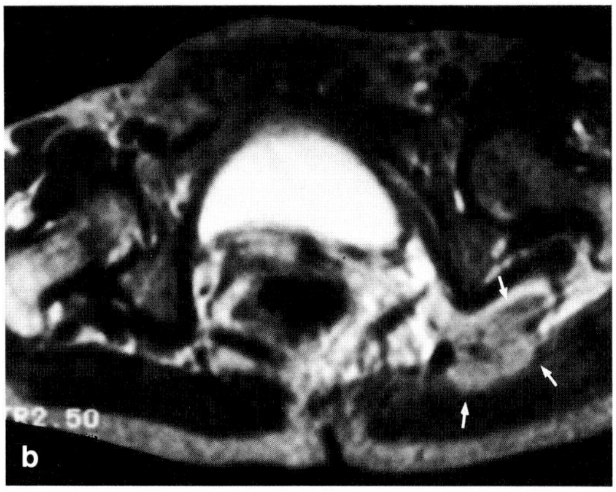

Abb. 8.58 a, b. Fibrosarkom des Beckens. **a** Transversales T1w-Bild (SE, 600/15). Asymmetrische Gewebsvermehrung niedriger SI in der Glutäalmuskulatur *(Pfeile)*. **b** Das T2w-Bild (SE, 2500/70) zeigt eine gute Abgrenzung des Tumors gegenüber der Muskulatur und dem Fettgewebe *(Pfeile)*

Entzündungen, ein ähnliches Verhalten der Signalintensitäten beobachtet.

Dagegen zeigen dynamische Gd-DTPA-Studien signifikante Unterschiede zwischen benignen und malignen Knochentumoren. Bei malignen Tumoren ist der Anstieg der Signalintensität nach Gd-DTPA höher, und er tritt schneller ein als bei benignen Läsionen (Abb. 8.59). Eine scharfe Abgrenzung ist jedoch auch mit dieser Technik nicht möglich. So wurden bei einzelnen Riesenzelltumoren ähnliche Werte gefunden wie bei malignen Tumoren. Inhomogenitäten der Tumorbinnenstruktur treten bei malignen Tumoren häufiger als bei benignen auf (Abb. 8.60). Diese Inhomogenitäten sind auf Verkalkungen, Ödeme, Blutungen, Nekrosen und Verfettungen zurückzuführen. Aber auch benigne Läsionen können eine inhomogene Verteilung der Signalintensitäten aufweisen. Dagegen wurde bei 92 malignen Tumoren in keinem Fall eine homogene Signalverteilung festgestellt. Durch Gd-DTPA i. v. werden Inhomogenitäten der Binnenstruktur häufiger und kontrastreicher dargestellt, so daß sie öfter als auf Nativaufnahmen auch bei benignen Tumoren nachweisbar sind. Insbesondere wird die Unterscheidung von vitalen, nekrotischen und regressiv veränderten Tumoranteilen durch die Verwendung von Gd-DTPA wesentlich erleichtert (Tabelle 8.36).

Auch eine Pseudokapsel, die im MRT häufiger als im CT erkennbar ist, kann nicht als eindeutiger Indikator für die Gutartigkeit eines Tumors angesehen werden, da sie auch bei malignen

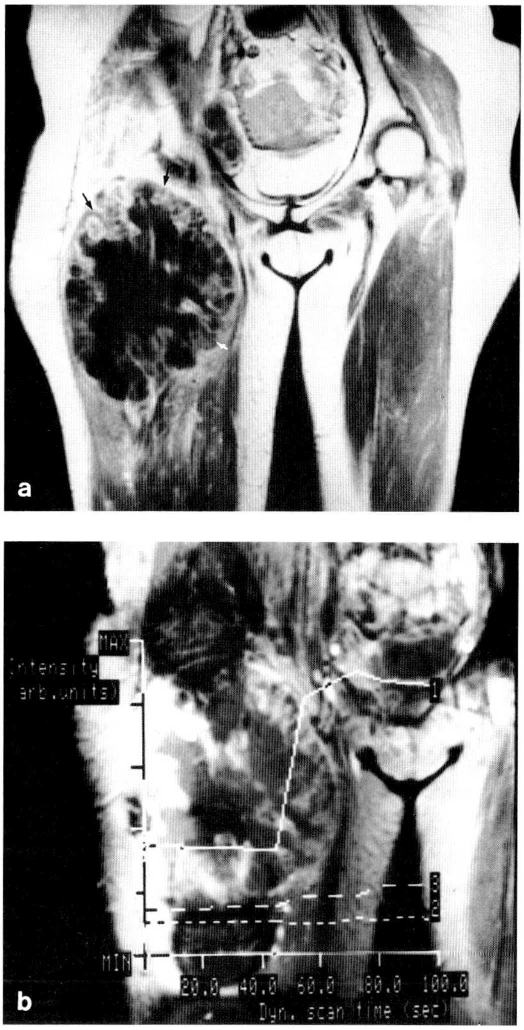

Abb. 8.59 a, b. Malignes fibröses Histiozytom des proximalen Oberschenkels. **a** Koronares T1w-Bild (SE, 600/15) nach 0,1 mmol/kg KG Gd-DTPA i. v. Der Tumor zeigt eine niedrige SI im Zentrum als Ausdruck einer ausgedehnten Tumornekrose. In den Randbezirken ist eine deutliche Zunahme der SI eingetreten *(Pfeile)*. Das perifokale Tumorödem ist durch eine geringere Zunahme der SI gekennzeichnet. **b** Die dynamische Untersuchungssequenz (FFE, 50/70°/15) zeigt einen schnellen und starken Anstieg der SI in den Randbezirken des Tumors *(1)*, während in der Muskulatur *(3)* und im Fettgewebe *(2)* nur eine minimale Änderung erkennbar ist

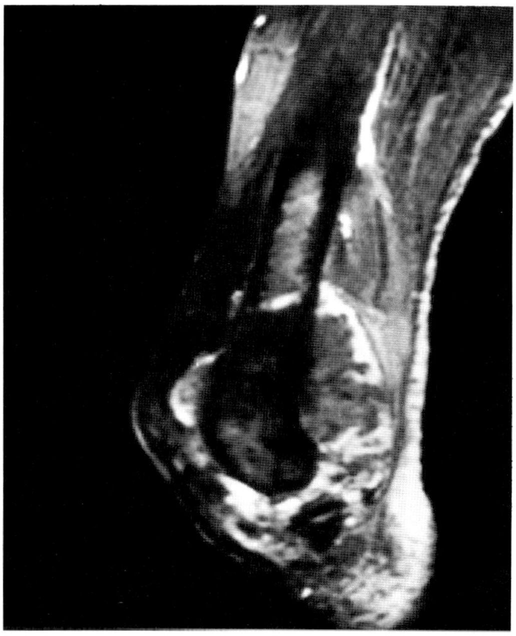

Abb. 8.60. Osteosarkom des distalen Femurs. Sagittales GE-Bild (FFE, 50/70°/15) nach i. v. Gd-DTPA (0,1 mmol/kg KG). Hohe SI in den Randbereichen des Tumors. Der intraossäre Tumoranteil und die zentralen Anteile der extraossären Tumorkomponente zeigen eine niedrige SI

Läsionen auftreten kann. Diagnostisch wegweisend ist hingegen eine ödematöse, peritumorale Randzone, die bei benignen Tumoren nur selten nachweisbar war, während bei malignen Tumoren in nahezu 50 % ein derartiger Befund erhoben werden konnte. Zudem ist, wenn überhaupt vorhanden, bei benignen Tumoren meist nur eine schmale Ödemzone nachweisbar, während bei malignen Tumoren häufig eine sehr ausgedehnte Ödemzone vorliegt. Die ödematöse Reaktionszone wird in T2w-SE-Bildern sowie in T1w-SE-Sequenzen nach Gd-DTPA i. v. signalintensiv dargestellt, während sie im T1w-Nativbild meist nicht von der normalen Muskulatur zu trennen ist (Tabelle 8.37).

Tabelle 8.36. MRT-Kriterien für die Bestimmung der Dignität

	Benigne	Maligne
Binnenstruktur	Homogen	Inhomogen
Perifokales Ödem	Gering, fehlend	Nachweisbar, ausgedehnt
SI-Anstieg	Gering	Schnell
Nach Gd-DTPA	Langsam	Hoch

8.8.5 Artdiagnose

Hinsichtlich der Artdiagnose, d. h. der Zuordnung eines Knochen- oder Weichteiltumors zu

Tabelle 8.37. Korrelation von MR-Charakteristika und histologischem Grading (n=67). (Aus Bohndorf et al. [4])

	G0	G1	G2
Homogen	5	2	0
Inhomogen	14	13	33
Fibröse Kapsel oder ossärer Randsaum	3	3	2
Ödematöse Reaktionszone	3	5	27

Tabelle 8.38. Atypisches Signalverhalten bei Knochen- und Weichteiltumoren

Hohe Signalintensität im T1w-Bild
Lipom, Liposarkom
Hämangiom
Riesenzelltumor, aneurysmatische Knochenzyste, teleangiektatisches Osteosarkom, hämophiler Pseudotumor (subakute Blutung)
Solitäre Knochenzyste (subakute Blutung, hoher Proteingehalt)
Niedrige Signalintensität im T2w-Bild
Fibröse Dysplasie, nicht-ossifizierendes Fibrom, fibroblastisches Osteosarkom (kollagene Fasern)
Osteoplastisches Osteosarkom
Riesenzelltumor, aneurysmatische Knochenzyste, teleangiektatisches Osteosarkom (akute Blutung)
Pigmentierte villonoduläre Synovitis (Hämosiderin)

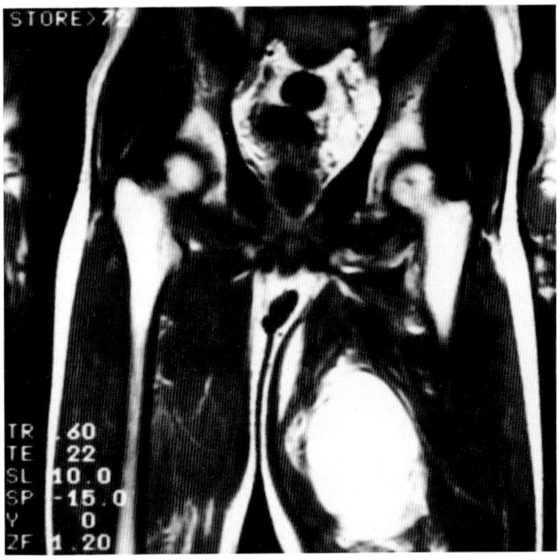

Abb. 8.61. Lipom in der Muskulatur des linken Oberschenkels. Koronare T1w-Schicht (SE, 600/22). Homogene, hohe SI des Tumors

einer bestimmten Entität können aus der MRT nur selten entscheidende Informationen abgeleitet werden. Die überwiegende Mehrzahl der Knochen- und Weichteiltumoren zeigt eine niedrige SI im T1w- und eine hohe SI im T2w-Bild. Davon sind nur selten Abweichungen zu beobachten, die dann auch differentialdiagnostisch genutzt werden können (Tabelle 8.38).

So kann bei aneurysmatischen Knochenzysten, Riesenzelltumoren, teleangiektatischen Osteosarkomen und hämophilen Pseudotumoren eine hohe SI im T1w- (subakute Blutungsherde) und eine niedrige SI im T2w-Bild (akute Einblutung) beobachtet werden.

Knochen- und Weichteilhämangiome, Lipome und Liposarkome sowie Knochenzysten mit einem hohen Proteingehalt oder nach Einblutungen zeigen gleichfalls eine hohe SI im T1w-Bild (Abb. 8.61).

Eine niedrige SI im T2w-Bild kann bei der fibrösen Dysplasie, beim nicht-ossifizierenden Fibrom und beim fibroblastischen Osteosarkom (großer Anteil an kollagenem Fasergewebe), beim osteoblastischen Osteosarkom (kompakte Verknöcherungen) sowie bei der pigmentierten villonodulären Synovitis beobachtet werden (Hämosiderinablagerung infolge rezidivierender Blutungen) (Abb. 8.62).

Chondroide Tumoren zeigen meist eine intermediäre SI im T1w- und eine sehr hohe SI im T2w-Bild. Solitäre Knochenzysten entsprechen in ihrer Signalintensität normalerweise dem Verhalten von Flüssigkeiten.

Der Nidus beim Osteoidosteom ist im T2w-Bild intensiv signalgebend und kontrastiert deutlich gegenüber der umgebenden Kompaktasklerose. Daneben geht das Osteoidosteom auch oft mit einem lokal begrenzten paraossalen Ödem einher – ein Befund, der erst durch die MRT erkannt wurde.

Beim Osteochondrom ist die Dicke der Knorpelkappe nur durch die MRT exakt beurteilbar, während sie im CT regelmäßig unterschätzt wird. Dies ist insofern bedeutsam, als bei einer Dicke der Knorpelkappe von mehr als 3 cm gehäuft eine maligne Entartung (epiexostotisches Chondrosarkom) vorliegt.

Die entscheidenden artdiagnostischen Hinweise sind bei Knochentumoren nach wie vor aus der Analyse des Röntgennativbildes abzuleiten, in Einzelfällen vermag die MRT zu einer weiteren Eingrenzung beizutragen. Ein kritikloser Einsatz der MRT ist nur dazu angetan,

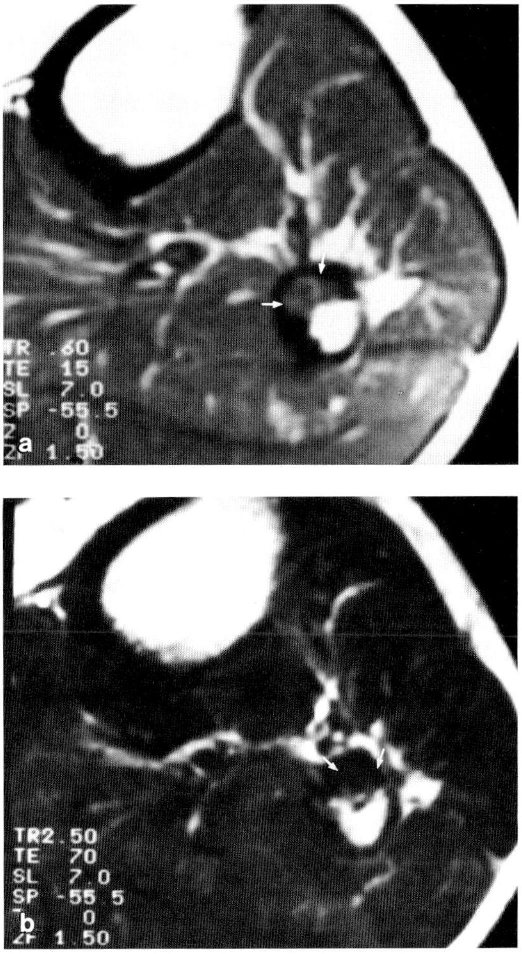

Abb. 8.62 a, b. Nicht-ossifizierendes Fibrom der Fibula. **a** Transversale T1w-Schicht (SE, 600/15). Der kortikale Tumor zeigt eine niedrige SI *(Pfeile)*, die deutlich gegenüber der hohen SI des Knochenmarks kontrastiert. **b** Im T2w-Bild (SE, 2500/70) bleibt die niedrige SI des Tumorgewebes *(Pfeile)* bestehen

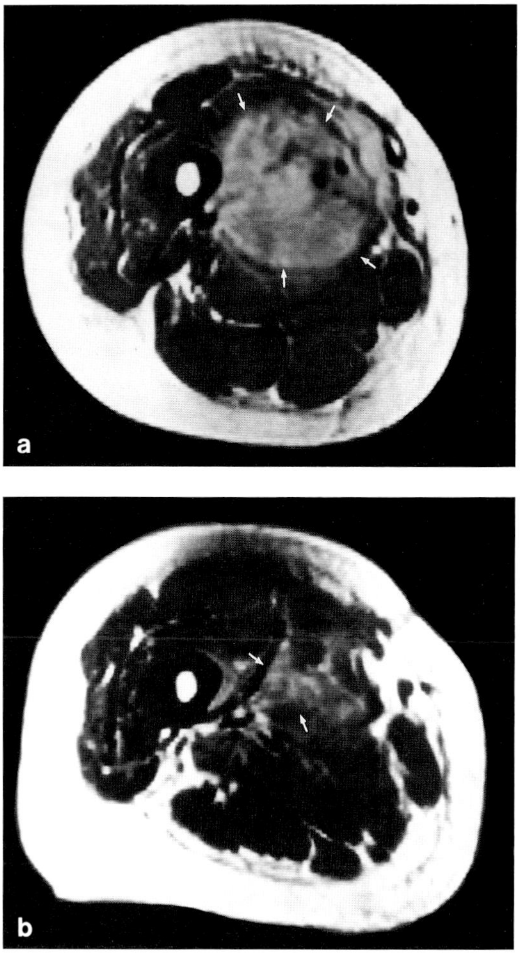

Abb. 8.63 a, b. Malignes fibröses Histiozytom des Oberschenkels. **a** Untersuchung vor Beginn der Behandlung (SE, 2500/22). Hohe SI des Weichteiltumors *(Pfeile)*. **b** Nach intraarterieller Chemotherapie zeigt die Kontrolluntersuchung (SE, 2500/22) eine deutliche Rückbildung des Tumors. Relativ kleiner Tumorrest hoher SI *(Pfeile)*

die Kosten zu steigern. Bei benignen Tumoren, die auf den Knochen begrenzt sind, ist von der MRT kein weiterer Aufschluß zu erwarten.

8.8.6 Therapiekontrolle

8.8.6.1 Kontrolluntersuchungen mit MRT

Für die Beurteilung des Behandlungserfolgs nach Chemotherapie, Operation, Radiatio und kombinierten Behandlungsverfahren sind morphologische Befunde wie die Verkleinerung der extraossären Tumorkomponente, eine zunehmende Verknöcherung der Knochendestruktion, der Rückgang des peritumoralen Ödems und die Abgrenzbarkeit der intermuskulären Fettschichten wichtige Kriterien (Abb. 8.63).

Der intraossäre Tumoranteil bleibt im T1w-Bild meist signalvermindert. Älteres Narbengewebe (mehr als 6 Monate) ist im T1w- und T2w-Bild signalarm. Dadurch ist nach operativer Behandlung eine Unterscheidung von Tumorrezidiven und residualen Tumoranteilen möglich, da diese eine hohe SI im T2w-Bild zei-

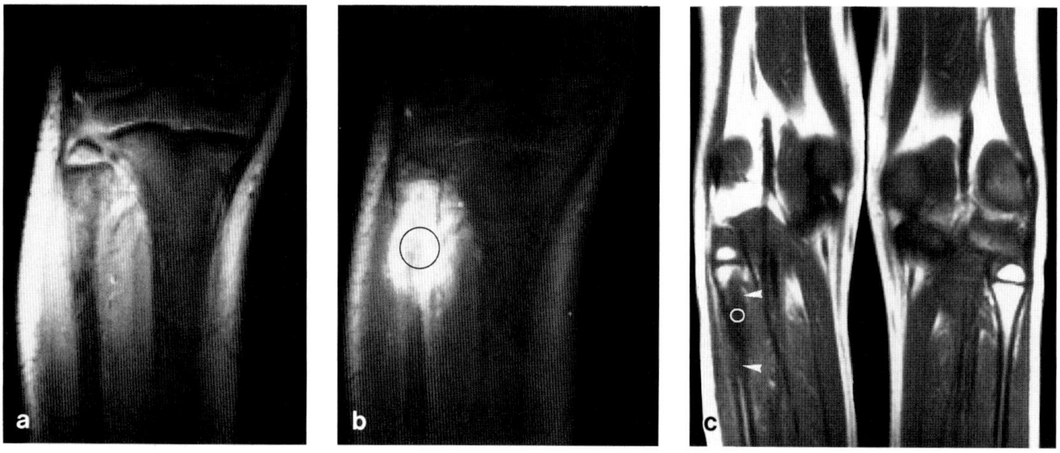

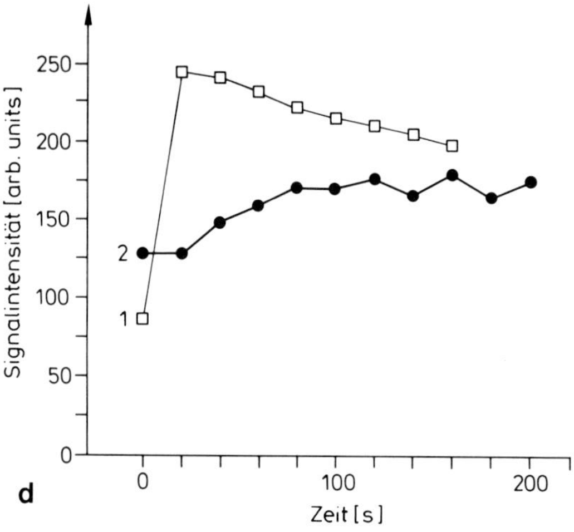

Abb. 8.64 a–d. Neun Jahre alter Patient mit Ewing-Sarkom der rechten Fibula. **a** Koronare GE-Aufnahme (FLASH, 40/90°/10). In der proximalen Fibulametaphyse ist eine erhöhte Signalintensität erkennbar, die auch auf die angrenzenden Weichteile übergreift. **b** Koronare GE-Untersuchung (FLASH, 40/90°/10) nach intravenöser Injektion von Gd-DTPA (0,1 mmol/kg KG). Intensive Zunahme der Signalintensität im Tumorbereich. **c** Koronare, T1w-Aufnahme (SE, 600/22) nach Chemotherapie. Signalminderung im proximalen Anteil der Fibulametaphyse und -diaphyse *(Pfeilspitzen)*. Teilweise Normalisierung der Signalintensität des Knochenmarks. **d** Zeitverlauf der Signalintensität nach i. v.-Applikation von Gd-DTPA (0,1 mmol/kg KG) vor *(1)* und nach Chemotherapie *(2)*. Die benutzten ROI sind in **a** bzw. **b** eingetragen

gen. Reaktive Veränderungen im Operationsgebiet können aber auch nach einem längeren postoperativen Intervall zu Fehlbeurteilungen führen. In der frühen postoperativen Phase ist ohnehin kaum eine Differenzierungsmöglichkeit gegenüber Hämatom, Ödem oder entzündlichen Veränderungen gegeben. Wenig verläßlich ist die MRT auch immer dann, wenn eine Strahlentherapie vorausgegangen ist, da in diesen Fällen eine SI-Erhöhung im T2w-Bild auch ohne Tumorrezidiv möglich ist.

Ältere Narben zeigen nach Gd-DTPA i. v. keine Zunahme der SI, während ein Tumorrezidiv bzw. ein Resttumor einen SI-Anstieg zeigen (Tabelle 8.39). Nach Bestrahlung mit 40–60 Gy ist im Knochenmark eine deutliche Zunahme der SI zu verzeichnen, die auf einer Umwandlung von blutbildendem in Fettmark beruht.

Dynamische Gd-DTPA-Sequenzen sind sowohl für den Nachweis von Tumorrezidiven als auch für die Beurteilung des Ansprechens auf Chemotherapie hilfreich (Tabelle 8.40). Bei Respondern auf die Chemotherapie ist der schnelle und hohe Anstieg der Signalintensität nicht mehr erkennbar, der bei unbehandelten

Tabelle 8.39. Differenzierung Narbe/Fibrose und Tumorgewebe

	T1w	T2w	T1w + Gd-DTPA
Narbe, Fibrose	–	–	0
Rezidiv, Tumorrest	–	+	↑

– niedrige SI, + hohe SI, 0 kein Anstieg, ↑ Anstieg.

Tabelle 8.40. Dynamische MRT nach Gd-DTP i. v. zur Beurteilung des Erfolgs einer Chemotherapie

	SI-Zunahme	Geschwindigkeit
Responder	Gering	Langsam
Non-Responder	Groß	Schnell

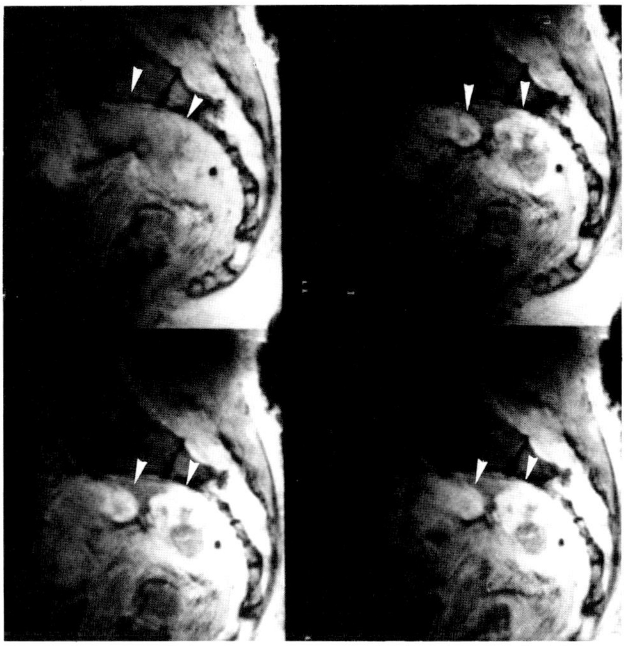

Abb. 8.65. Rezidiv eines Ewing-Sarkoms des Sakrums. Sagittale, dynamische FFE-Sequenz (50/70 °/15) vor *(oben links)* und nach i. v. Injektion von Gd-DTPA (0,1 mmol/kg KG). Die Gewebevermehrung ventral des Sakrums zeigt eine deutliche Zunahme der SI *(Pfeilspitzen)* als Ausdruck des Tumorrezidivs

malignen Knochen- und Weichteiltumoren kennzeichnend ist (Abb. 8.64). Dagegen zeigt sich bei Non-Respondern kein wesentlicher Unterschied gegenüber der Untersuchung vor Chemotherapie (Abb. 8.65).
Die computertomographische Diagnostik wird nach operativen Eingriffen erheblich eingeschränkt, wenn Endoprothesen oder metallische Implantate eingebracht wurden, die erhebliche Störartefakte verursachen. In der MRT verursachen nicht ferromagnetische Metalle einen lokal begrenzten Signalverlust und ovaläre Signalerhöhungen an den Enden des Implantats. Berücksichtigt werden muß die hohe Empfindlichkeit der MRT, insbesondere der GE-Sequenzen auch für kleinste Metallpartikel. So kann der radiologisch nicht nachweisbare Abrieb, der z. B. beim Bohren und Fräsen entsteht, zu deutlichen Artefakten führen.
Tumorrezidive in der Umgebung von Endoprothesen, Osteosyntheseplatten oder Schrauben sind in der MRT meist dennoch nachweisbar.

8.8.6.2 Kontrolluntersuchungen mit MRS

Bisher liegen nur Einzelbeobachtungen über die Ergebnisse der ^{31}P-Spektroskopie für die Beurteilung des Therapieerfolgs bei der Chemotherapie von Knochen- und Weichteiltumoren vor. Übereinstimmend wurde eine Änderung der Spektren im Laufe der antitumoralen Therapie gefunden. Während nach zytostatischer Behandlung eines malignen fibrösen Histiozytoms ein signifikanter Anstieg der Phosphormonophosphat- und der NTP-Anteile gefunden wurde, konnte bei der Hyperthermiebehandlung von Osteosarkomen der Maus ein Abfall von NTP und ein Anstieg des anorganischen Phosphats beobachtet werden. Von Semmler et al. [30] wurde nach zytostatischer Therapie und Radiatio von Weichteiltumoren eine Zunahme der Summe von PCr und Pi und eine Änderung des PCr/Pi-Quotienten festgestellt (Abb. 8.66).
Obwohl von verschiedenen Autoren signifikante Veränderungen des ^{31}P-Spektrums unter Behandlung beschrieben wurden, läßt sich aus den bisherigen Ergebnissen von den verschiedenen Phosphormetabolitkonzentrationen und deren Veränderungen zu dem Grad des Ansprechens auf eine Therapie keine eindeutige Beziehung ableiten.
In unterschiedlichen Abschnitten maligner Knochen- und Weichteiltumoren waren erhebliche Unterschiede verschiedener Phosphormetabolitquotienten (PCr/PI, PME/PDE, PDE/PI) nachweisbar, die größer als in der nor-

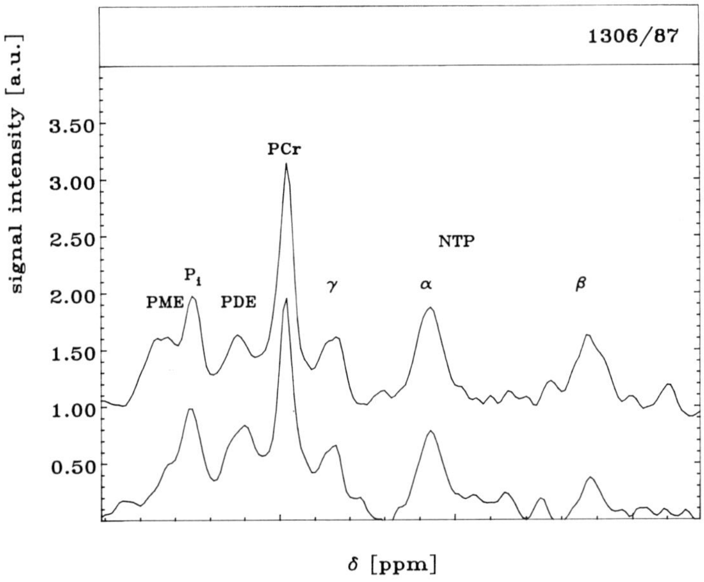

Abb. 8.66. ^{31}P-Spektrum eines Weichteiltumors vor Therapie *(untere Kurve)* und 7 Tage nach Therapie. Veränderungen werden im Bereich der Phosphomonoester *(PME)* und Phosphodiester *(PDE)* beobachtet. Die Nukleosidtriphosphate *(α-, β-, γ-NTP)* sind konstant

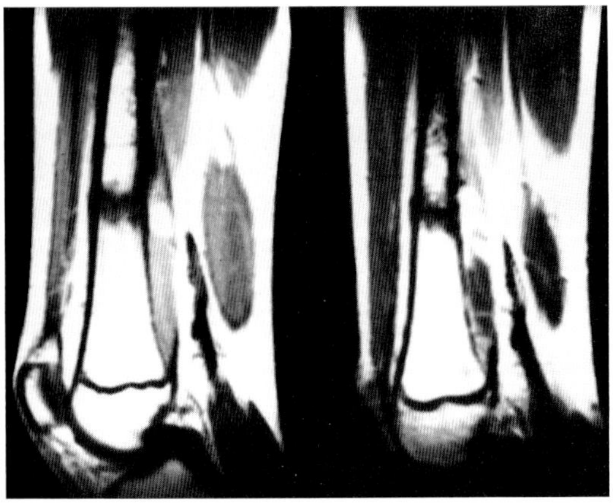

Abb. 8.67. Streßfraktur der distalen Femurdiaphyse. Sagittales T1w-Bild (SE, 600/15) vor *(links)* und nach *(rechts)* i.v.-Gd-DTPA (0,1 mmol/kg KG). Horizontale, bandförmige Zone verminderter SI im Knochenmark. Subperiostale Formation intermediärer SI dorsal des Femurschafts mit einem Areal hoher SI in Höhe der horizontalen Signalminderung. Nach Gd-DTPA i.v. periphere SI-Erhöhung der subperiostalen Formation. Operativ wurde eine Streßfraktur mit einem subperiostalen Hämatom festgestellt

malen Unterschenkelmuskulatur waren und als Ausdruck einer metabolischen Heterogenität gewertet werden.

8.9 Posttraumatische Veränderungen

Die traumatischen Veränderungen der Gelenkbinnenstrukturen werden in dem Abschnitt über die Gelenke abgehandelt. Hier sollen vor allem posttraumatische Veränderungen des Knochens und Muskels diskutiert wurden.

8.9.1 Streßfrakturen

Sie entstehen als allmähliche Strukturumwandlung des Knochens infolge einer chronisch erhöhten Belastung („Marschfraktur") von normalem Knochen oder aufgrund normaler Belastung eines geschwächten Knochens (M. Paget, Osteomalazie). Die Streßfrakturen können im kortikalen oder spongiösen Knochen lokalisiert sein. MRT und Skelettszintigraphie zeigen die Umbauvorgänge des Knochens bereits an, ehe röntgenologische Veränderungen sichtbar sind. Erst durchschnittlich 3 Wochen nach Beginn der Schmerzsymptomatik sind bei der kortikalen Streßfraktur peri- und endostale Knochenneubildungen und ggf. eine Frakturlinie erkennbar. Die spongiöse Streßfraktur zeigt eine unscharf begrenzte Sklerosierung (endostaler Kallus, Trabekelkompression).

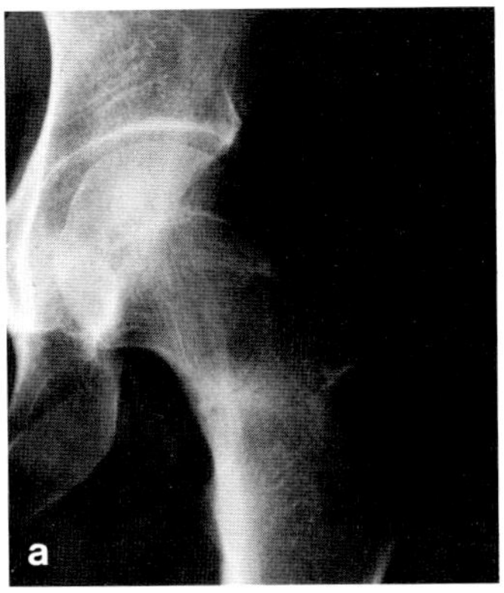

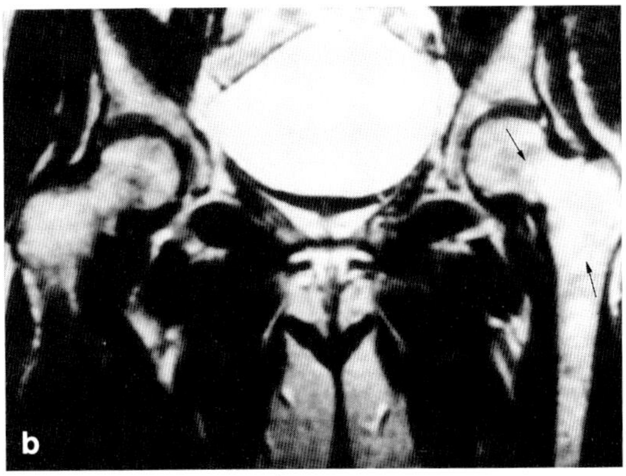

Abb. 8.68 a, b. Streßfraktur im Schenkelhals. **a** Querverlaufende Aufhellungslinie mit umgebender Sklerosierung der Spongiosa und periostaler Knochenapposition an der medialen Schenkelhalskontur. **b** Koronares T2w-Bild (SE, 2500/90). Ausgedehnte Zone erhöhter SI im Schenkelhals und in der Intertrochantärregion des linken Femurs *(Pfeile)*

In der MRT sind die Veränderungen früher und ausgedehnter sichtbar als im Röntgenbild. Sie beruhen auf einem Ödem und einer Einblutung in das Knochenmark. Unabhängig von den Untersuchungssequenzen ist eine lineare Zone erniedrigter SI erkennbar, die von einem Areal umgeben ist, das im T1w-Bild eine verminderte, im T2w-Bild eine erhöhte SI zeigt (Abb. 8.67, Tabelle 8.41). Gelegentlich ist auch nur ein unscharf begrenztes Knochenmarködem ohne lineare Signalminderung nachweisbar (Abb. 8.68).

Die Diagnose einer Streßfraktur wird durch anamnestische Daten unterstützt: langsamer Beginn der Beschwerden im Zusammenhang mit ungewohnten Aktivitäten, Zunahme bei körperlicher Belastung und Besserung in Ruhe.

Tabelle 8.41. Streßfrakturen im MRT

T1w	Lineare, quer- oder schräg verlaufende SI-Minderung; flächige, unscharf begrenzte Zone verminderter SI
T2w	Lineare SI-Minderung „Knochenmarködem" (unscharf begrenzte Zone mit hoher SI)

8.9.2 Okkulte Frakturen

Diese Gruppe schließt unterschiedliche Entitäten ein:

- nicht verlagerte Frakturen,
- osteochondrale Frakturen,
- „bone bruises".

Gemeinsam ist ihnen, daß sie röntgenologisch nicht erkennbar sind und auf ein akutes Trauma zurückgeführt werden können. Die bisher vorliegenden Mitteilungen erlauben keine klare Aussage darüber, welche radiologischen Verfahren eingesetzt wurden und ob die knöchernen Verletzungen nicht erkennbar waren oder nur übersehen wurden.

8.9.2.1 Bone bruises

Sie werden durch einen direkten Schlag oder eine axiale, exzentrische Druckbelastung verursacht. Oft gehen sie mit einer Bandschädigung (z. B. vorderes Kreuzband oder Seitenband) einher. Die pathologischen Veränderungen sind auf das Knochenmark begrenzt und beruhen vermutlich auf Mikrofrakturen, Ödem, Granulationsgewebe und Blutungen. Es sind geographisch begrenzte, inhomogene Zonen verminderter SI im T1w- und erhöhter SI im T2w-Bild zu beobachten (Abb. 8.69). Die Kompakta und der Gelenkknorpel sind nicht verändert. Innerhalb von 6–12 Wochen kommt es zu einer Normalisierung der MR-Befunde.

Da derartige Läsionen üblicherweise nicht biopsiert werden, ist eine pathologisch-anatomische Verifikation nicht gegeben. Im Zusammenhang mit der Anamnese und der Verlaufs-

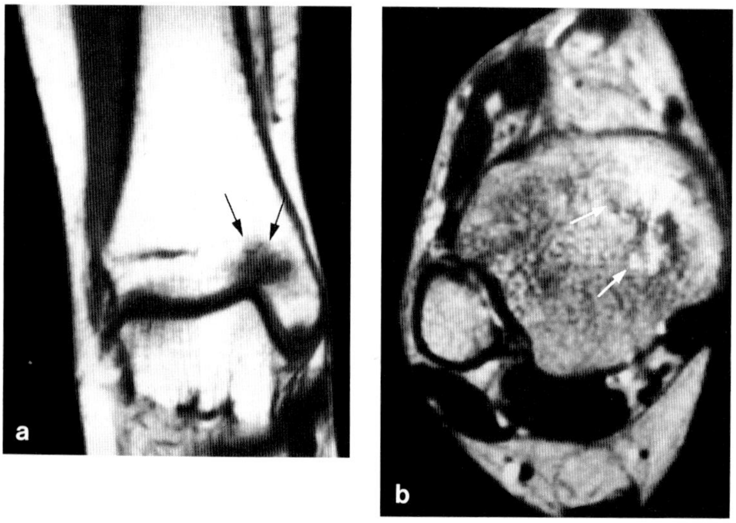

Abb. 8.69 a, b. Zustand nach Distorsionstrauma des Sprunggelenks. **a** Koronares T1w-Bild (SE, 600/15). In der Epiphyse der Tibia ist medial eine unscharf begrenzte Zone verminderter SI *(Pfeile)* zu beobachten. **b** Transversale T2w-Aufnahme (SE, 2500/90) in der distalen Tibiaepiphyse mit irregulär erhöhter SI im medialen und ventralen Abschnitt *(Pfeile)*

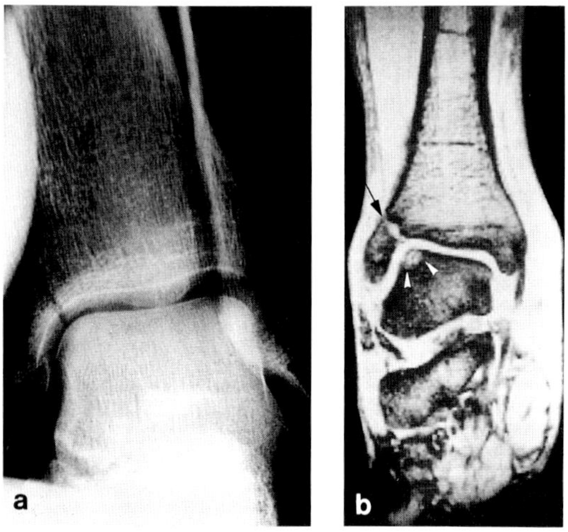

Abb. 8.70 a, b. Zustand nach schwerer Sportverletzung. **a** Die gehaltene Aufnahme zeigte eine Fraktur des Innenknöchels. **b** Koronares GE-Bild (FLASH, 40/15 °/10). Neben der Fraktur des Innenknöchels *(Pfeil)* ist eine lokalisierte Zone erhöhter SI im subchondralen Abschnitt der Trochlea tali erkennbar *(Pfeilspitzen)* entsprechend einer osteochondralen Kompressionsfraktur

beobachtung ist jedoch meist eine eindeutige Zuordnung möglich.

8.9.2.2 Osteochondrale Kompressionsfrakturen

Diese Traumafolgen beruhen auf einer Deformierung des Gelenkknorpels und des subchondralen Knochens unter axialer Belastung. Osteochondrale Kompressionsfrakturen sind bisweilen auch röntgenologisch nachweisbar, jedoch ist durch die MRT ein wesentlich empfindlicherer Nachweis möglich (Abb. 8.70). Der laterale Femurkondylus ist von osteochondralen Kompressionsfrakturen bevorzugt betroffen. Es findet sich eine hemisphärische, subchondrale Änderung der SI, die den „bone bruises" entspricht. Die Gelenkfläche kann imprimiert oder abgeflacht sein.

8.9.2.3 Nicht verlagerte Frakturen

Wenn die Frakturelemente nach einem Trauma nicht verlagert sind, kann ihr radiologischer Nachweis bisweilen schwierig sein. Begleitende Befunde, z. B. ein Gelenkerguß, ein Hämarthros oder ein Fett-/Flüssigkeitsspiegel im Gelenk kann den Verdacht auf eine derartige

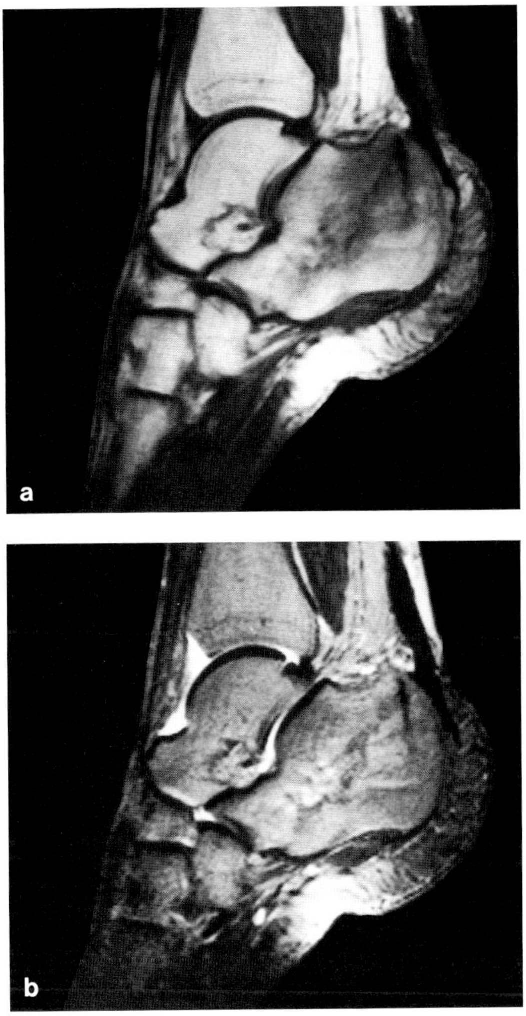

Abb. 8.71 a, b. Nicht verlagerte Fraktur des Kalkaneus. Auf den Röntgenaufnahmen war zum Zeitpunkt der MRT keine Fraktur nachweisbar. Sechs Wochen später fand sich eine dichte Spongiosasklerose. **a** Sagittales T1w-Bild (SE, 600/15). Lineare Signalminderung im Kalkaneus, die von einer unscharf begrenzten Zone mäßig verminderter SI in den angrenzenden Knochenmarkabschnitten begleitet ist. **b** Das T2w-Bild (SE, 2500/90) zeigt eine diskrete Erhöhung der SI in der Umgebung der linearen Signalminderungen

Läsion lenken. Durch die MRT können nicht verlagerte Frakturen mit hoher Sicherheit nachgewiesen werden (Abb. 8.71). Darüber hinaus sind Begleitverletzungen wie Band-, Meniskus- sowie Knorpelschäden erkennbar.

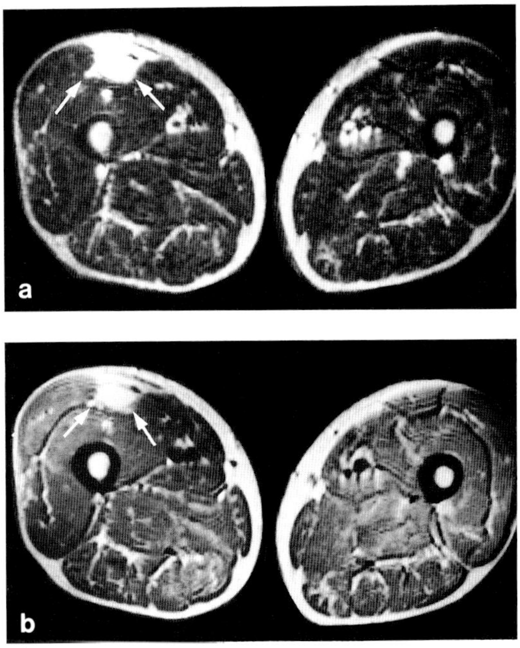

Abb. 8.72 a, b. Riß in der Streckermuskulatur des rechten Oberschenkels. Die transversale T1w- (SE, 600/15) (**a**) und die T2w- (SE, 2500/90) Aufnahme (**b**) zeigen eine zirkumskripte Zone erhöhter SI *(Pfeile)*

8.9.3 Muskelriß und -hämatom

Durch abrupte, starke Muskelanspannung, passive Überdehnung oder direkte Krafteinwirkung kann es zu lokalen Muskelläsionen kommen, die alle mit einem örtlich begrenzten Hämatom einhergehen. In der MRT sind in Abhängigkeit vom Alter der Blutung unterschiedliche Signalintensitäten zu beobachten (Abb. 8.72). Meist ist anamnestisch ein adäquates Trauma zu eruieren. Gelegentlich muß jedoch eine Einblutung in einen Weichteiltumor differentialdiagnostisch ausgeschlossen werden.

8.10 Differentialdiagnose

Differentialdiagnostische Aspekte sind vor allem bei unklaren Knochenprozessen wichtig, die anamnestisch, klinisch und durch die Röntgenuntersuchungen nicht sicher zugeordnet werden können. Posttraumatische Veränderungen und Gelenkschäden sind dagegen meist eindeutig zu bestimmen.

Aus den Signalintensitäten und Relaxationszeiten können meist keine eindeutigen artdiagnostischen Aussagen abgeleitet werden. Um so wichtiger ist es, daß das gesamte Spektrum der klinischen, radiologischen und labormedizinischen Befunde in die Diagnostik einbezogen wird.

Bei entzündlichen Skelett- und Weichteilerkrankungen ist häufig der klinische Befund mit Schmerzen, Fieber, Senkungsbeschleunigung und Leukozytose richtungweisend. Bei chronischen („low grade") Infekten kann jedoch im Einzelfall die Differenzierung schwierig oder unmöglich sein. In den paraossalen Weichteilen findet sich im T2w-Bild und nach Gd-DTPA i.v. eine diffuse, unscharf begrenzte Signalerhöhung. Bei dynamischen Gd-DTPA-Studien ist der Signalanstieg geringer und weniger hoch als bei malignen Tumoren.

Aseptische Knochennekrosen treten üblicherweise in typischer Lokalisation (platte Knochen, Epiphysen der Röhrenknochen) auf. Wie Entzündungen und Tumoren zeigen sie zumindest in den Randbereichen eine niedrige SI im T1w-Bild. Die SI bleibt jedoch meist auch auf T2w-Sequenzen erniedrigt, so daß eine eindeutige Diagnose möglich ist.

Die Verkalkungen beim Knocheninfarkt können denen des Schaftenchondroms ähneln, wenngleich beim Knocheninfarkt eine randständige, beim Enchondrom eine zentrale Verkalkung charakteristisch ist. Eindeutig wird der Befund, wenn endostale Kortikalisarrosionen vorliegen, die nur beim Enchondrom oder Chondrosarkom vorkommen. Die MRT zeigt beim Enchondrom eine hohe SI im T2w-Bild und eine Zunahme der SI nach Gd-DTPA i.v. Diese Angaben stützen sich jedoch auf insgesamt noch kleine Patientenkollektive, so daß die endgültige Bestätigung noch aussteht.

Bei Kompressionsfrakturen der Wirbelkörper ist es oft nicht möglich, mittels radiologischer Verfahren zwischen Spontanfrakturen bei Osteoporose und pathologischen Frakturen bei Metastasen, multiplem Myolom und primären Knochentumoren zu differenzieren. Während die Osteoporose mit einer normalen oder erhöhten SI im T1w-Bild einhergeht, sind bei pathologischen Frakturen meist ausgedehnte Signalminderungen, im T2w-Bild Signalerhöhungen zu beobachten. Dabei ist allerdings zu berücksichtigen, daß durch das Frakturhämatom gleichfalls SI-Änderungen verursacht werden.

8.11 Wertigkeit der MRT und Vergleich mit anderen bildgebenden Verfahren, Indikationen

Bei den Erkrankungen des Knochenmarks ist die MRT allen anderen bildgebenden Verfahren deutlich überlegen. Der klinische Wert ist bei diffusen Knochenmarkerkrankungen (Leukämie, Osteomyelofibrose, aplastische Anämie, Speicherkrankheiten) begrenzt, da diese primär durch hämatologische Untersuchungsverfahren charakterisiert werden. Soll dagegen ein fokaler oder disseminierter Befall des Knochenmarks nachgewiesen oder ausgeschlossen werden (Metastasen, multiples Myelom, maligne Lymphome), so ist die MRT außerordentlich wertvoll, und es kann angenommen werden, daß ihr klinischer Einsatz für dieses Indikationsgebiet noch wesentlich an Bedeutung zunehmen wird.

Bei den entzündlichen Skeletterkrankungen ist zwischen den rheumatologischen Gelenkerkrankungen einerseits und den bakteriellen Gelenk- und Knochenentzündungen andererseits zu unterscheiden. Zwar können die synovialen Proliferationen und ihre Folgen bei den Synovialisarthropathien durch die MRT erstmals direkt dargestellt werden, jedoch ist die klinische Relevanz dieser Befunde bisher noch nicht klar abzuschätzen. Bei bakteriellen Infektionen erweist sich die MRT bereits heute als wertvoll. Für die akute hämatogene Osteomyelitis ist ein möglichst frühzeitiger Behandlungsbeginn entscheidend für den therapeutischen Erfolg. Die Röntgennativaufnahmen zeigen oft erst 14 Tage nach Einsetzen der klinischen Symptomatik eine Knochendestruktion. Im Skelettszintigramm ist zwar frühzeitig eine Mehranreicherung nachweisbar, die Spezifität der nuklearmedizinischen Diagnostik kann durch Einsatz der Leukozytenszintigraphie verbessert werden; beiden Verfahren gemein ist jedoch eine ungenügende räumliche Auflösung. Durch die MRT können Lokalisation und Ausdehnung des Entzündungsprozesses präzise bestimmt werden. Darüber hinaus vermag sie die therapeutisch relevante Frage zu klären, ob der Entzündungsprozeß auf den Knochen oder die Weichteile begrenzt ist.

Bei den chronischen Formen der Osteomyelitis ist es oft schwer festzustellen, ob die Entzündung ausgeheilt oder noch aktiv ist, wenn eindeutige Zeichen wie Sekretion aus einem Fistelkanal oder der Nachweis eines Sequesters im Röntgenbild fehlen. CT und konventionelle Röntgendiagnostik sind meist wenig aufschlußreich, da oft Sklerosierungen und eine Osteolyse bestehen, die nur im Rahmen von Verlaufsbeobachtungen aussagekräftig sind. Können dagegen im T2w-Bild der MRT oder nach Gd-DTPA i. v. signalreiche Areale nachgewiesen werden, so weist dies auf einen aktiven Entzündungsprozeß hin. Dies gilt auch für die Beurteilung der Spondylitis.

Für die aseptischen Knochennekrosen stellt die MRT bereits heute das Verfahren der Wahl dar. Sie erlaubt wesentlich sicherer als alle anderen bildgebenden Verfahren eine Frühdiagnose der aseptischen Nekrosen. Bei der Hüftkopfnekrose und dem Morbus Perthes kann der häufig bilaterale Befall diagnostiziert werden. Für die Planung von operativen Behandlungsverfahren kann die exakte Bestimmung der Nekrosezone bedeutsam sein. Ist bereits röntgenologisch eine Knochennekrose erkennbar, ist eine weitere Diagnostik allerdings überflüssig.

Rechnet man die Arthroskopie als operative Technik nicht zu den bildgebenden Verfahren, kann festgestellt werden, daß die MRT bei der Beurteilung der Gelenkstrukturen einen völlig unangefochtenen Platz erobert hat. Sie gestattet auf nichtinvasivem Weg eine detailgenaue Darstellung der Menisci, der Bänder und Kapselstrukturen und, bisher noch mit gewissen Einschränkungen, des Gelenkknorpels. Insbesondere an den großen Gelenken, wie Knie-, Hüft- und Schultergelenk, ist ihre hohe diagnostische Wertigkeit durch umfangreiche Erfahrungen belegt. Andere bildgebende Verfahren wie Arthrographie und gehaltene Aufnahmen treten demgegenüber in den Hintergrund. Ausreichende Verfügbarkeit der MRT vorausgesetzt, dürfte die Arthroskopie in Zukunft ihren Schwerpunkt im therapeutischen Bereich finden.

Während für den Nachweis und die Beurteilung der Ausdehnung von Weichteiltumoren die MRT bereits heute als optimales Verfahren anzusehen ist, ist sie bei den Knochentumoren vorwiegend zur exakten Bestimmung der intramedullären und paraossalen Ausdehnung von malignen Tumoren angezeigt und dabei anderen bildgebenden Verfahren überlegen. Darüber hinaus bietet sie Vorteile bei der Beurteilung des Ansprechens auf eine Chemo- oder Radiotherapie und im Nachweis oder Ausschluß von Tumorrezidiven oder -resten. Reaktive Veränderungen können hier allerdings zu Fehldeutungen führen. Dynamische Untersuchungen nach i. v.-Injektion von Gd-DTPA haben sich bei Knochen- und Weichteiltumoren als erfolgversprechend erwiesen.

Bei posttraumatischen Veränderungen kann die MRT in unklaren Fällen, z. B. okkulten Frakturen oder Knochenmarkkontusionen, dazu beitragen, die Beschwerdesymptomatik zu klären.

8.12 Diagnostisches Vorgehen

Die konventionelle Röntgendiagnostik stellt nach wie vor bei *allen* Skeletterkrankungen die unverzichtbare Basis jeder bildgebenden Diagnostik dar und sollte unbedingt am Anfang stehen (Tabelle 8.42). Nicht selten resultieren gefährliche Fehlbeurteilungen, wenn darauf verzichtet wird. Diese Aussage soll durch eine Fallbeschreibung unterstrichen werden: Bei einer jungen Frau mit Rückenschmerzen wurde zunächst eine MRT der BWS und LWS angefertigt und multiple Wirbelkörpermetastasen diagnostiziert. Die Suche nach dem Primärtumor blieb ergebnislos. Durch eine Röntgenauf-

Tabelle 8.42. Einsatz der bildgebenden Verfahren

	Röntgen	Szintigraphie	Angiographie	CT	MRT
Aseptische Nekrosen	+				+
Knochentumoren	+	+	(+)	(+)	+
Weichteiltumoren	+		(+)	(+)	+
Knochenmark	+				+
Entzündungen	+	+		(+)	+

nahme konnte unschwer gezeigt werden, daß es sich um eine multisegmentale Spondylitis handelte.

Allerdings muß heute nicht in allen Fällen das gesamte Arsenal an bildgebenden Verfahren ausgeschöpft werden. Soweit verfügbar ist vielmehr bei unklaren Fällen und bei einer Diskrepanz zwischen klinischem Befund, Röntgenbild und Skelettszintigraphie die MRT der geeignete nächste Untersuchungsschritt. Angesichts der erheblichen Kapazitätsengpässe, insbesondere im klinischen Bereich, müssen aber häufig konventionelle Tomographie, CT und bisweilen Angiographie zur weiterführenden Diagnostik genutzt werden.

Literatur

1. Beltran J, Noto AM, Mosure JC, Weiss KL, Zuelzer W, Christoforidis AJ (1986) The knee: surface coil MR imaging at 1.5 T. Radiology 159: 747–751
2. Bjorkengren AG, Alrowaih A, Lindstrand A, Wingstrand H, Thorngren KG, Pettersson H (1990) Spontaneous osteonecrosis of the knee: value of MR imaging in determining prognosis. AJR 154: 331–336
3. Bloem JL (1988) Transient osteoporosis of the hip: MR imaging. Radiology 167: 753–755
4. Bohndorf K, Reiser M, Lochner B, Feau de Lacroix W, Steinbrich W (1986) Magnetic resonance imaging of primary tumours and tumour-like lesions of bone. Skeletal Radiol 15: 511–517
5. Erickson SJ, Quinn SF, Kneeland JB et al. (1990) MR imaging of the tarsal tunnel and related spaces: normal and abnormal findings with anatomic correlation. AJR 155: 323–328
6. Erlemann R, Reiser M, Peters PE et al. (1989) Musculoskeletal neoplasms: static and dynamic Gd-DTPA-enhanced MR imaging. Radiology 171: 767–773
7. Erlemann R, Scuik J, Bosse A, Ritter J, Kusnierz-Glaz CR, Peters PE, Wuismann P (1990) Response of osteosarcoma and Ewing sarcoma to preoperative chemotherapy: assessment with dynamic and static MR imaging and skeletal scintigraphy. Radiology 175: 791–796

7a. Ficat RP, Arlet J (1968) Diagnostic de l'ostéonecrose fémorocapitale primitive au stade I. Rev Chir Orthop 54: 637

8. Ficat RP, Philippe J, Hungerford DS (1979) Chondromalacia patellae: a system of classification. Clin Orthop 144: 55–62
9. Fleckenstein JL, Weatherall PT, Parkey RW, Payne JA, Peshock RM (1989) Sports-related muscle injuries: evaluation with MR imaging. Radiology 172: 793–798
10. Helms CA, Kaban LB, Mc Neill C, Dodson T (1989) Temporomandibular joint: morphology and signal intensity characteristics of the disk at MR imaging. Radiology 172: 817–820
11. Heuck A, Lehner K, Schittich I, Reiser M (1988) Die Wertigkeit der MR für Diagnostik, Differentialdiagnostik und Therapiekontrolle des Morbus Perthes. ROFO 148/2: 189–194
12. Holscher HC, Bloem JL, Nooy MA, Taminiau AHM, Eulderink F, Hermans J (1990) The value of MR imaging in monitoring the effect of chemotherapy on bone sarcomas. AJR 154: 763–769
13. Jergesen HE, Heller M, Genant HK (1985) Magnetic resonance imaging of the femoral head. Orthop Clin North Am 16: 705–716
14. Katzberg RW (1989) Temporomandibular joingt imaging. Radiology 170: 297–307

14a. König H (1988) Methoden zur kernspintomographischen Klassifizierung von Knorpel- und Meniskus-Veränderungen des Kniegelenks. Habilitationsschrift, Universität Tübingen 1988

15. Kramer J, Schratter M, Pongracz N, Neuhold A, Stiglbauer R, Imhof H (1990) Spondylitis: Erscheinungsbild und Verlaufsbeurteilung mittels Magnetresonanztomographie. ROFO 153: 131–136
16. Kransdorf MJ, Jelinek JS, Moser RP, Utz JA, Brower AC, Hudson TM, Hudson Berry B (1989) Soft-tissue masses: diagnosis using MR imaging. AJR 153: 541–547
17. Mink JH, Deutsch AL (1989) Occult cartilages and bone injuries of the knee: detection, classification and assessment with MR imaging. Radiology 170: 823–829
18. Mitchell DG, Kundel HL, Steinberg ME (1986) Avascular necrosis of the hip: comparison of MR, CT and scintigraphy. AJR 147: 67–71
19. Mitchell DG, Rao VM, Dalinka MK et al. (1987) Femoral head avascular necrosis: correlation of MR imaging, radiographic staging, radionuclide imaging and clinical findings. Radiology 162: 709–715
20. Neer CS (1972) Anterior acromioplasty for the chronic impingement syndrome in the shoulder. J Bone Joint Surg [Am] 54 A: 41
21. Olson DO, Shields AF, Scheurich CJ, Porter BA, Moss AA (1986) Magnetic resonance imaging of the bone marrow in patients with leukemia, aplastic anemia and lymphoma. Invest Radiol 21: 540–546
22. Redmond OM, Stack JR, Dervan PA, Hurson BJ, Carney DN, Ennis JT (1989) Osteosarcoma: use of MR imaging and MR spectroscopy in clinical decision making. Radiology 172: 811–815
23. Reicher MA, Hartzmann S, Duckwiler GR, Basset LW, Anderson LJ, Gold RH (1986) Meniscal injuries: detection using MR imaging. Radiology 159: 753–757
24. Reiser M, Kahn T, Rupp N, Allgayer B (1986) Ergebnisse der MR-Tomographie in der Diagnostik der Osteomyelitis und Arthritis. ROFO 145/6: 661–666
25. Reiser M, Bongartz G, Erlemann R et al. (1988) Magnetic resonance in cartilaginous lesions of the knee joint with three-dimensional gradient-echo imaging. Skeletal Radiol 17: 465–471
26. Reiser M, Erlemann R, Bongartz G, Pauly T, Kunze V, Mathiaß H-H, Peters PE (1988) Möglichkeiten der Magnetischen Resonanz-Tomographie (MRT) in der Diagnostik des Schultergelenkes. Radiologe 28: 79–83
27. Reiser M, Wiesmann W, Erlemann R et al. (1988) Computertomographie und magnetische Resonanz-

tomographie bei Weichteiltumoren. Orthopäde 17: 134–142

28. Reiser M, Bongartz G, Erlemann R, Schneider M, Pauly T, Sittek H, Peters PE (1990) Gadolinium-DTPA in rheumatoid arthritis and related diseases: first results with dynamic MRI. Skeletal Radiol 18: 591–597
29. Seeger LL, Gold RH, Bassett LW, Ellmann H (1988) Shoulder Impingement Syndrome: MR findings in 53 shoulders. AJR 150: 343–347
30. Semmler W, Gademann G, Bachert-Baumann P, Zabel H-J, Lorenz WJ, van Kaick G (1988) Monitoring of human tumor response to therapy by means of 31 P-MR-spectroscopy. Radiology 166: 533–539
31. Smith SR, Williams CE, Davies JM, Edwards RHT (1989) Bone marrow disorders: characterization with quantitative MR imaging. Radiology 172: 805–810
32. Sostman HD, Charles HC, Rockwell SI et al. (1990) Soft-tissue sarcomas: detection of metabolic heterogeneity with P-31 MR spectroscopy. Radiology 179: 837–843
33. Stiglbauer R, Ritschl P, Kramer J, Imhof H (1989) Fibröse Dysplasie: Erscheinungsbild im Magnetresonanztomogramm. ROFO 151: 338–341
34. Stoller DW, Martin C, Crues JV, Kaplan L, Mink JH (1987) Meniscal tears: pathologic correlation with MR imaging. Radiology 163: 731–735
35. Vanel D, Lacombe MJ, Couanet D, Kalifa C, Spielmann M, Genin J (1987) Musculoskeletal tumors: follow-up MR imaging after treatment with surgery and radiation therapy. Radiology 164: 243–245
36. Vogler JB, Murphy WA (1988) Bone marrow imaging. Radiology 168: 679–693
37. Zlatkin MB, Iannotti JP, Roberts MC et al. (1989) Rotator cuff tears: diagnostic performance of MR imaging. Radiology 172: 223–229

9 Skelettmuskelerkrankungen

W. A. Kaiser

9.1 Einleitung

In der Diagnostik der Muskelerkrankungen stehen die Beurteilung des klinischen Bildes, die biochemischen Analysen von Metaboliten im Blut, das EMG, die Messung der Nervenleitgeschwindigkeit sowie die Muskelbiopsie mit nachfolgender Histologie und Elektronenmikroskopie im Vordergrund [1, 6]. Sonographie und Computertomographie haben wegen des relativ geringen Weichteilkontrasts bzw. wegen der Strahlenexposition und der Möglichkeit des Auftretens von Knochenartefakten einen eher untergeordneten Stellenwert. Demgegenüber bietet die Magnetresonanztomographie wichtige Vorteile:

- Einen hohen Weichteilkontrast, der von keinem anderen bildgebenden Verfahren erreicht wird und der durch Variationen der Meßparameter der klinischen Fragestellung angepaßt werden kann,
- Darstellung in beliebigen Orientierungen,
- fehlende Knochenartefakte,
- keine Strahlenexposition (bedeutungsvoll bei der Untersuchung von Kindern oder Jugendlichen im Oberschenkel- und Beckenbereich).

Nachteilige Wirkungen der Magnetresonanztomographie sind bei den bisher angewandten Feldstudien nicht bekannt geworden.
Folgende Fragestellungen bezüglich der MR-Untersuchung der Muskulatur sollen beantwortet werden:

1. Wegen der Vielzahl der möglichen Untersuchungsparameter kann die Magnetresonanztomographie mit zahlreichen verschiedenen Untersuchungstechniken durchgeführt werden. Welche Meßbedingungen eignen sich für die MR-Untersuchung der Muskulatur am besten?
2. Lassen sich je nach unterschiedlicher Pathogenese der Muskelerkrankung unterschiedliche und vielleicht pathognomonische MR-Befunde einer bestimmten Muskelerkrankung zuordnen, die in der Diagnostik und Differentialdiagnostik von Muskelerkrankungen eingesetzt werden können?
3. Welche diagnostischen und ggf. therapeutischen Konsequenzen ergeben sich aus der MR-Untersuchung der Muskulatur?

9.2 Allgemeine Untersuchungstechnik

9.2.1 Patientenvorbereitung und -lagerung

Eine spezielle Vorbereitung des Patienten zur Muskeluntersuchung ist nicht erforderlich. Er liegt normalerweise in bequemer Rückenlage im Gerät. Bei Untersuchungen der Unterschenkel sollte die Ferse ausreichend unterpolstert werden, damit die Muskulatur auf der Unterlage nicht komprimiert wird.

9.2.2 Spulenwahl

Bei der Abklärung einer generalisierten Muskelerkrankung wird die Oberschenkelmuskulatur routinemäßig gemessen. Dazu wird die im Gerät eingebaute Körperspule benutzt; diese hat zwar im Vergleich zu hochauflösenden Spulen ein geringeres Signal-Rausch-Verhältnis, erlaubt aber den Seitenvergleich beider Oberschenkel und reicht für eine diagnostische Darstellung aus. Für spezielle Fragestellungen werden regional angepaßte Spulen (Schulterspule, Halsspule, Nackenspule etc.) gezielt eingesetzt.

9.2.3 Abbildungsebenen

Grundsätzlich sollte ein erkrankter Muskel möglichst senkrecht zur Längsrichtung abgebildet werden. Bei der Abklärung von generalisierten Muskelerkrankungen eignet sich daher die transversale Schnittführung durch die Oberschenkelmuskulatur weitaus besser als die frontalen und sagittalen Schichten, da in diesen durch den meist schrägen Anschnitt der Muskelfasern und -faszien und der benachbarten Fettschichten häufig Teilvolumenartefakte auftreten, die eine exakte Interpretation erschweren. Eine frontale oder sagittale Messung ist dagegen bei tumorösen oder posttraumatischen Veränderungen zu exakter Lokalisierung und Größenbestimmung einer Läsion außerordentlich wertvoll.
Bei der Frage nach generalisierten Muskelerkrankungen genügt die Untersuchung eines klinisch relevanten Areals (in der Regel axiale Schnitte in der Oberschenkel- und Beckenmuskulatur). Bei speziellen Fragestellungen (okuläre Myositis, Schulter-Arm-Syndrom, Hämatom) müssen natürlich die jeweils interessierenden Regionen speziell untersucht werden.

9.2.4 Untersuchungssequenzen

Da bei der qualitativen Beurteilung des MR-Bildes der Gewebekontrast von entscheidender Bedeutung ist, reicht in der Regel eine Multischichtsequenz mit einer T1-Spinechosequenz; damit können z. Z. 14 Schichten mit einer Repetitionszeit von 0,5 s und einer Echozeit von 15 ms mit einer 256-Halb-Fourier-Matrix in einer Meßzeit von 2,3 min untersucht werden. Bei klinischem Verdacht auf ein Muskelödem und zum exakten Nachweis der Ausdehnung eines Tumors sind T2w-SE-Sequenzen von Bedeutung. Alle zusätzlich angewandten Meßmethoden – darunter die GE-Sequenzen (FLASH, FISP etc.) in unterschiedlichen Kombinationen von Repetitionszeit, Echozeit und Flipwinkel sowie auch die Fett-Wasser-Trennung z. B. nach der Dixon-Methode [2] haben keine wesentliche Zusatzinformation gegenüber den T1- und T2w-SE-Sequenzen erbracht und sind nach bisheriger Erfahrung zur Diagnostik nicht erforderlich.

Für eine MR-Untersuchung der Extremitätenmuskulatur empfiehlt sich folgende Meßtechnik:

1. Axiale T1w-SE-Multischicht-Sequenz (z. B. TR=0,5 s, minimale Echozeit, maximale mögliche Zahl der Schichten).
2. Axiale T2w-SE-Multischicht-Sequenz (z. B. 19 axiale Schichten der Oberschenkel- und Beckenmuskulatur in einer Repetitionszeit von 2,5 s und einer Echozeit von 20 bzw. 100–120 ms). Die Messungen werden mit 1 bis maximal 2 Bildaquisitionen in einer 256er Matrix mit einer Bildrekonstruktion nach dem 2d-FFT-Verfahren durchgeführt.
3. Sagittale und frontale T1- und T2w-SE-Sequenzen.

Bei Patienten mit generalisierten Muskelerkrankungen werden routinemäßig Aufnahmen der Oberschenkel- und Beckenmuskulatur angefertigt. Bei spezieller klinischer Fragestellung werden auch Muskelgruppen der Schulter-, Arm- und Halsmuskulatur (z. B. bei myotoner Dystrophie, Zustand nach Trauma etc.) untersucht. Bei M. Duchenne und Sarkoidosemyositis erfolgen bei entsprechender Fragestellung auch EKG-getriggerte Aufnahmen des Herzens.
Seit März 1984 wurden im eigenen Patientengut insgesamt 320 MR-Untersuchungen der Muskulatur durchgeführt (Tabelle 9.1). Darunter befanden sich verschiedene Arten der progressiven Muskeldystrophien (M. Duchenne: Patienten und Konduktorinnen, Gliedergürteldystrophie, faszioskapulohumerale Dystrophie etc.), verschiedene Arten der Myositiden, myotone Dystrophien, Neuromyotonien, spinale Muskelatrophien, Muskeltraumen, metabolische Muskelerkrankungen etc. [8–11, 13, 15–17, 23, 25]. Die Diagnosen wurden durch das klinische Bild, die Laborwerte, die Nervenleitgeschwindigkeit sowie in den meisten Fällen durch eine Muskelbiopsie gesichert.
Nach der Einführung der GE-Sequenzen FLASH [3, 5] und FISP [21] wurden zusätzlich axiale Schnitte der Oberschenkel- und Beckenmuskulatur auch mit diesen Sequenzen angefertigt, wobei eine Vielzahl von theoretisch sinnvollen Variationsmöglichkeiten von Repetitionszeiten, Echozeiten und Flipwinkeln erprobt wurde, um den Gewebskontrast zu erhöhen. In Einzelfällen wurde zusätzlich

Tabelle 9.1. MR-Muskeluntersuchungen März 1984 bis Januar 1989

Progressive Muskeldystrophien	
M. Duchenne-Patienten	10
M. Duchenne-Verwandte	21
Gliedergürtel-Dystrophie	23
FSH	12
Okuläre Dystrophie	4
Myotone Dystrophie	20
Neurale Myopathie	20
Spinale Muskelatrophie	13
Zentronukleäre Myopathie	2
Einschlußkörperchen-Myopathie	1
Typ-I-Faser-Atrophie	2
Polymyositis	24
Muskelsarkoidose	9
Polymyalgia rheumatica	1
Familiäre hypokaliämische Lähmung	4
M. Pompe	1
McArdle Syndrom	1
Mitochondriale Myopathie	7
Alkoholische Myopathie	7
Diabetische Myopathie	5
Urämische Myopathie	4
„Dicke Wade"	4
M. Madelung	8
Tumore	18
Trauma	18
Gefäßstenose, -verschluß	32
Unklare Myopathien	32
Normalpersonen	16
	320

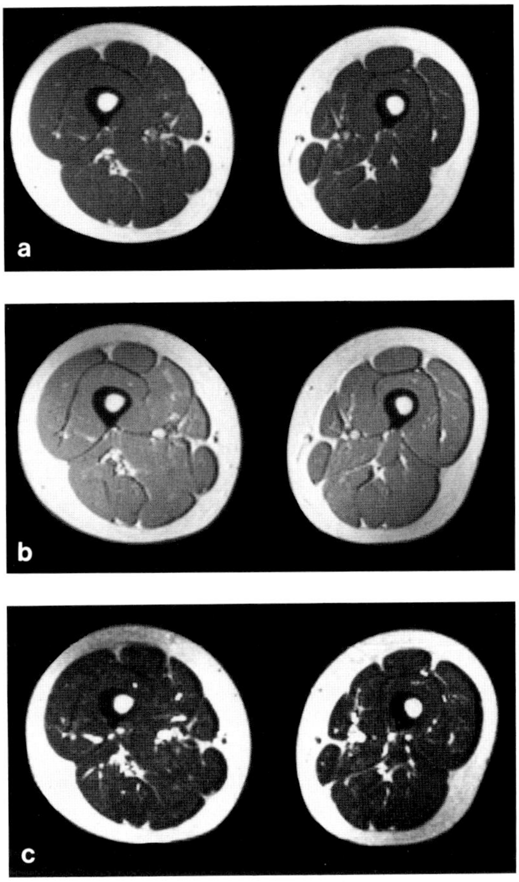

Abb. 9.1 a–c. Normale Oberschenkelmuskulatur (Axialschnitte) im SE-Bild. **a** T1w (TR/TE=500/15 ms), **b** pw (2500/15), **c** T2w (2500/100)

Fett-Wasser-Messungen nach dem Dixon-Verfahren [2] durchgeführt.
Die Magnetresonanztomographie kann mit hoher Sensitivität pathologische Veränderungen der Skelettmuskulatur erfassen. Dabei genügen in der überwiegenden Mehrzahl der Fälle T1w-SE-Sequenzen, die in relativ kurzer Zeit (14 Schichten in 2,3 min) in axialer Orientierung gemessen werden können. Für die Beurteilung eines Ödems sowie für die Verlaufsbeurteilung einer antiinflammatorischen Therapie ist der Weichteilkontrast und die relative Signalerhöhung im T2w-Bild von besonderem Interesse.
Zur umfassenden Untersuchung der Muskelgruppen reicht nach unserer Erfahrung eine T1- und (zum Nachweis eines Ödems) T2w-SE-Messung. GE-Sequenzen bringen keinen diagnostischen Vorteil und keinen wesentlichen Zeitgewinn, wenn man die Möglichkeit der Mehrschichtdarstellung bei der Spinechomethode berücksichtigt.

9.3 Signalintensitäten und Kontrastverhalten in der normalen Muskulatur

Normale Muskulatur erscheint sowohl in den T1w- als auch in der pw- und T2w-SE-Sequenzen mit homogen niedriger Signalintensität. Der Kontrast zwischen Muskulatur und Fettgewebe ist aufgrund der großen Differenz zwischen den T1-Relaxationszeiten von Muskel und Fett im T1w-Bild am größten (Abb. 9.1). Es ist nicht möglich, die unterschiedliche Verteilung von Muskelfasern in den Muskelgruppen [7] mit der MRT zu erfassen.

9.4 Pathologische Verteilungsmuster

Die Analyse der axialen Schnittbilder der Extremitätenmuskulatur bei generalisierten Muskelerkrankungen zeigt oft eine topische Selektivität der pathologischen Veränderungen, so daß charakteristische Verteilungsmuster der befallenen Muskelgruppen resultieren. Die Beschreibung und differentialdiagnostische Wertung dieser Muster soll nach folgenden Kriterien erfolgen:

- Homogene oder heterogene Veränderungen?
- Symmetrische oder asymmetrische Veränderungen?

Die Ursache der unterschiedlichen Verteilungsmuster ist bis heute nicht bekannt. Die Lokalisation pathologischer Veränderungen bei generalisierten Muskelerkrankungen hängt nicht vom Belastungsgrad der Muskelgruppen oder von der Muskelfasertypenverteilung [2] ab.

9.4.1 Verteilungsmuster I: Homogene, generalisierte Muskelveränderung

Eine generalisierte, filigranähnliche Auffaserung der Muskelsepten durch Lipidinfiltrationen in allen dargestellten Muskelgruppen im T1w-SE-Bild (Abb. 9.2) ist ein sehr unspezifisches Zeichen einer generalisierten Muskelerkrankung. Dieses Bild wird bei folgenden Erkrankungen gesehen:

- beginnende Myositis (mit einer Krankheitsdauer von weniger als 1 Jahr),
- neurale Muskelatrophie,
- alkoholische Myopathie,
- diabetische Myopathie,
- Kortisonmyopathie,
- Ischämie/Gefäßstenose/Gefäßverschluß,
- mitochondriale Myopathie,
- urämische Myopathie,
- hohes Alter.

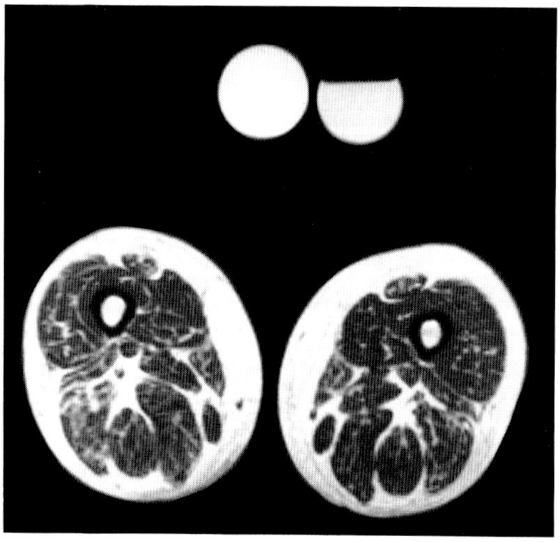

Abb. 9.2. Symmetrisches Verteilungsmuster I bei einer neuralen Myopathie: Feingliedrige Auffaserung der Muskelsepten durch Lipidinfiltrationen

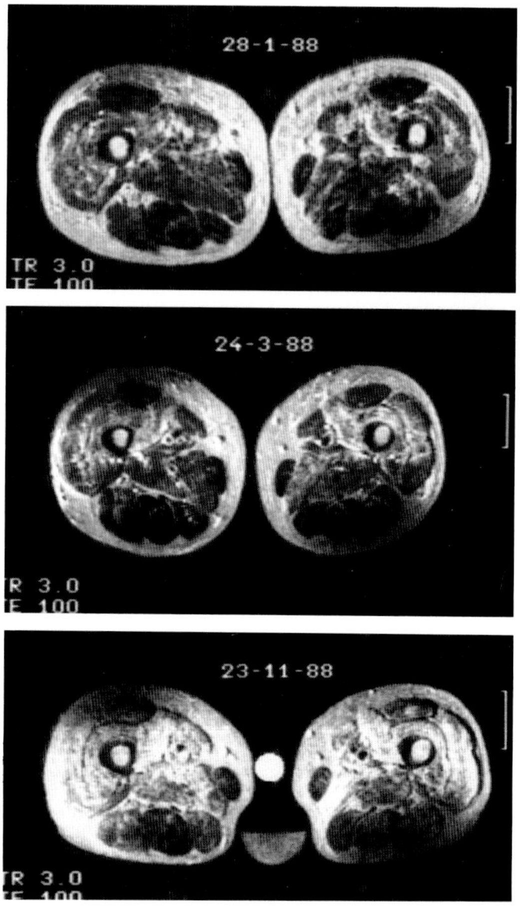

Abb. 9.3. T2-SE-Bild (2500/100) des Oberschenkels als Verlaufskontrolle einer Sarkoidosemyositis über einen Zeitraum von 10 Monaten: Zunahme des Muskelödems mit relativer Signalintensitätszunahme im T2-Bild (gleiche Meßbedingungen bei allen 3 Untersuchungszeitpunkten). Bei der letzten Untersuchung *(unteres Bild)* wurden Phantomlösungen mitgemessen

Eine Myositis im Frühstadium kann differentialdiagnostisch von den übrigen Krankheitsgruppen durch die Untersuchung in einer T2w-Sequenz differenziert werden, da unter diesen Meßbedingungen eine Zunahme des Flüssigkeitsgehalts (Ödem) in der Muskulatur nachgewiesen werden kann. Wiederholte Verlaufskontrollen zeigen, daß der Erfolg oder Mißerfolg einer antiinflammatorischen Therapie (z.B. mit Kortison) im MR-Bild kontrolliert werden kann (Abb. 9.3).
Die Kombination des Verteilungsmusters I mit einer pathologisch verlangsamten Nervenleitgeschwindigkeit ist hochgradig verdächtig (in unserem Patientengut bisher pathognomonisch) für eine neurale Myopathie.

9.4.2 Verteilungsmuster II: Generalisierte Umwandlung aller Muskelgruppen in Fettgewebe

Die vollständige Umwandlung aller Muskelgruppen in Fettgewebe ist im T1w-SE-Bild leicht feststellbar. Dieses Verteilungsmuster findet sich z. B.

- im Spätstadium eines M. Duchenne (Abb. 9.4),
- im Finalstadium einer Myositis (oft bei inadäquater Therapie),
- bei Zustand nach einer beidseitigen Poliomyelitis.

9.4.3 Verteilungsmuster III: Heterogenes Verteilungsmuster mit Seitensymmetrie

9.4.3.1 Gliedergürteltyp

Eine topische Selektivität der Umbauprozesse mit bevorzugter Degeneration in den dorsalen und dorsomedialen Muskelgruppen des Oberschenkels (M. semimembranosus, semitendinosus, biceps femoris und adductor magnus) sowie einer mittelgradigen Degeneration im Bereich der Quadricepsmuskulatur und einer geringen Degeneration im Bereich der anteromedialen Muskelgruppen (M. rectus femoris, M. sartorius und M. gracilis) findet sich charakteristischerweise bei Patienten mit einer

- Muskeldystrophie vom Gliedergürteltyp und
- Myositis im fortgeschrittenen Stadium (länger als ein Jahr Anamnese) (Abb. 9.5).

9.4.3.2 Weitere Verteilungsmuster mit Seitensymmetrie

Bei einer Vielzahl von selten auftretenden Muskelerkrankungen wurden im axialen Bild

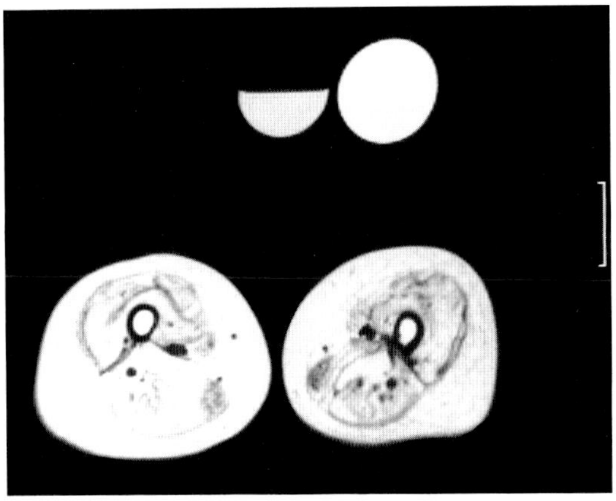

Abb. 9.4. Symmetrisches Verteilungsmuster II: Vollständige Umwandlung aller Muskelgruppen im Fettgewebe (hier bei einem M. Duchenne). Lediglich im Bereich des M. quadriceps und andeutungsweise auch im Bereich des M. sartorius lassen sich noch erhaltene Muskelfasern erkennen (*oben:* Eichlösungen)

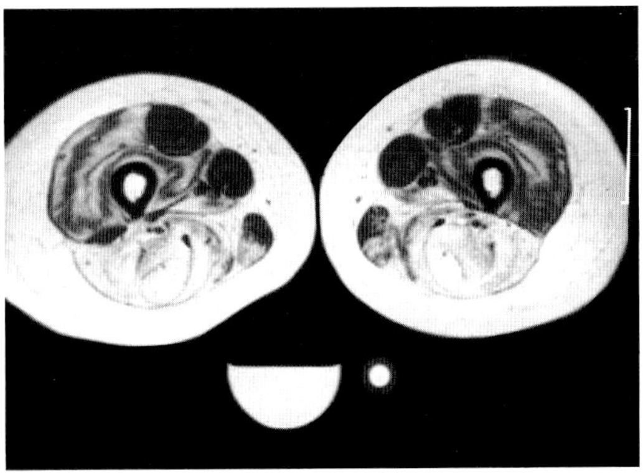

Abb. 9.5. Symmetrisches Verteilungsmuster III: heterogenes Muster mit hochgradigem Umbau der dorsal gelegenen Muskelgruppen in Fettgewebe, mittelgradiger Degeneration der Quadricepsmuskulatur und geringe Veränderungen der anteromedialen Muskelgruppen (M. rectus femoris, M. sartorius und M. gracilis) (*unten:* Eichlösungen)

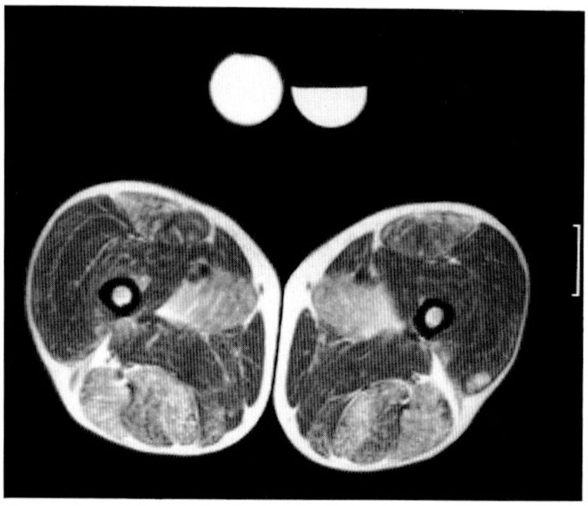

Abb. 9.6. Verteilungsmuster bei zentronukleärer Myopathie: fein-retikuläre Auffaserung vor allem im M. vastus medialis und M. semimembranosus, M. semitendinosus und M. biceps femoris (*oben:* Eichlösungen)

des Oberschenkels Verteilungsmuster gesehen, die mit den oben genannten Degenerationsbildern nicht übereinstimmten. Sie alle aufzuführen, würde den Rahmen dieses Beitrags überschreiten; deshalb sollen aus dieser Gruppe zwei Beispiele herausgegriffen werden:

Zentronukleäre Myopathie. Eine fein-retikuläre Auffaserung, die vor allem im M. vastus medialis und M. semimembranosus, M. semitendinosus und M. biceps femoris auftritt, wurde ausschließlich bei einem Patienten mit einer zentronukleären Myopathie gesehen (Abb. 9.6).

Familiäre hypokaliämische Lähmung. Ein Fall eines 42jährigen Patienten mit einer familiären hypokaliämischen Lähmung wies wiederum ein andersartiges Verteilungsmuster auf (Abb. 9.7): Während das T1w-SE-Bild im Bereich des M. vastus medialis und lateralis beidseits eine geringgradige Involution des Muskels durch Fettgewebe erkennen läßt (Abb. 9.7 a), zeigte das T2w-SE-Bild zusätzlich zu der Lipidinfiltration eine relative Signalerhöhung als Ausdruck eines gleichzeitig vorhandenen Ödems (Abb. 9.7 b), das sich vorwiegend in den genannten Muskelgruppen lokalisieren läßt.

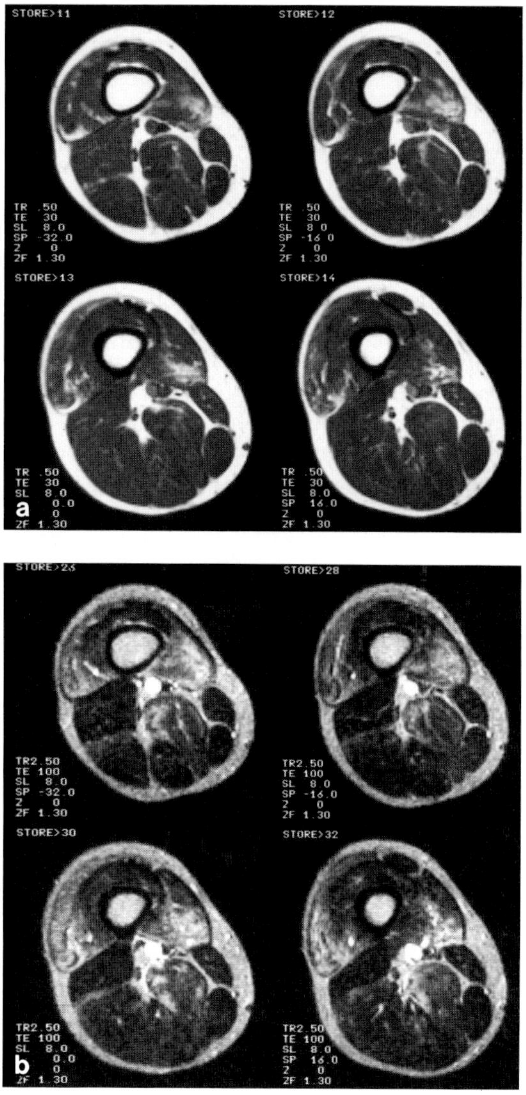

Abb. 9.7 a, b. Verteilungsmuster bei einem Patienten mit einer familiären hypokaliämischen Lähmung. **a** T1-Spinechobild mit geringgradiger Involution des Muskels und Ersatz durch Fettgewebe im Bereich des M. vastus medialis und lateralis. **b** T2-Schichten in derselben Position, die zusätzlich zur Lipidinfiltration eine relative Signalerhöhung erkennen lassen als Ausdruck eines gleichzeitig vorhandenen Ödems in den genannten Muskelgruppen (andeutungsweise auch im M. adductor magnus)

9.4.4 Verteilungsmuster IV: Heterogene Veränderungen mit Seitenasymmetrie

Eine einseitige pathologische Veränderung im MR-Bild findet sich bei folgenden Erkrankungen:

- Zustand nach Polio,
- Zustand nach Trauma/Blutung/Inaktivitätsatrophie,
- Tumor.

Bei Zustand nach Polio finden sich eine isolierte Atrophie und Umwandlung von Muskelgruppen in Fettgewebe, die auf der fehlenden Innervation (wegen des Defekts der motorischen Zentren im Hirnstamm oder in den motorischen Vorderhornzellen) beruht (Abb. 9.8). Die nicht betroffene Muskulatur zeigt bei der visuellen Beurteilung eine unauffällige Signalintensität im T1- und T2w-SE-Bild.
Bei posttraumatischen Zuständen kann sowohl das Ausmaß eines Hämatoms als auch einer posttraumatischen Muskelatrophie beurteilt werden.
Ein von Muskel-, Fett- und/oder Knochengewebe ausgehender Tumor führt ebenfalls zu einem heterogenen, asymmetrischen, pathologischen Verteilungsmuster. Dabei kann ein Lipom fast pathognomonisch im T1w-Bild erkannt werden. Andere Weichteiltumoren können mit hoher Sensitivität in bezug auf Größe, Ausdehnung, Infiltrationen und evtl. begleitenden Blutungen definiert werden. Eine artdiagnostische Aussage ist, wie bei Tumoren anderer Lokalisation, im allgemeinen nicht möglich.

9.5 Wertigkeit der MRT und Ausblick

Die Sensitivität der MRT im Nachweis von pathologischen Veränderungen der Muskulatur ist außerordentlich hoch; die Spezifität der Methode kann z. Z. wegen der noch relativ geringen Erfahrung und der großen Vielfalt der Muskelerkrankungen noch nicht abschließend beurteilt werden.
In Kombination mit weiteren, klinischen Informationen (Kreatinkinase, Nervenleitgeschwindigkeit, EMG etc.) kann die Magnetresonanztomographie wichtige Beiträge für die Diagnose leisten. So kann z. B. die Diagnose einer Myositis durch die relative Signalerhöhung im T2w-SE-Bild und einen erhöhten CK-Wert gestellt werden. Eine CK-Erhöhung allein kann bekanntlich durch eine Vielzahl von Faktoren verursacht werden, z. B. nach Muskeltrauma, nach körperlicher Belastung, Schwangerschaft, Geburt, Herzinfarkt, Hypothyreose,

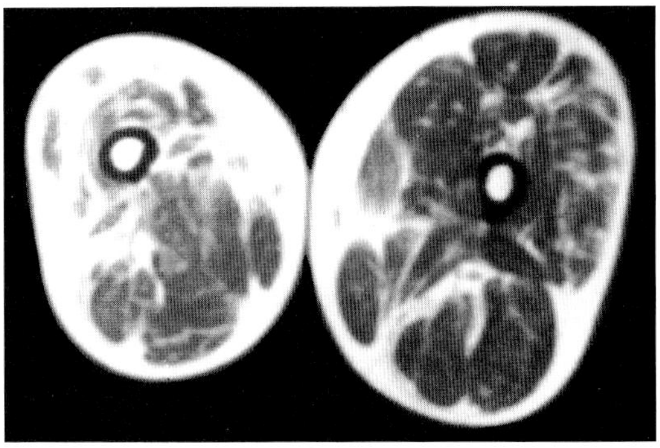

Abb. 9.8. Asymmetrisches Verteilungsmuster IV: Hier Zustand nach Polio mit nahezu komplettem Umbau der durch die neurogene Degeneration betroffenen ventralen und medialen Oberschenkelmuskulatur links

diabetische Ketoazidose, Leberschäden, Alkoholintoxikation, Pneumonie, Hypokaliämie, Karzinome, und ist daher unspezifisch; die Bestimmung der Aktivität der CK-Isoenzyme erlaubt nur in Einzelfällen eine spezifische Aussage.
Es kann vermutet werden, daß die Ausprägung der pathologischen Veränderungen vom Lebensalter abhängt: so zeigte die 6jährige Tochter des Patienten mit einer familiären hypokaliämischen Lähmung eine (gegenüber ihrem Vater) abgeschwächte klinische Symptomatik; das MR-Bild war unauffällig, ebenso die Untersuchung von zwei weiteren 16- bis 18jährigen Patienten mit der gleichen klinischen Diagnose. Die MRT ist also zur Frühdiagnose dieser Erkrankung nicht geeignet.
Eine zentrale Rolle kommt der Magnetresonanztomographie für die Auswahl und Planung einer Biopsiestelle zu. Eine Muskelbiopsie sollte nur an einem Muskel vorgenommen werden, der nicht vollständig von der Erkrankung zerstört und auch nicht durch eine vorangegangene, fokale Entzündung durch die Elektroden einer EMG-Untersuchung traumatisiert ist. Für die Planung einer Biopsie bietet sich die MRT als optimales nichtinvasives Verfahren an. Außerdem können eventuelle Biopsiefolgen (z. B. Blutungen, Abszesse, Narben) mit ihr nachgewiesen werden. Jeder klinisch oder serologisch begründete Verdacht auf eine Muskelerkrankung sollte aus diesen Gründen *vor* der Durchführung einer Muskelbiopsie mittels MRT untersucht werden.

Der Erfolg oder Mißerfolg einer medikamentösen Therapie kann durch die MR-Untersuchung beurteilt werden. Daraus ergeben sich Rückschlüsse auf die Therapieauswahl und Therapiedauer. Die Planung von gezielten, krankengymnastischen Übungsbehandlungen bestimmter Muskelgruppen wird nach Kenntnis des MR-Befundes erheblich erleichtert. Da das Ausmaß der Umbauvorgänge in den Muskeln mit der MRT genau erfaßt wird, kann die operative Verpflanzung von nicht geeigneten Muskelgruppen vermieden werden.

Weitere Untersuchungen müssen klären, ob die Magnetresonanztomographie auch geeignet ist, klinisch gesunde Konduktoren von Muskelerkrankungen (z. B. M. Duchenne, myotone Dystrophie etc.) zu erfassen. Dies hätte Konsequenzen für die genetische Beratung. Die bisherigen Untersuchungen an 10 Müttern von Duchenne-Patienten im eigenen Patientengut haben lediglich in einem Fall ein pathologisches MR-Bild [15] gezeigt; es stammte von einer sog. wahrscheinlichen Konduktorin (Mutter von 2 erkrankten Söhnen), während alle übrigen 9 Mütter von jeweils einem Duchenne-Kind (sog. mögliche Konduktorinnen) sowie 11 Schwestern bzw. Großmütter ein normales MR-Bild zeigten. Fünf Mütter wuden zusätzlich mit Fett-Wasser-Sequenzen nach Dixon untersucht; dabei ergaben sich verglichen mit den SE-Bildern keine neuen Bildinformationen.

Auf die *31-Phosphor-NMR-Spektroskopie* kann hier nicht im Detail eingegangen werden; die bisherigen Resultate lassen jedoch vermuten, daß sie aus mehreren Gründen zur Untersuchung der Skelettmuskulatur [4, 14, 18, 19, 22, 26] geeignet ist.

Der Gehalt an Phosphormetaboliten (Nukleosidmono-,-di- und -triphosphate, Kreatinphosphat, anorganisches Phosphat, Phosphormono- und -diester) ist in der Muskulatur relativ hoch.

Die periphere Extremitätenmuskulatur kann mit Small-bore-Magneten gut untersucht werden. Mit der Entwicklung von Hochfeld-Ganzkörpermagneten können auch Messungen der Muskulatur von Oberschenkel, Becken und Herz in vivo durchgeführt werden.

Die Muskulatur liegt oberflächennahe, so daß spektroskopische Messungen nicht durch Interferenzsignale aus anderen Organen gestört werden.

Biochemische Reaktionen unter Ischämie oder Belastung führen zu deutlich meßbaren Veränderungen im 31-P-Spektrum. ATP wird zum Kalziumrücktransport in das sarkoplasmatische Retikulum und zur Dissoziation von Aktin-Myosin-Filamenten in der Muskelrelaxation verbraucht; die ATP-Resynthese erfolgt schon in den ersten Sekunden der Muskelkontraktion durch Kreatinkinasereaktion von ADP mit Kreatinphosphat. Die bei intensiver und schneller Muskelkontraktion entstehende Laktatazidose kann indirekt durch die Änderung der chemischen Verschiebung des Phosphatsignals gemessen werden.

Schon in den Ruhespektren können Unterschiede zwischen gesunder und kranker Muskulatur festgestellt werden: Die Konzentration von Kreatinphosphat ist erniedrigt, die relative Konzentration von anorganischem Phosphat ist gegenüber der gesunden Muskulatur erhöht. Ein PCr/Pi-Quotient von unter 5 zeigt eine pathologisch veränderte Muskulatur.

Erste vorläufige Ergebnisse deuten darauf hin, daß die 31-P-NMR-Spektroskopie Patienten erfassen könnte, bei denen eine Muskelerkrankung bisher klinisch (noch) nicht in Erscheinung trat, aber nach der Familienanamnese möglich ist: So zeigten z. B. eine fragliche Duchenne-Konduktorin und ein (noch?) gesunder Bruder eines Patienten mit myotoner Dystrophie ein unauffälliges MR-Bild, im 31-P-Spektrum jedoch eine Reduktion des PCr/Pi-Quotienten. Diese Beobachtungen müssen jedoch durch weitere Untersuchungen abgesichert werden.

Die von der MR-Bildgebung bekannte Korrelation der Degenerationsprozesse läßt sich im Phosphorspektrum ebenfalls nachweisen. Durch Variation der Spulenpositon und besonders durch Anwendung ortsauflösender Verfahren kann ein Spektrum räumlich zugeordnet werden.

Pharmakologische Effekte lassen sich an der Skelett- und besonders an der Herzmuskulatur auf nichtinvasive Weise prüfen: dies gilt z. B. für die Wirkung von Kalziumantagonisten, Betablockern, Nitroverbindungen, Elektrolyten etc.

Literatur

1. Beilcke JA, Baert AL (1982) Clinical and radiological aspects of myopathies. Sprigner Berlin Heidelberg New York
2. Dixon WT (1984) Single proton spectroscopic imaging. Radiology 153: 189–194
3. Frahm J, Haase A, Matthaei D (1986) Rapid three-dimensional NMR imaging using the FLASH technique. J Comput Assist Tomogr 10: 363–368
4. Gadian DG, Radda GK (1981) NMR studies of tissue metabolism. Am Rev Biochem 50: 69–84
5. Haase A, Frahm J, Matthaei D, Hänicke W, Merboldt KD (1986) FLASH-imaging: rapid NMR imaging using low flip angle pulses. J Magn Reson 67: 258–266
6. Jerusalem F (1979) Muskelerkrankungen. Thieme, Stuttgart
7. Johnson MA, Polgow J, Weightman D, Appleton D (1973) Data on the distribution of fibre types in thirty-six human muscles. An autopsy study. J Neurol Sci 18: 111–129
8. Kaiser WA, Schalke BCG (1986) Kernspintomographie bei Muskelerkrankungen. Zentralbl Radiol 132/5: 361–362
9. Kaiser WA, Schalke BCG (1987) Muskelerkrankungen bei Stoffwechselstörungen im MR-Bild. Zentralbl Radiol 134/4: 154
10. Kaiser WA, Schalke BCG (1987) Magnetic resonance imaging of muscle diseases in metabolic disorders. VI European Congress of Radiology, 31. 5.–6. 6. 87. Book of abstracts, p 31
11. Kaiser WA, Schalke BCG (im Druck) MR-imaging and MR-spectroscopy in muscle disease. In: Aichner F (Hrsg) Neuroimaging II. Fischer, Stuttgart
12. Kaiser WA, Zeitler E (1988) Computertomographie und Kernspintomographie – Indikationen für Muskel und Knochen. Der Bayrische Internist 5: 33–35
13. Kaiser W, Zeitler E (1988) Kernspintomographie von Muskelerkrankungen. In: Schneider GH, Vogler E (Hrsg) Digitale bildgebende Verfahren-Integrierte digitale Radiologie. 5. Grazer Radiologisches Symposium, 8.–10. Okt. 1987, Referateband. Springer, Berlin Heidelberg New York Tokyo, pp 490–496
14. Kaiser W, Zeitler E, Hartl W, Sturm H, Graumann R, Oppelt A (1985) Spatially resolved P-31 spectroscopy using surface coils. Radiology 157 (P): 61
15. Kaiser WA, Schalke BCG, Rohkamm R (1986) Kernspintomographie in der Diagnostik von Muskelerkrankungen. ROFO 145/5: 199–205
16. Kaiser WA, Zeitler E, Schalke BCG (1986) MR imaging of muscle diseases. Radiology 161 (P): 146
17. Kaiser WA, Zeitler E, Schalke BCG (1986) MRI of muscle-diseases. 5th annual meeting, Society of Magnetic Resonance in Medicine, 19.–22. 8. 1986, Montreal, Works in Progress. Books of abstracts, 190
18. Kaiser WA, Zeitler E, Hartl W, Sturm W, Oppelt A (1986) Erste Ergebnisse der ortsaufgelösten 31P-NMR-Spektroskopie am Menschen. Zentralbl Radiol 132/5: 367
19. Kaiser WA, Hartl W, Sturm H, Schalke BCG, Zeitler E (1987) 31-P-NMR-Spektroskopie bei Muskelerkrankungen: Korrelation zur MR-Bildgebung. ROFO 146/2: 137–144
20. Murphy WA, Totty WG, Caroll JE (1986) MRI of normal and pathological skeletal muscle. AJR 146: 565–574
21. Oppelt A, Graumann R, Barfuß H, Fischer H, Hartl W, Schajor W (1986) FISP – Eine neue schnelle Pulssequenz für die Kernspintomographie. Elektromedica 54: 15–18
22. Radda GK (1986) The use of NMR-spectroscopy for the understanding of disease. Science 233: 640–645
23. Reither M, Kaiser WA (1988) Imaging of inflammatory musculo-sceletal diseases in children – significance of MRI. 25th Congress, European Society of Paediatric Radiology, 13. 4.–16. 4. 88, Montreux. Book of abstracts, 80
24. Rodiek SO (1985) Kernspintomographie der Skelettmuskulatur bei neuromuskulären Erkrankungen. ROFO 143/4: 418–425
25. Schalke BCG, Kaiser W, Schindler G, Rohkamm R, Reichmann H, Zeitler E (1985) Examination of skeletal muscles in patients with poly/dermatomyositis (PM/DM) and other myopathies by magnetic resonance imaging (MRI), computerized tomography (CT) and muscle biopsy. Max-Planck-Society, Clinical Research Unit for Multiple Sclerosis, Annual Report 3: 34–37
26. Taylor DJ, Bore PJ, Styles P, Gadian DG, Radda GK (1983) Bioenergetics of intact human muscle-31 P nuclear magnetic resonance study. Mol Biol Med 1: 77–94

10 In-vivo-MR-Spektroskopie

W. Semmler und P. Bachert

10.1 Einleitung

Mit der Magnetresonanzspektroskopie (MRS) können nichtinvasiv zelluläre Metaboliten und deren Umsatzraten beobachtet werden. Mangels geeigneter Magnetsysteme mit großen Bohrungen wurden In-vivo-MRS-Untersuchungen mit konventionellen MR-Spektrometern zunächst an Tieren und den Extremitäten des Menschen durchgeführt.

In diesem Kapitel wird nur auf die klinische Anwendung der In-vivo-MRS eingegangen. Die Grundlagen der MRS wurden in Kap. 2 behandelt. Dort ist dargestellt, welche Ursachen die chemische Verschiebung hat, wodurch die J-Aufspaltung bedingt ist und warum das Integral der Resonanzlinien der Spindichte und damit der Konzentration der Substanz proportional ist.

Die bei der In-vivo-MRS am Menschen zur Zeit detektierbaren Kerne und die möglichen Anwendungen der Methoden werden vorgestellt. Aus der Vielzahl der vorgeschlagenen Lokalisationstechniken werden nur diejenigen in Betracht gezogen, die bei Patientenuntersuchungen praktische Anwendung gefunden haben.

10.2 Grundlagen

10.2.1 Atomkerne für die In-vivo-MRS

Für die Anwendung der In-vivo-Spektroskopie am Menschen stehen zur Zeit die Spin-1/2-Atomkerne ^{1}H, ^{13}C (γ=0,252 γ_{1H}), ^{19}F (γ=0,941 γ_{1H}) und ^{31}P (γ=0,405 γ_{1H}), sowie der Spin-3/2-Kern ^{7}Li (γ=0,389 γ_{1H}) zur Verfügung. Die Häufigkeiten und andere wichtige Daten dieser Atomkerne sind in Tabelle 2.1 aufgeführt.

10.2.1.1 ^{31}P-MRS

Der bei MRS-Untersuchungen am Menschen am häufigsten benutzte Kern ist ^{31}P. Dies beruht auf der relativ großen Sensitivität von ^{31}P (^{31}P-MR-Muskelspektren sehr guter Qualität können in kurzen Meßzeiten erhalten werden) und auf der einfachen Interpretierbarkeit der In-vivo-^{31}P-MR-Spektren. Die Anzahl der nachweisbaren Metaboliten ist überschaubar, und vor allem kann man die Änderungen in den ^{31}P-MR-Spektren bei äußerem Streß (z. B. Belastung, Ischämie, Intoxikation, Bestrahlung etc.) aufgrund einfacher physiologischer und pathophysiologischer Modelle erklären.

Mit der ^{31}P-MRS können die energiereichen Phosphate und die Zwischenprodukte des Phospholipidmetabolismus in vivo detektiert werden. In-vivo-^{31}P-MR-Spektren nahezu aller Gewebe zeigen die Resonanzen der α-, β- und γ-Nukleosid-5'-triphosphate (NTP), des Phosphokreatins (PCr) und anorganischen Phosphats (P_i). Die in Hirn-, Leber- und Tumorspektren signalintensiven Phosphomonoester (PME)- und Phosphodiester(PDE)-Resonanzen setzen sich aus mehreren Komponenten zusammen (Abb. 10.1 b), deren Zuordnung aus Extraktspektren im Hochfeld gewonnen wurden (vgl. Abb. 10.19 b). Im allgemeinen werden Phosphorylethanolamin (PE) und Phosphorylcholin (PC), die Vorstufen der Phospholipide sind, als spektrale Komponenten der PME-Resonanz angesehen. Das Glycerophosphorylethanolamin (GPE) und Glycerophosphorylcholin (GPC), beides Abbauprodukte der Membranphospholipide, werden dem PDE-Resonanzband zugeordnet. Die Resonanzen der Nukleosid-5'-diphosphate (NDP), von Adenosin-5'-monophosphat (AMP), Inosin-5'-monophosphat (IMP), Glukose-6'-phosphat (G-6-P) und der Nikotinamidadenindinukleotide (NADH, NAD) werden nur ausnahmsweise beobachtet bzw.

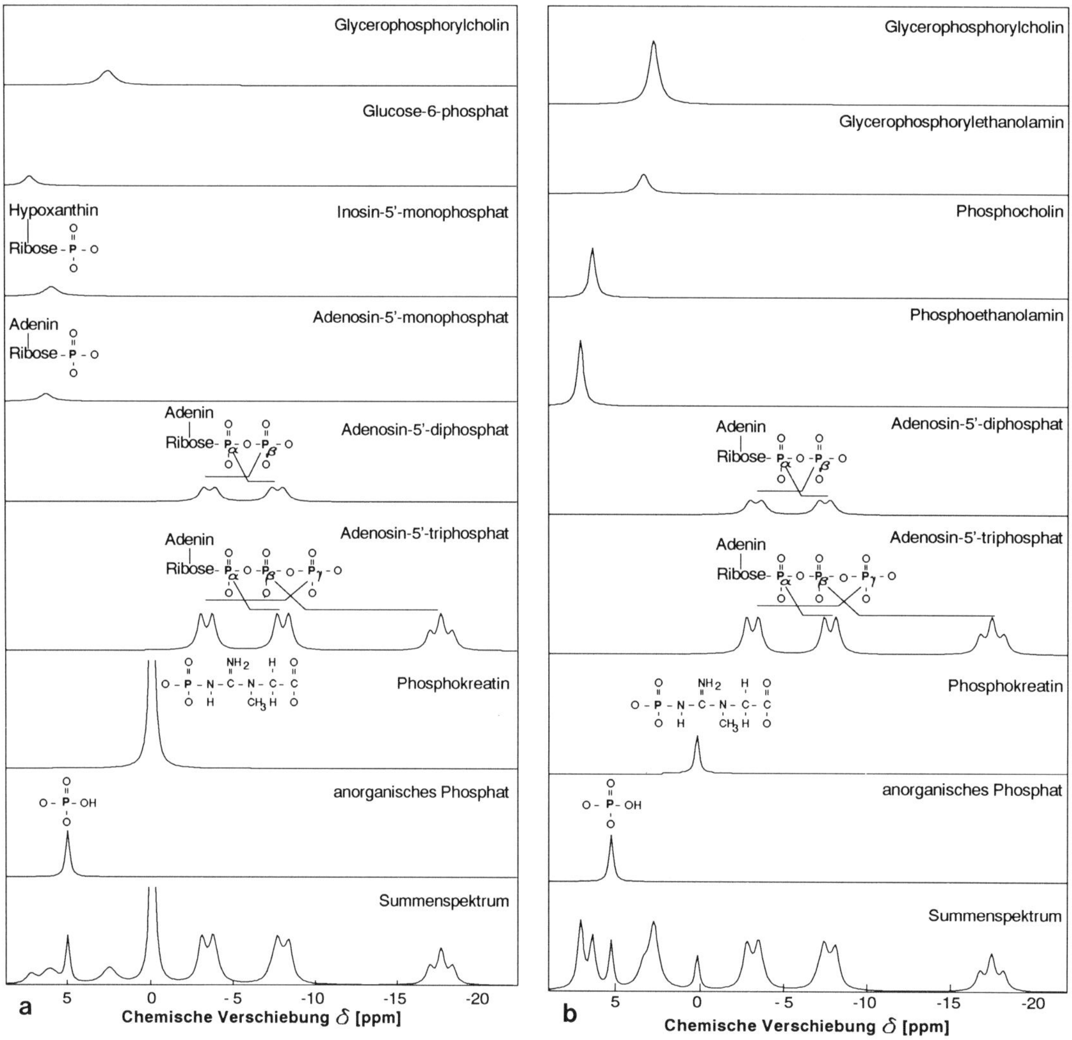

Abb. 10.1 a, b. Schematische Darstellung der Signalkomponenten eines In-vivo-^{31}P-MR-Spektrums der Muskulatur (**a**) und eines Tumors (**b**). Die Zuordnung der Resonanzlinien zu den Phosphoratomen ist für einige Metaboliten angegeben. Die Summenspektren, die bei einer MR-Untersuchung bei Vorliegen aller Metaboliten im Muskel bzw. im Tumor aufgenommen würden, sind jeweils unten dargestellt (vgl. Abb. 10.8). Die unterschiedlichen Konzentrationen der Metaboliten spiegeln sich in den Integralen der Resonanzlinien wider (es werden vollständig relaxierte Spektren angenommen, d. h. TR>>T1 für alle Metaboliten). Die Signalintensitäten der PME- und PDE-Resonanzen sind in vielen Tumorspektren signifikant erhöht. Sie setzen sich unter anderem aus PC und PE bzw. GPC und GPE zusammen. Die chemischen Verschiebungen der Resonanzen von PC und PE sind denen der „Zuckerphosphate" (Glukose-6-phosphat, Fruktose-1,6-diphosphat), die bei anaeroben Verhältnissen beobachtet werden, sehr ähnlich. Diese Resonanzen können in vivo bei 1,5 T ohne Entkopplung nicht aufgelöst werden

können von den erstgenannten Resonanzen wegen einer nahezu gleichen chemischen Verschiebung nicht getrennt werden.

In Abb. 10.1 sind die Komponenten eines In-vivo-^{31}P-MR-Muskelspektrums und eines ^{31}P-MR-Tumorspektrums schematisch dargestellt. Die NTP-Resonanzen bestehen in der Muskulatur zu einem großen Teil aus Signalkomponenten des Adenosin-5'-triphosphats. Das ATP, der wichtigste Träger verfügbarer chemischer Energie in der Zelle, steht im Wechselspiel mit dem Phosphokreatin (=Kreatinphosphat), einer Speicherform von energiereichen Phosphatgruppen (Abb. 10.2). Die Produktion

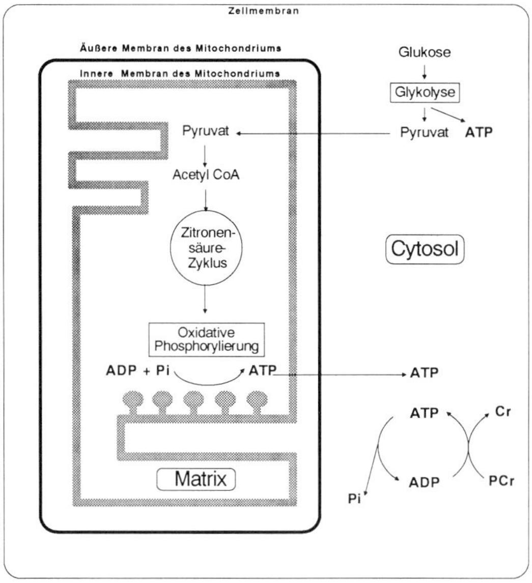

Abb. 10.2. Schematische Darstellung des Energiestoffwechsels der Zelle. ATP ist der wichtigste Energieträger der Zelle. Es wird bei der Biosynthese, dem aktiven Transport durch die Zellmembranen und bei der Muskelkontraktion verbraucht und bei der Glykolyse und bei der oxidativen Phosphorylierung erzeugt

des ATP erfolgt in der ausreichend mit Sauerstoff versorgten Zelle über die aerobe Glykolyse, die Verwertung freier Fettsäuren und die oxidative Phosphorylierung in den Mitochondrien (vgl. Abb. 10.2). Insbesondere in der Muskelzelle wird ein temporäres Energiereservoir in Form von PCr angelegt, damit über die Kreatinkinasereaktion schnell Energie zur Verfügung gestellt werden kann:

$$\mathrm{ATP} \leftrightarrow \mathrm{ADP} + \mathrm{P_i}$$
$$\mathrm{PCr} + \mathrm{ADP} \leftrightarrow \mathrm{ATP} + \mathrm{Cr}$$

Summe: $\mathrm{PCr} \leftrightarrow \mathrm{Cr} + \mathrm{P_i}$

In der Zelle wird der ATP-Spiegel weitgehend konstant gehalten. Bei Sauerstoffmangel wird daher bei hohem Energiebedarf soweit möglich zuerst die Kreatinkinasereaktion zur Bereitstellung von ATP genutzt. Der Anstieg des Hydrolyseprodukts ADP stimuliert die Glykolyse, die im ischämischen Zustand den anaeroben Weg zum Laktat nimmt

$$\mathrm{Glukose} + \mathrm{ADP} + \mathrm{Pi} \leftrightarrow \mathrm{ATP} + \mathrm{Laktat}$$

und dabei unter diesen Stoffwechselbedingungen ATP zur Verfügung stellt.

Durch diese Reaktion wird bei Ischämie eine Laktatazidose erzeugt. Der laktatinduzierte Abfall des pH-Werts im Gewebe kann mit der ^{31}P-MR-Spektroskopie direkt gemessen werden, da die Resonanzfrequenz des anorganischen Phosphats pH-abhängig ist. Aus der Änderung der chemischen Verschiebung δ_{obs} der $\mathrm{P_i}$-Resonanz relativ zu der Resonanz von PCr, deren chemische Verschiebung pH-unabhängig ist, kann mit Hilfe der modifizierten Henderson-Hasselbalch-Gleichung der pH-Wert des Gewebes berechnet werden. δ_{A} bzw. δ_{AH} seien die chemischen Verschiebungen der deprotonierten bzw. protonierten Form eines Moleküls. Erfolgt der Austausch der Protonen zwischen beiden Formen sehr schnell, wird ein Mittelwert δ_{obs} der relativen chemischen Verschiebung beobachtet, der vom pH-Wert abhängt:

$$\mathrm{pH} = \mathrm{pK} + \log \left[\frac{\delta_{\mathrm{obs}} - \delta_{\mathrm{A}}}{\delta_{\mathrm{AH}} - \delta_{\mathrm{obs}}} - 1 \right]$$

Die Titrationskurve kann für intakte Gewebe nicht gemessen werden, deshalb schwanken die in der Literatur angegebenen Werte für δ_{A} und δ_{AH}. Für anorganisches Phosphat sind die Endpunkte der Titrationskurve δ_{A}=0,698 ppm bzw. δ_{AH}=3,196 ppm und pK=6,888. Sind die Werte für δ_{A}, δ_{AH} und pK im Gewebe nicht genau bekannt, dann ist die Absolutbestimmung des pH-Werts mit Fehlern behaftet. Allerdings können die relativen Änderungen – z. B. bei Ischämie – genau bestimmt werden. Zu berücksichtigen ist außerdem, daß nur ein mittlerer pH-Wert über die verschiedenen Kompartimente des Gewebes gemessen werden kann. Neben diesen Fehlerquellen nehmen auch Temperatur und Metallionenkomplexbindungen Einfluß auf die chemische Verschiebung. Zum Beispiel ist die chemische Verschiebung der β-NTP-Resonanz von der Mg-Komplexbildung abhängig; wird diese dann als interne Referenzlinie benutzt, kann ein zusätzlicher Fehler auftreten.

10.2.1.2 ^{1}H-MRS

Das Proton (^{1}H) weist die größte MR-Sensitivität aller stabilen Nuklide auf sowie eine sehr hohe Konzentration im Gewebe. Der Bereich der chemischen Verschiebung ist extrem klein (ungefähr 10 ppm), und damit ist die Anforde-

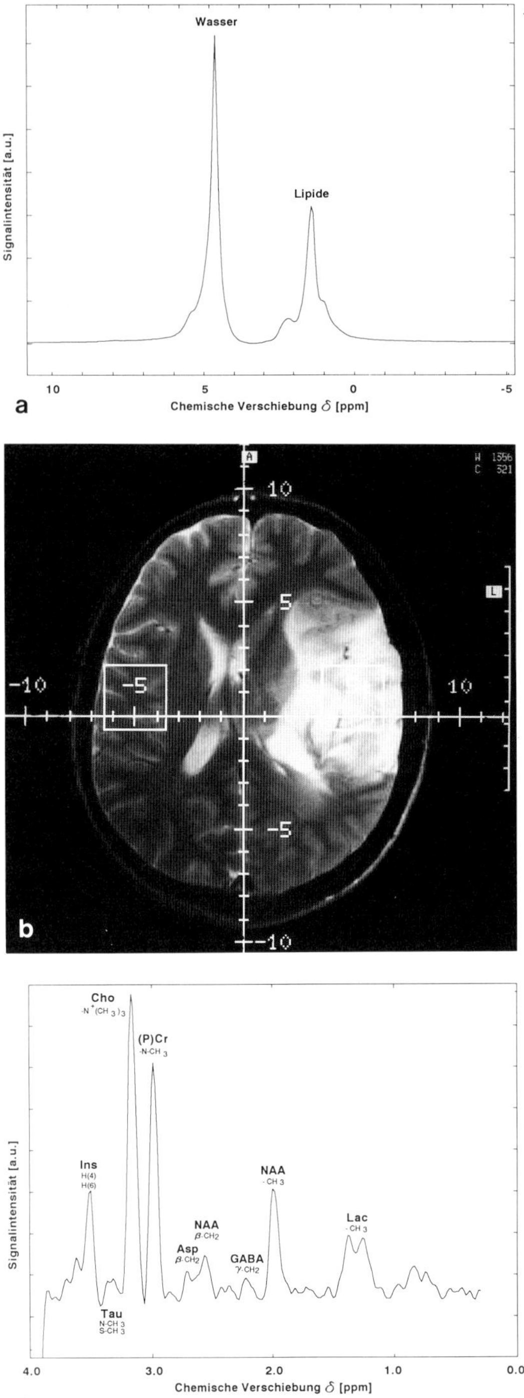

◀ **Abb. 10.3 a–c.** MRT und In-vivo-^{1}H-MRS (1,5 T). **a** ^{1}H-MR-Spektrum des M. gastrocnemius ohne Wasserunterdrückung von einem gesunden Probanden. Die Resonanzen der Wasserprotonen und die der CH_3- und CH_2-Protonen der Lipide überlagern die Resonanzen der anderen Metaboliten (Oberflächenspule von 5 cm Durchmesser, TR=1000 ms, AC=16). **b** Transversale T2w-Aufnahme des Gehirns (SE 2800/90, SD=5 mm) mit Astrozytom II bei einem 26jährigen männlichen Patienten. Der Tumor ist vom perifokalen Ödem nur schwer abgrenzbar. Die ausgewählten Volumenelemente (VOI=3×3×3 cm^3) für die lokalisierte ^{1}H-MRS im Tumor und in der gesunden kontralateralen Seite sind dargestellt. **c** Lokalisiertes, wasserunterdrücktes ^{1}H-MR-Spektrum des Tumors aus (**b**). Die residuale Resonanzlinie der Wasserprotonen liegt bei 4,7 ppm (außerhalb der Darstellung). Die Resonanzen von Protonen der Molekülgruppen von MR-sichtbaren Metaboliten geringer Konzentration sind bezeichnet. Resonanzen der Lipide (0–2,4 ppm) werden i. allg. bei Hirnuntersuchungen nicht beobachtet (Kopfspule von 27 cm Durchmesser, STEAM-Pulssequenz, TR=1500 ms, TE=50 ms, AC=200). Es ist zu beachten, daß bei der Bezeichnung der Resonanzlinien korrekterweise die Gruppe, an der das beobachtete Atom gebunden ist, angegeben werden sollte. Es hat sich jedoch eingebürgert, daß nur die Verbindungen angegeben werden

rung an die spektrale Auflösung entsprechend hoch. Eine weitere Komplikation besteht darin, daß bei der In-vivo-^{1}H-MR-Spektroskopie Sequenzen benötigt werden, welche die dominante Resonanz der im Gewebswasser gebundenen Protonen effektiv unterdrücken. ^{1}H-MR-Muskelspektren zeigen eine intensive Lipidresonanz vom subkutanen Fett und dem Fett in den Muskelsepten (Abb. 10.3 a). In lokalisierten ^{1}H-MR-Spektren des Gehirns treten diese Lipidresonanzen allerdings nur mit sehr geringer Intensität auf, so daß die Wasserunterdrückung genügt, um ^{1}H-MR-Spektren mit signalschwachen Resonanzen anderer interessanter Metaboliten zu erhalten. Dies sind hauptsächlich Signale von Protonen in Molekülgruppen von N-Acetylaspartat (NAA), γ-Aminobuttersäure (GABA), Cholin (Cho), (Phospho) Kreatin ((P)Cr), Laktat (Lac), Aspartat (Asp), Glutamin (Gln) und Glutamat (Glu) etc. (vgl. Abb. 10.3 c). Allerdings ist die Zuordnung der Resonanzen von In-vivo-^{1}H-MR-Spektren aufgrund der Vielzahl sehr schwacher Linien, der kleinen chemischen Verschiebung und der Spin-Spin-Kopplung schwierig.

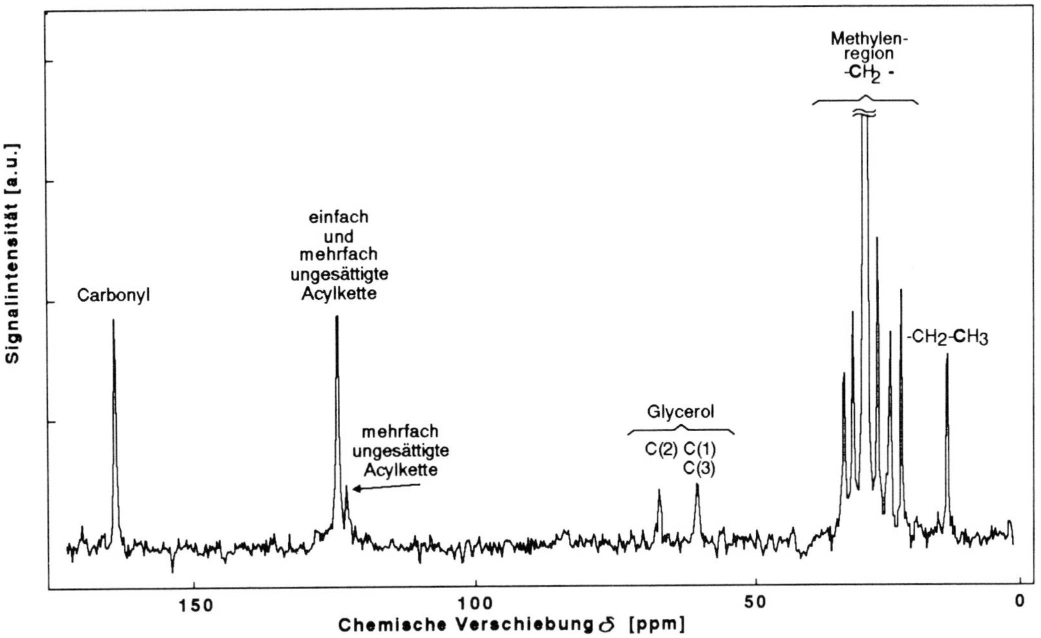

Abb. 10.4. Protonenentkoppeltes ^{13}C-MR-Spektrum (1,5 T) vom M. gastrocnemius eines gesunden männlichen 28jährigen Probanden. Das Spektrum wurde mit einer 5-cm-Oberflächenspule für die ^{13}C-Frequenz und einer 10-cm-Spule für die ^{1}H-Frequenz in konzentrischer Anordnung aufgenommen. Im Spektrum dominieren die Resonanzen der Kohlenstoff-13-Atome mobiler Triacylglyzeride (TR=3000 ms, AC=200)

10.2.1.3 ^{13}C-MRS

Die ^{13}C-MRS bietet ein großes Potential für die Untersuchung der Biochemie des intakten Gewebes, da der Kohlenstoff in allen organischen Verbindungen vorkommt. Die Sensitivität ist allerdings aufgrund des kleinen gyromagnetischen Verhältnisses (γ=0,252 γ_{1H}) und der natürlichen Häufigkeit des ^{13}C-Isotops von nur 1,1 % gering. Die Aufspaltung durch die starke J-Kopplung zwischen ^{13}C- und ^{1}H-Spins erschwert eine Zuordnung und Identifikation der Linien in nicht entkoppelten Spektren. In-vivo-^{13}C-MR-Spektren zeigen ein charakteristisches Muster von Resonanzen mobiler Triacylglyceride, wie etwa die Methylenresonanzen zwischen 23 und 34 ppm (relativ zu Tetramethylsilan bei 0 ppm); diese ^{13}C-Resonanzen sind ähnlich dominant wie die Resonanz der Wasserprotonen in der Protonenspektroskopie. Mit verschiedenen Pulstechniken, wie der Protonenentkopplung oder der selektiven Sättigung des Signals vom subkutanen Fett können ^{13}C-MR-Spektren vereinfacht und damit leichter interpretierbar werden (Abb. 10.4).

Die geringe natürliche Häufigkeit des ^{13}C-Isotops führt zu SR-Problemen für Nicht-Lipidresonanzen, ist aber andererseits vorteilhaft bei der Markierung von Substanzen mit diesem Isotop, um deren Stoffwechsel in vivo zu verfolgen. ^{13}C ist der einzige derzeit benutzte In-vivo-MR-Kern, der bei einer Markierung nicht als Fremdatom in eine Verbindung eingebaut werden muß.

10.2.1.4 ^{19}F-MRS

Fluor kommt im Körper in mit der MR nicht nachweisbaren Konzentrationen vor, so daß die native Fluorspektroskopie nicht möglich ist. Fluor muß daher in ausreichender Konzentration exogen zugeführt werden. Klinische In-vivo-^{19}F-MRS Untersuchungen wurden erstmalig an Patienten durchgeführt, die mit dem Chemotherapeutikum 5-Fluoruracil (5-FU) behandelt wurden. 5-FU wird in der Leber überwiegend zu α-Fluor-β-Alanin (FBAL) katabolisiert und renal ausgeschieden. In-vivo-^{19}F-MRS-Untersuchungen haben gezeigt, daß das Chemotherapeutikum nur in geringem

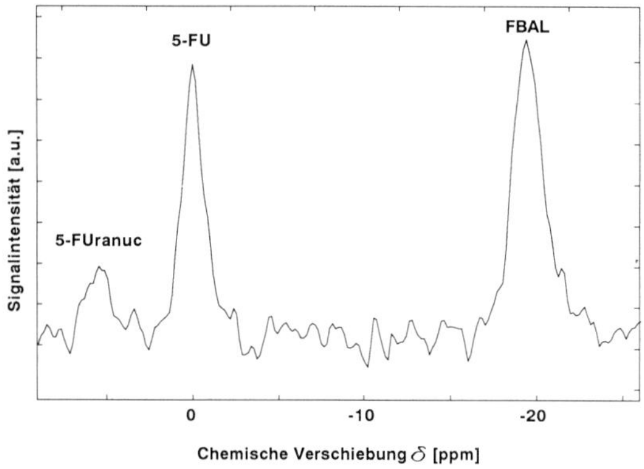

Abb. 10.5. ^{19}F-MR-Spektrum (1,5 T) aus der Leber einer 48jährigen Patientin mit Lebermetastasen nach intraarterieller Gabe von 1,5 g 5-FU. Die Resonanz des Fluoratomkerns im Zytostatikum (5-FU), im Kataboliten α-Fluor-β-Alanin (FBAL) und in den 5-Fluoruracilnukleotiden (5-FUranuc) sind aufgelöst. (Oberflächenspule von 15 cm Durchmesser, TR=1000 ms, AC=256) [39]

Maße über den anabolen Stoffwechsel in der Leber und im Tumor in die zytotoxischen 5-Fluoruracilnukleotide (5-FUranuc: z. B. FUMP, FUTP) umgewandelt wird. Ein In-vivo-^{19}F-MR-Spektrum über der mit Metastasen durchsetzten Leber einer Patientin nach intraarterieller Gabe von 5-FU ist in Abb. 10.5 wiedergegeben. Die Resonanzen des 5-FU, von FBAL und 5-FUranuc sind nachweisbar.

10.2.2 Lokalisationsmethoden

Es gibt inzwischen eine Vielzahl von Lokalisationsmethoden für die In-vivo-MR-Spektroskopie, von denen in der Praxis allerdings nur wenige eingesetzt werden. Die am häufigsten benutzten Lokalisationsmethoden werden hier kurz beschrieben. Eine zusammenfassende Darstellung der Lokalisationstechniken findet sich bei W. Aue [1].

10.2.2.1 Oberflächenspulen

Die einfachste Methode zur Lokalisation ist die Anwendung von Oberflächenspulen. Die begrenzte Reichweite dieser Antennensysteme erlaubt es, durch Wahl des Spulendurchmessers einen in Tiefe und Durchmesser abgegrenzten Gewebebereich (VOI) auszuwählen, der hauptsächlich zum MR-Spektrum beiträgt. Die Methode findet Anwendung bei der MR-Spektroskopie der Muskulatur, der Leber und von oberflächlichen Tumoren. Nachteilig ist der relativ starke Abfall der Empfindlichkeit mit zunehmender Entfernung von der Spule, so daß oberflächlich liegende Strukturen überproportional, tieferliegende Strukturen aber in geringerem Maße zum Signal beitragen (vgl. Abb. 10.6 a). Eine verbesserte Lokalisierung durch Unterdrückung von unerwünschten Signalanteilen aus der Oberflächenschicht kann durch einfache Optimierung des Pulswinkels erfolgen, indem z. B. die Pulsamplitude so eingestellt wird, daß in Spulennähe der Auslenkwinkel 180° beträgt, im interessierenden Bereich aber 90°, so daß hier transversale Magnetisierungskomponenten auftreten.

10.2.2.2 Oberflächenspulen mit Schichtselektion

Eine verbesserte Abgrenzung des VOI wird durch Sättigung unerwünschter Signalanteile (Präsaturation) bzw. Anregung der Spins in definierten Schichten mittels *selektiver* Pulse erzielt.

Bei der DRESS-Lokalisation [6] regt man mit einem selektiven Puls eine Schicht parallel zur Oberflächenspule an (Abb. 10.6 c).

Bei Sättigungsmethoden können nichtselektive Auslesepulse verwendet werden. Bei FROGS [34] wird die Magnetisierung einer bestimmten Schicht – meist die der Oberflächenspulen anliegende Deckschicht aus subkutanem Fett und/oder Muskel – durch Anwendung einer Reihe schichtselektiver HF-Pulse unterschiedlicher Leistung gesättigt. Nach einer Verzögerungszeit, die das Abklingen noch vorhandener Wirbelströme ermöglichen soll, werden mit einem nichtselektiven Puls die Spins innerhalb des gesamten sensitiven Volumens der Oberflächenspule angeregt (vgl. Abb. 10.6 c). Aufgrund der Vorsättigung trägt die Magnetisierung innerhalb der vorher ausgewählten Schicht nicht zum FID-Signal bei.

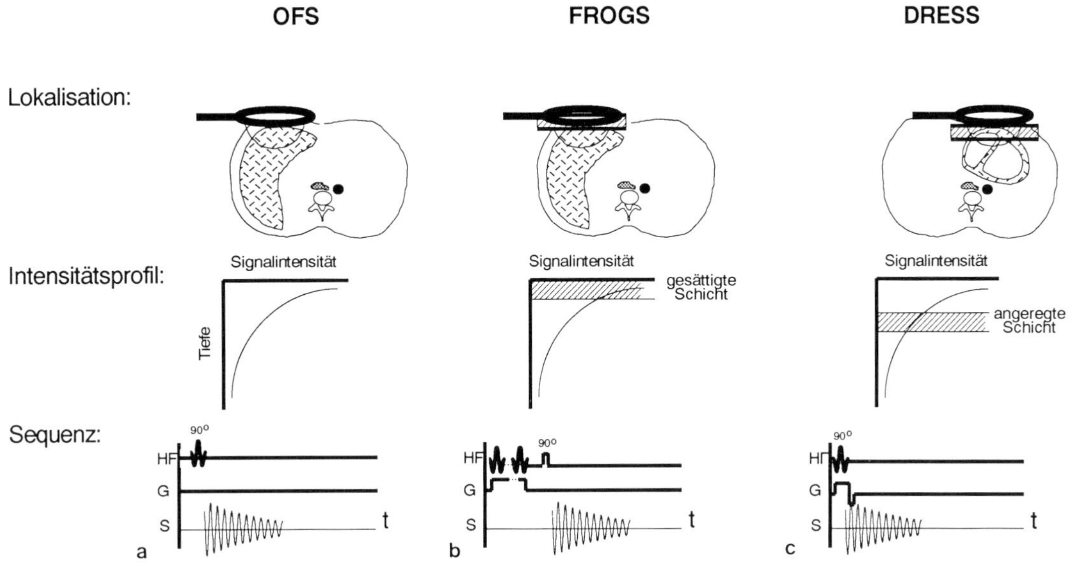

Abb. 10.6 a–c. Lokalisationsmethoden mit Oberflächenspulen. **a** Die Lokalisation mit Oberflächenspulen erfolgt durch Positionierung der Spule über dem zu untersuchenden Gebiet. Das Intensitätsprofil der Spule fällt mit dem Abstand ab, so daß tieferliegende Strukturen nur wenig, oberflächlich gelegene Strukturen überproportional zum Signal beitragen. Die Anregung erfolgt mit einem nichtselektiven HF-Puls. Die Antwort des Spinsystems ist das FID-Signal, das vom Empfangssystem registriert wird. **b** Bei der FROGS-Sequenz sättigen schichtselektive Pulse die Magnetisierung in einer ausgewählten Schicht [34]. Der nachfolgende nichtselektive HF-Puls regt alle Kerne im Volumen an. Aufgrund der Vorsättigung erhält man aus der ausgewählten Schicht keinen Signalbeitrag. **c** Bei der DRESS-Methode [6] wird ein selektiver Puls zusammen mit einem Schichtauswahlgradienten benutzt, um die Spins einer definierten Schicht anzuregen

10.2.2.3 Volumenselektion (ISIS)

Die ISIS-Technik [26] erlaubt die Aufnahme von MR-Spektren isolierter Volumenelemente (bei ^{31}P-MRS von typischerweise 5×5×5 cm^3) aus dem Inneren des Körpers. Dazu werden 8 MRS-Experimente sukzessiv ausgeführt. Die detektierten FID-Signale müssen anschließend in einer bestimmten Reihenfolge addiert bzw. subtrahiert werden. Die Kombination der schichtselektiven Pulse in den drei Raumrichtungen ist so gewählt, daß bei der Addition bzw. der Subtraktion die Anteile außerhalb des gewählten Volumenelements sich jeweils aufheben, innerhalb des Volumenelements jedoch addieren (vgl. Abb. 10.7a). Bei der Durchführung der 8 Experimente muß das Untersuchungsobjekt in völliger Ruhe sein, weshalb sich diese Methode nicht gut für atemverschiebliche Organe eignet. In-vivo-^{31}P-ISIS-Studien wurden überwiegend am Gehirn bei Probanden und Patienten durchgeführt. Da frequenzmodulierte adiabatische Pulse benutzt werden, kann die ISIS-Sequenz auch in Kombination mit Oberflächenspulen angewendet werden.

10.2.2.4 STEAM

Die STEAM-Lokalisationsmethode [15] benutzt eine Folge von 3 schichtselektiven 90°-Pulsen, die ein stimuliertes Echo erzeugen. Die Wasserunterdrückung kann mit schmalbandigen frequenzselektiven Pulsen, die der Echosequenz vorgeschaltet sind, einfach realisiert werden (Abb. 10.7b). Dieses Experiment ist technisch äußerst anspruchsvoll und stellt sehr hohe Anforderungen an das MR-System. Nur eine sorgfältige Wirbelstromkompensation, eine exzellente Grundfeldhomogenität und die adäquate Anwendung von „Spoilergradienten" zur Unterdrückung unerwünschter Echos und FIDs ermöglichen die Aufnahme lokalisierter In-vivo-^{1}H-MR-Spektren guter Qualität. Gegenüber einer SE-Sequenz sind die Signale der STEAM-Sequenz etwa um den Faktor 2 kleiner.

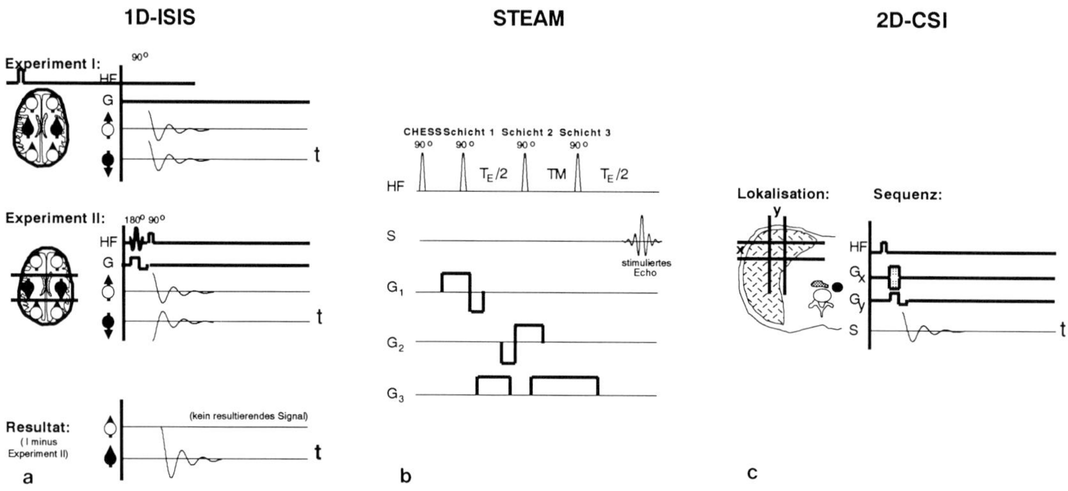

Abb. 10.7 a–c. Volumenselektive Lokalisationsverfahren. **a** Die ISIS-Sequenz ermöglicht die Aufnahme eines lokalisierten MR-Spektrums aus einem definierten Volumenelement [26]. Das Prinzip kann anhand zweier Experimente erklärt werden. Experiment I: Ein nichtselektiver 90°-Puls liest das gesamte Signal aus dem „field-of-view" der Spule aus. Experiment II: Vor dem nichtselektiven 90°-Auslesepuls invertiert ein selektiver 180°-Puls die Magnetisierung in einer definierten Schicht. Bei der Subtraktion der Signale von Experiment I und II heben sich die Beiträge der „weißen" Spins auf, während sich die Beiträge der „schwarzen" Spins summieren. Bei der 3dimensionalen Lokalisation (3D-ISIS) wird durch 8 sukzessive Experimente das Signal aus einem definierten Volumenelement präpariert. **b** Bei der lokalisierten STEAM-Sequenz wird durch eine Folge von 3 schichtselektiven 90°-Pulsen das Signal (stimuliertes Echo) aus einem definierten Volumenelement ausgelesen. Ein schmalbandiger Gauß-Puls (CHESS) unterdrückt das Signal der Gewebswasserprotonen [15]. **c** Beim „Chemical Shift Imaging" (CSI) [10] wird die Ortsinformation über eine Phasenkodierung aufgeprägt (vgl. 2.2). Der große Vorteil der Methode ist, daß alle Volumenelemente simultan gemessen werden und dabei die räumliche Verteilung einzelner Metaboliten bestimmt werden kann

10.2.2.5 CSI

Das „Chemical Shift Imaging" (CSI) [10] benutzt Feldgradienten zur räumlichen Kodierung der Signale, analog zur MR-Tomographie. Während der Evolutionsperiode nach dem Anregungspuls präzedieren die Atomkerne unter dem Einfluß dreier orthogonaler Gradienten (3D-CSI). Die Phase der Signalkomponenten des FID-Signals bzw. des Spinechosignals ist durch die Präzession der Spins unter dem Einfluß der Feldgradienten bestimmt und beinhaltet die Ortsinformation. Die Feldgradienten werden schrittweise in ihrer Größe verändert, und für jede Kombination der Gradientenwerte wird ein Signal akquiriert. Mithin müssen für einen vollständigen 3D-Datensatz mit n Kodierschritten n^3 Messungen durchgeführt werden. Daraus resultieren exzessive Meßzeiten, was für die Anwendung des CSI in vivo eine starke Limitierung bedeutet. Unter bestimmten Voraussetzungen (z. B. durch Verringerung der Ortsauflösung und der Dimension) sind In-vivo-MRS-Untersuchungen mit der CSI-Technik möglich (vgl. Abb. 10.26).

10.2.3 Spektrometer

10.2.3.1 Statisches Magnetfeld

Während die MR-Bildgebung auch bei Feldstärken unter 0,5 Tesla möglich ist, kann die MR-Spektroskopie nur bei Magnetfeldern von mindestens 1,5 Tesla durchgeführt werden. Eine Erhöhung der Feldstärke verbessert das S/N-Verhältnis und die Linienauflösung der MR-Spektren. In-vivo-MRS-Experimente im 4-Tesla-Ganzkörpersystem zeigen erwartungsgemäß, daß die Auflösung und auch das Signal-Rausch-Verhältnis besser werden (vgl. Abb. 10.20 b). Der technische Aufwand für solche Systeme ist aber sehr hoch, so daß diese Geräte bisher nur an wenigen Zentren installiert wurden.

10.2.3.2 Feldhomogenität

Die Anforderungen der MR-Spektroskopie an die Homogenität des Magnetfeldes sind beträchtlich höher als für die Bildgebung. Beispielsweise muß die Homogenität für die Wasserstoffspektroskopie besser als 0,1 ppm sein, entsprechend einer Linienbreite (FWHM) $\Delta\nu \approx 6$ Hz bei 1,5 Tesla im interessierenden Volumen von einigen cm^3. Andernfalls sind die Resonanzlinien inhomogen verbreitert ($\Delta\nu = 1/\pi T_2^*$), was das Signal-Rausch-Verhältnis und die spektrale Auflösung mindert. Aus diesem Grunde ist vor der MR-Spektrenaufnahme eine „Shimmung" durchzuführen, d. h. mit Hilfe spezieller Zusatzspulen wird die lokale Homogenität des Grundfeldes im VOI optimiert. Wegen des schwachen In-vivo-Signals der anderen Kerne wird stets mit dem Signal der Wasserprotonen „geshimmt".

10.2.3.3 Anforderungen an das Hochfrequenzsystem

Für die multinukleare MRS wird ein Breitband-Hochfrequenzverstärker benötigt, der die entsprechenden Resonanzfrequenzen zur Verfügung stellt. Das sind bei 1,5 Tesla etwa 16, 26, 60 und 63 MHz für ^{13}C-, ^{31}P-, ^{19}F- und ^{1}H-MRS (vgl. 2.2, Tabelle 2.1). Die Empfangsseite muß gleichfalls multinuklear ausgelegt sein.

Für Anregung und Detektion (Signalempfang) werden sensitive HF-Antennensysteme (HF-Spulen) für die in Betracht kommenden Resonanzfrequenzen benötigt. Doppelresonante Spulen, mit denen ^{1}H-Bildgebung und MR-Spektroskopie des interessierenden Kernes durchgeführt werden können, haben sich als sehr praktisch erwiesen, da die Lokalisation des VOI leicht anhand der ^{1}H-MR-Bilder überprüft werden kann. Die Oberflächenspulen werden in ihrem Durchmesser dem zu untersuchenden Gebiet angepaßt (vgl. 10.2.2.1). Zur Untersuchung tieferliegender Strukturen müssen andere Resonatorsysteme, z. B. Helmholtz-Spulen für die Spektroskopie des Hirns, verwendet werden.

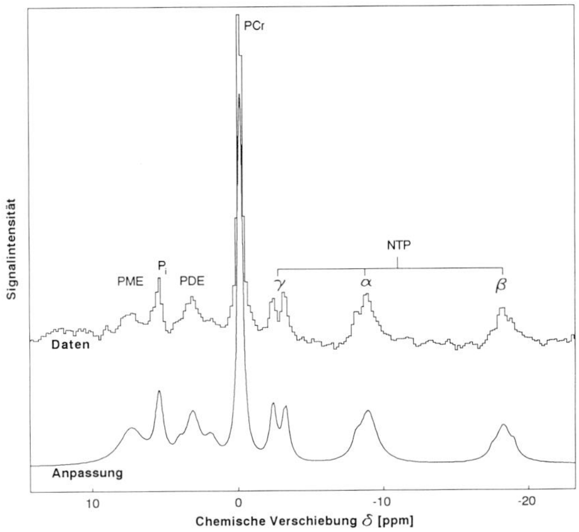

Abb. 10.8. Anpassung von Lorentz-förmigen Linien an ein ^{31}P-MR-Spektrum eines malignen Melanoms bei einem 49jährigen Patienten. Die Anpassung erfolgte mit der Methode der kleinsten Fehlerquadrate. Insgesamt wurden 13 Resonanzlinien angepaßt (darunter 7 Resonanzlinien des ATP), wobei die Linienlage, die Linienbreite (FWHM) und das Linienintegral (Signalintensität) Anpassungsvariablen sind. Zur besseren Unterscheidung sind die Daten als Histogramm und die Anpassung als durchgehende Linie dargestellt (1,5 T, Oberflächenspule von 5 cm Durchmesser, TR=2000 ms, AC=256)

10.2.3.4 Auswertungsprogramme

Die MR-Signale müssen nach der Akquisition in einem vergleichsweise komplizierten Prozeß ausgewertet werden: Das S/N-Verhältnis der Spektren wird durch „zero filling" (auffüllen des FID mit Nullsignal auf die doppelte Anzahl Datenpunkte) und durch digitales Filtern verbessert. Beim letzteren Prozeß handelt es sich um die Multiplikation der FID-Daten mit einer mathematischen Funktion, meist einer Exponentialfunktion oder Gauß-Funktion. Durch diese Operation wird das Rauschen in den späten Datenpunkten, das hier im Verhältnis zum Signal besonders groß ist, gegenüber den ersten Datenpunkten deutlich reduziert. Man erkauft sich diese Verbesserung des S/N-Verhältnisses jedoch mit einer Verschlechterung der spektralen Auflösung bei Erhalt der Linienintegrale, wenn eine Exponentialfunktion angewendet und mit einer Verfälschung der Linienintegrale, aber einer Verbesserung der spektralen Auflösung, wenn ein Gauß-Filter benutzt wird. Nach dieser Prozedur folgt die

Fourier-Transformation (Übergang vom Zeit- in den Frequenzbereich) und ggf. eine Phasenkorrektur. Störungen und Verzerrungen der Basislinie werden mit Korrekturprogrammen beseitigt. Zur quantitativen Auswertung der Spektren, das ist die Bestimmung der Linienbreite, der Linienintegrale und der Linienlage (chemische Verschiebung), benötigt man ein Anpassungsprogramm (vgl. Abb. 10.8).

10.2.4 Limitationen der In-vivo-MR-Spektroskopie

Die MR-Spektroskopie hat aus physikalischen Gründen prinzipielle Beschränkungen, die für ihre klinische Anwendung zu berücksichtigen sind. Eine eingehende Diskussion der Problematik findet sich bei Bottomley [9]. Das S/N-Verhältnis der Spektren kann am einfachsten durch Verlängerung der Meßzeit verbessert werden. Diese Möglichkeit ist bei der MRS am Menschen normalerweise nicht gegeben: z. B. sollte die reine Meßzeit eine halbe Stunde nicht wesentlich überschreiten, da die Patienten nur begrenzte Zeit im MR-Gerät verweilen können.

10.2.4.1 Nachweisbarkeit der Metaboliten

Zuerst ist die geringe physikalische Sensitivität der MRS im Vergleich zur optischen oder γ-Spektroskopie zu nennen. Der Wasserstoff hat von den In-vivo-MR-Kernen die größte relative MR-Sensitivität, gefolgt von Fluor, Phosphor und Kohlenstofff (vgl. 2.2, Tabelle 2.1). Neben der physikalischen MR-Sensitivität spielen auch die Isotopenhäufigkeit und das Vorkommen der Spins in den Geweben eine Rolle. Zum Beispiel tritt, wie erwähnt, das Kohlenstoffisotop ^{13}C nur mit 1,1 %iger natürlicher Häufigkeit auf, die restlichen Kohlenstoffatomkerne gehören dem ^{12}C-Isotop an und tragen nicht zum MR-Signal bei.
Die Konzentration von Wasser in der Muskulatur liegt bei ca. 80–90 mmol/kg, während die Konzentration von Phosphokreatin ca. 40 mmol/kg beträgt. Die Resonanzsignale von Phosphokreatin sind deshalb nicht nur wegen der geringeren MR-Sensitivität des ^{31}P im Vergleich zu ^{1}H, sondern auch wegen der geringeren Konzentration signifikant kleiner als die des Wassers im Protonenspektrum. Um ein etwa gleiches Signal-Rausch-Verhältnis zu erreichen, muß man entsprechend länger messen bzw. das Volumenelement vergrößern. Als Anhaltspunkt kann gelten, daß bei Meßzeiten von 5 bis 15 min das Volumenelement bei der ^{1}H-MRS größer als 1 cm^3, bei der ^{31}P-MRS aber deutlich größer als 10 cm^3 sein muß.
Neben der Sensitivität und der Häufigkeit des Atomkerns spielt für die MR-Nachweisbarkeit auch noch die Mobilität der Moleküle, an die der Kern gebunden ist, eine entscheidende Rolle. In Membranen und festen Strukturen ist die Beweglichkeit der Moleküle eingeschränkt. Daraus resultiert über die T_2-Verkürzung eine starke Linienverbreiterung, so daß die Resonanzen im Rauschen verschwinden. Selbst wenn also eine Substanz mit ausreichend hoher Konzentration im Gewebe vorliegt, kann sie dem Nachweis mit der MRS entgehen, wenn ihre Beweglichkeit stark eingeschränkt ist.

10.2.4.2 Quantifizierung

Ein schwieriges Problem der MR-Spektroskopie ist die absolute Quantifizierung der Metabolitkonzentrationen. Zwar ist das Resonanzlinienintegral ein Maß für die Konzentration, jedoch ist es bisher noch nicht gelungen, die Konzentration im Gewebe mit der MRS zuverlässig zu bestimmen [33]. Ein Problem ist die Inhomogenität des B_1-Feldes der für die In-vivo-Untersuchungen verwendeten Spulen. Dies hat zur Folge, daß man bei der Eichung mit einer Referenzprobe, die an einem Punkt außerhalb des zu untersuchenden Organs, aber innerhalb der Spule angebracht ist, aus dem Resonanzlinienverhältnis von Referenzprobe und Gewebe nicht unmittelbar auf die Konzentration im Gewebe schließen kann. Theoretische Bestimmungen des B_1-Feldes der unbelasteten Spulen sind möglich, jedoch ist die B_1-Verteilung im Organ nur schwer abschätzbar bzw. meßbar. Zudem ist bei den Lokalisationsmethoden, wie z. B. bei der ISIS-Methode, die Begrenzung der Volumenelemente nicht ideal scharf. Grundsätzlich sind die Volumenelemente für verschiedene Metaboliten nicht kongruent (je größer die chemische Verschiebung, desto größer der Versatz), wodurch die Quantifizierung zusätzlich erschwert wird.

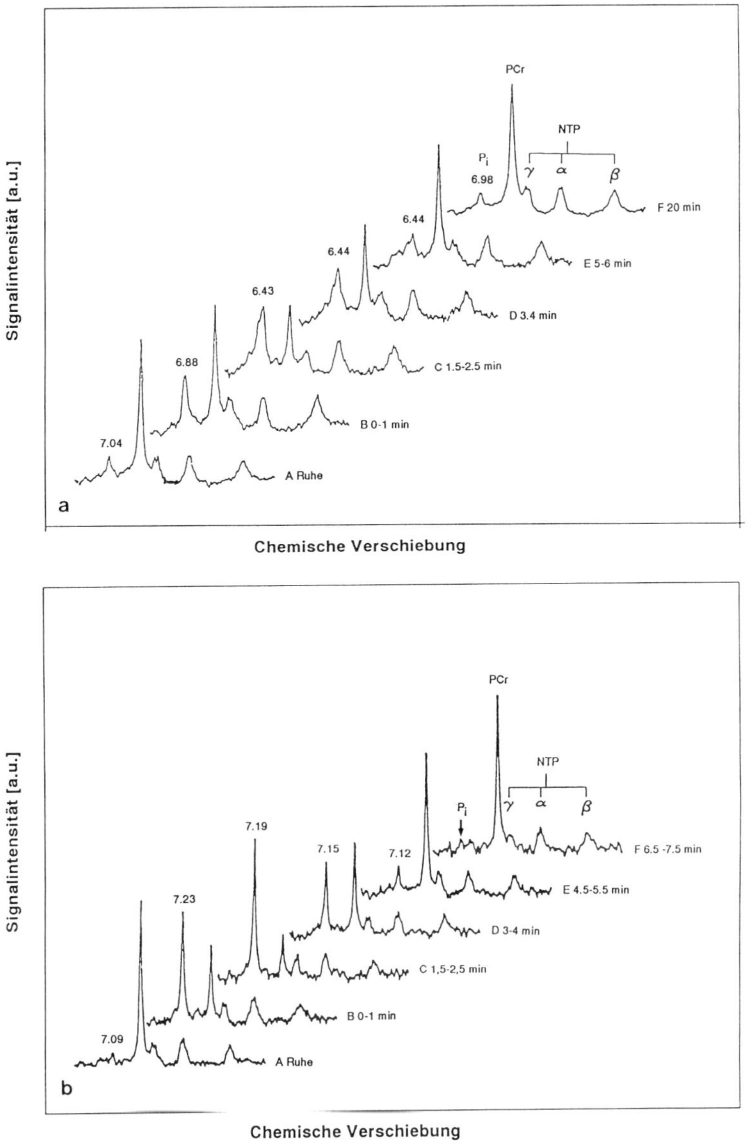

Abb. 10.9 a, b. ^{31}P-MR-Spektren eines gesunden Probanden (**a**) und eines Patienten (**b**) mit McArdle-Syndrom unter ischämischer Belastung. Spektrum *A* wurde in Ruhe aufgenommen, Spektrum *B* unter ischämischer Belastung, die etwa 45 s beim Patienten und 90 s bei Probanden dauerte. Beim Patienten wird im Vergleich zu den gesunden Probanden ein verstärkter Abfall des Phosphokreatins, aber kein Abfall des pH-Werts beobachtet. Dies läßt sich durch mangelnde Glykogenphosphorylase-Aktivität im Skelettmuskel erklären (Oberflächenspule von 5 cm Durchmesser, TR=2000 ms, AC=32) [32]

10.3 Klinische Anwendungen

10.3.1 Muskelspektroskopie

Am Menschen wurde die In-vivo-^{31}P-MRS zuerst für Untersuchungen der Muskulatur angewandt. Das homogene Organ mit der relativ dünnen Deckschicht von subkutanem Fett ist leicht zugänglich und kann daher mit Oberflächenspulen untersucht werden.

Sowohl physiologische als auch pathologische Veränderungen des Energiestoffwechsels der Muskulatur sind mit der ^{31}P-MRS einfach zu beobachten. Der Energiemetabolismus der Muskelzellen wird nicht nur durch primäre Muskelerkrankungen (Myopathien, Muskel-

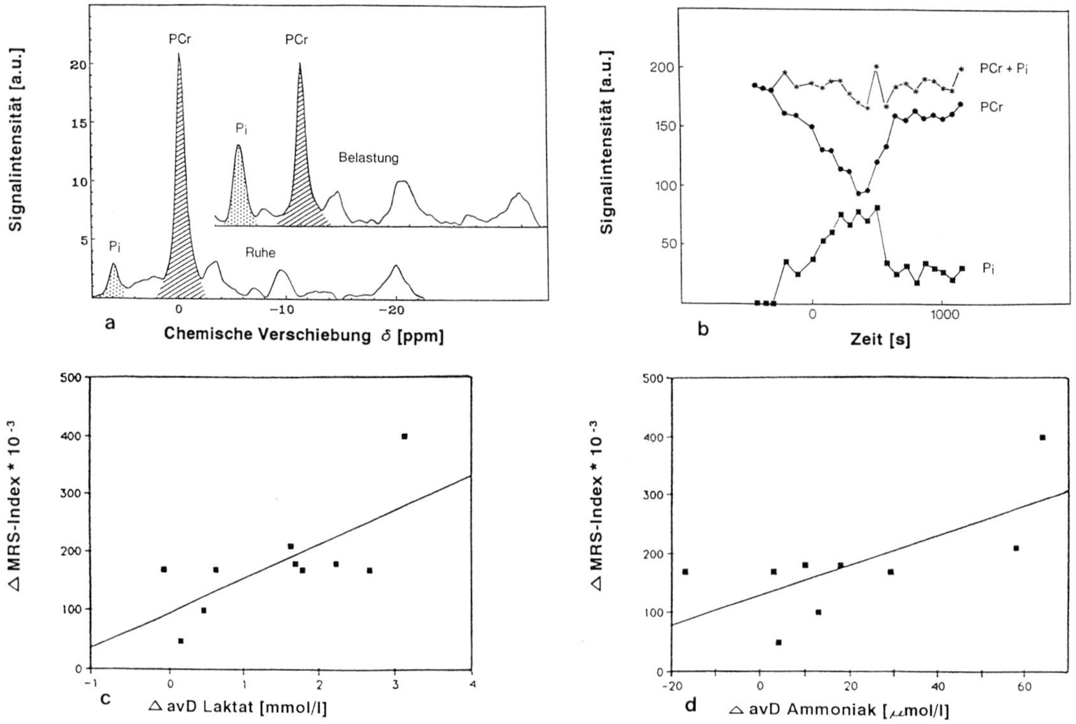

Abb. 10.10 a–d. ^{31}P-MR-Spektroskopie (1,5 T) der Unterschenkelmuskulatur bei Patienten mit arterieller Verschlußkrankheit (AVK) (Oberflächenspule von 5 cm Durchmesser, TR=2000 ms, AC=32) [30]. **a** ^{31}P-MR-Spektrum des M. gastrocnemius eines 61jährigen Patienten mit AVK vor und nach Belastung. Deutlich ist der Anstieg der Resonanz des P_i und der Intensitätsabfall des PCr zu erkennen. **b** Signalintensitäten von PCr, P_i und PCr+P_i vor, während und nach Belastung. Der Zeitnullpunkt ist auf den Beginn der Belastung festgelegt (gleicher Patient wie **a**). **c** Korrelation der invasiv gemessenen arteriovenösen Differenzen ΔavD von Laktat mit dem MRS-Index PCr/(PCr+P_i), (Korrelationskoeffizient r=0,7). **d** Korrelation der invasiv gemessenen arteriovenösen Differenzen ΔavD von Ammoniak mit dem MRS-Index PCr/PCr+P_i) (Korrelationskoeffizient r=0,7)

dystrophien), sondern u. a. durch vaskuläre und durch Allgemeinerkrankungen (z. B. Diabetes) verändert. Änderungen im Energiehaushalt der Muskelzellen können einfach und reproduzierbar durch Belastung provoziert werden und führen zu Änderungen der Intensitäten der Resonanzen von PCr, P_i und NTP sowie des pH-Wertes. Belastungsinduzierte Änderungen des Energiestoffwechsels der Muskelzellen wurden genutzt, um Muskelpathologien mit Hilfe der ^{31}P-MRS zu diagnostizieren.

Im Jahre 1981 wurde über die ^{31}P-MRS-Untersuchung des *McArdle-Syndroms* berichtet (Abb. 10.9) [32]. Bei dieser Glykogenspeicherkrankheit, die durch einen Mangel an Glykogenphosphorylase charakterisiert ist, wird mit der ^{31}P-MRS ein Anstieg des pH-Wertes unter Belastung beobachtet. Dies steht im Gegensatz zu den ^{31}P-MRS-Kontrolluntersuchungen bei gesunden Probanden, bei denen ein Abfall des pH-Wertes im Muskelgewebe unter Belastung beobachtet wird. Weiterhin werden bei diesem Syndrom in den Spektren stark erhöhte ADP-Konzentrationen und keine phosphorylierten glykolytischen Zwischenprodukte beobachtet. Dies läßt den Schluß zu, daß eine Blockade bereits im ersten Schritt der Glykolyse erfolgt.

Weiterhin wurden insbesondere die *Mitochondropathien,* denen i. allg. ein genetisch bedingter Enzymdefekt zugrunde liegt, mit der MRS studiert. Die abnormale Funktion der Mitochondrien äußert sich in erhöhten P_i-Werten in Ruhe, bei NADH-Koenzym-Q-Reduktasemangel im nicht normalen Erholungsverhalten von PCr-Signalintensitäten und pH-Wert nach Belastung [3]. Bei der *Duchenne-Muskeldys-*

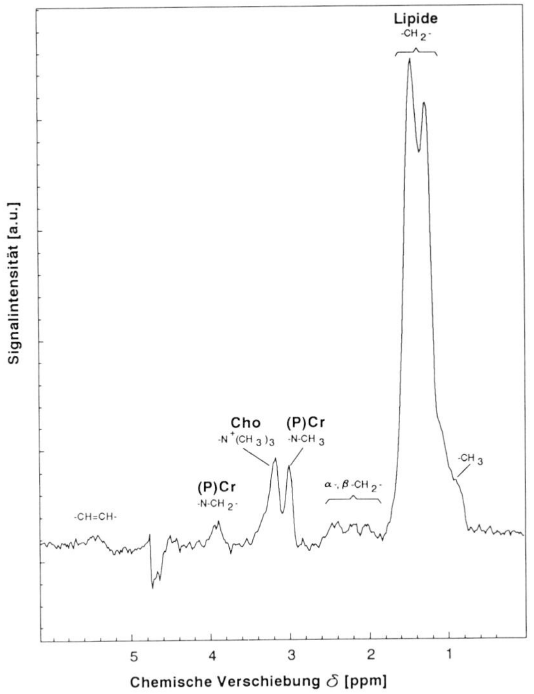

Abb. 10.11. Lokalisiertes wasserunterdrücktes ^{1}H-MR-Spektrum (1,5 T) vom Wadenmuskel eines gesunden Probanden (Knieresonator, STEAM-Pulssequenz, TR=1500 ms, TE=100 ms, AC=200, VOI=2×2×2 cm^{3})

trophie werden bereits in Ruhe verminderte PCr-ATP- und PCr-P_i-Intensitätsverhältnisse, erhöhte pH-Werte und eine signalintensive PDE-Resonanz in den ^{31}P-MR-Spektren beobachtet. Bei fortschreitender Erkrankung nehmen diese Veränderungen noch zu. Inzwischen nimmt die ^{31}P-MR-Muskelspektroskopie einen weiten Raum in den klinischen MRS-Untersuchungen ein. Eine ausführliche Darstellung findet sich bei B. Chance und G. Radda [13, 28].

Periphere Verschlußkrankheiten der unteren Extremitäten verlangsamen deutlich den Wiederanstieg von pH-Wert und PCr-Signalintensität nach dem Ende der Belastung. Der mit Hilfe der Dopplersonographie und der Angiographie bestimmte Grad der Stenose zeigt eine gute Korrelation mit den MR-Parametern PCr/P_i. Die Korrelation der MR-Parameter mit invasiv gemessenen Blutwerten von Hypoxanthin, Alanin, Ammoniak und Laktat legt nahe, daß nicht nur die anaerobe Glykolyse, sondern auch der Purinnukleotidzyklus zur Energieversorgung der Muskulatur bei Patienten mit peripherer arterieller Verschlußkrankheit beiträgt (Abb. 10.10) [30].

Muskeluntersuchungen mit der ^{1}H-MRS bei gesunden Probanden zeigen, daß neben den Resonanzen der Lipide auch Signale von Protonen in Molekülgruppen von Glutamin, Carnitin, Carnosin, Cholin, (Phospho)-Kreatin u. a. beobachtet werden können (Abb. 10.11). Die ^{1}H-MRS konnte bisher keine klinisch relevanten Beiträge bei Muskelerkrankungen leisten, lediglich bei atrophischen Erkrankungen konnte ein erhöhter Fettgehalt nachgewiesen werden, der aber auch in der MRT nachweisbar ist.

10.3.2 Herz

Von zahlreichen tierexperimentellen In-vivo-MRS-Untersuchungen am isolierten oder *freipräparierten Herzen* ist bekannt, daß sowohl ischämische Zustände als auch durch Kardiomyopathien hervorgerufene Veränderungen mit der ^{31}P-MRS erfaßt werden können. Es gibt jedoch nur wenige Patientenuntersuchungen, da die technischen Schwierigkeiten bei der Anwendung der MRS am Herzen sehr groß sind. Die genaue Lokalisation der relativ dünnen und bewegten Herzwand ist bei der ^{31}P-MRS schwierig, da die Größe des Volumenelements größer als 10 cm^{3} gewählt werden muß. Partialvolumeneffekte sind daher nicht zu vermeiden.

Bei Untersuchungen am Herzen gesunder Probanden konnten trotz dieser Limitationen reproduzierbare ^{31}P-MR-Spektren aufgenommen werden. Unter relativ geringer Belastung wurden keine Änderungen im Phosphorstoffwechsel nachgewiesen. In einer Studie an 5 Patienten mit *ischämischem Insult* am Herzen (Alter der Infarkte 5–9 Tage) wurden in 4 Fällen in den infarzierten Gebieten erhöhte PCr/P_i- und reduzierte P_i/ATP-Intensitätsverhältnisse, aber nahezu normale pH-Werte beobachtet (s. auch Abb. 10.12 und 10.13) [8]. ^{31}P-MRS-Untersuchungen bei koronarer Herzerkrankung unter Belastung ermöglichen es, den Metabolismus der energiereichen Phosphate im Myokard und auch die Antwort auf medikamentöse Therapie (z. B. Vasodilatatoren) zu erfassen [42].

Patienten mit *Kardiomyopathien* wurden ebenfalls mit der ^{31}P-MRS untersucht. Im Rah-

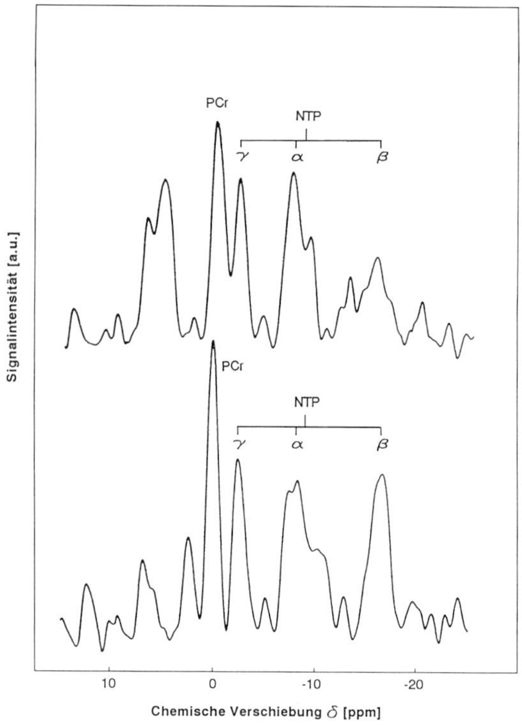

Abb. 10.12. ^{31}P-MR-Spektren (1,5 T) bei einem 45jährigem Patienten mit Myokardinfarkt. Die Spektren wurden am Ende der Systole aufgenommen (1,5 T, Oberflächenspule mit ca. 6,5 cm Durchmesser, DRESS-Pulssequenz, TR=875 ms, EKG-getriggert, AC=400) [8]. *Oben:* ^{31}P-MR-Spektrum aus dem endokardialen Bereich. *Unten:* ^{31}P-MR-Spektrum aus dem epikardialen Bereich. Hier ist die Resonanz des anorganischen Phosphats stark erniedrigt

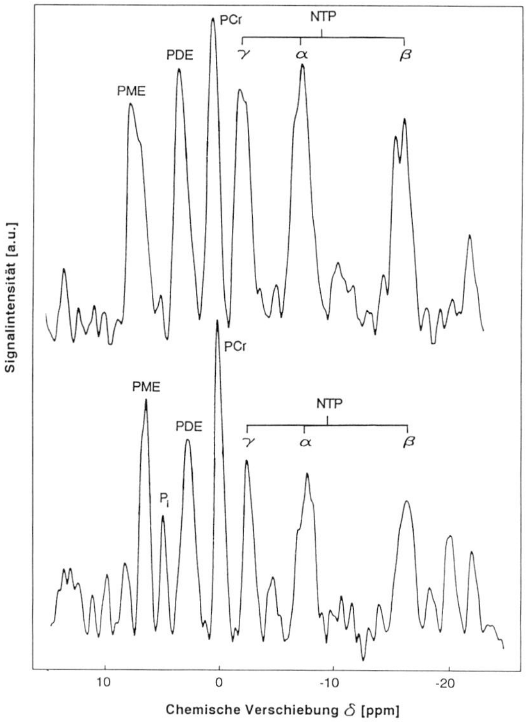

Abb. 10.13. ^{31}P-MR-Spektrum (1,5 T) eines chronischen, 7 Jahre alten zerebralen Infarkts bei einem 37jährigen Patienten *(oben)*. Zum Vergleich ist das Spektrum der kontralateralen Seite abgebildet *(unten)*. Signifikant sind vor allem die geringen Signalintensitäten der energiereichen Phosphate. (Oberflächenspule, DRESS-Pulssequenz, TR=2000 ms, TE=100 ms, AC=100) [7]

men einer ausführlichen Studie an Patienten mit dilitativer Kardiomyopathie wurde eine Signalzunahme der PDE-Resonanzen in den ^{31}P-MR-Herzspektren beobachtet. Eine Erklärung für diesen Effekt konnte nicht gegeben werden [2].

Klinische Untersuchungen am Herzen mit der ^{1}H-MRS sind bisher nicht bekannt.

10.3.3 Gehirn

In tierexperimentellen ^{31}P-MR-Untersuchungen wurde beobachtet, daß unter ischämischen Bedingungen die Intensitäten von PCr und NTP und die pH-Werte abfallen, die Intensitäten von P_i aber ansteigen. Klinisch relevante Resultate wurden bei Neugeborenen mit *Asphyxie* gewonnen. Die Ergebnisse der ^{31}P-MRS scheinen insofern von prognostischem Wert zu sein, als sich zeigte, daß die Prognose für die Neugeborenen schlecht ist, wenn das PCr/P_i-Verhältnis unter einen bestimmten Referenzwert fällt [18]. Es gibt Hinweise, daß die Veränderungen des Hirnstoffwechsels bei Asphyxie nicht das gesamte Hirn erfassen, sondern in vulnerablen Arealen lokalisiert sind. Erste ^{31}P-MRS-Messungen an Patienten mit *zerebralen Infarkten* zeigen keine signifikanten Änderungen des PCr/P_i-Verhältnisses und des pH-Werts [7]. Jedoch beobachten andere Autoren Änderungen dieser Parameter beim Schlaganfall im chronischen Stadium: Die Phosphormetaboliten sind in ihrer Konzentration reduziert. Der pH-Wert zeigt in den infarzierten Gebieten einen Anstieg, jedoch werden auch niedrigere pH-Werte und ein Anstieg der P_i-Resonanz nachgewiesen. Die widersprüchlichen Ergeb-

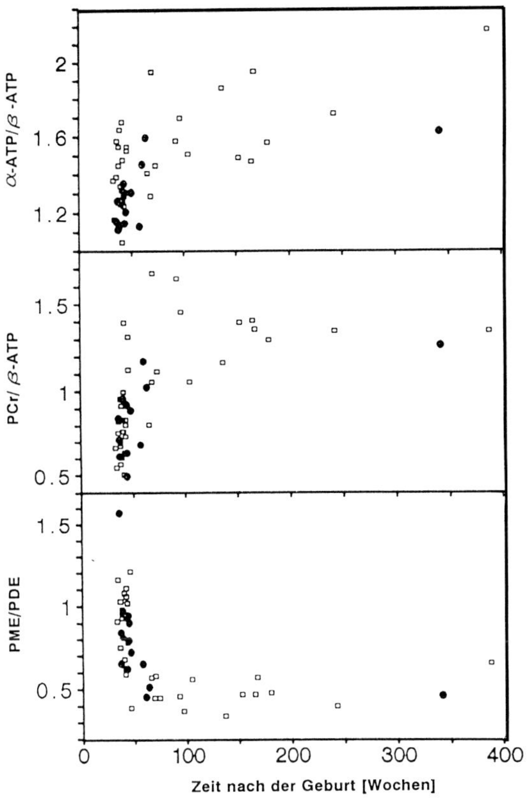

Abb. 10.14. ^{31}P-MR-Signalintensitätsverhältnisse in Hirnspektren als Funktion der Zeit nach der Geburt. Die starken Änderungen der spektralen Parameter innerhalb des ersten Jahres können als ein Ausdruck des Myelinisierungsprozesses angesehen werden. Unterschiede zwischen gesunden (●) und kranken (□) Kindern sind in diesen MRS-Daten nicht erkennbar [5]

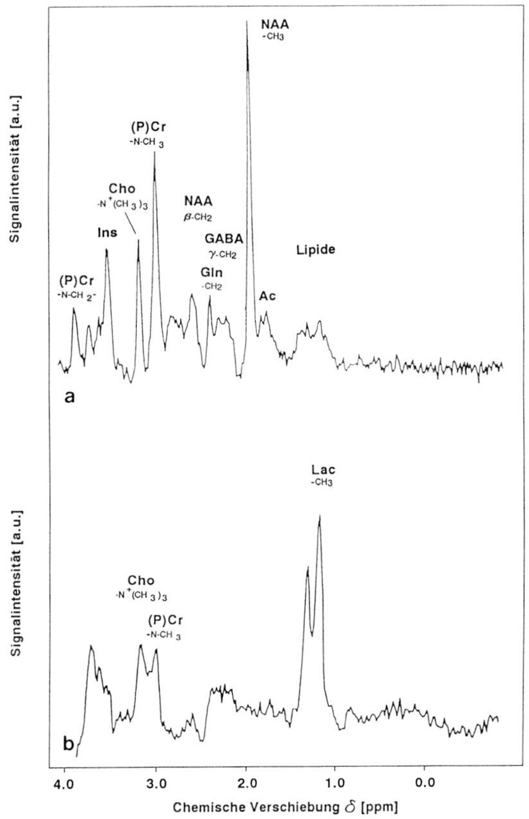

Abb. 10.15 a, b. Lokalisierte, wasserunterdrückte ^{1}H-MR-Spektren (1,5 T) des Gehirns (Helmholtz-Spule, STEAM-Pulssequenz, TR=1500 ms, TE=50 ms, AC=512, Voxel 3×3×3 cm^3) [12]. **a** ^{1}H-MR-Spektrum des Hirns von einem gesunden Probanden. Dominierende Resonanzen sind NAA, (Phospho-)Kreatin, Cholin und Inositol. **b** ^{1}H-MR-Spektrum eines infarzierten Hirnareals bei einem 42jährigen männlichen Patienten. Die dominierende Resonanz im Spektrum ist das Methyldoublett des Laktats bei 1,3 ppm. Das Verhältnis der Signalintensitäten von Cholin und Kreatin im infarzierten Areal unterscheidet sich signifikant vom Befund in Spektren von gesundem Hirn

nisse dürften mit den kleinen Patientenzahlen im Zusammenhang stehen.

Charakterische Änderungen in den ^{31}P-MR-Spektren werden bei der *Hirnentwicklung* beobachtet. In den ersten Lebenswochen bis zum Alter von 2 Jahren wird, vermutlich infolge des Myelinisierungsprozesses, eine deutliche Zunahme der Intensitäten von PME, PDE, PCr und NTP im ^{31}P-MR-Spektrum beobachtet. Die PME-Intensität ist, verglichen mit dem Befund in ^{31}P-MR-Spektren von Adoleszenten und Erwachsenen, beträchtlich erhöht. Innerhalb des ersten Jahres der Hirnentwicklung wird das Verhältnis von PME- zu PDE-Intensitäten kleiner und das Verhältnis der PCr- und β-NTP-Intensitäten nimmt zu. Signifikante Unterschiede von normalentwickelten Kindern und solchen mit verschiedenen Erkrankungen (postinfektiös, Asphyxie unter der Geburt, mit geringfügigen neurologischen Entwicklungsstörungen etc.) werden in den ^{31}P-MRS-Spektren des Gehirns nicht beobachtet (Abb. 10.14) [5].

Ischämische Insulte werden auch mit der ^{1}H-MRS untersucht. Charakteristisch für den Schlaganfall im akuten Stadium (4. Tag) ist eine

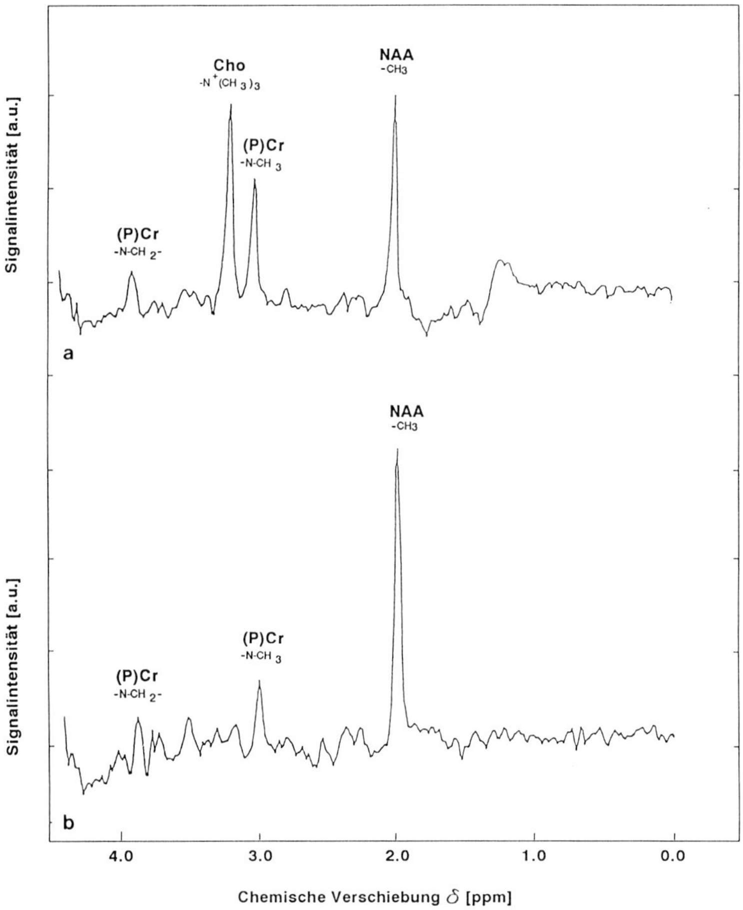

Abb. 10.16 a, b. Lokalisierte, wasserunterdrückte ^{1}H-MR-Spektren des Hirns (1,5 T, Kopfspule von 27 cm Durchmesser, SE, TR=1500 ms, TE=135 ms, AC=256, Voxel 2×2×2 cm^{3}) [17]. **a** ^{1}H-MR-Spektrum des Hirns eines 6 Monate alten weiblichen Säuglings ohne neurologische Erkrankung, aber mit spinaler Muskelatrophie. **b** ^{1}H-MR-Spektrum des Hirns eines 7 Monate alten Säuglings mit Canavan-Erkrankung. Deutlich sind die im Vergleich zur Kontrolluntersuchung (**a**) erhöhte NAA-Resonanz und das Fehlen der Cholinresonanz zu erkennen

Abnahme der Signalintensität von NAA und ein Anstieg der Signalintensität des Laktats (Abb. 10.15) [12]. Die Reduktion der NAA-Konzentration wird als Verlust neuronaler Strukturen gedeutet, der Anstieg von Laktat ist die Folge der verstärkten anaeroben Glykolyse. MRS-Untersuchungen anderer Hirnerkrankungen vaskulärer Genese wurden ebenfalls durchgeführt.

Experimentelle Ergebnisse an Probanden weisen darauf hin, daß es bei der durch Medikamente induzierten Reduzierung des Blutflusses zum Abfall des pH-Werts kommt, aber zu keiner Änderung der Signalintensität des Laktats. Bei der durch Hyperventilation induzierten Reduzierung des Blutflusses wird dagegen ein Anstieg sowohl des pH-Werts als auch der Signalintensität des Laktats beobachtet [31].

Patienten mit *multipler Sklerose* und *demyelinisierende Erkrankungen* (heriditäre Demyelinisierung, M. Binswanger) wurden ebenfalls mit der ^{31}P-MRS und der ^{1}H-MRS untersucht. Im hyperakuten Stadium der multiplen Sklerose treten keine Veränderungen im ^{1}H-MR-Spektrum auf, im akuten Stadium wird ein erhöhtes Cho/Cr-Verhältnis beobachtet und im chronischen Stadium weisen die irreversiblen Plaques ein vermindertes NAA/Cr-Intensitätsverhältnis auf. Bei demyelisierenden Erkrankungen werden reduzierte NAA-Werte beobachtet. Leider beschränken sich die hier genannten Ergebnisse meist auf kleine Patientenkollektive; damit ist der klinische Stellenwert der MRS-Untersuchungen bei diesen Erkrankungen noch nicht bestimmt. Gleiches muß für Untersuchungen bei *Epilepsie, Enzephalitis, Enzephalopathie* und bei der *hepatischen Enzephalopathie* festgestellt werden.

Auf der anderen Seite können metabolisch bedingte Hirnerkrankungen unmittelbar mit der MRS diagnostiziert werden. So kann eine seltene, autosomal rezessiv vererbte Erkrankung, die unter dem Namen Canavan-Erkrankung bekannt ist, direkt mit der ^{1}H-MRS diagnostiziert werden, da bekanntlich erhöhte Konzentrationen von NAA im Plasma, im Urin und im Hirn aufgrund eines Enzymmangels (Aspartoacylasemangel) auftreten, die sowohl in den in vivo ^{1}H-MR-Spektren des Hirn (Abb. 10.16) als auch in hochaufgelösten Spektren des Urins nachgewiesen werden [17].

Klinische MRS-Untersuchungen des Hirn mit anderen Kernen als ^{1}H und ^{31}P sind selten. ^{7}Li-MRS-Studien bei Patienten, deren *depressiven Zustände* mit Lithium behandelt wurden, und Probanden sind bekannt. Dabei konnte die Pharmakokinetik von Lithiumkarbonat mit der ^{7}Li-MRS beobachtet werden. Das Maximum der Lithiumkonzentration im Hirn wurde 4 h nach oraler Applikation beobachtet, während im Serum das Maximum bereits nach ca. 2 h auftrat [20]. Kürzlich konnte nachgewiesen werden, daß die ^{19}F-MRS im Hirn nach Gabe von Trifluoperazin möglich ist.

10.3.4 Leber

In-vivo-MRS-Untersuchungen der menschlichen Leber wurden bisher überwiegend mit ^{31}P-MRS durchgeführt. Erste Ergebnisse bei einer Reihe unterschiedlicher Lebererkrankungen und bei Fruktosebelastung wurden beschrieben [24, 36]. Ein Beispiel eines solchen Belastungstests ist in Abb. 10.17 dargestellt. Solche Belastungstests mit der ^{31}P-MRS sind geeignet, *Enzymdefekte* zu diagnostizieren. Zum Beispiel äußert sich die Galaktoseintoleranz aufgrund des Fruktokinasemangels in den ^{31}P-MR-Spektren bei Galaktosebelastung in einer Signalerhöhung der P_i-Resonanz, während die Intensitäten der anderen Phosphormetaboliten konstant bleiben.

Im Vergleich zu den ^{31}P-MR-Spektren gesunder Probanden wurden bei Patienten mit *akuter Leberverfettung* signifikant erhöhte PME-Resonanzen beobachtet [14]. Ähnliche Veränderungen in den ^{31}P-MR-Leberspektren (Anstieg der PME- und der PDE-Intensitäten) werden bei Polychemotherapie nachgewiesen [41]. In einer ausführlichen Arbeit über ^{31}P-MRS bei *alkoholbedingten Lebererkrankungen* wurde gezeigt, daß i.allg. die absoluten Konzentrationen der Phosphormetaboliten bei diesen Patienten geringer sind als bei gesunden Probanden, die Verhältnisse der Metaboliten zueinander aber für beide Gruppen gleich sind. Dabei wird festgestellt, daß über eine Korrelation von pH-Wert und absolutem Gehalt von γ-ATP eine Trennung von alkoholisch bedingter Hepatitis, alkoholisch bedingter Zirrhose und gesundem Lebergewebe möglich ist (Abb. 10.18) [21]. Andere Erkrankungen, wie durch Überdosen von Paracetamol hervorgerufene metabolische Veränderungen, und auch die metabolischen Veränderungen der Leber beim Wachstum wurden untersucht. Wichtig für die Untersuchungen der Leber ist das Ergebnis, daß sich postprandial die ^{31}P-MR-Spektren stark ändern [35, 41]. Es ist bei der ^{31}P-MR-Spektroskopie der Leber daher darauf zu achten, daß immer in nüchternem Zustand untersucht wird.

Die spektroskopischen Untersuchungen der menschlichen Leber mit der In-vivo-^{13}C-MRS sind aufgrund der geringen MR-Sensitivität des Kerns schwierig. Die ausführlichsten In-vivo-^{13}C-MRS-Untersuchungen der Leber wurden von der Arbeitsgruppe um R. Shulman durchgeführt [4]. Klinische Untersuchungen mit der protonenentkoppelten ^{13}C-MRS stehen am Anfang.

Mit der ^{19}F-MRS wurden bei Patienten, die mit 5-FU behandelt wurden, Messungen an der Leber durchgeführt, um den Anabolismus und den Katabolismus nichtinvasiv zu verfolgen [43]. Die wirksamen Anaboliten, d. h. die zytotoxischen Fluoruracilnukleotide, konnten erstmalig im Patienten mit der MRS nachgewiesen werden, und für 5-FU und α-Fluor-β-Alanin wurde die Kinetik bestimmt [39]. Allerdings sind die Daten noch nicht ausreichend, um Korrelationen mit dem klinischen Ansprechen festzustellen und prognostische Aussagen zu machen.

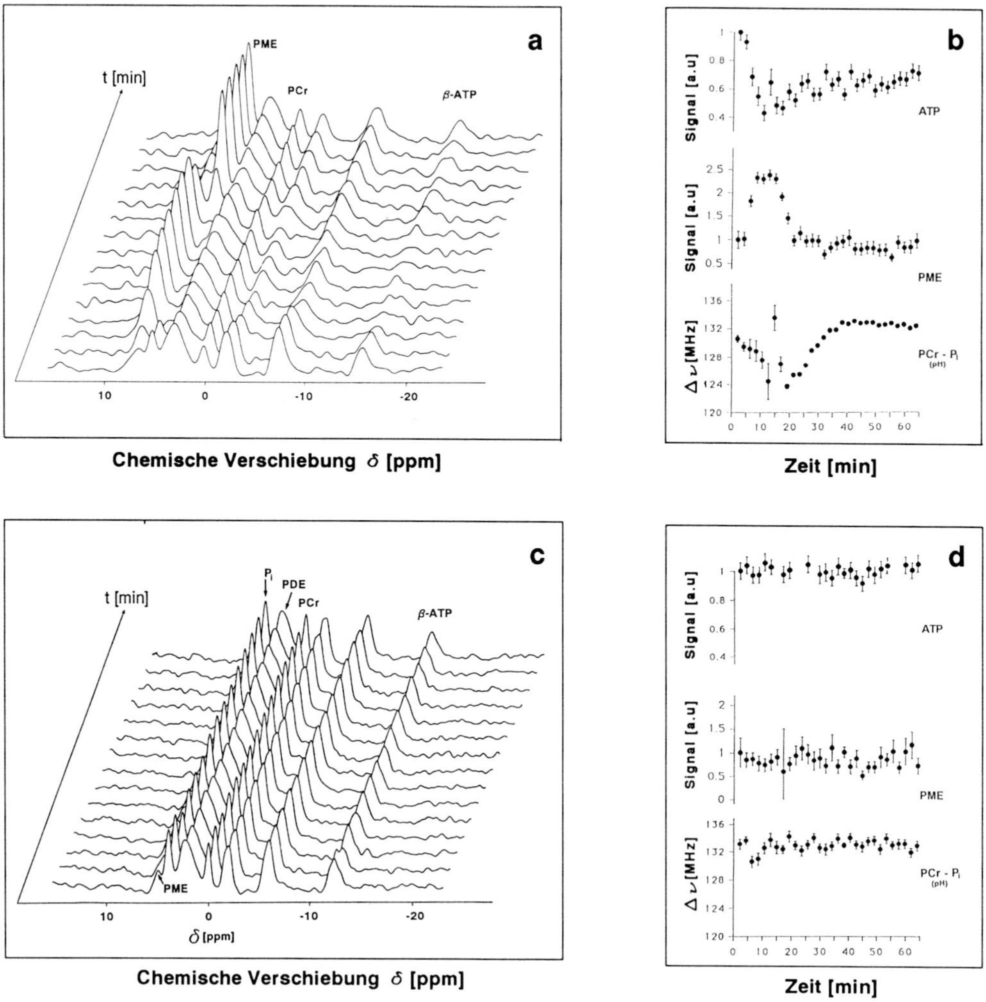

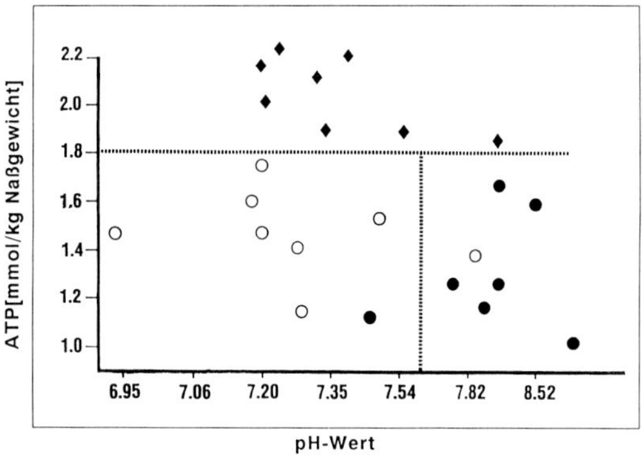

Abb. 10.18. γ-ATP-Konzentration als Funktion des pH-Werts gemessen mit der lokalisierten ^{31}P-MR-Spektroskopie (1,5 T) bei Lebererkrankungen verschiedener Genese: bei Patienten mit alkoholinduzierter Hepatitis ●, Zirrhose ○ und bei gesunden Probanden ◆ (Oberflächenspulen von 9 cm und 14 cm Durchmesser, ISIS-Pulssequenz, TR=1000 ms, TE=135 ms, AC=500–1600, Voxel 64–120 cm³) [21]

▲

Abb. 10.17 a–d. ^{31}P-MR-Spektren (1,5 T) der Leber unter Fruktosebelastung. Während bei dem gesunden Probanden durch die Verwertung der Fruktose mittels Fruktokinasereaktion eine Änderung der spektralen Parameter nach der Infusion gemessen wird (**b**), ist dies bei Fruktokinasemangel nicht der Fall (**d**) (Oberflächenspule, SE, TR=1500 ms, TE=135 ms, AC=256) [36]. **a** ^{31}P-MR-Spektren als Funktion der Zeit bei Fruktosebelastung beim gesunden Probanden. Der Anstieg und der Abfall der PME-Signalintensitäten nach Beginn der Fruktosegabe ist erkennbar. **b** Spektrale Parameter als Funktion der Zeit nach Beginn der Fruktoseinfusion beim gesunden Probanden. **c** ^{31}P-MR-Spektren als Funktion der Zeit nach beginnender Fruktosebelastung beim Patienten mit Fruktokinasemangel. Änderungen in den ^{31}P-MR-Spektren sind nicht erkennbar. **d** Spektrale Parameter als Funktion der Zeit nach Beginn der Fruktoseinfusion beim Patienten mit Fruktokinasemangel. Im Gegensatz zum gesunden Probanden bleiben hier die PME-Intensität und der pH-Wert konstant

10.3.5 Urogenitaltrakt

Im Bereich des Urogenitaltrakts wurden auch Untersuchungen des Hodens und der Prostata mitgeteilt, klinische Bedeutung haben diese Untersuchungen bisher allerdings nicht. ^{31}P-MRS-Untersuchungen der Niere sind selten, da die Aufnahme lokalisierter Spektren dieses atemverschieblichen Organs nicht unproblematisch ist. Übereinstimmend werden erhöhte PME-Werte in heterotop *transplantierten Nieren* gefunden [25].

Die MRS scheint für die In-vitro-Überwachung von für die Transplantation vorgesehenen Organen gut geeignet zu sein.

10.3.6 Tumoren

In tierexperimentellen Untersuchungen wurde gezeigt, daß in den ^{31}P-MR-Spektren von Tumoren während des Wachstums und unter Therapie Änderungen in den spektralen Parametern auftreten.

Die MR-spektroskopische *Charakterisierung* von Tumoren war das erste Ziel der Untersuchungen. Mit der ^{31}P-MRS wurde bzw. wird versucht, verschiedene Entitäten voneinander zu unterscheiden. Da keine tumorspezifischen Resonanzlinien in der ^{31}P-MRS beobachtet werden, kann man nur die relativen Veränderungen der Integrale für die Unterscheidung benutzen. Zum Beispiel werden durchweg erhöhte Signalintensitäten der PME- und der PDE-Resonanzen in ^{31}P-MR-Tumorenspektren beobachtet, wenn man diese mit den MR-Spektren des umgebenden Normalgewebes vergleicht. Da diese spektralen Änderungen aber eher mit der Stoffwechsellage des Tumors zu korrelieren scheinen und nicht mit der Histologie des Tumors, war bisher mit der ^{31}P-MRS keine Differenzierung von verschiedenen Tumoren möglich [19, 38]. Es gelingt nicht einmal, benigne und maligne Raumforderungen zuverlässig zu unterscheiden. Auch der Vergleich von In-vivo- mit Ex-vivo-^{31}P-MRS-Daten, die nach Exstirpation der Tumoren gewonnen wurden, kann nur beschränkt weiterführen. Eine Schwierigkeit dieser Untersuchungen ist, daß die Zeit zwischen der Präparation des Tumors, der Ligatur der Blutgefäße, der Entnahme der Proben und dem Gefrierstopp so groß ist, daß die energiereichen Phosphate bereits zerfallen sind (Abb. 10.19). Es gibt Hinweise, daß sich auch die PME- und PDE-Resonanzen bei der Präparation der Proben verändern, so daß Ex-vivo-Daten nicht die In-vivo-Verhältnisse widerspiegeln.

Da eine bessere Auflösung bei höheren Feldern zu erwarten ist, wurden vergleichende Untersuchungen bei 1,5 Tesla und 4,0 Tesla an Patienten mit Weichteiltumoren durchgeführt. In Abb. 10.20 sind die bei 1,5 Tesla und bei 4,0 Tesla aufgenommenen Spektren dargestellt. Letzteres zeigt größere Abstände der Resonanzen, jedoch sind die Einzelkomponenten der PME- und PDE-Resonanzen auch bei 4,0 Tesla nicht vollständig getrennt. Damit kann man erwarten, daß auch dieser Weg nicht zu einer deutlichen Verbesserung der Differenzierung verschiedener Entitäten führt.

Hingegen gelingt mit der protonenentkoppelten ^{31}P-MRS eine Auflösung der PME- und PDE-Resonanz; ausreichende klinische Ergebnisse liegen mit dieser Technik jedoch noch nicht vor.

Auch mit der lokalisierten ^{1}H-MRS wurden Untersuchungen zur Tumorcharakterisierung durchgeführt; anfänglich glaubte man, daß eine Unterscheidung verschiedener Hirntumoren möglich ist [11]. In einer ausführlichen Studie mit mehr als 100 Patienten werden jedoch keine typischen ^{1}H-MR-Spektren für einzelne Hirntumoren nachgewiesen [27]. Lediglich die unspezifische Absenkung der NAA-Resonanz und eine Umkehrung der Intensitätsverhältnisse von Cholin und Kreatin werden in ^{1}H-Tumorspektren beobachtet. Die Korrelation von ^{1}H-MRS mit kontrastverstärkten MR-Bildern unterstützt diese Aussagen.

Einheitliche Veränderungen spektraler Parameter in Tumorspektren wurden lediglich in der ^{31}P-MRS festgestellt. Sowohl in malignen als auch benignen Tumoren wurden erhöhte pH-Werte beobachtet (Abb. 10.21). Diese Beobachtung scheint im Widerspruch zur Warburg-Hypothese zu stehen, denn bei der anaeroben Stoffwechsellage der Tumoren erwartet man eigentlich erniedrigte pH-Werte. pH-Messungen in experimentellen Tumoren mit Sonden haben jedoch gezeigt, daß in nekrotischen Arealen erhöhte pH-Werte gemessen werden. Damit könnten die Resultate der In-vivo-^{31}P-MRS ihre Erklärung finden.

Bei *Therapieverlaufskontrollen* mit der In-vivo-MRS ist eine absolute Quantifizierung

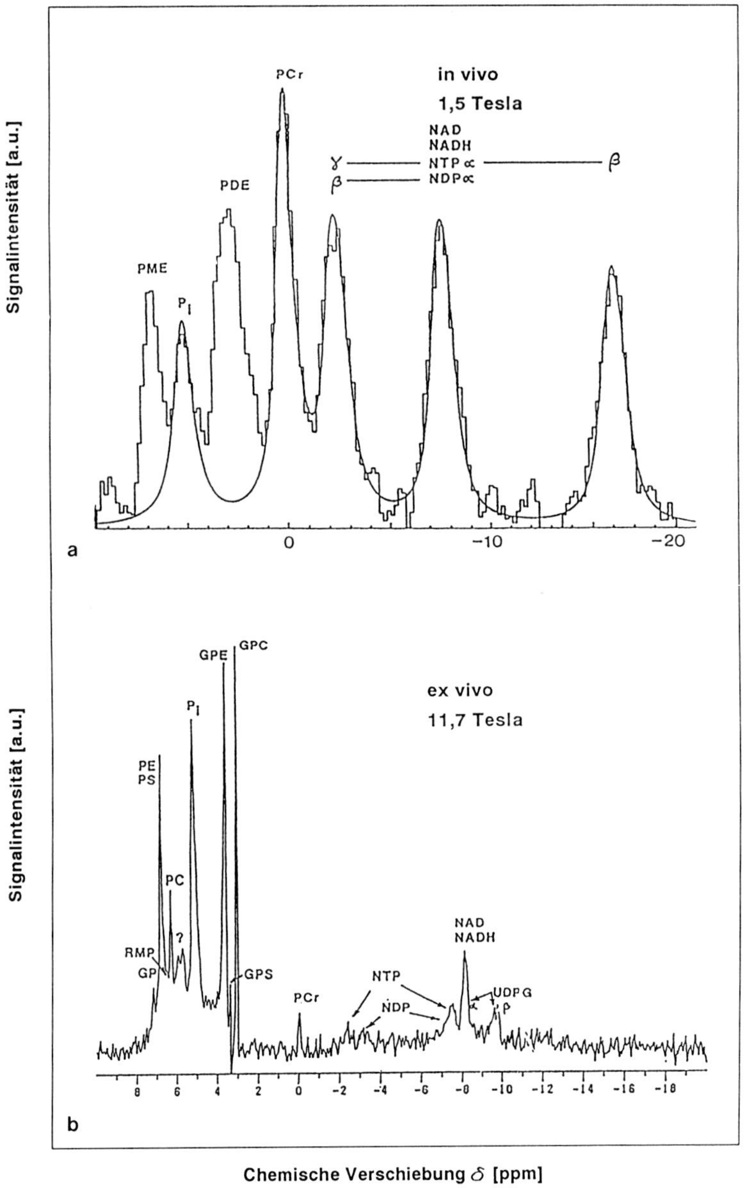

Abb. 10.19 a, b. ^{31}P-MR-Spektroskopie eines malignen Melanoms bei einem 57 jährigen Patienten in vivo bei 1,5 Tesla und nach Exstirpation des Tumors ex vivo bei 11,7 Tesla. Die energiereichen Phosphate werden in den Ex-vivo-Untersuchungen nicht beobachtet, jedoch sind die Resonanzen der PME und PDE aufgelöst. Die kurze Zeit der Unterbrechung des Blutflusses bis zur Probenentnahme reicht aus, die Energiereserven der Tumorzellen aufzubrauchen und den Zerfall der energiereichen Phosphatverbindungen (NTP, PCr) zu induzieren. **a** In-vivo-Untersuchung (1,5 T) (Oberflächenspule von 5 cm Durchmesser, TR=1000 ms, AC=512). **b** Ex-vivo-Untersuchung von exstirpiertem Tumorgewebe bei 11,7 Tesla, gemessen bei 4 °C. (In Zusammenarbeit mit Dr. W. Hull)

der Metabolitkonzentrationen nicht unbedingt erforderlich, da die Messung der relativen Änderungen der Signalintensitäten für die Beurteilung ausreicht. Es ist das Ziel dieser Verlaufskontrollen, frühe metabolische Veränderungen nachzuweisen und diese mit den übrigen klinischen Befunden zu korrelieren, um ggf. prognostische Aussagen machen zu können.

In der praktischen Durchführung werden Kurz- und Langzeitkontrollen unterschieden. Die MRS-Kurzzeitkontrollen werden inner-

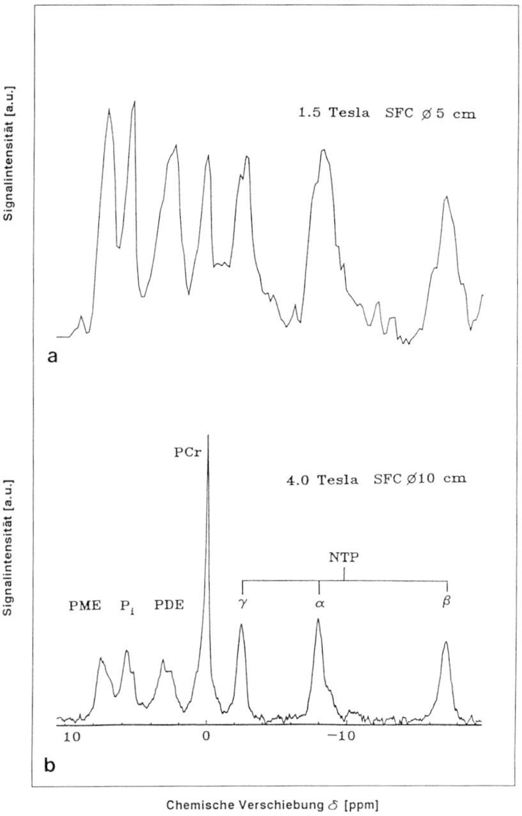

Abb. 10.20 a, b. In-vivo-^{31}P-MR-Spektren eines fibrösen Histiozystoms bei einem 52jährigen Patienten. **a** Messung bei 1,5 Tesla (Oberflächenspule mit 5 cm Durchmesser, TR=1000 ms, AC=512). **b** Messung bei 4,0 Tesla. Die signalintensive Resonanz des Phosphokreatins ist auf den Beitrag der Muskulatur aufgrund der größeren Oberflächenspule zurückzuführen. Die Auflösung der PME- und der PDE-Resonanzen gelingt auch bei 4,0 Tesla nicht vollständig (Oberflächenspule mit 10 cm Durchmesser, TR=1000 ms, AC=512). (In Zusammenarbeit mit Dr. D. Hentschel, Siemens, Erlangen)

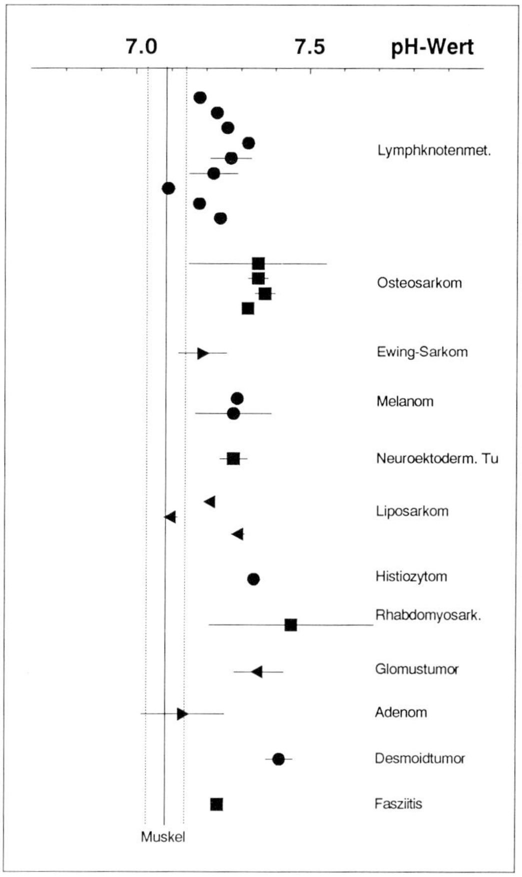

Abb. 10.21. In-vivo-pH-Wert verschiedener benigner und maligner Tumoren gemessen mit der ^{31}P-MRS. Zum Vergleich ist der In-vivo-pH-Wert der Muskulatur mit den gemessenen Standardabweichungen eingezeichnet. Die hohen pH-Werte in den Tumoren sind charakteristisch

halb weniger Stunden nach Beginn der Therapie durchgeführt, z. B. vor und während der ersten Infusion eines Chemotherapeutikums. Mit diesen Kontrollen können die unmittelbaren Auswirkungen der Therapie auf physiologische und metabolische Zustände im Tumorgewebe erfaßt werden.

Bei MRS-Langzeitkontrollen wird die Untersuchung vor der Therapie, an den der Therapie folgenden Tagen und eine Kontrolluntersuchung nach 14 Tagen durchgeführt. Mit diesem Untersuchungsprotokoll lassen sich metabolische Veränderungen im Tumor erfassen, die im Zeitraum von Tagen manifest werden. Die Mehrfachuntersuchungen in den ersten 3 Tagen sind nötig, um ggf. systematische Fehler zu erkennen. Die Messung nach 14 Tagen dient der Kontrolle und wird neben einer diagnostischen MRT-Untersuchung durchgeführt. Zusätzliche Kontrollen erscheinen wenig sinnvoll und belasten den Patienten. Untersuchungen über einen längeren Zeitraum sind weniger nützlich, da in diesem Fall die bildgebenden Verfahren das Ansprechen auf die Therapie

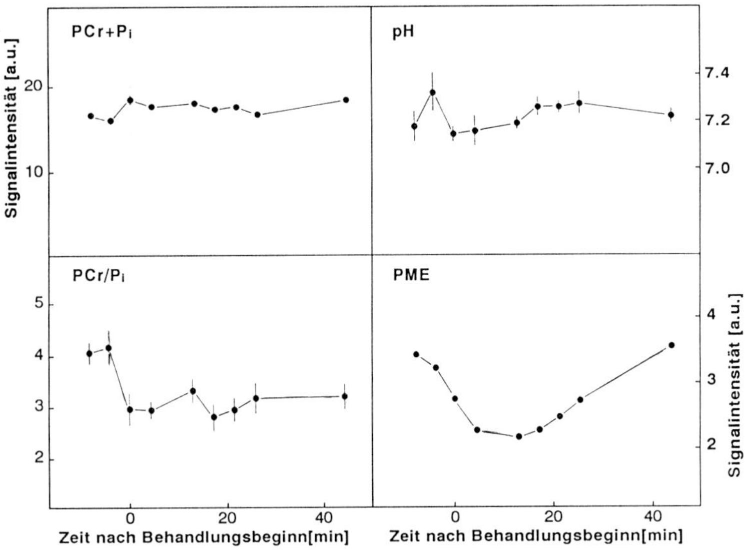

Abb. 10.22. In-vivo-Therapieverlaufskontrolle eines Ewing-Sarkoms mit der ^{31}P-MRS bei einem 5jährigen Jungen. Die Messungen wurden vor und über ca. 40 min während der ersten Infusion der Chemotherapeutika vorgenommen. Es werden Änderungen in den Signalintensitäten von PME und dem Verhältnis der Signalintensitäten von PCr und P_i beobachtet

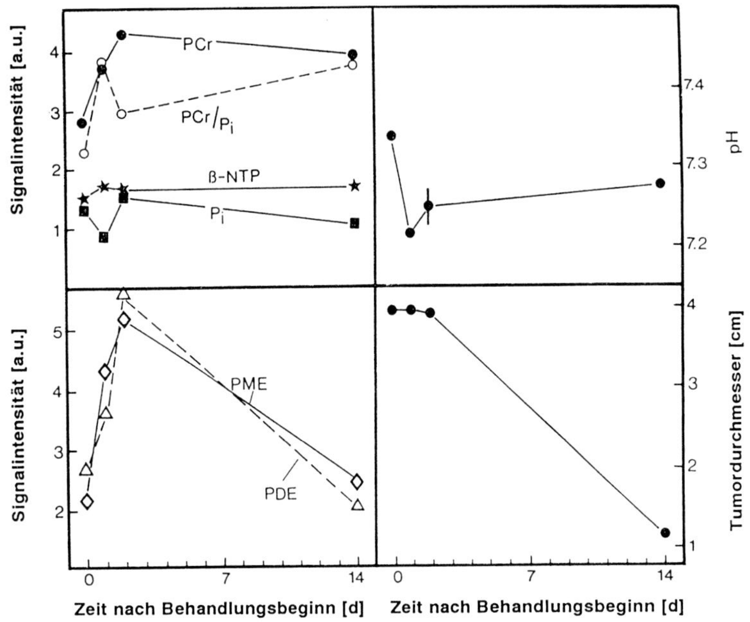

Abb. 10.23. In-vivo-Therapieverlaufskontrolle mit der ^{31}P-MRS bei einem 58jährigen Patienten mit Halslymphknotenmetastasen eines Plattenepithelkarzinoms. Änderungen der Signalintensitäten von PCr, PME, PDE und ein Abfall des pH-Werts werden bereits am ersten und zweiten Tag nach Behandlungsbeginn beobachtet. Der aus den MR-Tomogrammen entnommene Tumordurchmesser änderte sich während dieser Zeit nicht

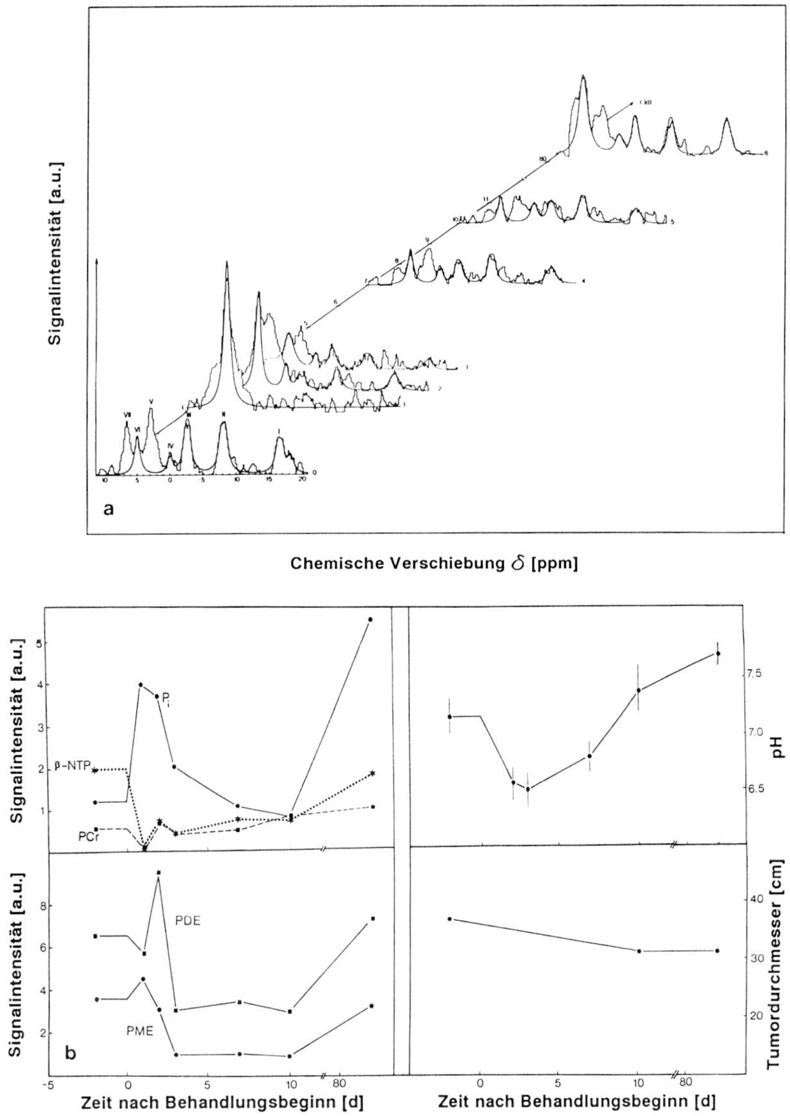

Abb. 10.24a, b. In-vivo-Therapieverlaufskontrolle mit der ^{31}P-MRS an einer Metastase eines malignen Melanoms bei einem 59jährigen Patienten vor und 1, 2, 3, 7, 10 und 80 Tage nach einer regionalen Perfusionstherapie [37]. **a** Am ersten Tag nach der Therapie sind in den ^{31}P-MR-Spektren keine energiereichen Phosphate mehr zu erkennen, die Resonanz des anorganischen Phosphats dominiert das Spektrum. **b** Spektrale Parameter als Funktion der Zeit (Zeit *O* = Behandlungsbeginn). Die numerische Auswertung zeigt, daß nicht nur die Signalintensität des anorganischen Phosphats, sondern auch die der PME- und der PDE-Resonanz frühzeitig nach Therapiebeginn ansteigen. Der pH-Wert fällt nach Therapiebeginn ab. Der Tumordurchmesser ändert sich über den gesamten Beobachtungszeitraum von 80 Tagen nur geringfügig

anhand der Veränderung der Tumorgröße zuverlässig kontrollieren können.

In ^{31}P-MRS-Verlaufskontrollen bei Weichteiltumoren, Mammakarzinomen und Lymphomen unter Chemotherapie und/oder Radiotherapie wurden Veränderungen des Tumorstoffwechsels bereits einen Tag nach Therapiebeginn nachgewiesen [23, 29, 37, 38] (Abb. 10.22–10.24).

Während die metabolische Antwort des Tumors auf die Therapie relativ sicher erfaßt werden kann, ist eine Beurteilung der Prognose mit der ^{31}P-MRS (noch) nicht möglich. Bei Patienten mit Lymphknotenmetastasen bei Plat-

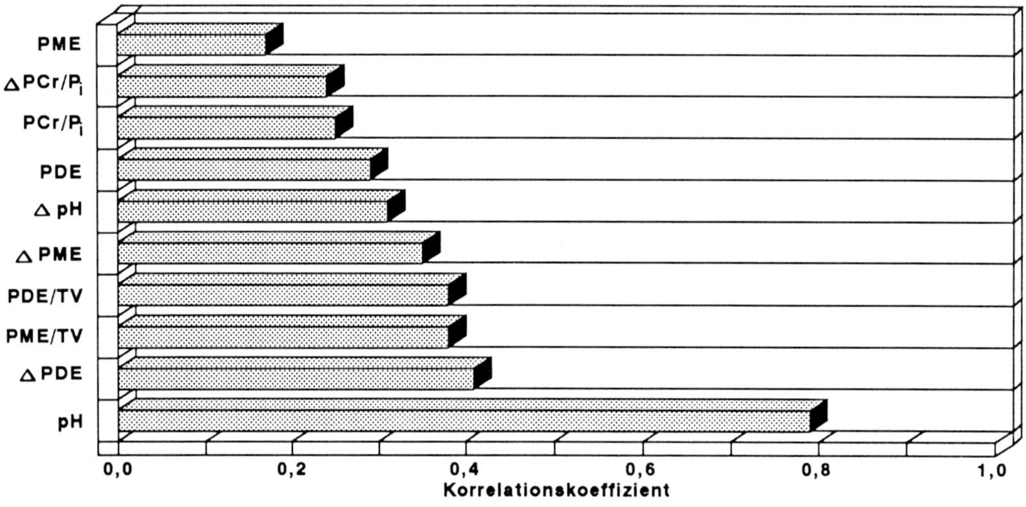

Abb. 10.25. Korrelation spektraler Parameter mit dem Ansprechen des Tumors bei Patienten mit Halslymphknotenmetastasen von Plattenepithelkarzinomen. Die spektralen Parameter am zweiten Tag bzw. deren Veränderung von der Basisuntersuchung zu den Werten am zweiten Tag nach Behandlungsbeginn wurden mit der Tumorgrößenänderung nach 14 Tagen, die i. allg. in der Klinik als ein Maß für das Ansprechen des Tumors gewertet wird, korreliert [16]

tenepithelkarzinom ist die Korrelation der ^{31}P-MRS-Parameter mit dem klinischen Ansprechen, d. h. mit einer Tumorreduktion, nur für den pH-Wert gesichert (Abb. 10.25) [16]. Bei osteogenen Tumoren wird über eine ähnliche Korrelation von pH-Werten mit dem Ansprechen des Tumors berichtet [40]. Als Maß für das Ansprechen auf die Therapie wurde die Größe der histologisch gesicherten Tumornekrose gewählt.

Therapieverlaufskontrollen mit der ^{1}H-MRS sind bisher selten.

Einfacher werden sich Therapieverlaufskontrollen mit der CSI-Technik gestalten, da bei dieser Technik die Lokalisierung flexibler ist: Man gewinnt nicht nur Spektren aus dem Tumor, sondern simultan auch Vergleichspektren aus dem Randgebiet des Tumors und aus dem umgebenden Normalgewebe. Die räumliche Metabolitverteilung kann einfach im Bild dargestellt werden. Ein Beispiel ist in Abb. 10.26 gegeben.

Literatur

1. Aue WP (1986) Localisation methods for in vivo nuclear magnetic resonance spectroscopy. Rev Magn Reson Med 1: 21–72
2. Auffermann W, Chew WM, Wolfe CL, Tavares NJ, Parmley WM, Semelka RC, Donnelly T, Chatterjee K, Higgins CB (1991) Normal and diffusely abnormal myocardium in humans: Functional and metabolic characterization with P-31 MR spectroscopy and cine MR imaging. Radiology 179: 253–259
3. Argov Z, Bank WJ, Maris J, Peterson P, Chance B (1987) Bioenergetic heterogeneity of human mitochondrial myopathies: phosphorous magnetic resonance spectroscopy study. Neurology 37: 257–262
4. Avison MJ, Hetherington HP, Shulman RG (1986) Application of NMR to studies of tissue metabolism. Annu Rev Biophys Chem 15: 377–401
5. Boesch C, Gruetter R, Martin E, Duc G, Wüthrich K (1989) Variations in the in vivo P-31 MR spectra of the developing human brain during postnatal life. Radiology 172: 197–199
6. Bottomley PA, Foster TH, Darrow RD (1984) Depth resolved surface coil spectroscopy (DRESS) for in vivo ^{1}H, ^{31}P and ^{13}C NMR. J Magn Reson 59: 338–342
7. Bottomley PA, Drayer BP, Smith LS (1986) Chronic adult cerebral infarction studied by phosphorus NMR spectroscopy. Radiology 160: 763–766
8. Bottomley PA, Herfkens RJ, Smith LS, Bashore TM (1987) Altered phosphate metabolism in myocardial infarction: P-31 MR spectroscopy. Radiology 165: 703–707
9. Bottomley PA (1989) Human in vivo NMR spectroscopy in diagnostic medicine: Clinical tool or research probe? Radiology 170: 1–15
10. Brown TR, Kincaid BM, Ugurbil K (1982) NMR chemical shift imaging in three dimensions. Proc Natl Acad Sci USA 79: 3523–3526
11. Bruhn H, Frahm J, Gyngell ML, Merboldt KD, Hänicke W, Sauter R, Hamburger C (1989) Noninvasive differentiation of tumors with use of loca-

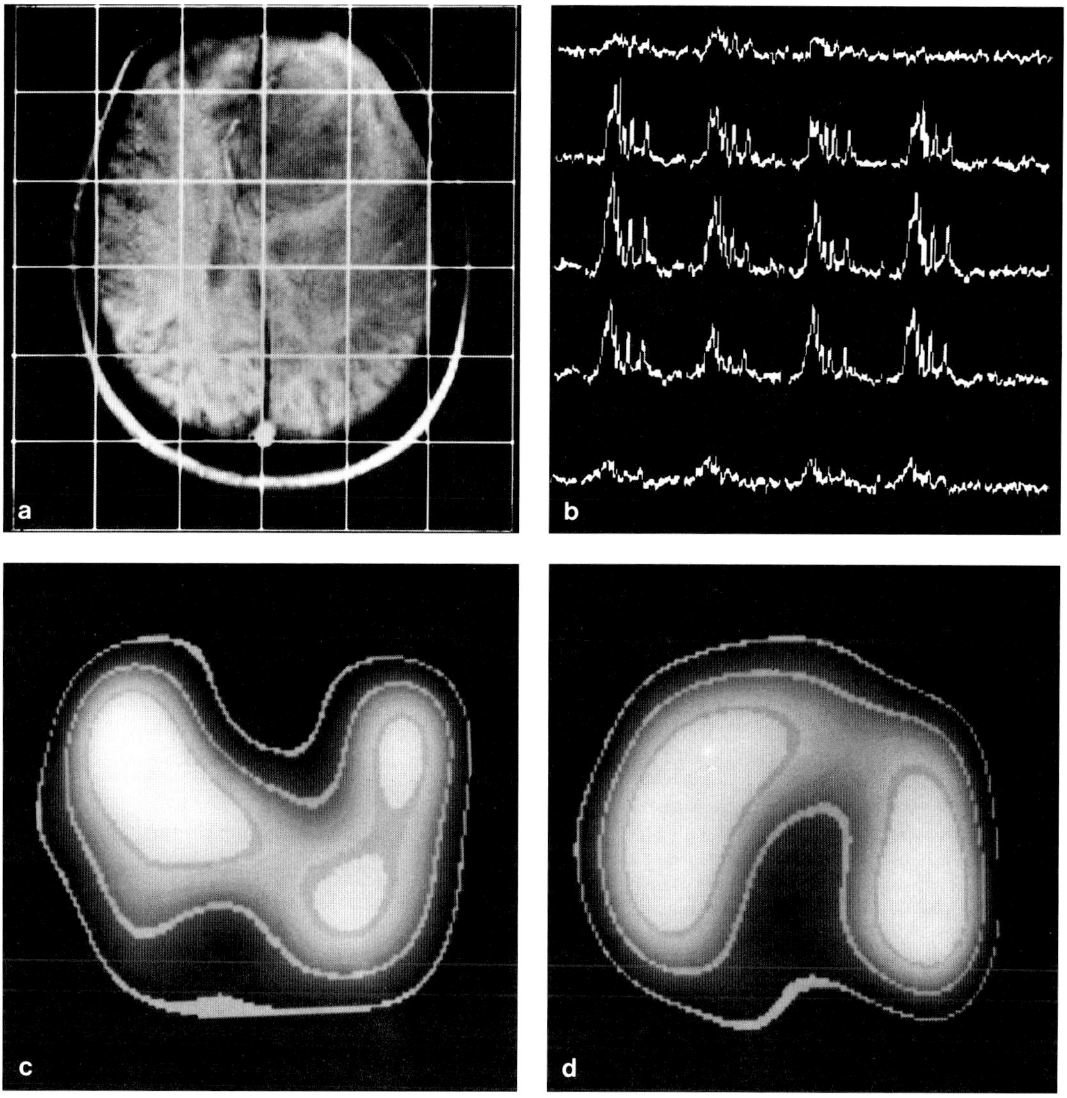

Abb. 10.26 a–d. ^{31}P-MR-CSI. **a** Transversales FLASH-2D-Tomogramm (FLASH 40/7/40°), mit Voxeleinteilung für die MRS. Histologisch gesichertes frontales Meningeom bei einer 66jährigen Patientin. Das Meningeom ist auch in der FLASH-Aufnahme als leicht hyperintense, gut abgegrenzte Raumforderung in der linken Großhirnhemisphäre dargestellt. Die Verlagerung der Mittellinie zur kontralateralen Seite ist gut erkennbar. **b** Zu den Voxeln in (**a**) korrespondierende ^{31}P-MR-Spektren. Das *dritte* Spektrum in der *zweiten* Reihe entspricht dem Spektrum aus der Raumforderung. **c** Metabolitbildgebung mit Isointensitätslinien für PCr. **d** Metabolitbildgebung mit Isointensitätslinien für PME

lized H-1 MR spectroscopy in vivo: inital experience in patients with cerebral tumors. Radiology 172: 541–548
12. Bruhn H, Frahm J, Gyngell ML, Merboldt KD, Hänicke W, Sauter R (1989) Cerebral metabolism in man after acute stroke: new observations using localized proton NMR spectroscopy. Magn Reson Med 9: 126–131
13. Chance B (1989) What are the goals of magnetic resonance research? NMR Biomed 2: 5–6
14. Cox IJ, Bryant DJ, Collins AG et al. (1988) Four-dimensional chemical shift MR imaging of phosphorus metabolites of normal and diseased human liver. J Comput Ass Tomogr 12: 369–376
15. Frahm J, Merboldt KD, Hänicke W (1987) Localized proton spectroscopy using stimulated echoes. J Magn Reson 72: 502–508
16. Gademann G, Semmler W, Bachert-Baumann P, Gückel F, Zabel H-J, Lenarz T, van Kaick G (1988) ^{31}P MR spectroscopy and ^{1}H MR tomography of cervical lymphnode metastases under chemotherapy in short-term follow-up studies. Soc Mag Reson Med, San Francisco. Book of abstracts, p 715
17. Grodd W, Krägeloh-Mann I, Petersen D, Trefz FK,

Harzer K (1990) In vivo assessment of N-acetyl-aspartate in brain in spongy degeneration (Canavan's disease) by proton spectroscopy. Lancet 336: 437–438

18. Hamilton PA, Cady EB, Wyatt JS, Hope PL, Delpy DT, Reynolds ED (1986) Impaired energy metabolism in brains of newborn infants with increased cerebral echodensities. Lancet 1: 1242–1246
19. Heindel W, Bunke J, Glathe S, Steinbrich W, Mollevanger L (1988) Combined ^{1}H-MR imaging and localized ^{31}P-spectroscopy of intracranial tumors in 43 patients. J Comp Assist Tomogr 12: 907–916
20. Komoroski RA, Newton JEO, Walker E, Cardwell D, Jagannathan NR, Ramaprasad S, Sprigg J (1990) In vivo NMR spectroscopy of Lithium-7 in humans. Magn Reson Med 15: 347–356
21. Meyerhoff DJ, Boska MD, Thomas AM, Weiner MW (1989) Alcoholic liver disease: quantitative image-guided P-31 MR spectroscopy. Radiology 173: 393–400
22. Narayana PA, Hazle JD, Jackson EF, Fotedar LK, Kulkarni MY (1988) In vivo ^{1}H spectroscopic studies of human gastrocnemius muscle at 1.5 T. Magn Reson Imag 6: 481–485
23. Ng TC, Vijayakumar S, Majors AW, Thomas FJ, Meaney TF, Baldwin NJ (1987) Response of a Non-Hodgkin lymphoma to ^{60}Co therapy monitored by ^{31}P MRS in situ. Int J Rad Oncol Biol Phys 13: 1545–1551
24. Oberhänsli RD, Galloway GJ, Taylor DJ, Bore PJ, Rajagopalan B, Radda G (1986) First year of experience with P-31 magnetic resonance studies of human liver. Magn Reson Imag 4: 413–416
25. Oberhänsli RD, Galloway GJ, Hilton-Jones D et al. (1987) The study of human organs by phosphorus-31 topical magnetic resonance spectroscopy. Br J Radiol 60: 367–373
26. Ordidge RJ, Connelly A, Lohman JAB (1986) Image-selected in vivo spectroscopy (ISIS). A new technique for spatially selective NMR spectroscopy. J Magn Reson 66: 283–294
27. Ott D, Ernst T, Hennig J (1990) Clinical value of ^{1}H spectroscopy of brain tumors. Soc Magn Reson Med, New York. Book of abstracts, p 105
28. Radda GK, Rajagopalan B, Taylor DJ (1989) Biochemistry in vivo: an appraisal of clinical magnetic resonance spectroscopy. Magn Reson Quart 5: 122–151
29. Redmond O, Stack J, Scully M, Dervan P, Carney D, Ennis JT (1988) Tissue characterisation and spectral analysis of malignant tumours following chemotherapy. Soc Magn Reson Med, San Francisco. Book of abstracts, p 432
30. Rexroth W, Semmler W, Gückel F, Stadtlander M, Weicker H, Hild R, van Kaick G (1989) Assessment of muscular metabolism in peripheral arterial occlusive disease using ^{31}P nuclear magnetic resonance. Klin Wochenschr 67: 804–812
31. van Rijen PA, Luyten PR, Berkelbach van der Sprenkel JW, Kraaier V, van Huffelen AC, Tulleken CAF, den Hollander JA (1989) ^{1}H and ^{31}P NMR measurement of cerebral lactate, high-energy phosphate levels, and pH in humans during voluntary hyperventilation: associated EEG, capnographic, and Doppler findings. Magn Reson Med 10: 182–193
32. Ross BD, Radda GK, Gadian GD, Rocker G, Esiri M, Falconer-Smith J (1981) Examination of a case of suspected McArdle's syndrome by ^{31}P nuclear magnetic resonance. N Engl J Med 304: 1338–1342
33. Roth K, Hubesch B, Meyerhoff DJ et al. (1989) Noninvasive quantitation of phosphorus metabolites in human tissue by NMR spectroscopy. J Magn Reson 81: 299–311
34. Sauter R, Müller S, Weber H (1987) Localization in in vivo ^{31}P NMR spectroscopy by combining surface coils and slice-selective saturation. J Magn Reson 75: 167–173
35. Schilling A, Gewiese B, Stiller D, Römer T, Wolf KJ (1990) Einfluß der Ernährungslage auf das ^{31}P-MR-Spektrum der gesunden Leber. ROFO 153: 369–372
36. Segebarth CM, Grivegnée AR, Luyten PR, den Hollander AJ (1989) Quantitative ^{31}P NMR spectroscopy of phosphate metabolism in the human liver following fructose administration. Soc Magn Reson Med, Amsterdam. Book of abstracts, p 263
37. Semmler W, Gademann G, Schlag P, Bachert-Baumann P, Zabel H-J, Lorenz WJ, van Kaick G (1988) Impact of hyperthermic regional perfusion therapy on cell metabolism of malignant melanoma monitored by ^{31}P MR spectroscopy. Magn Reson Imag 6: 335–340
38. Semmler W, Gademann G, Bachert-Baumann P, Zabel H-J, Lorenz WJ, van Kaick G (1988) Monitoring human tumor response to therapy by means of P-31 MR spectroscopy. Radiology 166: 533–539
39. Semmler W, Bachert-Baumann P, Gückel F, Ermark F, Schlag P, Lorenz WJ, van Kaick G (1990) Real-time follow-up of 5-fluorouracil metabolism in the liver of tumor patients by means of F-19 MR spectroscopy. Radiology 174: 141–145
40. Sostman HD, Charles HC, Rockwell S et al. (1990) Soft-tissue sarcomas: detection of metabolic heterogeneity with P-31 MR spectroscopy. Radiology 176: 837–843
41. Steudel A, Harder T, Träber F, Gieseke J (1990) ^{31}P-Spektroskopie der Leber unter Polychemotherapie von Hodentumoren. In: Lissner J, Doppman JL, Margulis AR (Hrsg) Symposiumsband MR'89, 3. Int Kernspintomographie Symposium. Deutscher Ärzte-Verlag, Köln, S 261–264
42. Weiss RG, Bottomley PA, Christopher JH, Gerstenblith G (1990) Regional myocardial metabolism of high-energy phosphates during isometric exercise in patients with coronary artery disease. N Engl J Med 323: 1593–1600
43. Wolf W, Albright MJ, Silver MS, Weber H, Reichardt U, Sauer R (1987) Fluorine-19 NMR spectroscopic studies of the metabolism of 5-fluorouracil in the liver of patients undergoing chemotherapy. Magn Reson Imag 5: 165–169

Sachverzeichnis